Barash • Cullen • Stoelting

Fundamentos de anestesia clínica

Barash • Cullen • Stoelting

Fundamentos de anestesia clínica

2.ª EDICIÓN

EDITADO POR

Bruce F. Cullen, MD
Emeritus Professor
Department of Anesthesiology and Pain
    Medicine
University of Washington School of Medicine
Seattle, Washington

M. Christine Stock, MD, FCCM, FCCP
Professor Emerita
Department of Anesthesiology
Northwestern University, Feinberg School
    of Medicine
Chicago, Illinois

Rafael Ortega, MD
Professor and Chair
Department of Anesthesiology
Boston University School of Medicine
Boston, Massachusetts

Sam R. Sharar, MD
Professor
Vice-Chair for Faculty Affairs and Development
Department of Anesthesiology and
    Pain Medicine
University of Washington School of Medicine
Seattle, Washington

Editores fundadores de Anestesia Clínica

Paul G. Barash, MD
Professor
Department of Anesthesiology
Yale School of Medicine
Attending Anesthesiologist
Yale-New Haven Hospital
New Haven, Connecticut

Bruce F. Cullen, MD
Emeritus Professor
Department of Anesthesiology and Pain
    Medicine
University of Washington School of Medicine
Seattle, Washington

Natalie F. Holt, MD, MPH
Adjunct Assistant Professor
Department of Anesthesiology
Yale School of Medicine
New Haven, Connecticut
Deputy Chief Medical Officer
Great Plains Area Indian Health Service
Aberdeen, South Dakota

Christopher W. Connor, MD, PhD
Assistant Professor
Department of Anesthesiology
Brigham and Women's Hospital, Harvard
    Medical School
Research Associate Professor in
    Physiology & Biophysics
Boston University School of Medicine
Boston, Massauchsetts

Naveen Nathan, MD
Associate Professor
Cover Editor, Anesthesia & Analgesia
Associate Chair of Education
Department of Anesthesiology
Northwestern University, Feinberg School of
    Medicine
Northwestern Memorial Hospital
Chicago, Illinois

Robert K. Stoelting, MD
Emeritus Professor and Past Chair
Department of Anesthesia
Indiana University School of Medicine
Indianapolis, Indiana

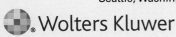 Wolters Kluwer

Philadelphia • Baltimore • New York • London
Buenos Aires • Hong Kong • Sydney • Tokyo

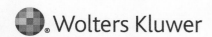

Av. Carrilet, 3, 9.ª planta, Edificio D - Ciutat de la Justícia
08902 L'Hospitalet de Llobregat, Barcelona (España)
Tel.: 93 344 47 18   Fax: 93 344 47 16   e-mail: consultas@wolterskluwer.com

Revisión científica
Gabriel E. Mejía Terrazas
Médico Anestesiólogo-Algólogo. Maestro en Ciencias Médicas. Clínica del Dolor, Hospital Ángeles, México

José Luis Maldonado García
Maestro en Ciencias. Laboratorio de Psicoinmunología, Instituto Nacional de Psiquiatría "Ramón de la Fuente Muñiz". Coordinaciones de Enseñanza y Evaluación de Inmunología, Departamento de Bioquímica, Facultad de Medicina, Universidad Nacional Autónoma de México, México.

Traducción
Eduardo Besares Coria
Editor y traductor profesional, México

Arturo Alberto Peña Reyes
Editor y traductor profesional, México

Pedro Sánchez Rojas
Médico Cirujano por la Universidad Nacional Autónoma de México, México

Dirección editorial: Carlos Mendoza
Editora de desarrollo: Núria Llavina
Gerente de mercadotecnia: Simon Kears
Cuidado de la edición: Doctores de Palabras
Adaptación de portada: Jesús Esteban Mendoza
Impresión: C&C Offset Printing Co. Ltd. / Impreso en China

Colaboradores

Ron O. Abrons, MD
Associate Professor
Department of Anesthesia
Roy J. and Lucille A. Carver College of Medicine
University of Iowa Healthcare
Iowa City, Iowa

Pudkrong Aichholz, MD
Acting Assistant Professor
Department of Anesthesiology and Pain Medicine
University of Washington School of Medicine
Seattle, Washington

Shamsuddin Akhtar, MD
Professor
Department of Anesthesiology
Yale School of Medicine
New Haven, Connecticut

Abbas Al-Qamari, MD
Assistant Professor
Department of Anesthesiology
Northwestern University, Feinberg School
    of Medicine
Chicago, Illinois

Trefan Archibald, MD
Acting Assistant Professor
Department of Anesthesiology
    and Pain Medicine
University of Washington School of Medicine
Seattle, Washington

Lovkesh Arora, MBBS, MD, FASA
Clinical Associate Professor
Department of Anesthesia
Roy J. and Lucille A. Carver College
    of Medicine
Divisions of Anesthesiology and Critical Care
University of Iowa Healthcare
Iowa City, Iowa

Yogen Girish Asher, MD
Assistant Professor
Department of Anesthesiology
Northwestern University, Feinberg School
    of Medicine
Chicago, Illinois

Christopher R. Barnes, MD
Assistant Professor
Department of Anesthesiology and Critical Care
    Medicine
University of Washington School of Medicine
Harborview Medical Center
Seattle, Washington

John F. Bebawy, MD
Associate Professor
Departments of Anesthesiology and Neurological
    Surgery
Northwestern University, Feinberg School
    of Medicine
Chicago, Illinois

Itay Bentov, MD, PhD
Associate Professor Anesthesiology and Pain
    Medicine
Department of Anesthesiology and Pain Medicine
University of Washington School of Medicine
Seattle, Washington

Honorio T. Benzon, MD
Professor Emeritus of Anesthesiology
Department of Anesthesiology
Northwestern University, Feinberg School
    of Medicine
Chicago, Illinois

Wendy K. Bernstein, MD, MBA
Department of Anesthesiology and Perioperative
    Medicine
University of Rochester Medical Center
Rochester, New York

Sanjay M. Bhananker, MD, FRCA
Professor
Department of Anesthesiology and Pain Medicine
University of Washington School of Medicine
Seattle, Washington

Jessica R. Black, MD
Assistant Clinical Professor
Department of Anesthesiology
University of California San Diego School
    of Medicine
La Jolla, California

Brent T. Boettcher, DO, FASA
Assistant Professor
Department of Anesthesiology
Director, Transplant Anesthesia
Medical College of Wisconsin
Milwaukee, Wisconsin

Robert Canelli, MD
Assistant Professor
Department of Anesthesiology
Boston University School of Medicine
Boston, Massachusetts

Louanne M. Carabini, MD, MA
Associate Professor of Anesthesiology
Northwestern University, Feinberg School
    of Medicine
Chicago, Illinois

Vanessa M. Cervantes
Clinical Assistant Professor
Department of Anesthesiology and Pain
    Medicine
University of Washington School of Medicine
Seattle, Washington

Niels Chapman, MD
Clinical Professor
Department of Anesthesiology
University of New Mexico School of Medicine
Albuquerque, New Mexico

Christopher W. Connor, MD, PhD
Assistant Professor
Department of Anesthesiology
Brigham and Women's Hospital, Harvard Medical
    School
Research Associate Professor in Physiology
    & Biophysics
Boston University School of Medicine
Boston, Massachusetts

Matthew A. Dabski, MD, MPH
Assistant Professor of Anesthesiology
Department of Anesthesiology
Upstate University Hospital
Syracuse, New York

Arman Dagal, MD, FRCA, MHA
Professor
Department of Anesthesiology and Pain
    Medicine
University of Washington School
    of Medicine
Seattle, Washington

Chad T. Dean, MD
Assistant Professor
Department of Anesthesiology and Critical Care
University of Chicago Medicine,
Chicago, Illinois

Alexander Dekel, MD
Department of Anesthesiology
Boston Medical Center
Boston, Massachusetts

Alexander M. Deleon, MD
Assistant Professor
Department of Anesthesiology
Northwestern University, Feinberg School
    of Medicine
Chicago, Illinois

Nicholas Flores-Conner, MD
Voluntary Clinical Instructor
Department of Anesthesiology
Boston Medical Center
Boston, Massachusetts

Julie K. Freed, MD, PhD
Associate Professor
Department of Anesthesiology
Medical College of Wisconsin
Milwaukee, Wisconsin

Jorge A. Gálvez, MD, MBI
Division Chief, Division of Pediatric
    Anesthesiology
Children's Hospital and Medical Center
Omaha, Nebraska
Kugler Vonderfecht Professor
Vice Chair of Pediatric Anesthesiology
University of Nebraska Medical Center
Omaha, Nebraska

R. Mauricio Gonzalez, MD
Clinical Associate Professor of Anesthesiology
Boston University School of Medicine
Vice Chair of Clinical Affairs
Department of Anesthesiology
Boston Medical Center
Boston, Massachusetts

Andreas Grabinsky, MD
Associate Professor
Department of Anesthesiology and Pain
    Medicine
University of Washington School
    of Medicine
Seattle, Washington

Matthew Grunert, MD
Instructor in Anesthesia
Department of Anesthesiology and Pain Medicine
Brigham and Women's Hospital
Boston, Massachusetts

Matthew R. Hallman, MD
Associate Professor
Department of Anesthesiology and Pain Medicine
University of Washington School of Medicine
Seattle, Washington

Thomas R. Hickey, MS, MD
Assistant Professor of Anesthesiology
Yale School of Medicine
New Haven, Connecticut
VA Connecticut Healthcare System
West Haven, Connecticut

Louise Hillen, MD
Acute Pain and Regional Anesthesiology Fellow
Department of Anesthesiology
Northwestern University, Feinberg School of Medicine
Chicago, Illinois

Natalie F. Holt, MD, MPH
Adjunct Assistant Professor, Department of
    Anesthesiology
Yale School of Medicine
New Haven, Connecticut
Deputy Chief Medical Officer
Great Plains Area Indian Health Service
Aberdeen, South Dakota

Robert S. Holzman, MD, MA (Hon), FAAP
Professor of Anaesthesia
Harvard Medical School
Senior Associate in Perioperative Anesthesiology
Department of Anesthesiology, Critical Care and
    Pain Medicine
Boston Children's Hospital
Boston, Massachusetts

Peter Von Homeyer, MD, FASE
Associate Professor
Department of Anesthesiology and Pain Medicine
University of Washington School of Medicine
Seattle, Washington

Rebecca S. Isserman, MD
Assistant Professor
Department of Anesthesiology and Critical Care
Perelman School of Medicine at the University
    of Pennsylvania
The Children's Hospital of Philadelphia
Philadelphia, Pennsylvania

Aaron M. Joffe, DO, MS, FCCM
Professor, Vice Chair for Clinical Affairs
Department of Anesthesiology and Pain
    Medicine
University of Washington School of Medicine
Harborview Medical Center
Seattle, Washington

Kyle E. Johnson, MD
Vice-Chairman, Department of Anesthesiology
Cardiothoracic Anesthesiology
Riverside Regional Medical Center
Newport News, Virginia

Rebecca L. Johnson, MD
Associate Professor of Anesthesiology
Department of Anesthesiology and Perioperative
    Medicine
Mayo Clinic College of Medicine and Science
Rochester, Minnesota

Dost Khan, MD
Assistant Professor
Department of Anesthesiology
Northwestern University, Feinberg School
    of Medicine
Chicago, Illinois

Antoun Koht, MD
Professor of Anesthesiology, Neurological
    Surgery and Neurology
Department of Anesthesiology
Northwestern University, Feinberg School
    of Medicine
Chicago, Illinois

Sundar Krishnan, MBBS
Associate Professor
Department of Anesthesiology
Duke University School of Medicine
Durham, North Carolina

Howard Lee, MD
Assistant Professor
Department of Anesthesiology
Northwestern University, Feinberg School
    of Medicine
Chicago, Illinois

James P. Lee, MD
Assistant Professor
Department of Anesthesiology
University of Utah School
    of Medicine
Salt Lake City, Utah

Joseph Louca, MD
Assistant Professor
Department of Anesthesiology
Boston University School of Medicine
Boston Medical Center
Boston, Massachusetts

Jonathan B. Mark, MD
Professor of Anesthesiology
Duke University School of Medicine
Staff Anesthesiologist
Veterans Affairs Medical Center
Durham, North Carolina

Katherine Marseu, MD, FRCPC
Assistant Professor
Department of Anesthesiology and Pain
  Management
Toronto General Hospital
University Health Network, University of Toronto
Toronto, Ontario, Canada

Grace C. McCarthy, MD
Assistant Professor
Department of Anesthesiology
Duke University School of Medicine
Duke University Health System
Veteran Affairs Anesthesiology Service
Durham, North Carolina

Najma Mehter, MD
Assistant Professor
Department of Anesthesiology and Pain Medicine
University of Washington School of Medicine
Seattle, Washington

Sara E. Meitzen, MD
Assistant Professor of Anesthesiology
Department of Anesthesiology
University of California San Diego School of
  Medicine
San Diego, California

Ashleigh Menhadji, MD
Assistant Professor
Department of Anesthesiology
Boston University School of Medicine
Boston Medical Center
Boston, Massachusetts

Candice R. Montzingo, MD
Associate Professor
Department of Anesthesiology
University of Utah Hospital
Salt Lake City, Utah

Naveen Nathan, MD
Associate Professor
Cover Editor, Anesthesia & Analgesia
Associate Chair of Education
Department of Anesthesiology
Northwestern University, Feinberg School
  of Medicine
Northwestern Memorial Hospital
Chicago, Illinois

Mark C. Norris, MD
Clinical Professor of Anesthesiology
Department of Anesthesiology
Boston University School of Medicine
Boston Medical Center
Boston, Massachusetts

Rafael Ortega, MD
Professor and Chair
Department of Anesthesiology
Boston University School of Medicine
Boston, Massachusetts

Paul S. Pagel, MD, PhD
Anesthesiology Service
Clement J. Zablocki Veterans Affairs Medical Center
Professor of Anesthesiology
Medical College of Wisconsin
Milwaukee, Wisconsin

Louisa J. Palmer, MBBS
Instructor of Anesthesia
Department of Anesthesiology
Brigham and Women's Hospital, Harvard Medical
  School
Boston, Massachusetts

Sujatha Pentakota, MD
Instructor
Department of Anesthesiology
Brigham and Women's Hospital, Harvard Medical
  School
Boston, Massachusetts

Bridget P. Pulos, MD
Assistant Professor
Department of Anesthesiology
Mayo Clinic College of Medicine and Science
Rochester, Minnesota

Ramesh Ramaiah, MD
Associate Professor
Department of Anesthesiology and Pain Medicine
University of Washington School of Medicine
Seattle, Washington

Glenn Ramsey, MD
Professor
Department of Pathology
Northwestern University, Feinberg School
of Medicine
Chicago, Illinois

Meghan E. Rodes, MD
Associate Professor
Department of Anesthesiology
Northwestern University, Feinberg School
of Medicine
Chicago, Illinois

Gerardo Rodriguez, MD
Clinical Associate Professor of Anesthesiology
and Surgery
Department of Anesthesiology
Boston University School of Medicine
Associate Medical Director SICU
Staff Anesthesiologist
Boston Medical Center
Boston, Massachusetts

Douglas A. Rooke, MD, PhD
Resident Physician
Department of Anesthesiology and Pain
Medicine
University of Washington School of Medicine
Seattle, Washington

G. Alec Rooke, MD, PhD
Professor
Department of Anesthesiology and Pain Medicine
University of Washington School of Medicine
Seattle, Washington

William H. Rosenblatt, MD
Professor of Anesthesiology
Department of Anesthesiology
Yale School of Medicine
New Haven, Connecticut

Francis V. Salinas, MD, FASA
Clinical Assistant Professor of Anesthesiology
Department of Anesthesiology and Pain Medicine
University of Washington School of Medicine
Attending Anesthesiologist
Swedish Medical Center
Seattle, Washington
Medical Director, Interventional and Surgical
Services
Swedish Issaquah Hospital
Issaquah, Washington
Seattle, Washington

Barbara M. Scavone, MD
Professor, Department of Anesthesia and Critical Care
Professor, Department of Obstetrics and Gynecology
The University of Chicago Pritzker School of
Medicine
Chicago, Illinois

Alan Jay Schwartz, MD, MSEd
Professor of Clinical Anesthesiology and Critical
Care
Department of Anesthesiology and Critical Care
Perelman School of Medicine at the University
of Pennsylvania
The Children's Hospital of Philadelphia
Department of Anesthesiology and Critical Care
Medicine
Philadelphia, Pennsylvania

Archit Sharma, MD, MBA, FASE
Clinical Associate Professor
Department of Anesthesia
Roy J. and Lucille A. Carver College of Medicine
University of Iowa Healthcare
Iowa City, Iowa

Sasha Shillcutt, MD, MS, FASE
Professor
Department of Anesthesiology
University of Nebraska Medical Center College
of Medicine
Omaha, Nebraska

Ian Slade, MD
Assistant Professor
Department of Anesthesiology and Pain Medicine
University of Washington School of Medicine
Seattle, Washington

Peter Slinger, MD, FRCPC
Professor of Anesthesia
Department of Anesthesiology and Pain Medicine
Toronto General Hospital
University Health Network, University of Toronto

Karen J. Souter, MB, BS, FRCA, MACM
Professor
Department of Anesthesiology and Pain Medicine
University of Washington School of Medicine
Seattle, Washington

Nicole Z. Spence, MD
Assistant Professor
Director of Acute Pain Service
Department of Anesthesiology
Boston University School of Medicine
Boston, Massachusetts

Lalitha Vani Sundararaman, MD
Department of Anesthesiology, Perioperative and
  Pain Management
Harvard Medical School
Massachusetts General Hospital
Brigham and Women's Hospital
Boston, Massachusetts

**James E. Szalados, MD, JD, MBA, MHA,
FCCM, FCCP, FNCS, FCLM, FACHE**
Director, Surgical Critical Care and Surgical and
  Trauma ICUs
Neurointensivist and Director, Neurocritical Care
  and Neurocritical Care Unit
Director, ICU Telemedicine Outreach Program
Departments of Anesthesiology, Surgery, and
  Neurology
Rochester General Hospital and Rochester
  Regional Health
Attorney and Counselor at Law, Consulting
  Attorney
The Szalados Law Firm
Rochester, New York

Justin N. Tawil, MD
Assistant Professor of Cardiothoracic
  Anesthesiology and Critical Care Medicine
Associate Program Director Critical Care Medicine
Department of Anesthesiology
Medical College of Wisconsin
Milwaukee, Wisconsin

Stephan R. Thilen, MD
Associate Professor
Department of Anesthesiology and Pain Medicine
University of Washington School of Medicine
Seattle, Washington

Theodora Valovska, MD
Department of Anesthesiology, Pain Management
  and Perioperative Medicine
Henry Ford Health Systems
Detroit, Michigan

Eduard Vaynberg, MD
Assistant Professor of Anesthesiology
Boston University School of Medicine
Director of Pain Management
Department of Anesthesiology
Boston Medical Center
Boston, Massachusetts

Amy E. Vinson, MD, FAAP
Assistant Professor of Anaesthesia
Harvard Medical School
Senior Associate in Perioperative Anesthesia
Boston Children's Hospital
Department of Anesthesiology
Critical Care & Pain Medicine
Boston, Massachusetts

Andrew M. Walters, MD
Assistant Professor
Department of Anesthesiology and Pain Medicine
University of Washington School of Medicine
Seattle, Washington

Mary E. Warner, MD
Professor of Anesthesiology
Department of Anesthesiology
Mayo Clinic College of Medicine and Science
Rochester, New York

Wade A. Weigel, MD
Anesthesiologist
Department of Anesthesiology
Virginia Mason Franciscan Health
Seattle, Washington

Ian Yuan, MD
Assistant Professor
Department of Anesthesiology and Critical Care
Perelman School of Medicine at the University of
  Pennsylvania
The Children's Hospital of Philadelphia
Philadelphia, Pennsylvania

Prefacio

Publicada en 2015, la 1.ª edición de *Fundamentos de anestesia clínica* fue una idea de Paul Barash, uno de los editores fundadores (junto con Bruce Cullen y Robert Stoelting) de la serie de libros de texto de *Anestesia clínica* que se ha publicado de forma continua desde 1989. Pretendía ser un texto complementario al compendio de *Anestesia clínica* más amplio y completo (actualmente en su 8.ª edición). En contraste con este compendio que se dirige al aprendiz experimentado y al profesional veterano, *Fundamentos de anestesia clínica* fue diseñado específicamente para llenar el vacío en la formación sobre anestesia y cuidados perioperatorios ejemplificado por la pregunta del aprendiz que inicia su formación: «¿Dónde puedo aprender de manera más eficiente los fundamentos de la atención en anestesia?». El primer objetivo de aquella edición era proporcionar una introducción completa, pero sucinta, de los principios y prácticas clínicas esenciales para los estudiantes que se inician en la anestesia, incluidos los de medicina, los residentes de anestesiología, los asistentes de anestesiología y los estudiantes de enfermería anestesista. El segundo objetivo era incorporar formatos novedosos dirigidos a las necesidades cognitivas y a las herramientas didácticas exigidas por los alumnos «nativos digitales» de la generación del milenio, incluyendo un tamaño de libro impreso manejable, el uso abundante de imágenes y tablas que faciliten a los alumnos la aplicación reflexiva de sus conocimientos de ciencias básicas al entorno clínico, así como un extenso libro electrónico complementario «de acceso inmediato» con herramientas de enseñanza digitales diseñadas tanto para atraerlos como para reforzar la adquisición de contenidos a través de métodos complementarios.

¿Consiguió la 1.ª edición de *Fundamentos de anestesia clínica* su objetivo? Ustedes, los lectores, son los árbitros finales de esta pregunta; sin embargo, nos animan las reseñas de los lectores que no solo apoyan la continuación de las ediciones, sino que también ofrecen sugerencias específicas para mejorarlas. Como resultado, esta 2.ª edición se apoya aún más en un recurso digital totalmente interactivo, que incluye infografías coloridas y meticulosamente diseñadas en casi todos los capítulos. Estas infografías sirven como representaciones visuales del contenido del libro y proporcionan una visión general, fácil de entender, de una variedad de temas pertinentes. La información se muestra de forma sucinta y clara para presentar a los alumnos un recurso alternativo para estudiar el material. Además, la versión electrónica del libro incluye un paquete de preguntas interactivas basadas en cada una de las infografías; todas las preguntas proporcionan información que amplía la respuesta correcta y explican todas las opciones incorrectas. Esta innovación de aprendizaje ofrece la oportunidad para revisar las infografías y luego participar en un ejercicio de preguntas y respuestas desafiantes destinado a consolidar los conocimientos. Todos los recursos audiovisuales se han renovado y las conferencias interactivas se han optimizado para facilitar su difusión rápida por internet.

Al igual que en la 1.ª edición, todos los componentes del libro electrónico pueden verse a través de cualquier navegador web, aunque también pueden descargarse en el propio teléfono o tableta, proporcionando así un acceso inmediato y constante al lector. Un nuevo capítulo sobre «Anestesia para el paciente de edad avanzada» aumenta el total de capítulos a 45. Por último, el libro concluye con una serie de apéndices cuidadosamente seleccionados por su valor de referencia y su relevancia clínica para los aprendices que se inician en la anestesia, incluyendo fórmulas o definiciones fisiológicas esenciales, un atlas de electrocardiografía, protocolos para el uso de marcapasos o desfibriladores, así como pautas o algoritmos clave de la American Society of Anesthesiologists, la American Heart Association y la Anesthesia Patient Safety Foundation.

Con pesar, nos entristece compartir que desde la publicación de la 1.ª edición, dos de nuestros colegas editoriales de larga data han fallecido: Michael K. Cahalan, en 2019, y Paul G. Barash, en 2020. Ambos contribuyeron de forma comprometida e incansable a la serie *Anestesia clínica*, Paul desde su 1.ª edición en 1989 y Mike desde su 5.ª edición en 2009. Los dos son universalmente reconocidos en nuestro campo como clínicos consumados, educadores dedicados y mentores inestimables tanto para los estudiantes como para sus colegas. Además, fueron modelos de profesionalismo y de relaciones interpersonales cuyas enseñanzas, espíritu y sentido del humor son legendarios y perdurarán en cada uno de nosotros. Lamentamos su pérdida y los llevamos, a ellos y a sus familias, en el corazón.

Deseamos expresar nuestro agradecimiento a nuestros colaboradores, tanto a los nuevos como a los que ya habían contribuido, que no solo han aportado contenidos fundamentales en un formato novedoso pero muy conciso, sino que lo han hecho a pesar de las inesperadas y simultáneas exigencias personales y profesionales de la pandemia de covid. Por último, estamos en deuda con Ashley Fischer, editora principal de desarrollo de Wolters Kluwer, cuya gestión diaria de este empeño dio lugar a una publicación que superó las expectativas de los editores.

Bruce F. Cullen, MD
M. Christine Stock, MD, FCCM, FCCP
Rafael Ortega, MD
Sam R. Sharar, MD
Natalie F. Holt, MD, MPH
Christopher W. Connor, MD, PhD
Naveen Nathan, MD

Contenido

SECCIÓN III   Práctica clínica de la anestesia

SECCIÓN IV   Apéndices

Contenidos digitales

 Para acceder a los contenidos digitales e interactivos (en inglés), consulte el libro electrónico que acompaña a este texto. Las instrucciones de acceso se encuentran detrás de la portada.

I | Introducción

1 Historia y futuro

Rafael Ortega y Robert Canelli

Introducción

La mayoría de los libros de texto de medicina comienzan hablando de la historia, ¿por qué? En pocas palabras: solo aprendemos del pasado. Aunque la anestesiología moderna se practica actualmente impulsada hacia el futuro, hay mucho que aprender analizando la evolución histórica de la especialidad.

El campo de la anestesiología se encuentra en un punto de inflexión que definirá el curso futuro de la profesión. En la actualidad, los anestesiólogos se enfrentan a nuevos retos, desde la utilización de nuevos fármacos y sofisticados instrumentos hasta la ampliación de sus funciones en la medicina perioperatoria y los cuidados intensivos, pasando por la aptitud profesional y la reforma sanitaria.

Entender cómo y por qué se empezó a utilizar la anestesia, cómo ha evolucionado y cómo ha crecido la profesión es esencial para comprender realmente la especialidad y anticipar nuevas incursiones futuras.

En la pandemia de covid-19 de 2020, los anestesiólogos estuvieron a la vanguardia de la atención de los pacientes y se reafirmaron las aportaciones de esta especialidad a la medicina. Por casualidad, el Dr. John Snow, considerado por muchos como el padre de la epidemiología, y el Dr. Jerome Adams, máximo responsable sanitario de los Estados Unidos (Surgeon General) durante la pandemia, son ambos anestesiólogos. Esta coincidencia ofrece el marco histórico de muchos de los detalles presentados en este capítulo.

I. El dolor en la Antigüedad

VIDEO 1-1
Cronología histórica de la anestesia

Desde las primeras culturas mesopotámicas y egipcias, hasta las asiáticas y centroamericanas, las prácticas para aliviar el dolor han existido durante siglos. Por ejemplo, el médico griego Dioscórides informó sobre las propiedades analgésicas de la mandrágora hace 2 000 años. Con la llegada de la medicina quirúrgica, diversas culturas inhalaron varias combinaciones de sustancias, como el opio, el alcohol y la marihuana, por sus efectos analgésicos y psicotrópicos. La «esponja soporífera», muy popular entre los siglos IX y XIII, se convirtió en la principal forma de aliviar el dolor de los pacientes durante las intervenciones quirúrgicas. Las esponjas se saturaban con una solución derivada de la combinación de amapola, hojas de mandrágora y diversas hierbas. Antes de la intervención quirúrgica, la esponja se humedecía con agua caliente para reconstituir los ingredientes y luego se colocaba sobre la boca y la nariz para que el paciente pudiera inhalar los vapores anestésicos. El *láudano*, un derivado del opio preparado como tintura en el siglo XVI por Paracelso (1493-1541), se utilizaba como analgésico. Sin embargo, al igual que otros medicamentos de la época, también se prescribía para una serie de enfermedades, como la meningitis,

1

las enfermedades cardíacas y la tuberculosis. En la cultura india, avatares como Dhanuan Tari empleaban anestésicos para el dolor quirúrgico y seccionaban los nervios para aliviar la neuralgia. Los médicos chinos llevan siglos usando la acupuntura y diversas sustancias vegetales para aliviar el dolor quirúrgico. En 1804, *Seishu Hanaoka* (1760-1835), un cirujano japonés, indujo la anestesia general con una combinación de hierbas que contenía alcaloides anticolinérgicos capaces de producir la inconsciencia. Hanaoka desarrolló una formulación enteral llamada *tsusensan*. Sus pacientes ingerían este brebaje antes de que Hanaoka comenzara el procedimiento quirúrgico.[1]

II.   Anestésicos inhalados

A. Óxido nitroso

Joseph Priestley (1733-1804), químico y clérigo inglés conocido por el aislamiento del oxígeno en su forma gaseosa, fue también el primero en aislar el *óxido nitroso*. Aunque no informó sobre las posibles aplicaciones médicas del óxido nitroso, fue su descubrimiento y aislamiento de este y otros gases los que permitirían los métodos modernos de la anestesia inhalada. Sir Humphry Davy (1778-1829) describió el efecto del óxido nitroso sobre la respiración y el sistema nervioso central. En 1800 declaró: «Como el óxido nitroso en términos generales parece ser capaz de inhibir el dolor físico, probablemente pueda ser aprovechado durante las intervenciones quirúrgicas en las que no se produce una gran hemorragia». A pesar de su perspicacia, Davy no empleó el óxido nitroso como anestésico, pero su legado a la historia fue la acuñación de la frase *«gas hilarante»*, que describe la capacidad del óxido nitroso de provocar una risa incontrolable.

Wells (1815-1848) fue el primer individuo que intentó una demostración pública de cómo inducir la anestesia general utilizando óxido nitroso. Siendo un conocido dentista de Hartford (Connecticut), había empleado el óxido nitroso para las extracciones dentales. En 1845 intentó realizar públicamente la extracción indolora de un diente empleando óxido nitroso. Sin embargo, posiblemente debido a un tiempo de administración inadecuado o a la dilución del gas con el aire del ambiente, el paciente no fue totalmente insensible al dolor y se dice que se movió y gimió. Por ello, Wells quedó desacreditado y se sintió profundamente decepcionado por su fallida manifestación. Wells pasó la mayor parte de su vida restante en la autoexperimentación y persiguiendo sin éxito el reconocimiento por el descubrimiento de la anestesia inhalada.[2]

B. Éter dietílico

Aunque se discute el origen del descubrimiento del éter dietílico, es posible que lo sintetizara por primera vez el filósofo árabe del siglo VIII Jabir ibn Hayyan o el alquimista europeo del siglo XIII Raymundus Lully.

En el siglo XVI, Paracelso y otros preparaban este compuesto y observaban sus efectos sobre la consciencia. Paracelso documentó que el éter dietílico podía producir somnolencia en los pollos, haciendo que no respondieran y que luego se despertaran sin ningún efecto adverso. En los siglos XVII y XVIII, el éter se vendía como analgésico y numerosos científicos famosos de la época examinaron sus propiedades. Debido a sus efectos sobre la consciencia, también se convirtió en una droga recreativa popular en Gran Bretaña e Irlanda, así como en América, donde las reuniones grupales festivas con éter se llamaban «fiestas de éter».

Aunque muchos conocían los efectos del éter inhalado, fue un médico de Georgia, Estados Unidos, quien administró por primera vez el éter con el propósito deliberado de producir anestesia quirúrgica. *Crawford Williamson Long* (1815-1878) administró éter como medio de anestesia quirúrgica el 30 de marzo de 1842 a James M. Venable para la extirpación de un tumor en el cuello. Sin embargo, sus resultados

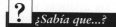

? ¿Sabía que...?

En 1800, Sir Humphry Davy ya sabía que el óxido nitroso tenía propiedades analgésicas y que podía utilizarse durante las intervenciones quirúrgicas. Sin embargo, fue Horace Wells quien, 45 años después, intentó usar por primera vez el óxido nitroso como método para inducir la anestesia general.

? ¿Sabía que...?

Los médicos y los químicos conocían este compuesto, el éter dietílico, desde hace siglos, antes de que se utilizara como anestésico general.

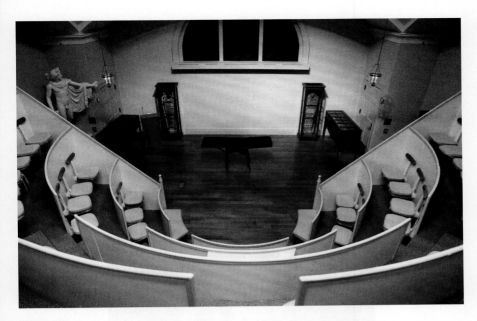

El anfiteatro quirúrgico del Hospital General de Massachusetts, hoy conocido como el «Domo del éter», donde tuvo lugar la demostración de Morton el 16 de octubre de 1846.

no se publicaron hasta 1849, 3 años después de la famosa demostración pública de William T. G. Morton. No fue por falta de perspicacia, sino por falta de deseo de reconocimiento. Cuando finalmente publicó sus experimentos con éter, declaró que lo hizo por petición de sus amigos, quienes consideraron que sería una imprudencia no hacer constar su participación en la historia de la anestesia por inhalación.

El 16 de octubre de 1846, William T. G. Morton (1819-1868) indujo anestesia general con éter, lo que permitió al cirujano John Collins Warren (1778-1856) extirpar un tumor vascular a Edward Gilbert Abbott. El anestésico se administró a través de un inhalador que consistía en una bombilla de cristal que contenía una esponja empapada en éter y una boquilla en el otro extremo por la que el paciente podía respirar. La bombilla de cristal estaba abierta al aire ambiente, lo que permitía al paciente respirar aire fresco que se mezclaba con el éter dentro de la bombilla antes de pasar por la boquilla y llegar a los pulmones del paciente. El acontecimiento tuvo lugar en un anfiteatro quirúrgico del Hospital General de Massachusetts, conocido hoy como el *Domo del éter* (**fig. 1-1**). La noticia de la demostración se extendió rápidamente y, en cuestión de meses, la posibilidad de una cirugía indolora era conocida en todo el mundo.

C. La controversia del éter

En total, Morton realizó tres pruebas en el Hospital General de Massachusetts antes de que el hospital considerara que su uso era seguro. Aunque hoy en día se suele atribuir a Morton este descubrimiento, en aquella época los implicados eran conscientes de que Charles T. Jackson era el descubridor intelectual de este proceso y que Morton era simplemente su ejecutor. Charles Jackson (1805-1880), un notable médico de Boston, químico y preceptor de Morton, declaró que aconsejó a este el uso de éter inhalado para lograr la insensibilidad al dolor.[3]

Poco después de la demostración de Morton, Henry Jacob Bigelow (1818-1890), profesor emérito del Departamento de Cirugía de la Facultad de Medicina de Harvard, describió su famoso relato de los acontecimientos ocurridos en el Hospital General de Massachusetts, proclamando que Morton y Jackson habían descubierto

 ¿Sabía que...?

La *controversia del éter* hace referencia a las enconadas discusiones que se produjeron entre los distintos individuos que creían merecer el mérito de haber introducido la anestesia por inhalación.

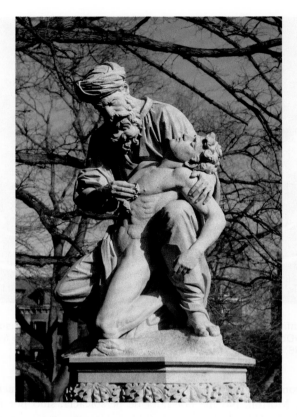

Figura 1-2   La escultura que corona el Monumento al éter en el Jardín público de Boston simboliza el alivio del sufrimiento humano.

cómo hacer insensibles al dolor a los pacientes. El artículo, publicado en el ***Boston Medical and Surgical Journal*** (el predecesor del ***New England Journal of Medicine***), tuvo una amplia difusión.[4] La noticia llegó a Horace Wells, que sostenía que había descubierto los anestésicos inhalados mediante el uso de óxido nitroso. Fueron estas afirmaciones las que darían lugar a lo que ahora se llama la «*controversia del éter*». El debate se intensificó por lo que probablemente fue un intento de recompensa monetaria, con la posterior negación de Morton de la participación de Jackson en el descubrimiento, lo que llevó a los tres a enfrentarse entre sí.[5]

La controversia destruiría tanto la reputación como la vida de los implicados, perdura hasta el día de hoy a través de varios monumentos en toda Nueva Inglaterra y otras zonas de los Estados Unidos que reconocen el mérito de los retratados. Cabe señalar que, aunque no se le suele citar como implicado en la controversia sobre el éter, Crawford Long publicó sus relatos sobre el uso del éter. Por ello, hay varios monumentos que afirman su lugar en la historia de la anestesia (**fig. 1-2**).

D. Adopción del éter

Tras la famosa demostración de Morton, Henry Jacob Bigelow y su padre, Jacob Bigelow, escribieron cartas a los médicos ingleses Francis Boott y Robert Liston, respectivamente. Boott, médico general, y Liston, cirujano, llevaron a cabo la primera administración con éxito de anestesia quirúrgica con éter en Europa en diciembre de 1846, lo que dio lugar a las famosas palabras de Liston: «Bueno, señores, esta prestidigitación yanqui seguro que supera el *mesmerismo* hueco». Las noticias viajaron rápidamente y el uso de la anestesia con éter se extendió por todo el continente europeo.

VIDEO 1-2

Éter inhalado

E. Cloroformo

Aunque el *cloroformo* se había descubierto casi dos décadas antes, no se utilizó como anestésico quirúrgico hasta un año después de la demostración de Morton en 1847. James Young Simpson, un obstetra escocés, había conocido los efectos del éter tras la exitosa operación de Liston y lo había empleado con algunas de sus pacientes. Aunque alivió parte del sufrimiento asociado con el parto, Simpson no estaba satisfecho y empezó a buscar una mejor solución. Gracias a los consejos de un químico, conoció el cloroformo y sus efectos anestésicos. El 4 de noviembre de 1847, él y dos amigos bebieron el contenido de una botella que contenía cloroformo. Ni que decir tiene que quedaron satisfechos con su autoexperimentación y Simpson comenzó a utilizar el cloroformo para aliviar el dolor de parto.

F. Críticas a la anestesia

El uso anestésico del cloroformo y el éter no estuvo exento de escépticos, se esgrimieron argumentos en contra de su uso por motivos morales, religiosos y fisiológicos. Sin embargo, a diferencia del éter, en Europa el uso del cloroformo se legitimó más fácilmente gracias a la lógica científica de **John Snow**, quien proclamó su seguridad frente al éter y acabaría administrándolo a la reina Victoria durante el nacimiento del príncipe Leopoldo. Tal vez debido al uso generalizado del cloroformo y al efecto que un monarca puede tener sobre sus ciudadanos, el uso y el estudio de la anestesia quirúrgica prosperaron en la Europa del siglo xix, mientras que en los Estados Unidos permanecieron comparativamente estancados.

G. El nacimiento de la anestesia quirúrgica moderna

El ya mencionado médico londinense John Snow (1813-1858), más conocido por sus trabajos epidemiológicos sobre el cólera, que demostraban que el origen era un suministro de agua pública, también podría ser llamado el primer verdadero anestesiólogo. Como era su costumbre, profundizó en el estudio y la comprensión de los anestésicos volátiles. A diferencia de Morton, Wells y Jackson, Snow no estaba preocupado por su papel y su posible legado en la medicina, sino por la administración segura y adecuada de la anestesia. Su actitud tranquila y atenta en el quirófano, así como su concentración en el bienestar del paciente, más que en su orgullo personal, es un modelo a imitar.

H. Anestésicos inhalados modernos

Quizás el intenso estudio de Snow sobre el mecanismo de acción y los posibles efectos secundarios de los anestésicos inhalados inspiró la búsqueda de un anestésico inhalado ideal. A lo largo del siglo xx se utilizaron diversos fármacos como el cloruro de etilo, el etileno y el ciclopropano para lograr la anestesia quirúrgica. Sin embargo, finalmente se abandonaron debido a una serie de inconvenientes, como su naturaleza acre, su escasa potencia y su inflamabilidad. El descubrimiento de que la *fluoración* contribuía a hacer los anestésicos más estables, menos tóxicos y menos combustibles, llevó a la introducción del halotano en la década de 1950. En las décadas de 1960 y 1970 aparecerían varios anestésicos fluorados, como el metoxiflurano y el enflurano. Al final se dejaron de usar debido a los efectos colaterales desfavorables. Aunque inicialmente era más difícil de sintetizar y purificar, el isoflurano, un isómero del enflurano, tenía menos efectos colaterales que los fármacos anteriores. Se emplea desde finales de la década de 1970 y sigue siendo un anestésico inhalado muy popular en la actualidad. No hubo más avances en los anestésicos inhalados hasta la introducción del desflurano en 1992 y del sevoflurano en 1994. Ambos fármacos, junto con el isoflurano y el óxido nitroso, son los anestésicos inhalados más utilizados en la actualidad.

¿Sabía que...?
El estudio científico de la anestesia quirúrgica prosperó en la Europa del siglo xix, mientras que en los Estados Unidos permaneció comparativamente estancado durante décadas.

¿Sabía que...?
Los anestésicos inhalados, como el ciclopropano y el éter, se abandonaron debido a su alta inflamabilidad, entre otras razones.

III.   Anestesia intravenosa y anestesia regional

En 1853, Alexander Wood administró morfina intravenosa para el alivio de la neuralgia a través de una aguja hueca de su invención. Este extraordinario logro permitió la administración de fármacos intravenosos tanto para la anestesia como para la analgesia.

A. Anestesia intravenosa

El fenobarbital fue el primer fármaco que se utilizó para la inducción intravenosa de la anestesia. Fue sintetizado en 1903 por Emil Fischer y Joseph von Mering. Al ser de acción prolongada, provocaba períodos extendidos de inconsciencia seguidos de un lento despertar y, como tal, no era un anestésico ideal. Sin embargo, su éxito en la producción de anestesia, así como la promoción y el estudio de los anestésicos intravenosos por parte de hombres como John Lundy, abrieron nuevas posibilidades. En 1934, Ralph Waters (1883-1979), de la Universidad de Wisconsin, y John Lundy (1894-1973), de la Clínica Mayo, administraron tiopental (un potente barbitúrico de acción corta) como fármaco de inducción intravenosa con éxito. Lundy hizo hincapié en el abordaje denominado ***anestesia balanceada***, que consistía en una combinación de varios fármacos anestésicos y estrategias para producir inconsciencia, bloqueo neuromuscular y analgesia. Gracias a este abordaje, Lundy consiguió una administración más segura y completa de la anestesia. La popularidad del tiopental condujo a la introducción de otros tipos de sedantes intravenosos, como la ketamina (1962), el etomidato (1964) y el propofol (1977). Desde entonces, otros fármacos intravenosos, como las benzodiazepinas y los nuevos opiáceos, se han añadido a los recursos de la especialidad.

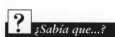

¿Sabía que...?

Los barbitúricos fueron los primeros fármacos que se administraron por vía intravenosa para la inducción de la anestesia.

B. Anestesia regional

La cocaína, descrita originalmente por Carl Koller en 1884 como anestésico local, se convirtió en un pilar para la anestesia regional hasta principios del siglo xx. Durante este período se describieron varios bloqueos de nervios y plexos, así como la técnica de anestesia raquídea, todos ellos utilizando cocaína como anestésico local. Sin embargo, los primeros casos de anestesia regional no estuvieron exentos de incidentes. Los efectos adversos, como la cefalea pospunción dural, los vómitos y el carácter adictivo de la cocaína, hicieron necesario el desarrollo de anestésicos locales, por ejemplo, la procaína en 1905 y la lidocaína en 1943, mucho más seguros.

A lo largo de la década de 1940 continuaron los avances en el campo de la anestesia regional con la llegada de la anestesia raquídea continua de William T. Lemmon, en 1940, y la aguja epónima de Edward Tuohy en 1944. La modificación de Tuohy de la aguja raquídea permitió pasar un catéter al espacio epidural y administrar anestésicos locales. Desde ese momento hasta el presente, los métodos de administración subaracnoidea y epidural de anestésicos locales y opiáceos se emplean habitualmente para la analgesia durante el parto y para el manejo del dolor postoperatorio. Hoy en día, se utilizan innovaciones como la ecografía y los estimuladores nerviosos para facilitar la localización e identificación de los nervios, mejorando así la calidad del bloqueo.

IV.   Bloqueadores neuromusculares

El curare ha sido usado durante siglos por los nativos de Sudamérica. Aplicado a flechas y dardos, sus efectos paralizantes se empleaban originalmente para la caza y la guerra. A través de los relatos de las exploraciones españolas en la zona, las noticias sobre el curare y sus efectos llegaron a Europa. Inicialmente, las aplicaciones médicas del curare eran limitadas; sin embargo, con la introducción de la intubación endotraqueal y la ventilación mecánica, el curare pudo utilizarse para prevenir el laringoespasmo durante la laringoscopia y relajar los músculos abdominales durante los procedimientos quirúrgicos. En 1942, Griffith y Johnson introdujeron la primera forma farmacéutica de curare, llamada *intocostrina*. Esta facilitó tanto la intubación traqueal como la relajación de los músculos abdominales, lo que permitió optimizar al paciente quirúrgico. Aunque se estudiaron otros relajantes musculares, se descartaron posteriormente debido a los efectos indeseables sobre el sistema nervioso autónomo. El siguiente gran paso en los bloqueadores neuromusculares se produjo en 1949 con la síntesis del bloqueador despolarizante *succinilcolina*, a cargo del Premio Nobel Daniel Bovet (1907-1992). Los bloqueadores neuromusculares no despolarizantes, como el vecuronio y el rocuronio, así como el atracurio y el *cis*-atracurio, se introdujeron en la práctica clínica a finales del siglo xx.

V. La anestesiología como especialidad médica

La anestesiología como especialidad médica se desarrolló gradualmente en los Estados Unidos durante el siglo xx. Durante décadas, después de la demostración de Morton, no hubo instrucción formal en anestesia. En la primera parte del siglo xx, Ralph Waters abogó por la creación de departamentos de anestesia y programas de formación específicos. Más tarde, anestesiólogos como Thomas D. Buchanan y John Lundy establecieron departamentos formales de anestesiología en el New York Medical College y en la Clínica Mayo, respectivamente, y Waters, en la Universidad de Wisconsin-Madison, estableció el primer programa de formación de posgrado en anestesiología en 1927.

VI. La práctica moderna de la anestesiología

A principios del siglo xx, Sir Robert Macintosh y Sir Ivan Magill hicieron importantes contribuciones al tratamiento de las vías respiratorias, principalmente al facilitar la intubación endotraqueal mediante el desarrollo de laringoscopios sencillos. La anestesiología siguió evolucionando en la segunda mitad del siglo xx con la proliferación de programas de formación de residentes y un fuerte énfasis en la seguridad. En 1985 se creó la **Anesthesia Patient Safety Foundation** con la misión de «garantizar que ningún paciente sufra daños a causa de la anestesia». Otras herramientas de supervisión, como el análisis de gases sanguíneos, la oximetría de pulso y la capnometría, redujeron notablemente las tasas de mortalidad durante los procedimientos anestésicos. En el siglo xxi se han producido importantes mejorías en los sistemas de administración de anestesia, por ejemplo, las máquinas para anestesia y los ventiladores mecánicos controlados por microprocesador, así como la recopilación instantánea de datos por medio de registros médicos electrónicos.

En la actualidad, la **American Society of Anesthesiologists** proporciona *directrices* para la anestesiología. Los objetivos declarados de esta organización profesional son establecer una «asociación educativa, de investigación y científica de médicos organizada para elevar y mantener los estándares de la anestesiología y mejorar la atención a los pacientes».

La historia del personal de enfermería que administra anestesia en los Estados Unidos está entrelazada con el rápido desarrollo del país después de la década de 1840 y la relativa escasez de médicos. Se sabe que las enfermeras proporcionaban anestesia ya en la Guerra Civil, pero no fue hasta 1956 cuando se introdujo el término *personal de enfermería certificado y autorizado para administrar fármacos anestésicos* (CRNA, *Certified registered nurse anesthetist*). En 2013, la conferencia en memoria de Emery Rovenstine, considerada por muchos el evento principal durante la reunión anual de la American Society of Anesthesiologists, abordó la competencia entre anestesiólogos y personal de enfermería anestesista para proporcionar cuidados de anestesia. La American Society of Anesthesiologists apoya un modelo de atención anestésica dirigido por médicos, conocido como *equipo de atención anestésica*.

Por otro lado, la **American Association of Nurse Anesthetists,** la organización que representa al personal de enfermería anestesista, promueve la práctica independiente y ejerce una enérgica presión en los ámbitos legislativo y normativo para lograr su objetivo. En 2001, Medicare permitió a los estados no aplicar una normativa que obligaba al CRNA a administrar cuidados anestésicos monitorizados, y en la actualidad hay varias jurisdicciones federales y estatales que permiten al CRNA ejercer de forma independiente. La controversia sobre quién puede administrar la anestesia de manera independiente, que puede tener implicaciones financieras y de calidad asistencial, sigue siendo objeto de debate.

El entorno económico actual pondrá a prueba la anestesiología como servicio a los pacientes y como área de especialización para los médicos. La diversidad en la composición del equipo de cuidados de anestesia varía en todos los Estados Unidos y seguirá cambiando a medida que evolucionen las presiones económicas. Aunque algunos pueden considerar los retos actuales como una amenaza para esta especialidad médica, muchos encuentran oportunidades de mejoría.

En la actualidad se utilizan tres enfoques diferentes para la prestación de los cuidados de anestesia en los Estados Unidos. La mayoría de las anestesias son administradas por un equipo que suele estar formado por un anestesiólogo, un miembro del CRNA y un asistente de anestesiología o un residente. Sin embargo, hay anestesiólogos que prestan ellos mismos la atención anestésica en un modelo de «médicos exclusivamente» y, en algunas zonas del país, hay CRNA que trabajan solas. En los últimos años, las consultas individuales se han fusionado en grandes grupos y la gestión de la consulta de anestesia se ha vuelto más exigente y compleja.

Hoy en día, los anestesiólogos actúan como médicos perioperatorios capaces de coordinar los cuidados pre-, intra- y postoperatorios. La versatilidad y las habilidades de los anestesiólogos se pusieron a prueba durante la pandemia de covid-19, en la que actuaron como equipos especializados en el manejo de las vías respiratorias y del ventilador mecánico. Muchos anestesiólogos se desempeñan como proveedores a tiempo parcial o completo de cuidados intensivos, tratamiento del dolor u otros servicios no relacionados con el quirófano. Los estudiantes interesados en seguir la carrera de anestesiología deben sentir pasión por la especialidad, destacar académicamente y tener una predisposición única que combine una actitud tranquila y equilibrada con la capacidad para tomar decisiones rápidas y actuar de inmediato. Teniendo en cuenta el envejecimiento de la población y la necesidad cada vez mayor de asistencia sanitaria, incluidos los procedimientos quirúrgicos, la anestesiología como profesión tiene un futuro brillante.

 Para más información, consulte las videoconferencias interactivas (en inglés) disponibles en el libro electrónico de cortesía que acompaña a este texto. Las instrucciones de acceso se encuentran detrás de la portada.

Referencias

1. Ortega RA, Mai C. History of anesthesia. In: Vacanti CA, Sikka PK, Urman RD, et al, eds. *Essential Clinical Anesthesia.* Cambridge University Press; 2011:1-6.
2. Haridas RP. Horace Wells' demonstration of nitrous oxide in Boston. *Anesthesiology.* 2013;119(5):1014-1022. PMID: 23962967.
3. Zeitlin GL, Charles Thomas Jackson, "The Head Behind the Hands." Applying science to implement discovery in early nineteenth century America. *Anesthesiology.* 2009;110(3):687-688.
4. Bigelow HJ. Insensibility during surgical operations produced by inhalation. *Boston Med Surg J.* 1846;16:309-317.
5. Ortega RA, Lewis KP, Hansen CJ. Other monuments to inhalation anesthesia. *Anesthesiology.* 2008;109(4):578-587. PMID: 18813035.

Preguntas

1. **¿A quién se atribuye la primera demostración pública del uso de anestesia con éter durante una intervención quirúrgica?**

   A. Joseph Priestley
   B. William Morton
   C. Charles Jackson
   D. Henry Bigelow

2. **Las ventajas de los fármacos anestésicos fluorados incluyen todas las siguientes, EXCEPTO:**

   A. Mayor potencia
   B. Mayor estabilidad
   C. Menos picante
   D. Menos combustible

3. **¿Cuál de los siguientes bloqueadores neuromusculares (BNM) se utilizó por primera vez en la práctica clínica?**

   A. Vecuronio
   B. Succinilcolina
   C. Pancuronio
   D. Curare

4. **¿A cuál de las siguientes definiciones se refiere el término «anestesia balanceada»?**

   A. Una combinación de fármacos anestésicos para producir inconsciencia, bloqueo neuromuscular y analgesia
   B. El uso combinado de anestesia raquídea y sedación
   C. Anestesia general con un barbitúrico y morfina
   D. Anestesia total intravenosa

5. **El orden histórico correcto de introducción de los siguientes anestésicos locales es:**

   A. Lidocaína, procaína, bupivacaína
   B. Procaína, cocaína, lidocaína
   C. Cocaína, procaína, lidocaína
   D. Cocaína, bupivacaína, procaína

Respuestas

1. B

El 16 de octubre de 1846, William T. G. Morton indujo la anestesia general con éter, lo que permitió al cirujano John Collins Warren extirpar un tumor vascular a Edward Gilbert Abbott. Esta demostración se considera la primera administración pública exitosa de anestesia para un procedimiento quirúrgico. Charles Jackson, un notable médico de Boston, químico y preceptor de Morton, declaró que aconsejó a Morton sobre el uso del éter inhalado para lograr la insensibilidad al dolor, pero no fue el primero en demostrar públicamente su uso como anestesia quirúrgica. Priestley vivió en el siglo XVIII y fue conocido por su aislamiento del oxígeno en su forma gaseosa y por su aislamiento del óxido nitroso. Bigelow observó la demostración de Morton y escribió sobre ella en el *Boston Medical and Surgical Journal*.

2. C

Diversos anestésicos, como el cloruro de etilo, el etileno y el ciclopropano, presentaban diversos inconvenientes, por ejemplo, su carácter acre, su escasa potencia y su inflamabilidad. El descubrimiento de que la fluoración contribuía a hacer que los anestésicos fueran más estables, menos tóxicos y menos combustibles, llevó a la introducción del halotano en la década de 1950. En las décadas de 1960 y 1970 aparecerían diversos anestésicos fluorados, como el isoflurano, que todavía se utiliza ampliamente en la actualidad.

3. D

El primer BNM de uso médico, la intocostrina, se basaba en el veneno natural curare. Aplicado a flechas y dardos, sus efectos paralizantes originalmente se empleaban para la caza y la guerra. El pancuronio y el vecuronio pertenecen a la clase de BNM conocidos como «no despolarizantes», y se introdujeron en la práctica clínica mucho más tarde. La succinilcolina fue desarrollada en 1949 por el premio Nobel Daniel Bovet y es un BNM despolarizante.

4. A

En 1926, Lundy introdujo el término «anestesia balanceada» para describir una combinación de varios fármacos anestésicos y estrategias para producir inconsciencia, bloqueo neuromuscular y analgesia, que incluía un opiáceo y un anestésico inhalado.

5. C

La cocaína, descrita originalmente por el oftalmólogo austriaco Carl Koller en 1884 como anestésico local, se convirtió en un pilar para la anestesia regional hasta principios del siglo xx. Sin embargo, efectos adversos como cefalea pospunción dural, vómitos y su carácter adictivo, hicieron necesario el desarrollo de anestésicos locales como la procaína en 1905 y la lidocaína en 1943, mucho más seguros. La bupivacaína se sintetizó en 1957.

II Fundamentos científicos y técnicos de la anestesia

PARTE A Aparatos, sistemas y órganos principales: anatomía y fisiología

2 Aparato respiratorio

Howard Lee y Abbas Al-Qamari

La comprensión de los conceptos básicos del aparato respiratorio y la mecánica de la respiración y el intercambio de gases es esencial para la práctica de la anestesiología. Los principios descritos en este capítulo se utilizan a diario en los quirófanos y en las unidades de cuidados intensivos de todo el mundo. La comprensión de estos principios puede ayudar a guiar la toma de decisiones clínicas y permite discutir con conocimiento de causa con otros servicios de consulta en el tratamiento perioperatorio de los pacientes.

I. Músculos para la respiración

A. Diafragma

El diafragma, principal músculo de la respiración, realiza la mayor parte del trabajo. El diafragma está anclado por un tendón central móvil que se origina en los cuerpos vertebrales, las costillas inferiores y el esternón. Durante la inspiración, el diafragma se contrae y se genera una presión negativa en el espacio intrapleural que provoca la entrada de gas en los pulmones. A medida que el diafragma se relaja, se produce la exhalación y el volumen dentro de la cavidad torácica disminuye obligando a los gases a salir de los pulmones. Durante la respiración no extenuante, la exhalación es principalmente pasiva. Aproximadamente el 50% de la musculatura del diafragma está compuesta por fibras musculares de contracción lenta resistentes a la fatiga,[1,2] lo que permite al diafragma mantener una respiración normal sin desarrollar fatiga.

B. Músculos accesorios

A medida que aumenta el trabajo respiratorio, se utilizan los músculos esqueléticos accesorios además del diafragma. Los músculos intercostales externos ayudan en la inhalación, mientras que los músculos intercostales internos proporcionan en cierta medida apoyo para la exhalación. Los músculos accesorios espiratorios más importantes son los músculos abdominales que ayudan a deprimir las costillas y a producir una espiración forzada mediante un aumento de la presión intraabdominal. Además, los músculos abdominales desempeñan un papel fundamental en la generación de la fuerza espiratoria de propulsión que conlleva la tos y el mantenimiento de una higiene bronquial adecuada. Los músculos penniformes del cuello son los músculos

11

accesorios inspiratorios más importantes, ayudan a elevar el esternón y la parte superior del tórax para aumentar las dimensiones de la cavidad torácica. Los músculos escalenos ayudan a evitar el movimiento hacia dentro de las costillas, mientras que los músculos esternocleidomastoideos ayudan a elevar la parte superior de la caja torácica. A medida que el trabajo de la respiración aumenta, los grandes músculos de la espalda y paravertebrales se ven implicados. Es importante destacar que, como los músculos accesorios son músculos esqueléticos, son propensos a la fatiga.[1,2]

II. Estructuras del pulmón

A. Cavidad torácica y pleura

Los pulmones se encuentran dentro de la caja torácica, formada por las 12 vértebras torácicas, los 12 pares de costillas y el esternón. Los músculos intercostales se encuentran entre las costillas. El diafragma constituye el borde inferior de la cavidad torácica y el mediastino separa los pulmones medialmente.

Cada pulmón pesa aproximadamente entre 300 y 450 g. El pulmón derecho es ligeramente más grande que el izquierdo. Las fisuras separan el pulmón derecho en tres lóbulos y el izquierdo en dos. Cada pulmón está compuesto por 10 segmentos, cuyas divisiones anatómicas corresponden a la ramificación de las vías aéreas conductoras proximales. El parénquima pulmonar está revestido por una capa de pleura visceral, que también cubre las superficies de las fisuras interlobulares. Como esta capa visceral se repliega sobre sí misma a nivel del hilio y del ligamento pulmonar, se convierte en la pleura parietal. Esta pleura cubre la totalidad de la caja torácica y el diafragma. Una capa de líquido de 20 μm de espesor separa las dos capas, permitiendo el movimiento suave del pulmón contra la cavidad torácica.[1-3]

B. Vías respiratorias

Distal a la laringe comienza la tráquea. Una serie de anillos cartilaginosos en forma de «C» sostienen a la tráquea anterior y lateralmente. La porción posterior, o membranosa, de la tráquea carece de esta estructura de soporte rígida, permitiendo así la flexibilidad para los bolos de comida que atraviesan el esófago.

En el extremo distal de la tráquea se encuentra la carina, el primer punto de ramificación del árbol respiratorio, más allá del cual comienzan los bronquios principales izquierdo y derecho. El bronquio principal derecho tiene un ángulo de ramificación significativamente menos agudo. Este «trayecto recto» permite un camino menos tortuoso para el material aspirado y es la razón principal por la que los eventos de aspiración ocurren más a menudo en el pulmón derecho.

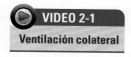

VIDEO 2-1
Ventilación colateral

El bronquio principal derecho se divide entonces en el bronquio del lóbulo superior derecho y el bronquio intermedio. El bronquio intermedio se divide casi inmediatamente en los bronquios del lóbulo medio derecho y del lóbulo inferior derecho. El bronquio principal izquierdo se divide en los bronquios del lóbulo superior izquierdo y del lóbulo inferior izquierdo. Es en este nivel lobular donde los anillos de cartílago son reemplazados proximalmente por islas de cartílago en forma de placa dentro de la pared de la vía respiratoria.

Cada rama lobular se divide a su vez en ramas segmentarias. La vía continúa dividiéndose durante otras 5 a 25 generaciones, dependiendo de su posición dentro del pulmón. A medida que avanza la ramificación, la cantidad de cartílago contenido en la pared sigue disminuyendo. El punto en el que el cartílago está totalmente ausente de la pared de la vía respiratoria se denomina *bronquiolo terminal* y es la conductora final antes de llegar a la unidad funcional del pulmón conocida como *acino*.

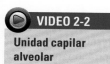

VIDEO 2-2
Unidad capilar alveolar

Cada acino comprende bronquiolos respiratorios, conductos alveolares, sacos alveolares y racimos de alvéolos. El alvéolo es el principal punto de intercambio de gases entre el parénquima pulmonar y la vasculatura pulmonar. En un hombre adulto medio hay aproximadamente 300 millones de alvéolos. Cada alvéolo comprende células de tipo I, que forman la mayor parte de la superficie epitelial del alvéolo, y células de tipo II, que producen surfactantes (tensoactivos) y funcionan como células precursoras de reserva para las células de tipo I.[1-3]

C. Vascularización

Dentro del sistema pulmonar existen dos tipos de suministro vascular. La circulación bronquial, que nace de la aorta y las arterias intercostales, suministra sangre oxigenada a los tejidos de los bronquios, la pleura visceral y la vascularización pulmonar. No interviene en el intercambio gaseoso alveolar.

El segundo suministro vascular es la circulación pulmonar, que lleva la sangre sistémica desoxigenada a los capilares pulmonares para su interfase con los alvéolos. Es aquí donde se produce el intercambio gaseoso alveolar, que permite la absorción de oxígeno y la excreción de dióxido de carbono. La sangre recién oxigenada se devuelve a la circulación sistémica para su distribución al resto del cuerpo.

El tronco arterial pulmonar surge directamente del ventrículo derecho. Se bifurca muy rápidamente en las arterias pulmonares principales izquierda y derecha. Estas arterias pulmonares se dividen a su vez en arterias lobulares separadas que entran en el hilio de sus respectivos pulmones.

Tras entrar en el pulmón, los vasos pulmonares se dividen junto con su correspondiente vía aérea. Se subdividen en arteriolas y finalmente en capilares a escala del alvéolo. A medida que se pasa del alvéolo, los vasos se convierten en vénulas. Estas vénulas acaban por unirse a las venas lobulares y, a continuación, a las cuatro venas pulmonares, dos de cada uno de los pulmones izquierdo y derecho. Estas venas pulmonares drenan en la aurícula izquierda, donde la sangre oxigenada circula de forma sistémica hasta que vuelve a la aurícula y el ventrículo derechos para recircular por el sistema pulmonar. Hay que tener en cuenta que la sangre de las arterias pulmonares suele estar desoxigenada y la sangre venosa pulmonar oxigenada. Esta disposición es opuesta a la de la circulación sistémica, ya que la nomenclatura vascular se basa en la dirección del flujo sanguíneo en relación con el corazón.[1,2]

III. Mecánicas respiratorias y pulmonares

La generación de una respiración, que permite la entrada de aire atmosférico en los pulmones y la salida de aire rico en dióxido de carbono de los alvéolos, es una función de los cambios periódicos en los gradientes de presión parcial. La forma en que se logran los gradientes de presión depende de si la respiración se genera espontánea o mecánicamente.

A. Ventilación espontánea

Excepto en el caso del colapso alveolar, la presión dentro de los alvéolos es mayor que la presión intratorácica que rodea al parénquima pulmonar. Esta presión alveolar es generalmente atmosférica al final de la espiración y al final de la inspiración. La presión intrapleural es de aproximadamente –5 cm H_2O al final de la espiración y puede medirse con un balón esofágico. Utilizando el cero como referencia para la presión atmosférica durante un estado de ausencia de flujo al final de la espiración, se puede calcular la presión transpulmonar (PTP) al final de la espiración:

$$P_{trasnpulmonar} = P_{alveolar} - P_{intrapleural}$$

$$P_{trasnpulmonar} = 0 \text{ cm } H_2O - (-5 \text{ cm } H_2O)$$

$$P_{trasnpulmonar} = 5 \text{ cm } H_2O$$

Cuando el diafragma y los músculos intercostales se contraen y se produce la inspiración, el volumen intratorácico aumenta y se genera una nueva presión intrapleural, de aproximadamente −8 a −9 cm H_2O. La presión alveolar también disminuye a −3 a −4 cm H_2O, manteniendo la PTP en 5 cm H_2O, pero generando un gradiente de presión entre los alvéolos y las vías respiratorias superiores. Este cambio permite que el aire fluya por el gradiente hacia los alvéolos, lo que conduce a la expansión de los mismos y a la participación en el intercambio de gases.

Cuando el diafragma y los músculos intercostales se relajan, la presión intrapleural vuelve a ser de −5 cm H_2O. La PTP no soporta los alvéolos expandidos en estos volúmenes intratorácicos, y comienzan a colapsar. El aire fluye desde los alvéolos hacia las vías respiratorias superiores y se restablecen las presiones de fin de espiración y el tamaño alveolar anteriores.

B. Ventilación mecánica

La mayoría de los modos de ventilación mecánica implican la aplicación de presión positiva con cada respiración. A medida que se ejerce presión positiva, los alvéolos se expanden y el gas fluye hacia ellos hasta que la presión alveolar es igual a la de las vías respiratorias superiores. Cuando se interrumpe la respiración con presión positiva, la espiración se produce de forma pasiva hasta que se administra otra respiración con presión positiva (*véase* cap. 42: *Cuidados intensivos*).[2,3]

C. Movimiento del parénquima pulmonar

El movimiento del propio tejido pulmonar es pasivo y depende de la superación de dos tipos de resistencia: la resistencia elástica del parénquima pulmonar, la pared torácica y la interfase gas-líquido en los alvéolos, así como la resistencia no elástica de las vías respiratorias al flujo de gas. El trabajo necesario para superar estas dos resistencias es el trabajo fisiológico de la respiración.

D. Resistencia elástica

Tanto el parénquima pulmonar como la cavidad torácica tienen sus propias propiedades de retroceso elástico. La tendencia al colapso de los pulmones se debe al elevado número de fibras de elastina en el tejido, así como a la tensión superficial en la interfase aire-líquido de los alvéolos. La tendencia de la pared torácica es a desplazarse hacia fuera debido a su constitución estructural y a su tono muscular.

E. Tensión superficial

Los alvéolos están revestidos por una fina capa superficial de líquido, la cual crea una tensión superficial que favorece el colapso del alvéolo. Para que el alvéolo permanezca inflado, la presión que lo mantiene abierto debe ser mayor que la tensión superficial creada por la capa de líquido superficial. La ley de Laplace ayuda a cuantificar la presión dentro del alvéolo con una tensión superficial dada:

$$\text{Presión} = \frac{2 \times \text{tensión superficial}}{\text{Radio}}$$

Como demuestra la ecuación, cuanto mayor sea la tensión superficial, mayor será la propensión del alvéolo a colapsarse. Para superar esta tendencia al colapso, el pulmón produce surfactante en la interfase gas-líquido. El surfactante reduce la tensión superficial, lo que permite que el alvéolo se mantenga más fácilmente expandido. Cuanto mayor es la concentración de surfactante en un alvéolo, más se reduce la tensión superficial. A la inversa, a medida que la concentración disminuye, el efecto sobre la tensión superficial disminuye. Esta relación ayuda a estabilizar los alvéolos. A medida que el alvéolo disminuye de tamaño, la concentración de surfactante aumenta, ayudando a evitar el colapso. A medida que el alvéolo comienza a sobredistenderse, la concentración de surfactante disminuye y se favorece la contracción alveolar.[2,3]

F. Distensibilidad

La distensibilidad es una medida útil del retroceso elástico. Se define como el cambio de volumen dividido entre el cambio de presión:

$$C = \Delta V / \Delta P$$

Cuanto mayor sea la presión necesaria para producir un cambio específico de volumen, menor será la distensibilidad del sistema y mayor será el retroceso elástico del mismo.

La distensibilidad puede calcularse tanto para el pulmón como para la pared torácica por separado. La distensibilidad pulmonar normal varía desde 150 hasta 200 mL/cm H_2O y se define como:

$$C_{Pulmón} = \frac{\text{Cambio en el volumen pulmonar}}{\text{Cambio en la presión transpulmonar}}$$

La distensibilidad de la pared torácica es normalmente de 100 mL/cm H_2O y se define como:

$$C_{Pared\ torácica} = \frac{\text{Cambio en el volumen torácico}}{\text{Cambio en la presión transtorácica}}$$

donde la presión transtorácica es igual a la presión atmosférica menos la presión intrapleural.

La distensibilidad respiratoria total de la pared torácica y la distensibilidad pulmonar es normalmente de 80 a 100 mL/cm H_2O. Se define matemáticamente como:

$$1/C_T = (1/C_{Pulmón}) = (1/C_{Pared\ pulmonar})$$
$$C_T = \text{distensibilidad total}$$

La distensibilidad puede verse afectada por la presencia de secreciones, la inflamación, la fibrosis, la sobrecarga de líquidos y una serie de otros factores. Es una medida útil, especialmente en el contexto de la ventilación mecánica, para demostrar el empeoramiento o la mejora de la mecánica pulmonar.[2,3]

G. Presión transpulmonar

La presión transpulmonar (PTP) es la verdadera presión de distensión dentro de los alvéolos. El cálculo de la PTP requiere la medición de la presión intrapleural, pero esto rara vez se hace directamente. En cambio, la presión esofágica, un marcador sustituto de la presión pleural, puede medirse con un catéter esofágico de balón. El ajuste de la presión positiva teleespiratoria (PEEP, *positive end-expiratory pressure*) para mantener una PTP de cero a positiva puede mejorar la sobredistensión/colapso alveolar, lo que conduce a un mejor reclutamiento pulmonar. PTP = presión alveolar – presión esofágica.[4] La presión de meseta es un sustituto de la presión alveolar. Por ejemplo, si un paciente continúa hipoxémico con una presión de meseta de 20 cm H_2O, la PEEP debe ajustarse hasta que la presión esofágica medida sea de 20 cm H_2O para mantener una PTP de cero (**fig. 2-1**).

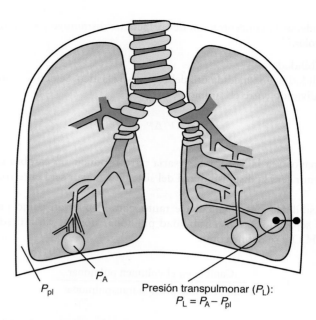

Presión transpulmonar (P_L):
$$P_L = P_A - P_{pl}$$

Figura 2-1 Presión transpulmonar (P_L), presión alveolar (P_A) y presión pleural (P_{pl}). La figura muestra que $P_L = P_A - P_{pl}$. Al colocar un balón esofágico, la presión esofágica sería un sustituto de la P_{pl} que permitiría calcular la P_L.

VIDEO 2-3

Flujo laminar
y turbulento

IV.   Resistencia al flujo de gas

El aparato respiratorio también debe superar la resistencia al flujo de gases. La resistencia normal de la vía respiratoria es de 1-3 cm H_2O/L por segundo.[5] Durante un ciclo respiratorio, el gas fluye simultáneamente en patrones laminares y turbulentos. La física de los dos patrones de flujo de gas es notablemente diferente, lo que altera la resistencia que ofrece la vía al flujo respiratorio.

A. Flujo laminar

En el flujo laminar de gas, la velocidad del gas disminuye cuando se aleja del centro de flujo. En otras palabras, la velocidad máxima del flujo de gas se encuentra en la zona más central de este. Dicho tipo de flujo suele ser inaudible en la exploración física. La resistencia al flujo laminar se describe mediante la siguiente ecuación:

$$R = \frac{8 \times \text{largo} \times \text{viscosidad}}{\pi \times (\text{radio})^4 \text{ flujo}}$$

En el flujo laminar, el radio de la vía respiratoria influye en la resistencia al flujo de gas en una potencia de 4. La viscosidad aumenta la resistencia, pero la densidad no tiene ningún efecto sobre la resistencia en el flujo laminar de gas. Los gases menos densos, como el helio, no mejoran su flujo en un entorno de flujo laminar.

B. Flujo turbulento

El flujo a través de tubos ramificados o desordenados suele producir una interrupción del flujo laminar que da lugar a un flujo turbulento. A velocidades de flujo elevadas, puede producirse un flujo turbulento incluso en un sistema no ramificado. A diferencia del flujo laminar, en el que el gas más central tiene la máxima velocidad, el flujo turbulento avanza a la misma velocidad en toda la corriente del gas. El cálculo

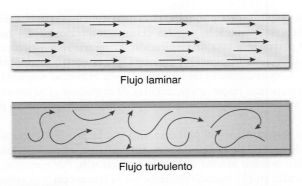

Flujo laminar

Flujo turbulento

Figura 2-2 Ilustración de los flujos laminar y turbulento.

matemático del flujo turbulento es complejo. En el flujo turbulento la resistencia al flujo del gas es proporcional a su velocidad de flujo, en contraste con el flujo laminar, donde la resistencia es inversamente proporcional a la velocidad. Aunque el flujo laminar es sensible a los cambios de radio, el flujo turbulento lo es aún más. Los cambios en el radio de la vía aérea provocan un cambio en la resistencia a una potencia de cinco en el flujo turbulento, mientras que en el flujo laminar, el cambio en la resistencia es a una potencia de cuatro. Por último, la resistencia al flujo turbulento es directamente proporcional a la densidad del gas y no a la viscosidad. A medida que la densidad del gas disminuye, la resistencia también disminuye. Es en los casos de flujo turbulento y de aumento de la resistencia de la vía respiratoria cuando resultan útiles los gases menos densos, como el helio (**fig. 2-2**).[2,3]

> **?** *¿Sabía que...?*
>
> El helio es útil para disminuir la resistencia al flujo solo si este es turbulento, como puede observarse durante el asma.

V. Respiración

Podría decirse que la función central del aparato pulmonar es el intercambio de gases de oxígeno y dióxido de carbono. La respiración, el movimiento de los gases dentro y fuera de los pulmones, es esencial para que se produzca un intercambio continuo a nivel del alvéolo y de la membrana capilar pulmonar. Los centros respiratorios del cerebro generalmente controlan la respiración. Dado que la atención anestésica a menudo altera la respiración normal, un conocimiento profundo de la fisiología de la respiración es esencial para la práctica de la anestesiología y la medicina de cuidados intensivos.

A. Centros respiratorios

La respiración basal está controlada por los centros respiratorios situados en el tronco cerebral, especialmente en el bulbo raquídeo y la protuberancia. Procesan una serie de datos para determinar un ritmo y un patrón de respiración, pueden funcionar independientemente de un cerebro intacto.[6]

El bulbo raquídeo contiene los centros de control de la respiración más básicos, el grupo respiratorio dorsal (GRD) y el grupo respiratorio ventral (GRV). El GRD proporciona una tasa de respiración mediante la estimulación rítmica de la inspiración. El GRV, por el contrario, coordina la exhalación. El GRD estimula la inspiración, a la que sigue una señal del GRV para extinguir la estimulación del GRD, deteniendo el esfuerzo inspiratorio activo y permitiendo la exhalación pasiva. Sin el GRV, la actividad del GRD da lugar a un patrón respiratorio irregular caracterizado por esfuerzos inspiratorios máximos y episodios de apnea. De este modo, el GRD y el GRV trabajan en combinación, lo que da lugar a una respiración rítmica.

Los centros respiratorios pontinos, el centro apnéustico y el centro respiratorio neumotáxico, se comunican con los centros respiratorios del bulbo raquídeo para alterar el patrón y la tasa de respiración. El centro apnéustico envía señales al GRD para prolongar la inspiración, mientras que el centro neumotáxico funciona para limitarla. Con el aumento de la estimulación el centro neumotáxico también aumentará la frecuencia respiratoria, además de disminuir el volumen inspiratorio. De este modo los centros respiratorios de la protuberancia (pontinos) pueden alterar la respiración.

Los centros respiratorios del bulbo raquídeo y la protuberancia son los principales centros de control de la respiración. Sin embargo, el mesencéfalo y la corteza cerebral también pueden afectar al patrón respiratorio. Por ejemplo, el sistema de activación reticular en el mesencéfalo aumenta la frecuencia y el volumen de inspiración con la activación. Los reflejos también pueden alterar la ventilación. Tanto el reflejo de deglución como el de vómito dan lugar a un cese de la inspiración para evitar la aspiración. El reflejo de la tos se estimula por la irritación de la tráquea y requiere una inspiración profunda seguida de una espiración forzada contra las cuerdas vocales momentáneamente cerradas para crear una maniobra de expulsión que sea eficaz para eliminar los irritantes y las secreciones. Los husos musculares lisos de la vía aérea de los pulmones probablemente reaccionan a los cambios de presión del edema pulmonar o la atelectasia, proporcionando propiocepción al pulmón y dando lugar a alteraciones respiratorias. Los órganos tendinosos de Golgi, husos tendinosos situados principalmente en los músculos intercostales, se estimulan cuando se estiran, inhibiendo una mayor inspiración. El reflejo de Hering-Breuer, aunque débilmente presente en el ser humano, también puede alterar la respiración al inhibir la inspiración durante la distensión pulmonar. De este modo, los reflejos y los centros cerebrales superiores afectan a los patrones de respiración establecidos por los centros respiratorios del tronco cerebral.

B. Control químico de la respiración

Los centros respiratorios regulan la respiración en función del contenido químico relativo de oxígeno y dióxido de carbono. Los quimiorreceptores centrales y periféricos proporcionan datos químicos ambientales a los centros respiratorios.[7]

Los quimiorreceptores centrales están situados en el bulbo raquídeo y transmiten información sobre las necesidades de ventilación en función del pH. A pesar de no ser detectado directamente, el dióxido de carbono tiene un potente efecto sobre los quimiorreceptores centrales al convertirse en iones de hidrógeno que alteran el pH:

$$CO_2 + H_2O \rightarrow H_2CO_3 \rightarrow H^+ + HCO_3^-$$

Como el dióxido de carbono pasa fácilmente la barrera hematoencefálica se convierte en iones de hidrógeno, estimulando los quimiorreceptores centrales del bulbo raquídeo. La respuesta al aumento de dióxido de carbono es rápida, dando lugar a incrementos del volumen corriente y de la frecuencia respiratoria en 1 o 2 min. A lo largo de varias horas, la respuesta a las elevaciones sostenidas de dióxido de carbono disminuye a medida que los iones de bicarbonato son probablemente transportados al líquido cefalorraquídeo, neutralizando los iones de hidrógeno estimulantes formados por las concentraciones elevadas de dióxido de carbono. La capacidad del líquido cefalorraquídeo de alterar y neutralizar sus iones de hidrógeno a lo largo del tiempo explica la respuesta del centro respiratorio a las elevaciones crónicas frente a las agudas de las concentraciones de dióxido de carbono. Cabe destacar que los quimiorreceptores centrales también disminuirán la ventilación en respuesta a la hipotermia, pero lo más importante es que responden a los cambios en las concentraciones de iones de hidrógeno secundarios a las concentraciones de dióxido de carbono.

Los quimiorreceptores del cuerpo carotídeo envían señales a los centros respiratorios en función del contenido de oxígeno y dióxido de carbono de la periferia. Estos quimiorreceptores periféricos se encuentran en la bifurcación de la arteria carótida común y se comunican con los centros respiratorios a través del nervio glosofaríngeo aferente. Los quimiorreceptores del cuerpo carotídeo también emiten señales de acidosis, tanto por causas metabólicas como por aumento del dióxido de carbono, aunque las señales de incremento de la acidosis procedentes de los quimiorreceptores periféricos tienen efectos mínimos sobre la ventilación. Los quimiorreceptores del cuerpo aórtico que se encuentran alrededor del arco aórtico también emiten señales relativas a la presión parcial de oxígeno a través del nervio vago. Esta señal conduce principalmente a cambios en la circulación con efectos mínimos en la ventilación.

Contener la respiración y la respuesta respiratoria a la altitud ilustran adecuadamente la integración de señales quimiorreceptoras por parte de los centros respiratorios. Saber que los quimiorreceptores centrales que detectan el dióxido de carbono anulan los quimiorreceptores periféricos que detectan el oxígeno ayuda a comprender el proceso del control respiratorio de los quimiorreceptores. Con una elevación significativa de la altitud, la presión parcial arterial de oxígeno (PaO_2) disminuye, estimulando así al quimiorreceptor del cuerpo carotídeo periférico para aumentar agudamente la respiración. El aumento de la respiración, a su vez, reduce las concentraciones de dióxido de carbono, disminuyendo la concentración de iones de hidrógeno, lo que produce la inhibición de la respiración de los quimiorreceptores centrales. El aumento de la señal de los quimiorreceptores periféricos, junto con la disminución del impulso de los quimiorreceptores centrales, da lugar a un nuevo equilibrio. Estos cambios provocan un aumento de la respiración pero una hipoxemia continuada, probablemente la causa del dolor de cabeza asociado con el mal de las alturas. Con el tiempo, la compensación renal permite eliminar los iones de bicarbonato del líquido cefalorraquídeo para normalizar la concentración de iones de hidrógeno. La normalización elimina la inhibición de la respiración por parte de los quimiorreceptores centrales, permitiendo que los centros respiratorios se adapten a la señal ventilatoria transmitida por los quimiorreceptores periféricos que responden a la hipoxemia. Los alpinistas practican habitualmente la adaptación para que sus quimiorreceptores funcionen con resultados fisiológicamente adecuados.

Contener la respiración, un juego frecuente en la infancia, también muestra claramente la fisiología respiratoria de los quimiorreceptores. La combinación de señales estimulantes de los quimiorreceptores centrales, a una presión parcial de dióxido de carbono arterial ($PaCO_2$) de 50 mm Hg y de los quimiorreceptores periféricos a una PaO_2 de 65 mm Hg, obliga a los adultos a respirar. Al contener la respiración, la PaO_2 disminuye hasta alrededor de 65 mm Hg en 1 min, mientras que la $PaCO_2$ aumenta 12 mm Hg en el primer minuto y luego, a partir de entonces, 6 mm Hg por minuto.[8] La mayoría de los adultos pueden contener la respiración durante 1 min, alcanzando cifras de $PaCO_2$ de 65 mm Hg y cifras de PaO_2 de 50 mm Hg. Si se inhala oxígeno complementario, minimizando las señales respiratorias de los quimiorreceptores periféricos, la respiración no se produce hasta que las concentraciones de $PaCO_2$ alcanzan los 60 mm Hg o en 2 o 3 min. La hiperventilación con oxígeno complementario puede reducir la $PaCO_2$ a 20 mm Hg, lo que permite mantener la respiración durante cerca de 5 min. En particular, la hiperventilación sin oxígeno complementario puede ser perjudicial y provocar pérdida de la consciencia, ya que el impulso ventilatorio hipoxémico de los quimiorreceptores periféricos, que detectan el oxígeno, se ve superado por los quimiorreceptores centrales que detectan el dióxido de carbono. Por lo tanto, la hiperventilación con aire ambiente antes de un nado de inmersión prolongada es muy desaconsejable.

La representación gráfica de las curvas de respuesta al dióxido de carbono y al oxígeno permite una comprensión cuantitativa del control de la respiración. Las curvas de respuesta ventilatoria de $PaCO_2$ y PaO_2 representan la ventilación resultante

¿Sabía que...?

La señalización a los centros respiratorios se inicia con una presión parcial arterial de oxígeno (PaO_2) < 100 mm Hg, pero la respiración no se altera hasta que la presión parcial de oxígeno cae por debajo de 65 mm Hg, momento en el que aumentan el volumen corriente y la frecuencia de respiración.

¿Sabía que...?

Los quimiorreceptores del cuerpo carotídeo periférico responden principalmente a la falta de oxígeno, mientras que los quimiorreceptores centrales reaccionan a los aumentos de dióxido de carbono.

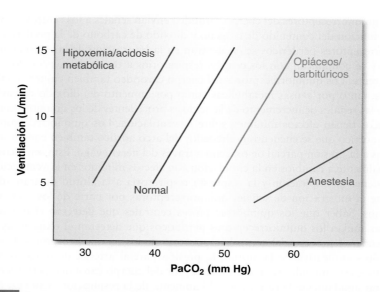

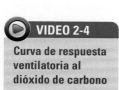

VIDEO 2-4

Curva de respuesta ventilatoria al dióxido de carbono

Figura 2-3 Curva de respuesta ventilatoria al dióxido de carbono. La *curva azul* ilustra la respuesta ventilatoria lineal al dióxido de carbono en el rango fisiológico normal. La respuesta ventilatoria aumenta con la hipoxemia y la acidosis metabólica y disminuye con los depresores respiratorios, como se representa en las *curvas roja* y *verde*, respectivamente. La anestesia provoca una disminución de la tasa de respuesta ventilatoria, como se ve en la *curva anaranjada*.

a diferentes cantidades de $PaCO_2$ y PaO_2, respectivamente. La curva de respuesta ventilatoria de la $PaCO_2$ es bastante lineal en el intervalo normal (**fig. 2-3**). El cambio en la respuesta ventilatoria aumenta a $PaCO_2$ > 80 mm Hg, lo que da lugar a un gráfico parabólico y alcanza su punto máximo a unos 100 mm Hg, el punto en el que el dióxido de carbono se convierte en un depresor ventilatorio. La curva de respuesta de la $PaCO_2$ puede estar desplazada hacia la izquierda en la hipoxemia arterial, la respuesta periférica de los quimiorreceptores, la acidosis metabólica o una afección del sistema nervioso central. El desplazamiento a la izquierda dará lugar a un aumento de la ventilación por minuto a cifras constantes de $PaCO_2$. La respuesta de la $PaCO_2$ puede disminuir con los opiáceos y los barbitúricos, que actúan como depresores ventilatorios, desplazando la curva de respuesta hacia la derecha. Los opiáceos provocan una disminución de la ventilación por minuto con disminución de la frecuencia respiratoria y aumento de los volúmenes corrientes, mientras que los barbitúricos y los anestésicos inhalados provocan inicialmente un aumento de la frecuencia ventilatoria con disminución de los volúmenes corrientes. La administración continuada de barbitúricos o anestésicos inhalados acabará por deprimir la respuesta ventilatoria a la $PaCO_2$, lo que dará lugar a una curva más plana.

La curva de respuesta ventilatoria de PaO_2 depende de la cantidad de $PaCO_2$ concurrente.[9] Mantener las cifras de $PaCO_2$ constantes ilustra el único efecto de la PaO_2 en la ventilación (**fig. 2-4**). En cantidades normocápnicas, los quimiorreceptores periféricos estimularán la ventilación a concentraciones de PaO_2 inferiores a 65 mm Hg. Con la hipercápnia (acidosis), las señales de los quimiorreceptores periféricos conducen a un aumento de la ventilación solo cuando las cifras de PaO_2 son inferiores a 100 mm Hg, la cantidad en la que los quimiorreceptores periféricos comienzan a enviar impulsos a los centros respiratorios. Sin embargo, en general, conforme el ser humano aumenta la ventilación, las cifras de $PaCO_2$ disminuyen. A medida que las cifras de $PaCO_2$ disminuyen, el impulso respiratorio de los quimiorreceptores centrales se reduce hasta el punto de que las señales de ventilación de los quimiorreceptores periféricos se amortiguan, lo que conduce a una menor respuesta ventilatoria. Este

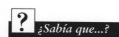

? *¿Sabía que...?*

Con cifras de $PaCO_2$ > 80 mm Hg, el CO_2 actúa como depresor ventilatorio y sedante.

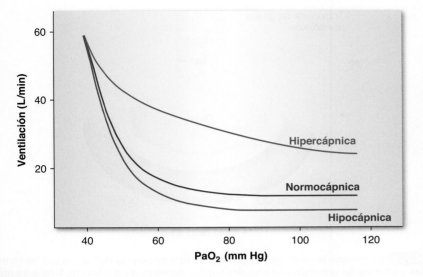

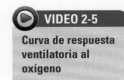

VIDEO 2-5
Curva de respuesta ventilatoria al oxígeno

Figura 2-4 Curva de respuesta ventilatoria al oxígeno. En las concentraciones normo-cápnica e hipocápnica, la ventilación se estimula a una presión parcial de dióxido de carbono arterial (PaO_2) de 60 mm Hg, como ilustran las *curvas azul* y *roja*, respectivamente. Con la hipercápnia, la ventilación se estimula a cifras de PaO_2 inferiores a 100 mm Hg, como se ve en la *curva verde*. Es importante señalar que las concentraciones de dióxido de carbono son constantes a lo largo de las curvas de esta figura.

fenómeno da lugar a una respuesta ventilatoria mediada por el oxígeno, deprimida en comparación con las situaciones en las que las cantidades de $PaCO_2$ son normales.

El oxígeno en cantidades supraterapéuticas puede ser perjudicial. En los pacientes que dependen de los quimiorreceptores periféricos para el impulso ventilatorio hipóxico (que son muy pocos), una $PaO_2 > 65$ mm Hg probablemente suprimirá la ventilación y provocará hipercápnia. El suministro de oxígeno supraterapéutico también puede conducir a una lesión por radicales libres, lo que da lugar a una lesión pulmonar aguda.

Una cantidad baja de dióxido de carbono conduce a la supresión del impulso respiratorio, a la vasoconstricción cerebral y a la disminución de la concentración plasmática de iones de calcio secundaria a la alcalosis. Por el contrario, el dióxido de carbono elevado puede provocar un aumento del tono simpático, causando taqui-cardia e hipertensión que causará independientemente una vasodilatación cerebral. El aumento del dióxido de carbono también puede provocar desorientación y un mayor aumento puede ocasionar inconsciencia. Así, los centros respiratorios depen-den de la generación de impulsos de los quimiorreceptores para mantener el dióxido de carbono y el oxígeno en concentraciones fisiológicas.

VI. Transporte de oxígeno y dióxido de carbono

La introducción de oxígeno y la eliminación de dióxido de carbono son esenciales para el metabolismo celular normal. El movimiento de estos gases entre el ambiente y los tejidos es complejo y depende de la difusión simple y las moléculas portadoras.

A. Transporte de oxígeno y de dióxido de carbono en los pulmones

El oxígeno se inhala primero desde el entorno y se desplaza por las vías respirato-rias como componente del aire por convección secundaria a la fuerza generada por la energía de la inspiración. A medida que el aire llega a las vías respiratorias distales, la difusión se convierte en el modo predominante de transporte de gases (**fig. 2-5**). La difusión permite el movimiento de las moléculas a través de una distancia hacia una zona de menor concentración de manera independiente de la energía. Los capilares pul-monares transportan la sangre a los alvéolos, que tiene una presión parcial de oxígeno

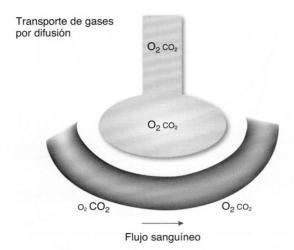

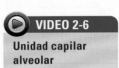

Figura 2-5 El transporte de oxígeno y dióxido de carbono en las vías respiratorias terminales y a través de la membrana alveolar-capilar depende de la difusión. Una letra más grande indica una presión parcial de dióxido de carbono u oxígeno relativamente más alta en comparación con una letra más pequeña. Las moléculas de dióxido de carbono y oxígeno se mueven a lo largo de un gradiente de difusión desde presiones parciales más altas a más bajas.

más baja que el aire arrastrado a los alvéolos. La menor presión parcial de oxígeno en la sangre crea un gradiente de difusión que permite que el oxígeno se difunda a través de la membrana alveolar hacia el lecho capilar pulmonar. Las concentraciones relativas de oxígeno impulsan el movimiento del oxígeno en la sangre. Este fenómeno también permite la oxigenación en ausencia de respiración, la oxigenación apneica, siempre que exista un gradiente de difusión. Del mismo modo, la sangre capilar pulmonar llega a los alvéolos con una concentración de dióxido de carbono relativamente rica, lo que permite que el dióxido de carbono se difunda desde la sangre hacia los alvéolos. La capacidad de difusión pulmonar o la capacidad del dióxido de carbono de pasar entre los alvéolos a la sangre es 20 veces mayor que la del oxígeno, lo que permite que se difunda a través de la membrana alveolar con mayor eficacia. Después de que el oxígeno se difunde desde los alvéolos hasta el lecho capilar pulmonar, el oxígeno de las vías respiratorias terminales se difundirá hacia los alvéolos. Al mismo tiempo, el dióxido de carbono recién introducido en los alvéolos es transportado a lo largo de un gradiente de difusión en una vía inversa hasta alcanzar las vías respiratorias superiores para su exhalación por respiración. La sangre capilar pulmonar, que ahora ha absorbido el oxígeno de los alvéolos y ha liberado dióxido de carbono, se propaga hacia adelante. Este intercambio permite que la nueva sangre pobre en oxígeno y rica en dióxido de carbono interactúe con los alvéolos. Mediante este proceso, la difusión permite el intercambio de oxígeno y dióxido de carbono en la interfase alvéolo-capilar pulmonar. Debe tenerse en cuenta que la difusión es un proceso pasivo. El oxígeno y el dióxido de carbono no se seleccionan activamente. Si la presión parcial de oxígeno en los alvéolos disminuye por cantidades de dióxido de carbono muy elevados, puede producirse una hipoxia por difusión al disminuir el gradiente de difusión para el oxígeno. La difusión permite que el intercambio de gases se produzca a lo largo de un gradiente de concentración desde las vías respiratorias a través de la membrana alveolar-capilar hasta la sangre.

B. Transporte de oxígeno y dióxido de carbono en la sangre

El transporte de oxígeno y dióxido de carbono en la sangre depende de la hemoglobina.[10] El oxígeno se transporta en la sangre tanto unido a la hemoglobina como disuelto en ella. El oxígeno disuelto en la sangre es una pequeña fracción de la cantidad unida a la hemoglobina. La hemoglobina es una molécula compleja formada por

? *¿Sabía que...?*

La capacidad de difusión del dióxido de carbono es 20 veces mayor que la del oxígeno.

Curva de disociación oxígeno-hemoglobina

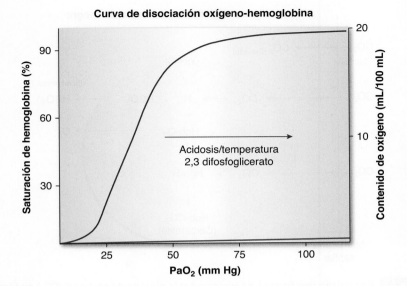

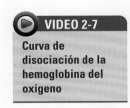

VIDEO 2-7

Curva de disociación de la hemoglobina del oxígeno

Figura 2-6 La curva de disociación oxígeno-hemoglobina (curva azul) demuestra que la mayor parte del contenido de oxígeno se une a la hemoglobina a presiones parciales de 60 mm Hg. La parte lineal de la curva permite la descarga de oxígeno a las presiones parciales de oxígeno que se encuentran en los lechos capilares sistémicos periféricos, el lugar de oxigenación de los tejidos. Además, los aumentos de la acidosis, la temperatura y el 2,3-difosfoglicerato disminuyen la afinidad de la hemoglobina por el oxígeno, lo que permite aumentar el suministro de oxígeno a las zonas con mayores necesidades metabólicas, tal y como demuestran el aumento de la temperatura, la acidosis y la hemoglobina desoxigenada. Cabe destacar que la mayor parte del contenido de oxígeno se encuentra unido a hemoglobina, como se observa en la pequeña porción de contenido de oxígeno que aporta el oxígeno disuelto en la sangre (*línea roja*).

cuatro subunidades del hemo, cada una de las cuales une una molécula de oxígeno. La unión del oxígeno a la hemoglobina se ilustra mediante la curva de disociación oxígeno-hemoglobina (**fig. 2-6**). La curva demuestra dos conceptos importantes. En primer lugar, que la hemoglobina permite a la sangre transportar un gran contenido de oxígeno, incluso a la baja presión parcial de 60 mm Hg de oxígeno; en segundo lugar, la parte lineal de la curva permite la entrega de una cantidad significativa de oxígeno con solo un ligero cambio en las presiones parciales de oxígeno, lo que permite la descarga de oxígeno a los tejidos. La afinidad de la hemoglobina por el oxígeno se altera en determinadas condiciones. La afinidad de la hemoglobina por el oxígeno disminuye por la acidosis, la elevación de la temperatura y el aumento de las cantidades de 2,3-difosfoglicerato (un subproducto del metabolismo de los glóbulos rojos), que ayuda a la hemoglobina parcialmente desoxigenada a liberar más oxígeno. Sin embargo, esta disminución de la afinidad es beneficiosa, ya que permite la descarga de oxígeno de la hemoglobina en los tejidos con mayores necesidades metabólicas, como lo demuestra el aumento de la acidosis, la temperatura y la hemoglobina desoxigenada. El efecto Bohr describe específicamente la disminución de la afinidad de la hemoglobina por el oxígeno en entornos con elevación de dióxido de carbono o acidosis.

El dióxido de carbono se transporta en la sangre de tres formas diferentes (**fig. 2-7**). Se disuelve en la sangre, se transporta como bicarbonato o existe un compuesto carbamino. La solubilidad del dióxido de carbono es mucho mayor que la del oxígeno, representando aproximadamente el 10% del dióxido de carbono transportado en la sangre venosa. El bicarbonato, la forma en la que se transporta la mayor parte del dióxido de carbono, es formado por las enzimas de la carbonato-deshidratasa en los

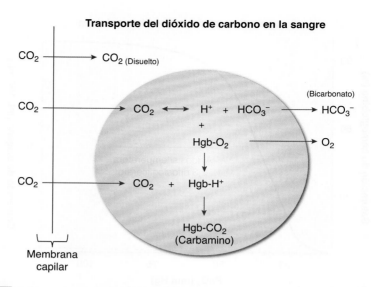

Transporte del dióxido de carbono en la sangre

Figura 2-7 Se ilustran tres formas de transporte de dióxido de carbono (CO_2) en la sangre. El CO_2 entra en el capilar y una parte se disuelve en la sangre. La mayor parte del CO_2 entra en los glóbulos rojos y se convierte en bicarbonato (HCO_3^-), que se transporta en la sangre. La conversión de CO_2 en HCO_3^- da lugar a iones de hidrógeno (H^+), que son estabilizados por la desoxihemoglobina, como se representa en Hgb-H^+. La estabilización del H^+ favorece la formación de más HCO_3^- y permite que la Hgb-H^+ forme un compuesto carbamino, la tercera forma adoptada por el dióxido de carbono.

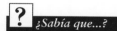

glóbulos rojos. La formación de bicarbonato da lugar a iones de hidrógeno como subproducto. A medida que la hemoglobina libera oxígeno, se desoxigena y acepta fácilmente iones de hidrógeno, actuando como amortiguadores y favoreciendo la formación de más bicarbonato. Además, la hemoglobina desoxigenada amortiguada con iones de hidrógeno puede unir el dióxido de carbono, permitiendo el transporte en forma de un compuesto carbamino. El *efecto Haldane* es la capacidad de la hemoglobina desoxigenada de transportar dióxido de carbono facilitando la formación de bicarbonato y actuando como amortiguador para los iones de hidrógeno formados y como compuesto carbamino. Básicamente, la capacidad de la sangre para transportar el dióxido de carbono aumenta cuando las concentraciones de oxígeno son menores.

VII. Ventilación y perfusión

Para que se produzca el intercambio de gases, los alvéolos ventilados deben estar expuestos a la sangre dentro de los capilares pulmonares. Fisiológicamente, los pulmones son heterogéneos. Los alvéolos están expuestos a cantidades variables de ventilación y perfusión.[11] Sin embargo, la adecuación de la ventilación y la perfusión es primordial para el intercambio de oxígeno y dióxido de carbono.

A. Distribución de la ventilación y la perfusión

La distribución de la ventilación en el pulmón depende de la distensibilidad de los alvéolos y de la presión de distensión relativa. En teoría, la presión dentro de todos los alvéolos del pulmón es constante, pero la presión fuera de ellos es heterogénea en todo el pulmón, lo que da lugar a alvéolos de diferente tamaño (**fig. 2-8**). En la posición vertical, los alvéolos tienen mayores volúmenes de inflado en el ápice en comparación con la base del pulmón, debido a la mayor compresión de la presión gravitacional de los alvéolos en la base. Estos últimos están relativamente menos inflados; sin embargo, en reposo, son más distensibles. Cuando los pulmones se inflan, los alvéolos basales

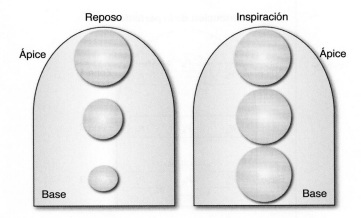

Figura 2-8 Distribución de la ventilación. Los alvéolos apicales están distendidos en comparación con los alvéolos basales en reposo, como consecuencia de una mayor fuerza de compresión en la base del pulmón, tal y como muestran las tres diferentes posiciones alveolares en reposo. Por lo tanto, los alvéolos basales, menos distendidos, descansan en una posición más distensible que los alvéolos apicales distendidos. Con la inspiración, los alvéolos basales están expuestos a una mayor ventilación, mientras que los alvéolos apicales tienen una ventilación mínima, como lo ilustra el cambio de distensión entre los alvéolos del reposo a la inspiración.

reciben más ventilación porque están en un punto más distensible que los alvéolos apicales y la presión de distensión es mayor. La distribución de la ventilación también se ve afectada por la anatomía y las velocidades de flujo. Las regiones centrales del pulmón se ventilan preferentemente, pero a medida que se incrementan las velocidades de flujo, esta diferencia ventilatoria se minimiza. En pocas palabras, durante la respiración espontánea, se distribuye más gas a las zonas dependientes de la gravedad.

La perfusión alveolar también es heterogénea en el pulmón y depende principalmente de la gravedad (**fig. 2-9**). La gravedad aumenta el flujo de sangre a las zonas en declive. West y cols.[12] dividieron el pulmón en tres zonas con base en la presión alveolar (P_A) relativa, la presión arterial pulmonar (P_a) y la presión venosa pulmonar(P_v). Fisiológicamente, la presión de la arteria pulmonar debe superar siempre la presión venosa pulmonar; las zonas se describen por el grado de presión alveolar en relación con la presión arterial y venosa pulmonares. La perfusión depende de la resistencia relativa a la presión de la arteria pulmonar en cada una de las zonas. La zona 1 es el área del pulmón en la que la $P_A > P_a > P_v$ y se encuentra en la zona del pulmón menos dependiente de la gravedad. La presión de la arteria pulmonar es lo suficientemente baja como para que la presión alveolar pueda provocar una compresión capilar pulmonar, limitando la perfusión. La zona 2 se produce cuando la $P_a > P_A > P_v$. Afortunadamente, esta zona comprende la mayor parte del pulmón, lo que permite que la perfusión y la ventilación coincidan. La perfusión en la zona 2 está determinada por la diferencia de presión relativa entre la arteria pulmonar y la presión alveolar. La zona 3 existe en el área más dependiente de la gravedad donde $P_a > P_v > P_A$. En la zona 3 la perfusión depende del gradiente de presión arterial y venosa pulmonares. La anatomía también afecta la perfusión del pulmón. Las zonas del pulmón expuestas a mayores presiones pulmonares suelen estar anatómicamente más cerca de la fuente de perfusión pulmonar, la arteria pulmonar. De nuevo, al igual que la ventilación, la perfusión es mayor en las zonas dependientes de la gravedad.

¿Sabía que...?

Durante la ventilación espontánea, tanto la ventilación como la perfusión son mayores en las zonas dependientes de la gravedad.

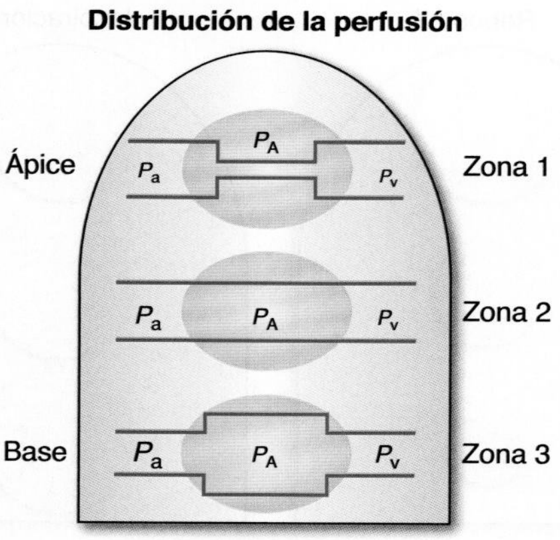

Distribución de la perfusión

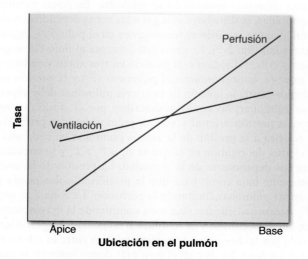

Figura 2-9 La distribución de la perfusión es heterogénea en todo el pulmón. El tamaño de la letra indica la presión alveolar relativa (P_A), la presión arterial pulmonar (P_a) y la presión venosa pulmonar(P_v). En el ápice, la P_A es mayor que la P_a y la P_v, lo que limita la perfusión, tal y como ilustra la compresión del capilar rojo que da lugar a la zona 1. En la base, la P_a y la P_v son mayores que la P_A, lo que da lugar a un aumento de la perfusión, tal y como muestra el capilar rojo dilatado que da lugar a la zona 3. P_A está entre la P_a y P_v en la zona 2.

B. Relación entre ventilación y perfusión

La adecuación de la ventilación a la perfusión es vital para garantizar el intercambio de gases de dióxido de carbono y oxígeno. Lo ideal sería que la ventilación se ajustara perfectamente a la perfusión, optimizando la posibilidad de difusión de gases a través de las membranas alveolares y capilares pulmonares. Sin embargo, la distribución de la ventilación y la perfusión es heterogénea en el pulmón, lo que da lugar a desajustes entre ambas (**fig. 2-10**). Los desajustes en la ventilación y la perfusión se producen de forma rutinaria a lo largo de un continuo.

Figura 2-10 Acoplamiento entre ventilación y perfusión. Tanto la ventilación como la perfusión de los alvéolos aumentan en la base en comparación con el ápice, pero la tasa de incremento es mayor para la perfusión que para la ventilación, con progresión hacia la base del pulmón. El punto de intersección indica el lugar en el que ventilación y perfusión están uniformemente igualadas. El área a la derecha del punto de intersección es el espacio muerto relativo, y el área a la izquierda es la derivación relativa.

La ventilación en exceso durante la perfusión se denomina *espacio muerto*. El espacio muerto es la porción de ventilación inadecuadamente expuesta a la perfusión, lo que altera principalmente la eliminación de dióxido de carbono. El espacio muerto puede ser absoluto si la ventilación no está expuesta a ninguna perfusión o relativo cuando la ventilación está expuesta a mala perfusión. El espacio muerto es una combinación de espacio muerto anatómico y alveolar. El *espacio muerto anatómico*, un espacio muerto absoluto, es la porción de ventilación a estructuras que son incapaces de intercambiar gases, como la faringe, la tráquea y las grandes vías respiratorias. Normalmente, el espacio muerto anatómico es de cerca de 2 mL/kg. Desde el punto de vista anatómico, la ventilación debe abastecer primero el espacio muerto anatómico, ya que es un conducto para el desplazamiento de los gases hacia los alvéolos, lo que da lugar a un aumento de la proporción de la ventilación del espacio muerto con la disminución del volumen corriente. El *espacio muerto alveolar*, que puede ser tanto absoluto como relativo, consiste en la ventilación de los alvéolos con una exposición de perfusión subóptima. Aproximadamente un tercio de la ventilación por minuto en individuos con ventilación espontánea es espacio muerto. Con la ventilación con presión positiva, la ventilación del espacio muerto puede aumentar aún más.

El aumento de la ventilación del espacio muerto es el resultado de un aumento de la ventilación en los alvéolos mal perfundidos, de una disminución de la perfusión a escala local o general, o de ambas. La ventilación del espacio muerto suele aumentar como consecuencia de la disminución del gasto cardíaco, lo que provoca una disminución de la perfusión pulmonar. La perfusión pulmonar también puede verse disminuida por un fenómeno embólico en la vasculatura pulmonar. Una evaluación rutinaria de la ventilación del espacio muerto es una comparación del dióxido de carbono al final de la espiración y el dióxido de carbono arterial. Si la ventilación y la perfusión estuvieran perfectamente adaptadas, el dióxido de carbono al final de la espiración y el dióxido de carbono arterial serían, a efectos clínicos, iguales, ya que todo el gas ventilado se equilibraría con el dióxido de carbono arterial. Como una parte del gas ventilado no está expuesta a los capilares que transportan el dióxido de carbono, el gas del espacio muerto recoge una cantidad insignificante de dióxido de carbono. Este gas que regresa de los alvéolos poco o nada perfundidos diluye el dióxido de carbono de la ventilación expuesta a la perfusión y da lugar a un gradiente entre el dióxido de carbono alveolar y el de fin de la espiración. A medida que aumenta el gradiente entre el dióxido de carbono al final de la espiración y el dióxido de carbono arterial, surge la preocupación por la perfusión pulmonar. La ventilación del espacio muerto es más a menudo una consecuencia de la disminución de la perfusión cuando la ventilación es estable. Por lo tanto, los cambios en la ventilación del espacio muerto deben ser evaluados para los cambios en el gasto cardíaco y la perfusión pulmonar.

La perfusión en exceso durante la ventilación se denomina *derivación*. La derivación es la porción de perfusión inadecuadamente expuesta a los alvéolos ventilados y afecta principalmente a la oxigenación. Al igual que el espacio muerto, la derivación puede ser absoluta si el flujo sanguíneo capilar está expuesto a una ventilación nula o relativa si está expuesto a una ventilación inadecuada. La derivación relativa también se denomina *mezcla venosa*. La derivación anatómica absoluta normal es de casi el 5% del gasto cardíaco. Esto se debe a las venas pleurales y bronquiales, que drenan estructuras del pulmón y a las venas Tebesio que drenan el endocardio, pero no participan en el intercambio de gases con los alvéolos. La derivación, tanto absoluta como relativa, también puede ser secundaria a estados patológicos como la atelectasia, el edema pulmonar y la neumonía. La derivación es la causa más común de una mala oxigenación. Sin embargo, la saturación arterial de oxígeno no puede utilizarse para evaluar la derivación. No incorpora el efecto de la sangre venosa mixta, la sangre que sale del corazón derecho para el intercambio de gases. Si la sangre que sale del corazón derecho tiene una saturación de oxígeno elevada, la derivación podría subestimarse, ya que esta sangre necesitaría una oxigenación mínima para parecer normal. La derivación se evalúa mejor comparando las cifras de oxígeno arterial y de saturación venosa mixta, lo que requiere un catéter en la arterial pulmonar. La colocación de un catéter en la arteria pulmonar no está exenta de consecuencias. Los profesionales de la salud suelen confiar en la perspicacia clínica para determinar la causa de la mala oxigenación y se dan cuenta de que la derivación suele ser la fisiopatología causante.

La adecuación de la ventilación y de la perfusión es fundamental. Los mecanismos fisiológicos ayudan a optimizar el acoplamiento. La broncoconstricción pulmonar hipocápnica es causada por una baja concentración de dióxido de carbono. La ventilación de los espacios muertos da lugar a concentraciones bajas de este gas. La broncoconstricción de las vías aéreas del espacio muerto desvía la ventilación a zonas con mejor perfusión, disminuyendo la ventilación del espacio muerto. La vasoconstricción pulmonar hipóxica se desencadena por las bajas cantidades de oxígeno, como se observa en la derivación. La vasoconstricción de la vasculatura pulmonar de la derivación desvía la sangre a regiones mejor ventiladas, disminuyendo la derivación. La broncoconstricción pulmonar hipocápnica disminuye la ventilación del espacio muerto al reducir la ventilación en las regiones pulmonares con mala perfusión. La vasoconstricción hipóxica pulmonar disminuye la derivación al reducir la perfusión a las zonas pulmonares con mala ventilación. Estos procesos ayudan a mejorar la ventilación y la perfusión.

VIII.   Evaluación de la oxigenación de los tejidos

La oxigenación tisular adecuada es un principio central de la práctica anestésica. Las evaluaciones cuantitativas de la oxigenación permiten comprender mejor el origen de la hipoxia o la mala oxigenación de los tejidos. La ecuación de los gases alveolares calcula la mayor presión parcial alveolar posible de oxígeno. Además, es importante que la ecuación demuestre cómo el aumento de la concentración de dióxido de carbono provocará una disminución de la oxigenación arterial. Como se describe en la ecuación, el aumento de la concentración inspirada de oxígeno puede superar la deficiencia en el gradiente de oxígeno causada por la hipoventilación. La ecuación también permite comparar las presiones parciales de oxígeno alveolar y arterial. Las diferencias significativas entre la presión parcial de oxígeno alveolar y arterial pueden indicar un desajuste de ventilación-perfusión o un deterioro de la difusión capilar alveolar-pulmonar. Afortunadamente, el deterioro de la difusión capilar alveolar-pulmonar rara vez es clínicamente significativo y puede superarse con oxígeno complementario, excepto en las situaciones más extremas.

El desajuste ventilación-perfusión en forma de derivación es la causa más frecuente de mala oxigenación. La cantidad de derivación puede calcularse utilizando la ecuación de la fracción de derivación o la relación ventilación-perfusión, pero requiere un catéter en la arteria pulmonar para medir la saturación venosa mixta. Si la oxigenación arterial es adecuada y la oxigenación tisular sigue siendo deficiente, se investiga la capacidad de entregar oxígeno. Suponiendo que el suministro de sangre es adecuado con una función cardiovascular normal, la capacidad de transporte de oxígeno de la sangre se analiza con la ecuación del contenido de oxígeno. La ecuación del contenido de oxígeno destaca la dependencia de la hemoglobina para satisfacer las necesidades de oxígeno de los tejidos. Si la oxigenación tisular es deficiente a pesar de que la oxigenación arterial y el contenido de hemoglobina son adecuados, debe considerarse la existencia de una hemoglobina o un metabolismo tisular anómalos. La oxigenación de los tejidos requiere procesos fisiológicos complejos que pueden dilucidarse mejor cuantitativamente cuando surgen problemas.

IX.   Volúmenes pulmonares

El volumen pulmonar varía en función del tamaño del individuo, por lo que los valores normales suelen basarse en la estatura. Las combinaciones de dos o más volúmenes pulmonares se conocen como *capacidades* (**fig. 2-11**).

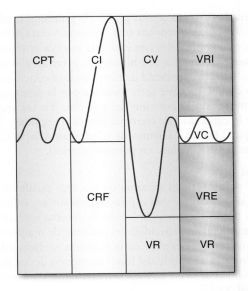

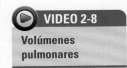

VIDEO 2-8
Volúmenes pulmonares

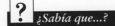 **Figura 2-11** Representación de los volúmenes y capacidades pulmonares; los cuatro volúmenes de la derecha se combinan para formar la capacidad pulmonar total. El resto de los recuadros demuestran las distintas capacidades pulmonares y su relación con la espirografía superpuesta. CI: capacidad inspiratoria; CPT: capacidad pulmonar total; CV: capacidad vital; CRF: capacidad residual funcional; VR: volumen residual; VRE: volumen de reserva espiratoria; VRI: volumen de reserva inspiratoria; VC: volumen corriente (Tamul PC, Ault ML. Respiratory function in anesthesia. En: Barash P, Cullen B, Stoelting R, et al, eds. *Clinical Anesthesia*. 7ª ed. Wolters Kluwer/Lippincott Williams & Wilkins; 2013:263-285. Reproducida con autorización).

A. Capacidad residual funcional

La capacidad residual funcional (CRF) es la cantidad de aire que queda en los pulmones al final de la espiración pasiva tras una respiración normal. Es la combinación del volumen residual y el volumen de reserva espiratorio. Uno de sus principales objetivos es servir de depósito de oxígeno durante los períodos de apnea. Durante la apnea todavía hay perfusión a los pulmones. Es el oxígeno almacenado dentro de la CRF que se obtiene a través de la circulación pulmonar. Por este motivo, la hipoxemia arterial no se produce de forma instantánea durante la apnea, sino durante un período más largo. Las reducciones de la CRF pueden dar lugar a un período mucho más corto de hipoxemia arterial durante la apnea.

Hay varias razones por las que se puede reducir la CRF. Las condiciones que afectan directamente al parénquima pulmonar son el edema pulmonar, la atelectasia, la fibrosis pulmonar y la lesión pulmonar aguda. Las causas mecánicas o funcionales incluyen la postura (el cambio de posición erecta a supina disminuye la CRF en un 10%), el embarazo, la obesidad (debido a una disminución de la distensibilidad de la pared torácica) y el síndrome compartimental abdominal. Estas condiciones conducen al desplazamiento cefálico del contenido abdominal. La debilidad muscular ventilatoria y el derrame pleural son también causas funcionales de hipoxemia.

B. Capacidad de cierre

Las vías respiratorias distales pequeñas, con poco o ningún soporte cartilaginoso, dependen de la tracción del retroceso elástico del tejido circundante para permanecer abiertas. Además, la permeabilidad de las vías respiratorias pequeñas depende del volumen pulmonar. El volumen pulmonar a partir del cual estas pequeñas vías respiratorias comienzan a cerrarse se conoce como *capacidad de cierre*.

En los individuos jóvenes, la CRF supera con creces la capacidad de cierre. Sin embargo, a medida que se envejece o con la obesidad, la capacidad de cierre aumenta de forma constante hasta igualar o incluso superar la de la CRF. Cuando se alcanza

? ¿Sabía que...?

La hipoxemia arterial no se produce de forma instantánea durante la apnea, porque la sangre capilar que sigue perfundiendo los alvéolos extrae el oxígeno de la capacidad residual funcional.

la capacidad de cierre, los alvéolos de las porciones pulmonares afectadas se perfunden, pero no se ventilan, lo que provoca una derivación intrapulmonar. Esta derivación intrapulmonar en combinación con una baja reserva de oxígeno en el contexto de una baja CRF puede conducir a una hipoxemia arterial relevante.

A diferencia de la CRF, la capacidad de cierre no está relacionada con la postura; por ello, la relación de la CRF (que se ve afectada por la postura) con la capacidad de cierre puede cambiar con la posición del paciente. En las personas mayores, la CRF puede superar la capacidad de cierre en posición erguida y caer por debajo de ella en posición supina. En los pacientes de edad avanzada, la capacidad de cierre puede ser mayor que la CRF, incluso en posición vertical.

C. Capacidad vital

La *capacidad vital* es la cantidad máxima de aire que puede ser expulsada de los pulmones tras una inspiración y una espiración máximas: volumen corriente más volumen de reserva inspiratorio más volumen de reserva espiratorio. Este valor es importante para determinar la capacidad del paciente de mantener la higiene bronquial mediante la tos, como se explica en la siguiente sección sobre las pruebas de funcionamiento pulmonar. Depende del funcionamiento de los músculos respiratorios y de la distensibilidad de la pared torácica. Los valores normales de la capacidad vital son de 60-70 mL/kg.[2,13]

X.   Pruebas de funcionamiento pulmonar

A. Capacidad vital forzada

La prueba de capacidad vital forzada (CVF) se realiza haciendo que el paciente inhale al máximo y luego exhale con fuerza lo más rápido y completamente posible en un espirómetro. El volumen total debe ser igual a la capacidad vital. El valor de la CVF radica en que la medición se realiza con un esfuerzo espiratorio máximo durante un tiempo determinado. Como resultado, se pueden calcular los flujos máximos en volúmenes pulmonares concretos. Dado que el flujo no puede aumentarse por encima de una tasa máxima para un volumen pulmonar determinado en un esfuerzo máximo, los resultados de la prueba suelen ser muy reproducibles con una cooperación adecuada del paciente. Los valores normales de esta prueba dependen de la altura, la edad, el sexo y la raza del paciente.

B. Volumen espiratorio forzado

La prueba del volumen espiratorio forzado en el primer segundo (VEF1) se realiza midiendo el volumen de aire espirado al máximo esfuerzo en el primer segundo de exhalación al máximo esfuerzo tras una inhalación máxima. Al ser una medida de volumen durante un período concreto, es una medida de flujo. El VEF1 puede disminuir tanto por condiciones obstructivas como por condiciones restrictivas, así como por la escasa cooperación del paciente o por un mal esfuerzo.

C. Relación VEF_1/CVF

Uno de los cálculos más útiles es la relación entre el VEF_1 y la CVF. Ayuda a dilucidar si un paciente tiene una afección restrictiva u obstructiva de la disminución del VEF_1 y se expresa en porcentaje. Un paciente normal es capaz de expulsar entre el 75 y 85% de su CVF en el primer segundo de esfuerzo espiratorio máximo. En los pacientes con un proceso predominantemente obstructivo, la relación VEF_1/CVF está reducida. En los procesos pulmonares restrictivos tanto el VEF_1 como la CVF suelen reducirse proporcionalmente entre sí, por lo que la relación es normal o incluso ligeramente elevada debido al aumento del retroceso elástico del pulmón.

D. Flujo espiratorio forzado

Otra medida habitual es el flujo espiratorio forzado (FEF). Existen varios tipos de mediciones del FEF. Se diferencian por el punto durante la exhalación de la CVF en el que se miden. Uno de los valores más frecuentes es el $FEF_{25\%-50\%}$. Se trata de

Tabla 2-1 Pruebas de funcionamiento pulmonar en la enfermedad pulmonar restrictiva y obstructiva

Valor	Enfermedad restrictiva	Enfermedad obstructiva
Definición	Disminución proporcional de todos los volúmenes pulmonares	Pequeña obstrucción de las vías respiratorias al flujo espiratorio
CVF	↓↓↓	Normal o ligeramente ↑
VEF_1	↓↓↓	Normal o ligeramente ↓
VEF_1/CVF	Normal	↓↓↓
$FEF_{25\%-75\%}$	Normal	↓↓↓
CRF	↓↓↓	Normal o ↑ si hay atrapamiento de gas
CPT	↓↓↓	Normal o ↑ si hay atrapamiento de gas

CPT: capacidad pulmonar total; CRF: capacidad residual funcional; CVF: capacidad vital forzada; VEF: volumen espiratorio forzado; ↓↓↓, ↑↑, gran disminución o aumento, respectivamente; ↓, ↑, pequeña/moderada disminución o aumento, respectivamente.

Tamul PC, Ault ML. Respiratory function in anesthesia. En: Barash P, Cullen B, Stoelting R, et al, eds. *Clinical Anesthesia*. 8.ª ed. Wolters Kluwer/Lippincott Williams & Wilkins; 2013:361-383. Con autorización.

un FEF medio del 50% de la CVF. Se cree que es más sensible para la detección de procesos pulmonares obstructivos leves y tempranos y no depende del esfuerzo. Otras medidas son el $FEF_{50\%}$ y el $FEF_{75\%}$, que son los flujos presentes después de exhalar el 50% de la CVF y el 75%, respectivamente. Todos estos valores disminuyen en el marco de una enfermedad pulmonar obstructiva.

E. Ventilación voluntaria máxima

La ventilación voluntaria máxima (VVM) es una prueba de función pulmonar que se utiliza para evaluar la capacidad de ejercicio de un paciente, así como su capacidad para tolerar una cirugía mayor. Se pide al paciente que respire tan fuerte y tan rápido como pueda durante 10 o 15 s. Se mide el volumen total durante este tiempo y se extrapola a 1 min. Numerosas condiciones pueden causar una reducción de la VVM. Entre ellas, se encuentran las afecciones pulmonares obstructivas y restrictivas, las enfermedades cardíacas, los trastornos neuromusculares y la falta de cooperación o comprensión del paciente (**tabla 2-1**).[2,13]

F. Circuitos de flujo-volumen

Los circuitos de flujo-volumen son representaciones gráficas del ciclo respiratorio. El flujo de gas se representa en el eje x y el volumen pulmonar en el eje y (**fig. 2-12**). Se debe observar que el flujo espiratorio en la figura 2-12 está por encima de cero en el eje x y el flujo inspiratorio está por debajo. Estas representaciones gráficas se utilizaban anteriormente con mucha frecuencia para determinar si la obstrucción de las grandes vías respiratorias era intratorácica o extratorácica. Con la llegada de las modernas modalidades de imagen, este método se ha vuelto menos útil, aunque es importante observar el cambio en la morfología de la curva con diferentes tipos de obstrucción (**fig. 2-13**). Como se demuestra en la figura 2-13, una obstrucción extratorácica variable no fija producirá una curva aplanada en la parte inspiratoria del ciclo. Una obstrucción intratorácica variable no fija dará lugar a una porción espiratoria aplanada del circuito. Una obstrucción fija produce curvas aplanadas en ambas partes del ciclo, independientemente de su posición.[2,13]

G. Capacidad de difusión de monóxido de carbono

La transferencia de oxígeno del alvéolo al eritrocito se realiza por difusión. Hay tres variables principales que afectan a la difusión del oxígeno en el torrente sanguíneo:

1. Área de la interfase (superficie de contacto) entre el alvéolo y el capilar: cuanto mayor sea el área, mayor será la capacidad de difusión.

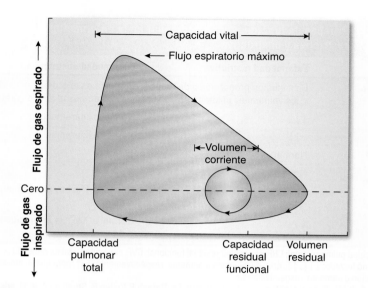

Figura 2-12 Circuito de flujo-volumen en un paciente normal (Tamul PC, Ault ML. Respiratory function in anesthesia. En: Barash P, Cullen B, Stoelting R, et al, eds. *Clinical Anesthesia*. 7.ª ed. Wolters Kluwer/Lippincott Williams & Wilkins; 2013:263-285. Reproducida con autorización).

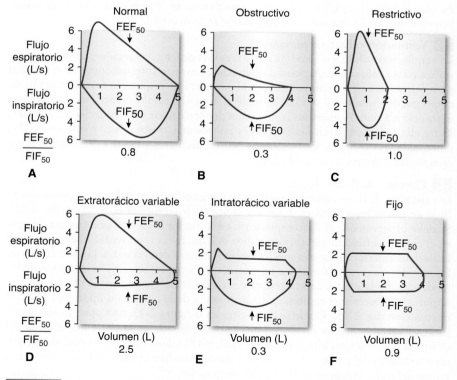

Figura 2-13 Circuitos de flujo-volumen en varios estados de enfermedad. FEF: flujo espiratorio forzado; FIF: flujo inspiratorio forzado (Spirometry: Dynamic lung volumes. En: Hyatt R, Scanlon P, Nakamura M, eds. *Interpretation of Pulmonary Function Tests: A Practical Guide*. 3.ª ed. Philadelphia: Lippincott Williams & Wilkins, 2009:5–25. Redibujada con autorización).

2. Espesor de la membrana entre los dos: cuanto más gruesa sea la membrana, menor será la cantidad de difusión.
3. La diferencia de presión de oxígeno entre el gas alveolar y la sangre venosa: cuanto mayor sea la diferencia, mayor será la cantidad de oxígeno difundido.

Es muy difícil medir la capacidad de difusión del oxígeno porque la presión parcial del oxígeno varía mucho con el tiempo dentro del sistema vascular pulmonar. Un sustituto ideal es el monóxido de carbono, cuya presión parcial normal dentro de la circulación se aproxima a cero. Tiene una afinidad por la hemoglobina 20 veces mayor que la del oxígeno. Por ello, su concentración en toda la circulación pulmonar permanece relativamente constante a efectos de medición.

La prueba más utilizada para determinar la capacidad de difusión pulmonar de monóxido de carbono (CDMC) es el método de una sola respiración. Se pide al paciente que exhale completamente, seguido de la inhalación hasta la capacidad pulmonar total de una mezcla de gases que contiene una baja concentración de monóxido de carbono y un gas inerte, como el helio. Tras alcanzar la capacidad pulmonar total, se pide al paciente que contenga la respiración durante 10 s y que vuelva a exhalar completamente hasta alcanzar el volumen residual. A continuación, se mide la concentración de monóxido de carbono en la muestra exhalada.

Las disminuciones de la CDMC pueden ser causadas por una variedad de razones. Estas pueden dividirse principalmente en condiciones que afectan al área disponible para la difusión o que aumentan el grosor de la membrana alveolocapilar (**tabla 2-2**).[14]

Tabla 2-2 Causas de disminución de la capacidad de difusión

Disminución del *área* para la difusión:

Enfisema

Resección de pulmón/lóbulo

Obstrucción bronquial, como por tumor

Embolia pulmonar múltiple

Anemia

Aumento del *espesor* de la membrana alveolar-capilar:

Fibrosis pulmonar idiopática

Insuficiencia cardíaca congestiva

Asbestosis

Sarcoidosis que afecta al parénquima

Enfermedad vascular del colágeno: esclerodermia, lupus eritematoso sistémico

Alveolitis o fibrosis inducida por fármacos: bleomicina, nitrofurantoína, amiodarona, metotrexato

Neumonitis por hipersensibilidad, incluido el pulmón de agricultor

Histiocitosis X (granuloma eosinófilo)

Proteinosis alveolar

Varios:

Alta contrapresión de monóxido de carbono por tabaquismo

Embarazo

Desacoplamiento ventilación-perfusión

Hyatt R, Scanlon P, Nakamura M. Diffusing capacity of the lungs. En: *Interpretation of Pulmonary Function Tests: A Practical Guide.* 3.ª ed. Lippincott Williams & Wilkins; 2009:41-49. Reproducida con autorización.

XI. Evaluación pulmonar preoperatoria

Gran parte de la evaluación preoperatoria de la función pulmonar tiene como objetivo identificar a los pacientes que pueden tener mayor riesgo de sufrir complicaciones pulmonares postoperatorias (CPP). También es una oportunidad para evaluar las características pulmonares de referencia del paciente que pueden guiar la toma de decisiones clínicas durante y después de la operación. Para cualquier paciente, la parte más importante de la evaluación preoperatoria es la anamnesis y la exploración física. Además de esto, las pruebas auxiliares que pueden considerarse son:

- Radiografía de tórax
- Gasometría arterial
- Espirometría

La decisión de realizar más pruebas y las pruebas específicas que se solicitan deben adaptarse tanto al estado de cada paciente como a la operación o procedimiento al que se va a someter. Las directrices de la American Society of Anesthesiologists acerca de la evaluación pulmonar preoperatoria establecen que los médicos deben «sopesar los riesgos y costes de estas evaluaciones frente a sus beneficios. Las características clínicas a tener en cuenta son el tipo y la invasión del procedimiento quirúrgico, el intervalo desde la evaluación anterior, el asma tratada o sintomática, la enfermedad pulmonar obstructiva crónica (EPOC) sintomática y la escoliosis con función restringida».[15]

Algunas condiciones que predisponen a las alteraciones de la función pulmonar son las siguientes:

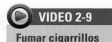

VIDEO 2-9
Fumar cigarrillos

- Enfermedad pulmonar crónica
- Antecedente de tabaquismo, tos persistente o sibilancias
- Deformidades de la pared torácica y de la columna vertebral
- Obesidad mórbida
- Necesidad de ventilación monopulmonar o resección pulmonar
- Enfermedad neuromuscular grave

Una vez más, la parte más importante de cualquier evaluación relativa al estado pulmonar es la anamnesis y la exploración física. Cualquier prueba que se solicite debe hacerse con un propósito específico, por ejemplo, conocer la $PaCO_2$ o PaO_2 basal de un paciente con EPOC grave para ayudar a guiar la decisión de extubar al final del curso anestésico.[2]

XII. Consideraciones anestésicas en la enfermedad pulmonar obstructiva y restrictiva

A. Enfermedad pulmonar obstructiva

Los pacientes con enfermedad pulmonar obstructiva están predispuestos a tener unas vías respiratorias más reactivas que podrían provocar broncoconstricción y sibilancias importantes. Por ello, se debe considerar la administración de broncodilatadores preoperatorios y una dosis de corticoesteroides intravenosos. El paciente también debe estar en un plano de anestesia relativamente profundo antes de instrumentar la vía aérea para ayudar a disminuir la posibilidad de broncoconstricción; los opioides y la lidocaína antes de la intubación también son útiles en este sentido.

Durante la ventilación mecánica, es aconsejable evitar frecuencias respiratorias elevadas y un volumen corriente excesivo para evitar el atrapamiento de gases y permitir un tiempo espiratorio más largo. Un tiempo espiratorio más largo puede dar lugar a una menor frecuencia de ventilación mecánica y, por tanto, también puede requerir que el volumen corriente seleccionado tenga que ser mayor. Si se planea la extubación traqueal al final del procedimiento, se debe tener cuidado para evitar la broncoconstricción y el consiguiente aumento de la resistencia de las vías respiratorias. La extubación del paciente en un plano profundo de anestesia y el uso de ventilación con mascarilla de reanimación es una estrategia útil.

B. Enfermedad restrictiva

Los pacientes con enfermedad restrictiva presentan una disminución de todos los volúmenes pulmonares medidos, incluida la CRF. Estos pacientes suelen respirar con pequeños volúmenes corrientes a frecuencias elevadas. Como se ha comentado anteriormente, la CRF actúa como depósito de oxígeno durante los períodos de apnea. Con este reservorio de capacidad reducida, los pacientes con enfermedad restrictiva toleran períodos de apnea mucho más cortos que los pacientes normales. La desaturación rápida durante la apnea es frecuente.

Estos pacientes también necesitarán volúmenes corrientes más pequeños y pueden tener presiones inspiratorias máximas elevadas durante la ventilación mecánica debido a la reducción de la distensibilidad pulmonar. Es probable que también requieran una mayor frecuencia respiratoria. Se debe tener cuidado durante la ventilación mecánica para no permitir que las presiones inspiratorias se eleven > 30-35 cm H_2O en un esfuerzo por prevenir el barotrauma.

XIII. Función pulmonar postoperatoria y complicaciones

A. Función pulmonar postoperatoria

La principal alteración de la mecánica pulmonar postoperatoria es un defecto restrictivo. Este cambio se produce en casi todos los pacientes y, como resultado, los pacientes tienden a respirar más rápido y menos profundo. Con cualquier tipo de operación bajo anestesia general la CRF no vuelve a su estado preoperatorio hasta una semana, tal vez incluso algunas semanas para las operaciones que implican una esternotomía.[2]

B. Complicaciones pulmonares postoperatorias

Dos complicaciones postoperatorias importantes relacionadas específicamente con el sistema respiratorio son la atelectasia y la neumonía. Las CPP no solo conllevan un aumento del coste y de la duración de la estancia del paciente, sino también morbilidad y mortalidad importantes.[16] La incidencia de estas dos complicaciones está relacionada con el lugar de la cirugía. Las cirugías abiertas del abdomen superior tienen una tasa mucho más alta; las del abdomen inferior y las torácicas, una ligeramente inferior a la de la cirugía de abdomen superior; todas las demás operaciones periféricas, el menor riesgo. Hay una serie de estrategias a considerar para prevenir las complicaciones pulmonares. Dejar el hábito tabáquico es un factor de riesgo modificable preoperatorio que debería abordarse idealmente 8 semanas antes de la cirugía electiva. Si los pacientes dejan de fumar dentro de las 4 semanas posteriores a la cirugía, pueden beneficiarse de la mejoría de la función mucociliar; sin embargo, la producción de esputo puede aumentar y dar lugar a la aparición de CPP. Cuando sea posible, los médicos deben considerar técnicas regionales en lugar de anestesia general, pero si la anestesia general es necesaria, los anestesiólogos deben considerar la ventilación de protección pulmonar, el uso de PEEP, de maniobras de reclutamiento y verificar la adecuada reversión de los fármacos de bloqueo neuromuscular.[16] Las estrategias postoperatorias utilizadas para evitar las CPP se centran en mejorar la expansión pulmonar. El uso de la espirometría incentiva está muy extendido y es muy útil cuando se utiliza adecuadamente. Muchos pacientes utilizan el dispositivo de forma incorrecta o con poca frecuencia, por lo que la formación y la supervisión por parte del personal que atiende al paciente son fundamentales. La deambulación temprana del paciente es vital para prevenir las CPP. Disponer de una analgesia adecuada también es útil para poder utilizar eficazmente las estrategias anteriores. Se puede lograr una analgesia adecuada con un enfoque multimodal utilizando medicamentos parenterales o intravenosos, analgésicos neuroaxiales o técnicas regionales. Las técnicas analgésicas empleadas dependen de la zona quirúrgica y de las características individuales del paciente.[2]

Para más información e interactividad, consulte las videoconferencias interactivas (en inglés) y la infografía «Visto de cerca», disponibles en el libro electrónico gratuito que acompaña a este texto. Las instrucciones de acceso se encuentran detrás de la portada.

Referencias

1. Tomashefski JF, Farver CF. Anatomy and histology of the lung. In: Tomashefski JF, Cagle PT, Farver CF, et al, eds. *Dail and Hammar's Pulmonary Pathology*. Vol 2. 3rd ed. Springer; 2008:20-48.
2. Tamul PC, Ault ML. Respiratory function in anesthesia. In: Barash P, Cullen B, Stoelting R, et al, eds. *Clinical Anesthesia*. 8th ed. Wolters Kluwer/Lippincott Williams & Wilkins; 2017:361-383.
3. Butterworth JF IV, Mackey DC, Wasnick JD. *Respiratory Physiology & Anesthesia. Morgan & Mikhail's Clinical Anesthesiology*. 6th ed. McGraw-Hill; 2018.
4. Talmor D, Sarge T, Malhotra A, et al. Mechanical ventilation guided by esophageal pressure in acute lung injury. *N Engl J Med*. 2008;359(20):2095-2104. PMID: 19001507.
5. Bigatello L, Pesenti A. Respiratory physiology for the anesthesiologist. *Anesthesiology*. 2019;130(6):1064-1077. PMID: 30998510.
6. Guz A. Regulation of respiration in man. *Annu Rev Physiol*. 1975;37:303-323.
7. Berger AJ, Mitchell RA, Severinghaus JW, et al. Regulation of respiration. *N Engl J Med*. 1977;297(2,3,4):92-97, 138-143, 194-201. PMID: 865581.
8. Stock MD, Downs JB, McDonald JS, et al. The carbon dioxide rate of rise in awake apneic humans. *J Clin Anesth*. 1988;1:96. PMID: 3152423.
9. Weil JV, Byrne-Quinn E, Sodal IE, et al. Hypoxic ventilatory drive in normal man. *J Clin Invest*. 1970;49:1061-1072. PMID: 5422012.
10. Tyuma I. The Bohr effect and the Haldane effect in human hemoglobin. *Jpn J Physiol*. 1984;34(2):205-216 PMID: 6433091.
11. Galvin I, Drummond GB, Nirmalan M. Distribution of blood flow and ventilation in the lung: gravity is not the only factor. *Br J Anaesth*. 2007;98(4):420-428. PMID: 17347182.
12. West JB, Dollery CT, Naimark A. Distribution of blood-flow and pressure-flow relations of the whole lung. *J Appl Physiol*. 1965;20:175-183.
13. Hyatt R, Scanlon P, Nakamura M. *Spirometry: dynamic lung volumes*. In: *Interpretation of Pulmonary Function Tests: A Practical Guide*. 3rd ed. Lippincott Williams & Wilkins; 2009:5-25.
14. Hyatt R, Scanlon P, Nakamura M. *Diffusing capacity of the lungs*. In: *Interpretation of Pulmonary Function Tests: A Practical Guide*. 3rd ed. Lippincott Williams & Wilkins; 2009:41-49.
15. American Society of Anesthesiologists Task Force on Preanesthesia Evaluation. Practice advisory for preanesthesia evaluation: an updated report by the American Society of Anesthesiologists task force on preanesthesia evaluation. *Anesthesiology*. 2012;116:522-539. PMID: 22273990.
16. Miskovic A, Lumb AB. Postoperative pulmonary complications. *Br J Anaesth*. 2017;118(3):317-334. PMID: 28186222.

VENTILACIÓN CON PRESIÓN POSITIVA

VISTO DE CERCA

La forma de onda de la presión de las vías respiratorias durante la ventilación controlada por volumen tiene características distintas, como se ve a continuación. Los cambios en esta forma de onda pueden implicar ciertas alteraciones

PRESIÓN MÁXIMA
Refleja la presión impuesta por la *resistencia* al *flujo dinámico de gas* a través de las vías respiratorias superiores y el árbol traqueobronquial

PRESIÓN DE MESETA
Refleja la presión de la *distensibilidad pulmonar estática*. Está influenciada por la presión del parénquima pulmonar, así como por la presión de la pleura, la pared torácica y el abdomen

PRESIÓN MÁXIMA

PRESIÓN DE MESETA

PRESIÓN

Pausa inspiratoria
(no ocurre flujo)

TIEMPO

Flujo
inspiratorio

Flujo
espiratorio

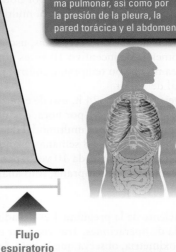

↑ **de la presión máxima como resultado del ↑ de la *resistencia de las vías respiratorias***

↑ de la presión máxima, pero presión de meseta normal

Se produce en afecciones como secreciones de las vías respiratorias, tubos endotraqueales doblados, broncoespasmo y compresión de las vías respiratorias

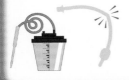

↑ **de la presión máxima Y de la presión de meseta como resultado de la ↓ de la *distensibilidad de las vías respiratorias***

↑ aumento de la presión máxima y ↑ de la presión de meseta

Se produce en afecciones como derrame pleural, neumotórax, edema pulmonar, obesidad, posición de Trendelenburg y laparoscopia

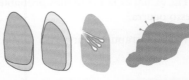

Infografía de: Naveen Nathan MD

Preguntas

1. *Un hombre de 72 años de edad con antecedentes significativos de tabaquismo de 100 cajetillas al año y cáncer gástrico se presenta para una gastrectomía total abierta.* ¿Cuál de las siguientes medidas debe tomarse para prevenir mejor las complicaciones pulmonares postoperatorias?

   A. Dejar de fumar > 8 semanas, uso de espirometría incentiva 10 veces por hora, deambulación temprana, control multimodal del dolor
   B. Dejar de fumar > 4 semanas, uso de espirometría de incentivo 10 veces por hora, deambulación temprana, control multimodal del dolor
   C. Dejar de fumar 24 h, uso de espirometría incentiva 10 veces por hora, deambulación temprana, control multimodal del dolor
   D. Dejar de fumar > 8 semanas, uso de espirometría incentivada 10 veces por hora, deambulación temprana, solo analgesia no opiácea

2. El paciente de la pregunta 1 es llevado a la sala de operaciones. Tras conectar una pulsioximetría, observa que la SpO_2 del paciente es del 88% en aire ambiente después de permanecer en posición supina durante varios minutos. Su SpO_2 era del 91% en aire ambiente en la sala de espera preoperatoria. ¿Cuál de las siguientes es la causa más probable de desaturación?

   A. El paciente tiene ortodesoxia
   B. Aumento de la CRF
   C. Aumento de la capacidad de cierre
   D. Disminución de la derivación intrapulmonar

3. Durante el caso presentado en la pregunta 1, usted observa una pendiente ascendente en la capnografía. La $ETCO_2$ es de 46 mm Hg. La gasometría arterial muestra un pH de 7.28, una $PaCO_2$ de 64 mm Hg y una PaO_2 de 65 mm Hg. ¿Cuál es la razón más probable de que esto ocurra?

   A. Derivación intrapulmonar

   B. Espacio muerto
   C. Mala perfusión sistémica
   D. Acidosis tubular renal

4. El caso (tal y como se presenta en la pregunta 1) se desarrolla sin ninguna complicación. Al finalizar, el paciente se coloca en ventilación con presión de soporte; sin embargo, aún no ha iniciado una respiración espontánea. La GA muestra un pH de 7.52/$PaCO_2$ 45/PaO_2 70. ¿Cuál de las siguientes es la mejor razón para que el paciente no haya iniciado respiraciones espontáneas?

   A. La $PaCO_2$ del paciente es de 45 mm Hg y demasiado alta para iniciar la ventilación
   B. La $PaCO_2$ del paciente es de 45 mm Hg y es demasiado baja para iniciar la ventilación
   C. La gasometría muestra una alcalemia a causa de una hiperventilación compensatoria
   D. El quimiorreceptor central del paciente solo reaccionará ante una PaO_2 baja

5. El paciente de las preguntas 2-1 a 2-4 se está recuperando en la Unidad de Cuidados Postanestésicos. Una hora más tarde, se le llama urgentemente porque el paciente tiene una SpO_2 del 88% mientras se le administra una FiO_2 de 0.24 en el tiempo, la GA muestra un pH de 7.42/$PaCO_2$ 75/PaO_2 56 mientras está en aire ambiente. ¿Cuál es la razón más probable de la baja PaO_2?

   A. Hay un error de laboratorio
   B. La PaO_2 del paciente puede explicarse mediante la ecuación del gas alveolar
   C. La PaO_2 del paciente no puede ser explicada por la ecuación de la derivación
   D. La PaO_2 del paciente se explica por el monóxido de carbono

Respuestas

1. A

Las complicaciones pulmonares postoperatorias (CPP), como la atelectasia y la neumonía, están relacionadas con el lugar de la cirugía. El hecho de someterse a una cirugía abdominal superior abierta tiene una alta tasa de desarrollo de CPP. Abogar por dejar el tabaquismo durante más de 8 semanas, utilizar la espirometría incentiva (correctamente) 10 veces por hora, promover la deambulación temprana y utilizar el control multimodal del dolor son cruciales para prevenir las CPP. La respuesta B no es la mejor, ya que 4 semanas de abandono del tabaco son inferiores a 8 semanas. Cuatro semanas de abandono del tabaco pueden conducir a una mejoría de la función mucociliar del paciente, pero este puede seguir teniendo un aumento de la producción de esputo que conduzca a CPP. La respuesta C no es la mejor respuesta, ya que los pacientes que han dejado de fumar durante 24 h tendrán sus concentraciones de monóxido de carbono de vuelta a la línea de base, pero no obtienen todos los demás beneficios. La respuesta D no es la mejor respuesta, pues el control del dolor es esencial para prevenir las CPP. Se prefiere el uso de analgesia multimodal para minimizar la respiración superficial antiálgica (*splinting*) y mejorar la higiene pulmonar.

2. C

La CRF está relacionada con la postura y disminuye en la posición supina. La capacidad de cierre (CC) se produce cuando el volumen pulmonar de las vías respiratorias pequeñas comienza a cerrarse y no está relacionada con la posición del paciente. Aumenta con la edad y puede igualar o superar la CRF. Cuando esto ocurre, los alvéolos afectados se perfunden pero no se ventilan, lo que provoca una derivación intrapulmonar e hipoxemia arterial. La respuesta C es la mejor opción. El paciente tiene 72 años de edad y su CC es mayor que la CRF, que también está disminuida cuando está en posición supina, lo que provoca una derivación intrapulmonar. La respuesta B es incorrecta, porque la CFR disminuye en posición supina. La respuesta A es incorrecta, ya que la ortodesoxia es un fenómeno en el que la saturación de oxígeno mejora en posición supina secundaria a las derivaciones arteriovenosas. La respuesta D es incorrecta, pues un aumento de la derivación intrapulmonar suele provocar hipoxemia.

3. B

El paciente presenta una acidosis respiratoria con compensación renal. La respuesta B es la mejor. Una parte del gas ventilado no está expuesta a los capilares que transportan el CO_2 y el gas del espacio muerto recoge una cantidad insignificante de dióxido de carbono. Esto diluye el CO_2 de la ventilación expuesta a la perfusión y da lugar a un gradiente entre la $PaCO_2$ y la $ETCO_2$. La respuesta A es incorrecta, ya que la derivación intrapulmonar no influye en la ventilación. La respuesta C no es la correcta, pues el paciente no tiene una mala perfusión sistémica que provoque una acidosis respiratoria. Una mala perfusión sistémica llevaría más bien al desarrollo de una acidosis metabólica. Puede haber acidosis tubular renal; sin embargo, esto no explicaría la GA del paciente. La respuesta D no es correcta.

4. B

Típicamente, la $PaCO_2$ >80 mm Hg conduce a la depresión respiratoria; sin embargo, este paciente tiene EPOC y su $PaCO_2$ en reposo es más alta. La gasometría muestra una alcalemia secundaria a una causa metabólica. El CO_2 debe aumentar para activar la ventilación; por tanto, la respuesta B es incorrecta. La respuesta D es incorrecta, ya que los quimiorreceptores centrales suelen reaccionar ante el CO_2, mientras que los quimiorreceptores periféricos reaccionan ante una PaO_2 baja. En cantidades normocápnicas, los quimiorreceptores periféricos estimularán la ventilación a cifras de PaO_2 inferiores a 65 mm Hg. Con la hipercápnia, las señales de los quimiorreceptores periféricos conducen a un aumento de la ventilación solo cuando las cantidades de PaO_2 son inferiores a 100 mm Hg, cantidad en la que los quimiorreceptores periféricos comienzan a enviar impulsos a los centros respiratorios. La respuesta D no es correcta.

5. B

El paciente está eucápnico. Tiene EPOC y se espera que tenga una SpO_2 más baja. Con base en la GA, hay compensación renal. Los pacientes con EPOC toleran una PaO_2 más baja antes de iniciar el impulso. Además, dado que se espera que el paciente tenga una compensación renal al ser un retenedor crónico de CO_2. La SpO_2 del paciente puede explicarse mediante la ecuación de los gases alveolares $(PaO_2 = FiO_2 (P_{atm} - P_{H2O}) - PaCO_2/RQ)$. P_{atm} es la presión atmosférica. P_{H_2O} es la presión parcial del agua, que es ~47 mm Hg. El CR es el cociente respiratorio, que suele ser de 0.8 (suponiendo una dieta normal). PaO_2 = 0.24 (760 − 47) − 75/0.8 → PaO_2 = 0.24(713) − 75/0.8 → PaO_2 = 56. Por lo general, el gradiente A-a = (edad + 10)/4. Como

este paciente tiene 72 años de edad, el gradiente A-a esperado sería de aproximadamente 20. La GA del paciente puede explicarse por el aumento de la $PaCO_2$. La respuesta D es incorrecta, ya que la SpO_2 del paciente no refleja un paciente con monóxido de carbono elevado.

3 Sistema cardiovascular

Christopher R. Barnes y Peter von Homeyer

I. Anatomía del corazón

El corazón normal de un adulto tiene el tamaño de un puño, pesa aproximadamente 300 g y tiene una forma trapezoidal con el vértice orientado hacia la izquierda y anterior en el tórax (**fig. 3-1**).[1] En la **figura 3-2** se muestran las proyecciones de la superficie torácica anterior del corazón y los grandes vasos en relación con las costillas, el esternón y la apófisis xifoides. Como «bomba» central del cuerpo humano, se contrae unas 100 000 veces al día e impulsa la sangre hacia las circulaciones pulmonar y sistémica. Las cámaras derecha e izquierda están anatómicamente separadas por tabiques. Solo en la circulación fetal o en el marco de ciertas afecciones (p. ej., comunicaciones interauriculares o interventriculares) existe una comunicación directa del flujo sanguíneo entre los lados derecho e izquierdo. En cada lado, la sangre vuelve primero de la circulación venosa a una aurícula de paredes finas. A continuación, fluye a través de una *válvula auriculoventricular* (AV) hacia un ventrículo muscular y, finalmente, a través de una *válvula semilunar* hacia las grandes arterias: la **aorta** a la izquierda y la **arteria pulmonar** (AP) a la derecha (**fig. 3-3**).

La *pared cardíaca* tiene tres capas: el endocardio interno y delgado; el miocardio medio y grueso, y el epicardio externo (es decir, el pericardio visceral). El miocardio está anclado al *esqueleto fibroso* cardíaco, un sistema de colágeno denso que forma dos anillos y trígonos conectivos que separan las aurículas y los ventrículos para evitar la conducción incontrolada de los impulsos eléctricos y que también sirven de anclaje para las válvulas AV.

La *aurícula derecha* (AD), la *vena cava superior* (VCS) y la *vena cava inferior* (VCI) forman el borde lateral derecho del corazón. El retorno venoso del propio corazón entra en la AD a través del *seno coronario* (SC) que recoge la sangre de las principales venas cardíacas. La pared interna de la AD incluye la pared derecha del *tabique interauricular* (TIA). El centro del TIA presenta la fosa oval, un pequeño surco que es un remanente del agujero oval. En la circulación fetal permite que la sangre oxigenada fluya del lado derecho al izquierdo. Suele cerrarse tras el nacimiento, pero permanece permeable en el 25-30% de la población.

El *ventrículo derecho* (VD) forma la mayor parte de la superficie anterior del corazón y parte de su superficie inferior y tiene aproximadamente una sexta parte de la masa muscular del *ventrículo izquierdo* (VI). El *tabique interventricular* (TIV) muscular funciona como pared contráctil tanto para el VD como para el VI.

La *válvula tricúspide* (VT) tiene tres valvas distintas (anterior, septal y posterior) que están unidas a cuerdas tendinosas. Se conecta con los músculos papilares que se tensan para juntar los bordes de la cúspide de la válvula en la sístole ventricular

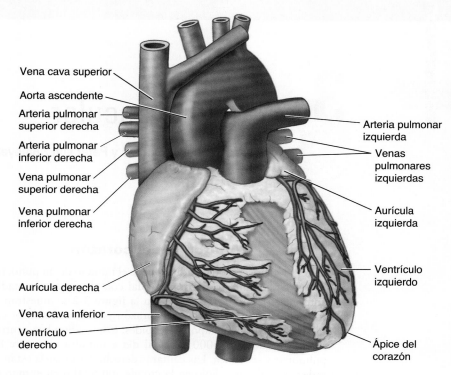

Vena cava superior

Aorta ascendente

Arteria pulmonar superior derecha

Arteria pulmonar inferior derecha

Vena pulmonar superior derecha

Vena pulmonar inferior derecha

Arteria pulmonar izquierda

Venas pulmonares izquierdas

Aurícula izquierda

Ventrículo izquierdo

Aurícula derecha

Vena cava inferior

Ventrículo derecho

Ápice del corazón

A Vista anterior

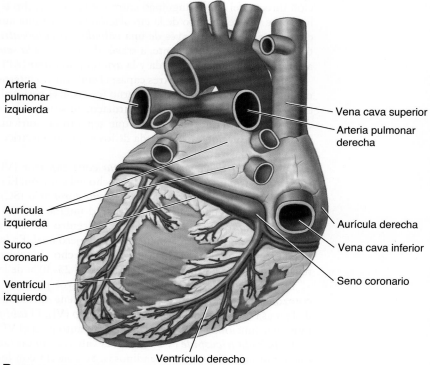

Arteria pulmonar izquierda

Vena cava superior

Arteria pulmonar derecha

Aurícula izquierda

Surco coronario

Ventrícul izquierdo

Aurícula derecha

Vena cava inferior

Seno coronario

Ventrículo derecho

B Vista posteroinferior

Figura 3-1 Principales características anatómicas del corazón desde la vista anterior (**A**) y la vista posteroinferior (**B**) (Thorax. En: Moore KL, Agur AMR, Dalley II AF, eds. *Clinically Oriented Anatomy*. 8.ª ed. Wolters Kluwer; 2018:290-403, figs. 4-53B y 4-53C).

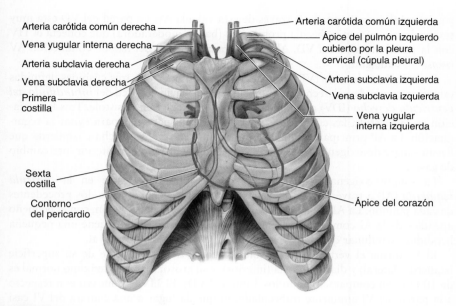

Arteria carótida común derecha

Vena yugular interna derecha

Arteria subclavia derecha

Vena subclavia derecha

Primera costilla

Sexta costilla

Contorno del pericardio

Arteria carótida común izquierda

Ápice del pulmón izquierdo cubierto por la pleura cervical (cúpula pleural)

Arteria subclavia izquierda

Vena subclavia izquierda

Vena yugular interna izquierda

Ápice del corazón

Figura 3-2 Proyecciones de la superficie anterior del corazón y los grandes vasos en relación con los pulmones y las costillas. Obsérvese la estrecha relación de los ápices pulmonares con las venas yugular interna y subclavia (relevante para la colocación de catéteres venosos centrales) y la zona desnuda del pericardio a la que se puede acceder para la pericardiocentesis con la colocación de la aguja por debajo y a la izquierda de la apófisis xifoides del esternón (Thorax. En: Moore KL, Agur AMR, Dalley II AF, eds. *Clinically Oriented Anatomy*. 8.a ed. Wolters Kluwer; 2018:290-403, fig. 4-31A).

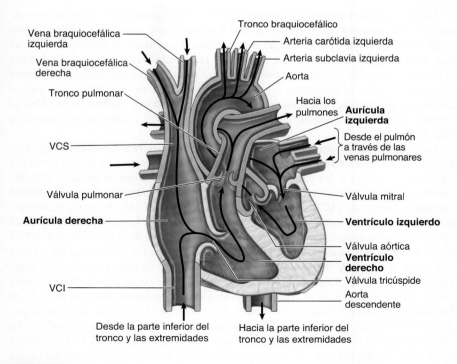

Vena braquiocefálica izquierda

Vena braquiocefálica derecha

Tronco pulmonar

VCS

Válvula pulmonar

Aurícula derecha

VCI

Tronco braquiocefálico

Arteria carótida izquierda

Arteria subclavia izquierda

Aorta

Hacia los pulmones

Aurícula izquierda

Desde el pulmón a través de las venas pulmonares

Válvula mitral

Ventrículo izquierdo

Válvula aórtica

Ventrículo derecho

Válvula tricúspide

Aorta descendente

Desde la parte inferior del tronco y las extremidades

Hacia la parte inferior del tronco y las extremidades

Figura 3-3 El curso del flujo sanguíneo normal desde los grandes vasos venosos a través de las cámaras cardíacas derecha e izquierda hasta la aorta sistémica. VCI: vena cava inferior; VCS: vena cava superior (Thorax. En: Moore KL, Agur AMR, Dalley II AF, eds. *Clinically Oriented Anatomy*. 8.ª ed. Wolters Kluwer; 2018:290-403, fig. 4-49A).

y evitar el flujo regurgitante a través de esta válvula AV. La pared del VD está muy trabeculada, con una trabécula prominente (banda moderadora) que conecta el TIV con la pared anterior del VD. Alberga la rama derecha del haz de conducción AV (*véase* más adelante).

La *válvula pulmonar* (VP) es una válvula semilunar con tres cúspides definidas (anterior, izquierda y derecha) que son empujadas hacia la pared del *infundíbulo del ventrículo derecho* (IDV) con la contracción ventricular en la sístole. Tras la relajación en la diástole, las cúspides se cierran como un paraguas para evitar la regurgitación. La AP principal se bifurca rápidamente en ramas derecha e izquierda que llevan sangre desoxigenada a la circulación pulmonar para el posterior intercambio de gases.

La sangre oxigenada que regresa de los pulmones entra en la *aurícula izquierda* (AI) a través de cuatro venas pulmonares, generalmente dos procedentes de cada pulmón. La AI forma la mayor parte de la base del corazón, con el pequeño apéndice de la AI como parte de su pared anterolateral. El TIA tiene una pequeña hendidura semilunar que representa el lado izquierdo de la fosa oval.

El VI forma el vértice del corazón, así como la mayor parte de su superficie izquierda (lateral) y diafragmática (inferior), y su grosor de pared máximo normal es de 10 mm (en comparación con los 3 mm del VD). El TIV es cóncavo con respecto a la pared del VI altamente trabeculada, lo que da lugar a una cámara del VI casi circular en la sección transversal anatómica.

A diferencia de la VT del lado derecho, la *válvula mitral* (VM) AV del lado izquierdo es bicúspide, con valvas anteriores y posteriores que están conectadas a los músculos papilares anterolateral y posteromedial por cordones tendinosos similares a los de la VT. Ambas valvas de la VM reciben cuerdas de los músculos papilares que mantienen esta válvula cerrada en caso de presión intraventricular elevada durante la sístole.

Los infundíbulos de entrada y salida del VI se encuentran casi paralelos entre sí, con la valva anterior de la válvula mitral formando una separación natural entre estas dos estructuras. La pared del *infundíbulo del ventrículo izquierdo* (IVI) es lisa, de forma redonda a ovalada, y contiene la *válvula aórtica* a través de la cual la sangre entra en la circulación sistémica. Esta válvula tiene tres cúspides distintas denominadas por la presencia o ausencia de los orificios (*ostium*) de la arteria coronaria que se origina en los senos de Valsalva justo por encima de la válvula: cúspide coronaria izquierda, cúspide coronaria derecha y cúspide no coronaria (**fig. 3-4**).

La vascularización coronaria está formada por las *arterias coronarias* (**fig. 3-5**) y el SC (descrito anteriormente). Las arterias llevan la sangre a la mayor parte del miocardio, excepto a las capas subendocárdicas, que reciben el oxígeno directamente por difusión desde la sangre del interior de las cámaras cardíacas. La *arteria coronaria izquierda* (ACI) y la *arteria coronaria derecha* (ACD) nacen de los respectivos senos de la aorta proximal. La ACD se desplaza a la derecha de la AP en el surco AV y envía ramas al *nodo sinoauricular* (SA) (dentro de la pared de la AD) y al borde derecho del corazón. La ACD continúa posteriormente en el surco AV y envía una rama al nodo AV del sistema de conducción antes de entrar en el surco interventricular posterior. Cuando la ACD continúa por ese surco para formar la rama interventricular posterior, se denomina *circulación dominante derecha* (~70% de los individuos). La ACI viaja entre la AP y el apéndice de la AI y se divide al principio de su recorrido en la arteria *descendente anterior* (DAI) y la rama circunfleja. La DAI continúa en el surco interventricular anterior hasta el ápice del VI y alrededor de la cara inferior del corazón, donde a menudo forma anastomosis con las ramas de la rama interventricular posterior. La DAI también envía muchas ramas septales al TIV a lo largo de su recorrido, así como una rama diagonal prominente a la pared

? *¿Sabía que...?*

La anatomía de la arteria coronaria se denomina *dominante derecha* o *dominante izquierda*, dependiendo de qué arteria coronaria principal alimenta la rama descendente posterior (en el surco interventricular) a la superficie posteroinferior del corazón. La circulación con predominio de la derecha es la más frecuente y se encuentra en el 70% de la población.

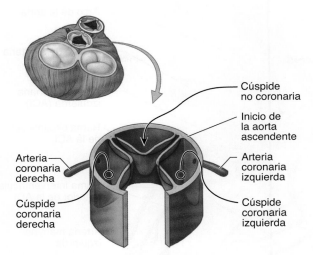

Cúspide
no coronaria

Inicio de
la aorta
ascendente

Arteria
coronaria
derecha

Arteria
coronaria
izquierda

Cúspide
coronaria
derecha

Cúspide
coronaria
izquierda

Vista anterior de la válvula aórtica

Figura 3-4 Relación entre las cúspides de la válvula aórtica y las arterias coronarias. Al igual que la válvula pulmonar, la válvula aórtica tiene tres cúspides semilunares: derecha, posterior e izquierda. Durante la sístole, la sangre expulsada obliga a las cúspides a separarse. Durante la diástole, las cúspides se cierran y se produce el flujo de la arteria coronaria (Thorax. En: Moore KL, Agur AMR, Dalley II AF, eds. *Clinically Oriented Anatomy.* 8.ª ed. Wolters Kluwer; 2018:290-403, fig. 4-59A).

lateral. Cuando la rama circunfleja da lugar a la rama interventricular posterior, se denomina *circulación dominante izquierda* (∼30% de los individuos). Esta anatomía variable de las arterias coronarias es importante cuando se intenta comprender la relación entre la enfermedad de las arterias coronarias y la disfunción regional del miocardio isquémico.

La *conducción eléctrica* normal se inicia mediante un impulso eléctrico generado en el nodo SA, un lugar de células cardíacas especializadas en la pared de la AD que no tienen función contráctil. Como centro de marcapasos del corazón, el nodo SA genera de forma autónoma un impulso a unos 60-80 latidos por minuto. Desde el nodo SA, los haces de células se dirigen al nodo AV, situado por encima del trígono fibroso derecho del corazón, en el borde AV. Desde el nodo AV, el impulso se conduce a través del haz AV, también conocido como *haz de His*, que atraviesa el esqueleto fibroso del corazón y se divide justo por encima del TIV muscular en haces derecho e izquierdo. El haz derecho continúa hacia el ápice del corazón y luego se divide en ramas subendocárdicas más pequeñas del VD. El haz izquierdo se divide cerca de su origen en una rama anterior izquierda y otra posterior izquierda, que a su vez se dividen en ramas subendocárdicas del VI cerca del ápice del corazón (**fig. 3-6**).

El *pericardio* es un saco de doble capa que rodea el corazón. La capa serosa visceral (epicardio) cubre la mayor parte de la superficie del corazón. Se extiende y refleja en la porción proximal de los grandes vasos y se convierte en el saco pericárdico parietal. Entre las dos capas, una pequeña cantidad de líquido se considera fisiológica. El pericardio protege y sujeta el corazón, reduce la fricción asociada con su constante movimiento dentro del mediastino y separa el corazón y el origen de los grandes vasos de otras estructuras dentro del mediastino. Se puede acceder a las acumulaciones anormales de líquido pericárdico (p. ej., taponamiento pericárdico) y retirarlas como se describe en la figura 3-2.

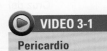

VIDEO 3-1

Pericardio

VIDEO 3-2

Derrame pericárdico

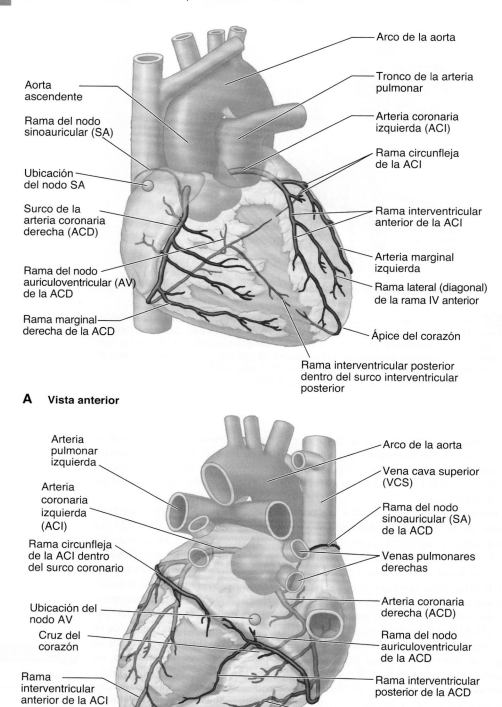

Aorta ascendente

Rama del nodo sinoauricular (SA)

Ubicación del nodo SA

Surco de la arteria coronaria derecha (ACD)

Rama del nodo auriculoventricular (AV) de la ACD

Rama marginal derecha de la ACD

Arco de la aorta

Tronco de la arteria pulmonar

Arteria coronaria izquierda (ACI)

Rama circunfleja de la ACI

Rama interventricular anterior de la ACI

Arteria marginal izquierda

Rama lateral (diagonal) de la rama IV anterior

Ápice del corazón

Rama interventricular posterior dentro del surco interventricular posterior

A   Vista anterior

Arteria pulmonar izquierda

Arteria coronaria izquierda (ACI)

Rama circunfleja de la ACI dentro del surco coronario

Ubicación del nodo AV

Cruz del corazón

Rama interventricular anterior de la ACI

Arco de la aorta

Vena cava superior (VCS)

Rama del nodo sinoauricular (SA) de la ACD

Venas pulmonares derechas

Arteria coronaria derecha (ACD)

Rama del nodo auriculoventricular de la ACD

Rama interventricular posterior de la ACD

Rama marginal derecha de la ACD

B   Vista posteroinferior

Figura 3-5 Anatomía de la arteria coronaria para el patrón típico de predominio derecho (*véase* el texto para más detalles) que se muestra desde las vistas anterior (**A**) y posterior (**B**) (Thorax. En: Moore KL, Agur AMR, Dalley II AF, eds. *Clinically Oriented Anatomy.* 8.ª ed. Wolters Kluwer; 2018:290-403, figs. 4-60A y 4-60B).

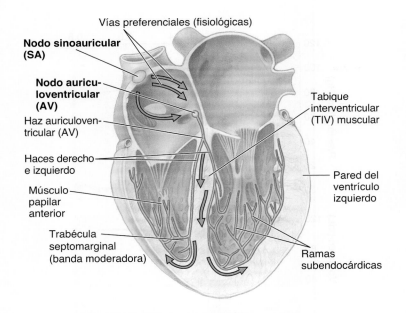

Vías preferenciales (fisiológicas)

Nodo sinoauricular (SA)

Nodo auriculoventricular (AV)

Haz auriculoventricular (AV)

Haces derecho e izquierdo

Músculo papilar anterior

Trabécula septomarginal (banda moderadora)

Tabique interventricular (TIV) muscular

Pared del ventrículo izquierdo

Ramas subendocárdicas

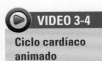

VIDEO 3-3
Músculos papilares del corazón

Figura 3-6 Los impulsos iniciados en el nódulo sinoauricular (SA) se propagan a través de la musculatura auricular hasta el nódulo auriculoventricular (AV), seguido de la conducción a través del haz AV y sus ramas derecha e izquierda en el tabique intraventricular (TIV) hasta el miocardio (Thorax. En: Moore KL, Agur AMR, Dalley II AF, eds. *Clinically Oriented Anatomy*. 8.ª ed. Wolters Kluwer; 2018:290-403, fig. 4-63B).

II.   Ciclo cardíaco

El *ciclo cardíaco* consiste en una secuencia orquestada de eventos eléctricos y contráctiles espontáneos que ocurren simultáneamente en los lados derecho e izquierdo del corazón. Cuando se combinan con la influencia de dirección del flujo de las cuatro válvulas cardíacas unidireccionales, un aumento y una caída secuenciales de las presiones de los fluidos dentro de cada una de las cuatro cámaras cardíacas dan lugar a un patrón predecible de los volúmenes y presiones de las cámaras que produce el avance del gasto cardíaco y los sonidos cardíacos asociados con el cierre de las válvulas.[2] Estos eventos eléctricos y mecánicos sincronizados se representan en condiciones anatómicas y fisiológicas normales en la **figura 3-7**. Las anomalías anatómicas o fisiológicas en cualquiera de estos componentes pueden alterar los eventos del ciclo cardíaco y, en última instancia, afectar al rendimiento cardíaco.

Centrándonos en el hemicardio izquierdo, la despolarización del VI asociada con el complejo QRS del electrocardiograma (ECG) inicia la contracción del VI y comienza el período de *sístole* con el cierre de la válvula mitral que contribuye al primer sonido cardíaco (S1). Durante la sístole temprana, tanto la válvula mitral como la aórtica están cerradas; la válvula mitral debido al gradiente de presión positivo VI → AI y a la contracción del músculo papilar, y la válvula aórtica debido al gradiente de presión positivo raíz aórtica → VI. Dado que el volumen del VI es fijo durante la sístole temprana, la contracción del VI da lugar a una elevación isovolumétrica breve pero rápida de la presión del VI. La tasa máxima de aumento de la presión del VI (+dP/dt o pendiente máxima del ascenso sistólico de la curva de presión arterial) se produce durante este breve *período de contracción isovolumétrica* y se utiliza con frecuencia como índice de la contractilidad del VI (como se verá más adelante).

VIDEO 3-4
Ciclo cardíaco animado

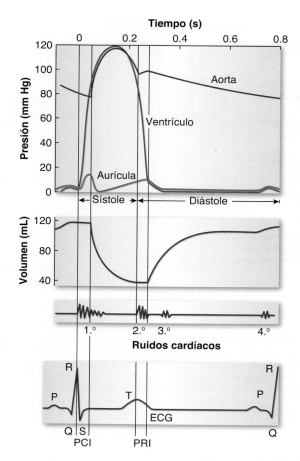

Figura 3-7 Acontecimientos mecánicos y eléctricos del ciclo cardíaco mostrando también la curva de volumen del ventrículo izquierdo (VI) y los ruidos cardíacos. Obsérvese el período de contracción isovolumétrica (PCI) del VI y el período de relajación isovolumétrica (PRI) durante el cual no hay cambios en el volumen del VI porque las válvulas aórtica y mitral están cerradas. El VI disminuye su volumen al expulsar su contenido hacia la aorta. Durante el primer tercio de la eyección sistólica (el período de eyección rápida), la curva de vaciado es empinada. ECG: electrocardiograma (Pagel PS, Kampine JP, Stowe DF. Cardiac anatomy and physiology. En: Barash PG, Cullen BF, Stoelting RK, et al, eds. *Handbook of Clinical Anesthesia*. 7.ª ed. Lippincott Williams & Wilkins; 2013:239-262, fig. 10-3).

Una vez que la presión del VI, que aumenta rápidamente, supera la presión de la raíz aórtica, la válvula aórtica se abre pasivamente y comienza el flujo aórtico pulsátil. Tanto la presión del VI como la de la aorta siguen aumentando y luego alcanzan un pico y caen rápidamente durante el resto de la sístole, cuando la contracción ventricular cesa y el VI se repolariza. El volumen sistólico durante la sístole es aproximadamente dos tercios del volumen diastólico final del VI.

La sístole termina cuando la presión de la raíz aórtica, que disminuye lentamente, supera a la presión del VI, que disminuye más rápidamente, lo que provoca el cierre pasivo de la válvula aórtica y su contribución al segundo ruido cardíaco (S2). Al comenzar la *diástole*, tanto la válvula mitral como la aórtica se cierran brevemente. Durante este *período de relajación isovolumétrica* de corta duración, la presión del VI cae rápidamente, mientras que la presión de la AI aumenta lentamente debido a la afluencia pulmonar. Cuando la presión de la AI supera la del VI, la VM se abre pasivamente y comienza el llenado diastólico del VI. La diástole consta de cuatro fases (relajación isovolumétrica, llenado diastólico temprano, diástasis y sístole auricular [contracción de la AI]) hasta que se repite el ciclo cardíaco con la despolarización y contracción del VI.

En el hemicardio derecho se producen eventos paralelos similares durante el ciclo cardíaco, con volúmenes camerales correspondientes (los volúmenes sistémicos del ventrículo derecho e izquierdo son iguales en condiciones anatómicas normales) y movimientos de la válvula tricúspide/pulmonar que reflejan los movimientos mitral/aórtico. Como resultado de la afluencia peristáltica, la menor masa muscular cardíaca y la menor fuerza contráctil del VD, no existe un período de contracción isovolumétrica en el VD. Las presiones del VD y de la AP son significativamente más bajas que las presiones correspondientes del lado izquierdo. El tiempo de eyección sistólica del lado derecho puede superar al del lado izquierdo, lo que provoca un cierre más tardío de la válvula pulmonar (en comparación con la válvula aórtica) y un S_2 desdoblado. Durante la inspiración espontánea, el *retorno venoso* aumenta hacia el ventrículo derecho y disminuye hacia el ventrículo izquierdo, lo que provoca una prolongación del desdoblamiento de S_2, denominada ***desdoblamiento fisiológico***.

III. Control de la frecuencia cardíaca

La frecuencia cardíaca está determinada por el equilibrio constante y, a menudo, instantáneo de múltiples factores intrínsecos y extrínsecos. Los factores intrínsecos clave incluyen la inervación autonómica eferente (tanto del *sistema nervioso simpático* [SNS] como del *sistema nervioso parasimpático* [SNP]) (*véase* cap. 4), los mecanismos reflejos neurales, las influencias humorales y el ritmo cardíaco. Entre los factores extrínsecos se encuentran los medicamentos y las drogas recreativas de acción directa e indirecta, el miedo, la hipotermia o la hipertermia, así como otros que afectan a la frecuencia cardíaca a través de la modulación de los factores intrínsecos.

El tono autonómico eferente al corazón se inicia en el hipotálamo anterior (SNP) y posterior (SNS) y es modulado por los centros de aceleración y lentificación cardíacos de la médula antes de su distribución periférica. Las fibras preganglionares simpáticas que surgen de los niveles espinales T1 a T4 entran en la cadena simpática paravertebral cercana, el ganglio cervical inferior (estrellado) y el ganglio cervical medio. Hacen sinapsis con las neuronas posganglionares del SNS que inervan directamente el nodo SA, el nodo AV y el miocardio a través de los receptores adrenérgicos β_1 de noradrenalina. Las fibras preganglionares del SNP que se dirigen al corazón surgen del tronco del encéfalo y son transportadas por el nervio vago. Tanto el nervio vago derecho como el izquierdo salen de sus respectivos agujeros yugulares y atraviesan el cuello dentro de la vaina carotídea posterior a las arterias carótidas. Se dirigen directo al corazón, donde hacen sinapsis con las neuronas posganglionares cortas del SNP que moderan los ganglios SA y AV a través de los receptores muscarínicos de acetilcolina. Los efectos opuestos del SNS (taquicardia) y del SNP (bradicardia) sobre el nodo SA suelen favorecer la inhibición vagal. Como resultado de este predominio vagal, los aumentos de la frecuencia cardíaca inducidos por la carga se consiguen primero por la liberación del tono del SNP y después por la activación del SNS. Varios mecanismos reflejos neurales también pueden afectar a la frecuencia cardíaca, como la *respuesta barorreceptora*, la *respuesta de distensión auricular* (reflejo de Bainbridge), el *reflejo quimiorreceptor carotídeo*, el *reflejo de Cushing* y el *reflejo oculocardíaco* (**tabla 3-1**).

Los factores humorales (p. ej., las catecolaminas circulantes) también influyen en la frecuencia cardíaca independientemente del SNS y el SNP. Por ejemplo, el corazón denervado tras un trasplante cardíaco ortotópico sigue respondiendo a la carga de ejercicio con taquicardia, como resultado del aumento de la catecolamina circulante. Los receptores adrenérgicos β_1 miocárdicos también pueden activarse y la frecuencia cardíaca aumenta con agonistas farmacológicos directos (isoproterenol, epinefrina), fármacos que provocan indirectamente la liberación de catecolaminas endógenas (efedrina) o aquellos que alteran el metabolismo o la recaptación de catecolaminas (cocaína).

? *¿Sabía que...?*

Con la inspiración espontánea, el retorno venoso al ventrículo derecho aumenta, lo que provoca un tiempo de expulsión prolongado en comparación con el ventrículo izquierdo. Esto hace que la válvula pulmonar se cierre más tarde que la válvula aórtica, produciendo una variación inducida por la respiración en el desdoblamiento de S_2 (desdoblamiento fisiológico).

Tabla 3-1 Reflejos cardíacos que afectan a la frecuencia cardíaca

Reflejo	Sensorial aferente	Respuesta eferente
Barorreceptor	Los barorreceptores perciben la presión arterial en el seno carotídeo (NC IX) y en el arco aórtico (NC X)	*Presión arterial baja* → aumento del tono del SNS → aumento de la frecuencia cardíaca, inotropía y vasoconstricción *Hipertensión arterial* → aumento del tono del SNP (NC X) → reducción de la frecuencia cardíaca e inotropía
Receptor auricular (Bainbridge)	Los receptores de estiramiento en la aurícula derecha perciben la PVC (NC X)	*PVC elevada* → aumento del tono del SNS y disminución del tono del SNP (NC X) → aumento de la frecuencia cardíaca
Quimiorreceptor	Sensores de PaO_2 y pH en los cuerpos carotídeos (NC IX) y aórticos (NC X)	*PaO_2 y pH bajos* → aumento de la ventilación y del tono del SNP → disminución de la frecuencia cardíaca y de la inotropía
Oculocardíaco	Los receptores de estiramiento de los músculos extraoculares perciben la presión sobre el globo (nervios ciliares y NC V)	*Presión elevada del globo ocular* → aumento del tono del SNP (NC X) → disminución de la frecuencia cardíaca
Cushing	Aumento de la PIC	*PIC elevada* → aumento del tono del SNS → aumento de la inotropía y la vasoconstricción → baja frecuencia cardíaca (reflejo barorreceptor)

NC: nervio craneal; PaO_2: presión parcial arterial de oxígeno; PIC: presión intracraneal; SNP: sistema nervioso parasimpático; PVC: presión venosa central; SNS: sistema nervioso simpático.

IV. Fisiología coronaria

La *irrigación coronaria* en reposo es de aproximadamente 250 mL/min(~5% del gasto cardíaco total) y puede aumentar hasta 5 veces durante el ejercicio físico extenuante. Está influida por factores físicos, neuronales y metabólicos. El principal factor físico es la *presión de perfusión coronaria*, la diferencia entre la presión aórtica y la presión del VI (arteria coronaria izquierda) o la presión del VD (arteria coronaria derecha). La compresión extravascular de las arterias coronarias (debida a la contracción del miocardio), la frecuencia cardíaca (que altera la duración de la diástole), la longitud de los vasos y la viscosidad de la sangre también influyen en la perfusión coronaria. El principal factor nervioso es el tono del SNS al corazón, que aumenta el flujo sanguíneo coronario cuando el incremento de la presión aórtica supera la reducción del flujo coronario asociada con una contracción miocárdica más fuerte y con un tiempo de llenado diastólico más corto (taquicardia). La vasodilatación activa de las arterias coronarias es limitada porque la estimulación vagal no tiene ningún efecto aparente sobre el calibre de los vasos y, a diferencia de los vasos del músculo esquelético, la inervación colinérgica simpática no está presente en las arterias coronarias. Sin embargo, la vasodilatación mediada por los receptores adrenérgicos β_2 puede producirse en pequeñas arteriolas coronarias y es responsable de cerca del 25% de la vasodilatación coronaria observada durante la hiperemia inducida por el ejercicio. Por último, el aumento del metabolismo miocárdico se asocia con la mayor parte de la vasodilatación coronaria a través de la acción de factores metabólicos locales aún no definidos.

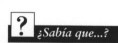

¿Sabía que...?

Dado que el subendocardio está expuesto a mayores presiones durante la sístole que la capa subepicárdica, el primero es más susceptible a la isquemia, especialmente en entornos de estenosis coronaria, hipertrofia ventricular o taquicardia.

La irrigación coronaria varía con el ciclo cardíaco y está determinada por la diferencia entre la presión aórtica y la presión tisular (de la pared). El flujo del ACI es muy variable: alcanza su máximo durante la diástole temprana, cuando la presión de perfusión es máxima, y se aproxima a cero en la sístole temprana, cuando la contracción del VI (y la compresión coronaria) es mayor. Por el contrario, el flujo de la ACD es más constante a lo largo del ciclo cardíaco y alcanza su máximo durante la sístole debido a la menor masa muscular y carga de contracción del VD normal. Dado que el subendocardio está expuesto a mayores presiones durante la sístole en comparación con la capa subepicárdica, el primero es más susceptible a la isquemia, especialmente en entornos de estenosis coronaria, hipertrofia ventricular o taquicardia. Sin embargo, la *isquemia subendocárdica* se ve parcialmente compensada por la mejoría de las anastomosis capilares y la vasodilatación metabólica local en esta capa.

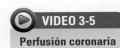
VIDEO 3-5
Perfusión coronaria

El corazón tiene la mayor *relación de extracción de oxígeno* que cualquier otro órgano(~70%); como resultado, en condiciones normales, la saturación venosa de oxígeno de la sangre en el seno coronario (~30%) es inferior a la de la aurícula derecha (~70%). El *consumo miocárdico de oxígeno* está determinado por la frecuencia cardíaca, la contractilidad miocárdica y el estrés de la pared ventricular (incluyendo la precarga y la poscarga), siendo los principales determinantes la frecuencia cardíaca y la magnitud de la presión del VI desarrollada durante el período de contracción isovolumétrica. Debido a esta elevada relación de extracción, el aumento de la demanda miocárdica de oxígeno solo puede satisfacerse mediante el incremento de la irrigación coronaria. Así, el controlador dominante del flujo sanguíneo coronario es el consumo de oxígeno del miocardio. La circulación coronaria está construida de forma ideal para este propósito, ya que su densidad capilar miocárdica es casi ocho veces mayor que la del músculo esquelético (aproximadamente un capilar por cada fibra muscular cardíaca). Cuando el suministro de oxígeno al miocardio es incapaz de satisfacer el aumento de la demanda de oxígeno del miocardio (p. ej., estenosis de la arteria coronaria), se produce *una isquemia miocárdica*. La isquemia se manifiesta clínicamente en primer lugar por un aumento del volumen telediastólico del VI y una disminución de la distensibilidad del VI, y puede evolucionar hacia anomalías del movimiento de la pared, disminución de la fracción de eyección, anomalías del ECG (cambios del segmento ST), *insuficiencia cardíaca congestiva* (ICC) y, en última instancia, *choque cardiogénico*.

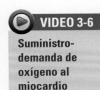
VIDEO 3-6
Suministro-demanda de oxígeno al miocardio

V. Diagrama presión-volumen

Los eventos mecánicos en el ciclo cardíaco del VI representados en la **figura 3-7** también pueden presentarse gráficamente como el *diagrama presión-volumen* (P-V) del VI, mostrado en la **figura 3-8**. Con la presión trazada en el eje vertical y el volumen en el eje horizontal se forma un «circuito» casi rectangular en una trayectoria contraria a las agujas del reloj que comienza en la parte inferior derecha al final de la diástole (presión baja del VI y volumen alto del VI). Consta de cuatro fases del ciclo cardíaco: período de contracción isovolumétrica (línea vertical derecha), sístole (línea horizontal superior), período de relajación isovolumétrica (línea vertical izquierda) y diástole (línea horizontal inferior). La línea trazada desde el origen hasta la «esquina» telesistólica del circuito P-V define la *relación presión-volumen telesistólica* (RPVTS), siendo la pendiente de esta línea un índice de la contractilidad miocárdica. Del mismo modo, la línea trazada desde el origen hasta la esquina telediastólica del circuito P-V define la *relación presión-volumen telediastólica* (RPVTD), la pendiente que puede utilizarse para cuantificar la distensibilidad del VI.

VIDEO 3-7
Circuito de presión-volumen

El tamaño y la forma del diagrama P-V, así como las pendientes de las líneas de RPVTS y RPVTD, permiten reconocer varios eventos cardíacos sin correlación con el ECG y cambiarán de forma predecible a través de una serie de estados patológicos, como la disfunción ventricular o la valvulopatía.[2,3] Por ejemplo, el área del diagrama P-V define el *trabajo cardíaco* del VI para el ciclo cardíaco, mientras que

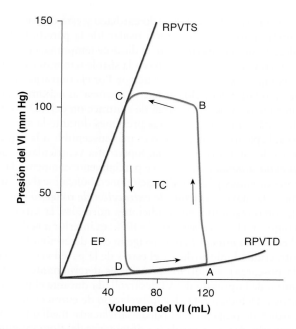

Figura 3-8 Diagrama de presión-volumen del ventrículo izquierdo (VI) en estado estacionario. El ciclo cardíaco avanza en dirección contraria a las agujas del reloj en función del tiempo (*flechas*). Los puntos A, B, C y D corresponden al final de la diástole del VI (cierre de la válvula mitral), la apertura de la válvula aórtica, el final de la sístole del VI (cierre de la válvula aórtica) y la apertura de la válvula mitral, respectivamente. Los segmentos AB, BC, CD y DA representan la contracción isovolumétrica, la eyección, la relajación isovolumétrica y el llenado, respectivamente. El VI está obligado a funcionar dentro de los límites de las relaciones presión-volumen de fin de sístole y fin de diástole (RPVTS y RPVTD, respectivamente). El área inscrita por el diagrama presión-volumen del VI es el trabajo cardíaco (TC) realizado durante el ciclo cardíaco. El área a la izquierda del diagrama presión-volumen del VI entre RPVTS y RPVTD es la energía potencial (EP) restante del sistema (Pagel PS, Kampine JP, Stowe DF. Cardiac anatomy and physiology. En: Barash PG, Cullen BF, Stoelting RK, et al, eds. *Handbook of Clinical Anesthesia*. 7.ª ed. Lippincott Williams & Wilkins; 2013:239-262, fig. 10-4).

un desplazamiento hacia la derecha en la porción vertical derecha del diagrama indica un aumento de la precarga del VI. En la **figura 3-9** se muestran ejemplos de diagramas P-V que indican un deterioro de la contractilidad del VI y una disfunción diastólica asociada con una disminución de la distensibilidad del VI.

VI. Factores que determinan la función sistólica

A. Bomba ventricular izquierda

Cada ventrículo funciona esencialmente como una bomba hidráulica cuyo rendimiento se define por su capacidad para recoger sangre (función diastólica) y expulsarla (función sistólica), lo que viene determinado por los factores resumidos en la **figura 3-10**. Los determinantes clave de la función sistólica son el volumen sanguíneo expulsado (*volumen sistólico*), la eficiencia del volumen de eyección de la sangre (*fracción de eyección*), la frecuencia de bombeo (*frecuencia cardíaca*), el volumen de sangre que llena la bomba (*precarga*), la resistencia descendente que debe superar la sangre expulsada (*poscarga*) y la capacidad contráctil del ventrículo (*contractilidad miocárdica*).

B. Gasto cardíaco y fracción de eyección

El rendimiento del VI se mide prácticamente como el *gasto cardíaco* (GC), que se define como el volumen sistólico (VS) por la frecuencia cardíaca (FC). El VS es la diferencia entre el *volumen telediastólico* (VTD) y el *volumen telesistólico* (VTS). Como se muestra en la figura 3-8, un VTD normal de ~120 mL y un VTS de ~40 mL

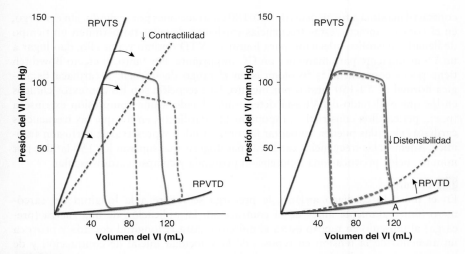

Figura 3-9 En estas ilustraciones esquemáticas se muestran las alteraciones en el diagrama presión-volumen del ventrículo izquierdo (VI) en estado estacionario, producidas por una reducción de la contractilidad miocárdica indicada por una disminución de la pendiente de la relación presión-volumen telesistólica (RPVTS ;*izquierda*) y una disminución de la distensibilidad del VI, indicada por un aumento de la posición de la relación presión-volumen telediastólica (RPVTD; *derecha*). En estos diagramas se destaca que la insuficiencia cardíaca puede ser consecuencia de una disfunción sistólica o diastólica del VI de forma independiente (Kaplan JA, Reich DL, Savino JS. *Kaplan's Cardiac Anesthesia: The Echo Era*. 6.ª ed. Elsevier Saunders; 2011:109, fig. 5-11. Reproducida con autorización).

daría un VS de ∼80 mL. La fracción de eyección del VI normal (VS/VTD) es, por tanto, del 67%. Así, la eficiencia de la bomba se ve afectada (es decir, la fracción de eyección es baja) en contextos como un VI dilatado con VTD elevado y VS normal (p. ej., miocardiopatía dilatada) o un VI de tamaño normal con mala contractilidad y VS bajo (p. ej., infarto de miocardio).

C. Frecuencia cardíaca

En el músculo cardíaco aislado, la tensión contráctil aumenta con la frecuencia de estimulación debido a un aumento del contenido de calcio intracelular. Este efecto se conoce como *fenómeno de Bowditch* o *de la escalera* y da lugar a una tensión

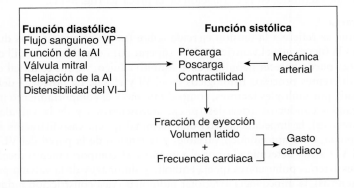

Figura 3-10 Factores principales que determinan las funciones diastólica del ventrículo izquierdo (VI) (*izquierda*) y sistólica (*derecha*). Obsérvese que el flujo sanguíneo de las venas pulmonares (VP), la función de la aurícula izquierda (AI), la integridad de la válvula mitral, la relajación de la AI y la distensibilidad del VI se combinan para determinar la precarga del VI (Pagel PS, Kampine JP, Stowe DF. Cardiac anatomy and physiology. En: Barash PG, Cullen BF, Stoelting RK, et al, eds. *Handbook of Clinical Anesthesia*. 7.ª ed. Lippincott Williams & Wilkins; 2013:239-262, fig. 10-5).

contráctil máxima a frecuencias de 150-180 contracciones por segundo. Sin embargo, en el corazón intacto, estas frecuencias cardíacas elevadas no permiten un tiempo de llenado diastólico adecuado para lograr un VTD óptimo y, por ello, dan lugar a un VS insuficiente para mantener un GC importante. Por tanto, el efecto Bowditch tiene pocas consecuencias fisiológicas en el rango de frecuencia cardíaca fisiológica normal de 50-150 latidos por minuto. La excepción son los contextos clínicos en los que el llenado del VI está deteriorado debido a una compresión extrínseca (p. ej., pericarditis constrictiva, taponamiento cardíaco), en los que las frecuencias cardíacas elevadas pueden aumentar la contractilidad y preservar la perfusión sistémica. Además, las frecuencias cardíacas patológicas que superan los 150 latidos por minuto suelen provocar una hipotensión profunda y colapso cardiovascular.

D. Precarga

En el músculo cardíaco aislado, la precarga se refiere a la longitud del sarcómero inmediatamente antes de la contracción. La aplicación de una fuerza (precarga) al músculo en reposo estira el músculo hasta la longitud deseada y provoca un aumento de la tensión en reposo, de la velocidad inicial de contracción y de la tensión contráctil máxima. Esta relación entre la precarga (longitud miocárdica en reposo) y el rendimiento contráctil se denomina *relación Frank-Starling*. En el ventrículo intacto, esta relación se da entre la precarga (VTD), la presión ventricular sistólica y el VS, que influyen en el gasto cardíaco (VS × frecuencia cardíaca [FC]) y en el trabajo cardíaco ventricular (VS × presión arterial media [PAM]).

Dado que el VTD influye tanto en la presión sistólica como en el VS, la precarga es un determinante importante del gasto cardíaco y está moderada por el volumen sanguíneo circulante, el tono venoso y la postura. Además, cuando la poscarga se mantiene constante, los efectos de la precarga sobre el VS y el gasto cardíaco están fuertemente influidos por el rendimiento ventricular. Por ejemplo, el VI insuficiente es menos sensible a la precarga que el VI normal; en consecuencia, los aumentos del VTD producen una menor respuesta del VS, lo que da lugar a una congestión pulmonar, por ejemplo, durante una exacerbación de la insuficiencia cardíaca congestiva (ICC). Por el contrario, cuando la contractilidad se ve aumentada por las catecolaminas circulantes o endógenas, el VI es más sensible a la precarga y los aumentos del VTD conducen a una respuesta amplificada del VS. La precarga se evalúa con mayor fiabilidad mediante la medición ecocardiográfica del VTD.[4] En la práctica clínica, sin embargo, una variedad de sustitutos del VTD también pueden considerarse indicadores de precarga, cada uno de los cuales puede verse potencialmente afectado por condiciones anatómicas y fisiológicas específicas que pueden introducir inexactitudes en la evaluación de la precarga (**fig. 3-11**).

▶ **VIDEO 3-8**
La curva de Starling

E. Poscarga

La poscarga se refiere a la tensión ejercida sobre las fibras miocárdicas durante la sístole y es la fuerza que el ventrículo debe superar para expulsar su VS. El concepto de poscarga puede parecer nebuloso en el ámbito clínico, ya que es difícil de medir y refleja diferentes procesos fisiológicos en el VI y el VD. La poscarga del VI está determinada por múltiples factores, como el tamaño y el comportamiento mecánico de los grandes conductos arteriales (p. ej., aterosclerosis) y de la válvula aórtica (p. ej., estenosis), la impedancia arteriolar terminal (p. ej., vasodilatación inducida por la hipoxia, tono autonómico variable) y la tensión de la pared del VI. La poscarga del VD viene determinada por el tamaño y el comportamiento mecánico de las grandes arterias pulmonares (p. ej., embolia pulmonar) y de la válvula pulmonar (p. ej., estenosis), la impedancia arteriolar pulmonar (vasoconstricción inducida por la hipoxia y la hipercapnia) y la tensión de la pared del VD.

La importante relación entre el volumen ventricular, la tensión de la pared y el trabajo miocárdico se basa en el equilibrio de las fuerzas opuestas que contribuyen a mantener una envoltura esférica de un tamaño determinado, que se describe mediante la *ley de Laplace* (**fig. 3-12**). Como una carcasa esférica idealizada, el VI mantiene cualquier tamaño dado debido al equilibrio entre la presión ventricular (que actúa

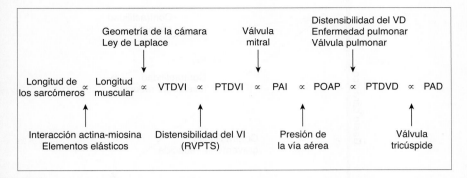

Figura 3-11 Este diagrama esquemático describe los factores que influyen en las estimaciones experimentales y clínicas de la longitud del sarcómero como índice puro de la precarga del miocito del ventrículo izquierdo (VI) en contracción. PAD: presión auricular derecha; PAI: presión auricular izquierda; POAP: presión de oclusión de la arteria pulmonar; PTDVD: presión telediastólica del VD; PTDVI: presión telediastólica del VI; RPVTD: relación presión-volumen telediastólica; VD: ventrículo derecho; VTDVI: volumen telediastólico del VI (Kaplan JA, Reich DL, Savino JS. *Kaplan's Cardiac Anesthesia: The Echo Era*. 6.ª ed. Elsevier Saunders; 2011:112. Reproducida con autorización).

para agrandar el VI) y la tensión de la pared (que actúa para resistir el agrandamiento del VI). La ley de Laplace relaciona la presión del VI (p) y la tensión de la pared (σ) en la ecuación $[p = (2 * \sigma * h)/r]$, donde r es el radio de la esfera y h es el grosor de la pared del VI. Así, los aumentos de la presión del VI (p. ej., hipertensión esencial) o del tamaño del VI (p. ej., insuficiencia mitral crónica) dan lugar a un aumento del estrés de la pared y de la poscarga. Para que las células miocárdicas generen una mayor tensión y estrés de la pared, en estos escenarios, se requiere un mayor gasto energético, aumentando así tanto el consumo de oxígeno del miocardio como el riesgo de isquemia miocárdica.

Al igual que con la precarga, los cambios en la poscarga pueden influir significativamente en el VS y, por tanto, en el gasto cardíaco, especialmente cuando el rendimiento

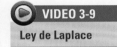

VIDEO 3-9
Ley de Laplace

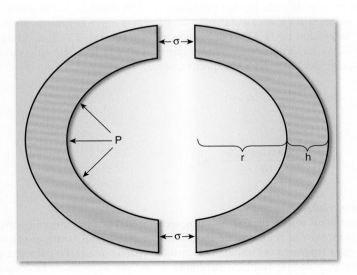

Figura 3-12 Este diagrama esquemático representa las fuerzas opuestas dentro de una esfera teórica del ventrículo izquierdo (VI) que determina la ley de Laplace. La presión del VI (P) empuja la esfera, mientras que la tensión de la pared (σ) la mantiene unida. h: grosor del VI; r: radio del VI (Kaplan JA, Reich DL, Savino JS. *Kaplan's Cardiac Anesthesia: The Echo Era*. 6.ª ed. Elsevier Saunders; 2011:105, fig. 5-6. Reproducida con autorización).

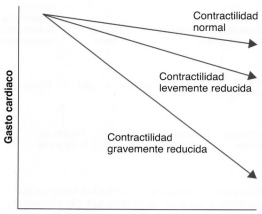

Figura 3-13 Se muestran los efectos del aumento de la poscarga (resistencia vascular sistémica) en el rendimiento ventricular (gasto cardíaco) para tres estados diferentes de contractilidad. En condiciones normales el aumento de la poscarga disminuye el rendimiento del ventrículo izquierdo (VI). Sin embargo, el VI insuficiente es más sensible a la poscarga que el VI sano; por lo tanto, se produce una mayor disminución del gasto cardíaco a medida que la contractilidad miocárdica se deteriora progresivamente.

ventricular es anómalo. Por ejemplo, el VI insuficiente con contractilidad reducida es más sensible a la poscarga que el VI sano y demostrará una disminución proporcionalmente mayor del gasto cardíaco cuando se aumenta la poscarga (**fig. 3-13**).

Al igual que con la precarga, la medición directa de la poscarga en el entorno clínico es un reto. La evaluación sustitutiva más frecuente de la poscarga es el cálculo de la resistencia vascular mediante las mediciones del gasto cardíaco y los cambios de presión a través de los vasos pulmonares (*resistencia vascular pulmonar* [RVP]) o de los vasos sistémicos (*resistencia vascular sistémica* [RVS]). La RVP se calcula como la diferencia entre la presión arterial pulmonar (PAP) media y la presión de la AI o la presión de cuña capilar pulmonar (PCCP) dividida por el gasto cardíaco. Por otra parte, la RVS se calcula como la diferencia entre la presión aórtica media (PAM) y la presión de la AD o la presión venosa central (PVC), dividida entre el gasto cardíaco. Es importante entender que la RVP y la RVS son solo estimaciones de la poscarga del VD y del VI, respectivamente.

$$RVS = \frac{PAM - PVC}{GC} \times 80$$

$$RVP = \frac{PAPM - PCCP}{GC} \times 80$$

E. Contractilidad miocárdica

La contractilidad miocárdica es una propiedad intrínseca del músculo cardíaco. Se refiere a la fuerza y la velocidad de contracción muscular del ventrículo en condiciones de carga y representa el trabajo miocárdico sistólico realizado para una precarga y una poscarga dadas. También denominado *estado inotrópico*, la contractilidad puede verse influida por una serie de factores intrínsecos y extrínsecos que aumentan la inotropía (actividad autonómica del SNS, catecolaminas endógenas, catecolaminas exógenas, calcio, digitálicos) o la disminuyen (actividad autonómica del SNP, isquemia miocárdica, hipoxia, hipercapnia, miocardiopatía, hipocalcemia, fármacos bloqueadores adrenérgicos β_1).

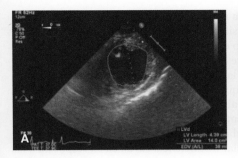
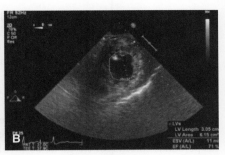

Figura 3-14 Cálculo del cambio de área fraccional a partir de imágenes de eje corto del ventrículo izquierdo (VI) obtenidas al final de la diástole (A) y al final de la sístole (B). El borde endocárdico del VI que rodea la cámara negra del VI se traza manualmente (excluyendo los músculos papilares), y el área inscrita se calcula mediante un software de integración. La fracción de eyección del VI se determina como la diferencia entre el área telediastólica y el área telesistólica, dividida por el área telediastólica (Kaplan JA, Reich DL, Savino JS. *Kaplan's Cardiac Anesthesia: The Echo Era*. 6.ª ed. Elsevier Saunders; 2011:119, fig. 5-27. Reproducida con autorización).

La contractilidad es difícil de medir *in vivo*, porque la fuerza de la contracción cardíaca también está determinada por la precarga y la poscarga. Como se ha señalado, la tasa máxima de aumento de la presión del VI (+dP/dt) que se produce durante el breve período de contracción isovolumétrica es un índice indirecto útil de la contractilidad del VI, en parte porque es en gran medida independiente de la poscarga. Por el contrario, la relación Frank-Starling dicta que +dP/dt depende en gran medida de la precarga. La presión del VI (y, por tanto, la +dP/dt) solo puede medirse directamente de forma invasiva durante el cateterismo cardíaco, pero puede estimarse mediante ecocardiografía transesofágica (ETE). Las dos evaluaciones sustitutas más prácticas de la contractilidad mediante ETE son la fracción de eyección (**fig. 3-14**) y el análisis del diagrama P-V de la RPVTS (*véanse* figs. 3-8 y 3-9).

VII. Factores que determinan la función diastólica

A. Cámaras cardíacas

Además de su capacidad para expulsar sangre durante la sístole ventricular, el rendimiento de la bomba del corazón también depende de su función diastólica, es decir, de su capacidad para relajarse completa y eficazmente permitiendo la recogida de sangre antes de la contracción ventricular. Las aurículas contribuyen a este proceso como cámaras de paredes finas y baja presión que funcionan más como grandes conductos de reserva, en contraste con sus respectivos ventrículos de paredes gruesas y alta presión que funcionan como bombas de propulsión.

B. Respuesta ventricular izquierda a la carga

La *carga diastólica del ventrículo* se produce generalmente añadiendo volumen (precarga) a la cámara o aumentando la resistencia (poscarga) al flujo de salida. El ventrículo responde a la carga alargando sus fibras miocárdicas, aumentando la tensión de la pared, o ambas cosas, modulando así la relajación, el llenado y la distensibilidad ventricular. Dado que estos cambios de carga son dinámicos y se producen con frecuencia tanto en las actividades cotidianas (p. ej., el ejercicio) como en el entorno perioperatorio (p. ej., la pérdida de sangre, la reanimación con líquidos, los anestésicos volátiles), la capacidad del ventrículo para ajustarse rápidamente a estos cambios y, en última instancia, mantener el gasto cardíaco (denominada *autorregulación homométrica*) define la función diastólica.

En el caso del VI, la *disfunción diastólica* se produce cuando el ventrículo no puede ajustarse rápidamente a los aumentos de carga, lo que da lugar a volúmenes o presiones del VI persistentemente elevados que precipitan el fallo del VI. La disfunción diastólica se produce cuando la relajación o el llenado del VI están alterados o cuando el VI se vuelve menos distensible. Esto puede ocurrir como una anomalía aislada (con función sistólica intacta) o en asociación con la disfunción sistólica.[5] La disfunción diastólica es más frecuente en los adultos mayores y, a menudo, se asocia con condiciones que incrementan la rigidez de la pared ventricular o la poscarga (p. ej., hipertrofia del VI). Dado que el conocimiento previo de la función diastólica de los pacientes puede afectar al tratamiento clínico, es vital conocer sus estrategias de evaluación. Lamentablemente, ningún índice de la función diastólica caracteriza por completo esta porción del ciclo cardíaco ni predice con exactitud a las personas con mayor riesgo de desarrollar insuficiencia cardíaca en respuesta a las condiciones de carga cambiantes. Por lo tanto, pueden ser necesarias evaluaciones invasivas y no invasivas de la relajación, el llenado y la distensibilidad ventriculares.

C. **Evaluación invasiva del función diastólica**

La *relajación* completa y rápida del VI es necesaria para facilitar un llenado ventricular pasivo eficiente y maximizar el VTD durante la diástole. Dado que la relajación del VI es un proceso activo y dependiente de la energía que implica la disociación de las proteínas contráctiles en las células miocárdicas, la isquemia miocárdica es una causa frecuente de deterioro de la relajación del VI. Por tanto, la isquemia puede deteriorar el gasto cardíaco y precipitar la ICC a través de mecanismos tanto diastólicos como sistólicos. La evaluación invasiva de la relajación del VI se realiza durante el cateterismo cardíaco midiendo directamente el curso temporal de la disminución de la presión del VI ($-dP/dt$) durante el período de relajación isovolumétrica. Los dos índices de relajación del VI más frecuentemente calculados a partir de este método son la tasa máxima de reducción de la presión del VI (los valores más pequeños de $-dP/dt$ indican un deterioro de la relajación del VI) y la constante de tiempo de la relajación del VI (las constantes de tiempo prolongadas indican un deterioro de la relajación del VI). Aunque estos índices tienen valor pronóstico, las mediciones no invasivas los han sustituido en gran medida.

D. **Evaluación no invasiva de la función diastólica**

Como se ha señalado, el análisis del diagrama P-V de la RPVTD con ecocardiografía es un método habitual para evaluar la distensibilidad del VI (*véanse* figs. 3-8 y 3-9). Además, dado que el período de relajación isovolumétrica del VI se define como la porción del ciclo cardíaco entre el momento en que se cierra la válvula aórtica y se abre la válvula mitral (*véase* fig. 3-7), la duración de este período está relacionada con la relajación del VI. El deterioro de la relajación del VI se traduce en un *tiempo de relajación isovolumétrica* (TRIV) prolongado. El TRIV puede medirse observando el cierre de las válvulas aórtica y mitral mediante ecocardiografía y, en ausencia de enfermedad de las válvulas aórtica o mitral, es inversamente proporcional a la relajación del VI.

Un segundo método para evaluar la relajación del VI utiliza la medición ecocardiográfica Doppler de las velocidades del flujo sanguíneo a través de la válvula mitral. Durante la diástole, se producen dos patrones de flujo distintos en esta localización: un pico E temprano asociado con el llenado temprano del VI y un pico A más tardío correspondiente a la contracción de la AI. Cuando se prolonga la relajación del VI, el tiempo de desaceleración de la onda E se prolonga, la velocidad de la onda A aumenta y la relación de estas dos velocidades de flujo disminuye (E/A < 1). A medida que la función diastólica empeora y las presiones de la AI aumentan, las velocidades de la onda E aumentan, primero hasta una relación E/A en el rango normal (E/A > 1) y luego hasta relaciones más altas (E/A > 2).[6]

VIII. Presiones arteriales

A. Sistémica, pulmonar y venosa

El gasto cardíaco entra en las circulaciones sistémica y pulmonar desde el VI y el VD, respectivamente, cada uno de los cuales contiene componentes arteriales, microcirculatorios y venosos en serie. Las presiones sanguíneas sistémicas superan las presiones sanguíneas pulmonares debido a las diferentes estructuras anatómicas y capacidades de bombeo del VD y el VI, a la impedancia vascular significativamente menor de la circulación pulmonar en comparación con la circulación sistémica y a los rendimientos cardíacos casi idénticos en ambas circulaciones, el análogo de la mecánica de fluidos de la *ley de Ohm* (presión = flujo × resistencia).

La *forma de onda de la presión* típica de la aorta se muestra en la **figura 3-15**. El pico de la onda es la *presión arterial sistólica* (PAS) y el nadir es la *presión arterial diastólica* (PAD), la diferencia entre ambas se denomina *presión de pulso* (PP). A medida que la onda de presión se desplaza hacia la parte distal del árbol arterial, la muesca dicroica afilada se vuelve más abrupta, la PAS aumenta, la PAD disminuye y la PP aumenta debido a la combinación de las propiedades elásticas de las paredes de las arterias grandes, la reflexión parcial de la onda en los puntos de ramificación de las arterias grandes y la disminución de la distensibilidad del vaso en las arterias más pequeñas. La *presión arterial media* (PAM) es la presión media durante todo el período y puede estimarse a partir de las mediciones del esfigmomanómetro de la PAS y la PAD (PAM = PAD + [0.33 × PP]). La presión de perfusión se refiere a la presión de conducción necesaria para perfundir un tejido u órgano específico y se define como la diferencia entre la PAM y la presión de resistencia que debe superarse para afectar la perfusión. Por ejemplo, la presión de perfusión cerebral es la PAM menos la presión intracraneal. Dado que las grandes arterias tienen componentes y propiedades elásticas, el sistema arterial es distensible y capaz de mantener una presión positiva durante todo el ciclo cardíaco. Por ello, solo una parte de la energía de la contracción cardíaca se traduce en flujo capilar hacia delante y el resto se almacena como energía potencial en el retroceso elástico de las arterias, una propiedad conocida como *efecto de Windkessel*. Así, esta propiedad elástica atenúa la presión del pulso durante la sístole y, como resultado, su retroceso elástico durante la diástole permite el flujo hacia adelante y la perfusión de los órganos finales durante todo el ciclo cardíaco.

Debido a la menor impedancia vascular en la circulación pulmonar, el VD logra la perfusión pulmonar con presiones sistólicas más bajas y menor consumo de oxígeno y genera presiones de salida arterial significativamente menores en comparación con el VI. En condiciones anatómicas normales, el gasto cardíaco del VD es ligeramente inferior al del VI debido al flujo sanguíneo bronquial procedente de la circulación sistémica (~1% del gasto cardíaco total) que devuelve la sangre desoxigenada directamente a la aurícula izquierda. Una parte muy pequeña del gasto cardíaco se devuelve directamente al VI desde las derivaciones luminales de las arterias coronarias y las venas coronarias (venas cardíacas menores o de Tebesio).

B. Resistencia vascular

En el caso de la circulación sistémica, la presión sanguínea, el área de la sección transversal y la capacitancia del volumen varían ampliamente entre sus componentes arteriales, microcirculatorios y venosos. Las arteriolas son los principales puntos de resistencia al flujo sanguíneo en la circulación sistémica, produciendo una reducción de aproximadamente el 95% de la presión intravascular media. En ausencia de obstrucción mecánica en las arterias más proximales, la modulación del tono del músculo liso vascular arteriolar es, por tanto, el principal determinante de la RVS y cumple tres importantes funciones: 1) regulación del flujo sanguíneo tisular diferencial hacia lechos vasculares específicos, 2) modulación de la presión arterial sistémica y 3) conversión del flujo sanguíneo pulsátil en no pulsátil para facilitar una perfusión capilar constante.

VIDEO 3-10

Flujo y presiones sanguíneas en el sistema circulatorio

El músculo liso vascular en reposo ejerce una leve vasoconstricción arteriolar tónica que puede ser modulada por la actividad autonómica del SNS, las hormonas circulantes, los fármacos, la temperatura ambiente, la actividad metabólica local y la autorregulación para lograr una mayor vasoconstricción o vasodilatación. Por ejemplo, la estimulación autonómica del SNS provoca la liberación de noradrenalina que activa los receptores adrenérgicos β en el músculo liso vascular para aumentar la

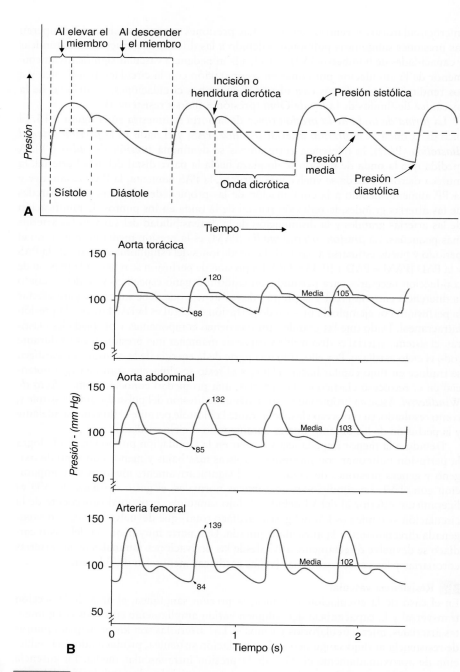

Figura 3-15 Se muestra la forma de onda típica de la presión del pulso aórtico (**A**), en la que cada pulso consta de una rama ascendente breve y aguda, seguida de una rama descendente más prolongada. Cada pulso se separa fácilmente en sístole y diástole por la muesca dicrota, correspondiendo el pico de presión a la presión sistólica y la presión más baja a la diastólica. La presión arterial media es la presión media durante todo el período de pulso (**B**). La forma de la onda de presión del pulso cambia a medida que se avanza distalmente en el árbol arterial sistémico debido a la ramificación arterial y a los cambios en la elasticidad de los vasos.

vasoconstricción en reposo. En los lechos vasculares que contienen receptores adrenérgicos α y β_2 (p. ej., el músculo esquelético), la epinefrina exógena a dosis bajas activará selectivamente los receptores adrenérgicos β_2 y causará vasodilatación, mientras que las dosis altas darán lugar a la activación predominante de los receptores adrenérgicos α y conducirán a una mayor vasoconstricción. La actividad metabólica local desempeña un papel importante en el control regional de la resistencia vascular, porque las arteriolas se encuentran dentro del propio órgano y están expuestas al entorno local. Cuando el flujo sanguíneo a los tejidos es inadecuado para satisfacer las necesidades metabólicas, los factores locales (p. ej., una alta concentración de dióxido de carbono [CO_2], un pH bajo) provocan una vasodilatación, en un intento de aumentar el flujo sanguíneo para satisfacer la demanda metabólica.

La **autorregulación** se refiere a la tendencia intrínseca de un órgano o lecho tisular específico a mantener un flujo sanguíneo constante a pesar de los cambios en la presión arterial, independientemente de los mecanismos hormonales o neurales. La autorregulación suele estar activa dentro de un rango específico de presiones arteriales, dentro del cual se consigue un flujo constante mediante cambios en la resistencia vascular (**fig. 3-16**). Fuera de este rango, el flujo sanguíneo varía proporcionalmente a la presión arterial, con consecuencias clínicas de isquemia (baja presión) o hiperemia (alta presión). Los órganos humanos con las características de autorregulación más significativas desde el punto de vista clínico son el cerebro, los riñones y el corazón.[7]

C. Función barorreceptora

Además de la regulación inmediata del flujo sanguíneo con la autorregulación a escala tisular, los ajustes más generalizados y a corto plazo de la presión arterial sistémica también están regulados por el reflejo barorreceptor (*véase* tabla 3-1; **fig. 3-17**).

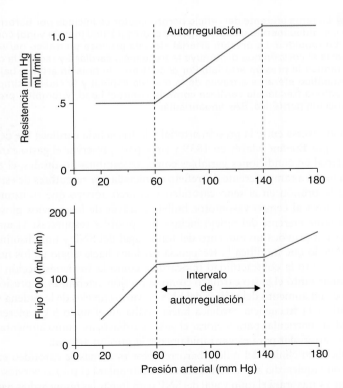

Figura 3-16 La autorregulación se produce cuando el flujo sanguíneo (*panel inferior*) se mantiene relativamente constante en un amplio rango de presiones arteriales medias (en este caso, 60-140 mm Hg). Este proceso se lleva a cabo mediante cambios en la resistencia vascular (*panel superior*) que son independientes de la influencia nerviosa y hormonal.

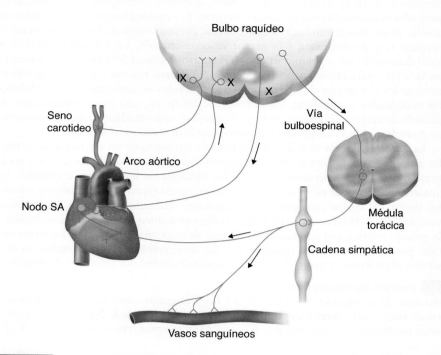

Figura 3-17 La rama aferente del reflejo barorreceptor es iniciada por barorreceptores en el seno carotídeo (nervio glosofaríngeo) y el arco aórtico (nervio vago) con transmisión al bulbo raquídeo. La presión arterial elevada provoca un tráfico nervioso vagal eferente hacia el corazón que disminuye la frecuencia cardíaca y reduce la contractilidad (para reducir la presión arterial). Por el contrario, la presión arterial baja provoca un tono simpático eferente a través de la médula espinal y la cadena simpática que aumenta tanto la frecuencia cardíaca como la contractilidad, y también produce una vasoconstricción periférica. SA: sinoauricular.

Esta relación inversa entre la presión arterial y la frecuencia cardíaca fue descrita por primera vez por Etienne Marey en 1859 y sirve para preservar el gasto cardíaco y la presión arterial en condiciones variables como los cambios posturales, el ejercicio y la hipovolemia. La rama aferente del reflejo es iniciada por receptores de estiramiento sensibles a la presión en el seno carotídeo y el arco aórtico que transmiten información sensitiva al centro vasomotor bulbar a través de los nervios glosofaríngeo y vago. La rama eferente del reflejo incluye dos posibles respuestas: 1) una presión arterial elevada provoca un aumento del tono vagal del SNP y una disminución del tono del SNS, lo que modifica la frecuencia cardíaca hacia abajo en los nodos SA y AV y reduce tanto la contractilidad miocárdica como la vasoconstricción arteriolar para disminuir tanto el gasto cardíaco como la presión arterial; 2) la presión arterial baja provoca un aumento del tráfico del SNS en varios niveles de la cadena simpática para modificar la frecuencia cardíaca hacia arriba en el nodo SA e incrementar la contractilidad ventricular para mejorar el gasto cardíaco, así como aumentar la vasoconstricción arteriolar para elevar rápidamente la presión arterial.

Una aplicación clínica del reflejo barorreceptor es el masaje carotídeo externo en pacientes con taquicardia supraventricular. Esto estimulará el tráfico nervioso aferente glosofaríngeo y mejorará el tono vagal del SNP para frenar las taquicardias patológicas. El reflejo barorreceptor también subyace a la observación típica de taquicardia compensatoria en pacientes con hipotensión hipovolémica. Por el contrario, las respuestas anómalas del reflejo barorreceptor pueden producirse en pacientes con alteraciones neurológicas en cualquier punto del arco reflejo. Por ejemplo, la disfunción autonómica relacionada con la edad en los adultos mayores suele manifestarse mediante síncopes posturales debido a reducciones de la presión y el flujo de perfusión cerebrales.

IX. Retorno venoso

A. Distensibilidad, capacitancia y control vascular

Cuando la sangre sale del lecho capilar, pasa primero por vénulas y luego por un número cada vez menor de venas de tamaño creciente. El área de la sección transversal del sistema vascular en las venas pequeñas y grandes es similar a la de las arterias pequeñas y grandes. Sin embargo, en comparación con sus correspondientes estructuras arteriales, las estructuras venosas suelen tener un diámetro ligeramente mayor, sus paredes son más delgadas y contienen menos músculo liso vascular, poseen una capacitancia mucho mayor (menor resistencia vascular). Esta distensibilidad de 10-20 veces mayor significa que las venas pueden acomodar grandes cambios en el volumen de sangre con solo un pequeño cambio en la presión. El músculo liso venoso recibe la inervación del SNS, que cuando se activa, disminuye la distensibilidad venosa y favorece el retorno venoso a la AD.

B. Acción muscular, presión intratorácica y posición del cuerpo

El retorno venoso a la AD contribuye a la precarga ventricular y está determinado principalmente por factores extravasculares. Entre ellos, se encuentran la contracción del músculo esquelético en las extremidades (*bomba muscular*), los cambios de presión intratorácica asociados con la actividad respiratoria (*bomba toracoabdominal*), la compresión de la vena cava externa y las fuerzas de gravedad asociadas con los cambios posturales.[8,9] Las contracciones del músculo esquelético en los brazos y las piernas, en combinación con las válvulas venosas unidireccionales de presión pasiva en las venas periféricas, aumentan el retorno venoso, especialmente durante el ejercicio. La contracción muscular comprime las venas dentro de los grandes grupos musculares y empuja la sangre venosa hacia el centro, mientras que la relajación del músculo esquelético descomprime las venas y extrae la sangre de la extremidad distal y de las venas adyacentes. Los ciclos repetidos de compresión-descompresión impulsan rápidamente la sangre venosa hacia el centro y mejoran el retorno venoso. Los pacientes con válvulas venosas no funcionales son incapaces de aumentar su retorno venoso con el ejercicio o los cambios posturales y pueden experimentar un síncope en estas condiciones.

La respiración espontánea cambia la presión transmural en las venas que pasan por la cavidad intratorácica y modifica el retorno venoso. Durante la inspiración, el descenso diafragmático y la expansión de la caja torácica crean una presión intratorácica negativa, al tiempo que elevan la presión intraabdominal. Estas fuerzas combinadas aumentan el gradiente de presión favoreciendo un mayor retorno venoso desde la vena cava subdiafragmática a la AD. Además, la presión intratorácica negativa también reduce las presiones de la vena cava torácica y de la AD, y mejora aún más el retorno venoso desde la cabeza, el cuello y las extremidades superiores. A la inversa, la espiración espontánea aumenta la presión intratorácica y dificulta el retorno venoso. El efecto global de la ventilación espontánea es mejorar el retorno venoso en comparación con las condiciones de apnea, ya que las presiones intratorácicas medias son ligeramente negativas durante todo el ciclo respiratorio. Por el contrario, la ventilación con presión positiva aumenta las presiones intratorácicas medias, perjudica el retorno venoso y puede repercutir negativamente en el gasto cardíaco, especialmente en entornos en los que se utilizan altos grados de presión positiva al final de la espiración (PEEP, *positive end-expiratory pressure*).

C. Volumen y distribución de la sangre

El agua corporal total constituye ~60% del peso corporal (42 L en una persona de 70 kg), con ~40% (28 L) en el espacio intracelular y ~20% (14 L) en el espacio extracelular.

El volumen plasmático representa una quinta parte (3 L) del volumen extracelular y el volumen eritrocitario (2 L) forma parte del volumen intracelular; por tanto, el volumen sanguíneo es ∼5 L en una persona de 70 kg. El volumen sanguíneo se distribuye de manera no uniforme por todo el árbol circulatorio, con aproximadamente un 65% en el sistema venoso sistémico, un 15% en el sistema arterial sistémico, un 10% en la circulación pulmonar y el resto en el corazón y la microcirculación sistémica.

X.   Microcirculación

A.   Difusión capilar, presión oncótica y ley de Starling

La finalidad última del sistema cardiovascular es suministrar oxígeno y nutrientes a los tejidos, así como eliminar el CO_2 y los productos de desecho del metabolismo a escala celular. Este proceso se produce en la rica red de capilares que solo tienen entre 5 y 10 μm de diámetro, pero cuyo número es tan abrumador que la superficie total de la red es 20 veces mayor que la de todas las arterias pequeñas y grandes. La densidad capilar es mayor en los tejidos metabólicamente activos (p. ej., el miocardio, el músculo esquelético) y menor en los tejidos menos activos (p. ej., la grasa, el cartílago).

El agua y los solutos se difunden en ambas direcciones a través de la pared capilar: el agua y las moléculas hidrosolubles (p. ej., cloruro de sodio, glucosa) atraviesan la pared a través de las hendiduras entre las células endoteliales adyacentes, las moléculas lipofílicas (oxígeno, CO_2) se mueven directamente a través de las células endoteliales y las moléculas grandes atraviesan las hendiduras grandes o por pinocitosis dentro de las vesículas endoplasmáticas. Así, la pared capilar actúa como una membrana semipermeable a través de la cual el agua, los gases y los pequeños sustratos se mueven principalmente por difusión según los gradientes de concentración.[10] Además, cuando existe una diferencia entre las fuerzas hidrostáticas y las fuerzas osmóticas a través de la pared capilar, el movimiento del agua también se produce por filtración. En la microvasculatura, la presión osmótica viene determinada en gran medida por la concentración de proteínas (especialmente de albúmina) y se denomina *presión oncótica*. Según la *hipótesis de Starling*, la filtración de fluidos a través de la pared capilar porosa está determinada por el equilibrio entre los gradientes de presión hidrostática y oncótica a través de la pared, así como por el tamaño y el número de hendiduras intercelulares. El gradiente de presión hidrostática favorece el movimiento del agua fuera del capilar y es ligeramente mayor que el gradiente de presión oncótica que favorece el movimiento del agua hacia el capilar. La relación entre estos factores se rige por la *ecuación de Starling* :

$$F = Kf * ([Pc - Pt] - \sigma[\pi c - \pi i])$$

donde F es el movimiento del fluido a través de la pared capilar, Kf es la constante de filtración de la membrana capilar (que refleja su permeabilidad), Pc es la presión hidrostática capilar (mayor en el lado arteriolar del capilar que en su lado venular), Pt es la presión hidrostática tisular (generalmente cercana a cero), σ es el coeficiente de reflexión (un factor de corrección de la permeabilidad proteínica de la pared capilar), pc es la presión oncótica plasmática y pi es la presión oncótica intersticial.

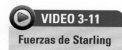

VIDEO 3-11
Fuerzas de Starling

Un Kf alto indica un capilar altamente permeable al agua, como en presencia de histamina (p. ej., el edema de las vías respiratorias que se produce durante la anafilaxia), mientras que un Kf bajo indica una baja permeabilidad capilar. Los factores de la ecuación de Starling, incluidos los valores típicos de presión, se ilustran en la **figura 3-18**.

Por lo general, el flujo masivo de agua y proteínas a través de la membrana capilar es en la dirección del espacio intravascular al intersticial. Los capilares linfáticos altamente permeables recogen este flujo masivo en los tejidos y devuelven el

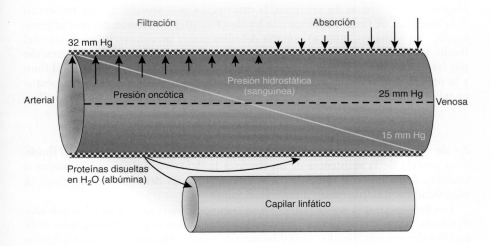

Filtración   Absorción

32 mm Hg

Arterial   Presión oncótica   Presión hidrostática (sanguínea)   25 mm Hg   Venosa

15 mm Hg

Proteínas disueltas en H_2O (albúmina)

Capilar linfático

Figura 3-18 El movimiento de los líquidos a través de la membrana capilar está determinado por la permeabilidad de la membrana al agua, los solutos y las proteínas, la diferencia de presión hidrostática a través de la membrana y la diferencia de presión oncótica a través de la membrana, como se resume en la ecuación de Starling (*véase* el texto). El gradiente de presión hidrostática varía a lo largo de la longitud del capilar, favoreciendo el movimiento de líquidos fuera del capilar en mayor medida en el extremo arterial. El gradiente de presión oncótica es uniforme y favorece el movimiento de líquidos hacia el capilar. El movimiento neto de líquidos es hacia el intersticio y los capilares linfáticos recogen el exceso de filtrado y lo devuelven a la circulación.

líquido y las proteínas (predominantemente albúmina) a través de vasos linfáticos de tamaño progresivamente creciente, facilitados por la actividad intermitente del músculo esquelético, el músculo liso de las paredes linfáticas y las válvulas unidireccionales. El volumen de líquido devuelto a la circulación (en gran parte a través del conducto torácico) en 24 h es casi igual al volumen total de plasma.

B. Controles de los esfínteres precapilar y poscapilar

El *flujo sanguíneo capilar* en cualquier lecho tisular es muy variable y está controlado por los esfínteres precapilares y poscapilares. La presión transmural (presión intravascular menos presión extravascular) y la contracción/relajación de los esfínteres precapilares y poscapilares son los principales determinantes del flujo capilar, estando este último mediado por factores nerviosos y humorales locales. A diferencia de la vasoconstricción en los lechos arteriolares más proximales, que ajustan pero no suprimen el flujo sanguíneo tisular, los esfínteres precapilares pueden ocluir completamente la luz del vaso, dirigiendo el flujo fuera de los lechos capilares hacia las derivaciones arteriovenosas cercanas. Por ejemplo, en ambientes fríos, el tono del esfínter precapilar aumenta para desviar la sangre de los lechos cutáneos y retener el calor. La termorregulación perioperatoria anómala se produce cuando este tono se ve alterado por diversos anestésicos. Además, al reducir el flujo capilar, la contracción del esfínter precapilar también reduce la filtración de líquidos debido a una reducción de la Pc. La contracción del esfínter poscapilar también disminuye el flujo capilar, pero aumenta la filtración de líquidos debido a un incremento de la Pc.

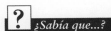

? **¿Sabía que...?**

A diferencia de la vasoconstricción en los lechos arteriolares sistémicos, que ajustan pero no suprimen el flujo sanguíneo tisular, los esfínteres precapilares pueden ocluir por completo la luz del vaso y dirigir el flujo fuera de lechos capilares seleccionados (p. ej., derivación de la sangre fuera de la circulación cutánea en entornos fríos).

C. Viscosidad y reología

El flujo de cualquier líquido en cualquier tubo depende siempre de la diferencia de presión entre los extremos del tubo; en ausencia de un gradiente, no se producirá ningún flujo. Como se ha señalado, la descripción más sencilla de este fenómeno es la mecánica de fluidos análoga a la ley de Ohm (flujo = presión diferencial/resistencia). Sin embargo, tanto el tamaño del tubo como las características físicas del fluido, en particular su viscosidad (una medida de su resistencia a la deformación por las fuerzas de cizallamiento), requieren una relación más detallada entre el flujo y la presión que se aplica al sistema vascular. Mediante una serie de experimentos en tubos de vidrio, Poiseuille describió dicha relación en la *ecuación de Poiseuille*:

$$F = (\Delta \text{ presión} \times \pi \times r^{\,4})/(8 \times L \times \eta)$$

donde r es el radio del tubo, L es la longitud del tubo y η es la *viscosidad del fluido* (una medida de la resistencia de un fluido a la deformación por cizallamiento o tensión). Así, aunque el radio del tubo es el factor más determinante del flujo, la viscosidad del fluido también influye en el flujo.

Los fluidos con una viscosidad constante (*newtonianos*) incluyen aquellos con baja η (agua) o alta η (jarabe de arce), su flujo dentro de cualquier geometría de tubo dada está línealmente relacionado con la diferencia de presión. Sin embargo, para los fluidos cuya viscosidad es variable (*no newtonianos*), el flujo varía no solo con la diferencia de presión, sino también con los factores que afectan a la viscosidad. La sangre tiene una viscosidad variable que se ve afectada por varios factores, como los componentes de la sangre y la velocidad de cizallamiento de la sangre (el gradiente de velocidad de la sangre a medida que se desplaza desde la pared del vaso [baja velocidad] hasta el lumen del vaso [alta velocidad]). Como reológicamente la sangre es una suspensión de eritrocitos en plasma, una mayor concentración de eritrocitos (hematócrito) hace que la viscosidad de la sangre aumente. Por ejemplo, el aumento del hematócrito del 45 al 70% (policitemia) duplica la viscosidad de la sangre, con una reducción proporcional del flujo sanguíneo para cualquier diámetro de tubo y diferencia de presión específicos (por la ecuación de Poiseuille), con consecuencias clínicas potenciales de disminución del suministro de oxígeno a los tejidos. Además, en el ventrículo, las altas velocidades de cizallamiento que se producen durante la sístole disminuyen la viscosidad de la sangre y facilitan el flujo, en contraste con las bajas velocidades de cizallamiento que se producen durante la diástole, que aumentan la viscosidad de la sangre.

 Para más información e interactividad, consulte las videoconferencias interactivas (en inglés) y la infografía «En un vistazo», disponibles en el libro electrónico gratuito que acompaña a este texto. Las instrucciones de acceso se encuentran detrás de la portada.

Referencias

1. Moore KL, Agur AMR, Dalley AF II. Thorax. In: Moore KL, Agur AMR, Dalley AF II, eds. *Clinically Oriented Anatomy*. 7th ed. Lippincott Williams & Wilkins; 2013:131-349.
2. Pagel PS, Kampine JP, Stowe DF. Cardiac anatomy and physiology. In: Barash PG, Cullen BF, Stoelting RK, et al, eds. *Clinical Anesthesia*. 7th ed. Lippincott Williams & Wilkins; 2013:239-262.
3. Grossman W. Diastolic dysfunction and congestive heart failure. *Circulation*. 1990;81(2 suppl):III1-III7. PMID: 2137051.
4. Schober P, Loer SA, Schwarte LA. Perioperative hemodynamic monitoring with transesophageal Doppler technology. *Anesth Analg*. 2009;109(2):340-353. PMID: 19608800.
5. Borlaug BA, Kass DA. Invasive hemodynamic assessment in heart failure. *Heart Fail Clin*. 2009;5(2):217-228. PMID: 19249690.
6. Cohen GI, Pietrolungo JF, Thomas JD, et al. A practical guide to assessment of ventricular diastolic function using Doppler echocardiography. *J Am Coll Cardiol*. 1996;27:1753-1760. PMID: 8636565.

7. Dagal A, Lam AM. Cerebral autoregulation and anesthesia. *Curr Opin Anaesthesiol.* 2009;22(5):547-552. PMID: 19620861.
8. Funk DJ, Jacobsohn E, Kumar A. The role of the venous return in critical illness and shock: part I—physiology. *Crit Care Med.* 2013;41(1):255-262. PMID: 23269130.
9. Funk DJ, Jacobsohn E, Kumar A. Role of the venous return in critical illness and shock: part II—shock and mechanical ventilation. *Crit Care Med.* 2013;41(2):573-579. PMID: 23263572.
10. Parker JC, Guyton AC, Taylor AE. Pulmonary transcapillary exchange and pulmonary edema. *Int Rev Physiol.* 1979;18:261-315. PMID: 361606.

FISIOLOGÍA CARDIOVASCULAR

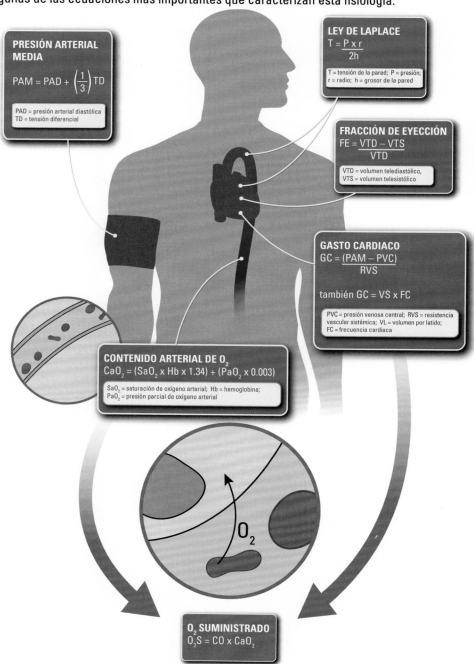

Las funciones del sistema cardiovascular pueden definirse mediante una bomba central que promueve el flujo sanguíneo que suministra oxígeno a los tejidos a una presión de perfusión suficiente. A continuación se ilustran algunas de las ecuaciones más importantes que caracterizan esta fisiología.

EN UN VISTAZO

PRESIÓN ARTERIAL MEDIA

$$PAM = PAD + \left(\frac{1}{3}\right)TD$$

PAD = presión arterial diastólica
TD = tensión diferencial

LEY DE LAPLACE

$$T = \frac{P \times r}{2h}$$

T = tensión de la pared; P = presión;
r = radio; h = grosor de la pared

FRACCIÓN DE EYECCIÓN

$$FE = \frac{VTD - VTS}{VTD}$$

VTD = volumen telediastólico,
VTS = volumen telesistólico

GASTO CARDIACO

$$GC = \frac{(PAM - PVC)}{RVS}$$

también $GC = VS \times FC$

PVC = presión venosa central; RVS = resistencia
vascular sistémica; VL = volumen por latido;
FC = frecuencia cardiaca

CONTENIDO ARTERIAL DE O_2

$$CaO_2 = (SaO_2 \times Hb \times 1.34) + (PaO_2 \times 0.003)$$

SaO_2 = saturación de oxígeno arterial; Hb = hemoglobina;
PaO_2 = presión parcial de oxígeno arterial

O_2

O_2 SUMINISTRADO

$$O_2S = CO \times CaO_2$$

Infografía de: Naveen Nathan MD

Preguntas

1. Un hombre de 43 años de edad implicado en una colisión de vehículos de motor, con fractura de fémur abierta, está programado para una reparación abierta. Después de la inducción, se encuentra taquicárdico con 110 lpm e hipotenso con PAS de 80. Dada su sospecha de hipotensión hipovolémica en curso, usted administra un bolo de cristaloide de 1 L que provoca aumento de la taquicardia con frecuencias cardíacas ahora de 130 lpm. ¿Qué respuesta fisiológica reflejaría esto?

   A. Efecto Bowditch
   B. Reflejo de Bezold-Jarisch
   C. Reflejo de Bainbridge
   D. Efecto Windkessel

2. Una mujer de 21 años de edad, previamente sana, es llevada al servicio de urgencias después de un altercado en el que fue apuñalada. En la exploración se observa que tiene una única incisión de 2 cm lateral al esternón en la pared torácica izquierda, aproximadamente en el cuarto espacio intercostal. ¿Qué estructura cardíaca le preocupa más que haya sido lesionada por este traumatismo penetrante?

   A. Aurícula derecha
   B. Ventrículo derecho
   C. Aurícula izquierda
   D. Ventrículo izquierdo

3. En un paciente con hipertrofia ventricular izquierda que presenta síntomas compatibles con isquemia miocárdica, ¿qué región del corazón tendría mayor riesgo de isquemia?

   A. Endocardio
   B. Miocardio
   C. Epicardio
   D. Pericardio

4. La ventilación de protección pulmonar con una escalera de PEEP ascendente es un pilar en el tratamiento del SDRA. ¿Qué cambios previsibles en la hemodinámica prevé con grados más altos de PEEP?

   A. Mejoría de la presión arterial sistémica con el aumento de la precarga
   B. Hipotensión nueva o que empeora como resultado de la disminución de la precarga
   C. No hay diferencia en la hemodinámica actual
   D. Ninguna de las anteriores

5. Su paciente con antecedentes de trasplante cardíaco ortotópico, sometido a cirugía no cardíaca, desarrolla de forma aguda una nueva bradicardia con una frecuencia cardíaca de 50 y una hipotensión asociada intraoperatoriamente. ¿Cuál sería la medicación de elección para mejorar su hemodinámica?

   A. Atropina
   B. Fenilefrina
   C. Efedrina
   D. Epinefrina

Respuestas

1. C

Los receptores de estiramiento de la aurícula derecha, activados por un bolo de líquido, interpretan esto como un estado de aumento de la presión venosa central, lo que produce un incremento del tono del sistema nervioso simpático y una disminución del tono parasimpático, dando como resultado un aumento de la taquicardia de este paciente. A. Efecto Bowditch: se produce una tensión contráctil a medida que la frecuencia de contracción aumenta hasta un máximo de 150 a 180 contracciones/s. B. Reflejo de Bezold-Jarisch: tríada de hipotensión, bradicardia y vasodilatación coronaria que es el resultado de un incremento del tono parasimpático. D. Efecto Windkessel: dados los componentes elásticos que se encuentran en las grandes arterias, esto permite la dilatación del calibre de los vasos que funciona efectivamente como energía potencial almacenada, que cuando los vasos retroceden durante la diástole, todavía hay un flujo pulsátil que perfunde los órganos finales.

2. B

El ventrículo derecho es la cámara más anterior del corazón y, por tanto, es el más susceptible de sufrir un traumatismo penetrante en la pared torácica.

3. A

El ventrículo izquierdo depende de la arteria coronaria izquierda, cuyo flujo puede ser muy variable a lo largo del ciclo cardíaco. El flujo sanguíneo máximo se produce durante la diástole, cuando la presión de perfusión es mayor, y puede reducirse a un flujo casi nulo como resultado de la compresión de los vasos durante la sístole cuando el VI se contrae. La hipertrofia ventricular izquierda empeora aún más este proceso, ya que el miocardio hipertrofiado depende de las arteriolas del mismo calibre, que son más susceptibles de ser comprimidas por completo por el aumento de la masa muscular miocárdica, especialmente en entornos clínicos con un mayor consumo o demanda de oxígeno.

4. B

La ventilación con presión positiva se asocia con un aumento de la presión intratorácica que provoca una reducción del retorno venoso y, por tanto, una disminución de la precarga cardíaca. Con el incremento de la PEEP, se debe prever un mayor aumento de la presión intratorácica y, por tanto, un mayor impacto negativo en el retorno venoso, lo que puede dar lugar a una nueva o más notable hipotensión clínica.

5. D

Como el corazón denervado no responde a la estimulación vagal, o más ampliamente a las respuestas del sistema nervioso parasimpático, la frecuencia cardíaca en reposo de los pacientes suele ser ligeramente elevada en el intervalo de 90-110 lpm. Además, el corazón denervado no responderá a los medicamentos anticolinérgicos, como la atropina, que provocan un aumento de la frecuencia cardíaca como resultado de la inhibición del SNP. Aunque los simpaticomiméticos de acción indirecta, como la efedrina, pueden funcionar, es probable que sus efectos se vean atenuados en el corazón denervado. Así, los simpaticomiméticos de acción directa, como la epinefrina, el isoproterenol y la norepinefrina, deben utilizarse preferentemente, ya que los receptores β1 del corazón trasplantado seguirán respondiendo de forma fiable con un aumento adecuado del gasto cardíaco (aumento de la inotropía y la cronotropía).

4

Sistemas nerviosos central y autónomo

Eduard Vaynberg

I. Sistema nervioso central

El sistema nervioso humano es una maravilla evolutiva que gobierna todos los procesos corporales al servicio de los sentidos, las funciones ejecutivas y el procesamiento del mundo que nos rodea. El sistema nervioso está formado por 10^{10} neuronas conectadas en una amplia red funcional. El sistema nervioso central humano está formado por el encéfalo y la médula espinal (**fig. 4-1**).

El encéfalo está protegido por el cráneo y sirve de procesador central de la información procedente del tronco y las extremidades, conducida por la médula espinal, los nervios periféricos y el sistema nervioso autónomo. También hay doce pares de nervios craneales conectados directamente al encéfalo que sirven para las funciones de la cabeza y el cuello.

El encéfalo maduro consta de cuatro partes: tronco encefálico, mesencéfalo, diencéfalo y encéfalo. El tronco encefálico (rombencéfalo) se divide en bulbo raquídeo (conectado directamente a la médula espinal), puente y cerebelo. El tronco encefálico está protegido por las porciones basales de los huesos occipital y esfenoides.

El bulbo raquídeo (o médula [*centro, quintaesencia* en latín] oblongada) conduce todas las señales entre la médula espinal y el encéfalo. También contiene el centro cardiovascular que procesa la frecuencia y la fuerza de la contracción cardíacas y el diámetro de los vasos sanguíneos, así como el centro respiratorio responsable de la frecuencia básica de la respiración. El bulbo raquídeo también controla el vómito, los estornudos, la tos y el hipo.

El puente (*o protuberancia*) se encuentra directamente superior al bulbo raquídeo y anterior al cerebelo. Como su nombre indica, sirve de conector entre diferentes partes del encéfalo. Se encarga de coordinar los movimientos voluntarios de todo el cuerpo, ayuda al bulbo raquídeo a controlar la respiración y sirve de origen a los nervios craneales V (trigémino), VI (motor ocular externo), VII (facial) y VIII (vestibulococlear).

El cerebelo (*pequeño cerebro* en latín) es la segunda parte más grande del encéfalo después del encéfalo y se encuentra en la parte inferior/posterior del calvario. La función principal del cerebelo es la coordinación de los movimientos voluntarios y el mantenimiento de la postura y el equilibrio, lo que permite todas las actividades musculares dirigidas a un objetivo.

El mesencéfalo se extiende desde el puente hasta el diencéfalo y mide unos 2.5 cm. El encéfalo medio transmite señales nerviosas desde las áreas motoras de la corteza cerebral al bulbo raquídeo, el puente y la médula espinal. También contiene centros visuales y centros auditivos que rigen una variedad de reflejos visuales y auditivos. El mesencéfalo también segrega dopamina a partir de las neuronas de la sustancia negra y es el origen de dos nervios craneales: III (oculomotor) y IV (troclear).

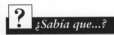

? *¿Sabía que...?*

El nervio olfativo es el único nervio craneal cuya entrada llega a la corteza cerebral sin pasar por el tálamo.

VIDEO 4-1

Hormonas de la hipófisis

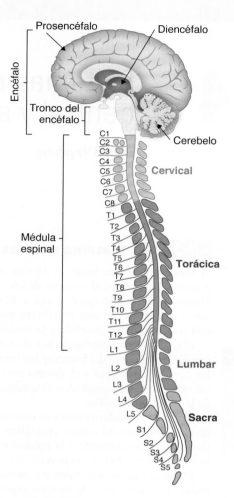

Figura 4-1 Componentes del sistema nervioso central (Central nervous system. En: Preston RR, Wilson TE, eds. *Lippincott® Illustrated Reviews: Physiology.* 2.ª ed. Wolters Kluwer; 2019:66-76, fig. 6-1).

El diencéfalo forma un núcleo central del encéfalo superior al mesencéfalo y contiene múltiples núcleos responsables de una gran variedad de procesamientos sensitivos y motores: el tálamo, el hipotálamo y el epitálamo. La hipófisis está unida al hipotálamo y segrega diversas hormonas.

El tálamo es una importante estación de relevo para la mayoría de las señales sensitivas que llegan a la corteza cerebral desde el tronco cerebral. También procesa la información motora del cerebelo hacia las áreas motoras de la corteza cerebral y desempeña un papel en el mantenimiento de la consciencia.

El hipotálamo (*hipo* significa *debajo* en latín) controla múltiples actividades corporales y es un importante regulador de la homeostasis de nuestro cuerpo. Al tálamo llegan los sentidos somáticos y viscerales, así como las entradas sensitivas de la visión, el gusto y el olfato. Los receptores hipotalámicos también controlan la glucosa en la sangre, la presión osmótica en la sangre y una serie de concentraciones hormonales. El hipotálamo tiene múltiples funciones importantes: control del sistema nervioso autónomo, producción de hormonas, regulación del comportamiento (dolor, placer, agresión, excitación, apetito, sed), control de la temperatura corporal y estado de consciencia.

El cerebro (triencéfalo) es un centro de inteligencia que permite a los humanos aprender, escribir, hablar, recordar y trabajar como médicos y enfermeros. El cerebro está formado por una corteza cerebral externa (región externa de materia gris) y núcleos profundos (regiones más profundas de materias gris y blanca).

A. Líquido cefalorraquídeo

El líquido cefalorraquídeo es un líquido transparente e incoloro que sirve de amortiguador para proteger el encéfalo y la médula espinal de las lesiones químicas y físicas, es contenido en una combinación de tres meninges (piamadre, aracnoides y duramadre) y estructuras óseas del cráneo y la columna vertebral.

Los principales componentes del líquido cefalorraquídeo son agua, oxígeno, glucosa, pequeñas cantidades de proteínas, urea, ácido láctico y leucocitos. El líquido cefalorraquídeo es segregado por las células epiteliales del plexo coroideo en los techos del tercer y cuarto ventrículo a una tasa de 0.4 mL por minuto, con lo que se repone el volumen total cada 5 o 6 h. El volumen total del líquido cefalorraquídeo es de unos 150 mL y está en flujo constante con cada latido, circulando a través del primer, segundo y tercer ventrículos cerebrales, a través del acueducto cerebral en el mesencéfalo hacia el cuarto ventrículo y luego hacia el espacio subaracnoideo. La reabsorción gradual en la sangre a través de las vellosidades aracnoideas acaba produciéndose con la misma velocidad con la que se forma.

B. Médula espinal

La médula espinal contiene diversas vías sensitivas y motoras (**fig. 4-2**), al tiempo que sirve de estación de relevo y procesamiento para una variedad de entradas periféricas y centrales. La médula espinal del adulto tiene una longitud de 42-45 cm y un diámetro de 1.5 cm en su parte más ancha (ampliación cervical que abarca los niveles vertebrales C4-T1).

La médula espinal está rodeada de líquido cefalorraquídeo, que a su vez es contenido en tres meninges (piamadre, aracnoides y duramadre) dentro del canal vertebral. Tiene forma ovalada en la sección transversal, se extiende en los adultos desde el bulbo raquídeo hasta el borde superior de la vértebra L2 (L4 en los recién nacidos) y termina distalmente en el cono medular. Del cono nace el filamento terminal, una extensión de la piamadre, la aracnoides y la duramadre que ancla la médula espinal al cóccix.

La médula espinal tiene treinta y un segmentos de los que salen treinta y un pares de nervios espinales a través de los orificios intervertebrales derecho e izquierdo. No hay divisiones internas en la médula espinal por lo que, por convención, los nervios espinales se denominan según los niveles vertebrales en los que nacen: hay 8 pares de nervios cervicales (C1-C8), 12 pares de nervios torácicos (T1-T12), 5 pares de nervios lumbares (L1-L5), 5 pares de nervios sacros (S1-S5) y 1 par de nervios coccígeos (Co1). Como la médula espinal termina en la vértebra L2, múltiples nervios espinales (L3-Co1) deben atravesar el canal espinal para llegar a su agujero de salida, formando así la *cola de caballo* (*cauda equina* en latín).

Dos raíces nerviosas conectan cada nervio espinal con la médula espinal. Las raíces dorsales (posteriores) solo contienen axones sensitivos que conducen los impulsos nerviosos desde los receptores sensitivos de la piel, los músculos y los órganos hasta la médula espinal. Por el contrario, las raíces ventrales (anteriores) contienen axones de motoneuronas que conducen señales desde el sistema nervioso central hacia la periferia. Los cuerpos celulares neuronales de estos nervios periféricos se encuentran en los ganglios de las raíces dorsal y ventral.

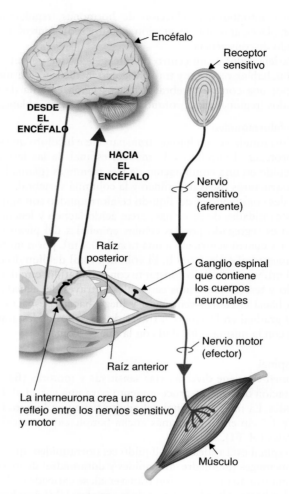

Figura 4-2 **Vías sensitivas y motoras típicas** (Central nervous system. En: Preston RR, Wilson TE, eds. *Lippincott® Illustrated Reviews: Physiology.* 2.ª ed. Wolters Kluwer; 2019:66-76, fig. 6-2).

Un corte transversal de la médula espinal se asemeja a una mariposa oscura (materia gris) rodeada de materia blanca (**fig. 4-3**). La materia gris está formada por dendritas y cuerpos celulares de neuronas, axones no mielinizados y neuroglía. La materia blanca está formada por haces de axones mielinizados de neuronas. Dos surcos (la fisura mediana anterior y el surco mediano posterior) separan la sustancia blanca en los lados derecho e izquierdo. La materia gris de la médula espinal contiene cuerpos celulares neuronales combinados por funciones en núcleos: los núcleos sensitivos procesan la entrada de los receptores y los núcleos motores proporcionan la salida a los tejidos efectores (p. ej., el músculo esquelético). La materia blanca de la médula espinal está organizada en tres columnas: ventral (anterior), dorsal (posterior) y lateral. Cada columna contiene haces de axones mielinizados (sensitivos ascendentes y motores descendentes) que llevan información similar desde el origen común hasta un destino común dentro del sistema nervioso central. Los tractos sensitivos y motores de la médula espinal se conectan con los tractos sensitivos y motores del encéfalo. Al final, las fibras sensitivas y motoras cruzan la línea media, de modo que el lado izquierdo de nuestro cuerpo está inervado por el lado derecho de nuestro encéfalo y viceversa.

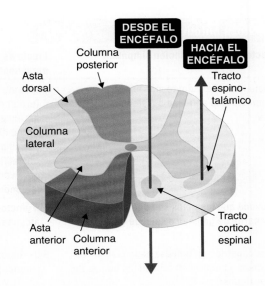

Figura 4-3 **Organización de la médula espinal** (Central nervous system. En: Preston RR, Wilson TE, eds. *Lippincott® Illustrated Reviews: Physiology*. 2.ª ed. Wolters Kluwer; 2019:66-76, fig. 6-3).

II. Sistema nervioso autónomo

Como se desprende de su nombre, el sistema nervioso autónomo funciona independientemente de nuestros esfuerzos conscientes. El sistema controla los músculos lisos, el músculo cardíaco, las glándulas endocrinas/exocrinas, el ritmo cardíaco, la presión arterial, el ritmo respiratorio, la temperatura y otras funciones relacionadas con la homeostasis de nuestro cuerpo.

El sistema nervioso autónomo tiene dos divisiones de salida. La división simpática (sistema nervioso simpático [SNS]) es adrenérgica y media la respuesta de lucha o huida de nuestro cuerpo, entre otras. La división parasimpática (sistema nervioso parasimpático [SNP]) es colinérgica y media las acciones de descanso y digestión de nuestro cuerpo, entre otras (**tabla 4-1**).

Las neuronas de salida del sistema nervioso autónomo son las motoneuronas. A diferencia de las vías motoras del sistema nervioso periférico, en las que una neurona conecta el sistema nervioso central con el órgano diana (músculo esquelético), cada vía autonómica tiene dos motoneuronas conectadas en serie. El cuerpo celular de la primera neurona (neurona preganglionar) se halla en el encéfalo o la médula espinal, y su axón mielinizado se conecta con una segunda neurona (neurona posganglionar) dentro de un ganglio autónomo. El axón no mielinizado de una segunda neurona se extiende hasta el órgano objetivo visceral (**figs. 4-4 a 4-6**). Como alternativa, en algunas vías autonómicas la neurona preganglionar se conecta con células especializadas dentro de la médula suprarrenal (células cromafines) en lugar de con una neurona posganglionar.

La principal entrada aferente al sistema nervioso autónomo procede de las neuronas sensitivas autónomas (viscerales). En su mayoría, estas neuronas transmiten la información de los interoceptores, un conjunto de receptores sensitivos situados en los vasos sanguíneos, los órganos viscerales, los músculos y el sistema nervioso, que vigilan las condiciones ambientales internas de nuestro cuerpo. Por ejemplo, los quimiorreceptores controlan las concentraciones de oxígeno en nuestra sangre y los mecanorreceptores detectan el estiramiento de las paredes de los órganos. La angina de pecho es un ejemplo específico de sensación visceral: es decir, una sensación de dolor provocada por el músculo cardíaco que sufre isquemia.

? ¿Sabía que...?

El volumen total de líquido cefalorraquídeo es de 150 mL, de los cuales 50 mL se encuentran en el espacio subaracnoideo de la médula espinal.

Tabla 4-1 Funciones del sistema nervioso autónomo

Órgano, tracto o sistema		Efecto de la estimulación simpática[a]	Efecto de la estimulación parasimpática[b]
Ojos	Cuerpo ciliar de la pupila	Dilata la pupila (admite más luz para aumentar la agudeza a distancia)	Constriñe la pupila (protege la pupila de la luz excesiva) Contrae el músculo ciliar, permitiendo que el cristalino se engrose para ver de cerca (acomodación)
Piel	Músculos erectores del pelo	Provoca que los pelos se pongan de punta («carne de gallina» o «piel de gallina»)	Sin efecto (fuera de alcance)[c]
	Vasos sanguíneos periféricos	Vasoconstricción (palidez de la piel, de los labios, y coloración azul de las puntas de los dedos)	Sin efecto (fuera de alcance)[c]
	Glándulas sudoríparas	Favorece la transpiración[d]	Sin efecto (fuera de alcance)[c]
Otras glándulas	Glándulas lagrimales	Disminuye ligeramente la secreción[e]	Promueve la secreción
	Glándulas salivales	La secreción disminuye, se vuelve más espesa, más viscosa[e]	Promueve una secreción abundante y acuosa
Corazón		Aumenta la frecuencia y la fuerza de la contracción; inhibe el efecto del sistema parasimpático sobre los vasos coronarios, permitiendo que se dilaten[e]	Disminuye la frecuencia y la fuerza de la contracción (conservando energía); constriñe los vasos coronarios en relación con la reducción de la demanda
Pulmones		Inhibe el efecto del sistema parasimpático, lo que provoca una broncodilatación y una reducción de la secreción, permitiendo el máximo intercambio de aire	Constriñe los bronquios (conservando la energía) y favorece la secreción bronquial
Tubo digestivo		Inhibe el peristaltismo y contrae los vasos sanguíneos del tubo digestivo para que la sangre esté disponible para el músculo esquelético; contrae el esfínter anal interno para ayudar a la continencia fecal	Estimula el peristaltismo y la secreción de jugos digestivos Contrae el recto, inhibe el esfínter anal interno para provocar la defecación
Hígado y vesícula biliar		Promueve la descomposición del glucógeno en glucosa (para aumentar la energía)	Promueve la formación/conservación del glucógeno; aumenta la secreción de bilis
Vías urinarias		La vasoconstricción de los vasos renales frena la formación de orina; el esfínter interno de la vejiga se contrae para mantener la continencia urinaria	Inhibe la contracción del esfínter interno de la vejiga, contrae el músculo detrusor de la pared de la vejiga provocando la micción

Tabla 4-1 Funciones del sistema nervioso autónomo (*continuación*)

Órgano, tracto o sistema	Efecto de la estimulación simpática[a]	Efecto de la estimulación parasimpática[b]
Aparato genital	Provoca la eyaculación y la vasoconstricción que provoca la erección	Produce la congestión (erección) de los tejidos eréctiles de los genitales externos
Médula suprarrenal	Liberación de adrenalina en la sangre	Sin efecto (no inerva)

[a]En general, los efectos de la estimulación simpática son catabólicos, preparando al cuerpo para la respuesta de lucha o huida.
[b]En general, los efectos de la estimulación parasimpática son anabólicos, favoreciendo el funcionamiento normal y conservando la energía.
[c]El sistema parasimpático está restringido en su distribución a la cabeza, el cuello y las cavidades corporales (excepto los tejidos eréctiles de los genitales); por lo demás, las fibras parasimpáticas nunca se encuentran en la pared corporal y las extremidades. Las fibras simpáticas, en comparación, se distribuyen a todas las porciones vascularizadas del cuerpo.
[d]Con la excepción de las glándulas sudoríparas, la secreción glandular es estimulada por vía parasimpática.
[e]Con la excepción de las arterias coronarias, la vasoconstricción se estimula de forma simpática; los efectos de la estimulación simpática en las glándulas (distintas de las sudoríparas) son los efectos indirectos de la vasoconstricción.
Fuente: Overview and Basic Concepts. En: Moore KL, Agur AMR, Dalley II AF. *Clinically Oriented Anatomy*. 8.ª ed. Wolters Kluwer; 2018:1-70, tabla 1-2.

A. División simpática

La acción clásica del SNS es la respuesta de lucha o huida: se trata de una serie de actividades inmediatas que conducen a un aumento del estado de alerta y de las actividades metabólicas para preparar el cuerpo para una emergencia mediante el aumento del estado de alerta y de la frecuencia cardíaca y respiratoria.

Las fibras preganglionares del SNS se originan en la materia gris de la médula espinal, viajan a través de las raíces ventrales de los nervios espinales desde el primer segmento torácico hasta el segundo segmento lumbar de la médula espinal y constituyen el «flujo de salida toracolumbar». Estas fibras mielinizadas de pequeño diámetro abandonan rápidamente los nervios espinales y hacen sinapsis con las neuronas posganglionares situadas en las cadenas de ganglios simpáticos paravertebrales que discurren en dos columnas paralelas anterolaterales a las vértebras. Los axones no mielinizados de las neuronas posganglionares suelen regresar a los nervios espinales para viajar periféricamente y conectarse con sus efectores viscerales (*véase* fig. 4-5).

Los ganglios simpáticos son los lugares de sinapsis entre las neuronas simpáticas pre- y posganglionares. Existen dos tipos principales de ganglios simpáticos: los ganglios simpáticos troncales y los ganglios prevertebrales. Los ganglios simpáticos del tronco se extienden desde la base del cráneo hasta el coxis. Los axones posganglionares procedentes de los ganglios del tronco simpático inervan los órganos situados por encima del diafragma. Los ganglios del tronco simpático del cuello tienen nombres específicos: cervical superior, cervical medio y cervical inferior. La fusión anatómica de los primeros ganglios torácicos y cervicales inferiores se denomina *ganglio estrellado*. Lleva fibras simpáticas desde la cara y la extremidad superior y con frecuencia se bloquea con anestesia local como tratamiento del síndrome de dolor regional complejo de la extremidad superior. En cambio, los ganglios prevertebrales (colaterales) se sitúan por delante de la columna vertebral y cerca de las principales arterias abdominales. Los axones posganglionares de los ganglios prevertebrales inervan los órganos de la cavidad abdominal por debajo del diafragma. Existen cinco grandes ganglios prevertebrales: celíaco, mesentérico superior, mesentérico inferior, aorticorrenal y renal.

B. División parasimpática

El SNP suele denominarse *división de descanso y digestión* porque una de sus principales actividades es conservar y restaurar la energía corporal. La mayor parte de

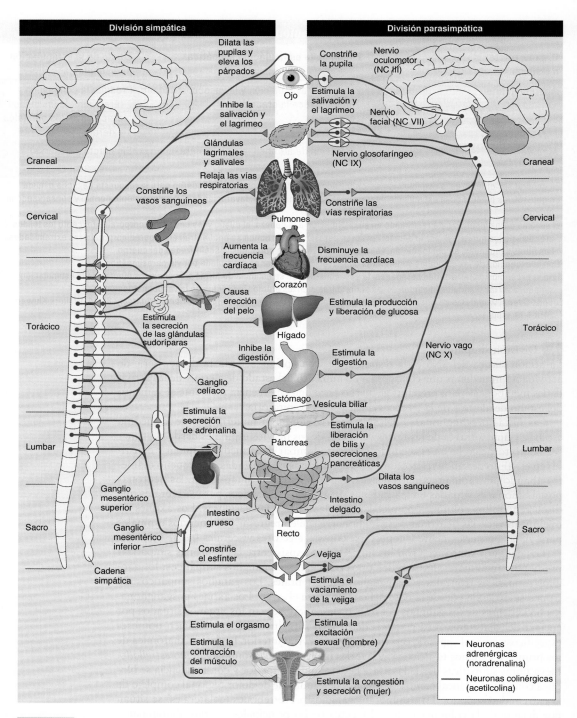

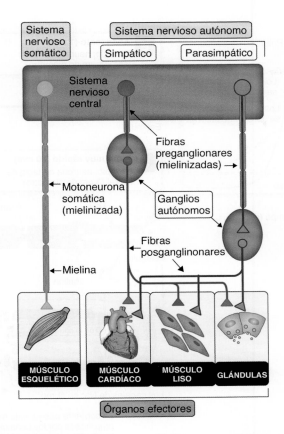

Figura 4-5 Vías eferentes de los sistemas nerviosos somático y autónomo (Automatic nervous system. En: Preston RR, Wilson TE, eds. *Lippincott® Illustrated Reviews: Physiology.* 2.ª ed. Wolters Kluwer; 2019:77-90, fig. 7-3).

su producción se dirige a los músculos lisos y a las glándulas del sistema digestivo y del sistema respiratorio. Las neuronas preganglionares del SNP se originan en los nervios craneales III, VII, IX y X del tronco encefálico, así como en la materia gris lateral de los segmentos sacros segundo, tercero y cuarto del cono medular de la médula espinal, constituyen el «flujo de salida craneosacro». Estas fibras viajan en los nervios craneales y sacros hasta los cuerpos neuronales de las neuronas posganglionares que se encuentran en los ganglios cercanos o dentro del órgano efector. Los axones posganglionares de la neurona secundaria suelen ser muy cortos y continúan hacia músculos o glándulas específicas dentro de las vísceras objetivo.

C. Proceso de transmisión del sistema nervioso autónomo

La generación de un potencial de acción en la neurona autonómica inicia la cascada de conducción nerviosa y la transmisión de la señal. Hay múltiples factores que afectan a la velocidad de conducción de la señal: el diámetro de la fibra nerviosa, el número de sinapsis, la presencia de mielina y la presencia de nodos de Ranvier que permiten la conducción a saltos. La señal entre las neuronas se transmite en los ganglios a través de la hendidura sináptica mediante la liberación de sustancias especiales (neurotransmisores) desde el extremo terminal de la neurona preganglionar. Estos neurotransmisores se unen a un receptor de la neurona posganglionar o de la célula efectora y provocan una respuesta fisiológica (**fig. 4-7**).

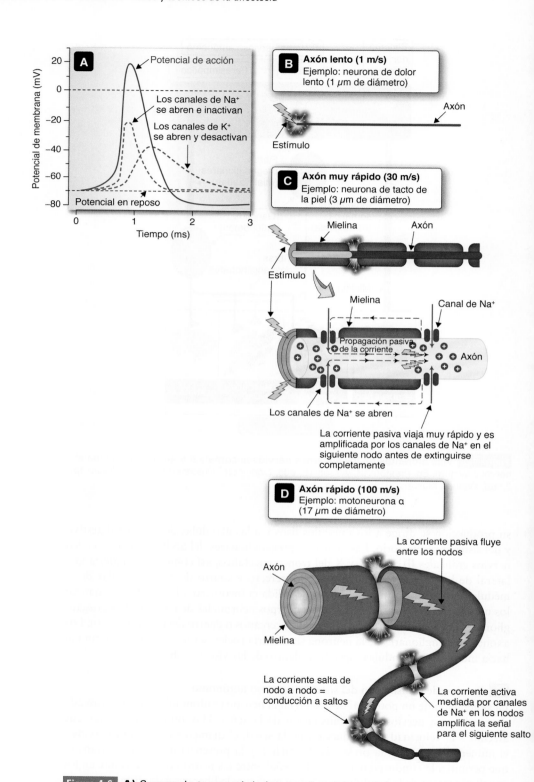

Figura 4-6 **A)** Secuencia temporal de los eventos del canal durante un potencial de acción. **B-D)** Velocidad de conducción axonal relacionada con la vaina de mielina y el diámetro de la fibra neuronal (Nervous system organization. En: Preston RR, Wilson TE, eds. *Lippincott® Illustrated Reviews: Physiology.* 2.ª ed. Wolters Kluwer; 2019:53-65, figs. 5-3 y 5-4).

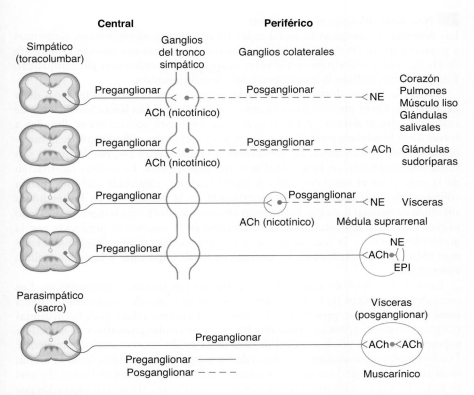

Figura 4-7 Esquema del sistema nervioso autónomo eferente. Los impulsos aferentes se integran a nivel central y se envían de forma refleja a los receptores adrenérgicos y colinérgicos. Las fibras simpáticas que terminan en la médula suprarrenal son preganglionares y la acetilcolina (ACh) es el neurotransmisor. La estimulación de las células cromafines, que actúan como neuronas posganglionares, libera adrenalina (ADR) y noradrenalina (NA) (Grecu L. Autonomic nervous system: physiology and pharmacology. En: Barash PG, Cullen BF, Stoelting RK, et al, eds. *Clinical Anesthesia.* 7.ª ed. Lippincott Williams & Wilkins; 2013:362-407, fig. 15-22).

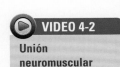

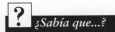

D. **Neurotransmisores autonómicos**

Las terminales nerviosas de las fibras preganglionares, tanto simpáticas como parasimpáticas, segregan acetilcolina, por lo que se denominan «colinérgicas». Las fibras posganglionares parasimpáticas también son colinérgicas. En cambio, la mayoría de las fibras posganglionares simpáticas segregan noradrenalina (excepto las de las glándulas sudoríparas) y, por tanto, se denominan «adrenérgicas» (*véase* fig. 4-5).

Los diferentes neurotransmisores posganglionares utilizados por las fibras posganglionares parasimpáticas simpáticas y parasimpáticas explican los diferentes efectos que el SNS y el SNP tienen sobre los órganos efectores. La mayoría de los órganos están inervados por ambas divisiones, generalmente con acciones opuestas (*véase* tabla 4-1). Por ejemplo, el corazón recibe una doble inervación que equilibra un aumento de la frecuencia cardíaca (SNS) con una disminución de la misma (SNP). Sin embargo, algunos órganos son controlados predominantemente por una de las divisiones. Por ejemplo, el SNS estimula continuamente los músculos lisos de las paredes de las arterias, manteniéndolas parcialmente constreñidas (tono simpático). La disminución de la estimulación simpática de los vasos sanguíneos produce una vasodilatación y una reducción de la presión arterial.

E. Neuronas colinérgicas y receptores

Las neuronas colinérgicas incluyen todas las neuronas preganglionares simpáticas y parasimpáticas, las neuronas posganglionares simpáticas que inervan la mayoría de las glándulas sudoríparas y todas las neuronas posganglionares parasimpáticas. Estas neuronas utilizan la acetilcolina como neurotransmisor.

La acetilcolina se almacena en vesículas sinápticas en el extremo terminal de la neurona y se libera por exocitosis cuando se desencadena una liberación de iones de calcio del espacio intersticial. Las vesículas que contienen acetilcolina se difunden a través de la hendidura sináptica y se unen a los receptores colinérgicos de la membrana celular postsináptica. La acetilcolina no puede reciclarse, por lo que se sintetiza continuamente en la terminal nerviosa presináptica. La síntesis (acetilación de la colina por el acetil coenzima A [acetil-CoA]) es catalizada por una enzima colina-acetiltransferasa. La rápida destrucción de la acetilcolina en la hendidura sináptica es esencial para que los órganos efectores vuelvan rápidamente a su estado inicial. La rápida destrucción de la acetilcolina en la sinapsis es producida por la acetilcolinesterasa y la seudocolinesterasa (colinesterasas plasmáticas). Estas enzimas hidrolizan la acetilcolina, los anestésicos locales tipo éster y la succinilcolina, entre otros.

Existen dos tipos de receptores colinérgicos: nicotínicos y muscarínicos. Los receptores nicotínicos (la nicotina imita la acción de la acetilcolina cuando se une a estos receptores) están presentes en las dendritas y cuerpos celulares de las neuronas posganglionares simpáticas y parasimpáticas, en las células cromafines de la médula suprarrenal y en la placa terminal motora de la unión neuromuscular esquelética. Los receptores muscarínicos (el veneno de los hongos, la muscarina, imita la acción de la acetilcolina cuando se une a estos receptores) están presentes en las membranas de todos los órganos efectores (músculos lisos y cardíacos, glándulas) inervados por fibras posganglionares parasimpáticas. Las glándulas sudoríparas reciben la mayor parte de su inervación de las neuronas colinérgicas simpáticas posganglionares y poseen receptores muscarínicos.

La unión de la acetilcolina a los receptores nicotínicos provoca la despolarización (excitación) de la célula postsináptica (p. ej., la neurona posganglionar, la célula efectora autonómica o la célula muscular esquelética). La unión de la acetilcolina a los receptores muscarínicos puede provocar una despolarización (excitación) o una hiperpolarización (inhibición), según el tipo de neurona. Por ejemplo, los músculos lisos del iris del ojo se contraerán, mientras que el músculo liso de los esfínteres gastrointestinales se relajará, una vez que la acetilcolina se una a sus receptores muscarínicos.

1. Neuronas adrenérgicas y receptores

Las neuronas simpáticas posganglionares utilizan predominantemente la noradrenalina como neurotransmisor (la adrenalina desempeña un papel menor). Al igual que la acetilcolina, la noradrenalina se almacena en vesículas presinápticas y se libera por exocitosis en la hendidura sináptica, donde se une a receptores adrenérgicos específicos que provocan la excitación o la inhibición de la célula efectora. Los receptores adrenérgicos pueden unirse tanto a la adrenalina (liberada como hormona) como a la noradrenalina (liberada como neurotransmisor o como hormona secretada directamente a la sangre por las células cromafines de la médula suprarrenal).

Los dos tipos principales de receptores adrenérgicos que se encuentran en las vísceras inervadas por la mayoría de las neuronas simpáticas posganglionares son alfa (α) y beta (β) (**tabla 4-2**). Existen otros subtipos de receptores basados en su respuesta de activación o en su distribución anatómica: los α_1 y β_1 son generalmente

Tabla 4-2 Receptores adrenérgicos

Receptor	Sitio sináptico	Sitio anatómico	Acción	Función del VI y volumen sistólico
α_1	Postsináptico	Músculo liso vascular periférico	Constricción	Disminución
		Músculo liso vascular renal	Constricción	
		Arterias coronarias epicárdicas	Constricción	
		Miocardio 30-40% del tono de reposo	Inotropismo positivo	Mejoría
		Túbulos renales	Antidiuresis	
	Presináptico	Liberación del músculo liso vascular periférico	Inhibir la NA	
			Vasodilatación secundaria	Mejoría
		Arterias coronarias	¿?	
		SNC	Inhibición de la actividad del SNC Sedación	
			Disminución de la CAM	
	Postsináptico	Arterias coronarias, endocardio SNC	Constricción	Disminución
			Inhibición de la liberación de insulina	
			Disminución de la motilidad intestinal Inhibición de la hormona antidiurética	
			Analgesia	
		Túbulo renal	Promueve la excreción de Na^{2+} y H_2O	
β_1	Sensible a la NA postsináptica	Miocardio	Inotropismo y cronotropismo positivos	Mejoría
		Nodo sinoauricular (SA)		
		Conducción ventricular		
		Riñón	Liberación de renina	
		Coronarias	Relajación	
β_2	Presináptico	Miocardio	Acelera la liberación de NA	Reforzamiento
	Sensible a la NA	Vasos de conducción ventricular del nodo SA	Acción opuesta al agonismo α_2 presináptico	
			Constricción	
	Postsináptico (extrasináptico) (sensible a la ADR)	Miocardio	Inotropismo y cronotropismo positivos	Reforzamiento

(continuación)

Tabla 4-2 Receptores adrenérgicos (*continuación*)

Receptor	Sitio sináptico	Sitio anatómico	Acción	Función del VI y volumen sistólico
		Músculo liso vascular	Relajación	Reforzamiento
		Músculo liso bronquial	Relajación	Reforzamiento
β_3		Tejido adiposo	Aumento de la lipólisis	
		Vasos renales	Relajación	
DA_1	Postsináptica	Vasos sanguíneos (renales, mesentéricos, coronarios)	Vasodilatación	Reforzamiento
		Túbulos renales	Natriuresis/diuresis	
		Células yuxtaglomerulares	Liberación de renina (modula la diuresis)	
		Ganglios simpáticos	Inhibición menor	
DA_2	Presináptica	Nervios simpáticos posganglionares	Inhibir la liberación de NA	Reforzamiento
	Postsináptica	Vasos renales y mesentéricos	Vasodilatación secundaria Vasoconstricción	

ADR: adrenalina; CAM: concentración alveolar mínima; NA: noradrenalina; SNC: sistema nervioso central; VI: ventrículo izquierdo.
Fuente: Grecu L. Autonomic nervous system: physiology and pharmacology. En: Barash PG, Cullen BF, Stoelting RK, et al, eds.*Clinical Anesthesia*. 7.ª ed. Lippincott Williams & Wilkins; 2013:362-407, tabla 15-2.

excitadores, los α_2 y β_2 son generalmente inhibidores, los β_3 están presentes solo en el tejido adiposo marrón (pardo) y conducen a la termogénesis cuando se activan. La mayoría de las células efectoras tienen receptores α o β; una minoría tiene ambos. La noradrenalina tiene mayor afinidad por los receptores α, mientras que la adrenalina estimula tanto los α como los β por igual.

El principal mecanismo de terminación de la noradrenalina en la hendidura sináptica es mediante la recaptación en las terminales neuronales presinápticas, donde se someten a una destrucción enzimática por parte de la catecol-O-metiltransferasa (COMT) y la monoaminooxidasa (MAO) para formar ácido vanililmandélico que se excreta en la orina. El metabolismo de la noradrenalina es más largo que el de la acetilcolina, por lo que sus efectos duran más que los de esta última.

Se utilizan múltiples fármacos para activar o bloquear receptores adrenérgicos y colinérgicos específicos para modular los efectos deseados de la noradrenalina y la adrenalina en los tejidos humanos. Por ejemplo, la fenilefrina es un agonista adrenérgico en los receptores α_1 que suele emplearse en el ámbito intraoperatorio para elevar la presión arterial media mediante la vasoconstricción inducida (es decir, el aumento de la poscarga). El esmolol es un bloqueador β_1 selectivo que se utiliza a menudo para disminuir de forma rápida la frecuencia cardíaca y la presión arterial a través de sus efectos inhibitorios sobre la cronotropía y la inotropía cardíacas, respectivamente.

2. Reflejos del sistema nervioso autónomo

La función principal del sistema nervioso autónomo es modular rápidamente el equilibrio entre las respuestas simpáticas y parasimpáticas a los cambios en nuestro entorno homeostático. El equilibrio entre la actividad simpática y parasimpática se denomina «tono simpático» y está regulado por el hipotálamo, que aumenta la

? ¿Sabía que...?

En general, el número de receptores adrenérgicos es inversamente proporcional a la concentración de catecolaminas circulantes.

actividad simpática y disminuye la parasimpática según sea necesario para mantener el tono adecuado.

En momentos de estrés físico o emocional, predomina la división simpática del sistema nervioso autónomo. El tono simpático elevado favorece las funciones corporales necesarias para la respuesta de lucha o huida: las pupilas se dilatan, el ritmo cardíaco y la contractilidad aumentan, las vías respiratorias se dilatan y el flujo sanguíneo se redirige a los órganos implicados en la respuesta de lucha (p. ej., el músculo esquelético). Por el contrario, durante los períodos de inactividad predomina la división parasimpática, que prioriza las actividades de descanso y digestión (p. ej., las acciones del tubo digestivo que nos permiten digerir mejor los alimentos).

No es de extrañar que los efectos simpáticos estén más extendidos y sean más duraderos que los parasimpáticos. Al fin y al cabo, la supervivencia depende de la rapidez y la duración de las respuestas de la división simpática. Tres mecanismos fisiológicos permiten que esto ocurra: las fibras simpáticas posganglionares divergen más ampliamente, lo que permite la activación simultánea de muchos sistemas orgánicos; los mecanismos de inactivación de la noradrenalina le permiten permanecer mucho más tiempo que la acetilcolina en la hendidura sináptica; y la médula suprarrenal complementa el suministro neuronal de noradrenalina y adrenalina secretando ambas sustancias directamente en la circulación.

Si las vías autonómicas se interrumpen, ya sea por una condición patológica o como efecto secundario de los medicamentos, se espera una pérdida de la función normal. Un ejemplo de esta condición es la interrupción farmacológica de los ganglios simpáticos cervicales con anestesia local tras un bloqueo del ganglio estrellado o un bloqueo del plexo braquial realizado por vía interescalénica. Esta alteración da lugar al desarrollo del síndrome de Horner: la combinación de ptosis, miosis y anhidrosis debido a la acción sin oposición de las fibras parasimpáticas en estas distribuciones anatómicas.

Un ejemplo frecuente de disfunción autonómica de origen natural es la hipotensión ortostática, es decir, la disminución sostenida de la presión arterial sistólica en 20 mm Hg o de la presión arterial diastólica en 10 mm Hg al cambiar rápidamente de posición desde la posición supina o sentada a la posición de pie. Cuando funciona con normalidad, la actividad del SNS aumenta rápidamente al ponerse de pie (ya que los barorreceptores carotídeos perciben la caída inicial de la presión arterial inducida por la gravedad), lo que conduce a un rápido aumento compensatorio tanto de la vasoconstricción como del gasto cardíaco, aumentando así la presión arterial y minimizando los efectos clínicos de la hipotensión ortostática. Con el envejecimiento o el uso de medicamentos bloqueadores β, este reflejo compensatorio del SNS se ve afectado, lo que puede dar lugar a mareos e incluso a un síncope transitorio al adoptar rápidamente una posición de pie.

¿Sabía que...?

La hipotensión ortostática es un presagio de un aumento de la morbilidad y la mortalidad perioperatorias y debe considerarse un factor de riesgo adicional para un paciente determinado.

Para más información e interactividad, consulte las videoconferencias interactivas (en inglés) y la infografía «En un vistazo», disponibles en el libro electrónico gratuito que acompaña a este texto. Las instrucciones de acceso se encuentran detrás de la portada.

Lecturas recomendadas

1. Tortora GJ, Derrickson B. *Principles of Anatomy and Physiology*. 14th ed. Wiley; 2014.
2. Moore KL, Dalley AF, Agur AMR. *Moore Clinically Oriented Anatomy*. 7th ed. Lippincott; 2013.
3. Standring S. *Gray's Anatomy the Anatomical Basis of Clinical Practice*. 40th ed. Churchill Livingston; 2008.
4. Shier D, Butler J, Lewis R. *Hole's Essentials of Human Anatomy and Physiology*. 10th ed. McGraw Hill; 2009.
5. Barash PG, Cahalan MK, Cullen BF, et al. *Clinical Anesthesia Fundamentals*. Wolters Kluwer; 2015.

NEUROFISIOLOGÍA

EN
UN
VISTAZO

Comprender la fisiología cerebral es fundamental para el tratamiento de pacientes con enfermedad del sistema nervioso central. La siguiente ilustración resume los elementos importantes de las presiones, los flujos y el metabolismo cerebrales. También se describen otros factores que influyen en la fisiología intracraneal

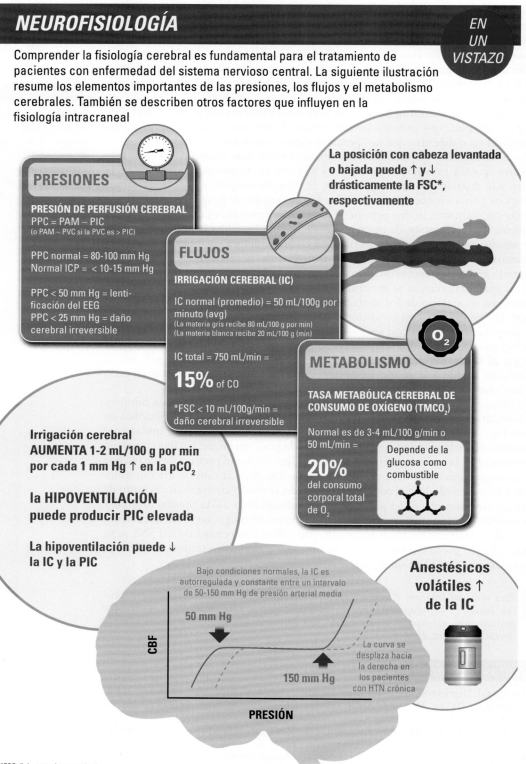

PRESIONES

PRESIÓN DE PERFUSIÓN CEREBRAL
PPC = PAM − PIC
(o PAM − PVC si la PVC es > PIC)

PPC normal = 80-100 mm Hg
Normal ICP = < 10-15 mm Hg

PPC < 50 mm Hg = lentificación del EEG
PPC < 25 mm Hg = daño cerebral irreversible

La posición con cabeza levantada o bajada puede ↑ y ↓ drásticamente la FSC*, respectivamente

FLUJOS

IRRIGACIÓN CEREBRAL (IC)

IC normal (promedio) = 50 mL/100g por minuto (avg)
(La materia gris recibe 80 mL/100 g por min)
(La materia blanca recibe 20 mL/100 g (min)

IC total = 750 mL/min =

15% of CO

*FSC < 10 mL/100g/min = daño cerebral irreversible

O₂

METABOLISMO

TASA METABÓLICA CEREBRAL DE CONSUMO DE OXÍGENO (TMCO₂)

Normal es de 3-4 mL/100 g/min o 50 mL/min =

20%
del consumo corporal total de O₂

Depende de la glucosa como combustible

Irrigación cerebral
AUMENTA 1-2 mL/100 g por min por cada 1 mm Hg ↑ en la pCO₂

la **HIPOVENTILACIÓN** puede producir PIC elevada

La hipoventilación puede ↓ la IC y la PIC

Bajo condiciones normales, la IC es autorregulada y constante entre un intervalo de 50-150 mm Hg de presión arterial media

50 mm Hg

CBF

150 mm Hg

La curva se desplaza hacia la derecha en los pacientes con HTN crónica

PRESIÓN

Anestésicos volátiles ↑ de la IC

*FSC: flujo sanguíneo cerebral

Infografía de: Naveen Nathan MD

1. Después de realizar con éxito un bloqueo del ganglio estrellado derecho con anestesia local, ¿cuál de los siguientes hallazgos físicos se observaría?

   A. Miosis del ojo derecho
   B. Ptosis del ojo izquierdo
   C. Midriasis del ojo derecho
   D. Aumento de la frecuencia cardíaca

2. Los efectos del sistema nervioso simpático suelen durar más que los efectos parasimpáticos, ¿por cuál de las siguientes razones?

   A. La noradrenalina permanece más tiempo en la hendidura sináptica neuronal que la acetilcolina
   B. La acetilcolina permanece más tiempo en la hendidura sináptica neuronal que la noradrenalina
   C. La médula suprarrenal secreta acetilcolina directamente a la circulación
   D. La acetilcolina es rápidamente desactivada por la médula suprarrenal

3. En el sistema nervioso autónomo humano, la noradrenalina es el neurotransmisor liberado por ¿cuál de las siguientes neuronas?

   A. Neuronas posganglionares parasimpáticas
   B. Neuronas preganglionares parasimpáticas
   C. Neuronas simpáticas posganglionares
   D. Neuronas simpáticas preganglionares

4. ¿Cuál es la función principal del cerebelo?

   A. Regulación del tono simpático
   B. Secreción del líquido cefalorraquídeo
   C. Coordinación de los movimientos voluntarios
   D. Secreción de dopamina

5. ¿Cuál de las siguientes afirmaciones sobre la acetilcolina es la más correcta?

   A. Es liberada por la médula suprarrenal
   B. Es destruida en la hendidura sináptica por el acetil coenzima A
   C. Es sintetizada por la seudocolinesterasa
   D. Se libera en la hendidura sináptica por exocitosis desde la terminal presináptica

1. A

Un bloqueo del ganglio estrellado elimina la entrada simpática a los ganglios cervicales y sus distribuciones anatómicas, incluyendo el ojo, la cara y el brazo ipsilaterales. El lado contralateral no se ve afectado por el bloqueo. La midriasis es una respuesta parasimpática y no se ve afectada por un bloqueo del ganglio estrellado (es decir, simpático). La frecuencia cardíaca no cambiará o disminuirá debido a la estimulación parasimpática sin oposición al corazón.

2. A

La acetilcolina se elimina más rápidamente que la noradrenalina de la hendidura sináptica neuronal. La médula suprarrenal no secreta ni desactiva la acetilcolina.

3. C

De estas cuatro neuronas del sistema autónomo, la acetilcolina se libera de todas ellas excepto de la neurona posganglionar simpática. La única neurona que utiliza la noradrenalina como neurotransmisor es la neurona simpática posganglionar.

4. C

El cerebelo coordina los movimientos voluntarios, mantiene la postura y el equilibrio y permite realizar actividades musculares dirigidas a un objetivo. El tono simpático está regulado por el hipotálamo. El líquido cefalorraquídeo es segregado por las células epiteliales del plexo coroideo en el tercer y cuarto ventrículos. La dopamina es segregada por las células de la sustancia negra del mesencéfalo.

5. D

La acetilcolina se almacena en las vesículas presinápticas y se libera por exocitosis. Las vesículas que contienen acetilcolina se difunden a través de la hendidura sináptica y se unen a los receptores colinérgicos de la membrana celular postsináptica. Su síntesis (acetilación de la colina por la acetil coenzima A) es catalizada por la enzima colina acetiltransferasa. Su rápida destrucción en la hendidura sináptica es esencial para que los órganos efectores vuelvan rápidamente a su estado inicial y se ve afectada por la acetilcolinesterasa y la seudocolinesterasa (colinesterasas plasmáticas). La acetilcolina no es liberada por la médula suprarrenal.

5 Riñones

Thomas R. Hickey y Natalie F. Holt

I. Anatomía y fisiología renales

A. Anatomía

Los riñones son órganos retroperitoneales pares que se sitúan en los niveles vertebrales T12 a L4 (**fig. 5-1**). Los riñones reciben entre el 20 y 25% del gasto cardíaco. El suministro de sangre es a través de una sola arteria renal a cada lado. Las venas renales reciben el drenaje venoso de los riñones, así como de las glándulas suprarrenales, las gónadas, el diafragma y la pared corporal. El drenaje linfático es hacia los ganglios lumbares. La inervación simpática del riñón surge de los plexos celíaco e intermesentérico y viaja con las arterias renales. La inervación parasimpática de los riñones se realiza a través del nervio vago; la de los uréteres, a través de los nervios esplácnicos. La sensación de dolor renal se remonta a los segmentos espinales T10 a L1 a través de las fibras simpáticas.

Con excepción del hilio, el parénquima renal está rodeado por una membrana fibrosa resistente pero fina y se divide en dos regiones distintas: la corteza y la médula (*véase* fig. 5-1). La *corteza* es la porción externa del riñón y contiene bandas alternas de laberinto cortical (glomérulos y túbulos contorneados) y conjuntos paralelos de túbulos rectos (rayos medulares). La *médula* es la parte más profunda del parénquima y está dividida en una región externa, que contiene la rama gruesa ascendente del asa de Henle y una región interna que no la contiene. La región externa de la médula se divide a su vez en franjas externas e internas, que se definen por la presencia (externa) o ausencia (interna) de túbulos proximales (*véase* fig. 5-1). Los túbulos de la médula se organizan en pirámides, que se orientan con la base hacia la corteza y la punta (papila) hacia un cáliz menor donde drena la orina.

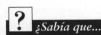
B. Fisiología: correlación de la estructura y la función

Nefrona

La *nefrona* es la unidad estructural y funcional del riñón, es la responsable de la formación de la orina. En el riñón hay alrededor de 1.2 millones de nefronas. Estas células desempeñan un papel dominante en la homeostasis del agua y los electrólitos, el equilibrio ácido-base y el control de la presión arterial. Cada una comprende un glomérulo y un túbulo (**fig. 5-2**). El *glomérulo* es un manojo capilar encerrado en una estructura fibrosa llamada *cápsula de Bowman*, conocida en conjunto como *corpúsculo renal*. Aquí es donde se produce la filtración de la sangre. La absorción y la secreción se producen en los túbulos renales, que se dividen en tres segmentos principales: el túbulo contorneado proximal, el asa de Henle y el túbulo contorneado distal. El filtrado de cada nefrona drena en el sistema colector y pasa por los conductos papilares hacia los cálices renales.

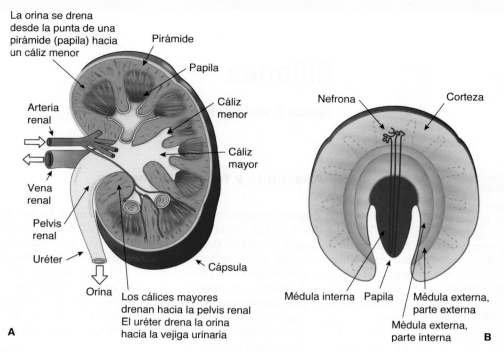

La orina se drena desde la punta de una pirámide (papila) hacia un cáliz menor

Pirámide

Papila

Cáliz menor

Arteria renal

Vena renal

Pelvis renal

Uréter

Orina

Los cálices mayores drenan hacia la pelvis renal
El uréter drena la orina hacia la vejiga urinaria

Cáliz mayor

Cápsula

A

Nefrona

Corteza

Médula interna   Papila   Médula externa, parte externa

Médula externa, parte interna

B

Figura 5-1 **A)** Anatomía macroscópica del riñón. **B)** Franjas medulares internas y externas (Filtration and micturition. En: Preston RR, Wilson TE, eds. *Lippincott® Illustrated Reviews: Physiology.* 2.ª ed. Wolters Kluwer; 2019:323-338, figs. 25-2 y 25-3).

Glomérulo

Cada nefrona está asociada con un glomérulo, que es un manojo de capilares abastecido por una arteriola aferente y drenado por una arteriola eferente. Los glomérulos se dividen en dos subtipos: *glomérulos superficiales* (80-85% de los glomérulos; situados cerca de la cápsula renal y asociados con asas cortas de Henle) y *glomérulos yuxtamedulares* (15-20% de los glomérulos que tienen asas largas de Henle, que se extienden profundamente en la médula) (**fig. 5-3**).

Los *podocitos* son células epiteliales especializadas que cubren el exterior del capilar glomerular y tienen extensiones llamadas *procesos pediculares*. Entre las apófisis de los pies se encuentra el diafragma de hendidura. La barrera de filtración glomerular se compone de tres capas: el endotelio, la membrana basal y los procesos pediculares de los podocitos. Este complejo proporciona una permeabilidad selectiva, la cual permite generalmente que solo un 25% de los elementos plasmáticos pasen a la cápsula de Bowman; las proteínas mayores de ~65 kDa no pueden cruzar. Sin embargo, en ciertos estados de enfermedad, como el síndrome nefrótico y la glomerulonefritis, las proteínas grandes, los eritrocitos, o ambos, son capaces de penetrar la cápsula de Bowman.

Aparato yuxtaglomerular

El aparato yuxtaglomerular está situado en el extremo del túbulo distal y comprende las arteriolas aferentes y eferentes, el mesangio y la mácula densa (**fig. 5-4**). El mesangio está formado por una matriz extracelular y células especializadas llamadas *células mesangiales*. La mácula densa es una región de la rama gruesa ascendente especializada, distal, del *asa de Henle* de la nefrona madre. Está formada por células columnares bajas que tienen sus membranas apicales expuestas al líquido tubular y la cara basilar en contacto con células del mesangio y la arteriola aferente. Entre

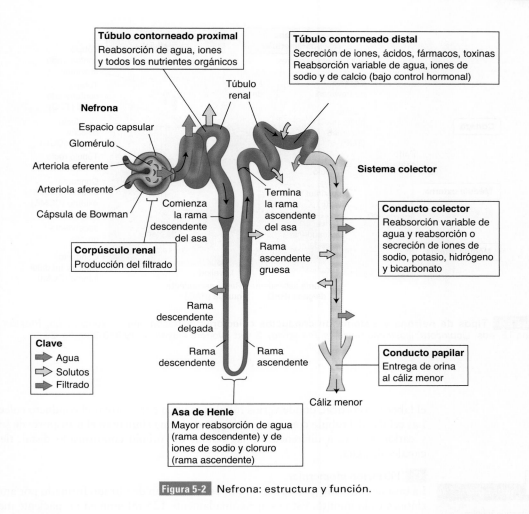

Túbulo contorneado proximal
Reabsorción de agua, iones y todos los nutrientes orgánicos

Túbulo contorneado distal
Secreción de iones, ácidos, fármacos, toxinas
Reabsorción variable de agua, iones de sodio y de calcio (bajo control hormonal)

Túbulo renal

Nefrona
Espacio capsular
Glomérulo
Arteriola eferente
Arteriola aferente
Cápsula de Bowman

Comienza la rama descendente del asa

Corpúsculo renal
Producción del filtrado

Termina la rama ascendente del asa

Rama ascendente gruesa

Sistema colector

Conducto colector
Reabsorción variable de agua y reabsorción o secreción de iones de sodio, potasio, hidrógeno y bicarbonato

Rama descendente delgada

Rama descendente

Rama ascendente

Conducto papilar
Entrega de orina al cáliz menor

Cáliz menor

Clave
Agua
Solutos
Filtrado

Asa de Henle
Mayor reabsorción de agua (rama descendente) y de iones de sodio y cloruro (rama ascendente)

Figura 5-2 Nefrona: estructura y función.

las células mesangiales existen uniones comunicantes que sirven de enlace funcional entre la mácula densa, las arteriolas glomerulares y el mesangio. El aparato yuxtaglomerular desempeña un papel fundamental en la regulación de la presión arterial.

Túbulo proximal y asa de Henle

La estructura celular del *túbulo proximal* es altamente especializada, lo que refleja las altas demandas de energía requeridas para una serie de complejas funciones de transporte. Prácticamente no hay transporte activo en la parte descendente del asa de Henle (*véase* fig. 5-4). Más bien, la concentración de orina se produce en esta parte del asa a través de transportadores pasivos de urea y canales de agua simples. La rama ascendente gruesa es donde el transporte activo impulsado por las adenosina-trifosfatasas de sodio y potasio (Na+/K+ ATPasa) reabsorbe el sodio y el cloruro. La mácula densa es la parte modificada de la rama ascendente gruesa del asa de Henle, que forma parte del aparato yuxtaglomerular.[1]

Túbulo distal

El *túbulo distal* está compuesto por el túbulo contorneado distal, el túbulo conector y el conducto colector inicial (*véase* fig. 5-3). Las células del túbulo contorneado distal transportan activamente sodio y tienen ATPasa de calcio, que es importante en la reabsorción de cationes divalentes. Los túbulos de conexión se encuentran en

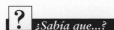

¿Sabía que...?

La nefropatía por IgA (también llamada *síndrome de Berger*) es la causa más frecuente de glomerulonefritis primaria en los países desarrollados. Se caracteriza por la presencia de anticuerpos IgA contra componentes del mesangio renal.

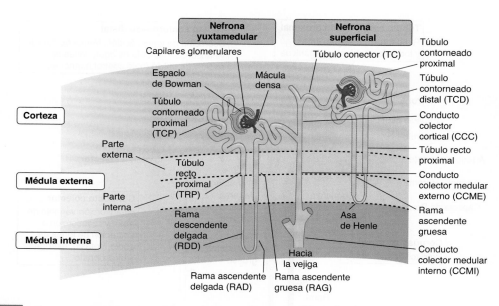

Figura 5-3 Tipos de nefrona y sistema de conductos colectores (Filtration and micturition. En: Preston RR, Wilson TE, eds. *Lippincott® Illustrated Reviews: Physiology.* 2.ª ed. Wolters Kluwer; 2019:323-338, fig. 25-5).

el laberinto cortical, donde varios túbulos se unen para formar el conducto colector. Las células del túbulo conector participan de forma similar en el transporte de sodio y cationes pero, a diferencia de las células del túbulo contorneado distal, tienen canales de agua.

C. Filtración glomerular

La tasa de filtración glomerular (TFG) es el volumen de filtrado formado por ambos riñones cada minuto. Esto es aproximadamente 125 mL/min en un paciente medio con función renal normal. El líquido y los solutos son forzados bajo presión desde el glomérulo (arteriola aferente) hacia el espacio capsular del corpúsculo renal. Una membrana de filtración permite el paso al espacio capsular de líquido y pequeños solutos en función de su tamaño y su carga. La filtración se produce por el flujo masivo impulsado por la presión hidrostática de la sangre; las moléculas pequeñas pasan rápidamente a través de la membrana de filtración, mientras que las moléculas más grandes quedan retenidas dentro de la arteriola. El diámetro relativamente grande de las arteriolas aferentes y el pequeño diámetro de las arteriolas eferentes dan lugar a una presión capilar elevada (~60 mm Hg). A esta presión impulsora se oponen la presión hidrostática capsular (~15 mm Hg) y la presión osmótica coloide con los capilares glomerulares (~32 mm Hg). Aunque la concentración de pequeños solutos es la misma a través de la membrana de filtración, las grandes proteínas son retenidas y la presión osmótica de la sangre aumenta a medida que el líquido sale del glomérulo. El resultado es una presión de filtración neta de aproximadamente 10-15 mm Hg. Existe una relación directa entre la presión de filtración neta y la TFG. Si la presión hidrostática u osmótica de los capilares glomerulares o la presión hidrostática del espacio capsular cambia, la TFG también cambiará.

D. Autorregulación del flujo sanguíneo renal y de la filtración glomerular

La autorregulación del flujo sanguíneo renal y la TFG están íntimamente relacionadas. En los individuos sanos, el flujo sanguíneo renal se mantiene casi constante

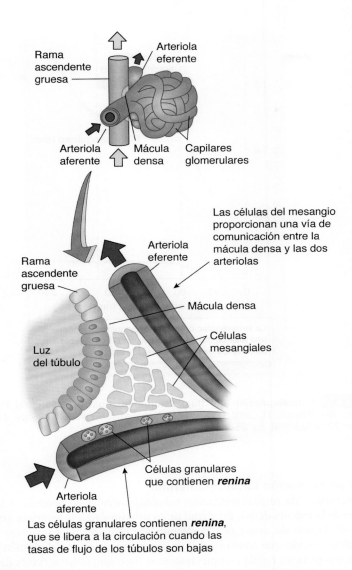

Rama ascendente gruesa

Arteriola eferente

Arteriola aferente

Mácula densa

Capilares glomerulares

Las células del mesangio proporcionan una vía de comunicación entre la mácula densa y las dos arteriolas

Arteriola eferente

Rama ascendente gruesa

Mácula densa

Células mesangiales

Luz del túbulo

Células granulares que contienen *renina*

Arteriola aferente

Las células granulares contienen *renina*, que se libera a la circulación cuando las tasas de flujo de los túbulos son bajas

Figura 5-4 **Aparato yuxtaglomerular** (Filtration and micturition. En: Preston RR, Wilson TE, eds. *Lippincott® Illustrated Reviews: Physiology*. 2.ª ed. Wolters Kluwer; 2019:323-338, fig. 25-10).

con los cambios de la presión arterial sistólica, de unos 80-200 mm Hg (**fig. 5-5**). Existen tres mecanismos principales por los que se regula el flujo sanguíneo renal (y, por tanto, la TFG): la respuesta miógena, la retroalimentación tubuloglomerular y la estimulación del sistema nervioso simpático.

Respuesta miógena

La respuesta miógena es una propiedad intrínseca del músculo liso vascular por la que las arteriolas se contraen en respuesta a un aumento de la presión transmural y se relajan en respuesta a una disminución de la presión transmural. Esto permite un flujo sanguíneo y una TFG relativamente constantes en un amplio rango de presiones.[2]

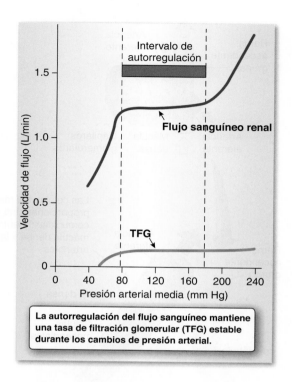

Figura 5-5 Autorregulación del flujo sanguíneo renal (Filtration and micturition. En: Preston RR, Wilson, TE, eds. *Lippincott® Illustrated Reviews: Physiology.* 2.ª ed. Wolters Kluwer; 2019:323-338, fig. 25-9).

Retroalimentación tubuloglomerular

El mecanismo de retroalimentación tubuloglomerular se produce a través de las células de la mácula densa. En virtud de su proximidad a la arteriola aferente (*véase* fig. 5-4), la mácula densa está perfectamente posicionada para crear un bucle de retroalimentación que controla el flujo sanguíneo a través del glomérulo. Si la respuesta miógena no regula completamente el flujo sanguíneo a través del glomérulo, el aumento de la presión capilar provoca un aumento de la TFG. El incremento de la entrega de cloruro de sodio en el líquido tubular que llega a la mácula densa en el túbulo distal da lugar a la vasoconstricción de la arteriola aferente (retroalimentación tubuloglomerular). El aumento del transporte de sodio en el túbulo distal no es el único mecanismo que desencadena la retroalimentación tubuloglomerular. El flujo de líquido tubular, independientemente de la concentración de sodio, es percibido por los cilios primarios situados en la cara apical (luminal) de las células de la mácula densa y también desencadenan la retroalimentación tubuloglomerular.

Sistema nervioso simpático

Durante los períodos de estrés, como la hipotensión o la hemorragia, la estimulación simpática anula la autorregulación. El aumento de la actividad simpática renal disminuye la excreción de sodio y agua mediante: 1) el aumento de la reabsorción tubular de agua y sodio en toda la nefrona, 2) la disminución del flujo sanguíneo renal y de la TFG mediante la vasoconstricción de las arteriolas y 3) el aumento de la actividad del sistema renina-angiotensina-aldosterona (SRAA) mediante la liberación de renina de las células granulares yuxtaglomerulares.[3]

E. Reabsorción tubular de sodio y agua

El sodio se mueve libremente desde el glomérulo a través de la membrana de filtración hacia la cápsula de Bowman y tiene la misma concentración en el líquido tubular que en el plasma. Aproximadamente dos tercios del filtrado que llega al túbulo proximal se reabsorbe. Este proceso está regulado tanto de forma aguda como crónica por la presión arterial, el volumen de líquido extracelular, el SRAA, el sistema nervioso simpático y un sistema natriurético intrarrenal de dopamina.[4] La mayor parte del cloruro de sodio, el bicarbonato, el fosfato, la glucosa, el agua y otros sustratos se reabsorben en las células tubulares a medida que se desplazan *pasivamente* por sus gradientes de concentración (**fig. 5-6**; *véase* fig. 5-5). A continuación, la ATPasa de sodio-potasio de la membrana basolateral bombea *activamente* el sodio fuera de la célula hacia el líquido intersticial, manteniendo una baja concentración intracelular. Esto mantiene el gradiente para la entrada de sodio desde el líquido tubular en el lado luminal. La *presión oncótica de los coloides* en los capilares que acompañan a los túbulos proximales es alta porque las moléculas grandes son retenidas por la membrana de filtración de la cápsula de Bowman. El sodio y el agua se reabsorben del líquido intersticial hacia los capilares mediante un flujo masivo mediado por fuerzas hidrostáticas y osmóticas. La fracción de sodio reabsorbida en el túbulo proximal varía según las condiciones imperantes (**tabla 5-1**). La reabsorción de agua se produce de forma pasiva en el túbulo proximal por ósmosis y se acopla al transporte de sodio a través de las células. El agua también pasa a través de las uniones estrechas entre las células, lo que permite la difusión de agua y pequeños iones.

El asa de Henle tiene tres regiones distintas: el segmento delgado descendente, el segmento delgado ascendente y el segmento grueso ascendente. Los segmentos finos tienen membranas delgadas sin bordes en cepillo y pocas mitocondrias (*véase* fig. 5-3) debido a las bajas necesidades metabólicas. Hay poca reabsorción activa de agua o solutos dentro de estos segmentos. Sin embargo, el segmento delgado descendente es altamente permeable al agua, pero no a los solutos. Por tanto, a medida que el agua se difunde de manera pasiva fuera de las células, la osmolaridad del fluido tubular aumenta hasta un máximo en la punta del asa de Henle. Por el contrario, tanto la parte fina como la gruesa de la rama ascendente son impermeables al agua (*véanse* figs. 5-5 y 5-6). El sodio se desplaza hacia el interior de la célula a lo largo de su gradiente, que se mantiene gracias a la ATPasa de Na$^+$/K$^+$ basolateral. Al mismo tiempo, el sodio cotransporta el potasio al interior de la célula en contra de su gradiente.

El resto de la *nefrona distal* incluye el túbulo conector y el conducto colector (*véanse* fig. 5-2 y 5-3). Solo un pequeño porcentaje del filtrado original llega a estos segmentos, pero la reabsorción de agua y solutos está muy regulada aquí y es responsable del ajuste fino de la homeostasis de líquidos y electrólitos por parte del riñón. Hay poblaciones celulares distintas en la nefrona distal. El túbulo conector está formado por células conectoras y células intercaladas, mientras que el conducto colector está formado por células principales y células intercaladas. La reabsorción de sodio en el túbulo conector y en el conducto colector está mediada por las células conectoras y las células principales a través de los canales de sodio epiteliales apicales sensibles a las hormonas (aldosterona).

La aldosterona forma un complejo con receptores en la membrana celular de las células principales para promover la formación de canales de sodio y aumenta la actividad de las bombas de ATPasa de Na$^+$/K$^+$. Las *células intercaladas* son de dos tipos: de tipo A, que secretan protones y reabsorben potasio, y de tipo B, que secretan bicarbonato y reabsorben cloruro. La reabsorción de agua, que se produce en mayor medida en el conducto colector que en el túbulo de conexión, está bajo la influencia de la hormona antidiurética (ADH; *antidiuretic hormone* o vasopresina). La ADH se produce en la hipófisis posterior y se libera en respuesta a la hipovolemia

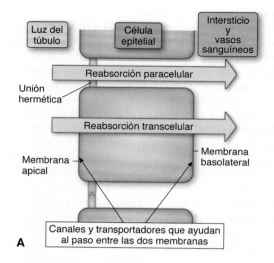

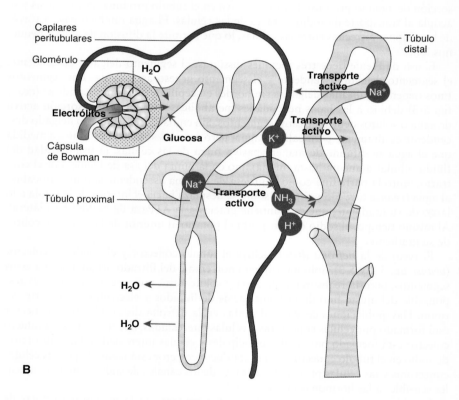

Figura 5-6 **A)** Reabsorción desde el lumen tubular. **B)** Transporte de sustancias a través del glomérulo (A adaptada de Filtration and micturition. En: Preston RR, Wilson, TE, eds. *Lippincott® Illustrated Reviews: Physiology.* 2.ª ed. Wolters Kluwer; 2019:323-338 y B adaptada de *Straight A's in Anatomy and Physiology.* Lippincott Williams & Wilkins; 2007:313).

Tabla 5-1 Factores que afectan la reabsorción de sodio por el túbulo renal

Factores que disminuyen la reabsorción de sodio	Factores que aumentan la reabsorción de sodio
Aumento de la presión arterial	Reducción de la presión arterial, hemorragia
Alto consumo de sal	Dieta baja en sal
Aumento del volumen extracelular	Estimulación simpática
Inhibición de la angiotensina II	Angiotensina II

y (en menor medida) a la hiperosmolalidad. La ADH provoca una vasoconstricción en el riñón, sobre todo de la arteriola eferente, que preserva la presión de filtración glomerular incluso ante la hipotensión. La ADH también se une a receptores específicos en los conductos colectores medulares y favorece la expresión de los canales de acuaporina en las células principales, lo que aumenta la reabsorción de agua. El conducto colector suele ser relativamente impermeable al agua. Sin embargo, se vuelve altamente permeable al agua en presencia de ADH.

F. Sistema renina-angiotensina-aldosterona

El SRAA es un complejo sistema hormonal que regula la presión arterial sistémica y el equilibrio de líquidos y electrólitos mediante efectos locales en el riñón y a través de efectos sistémicos en otras partes del cuerpo. La renina es liberada por las células de la mácula densa y los conductos colectores en respuesta a la estimulación adrenérgica, la hipovolemia o la reducción de la perfusión. La renina convierte el *angiotensinógeno* generado por el hígado en *angiotensina I* (Ang I). La Ang I es posteriormente escindida por la *enzima convertidora de angiotensina* (ECA), producida por los pulmones, para formar la hormona activa *angiotensina II* (Ang II) (**fig. 5-7**). Estudios recientes han demostrado que existen varios subtipos de receptores de Ang II. Sin embargo, el receptor de angiotensina tipo 1 es, con mucho, el más frecuente; a través de este receptor, la angiotensina produce una profunda vasoconstricción a nivel de la arteriola eferente, promueve la reabsorción tubular de sodio y la secreción de aldosterona, vasopresina y endotelina. La Ang II también produce vasoconstricción sistémica, pero con solo una décima parte de la potencia de su efecto renal.

La aldosterona se produce en la zona glomerular de la corteza suprarrenal en respuesta a la Ang II, la hormona adrenocorticotrópica, la hipercalemia y la hiponatremia. El efecto neto es una mayor reabsorción de sodio. Un circuito de retroalimentación permite un control preciso del SRAA. La Ang II retroalimenta el aparato yuxtaglomerular para inhibir la secreción de renina de la mácula densa y de las células del conducto colector. Además, las prostaglandinas producidas en la médula renal se liberan en respuesta a la estimulación del sistema nervioso simpático y actúan para modular los efectos vasoconstrictores del SRAA.

G. Respuesta vasodilatadora renal

La exposición a factores de estrés, entre los que se encuentra la cirugía, provoca la activación de los *factores vasopresores* (SRAA, descarga simpática, liberación de vasopresina) que mantienen o aumentan la presión arterial sistémica, pero a expensas de la circulación renal. El riñón es capaz de preservar su flujo sanguíneo en cierta medida gracias a los efectos paracrinos de varios vasodilatadores intrarrenales, como el óxido nítrico, las prostaglandinas, los péptidos natriuréticos y la bradicinina (**tabla 5-2**).[5]

? *¿Sabía que...?*

El síndrome de Fanconi es un trastorno de la función de los túbulos renales proximales que provoca pérdidas sustanciales de agua, así como de muchos electrólitos, incluyendo el potasio, el bicarbonato, el fosfato, los aminoácidos y la glucosa.

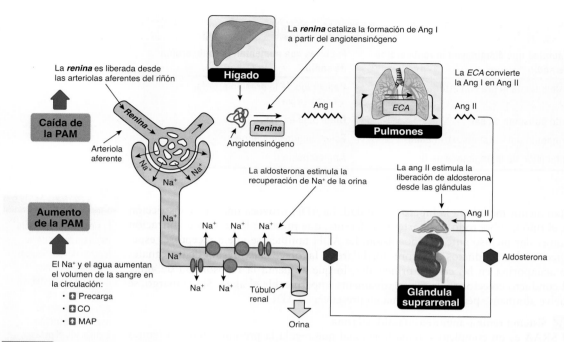

Figura 5-7 Sistema renina-angiotensina-aldosterona. Ang I: angiotensina I; Ang II: angiotensina II; ECA: enzima convertidora de angiotensina; GC: gasto cardíaco; PAM: presión aórtica media (adaptada de Filtration and micturition. En: Preston RR, Wilson, TE, eds. *Lippincott® Illustrated Reviews: Physiology.* 2.ª ed. Wolters Kluwer; 2019:323-338).

El túbulo proximal también produce dopamina a partir de L-dopa a través de la enzima L-aminoácido-descarboxilasa. La dopamina circulante y la formada localmente activan los **receptores de dopamina** en las arteriolas y los túbulos a través de la adenililo-ciclasa, la fosfolipasa C y la fosfolipasa A_2. La activación de los receptores de dopamina afecta tanto la excreción de sodio como la hemodinámica renal (**tabla 5-3**). La reabsorción de sodio se reduce en el túbulo proximal, produciendo diuresis y natriuresis. Aunque la dopamina es un diurético eficaz, tiene otros efectos sobre el sistema cardiovascular, que pueden incluir taquicardia y aumento de la presión arterial, incluso a las llamadas *dosis renales* (1-3 µg/kg por min). No se ha demostrado que la dopamina alivie o proteja del daño renal agudo (DRA) o la enfermedad renal crónica (ERC) y ya no se recomienda en el tratamiento de ninguna de las dos enfermedades.[6] El agonista selectivo de la dopamina 1, el fenoldopam,

Tabla 5-2 Vasodilatadores renales

Factor	Comentario
Óxido nítrico	Principal contribuyente a la vasodilatación renal
Prostaglandinas	Se libera en respuesta al estrés, la isquemia renal y la hipotensión Oposición al SRAA y la ADH
Péptidos natriuréticos (ANP, BNP)	Liberado en respuesta a la expansión del volumen Oposición al SRAA
Bradicinina	También estimula la liberación de óxido nítrico

ADH: hormona antidiurética; ANP: proteína natriurética auricular (*atrial natriuretic protein*); BNP: proteína natriurética cerebral (*brain natriuretic protein*); SRAA: sistema renina-aldosterona-angiotensina.

Tabla 5-3 Efectos de la dopamina sobre el flujo de sangre renal y el funcionamiento tubular	
Efectos en el flujo de sangre renal	**Efectos tubulares**
Vasodilatación renal por aumento de la producción de prostaglandinas	Reduce la actividad del intercambiador Na^+/H^+ en la membrana luminal del túbulo proximal
Aumento del flujo sanguíneo renal, que provoca un aumento de la TFG	Inhibe la bomba de sodio o potasio (ATPasa de Na^+/K^+) en la membrana basolateral del túbulo proximal
	Inhibe la expresión y liberación renal de renina en la mácula densa mediante la inhibición de la COX-2

ATPasa de Na^+/K^+: bomba de sodio o potasio; COX-2: ciclooxigenasa-2; Na^+/H^+: iones de hidrógeno o sodio; TFG: tasa de filtración glomerular.

también es un diurético eficaz y hay algunos datos que sugieren que puede ser efectivo para prevenir el DRA asociado con la cirugía cardíaca. Sin embargo, su uso no está muy extendido como fármaco renoprotector y solo está aprobado por la Food and Drug Administration (FDA) de los Estados Unidos como antihipertensivo en las crisis hipertensivas.

II. Evaluación clínica del riñón

Hay una serie de pruebas que se utilizan para evaluar el funcionamiento renal. Es importante identificar la disfunción renal preoperatoria, ya que la lesión renal perioperatoria es una fuente importante de morbilidad y mortalidad.

A. Filtración glomerular

La TFG es una medida del volumen de plasma filtrado por unidad de tiempo. Representa un conjunto de la función de todas las nefronas. La TFG puede calcularse a partir de los volúmenes de orina cronometrados más las concentraciones de creatinina urinaria y plasmática (depuración de creatinina) o midiendo la depuración de sustancias exógenas, como la inulina, que es filtrada por los riñones pero no reabsorbida. La TFG también puede estimarse a partir de la *ecuación de Cockcroft-Gault* o de la ecuación de *Modificación de la dieta en la enfermedad renal* (**tabla 5-4**).[7,8] La TFG es de aproximadamente 125 mL/min en un adulto sano, pero los valores varían según la edad, el sexo y el peso corporal.

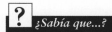
¿Sabía que...?

La aspirina y los antiinflamatorios no esteroideos, incluido el ketorolaco, potencian de forma indirecta la vasoconstricción renal inducida por las catecolaminas disminuyendo la producción de prostaglandinas renales, que en general ejercen un efecto vasodilatador modulador.

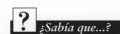
¿Sabía que...?

La TFG disminuye alrededor de 8 mL/min por año después de los 30 años de edad.

Tabla 5-4 Cálculos utilizados para estimar la tasa de filtración glomerular
Ecuación de Cockcroft-Gault
TFG (mL/min) = $[[(140 - edad) \times peso\ corporal\ magro\ (en\ kg)/P_{Cr} \times 72)] \times 0.85\ (en\ mujeres)]$
Modificación de la dieta en la enfermedad renal
TFG (mL/min/1.73 m^2) = $170 \times P_{Cr}^{0.999} \times edad^{0.176} \times P_{BUN}^{0.170} \times P_{albúmina}^{0.318} \times 0.762\ (mujeres) \times 1.180\ (afroamericanos)$
Concentraciones de creatinina y BUN en orina y plasma medidas en mg/dL. Concentración de albúmina plasmática medida en g/dL. Volumen de orina medido en mL.

BUN: nitrógeno ureico en sangre; Cr: creatinina; P: plasma; TFG: tasa de filtración glomerular.

Tabla 5-5 Factores que pueden afectar las concentraciones de creatinina sérica	
Factores fisiológicos que afectan a la creatina sérica	**Fármacos que afectan a la creatinina sérica**
La edad, el sexo y la etnia están relacionados con la diferencia de masa muscular	Cimetidina, ranitidina, trimetoprima, salicilatos, derivados del ácido fíbrico: disminuyen la secreción tubular
Masa muscular, rabdomiólisis: aumento de la producción de creatinina	Algunas cefalosporinas, la fluoxetina, el acetoacetato (en la CAD): interfieren con el análisis
Ingesta de proteínas: aumenta la producción de creatinina	Corticoesteroides, metabolitos de la vitamina D: afectan a la producción y a la liberación

CAD: cetoacidosis diabética.

B. Creatinina sérica y depuración de creatinina

La creatina es un producto del metabolismo muscular que se filtra libremente, pero no se reabsorbe en el riñón. Las concentraciones normales de creatinina sérica oscilan entre 0.6 y 1.3 mg/dL. Aunque la creatinina sérica ofrece una estimación razonable de la TFG, sus valores varían en función de una serie de factores fisiológicos y de ciertos efectos de los fármacos (**tabla 5-5**). La relación entre la creatinina sérica y la TFG (**fig. 5-8**) es inversa y exponencial. Sin embargo, en el DRA una reducción de la TFG no se reflejará en los valores de creatinina sérica durante varios días. Además, la creatinina sérica no aumentará hasta que alrededor del 40% de las nefronas estén dañadas.

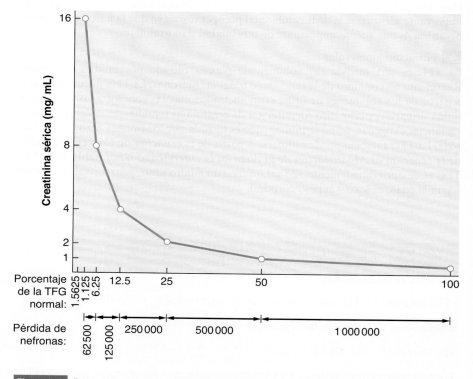

Figura 5-8 Relación entre la tasa de filtración glomerular (TFG) y la creatinina sérica (adaptada de Faber MD, Kupin WL, Krishna G, et al. The differential diagnosis of ARF. En: Lazarus JM, Brenner BM, eds. *Acute Renal Failure*. 3.ª ed. Churchill Livingstone; 1993:133).

Tabla 5-6 Interpretación de los resultados de la orina

Hallazgo	Enfermedad
Células tubulares renales	Lesión tubular aguda
Cilindros de eritrocitos	Enfermedad glomerular
Leucocitos	Inflamación de las vías urinarias
Cilindros de leucocitos	Infección renal
Cilindros hialinas o granulares	Cualquier tipo de nefropatía
Cristales	Trastornos metabólicos; relacionados con la medicación
Bacterias	Infección de las vías urinarias

C. Análisis de orina y características de la orina
El examen de la orina puede revelar características que indican nefropatía. La incapacidad de producir una orina concentrada (medida por el peso específico) ante estímulos fisiológicos adecuados es un marcador de disfunción tubular renal. La presencia de sustancias que no se encuentran normalmente en la orina (eritrocitos o leucocitos, cilindros, cristales, microorganismos, grandes cantidades de proteínas o glucosa) también puede proporcionar pistas sobre enfermedad renal (**tabla 5-6;** *véase* tabla 5-5). Es posible estimar la excreción fraccionada de sodio (FE_{Na}) a partir de una muestra puntual de sangre y orina que puede utilizarse para diferenciar entre hipovolemia y lesión renal intrínseca. Un sodio urinario < 20 mEq/L y una FE_{Na} < 1% son sugestivos de insuficiencia prerrenal, mientras que un sodio urinario > 40 mEq/L y una FE_{Na} > 2% sugieren una lesión tubular renal (**tabla 5-7**).

Aunque se mide rutinariamente durante la cirugía, la diuresis *per se* no es un marcador del funcionamiento renal ni un factor pronóstico del DRA postoperatorio. No obstante, una diuresis < 400 mL/24 h suele sugerir una lesión renal.

D. Nuevos marcadores de lesión renal
Existe un gran interés por identificar marcadores que puedan detectar la lesión renal antes que los métodos convencionales y que también puedan proporcionar información sobre la causa subyacente de la enfermedad renal. La cistatina C se produce en todas las células nucleadas y se filtra libremente, pero no es reabsorbida por los túbulos. Se ha sugerido que es superior a la creatinina como medida de la filtración glomerular porque se ve menos afectada por la edad, el sexo o la masa muscular y es más probable que esté elevada en la enfermedad renal leve. Se han identificado otros marcadores que muestran el daño tubular renal. Entre ellos se encuentran

Tabla 5-7 Índices de laboratorio en la insuficiencia renal

	Prerrenales	Renal	Posrenal
Creatinina (mg/dL)	↑	↑	↑
BUN (mg/dL)	↑↑	↑	↑
Na+ en orina (mEq/L)	< 20	> 40	> 20
Osmolalidad de la orina (mOsm/L)	> 500	< 400	< 350
FE_{NA} (%)	< 1	> 2	> 2

BUN: nitrógeno ureico en sangre; FE_{Na}: excreción fraccionada de sodio en orina; Na: sodio.

Tabla 5-8 Marcadores del funcionamiento renal

Factor	Ventajas	Desventajas
Creatinina	Fácilmente medible Relación inversa exponencial con la TFG	Indicador tardío de disfunción renal Varía según la edad, el sexo, la masa muscular y otros factores
Urea	Fácilmente medible Mal indicador de la TFG	Relación nitrógeno ureico en sangre: creatinina útil para diferenciar la enfermedad renal prerrenal de la intrínseca
Cistatina C	Marcador endógeno de la TFG Especialmente útil para detectar el deterioro renal temprano	La prueba es más cara y menos frecuente que la creatinina Puede confundirse en ciertos estados de enfermedad, como la inflamación crónica
Proteinuria	Signo temprano de insuficiencia renal Ayuda a diferenciar las enfermedades tubulointersticiales de las glomerulares	No es un marcador de la TFG
Gravedad específica de la orina	La capacidad de concentrar la orina hasta una gravedad específica > 1.018 es indicativa de una capacidad de concentración renal conservada	No es un marcador de la TFG

TFG: tasa de filtración glomerular.

la proteína de unión al factor de crecimiento 7 similar a la insulina, el inhibidor tisular de la metaloproteinasa-2, la lipocalina asociada con la gelatina de neutrófilos, la molécula de lesión renal-1 y la interleucina-18.

En la **tabla 5-8** se resumen los distintos marcadores de función renal utilizados en la práctica clínica.[9,10]

III.   Daño renal agudo

El DRA perioperatorio es una complicación asociada con importantes morbilidad y mortalidad. Estudios recientes sugieren que la incidencia del DRA después de la cirugía no cardíaca es de aproximadamente el 6%; después de la cirugía cardíaca, la incidencia se acerca al 30%. La mortalidad entre los pacientes que sufren un DRA postoperatorio es hasta tres veces mayor que la de los que no la sufren. Además, solo la mitad de los pacientes que sufren un DRA recuperan la función renal inicial. Por tanto, la prevención y el tratamiento del DRA perioperatorio son vitales.[10-12]

De acuerdo con Kidney Disease: Improving Global Outcomes, el DRA se define como un aumento de la creatinina sérica de 0.3 mg/dL o más en 48 h o un aumento de 1.5 veces o más con respecto al valor inicial en 7 días (**fig. 5-9**).

Aunque es demasiado simplista, la causa del DRA se ha dividido históricamente en causas prerrenales, intrarrenales (o intrínsecas) y posrenales (**tabla 5-9**). El DRA prerrenal es la forma más frecuente de DRA hospitalario. Cuando la isquemia renal se prolonga, se produce una lesión tubular y el cuadro clínico indica DRA intrínseco. Los índices urinarios son útiles para distinguir el origen del DRA (*véanse* tablas 5-5 y 5-6). El DRA posrenal es causado por una obstrucción distal a la nefrona. Es la forma menos frecuente de DRA, pero la más prevenible. La ecografía renal suele ser la prueba de elección para descartar la presencia de una nefropatía obstructiva.

RIFLE (7 días)	AKIN (48 h)	KDIGO
Riesgo Aumento de la sCr × 1.5 o disminución de la TFG > 25% O diuresis < 0.5 mL · kg^{-1} · h^{-1} durante 6 h	**Estadio 1** Aumento de sCr × 1.5-2 o aumento de sCr ≥ 0.3 mg dL^{-1} O diuresis < 0.5 ml · kg^{-1} · h^{-1} durante > 6 h	**Estadio 1** Aumento de la sCr × 1.5-1.9 en 7 días O aumento de la sCr ≥ 0.3 mg dL^{-1} en 48 h O diuresis < 0.5 mL · kg^{-1} · h^{-1} durante 6-12 h
Lesión Aumento de la sCr × 2 o disminución de la TFG > 50% O diuresis < 0.5 mL · kg^{-1} · h^{-1} durante 12 h	**Estadio 2** Aumento de sCr × 2–3 O diuresis < 0.5 mL · kg^{-1} · h^{-1} durante > 12 h	**Estadio 2** Aumento de sCr × 2–2.9 O diuresis < 0.5 mL · kg^{-1} · h^{-1} durante ≥ 12 h
Falla Aumento de la sCr × 3 o disminución de la TFG > 75% o sCr ≥ 4 mg dL^{-1} con un aumento agudo de la sCr (≥ 0.5 mg dL^{-1}) O diuresis < 0.3 mL · kg^{-1} · h^{-1} durante 24 h o anuria durante 12 h	**Estadio 3** Aumento de sCr × 3 o más o sCr ≥ 4 mg dL^{-1} con un aumento agudo de la sCr (≥ 0.5 mg dL^{-1}) O diuresis < 0.3 mL · kg^{-1} · h^{-1} durante > 24 h o anuria durante 12 h	**Estadio 3** Aumento de sCr × 3 o más o sCr ≥ 4 mg dL^{-1} o inicio de TSR o disminución de la TFG a < 35 mL min^{-1} (1.73 m)$^{-2}$ en pacientes < 18 años O diuresis < 0.3 mL · kg^{-1} · h^{-1} durante 24 h o anuria durante 12 h
Pérdida Insuficiencia renal aguda persistente = pérdida completa de la función renal > 4 semanas		
Enfermedad renal en etapa terminal Enfermedad renal en etapa terminal > 3 meses		

Comparación de los tres sistemas de clasificación más notables e históricos utilizados para diagnosticar la lesión renal aguda. El sistema inicial fue el de Riesgo, Lesión, Fallo, Pérdida de la función renal, Insuficiencia renal terminal (RIFLE, *Risk, Injury, Failure, Loss of kidney function, End-stage renal failure*), que fue desarrollado por consenso internacional en 2004.[6] En él se definían cinco estadios de la lesión renal: riesgo-estadio terminal de la enfermedad. Poco tiempo después, la Acute Kidney Injury Network (AKIN) desarrolló sus propios criterios de diagnóstico, que utilizan un cambio de creatinina más pequeño para definir la lesión renal aguda. Esto se basó en estudios que muestran que incluso pequeños cambios en la creatinina sérica producen resultados adversos.[2-6] En 2012 se elaboró el sistema de clasificación KDIGO (Kidney Disease: Improving Global Outcomes) y ha sido el principal sistema en uso desde entonces.[14]

sCr: creatinina sérica; TFG: tasa de filtración glomerular.

Figura 5-9 Sistemas de clasificación de la lesión renal aguda (Gumbert SD, Kork F, Jackson ML, et al. Perioperative acute kidney injury. *Anesthesiology.* 2020;132:180-204. Reproducida con autorización).

Los factores de riesgo relacionados con los pacientes para el desarrollo de DRA incluyen: enfermedad renal preexistente, edad avanzada, ascendencia afroamericana, hipertensión preexistente, insuficiencia cardíaca congestiva, enfermedad pulmonar, diabetes mellitus insulinodependiente, enfermedad vascular periférica, presencia de ascitis e índice de masa corporal elevado. Los factores de riesgo asociados con

Tabla 5-9 Causas de lesión renal aguda

Azoemia prerrenal
Hemorragia
Quemaduras
Choque cardiógeno
Sepsis
Pinzamiento de la arteria aorta/renal
Tromboembolia

Azoemia renal
Glomerulonefritis aguda
Nefritis intersticial aguda (asociada con medicamentos, infecciosa, maligna, autoinmunitaria)
Necrosis tubular aguda

Azoemia posrenal
Nefrolitiasis
Hiperplasia prostática benigna
Retención de coágulos
Malignidad

el procedimiento incluyen: cirugía de urgencia, cirugía cardíaca o vascular mayor, tiempo prolongado de pinzamiento aórtico, uso de endoprótesis cardiopulmonar, transfusiones de sangre intraoperatorias, episodios de hipotensión intraoperatoria y uso de vasopresores y diuréticos.

Las intervenciones farmacológicas para tratar y prevenir el DRA perioperatorio siguen siendo difíciles de conseguir. Ni la dopamina ni el análogo de la dopamina, el fenoldopam, han demostrado ser benéficos para la prevención o el tratamiento del DRA. El tratamiento de sustitución renal (TSR) es el único para el DRA grave. Las indicaciones del TSR incluyen la acidosis metabólica, las anomalías electrolíticas graves, la sobrecarga de líquidos y los signos o síntomas de uremia grave. No hay indicios de que el momento del TSR (temprano o tardío) afecte significativamente los resultados, por lo que la decisión de iniciar el TSR se toma mejor en función de la gravedad de los síntomas de cada paciente.

? *¿Sabía que...?*

El tratamiento de sustitución renal suele ser necesario cuando la TFG es < 10 mL/min.

IV. Enfermedad renal crónica

La International Society of Nephrology and Kidney Disease Improving Global Outcomes define la ERC como las anomalías de la estructura o el funcionamiento renal presentes durante más de 3 meses (**tabla 5-10**). La ERC se clasifica en función de la causa, la TFG y la albuminuria.[13] Se han establecido grados de ERC en función de la TFG y la albuminuria, y el riesgo puede repartirse según estos grados (**fig. 5-10**). La hipertensión y la diabetes son las principales causas de ERC, representan más del 70% de los casos. La *Kidney Disease Outcomes Quality Initiative* de la National Kidney Foundation (NKF) proporciona guías de práctica clínica basadas en pruebas para todas las etapas de la ERC y sus complicaciones relacionadas, incluyendo el manejo de la hiperglucemia, la hiperlipidemia y la anemia.[13]

Los riñones presentan varios mecanismos de compensación ante la pérdida de volumen de las nefronas que acompaña a la ERC. Aunque son eficaces a corto plazo, estos mecanismos pueden contribuir a agravar la lesión renal a largo plazo. Por ejemplo, hay una filtración acelerada en las nefronas que funcionan normalmente, un proceso conocido como *hiperfiltración*. Esto ocurre como resultado de la hipertensión glomerular a través de la activación del SRAA y el aumento de la permeabilidad glomerular. A largo plazo, esto conduce a la glomeruloesclerosis y a isquemia tubulointersticial crónica.

Los cambios en la estructura y la mineralización de los huesos son casi universales en los pacientes con ERC, una complicación conocida como *osteodistrofia renal*. El factor precipitante es la disminución de la activación de la vitamina D en el riñón, lo que a su vez conduce a un deterioro de la absorción gastrointestinal del calcio. La hipocalcemia estimula la secreción de la hormona paratiroidea en un esfuerzo por restablecer las concentraciones séricas de calcio a expensas de una mayor resorción ósea. Además, a medida que la TFG disminuye, la depuración de fosfato también disminuye. Un aumento de la concentración de fosfato sérico da lugar a una disminución recíproca de la concentración de calcio sérico. Esto no solo agrava el hiperparatiroidismo, sino que también conduce al depósito de cristales de fosfato de calcio en las articulaciones, lo que puede provocar dolor articular y un mayor riesgo de fractura. La anemia se produce como resultado de la disminución de eritropoyetina (una hormona normalmente segregada por los riñones) y de la disminución del tiempo de supervivencia de los eritrocitos. La anemia suele ser normocrómica y normocítica. Las directrices actuales de la NKF para el tratamiento de la anemia consisten en mantener una hemoglobina > 13 mg/dL; esto se consigue mediante la administración de eritropoyetina humana recombinante o del análogo sintético darbepoetina. Tanto las funciones de los trombocitos como las de los leucocitos están alteradas en los pacientes con enfermedades renales. La anomalía de laboratorio más frecuente es el aumento del tiempo de sangrado.

Tabla 5-10 Efectos de la enfermedad renal crónica en otros sistemas orgánicos

Sistema	Alteración	Causas
Cardíaco	Hipertensión Disfunción miocárdica Pericarditis Taponamiento Insuficiencia cardíaca congestiva	Hipervolemia, activación del SRAA Activación del SNS Uremia, diálisis
Respiratorio	Edema pulmonar Enfermedad pulmonar restrictiva	Reducción de la presión oncótica Pleuritis urémica
Metabolismo	Acidosis metabólica Hipercalemia Hipoglucemia Hiperfosfatemia Hipocalcemia	Incapacidad para conservar el bicarbonato y excretar los ácidos titulables Reducción de la depuración de la insulina/otros fármacos hipoglucemiantes; reducción de la gluconeogénesis renal Deterioro de la absorción del calcio debido a una menor activación de la vitamina D
Hemático	Anemia Disfunción trombocitaria	Pérdida de eritropoyetina Acción de las toxinas urémicas, producción anormal de óxido nítrico, anomalías del factor von Willebrand y fármacos
Inmunitario	Defectos mediados por las células Defectos de la inmunidad humoral	Reducción de la eliminación de citocinas
Digestivo	Náuseas y vómitos Vaciado gástrico retardado Anorexia	Uremia, tratamiento farmacológico, diálisis
Neuromuscular	Encefalopatía Convulsiones, temblores y mioclonías Disfunción autonómica Polineuropatía	Anomalías de electrólitos y líquidos

SNS: sistema nervioso simpático; SRAA: sistema renina-angiotensina-aldosterona.

Las enfermedades cardiovasculares son más frecuentes en los pacientes con ERC y son las causas más frecuentes de muerte en esta población; sin embargo, la sepsis y las muertes relacionadas con las infecciones también son más frecuentes. La hipertensión sistémica contribuye al desarrollo de hipertrofia ventricular izquierda, insuficiencia cardíaca congestiva e isquemia cardíaca. La causa es multifactorial: la sobrecarga de volumen y sodio, la anemia y la hipertensión son algunos de los factores relevantes. La pericarditis urémica es una complicación única de la enfermedad renal grave y puede precipitar un taponamiento cardíaco potencialmente mortal.

Los pacientes con *enfermedad renal terminal* requieren diálisis para sobrevivir. Estos pacientes tienen alteraciones fisiológicas añadidas debido a la propia terapia de diálisis y a los medios de administración de dicha diálisis (**tablas 5-11** y **5-12**). Las complicaciones asociadas con la diálisis crónica incluyen un mayor riesgo de infección, desnutrición proteinicocalórica, amiloidosis y uremia.

Pronóstico de la ERC por categorías de TFG y albuminuria

Pronóstico de la ERC por TFG y categorías de albuminuria: KDIGO 2012				Categorías de albuminuria persistente Descripción e intervalo		
				A1	**A2**	**A3**
				Normal a levemente aumentada	Aumentada de forma moderada	Aumentada de forma grave
				< 30 mg/g < 3 mg/mmol	30-300 mg/g > 30 mg/mmol	> 300 mg/g > 30 mg/mmol
Categorías de TFG (mL/min/1.73 m²) Descripción e intervalo	**G1**	Normal o alta	≥ 90			
	G2	Disminuida de forma leve	60-89			
	G3a	Disminuida de forma leve a moderada	45-59			
	G3b	Disminuida de forma moderada a grave	30-44			
	G4	Disminuida de forma grave	15-29			
	G5	Insuficiencia renal	< 15			

Verde: riesgo bajo (si no hay otros marcadores de enfermedad renal, no hay ERC); amarillo: riesgo moderadamente aumentado; naranja: alto riesgo; rojo: riesgo muy alto. ERC: enfermedad renal crónica; KDIGO: Kidney Disease Improvement for Global Outcome; TFG: tasa de filtración glomerular.

Figura 5-10   Pronóstico de la enfermedad renal crónica según la tasa de filtración glomerular y las categorías de albuminuria (Kidney Disease: Improving Global Outcomes (KDIGO) CKD Work Group. KDIGO 2012 clinical practice guideline for the evaluation and management of chronic kidney disease. *Kidney Inter Suppl.* 2013;3:1-150).

A. Prescripción de medicamentos en la insuficiencia renal

Son muchos los factores que contribuyen a la alteración de la farmacocinética de los fármacos en los pacientes con ERC. Además de la reducción de la depuración, el aumento del volumen de distribución, la disminución de la unión a las proteínas plasmáticas, la acidemia, la coexistencia de enfermedades hepáticas y los cambios en la captación gastrointestinal son todos factores. El conocimiento de la farmacocinética de un fármaco ayudará a modificar la dosis y el intervalo de tiempo, esto puede ayudar a predecir y prevenir efectos secundarios no deseados (*véase* cap. 7).[14,15] Cuando sea posible, es óptimo elegir fármacos que no dependan de los riñones para su excreción. Es mejor evitar los fármacos con metabolitos activos o tóxicos (p. ej., meperidina, morfina), ya que estos metabolitos pueden acumularse en los pacientes con enfermedad renal. En la mayoría de los casos, las dosis de los fármacos rara vez requieren modificaciones hasta que la TFG sea inferior a 30 mL/min. En el caso de los medicamentos con un amplio índice terapéutico, el intervalo entre las dosis suele aumentar. En el caso de los que tienen un índice terapéutico estrecho, las dosis reducidas a intervalos normales suelen proporcionar concentraciones en estado estacionario más predecibles. También es importante evitar las nefrotoxinas conocidas, como el medio de contraste, los antiinflamatorios no esteroideos, los aminoglucósidos y la vancomicina.

Tabla 5-11 Complicaciones del acceso para diálisis o hemofiltración

Ruta de acceso	Complicaciones
Acceso venoso temporal (en general, vena yugular interna, vena subclavia)	Hemorragia, hipotensión, hematoma (aumento de BUN, pigmenturia), trombosis, estenosis (síndrome VCS), neumotórax, quilotórax, lesión nerviosa
Peritoneal	Íleo, aumento de la presión abdominal, aumento del riesgo de aspiración, elevación del diafragma, reducción de los volúmenes pulmonares, patrón respiratorio restrictivo
Fístula arteriovenosa del miembro superior	Acceso restringido a la extremidad, trombosis, interferencia con la toma de muestras de sangre y la oximetría de pulso, derivación, resistencia vascular reducida

BUN: nitrógeno ureico en sangre; VCS: vena cava superior.

Aunque no son toxinas renales *per se*, los inhibidores de la ECA y los bloqueadores de los receptores de la angiotensina pueden comprometer el flujo sanguíneo renal; por tanto, deben utilizarse con precaución en pacientes con función renal comprometida.

B. Fármacos anestésicos en la ERC

Todos los anestésicos volátiles reducen el flujo sanguíneo renal a través de su capacidad para disminuir la presión arterial sistémica y el gasto cardíaco. La farmacocinética de los anestésicos volátiles no depende de la función renal, la unión a proteínas o el volumen de distribución. La nefrotoxicidad se ha atribuido al *ion fluoruro* liberado durante la metabolización de los anestésicos más antiguos, metoxiflurano y posiblemente enflurano en pacientes que han tenido una larga exposición a dichos anestésicos. No se ha observado una asociación similar con el sevoflurano, a pesar de que también produce el ión fluoruro durante la metabolización. En presencia de algunos absorbentes de dióxido de carbono (cal sodada, Baralyme®), el sevoflurano sufre una degradación no enzimática a un alqueno conocido como *compuesto A*, que ha demostrado ser una nefrotoxina dependiente de la dosis en animales. Aunque ningún estudio ha demostrado una nefrotoxicidad clínicamente significativa en humanos, la FDA recomienda que el sevoflurano se utilice con flujos de gas fresco de al menos 1 a 2 L/min.

Los fármacos eliminados sin cambios por los riñones (algunos relajantes musculares no despolarizadores, inhibidores de la colinesterasa, muchos antibióticos) tienen tiempos medios de eliminación aumentados en pacientes con ERC, inversamente

Tabla 5-12 Complicaciones agudas de la diálisis

Hipotensión	Reducción de volumen inducida por la ultrafiltración; desplazamientos osmolares a través de la membrana de diálisis; isquemia miocárdica; arritmias, derrame pericárdico
Arritmia	Flujo agudo de potasio; cambios rápidos de pH
Reacción de hipersensibilidad	Exposición a las superficies de poliacrilonitrilo de la membrana de diálisis, óxido de etileno residual de la esterilización del equipo
Desequilibrio de la diálisis	Se caracteriza por náuseas, vómitos, convulsiones e incluso coma debido a los rápidos cambios de pH y solutos a través de las membranas del SNC

SNC: sistema nervioso central.

relacionados con la TFG. Numerosos fármacos anestésicos están ligados a las proteínas en distintos grados. Como consecuencia de la hipoproteinemia que acompaña a la ERC, la fracción libre (activa) de muchos fármacos está aumentada. De los inductores, el tiopental es el más ligado a las proteínas y, por tanto, el más afectado en la ERC; la ketamina y el etomidato son los menos afectados. El propofol no se ve afectado por los cambios en la función renal porque biotransformado de forma rápida por el hígado en metabolitos inactivos, que luego son excretados por los riñones. Las benzodiazepinas están altamente ligadas a las proteínas; así, la fracción libre de benzodiazepinas está aumentada en los pacientes con ERC. Además, el diazepam y el midazolam deben utilizarse con precaución porque los metabolitos activos pueden acumularse en presencia de disfunción renal.

El uso de fentanilo o de opiáceos de acción ultracorta es preferible en pacientes con enfermedad renal. La farmacocinética del remifentanilo no se ve afectada por la enfermedad renal, ya que el remifentanilo se degrada de manera rápida por hidrólisis de ésteres en la sangre. La morfina y la meperidina se metabolizan en compuestos potencialmente neurotóxicos (morfina-3-glucurónido y normeperidina, respectivamente) que dependen de la depuración renal y, por tanto, es mejor evitarlos en pacientes con ERC. El morfina-6-glucurónido, un metabolito de la morfina más potente que su compuesto original, también puede acumularse en pacientes con ERC y provocar una profunda depresión respiratoria. La hidromorfona también tiene un metabolito activo, la hidromorfona-3-glucurónido, que puede acumularse en pacientes con ERC; sin embargo, la hidromorfona se tolera mejor que la morfina. Las consideraciones más importantes son una dosificación prudente y una cuidadosa vigilancia de la depresión respiratoria.

Los relajantes musculares de acción corta son preferibles en pacientes con enfermedad renal; el atracurio y el cisatracurio, que se metabolizan por degradación espontánea, no enzimática e independiente del órgano, son los fármacos de elección. Sin embargo, estos tienen un metabolito tóxico, la laudanosina, que puede acumularse durante la infusión del fármaco principal y que ha demostrado ser epileptógeno en animales. La succinilcolina es generalmente segura en pacientes con ERC que no son gravemente hipercalémicos. La liberación de potasio tras la administración de succinilcolina no es exagerada en pacientes con enfermedad renal; un aumento de 0.5 mEq/L es típico. Se ha informado de que tanto el vecuronio como el rocuronio tienen una acción prolongada en pacientes con enfermedad renal grave. El sugammadex revierte la acción de los relajantes musculares al inactivar por encapsulamiento a los bloqueadores neuromusculares (BNM) esteroideos vecuronio y rocuronio. El complejo sugammadex-BNM se excreta sin cambios en la orina. Aunque el complejo puede eliminarse mediante diálisis, no se aconseja el uso de sugammadex en pacientes con una TFG estimada inferior a 30 mL/min.

C. Atención anestésica en pacientes con enfermedad renal

Existen pruebas razonables que sugieren que la anestesia neuroaxial en el contexto de la cirugía abdominal o cardíaca se asocia con un menor riesgo de DRA. Presumiblemente, esto está relacionado con la reducción del tono simpático sistémico y renovascular.

Se ha demostrado que la dexmedetomidina, un agonista adrenérgico α_2 selectivo, reduce la incidencia de DRA asociado con la cirugía cardíaca, aunque su impacto en los resultados a largo plazo sigue siendo controvertido.[16,17] Es probable que este efecto se deba a las propiedades antiinflamatorias intrínsecas. Como se ha comentado, no hay pruebas de que la administración de dopamina preserve la función renal, a pesar de la presencia de receptores vasodilatadores de dopamina en el riñón. Aunque algunos estudios sugieren que el agonista de la dopamina fenoldopam puede ejercer efectos renoprotectores, este hallazgo aún no se ha confirmado en ensayos clínicos grandes.

¿Sabía que...?

La dosificación repetida o el uso crónico de meperidina, morfina e hidromorfona en la enfermedad renal se asocia con la acumulación de metabolitos neurotóxicos excitatorios.

Tabla 5-13 Propiedades de los diuréticos más utilizados

Medicamento	Sitio de acción	Efectos	Efectos secundarios
Inhibidores de la carbonato-deshidratasa (acetazolamida)	Túbulo contorneado proximal	Inhibe la reabsorción de Na^+ y la excreción de H^+	Hipercloremia Hipocalemia
Diuréticos del asa (furosemida, bumetanida)	Rama ascendente gruesa del asa de Henle	Inhibe la reabsorción de Cl^- Vasodilatación renal	Hipovolemia Hipocalemia Alcalosis metabólica Hipocalcemia
Tiazidas (hidroclorotiazida)	Entre la rama ascendente y el túbulo contorneado distal	Inhibe la reabsorción de Na^+	Hipocalemia Hipocloremia Alcalosis metabólica Hipercalcemia
Diuréticos ahorradores de potasio (espironolactona, triamtereno)	Túbulo contorneado distal	Inhibe la aldosterona	Hipercalemia
Diuréticos osmóticos (manitol)	Se filtra en el glomérulo, pero no se reabsorbe; aumenta la excreción de agua por ósmosis	Acelera la excreción de agua libre Vasodilatación renal	Puede precipitar la insuficiencia cardíaca congestiva al aumentar el volumen de líquido intravascular

La fluidoterapia intraoperatoria dirigida por objetivos parece ser la estrategia de elección, prefiriendo las soluciones salinas equilibradas a la solución salina normal al 0.9%.[18-21] Debe evitarse el almidón hidroxietílico, ya que las pruebas de grandes ensayos aleatorios indican que su uso se asocia a un mayor riesgo de DRA.[22,23]

V. Fármacos diuréticos: efectos y mecanismos

A. Base fisiológica de la acción diurética

Los fármacos diuréticos actúan sobre el mecanismo que mueve los iones de sodio desde el lumen tubular hacia la célula, donde pueden ser bombeados a través de la superficie basolateral por la ATPasa de NA^+/K^+ y ser reabsorbidos. Los diuréticos suelen clasificarse según su lugar de acción en la nefrona (**tabla 5-13**) y se utilizan en el tratamiento de varias enfermedades, sobre todo la hipertensión y la insuficiencia cardíaca congestiva. La elección del fármaco se basa en las comorbilidades subyacentes.

Para más información e interactividad, consulte las videoconferencias interactivas (en inglés) y la infografía «Visto de cerca», disponibles en el libro electrónico gratuito que acompaña a este texto. Las instrucciones de acceso se encuentran detrás de la portada.

? ¿Sabía que...?

Los aumentos excesivos de la presión intratorácica, causados por la ventilación controlada, o la hipertensión intraabdominal causada por la cirugía o la sobrecarga de líquidos pueden comprometer el flujo sanguíneo renal.

Referencias

1. Sipos A, Vargas A, Peti-Peterdi J. Direct demonstration of tubular fluid flow sensing by macula densa cells. *Am J Physiol Renal Physiol.* 2010;299(5):F1087-F1093.
2. Burke M, Pabbidi MR, Farley J, et al. Molecular mechanisms of renal blood flow auto-regulation. *Curr Vasc Pharmacol.* 2014;12:1-14.

3. DiBona GF. Nervous kidney: interaction between renal sympathetic nerves and the renin-angiotensin system in the control of renal function. *Hypertension*. 2000;36(6):1083-1088.

4. McDonough AA. Mechanisms of proximal tubule sodium transport regulation that link extracellular fluid volume and blood pressure. *Am J Physiol Regul Integr Comp Physiol*. 2010;298(4):R851-R861.

5. Carey RM. The intrarenal renin-angiotensin and dopaminergic systems: control of renal sodium excretion and blood pressure. *Hypertension*. 2013;61:673-680.

6. Sadowski J, Badzynska B. Intrarenal vasodilator systems: NO, prostaglandins and bradykinin. An integrative approach. *J Physiol Pharmacol*. 2008;59(suppl 9):105-119.

7. U.S. Department of Health and Human Services. *National Kidney Disease and Education Program*. Estimating GFR. Accessed September 9, 2020. http://nkdep.nih.gov/lab-evaluation/gfr/estimating.shtml

8. MD+CALC. *Creatinine Clearance (Cockcroft-Gault Equation)*. Accessed September 8, 2020. http://www.mdcalc.com/creatinine-clearance-cockcroft-gault-equation/

9. Chen LX, Koyner JL. Biomarkers in acute kidney injury. *Crit Care Clin*. 2015;31:633-648.

10. Gumbert SD, Kork F, Jackson ML, et al. Perioperative acute kidney injury. *Anesthesiology*. 2020;132:180-204.

11. Ostermann M, Joannidis M. Acute kidney injury 2016: diagnosis and diagnostic workup. *Crit Care*. 2016;20:299.

12. Hobson C, Ruchi R, Bihorac A. Perioperative acute kidney injury: risk factors and predictive strategies. *Crit Care Clin*. 2017;33:379-396.

13. Kidney Disease: Improving Global Outcomes (KDIGO) CKD Work Group. KDIGO 2012 clinical practice guideline for the evaluation and management of chronic kidney disease. *Kidney Int Suppl*. 2013;3(1):1-150. Accessed September 20, 2020. www.kdigo.org/clinical_practice_guidelines/pdf/CKD/KDIGO_2012_CKD_GL.pdf

14. Griffiths RS, Olyaei AJ. *Drug dosing in patients with chronic disease*. In: *Nephrology Secrets*. 3rd ed. Wolters Kluwer; 2012:197-206.

15. Gabardi S, Abramson S. Drug dosing in chronic kidney disease. *Med Clin North Am*. 2005;89(3):649-687.

16. Xue F, Zhang W, Chu HC. Assessing perioperative dexmedetomidine reduces the incidence and severity of acute kidney injury following valvular heart surgery. *Kidney Int*. 2016;89:1164.

17. Shi R, Tie HT. Dexmedetomidine as a promising prevention strategy for cardiac surgery-associated acute kidney injury: a meta-analysis. *Crit Care*. 2017;21:198.

18. Myles PS, Bellomo R, Corcoran T, et al. Restrictive versus liberal fluid therapy for major abdominal surgery. *N Engl J Med*. 2018;378:2263-2274.

19. Young P, Bailey M, Beasley R, et al. Effect of a buffered crystalloid solution vs saline on acute kidney injury among patients in the intensive care unit: the SPLIT randomized clinical trial. *J Am Med Assoc*. 2015;314:1701-1710.

20. Self WH, Semler MW, Wanderer JP, et al. Balanced crystalloids versus saline in noncritically ill adults. *N Engl J Med*. 2018;378:819-828.

21. Semler MW, Self WH, Wanderer JP, et al. Balanced crystalloids versus saline in critically ill adults. *N Engl J Med*. 2018;378:829-839.

22. Perner A, Haase N, Guttormsen AB, et al. Hydroxyethyl starch 130/0.42 versus Ringer's acetate in severe sepsis. *N Engl J Med*. 2012;367:124-134.

23. Myburgh JA, Finfer S, Bellomo R, et al. Hydroxyethyl starch or saline for fluid resuscitation in intensive care. *N Engl J Med*. 2012;367:1901-1911.

PROTECCIÓN RENAL

VISTO
DE
CERCA

Comprender la fisiología renal es fundamental para tratar a los pacientes con riesgo de lesión renal aguda. La cirugía es la segunda causa principal de lesión renal aguda en pacientes hospitalizados después de la sepsis. El mecanismo implica una combinación de hipoperfusión e inflamación renal, que sobrepasan la capacidad autorregu-ladora de los riñones

DIURESIS

Es importante vigilar tanto la producción de orina a lo largo del tiempo como su color percibido. La orina más oscura puede indicar una concentración renal de la orina en el contexto de hipovolemia. La producción de orina está influida por múltiples factores (estado de volumen, diuréticos, ADH, respuesta al estrés)

El flujo sanguíneo renal (FSR) está autorregulado y es constante entre un rango de presión arterial media de 80-180 mm Hg en pacientes sanos

FSR

80 mm Hg

180 mm Hg

PRESIÓN ARTERIAL MEDIA

CREATININA

La concentración de creatinina sérica aumenta durante la lesión renal aguda. La TFG debe ser del 50% antes de que aumente la Cr

EVITAR LAS NEFROTOXINAS

Contraste IV, aminoglucósidos, vancomicina, piperaciclina-tazobactam, AINE

Los **DIURÉTICOS NO** son preventivos y solo deben usarse para regular el equilibrio de líquidos. NO se ha demostrado que el manitol y el bicarbonato sean renoprotectores

MANTENER LA PRESIÓN ARTERIAL

Evitar la hipoperfusión de los riñones

MANTENER LA EUVOLEMIA

Usar líquidos isotónicos balanceados, no solución salina normal ni almidón de hidroxiacetilo

EVITAR LA HIPO Y LA HIPERGLUCEMIA

La insulina depende de la depuración renal; por tanto, los pacientes con enfermedad renal que reciben este fármaco pueden desarrollar hipoglucemia

Aunque el sevoflurano teórica-mente puede producir un producto nefrotóxico llamado compuesto A, se ha utilizado con seguridad en pacientes con enfermedad renal

Infografía de: Naveen Nathan MD

Preguntas

1. La TFG humana normal es de aproximadamente:

   A. 25 mL/min
   B. 50 mL/min
   C. 125 mL/min
   D. 200 mL/min

2. Según el *Kidney Disease Improving Global Outcomes*, ¿cuál de los siguientes casos cumple con los criterios de DRA?

   A. Un incremento de la creatinina sérica de 0.3 mg/dL o más en 48 h
   B. Una disminución de la producción de orina a <400 mL/día
   C. Un aumento del nitrógeno ureico sérico en más de 1.5 veces en una semana
   D. Un incremento de la cistatina C sérica de 0.5 mg/dL o más en 24 h

3. ¿Cuál de los siguientes índices urinarios es el que más sugiere DRA por hipovolemia?

   A. Na^+ en la orina >20 mEq/L
   B. Osmolalidad de la orina <500 mOsm/L
   C. Creatinina sérica 2× de la basal
   D. FE_{Na} <1%

4. El síndrome nefrótico se caracteriza por una proteinuria masiva debida a una filtración anormal de las proteínas. ¿En qué parte del riñón es más probable que se produzca esta afección?

   A. Membrana basal glomerular
   B. Aparato yuxtaglomerular
   C. Rama ascendente del asa de Henle
   D. Túbulo contorneado proximal

5. El compuesto con mayor contribución a la vasodilatación renal es:

   A. Proteína natriurética auricular
   B. Bradicinina
   C. Óxido nítrico
   D. Prostaglandina

6. ¿Cuál de las siguientes sustancias es inhibida por la espironolactona?

   A. Bradicinina
   B. Aldosterona

C. Hormona antidiurética
D. Angiotensina II

7. El síndrome de Alport es un trastorno genético caracterizado por hematuria y glomerulonefritis crónica causada por una mutación del colágeno. Según los síntomas, ¿de cuál de las siguientes estructuras renales este colágeno es MUY probablemente un componente?

   A. Túbulo proximal
   B. Asa de Henle
   C. Túbulo contorneado distal
   D. Membrana basal glomerular

8. ¿Cuál de las siguientes opciones está más relacionada con la hipocalcemia que acompaña a la enfermedad renal terminal?

   A. Reducción de la secreción de la hormona paratiroidea
   B. Reducción de la activación de la vitamina D
   C. Aumento de la depuración renal de fosfato
   D. Alteración de la reabsorción renal de calcio

9. Un paciente de 56 años con de edad ERC por hipertensión se presenta para una colectomía parcial. Debido a su falta de metabolitos activos, ¿cuál de los siguientes opiáceos se prefiere para el tratamiento del dolor intraoperatorio?

   A. Fentanilo
   B. Hidromorfona
   C. Meperidina
   D. Morfina

10. Un hombre de 76 años de edad se somete a una operación de injerto de derivación coronario con bomba. ¿El uso intraoperatorio de cuál de los siguientes fármacos es el que MÁS puede reducir su riesgo de insuficiencia renal postoperatoria?

    A. Dopamina
    B. Fenilefrina
    C. Vasopresina
    D. Dexmedetomidina

Respuestas

1. C

La tasa de filtración glomerular (TFG) es el volumen de filtrado formado por ambos riñones por minuto. Este valor es de aproximadamente 125 mL/min en un paciente medio con función renal normal, pero los valores varían según la edad, el sexo y el peso corporal. La TFG es un componente importante de la clasificación de la enfermedad renal crónica (ERC) y de su progresión. Una TFG inferior a 60 mL/min define la ERC, cuya gravedad aumenta a medida que la TFG disminuye. El tratamiento renal sustitutivo suele ser necesario cuando la TFG desciende por debajo de 10 mL/min.

2. A

El daño renal agudo (DRA) se define como un aumento de la creatinina sérica de 0.3 mg/dL o más en un plazo de 48 h o un aumento de 1.5 veces o más con respecto al valor inicial en un plazo de 7 días.

3. D

La excreción fraccionada de sodio (FE_{Na}) puede estimarse a partir de una muestra puntual de sangre y orina y puede utilizarse para diferenciar entre hipovolemia y lesión renal intrínseca. Un sodio urinario <20 mEq/L y una $FE_{Na} < 1\%$ indican insuficiencia prerrenal, mientras que un sodio urinario >40 mEq/L y un $FE_{Na} > 2\%$ sugieren lesión tubular renal.

4. A

Los glomérulos son las unidades de filtración del riñón. La membrana basal glomerular (MBG) es una barrera para la filtración de grandes moléculas plasmáticas, como las proteínas. La lesión glomerular, incluyendo las lesiones de MBG, suele ser la afección subyacente en el síndrome nefrótico.

5. C

Aunque se considera que todas estas sustancias son vasodilatadoras renales, el óxido nítrico desempeña un papel central y multifacético. El NO producido en la mácula densa y secretado localmente, en el contexto de un aumento del flujo sanguíneo renal, reduce tanto la retroalimentación tubuloglomerular como la respuesta miógena para permitir un mayor suministro distal de NaCl.

6. B

La espironolactona se considera un antagonista de los receptores de mineralocorticoides y un diurético ahorrador de potasio. La aldosterona es el principal mineralocorticoide. Es un diurético relativamente débil y rara vez se utiliza como antihipertensivo de primera línea. Deben vigilarse las concentraciones de potasio, ya que esta clase de fármacos puede causar hipercalemia.

7. D

La membrana basal glomerular (MBG) es una barrera para la filtración de grandes moléculas plasmáticas, incluyendo las proteínas. La enfermedad glomerular, que a menudo incluye lesiones de la MBG, subyace a la glomerulonefritis y puede manifestarse como hematuria. Las diversas mutaciones conocidas identificadas en el síndrome de Alport se encuentran en los genes que codifican los colágenos que se expresan generalmente en la MBG.

8. B

El riñón es uno de los principales lugares de conversión de la vitamina D en su metabolito activo por la acción de la enzima 1-α-hidroxilasa. Esta conversión disminuye a medida que lo hace la TFG. La disminución de la vitamina D activada conduce a una menor absorción gastrointestinal de calcio, lo que provoca un aumento de la secreción de la hormona paratiroidea. Mientras tanto, el aumento de fosfato inorgánico en el contexto de la disminución de la eliminación de fosfato hace bajar las concentraciones de calcio y reduce la activación de la vitamina D al disminuir la actividad de la 1-α-hidroxilasa.

9. A

Aunque la analgesia no opiácea, incluidas las técnicas regionales y neuroaxiales, debe emplearse en la medida de lo posible, pueden ser necesarios los opiáceos. El uso de fentanilo o de opiáceos de acción ultracorta es preferible en pacientes con enfermedad renal. El fentanilo tiene metabolización hepática, mientras que el remifentanilo se degrada rápidamente por hidrólisis de ésteres en la sangre. La morfina y la meperidina se convierten metabólicamente en compuestos potencialmente neurotóxicos que dependen de la depuración renal; por esta razón, es mejor evitarlos en pacientes con enfermedad renal crónica (ERC). La morfina-6-glucurónido, un metabolito de la morfina más potente que su compuesto original, también puede acumularse en pacientes con ERC y causar una profunda depresión respiratoria. La hidromorfona también tiene un metabolito activo, la hidromorfona-3-glucurónido, que puede acumularse en pacientes con ERC.

10. D

Se ha demostrado que la dexmedetomidina, un agonista adrenérgico α_2 selectivo, reduce la incidencia de la lesión renal aguda asociada con la cirugía cardíaca. Desgraciadamente, otros fármacos que han generado expectación por sus posibles propiedades renoprotectoras, como la dopamina, no han podido ser probados clínicamente.

6 Hígado

Niels Chapman

I. Anatomía macroscópica

El hígado humano es el órgano sólido más grande, ya que representa el 2% de la masa corporal total y pesa alrededor de 1 500 g. Anatómicamente, el hígado tiene *cuatro lóbulos* (*derecho, izquierdo, caudado y cuadrado*) y puede subdividirse en ocho segmentos, según la clasificación de Couinaud. Situado detrás de la caja torácica, en el cuadrante superior derecho del abdomen, el hígado está cubierto por una fina capa de tejido conjuntivo (*cápsula de Glisson*) y está unido a la pared abdominal anterior por los ligamentos falciforme y redondo del hígado (este último remanente del cordón umbilical) y al diafragma por el ligamento coronario (**fig. 6-1**).

Entre las estructuras clave del sistema hepatobiliar se encuentran la *vesícula biliar* y su tracto de salida del *conducto cístico*, que se combina con el conducto hepático común para formar el *conducto colédoco*. Más distalmente, el conducto colédoco se une al conducto pancreático para formar la *ampolla hepatopancreática* (*ampolla de Vater*), que luego drena la bilis y las secreciones pancreáticas hacia la segunda porción del duodeno a través del *esfínter de Oddi* (**fig. 6-2;** *véase* fig. 6-1).

II. Anatomía microscópica

Los hepatocitos se disponen dentro de *sinusoides hepáticos* que rodean una vena hepática central y están bordeados por *tríadas porta* interlobulillares que consisten en un conducto biliar, una arteria hepática y una vena porta (**figs. 6-3 y 6-4**). Esta anatomía funcional es el resultado de un complicado desarrollo embriológico en el que el órgano en crecimiento se forma alrededor de las venas portales, con conductos biliares que se originan a partir de placas ductales precursoras situadas en las venas portales. Los senos hepáticos van desde las tríadas porta periféricas hasta las venas hepáticas centrilobulillares y están revestidos de células endoteliales fenestradas, con poros intracitoplasmáticos y uniones intercelulares laxas. Además de las células endoteliales, otras poblaciones celulares residentes de la pared sinusoidal incluyen *células de Kupffer* (macrófagos), *células estrelladas* (responsables de la producción de matriz extracelular y capaces de la función contráctil para regular el flujo sanguíneo sinusoidal) y *linfocitos granulosos con actividad citolítica*. El espacio que separa los sinusoides de las barras de hepatocitos se conoce como *espacio perisinusoidal de Disse* y contiene matriz extracelular generada por

115

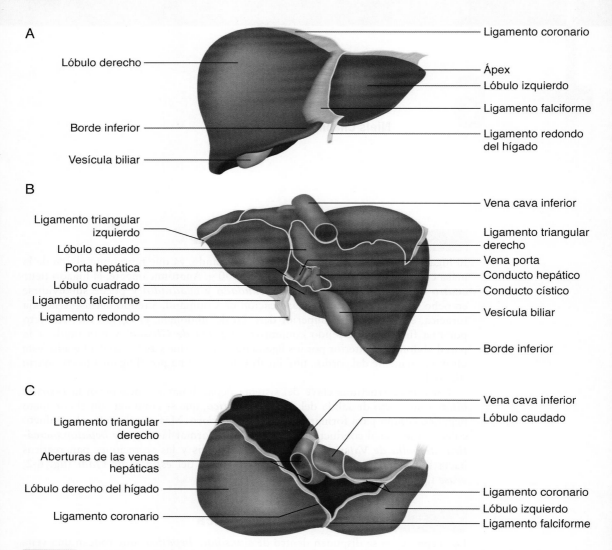

Figura 6-1 Anatomía macroscópica del hígado. **A)** Vista anterior, superficie diafragmática. **B)** Vista postero-inferior, superficie visceral. **C)** Vista superior (redibujada de Moore KL, Agur AMR, Dalley AF. *Clinically Oriented Anatomy.* 7th ed. Philadelphia: Wolters Kluwer; 2013, figs. 2.65A-C).

células estrelladas, células de Kupffer y células dendríticas. Estos dos últimos tipos de célula están implicados en la defensa microbiana y antigénica del hospedero y contribuyen a la importante función inmunitaria del hígado, así como a la fibrosis observada en la cirrosis hepática (**tabla 6-1**).

La bilis es producida por los hepatocitos y secretada en los canalículos biliares a través de *canales de Hering*, que son estructuras en forma de canaletas bordeadas por hepatocitos y colangiocitos que luego drenan en los conductos biliares.

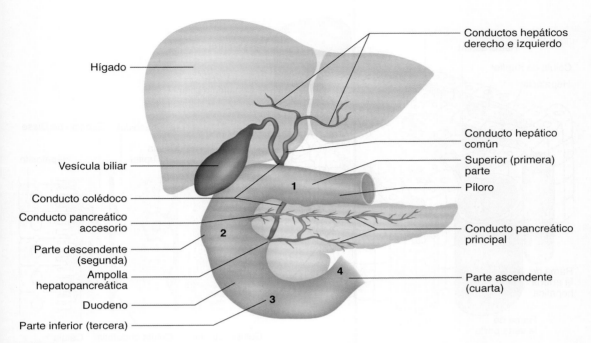

Conductos hepáticos derecho e izquierdo

Hígado

Conducto hepático común

Superior (primera) parte

Píloro

1

Vesícula biliar

Conducto colédoco

Conducto pancreático accesorio

2

Conducto pancreático principal

Parte descendente (segunda)

Ampolla hepatopancreática

4

Parte ascendente (cuarta)

Duodeno

3

Parte inferior (tercera)

Figura 6-2 Vesícula biliar, conductos biliares y pancreáticos (vista anterior) (Practice guidelines for preoperative fasting and the use of pharmacologic agents to reduce the risk of pulmonary aspiration: application to healthy patients undergoing elective procedures: an updated report by the American Society of Anesthesiologists Committee on Standards and Practice Parameters. *Anesthesiology*. 2011;114:495-511. Reproducida con autorización).

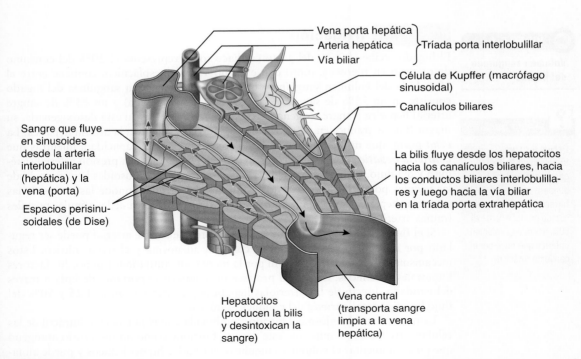

Vena porta hepática
Arteria hepática ⎫ Tríada porta interlobulillar
Vía biliar

Célula de Kupffer (macrófago sinusoidal)

Canalículos biliares

Sangre que fluye en sinusoides desde la arteria interlobulillar (hepática) y la vena (porta)

La bilis fluye desde los hepatocitos hacia los canalículos biliares, hacia los conductos biliares interlobulillares y luego hacia la vía biliar en la tríada porta extrahepática

Espacios perisinusoidales (de Dise)

Hepatocitos (producen la bilis y desintoxican la sangre)

Vena central (transporta sangre limpia a la vena hepática)

Figura 6-3 Sección del lobulillo hepático con diagrama funcional de los flujos biliar y sanguíneo (modificada de Starmer AJ, Spector ND, Srivastava R, et al. I-PASS, a mnemonic to standardize verbal handoffs. *Pediatrics*. 2012;129:201-205.)

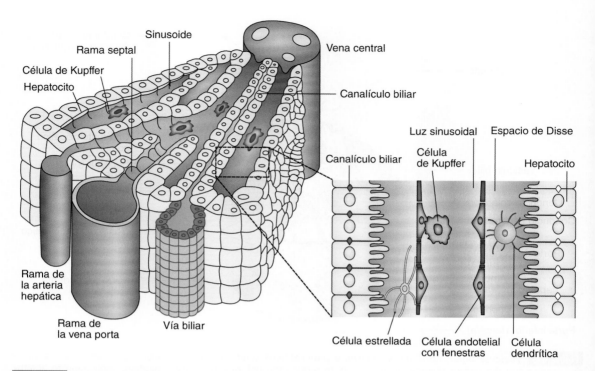

Figura 6-4 Porción del lobulillo hepático: microanatomía (Adams DH, Eksteen B. Aberrant homing of mucosal T cells and extra-intestinal manifestations of inflammatory bowel disease. *Nature Rev Immunol.* 2006;6:244-251. Reproducida con autorización).

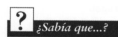
Volumen sanguíneo del hígado

? *¿Sabía que...?*

Debido a su gran irrigación (25% del gasto cardíaco) y a su inmensa capacidad de filtración sanguínea, el hígado produce hasta el 50% de todo el volumen linfático que fluye por el conducto torácico.

III. Irrigación

El hígado recibe el 25% del gasto cardíaco total, representa el 20% del consumo de oxígeno en reposo y, junto con el lecho vascular esplácnico, contiene entre el 10 y 15% del volumen sanguíneo total. La doble irrigación sanguínea del hígado consiste en un 75% de sangre portal (sangre desoxigenada) y un 25% de sangre arterial hepática (sangre oxigenada). Aunque la sangre portal está desoxigenada, su mayor flujo se traduce en un aporte de oxígeno equivalente a la arteria hepática. La *vena porta*, que no tiene válvula, actúa como un vaso de capacidad, mientras que la *arteria hepática* es un vaso de resistencia que depende de la presión arterial sistémica y del flujo. La mayor parte de la sangre entra en los sinusoides hepáticos desde las vénulas portales a través de los esfínteres de entrada, aunque las ramas de las arteriolas hepáticas también terminan en los sinusoides cerca de las vénulas portales (ramas arteriosinusales).

Si el flujo de la porta disminuye, el suministro de sangre arterial puede ser regulado por moléculas vasodilatadoras, como la adenosina y el óxido nítrico. Estos mecanismos no se ven afectados ni por la inervación autonómica ni por los factores humorales sistémicos. El hígado produce un volumen importante de linfa a través del exudado directo de las arteriolas hepáticas y constituye entre el 25 y 50% del flujo linfático total a través del conducto torácico.

La naturaleza esponjosa del hígado, combinada con el potencial contráctil de las células estrelladas, permite que este órgano funcione como un reservorio autógeno que puede aumentar el volumen sanguíneo en estados hipovolémicos y puede almacenar sangre en estados hipervolémicos. Este último fenómeno puede observarse en condiciones de insuficiencia cardíaca derecha (hepatopatía congestiva), hipervolemia (insuficiencia renal) y reanimación excesiva iatrogénica (**figs. 6-5** y **6-6**).

Tabla 6-1 Componentes celulares de la anatomía microscópica

Tipo de célula	Ubicación anatómica	Función descriptiva
Células endoteliales sinusoidales del hígado	Canales capilares sinusoidales de bajo cizallamiento	Reciben sangre de la vena porta y de la arteria hepática Es el sistema más potente de eliminación de residuos del cuerpo. Eliminan y reciclan las proteínas, los lípidos y los xenobióticos transportados por la sangre Características únicas: sin membrana basal, orificios rápidamente adaptables organizados en placas cribosas, receptores de fagocitos muy «promiscuos», capacidad endocítica muy potente Fuertes similitudes con las células endoteliales linfáticas. Regulan la respuesta inmunitaria e inflamatoria a los antígenos tomados del tubo digestivo (TD)
Macrófagos del hígado: Células de Kupffer (KC) Macrófagos capsulares del hígado Macrófagos reclutados derivados de monocitos	Células de Kupffer: sangre sinusoidal Macrófagos capsulares: cápsula perihepática Macrófagos reclutados: variable, incluida la sustitución de las KC	La mayoría de los macrófagos hepáticos son sésiles y se autorrenuevan. Colaboran con las células endoteliales sinusoidales del hígado en la captación y eliminación de patógenos. Terminología anterior: sistema reticuloendotelial. Término actual: sistema de fagocitos mononucleares
Células estrelladas hepáticas/ pericitos	Subendotelial en el espacio de Disse. Los procesos citoplasmáticos largos corren paralelos al endotelio, las ramas de segundo orden se ramifican y forman mallas	Almacenan la mayor parte de la vitamina A/ retinol en el cuerpo humano; almacenan otros lípidos y asumen el fenotipo de lipocitos; las propiedades contráctiles mediadas por la actina permiten la contracción y el control del flujo sanguíneo sinusoidal. Actúan como células progenitoras en la regeneración del hígado, son las principales responsables de la degeneración fibrótica (cirrosis) y actúan como células autocrinas y paracrinas
Hepatocitos	Dispuestos en columnas unicelulares en los sinusoides hepáticos, rodeados por el espacio de Disse y los canales de Hering. La membrana basal apical tachonada de microvellosidades está frente al espacio de Disse y los sinusoides; la membrana lateral lisa se conecta con otros hepatocitos a través de ocludinas entre las que los canalículos biliares recogen y transportan la bilis	Las células bipolares, que absorben simultáneamente el plasma, preparan el hemo, el colesterol y los xenobióticos para su eliminación, sintetizan el glucógeno, los ácidos grasos, la albúmina y los factores de coagulación dependientes de la vitamina K, metabolizan y secretan los ácidos biliares, los lípidos y las especies de colesterol absorbidas a través de la recirculación enterohepática, participan de forma crítica en el metabolismo del hierro. El sistema del citocromo facilita la eliminación de los productos farmacéuticos. La secreción de la bilis se realiza por efectos osmóticos tras la secreción de sales biliares dependiente de la energía y el flujo independiente de las sales biliares

(*continúa*)

Tabla 6-1 Componentes celulares de la anatomía microscópica (*continuación*)

Tipo de célula	Ubicación anatómica	Función descriptiva
Colangiocitos	Canales de Hering, conductos biliares; células pequeñas y cuboidales en el centro, mayor relación citoplasma-núcleo en la periferia	Responden a la señalización de secretina y somatostatina duodenal. La secretina provoca la alcalinización de la bilis canalicular (hepática original), mientras que la somatostatina tiene un efecto contrario. Los colangiocitos absorben agua, glucosa, glutamato y urato. Los ácidos biliares pueden ser reabsorbidos y volver a entrar en el sistema a través de la derivación biliohepática
Células endoteliales linfáticas y células musculares linfáticas	Estructuras periportales en el espacio de Mall	Captación pasiva del exudado sinusoidal hepático en los capilares linfáticos monocapa, que drenan en vasos linfáticos valvulados. Estos están rodeados de células musculares lisas linfáticas, que bombean activamente este líquido hacia los ganglios linfáticos portales y celíacos. Este proceso genera aproximadamente el 50% del volumen total de la linfa corporal. El flujo linfático es ipsidireccional con el flujo biliar
Linfocitos granulosos con actividad citolítica	Sinusoides hepáticos	Linfocitos citolíticos no sésiles que actúan conjuntamente con las células de Kupffer. Entre otras funciones, los linfocitos granulosos con actividad citolítica se adhieren a las células cancerosas y las eliminan

A. Sistema autónomo hepático

Aunque los receptores de trasplantes de hígado viven bien con un órgano completamente denervado, las elevadas tasas de diabetes, dislipidemia, hipertensión y obesidad pueden poner de manifiesto los efectos de la inervación hepática. Los estímulos de la ingesta de alimentos se modifican a través de la detección vagal de las concentraciones de glucosa y lípidos de la vena porta; la sensibilidad a la insulina y la captación de glucosa del músculo esquelético están influidas por el control autónomo de la sustancia sensibilizadora a la insulina hepática; el almacenamiento de glucógeno hepático se ve igualmente afectado por el control autónomo. La detección de la osmolalidad del suero en el sistema sinusoidal desencadena un reflejo hepatorrenal con modulación de la retención de Na^+. La irrigación sinusoidal se ve afectada por los efectos simpáticos sobre la arteria hepática y el control eferente del nervio hepático sobre la contracción sinusoidal. El árbol biliar está densamente inervado por ramas nerviosas parasimpáticas, con algunas terminaciones nerviosas que llegan al lumen ductal.

B. Sistema linfático

El hígado produce un gran volumen de linfa que supone entre el 25 y 50% del volumen transportado en el conducto torácico. Los vasos linfáticos se asocian con tres categorías según su localización: portal, sublobulillar y capsular. El líquido recogido contiene casi el 80% de las proteínas medidas en el plasma. Los componentes biliares se encuentran en la linfa hepática durante la obstrucción biliar. Los vasos linfáticos están presentes principalmente a lo largo de la vasculatura porta, la arteria hepática y las vías biliares. Estos capilares valvulados aumentan en complejidad desde los capilares unicelulares y permeables sin membranas basales, hasta los vasos colectores más grandes con menor permeabilidad. La mayor parte de la linfa hepática parece derivar de los sinusoides hepáticos o de la vasculatura hepática. La cápsula hepática no tiene suministro de sangre intrínseco, pero la superficie del órgano solo está separada del parénquima por una capa unicelular que sugiere un origen

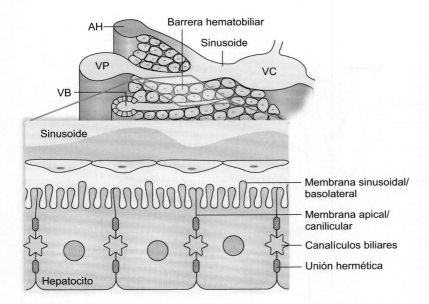

AH

Barrera hematobiliar

Sinusoide

VP

VC

VB

Sinusoide

Membrana sinusoidal/
basolateral

Membrana apical/
canilicular

Canalículos biliares

Unión hermética

Hepatocito

Figura 6-5 Barreras del hígado. Esquema de la barrera hematobiliar (BHB) en el hígado. La BHB se compone principalmente de uniones herméticas presentes en el dominio de la membrana apical de los hepatocitos, que restringe la mezcla de la sangre sinusoidal y bilis. Los hepatocitos se polarizan a lo largo de la membrana apical y basolateral; la membrana basolateral está junto los sinusoides, mientras que la membrana apical está junto los canalículos biliares. AH: arteria hepática; VB: vía biliar; VC: vena central; VP: vena porta (Pradhan-Sundd T, Monga SP. Blood-bile barrier: morphology, regulation, and pathophysiology. *Gene Expr.* 2019;19(2):69-87.)

sinusoidal de la linfa capsular. Los vasos linfáticos se combinan en 12-15 vasos que recorren las arterias hepáticas y la vía biliar para agruparse en múltiples ganglios linfáticos regionales (**figs. 6-7** y **6-8**).

IV. Funciones metabólicas, sintéticas y excretoras

La formación de la *bilis* es una función hepática esencial que permite eliminar los lípidos, el colesterol y los productos metabólicos finales del metabolismo de la hemoglobina, así como absorber vitaminas liposolubles y lípidos. La secreción de bilis por parte de los hepatocitos hacia los canalículos abarca el transporte dependiente de la energía de los ácidos biliares y los aniones orgánicos, así como del glutatión, el glucurónido de la bilirrubina, las hormonas tiroideas y esteroideas y los xenobióticos. Esta bilis canalicular supone el 75% de los aproximadamente 600 mL secretados al día. Los colangiocitos que secretan HCO_3^- y H_2O, así como la afluencia de agua paracelular, constituyen el resto y hacen que la bilis sea isotónica y neutra o ligeramente alcalina. El flujo biliar oscila entre 1.5 y 15 µL/kg por minuto, llega a los conductos cístico y biliar a través del conducto hepático. La resistencia pasiva y activa en el esfínter de Oddi facilita el llenado de la vesícula biliar. La señalización duodenal tras el consumo de una comida desencadena el vaciado del 80-100% de la vesícula biliar. Los ácidos biliares primarios (ácido quenodesoxicólico y ácido cólico) son manipulados por las bacterias residentes para formar ácidos biliares secundarios (ácido litocólico y ácido desoxicólico), detectándose también una pequeña fracción de ácido ursodesoxicólico.

El hígado desempeña un notable espectro de funciones metabólicas y excretoras, que van desde la captación de sustancias nutritivas de la circulación portal y

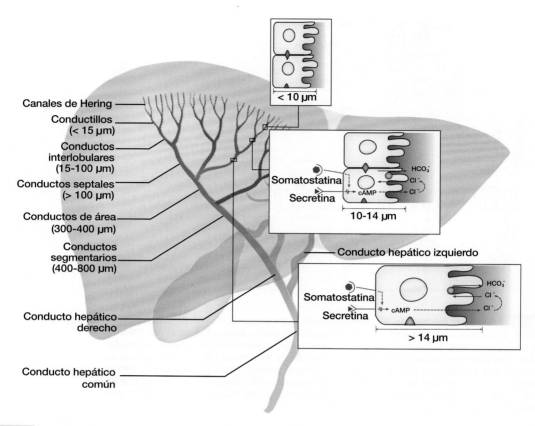

Canales de Hering
Conductillos (< 15 μm)
Conductos interlobulares (15-100 μm)
Conductos septales (> 100 μm)
Conductos de área (300-400 μm)
Conductos segmentarios (400-800 μm)
Conducto hepático derecho
Conducto hepático común

< 10 μm

Somatostatina
Secretina
cAMP
HCO_3^-
Cl^-
Cl^-
10-14 μm

Conducto hepático izquierdo

Somatostatina
Secretina
cAMP
HCO_3^-
Cl^-
Cl^-
> 14 μm

Figura 6-6 En la figura se ilustra la heterogeneidad de la estructura y función del árbol biliar y de las células epiteliales de las vías biliares. La bilis canalicular secretada por los hepatocitos entra en el árbol biliar uniéndose ascendentemente con los canales de Hering. A medida que las ramas del árbol biliar se unen, el diámetro luminal aumenta (valores entre paréntesis) y las células epiteliales de la vía biliar se hacen más grandes. La gama de receptores y transportadores en las células de las vías biliares medianas y grandes es similar, aunque la expresión del receptor de secretina y la actividad de intercambio Cl^-/HCO_3^- es mayor en las células de las vías biliares medianas y grandes (redibujada de Boyer JL. Bile formation and cholestasis. En: Schiff ER, Sorrell MF, Maddrey WC, eds. *Schiff's Diseases of the Liver*. Lippincott, Williams & Wilkins; 2002:135-165.)

sistémica, pasando por la síntesis de diversas proteínas y componentes biliares, hasta la regulación de nutrientes y toxinas circulantes, así como la defensa inmunitaria del hospedero.[1] Algunos ejemplos de estas funciones son:

- *Síntesis de proteínas:* la mayoría de las proteínas de la sangre (excepto los anticuerpos) se sintetizan en el hígado y son secretadas por este, incluyendo la albúmina, los *factores de la coagulación dependientes de la vitamina K (II, VII, IX y X)*, los *factores independientes de la vitamina K* (V, XI, XII y XIII y el fibrinógeno). Estos pueden medirse clínicamente como indicadores indirectos de la función hepática de síntesis. La síntesis y descomposición de los aminoácidos también se produce en el hígado, esta última por transaminación y desaminación oxidativa, con formación de cetoácidos, amoníaco y glutamina. La alteración de estas funciones de síntesis puede observarse en casos de inanición extrema o de insuficiencia hepática, lo que provoca hipoproteinemia, formación de ascitis y trastornos hemorrágicos.

- *Producción de colesterol y lipoproteínas:* el hígado transforma el *colesterol ingerido* y sintetiza varias especies de lipoproteínas que actúan como paquetes

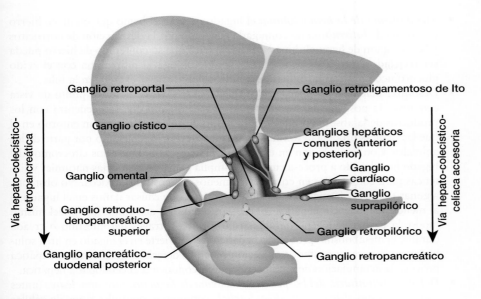

Esquema de los ganglios linfáticos extrahepáticos.

emulsionados transportables en la sangre, que permiten el transporte de elementos esenciales del metabolismo celular por todo el cuerpo.

- *Almacenamiento de nutrientes:* el hígado convierte el exceso de glucosa en *glucógeno* para su almacenamiento y la regulación de la glucemia, también almacena *vitaminas liposolubles* (*A, D, E* y *K*) y minerales. En consecuencia, la insuficiencia hepática suele ir acompañada de una hipoglucemia profunda.

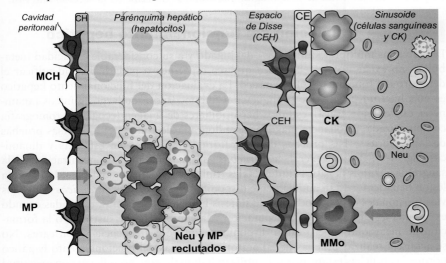

Figura 6-8 Heterogeneidad de los macrófagos del hígado. El hígado está poblado por diferentes poblaciones de macrófagos. La más abundante es la compuesta por las células de Kupffer (CK) derivadas del embrión, que residen en los sinusoides hepáticos e interactúan principalmente con las CEH y las CE. Los macrófagos derivados de monocitos (MMo) también pueden adquirir un fenotipo similar al de las CK tras la inflamación. Los macrófagos capsulares hepáticos (MCH) están presentes en la cápsula hepática (CH). Por último, los macrófagos peritoneales (MP) maduros también pueden ser reclutados en el hígado, especialmente en caso de lesiones en el parénquima. CE: célula endotelial; CEH: célula estrellada hepática; Neu: neutrófilos (Blériot C, Ginhoux F. Understanding the heterogeneity of resident liver macrophages. *Front Immunol.* 2019;10:2694.)

- *Metabolismo de la hemoglobina:* el hígado procesa el hemo que contiene hierro (en forma de **bilirrubina** no conjugada generada por la destrucción de eritrocitos y la liberación de hemoglobina en el bazo) para que su contenido de hierro pueda ser reciclado para diversos usos. El hígado conjuga la bilirrubina con el ácido glucurónico para formar bilirrubina hidrosoluble que se excreta en la bilis.
- *Desintoxicación de fármacos y otras sustancias tóxicas:* desde el punto de vista evolutivo, la posición del hígado como primer órgano que se encuentra con los productos de la absorción intestinal permitió la supervivencia en un entorno en el que las plantas producían toxinas destinadas a evitar su consumo por parte de los animales. Con la evolución en esta confrontación bioquímica, los citocromos del hígado han llegado a procesar una muy amplia gama de sustancias naturales y sintéticas para convertirlas en compuestos menos tóxicos o no tóxicos. No obstante, algunas toxinas y fármacos ingeridos son capaces de causar daños en el hígado, o al menos insuficiencia hepática (p. ej., paracetamol o acetaminofeno). Del mismo modo, la toxina endógena *amoníaco* (absorbida a través del intestino o creada durante el metabolismo proteínico hepático) se convierte en el hígado en urea soluble en agua para su posterior excreción renal. El deterioro de la función hepática provoca la acumulación de amoníaco y puede conducir a encefalopatía hepática.
- *Defensa inmunitaria del hospedero:* el *sistema de fagocitos mononucleares* (antes conocido como *sistema reticuloendotelial*) comprende múltiples tipos de células distribuidas en varios órganos en una función coordinada de defensa del hospedero, que incluye las células de Kupffer y las dendríticas mencionadas anteriormente. El deterioro del funcionamiento hepático puede dar lugar a infecciones sistémicas más frecuentes o graves (p. ej., peritonitis bacteriana espontánea). Las células de Kupffer también lisan los eritrocitos en componentes de hemo y globina, aumentando así la liberación esplénica de bilirrubina no conjugada a la circulación, donde se combina con la albúmina circulante, regresando finalmente al hígado para el metabolismo de la hemoglobina, como se describe en la sección anterior.

V.   Evaluación del funcionamiento hepático

Debido a las múltiples «funciones» del hígado y a su considerable capacidad metabólica, no existe una prueba única que sea específica o precisa para identificar el deterioro del funcionamiento hepático. La evaluación del funcionamiento hepático es más bien un proceso de triangulación que incorpora hallazgos clínicos (anamnesis, exploración física), estudios hepatobiliares de imagen (ecografía, tomografía computarizada, resonancia magnética, radiografía de contraste) y diversas pruebas de laboratorio.[2,3] Las pruebas de laboratorio se clasifican en estáticas y dinámicas (**fig. 6-9**). Por lo general, las **pruebas estáticas** miden la concentración en la sangre de enzimas hepáticas individuales (típicamente aumentadas cuando hay una lesión hepática) y están ampliamente disponibles. Las **pruebas dinámicas** miden las vías funcionales de los productos de síntesis hepática (en general, reducidas cuando existe una lesión hepática), la depuración y la eliminación de sustratos o la formación de metabolitos, pero están disponibles con poca frecuencia y son caras. No se aconseja realizar pruebas de laboratorio rutinarias del funcionamiento hepático porque las pruebas estáticas que se utilizan habitualmente no reflejan con exactitud el funcionamiento del órgano, sino que indican diversos grados de inflamación o daño. En cambio, las pruebas deben realizarse si la historia clínica, el proceso de la enfermedad actual o la exploración física despiertan la sospecha de una enfermedad hepática aguda o crónica, o también si se planea una cirugía que afecte al hígado.

Las pruebas estándar de laboratorio pueden indicar potencialmente una lesión orgánica (transaminasas, bilirrubina), un deterioro de la función de síntesis (albúmina sérica, tiempo de protrombina, fibrinógeno) o efectos sistémicos de una disfunción orgánica avanzada (recuento de trombocitos). Las pruebas de laboratorio estáticas específicas incluyen las transaminasas hepáticas aspartato-transaminasa (AST),

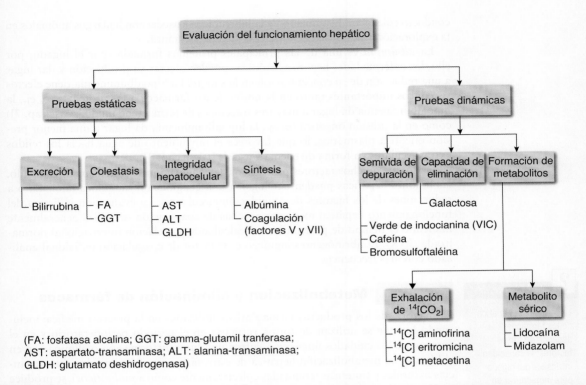

Evaluación del funcionamiento hepático

Pruebas estáticas

Pruebas dinámicas

Excreción
- Bilirrubina

Colestasis
- FA
- GGT

Integridad hepatocelular
- AST
- ALT
- GLDH

Síntesis
- Albúmina
- Coagulación (factores V y VII)

Semivida de depuración
- Verde de indocianina (VIC)
- Cafeína
- Bromosulfoftaléina

Capacidad de eliminación
- Galactosa

Formación de metabolitos

Exhalación de $^{14}[CO_2]$
- $^{14}[C]$ aminofirina
- $^{14}[C]$ eritromicina
- $^{14}[C]$ metacetina

Metabolito sérico
- Lidocaína
- Midazolam

(FA: fosfatasa alcalina; GGT: gamma-glutamil tranferasa; AST: aspartato-transaminasa; ALT: alanina-transaminasa; GLDH: glutamato deshidrogenasa)

Figura 6-9 Pruebas de funcionamiento hepático. Las pruebas de laboratorio se clasifican en dos categorías: las pruebas estáticas, frecuentemente utilizadas de los compuestos sanguíneos circulantes, las proteínas y los factores de coagulación, y las pruebas dinámicas (poco utilizadas) de las funciones de metabolización, eliminación y depuración en el hígado (Beck C, Schawrtges I, Picker O. Perioperative liver protection. *Curr Opin Crit Care.* 2010;16:142-147. Reproducida con autorización).

alanina-transaminasa (ALT), fosfatasa alcalina (FA) y γ-glutamil-transferasa (GGT). La enzima AST también se encuentra en el músculo y otros tejidos no hepáticos; la FA también se encuentra en el hueso, la placenta y el intestino. En cambio, ALT y GGT se encuentran casi exclusivamente en el hígado; por tanto, se considera que ALT y GGT son indicadores más específicos de afección hepática. Tanto la AST como la ALT pueden estar aumentadas en situaciones de daño hepático agudo, cuando las enzimas se escapan de los hepatocitos lesionados hacia la sangre. En las enfermedades crónicas del hígado puede no haber incrementos de AST y ALT; sin embargo, la relación AST/ALT suele estar aumentada en pacientes con hepatitis alcohólica o cirrosis. Una relación AST/ALT > 2 está presente en ~70% de estos pacientes, en comparación con el 26% de los pacientes con cirrosis posnecrótica, el 8% con hepatitis crónica, el 4% con hepatitis vírica y ninguno con ictericia obstructiva. Si las concentraciones de FA o GGT son elevadas, lo más probable es que exista un problema de flujo biliar. Este tipo de problemas pueden deberse a una enfermedad de las vías biliares dentro del hígado, la vesícula biliar o los conductos extrahepáticos.

Como se ha señalado, la bilirrubina no conjugada es un producto de descomposición del hemo de los eritrocitos y se conjuga con el ácido glucurónico en el hígado para su excreción en la bilis. Las cifras aumentadas de «bilirrubina indirecta» (bilirrubina no conjugada) en la sangre indican una descomposición excesiva de la hemoglobina (p. ej., hemólisis) o una función de conjugación hepática alterada. La concentración sanguínea elevada de «bilirrubina directa» (bilirrubina conjugada) se producen cuando la función hepática es normal pero la excreción de bilirrubina está alterada (p. ej., obstrucción del conducto colédoco). El aumento de la bilirrubina se asocia con hallazgos anómalos en la exploración física de ictericia escleral e ictericia cutánea.

La *albúmina* es una de las principales proteínas formadas por el hígado; por ello, las enfermedades hepáticas crónicas pueden afectar su producción y dar lugar a una reducción de su concentración en la sangre. La hipoalbuminemia tiene efectos sistémicos importantes tanto en la unión de los fármacos a las proteínas (p. ej., la hipoalbuminemia da lugar a mayores fracciones de fármaco no unido [*véase* cap. 7]) como en la presión oncótica (p. ej., la hipoalbuminemia da lugar a una menor presión oncótica plasmática, lo que favorece el movimiento de agua hacia los tejidos extravasculares en forma de edema y ascitis [*véase* cap. 3]).

Dado que muchos factores proteínicos de coagulación se sintetizan en el hígado, las lesiones hepáticas pueden dar lugar a una coagulación sanguínea anómala o a reducciones de los factores de coagulación circulantes. La evaluación indirecta del funcionamiento hepático mediante pruebas de coagulación se realiza generalmente midiendo el tiempo de protrombina y calculando su relación internacional normalizada (INR). El fibrinógeno sanguíneo es el factor de coagulación individual analizado con más frecuencia.

VI. Metabolización y eliminación de fármacos

La mayoría de los productos farmacéuticos utilizados en la práctica médica, incluyendo los que se utilizan de forma rutinaria en el período perioperatorio y en el entorno de los cuidados intensivos, sufren una biotransformación o eliminación en el hígado. La metabolización hepática de estos fármacos, así como de otras sustancias naturales y sintéticas (conocidas colectivamente como *xenobióticos*), se produce por medio de enzimas metabolizadoras de fármacos que están determinadas genéticamente, pero que pueden ser moduladas por el entorno, mediante la inducción o la inhibición de enzimas.[4,5] El objetivo general de esta metabolización de los fármacos es hacer que los compuestos sean más hidrófilos para que pueda producirse la eliminación renal del fármaco modificado o de sus metabolitos.

La metabolización hepática de los fármacos se produce a través de dos sistemas enzimáticos, solos o combinados. Las *enzimas de fase 1* suelen alterar los grupos funcionales existentes para hacer que la molécula sea más polar, aumentando así su solubilidad en el agua. Las enzimas de la fase 1 consisten en la clase de enzimas del *citocromo P450* (superfamilia CYP) que hidrolizan, oxidan o reducen el compuesto original (*véase* cap. 7). Las *enzimas de fase 2* actúan principalmente para conjugar compuestos polares, aumentando así su hidrofilia. Tanto las enzimas de fase 1 como las de fase 2 son inducibles, pero también pueden ser inhibidas (generalmente por otros fármacos).

Una descripción más funcional de la transición de los fármacos por el hígado establece una distinción entre las sustancias que se eliminan con rapidez (esencialmente en su primer paso por el hígado desde la circulación venosa portal o sistémica) y las que requieren un tiempo considerable para su metabolización. Se dice que las sustancias que se someten a una gran *eliminación de primer paso* tienen una *relación de extracción alta*. La eliminación de estos fármacos viene determinada en gran medida por el flujo sanguíneo hepático. Se dice que los fármacos que requieren un tiempo prolongado para su biotransformación tienen una *relación de extracción baja*. Estos fármacos suelen estar unidos a las proteínas en la circulación y, por ende, no están tan fácilmente al alcance de las enzimas metabolizadoras de fármacos en el hígado. Entre estos dos extremos se encuentran las sustancias que no entran claramente en ninguna de las dos categorías y se dice que tienen una relación de extracción intermedia. La eliminación de estos fármacos depende igualmente del flujo sanguíneo y de la actividad metabólica. En la **tabla 6-2** se enumeran ejemplos de fármacos utilizados a menudo en la práctica de la anestesiología y la medicina del dolor para cada una de estas tres categorías.

Tabla 6-2 Ejemplos de patrones de depuración hepática de productos farmacéuticos de uso frecuente		
Alta depuración (alta relación de extracción, es decir, dependiente del flujo sanguíneo)	**Depuración intermedia**	**Baja depuración (baja relación de extracción, es decir, independiente del flujo sanguíneo)**
Morfina	Ácido acetilsalicílico	Warfarina
Lidocaína	Quinina	Fenitoína
Propofol	Codeína	Rocuronio
Propranolol	Nortriptilina	Metadona
Fentanilo	Vecuronio	Diazepam
Sufentanilo	Alfentanilo	Lorazepam

 Para más información e interactividad, consulte las videoconferencias interactivas (en inglés) y la infografía «Visto de cerca», disponibles en el libro electrónico gratuito que acompaña a este texto. Las instrucciones de acceso se encuentran detrás de la portada.

Referencias

1. Steadman RH, Braunfeld MY. The liver: surgery and anesthesia. In: Barash PG, Cullen BF, Stoelting RK, et al, eds *Clinical Anesthesia*. 8th ed. Wolters Kluwer; 2017:1298-1326.
2. Beck C, Schawrtges I, Picker O. Perioperative liver protection. *Curr Opin Crit Care*. 2010;16:142-147. PMID: 22534730.
3. Hoetzel A, Ryan H, Schmidt R. Anesthetic considerations for the patient with liver disease. *Curr Opin Anesthesiol*. 2012;25:340-347. PMID: 22450699.
4. Sweeney BP, Bromilow J. Liver enzyme induction and inhibition: implications for anaesthesia. *Anaesthesia*. 2006;61:159-177. PMID: 16430569.
5. Gupta DK, Henthorn TK. Basic principles of clinical pharmacology. In: Barash PG, Cullen BF, Stoelting RK, et al, eds. *Clinical Anesthesia*. 8th ed. Wolters Kluwer; 2017:156-188.

FLUJO SANGUÍNEO HEPÁTICO Y DEPURACIÓN DE FÁRMACOS

VISTO DE CERCA

Tanto el flujo sanguíneo como la función metabólica tienenun papel importante en la depuración hepática de los fármacos, como se muestra a continuación

En reposo, el hígado recibe el 25% del gasto cardíaco y contiene el 10% del volumen de la sangre en circulación

La **VENA HEPÁTICA** drena la sangre hacia la vena cava inferior

El 25% restante proviene de la **ARTERIA HEPÁTICA**

El **75%** de la sangre se deriva hacia la **VENA PORTA**

Dado que la sangre venosa portal está poco oxigenada, solo satisface el **50%** de la demanda de O_2 del hígado

La *depuración* es el volumen de sangre del que se ha eliminado completamente el fármaco por unidad de tiempo. Para el hígado, se calcula de la siguiente manera...

| DEPURACIÓN HEPÁTICA DE LOS FÁRMACOS | = | FLUJO SANGUÍNEO HEPÁTICO | X | RELACIÓN DE EXTRACCIÓN HEPÁTICA |

$$\text{RELACIÓN DE EXTRACCIÓN} = \frac{C_i - C_o}{C_o}$$

C_i = concentración de fármaco que llega al hígado
C_o = concentración de fármaco que sale del hígado

Fármacos con relación de extracción ALTA

La mayoría de los fármacos utilizados en la práctica anestésica pertenecen a esta categoría. Las enzimas hepáticas que procesan estos fármacos son extremadamente eficientes, por lo que queda muy poco fármaco en el efluente venoso hepático. Los cambios en el **flujo sanguíneo hepático afectarán la depuración** de estos medicamentos. Sin embargo, los cambios en el *funcionamiento metabólico del hígado tienen poco o ningún efecto*

Fármacos con relación de extracción BAJA

Los fármacos como las benzodiazepinas, los barbitúricos y el alfentanilo, tienen una tasa de extracción baja. Las enzimas hepáticas que procesan estos medicamentos son menos eficientes. Los cambios en la **función metabólica hepática afectarán la depuración** de estos fármacos. Sin embargo, los cambios en el *flujo sanguíneo hepático tienen poco o ningún efecto*

Infografía de: Naveen Nathan MD

Preguntas

1. ¿Cuál de las siguientes afirmaciones describe mejor la doble irrigación sanguínea del hígado?

    A. La irrigación del hígado procede en un 75% de la arteria hepática y en un 25% de la vena porta
    B. La irrigación del hígado procede en un 50% de la arteria hepática y en un 50% de la vena porta
    C. La irrigación del hígado procede en un 25% de la arteria hepática y en un 75% de la vena porta
    D. La irrigación del hígado procede en un 10% de la arteria hepática y en un 90% de la vena porta

2. Se espera que un hombre de 55 años de edad con una enfermedad hepática terminal por cirrosis alcohólica presente todas las siguientes anomalías, EXCEPTO:

    A. Mayor susceptibilidad a la infección bacteriana
    B. Ascitis
    C. Hiperglucemia
    D. Aumento de la susceptibilidad a los hematomas

3. Las pruebas de laboratorio dinámicas son medidas más precisas del funcionamiento hepático que las pruebas estáticas y ambas son fáciles de obtener en la mayoría de los entornos médicos. ¿Verdadero o falso?

    A. Verdadero
    B. Falso

4. Una mujer de 47 años de edad con dolor agudo en el cuadrante superior derecho e ictericia escleral se somete a una serie de análisis de sangre estáticos, que demuestran concentraciones aumentadas de AST y ALT, con una relación AST/ALT de 2.9. ¿Cuál de los siguientes hallazgos clínicos o diagnósticos es probable que también esté presente?

    A. Ecografía que muestra un cálculo del conducto colédoco de 7 mm con dilatación de la vía biliar proximal
    B. Elevado contenido de alcohol en sangre
    C. Tomografía computarizada que muestra un tumor de 7 cm en la cabeza del páncreas
    D. Serología que indica hepatitis A aguda

5. El fármaco X tiene una alta relación de extracción y se administra por vía oral a dos pacientes adultos diferentes, aunque sanos: uno con un gasto cardíaco normal (paciente NL) y otro en choque hipovolémico (paciente HS). ¿Cuál de las siguientes afirmaciones es más probable que sea VERDADERA?

    A. El fármaco X será eliminado rápidamente por ambos pacientes
    B. El fármaco X será eliminado lentamente por ambos pacientes
    C. El medicamento X será eliminado más rápidamente por el paciente NL
    D. El medicamento X será eliminado más rápidamente por el paciente HS

Respuestas

1. C

El hígado recibe el 25% del gasto cardíaco total, y el 25% de su irrigación proviene de la arteria hepática (sangre oxigenada) y el 75% de la vena porta (sangre desoxigenada). Debido a las diferencias en el flujo sanguíneo y la oxigenación, cada irrigación proporciona una cantidad similar de contenido de oxígeno al hígado.

2. C

Dado que las células de Kupffer hepáticas y las células dendríticas forman parte del sistema fagocítico mononuclear, la insuficiencia hepática aumenta la frecuencia y gravedad de las infecciones sistémicas. Como el deterioro de la síntesis proteínica hepática reduce la presión oncótica plasmática y la producción de diversos factores de coagulación, la insuficiencia hepática incrementa la acumulación de líquido extravascular (edema, ascitis) y el deterioro de la coagulación, respectivamente. Sin embargo, es más probable que el deterioro del almacenamiento de glucógeno en pacientes con insuficiencia hepática dé lugar a una hipoglucemia que a una hiperglucemia.

3. B

Las pruebas de laboratorio dinámicas de la función hepática incluyen la medición de la vida media del sustrato, la capacidad de eliminación y la formación de metabolitos (**fig.** 6-9); por tanto, es probable que sean más indicativas del funcionamiento hepático que las pruebas estáticas (p. ej., AST y ALT en sangre). Sin embargo, las pruebas dinámicas requieren instalaciones y procedimientos especializados y no están ampliamente disponibles.

4. B

Una relación AST/ALT elevada (>2) se asocia probablemente con una hepatitis alcohólica o con una cirrosis. Es poco probable que la obstrucción biliar debida a cálculos biliares o tumores pancreáticos origine un cociente AST/ALT elevado, aunque es probable que la FA y la GGT estén aumentadas. La hepatitis vírica aguda puede dar lugar a incrementos de AST y ALT, pero es poco probable que la relación AST/ALT esté aumentada.

5. C

Los fármacos con un alta relación de extracción se eliminan rápidamente, con una importante metabolización hepática de primer paso. Sin embargo, la eliminación de estos fármacos depende en gran medida del flujo sanguíneo hepático. Así, en el caso del choque hipovolémico, el fármaco X será eliminado rápidamente por el paciente NL, pero más lentamente por el paciente HS.

Farmacología

7 Principios de farmacocinética y farmacodinámica

Sujatha Pentakota

La farmacocinética y la farmacodinámica definen los principios básicos de la farmacología. La farmacocinética (FC) describe lo que el organismo hace con el fármaco, es decir, la absorción, la distribución, la metabolización y la eliminación. La farmacodinámica (FD) se ocupa de lo que el fármaco hace al cuerpo, es decir, los efectos primarios y secundarios de los medicamentos. La FC relaciona la dosis con la concentración y la FD relaciona la concentración con el efecto.

I. Principios de farmacocinética

A. Absorción de fármacos y sus vías de administración

Independientemente de la vía de administración, todos los fármacos deben atravesar una o varias membranas celulares para ejercer su acción. Hay tres tipos de procesos de transporte por los que los fármacos entran en una célula:

- *Difusión pasiva.* Los fármacos se mueven a través de la membrana celular a lo largo de un gradiente de concentración y, por tanto, el proceso no consume energía.
- *Transporte activo.* Los fármacos se mueven en contra de un gradiente de concentración desde una región de menor concentración a una región de mayor concentración. Esto requiere energía celular y el proceso es específico y saturable. No es un modo de transporte frecuente para las moléculas de fármaco, pero algunos ejemplos son la levodopa y el propiltiouracilo.
- *Difusión facilitada.* Se trata de una difusión pasiva a través de la membrana celular en la que interviene una proteína de membrana. Como las moléculas del fármaco se mueven a lo largo de un gradiente de concentración, no se consume energía. Sin embargo, el proceso está mediado por un portador, es específico y saturable como el transporte activo.

En la **tabla 7-1**, *Vías de administración de fármacos utilizando los opiáceos como prototipo*, se presentan más detalles.

B. Distribución, eliminación y biotransformación de los fármacos
1. Distribución de los fármacos

La distribución de un fármaco viene determinada por el gasto cardíaco y el flujo sanguíneo a los distintos órganos. Los órganos ricos en vasos, que reciben la mayor parte del gasto cardíaco (cerebro, pulmones, corazón, hígado y riñones), se equilibran rápidamente con la concentración del fármaco en el plasma en cuestión de minutos. Los órganos con menor perfusión, como los músculos, son el siguiente grupo en equilibrarse. Los últimos órganos en alcanzar el equilibrio son los que tienen una perfusión muy pobre, como el tejido adiposo y los órganos con pocos vasos como el hueso. En todos los órganos, la captación del fármaco está limitada principalmente por el flujo de perfusión más que por el transporte local.[1]

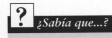

? ¿Sabía que...?

El fentanilo puede administrarse por vía intravenosa, intratecal, epidural, intranasal, rectal, subcutánea y transdérmica.

Tabla 7-1 Vías de administración de fármacos utilizando los opiáceos como prototipo

Formulación	Biodisponibilidad	Tiempo hasta la concentración plasmática máxima	Comentarios
Intravenosa	100%	<1 min	• Procedimiento de referencia
Oral (gastrointestinal)	0-50%	1-3 h	• La metabolización de primer paso hepático reduce la biodisponibilidad de los fármacos con alto índice de extracción hepática • La metabolización intestinal contribuye a disminuir la biodisponibilidad
Oral (transmucosa)	65-75%	15-30 min	• Evita la metabolización de primer paso hepático • Requiere una alta lipofilia, de lo contrario pasa al tubo digestivo
Sublingual	75%	30-45 min	• Evita la metabolización de primer paso hepático • Requiere una alta lipofilia; de lo contrario, pasa al tubo digestivo
Intranasal	90%	10-20 min	• Evita la metabolización de primer paso hepático • Limitada por su baja lipofilia
Rectal (transmucosa)	20-70%	0.75-2 h	• Evita parcialmente la metabolización de primer paso hepático
Subcutánea	>75%	15-30 min	• No está limitada por la lipofilia en comparación con las vías transmucosa, transdérmica o intranasal
Transdérmica	>90%	10-20 h	• Limitada por la permeabilidad a través de la piel • Concentración constante de 10-48 h
Intramuscular	100%	5-30 min	• No está limitada por la lipofilia en comparación con las vías transmucosa, transdérmica o intranasal
Inhalable	>90%	5-30 min	• El desajuste ventilación-perfusión provoca un retraso en la captación y una biodisponibilidad <100%
Intratecal	No se ha informado	0.5-4 h	• Sitios de acción espinal y supraespinal
Epidural	100%	15-45 min	• Los opiáceos en bolo actúan en los sitios espinales, a pesar de la absorción plasmática

Tras la inyección intravenosa, la mayoría de los fármacos lipofílicos se redistribuyen a los órganos ricos en vasos sanguíneos, como el cerebro, y se equilibran con este en pocos minutos. Otros órganos de captación del fármaco, como el músculo, reducen entonces la concentración plasmática del mismo. Esto provoca un gradiente inverso en relación con la concentración del fármaco en el cerebro y parte del fármaco se difunde de nuevo fuera del cerebro hacia el plasma. La concentración plasmática sigue disminuyendo a medida que los órganos con pocos vasos sanguíneos siguen absorbiendo fármaco. Para la mayoría de los fármacos utilizados para la inducción de la anestesia, su acción finaliza principalmente por este proceso de redistribución desde el cerebro, más que por la eliminación del fármaco del cuerpo.

La absorción de fármacos desempeña un papel fundamental en la determinación de sus concentraciones plasmáticas para todas las vías de administración que no sean la inyección intravenosa. La absorción rápida de un fármaco da lugar a un rápido inicio de acción y la absorción lenta permite una larga duración de su acción. La velocidad de absorción depende de la solubilidad y la concentración del fármaco. La absorción incompleta limita la cantidad de fármaco que puede llegar a estar presente en el lugar donde debería actuar.

2. Eliminación de los fármacos

El proceso de eliminación conlleva una eliminación renal primaria o reacciones biotransformadoras en el hígado seguidas de una excreción renal. La eliminación o depuración describe la velocidad a la que un fármaco se elimina del organismo, expresada como equivalente al volumen de sangre del que se elimina el fármaco de forma completa e irreversible en un período unitario. Por lo tanto, la eliminación por depuración tiene dimensiones de volumen/tiempo.

La *depuración hepática de los fármacos* es el volumen de sangre que fluye por el hígado, ya sin rastros del fármaco, en una unidad de tiempo. Está determinada por la cantidad de fármaco que llega al hígado, que a su vez está determinada por el flujo sanguíneo hepático y la capacidad intrínseca del hígado para metabolizarlo. Los factores que afectan la depuración hepática son el flujo sanguíneo de la arteria hepática, el flujo sanguíneo de la vena porta, la capacidad intrínseca de metabolizar el fármaco y la unión a proteínas del mismo. La tasa de extracción hepática (TEH) es el volumen de sangre del que se elimina irreversiblemente el fármaco durante un paso de la sangre por el hígado. Es la relación entre la depuración hepática y el flujo sanguíneo hepático. En el caso de los fármacos con baja depuración intrínseca, la TEH viene determinada por el flujo sanguíneo hepático.

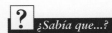

? ¿Sabía que...?

La disminución de la concentración plasmática y la finalización del efecto de los inductores anestésicos intravenosos se debe principalmente a la redistribución.

Una TEH > 0.7 se considera alta; de 0.3-0.7 intermedia y < 0.3 baja. La ecuación de Rowland[2] define la depuración hepática (D_H) como sigue:

$$D_H = Q_H \cdot \frac{f_u D_i}{Q_H + f_u D_i}$$

donde:

Q_H: flujo sanguíneo hepático.
f_u: fracción de fármaco libre.
D_i: capacidad intrínseca de los hepatocitos para metabolizar el fármaco.

Estas relaciones se representan en la **figura 7-1**. Las TEH relativas de algunos fármacos utilizados con frecuencia en el período perioperatorio son las siguientes:

- *Fármacos con baja TEH.* Diazepam, lorazepam, metadona, rocuronio, fenitoína.
- *Fármacos con TEH intermedia.* Midazolam, alfentanilo, vecuronio.
- *Fármacos con TEH alta.* Fentanilo, ketamina, propofol, morfina, naloxona, lidocaína, bupivacaína.

De ello se deduce que, cuando los cambios en el gasto cardíaco provocan cambios en los flujos sanguíneos hepático y renal, la metabolización de los fármacos con una elevada tasa de extracción hepática y la subsiguiente depuración renal se ven afectados negativamente. En estados de disminución del gasto cardíaco (p. ej., insuficiencia cardíaca), la depuración hepática de los fármacos con TEH alta está disminuida.[3,4] En cambio, la autorregulación renal tiende a mantener la presión de perfusión renal, por lo que se observa una depuración de eliminación renal relativamente constante hasta que se supera la capacidad de autorregulación.

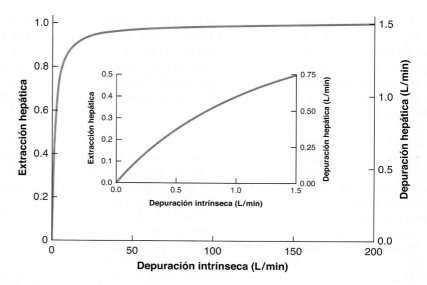

Figura 7-1 Relación entre el índice de extracción hepática (*E*, eje *y* derecho), la depuración intrínseca (*CL*$_i$, eje *x*) y la depuración hepática (*CL*$_H$, eje *y* izquierdo) en el flujo sanguíneo hepático normal (*Q*) de 1.5 L/min. Para los fármacos con una depuración intrínseca elevada (*CL*$_i$ > *Q*), el aumento de dicha depuración tiene poco efecto sobre la extracción hepática y la depuración hepática total se aproxima al flujo sanguíneo hepático. En cambio, si la depuración intrínseca es pequeña (*CL*$_i$ ≤ *Q*), la relación de extracción es similar a la depuración intrínseca (gráfico interno) (adaptada de Wilkinson GR, Shand DG. A physiologic approach to hepatic drug clearance. *Clin Pharmacol Ther.* 1975;18:377).

3. Biotransformación

Las moléculas de los fármacos pueden sufrir una biotransformación mediante reacciones enzimáticas en el organismo. La mayoría de estas reacciones se producen en el hígado y pueden dar lugar a cualquiera de los siguientes resultados:

- Compuestos inactivos para la eliminación
- Un compuesto menos activo
- Transformación de un profármaco en una molécula de fármaco activo
- Formación de metabolitos tóxicos

Los compuestos hidrófilos se excretan sin cambios en la orina y las heces. Los compuestos menos hidrófilos necesitan ser metabolizados en compuestos más hidrófilos para permitir su excreción en la orina. Esta metabolización se produce a través de reacciones de fase I y fase II.

Las reacciones de fase I incluyen la hidrólisis, la oxidación y la reducción, lo que hace que las moléculas del fármaco sean más susceptibles a las reacciones de fase II. La hidrólisis es el proceso de inserción de una molécula de agua en el fármaco, lo que permite la escisión de este en dos moléculas. Los anestésicos locales amida y los ésteres se metabolizan por hidrólisis. La oxidación implica reacciones en las que se eliminan electrones de un compuesto. Se trata de una reacción mediada por enzimas en la que se inserta un grupo hidroxilo (–OH) en la molécula del fármaco. El compuesto hidroxilado suele ser inestable y se divide en moléculas separadas. Las reducciones son reacciones en las que se añaden electrones a un compuesto. La familia de enzimas del citocromo P450 en el hígado participa principalmente en las reacciones de biotransformación y cataliza la mayoría de las reacciones de fase I. La enzima CYP3A4 es la más importante, ya que representa del 40-45% de toda la metabolización de fármacos mediada por el CYP. Se encuentran altas concentraciones de esta enzima en el retículo endoplasmático liso de los hepatocitos y en las membranas de los enterocitos del intestino superior. Esta enzima puede a su vez ser inducida o inhibida por otros fármacos. Las reacciones de fase II producen conjugados que son compuestos polares e hidrosolubles que pueden ser fácilmente excretados por vía renal o hepatobiliar.

Las enzimas que participan en las reacciones de fases I y II tienen varias isoformas. La variabilidad genética afecta la expresión de estas isoformas, afectando la velocidad de estas reacciones de biotransformación. Por ejemplo, los diferentes genotipos dan lugar a una actividad de colinesterasa plasmática normal, baja o ausente, lo que explica las diferencias en la respuesta a la succinilcolina (metabolizada por la colinesterasa plasmática) entre los individuos. El sistema enzimático CYP-P450 y varias transferasas implicadas en las reacciones de fase II tienen polimorfismo genético.[5]

> **?** **¿Sabía que...?**
>
> Las mutaciones genéticas en el cromosoma que codifica la seudocolinesterasa pueden prolongar el efecto de la succinilcolina de 2-4 min hasta 4-6 h.

4. Eliminación renal

Los riñones excretan en la orina los compuestos y los metabolitos hidrófilos de los compuestos lipófilos. Esto ocurre por filtración glomerular pasiva o por secreción activa en los túbulos renales. La depuración renal eficaz de un fármaco es la suma del fármaco filtrado por los glomérulos y excretado activamente en los túbulos renales, menos la cantidad de fármaco que se reabsorbe de los túbulos renales. Los fármacos con excreción renal significativa en la práctica perioperatoria son la penicilina, las cefalosporinas, el pancuronio, el rocuronio, los aminoglucósidos y la neostigmina.

> **?** **¿Sabía que...?**
>
> Para una reacción de primer orden, la concentración del fármaco disminuye en una constante con cada semivida y es independiente de su concentración en el plasma.

C. Conceptos de farmacocinética

1. Procesos de primer orden, de orden cero y no lineales

Un proceso farmacocinético cuya tasa es directamente proporcional a la concentración del fármaco presente se dice que tiene *cinética de primer orden*. A medida que aumenta la concentración del fármaco, aumenta la velocidad del proceso. La terminología habitual utilizada para definir la rapidez de la farmacocinética es la «semivida» $(t_{1/2})$.

$$t_{1/2} = 0.693 \frac{V_d}{D}$$

> **?** **¿Sabía que...?**
>
> Para una reacción de orden cero, un gráfico de la concentración de cualquier reactivo frente al tiempo es una línea recta con una pendiente de -k. Para una reacción de primer orden, un gráfico del logaritmo natural de la concentración de un reactivo frente al tiempo es una línea recta con una pendiente de -k. Para una reacción de segundo orden, un gráfico de la inversa de la concentración de un reactivo frente al tiempo es una línea recta con una pendiente de k.

donde V_d es el volumen de distribución y D es la depuración. A medida que la tasa de eliminación aumenta, la $t_{1/2}$ disminuye. La semivida es el tiempo necesario para que la concentración plasmática de un fármaco disminuya en un 50%. Por tanto, para el proceso de eliminación, la mayor parte del fármaco se elimina del plasma en 4 o 5 semividas. La semivida de un proceso cinético de primer orden es constante y no depende de la concentración plasmática del propio fármaco. La disposición de la mayoría de los fármacos sigue una cinética de primer orden (**fig. 7-2**).

Por el contrario, un proceso con *cinética de orden cero* es una reacción cuya velocidad es independiente de la concentración del fármaco que sufre la reacción. Se elimina una cantidad constante del fármaco por unidad de tiempo.

La *cinética no lineal* describe un proceso de eliminación de fármacos en el que, a bajas concentraciones, un fármaco se elimina por cinética de primer orden, pero a altas concentraciones por cinética de orden cero (p. ej., fenitoína o etanol). Esto ocurre cuando el sistema enzimático implicado se satura[6] por la cantidad de fármaco presente. Estos procesos también se conocen como «procesos de Michaelis-Menten».

En consecuencia, hay tres factores que en un momento dado controlan la concentración plasmática actual del fármaco: la dosis del fármaco administrada por vía intravenosa, la distribución dentro y fuera de los tejidos corporales (difusión) y la eliminación real de dicho fármaco (depuración).

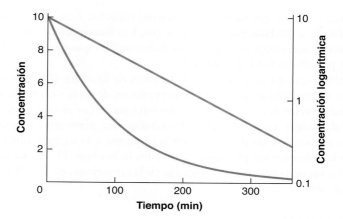

Figura 7-2 Perfil de concentración plasmática en función del tiempo representado en escala lineal (*línea azul*, eje *y* izquierdo) logarítmica (*línea naranja*, eje *y* derecho) para un fármaco hipotético con farmacocinética de primer orden de un solo compartimento. Nótese que la pendiente del perfil de concentración logarítmica es igual a la constante de velocidad de eliminación (k_e) y está relacionada con la semivida de eliminación ($t_{1/2,\beta}$) (Gupta DK, Henthorn TK. Basic principles of clinical pharmacology. En: Barash PG, Cahalan MK, Cullen BF, et al, eds. *Clinical Anesthesia*. 8.ª ed. Wolters Kluwer; 2018:241-275, fig. 11-5).

D. Conceptos matemáticos en farmacocinética

1. Volumen de distribución

En los modelos farmacocinéticos compartimentados, se imagina que los fármacos se distribuyen en una o más «cajas» o compartimentos. Estos compartimentos no pueden equipararse directamente con tejidos específicos, sino que representan la actividad colectiva de órganos con tasas de equilibrio similares.

El volumen de distribución, V_d, relaciona la cantidad total de fármaco presente con la concentración observada en el compartimento central, de forma que el V_d es igual a la cantidad de fármaco administrada dividida por la concentración inicial del fármaco en el plasma. Se trata de un volumen de distribución *aparente* y no tiene relación con el volumen real de ningún tejido. De hecho, el valor matemático del V_d puede ser mayor que el volumen físico real del paciente. El V_d es grande para los fármacos lipófilos debido a su amplia captación tisular, y menor y más cercano al volumen plasmático para los fármacos hidrófilos.

Cuando se inyecta por vía intravenosa (es decir, cuando la biodisponibilidad es del 100%), la concentración del fármaco en el plasma es la cantidad del fármaco inyectado (mg) dividida entre el volumen de plasma (mL). Si todo el fármaco permanece inicialmente en el plasma, el volumen de distribución del fármaco inyectado es igual al volumen del plasma. Sin embargo, los fármacos con un V_d alto entran en múltiples compartimentos extravasculares y, por tanto, se requiere una dosis mayor del fármaco para alcanzar una concentración plasmática determinada (p. ej., propofol). Por el contrario, un fármaco que tiende a permanecer en el compartimento intravascular tendrá un V_d bajo (p. ej., los bloqueadores neuromusculares), por lo que una dosis menor es adecuada para alcanzar una concentración plasmática determinada.

2. Efectos de las enfermedades hepática o renal en los parámetros farmacocinéticos

Para comprender el efecto de las enfermedades hepática y renal en la disposición de los fármacos, es importante entender el concepto de depuración sistémica (D_{SIS}) definida como:

$$D_{SIS} = D_R + D_{NR}$$

donde D_R es la depuración renal y D_{NR} es la depuración no renal.

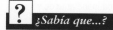

? *¿Sabía que...?*

El volumen de distribución es la relación entre la cantidad total de fármaco presente en el organismo y la concentración plasmática.

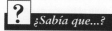

? *¿Sabía que...?*

La eliminación del fármaco depende de su volumen de distribución y de su depuración.

La depuración renal viene dada por D_R= (U.V/P), donde U es la concentración del fármaco en la orina, P es la concentración plasmática de fármaco libre y V es el flujo de orina. La depuración hepática (D_H), que es la principal contribuyente a la depuración no renal, viene dada por la ecuación de Rowland, como ya se ha indicado.

En los pacientes con hepatopatía, la semivida de eliminación de los fármacos metabolizados o excretados por el hígado suele aumentar debido a la menor depuración y al posible aumento del volumen de distribución causado por la ascitis y la alteración de la unión a las proteínas.[7] La concentración del fármaco en estado estacionario es inversamente proporcional a la depuración de eliminación. Así, cuando se reduce la depuración hepática de los fármacos, la dosificación repetida en bolo o la infusión continua de fármacos como las benzodiazepinas, los opiáceos y los barbitúricos puede dar lugar a una acumulación excesiva de estos fármacos y, por tanto, a efectos farmacológicos excesivos y prolongados.[8] Sin embargo, la recuperación de pequeñas dosis de fármacos como el tiopental y el fentanilo se produce en gran medida como resultado de la redistribución, por lo que la recuperación de dosis conservadoras solo se verá mínimamente afectada por las reducciones de la depuración y eliminación.

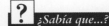

? ¿Sabía que...?

En los estados de enfermedad hepática, la eliminación del fármaco puede ser prolongada tanto por el aumento del volumen de distribución como por la disminución de la depuración hepática.

E. Modelos fisiológicos frente a modelos compartimentales

Los modelos farmacocinéticos fisiológicos basados en la perfusión son modelos realistas de la farmacocinética de los fármacos. El flujo sanguíneo de cada órgano y las tasas metabólicas se modelan para comprender la disposición de los fármacos en estos órganos, lo que ayuda a entender el efecto de varios estados fisiológicos y patológicos en la distribución y eliminación de los fármacos.[9] El establecimiento de estos modelos requiere la medición de las concentraciones de fármacos en muchos tejidos diferentes, lo que supone un reto técnico, es invasivo y requiere mucho tiempo. Por ello, se desarrollaron modelos compartimentados, que son más sencillos tanto desde el punto de vista matemático como práctico.

En la *farmacocinética compartimental*, se supone que el cuerpo es una serie de compartimentos simples comunicados, dispuestos en serie o en paralelo. Cada compartimento comprende órganos con un flujo sanguíneo similar. Al parecer, el fármaco considerado se mezcla completamente en cada compartimento. Se cree que la tasa de movimiento entre compartimentos sigue una cinética de primer orden y depende únicamente del movimiento pasivo en respuesta a los gradientes de concentración entre los compartimentos. Las constantes de velocidad se utilizan para describir las tasas de equilibrio entre estos distintos compartimentos, pero también pueden convertirse en forma de semividas.

Un modelo monocompartimental es el más simple de estos modelos farmacocinéticos compartimentados. Se supone que el fármaco administrado se mezcla completamente con el compartimento único, que es el plasma. Se cree que la concentración del fármaco en los distintos tejidos pertinentes se corresponde directamente con la concentración plasmática del fármaco. Así, a medida que la concentración del fármaco aumenta en el plasma, la concentración modelada en los distintos tejidos aumenta de forma similar (*véase* fig. 7-2). Este modelo monocompartimental es demasiado rudimentario para la mayoría de los fármacos anestésicos, por lo que se emplean modelos multicompartimentales.

F. Modelos multicompartimentales

Muchos fármacos presentan tres fases farmacocinéticas distintas después de su administración intravenosa. Estas fases pueden modelarse satisfactoriamente con el modelo de tres compartimentos.[10]

- *Fase de distribución rápida.* Tras la administración inicial, se produce una redistribución desde el plasma a un grupo de tejidos de rápido equilibrio (p. ej., un compartimento rápido o un grupo rico en vasos).
- *Estado estacionario.* Un período de «equilibrio dinámico» en el que el fármaco ha completado la distribución entre los compartimentos central y periférico.

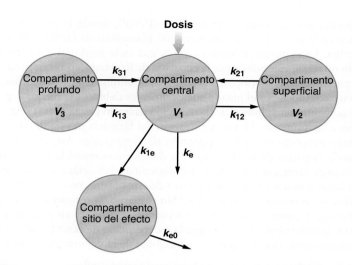

Figura 7-3   Esquema de un modelo farmacocinético de tres compartimentos con sitio de efecto vinculado con el compartimento central. La constante de velocidad de transferencia entre el plasma (compartimento central) y el lugar del efecto, k_{1e}, y el volumen del lugar del efecto se suponen despreciables para garantizar que el lugar del efecto no influya en el modelo farmacocinético (Gupta DK, Henthorn TK. Basic principles of clinical pharmacology. En: Barash PG, Cahalan MK, Cullen BF, et al, eds. *Clinical Anesthesia*. 8.ª ed. Wolters Kluwer; 2018:241-275, fig. 11-12).

- *Fase final o fase de eliminación.* Disminución de la concentración plasmática del fármaco debido a su eliminación del organismo. Durante esta fase, el fármaco regresa desde los lugares de mayor concentración (p. ej., los compartimentos de distribución rápida y lenta) al plasma, desde donde se elimina posteriormente.

Cada una de estas tres fases tiene su propia semivida o constante de velocidad. Son la semivida de distribución (α), la semivida de eliminación (β) y la semivida final (γ).

En la **figura 7-3** se muestra la representación estándar de un modelo multicompartimental. La transferencia de fármacos entre el compartimento central y el compartimento periférico de equilibrio más rápido («rápido» o «superficial») se caracteriza por las constantes de velocidad de primer orden k_{12} y k_{21}.

La transferencia dentro y fuera del compartimento de equilibrio más lento («lento» o «profundo») se caracteriza por las constantes de velocidad k_{13} y k_{31}. En este modelo hay tres volúmenes compartimentados: V_1, V_2 y V_3, cuya suma es igual a V_{ss}, y tres depuraciones: la depuración intercompartimental rápida, la depuración intercompartimental lenta y la depuración de eliminación. Además, k_{12}, k_{21}, k_{13}, k_{31} y k_{10} representan las constantes de velocidad fraccional de primer orden para la distribución, redistribución y eliminación. Existen ecuaciones para convertir de un lado a otro estas constantes de velocidad k del modelo multicompartimental (conocidas como *microconstantes*) y las constantes de velocidad macroscópicas observables experimentalmente α, β y γ descritas anteriormente.

II.   Principios de farmacodinámica

A.   Modelado desde la concentración hasta el efecto

La farmacodinámica se centra en el análisis cuantitativo de la relación entre la concentración plasmática del fármaco y su efecto. Los modelos matemáticos para la farmacodinámica se crean midiendo las concentraciones plasmáticas del fármaco que se requieren para generar efectos farmacológicos definidos.

1. Modelos combinados de farmacocinética y farmacodinámica

Aunque la distribución de cualquier fármaco administrado es un proceso biológico complejo, las concentraciones plasmáticas y orgánicas pueden estimarse a menudo con precisión mediante modelos simplificados. Estos modelos expresan el curso temporal del fármaco en el organismo mediante un pequeño número de parámetros farmacocinéticos calculados matemáticamente. Al diseñar un modelo farmacocinético que también predice la concentración del fármaco en su lugar de efecto, es posible aplicar el modelo para abordar cuestiones clínicamente importantes, como las siguientes:

- Comprender la distribución del fármaco desde el compartimento central (plasma) a los distintos órganos.
- Estimar el tiempo hasta el inicio y la compensación del efecto del fármaco.
- Correlacionar la concentración plasmática del fármaco y la respuesta.
- Predecir la concentración del fármaco en diversos tejidos y líquidos corporales.
- Determinar la dosis óptima del fármaco para evitar los efectos secundarios o la toxicidad en una población de pacientes concreta.
- Diseñar un algoritmo de dosificación de dispositivos para un régimen de infusión utilizando una bomba de infusión.
- Determinar el efecto de los estados fisiológicos alterados y de los procesos de la enfermedad sobre la absorción, distribución, metabolización y eliminación de los fármacos, mejorando así el perfil de seguridad de la dosificación de los mismos en estas condiciones.
- Comprender las interacciones entre medicamentos cuando se coadministran varios fármacos.

Los modelos combinados FC-FD caracterizan completamente las relaciones entre tiempo, dosis, concentración plasmática y efecto farmacológico. Esto se consigue añadiendo un «compartimento de efecto» al modelo FC compartimental estándar (*véase* fig. 7-3).[9]

La constante de velocidad para la eliminación del fármaco del sitio del efecto, que relaciona la concentración en el compartimento central con el efecto farmacológico, es k_{e0}. La tasa de equilibrio entre el plasma y el sitio de efecto, k_{e0}, también puede ser caracterizada por la semivida de equilibrio en el sitio de efecto ($t_{1/2,ke0}$) utilizando la fórmula:

$$t_{1/2,ke0} = 0.693/k_{e0}$$

donde $t_{1/2,ke0}$ es el tiempo que tarda la concentración en el lugar de efecto en alcanzar el 50% de la concentración plasmática cuando esta se mantiene constante. En el caso de los anestésicos con una $t_{1/2,ke0}$ corta (una k_{e0} alta), el equilibrio entre el plasma y el sitio del efecto es rápido y, por tanto, hay poco retraso antes de que se alcance un efecto cuando se administra un bolo de fármaco o se inicia una infusión del mismo.

2. Interacciones entre fármacos y receptores

Los fármacos producen su efecto al unirse a los receptores, afectando a un cambio en la función celular. Estos receptores pueden estar en la membrana celular, en el citoplasma o en el nucleoplasma. La unión de los fármacos a los receptores, al igual que la unión de los fármacos a las proteínas plasmáticas, suele ser reversible y sigue la ley de acción de masas:

$$(\text{fármaco}) + (\text{receptor}) \leftrightarrow (\text{complejo fármaco-receptor})$$

Cuanto mayor sea la concentración de fármaco libre o de receptor desocupado, mayor será la tendencia a formar el complejo fármaco-receptor. La relación entre la concentración del fármaco y la intensidad de la respuesta suele caracterizarse por una relación curvilínea (**fig. 7-4**). Para la mayoría de los fármacos, existe una

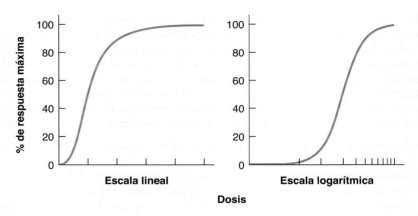

Figura 7-4 Esquema de la curva de efecto de un fármaco trazada en función de la dosis. En el panel de la izquierda, los datos de la respuesta se representan frente a los datos de la dosis en una escala lineal. En el panel de la derecha, los mismos datos de respuesta se representan frente a los datos de la dosis en una escala logarítmica, lo que da lugar a una curva sigmoidea dosis-respuesta que es lineal entre el 20 y 80% del efecto máximo. Si se traza el porcentaje de receptores ocupados por un fármaco frente al logaritmo de la concentración del mismo, se obtiene una curva sigmoidea (Gupta DK, Henthorn TK. Basic principles of clinical pharmacology. En: Barash PG, Cahalan MK, Cullen BF, et al, eds. *Clinical Anesthesia*. 8.ª ed. Wolters Kluwer; 2018:241-275, fig. 11-9).

concentración mínima que debe alcanzarse para que se observe un efecto (umbral terapéutico). Una vez que se produce un efecto farmacológico, pequeños aumentos en la concentración del fármaco suelen producir incrementos relativamente grandes en el efecto del mismo. Cuando el efecto del fármaco alcanza casi el máximo, los aumentos de concentración producen cambios mínimos en el efecto.

Los fármacos que se combinan con su receptor y producen un efecto máximo se denominan «agonistas totales», los que producen un efecto menor que el máximo se llaman «agonistas parciales» y los que no producen ningún efecto se denominan «antagonistas».

Los antagonistas competitivos se unen de forma reversible a los receptores y su efecto de bloqueo puede ser superado por altas concentraciones de un agonista (es decir, competencia). Producen un desplazamiento paralelo de la curva dosis-respuesta, pero el efecto máximo no se altera (**fig. 7-5**, curvas A y B). Los antagonistas no competitivos se unen irreversiblemente a los receptores y desplazan la curva dosis-respuesta hacia abajo y hacia la derecha, disminuyendo tanto la pendiente como el efecto máximo (*véase* fig. 7-5, curvas A y C). El efecto de los antagonistas no competitivos solo se revierte mediante la síntesis de nuevas moléculas receptoras. Como se muestra en la figura 7-5, el fármaco A produce un efecto máximo, $E_{máx}$, y un 50% del efecto máximo a la dosis o concentración $E_{50,A}$. El fármaco B, un agonista completo, puede producir el efecto máximo, $E_{máx}$; sin embargo, es menos potente ($E_{50,B} > E_{50,A}$). El fármaco C, un agonista parcial, solo puede producir un efecto máximo de aproximadamente el 50% de $E_{máx}$. Si se administra un antagonista competitivo a un paciente, la respuesta a la dosis del agonista se desplazaría de la curva A a la curva B (aunque los receptores tendrían la misma afinidad por el agonista, la presencia del competidor requeriría un aumento del agonista para producir un efecto). El agonista podría seguir produciendo su efecto máximo si se administra una sobredosis suficiente para desplazar al antagonista competitivo. No obstante, el antagonista competitivo no cambiaría las características de unión del receptor para el agonista, por lo que la curva B simplemente se desplaza hacia la derecha, pero permanece paralela a la curva A. Por el contrario, si un antagonista no competitivo

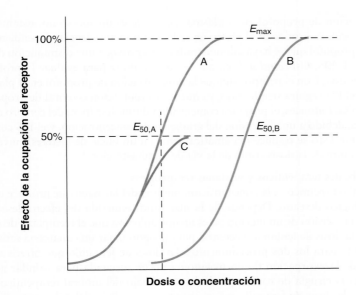

Figura 7-5 Esquema de curvas farmacodinámicas con la dosis o la concentración en el eje *x* y el efecto o la ocupación del receptor en el eje *y*, que ilustran el agonismo, el agonismo parcial y el antagonismo (Gupta DK, Henthorn TK. Basic principles of clinical pharmacology. En: Barash PG, Cahalan MK, Cullen BF, et al, eds. *Clinical Anesthesia*. 8.ª ed. Wolters Kluwer; 2018:241-275, fig. 11-10).

se une al receptor, el agonista ya no podría producir un efecto máximo, sin importar la cantidad de sobredosis que se administre (curva C).

Un agonista inverso es un fármaco que se une al mismo receptor que un agonista pero que induce una respuesta farmacológica opuesta a la de los agonistas (actividad intrínseca negativa). Un antagonista neutro no tiene actividad en ausencia de un agonista o agonista inverso, pero puede bloquear la actividad de cualquiera de ellos. En consecuencia, la eficacia de un agonista completo es del 100%, un antagonista neutro tiene una eficacia del 0% y un agonista inverso tiene una eficacia <0% (es decir, negativa).

B. Relaciones dosis-respuesta

La potencia es una expresión de la actividad del fármaco, es decir, la concentración del fármaco necesaria para producir un efecto definido. La concentración del fármaco que produce el 50% de su efecto máximo se denomina «C_{50}». Cuanto más baja sea la C_{50}, mayor será la potencia del fármaco.

Eficacia es una expresión de la eficacia terapéutica del fármaco en su sitio de efecto. La eficacia de los distintos fármacos de una misma clase varía en función de su afinidad por el receptor.

1. Relaciones concentración-respuesta

Para calcular el efecto del fármaco, es necesario conocer su concentración en su sitio de efecto que, para la mayoría de los anestésicos, suele ser el cerebro. La medición directa de la concentración del fármaco en el cerebro es un reto, por lo que se utiliza la concentración del fármaco en el plasma como sustituto. Para todos los anestésicos existe un retraso en la distribución para que el fármaco sea transportado desde el compartimento central, es decir, el plasma, hasta el lugar de su efecto. Por ejemplo, después de la inyección intravenosa, el propofol necesita ser transportado al cerebro y unirse allí a los receptores para causar su efecto. Después de unos minutos, la concentración en el sitio de efecto en las neuronas del cerebro se equilibrará con la

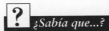

? *¿Sabía que...?*

El síndrome de abstinencia inducido por la naloxona en pacientes dependientes de opiáceos se debe al agonismo inverso.

? *¿Sabía que...?*

La potencia del fentanilo es 100 veces superior a la de la morfina.

? *¿Sabía que...?*

Los fármacos de la misma clase, que actúan sobre el mismo receptor, difieren en su eficacia.

concentración de propofol en el plasma, pero este es un suceso no instantáneo. En consecuencia, se producirá el efecto de sedación o inconsciencia, dependiendo de la dosis de propofol que se haya administrado. Esto provoca una disminución del índice biespectral (BIS, *bispectral index*), que se suele utilizar para evaluar la profundidad de la anestesia. Con el tiempo, aunque la concentración de propofol en el plasma disminuya, el BIS seguirá siendo bajo, ya que la concentración cerebral de propofol será todavía alta. Entonces, el propofol comenzará a difundirse fuera del cerebro de vuelta al plasma, debido a una inversión del gradiente de concentración, y el BIS comenzará a aumentar. Esto se traduce matemáticamente en un bucle de histéresis inversa, que depende tanto de la dosis como de la vía de administración.[11]

C. **Umbrales terapéuticos y ventanas terapéuticas**

El umbral terapéutico es la concentración mínima del fármaco que produce un efecto farmacológico deseado. Depende de la magnitud requerida del efecto deseado. Por ejemplo, la escisión de un melanoma es menos dolorosa que el reemplazo de rodilla y, por ello, la dosis de fentanilo necesaria para proporcionar una analgesia satisfactoria es diferente para los dos procedimientos. La dosis de fentanilo que ofrece analgesia después de la extirpación de un melanoma no es adecuada para brindar alivio del dolor tras la cirugía de rodilla (es decir, por debajo del umbral terapéutico). Por el contrario, la dosis de fentanilo que proporciona un alivio del dolor tras una operación de rodilla ofrecerá un alivio del dolor más rápido tras la escisión de un melanoma, ya que alcanzará con más rapidez el umbral terapéutico. Sin embargo, esto también podría dar lugar a una concentración plasmática de fentanilo por encima del umbral tóxico para la extirpación del melanoma y provocar efectos secundarios opiáceos evidentes, como la depresión respiratoria. Como queda claro, la concentración plasmática objetivo requerida de fentanilo es diferente para los dos procedimientos.

El rango entre el umbral terapéutico y el tóxico se denomina «ventana terapéutica». La dosis del fármaco con la que hay 50% de probabilidad de efecto se denomina DE_{50} y la dosis con la que hay 50% de probabilidad de muerte (letal) es la DL_{50}.

El índice terapéutico (IT) de un fármaco es la relación entre la DL_{50} y la DE_{50}.

$$IT = DL_{50}/DE_{50}$$

Cuanto más alto sea el IT, más seguro será el medicamento.

III. Interacciones de los fármacos anestésicos

El período perioperatorio se caracteriza por la administración de dosis variables de múltiples fármacos para inducir, mantener y antagonizar los anestésicos junto con antibióticos, antiepilépticos y la medicación preoperatoria de cada paciente. Así pues, existe la posibilidad de que se produzcan diversas interacciones farmacológicas, algunas de las cuales forman parte del plan anestésico (es decir, la coadministración de un opiáceo con un anestésico volátil para disminuir la concentración alveolar mínima) y otras que son consecuencias inadvertidas de la polifarmacia del período perioperatorio.

Las interacciones farmacológicas[12] pueden producirse como procesos *in vitro* o *in vivo*. Las interacciones *in vitro* se deben a la incompatibilidad física o química. Por ejemplo, la ceftriaxona no debe reconstituirse ni mezclarse con lactato de Ringer, ya que tiende a precipitar en soluciones que contienen calcio.

Las interacciones *in vivo* se deben a cambios inducidos en la farmacocinética o la farmacodinámica del fármaco. Por ejemplo, un medicamento puede interactuar farmacocinéticamente con otro, provocando alteraciones en su absorción, distribución, metabolización o eliminación. Las interacciones farmacodinámicas son el resultado de la acción de varios fármacos sobre los mismos receptores o sistemas fisiológicos.

A. Interacciones farmacocinéticas

1. Absorción

Con el creciente uso de medicamentos orales preoperatorios para atenuar el riesgo cardiovascular (p. ej., antagonistas de los receptores β) o disminuir las necesidades de opiáceos después de la cirugía (p. ej., inhibidores de la ciclooxigenasa, gabapentinoides, opiáceos de liberación sostenida, etc.), los anestesiólogos ya no pueden ignorar los fármacos que alteran la absorción. Por ejemplo, el zumo de toronja inhibe la CYP3A4 en la actividad enzimática del citocromo P450 yeyunal y aumenta la absorción de los fármacos no metabolizados, como las estatinas, lo que da lugar a concentraciones sistémicas del fármaco superiores a las esperadas. Por el contrario, la fexofenadina puede bloquear los transportadores en el epitelio intestinal y disminuir la absorción del fármaco. Los fármacos que alteran el pH gástrico (p. ej., ranitidina) o que alteran el vaciado gástrico y el tiempo de tránsito intestinal (p. ej., metoclopramida) también pueden alterar la disolución y la absorción del fármaco.

> **?** ***¿Sabía que...?***
>
> El citocromo P450, tanto en el intestino como en el hígado, es vulnerable a la inducción e inhibición por parte de los fármacos.

2. Distribución

El desplazamiento del fármaco de sus sitios de unión a las proteínas, por parte de los fármacos competidores, aumenta la concentración no unida de un fármaco y produce potencialmente la exposición a concentraciones supraterapéuticas y a una potencial toxicidad. En general, esto no es clínicamente importante para los fármacos anestésicos porque: 1) en su mayor parte, los fármacos anestésicos tienen un enorme número de sitios de unión desocupados y 2) la metabolización hepática de la mayoría de los fármacos anestésicos está limitada por el flujo más que por la capacidad enzimática. Así, el hígado normalizará rápidamente el exceso de concentración libre a las concentraciones previas al desplazamiento.

El mecanismo más frecuente por el que las interacciones entre fármacos afectan la distribución de los anestésicos es mediante la modificación del gasto cardíaco y, por ende, de la distribución del gasto cardíaco.[13] Estas alteraciones en la distribución tisular de un fármaco modificarán la cantidad de sustancia administrada en el sitio de efecto. Los anestésicos volátiles y el propofol pueden alterar la distribución del flujo sanguíneo regional y, así, alterar el perfil de concentración plasmática del fármaco.

3. Metabolización

Muchos fármacos de uso frecuente inducen (o inhiben) las isozimas del citocromo P450, lo que aumenta (o disminuye) la metabolización hepática de los fármacos y, en consecuencia, disminuye (o aumenta) su exposición. Los antiepilépticos pueden aumentar la metabolización de los fármacos mediante la inducción del citocromo P450 3A4. Por fortuna, es relativamente fácil aumentar la dosis o la frecuencia de dosificación de los fármacos afectados para ajustar este efecto. Puede ser más difícil evitar una sobredosis de fármacos cuando hay una disminución de la metabolización de los mismos. Por ejemplo, con la administración concomitante de inhibidores de la proteasa, que inhiben la metabolización de los opiáceos, es necesario comenzar con dosis más bajas y luego aumentar lentamente la dosis o la frecuencia de dosificación para evitar la exposición prolongada a concentraciones supraterapéuticas y la toxicidad. Un reto terapéutico adicional es cuando la conversión de un profármaco en su fármaco activo es inhibida por otro fármaco. Debido a la variabilidad de la cantidad de inhibición del CYP 2D6 por parte de los inhibidores selectivos de la recaptación de serotonina, puede ser más fácil evitar los opiáceos que requieren la conversión del CYP 2D6 (la codeína, la oxicodona y la hidrocodona) que intentar predecir una analgesia adecuada en los pacientes que toman estos fármacos.[14]

B. Interacciones farmacodinámicas

La interacción entre fármacos puede ser aditiva, sinérgica o antagónica. Cuando es aditiva, el efecto de la combinación de fármacos es igual a la suma de sus efectos individuales. Cuando es sinérgica, el efecto de la combinación de fármacos es mayor que la suma de sus efectos individuales. Cuando es antagónica (o subaditiva), el efecto de la combinación es menor que la suma de los efectos de los fármacos individuales. Las interacciones farmacodinámicas más fáciles de entender son los métodos que los anestesiólogos utilizan de forma rutinaria e intencionada para antagonizar los efectos clínicos de los opiáceos y los bloqueadores neuromusculares no despolarizantes. El antagonista opiáceo naloxona es un antagonista directo del receptor opioideo μ. Desplaza al opiáceo del receptor opioideo μ, revierte la depresión ventilatoria inducida por los opiáceos y disminuye el umbral del dolor. Este antagonismo se describe como «competitivo», es decir, si hay más moléculas de opiáceos en comparación con las de naloxona, estas últimas son desplazadas por las moléculas de opiáceos. De este modo, cuando se administra naloxona para revertir la depresión ventilatoria inducida por opiáceos, puede ser necesario repetir la dosis o una infusión para mantener el efecto clínico de la naloxona. Cuando se administra en ausencia de un opiáceo, la naloxona se une al receptor opioideo μ, pero no lo activa.

En cambio, los inhibidores de la colinesterasa (p. ej.o, la neostigmina) aumentan la cantidad de acetilcolina disponible en la unión neuromuscular. Por tanto, son antagonistas indirectos de los bloqueadores de la unión neuromuscular no despolarizantes.

1. Isobologramas

Un método para cuantificar las interacciones entre fármacos es el isobolograma de Loewe. Se genera una curva a partir de los datos dosis-respuesta de los fármacos individuales. Una curva isobólica define las diferentes combinaciones de dosis que producen el mismo efecto. El isobolo permite una comparación con los efectos reales de la combinación, lo que hace posible determinar si la interacción es sinérgica, aditiva o antagónica (subaditiva), como se representa en la **figura 7-6**. El isobolo es lineal cuando los dos fármacos estudiados tienen una relación de potencia constante y curva cuando la relación de potencia es variable.[15]

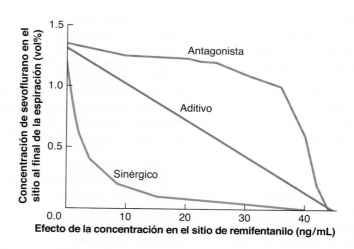

Figura 7-6 Isobolos para demostrar las interacciones aditivas (*línea azul*), sinérgicas (*línea verde*) y antagónicas (*línea roja*) entre el fármaco A y el fármaco B (Gupta DK, Henthorn TK. Basic Principles of Clinical Pharmacology. En: Barash PG, Cahalan MK, Cullen BF, et al, eds. *Clinical Anesthesia*. 8.ª ed. Wolters Kluwer; 2018:241-275, fig. 11-27).

2. Modelos de superficie de respuesta

Aunque es posible producir el estado clínico de la anestesia general únicamente con la administración de concentraciones de alto efecto en el lugar de un anestésico volátil o un anestésico intravenoso, las consecuencias no deseadas de estos incluyen un tiempo prolongado para la reanimación y efectos secundarios hemodinámicos no deseados (hipotensión por depresión miocárdica y dilatación arterial y venosa). La combinación de un opiáceo y un somnífero es sinérgica y produce un estado anestésico clínico al tiempo que permite una reanimación más rápida. El análisis de las combinaciones de opiáceo y somnífero que producen el mismo estado anestésico clínico genera una superficie tridimensional que, al proyectarse sobre el plano de concentración-efecto, produce una familia de curvas de concentración-respuesta. Estos modelos matemáticos se denominan *modelos de superficie de respuesta.* Incluyen las concentraciones en el sitio de efecto para cada fármaco y la estimación de la probabilidad del efecto global. Estos modelos caracterizan toda la relación dosis-respuesta entre combinaciones de fármacos anestésicos y son matemáticamente consistentes con las curvas de concentración-respuesta de los fármacos individuales (**fig. 7-7**).[16]

Estos modelos se han adaptado para permitir una visualización clínica inmediata. Con la introducción manual de los datos demográficos del paciente y de los fármacos administrados, combinada con la recogida de datos automatizada del equipo de anestesia (como la información sobre la corriente final del anestésico volátil y la bomba de infusión), estos dispositivos de visualización proporcionan predicciones de las concentraciones de los fármacos y de sus efectos combinados estimados. El control automático de las infusiones de fármacos para conseguir el efecto deseado ha dado lugar al concepto de infusiones controladas por objetivo (ICO).

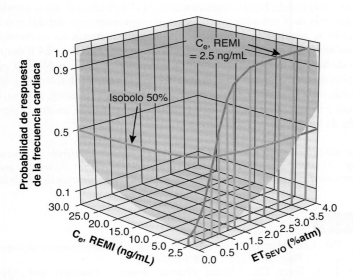

Figura 7-7 Modelo de superficie de respuesta que caracteriza la interacción remifentanilo-sevoflurano para la analgesia a la estimulación eléctrica tetánica. La proyección de la superficie de respuesta sobre el plano horizontal del 50% de probabilidad da como resultado el isobolo del 50% del efecto, mientras que la proyección de la superficie de respuesta sobre el plano vertical de la concentración del lugar del efecto del remifentanilo de 2.5 ng/mL da como resultado la curva de concentración-respuesta del sevoflurano bajo 2.5 ng/mL de remifentanilo (adaptada de Manyam SC, Gupta DK, Johnson KB, et al. Opioid-volatile anesthetic synergy: a response surface model with remifentanil and sevoflurane as prototypes. *Anesthesiology.* 2006;105:267-278).

Algunos dispositivos también muestran el semitiempo sensible al contexto (STSC), ya sea de forma gráfica o numérica. El STSC es el tiempo previsto que tardará una concentración plasmática de un fármaco determinado en descender un 50% tras detener la infusión. «Contexto» se refiere aquí a la dosis y la duración de la infusión del medicamento hasta el momento actual. El STSC ofrece una estimación de la duración del efecto restante del fármaco como una única función combinada de la farmacocinética, la farmacodinámica del fármaco y de la cantidad administrada hasta el momento. A medida que aumenta la duración de una infusión, el STSC se incrementa y, por último, se acercará asintóticamente a un tiempo medio máximo en estado estacionario. Sin embargo, algunas limitaciones del STSC son las siguientes:

- El STSC no es un parámetro cinético fijo y no puede extrapolarse fácilmente hacia atrás o hacia adelante a concentraciones menores o mayores de fármacos.
- Para un determinado fármaco, la disminución de la concentración más relevante puede no ser del 50% y los tiempos de las diferentes disminuciones porcentuales de la concentración plasmática no son lineales.
- La concentración en el lugar del efecto es más importante que la concentración plasmática.

C. Toxicidad no intencionada

Aunque la mayoría de los medicamentos para pacientes externos tienen muy poca interacción farmacodinámica con los medicamentos perioperatorios habituales, existen algunas excepciones significativas. Los antidepresivos que inhiben la monoaminooxidasa del SNC (para inhibir la degradación de la serotonina) o que disminuyen la recaptación de serotonina pueden dar lugar a concentraciones tóxicas de serotonina en el SNC si se combinan con otros inhibidores de la monoaminooxidasa (p. ej., azul de metileno) u otros inhibidores de la recaptación de serotonina (p. ej., metadona, meperidina y tramadol). Desafortunadamente, la eliminación de estos antidepresivos puede durar más de 4 semanas y provocar un empeoramiento del dolor o la depresión. Cuando se requiere la administración de azul de metileno, se recomienda no reiniciar un antidepresivo que interactúe con él durante al menos 24 h después.[17]

El uso de hierbas medicinales está muy extendido entre la población prequirúrgica.[18] De los medicamentos a base de hierbas con los que probablemente se encuentren los médicos la equinácea, la efedra, el ajo, el ginkgo, el ginseng, el kava, la hierba de San Juan y la valeriana son los que potencialmente tienen un mayor impacto en la atención de los pacientes sometidos a cirugía.

Para más información e interactividad, consulte las videoconferencias interactivas (en inglés) y la infografía «Visto de cerca», disponibles en el libro electrónico gratuito que acompaña a este texto. Las instrucciones de acceso se encuentran detrás de la portada.

? ¿Sabía que...?

El aumento del uso de medicamentos que modulan las vías serotoninérgicas del sistema nervioso central puede producir potencialmente el síndrome serotoninérgico (confusión, hiperactividad, problemas de memoria, contracciones musculares, sudoración excesiva, escalofríos o fiebre).

? ¿Sabía que...?

El ajo puede aumentar el riesgo de hemorragia cuando se toma junto con otros antiagregantes plaquetarios y debe suspenderse 7 días antes de la cirugía.

Referencias

1. Stanski DR, Greenblatt DJ, Lowenstein E. Kinetics of intravenous and intramuscular morphine. *Clin Pharmacol Ther.* 1978;24:52-59.
2. Rowland M, Tozer TN. *Clinical Pharmacokinetics. Concepts and Applications.* Lippincott Williams & Wilkins; 1995:161-167. ISBN 13: 978-0-6830-7404-8.
3. Nies AS, Shand DG, Wilkinson GR. Altered hepatic blood flow and drug disposition. *Clin Pharmacokinet.* 1976;1:1351-1355.
4. Wilkinson GR. Pharmacokinetics of drug disposition: hemodynamic considerations. *Annu Rev Pharmacol.* 1975;15:11-27.
5. Manikandan P, Nagini S. Cytochrome P450 structure, function and clinical significance: a review *Curr Drug Targets.* 2018;19(1):38-54. doi:10.2174/13894501186661701251 44557. PMID: 28124606.
6. Bachmann KA, Belloto RJ Jr. Differential kinetics of phenytoin in elderly patients. *Drugs Aging.* 1999;15(3):235-250.

7. Patwardhan RV, Johnson RF, Hoyumpa A Jr, et al. Normal metabolism of morphine in cirrhosis. *Gastroenterology*. 1981;81:1006-1011.

8. Klotz U. Pharmacokinetics and drug metabolism in the elderly. *Drug Metab Rev*. 2009;41(2):67-76.

9. Thompson CM, Johns DO, Sonawane B, et al. Database for physiologically based pharmacokinetic (PBPK) modeling: physiological data for healthy and health-impaired elderly. *J Toxicol Environ Health B Crit Rev*. 2009;12(1):1-24.

10. Sahinovic MM, Struys MMRF, Absalom AR. Clinical pharmacokinetics and pharmacodynamics of propofol. *Clin Pharmacokinet*. 2018;57(12):1539-1558. doi:10.1007/s40262-018-0672-3.

11. Louizos C, Yáñez JA, Forrest ML, Davies NM. Understanding the hysteresis loop conundrum in pharmacokinetic/pharmacodynamic relationships. *J Pharm Sci*. 2014;17(1):34-91.

12. Olkkola KT, Ahonen J. Drug interactions. *Curr Opin Anaesthesiol*. 2001;14(4):411-416.

13. Henthorn TK, Krejcie TC, Avram MJ. Early drug distribution: a generally neglected aspect of pharmacokinetics of relevance to intravenously administered anesthetic agents. *Clin Pharmacol Ther*. 2008;84:18-22.

14. Crews KR, Gaedigk A, Dunnenberger HM, et al. Clinical pharmacogenetics implementation consortium guidelines for cytochrome p450 2d6 genotype and codeine therapy: 2014 update. *Clin Pharmacol Ther*. 2014;95:376-382.

15. Tallarida RJ. Drug combinations: tests and analysis with isoboles. *Curr Protoc Pharmacol*. 2016;72:9.19.1-9.19.19. doi:10.1002/0471141755.ph0919s72.

16. Manyam SC, Gupta DK, Johnson KB, et al. Opioid-volatile anesthetic synergy: a response surface model with remifentanil and sevoflurane as prototypes. *Anesthesiology*. 2006;105:267-278.

17. Boyer EW, Shannon M. The serotonin syndrome. *N Engl J Med*. 2005;352:1112-1120.

18. Ang-Lee MK, Moss J, Yuan CS. Herbal medicines and perioperative care. *J Am Med Assoc*. 2001;286(2):208-216.

FARMACOCINÉTICA

El hígado tiene un papel central en la terminación del efecto de los fármacos. La mayoría de los medicamentos administrados experimentará metabolismo hepático. Algunos fármacos se procesan a través de reacciones de fase I, mientras que otros se somenten ametabolización de fase II. Muchos fármacos se biotransformarán a través de ambos tipos de reacción

El ácido acetilsalicílico es un ejemplo de un fármaco que sufre reacciones tanto de fase 1 como de fase 2

Reacciones de fase 1

Por lo general, estas reacciones desactivan el efecto de un fármaco mediante oxidación, reducción, hidroxilación o hidrólisis. En algunos casos, las reacciones de fase 1 pueden convertir un profármaco en un fármaco activo. El sistema enzimático del citocromo P450 es en gran parte responsable de la mayoría de estas reacciones

Reacciones de fase 2

Por lo general, estas reacciones desactivan un fármaco mediante la conjugación con otra molécula polar. La adición de esta molécula hace que el fármaco sea susceptible de ser eliminado por los riñones, ya que ahora es hidrófilo. El sistema enzimático uridil-glucuroniltransferasa es en gran parte responsable de la mayoría de estas reacciones

El fentanilo es un ejemplo de fármaco que solo se metaboliza en la fase 1 por la CYP3A4 en metabolitos inactivos, como el norfentanilo

La morfina es un ejemplo de fármaco que solo se metaboliza en la fase 2 en glucorónidos de morfina-3 (90%) y morfina-6 (10%). Este último conserva una actividad opiácea importante

El **73%** de las enzimas de biotransformación hepática son parte de la familia del citocromo P45073

Infografía de: Naveen Nathan MD

Preguntas

1. **En cuanto a la cinética de primer orden, todas las frases siguientes son verdaderas, excepto:**

   A. Es un proceso dependiente de la concentración
   B. Es saturable y, cuando se satura, vuelve a la cinética de orden cero
   C. Aplicable a la metabolización del metanol en la intoxicación por metanol
   D. Más frecuente que la cinética de orden cero

2. **¿Cuál de las siguientes opciones NO altera el volumen de distribución de un fármaco?**

   A. Insuficiencia cardíaca
   B. Depuración
   C. Edad
   D. Quemaduras
   E. Derrame pleural

3. **Después de detener la infusión de propofol, el STSC del propofol es:**

   A. El tiempo que tarda la concentración del propofol en disminuir un 50% en su sitio de efecto, el cerebro
   B. El tiempo que tarda en eliminarse el 50% del propofol del cuerpo
   C. El tiempo que tarda la concentración plasmática del propofol en disminuir un 50%
   D. El tiempo necesario para que el propofol tenga el 50% del efecto máximo

4. **¿Cuáles de los siguientes son conceptos relacionados con la farmacocinética?**

   A. Absorción, distribución, metabolización y eliminación
   B. Afinidad, eficacia, potencia y distribución
   C. Agonista, agonista parcial y antagonista
   D. Unión de proteínas, semivida y semitiempo sensible al contexto

5. **¿Cuál afirmación sobre los agonistas parciales es cierta?**

   A. Los agonistas parciales son moléculas que pueden provocar una respuesta máxima independientemente de la presencia de antagonistas
   B. Los agonistas parciales son moléculas que tienen afinidad pero no eficacia en el receptor objetivo
   C. Los agonistas parciales son moléculas que tienen afinidad y eficacia con el receptor objetivo
   D. Los agonistas parciales son moléculas que tienen afinidad por el receptor diana, pero que solo consiguen una respuesta submáxima

Respuestas

1. C

La cinética de primer orden es un proceso que depende de la concentración. Por tanto, cuanto mayor sea la concentración, más rápida será la depuración. La toxicidad del metanol proviene de los metabolitos. Como el metanol sigue una eliminación cinética de orden cero, el verdadero peligro reside en el tiempo transcurrido desde la ingestión, no en la cantidad total.

2. B

El volumen de distribución no se ve afectado por la depuración. Aunque los cambios en la unión a los tejidos afectarán el coeficiente de partición y el volumen aparente de distribución, estos cambios no tendrán ningún efecto sobre las concentraciones sanguíneas medias del fármaco en el equilibrio ni sobre su depuración. El volumen corporal total se ve afectado por los otros factores enumerados: la insuficiencia cardíaca, la edad, las quemaduras y el derrame pleural que, por tanto, afectan al volumen disponible en el que puede distribuirse el fármaco.

3. C

El STSC es el tiempo que tarda la concentración plasmática del fármaco en disminuir en un 50% cuando se detiene su infusión. No refleja la caída de la concentración del fármaco en el sitio de efecto, que suele ser el cerebro, para los anestésicos.

4. A

La farmacocinética se ocupa de lo que el cuerpo hace con el fármaco, por lo que implica los conceptos de absorción, distribución, metabolización y eliminación. Estos factores ayudan a determinar la concentración plasmática del fármaco administrado.

5. D

Los agonistas son moléculas que se unen a los receptores e inician una respuesta fisiológica. Los antagonistas, sin embargo, son moléculas que se unen a los receptores e impiden que se produzca la respuesta fisiológica inducida por el agonista. Ambos se describen en el contexto de su afinidad con el receptor y su eficacia.

8 Anestésicos inhalados

Ramesh Ramaiah y Sanjay M. Bhananker

En la década de 1840 se descubrió el valor de los gases inhalados como analgésicos eficaces. El óxido nitroso era eficaz para la analgesia y la sedación, mientras que el éter dietílico podía producir anestesia general. El 16 de octubre de 1846, William T. G. Morton demostró con éxito los efectos anestésicos del éter en una reunión pública en el Hospital General de Massachusetts, lo que supuso el inicio de la era de la anestesia. Desde entonces, se han sintetizado, estudiado y utilizado en la práctica clínica varios gases puros y anestésicos volátiles (líquidos que se han vaporizado para ser inhalados).

I. Principios farmacológicos

A. Terminología

El comportamiento de los fármacos administrados se describe mejor en términos de *farmacodinámica* (lo que el fármaco hace al cuerpo) y *farmacocinética* (lo que el cuerpo hace al fármaco). La farmacodinámica describe los efectos de los fármacos en los sistemas de órganos, tejidos y receptores específicos. La farmacocinética describe la manera en la que se absorben los fármacos después de su administración, su distribución en los distintos compartimentos corporales, su metabolización y su eliminación o excreción.

B. Clasificación de los anestésicos inhalados

Algunos anestésicos inhalados se encuentran en estado gaseoso a temperatura ambiente y se almacenan en tanques. Algunos ejemplos de estos gases anestésicos son el óxido nitroso, el xenón y un gas explosivo, el ciclopropano, que ya no se utiliza. La mayoría de los anestésicos inhalados que se emplean actualmente se denominan *anestésicos volátiles*, porque son líquidos a temperatura ambiente. Se almacenan en frascos y se convierten en fase gaseosa mediante vaporizadores especiales para sustancias específicas que pueden suministrar una concentración precisa del fármaco en el circuito anestésico. Entre los ejemplos obsoletos de anestésicos volátiles se encuentran el éter dietílico, el halotano y el enflurano. Los anestésicos volátiles actuales son el sevoflurano y el isoflurano. El desflurano es un anestésico inhalado que tiene características tanto de gas puro como de anestésico volátil. Es decir, como su punto de ebullición es a 24 °C, pasa de líquido a gas a una temperatura muy cercana a la temperatura ambiente normal. La vaporización del desflurano requiere un vaporizador más complejo que el necesario para los demás anestésicos volátiles. Por ejemplo, el vaporizador de desflurano requiere energía eléctrica para funcionar y el líquido de desflurano que contiene se mantiene presurizado para evitar la ebullición espontánea.

C. Características físicas de los anestésicos inhalados

En la **tabla 8-1** se describen algunas de las propiedades de los anestésicos inhalados actualmente en uso. Un *coeficiente de reparto* (partición) (p. ej., sangre:gas o cerebro:sangre) se expresa en varios medios como la solubilidad de estos anestésicos. Si se expone un recipiente con volúmenes iguales de sangre y aire a una cantidad

Tabla 8-1 Propiedades físicas de los anestésicos inhalados de uso frecuente

Propiedad	Sevoflurano	Desflurano	Isoflurano	Óxido nitroso	Xenón
Punto de ebullición (°C)	59	24	49	−88	−108
Presión de vapor a 20 °C (mm Hg)	157	669	238	38 770	—
Coeficiente de reparto sangre:gas	0.65	0.42	1.46	0.46	0.115
Coeficiente de reparto aceite:gas	47	19	91	1.4	1.9
Concentración alveolar mínima (CAM)	1.8	6.6	1.17	104	63-71
Metabolizado en el cuerpo (%)	2-5	0.02	0.2	0	0

suficiente de isoflurano para producir una concentración del 1% de isoflurano en la fase gaseosa (1 mL de isoflurano/100 mL de aire) y se deja llegar al equilibrio (presión total igual en el aire y la sangre), entonces se disolverán 1.46 mL de isoflurano en cada 100 mL de sangre. El isoflurano se «repartiría» entre la sangre y el aire en una proporción de 1.46:1, por lo que el coeficiente de reparto sería de 1.46.

El coeficiente de reparto *sangre:gas* determina la velocidad de inducción anestésica, la recuperación y el cambio de la profundidad anestésica. Un anestésico con un coeficiente de reparto sangre:gas relativamente alto (p. ej., isoflurano = 1.46) requerirá un tiempo más largo para la inducción (y la recuperación) en comparación con un anestésico con un coeficiente de reparto sangre:gas más bajo (p. ej., sevoflurano = 0.65). La anestesia se produce cuando el anestésico se disuelve completamente en la sangre y se alcanza una presión parcial efectiva del anestésico en la sangre (y el cerebro). La inducción con un anestésico con un alto coeficiente de reparto sangre:gas requiere más tiempo porque se disuelve más anestésico en la sangre. Además, la sangre tarda más en «saturarse» y la presión parcial ejercida por el anestésico es lo suficientemente alta como para producir un grado quirúrgico de anestesia.

El coeficiente de reparto *aceite:gas* es una medida de la solubilidad de un anestésico inhalado en los lípidos. Cuanto mayor sea el coeficiente de reparto aceite:gas, más potente será el anestésico y menor será la presión parcial (es decir, la concentración) necesaria para lograr un plano quirúrgico de anestesia (*véase* la sección siguiente para una discusión de la concentración alveolar mínima).

II. Captación y distribución de los anestésicos inhalados

Es habitual hablar del comportamiento farmacocinético de los anestésicos inhalados en términos de su captación y distribución, ya que llegan al paciente por inhalación, son absorbidos o captados por la sangre y luego se distribuyen a los órganos de todo el cuerpo (¡incluido el cerebro!). Además, dado que es difícil medir las concentraciones sanguíneas de los anestésicos inhalados, pero es relativamente fácil medir la concentración, o fracción inspirada (F_I), espirada (F_E) y en los alvéolos (F_A) (que es casi equivalente a la de la sangre y el cerebro), la farmacocinética de los anestésicos inhalados se describe normalmente en términos de estos valores fácilmente medibles.

A. Concentración de anestésico alveolar/inspirada

La velocidad con la que la concentración alveolar del anestésico aumenta y se aproxima a la concentración inspirada determina la velocidad de inicio de la acción del anestésico y se correlaciona con la rapidez de la inducción. El aumento de la relación F_A/F_I es más rápido con agentes que tienen un bajo coeficiente de reparto sangre:gas (p. ej., óxido nitroso, sevoflurano, desflurano). Si la ventilación por minuto es alta, como en el caso de una ventilación manual o mecánica demasiado entusiasta, se lleva una mayor cantidad de anestésico a los alvéolos. Si el gasto cardíaco es bajo, como en el caso de la hipovolemia, se transporta menos anestésico desde los pulmones y la sangre se «satura» de anestésico más rápidamente. Como resultado, el aumento de la F_A/F_I es más rápido, la inducción de la anestesia es más rápida y los efectos secundarios no deseados de los anestésicos (como la hipotensión) pueden ser más profundos en estas condiciones (**fig. 8-1**).

B. Efecto de concentración y sobrepresurización

El efecto de concentración y la sobrepresurización se refieren a dos métodos similares, pero distintos, utilizados para acelerar el tiempo necesario para la inducción

VIDEO 8-1

Tasa de aumento de los anestésicos inhalados

? *¿Sabía que...?*

El sevoflurano (solo o en combinación con óxido nitroso) es el anestésico más frecuentemente utilizado para la inducción inhalatoria en niños.

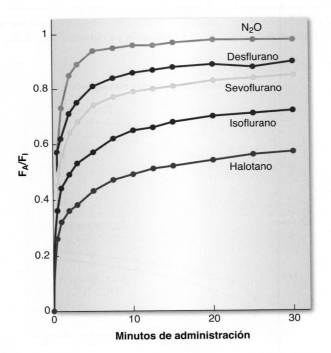

Figura 8-1 El aumento de la concentración anestésica alveolar (F_A) hacia la concentración anestésica inspirada (F_I) es más rápido con los anestésicos menos solubles (óxido nitroso, desflurano y sevoflurano) e intermedio con los anestésicos más solubles (isoflurano y halotano). Después de 10-15 min de la administración (aproximadamente tres constantes de tiempo), la pendiente de la curva disminuye, lo que refleja la saturación de los tejidos del grupo rico en vasos y la subsiguiente disminución de la captación del anestésico inhalatorio (adaptada de Manyam SC, Gupta DK, Johnson KB, et al. Opioid-volatile anesthetic synergy: a response surface model with remifentanil and sevoflurane as prototypes. *Anesthesiology.* 2006;105:267-278 and Inhaled anesthetics. En: Barash PB, Cullen BF, Stoelting RK, et al. *Handbook of Clinical Anesthesia.* 7.ª ed. Lippincott Williams & Wilkins; 2013:227-251).

con un anestésico inhalado (o para el aumento de la profundidad de la anestesia de un anestésico). El *efecto de concentración* se refiere a que, cuanto mayor es la F_I de un anestésico inhalado, más rápido es el aumento de la relación F_A/F_I. La absorción de un gran volumen de anestésico por parte de la sangre provoca un aumento de la ventilación alveolar, que a su vez promueve un rápido aumento de la relación F_A/F_I. Aunque teóricamente esto se aplica a todos los anestésicos inhalados, en la práctica solo tiene relevancia clínica para el óxido nitroso y el xenón, porque se administran a concentraciones relativamente altas. La *sobrepresurización* se refiere al uso de una F_I más alta que la F_A deseada en el paciente para lograr un aumento más rápido de la relación F_A/F_I. Así, se podría utilizar sevoflurano inspirado al 8% durante la inducción de la anestesia para alcanzar rápidamente la concentración de sevoflurano alveolar del 2% necesaria para la anestesia quirúrgica.

C. Efecto de segundo gas

El *efecto de segundo gas* es un fenómeno más teórico que práctico. Se produce cuando un anestésico en alta concentración, el «segundo» gas (p. ej., óxido nitroso), se añade de forma aguda a un gas de baja concentración ya inhalado, el «primer» gas (p. ej., sevoflurano). La absorción inicial y rápida de un volumen elevado de óxido nitroso (en la sangre) concentra el sevoflurano en los alvéolos y da lugar a un aumento más rápido de la relación F_A/F_I del sevoflurano. Además, debido a la absorción de grandes volúmenes de óxido nitroso, la sustitución resultante de ese gas aumenta la ventilación inspirada, lo que también incrementa la concentración de sevoflurano presente en los alvéolos. En teoría, pero probablemente no sea evidente desde el punto de vista clínico, esto acelera la inducción de la anestesia o profundiza más rápidamente el grado de la anestesia ya existente (**fig. 8-2**).

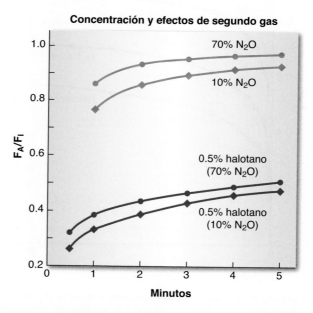

Concentración y efectos de segundo gas

Figura 8-2 El efecto de concentración se demuestra en la mitad superior del gráfico donde el óxido nitroso (N_2O) al 70% produce un aumento más rápido de la relación concentración anestésica alveolar (F_A)/concentración anestésica inspirada (F_I) de N_2O que la administración de N_2O al 10%. El efecto del segundo gas se demuestra en las líneas inferiores en las que la relación F_A/F_I para el halotano aumenta más rápidamente cuando se administra con N_2O al 70% que con N_2O al 10% (Inhaled anesthetics. En: Barash PB, Cullen BF, Stoelting RK, et al, eds. *Handbook of Clinical Anesthesia*. 7.ª ed. Lippincott Williams & Wilkins; 2013:227-251, fig. 17-3).

Tabla 8-2 Grupos de tejidos y su perfusión			
Grupo	**Masa corporal (%)**	**Gasto cardíaco (%)**	**Perfusión (mL/100 g por min)**
Irrigación abundante	10	75	75
Músculo	50	19	3
Grasa	20	6	3

D. Distribución

Los anestésicos inhalados que se administran en los alvéolos se difunden en la sangre y se distribuyen a los distintos órganos de acuerdo con la cantidad de flujo sanguíneo que llega a esos órganos (**tabla 8-2**). Los órganos que se expondrán a la mayor cantidad de anestésico de forma temprana estarán en el grupo de los muy irrigados, como el corazón, el pulmón, el cerebro y el hígado. Estos órganos reciben aproximadamente el 75% del gasto cardíaco normal. El segundo grupo de tejidos perfundidos se encuentra en el grupo muscular (incluida la piel) y tarda más en saturarse de anestésico. Los tejidos menos perfundidos (como la grasa) son los que más tiempo tardan en saturarse de anestésico, pero también son los que más tiempo tardan en liberarse del anestésico cuando se termina el procedimiento quirúrgico. En teoría, el anestésico en la grasa podría servir como un depósito que se libera lentamente en la circulación y podría prolongar el despertar. En realidad, esto no implica un problema importante con los anestésicos modernos de baja solubilidad en la sangre. La dosis, la duración del anestésico y su solubilidad en los distintos tejidos son los principales determinantes de la magnitud de este depósito o reservorio.

E. Metabolización

Solo una pequeña proporción de los anestésicos inhalados modernos se somete a metabolización. La mayor parte del anestésico se exhala en estado inalterado (*véase* tabla 8-1). Las propiedades farmacocinéticas y farmacodinámicas de estos anestésicos no se ven afectadas significativamente por su metabolización. La metabolización de los anestésicos de hidrocarburos halogenados, como el sevoflurano o el desflurano en el hígado, puede ser un factor en casos raros de hepatotoxicidad postanestésica.

III. Neurofarmacología de los anestésicos inhalados

Como ocurre con otros fármacos, los efectos clínicos de los anestésicos inhalados dependen de la dosis administrada. Sin embargo, dado que la concentración de gas en la sangre es difícil de medir, la profundidad de la anestesia volátil se expresa generalmente en términos de concentración alveolar, que se mide más fácilmente al final de la espiración. Así, una concentración alveolar del 1% de sevoflurano equivale, a 1 atmósfera (760 mm Hg), a una presión parcial de 7.6 mm Hg en la sangre (y el cerebro).

El concepto de *concentración alveolar mínima* (CAM) se utiliza habitualmente para comparar los efectos farmacológicos de un anestésico inhalado con otro. Una CAM es la concentración de un anestésico inhalado a la que el 50% de los pacientes no se mueven en respuesta a un estímulo quirúrgico estándar (como una incisión en la piel). En consecuencia, si solo se utiliza un anestésico inhalado para un procedimiento quirúrgico, se debe administrar más de 1 CAM para garantizar que todos los pacientes no respondan. Los valores de la CAM son aditivos. Por ejemplo, 0.5 CAM de sevoflurano y 0.5 CAM de óxido nitroso equivalen a 1 CAM. Del mismo modo, la administración concomitante de opiáceos y sedantes reduce la CAM. Algunos de los muchos factores que pueden aumentar o disminuir la CAM se enumeran en la **tabla 8-3**.

? *¿Sabía que...?*

Los valores de CAM son más útiles para comparar la potencia de diferentes anestésicos inhalados. La administración de al menos 0.7 CAM de concentración, para los anestésicos inhalados, es necesaria para prevenir el recuerdo y la consciencia intraoperatorios.

Tabla 8-3   Factores que influyen en la concentración alveolar mínima (CAM) de los anestésicos inhalados

La CAM aumenta con:
Consumo crónico de etanol
Hipertermia
Hipernatremia
Inhibidores de la monoaminooxidasa
Administración aguda de dextroanfetamina
Cocaína
Efedrina
Levodopa

La CAM disminuye con:
Mayor edad
Barbitúricos
Benzodiazepinas
Opiáceos
Ketamina/verapamilo/litio
Intoxicación aguda por etanol
Clonidina y dexmedetomidina
Hipotermia/hiponatremia
Embarazo

Todos los nuevos anestésicos inhalados deprimen de forma similar la tasa metabólica cerebral, lo que da lugar a un electroencefalograma isoeléctrico. Suelen producir una pérdida de consciencia y amnesia a concentraciones inspiradas relativamente bajas (25-35% de la CAM), aunque existe una considerable variación en la sensibilidad entre individuos. Existe controversia sobre si el sevoflurano tiene algún efecto proconvulsivo y se cuestiona su uso en pacientes con epilepsia. Los anestésicos inhalados potentes provocan aumento del flujo sanguíneo cerebral dependiente de la dosis (**fig. 8-3**). Los cambios en la presión intracraneal son paralelos al aumento del flujo

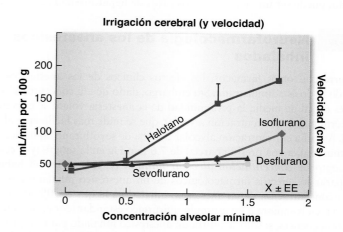

Figura 8-3   Irrigación cerebral (IC) medida en voluntarios con normocapnia y sin estimulación quirúrgica. A grados ligeros de anestesia, el halotano (pero no el isoflurano, el sevoflurano o el desflurano) aumenta la IC. El isoflurano aumenta la IC a una concentración alveolar mínima de 1.6. EE: error estándar (Inhaled anesthetics. En: Barash PB, Cullen BF, Stoelting RK, et al, eds. *Handbook of Clinical Anesthesia.* 7.ª ed. Lippincott Williams & Wilkins; 2013:227-251, fig. 17-5).

sanguíneo cerebral con una dosis de 1 CAM o superior. Los anestésicos volátiles ofrecen cierto grado de protección cerebral frente a las agresiones isquémicas o hipóxicas. Sin embargo, se carece de pruebas concluyentes en humanos para el sevoflurano y el desflurano. Los efectos del óxido nitroso en la fisiología cerebral no están muy claros, ya que sus efectos varían entre las distintas especies. El óxido nitroso puede incluso tener propiedades antineuroprotectoras. Todos los anestésicos inhalados pueden producir depresión, dependiente de dosis, de los potenciales sensitivos y motores evocados. Los potenciales evocados visuales son los más sensibles a los efectos de los anestésicos volátiles. Cada vez hay más pruebas de que los anestésicos inhalados pueden ser uno de los principales factores que contribuyen a la aparición de un deterioro cognitivo a corto plazo tras una intervención quirúrgica, especialmente en los adultos de edad avanzada.

IV. Efectos cardiovasculares

Los anestésicos inhalados producen una depresión miocárdica dependiente de la dosis y una disminución de la presión arterial sistémica. La disminución de la presión arterial se debe principalmente a una reducción de la resistencia vascular sistémica. La frecuencia cardíaca se mantiene relativamente inalterada por los anestésicos inhalados, aunque el desflurano y, en cierta medida, el isoflurano pueden provocar estimulación simpática, lo que da lugar a taquicardia e hipertensión durante la inducción o cuando se aumenta bruscamente la concentración inspirada (**fig. 8-4**).

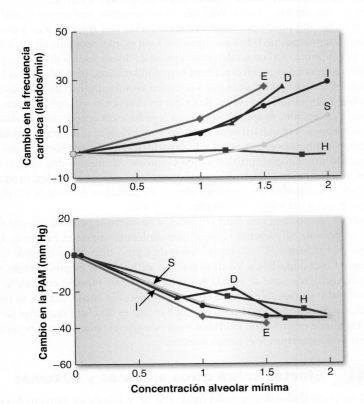

Figura 8-4 Cambios en la frecuencia cardíaca y en la presión arterial sistémica (respecto de la línea basal en vigilia) en voluntarios que reciben anestesia general con un anestésico volátil. El halotano y el sevoflurano produjeron pocos cambios en la frecuencia cardíaca a una concentración alveolar mínima de <1.5. Todos los anestésicos provocaron disminuciones similares de la presión arterial. D: desflurano; E: enflurano; H: halotano; I: isoflurano; PAM: presión arterial media; S: sevoflurano (Inhaled anesthetics. En: Barash PB, Cullen BF, Stoelting RK, et al, eds. *Handbook of Clinical Anesthesia*. 7.ª ed. Lippincott Williams & Wilkins; 2013:227-251, fig. 17-6. Reproducida con autorización).

El óxido nitroso también provoca un aumento de la actividad simpática. Sus efectos depresivos cardíacos directos son neutralizados por este incremento de la actividad simpática en individuos sanos. A diferencia del anticuado anestésico halotano, los nuevos anestésicos inhalados (isoflurano, sevoflurano, desflurano) no sensibilizan el miocardio a las catecolaminas circulantes ni predisponen a los pacientes a disritmias. Los anestésicos inhalados son capaces de brindar protección miocárdica contra algunas lesiones isquémicas y de reperfusión que duran más allá de la eliminación de los gases anestésicos. Pruebas recientes sugieren que algunos anestésicos inhalados, incluido el xenón, también pueden ofrecer protección contra lesiones isquémicas en los riñones, el hígado y el cerebro.

V.   Efectos respiratorios

Los anestésicos inhalados producen una depresión respiratoria dependiente de la dosis con una disminución del volumen corriente que se compensa completamente con incremento de la frecuencia respiratoria. El aumento de la presión parcial de dióxido de carbono arterial como resultado de la depresión respiratoria se ve compensado en cierta medida por la estimulación del procedimiento quirúrgico correspondiente. Todos los anestésicos inhalados producen depresión, dependiente de dosis, de la respuesta ventilatoria a la hipercapnia y de la respuesta quimiorreceptora a la hipoxia, incluso a concentraciones subanestésicas (tan bajas como 0.1 CAM).

La inhalación de anestésicos volátiles (especialmente isoflurano y desflurano) durante la inducción puede producir irritación de las vías respiratorias y puede precipitar tos, laringoespasmo o broncoespasmo. Esto es más probable en pacientes que fuman o tienen asma. En los grados quirúrgicos de anestesia, las dosis equipotentes de anestésicos inhalados producen cierta broncodilatación, mediada por el bloqueo de los canales de calcio activados por voltaje en el músculo liso de las vías respiratorias, lo que disminuye las reservas de calcio en el retículo sarcoplasmático. El desflurano es la excepción, ya que produce una leve broncoconstricción. El desflurano tiene un sabor más acre que otros anestésicos y no es adecuado para la inducción de la anestesia por inhalación de gas solo. El sevoflurano es el anestésico preferido para una inducción inhalatoria tanto en niños como en adultos. Todos los anestésicos inhalados inhiben la vasoconstricción pulmonar hipóxica en animales, produciendo una derivación intrapulmonar, pero sus efectos en humanos durante la ventilación a un pulmón pueden ser menos graves (**figs.** 8-5 y 8-6).

Después de la anestesia con óxido nitroso, si se interrumpe bruscamente el óxido nitroso y se permite al paciente respirar aire ambiente, existe el riesgo de *hipoxia transitoria por difusión*. Un gran volumen de óxido nitroso se difunde desde la sangre venosa mezclada hacia los alvéolos. Sin embargo, al mismo tiempo, el gran volumen de nitrógeno que se inhala no se absorbe tan rápidamente en la sangre porque es mucho menos soluble que el óxido nitroso. En consecuencia, se reduce la concentración de oxígeno en el pulmón. Este efecto es de corta duración (2-3 min) y la hipoxia puede evitarse con facilidad haciendo que el paciente respire oxígeno al 100% cuando se interrumpe el óxido nitroso.

VI.   Efectos sobre otros aparatos y sistemas

Los anestésicos inhalados distintos del óxido nitroso relajan directamente los músculos esqueléticos; este efecto depende de la dosis administrada. También potencian la acción de los bloqueadores neuromusculares no despolarizantes. Todos los anestésicos inhalados, excepto el óxido nitroso y el xenón, pueden precipitar la hipertermia maligna en pacientes susceptibles.

Todos los anestésicos volátiles inhalados deprimen directamente el tono muscular uterino de forma dependiente de la dosis, de forma similar al músculo liso vascular.

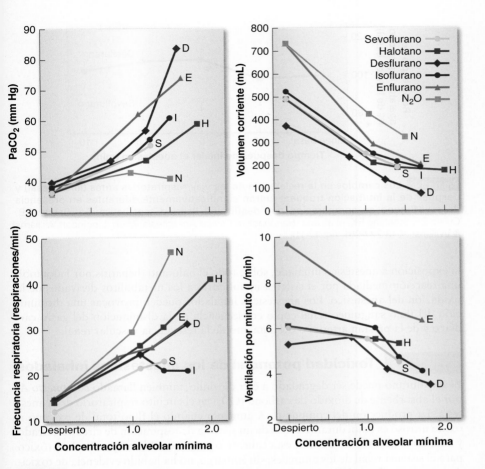

Figura 8-5 Comparación de los cambios medios en la presión parcial de dióxido de carbono arterial en reposo ($PaCO_2$), el volumen corriente, la frecuencia respiratoria y la ventilación por minuto en pacientes que reciben un anestésico inhalado. N_2O: óxido nitroso (adaptada de Lockhart SH, Rampil IJ, Yasuda N, et al. Depression of ventilation by desflurane in humans. *Anesthesiology.* 1991;74:484; Doi M, Ikeda K. Respiratory effects of sevoflurane. *Anesth Analg.* 1987;66:241; Fourcade HE, Stevens WC, Larson CP Jr, et al. The ventilatory effects of Forane, a new inhaled anesthetic. *Anesthesiology.* 1971;35:26; y de Calverley RK, Smith NT, Jones CW, et al. Ventilatory and cardiovascular effects of enflurane anesthesia during spontaneous ventilation in man. *Anesth Analg.* 1978;57:610; Inhaled anesthetics. En: Barash PB, Cullen BF, Stoelting RK, et al, eds. *Handbook of Clinical Anesthesia.* 7.ª ed. Lippincott Williams & Wilkins; 2013:227-251).

Esto puede contribuir a una hemorragia uterina excesiva en las mujeres que se someten a un parto por cesárea o a un aborto terapéutico, cuando la concentración de anestésico supera 1 CAM. La anestesia también afectará al recién nacido en términos de vigilia, pero el efecto es de corta duración. Es una práctica habitual administrar concentraciones más bajas de anestésicos inhalados (0.5-0.75 CAM) junto con óxido nitroso cuando es necesaria la anestesia general para el parto por cesárea. Por el contrario, los efectos relajantes uterinos de los anestésicos volátiles pueden ser deseables en pacientes con placenta retenida.

Se sabe que algunos anestésicos inhalados más antiguos disminuyen el flujo sanguíneo del hígado. Sin embargo, los nuevos anestésicos a base de éter (isoflurano, desflurano, sevoflurano) mantienen o aumentan el flujo sanguíneo de la arteria hepática mientras que disminuyen o no modifican el flujo sanguíneo de la vena porta. En raras ocasiones, los pacientes pueden desarrollar hepatitis secundaria por

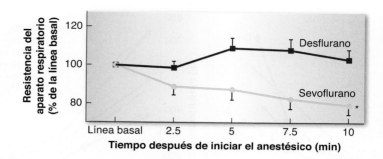

Figura 8-6 Los cambios en la resistencia de las vías respiratorias antes (línea basal) y después de la intubación traqueal fueron significativamente diferentes en presencia de sevoflurano en comparación con desflurano (Inhaled anesthetics. En: Barash PB, Cullen BF, Stoelting RK, et al, eds. *Handbook of Clinical Anesthesia*. 7.ª ed. Lippincott Williams & Wilkins; 2013:227-251, fig. 17-11).

la exposición a anestésico inhalado, sobre todo el halotano (hepatitis por halotano), una reacción mediada por el sistema inmunitario a los metabolitos derivados de la oxidación del anestésico. Los anestésicos inhalados pueden provocar una disminución del flujo sanguíneo renal como consecuencia de la disminución del gasto cardíaco y de la presión arterial o del aumento de la resistencia vascular renal.

VII. Toxicidad potencial de los anestésicos inhalados

El sevoflurano puede ser degradado a éter de vinilo, también llamado *compuesto A*, por el absorbente de dióxido de carbono (CO_2) en el circuito respiratorio de la anestesia. La producción del compuesto A aumenta cuando el flujo total de oxígeno u óxido nitroso es bajo, durante el uso de un sistema de respiración de circuito cerrado y cuando el absorbente de CO_2 está caliente o muy seco. El compuesto A es tóxico para el sistema renal de los animales; sin embargo, no ha habido evidencia de toxicidad renal con el uso de sevoflurano en humanos. En la **figura 8-7** se muestra el grado de producción del compuesto A con diversos absorbentes de CO_2.

El desflurano puede degradarse a monóxido de carbono mediante absorbentes de CO_2. Esto es más probable cuando el absorbente es nuevo o está seco (contenido de agua $< 5\%$) y cuando el absorbente contiene bario.

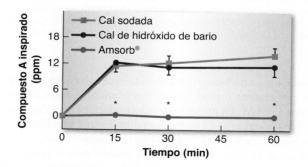

Figura 8-7 Cantidades de compuesto A producidas por tres absorbentes de dióxido de carbono durante una anestesia con sevoflurano de concentración alveolar mínima administrada a un flujo de gas fresco de 1 L/min (media ≠ EE). El *asterisco* indica $P < 0.05$ frente a la cal sodada y la cal de hidróxido de bario (adaptada de Mchaourab A, Arain SR, Ebert TJ. Lack of degradation of sevoflurane by a new carbon dioxide absorbent in humans. *Anesthesiology*. 2001;94:1007 and Inhaled anesthetics. En: Barash PB, Cullen BF, Stoelting RK, et al, eds. *Handbook of Clinical Anesthesia*. 7.ª ed. Lippincott Williams & Wilkins; 2013:227-251).

Todos los anestésicos volátiles modernos contienen flúor. Esto era un problema para los anestésicos más antiguos, como el metoxiflurano, porque la metabolización del fármaco a un ion fluoruro libre causaba toxicidad renal. Sin embargo, los nuevos anestésicos experimentan una metabolización limitada y no se ha demostrado la toxicidad renal inducida por el flúor.

VIII. Anestésicos no volátiles

Las propiedades analgésicas únicas del óxido nitroso y el xenón están mediadas por la inhibición de los receptores de *N*-metil-D-aspartato (NMDA). Por el mismo mecanismo, estos anestésicos también pueden producir excitación y euforia; por ello, tienen potencial de abuso. Dada su acción sobre los receptores NMDA, se ha demostrado que tienen efectos tanto neuroprotectores como neurotóxicos en modelos animales.

A. Óxido nitroso

Por muchas razones, el uso clínico del óxido nitroso está disminuyendo. En primer lugar, al ser relativamente débil (la CAM es del 105%), no puede utilizarse como anestésico único. En segundo lugar, puede difundirse con facilidad en espacios con aire como el oído medio, el intestino, los senos aéreos craneales, un neumoperitoneo (p. ej., durante procedimientos laparoscópicos), un neumotórax y burbujas de gas introducidas durante la cirugía ocular. Esto puede provocar un aumento del volumen del espacio (p. ej., distensión del intestino) o un incremento de la presión (p. ej., en el ojo o el oído medio). En tercer lugar, se asocia con alta incidencia de náuseas y vómitos postoperatorios (NVPO) cuando se utiliza durante más de 1 h. En cuarto lugar, debido a su interferencia con el metabolismo del folato, puede tener efectos tóxicos en el embrión en desarrollo. El óxido nitroso oxida el átomo de cobalto de la vitamina B_{12}, inhibiendo así de forma irreversible la enzima dependiente de la vitamina B_{12} *metionina sintetasa* y dando lugar a concentraciones elevadas de homocisteína. Este producto final conduce a la disfunción endotelial, al estrés oxidativo y desestabiliza la placa arterial. La administración prolongada de óxido nitroso, como en el caso de la sedación en la unidad de cuidados intensivos, se asocia con anemia grave. Por último, el óxido nitroso, al igual que el CO_2, provoca el agotamiento del ozono en la atmósfera superior. A pesar de la disminución del uso del óxido nitroso en el ámbito intraoperatorio, la administración de una mezcla 50:50 de oxígeno y óxido nitroso sigue siendo útil para la analgesia breve en odontología pediátrica, la analgesia del parto, los cambios de apósitos en quemaduras y otros procedimientos relacionados.

B. Xenón

El xenón es un gas noble raro que se encuentra de forma natural en el aire a 0.05 partes por millón. Recientemente, se ha renovado el interés por el uso del xenón como gas anestésico. El xenón tiene varias ventajas en comparación no solo con el óxido nitroso, sino también con los potentes anestésicos volátiles. El xenón tiene un rápido inicio y retroceso de la acción debido a su extremadamente bajo coeficiente de reparto sangre:gas (*véase* tabla 8-1). Sus efectos sobre los sistemas cardiovascular, neuronal y respiratorio son mínimos; además, no es un factor desencadenante de hipertermia maligna. El xenón también puede utilizarse en bajas concentraciones para la analgesia. Esta acción está mediada por la inhibición de los receptores de NMDA en el sistema nervioso central. La única limitación para el uso rutinario del xenón es su costo. El gas existe en concentraciones muy bajas en nuestra atmósfera y su extracción y reciclaje tienen alto costo. Se están desarrollando nuevos sistemas de anestesia que permitirán el uso de xenón en pequeños volúmenes y reciclarán el gas después de su exhalación.

IX. Uso clínico de los anestésicos inhalados

Como no tiene sabor acre y tiene un bajo coeficiente de reparto sangre:gas, el sevoflurano es el anestésico de elección para la inducción inhalada de la anestesia tanto en niños como en adultos, por ejemplo, cuando no es posible o deseable el acceso intravenoso. Los anestésicos inhalados siguen siendo los fármacos más populares para el mantenimiento de la anestesia durante la cirugía, ya que son fáciles de administrar y la dosis puede ajustarse fácilmente en respuesta a estímulos quirúrgicos muy variables. A pesar de su popularidad, los anestésicos inhalados tienen algunos inconvenientes importantes. Estos pueden incluir: profunda depresión respiratoria, hipotensión, falta de analgesia a bajas concentraciones, náuseas y vómitos, potencial de desencadenar hipertermia maligna en individuos susceptibles y toxicidad rara, como la hepatitis. Los anestésicos volátiles también interfieren con la supervisión de los potenciales sensitivos evocados cuando se administran en dosis superiores a 0.5 CAM. Sin embargo, a pesar de estos inconvenientes, cuando los anestésicos inhalados son administrados para procedimientos quirúrgicos por especialistas debidamente formados, la morbilidad y la mortalidad de la anestesia general son notablemente bajas.

Todos los anestésicos inhalados, incluyendo el óxido nitroso y el xenón, contribuyen a las NVPO. La anestesia general aumenta significativamente el riesgo de NVPO en comparación con las técnicas de anestesia regional. La incidencia de NVPO oscila entre el 25 y 30% después de una intervención quirúrgica, cuando se mantiene la anestesia general con medicamentos inhalados junto con opiáceos. Sin embargo, cuando se sustituye el propofol por fármacos inhalados, el riesgo relativo de NVPO se reduce al 19%. El uso de aire como gas portador en lugar de óxido nitroso disminuye el riesgo relativo en un 12%.

En los pacientes quirúrgicos, el inmunocompromiso postoperatorio está asociado principalmente con la respuesta neuroendocrina al estrés de la cirugía, secundaria a la activación del sistema nervioso autónomo y del eje hipotálamo-hipófiso-suprarrenal. La literatura especializada relacionada con los efectos inmunomoduladores de los anestésicos inhalados es algo contradictoria, pero la mayoría de los datos sugieren que estos agentes pueden tener propiedades inmunodepresoras. Los anestésicos inhalados reducen la producción de radicales libres del oxígeno de los neutrófilos, lo que puede dar lugar a una disminución de su potencia para eliminar las bacterias.

 Para más información e interactividad, consulte las videoconferencias interactivas (en inglés) y la infografía «En un vistazo», disponibles en el libro electrónico gratuito que acompaña a este texto. Las instrucciones de acceso se encuentran detrás de la portada.

Lecturas recomendadas

1. Becker DE, Rosenberg M. Nitrous oxide and the inhalation anesthetics. *Anesth Prog.* 2008;55(4):124-132. PMID: 19108597.
2. Derwall M, Coburn M, Rex S, et al. Xenon: recent developments and future perspectives. *Minerva Anestesiol.* 2009;75(1-2):37-45. PMID: 18475253.
3. de Vasconcellos K, Sneyd JR. Nitrous oxide: are we still in equipoise? A qualitative review of current controversies. *Br J Anaesth.* 2013;111(6):877-885 PMID: 23801743.
4. Eger II EI. The pharmacology of isoflurane. *Br J Anaesth.* 1984;56(suppl 1):71S-99S. PMID: 6391530.
5. Eger II EI. New inhalational agents—desflurane and sevoflurane. *Can J Anaesth.* 1993;40(5 pt 2):R3-R8. PMID: 8500211.
6. Eger II EI. Age, minimum alveolar anesthetic concentration, and minimum alveolar anesthetic concentration-awake. *Anesth Analg.* 2001;93(4):947-953. PMID: 11574362.
7. Harris PD, Barnes R. The uses of helium and xenon in current clinical practice. *Anaesthesia.* 2008;63(3):284-293. PMID: 18289236.

8. Hirota K. Special cases: ketamine, nitrous oxide and xenon. *Best Pract Res Clin Anaesthesiol*. 2006;20(1):69-79. PMID: 16634415.
9. Jones RM. Desflurane and sevoflurane: inhalation anaesthetics for this decade? *Br J Anaesth*. 1990;65(4):527-536 PMID: 2248821.
10. Kharasch ED. Biotransformation of sevoflurane. *Anesth Analg*. 1995;81(6 suppl):S27-S38. PMID: 7486145.
11. Leighton KM, Koth B. Some aspects of the clinical pharmacology of nitrous oxide. *Can Anaesth Soc J*. 1973;20(1):94-103. PMID: 4571205.
12. Sanders RD, Franks NP, Maze M. Xenon: no stranger to anaesthesia. *Br J Anaesth*. 2003;91(5):709-717. PMID: 14570795.
13. Smith I. Nitrous oxide in ambulatory anaesthesia: does it have a place in day surgical anaesthesia or is it just a threat for personnel and the global environment? *Curr Opin Anaesthesiol*. 2006;19(6):592-596. PMID: 17093360.
14. Smith WD. Pharmacology of nitrous oxide. *Int Anesthesiol Clin*. 1971;9(3):91-123. PMID: 4951009.

ANESTÉSICOS INHALADOS

Los anestésicos volátiles son hidrocarburos halogenados. La «dosis» prevista de estos fármacos se mide y administra como un porcentaje de los gases inspirados. A medida que los pacientes los inhalan, cinco factores tienen un impacto importante en la velocidad con la que el cerebro se equilibra con la presión parcial de estado estable deseada del fármaco:

  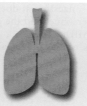

Concentración elegida	Velocidad de flujo del gas fresco	Ventilación alveolar	Gasto cardíaco	Propiedades fisicoquímicas del fármaco
Cuanto mayor sea la concentración elegida en el vaporizador anestésico, mayor será el gradiente de concentración entre el vaporizador y el circuito. Esto promueve un aumento acelerado de la dosis deseada de agente inhalado	Cuanto mayor sea la velocidad de flujo de gas fresco, más rápido se equilibrará el anestésico volátil entre el vaporizador y el circuito de respiración de la anestesia	Cuanto mayor sea la ventilación alveolar, más rápido equilibrará el paciente el anestésico volátil entre el circuito respiratorio de anestesia y los pulmones	Cuando el gasto cardíaco es bajo, se lleva menos anestésico a la circulación, lo que permite que los pulmones se equilibren por completo con la presión parcial de anestésico administrada. Si los pulmones alcanzan un equilibrio, el fármaco se transfiere rápidamente a la circulación y, por tanto, al cerebro	Cuanto menos soluble en lípidos sea el fármaco, es menos probable que se disuelva en los tejidos. Por tanto, alcanzará más rápidamente un equilibrio de presión parcial. Por esta razón, los fármacos menos solubles en lípidos, como el desflurano, alcanzan el equilibrio más rápido

Dado que los niños pequeños no tolerarán la colocación de una vía intravenosa, la inducción de la anestesia se realiza mediante una máscarilla de inhalación. El sevoflurano es el agente de elección para esto, ya que no produce irritación y es relativamente insoluble, lo que conduce a una rápida inducción

Efectos sistémicos

Sistema nervioso central	Sistema cardiovascular	Aparato respiratorio
Depresión del SNC	Se produce **hipotensión** por:	**Apnea** a dosis más altas
↓ consumo cerebral de O_2	↓ resistencia vascular	↓ volumen corriente
↑ irrigación cerebral	↓ volumen sistólico	↑ frecuencia respiratoria
↑ presión intracraneal	↓ gasto cardíaco	↓ respuesta a la hipoxia
Anticonvulsivo que puede lograr un patrón paroxístico en el electroencefalograma	↓ respuesta de los barorreceptores	↓ respuesta a la hipercápnia
	La frecuencia cardíaca a menudo se mantiene sin cambios*	Broncodilatación (sevoflurano)
	*El desflurano puede causar taquicardia si su concentración se incrementa rápidamente	Broncoconstricción (desflurano e isoflurano durante la inducción inhalada)

Infografía de: Naveen Nathan MD

Preguntas

1. Todos los siguientes anestésicos inhalados deben administrarse utilizando un vaporizador calibrado específicamente para ellos, EXCEPTO:

   A. Xenón
   B. Isoflurano
   C. Sevoflurano
   D. Desflurano

2. ¿Cuál de las siguientes propiedades de los anestésicos inhalados es el principal determinante de la rapidez con la que pueden inducir la anestesia?

   A. La presión de vapor a temperatura ambiente
   B. El coeficiente de reparto aceite:gas
   C. El coeficiente de reparto sangre:gas
   D. La concentración alveolar mínima (CAM)

3. La velocidad a la que la concentración alveolar (F_A) de un anestésico inhalado se aproxima a la inspirada (F_I) es más rápida en cuál de las siguientes condiciones:

   A. Aumento de la presión arterial
   B. Aumento del gasto cardíaco
   C. Aumento de la ventilación
   D. Aumento de la grasa corporal

4. ¿Cuál de los siguientes órganos o grupos de tejidos tiene el MENOR efecto en la determinación de la rapidez de la inducción con un anestésico inhalado?

   A. Músculo esquelético
   B. Piel
   C. Hígado y riñón
   D. Grasa

5. La concentración alveolar mínima (CAM) de un anestésico inhalado es la concentración necesaria para:

   A. Producir una anestesia adecuada para procedimientos quirúrgicos menores (p. ej., amigdalectomía)
   B. Producir la anestesia adecuada para todos los procedimientos quirúrgicos
   C. Producir analgesia sin pérdida de consciencia
   D. Evitar el movimiento en respuesta a incisión en la piel en el 50% de los pacientes

6. Todo lo siguiente disminuye durante la anestesia general con sevoflurano, EXCEPTO:

   A. Contractilidad miocárdica
   B. Resistencia vascular sistémica
   C. Flujo sanguíneo cerebral
   D. Ventilación minuto

7. Un paciente con un largo historial de tabaquismo y asma requiere una inducción inhalada de la anestesia. El anestésico preferido es:

   A. Óxido nitroso
   B. Sevoflurano
   C. Desflurano
   D. Isoflurano

8. Un paciente anestesiado que respira espontáneamente se desconecta accidentalmente del circuito anestésico y respira aire ambiente. Es más probable que la caída de la saturación de oxígeno medida con un oxímetro de pulso se produzca con ´más rapidez cuando el anestésico es:

   A. 8.0% de desflurano
   B. 1.2% de isoflurano
   C. 2.5% de sevoflurano
   D. 75% de óxido nitroso

9. La anestesia con isoflurano, a diferencia de la combinación de óxido nitroso y opiáceos, es la que más probablemente contribuye a una hemorragia excesiva durante uno de los siguientes procedimientos:

   A. Parto por cesárea
   B. Resección de un meningioma intracraneal
   C. Prostatectomía transuretral
   D. Reparación de laceración de arteria femoral

10. ¿Cuál es la razón principal por la que el xenón NO se utiliza de forma rutinaria para la anestesia general?

    A. No puede utilizarse como único anestésico (la CAM es demasiado alta)
    B. Tiene un alto coeficiente de reparto sangre:gas
    C. Tiene un metabolito que es potencialmente nefrotóxico
    D. Alto costo

Respuestas

1. A

El xenón es un gas que se almacena en un depósito y que no necesita ser vaporizado.

2. C

Los anestésicos inhalados que tienen una baja solubilidad en la sangre pueden inducir la anestesia más rápidamente, así como permitir un rápido despertar de la anestesia.

3. C

La inducción de la anestesia con anestésicos inhalados (tasa de aumento de la F_A en relación con la F_I) se ve incrementada por un aumento de la ventilación alveolar. Es más lento cuando el gasto cardíaco es alto. La presión arterial y la obesidad no le afectan en absoluto.

4. A

Dado que el flujo sanguíneo hacia la grasa es una pequeña fracción del gasto cardíaco total, no desempeña un papel significativo en la determinación de la tasa de inducción con anestésicos inhalados.

5. D

La CAM es una herramienta para comparar la potencia de los anestésicos inhalados. Se determina en los pacientes midiendo la concentración alveolar de anestésico necesaria para impedir el movimiento en respuesta a una incisión cutánea en el 50% de los pacientes. Los pacientes están inconscientes a 1 CAM, pero no están adecuadamente anestesiados para la cirugía.

6. C

Todos los anestésicos inhalados volátiles aumentan el flujo sanguíneo cerebral a pesar de producir una modesta reducción de la presión arterial y del gasto cardíaco.

7. B

El sevoflurano provoca una irritación mínima de las vías respiratorias superiores. El óxido nitroso no es un anestésico completo. La inducción con desflurano e isoflurano se asocia habitualmente con tos y laringoespasmo.

8. D

La interrupción brusca de la administración de óxido nitroso y la inhalación de aire pueden causar hipoxia por difusión. El oxígeno alveolar se diluye por un flujo de óxido nitroso en los alvéolos desde la sangre y la inhalación de una alta concentración de nitrógeno.

9. A

Todos los anestésicos volátiles producen una relajación del músculo uterino. La contracción del útero es necesaria para controlar la hemorragia después del parto.

10. D

El xenón tiene muchas propiedades del anestésico ideal (p. ej., alta potencia, rápido inicio de acción, pocos efectos secundarios, ausencia de metabolitos). Sin embargo, como debe extraerse de la atmósfera, es extremadamente costoso.

9 Anestésicos y sedantes intravenosos

Jessica R. Black y Sara E. Meitzen

El uso de fármacos anestésicos intravenosos (i.v.) ha progresado desde la inducción rápida de la anestesia hasta la anestesia i.v. total (AIVT). La AIVT se ha convertido, en varias instituciones, en el anestésico de elección para el mantenimiento de la anestesia.

Todos los anestésicos intravenosos son sedantes-hipnóticos que tienen la capacidad de producir un continuo de disminución de la consciencia, inducida por el fármaco, que va desde la ansiólisis hasta la anestesia general. Para los procedimientos menos invasivos, los cuidados anestésicos monitorizados se mantienen utilizando dosis más bajas de anestésicos intravenosos. Se emplean dosis más altas para inducir la anestesia general y la AIVT.

Nuestro repertorio actual de anestésicos intravenosos procede de una variedad de grupos farmacológicos. Ninguno es perfecto, aunque cada fármaco combina muchas de las características del anestésico intravenoso ideal: inicio rápido, estabilidad hemodinámica, narcosis, amnesia, analgesia y recuperación rápida. En el caso de algunos anestésicos intravenosos, los notables efectos colaterales adversos han dado lugar a indicaciones más específicas (p. ej., ketamina, etomidato). En la actualidad, el propofol es, por mucho, el anestésico intravenoso más popular y utilizado.

Todos los anestésicos intravenosos son lipófilos y, por tanto, tienen una gran afinidad por los tejidos lipofílicos (encéfalo, médula espinal), lo que explica su rápido inicio de acción. A medida que el medicamento llega al lugar del efecto y se une a sus receptores objetivo (su mecanismo de acción), comienza el inicio de la sedación. Después de que el fármaco produzca su efecto farmacodinámico (FD), el organismo se deshace del mismo a través de su perfil farmacocinético. Independientemente de la rapidez con la que se metabolice el fármaco, el efecto de terminación de una única dosis de bolo de inducción se debe a la redistribución desde las zonas lipófilas altamente perfundidas hacia las zonas menos perfundidas, como el músculo esquelético y la grasa. En consecuencia, todas las dosis de inducción de los anestésicos intravenosos tienen una duración de acción comparable a pesar de las diferencias sustanciales en su metabolismo.

I. Farmacología general de los anestésicos intravenosos

A. Mecanismo de acción

Los anestésicos intravenosos más utilizados (los barbitúricos, el propofol, las benzodiazepinas y el etomidato) actúan todos en el lugar del receptor del ácido gamma aminobutírico tipo A ($GABA_A$), como se muestra esquemáticamente en la **figura 9-1**. El GABA es el principal neurotransmisor inhibidor del sistema nervioso central, su acción en el receptor $GABA_A$ provoca un aumento del transporte de iones de cloruro (Cl^-) a través de la membrana y hacia la neurona postsináptica, esta última se hiperpolariza, lo que inhibe funcionalmente la propagación de las señales nerviosas. El receptor GABA$_A$ es, por tanto, un canal iónico activado por un ligando. Está compuesto de forma heterogénea por cinco subunidades. Los anestésicos intravenosos que se unen al receptor GABA$_A$ no lo hacen en el mismo lugar que el propio GABA (el sitio de unión ortostérico), sino en otros lugares (sitios alostéricos) y cambian el efecto del GABA sobre el receptor.

Por tanto, estos anestésicos intravenosos son moduladores alostéricos positivos del receptor GABA$_A$ y provocan cambios conformacionales en el receptor, de manera que la acción del propio GABA se potencia y se produce la sedación. La composición de las subunidades de los receptores GABA$_A$ puede variar: hay 19 subunidades posibles diferentes que surgen de ocho clases de subunidades diferentes (α_{1-6}, β_{1-3}, γ_{1-3}, δ, ε, θ, π y ρ_{1-3}).

Los anestésicos intravenosos pueden ser activos solo en los receptores que expresan ciertas combinaciones: el sitio de unión alostérica de las benzodiazepinas ocurre solo en la interfase de las subunidades α y γ_2, y el etomidato es activo principalmente en los receptores GABA$_A$ que contienen subunidades β_2 o β_3.

A diferencia de las otras, la ketamina no interactúa con los receptores GABA. En cambio, se une y bloquea principalmente los receptores de glutamato N-metil-D-aspartato(NMDA). El receptor de NMDA es un receptor excitatorio que se encuentra en todo el sistema nervioso central (SNC), incluidas las zonas de la médula espinal, el sistema talamolímbico y el núcleo del tracto solitario (NTS). El glutamato, el neurotransmisor excitatorio más importante del SNC, se une al receptor y (entre otras muchas funciones) transduce las señales de dolor, asocia las señales sensitivas entre el tálamo y la corteza y provoca una excitación general. La ketamina produce analgesia al bloquear la señal de dolor en la médula espinal y al «disociar» la comunicación del dolor entre el tálamo y el sistema límbico. Este estado de «amnesia disociativa» hace que el paciente parezca consciente (ojos abiertos, mirada fija) pero que no responda a la información sensitiva (dolor, preguntas).

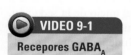

VIDEO 9-1

Recepores GABA$_A$

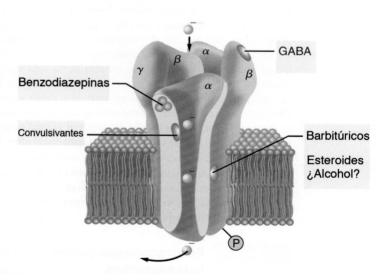

Figura 9-1 Esquema del complejo del receptor del ácido gamma aminobutírico tipo A (GABA$_A$) en el que se ilustran los sitios de reconocimiento de muchas de las sustancias que se unen al receptor (aunque el sitio de unión real del alcohol es todavía cuestionable).

La ketamina también provoca la liberación de catecolaminas, aunque el mecanismo de acción es complejo. Se sugiere que la ketamina bloquea los receptores de NMDA dentro del NTS impidiendo la inhibición del centro vasomotor, lo que resulta en una liberación de catecolaminas. De forma aislada, la ketamina es un depresor miocárdico directo pero secundario a la liberación indirecta de catecolaminas, actúa como estimulante cardíaco, lo que causa un aumento de la presión arterial, la frecuencia cardíaca y el gasto cardíaco. Hay que tener cierta precaución en los pacientes con bloqueo simpático preexistente, como los que tienen lesiones medulares o los que tienen agotadas sus reservas de catecolaminas, por ejemplo, aquellos con choque por traumatismo, ya que no producirán estos efectos estimulantes cardíacos indirectos. La ketamina también bloquea los receptores nicotínicos, muscarínicos, monoaminérgicos, de sodio, de calcio e incluso los opiáceos kappa. La inhibición de los canales de sodio proporciona una modesta acción anestésica local, mientras que el bloqueo de los canales de calcio provoca vasodilatación.

La dexmedetomidina es un agonista de los receptores α_2 adrenérgicos con una alta relación de especificidad para el receptor α_2 frente al α_1 de 1 600:1. La clonidina, un fármaco antihipertensivo de la misma categoría, presenta una relación de especificidad de 200:1. Los receptores α_2 se localizan de forma presináptica y central en el locus cerúleo, una zona del encéfalo responsable de la excitación y la actividad simpática. Los receptores α_2 son receptores inhibidores y, cuando se activan, disminuyen la liberación anterógrada de neurotransmisores. En el caso de los nervios simpáticos, esto se traduce en una menor liberación de catecolaminas, lo que provoca una disminución de la presión arterial y de la frecuencia cardíaca. Los receptores α_2 también se localizan en los axones de la médula espinal que participan en la transmisión del dolor. Cuando se activa, la transmisión nociceptiva disminuye y la percepción del dolor se atenúa. La activación de los receptores α_2 en el locus cerúleo provoca sedación y disminución de la actividad simpática.

B. **Farmacocinética y metabolización**

La farmacocinética, en sus términos más sencillos, puede definirse como «lo que el cuerpo hace con el fármaco». Su significado literal también aporta luz a su definición «el movimiento del fármaco en el cuerpo». Este movimiento puede dividirse en tres procesos: absorción, distribución y eliminación. Todos los anestésicos intravenosos son lipófilos y, cuando se inyectan, se absorben rápidamente. El rápido efecto sedante de los anestésicos intravenosos puede atribuirse a su elevado perfil lipídico y a la gran proporción de gasto cardíaco (20%) que va al cerebro.

La distribución y eliminación de los medicamentos anestésicos intravenosos dentro del organismo puede aproximarse estrechamente con un modelo simplificado de tres compartimentos del organismo. En este modelo, los medicamentos se administran en un primer compartimento central bien irrigado (el cerebro). La difusión se produce de ida y vuelta entre este primer compartimento y los segundos y terceros compartimentos periféricos adicionales (músculo, grasa). Las constantes de difusión (mostradas como k en la **figura 9-2**) son tales que un compartimento periférico se equilibra de manera rápida con el compartimento central y el otro se equilibra de forma más lenta. El fármaco no es farmacológicamente activo en estos compartimentos periféricos, en realidad actúan como reservorios en los que los fármacos se redistribuyen y acumulan. Estos compartimentos periféricos modelan la forma en que la acción de la medicación puede terminar por redistribución y también la forma en que la acumulación de la medicación dentro de estos compartimentos periféricos puede conducir a un aumento progresivo de los tiempos medios sensibles al contexto a medida que la medicación se difunde de nuevo en el compartimento central.

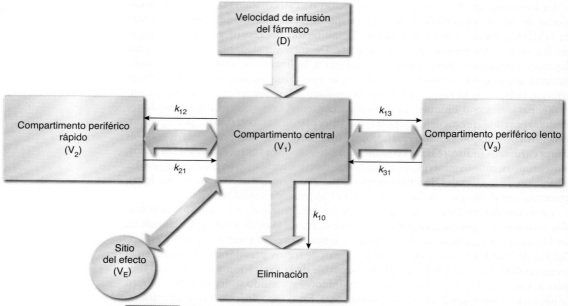

Figura 9-2 Modelo de tres compartimentos para el modelado farmacocinético de la administración, redistribución y eliminación de medicamentos intravenosos. Además, hay un compartimento para el sitio del efecto. Se supone que el volumen de este compartimento es lo suficientemente pequeño como para que el efecto sobre la cantidad de medicamento en el compartimento central sea insignificante.

Un compartimento del sitio del efecto modela la población de receptores en la que el medicamento ejerce su mecanismo de acción. La difusión también se produce entre el compartimento central y el compartimento del sitio de efecto, pero como la cantidad de fármaco unida a los receptores en un momento dado es minúscula en comparación con la cantidad total de fármaco en el cuerpo, se supone que el compartimento del sitio de efecto es lo suficientemente pequeño como para que su efecto sobre la masa del fármaco dentro del compartimento central sea insignificante.

Después de la distribución, la principal forma de eliminación de los anestésicos intravenosos es a través del metabolismo hepático. Los anestésicos intravenosos sufrirán una descomposición enzimática hepática a través del citocromo P450 (CYP) en la fase I o glucuronidación de fase II. Estos metabolitos hidrosolubles se excretan por vía renal. Algunos metabolitos siguen presentando actividad farmacológica (p. ej., la norketamina).

Aunque cada anestésico intravenoso recorre vías similares de absorción, distribución y eliminación, la trayectoria no es exacta y existe una variabilidad individual. Hay que tener en cuenta la cantidad de proteínas que se unen, las funciones hepática y renal, las enfermedades preexistentes, la edad, el tipo de cirugía (p. ej., laparoscópica), la temperatura corporal y las interacciones farmacológicas.

C. Efectos farmacológicos

La farmacodinámica (FD), en sus términos más sencillos, se define como «lo que el fármaco hace al cuerpo». Tal vez una mejor definición sea la relación entre la concentración del fármaco en el organismo y los efectos resultantes, ya sean terapéuticos o adversos.

Entre los parámetros de FD especialmente importantes se encuentran la eficacia (actividad) y la potencia (afinidad). La eficacia se define como el efecto máximo

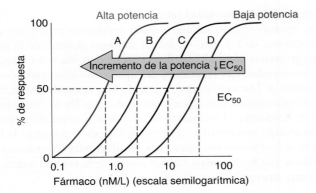

Representación gráfica de las curvas dosis-respuesta de una serie de fármacos (**A**, **B**, **C** y **D**) que tienen la misma eficacia pero difieren en cuanto a su potencia. El fármaco más potente (fármaco A) tiene el valor más bajo de concentración eficaz: CE_{50}.

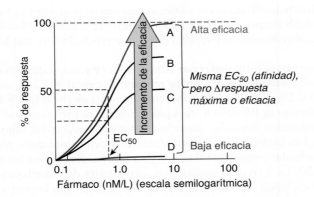

Relaciones dosis-respuesta para cuatro fármacos que difieren en eficacia. Cada fármaco tiene esencialmente el mismo valor de CE_{50} (equipotentes), pero difieren en cuanto a la respuesta máxima que pueden producir.

que puede producir un fármaco independientemente de la dosis, mientras que la potencia es la cantidad de fármaco necesaria para producir un efecto determinado. Si el fármaco tiene poca afinidad por su receptor, la potencia disminuirá. Un fármaco puede tener una eficacia muy alta una vez unido a su receptor; sin embargo, si el fármaco tiene poca afinidad, se necesitará una gran dosis de medicamento antes de alcanzar la máxima eficacia. Este fármaco tendría poca potencia a pesar de tener una alta eficacia. Por el contrario, un fármaco puede tener muy poco efecto una vez que se une a su receptor, pero es capaz de alcanzar su máxima eficacia rápidamente debido a la alta afinidad por su sitio de unión. Este fármaco, aunque muy potente, tendría poca eficacia (**figs. 9-3 y 9-4**). La CE_{50} (concentración eficaz) es la concentración o dosis de fármaco que produce el 50% del efecto máximo. Cuanto más baja sea la CE_{50}, más potente será el fármaco. La CE_{50} puede utilizarse para determinar el rango de concentraciones objetivo necesarias para una terapia eficaz (es decir, la ventana terapéutica).[1] El índice terapéutico es la medida de la seguridad relativa de un fármaco. Todos los anestésicos intravenosos tienen índices terapéuticos bajos, es decir, un margen muy estrecho entre la concentración de un fármaco que es terapéutica y la que es mortal; por ello, es crucial para la seguridad del paciente contar con un médico específicamente formado en la administración de estos medicamentos.

D. Reacciones de hipersensibilidad (alérgicas)

Es importante reconocer que, aunque pueden producirse reacciones alérgicas, las causas más frecuentes de hipotensión inmediatamente después de la inducción con anestésicos intravenosos son la hipovolemia no reconocida o las interacciones farmacológicas inesperadas. Las reacciones de hipersensibilidad verdaderas son poco frecuentes, aunque se han comunicado casos de liberación de histamina con todos los anestésicos intravenosos, a excepción del etomidato. De hecho, debido a su falta de liberación de histamina, el etomidato se considera el anestésico intravenoso más «seguro en un sentido inmunitario». El propofol no suele provocar la liberación de histamina, pero se han notificado reacciones anafilactoides en pacientes con alergias a varios fármacos. Los barbitúricos pueden precipitar la porfiria aguda intermitente (PAI) en pacientes susceptibles.

II. Propiedades fisioquímicas y farmacológicas clínicas comparadas

A. Barbitúricos

Los barbitúricos más utilizados son los tiobarbitúricos tiopental (ácido 5-etil-5-[1-metilbutil]-2-tiobarbitúrico) y tiamilal (ácido 5-alil-5-[1-metilbutil]-2-tiobarbitúrico), así como el oxibarbitúrico metohexital (ácido 1-metil-5-alil-5-[1-metil-2-pentanilo] barbitúrico).

Los barbitúricos se formulan como sales de sodio y se reconstituyen en agua o en cloruro de sodio isotónico (0.9%) para preparar tiopental al 2.5%, metohexital al 1% y tiamilal al 2%. Estas preparaciones son altamente alcalinas (pH 9-10) y cuando se añaden al lactato de Ringer o a otras preparaciones de fármacos ácidos, se producirá una precipitación cristalina que ocluirá irreversiblemente los tubos y catéteres intravenosos. Los barbitúricos rara vez causan dolor en la inyección, pero provocan una irritación tisular importante si se inyectan por vía paravenosa (es decir, en una línea infiltrada). La inyección intraarterial involuntaria de tiobarbitúricos provoca graves complicaciones: formación de cristales que causan una intensa vasoconstricción, trombosis y necrosis tisular. El tratamiento inmediato incluye papaverina y lidocaína intraarterial o procaína, simpatectomía inducida por anestesia regional (bloqueo del ganglio estrellado, bloqueo del plexo braquial) y heparinización.

Los barbitúricos deprimen el sistema activador reticular en el tronco del encéfalo, un centro de control de la conciencia, y se cree que potencian la acción de los receptores $GABA_A$, aumentando la duración de la apertura de un canal de iones de cloruro asociado. Disminuyen la tasa metabólica cerebral del oxígeno ($TMCO_2$), la irrigación cerebral (IC) y la presión intracraneal (PIC). Pueden inducir un electroencefalograma (EEG) isoeléctrico, disminuyendo al máximo la $TMCO_2$.[2]

Los efectos secundarios del tiopental incluyen disminución de la frecuencia respiratoria, apnea, arritmias cardíacas, depresión cardiovascular, dolor de cabeza, náuseas, reanimación postanestésica prolongada y efectos de resaca. Los efectos secundarios del metohexital son similares a los del tiopental e incluyen depresión respiratoria, apnea, hipotermia, depresión cardiovascular y laringoespasmo. Cabe destacar que una concentración similar de metohexital produce menos hipotensión que el tiopental, ya que la respuesta taquicárdica refleja a la hipotensión no es tan aguda en comparación con el tiopental.[3]

La acción anestésica de los barbitúricos se termina principalmente por la redistribución desde los tejidos centrales lipófilos del encéfalo a los compartimentos musculares magros periféricos. Los barbitúricos sufren una eliminación terminal lenta a través de la metabolización hepática, la conjugación biliar y la excreción renal, lo que conduce a una semivida de 10-12 h. La depuración del metohexital depende más del flujo sanguíneo hepático, lo que permite una semivida de eliminación más corta, de 4 h.

Hay que tener cuidado en los pacientes con porfirias porque los barbitúricos promueven la sintetasa del ácido aminolevulínico (el ácido barbitúrico se descompone en ácido malónico y urea), estimulando la formación de porfirinas que pueden precipitar la PAI o la porfiria variegata. Los ataques agudos suelen ser intermitentes y se presentan como dolor abdominal intenso, neuropatía periférica, síntomas psiquiátricos, disfunción autonómica e hiponatremia.[3] Los barbitúricos están estrictamente contraindicados en pacientes con antecedentes de PAI.

B. Propofol

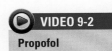

El propofol (2, 6-diisopropilfenol), un aceite a temperatura ambiente, es insoluble en agua. Así, el propofol se introdujo en forma de emulsión: una formulación de lecitina de huevo (yema de huevo) al 1% (10 mg/mL) compuesta por un 10% (100 mg/mL) de aceite de soja (soya), 2.25% (22.5 mg/mL) de glicerol y 1.2% (12.5 mg/mL) de fosfoglicérido de huevo. Cada adición al propofol para hacer la emulsión desempeña una función importante: el aceite de soja disuelve el propofol, el glicerol produce isotonicidad con la sangre y la lecitina de huevo proporciona estabilidad a las gotas de propofol-soja. Estas pequeñas gotas tienen una gran superficie para la rápida difusión del propofol una vez inyectado en el torrente sanguíneo. El rango de tamaño de las gotas estables de la emulsión refracta la luz y crea un color lechoso.[4] Para evitar la contaminación microbiana, se añadió a la solución ácido etilendiaminotetraacético (0.005%).

Esta emulsión de propofol suele causar irritación venosa al inyectarse en las venas pequeñas de las manos. El dolor puede minimizarse mediante la inyección en venas más grandes y mezclando lidocaína con propofol (p. ej., añadiendo 2 mL de lidocaína al 1% a 20 mL de propofol) o inyectando lidocaína sola antes de la inyección de propofol.

El propofol aumenta la afinidad de unión del GABA con el receptor $GABA_A$. Acoplada a un canal de cloruro, la activación conduce a la hiperpolarización de la membrana nerviosa y es similar al mecanismo de acción de los barbitúricos. Provoca una disminución de la presión arterial debido a una disminución simultánea de la resistencia vascular sistémica y una disminución de la precarga (causada por la inhibición del tono simpático y el efecto directo del músculo liso vascular) y una inotropía cardíaca negativa. También disminuye el barorreflejo a la hipotensión, provocando un aumento compensatorio de la frecuencia cardíaca menor que el esperado para un descenso dado de la sangre, lo que exagera aún más la hipotensión provocada. Estos efectos dependen de la dosis y la concentración.

El propofol disminuye la $TMCO_2$, la IC y la PIC. Sin embargo, en pacientes con presión craneal elevada, el efecto marcadamente depresor del propofol sobre la presión arterial sistémica disminuirá de forma drástica la presión de perfusión cerebral (PPC). No afecta a la regulación cerebrovascular ni a la reactividad cerebral a la tensión de dióxido de carbono. Sus cualidades neuroprotectoras incluyen la supresión del patrón paroxístico en el EEG, similar al tiopental, propiedades anticonvulsivas, la disminución de la presión intraocular y la depuración de radicales libres.

Los efectos respiratorios son dependientes de la dosis e incluyen un desplazamiento de la curva de respuesta al CO_2 hacia la derecha, causando hipoventilación, hipercápnia, hipoxemia e incluso apnea. Existe una importante variabilidad entre pacientes, la dosis necesaria para inducir cualquiera de estos efectos es única para cada individuo. El propofol produce broncodilatación y no es un inhibidor de la vasoconstricción pulmonar hipóxica.

El propofol tiene propiedades antipruriginosas y antieméticas; aunque no es un fármaco de primera línea, tan solo de 10-20 mg de propofol pueden reducir las náuseas y la emesis en el paciente perioperatorio. La misma dosis también puede disminuir el prurito asociado con los opiáceos raquídeos. Los mecanismos de ambas cosas aún no se comprenden del todo.

VIDEO 9-2
Propofol

? *¿Sabía que...?*

El propofol disminuye la presión arterial debido tanto a la disminución de la resistencia vascular sistémica como a la disminución de la precarga (causada por la inhibición del tono simpático y el efecto directo del músculo liso vascular). También provoca depresión directa del miocardio.

La acción anestésica del propofol se termina por la redistribución desde los tejidos centrales lipófilos del encéfalo a los compartimentos musculares magros periféricos. La metabolización final se produce principalmente por vía hepática; los metabolitos inactivos hidrosolubles se eliminan por vía renal. Sin embargo, la presencia de enfermedades hepáticas y renales, incluso clínicamente relevantes, no modifica de forma notable la farmacocinética del propofol.[4]

La alergia al huevo no es necesariamente una contraindicación para el propofol. La mayoría de las alergias al huevo tienen que ver con la albúmina que se encuentra en la clara del huevo. La lecitina de huevo en la emulsión de propofol es un extracto de la yema de huevo. El propofol debe manipularse con una técnica estéril, ya que la emulsión puede favorecer el crecimiento bacteriano. El propofol no utilizado debe desecharse 6 h después de su apertura. El uso de infusiones de alta dosis a largo plazo en niños y adultos en estado crítico puede causar el síndrome de infusión de propofol (SIP), caracterizado por insuficiencia cardíaca, rabdomiólisis, acidosis metabólica, insuficiencia renal, hipercalemia, hipertrigliceridemia y hepatomegalia. El SIP es poco frecuente y su fisiopatología es incierta, pero suele ser mortal. Si se sospecha, el propofol debe suspenderse inmediatamente y emplear un sedante alternativo.

C. Benzodiazepinas

Los compuestos benzodiazepínicos están formados por un anillo de benceno y un anillo de diazepina. Las benzodiazepinas más utilizadas en la práctica anestésica son el midazolam, el lorazepam y el diazepam. El midazolam es soluble en agua a pH bajo. El lorazepam y el diazepam son insolubles y están formulados con propilenglicol; a veces, se observa irritación venosa al administrarlos.

Las benzodiazepinas se unen a los mismos receptores $GABA_A$ que los barbitúricos, pero en un lugar diferente del receptor. La frecuencia de la apertura del canal iónico de cloruro asociado se incrementa con la unión del GABA al receptor, causando sedación a lo largo de la misma vía descendente que el propofol y los barbitúricos. Las benzodiazepinas disminuyen de forma similar la $TMCO_2$, la IC y la PIC. Aunque las benzodiazepinas no son capaces de suprimir completamente los patrones paroxísticos del EEG, son eficaces para suprimir y controlar las crisis de gran mal.[5]

Las benzodiazepinas ocasionan una depresión cardiorrespiratoria mínima, excepto cuando se administran grandes dosis o cuando se administran de forma sinérgica con opiáceos. Utilizados solos, disminuyen ligeramente la presión arterial, el gasto cardíaco y la resistencia vascular periférica. El midazolam puede causar inhibición del nervio vago, lo que provoca cambios en la frecuencia cardíaca. Otros efectos adversos clínicamente importantes incluyen la excitación paradójica, que puede ocurrir hasta en un 10-15% de los pacientes.

A diferencia del propofol y los barbitúricos, la sedación con benzodiazepinas puede revertirse farmacológicamente. El flumazenil es un antagonista competitivo específico de las benzodiazepinas con una alta afinidad por el sitio del receptor de las benzodiazepinas. La dosis de flumazenil es de 0.5-1 mg i.v. Se elimina más rápidamente que las benzodiazepinas, por lo que hay que seguir vigilando a los pacientes, ya que puede producirse nueva sedación y pueden ser necesarias dosis repetidas de flumazenil.

Las benzodiazepinas se metabolizan hepáticamente y son susceptibles a la disfunción hepática y a la coadministración con otros medicamentos. Al estar altamente unida a proteínas, la fracción libre del fármaco aumenta en las enfermedades hepáticas graves y en la enfermedad renal crónica (ERC), con lo que la semivida de eliminación se prolonga o acorta, respectivamente. La depuración hepática es mayor si el funcionamiento hepático no está afectado en el paciente con ERC. Los metabolitos primarios del diazepam, el desmetildiazepam y el 3-hidroxidiazepam, son farmacológicamente activos y prolongan los efectos sedantes. Estos metabolitos se conjugan además para formar productos inactivos glucuronizados solubles en agua.

Un metabolito conjugado del midazolam, α-hidroximidazolam, también puede acumularse en pacientes con ERC que reciben grandes dosis de midazolam.[5]

Aunque no se sabe que las benzodiazepinas sean teratógenos importantes, existe la preocupación de que puedan causar un aumento en la incidencia de paladar hendido en pacientes susceptibles. Los recién nacidos pueden presentar el síndrome de abstinencia a benzodiazepinas administradas a la madre. En consecuencia, estos fármacos suelen evitarse durante el embarazo.[6]

D. Etomidato

El etomidato (amidato) no está relacionado estructuralmente con otros fármacos anestésicos. Tiene un anillo de imidazol que, a pH fisiológico, lo hace soluble en lípidos. Es un estereoisómero; solo el isómero R(+) posee actividad anestésica clínica. Para permitir una solución inyectable, el fármaco se disuelve en propilenglicol. Esta solución puede causar dolor en la inyección, que puede reducirse mediante una inyección de lidocaína previa.

El etomidato se une a los receptores $GABA_A$, aumentando la afinidad de los receptores por el GABA, aunque el etomidato parece actuar preferentemente en los receptores $GABA_A$ que expresan solo un subconjunto de las posibles subunidades β.[7] Se cree que provoca una desinhibición subcortical, lo que explica los movimientos mioclónicos involuntarios e incluso el trismo que suelen producirse durante la inducción con esta medicación. Disminuye la $TMCO_2$, la IC y la PIC, al tiempo que mantiene una buena PPC secundaria a la estabilidad hemodinámica. Es capaz de producir potenciales EEG similares a los de una convulsión en pacientes epilépticos sin crear convulsiones reales, lo que ayuda a localizar los focos de las convulsiones durante el mapeo intraoperatorio.[7] Esta propiedad lo convierte en un buen fármaco de segunda línea para individuos en quienes ha fracasado la terapia electroconvulsiva (TEC) con metohexital. Aunque el etomidato puede crear estos potenciales, tiene propiedades anticonvulsivas y puede utilizarse contra el estado epiléptico. El etomidato también aumenta la amplitud de los potenciales evocados somatosensitivos (PESS), lo que ayuda en situaciones en las que se necesita una interpretación y la calidad de la señal de los PESS es pobre.

Las náuseas y los vómitos postoperatorios (NVPO) son más frecuentes con el etomidato que con otros anestésicos intravenosos y carece de propiedades analgésicas. El etomidato inhibe transitoriamente la 11-β hidroxilasa, una enzima implicada en la esteroidogénesis, lo que provoca una supresión adrenocortical. Incluso después de una sola dosis de inducción, la supresión puede observarse hasta 5 u 8 h. Debido a este efecto nocivo, algunos profesionales desaconsejan el uso de incluso una dosis de etomidato en determinados pacientes (p. ej., en caso de choque séptico). Además, se descubrió que los individuos con traumatismos que recibieron una dosis única de etomidato para la inducción de secuencia rápida (ISR) tenían un mayor riesgo de insuficiencia suprarrenal y, en última instancia, peores resultados en comparación con un grupo similar que no recibió etomidato.[8] Estas preocupaciones han llevado a la disminución del uso de etomidato, como parte de los protocolos de ISR establecidos para los pacientes con traumatismo, en varias instituciones.

A su favor, sin embargo, el etomidato carece de liberación de histamina y causa una mínima depresión hemodinámica y broncoconstricción, incluso en presencia de enfermedad cardiovascular y pulmonar. Esta estabilidad hemodinámica es la que justifica el uso continuado del etomidato en la práctica clínica. El despertar del etomidato se produce principalmente por redistribución a los tejidos periféricos. La eliminación final se produce por biotransformación hepática, donde es descompuesto por las esterasas plasmáticas en metabolitos inactivos que luego se excretan por vía renal.

E. Ketamina

La ketamina es un derivado de la fenciclidina y es altamente liposoluble. En los Estados Unidos, la ketamina intravenosa se vende como una mezcla racémica de

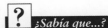

? ¿*Sabía que...?*

El etomidato inhibe transitoriamente la **11β-hidroxilasa**, una enzima implicada en la producción de esteroides, incluso después de una dosis única de inducción.

dos enantiómeros. De estas dos formas, la S(+)-ketamina es más potente que el estereoisómero R(-) y tiene una mayor tasa de eliminación y un tiempo de recuperación más rápido.[9] La ketamina tiene varias propiedades únicas que la distinguen de otros anestésicos intravenosos: estimula el sistema nervioso simpático, ocasiona una depresión respiratoria mínima y provoca una potente broncodilatación. Además, tiene varias vías de administración, lo que la convierte en una excelente opción para los pacientes no cooperadores y pediátricos. Aunque se caracteriza por sus propiedades anestésicas disociativas, también ejerce acciones analgésicas, antiinflamatorias y antidepresivas. Sus principales efectos están mediados por su potente antagonismo del receptor de NMDA, más que por la acción en el receptor $GABA_A$.

La ketamina es un vasodilatador cerebral que provoca un aumento de la IC y de la PIC. También aumenta la $TMCO_2$. Está relativamente contraindicada en pacientes con lesiones que ocupan espacio dentro del SNC, sobre todo en aquellas con PIC elevada. La investigación ha demostrado posteriormente que la normocapnia atenuará los efectos indeseables de la ketamina sobre el aumento de la IC, pero otros medicamentos de inducción son más apropiados y casi siempre están disponibles. Aunque la ketamina provoca mioclonías y aumento de la actividad del EEG, sigue considerándose un anticonvulsivo y puede utilizarse como fármaco de última línea para el estado epiléptico.

Como consecuencia de su estimulación directa sobre el sistema nervioso simpático, la ketamina puede provocar incrementos de la frecuencia cardíaca y de las presiones arteriales sistémica y pulmonar. Esto provoca aumento del trabajo cardíaco y del consumo de oxígeno del miocardio, lo que supone una gran demanda para el corazón. Su uso está relativamente contraindicado en pacientes con enfermedad arterial coronaria grave o en aquellos con una mala función cardíaca del ventrículo derecho.

La ketamina tiene un efecto mínimo sobre la mecánica respiratoria y los reflejos de las vías respiratorias superiores. Sin embargo, los pacientes que se consideran con el estómago lleno siguen teniendo riesgo de aspiración y deben ser intubados durante la anestesia general con ketamina. La ketamina provoca aumentos del lagrimeo y la salivación que pueden provocar laringoespasmo. El tratamiento previo con un antisialogogo como el glicopirronio puede atenuar esta respuesta. Lamentablemente, la ketamina tiende a producir reacciones postanestésicas desagradables que (de forma controvertida) pueden minimizarse con un tratamiento previo con benzodiazepinas.[9] A pesar de su perfil de efectos secundarios, las propiedades únicas de la ketamina y sus múltiples vías de administración documentadas (intravenosa, intramuscular [i.m.], oral, rectal e incluso epidural e intratecal) le dan muchos usos clínicos complementarios. Cabe destacar que, aunque la biodisponibilidad de la ketamina es del 100% después de la inyección i.v. o i.m., disminuye notablemente con la administración oral o rectal secundaria al efecto de primer paso, lo que hace que estos modos de administración del fármaco sean menos fiables. La ketamina también parece ser eficaz como tratamiento para el trastorno depresivo mayor con ideas de suicidio y está disponible como aerosol nasal de S(+)-ketamina para esta indicación particular.

La terminación del efecto clínico de la ketamina se debe sobre todo a la redistribución desde el cerebro a los tejidos periféricos. La ketamina es metabolizada hepáticamente por el sistema CYP450 en varios metabolitos de los cuales uno, la norketamina, conserva algunas propiedades anestésicas. Sus metabolitos se excretan por vía renal. Dada su dependencia del metabolismo hepático, los parámetros de infusión o las dosis repetidas deben reducirse en pacientes con disfunción hepática. También puede tener un impacto perjudicial directo en las células intersticiales de la vejiga, causando cistitis inflamatoria tras un uso prolongado.

La ketamina se presenta en concentraciones de 10 mg/mL (1%), 50 mg/mL (5%) o 100 mg/mL (10%). Durante la preparación de la medicación, la hipervigilancia es fundamental para no confundir la solución más concentrada (ideal para la inyección i.m.) con la solución más diluida, lo que podría provocar una sobredosis con la inyección i.v. Dicho esto, las muertes directas causadas por sobredosis de ketamina (es decir, sin daño físico o hipotermia), en ausencia de intoxicación por múltiples fármacos, son muy poco frecuentes. De hecho, no ha habido ningún informe que incluya una dosis letal de ketamina en humanos. La mayoría, si no todos los efectos secundarios de la ketamina son dependientes de la dosis, transitorios y se resuelven solos.[9]

F. Dexmedetomidina

La dexmedetomidina es el enantiómero S de la medetomidina y es un agonista α_2 de acción central, altamente selectivo, con una semivida relativamente larga de 2 h. Produce sedación, ansiólisis y analgesia sin depresión respiratoria sustancial.

Las pruebas actuales sugieren una reducción de la IC dependiente de la dosis. Los mecanismos de dicha disminución pueden deberse a la vasoconstricción directa de los vasos del encéfalo e indirectamente a través de los efectos sobre las vías nerviosas intrínsecas que modulan los efectos vasculares.[10] La disminución de la IC podría ser secundaria a la reducción de la $TMCO_2$. Sin embargo, todas las pruebas disponibles sugieren que la $TMCO_2$ no se ve afectada por el uso de dexmedetomidina. Lamentablemente no existen datos relevantes de estudios en humanos. A pesar de los efectos neuroprotectores de la dexmedetomidina en modelos de lesión cerebral isquémica, el posible desacoplamiento de la IC y la $TMCO_2$ hace temer que la disminución de la IC con una $TMCO_2$ inalterada pueda impedir la oxigenación cerebral adecuada del tejido encefálico en riesgo de lesión isquémica. Por último, los agonistas α_2 disminuyen la PIC. Esto podría deberse a una mayor vasoconstricción α_2 en el lado venoso frente al arteriolar de la vasculatura cerebral, ya que el compartimento venoso comprende la mayor parte del volumen sanguíneo cerebral.[10]

La dexmedetomidina se ha asociado con episodios graves de bradicardia, hipotensión, pausa sinusal e hipertensión transitoria. Esta hipertensión observada a menudo con el bolo rápido es secundaria a una débil vasoconstricción periférica α_1.[11] La hipertensión es temporal y el tratamiento suele ser innecesario. Por el contrario, es más probable que la hipotensión y la bradicardia mediadas por α_2 más prolongadas requieran tratamiento. El uso preventivo de anticolinérgicos para evitar la bradicardia puede ser útil. Desgraciadamente, incluso después de suspender el fármaco, los efectos hipotensores y bradicárdicos pueden durar varias horas. Se recomienda extremar la precaución al administrar dexmedetomidina a pacientes con bloqueo cardíaco avanzado, disfunción ventricular grave o ambas.

Una de las ventajas más citadas de la dexmedetomidina es su falta de afectación respiratoria. Sin embargo, los estudios que comparan la dexmedetomidina con el midazolam muestran incidencias similares de complicaciones respiratorias. En el mismo sentido, en un estudio en el que se compararon los efectos de la dexmedetomidina con los del propofol, la dexmedetomidina demostró tener un efecto similar al del propofol sobre la respiración en la regulación hipóxica e hipercápnica.[12] Por último, la dexmedetomidina puede empeorar la obstrucción respiratoria en aquellos pacientes con problemas respiratorios previos, como la apnea del sueño.

La dexmedetomidina induce una forma de sedación parecida al sueño natural de la que el paciente se despierta fácil y rápidamente. También reduce los escalofríos, inhibe el vaciado gástrico y los tiempos de tránsito gastrointestinal, y también disminuye la presión intraocular.

El hígado metaboliza rápidamente la dexmedetomidina a través de mecanismos que implican el CYP450 y la glucuronidación. El fármaco se elimina con rapidez y los metabolitos se excretan por la bilis y la orina. La insuficiencia renal o hepática puede retrasar la excreción de los metabolitos.

III. Uso clínico de los anestésicos intravenosos

A. Uso de anestésicos intravenosos como fármacos de inducción

Barbitúricos

La dosis de inducción de tiopental es de 3-5 mg/kg en adultos, 5-6 mg/kg en niños y 6-8 mg/kg en lactantes. La inducción de la anestesia se produce en menos de 30 s y el despertar espontáneo de una dosis de inducción se produce en 20 min. En ocasiones, los barbitúricos se asocian con una reacción paradójica de angustia, agitación y delírium (confusión). Irónicamente, este efecto puede revertirse con la administración oral o intravenosa de cafeína.[8]

La dosis de inducción de metohexital es de 1-1.5 mg/kg en adultos. A dosis más bajas, el metohexital puede aumentar o activar, paradójicamente, la descarga de convulsiones del EEG cortical. Con esta propiedad, el metohexital se convirtió en el anestésico intravenoso de elección para la TEC, ya que disminuye el umbral de las convulsiones y prolonga su duración. Esta última es una cualidad importante durante la TEC, ya que la duración de las convulsiones se ha relacionado con una mayor eficacia.[3] Es importante tener en cuenta que, aunque el metohexital es el fármaco de elección para la TEC, en última instancia es un medicamento anticonvulsivo y puede afectar negativamente a la producción de convulsiones en pacientes con umbrales de convulsión elevados.

Propofol

La dosis de inducción del propofol en adultos es de 1-2 mg/kg. El propofol provoca una disminución de la presión arterial sistémica en la inducción, debido en parte a la acción directa sobre el músculo liso vascular y a la disminución del reflejo barorreceptor. Dado que este efecto está relacionado con la concentración plasmática más que con la concentración en el lugar del efecto, puede ser posible atenuar el efecto administrando el bolo de forma más gradual o en dosis divididas. Cabe destacar que con una dosis de inducción de propofol, algunos pacientes pueden presentar actividad motora excitatoria o mioclonía no epiléptica.

Benzodiazepinas

La dosis de inducción del midazolam es de 0.1-0.2 mg/kg, i.v. Sin embargo, la prolongada recuperación desde la inducción, incluso con las benzodiazepinas de acción corta, limita su utilidad como fármacos de inducción en el uso clínico rutinario.[9]

Etomidato

El etomidato tiene un perfil hemodinámico muy favorable en la inducción, con una mínima depresión de la presión arterial. Suele ser el fármaco de elección para anestesiar a pacientes con enfermedades cardiovasculares importantes o para situaciones de urgencia en las que la necesidad de preservar la estabilidad hemodinámica tiene prioridad sobre los otros inconvenientes notables del etomidato. El etomidato solo se administra por vía intravenosa y la dosis de inducción para adultos es de 0.2-0.3 mg/kg. El inicio es extremadamente rápido, en alrededor de un tiempo de circulación del brazo al cerebro. La mioclonía y el trismo que pueden seguir a la inducción con etomidato pueden dificultar los intentos iniciales de ventilación e intubación, a menos que la inducción se acompañe rápidamente de un bloqueador neuromuscular. El etomidato no inhibe la respuesta simpática a la laringoscopia y la intubación, a menos que se combine con un analgésico.

Ketamina

La dosis de inducción de la ketamina en adultos es de 1-2 mg/kg cuando se administra por vía intravenosa. Sin embargo, la inducción con ketamina mediante la administración i.m. se utiliza con frecuencia cuando el paciente no puede tolerar la colocación de una vía intravenosa, como en el caso de los pacientes pediátricos, aquellos que no cooperan e individuos con deficiencias cognitivas. Una inyección i.m. de 4-6 mg/kg proporciona la inducción de un estado anestésico con respiración espontánea mantenida, lo que permite la colocación de una vía intravenosa y el tratamiento posterior del paciente. El inicio de la ketamina es inferior a 5 min cuando se administra por vía intravenosa o i.m., el tiempo de recuperación es de una media de 45 y 120 min. La duración de la anestesia después de una dosis de inducción es de 10-20 min; sin embargo, la recuperación de la función cognitiva basal puede llevar de 60-90 min adicionales.

B. Uso de medicamentos intravenosos para el mantenimiento de la anestesia

Barbitúricos

Los barbitúricos se utilizan ampliamente para mejorar la relajación cerebral durante la neurocirugía y pueden proteger el tejido cerebral de episodios transitorios de isquemia focal al disminuir la TMCO$_2$.[2] Sin embargo, la dosis necesaria para mantener la supresión del EEG se asocia con un despertar prolongado y un retraso en la extubación. En general, no se recomienda el uso de infusiones de barbitúricos para mantener la anestesia porque la capacidad del cuerpo para redistribuir los barbitúricos es relativamente limitada. La administración continua de barbitúricos hace que la concentración del medicamento en los compartimentos periféricos se acerque de manera rápida a la concentración en el compartimento central. La terminación del efecto anestésico depende entonces solo de la eliminación final, lo que conduce a un semitiempo muy prolongado y sensible al contexto.

Propofol

La AIVT con propofol suele usarse para mantener un estado de anestesia general. Las tasas de infusión oscilan entre 100 y 200 µg/kg por minuto, pero puede haber variabilidad y la vigilancia con dichas técnicas es clave. Aunque se trata de una técnica segura y eficaz, han surgido dudas sobre su rentabilidad. Schraag y cols. realizaron una revisión sistemática y un metaanálisis que comparó el propofol con los fármacos inhalados. El estudio concluyó que, en comparación con los anestésicos volátiles, el propofol presentaba un menor riesgo de NVPO, menores puntuaciones de dolor, menor tiempo en la unidad de cuidados postanestésicos (UCPA) y mayor satisfacción del paciente.[13]

Benzodiazepinas

Las tasas de infusión del midazolam para mantener la narcosis y la amnesia son de 0.25-1.0 µg/kg por minuto cuando también se combina con un fármaco inhalado o un analgésico opiáceo. El midazolam es la benzodiazepina preferida para la infusión continua debido a las largas semividas sensibles al contexto del diazepam y el lorazepam. Sin embargo, las infusiones con benzodiazepinas para anestesia se asocian con reanimación postanestésica prolongada y suelen usarse solo en pacientes que se espera permanezcan intubados.

Etomidato

Cuando se introdujo el etomidato, su estabilidad hemodinámica parecía convertirlo en una opción adecuada para la sedación prolongada; por desgracia, ahora se sabe que no es seguro para esta indicación. El etomidato inhibe potentemente la síntesis de esteroides en la enzima 11-β hidroxilasa y su uso provoca un aumento significativo de la mortalidad en los pacientes sedados de la UCI.[7] Las infusiones de mantenimiento de etomidato están contraindicadas.

Ketamina

Aunque se usa con poca frecuencia como fármaco único para el mantenimiento de la anestesia, la ketamina se utiliza a menudo durante la anestesia general como complemento para proporcionar analgesia postoperatoria. Una infusión subanalgésica (3-5 µg/kg por minuto) durante la anestesia general o una dosis en bolo de 0.5 mg/kg durante la inducción pueden emplearse en pacientes con dolor crónico resistente a los opiáceos, en los que el tratamiento del dolor postoperatorio probablemente sea difícil. También hay pruebas de respuestas antidepresivas conseguidas con dosis tan bajas como 0.1 mg/kg con una infusión que dura tan solo 5 min o administrados mediante inyección i.m. Además, la capacidad de la ketamina para reducir las concentraciones de citocinas proinflamatorias puede ser de relevancia clínica, dado que las cifras elevadas de interleucina-6 se han asociado con malos resultados postoperatorios y con una mayor hiperalgesia inducida por el traumatismo, lo que podría ser benéfico en relación con el dolor postoperatorio crónico.[9] Por último, al igual que el etomidato, la ketamina es capaz de aumentar la amplitud de los PESS, lo que ayuda en situaciones en las que se necesita una interpretación y la calidad de la señal de los PESS es pobre.

Dexmedetomidina

Al igual que la ketamina, la dexmedetomidina se ha utilizado sobre todo como complemento de la anestesia general en pacientes que requieren mecanismos alternativos de analgesia, ya sea en el contexto de una tolerancia preexistente a los opiáceos, en pacientes con dolor crónico, o para reducir la administración de opiáceos en pacientes con riesgo de depresión respiratoria postoperatoria relacionada con los opiáceos, como en aquellos con obesidad mórbida o apnea obstructiva del sueño. La dexmedetomidina se administra por vía intravenosa en forma de infusión, entre 0.3 y 0.7 µg/kg por hora y suele interrumpirse al inicio del cierre. Además, para reducir la incidencia del delírium posreanimación en pediatría se pueden administrar 0.5 µg/kg de dexmedetomidina hacia el final del procedimiento.

C. Uso de anestésicos intravenosos para la sedación
Barbitúricos

El propofol y las benzodiazepinas modernas han sustituido en gran medida el uso de barbitúricos para la sedación. No obstante, una pequeña dosis de 25-50 mg de tiopental puede ser muy eficaz si es necesario premedicar a un paciente agitado u hostil. No suele haber dolor en la administración, a diferencia del propofol, ni sensación de inicio de sedación o de desinhibición, a diferencia del midazolam.

Propofol

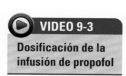

Gracias a su capacidad de activación y desactivación relativamente rápida y a su perfil favorable de efectos secundarios, el propofol es un fármaco popular para la sedación. Las infusiones o las dosis intermitentes en bolo de cantidades comparables de medicamento se utilizan habitualmente para lograr una sedación moderada.

Las tasas de infusión de mantenimiento para una sedación satisfactoria suelen oscilar entre 25 y 75 µg/kg por minuto, aunque pueden ser necesarias tasas de infusión iniciales más altas para establecer una concentración adecuada en el sitio del efecto si no se utiliza un pequeño bolo (0.25-0.5 mg/kg) antes de iniciar la infusión. El propofol causa una depresión respiratoria dependiente de la dosis, una disminución del volumen corriente y un aumento de la frecuencia respiratoria. Se observan inhibición del impulso ventilatorio hipóxico y de la respuesta hipercápnica incluso a dosis sedantes. No obstante, con sus mínimos efectos de resaca y sus positivas propiedades antieméticas, el propofol es muy adecuado para la sedación moderada.

Benzodiazepinas

Las diversas vías de administración de las benzodiazepinas permiten que esta clase sea un componente clave en la sedación. Además de la vía de administración intravenosa, el midazolam se administra habitualmente por vía oral a los niños, aunque esta indicación nunca ha sido aprobada por la Food and Drug Administration (FDA) de los Estados Unidos.

También son posibles las vías i.m., intranasal, transbucal y sublingual. El diazepam i.m. debe evitarse debido a su absorción poco fiable y al dolor. Cuando se utilizan principalmente como premedicaciones y adyuvantes, las benzodiazepinas son ansiolíticos dependientes de la dosis, sedantes, amnésicos anterógrados, anticonvulsivos y relajantes musculares. La dosis de midazolam para la premedicación de la anestesia es de 0.02-0.04 mg/kg i.v./i.m. en adultos y de 0.4-0.8 mg/kg v.o. en niños. El midazolam puede utilizarse para la sedación del procedimiento con un riesgo mínimo de depresión respiratoria, aunque en la práctica una infusión de propofol cuidadosamente ajustada producirá una amnesia superior y una recuperación más rápida. Sin embargo, la disponibilidad de flumazenil para revertir de forma aguda la sedación con benzodiazepinas puede proporcionar un margen de seguridad que no está disponible cuando se utiliza propofol. Por tanto, el midazolam puede ser preferido para la sedación en el contexto de una vía respiratoria comprometida, como para una traqueotomía con paciente despierto, porque puede revertirse farmacológicamente.

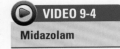

VIDEO 9-4
Midazolam

Cabe destacar que el midazolam tiene una semivida de aproximadamente 9 min. Si se administran bolos adicionales antes del momento del efecto máximo, puede producirse una sobrevaloración que provoque hipoventilación, obstrucción de las vías respiratorias, hipoxia e hipotensión. Aunque el midazolam tiene un amplio margen de seguridad, las dosis repetidas solo deben administrarse teniendo en cuenta este conocimiento para evitar dichas complicaciones.[12]

Ketamina

Además de sus propiedades analgésicas, la ketamina tiene un perfil de seguridad relativamente alto que la convierte en una excelente opción para la sedación en determinadas poblaciones de pacientes. La administración comienza con una pequeña dosis de 0.25-0.5 mg/kg, a la que siguen incrementos de 10-20 mg en bolos, ajustando hasta el efecto. Tiene un inicio de 1-2 min y una duración aproximada de 20-60 min. Produce un estado disociativo en el que el paciente parece consciente (ojos abiertos, mirada fija), pero no responde a la información sensorial (dolor, preguntas). Aunque se mantienen los reflejos de las vías respiratorias, el aumento de las secreciones orales incrementa el riesgo de laringoespasmo y, a menudo, se administra un antisialogogo de forma preventiva. Quizá el mayor efecto secundario de la ketamina sean las alucinaciones vívidas, que (polémicamente) pueden reducirse con el uso de benzodiazepinas. El movimiento del paciente puede hacer que la ketamina no sea ideal para los procedimientos que requieren un paciente completamente inmóvil.

Ketofol

La combinación de propofol y ketamina, apodada *ketofol*, se asocia con menor incidencia de efectos secundarios nocivos que con cada medicamento administrado por separado. Las ventajas de la combinación son la estabilidad hemodinámica, reducción de las náuseas y vómitos, mejoría de las condiciones del procedimiento, analgesia y menor compromiso respiratorio. No hay consenso sobre la mezcla exacta para el ketofol y se pueden encontrar en la literatura especializada proporciones de 1:1 a 1:10 de ketamina a propofol con éxito. Sin embargo, los estudios que informan sobre el uso de ketofol deben interpretarse y compararse con precaución, ya que cada estudio puede utilizar diferentes proporciones de cada fármaco.

Dexmedetomidina

La sedación con dexmedetomidina se administra con más frecuencia por vía intravenosa en forma de infusión, entre 0.3 y 0.7 µg/kg por hora. La tasa se titula en función del grado de sedación y de la estabilidad hemodinámica, y puede ir precedida de una dosis de carga de 1 µg/kg administrada en 10 min. Algunos centros renuncian a la dosis de carga porque aumenta el riesgo de inestabilidad hemodinámica.

La dexmedetomidina induce una forma de sedación parecida al sueño natural de la que el paciente se despierta fácil y rápidamente. Con esto, y el hecho de que proporciona analgesia sin causar una depresión respiratoria relevante, la dexmedetomidina se ha convertido en un sedante i.v. favorable. Sin embargo, en comparación con el propofol, el grado de sedación tarda más en alcanzarse con la dexmedetomidina (25 frente a 10 min) y, si se utilizan dosis de carga, existe mayor riesgo de inestabilidad hemodinámica.

La dexmedetomidina podría haberse impuesto por completo en el mundo de la sedación intravenosa si no fuera por su prolongada semivida (2 h) y sus efectos hemodinámicos. La hipotensión es el evento adverso más frecuente y puede durar varias horas tras el cese de la infusión. Esto puede retrasar la salida de la UCPA y, en última instancia, provocar un aumento de los costos y la insatisfacción del paciente.

Cuando se utiliza como única medicación sistémica, la dexmedetomidina es una buena elección de anestésico para la intubación con fibra óptica con el paciente despierto (¡incluso mantiene seca la boca!) o en combinación con anestesia regional. En la UCI, la dexmedetomidina puede ser útil para desconectar a los pacientes intubados del ventilador, ya que proporciona sedación con depresión respiratoria mínima. En comparación con las benzodiazepinas en la UCI, la dexmedetomidina se asocia con menor incidencia de delírium y un estado de sueño más fisiológico.[14] Cabe destacar que la dexmedetomidina tiene pocas indicaciones aprobadas por la FDA. De hecho, en lo que respecta a la sedación con dexmedetomidina de adultos con ventilación mecánica en la UCI, la FDA solo ha aprobado su uso hasta por 24 h. Además, aunque este medicamento se utiliza a menudo en la población pediátrica, todavía no cuenta con la aprobación de la FDA para dicho uso. Más recientemente, la dexmedetomidina recibió la aprobación de la FDA para la sedación en el quirófano.[8]

 Para más información e interactividad, consulte las videoconferencias interactivas (en inglés) y la infografía «Visto de cerca», disponibles en el libro electrónico gratuito que acompaña a este texto. Las instrucciones de acceso se encuentran detrás de la portada.

Referencias

1. Felmlee MA, Morris ME, Mager DE. Mechanism-based pharmacodynamic modeling. *Methods Mol Biol*. 2012;929:583-600. doi:10.1007/978-1-62703-050-2_21. PMID: 23007443.
2. Shapiro H. Barbiturates in brain ischaemia. *Br J Anaesth*. 1985;57(1):82-95. doi:10.1093/bja/57.1.82. PMID: 3881116.
3. Qaisar S, Kholi A. *Methohexital*. In: *StatPearls [Internet]*. StatPearls Publishing; 2020.
4. Walsh CT. Propofol: milk of amnesia. *Cell*. 2018;175(1):10-13. doi:10.1016/j.cell.2018.08.031. PMID: 30217361.
5. Reves JG, Fragen RJ, Vinik HR, Greenblatt DJ. Midazolam. *Anesthesiology*. 1985;62(3):310-324. doi:10.1097/00000542-198503000-00017
6. Clinical management guidelines for obstetrician-gynecologists use of psychiatric medications during pregnancy and lactation. *Focus*. 2009;7(3):385-400. doi:10.1176/foc.7.3.foc385
7. Vanlersberghe C, Camu F. Etomidate and other non-barbiturates. *Handb Exp Pharmacol*. 2008;(182):267-282. doi:10.1007/978-3-540-74806-9_13. PMID: 18175096.
8. Tobias J, Leder M. Procedural sedation: a review of sedative agents, monitoring, and management of complications. *Saudi J Anaesth*. 2011;5(4):395-410. doi:10.4103/1658-354x.87270. PMID: 22144928.
9. Zanos P, Moaddel R, Morris PJ, et al. Ketamine and ketamine metabolite pharmacology: insights into therapeutic mechanisms. *Pharmacol Rev*. 2018;70(3):621-660. doi:10.1124/pr.117.015198. PMID: 29945898.
10. Tsaousi G, Bilotta F. Is dexmedetomidine a favorable agent for cerebral hemodynamics? *J Intensive Crit Care*. 2015;01(01):7. doi:10.21767/2471-8505.10007. PMID: 26955209.
11. Keating GM, Hoy SM, Lyseng-Williamson KA. Dexmedetomidine: a guide to its use for sedation in the US. *Clin Drug Invest*. 2012;32(8):561-567. doi:10.1007/bf03261910. PMID: 22741747.
12. Barends CR, Absalom AR, Struys MM. Drug selection for ambulatory procedural sedation. *Curr Opin Anaesthesiol*. 2018;31(6):673-678. doi:10.1097/aco.0000000000000652. PMID: 30124543.
13. Schraag S, Pradelli L, Alsaleh AJO, et al. Propofol vs. inhalational agents to maintain general anaesthesia in ambulatory and in-patient surgery: a systematic review and meta-analysis. *BMC Anesthesiol*. 2018;18(1). doi:10.1186/s12871-018-0632-3. PMID: 30409186.
14. Riker RR. Dexmedetomidine vs midazolam for sedation of critically ill patients: a randomized trial. *J Am Med Assoc*. 2009;301(5):489. doi:10.1001/jama.2009.56. PMID: 19188334.

PROPOFOL

De todos los anestésicos intravenosos disponibles, el propofol se usa con mayor frecuencia. A menudo, se emplea para inducir anestesia general. Además, se utiliza para proporcionar sedación para procedimientos en el quirófano, así como en la unidad de cuidados intensivos

Receptor GABA$_A$

NMDA   Alfa   Acetil-colina

...pero también influye en estos receptores

PROPOFOL 1% 10 mg/mL

Es principalmente un agonista de...

OH

2,6-diisopropilfenol

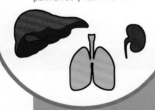

Se redistribuye rápidamente y es metabolizado por el hígado, los pulmones y los riñones

También contiene...
10% aceite de soya
2.25% glicerol
1.2% fosfolípidos de huevo
EDTA o metabisulfito como conservador

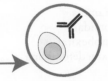

Se ha utilizado de manera segura en pacientes con alergia al huevo

Efectos sistémicos...

Sistema nervioso central	**Sistema cardiovascular**	**Aparato respiratorio**
Depresión del SNC	Se produce **hipotensión** por:	**Apnea** a dosis más altas
↓ consumo cerebral de O$_2$	↓ resistencia vascular	↓ volúmenes corrientes
↓ irrigación cerebral	↓ volumen sistólico	↑ frecuencia respiratoria
↓ presión intracraneal	↓ gasto cardíaco	↓ respuesta a la hipoxia
Anticonvulsivo que puede suprimir patrones paroxísticos en el EEG	↓ respuesta de los barorreceptores	↓ respuesta a la hipercápnia
	La frecuencia cardíaca suele mantenerse inalterada	Broncodilatación

Infografía de: Naveen Nathan MD

Preguntas

1. Cuando se utiliza en la UCI, la dexmedetomidina se ha asociado con un menor riesgo de delírium en comparación con uno de los siguientes anestésicos intravenosos:

   A. Propofol
   B. Etomidato
   C. Barbitúricos
   D. Benzodiazepinas

2. ¿Cuál de las siguientes enzimas implicadas en la esteroidogénesis es inhibida por el etomidato?

   A. 17 α-hidroxilasa
   B. 11 β-hidroxylasa
   C. 21-hidroxilasa
   D. 18-oxidasa

3. ¿Cuál de los siguientes anestésicos intravenosos debe evitarse en un paciente con antecedentes de porfiria aguda intermitente?

   A. Ketamina
   B. Etomidato
   C. Metohexital
   D. Dexmedetomidina

4. Veinte minutos después de iniciar una infusión sedante para una biopsia cutánea de la extremidad inferior, el paciente comienza a quejarse de sequedad de boca. ¿Cuál de los siguientes anestésicos intravenosos es probablemente el culpable?

   A. Ketamina
   B. Propofol
   C. Midazolam
   D. Dexmedetomidina

5. ¿Cuál de los siguientes medicamentos podría administrarse de forma preventiva para evitar el aumento de las secreciones después de la administración de sedación con ketamina?

   A. Glicopirronio
   B. Midazolam
   C. Metohexital
   D. Propofol

Respuestas

1. D

El uso de benzodiazepinas parece estar asociado con aumento del delírium en comparación con la dexmedetomidina. El estudio Safety and Efficacy of Dexmedetomidine Compared With Midazolam (SEDCOM) [Riker y cols.] sugiere que la dexmedetomidina puede provocar menos delírium en comparación con las benzodiazepinas.

2. B

La supresión corticosuprarrenal es el efecto adverso más importante que se produce con el uso de etomidato y es el principal factor limitante. El etomidato inhibe la función de la 11 *β-hidroxilasa* (convierte el 11-deoxicortisol en cortisol), lo que provoca una inhibición reversible y dependiente de la dosis de la síntesis de cortisol y aldosterona.

3. C

Hay que tener cuidado en los pacientes con porfirias, ya que los barbitúricos promueven la sintetasa del ácido aminolevulínico (el ácido barbitúrico se descompone en ácido malónico y urea), estimulando la formación de porfirinas que pueden precipitar la porfiria aguda intermitente (PAI) o la porfiria variegata. Los ataques agudos suelen ser intermitentes y se presentan como dolor abdominal intenso, neuropatía periférica, síntomas psiquiátricos, disfunción autonómica e hiponatremia. Los barbitúricos están estrictamente contraindicados en pacientes con antecedentes de PAI.

4. D

La dexmedetomidina actúa sobre el receptor presináptico α_2 disminuyendo la liberación de noradrenalina y, por tanto, reduciendo las secreciones de la glándula salival, lo que provoca sequedad de boca.

5. A

La ketamina provoca un aumento del lagrimeo y la salivación que puede provocar laringoespasmo. El tratamiento previo con un antisialogogo como el glicopirronio puede atenuar esta respuesta.

10

Analgésicos

Nicole Z. Spence

I.   Breve historia y resumen

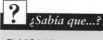

Los analgésicos forman parte de los cuidados anestésicos perioperatorios y de la analgesia postoperatoria. Dado que el número de pacientes que consumen opiáceos crónicos ha aumentado en los últimos años, junto con una epidemia mundial de su abuso, es importante utilizar un régimen analgésico reflexivo y adecuado para cada individuo. A raíz de la epidemia de opiáceos, la terapia analgésica se centra ahora en regímenes multimodales en lugar de depender únicamente de los opiáceos. En este capítulo se revisarán los analgésicos opiáceos y no opiáceos, incluyendo la marihuana y el tetrahidrocanabinol. También se hablará de nuevos analgésicos, como la ketamina, el dextrometorfano, el esmolol y la dexmedetomidina.

Los opiáceos derivados de los opioides naturales están documentados desde la época sumeria. Las fórmulas opiáceas se utilizaban medicinalmente en el año 1500 a. C. El opio se transportaba entonces a través de los países y cruzaba las fronteras culturales. La morfina se aisló por primera vez a principios de 1800 y ha sido el opiáceo más estudiado. Con el consumo de drogas llegaron los problemas de abuso y adicción, la adicción a los opiáceos ha florecido en la actualidad.[1] Los Estados Unidos padecen una creciente epidemia nacional de opiáceos.

II.   Analgésicos no opiáceos

A. Paracetamol

1. Resumen

El paracetamol (acetaminofeno, *para*-acetilaminofenol, N-acetil-*para*-aminofenol) se emplea clínicamente desde 1955 y es el antipirético más utilizado en los Estados Unidos. En algunas formulaciones se combina con otros analgésicos, como los opiáceos. En consecuencia, la Food and Drug Administration (FDA) ha limitado el contenido de paracetamol en esas formulaciones combinadas a 325 mg por comprimido. El paracetamol sigue siendo una de las principales causas de sobredosis de medicamentos y de insuficiencia hepática aguda.[2] La **hepatotoxicidad centrilobulillar** se produce con la sobredosis aguda y puede ocurrir con dosis menores en pacientes con alcoholismo crónico. Se puede ofrecer un **trasplante de hígado** a los pacientes con insuficiencia hepática aguda.[3]

2. Mecanismo de acción

El mecanismo de acción exacto del paracetamol no se conoce del todo. El efecto analgésico se produce probablemente a partir de sitios de acción centrales, como la activación de las vías serotoninérgicas inhibidoras descendentes y la modulación de las vías de la ciclooxigenasa (COX). El efecto antipirético es el resultado de las acciones dentro del hipotálamo.

3. Farmacocinética y farmacodinámica
Véase tabla 10-1.

4. Metabolización y excreción
El paracetamol se metaboliza en el hígado mediante *glucuronidación* y *sulfonación*. Los conjugados no tóxicos que se forman se excretan en la orina y la bilis. Cuando estas vías se saturan, el paracetamol se metaboliza a través de las vías del citocromo P450 (CYP) que producen un metabolito tóxico, la *N*-acetil-*p*-benzoquinona imina (NAPQI). El metabolito NAPQI interactúa con el glutatión hepático para producir un compuesto no tóxico que finalmente se excreta como ácido mercaptúrico y conjugados de cisteína. Si las existencias de glutatión se agotan, o el sistema se ve desbordado, puede producirse una lesión oxidativa en los hepatocitos y una *necrosis centrilobulillar hepatocelular* a causa del metabolito NAPQI. Aproximadamente el 2% del paracetamol ingerido se excreta sin cambios por los riñones.

Tabla 10-1 Analgésicos no opiáceos de uso frecuente[a]

Fármaco	Formulaciones disponibles	Dosificación para adultos (dosis máxima)	Dosificación pediátrica (dosis máxima)	Farmacocinética/ farmacodinámica y consideraciones especiales
Paracetamol (acetaminofeno)	Vía oral (v.o.) Rectal Parenteral	325-650 mg cada 4-6 h (< 4 g/d; dependiendo de los factores señalados anteriormente)	10-15 mg/kg por dosis (75 mg/kg por día o < 4 g/día; no superar 5 dosis/24 h)	Alta biodisponibilidad después de la dosis v.o. Inicio de la acción: v.o. < 1 h Intravenoso (i.v.) 5-10 min Se excreta en la orina Atraviesa la placenta; está presente en la leche materna
Ácido acetilsalicílico (ASA; aspirina)	V.o. (puede tener una cubierta entérica) Rectal	325 mg-1 g c/4-6 h según necesidad; 81 mg para la prevención secundaria (la dosis máxima habitual para el efecto antiplaquetario es de 325 mg/día) Dosis altas (4-8 g/día) limitadas por los efectos adversos: gastrointestinales, disminución de la agudeza auditiva y acúfenos	No se recomienda en menores de 18 años que se recuperan de una enfermedad viral (asociación de síndrome de Reye) Adolescentes ≥ 50 kg: 325-650 mg c/4-6 h según necesidad (dosis máxima diaria 4 g/día)	Amplia metabolización de primer paso Cirugía bariátrica: puede alterar la absorción y la eficacia Inicio de la acción: v.o. < 30 min Los alimentos disminuyen la velocidad de absorción (al masticar los comprimidos se produce una inhibición de la agregación plaquetaria en 20 min) El ASA es dializable Los salicilatos atraviesan la placenta y entran en la circulación del feto; el ácido salicílico se encuentra en la leche materna

(continúa)

Tabla 10-1 Analgésicos no opiáceosa de uso frecuente (*continuación*)

Fármaco	Formulaciones disponibles	Dosificación para adultos (dosis máxima)	Dosificación pediátrica (dosis máxima)	Farmacocinética/ farmacodinámica y consideraciones especiales
AINE (ibuprofeno, ketorolaco)	v.o. Tópico Parenteral Intramuscular (i.m.)	Para el ibuprofeno, dosis máxima de 3 200 mg/día	Para el ibuprofeno, 4-10 mg/kg por dosis c/6-8 h, (dosis máxima 40 mg/kg/día o 1 200 mg/día)	Metabolismo de primer paso insignificante Altamente unido a la albúmina Tiempo de efecto máximo: 1-2 h (efecto máximo del ketorolaco por vía intravenosa en 5 min) Se excreta por vía renal; el 70-90% de la dosis se excreta en 24 h El ibuprofeno se distribuye en el líquido cefalorraquídeo
Antagonistas del receptor de NMDA (ketamina)	V.o. Parenteral I.m.	Las infusiones subanestésicas normalmente: 2-7 µg/kg por minuto	Similar a la de los adultos, pero puede requerir dosis más altas La farmacocinética en los niños es similar a la de los adultos; los niños requieren mayores tasas de infusión y forman más norketamina que los adultos	Si se administra por vía oral, la ketamina sufre amplia metabolización de primer paso La biodisponibilidad depende de la vía de administración: 20% v.o., 90% i.m., 25% rectal Liposoluble, atraviesa rápidamente la barrera hematoencefálica Inicio de la acción: i.v. o intranasal: 1-2 min; v.o.: 20-30 min Semivida de 2-3 h Terminación por redistribución desde el encéfalo y el plasma a otros tejidos
Agonistas del receptor α-2 (dexmedetomidina, clonidina)	I.v. I.m. V.o. Bucal Intranasal	La FDA recomienda limitar el uso de la dexmedetomidina a 24 h; si se usa más de 24 h, puede causar taquifilaxia y tolerancia Dosis típica de infusión de dexmedetomidina es de 0.2-0.7 µg/kg por hora	Dosis típica de infusión de dexmedetomidina 0.2-0.7 µg/kg por hora (como en adultos); considere evitar bolos en pacientes pediátricos	Clonidina v.o.: biodisponibilidad de casi el 100%, concentración máxima en 60-90 min; $t_{1/2}$ = 6-23 h $t_{1/2}$ de la dexmedetomidina = 6 min-3 h 94% unión a proteínas (principalmente albúmina)

[a]En particular, el ácido acetilsalicílico, el ibuprofeno y el paracetamol figuran en la Lista Modelo de Medicamentos Esenciales de la Organización Mundial de la Salud (OMS). En esta lista de la OMS se presentan las necesidades mínimas de medicamentos para un sistema sanitario básico y se consideran los medicamentos más eficaces, seguros y rentables.

5. Interacciones farmacológicas y efectos adversos

Los factores del paciente y las comorbilidades clínicas pueden hacer que los pacientes sean más propensos a sufrir lesiones hepáticas tras el uso de paracetamol. Los factores que pueden aumentar el riesgo de toxicidad del paracetamol incluyen el uso concomitante de medicamentos a base de hierbas o fármacos inductores del CYP, como los anticonvulsivos, y las condiciones en las que las reservas de glutatión son bajas, incluyendo la desnutrición o la ingestión de alcohol. El tratamiento con N-acetilcisteína puede proporcionarse a los pacientes que han ingerido un exceso de paracetamol para disminuir la lesión hepática. La administración de N-acetilcisteína requiere que los clínicos tengan un alto índice de sospecha de los síntomas inespecíficos de la sobredosis de paracetamol, el tratamiento debe iniciarse antes de la aparición de la lesión hepática, generalmente dentro de las 8 h siguientes a la ingestión aguda de paracetamol. Las dosis de paracetamol de hasta 4 g/día son generalmente seguras. En raras ocasiones, se ha notificado hepatotoxicidad a dosis inferiores a 4 g/día; por tanto, se ha recomendado una dosis máxima de 3 g/día en adultos con funcionamiento hepático normal si se va a utilizar paracetamol durante más de 7 días. En los pacientes con factores de riesgo como la desnutrición, la edad avanzada o el consumo excesivo de alcohol, puede recomendarse una dosis máxima inferior de 2 g/día.[4]

B. Ácido acetilsalicílico

1. Resumen

El ácido acetilsalicílico (AAS) o aspirina es un tipo de antiinflamatorio no esteroideo (AINE), pero es el único AINE acetilado. El AAS fue introducido por primera vez por *Bayer* en 1899. Aunque los AINE disminuyen la inflamación y tienen propiedades analgésicas, antipiréticas y antiplaquetarias, hoy en día el AAS se utiliza principalmente para la prevención primaria y secundaria de las enfermedades cardiovasculares.

2. Mecanismo de acción

El AAS inhibe de forma *irreversible* tanto la ciclooxigenasa-1 (COX-1) como la ciclooxigenasa-2 (COX-2), pero es débilmente más selectivo para la COX-1. Los efectos del AAS varían en función de la dosis utilizada. A dosis bajas (81 mg v.o. diarios), el ácido acetilsalicílico inhibe de forma irreversible la COX-1 para inhibir la generación de tromboxano A_2 por parte de los trombocitos, lo que posteriormente provoca un efecto *antitrombótico* (**fig. 10-1**). El AAS actúa como un fármaco acetilante: un grupo acetilo se une covalentemente a un residuo de serina en el sitio activo de la enzima COX; esta interacción es *irreversible* y hace que la enzima COX quede inactiva durante la vida del trombocito (8-10 días). A dosis intermedias (650-4000 mg/día), tanto la COX-1 como la COX-2 se inhiben de forma irreversible; por tanto, se bloquea la producción de prostaglandinas, lo que provoca efectos analgésicos y antipiréticos. Pueden utilizarse dosis más altas en los trastornos reumatológicos, pero las dosis altas están limitadas por la toxicidad y la irritación gastrointestinal (GI). El AAS puede proteger las células contra el estrés oxidativo.[5]

3. Metabolización y excreción

El AAS sufre un amplia metabolización de primer paso y tiene una semivida de absorción de 5-16 min. El AAS se metaboliza en ácido salicílico por medio de esterasas inespecíficas en el hígado y, en menor medida, en el estómago; la excreción de ácido salicílico es muy variable. El ácido salicílico tiene una menor actividad metabólica y su semivida sérica depende de la dosis. El AAS se une mucho a la albúmina.[6] La sobredosis o la toxicidad del AAS provoca una acidosis metabólica por brecha aniónica, insuficiencia renal, deshidratación, acúfenos o convulsiones. Estos pacientes requieren *diuresis alcalina* para promover la excreción de salicilatos y pueden requerir hemodiálisis. Los pacientes con sobredosis de aspirina requieren cuidados intensivos.

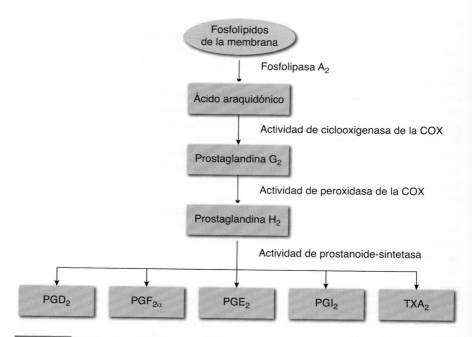

Figura 10-1 Esquema de la síntesis de prostanoides. Los prostanoides se producen en respuesta a las lesiones tisulares y a la inflamación. Estos contribuyen a la sensibilización del dolor periférico, la percepción del dolor y el síndrome de fiebre, la anorexia y a cambios en los patrones de sueño. El ácido araquidónico se libera de las membranas celulares durante las lesiones tisulares y la inflamación, y genera prostaglandinas y tromboxano A_2. COX: enzimas ciclooxigenasas; PG: prostaglandina; PGD_2: prostaglandina D_2; PGE_2: prostaglandina E_2; $PGF_{2\alpha}$: prostaglandina $F_{2\alpha}$; PGI_2: prostaglandina I_2; TX: tromboxano; TXA_2: tromboxano A_2.

4. Interacciones farmacológicas y efectos adversos

El AAS se utiliza como antitrombótico porque inactiva de forma irreversible la COX-1, lo que bloquea la síntesis de tromboxano A_2 durante toda la vida del trombocito. Por tanto, el AAS inhibe irreversiblemente la agregación plaquetaria y prolonga el tiempo de sangrado. Una vez que los trombocitos afectados son sustituidos por trombocitos que funcionan con normalidad, el tiempo de sangrado se normaliza. El AAS en dosis bajas se usa a veces en el embarazo para pacientes con riesgo de preeclampsia u otros trastornos hipertensivos del embarazo. El AAS se absorbe rápidamente en el estómago y puede *erosionar la mucosa gástrica*. El AAS provoca *necrosis tubular aguda* secundaria a la disminución del flujo sanguíneo renal y los pacientes pueden tener intolerancia a los salicilatos. Debe sospecharse intolerancia en los pacientes con la *tríada de Samter*: asma o atopia, pólipos nasales y sensibilidad al AAS. El AAS puede exacerbar la enfermedad respiratoria de estos pacientes y *precipitar el broncoespasmo*. El *síndrome de Reye* se asocia con el uso de aspirina en niños y adultos jóvenes que han padecido recientemente una enfermedad vírica; por ello, no se recomienda administrarla a personas menores de 20 años de edad.

C. Otros AINE

- Ibuprofeno
- Ketorolaco
- Indometacina
- Diclofenaco
- Meloxicam
- Celecoxib

1. Resumen

Los AINE no selectivos (AINEns) se utilizan ampliamente en todo el mundo, pero los AINE son una clase de medicamentos que contribuyen a los ingresos hospitalarios prevenibles relacionados con los medicamentos. Tanto la COX-1 como la COX-2 son inhibidas por los AINEns. Aunque muchos creen que los AINEns son seguros, su perfil de efectos secundarios incluye úlceras gastroduodenales, disfunción renal, inhibición de la agregación plaquetaria, broncoespasmo y curación ósea incompleta. Se ha considerado que los AINE reducen la consolidación ósea, ya que la respuesta inflamatoria es crucial para la reparación de los tejidos; sin embargo, no se ha demostrado una relación causal entre la cicatrización ósea después de fracturas de huesos largos y el uso de AINE. Además, pueden existir diferencias en los efectos de los AINE sobre la curación de los huesos largos y los huesos de la columna vertebral. Los inhibidores de la COX-2 se desarrollaron para mitigar los efectos secundarios gastrointestinales y antiplaquetarios, ya que la actividad de la COX-2 no se encuentra en los trombocitos. El rofecoxib, un AINE selectivo de la COX-2, fue aprobado por la FDA en 1999, pero se retiró voluntariamente del mercado en 2004 porque los pacientes presentaban un mayor riesgo de sufrir eventos cardiovasculares, concretamente infartos de miocardio y accidentes cerebrovasculares (ictus). El valdecoxib fue retirado del mercado un año después. Los eventos cardiovasculares adversos se deben probablemente a las elevaciones de la presión arterial que se producen con todos los AINE, más que a cualquier riesgo particular asociado con los inhibidores de la COX-2.[7] Antes de la retirada de estos fármacos, los estudios habían demostrado que los adultos mayores a los que se les prescriben opiáceos tienen más probabilidades de morir que los pacientes que reciben AINE. El celecoxib sigue siendo el único inhibidor específico de la COX-2 disponible hoy en día en los Estados Unidos. Dado que el celecoxib no tiene ningún efecto sobre la función plaquetaria, es especialmente útil en el período perioperatorio.

El ketorolaco, un AINE, tiene una eficacia similar a la de las dosis estándar de morfina y meperidina, por lo que es ***ahorrador de opiáceos***. Por ello, disminuye los efectos secundarios habituales de los opiáceos, como las náuseas y los vómitos postoperatorios, el estreñimiento o el íleo y la depresión cardiorrespiratoria.

El riesgo de complicaciones gastrointestinales existe para todos los AINE, incluyendo los inhibidores de la COX-2. El ketorolaco tiene uno de los riesgos relativos ***más altos*** de complicaciones gastrointestinales superiores. Los inhibidores de la bomba de protones ofrecen protección contra las úlceras pépticas cuando se administran con AINE, pero los AINE selectivos de la COX-2 pueden proteger más el intestino delgado. La profilaxis gastrointestinal se recomienda a menudo a los pacientes a los que se les prescriben AINE.

¿Sabía que...?

La tasa de complicaciones gastrointestinales superiores es más alta con el ketorolaco en comparación con otros AINE, por lo que no debe utilizarse durante más de 5 días consecutivos.

2. Mecanismo de acción

El principal mecanismo de acción de los AINEns es la inhibición competitiva de las enzimas COX, evitando así la creación de prostaglandinas, prostaciclina y tromboxanos a partir del ácido araquidónico. La COX-1 se expresa de forma sistémica, mientras que la COX-2 se expresa más específicamente en el hueso, el cerebro y el riñón. El aumento de la expresión de la COX-2 se produce en estados de inflamación y estrés. Se planteó la hipótesis de que la inhibición de la enzima COX-2 disminuiría específicamente la inflamación con un efecto mínimo sobre las funciones de la COX-1 y limitaría los efectos secundarios gastrointestinales. Los inhibidores específicos de la COX-2, como el celecoxib, presentan una analgesia similar a la de los AINEns, pero tienen menos riesgo de síntomas gastrointestinales y de inhibición de la agregación y la adhesión de los trombocitos. Estos fármacos tienen selectividad de 300 veces para inhibir la COX-2 en comparación con la COX-1. Sin embargo, la FDA sigue incluyendo a los inhibidores específicos de la COX-2 en la misma clase de seguridad que los AINEns. Los AINE selectivos de la COX-2 no precipitan el broncoespasmo como algunos AINE o el AAS. Algunos AINE son ligeramente más selectivos para la inhibición reversible de la COX-2 que de la COX-1, como el meloxicam y la nabumetona. La inhibición relativa de la COX-2 sobre la COX-1 disminuye a medida que aumenta la dosis de nabumetona. El metabolito activo de la nabumetona inhibe igualmente ambas isoformas de la COX, aunque de manera débil. El meloxicam y el diclofenaco también inhiben la COX-2 más que la COX-1, especialmente en dosis bajas. Pueden existir otros efectos antiinflamatorios de los AINE independientes de la vía de la COX e incluyen interacciones con las funciones celulares básicas, la actividad de los neutrófilos, la interferencia de la adherencia celular y la inhibición de la óxido nítrico-sintasa.[8,9]

3. Metabolización y excreción

Los AINE sufren un metabolización hepática de primer paso mínima y están altamente unidos a la albúmina. Los AINE se metabolizan en el hígado mediante la *conjugación* o la *hidroxilación* y se eliminan *por vía renal*. La depuración de las dosis orales, intravenosas e intramusculares es similar.[10]

4. Interacciones farmacológicas y efectos adversos

Una sobredosis aguda de AINE se presenta con síntomas inespecíficos, como náuseas, vómitos, visión borrosa y somnolencia, pero también puede ser asintomática. Los pacientes pueden tener alergias, o reacciones seudoalérgicas, a los AINE. El uso concomitante de AINE con otros medicamentos antitrombóticos puede hacer que los pacientes corran un mayor riesgo de hemorragia. La indometacina puede utilizarse como tocolítico en mujeres con parto prematuro; sin embargo, la indometacina (un AINE) se limita a menos de 3 días en esta población de pacientes dado el riesgo de cierre prematuro del conducto arterioso. Los AINE tienen riesgo de provocar eventos cardiovasculares adversos, lesión renal aguda y úlceras gastroduodenales. Para mitigar estos riesgos, los AINE deben administrarse a la menor dosis efectiva posible y durante el menor tiempo posible. Los AINE selectivos de la COX-2, aunque pueden minimizar los efectos secundarios gastrointestinales, son más propensos a causar el síndrome de Stevens-Johnson que los AINEns. Otros efectos adversos son las reacciones anafilactoides y la meningitis aséptica. Los AINE tópicos se absorben, penetran localmente y pueden tener una absorción sistémica y efectos secundarios limitados. El ketorolaco ahorra opiáceos, pero la dosis total acumulada (ya sea parenteral o parenteral y oral) debe limitarse a 5 días. Los AINE están contraindicados en pacientes con *insuficiencia renal*, ya que incluso cursos cortos pueden producir reducciones transitorias de la función renal.

D. Antagonistas del receptor de N-metil-D-aspartato

- Ketamina
- Metadona
- Dextrometorfano
- Memantina

1. Resumen

La activación del receptor de N-metil-D-aspartato (NMDA) permite que el neurotransmisor excitador, el glutamato, atraviese las membranas. La activación de los receptores de NMDA está asociada con los estímulos nocivos, la hiperalgesia y el dolor neuropático, mientras que la sobreactivación de los receptores NMDA puede ser responsable de la disminución de la capacidad de respuesta a los opiáceos. La ketamina es un fuerte antagonista del receptor de NMDA, mientras que la metadona y el dextrometorfano son antagonistas más débiles; por ello, los efectos secundarios del antagonismo del NMDA son más profundos con la ketamina. Los efectos secundarios de la ketamina en el sistema nervioso central (SNC) incluyen alucinaciones, disociaciones, pesadillas y cambios sensoriales. En dosis subanestésicas, la ketamina puede proporcionar analgesia para los síndromes de dolor neuropático, isquémico y complejo.

A dosis bajas, subanestésicas, la ketamina no altera la hemodinámica y muchos pacientes la toleran bien con mínimos efectos secundarios. Por el contrario, la inducción y las dosis anestésicas (> 1 mg/kg) de ketamina pueden provocar hipertensión, taquicardia, aumento de las resistencias vasculares sistémicas y pulmonares (RVS, RVP). La ketamina debe utilizarse con precaución en pacientes en quienes la taquicardia, la hipertensión o el aumento de la RVS y la RVP puedan causar morbilidad, como en aquellos padecen cardiopatía isquémica o insuficiencia cardíaca. Como inótropo negativo y depresor miocárdico directo, la ketamina puede provocar una descompensación hemodinámica. Los pacientes que usan o abusan de los opiáceos de forma crónica muestran hiperalgesia; por ello, la ketamina es especialmente útil en esta población. Los estudios han demostrado que los individuos que reciben infusiones de ketamina intravenosa en dosis bajas durante la cirugía mayor tienen una mejor analgesia y menos sedación en el postoperatorio.[11] La metadona también se ha utilizado con éxito en pacientes con tolerancia a los opiáceos y dolor neuropático.

2. Mecanismo de acción

El receptor de NMDA se encuentra en toda la médula espinal y el cerebro, también en muchas de las mismas localizaciones que los receptores opiáceos. El receptor de NMDA se une al glutamato y requiere glicina como coagonista endógeno. Los receptores NMDA conducen el calcio. La activación del receptor de NMDA pre- o postsináptico puede potenciar las entradas excitatorias a las neuronas del asta dorsal y aumentar la transmisión sináptica. En conjunto, esto puede presentarse clínicamente como hiperalgesia, alodinia, dolor neuropático y crónico.[12] La ketamina es un antagonista no competitivo del receptor de NMDA. El antagonismo de los receptores NMDA puede bloquear el desarrollo de estados de dolor crónico y mitigar el desarrollo de tolerancia a los efectos analgésicos de los opiáceos.

3. Metabolización y excreción

La metadona tiene una semivida larga y variable que va de 6-60 h. La metadona puede prolongar el intervalo QTc del ECG del paciente e interactúa con los fármacos que se metabolizan por las enzimas CYP450 en el hígado, específicamente CYP3A4 y CYP2D6. La ketamina sufre una biotransformación hepática a través de las isozimas 3A4, 2B6 y 2C9 del CYP450. La CYP3A4 metaboliza la ketamina a su metabolito activo, **norketamina** (*véase* tabla 10-1). La ketamina puede comercializarse como una mezcla racémica, pero el enantiómero *S* de la ketamina tiene mayor afinidad por el receptor NMDA en comparación con el enantiómero *R*. La ketamina es soluble en agua y en lípidos, por lo que puede administrarse por múltiples vías. El dextrometorfano, encontrado con frecuencia en los medicamentos para la tos, ha sido investigado para el dolor neuropático. Se metaboliza por la CYP2D6 en el hígado a un metabolito activo, el dextrorfano.

4. Interacciones farmacológicas y efectos adversos

La ketamina y la metadona proporcionan analgesia, especialmente útil para los pacientes que toman opiáceos de manera crónica o que sufren dolor neuropático. Los efectos de la ketamina en el SNC son limitados e incluyen alucinaciones. Estos efectos *psicomiméticos* pueden atenuarse administrando una benzodiazepina antes de la ketamina. Sin embargo, las reacciones adversas tras la administración de ketamina están relacionadas con la dosis y son más probables con las dosis anestésicas que con las analgésicas. La ketamina es un depresor miocárdico directo y puede provocar una descompensación hemodinámica en algunos pacientes. La ketamina también es un sialogogo. Los antagonistas más débiles de los receptores NMDA, como el dextrometorfano y la memantina, pueden poseer beneficios analgésicos, pero no han sido tan estudiados.

E. Agonistas de los receptores adrenérgicos α_2: clonidina y dexmedetomidina

1. Resumen

El receptor α_2 adrenérgico es un receptor acoplado a la proteína G que se localiza en el encéfalo y la médula espinal y en la periferia. Los agonistas del receptor α_2 se utilizan para la sedación y la analgesia y disminuyen la agitación y el tono simpático. Los estudios apoyan que la dexmedetomidina provoca un estado similar a la fisiología del movimiento ocular no rápido sin ningún cambio en la función cognitiva. La dexmedetomidina no inhibe el impulso respiratorio, por lo que es un medicamento habitual en las unidades de cuidados intensivos para facilitar la extubación. La dexmedetomidina proporciona una analgesia eficaz que ahorra opiáceos a muchos pacientes, incluyendo aquellos que los reciben en dosis elevadas, y puede reducir la incidencia de los eventos adversos relacionados con estos. La dexmedetomidina disminuye el delírium (confusión) postanestésico en los niños.

2. Mecanismo de acción

Los agonistas de los receptores α inhiben la actividad de la adenilil-ciclasa y funcionan *supraespinalmente*, donde regulan la dopamina, la noradrenalina y otras vías fisiológicas. Las acciones analgésicas pueden estar relacionadas con los efectos de los receptores α dentro de la médula espinal, aunque muchos de estos medicamentos atraviesan la barrera hematoencefálica. El subtipo de receptor α_{2A} se encuentra en la médula espinal y el cerebro, incluyendo el locus cerúleo y la corteza cerebral, donde media la analgesia y la sedación. La dexmedetomidina es un agonista α_{2A} altamente selectivo. La clonidina es un agonista α_2 no selectivo. Otros subtipos de receptores, α_{2B} y α_{2C}, se localizan en el cerebro. Los medicamentos que tienen diferentes afinidades de unión a los subtipos de receptores α_2 pueden tener diferentes indicaciones. Por ejemplo, los agonistas selectivos α_{2A}, como la guanfacina, se utilizan como antihipertensivos. Los antagonistas de los receptores α_2 también se utilizan para algunas alteraciones psiquiátricas.

3. Metabolización y excreción

La clonidina se metaboliza parcialmente en el hígado en metabolitos inactivos y se excreta sin cambios por los riñones. La dexmedetomidina se metaboliza por glucuronidación y oxidación en el hígado, y se excreta en la orina.

4. Interacciones farmacológicas y efectos adversos

Los agonistas de los receptores α_2 causan hipotensión y bradicardia. La clonidina provoca estos efectos a través de una reducción de la actividad simpática mediada por el SNC. La dexmedetomidina facilita la recuperación postoperatoria y ahorra el uso de opiáceos en el postoperatorio. Se ha investigado la adición de agonistas α_2 a los anestésicos locales para la administración del bloqueo nervioso periférico, pero no existe un consenso ampliamente aceptado sobre su uso en este ámbito específico.

III. Nuevos analgésicos no opiáceos y perspectivas a futuro

- Tetrahidrocanabinol
- Esmolol
- Antidepresivos tricíclicos
- Anticonvulsivos

A. Canabinoides

Las plantas de *cannabis* se han cultivado y utilizado en todo el mundo durante miles de años. El consumo de *cannabis* medicinal ha aumentado y los pacientes y proveedores citan el dolor crónico como la razón más frecuente para consumirlo. El *cannabis* puede ser inhalado o ingerido. Los modelos animales han arrojado luz sobre los efectos analgésicos de los canabinoides, que incluyen la inhibición de la liberación de neurotransmisores de las terminales presinápticas, la modulación de las neuronas postsinápticas y la activación de las vías inhibitorias descendentes. Los canabinoides pueden actuar sobre múltiples objetivos nativos, incluyendo los receptores canabinoides 1 y 2. Se trata de receptores acoplados a proteínas G y canales iónicos activados por ligandos en los sistemas nerviosos periférico y central. El principal componente del *cannabis* es el ***delta-9-tetrahidrocanabinol*** (THC), que contribuye a los efectos psicoactivos del *cannabis*. El *canabidiol* es un análogo no psicoactivo del THC que posee efectos analgésicos. La activación de los receptores canabinoides en el SNC provoca efectos secundarios indeseables, como el deterioro cognitivo. No se han realizado grandes ensayos longitudinales; por tanto, no hay una dosis o duración ideal aceptada para el uso de cannabinoides.[13] Actualmente se comercializan dos canabinoides sintéticos: el dronabinol y la nabilona. Estos dos medicamentos están aprobados por la FDA para el tratamiento de las náuseas y los vómitos inducidos por la quimioterapia.

B. Esmolol

Se ha estudiado el uso de esmolol perioperatorio como analgésico sinérgico. Las investigaciones han demostrado que el esmolol disminuye las puntuaciones de dolor postoperatorio y el uso de opiáceos intraoperatorios, y mitiga la hiperalgesia inducida por los opiáceos. Los mecanismos no se han dilucidado. Existen teorías sobre cómo el esmolol perioperatorio puede contribuir a la antinocicepción; por ejemplo, los efectos del receptor β pueden atenuar la transmisión de la excitación simpática.[14] Las infusiones intraoperatorias de esmolol pueden contribuir a reducir el dolor postoperatorio, pero se necesitan estudios más amplios para evaluar esta correlación y explorar la capacidad del esmolol para potenciar la analgesia.

C. Antidepresivos

Los antidepresivos tricíclicos y los inhibidores de la recaptación de serotonina y noradrenalina, como la duloxetina, son más eficaces como analgésicos que los inhibidores selectivos de la recaptación de serotonina. Estos medicamentos inhiben el dolor neuropático en modelos animales y son fármacos de primera línea para la fibromialgia. Los efectos analgésicos sobre el dolor crónico se manifiestan a la semana de su uso, mientras que los efectos sobre la depresión tardan de 2-4 semanas. La inhibición de la recaptación de noradrenalina potencia los efectos analgésicos a través de receptores α_2 adrenérgicos en el cuerno dorsal de la médula espinal. La nortriptilina, un antidepresivo tricíclico, se tolera mejor que la amitriptilina para el tratamiento del dolor neuropático.

D. Anticonvulsivos

Los anticonvulsivos se utilizan habitualmente para tratar el dolor neuropático. Actúan a través de canales iónicos activados por voltaje y ligando en las vías centrales del dolor. La gabapentina y la pregabalina inhiben los canales de calcio activados por voltaje. Los pacientes que reciben anticonvulsivos como analgésicos o adyuvantes durante un período prolongado no deben suspender estos medicamentos de forma abrupta, ya que esto puede precipitar un síndrome de abstinencia y convulsiones. En 2019, la FDA emitió una advertencia con respecto a la depresión respiratoria con el uso de gabapentinoides y el riesgo de depresión respiratoria cuando se usa en combinación con opiáceos.

IV. Analgésicos opiáceos

A. Opioides endógenos

Los opioides endógenos son neuropéptidos que se producen dentro de la hipófisis e incluyen endorfinas, encefalinas y dinorfinas. Se ha identificado a las endomorfinas, pero su función sigue siendo objeto de investigación. Estos péptidos se forman a partir de grandes precursores proteínicos y actúan como neurotransmisores. Los opioides endógenos participan en los circuitos relacionados con la modulación del dolor, la recompensa, la respuesta al estrés y el control autonómico, y también modulan otros procesos fisiológicos, como las funciones endocrinas e inmunitarias, el tránsito gastrointestinal, la ventilación y el estado de ánimo. Las endorfinas β se unen a múltiples receptores de opiáceos y disminuyen el dolor, modulan la euforia y provocan otros efectos. Las encefalinas alteran el flujo de calcio y facilitan la hiperpolarización de las neuronas. En la sustancia gelatinosa de la médula espinal, las encefalinas modulan la percepción del dolor. La sustancia gris periacueductal del encéfalo también contiene encefalinas que modulan la analgesia e inhiben la liberación de neurotransmisores excitatorios. En general, las β endorfinas y las encefalinas tienen la mayor afinidad por los receptores de opiáceos μ y δ, mientras que las dinorfinas tienen una mayor afinidad por los receptores κ, pero todos los opioides endógenos se unen a los receptores de opiáceos clásicos. Los opioides endógenos y los receptores de opiáceos se encuentran en la totalidad de los sistemas nerviosos central y periférico.

B. Receptores de opiáceos

Los receptores de opiáceos incluyen los clásicos μ, δ, κ y los receptores de opiáceos no clásicos nociceptina-orfanina (o receptor de opiáceos similar al 1), que son siete receptores transmembrana acoplados a proteínas G con bucles intra- y extracelulares, con homología entre los subtipos de receptores. Se han sugerido otros subtipos de receptores, pero se han descartado por falta de sensibilidad a la naloxona. La activación de un receptor de opiáceos facilita la inhibición pre- y postsináptica que disminuye la excitabilidad neuronal mediante la inhibición de la adenilato-ciclasa, por lo que disminuye la producción de monofosfato de adenosina cíclico (cAMP, *cyclic adenosine monophosphate*) y la afluencia de calcio con aumento del flujo de potasio que conduce a la hiperpolarización neuronal. Estos mecanismos reducen la excitabilidad neuronal con la consiguiente disminución de la transmisión del impulso nervioso y la inhibición de la liberación de neurotransmisores. La localización y expresión diferencial de los subtipos de receptores de opiáceos proporciona una gama de efectos inducidos por los opiáceos. Los principales efectos analgésicos de los opiáceos se deben a la activación central, mientras que algunos de los efectos secundarios (reducción de la motilidad gastrointestinal, retención urinaria y prurito) se deben a la activación de los receptores de opiáceos situados en la periferia. Los antagonistas de los receptores de opiáceos de acción periférica, como la metilnaltrexona, tratan el estreñimiento inducido por los opiáceos. En general, el agonismo de los receptores μ y δ produce un refuerzo positivo, mientras que el agonismo de los receptores κ proporciona los efectos más negativos de los opiáceos (**fig. 10-2**).

El *receptor de opiáceos μ* se localiza en toda la corteza cerebral, la amígdala, los núcleos basales y la sustancia gris periacueductal. Estos receptores también se localizan presinápticamente en el asta posterior de la médula espinal, donde inhiben la liberación de glutamato y la transmisión de los estímulos nociceptivos de las fibras delta C y A. Los efectos secundarios del agonismo del receptor μ incluyen la inhibición del peristaltismo gastrointestinal y la depresión respiratoria debido a una reducción de la sensibilidad de los quimiorreceptores a la hipercapnia. Los ratones con genes inactivados para el receptor de opiáceos μ muestran una mayor sensibilidad al dolor térmico, dichos ratones también carecen de los efectos previstos y de los efectos secundarios de los fármacos que actúan sobre el receptor de opiáceos μ.

El *receptor de opiáceos δ* existe en altas densidades dentro de la corteza cerebral, el núcleo accumbens y el putamen. Los agonistas del receptor δ están implicados en la analgesia, la disminución de la movilidad gastrointestinal y la depresión respiratoria. El receptor de opiáceos δ también modula el estado de ánimo.

La activación del *receptor de opiáceos κ* causa sedación y alucinaciones, pero los agonistas del receptor κ no provocan depresión respiratoria. Los receptores κ se localizan en el núcleo del rafe, que forma parte de la vía inhibitoria descendente.

El *receptor de opiáceos nociceptina-orfanina* muestra *in vitro* un efecto pronociceptivo y antianalgésico supraespinal, pero el agonismo espinal lleva a la analgesia en dosis

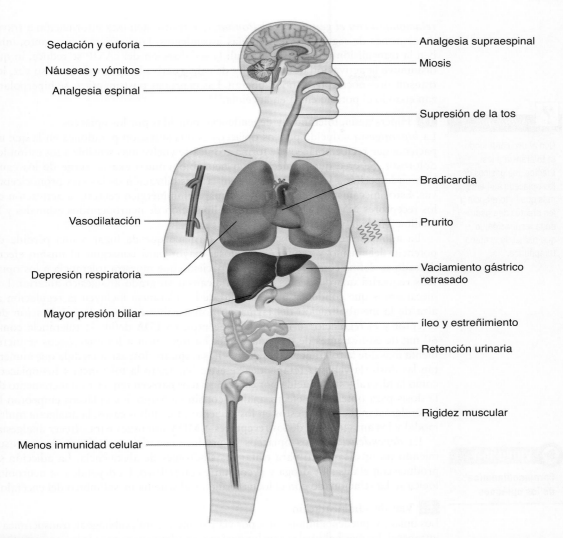

Sedación y euforia

Náuseas y vómitos

Analgesia espinal

Vasodilatación

Depresión respiratoria

Mayor presión biliar

Menos inmunidad celular

Analgesia supraespinal

Miosis

Supresión de la tos

Bradicardia

Prurito

Vaciamiento gástrico retrasado

Íleo y estreñimiento

Retención urinaria

Rigidez muscular

Figura 10-2 Farmacodinámica de los opiáceos. Esquema que resume efectos seleccionados de los opiáceos en todo el cuerpo.

altas equilibradas con la hiperalgesia a dosis bajas. Estos receptores también se hallan en el núcleo del rafe. Los antagonistas de los receptores de nociceptina-orfanina producen analgesia. Los ratones con los genes del receptor de opiáceos nociceptina-orfanina desactivados presentan una pérdida de tolerancia a los opiáceos. En consecuencia, este receptor puede contribuir al desarrollo de la tolerancia observada con el uso crónico de opiáceos.

C. Mecanismo de la analgesia con opiáceos

Los receptores de opiáceos forman parte de las vías inhibitorias descendentes que modulan la sensación de los estímulos nocivos. Estos receptores se localizan en zonas subcorticales del encéfalo como el tálamo, la sustancia gris periacueductal, el bulbo raquídeo y el locus cerúleo. Algunas de estas áreas forman parte del sistema límbico, que participa en las vías de recompensa. El asta posterior de la médula espinal, dentro de las láminas I y II, participa en la transmisión de la información nociceptiva al encéfalo. Los potenciales de acción nociceptivos desencadenan la liberación de transmisores nociceptivos, como la *sustancia P*, el *glutamato* y el *péptido relacionado con el gen de la calcitonina*, que transmiten esta información a través de neuronas de segundo orden en vías ascendentes. Los opiáceos, por tanto, inhiben la transmisión nociceptiva espinal; la señalización del cAMP se reduce, lo que disminuye la activación de los canales de calcio activados por voltaje. A su vez, los transmisores nociceptivos no se liberan. Las neuronas postsinápticas se hiperpolarizan cuando el potasio entra en la célula.[15,16]

D. Hiperalgesia, tolerancia y dependencia inducidas por los opiáceos

La *hiperalgesia* inducida por los opiáceos es una situación paradójica en la que un paciente que recibe opiáceos de forma crónica se vuelve más sensible a los estímulos dolorosos. Se cree que el mecanismo neurobioquímico exacto surge de los cambios en la periferia y el SNC que causan la sensibilización de las vías pronociceptivas. Estos mecanismos implican al sistema glutaminérgico central, la activación de los receptores NMDA, el aumento de la liberación de neuropéptidos espinales y la facilitación de la vía descendente.

La administración prolongada de un fármaco que da lugar a una pérdida de potencia del mismo y requiere una dosis mayor para conseguir el mismo efecto deseado se define como *tolerancia*. Un paciente que muestra tolerancia a los opiáceos requerirá una dosis más alta para alcanzar su grado analgésico anterior. Los mecanismos que conducen al desarrollo de la tolerancia incluyen la regulación al alza de la metabolización del fármaco, la desensibilización de la señalización del receptor y la regulación a la baja del receptor. La FDA define la tolerancia como 60 mg de equivalentes de morfina al día. La tolerancia a los analgésicos se incrementa más que la tolerancia a los depresores respiratorios; así, a medida que aumentan las dosis, la ventana terapéutica se estrecha. Tanto la tolerancia a los opiáceos como la hiperalgesia inducida por estos fármacos parecen requerir un incremento de la dosis para obtener un efecto analgésico; sin embargo, los opiáceos empeoran la hiperalgesia inducida por estos en los pacientes. En ambos casos, la analgesia multimodal y los antagonistas de los receptores NMDA son útiles para ofrecer analgesia.

La *dependencia* de los opiáceos se produce cuando un paciente sigue consumiendo un medicamento para evitar los síndromes de abstinencia. La adicción se produce con el ansia de droga y el consumo compulsivo. La dependencia neurobiológica se ha relacionado con el locus cerúleo y el sistema mesolímbico del encéfalo.

▶ VIDEO 10-1

Farmacodinámica de los opiáceos

E. Vías de administración

Los opiáceos pueden administrarse por vía parenteral, oral, sublingual, transdérmica e intranasal. Lo más habitual es que los opiáceos se administren por vía intravenosa (i.v.) u oral (v.o.), pero algunos pueden administrarse por vía intratecal o epidural, como el fentanilo o la morfina sin conservadores. El fentanilo y la buprenorfina también se comercializan como parches transdérmicos. El fentanilo puede administrarse por v.o.

F. Farmacocinética y farmacodinámica

Las concentraciones plasmáticas y en el sitio de efecto son importantes para entender el comportamiento de los opiáceos. Los medicamentos como el alfentanilo, con una rápida transferencia entre el plasma y el sitio de efecto (el encéfalo), muestran que una dosis intravenosa ejerce una rápida respuesta analgésica. Este ejemplo pone de manifiesto la importancia de comprender los conceptos que definen la cinética de los fármacos, incluyendo el *tiempo hasta el efecto máximo después del bolo*, el *tiempo hasta el equilibrio después de iniciar una infusión* y la *semivida sensible al contexto*. En la **figura 10-3** se muestra la cinética común del bolo de entrada y salida de varios opiáceos. Cuando se desea una analgesia de inicio rápido, lo más útil es un opiáceo de inicio rápido, como el remifentanilo, el alfentanilo o el fentanilo, que ejercen sus efectos más rápidamente que la morfina. Cuando se utiliza una infusión de opiáceos, es fundamental conocer el tiempo que se tarda en alcanzar la *concentración plasmática en equilibrio*. Las concentraciones plasmáticas de los opiáceos, excepto el remifentanilo, siguen aumentando durante horas después de iniciada la

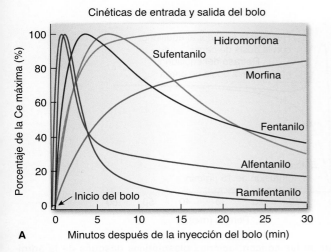

Cinéticas de entrada y salida del bolo

A Minutos después de la inyección del bolo (min)

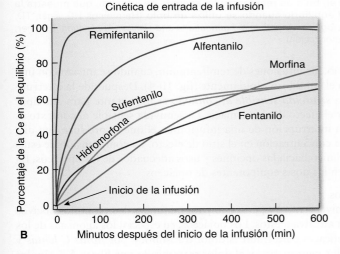

Cinética de entrada de la infusión

B Minutos después del inicio de la infusión (min)

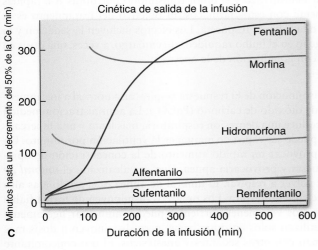

Cinética de salida de la infusión

C Duración de la infusión (min)

Figura 10-3 Farmacocinética de los opiáceos. Comportamiento farmacocinético de entrada y salida tras la administración por inyección en bolo o infusiones continuas de morfina, hidromorfona, fentanilo, alfentanilo, sufentanilo y remifentanilo. **A)** Porcentaje máximo de concentraciones en el sitio de efecto (Ce) después de dosis en bolo. **B)** Porcentaje de concentraciones en el sitior de efecto en el equilibrio después de comenzar una infusión. **C)** Semivida sensible al contexto o tiempo en minutos hasta una disminución del 50% de las concentraciones en el sitio de efecto después de detener la infusión (Hemmings HC, Egan TD. *Pharmacology and Physiology for Anesthesia: Foundations and Clinical Application.* Elsevier; 2013. Reproducida con autorización).

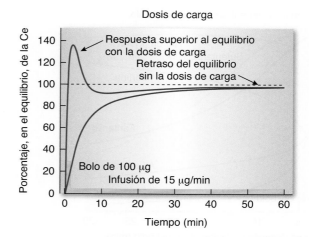

Figura 10-4 Demostración de las concentraciones plasmáticas después de la administración de una dosis en bolo de remifentanilo, seguida de infusión, que muestra la rápida consecución del equilibrio cuando se utiliza un bolo (Hemmings HC, Egan TD. *Pharmacology and Physiology for Anesthesia: Foundations and Clinical Application.* Elsevier; 2013. Reproducida con autorización).

infusión. Por el contrario, las infusiones de remifentanilo, cuando se inician con una dosis en bolo, alcanzan el equilibrio rápidamente (**fig. 10-4**). Después de la interrupción de una infusión, la ***semivida sensible al contexto*** es importante para anticipar cuándo puede terminar el efecto de un fármaco. La semivida sensible al contexto es el tiempo después de la interrupción de una infusión en el que se produce una disminución del 50% de la concentración en el sitio de efecto. La comprensión de estas definiciones guiará al clínico hacia las opciones y usos adecuados de los opiáceos. En la **tabla 10-2** se resumen las dosis equipotentes de opiáceos.

G. Efectos terapéuticos

Los opiáceos actúan a nivel central y periférico para minimizar los estímulos nocivos y modificar la respuesta afectiva a estos. Los opiáceos, en especial los agonistas de los receptores μ, son más eficaces para tratar el dolor transmitido por ***fibras C lentas y no mielinizadas***. El dolor neuropático y el dolor transmitido por fibras A-δ rápidas no se tratan tan eficazmente con estos fármacos. El objetivo del tratamiento es la analgesia, no la amnesia o la falta de respuesta. Los efectos incluyen la sedación y la supresión del reflejo tusígeno en el bulbo raquídeo; sin embargo, a veces, una dosis en bolo puede provocar tos con la inducción de la anestesia.

H. Efectos adversos

Los opiáceos provocan disminución de la respuesta respiratoria normal a los aumentos de la presión parcial de dióxido de carbono ($PaCO_2$). La administración medida y ajustada de opiáceos produce una depresión respiratoria más lenta y una hipercapnia tal que el organismo puede ser capaz de mantener la ventilación por minuto. Un bolo mayor, que podría provocar un rápido aumento de la concentración de opiáceos, atenuaría esta respuesta y provocaría apnea. Una vez alcanzado el ***umbral de apnea***, el paciente puede volver a respirar. El umbral de apnea es el grado más alto de $PaCO_2$ en el que el paciente no respira. Los opiáceos disminuyen de forma fiable la frecuencia respiratoria. Los volúmenes corrientes pueden aumentar ligeramente cuando los opiáceos se utilizan solos en dosis bajas, pero disminuyen a dosis más altas o cuando se combinan con otros sedantes y anestésicos. El uso concomitante de otros medicamentos o factores depresores del SNC, como las benzodiazepinas, las grandes dosis de opiáceos, la edad avanzada y la insuficiencia hepática o renal, aumentan el riesgo de depresión respiratoria inducida por opiáceos.

Los opiáceos promueven la actividad parasimpática sobre la simpática. Cuando se utiliza de forma intraoperatoria, este tono parasimpático se manifiesta como

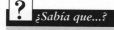

¿Sabía que...?

Los factores que aumentan el riesgo de depresión respiratoria por opiáceos son los siguientes: dosis elevada, sueño natural, edad avanzada, otros depresores del SNC y disminución de la depuración por insuficiencia hepática o renal.

Tabla 10-2 Dosis equipotentes de opiáceos[a]

Opiáceo	Dosis
Morfina	1 mg
Hidromorfona	0.2 mg
Fentanilo	50 µg
Alfentanilo	150 µg
Sufentanilo	5 µg
Remifentanilo	50 µg
Meperidina	10 mg
Metadona	1 mg

mg: miligramo; µg: microgramo.
[a]Nota: la equivalencia de la metadona no es lineal.

cambios cardiovasculares; sin embargo, los opiáceos no tienen efectos depresores cardiovasculares directos. Algunos, como el fentanilo, aumentan el tono vagal y se manifiestan como bradicardia. Puede observarse rigidez de la pared torácica tras dosis en bolo de fentanilo o sus congéneres, lo que puede impedir una ventilación adecuada con ambú.

Los opiáceos pueden modular la función inmunitaria, ya que existen receptores de opiáceos en las células inmunitarias. Estos fármacos pueden ser inmunodepresores, pero nuevos datos sugieren que pueden desempeñar un doble papel, aunque el mecanismo exacto y su relación con la función inmunitaria aún no se ha dilucidado.

I. Metabolización y metabolitos activos
La metabolización de los opiáceos se produce generalmente en el hígado por el sistema citocromo hepático. Están ionizados a pH fisiológico y altamente unidos a proteínas. El remifentanilo es un opiáceo que constituye una importante excepción a esta generalización de la metabolización de los opiáceos y se analiza a continuación.

J. Interacciones farmacológicas
Los sedantes, como las benzodiazepinas, actúan de *forma sinérgica* con los opiáceos para brindar una mayor sedación mediante su combinación, en comparación con cada fármaco por separado. Del mismo modo, los gabapentinoides también tienen efectos sinérgicos de depresión respiratoria cuando se combinan con opiáceos. En 2019, la FDA emitió una nueva advertencia con respecto a la depresión respiratoria con el uso de gabapentinoides y el riesgo de sobredosis de opiáceos cuando se emplean en combinación. El efecto sinérgico de la administración de un opiáceo con una benzodiazepina se ilustra en la **figura 10-5**, y un efecto similar se observa con el propofol (**fig. 10-6**). Los opiáceos, cuando se utilizan en dosis moderadas durante la operación, disminuyen la concentración alveolar mínima (CAM) de los anestésicos volátiles hasta un 75%.

K. Farmacogenética y poblaciones especiales
La codeína, un analgésico más utilizado en los pacientes externos que en los internos, puede no proporcionar analgesia por igual. Se trata de un *profármaco* que debe metabolizarse a morfina para ejercer su efecto. Es metabolizada por la enzima CYP2D6 del CYP450, pero en una parte de la población se carece de esta isoforma. La isoforma CYP2D6 puede ser inhibida por otros fármacos, como la fluoxetina o el bupropión, lo que provoca una respuesta limitada a la codeína. Los pacientes presentan una respuesta normal a la morfina aunque no una escisión normal de la codeína. Otros opiáceos, como el tramadol, la hidrocodona y la oxicodona, también son metabolizados por la isoforma CYP2D6. Los *metabolizadores deficientes* muestran una menor respuesta analgésica a estos fármacos. Por el contrario, algunos individuos son *metabolizadores ultrarrápidos*. Aproximadamente entre el 1 y 2% de la población entra en esta categoría, en la que se tienen genes funcionales duplicados para CYP2D6.

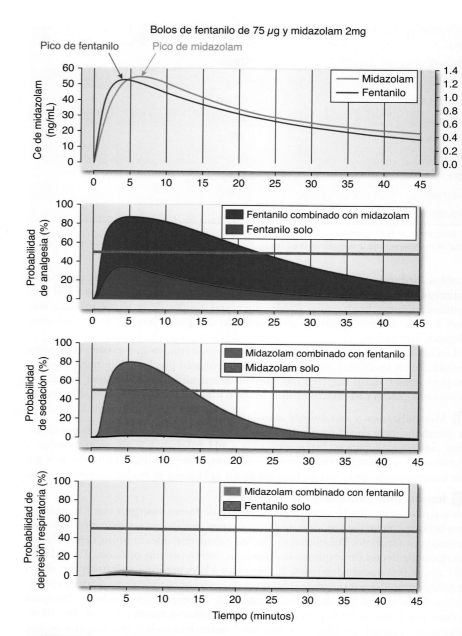

Figura 10-5 Simulación de la administración intravenosa simultánea de 75 μg de fentanilo y 2 mg de midazolam. Simulación superior: tiempo hasta la concentración plasmática máxima de cada fármaco. Simulaciones intermedias: efecto sinérgico de la combinación de opiáceos con benzodiazepinas para los efectos clínicos de analgesia y sedación. Simulación inferior: baja probabilidad de depresión ventilatoria con esta combinación, en contraste con la alta probabilidad de analgesia y sedación. Ce: concentración en el sitio de efecto (tomada de Key Concepts in Safe Sedation. En: Johnson KB. *Clinical Pharmacology for Anesthesiology.* McGraw-Hill Education; 2015 and Safe Sedation Training. https://www.safesedationtraining.com/. Acceso el 6 de octubre de 2014).

Por ello, estos pacientes metabolizan la codeína en morfina de manera más rápida y completa; entonces, pueden presentar síntomas de sobredosis de morfina. Este efecto clínico se observó en muertes pediátricas tras amigdalectomía, por lo que en 2013 la FDA emitió una advertencia contra el uso de codeína en pacientes pediátricos

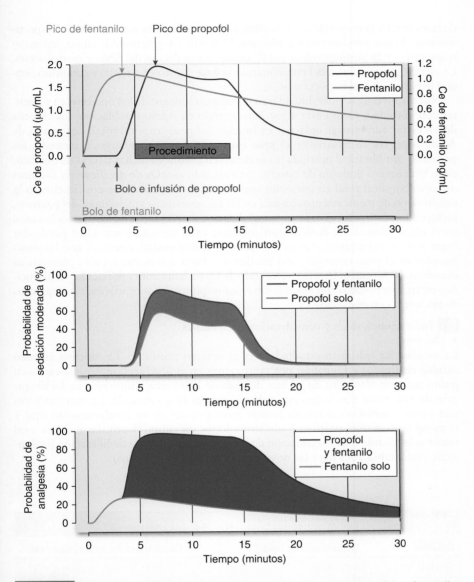

Figura 10-6 Simulación de las concentraciones plasmáticas de propofol y fentanilo. Simulación superior: el fentanilo se administra como una dosis intravenosa en bolo en el tiempo 0. El bolo y la infusión de propofol se administran 4 min después. Las simulaciones intermedia e inferior representan la probabilidad de sedación y analgesia moderadas, respectivamente, e ilustran el principio de sinergia entre los opiáceos y el propofol. Ce: concentración en el sitio de efecto (tomada de Key Concepts in Safe Sedation. En: Johnson KB. *Clinical Pharmacology for Anesthesiology.* McGraw-Hill Education; 2015 and Safe Sedation Training. https://www.safesedationtraining.com/. Acceso el 6 de octubre de 2014).

sometidos a una amigdalectomía. Las personas de edad avanzada, concretamente las mayores de 65 años, son más sensibles a los opiáceos y sus dosis deben reducirse en 50%. Las investigaciones genéticas pueden arrojar más luz sobre las diferencias en la metabolización de los opiáceos y la capacidad de respuesta.

Los pacientes con insuficiencia hepática o encefalopatía hepática son especialmente sensibles a los efectos sedantes de los opiáceos. La metabolización de los opiáceos no se ve afectada en los pacientes con alteraciones del funcionamiento hepático, pero la fase anhepática del trasplante hepático ortotópico altera su metabolización. La insuficiencia renal provoca una importante acumulación de los metabolitos activos de la morfina y la meperidina, el morfina-6-glucurónido y la normeperidina, respectivamente, lo que provoca efectos adversos. El morfina-6-glucurónido causa depresión respiratoria y la normeperidina puede causar estimulación del SNC y convulsiones. La metabolización única del remifentanilo lo hace seguro en pacientes con insuficiencias hepática o renal importantes.

Nuevas investigaciones dilucidarán el comportamiento de los opiáceos en pacientes con obesidad. Como esta sigue aumentando en nuestra población, los clínicos deben evitar administrar opiáceos en función del peso corporal total. Las pautas de dosificación suelen basarse en el peso corporal total; sin embargo, a menudo, los pacientes con obesidad mórbida no se tienen en cuenta en dichas pautas de dosificación. Un número limitado de estudios ha evaluado *escalas de dosificación* distintas del peso corporal total en pacientes con obesidad. Una escala de dosificación, o la dosificación de medicamentos basada en las características individuales del paciente, incluyendo edad, peso, género y comorbilidades, es útil junto con los ajustes basados en el efecto clínico. La dosificación con base en el peso corporal ideal puede dar lugar a dosis subterapéuticas en poblaciones con obesidad, mientras que las dosis basadas en el peso corporal total pueden dar lugar a concentraciones plasmáticas excesivas del fármaco. Un alto porcentaje de las reclamaciones por ácido acetilsalicílico están relacionadas con eventos adversos respiratorios secundarios a los opiáceos en pacientes con obesidad.

L. Indicaciones, dosis y consideraciones especiales
1. Morfina

La morfina ha sido bien estudiada y es el opiáceo prototipo. La morfina es *poco soluble en lípidos* e *hidrófila*; por tanto, entra en el SNC lentamente y alcanza su punto máximo alrededor de 90 min después de la inyección intravenosa. La liberación de histamina tras la inyección de morfina es bien conocida. La morfina sufre una extensa *metabolización de primer paso* después de su administración oral y el metabolito activo, morfina-6-glucurónido, es un subproducto. La morfina oral puede administrarse en formulación de liberación inmediata o de liberación prolongada (*véase* **tabla 10-3** para las dosis típicas de bolo de opiáceos).

Tabla 10-3 Dosis típicas de opiáceos en bolo y orales[a]		
Opiáceo	**Dosis típica en bolo**	**Dosis típica de analgésico oral**
Morfina	1-5 mg i.v.	15-30 mg v.o. c/4 h según necesidad
Hidromorfona	0.2-0.4 mg i.v.	2-4 mg v.o. c/4 h según necesidad
Fentanilo	50-150 µg i.v.	N/a
Alfentanilo	150-300 µg i.v.	N/a
Remifentanilo	25-100 µg i.v.; infusión continua: 0.05-0.2 µg/kg por minuto	N/a
Sufentanilo	5-15 µg i.v.; infusión continua: 0.1-2 µg/kg por hora	30 µg s.l. (dosis máxima 12 comprimidos/día hasta 72 h; no se recomienda su uso en pacientes externos)
Meperidina	12.5-50 mg i.v.	N/a

i.v.: intravenoso; kg: kilogramo; mg: miligramo; PRN: según necesidad; s.l.: sublingual; µg: microgramo.
[a]Nota: las conversiones de oral a intravenoso no son 1:1.

2. Hidromorfona

La hidromorfona es un *opiáceo sintético* con un tiempo de inicio similar al de la morfina, pero que alcanza el efecto máximo más rápidamente, en unos 15 min. La hidromorfona es más lipófila que la morfina. La hidromorfona oral puede administrarse como una formulación de liberación inmediata o de liberación prolongada.

3. Meperidina

La meperidina ya no se utiliza habitualmente como analgésico en la actualidad. Se emplea para tratar los escalofríos relacionados con la anestesia en la unidad de cuidados postanestésicos. La meperidina está contraindicada en pacientes que reciben inhibidores de la monoaminooxidasa. La meperidina produce un metabolito activo, la normeperidina, que se acumula en la insuficiencia renal y provoca convulsiones.

4. Fentanilo

El fentanilo es muy lipófilo, por lo que atraviesa rápidamente la barrera hematoencefálica. Este fármaco puede administrarse por vía intravenosa, intranasal, transdérmica y transmucosa. Después de un bolo intravenoso, el fentanilo alcanza su efecto máximo en 3-5 min con un efecto analgésico que dura de 30-45 min. La depresión respiratoria máxima se produce entre 3 y 5 min después de administrar una dosis intravenosa. Sin embargo, el fentanilo tiene una semivida sensible al contexto larga (*véase* fig. 10-3C), por lo que puede desaconsejarse su uso como infusión continua.

5. Sufentanilo

El sufentanilo es el opiáceo más *potente* disponible en el mercado. Puede administrarse en bolo, en infusión o dentro de los espacios intratecales o epidurales. Unos 5 µg de sufentanilo i.v. son el equivalente analgésico de 50 µg de fentanilo.

6. Alfentanilo

El alfentanilo alcanza el efecto máximo rápidamente, aproximadamente 90 s después de una dosis i.v. en bolo. El desplazamiento también es rápido (*véase* fig. 10-1). El alfentanilo se metaboliza por la enzima hepática CYP3A4; sin embargo, existe una importante variabilidad interindividual, por lo que la metabolización es menos predecible.

7. Remifentanilo

El remifentanilo es un potente opiáceo intravenoso de inicio rápido (en 90 s) y corta duración (~3 min). A diferencia de otros opiáceos, se metaboliza mediante la *hidrólisis de ésteres* en el plasma y los tejidos, lo que explica su rápido cese de acción. Por consiguiente, solo se utiliza en infusión continua, no en bolos aislados. La insuficiencia hepática y renal no tienen impacto en la metabolización del remifentanilo. El remifentanilo es fácilmente ajustable pero se ha implicado en la hiperalgesia postoperatoria.

8. Metadona

La metadona está disponible para uso enteral e intravenoso. A menudo, se utiliza como terapia de mantenimiento para pacientes con trastornos por consumo de opiáceos debido a su farmacocinética prolongada. La metadona se administra como una mezcla racémica, pero el isómero dextrógiro tiene una actividad antagonista en el receptor de *NMDA*, que atenúa los efectos de la hiperalgesia y la tolerancia a los opiáceos. La metadona prolonga el intervalo QT.

M. Antagonistas y efectos asociados

La *naloxona* es un antagonista competitivo del receptor de opiáceos y se utiliza para revertir la intoxicación o la sobredosis por estos fármacos. Tiene la mayor afinidad por el receptor de opiáceos μ y la menor afinidad por el receptor κ. Sin la presencia de opiáceos, la naloxona no tiene ningún efecto. La naloxona puede administrarse por vía intravenosa, intranasal, subcutánea o intramuscular; también puede administrarse en forma de película o comprimido oral en combinación con la buprenorfina, pero la naloxona se absorbe mal tras la administración oral. La naloxona tiene un inicio rápido, pero se metaboliza rápidamente en el hígado; por tanto, la *duración de la acción* de la naloxona es más corta que la duración del opiáceo cuyos efectos se pretende revertir. De este modo, los pacientes pueden volver a consumir opiáceos después de que el efecto de la naloxona desaparezca. La naloxona puede provocar taquicardia, otros signos de abstinencia de opiáceos y, raramente, edema pulmonar. Este fármaco parece ser seguro en el embarazo y atraviesa la placenta. La naloxona también aparece en la «Lista modelo de medicamentos esenciales» de la OMS.

La *nalbufina*, al igual que el *butorfanol*, es un agonista-antagonista opiáceo mixto. Puede administrarse por vía intravenosa o intramuscular, y como analgésico o para revertir el *prurito inducido por opiáceos*. Se utiliza habitualmente para atenuar los efectos secundarios de los opiáceos (depresión respiratoria, prurito) manteniendo cierta analgesia (agonismo parcial κ). Debido a su afinidad como antagonista de los receptores μ, la nalbufina y el butorfanol pueden precipitar el síndrome de abstinencia en los pacientes dependientes de opiáceos. Los efectos analgésicos y respiratorios de estos fármacos alcanzan un *efecto techo* y no disminuyen la CAM tan profundamente como la morfina o el fentanilo.

La *buprenorfina* tiene una actividad mixta agonista/antagonista en los receptores de opiáceos clásicos. Tiene una actividad agonista parcial en los receptores de opiáceos μ nociceptina-orfanina. A dosis bajas e intermedias se crea una respuesta analgésica, pero a dosis más altas los efectos analgésicos pueden disminuir, lo que representa un efecto techo. La buprenorfina exhibe antagonismo κ. Cuando la buprenorfina se administra con agonistas de opiáceos completos, como la morfina, puede desplazar la unión del receptor μ de la morfina. La buprenorfina se utiliza como analgésico y en pacientes con antecedentes de trastorno por consumo de opiáceos.

La *metilnaltrexona* es un antagonista de los receptores de opiáceos μ de acción periférica que revierte los efectos secundarios de los opiáceos, incluido el estreñimiento, sin afectar a la analgesia ni precipitar la abstinencia. La metilnaltrexona no atraviesa la barrera hematoencefálica porque es un catión de amonio cuaternario.

La *naltrexona* está disponible en formulación oral y en depósito intramuscular, y es un antagonista de opiáceos competitivo. Si se administra a un paciente que ha recibido opiáceos, este fármaco precipitará la abstinencia. La naltrexona se metaboliza en el hígado en un metabolito activo. Ambos son antagonistas competitivos del receptor de opiáceos μ, del receptor de opiáceos κ en menor medida y del receptor de opiáceos δ aún en menor medida. La naltrexona se utiliza en pacientes con antecedentes de trastorno por consumo de opiáceos y de alcohol.

 Para más información e interactividad, consulte las videoconferencias interactivas (en inglés) y la infografía «En un vistazo», disponibles en el libro electrónico gratuito que acompaña a este texto. Las instrucciones de acceso se encuentran detrás de la portada.

Referencias

1. Brownstein MJ. Review: a brief history of opiates, opioid peptides, and opioid receptors. *Proc Natl Acad Sci USA*. 1993;90:5391-5393. PMID: 8390660.
2. Gummin DD, Mowry JB, Spyker DA, Brooks DE, Osterthaler KM, Banner W. 2017 annual report of the American Association of Poison Control Centers' national poison data system (NPDS): 35th annual report. *Clin Toxicol (Phila)*. 2018;56(12):1213-1415. PMID: 30576252.
3. Bunchorntavakul C, Reddy KR. Acetaminophen-related hepatotoxicity. *Clin Liver Dis*. 2013;17(4):587-607. PMID: 24099020.
4. Hayward KL, Powell EE, Irvine KM, Martin JH. Can paracetamol (acetaminophen) be administered to patients with liver impairment? *Br J Clin Pharmacol*. 2016;81(2):210-222. PMID: 26460177.
5. Jian Z, Tang L, Yi X, et al. Aspirin induces Nrf2-mediated transcriptional activation of haem oxygenase-1 in protection of human melanocytes from H_2O_2- induced oxidative stress. *J Cell Mol Med*. 2016;20(7):1307-1318. PMID: 26969214.
6. Needs CJ, Brooks PM. Clinical pharmacokinetics of the salicylates. *Clin Pharmacokinet*. 1985;10(2):164-177. PMID: 3888490.
7. Zhang J, Ding EL, Song Y. Adverse effects of cyclooxygenase-2 inhibitors on renal and arrhythmia events: meta-analysis of randomized trails. *J Am Med Assoc*. 2006;296(13):1619-1632. PMID: 16968832.
8. Silverstein FE, Faich G, Goldstein JL, et al. Gastrointestinal toxicity with celecoxib vs nonsteroidal anti-inflammatory drugs for osteoarthritis and rheumatoid arthritis: the CLASS study. A randomized controlled trial. Celecoxib Long-term Arthritis Safety Study. *J Am Med Assoc*. 2000;284(10):1247. PMID: 10979111.
9. Verbeeck RK, Blackburn JL, Loewen GR. Clinical pharmacokinetics of non-steroidal anti-inflammatory drugs. *Clin Pharmacokinet*. 1983;8(4):297-331. PMID: 6352138.
10. Mroszczak EJ, Jung D, Yee J, Bynum L, Sevelius H, Massey I. Ketorolac tromethamine pharmacokinetics and metabolism after intravenous, intramuscular, and oral administration in humans and animals. *Pharmacotherapy*. 1990;10(6 pt 2):33S-39S. PMID: 2082311.
11. Thompson T, Whiter F, Gallop K, et al. NMDA receptor antagonists and pain relief: a meta-analysis of experimental trials. *Neurology*. 2019;92(14):e1652-e1662. doi:10.1212/WNL.0000000000007238. PMID: 30842296.
12. Miller SL, Yeh HH. *"The NMDA receptor" in chapter 3: neurotransmitters and neurotransmission in the developing and adult nervous system*. In: *Conn's Translational Neuroscience*. Elsevier Academic Press; 2017:49-84.
13. Vučković S, Srebro D, Vujović KS, Vučetić Č, Prostran M. Cannabinoids and pain: new insights from old molecules. *Front Pharmacol*. 2018;9:1259. doi:10.3389/fphar.2018.01259. PMID: 30542280.
14. Gelineau AM, King MR, Ladha KS, Burns SM, Houle T, Anderson TA. Intraoperative esmolol as an adjunct for perioperative opioid and postoperative pain reduction: a systematic review, meta-analysis, and meta-regression. *Anesth Analg*. 2018;126(3):1035-1049. PMID: 29028742.
15. Trang T, Al-Hasani R, Salvemini D, Salter MW, Gutstein H, Cahill CM. Pain and poppies: the good, the bad, and the ugly of opioid analgesics. *J Neurosci*. 2015;35(41):13879-13888. PMID: 26468188.
16. Pasternak GW, Pan YX. Mu opioids and their receptors: evolution of a concept. *Pharmacol Rev*. 2013;65(4):1257-1317. PMID: 24076545.

ANALGESIA MULTIMODAL PERIOPERATORIA

EN UN VISTAZO

La combinación de varios fármacos analgésicos se dirige a diferentes mecanismos nociceptivos y reduce los efectos secundarios del uso de una sola clase de medicamento

AINE

MECANISMO

La **inhibición de la ciclooxigenasa 1 y 2** (COX-1, COX-2) conduce a la producción de prostaglandinas inflamatorias. El celecoxib solo inhibe la COX-2

El efecto en los trombocitos es **irreversible** para la aspirina, **reversible** para otros AINE y **sin efecto** para celecoxib

El ketorolaco, cuando se administra por vía intravenosa = la aparición más rápida de AINE, alcanza la concentración plasmática máxima en 5 min

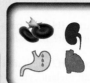

▶Los AINE (pero no los inhibidores de la COX-2) ↓ la función plaquetaria
▶Pueden causar ulceración gástrica
▶Pueden causar insuficiencia renal
▶Los inhibidores selectivos de la COX-2 pueden ↑ los eventos cardíacos

Opiáceos

MECANISMO

Agonistas en los receptores μ, κ, δ, de proteína G y orfanina conducen a ↓ de la excitabilidad neuronal por medio de ↓ de la entrada de Ca^{2+}, ↑ de la salida de K^+ y ↓ del cAMP

Todos los opiáceos actúan **de manera sinérgica** con otros sedantes, lo que ↑ el riesgo de depresión respiratoria

Los opiáceos con lipofilicidad ↑ = ↑ de **potencia** e inicio más rápido. El fentanilo alcanzará su efecto máximo en 5 min

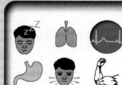

▶Sedación
▶Depresión respiratoria
▶Bradicardia
▶Náuseas y estreñimiento
▶Prurito
▶Rigidez muscular

Ketamina

MECANISMO

Antagonista en el receptor de **N-metil-d-aspartato** que conduce a ↓ de la excitabilidad neuronal

La metadona es un opiáceo, pero también antagoniza el receptor de NMDA

Conserva la respiración espontánea en dosis menores y también es un broncodilatador

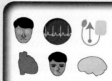

▶Puede causar alucinaciones
▶Puede generar taquicardia e HTN
▶Es un depresor del miocardio
▶Provoca salivación
▶Puede causar ↑ de la PIC a menos que se utilicen otros sedantes al mismo tiempo

Paracetamol

MECANISMO

Inhibidor de acción central de COX 1, 2 y 3. También afecta a los receptores de opioides, serotonina y canabinoides

Tenga cuidado si el paciente está tomando al mismo tiempo analgésicos que son medicamentos de combinación de opiáceos y paracetamol

▶Una sobredosis puede producir **hepatotoxicidad**
▶La dosis máxima diaria no debe superar los **4 g/día**

Dexmedetomidina y clonidina

MECANISMO

Agonista en los **receptores** α2 centrales y en el asta posterior de la médula espinal

La dexmedetomidina también se usa para la sedación en el quirófano o la UCI y como una estrategia para ↓ el delírium posreanimación en los niños

No ↓ el reflejo respiratorio

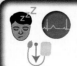

▶ Aunque pueden ↓ dolor, estos medicamentos causan sedación
▶Causan bradicardia e hipotensión

Anestésicos locales

MECANISMO

Antagonistas en los canales de sodio en las membranas de los nervios que conduce a ↓ de la excitabilidad neuronal

Siempre que sea posible, una técnica de anestesia regional ofrece excelente analgesia y reduce confiablemente o elimina la necesidad de opiáceos

▶Los pacientes deben ser monitoreados por el riesgo de toxicidad sistémica por anestésicos locales (TSAL) que comprometa los sistemas nervioso central y cardíaco

Infografía de: Naveen Nathan MD

Preguntas

1. Se presenta al quirófano un paciente con antecedentes de trastorno por consumo de opiáceos que actualmente recibe una combinación de buprenorfina y naloxona. ¿A qué receptor elige dirigirse con sus opciones analgésicas para ofrecer al paciente la mejor analgesia multimodal?

   A. Receptor de opiáceos μ
   B. Receptor de opiáceos κ
   C. Receptor de NMDA
   D. Receptor de opiáceos δ
   E. Ninguna de las anteriores

2. Un paciente de 16 años de edad acude al servicio de urgencias. El padre del paciente cree que este ingirió múltiples tabletas de paracetamol. Una sobredosis aguda de paracetamol puede causar _____.

   A. Insuficiencia renal
   B. Hepatotoxicidad centrilobular
   C. Acidosis metabólica por brecha aniónica
   D. Convulsiones
   E. Ninguna de las anteriores

3. La cirugía está terminando y su colega administra un bolo intravenoso de hidromorfona. En el postoperatorio, se espera que los opiáceos causen todos los siguientes efectos, EXCEPTO:

   A. Sedación
   B. Euforia
   C. Vaciado gástrico retardado
   D. Íleo
   E. Miosis
   F. Promoción de la tos

4. Un paciente intubado y sedado en la UCI está recibiendo dexmedetomidina. Está hemodinámicamente estable, normotenso y bradicárdico. La dexmedetomidina proporciona analgesia por:

   A. Inhibición no selectiva de la ciclooxigenasa
   B. Estimulación del receptor μ
   C. Antagonismo del receptor de NMDA
   D. Simulación del receptor α_2
   E. Ninguna de las anteriores

5. Un paciente describe un dolor importante. Este paciente tiene una creatina elevada de 2.2, pero no tiene otros problemas médicos. Es importante evitar:

   A. Administración de clonidina
   B. Administración de ketorolaco
   C. Administración de ketamina
   D. Administración de hidromorfona
   E. Ninguna de las anteriores

Respuestas

1. C

Los medicamentos combinados de buprenorfina/naloxona se utilizan en pacientes con antecedentes de trastorno por consumo de opiáceos. La buprenorfina tiene una gran afinidad por el receptor de opiáceos μ; por tanto, la administración de opiáceos puros adicionales, como la morfina, puede no proporcionar una analgesia adecuada. En cambio, dirigirse a un receptor diferente, como el uso de ketamina, proporcionará una analgesia multimodal más eficaz. La ketamina es un antagonista del receptor de NMDA.

2. B

El exceso de paracetamol hace que la vía metabólica de la glucuronidación y la sulfonación en el hígado se vea desbordada. Como tal, el metabolito tóxico provoca una lesión hepatocelular y contribuye a la insuficiencia hepática aguda. La sobredosis de paracetamol es una causa de insuficiencia hepática aguda en los Estados Unidos. La sobredosis de aspirina causa insuficiencia renal, convulsiones y acidosis metabólica por brecha aniónica y se requiere tratamiento en una unidad de cuidados intensivos con diuresis alcalina para promover la excreción de salicilatos.

3. F

En la figura 10-2 se muestran los efectos frecuentes de los opiáceos en todo el cuerpo. La sedación, la euforia, el retraso en el vaciado gástrico y el íleo, la miosis y la depresión respiratoria son efectos secundarios habituales tras la administración de opiáceos.

4. D

La dexmedetomidina, al igual que la clonidina, es un agonista del receptor α_2 adrenérgico. Aunque puede causar hipertensión, hipotensión y bradicardia, puede utilizarse en las UCI para proporcionar sedación antes de la extubación, ya que no tiene efecto sobre el impulso respiratorio. Los inhibidores no selectivos de la ciclooxigenasa (o AINEns) incluyen el ibuprofeno y el ketorolaco. Los opiáceos son un ejemplo de agonistas de los receptores μ. La ketamina y la metadona son ejemplos de antagonistas del receptor de NMDA que proporcionan analgesia.

5. B

La clonidina es un agonista α y puede causar alteraciones hemodinámicas. La ketamina es un antagonista del receptor de NMDA y sus efectos secundarios incluyen alucinaciones y exceso de secreciones. La hidromorfona es un opiáceo potente como la morfina. En los pacientes con enfermedad renal es importante evitar los AINE, ya que incluso los tratamientos cortos pueden producir reducciones del funcionamiento renal.

11 Bloqueadores neuromusculares

Stephan R. Thilen y Wade A. Weigel

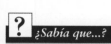

¿Sabía que...?

Los BNM son fármacos únicos y potentes que pueden producir graves complicaciones si no se utilizan de manera adecuada. Corresponde a cada anestesiólogo entender cómo funcionan estos medicamentos y cómo utilizarlos de forma segura.

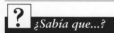

¿Sabía que...?

En los Estados Unidos, Australia, Nueva Zelanda y Canadá se utiliza un código de colores estandarizado para las etiquetas de los medicamentos anestésicos. En este esquema solo los BNM reciben el color rojo.

I. Historia e introducción

La introducción de los bloqueadores neuromusculares (BNM) en la medicina clínica (curare en 1942 y succinilcolina [SCh, *succinylcholine*] en 1949) ha impulsado importantes avances en la anestesiología. Los BNM se utilizan principalmente para facilitar la intubación y mejorar las condiciones quirúrgicas. También pueden emplearse en casos quirúrgicos en los que la prevención de cualquier movimiento del paciente es fundamental. Los BNM también se utilizan en indicaciones específicas en la unidad de cuidados intensivos, en particular para facilitar la ventilación mecánica. A pesar de sus muchas ventajas, los BNM conllevan su propia serie de complicaciones. Esta clase de fármacos contribuye al riesgo de un despertar accidental bajo anestesia, una complicación inusual pero grave que a menudo conduce a un devastador trastorno de estrés postraumático. Una complicación más frecuente es un efecto persistente, clínicamente significativo, tras la recuperación postanestésica. Esto se denomina *bloqueo neuromuscular residual postoperatorio* o *parálisis residual*; entre el 30 y 40% de los pacientes que reciben BNM corren el riesgo de sufrir esta complicación. Dado que cada año se realizan más de 200 millones de cirugías mayores en todo el mundo, el número de pacientes expuestos a posibles complicaciones es importante y la supervisión adecuada del bloqueo neuromuscular es una cuestión importante para la seguridad del paciente. Las reacciones alérgicas y la anafilaxia (con una incidencia de 1 por cada 6 000-20 000 administraciones, dependiendo del BNM), aunque poco frecuentes, también son problemas potenciales.

A. Morfología de la unión neuromuscular

La contracción muscular se produce cuando el músculo recibe una señal transmitida por el cerebro a través de las fibras nerviosas. Un nervio está formado por muchos axones que se comunican con las fibras musculares. La unidad motora está formada por la motoneurona y también por las fibras musculares a las que inerva. La fuerza de la contracción muscular está ligada con el número de unidades motoras activadas, de manera que la activación de más unidades motoras conduce a una contracción muscular más fuerte.

La transmisión de la señal nerviosa al músculo se produce en la unión neuromuscular (**fig. 11-1**). Esta consiste en el extremo del nervio motor (motoneurona presináptica), un hueco (hendidura sináptica, de 50 nm de anchura) y la fibra muscular (placa motora terminal). La acetilcolina (ACh, *acetylcholine*) es el transmisor utilizado para atravesar la hendidura sináptica, dentro de la hendidura se encuentra la enzima acetilcolinesterasa (ACE) que mantiene el proceso bajo control. La liberación de la ACh está estrechamente regulada en el nervio presináptico. Hay pliegues en el músculo que contienen receptores nicotínicos de la ACh (RnACh) de tipo muscular. Más del 90% de todos los RnACh de una fibra muscular se encuentran en la sinapsis, un área que representa menos del 0.1% de la superficie total de la membrana muscular.[1] Este

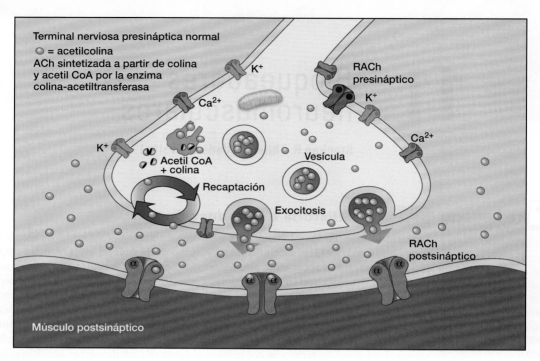

Figura 11-1 Transmisión neuromuscular normal a través de la unión neuromuscular. La acetilcolina (ACh) es sintetizada a partir de colina y acetil coenzima A (acetil CoA) por la enzima colina-acetiltransferasa. RACh: receptor de acetilcolina.

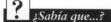

¿Sabía que...?

El sistema de transporte de vesículas de ACh no puede seguir el ritmo cuando se envían señales eléctricas exógenas a un nervio a frecuencias muy altas (generalmente por encima de 70 Hz). Cuando se aplica una estimulación de 100 Hz durante 5 s, a menudo no se puede mantener la contracción muscular. Esto se conoce como *desvanecimiento fisiológico*.

elegante proceso concatena actividad eléctrica (extremo del nervio motor), química (liberación de ACh) y mecánica (contracciones musculares).

B. **Acontecimientos presinápticos: movilización y liberación de la acetilcolina**

Una señal eléctrica que llega a la terminación presináptica de la motoneurona, la terminal nerviosa, activa los canales de calcio dependientes del voltaje permitiendo la entrada de calcio. La ACh es sintetizada en la terminal nerviosa presináptica a partir de colina y acetilcoenzima A por la enzima colina-acetiltransferasa. La afluencia de calcio moviliza pequeñas vesículas que contienen ACh para que migren hacia la hendidura sináptica, se fusionen con la membrana nerviosa y liberen cuantos (50 000-100 000 moléculas) de ACh en la hendidura sináptica. Algunas vesículas que contienen ACh residen en la zona activa muy cerca de la membrana, donde están inmediatamente disponibles para la fusión. Un número mucho mayor de vesículas de ACh residen lejos de la zona activa en una reserva. Las proteínas presentes en la terminal nerviosa facilitan el movimiento de las vesículas desde la reserva hasta la zona activa. La liberación de ACh de las vesículas también se produce de forma espontánea y aleatoria, dando lugar a potenciales en miniatura de la placa motora que representan la liberación de cientos de moléculas de ACh. En cambio, un potencial de acción inicia una fusión coordinada de miles de vesículas de ACh que liberan millones de moléculas de ACh en la hendidura sináptica.

La migración y la fusión de las vesículas de ACh se ven obstaculizadas si no hay suficiente calcio disponible (hipocalcemia). En altas concentraciones, el magnesio puede unirse y bloquear el canal de calcio, limitando la afluencia de calcio y la liberación de vesículas de ACh, lo que produce debilidad. Esto se observa en las mujeres que reciben infusiones de magnesio para retrasar la evolución del parto.

En el síndrome de Eaton-Lambert, los anticuerpos se dirigen a los canales de calcio, dificultando de nuevo la entrada de calcio y produciendo debilidad.

C. Acontecimientos postsinápticos

La ACh atraviesa la hendidura sináptica hasta la placa motora terminal del músculo, donde se une a los RnACh postsinápticos (RnACh de tipo muscular), los cuales están formados por cinco subunidades. Si se libera suficiente ACh, se produce la despolarización de la membrana muscular, lo que da lugar a una contracción muscular mediada por actina-miosina. Existen dos tipos de RnACh, maduros e inmaduros, los cuales tienen cuatro subunidades en común (α, α, β y δ). Los RnACh maduros, que solo residen en la placa terminal del músculo, contienen una subunidad ε (piense en la «ε» como una E en *edad avanzada*). El RnACh inmaduro es predominantemente extrafuncional y contiene a γ como la quinta subunidad. La ACh debe unirse a las dos subunidades α (piense que se necesitan dos «llaves de lanzamiento») de los RnACh para inducir un cambio conformacional del receptor que da lugar a la formación de un canal central (poro). El canal central permite la entrada de iones de sodio y la salida de potasio, lo que produce la despolarización de la membrana de la célula muscular (de -90 mV en reposo a positivo). Los canales del sodio dependientes del voltaje en la membrana del músculo propagan el potencial de acción a través de la membrana, lo que conduce al desarrollo de la tensión muscular (acoplamiento de excitación-contracción). Al liberarse del receptor, la ACh sufre una hidrólisis rápida y eficaz por parte de la ACE en colina y ácido acético. La colina se reabsorbe entonces en la terminal nerviosa presináptica. La ACh también puede unirse a los RnACh neuronales presinápticos, lo que facilita el movimiento de la ACh desde la reserva hasta la zona activa, proporcionando así una retroalimentación positiva que permite una concentración adecuada de ACh en la zona activa también para la actividad muscular repetitiva.

D. Regulación al alza y a la baja de los receptores

Las alteraciones de las motoneuronas superiores o inferiores, las quemaduras graves, la inmovilización, la sepsis, el uso prolongado de BNM en la unidad de cuidados intensivos o los accidentes cerebrovasculares (ictus) disminuyen la frecuencia de las estimulaciones nerviosas motoras. Cuando estas condiciones persisten durante días, el número de RnACh inmaduros aumenta (regulación al alza). Los RnACh inmaduros tienen una mayor sensibilidad a los agonistas (ACh y SCh) y una menor sensibilidad a los BNM no despolarizantes. El tiempo de apertura del canal de los RnACh inmaduros es hasta 10 veces más largo y puede permitir la liberación sistémica de dosis letales de potasio intracelular en respuesta a la administración de SCh. La regulación a la baja de los RnACh maduros se produce durante períodos de estimulación agonista sostenida, por ejemplo, el uso crónico de neostigmina (en los pacientes con miastenia grave) o la intoxicación por organofosforados. Esto conduce a la resistencia a la SCh y a la extrema sensibilidad a los BNM no despolarizantes.

II. Bloqueadores neuromusculares

A. Características farmacológicas de los bloqueadores neuromusculares

La potencia de un fármaco viene determinada por la dosis necesaria para producir un efecto específico y suele expresarse en una curva de dosis frente a respuesta. Por lo general, la potencia del fármaco se expresa como la dosis efectiva para un porcentaje de pacientes. Así, la DE_{95} representa la dosis efectiva para el 95% de los pacientes. La expresión de la potencia del BNM no sigue esta convención. La mayoría de las *potencias de BNM* se describen como la dosis requerida en la mitad de la población para una disminución del 95% de la contracción muscular máxima tras la estimulación nerviosa. Esto se captura con mayor precisión mediante la notación $DE_{50}95\%$ (en el 50% de los pacientes hay una reducción de las contracciones del 95%). En este capítulo se utilizará DE_{95} para indicar DE_{50} 95%. El *inicio de la acción*

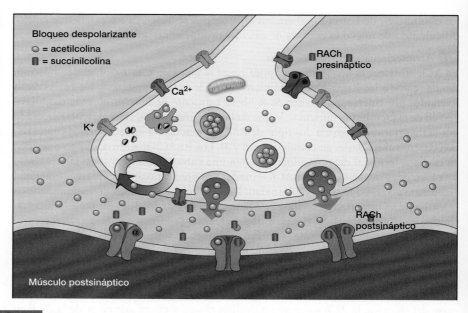

Figura 11-2 Efectos de un bloqueo neuromuscular despolarizante en la unión neuromuscular. RACh: receptor de acetilcolina.

(*tiempo de inicio*) para todos los BNM se define como el tiempo que transcurre desde su administración (generalmente intravenosa [i.v.]) hasta el bloqueo neuromuscular máximo (desaparición de una contracción única [ST, *single twitch*]). De manera convencional, se utiliza dos o tres veces la DE_{95} para iniciar la parálisis. El tiempo de inicio está inversamente relacionado con la dosis y puede verse afectado por la velocidad de llegada al sitio de acción (flujo sanguíneo, velocidad de inyección, uso de suero fisiológico, etc.), la afinidad con el receptor, el mecanismo de acción (despolarizante frente a no despolarizante competitivo) y la depuración plasmática (metabolización, redistribución). La *duración de la acción hasta la recuperación del 25%* (DHR 25%) se define como el tiempo que transcurre desde la administración del fármaco hasta la recuperación del ST al 25% de la fuerza basal (normal). La parálisis significativa persiste en la DHR 25% y no refleja el retorno de la fuerza adecuada para la extubación. Una métrica clínicamente más significativa es la *duración total de la acción*, definida como el tiempo que transcurre desde la administración del fármaco hasta la recuperación del cociente de las tandas de cuatro (CTDC) a 0.90 (DHR 0.90). La duración de la acción está directamente relacionada con la dosis de BNM administrada.

Los BNM pueden clasificarse en función de su modo de acción: los despolarizantes (p. ej., SCh) producen una relajación muscular al despolarizar directamente los RnACh (**fig. 11-2**). Esto ocurre porque la SCh (formada por dos moléculas de ACh unidas de extremo a extremo) actúa como un «falso transmisor», imitando a la ACh (**fig. 11-3**). Los no despolarizantes compiten con la ACh por los dos sitios de reconocimiento de la subunidad α, impidiendo la función normal de los RnACh. Los fármacos no despolarizantes pueden clasificarse según su estructura química (bencilisoquinolina o aminoesteroide) o según su duración de la acción (corta, intermedia o larga).

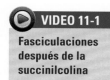

VIDEO 11-1

Fasciculaciones después de la succinilcolina

III. Bloqueadores neuromusculares despolarizantes: succinilcolina

A. Efectos neuromusculares

La SCh es el único BNM despolarizante clínicamente disponible (**tabla 11-1**; *véase* fig. 11-3). Debido a su similitud molecular con la ACh, la SCh despolariza tanto los

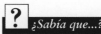

Figura 11-3 Estructuras químicas de los bloqueadores neuromusculares más frecuentes.

receptores postsinápticos como los extraunión, aunque no los RnACh neuronales preunión. El mecanismo de la parálisis está relacionado con la unión prolongada al receptor de ACh, la inactivación de los canales de sodio de la membrana muscular y la falta de metabolización por parte de la ACE. La activación inicial de los receptores se manifiesta clínicamente como «fasciculaciones» musculares; posteriormente, la polarización de la membrana muscular no puede restablecerse y la parálisis flácida persiste.

B. **Características del bloqueo despolarizante**
Como ocurre con todos los BNM, el aumento de la dosis de SCh conduce a una disminución progresiva de la fuerza de contracción muscular. Sin embargo, la respuesta a la estimulación repetitiva (patrones en tandas de cuatro [TDC] y contracción tetánica; *véase* «Modalidades de supervisión») se mantiene (no hay desvanecimiento) porque la SCh no tiene afinidad por los RnACh neuronales presinápticos, permitiendo que la ACh continúe señalizando a las vesículas de ACh para que se muevan a la zona activa. Además, después de un breve período de estimulación de alta frecuencia (tetánica), no se produce un aumento o amplificación de la fuerza de las contracciones musculares posteriores (no hay potenciación postetánica). Las dosis grandes (7-10 mg/kg), la exposición prolongada (> 30 min) a la SCh, la presencia de seudocolinesterasa atípica o la deficiencia de colinesterasa plasmática pueden producir un bloqueo de fase II, que se caracteriza por el desvanecimiento de las respuestas a la estimulación repetitiva y la amplificación de las respuestas musculares después de la estimulación de alta frecuencia (potenciación postetánica), similar a un bloqueo no despolarizante.

? *¿Sabía que...?*

También hay RnACh en la terminal nerviosa que señala la migración de las vesículas de ACh a la zona activa. Los relajantes musculares no despolarizantes se unen a estos receptores y los inactivan, lo que produce un desvanecimiento con sucesivas estimulaciones nerviosas. La SCh no se une a estos RnACh presinápticos, por lo que no hay desvanecimiento con las sucesivas estimulaciones nerviosas.

Tabla 11-1 Regímenes de dosificación y características de los bloqueadores neuromusculares despolarizantes y no despolarizantes

Fármaco[a]	Succinilcolina	Vecuronio	Rocuronio
Tipo (estructura)	Despolarizante	No despolarizante	No despolarizante
Tipo (duración)	Ultracorto	Intermedio	Intermedio
Potencia: DE_{95} (mg/kg)	0.3	0.05	0.3
Dosis para intubación (mg/kg)	1.0	0.1	0.6
Cálculo del peso	PC real	PC ideal	PC ideal
Tiempo de inicio (min)	1.0	3-4	1.5-3
Duración clínica (min)	7-10	25-50	30-40
Dosis de mantenimiento (mg/kg)	No disponible	0.01	0.1
Dosis de infusión (μg/kg por minuto)	Valorar la respuesta muscular a una contracción única	1-2	5-10
Vía de eliminación	Colinesterasa plasmática	Renal, 10-50%; hepática, 30-50%	Renal, 30%; hepática, 70%
Metabolitos activos	Ninguno	3-OH vecuronio (desacetil)	Ninguno
Efectos colaterales	Mialgias; bradicardia/asistolia en niños o con dosis repetidas; bloqueo de fase II	Bloqueo vagal con grandes dosis	Pocos
Contraindicaciones (aparte de la alergia específica)	K^+ alto; HM; distrofia muscular, niños, regulación al alza del receptor, deficiencia de seudocolinesterasa	Ninguna	Ninguna
Comentarios	Inicio más rápido	No indicado para la administración prolongada de cuidados intensivos (miopatía); reversible con el sugammadex	Dolor en la inyección; fácilmente reversible con el sugammadex

DE_{95}: dosis requerida en la mitad de la población para una disminución del 95% de una contracción única; HM: hipertermia maligna; K^+: potasio; PC: peso corporal.

[a]Fármacos de uso clínico actual en los Estados Unidos. Los datos son promedios obtenidos de la literatura especializada, asumiendo que no hay potenciación de otros fármacos coadministrados (como los anestésicos volátiles inhalados) y que los efectos se miden en el músculo aductor del pulgar. Otros factores, como la temperatura del músculo, el modo de supervisión de la respuesta evocada, el tipo o el sitio del músculo, afectarán los datos.

C. Farmacología de la succinilcolina

El inicio con la SCh en los músculos periféricos (como el músculo aductor del pulgar) es el más rápido de cualquier BNM (1-2 min). Su DE_{95} es de aproximadamente 0.30 mg/kg y, a dosis de 1-1.5 mg/kg ($3-5 \times DE_{95}$), la DHR 25% de la SCh es de 10-12 min. En dosis grandes, la DHR 25% se prolonga más allá de los 15 min. La recuperación de la SCh es más lenta que la del rocuronio cuando se administra sugammadex para revertir la acción (**fig. 11-4**). La SCh se administra con más frecuencia por vía i.v., pero se han informado con éxito las vías intraósea, intralingual e

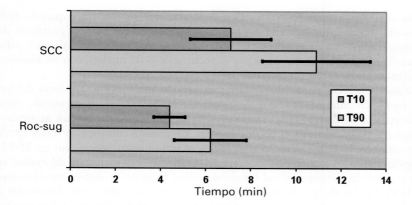

Figura 11-4 Comparación del tiempo de recuperación tras la administración de la succinilcolina (Sch) frente a la combinación del rocuronio y luego el sugammadex (Roc-sug) administrada 3 min después. Las barras indican la desviación estándar. T10: tiempo hasta el 10% de la contracción única; T90: tiempo hasta el 90% de recuperación de la contracción única (datos obtenidos de Lee C, Jahr JS, Candiotti KA, Warriner B, Zornow MH, Naguib M. Reversal of profound neuromuscular block by sugammadex administered 3 minutes after rocuronium. *Anesthesiology.* 2009;110:1020-1025. Publicado originalmente en Brull SJ. Neuromuscular blocking agents. En: Barash PG, Cahalan MK, Cullen BF, et al, eds. *Clinical Anesthesia.* 8.ª ed. Wolters Kluwer; 2018:527-563, fig. 21-16).

intramuscular (i.m.) si no se puede establecer una vía i.v. El inicio se retrasa con estas vías alternativas, especialmente con la administración intramuscular.

La hidrólisis de la SCh por la colinesterasa plasmática (también conocida como *seudocolinesterasa* o *butirilcolinesterasa*) se produce lejos de la unión neuromuscular en el plasma. La actividad de la colinesterasa plasmática puede reducirse en caso de hepatopatía, embarazo, infección aguda, uremia, quemaduras, uso de anticonceptivos orales y algunas formas de cáncer. Una variante de la colinesterasa plasmática, la seudocolinesterasa atípica, no metaboliza eficazmente la SCh. La seudocolinesterasa atípica heterocigótica se da en aproximadamente 1:250 pacientes y conduce a un efecto prolongado de la SCh de aproximadamente 30 min. La seudocolinesterasa atípica homocigótica es infrecuente (1:3 000) y produce hasta 8 h de parálisis tras la administración de la SCh. La dibucaína es un anestésico local que inactiva de manera muy eficaz la colinesterasa plasmática normal, reduciendo su actividad entre un 80 y 100%. Inactiva menos la seudocolinesterasa atípica: entre el 40 y 60% con la seudocolinesterasa atípica heterocigótica y el 20% con la seudocolinesterasa atípica homocigótica. El cantidad de dibucaína refleja el grado de inhibición enzimática y puede utilizarse clínicamente para dilucidar la causa de la parálisis prolongada después de la administración de SCh.

D. Efectos colaterales

La SCh puede inducir una bradicardia importante o incluso una asistolia, sobre todo en los niños y después de una nueva administración. También son frecuentes los ritmos de escape ventriculares prematuros. Los efectos cardíacos pueden atenuarse mediante el tratamiento previo con anticolinérgicos. Las contracciones musculares desorganizadas (fasciculaciones) tras la administración de la SCh son muy frecuentes (80-90% de los pacientes). Las mialgias también son muy usuales de 1-2 días después de la cirugía (50-60% de los pacientes). La relación entre las fasciculaciones y las mialgias no está clara; un pretratamiento «desfasciculante» con una pequeña dosis de BNM no despolarizante (10% de DE_{95}) parece tener un efecto limitado

? *¿Sabía que...?*

Casi el 90% de la dosis i.v. de SCh se hidroliza en el plasma antes de llegar a la unión neuromuscular.

sobre el riesgo de mialgias. Si se utiliza el pretratamiento, la dosis requerida de SCh aumenta (hasta 2 mg/kg). Las intervenciones más eficaces para la profilaxis de la mialgia son los antiinflamatorios no esteroideos (p. ej., ácido acetilsalicílico o diclofenaco), la lidocaína (1-1.5 mg/kg) y el rocuronio (0.05 mg/kg), con un número de enfermos que es necesario tratar de aproximadamente 2-3.[2]

Aunque la SCh puede incrementar la presión intragástrica, el tono del esfínter esofágico inferior también aumenta, de modo que el gradiente de presión intragástrica-esofágica sigue siendo el mismo. Por tanto, no hay un aumento del riesgo de aspiración por el uso de la SCh. La presión intraocular (PIO) también aumenta con la SCh (hasta 15 mm Hg) y el tratamiento previo con un BNM no despolarizante no atenúa este incremento. El mecanismo incluye la dilatación arterial y quizá la contracción del músculo ocular. Es poco probable que el aumento de la PIO inducido por la SCh produzca una extrusión del contenido ocular con impacto clínico en los pacientes con una lesión con globo abierto, por lo que no es necesario evitar la SCh en esta situación. Puede producirse un aumento de la presión intracraneal a causa de la SCh, aunque existen pruebas de lo contrario.[3] Más importante aún, la cantidad inadecuada de anestesia durante la laringoscopia y la intubación traqueal aumenta la presión intracraneal. Aunque la administración de la SCh induce un aumento de la concentración plasmática de potasio de 0.5 mEq/L, solo se ha informado de hipercalemia grave con paro cardíaco concomitante en casos en los que hay una proliferación de RnACh inmaduros (*véase* «Regulación al alza y a la baja de los receptores»). Es de especial importancia la asociación entre la miotonía y las distrofias musculares pediátricas y la administración de la SCh, que produce una hipercalemia y una rabdomiólisis mortales. Por esta razón, la Food and Drug Administration (FDA) de los Estados Unidos emitió una advertencia sobre el uso de la SCh y los médicos deben evitar su uso en niños. La SCh también puede desencadenar una hipertermia maligna (HM) letal, especialmente en los pacientes anestesiados con anestésicos volátiles.[4] Algunos pacientes (tanto adultos como niños) pueden presentar espasmos del músculo masetero después de la administración de SCh, lo que dificulta las condiciones de intubación. La SCh puede producir reacciones alérgicas (anafilaxia) en aproximadamente 1 de cada 10000 administraciones.

E. Usos clínicos

La SCh está indicada para conseguir rápidamente las condiciones óptimas de intubación y prevenir la regurgitación y la aspiración pulmonar del contenido gástrico en los pacientes de riesgo (los que están en ayuno, con gastroparesia u obstrucción gastrointestinal) en el escenario de la inducción e intubación de secuencia rápida (IISR). La SCh tiene el tiempo de inicio más corto (1 min con 1.5 mg/kg) y una corta duración clínica (5-10 min con una dosis de 1 mg/kg). El breve inicio de la acción puede verse compensado por un tiempo más rápido de desaturación en los pacientes que reciben la SCh en comparación con los que reciben el rocuronio.[5] En los individuos con obesidad que necesitan IISR, la dosis de SCh debe calcularse con base en el peso corporal real, en lugar del peso corporal ideal. Los niños son más resistentes que los adultos a las acciones de la SCh, la dosis habitual (*véase* «Efectos colaterales») es de 1.5-2.0 mg/kg (hasta 3 mg/kg en lactantes).

F. Contraindicaciones para el uso de la succinilcolina

El uso de la SCh está contraindicado en los pacientes (y sus familiares) con antecedentes de HM. Otros contextos en los que la SCh está contraindicada son los estados de regulación de los receptores, como los pacientes en estado muy grave o los inmovilizados durante períodos prolongados (p. ej., semanas), debido al potencial de hipercalemia letal. En virtud de la regulación de los RnACh inmaduros, la SCh debe evitarse 48 h después de una quemadura o un proceso de denervación. Este peligro persiste durante la evolución de la enfermedad.[6] En los pacientes con insuficiencia renal, la SCh puede administrarse si el potasio plasmático no está incrementado. Se ha informado hipercalemia letal después de la administración de la SCh en los pacientes gravemente acidóticos e hipovolémicos. Por último, la SCh debe evitarse en los individuos con deficiencia de seudocolinesterasa o seudocolinesterasa atípica.

IV. Bloqueadores neuromusculares no despolarizantes

A. Características del bloqueo no despolarizante

Los BNM no despolarizantes compiten con la ACh por la unión a una o ambas subunidades α de los RnACh musculares, inhibiendo la activación (**fig. 11-5**). También se unen a los RnACh presinápticos neuronales y los inactivan, lo que explica que la estimulación repetitiva (0.1-2 Hz) durante el bloqueo parcial produzca el desvanecimiento de la contracción muscular. El grado de desvanecimiento puede determinarse mediante una secuencia de cuatro estímulos administrados a 2 Hz calculando la relación entre la amplitud de la cuarta respuesta (T4) y la amplitud de la primera (T1). Se trata del CTDC (o T4/T1). Otra característica del bloqueo no despolarizante es la amplificación transitoria de las respuestas que sigue a un período de 5 s de estimulación tetánica (potenciación postetánica) que dura hasta 3 min después de dicha estimulación. A diferencia del bloqueo despolarizante, que se potencia con la administración de anticolinesterasas, el bloqueo no despolarizante puede ser antagonizado por las anticolinesterasas si el grado de bloqueo es suficientemente superficial (*véase* «Reversión del bloqueo neuromuscular»).

B. Farmacología de los bloqueadores neuromusculares no despolarizantes

Los BNM no despolarizantes pueden clasificarse como de acción larga, intermedia y corta, y su duración de acción depende de la metabolización, la redistribución y la eliminación (**tabla 11-2**; *véanse* tabla 11-1 y figs. 11-3 y 11-5). También pueden clasificarse en función de su estructura química como compuestos de bencilisoquinolina (cisatracurio, mivacurio) o aminoesteroides (rocuronio, vecuronio). Los BNM no despolarizantes se administran casi siempre por vía i.v. La administración i.m. conduce a un inicio de acción muy lento y variable. Al estar cargados positivamente, los BNM no despolarizantes se distribuyen principalmente en el líquido extracelular (LEC). En consecuencia, en los pacientes con insuficiencia renal o hepática (que tienen un LEC aumentado) pueden ser necesarias dosis iniciales mayores.

C. Inicio y duración de la acción

El inicio de los BNM no despolarizantes generalmente depende de la potencia; los fármacos menos potentes, como el rocuronio (DE_{95} de 0.3 mg/kg), tienen más moléculas por dosis equivalente que un BNM potente, como el vecuronio (DE_{95} de 0.05 mg/kg), lo que resulta en un inicio más rápido. Así, una DE_{95} de rocuronio tendrá seis veces más moléculas que una dosis equipotente de vecuronio y la concentración plasmática del rocuronio será mayor que la del vecuronio. Esta mayor diferencia de concentración entre el plasma y la hendidura sináptica explica en parte el inicio más rápido del rocuronio. Un gradiente de concentración similar entre el plasma y la hendidura sináptica podría conseguirse administrando seis veces la DE_{95} de vecuronio. Aunque esto acelerará el inicio de la acción, la dosis mucho mayor también prolongará de manera notable la duración total de la acción. Por lo general, se utiliza una dosis de 2-3 × DE_{95} de un BNM no despolarizante para facilitar la intubación traqueal.

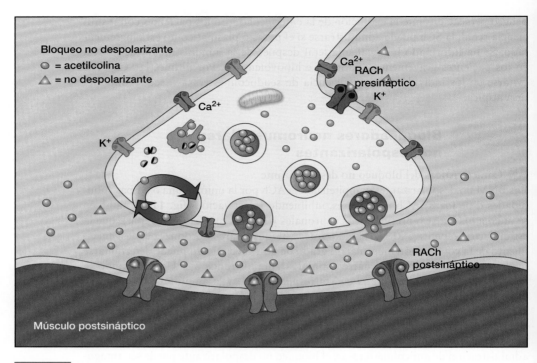

Figura 11-5 Efectos de un bloqueo no despolarizante (competitivo) en la unión neuromuscular.

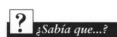

D. Fármacos no despolarizantes

El *vecuronio* es un BNM de duración intermedia que carece de efectos cardiovasculares; al ser más potente que el rocuronio, su inicio de la acción es más lento (*véase* tabla 11-1). El vecuronio puede precipitarse en el tubo i.v. si se administra inmediatamente después del tiopental (pero no del propofol). Desde la introducción del rocuronio, ya no se recomienda el vecuronio para la IISR.

El rocuronio es estructuralmente similar al vecuronio (*véase* tabla 11-1). Debido a su baja potencia, la alta concentración plasmática que se alcanza después de la administración en bolo disminuye de manera rápida, por lo que su duración de acción en los pacientes con funciones renal y hepática normales está determinada principalmente por su redistribución, no por su eliminación. A diferencia del vecuronio, los metabolitos del rocuronio (17-OH rocuronio) tienen una actividad de bloqueo neuromuscular muy baja. El rocuronio puede utilizarse en dosis altas (1-1.2 mg/kg) en el contexto de la IISR, especialmente en aquellos pacientes en los que el uso de la SCh está contraindicado. El tiempo medio de inicio con esta dosis rivaliza con el de la SCh, con condiciones de intubación similares.[3] Después de grandes dosis, la DHR 25% se prolonga significativamente (>60 min) y, si se considera la reversión rápida en el escenario «no se puede intubar, no se puede ventilar», es necesaria una dosis grande (16 mg/kg) de sugammadex. Al igual que el vecuronio, el rocuronio no tiene ningún efecto sobre la hemodinámica y no libera histamina. Sin embargo, se han documentado reacciones alérgicas. Los informes de todo el mundo sugieren que la incidencia de anafilaxia después de la administración del rocuronio puede ser mayor que con otros BNM. Esto se ha atribuido a la sensibilización a un medicamento antitusivo, la folcodina, disponible en algunos países. La potencia parece ser mayor en las mujeres que en los hombres y la dosis debe reducirse un 20% en las mujeres. En la población pediátrica,

Tabla 11-2 Regímenes de dosificación y características de los bloqueadores neuromusculares no despolarizantes de benzilisoquinolina

Fármaco[a]	Cisatracurio	Mivacurio
Tipo (duración)	Intermedio	Corto
Potencia: DE_{95} (mg/kg)	0.05	0.08
Dosis para intubación (mg/kg)	0.15	0.2-0.25
Dosificación por peso	PC real	PC real
Tiempo de inicio (min)	5-7	3-4
Duración clínica (min)	35-50	15-20
Dosis de mantenimiento (mg/kg)	0.01	0.25
Dosis de infusión (mg/kg por min)	1-3	5-7
Vía de eliminación	Hofmann, 30%; hidrólisis de ésteres, 60%	Colinesterasa plasmática
Metabolitos activos	Ninguno	Ninguno
Efectos colaterales	Infrecuentes; liberación de histamina con dosis altas	Liberación de histamina, rubor y eritema con dosis > 0.2 mg/kg
Contraindicaciones (aparte de la alergia específica)	Ninguna	Enfermedad reactiva de las vías respiratorias, seudocolinesterasa atípica, insuficiencia de colinesterasa plasmática
Comentarios	Resultados en valores triviales de histamina, laudanosina y acrilato	El inicio lento y la duración corta limitan la utilidad clínica

DE_{95}: dosis requerida en la mitad de la población para una disminución del 95% de una contracción única; PC: peso corporal. El peso corporal real para el cisatracurio se basa en datos contradictorios para el atracurio; hay datos limitados sobre el cisatracurio. Se presume que el peso corporal real es para el mivacurio con base en las similitudes con la farmacodinámica de la succinilcolina.
[a]La información se estima a partir de los datos de la literatura especializada, asumiendo que no hay potenciación de otros fármacos coadministrados (como los anestésicos volátiles inhalados) y con efectos medidos en el músculo aductor del pulgar. Otros factores, como la temperatura del músculo, el modo de supervisión de la respuesta evocada, el tipo o el sitio del músculo, afectarán los datos.

el inicio y la duración de la acción son más cortos y las necesidades de dosis son ligeramente mayores.

El cisatracurio es un compuesto de bencilisoquinolina de la familia del curare. Es la versión más contemporánea del atracurio, que se compone de una mezcla de 10 isómeros ópticos (*véase* tabla 11-2) que tiene propensión a liberar histamina. El cisatracurio está compuesto por el isómero *cis-cis*, que es más potente que el atracurio y no libera histamina. Tiene una vía metabólica doble única: una degradación no enzimática que es directamente proporcional a la temperatura y al pH (degradación de Hofmann) y una vía secundaria que implica la hidrólisis por esterasas plasmáticas no específicas. Al igual que los BNM más potentes, el cisatracurio tiene un inicio de la acción más lento. Incluso con tres veces la DE_{95}, el inicio es de 5-7 min, el cual puede acortarse aumentando la dosis. La DHR 25% es intermedia (30-45 min), pero ligeramente más predecible que la de otros fármacos de duración intermedia, probablemente debido a la doble vía metabólica. La potencia es similar para hombres y mujeres y no se ve afectada de forma apreciable por la edad o la insuficiencia orgánica. Con poca frecuencia, se han informado reacciones alérgicas.

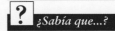

? *¿Sabía que...?*

La dosis de rocuronio debe reducirse en un 20% en las mujeres. Las mujeres de edad avanzada corren un riesgo especialmente alto de sufrir una parálisis prolongada a causa del rocuronio en dosis estándar.

? *¿Sabía que...?*

El cisatracurio es metabolizado por la misma enzima que degrada el esmolol y el remifentanilo.

El *mivacurio* es una bencilisoquinolina y el único BNM no despolarizante con una duración de acción corta (*véase* tabla 11-2). Su potencia es intermedia (la DE_{95} es de 0.08-0.15 mg/kg), lo que explica en parte su lento inicio de acción (3-4 min). El inicio lento también se debe a la rápida metabolización del mivacurio en su camino hacia la unión neuromuscular. La metabolización es producida por la colinesterasa plasmática, de forma similar a la SCh, y no hay metabolitos activos. La liberación de histamina se produce a dosis mayores de 0.2 mg/kg, que puede manifestarse como rubor cutáneo, eritema e hipotensión. La reversión de este fármaco es única en el sentido de que se desea una acumulación de ACh en la sinapsis mediante la inhibición de la ACE para superar el bloqueo no despolarizante competitivo; sin embargo, la inhibición de la colinesterasa plasmática también lentifica la metabolización del mivacurio. La neostigmina bloquea tanto la colinesterasa plasmática como la ACE, por lo que el fármaco revertidor preferido para el mivacurio es uno que solo actúa sobre la ACE, como el edrofonio.

V. Interacciones farmacológicas

A. Efectos aditivos y sinérgicos

Los BNM no despolarizantes pueden tener efectos aditivos o sinérgicos cuando se combinan. Por lo general, la combinación de dos fármacos químicamente similares con una duración de la acción similar (p. ej., rocuronio y vecuronio) da como resultado una potencia aditiva y ningún efecto sobre la duración total. Cuando se combinan fármacos de diferentes clases (p. ej., cisatracurio y rocuronio), el efecto en términos de la dosis total es sinérgico y tanto la potencia como la duración total aumentan.

B. Antagonismo

La adición de BNM despolarizantes y no despolarizantes produce un antagonismo mutuo. Por ejemplo, las dosis de desfasciculación de un BNM no despolarizante antes de la administración de la SCh aumentarán la necesidad de dosis de SCh y acortarán la duración de acción de esta.

C. Potenciación

Los anestésicos inhalados potencian el bloqueo neuromuscular (desflurano > sevoflurano > isoflurano > óxido nitroso) probablemente debido a efectos directos en los receptores postunión. Una mayor concentración (concentración alveolar mínima) y una exposición más prolongada al fármaco potenciarán el bloqueo neuromuscular en mayor medida. El fármaco i.v. propofol no tiene ningún efecto sobre la transmisión neuromuscular. Los anestésicos locales potencian los efectos de los BNM despolarizantes y no despolarizantes; el tiempo de inicio no se ve afectado de manera relevante, pero la duración de la acción se prolonga.

Los antibióticos habituales penicilina, cefalosporina, tetraciclina y eritromicina no prolongan de forma apreciable los efectos de los BNM. La clindamicina y la lincomicina tienen efectos pre- y postsinápticos, pero a las dosis típicas no tienen un efecto clínicamente perceptible en el bloqueo muscular. Los antibióticos más antiguos, como la estreptomicina y la neomicina, que se sabe que disminuyen la función neuromuscular, tienen efectos más prominentes pero todavía limitados. Sin embargo, la hipercapnia, la acidosis y la hipotermia pueden potenciar los efectos depresores de los antibióticos en los enfermos graves. En los pacientes que reciben administración aguda de anticonvulsivos (fenitoína, carbamazepina), el bloqueo neuromuscular se potencia. La administración crónica disminuye de manera significativa la duración de la acción de los aminoesteroides, pero no de los compuestos de bencilisoquinolina. Los antagonistas de los receptores β y de los canales de calcio tienen efectos insignificantes sobre los BNM, pero se ha demostrado que la efedrina acelera el inicio del rocuronio, probablemente como resultado de su impacto sobre el gasto cardíaco.

Los corticoesteroides administrados junto con el bloqueo neuromuscular, especialmente en los pacientes graves y durante períodos prolongados, aumentan de manera notable el riesgo de miopatía (hasta el 50% de los pacientes con ventilación mecánica que reciben ambos fármacos).

VI. Alteración de la respuesta a los bloqueadores neuromusculares

Son múltiples los factores que alteran la farmacocinética de todos los fármacos, incluyendo los BNM. La hipotermia intraoperatoria prolonga la duración de los BNM al disminuir la sensibilidad de los receptores y la movilización de la ACh, disminuyendo la fuerza de la contracción muscular y reduciendo la metabolización renal y hepática, así como la vía de degradación de Hofmann.

El envejecimiento produce un decremento del agua corporal total y de la concentración de albúmina sérica, lo que reduce el volumen de distribución de los BNM. La disminución de la función cardíaca, la tasa de filtración glomerular y el flujo sanguíneo hepático contribuyen a reducir la tasa de eliminación de los BNM (especialmente los compuestos aminoesteroides).

Los desequilibrios ácido-base y electrolítico afectan la duración de la acción de los BNM, incluyendo su metabolización y eliminación. La hipocalemia potencia el bloqueo no despolarizante y disminuye la eficacia de los anticolinesterásicos (neostigmina) para antagonizar el bloqueo no despolarizante. La hipermagnesemia prolonga la duración de la acción de los BNM al inhibir los canales de calcio pre- y postsinápticos. La acidosis interfiere con la capacidad de los anticolinesterásicos para revertir un bloqueo no despolarizante. La hipercapnia también conduce a la acidosis, perjudicando el antagonismo de los BNM.

La duración de acción de los BNM aminoesteroides se prolonga por las disfunciones hepática y renal. Por esta razón, los BNM de clase bencilisoquinolina se prefieren en los pacientes con disfunción orgánica (como los pacientes en estado grave en la unidad de cuidados intensivos) porque se metabolizan por vías no enzimáticas independientes de los órganos.

VII. Vigilancia del bloqueo neuromuscular

A. Evaluación subjetiva y supervisión cuantitativa

Este tipo de supervisión implica la estimulación de un nervio periférico y la evaluación de la respuesta (contracción o sacudida) del músculo inervado. Los *estimuladores de los nervios periféricos* (ENP) suelen ser unidades autónomas que funcionan con baterías y proporcionan el estímulo a través de cables conectados a electrodos de superficie (piel). Cuando se utiliza un ENP, la respuesta se evalúa subjetivamente de forma visual o manual (evaluación táctil). La evaluación subjetiva tiene las consiguientes limitaciones derivadas de la incapacidad de los seres humanos para detectar variaciones sutiles en el movimiento. Los dispositivos cuantitativos miden objetivamente la respuesta muscular evocada. Es importante que estos dispositivos proporcionen mediciones precisas e instantáneas del CTDC (*véase* «Características farmacológicas de los bloqueadores neuromusculares» para su definición); existe un consenso de expertos de que la mejor práctica incluye el uso rutinario de la supervisión cuantitativa del bloqueo neuromuscular.[7] Tanto el ENP como los dispositivos cuantitativos estimulan un nervio (el nervio cubital y la respuesta evocada del músculo aductor del pulgar es el criterio de referencia) de la misma manera; la diferencia está en la evaluación de la respuesta. Suministran un rango de corrientes de hasta 80 mA. La corriente debe ser constante (onda cuadrada) durante la duración del impulso. La duración más utilizada es de 200 μs; no debe superar los 300 μs para no sobrepasar el período refractario del nervio.

La corriente se suministra a través de electrodos de estimulación de superficie (piel) que tienen una superficie de contacto de cloruro de plata con la piel, lo que disminuye su resistencia. Los electrodos del electrocardiograma (ECG) estándar son aceptables, pero también se utilizan electrodos especializados. La piel puede tener una resistencia muy alta y su preparación mediante la limpieza con alcohol y con una gasa es útil para mejorar la entrega del estímulo eléctrico.

B. Modalidades de supervisión

Los primeros estimuladores nerviosos administraban estímulos únicos repetitivos a frecuencias de entre 0.1 y 10 Hz. La respuesta del músculo era una ST a cada estímulo (**fig. 11-6**). Si la frecuencia de la estimulación supera los 0.1 Hz (1 estímulo cada 10 s), puede producirse cierto grado de fatiga muscular. Para medir la extensión del bloqueo neuromuscular, la intensidad de la corriente se incrementa progresivamente (antes de la administración de los BNM) desde 0 mA en pasos de 5-10 mA. La amplitud de la respuesta muscular evocada se representa en el tiempo y tiene una forma sigmoidea. Una vez que la amplitud de la respuesta del músculo ya no aumenta a pesar de aumentar la intensidad de la corriente, la respuesta es máxima y la corriente requerida se llama *corriente máxima*. El aumento del valor de la corriente en un 20% por encima del máximo garantiza que todas las fibras del músculo inervado se despolarizarán de forma constante, a pesar de los cambios en la resistencia de la piel a lo largo del tiempo. Esto se denomina *corriente supramáxima*. Si se mide y registra una fuerza de control basal antes de la administración de los BNM, la fuerza de las contracciones posteriores puede compararse y expresarse como la altura de contracción (% del control). Esta modalidad (ST) es útil clínicamente para determinar el inicio del bloqueo neuromuscular. Dado que el inicio del bloqueo neuromuscular en los músculos laríngeos precede al bloqueo en el aductor del pulgar debido al flujo sanguíneo preferente a la musculatura central, a menudo se logran condiciones de intubación satisfactorias antes de la disminución completa de la respuesta de la ST en el aductor del pulgar. La modalidad de la ST no es útil para supervisar la recuperación de un bloqueo no despolarizante.

La estimulación en TDC se introdujo clínicamente en 1971 y consiste en cuatro estímulos de ST secuenciales (denominados *T1*, *T2*, *T3* y *T4*) administrados a una frecuencia de 2 Hz (**fig. 11-7A** y **B**). Cada estímulo puede aplicarse cada 15 o 20 s. El

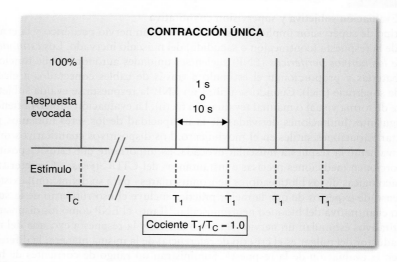

Figura 11-6 Estimulación nerviosa mediante una contracción única. Si las contracciones únicas se producen con menos de 2 s de diferencia, existe cierto riesgo de desvanecimiento fisiológico con >4 contracciones posteriores.

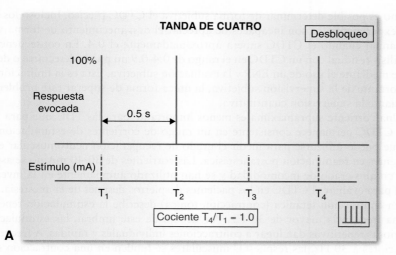

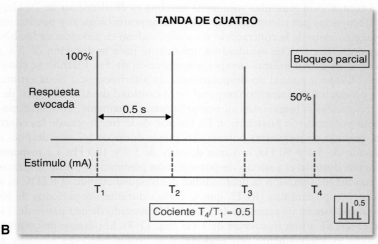

A) Después de la estimulación en tandas de cuatro (TDC), se observa el cociente inicial de las TDC (T4/T1 = 1.0). **B)** Después de la estimulación en TDC, se observa una disminución de la respuesta a las TDC (T4/T1 = 0.5) tras la administración de un bloqueador neuromuscular no despolarizante.

CTDC se calcula dividiendo la amplitud de T4 entre la amplitud de T1. La respuesta a las TDC de control (antes de la administración de los BNM) es de cuatro contracciones de igual amplitud y el CTDC es de 1.0 (100%). Durante un bloqueo parcial no despolarizante, la relación disminuye (es decir, hay un desvanecimiento creciente) a medida que aumenta el grado de bloqueo. Un CTDC de 0.9 se considera una recuperación clínica aceptable y la parálisis residual se define como un CTDC menor de 0.9 en el aductor del pulgar. El CTDC no requiere una medición inicial: todas las respuestas posteriores se miden como una fracción de T1. Al provocar cuatro respuestas, el clínico a veces puede evaluar el grado de desvanecimiento de forma subjetiva por medios visuales o táctiles o, de forma más fiable, contando el número de respuestas evocadas (contracciones) conocido como *recuento de las tandas de cuatro* (RTDC). Cuando se evalúa subjetivamente, el RTDC tiene seis clasificaciones posibles, a saber, 0, 1, 2, 3, 4 con desvanecimiento y 4 sin desvanecimiento. El término *cuatro de cuatro* debe evitarse, ya que confunde dos clasificaciones distintas. Si bien es posible determinar de manera subjetiva si hay desvanecimiento o no, no es posible determinar de forma subjetiva el CTDC preciso. Incluso los clínicos experimentados son incapaces de apreciar el desvanecimiento de forma visual o manual cuando el CTDC supera aproximadamente el 0.4. En consecuencia, la parálisis residual con un CTDC en el rango de 0.4-0.9 no puede detectarse o descartarse mediante el uso de un ENP y la evaluación subjetiva. Esta es la limitación más importante de la supervisión subjetiva, la única forma de superar este problema es mediante la supervisión cuantitativa.

Una corriente supramáxima es menos importante para las TDC que para la ST y el CTDC permanece consistente en un rango de corrientes de estimulación, por lo que puede utilizarse para medir el grado de recuperación neuromuscular en los pacientes en reanimación postanestésica. Las corrientes de 30-40 mA no se asocian con un alto grado de incomodidad y se han utilizado ampliamente en la investigación para evaluar el CTDC en los pacientes despiertos después de la anestesia.

La contracción tetánica (contracción tónica) describe la estimulación repetitiva a una frecuencia mayor de 30 Hz. Por debajo de este umbral, las estimulaciones nerviosas repetitivas dan lugar a contracciones individuales y rápidas. A frecuencias superiores a 30 Hz, las respuestas musculares se funden en una contracción sostenida. La contracción muscular voluntaria máxima es de alrededor de 70 Hz, por lo que las frecuencias por encima de este valor son suprafisiológicas y pueden producir un desvanecimiento de la contracción muscular, incluso en ausencia de los BNM. La contracción tetánica se ha estudiado ampliamente para la duración de 5 s, por lo que los clínicos deben utilizar siempre una duración de 5 s. Cuando se comprueba durante el bloqueo parcial no despolarizante, la alta frecuencia de la estimulación tetánica producirá un aumento temporal de la cantidad de ACh liberada, de modo que las respuestas subsiguientes aumentarán transitoriamente, un fenómeno conocido como *potenciación postetánica*. En función de la frecuencia de las contracciones, este período de respuestas potenciadas puede durar de 1-2 min después de una estimulación de 5 s y 50 Hz, o 3 min después de 5 s y 100 Hz. La respuesta a la estimulación durante el período de potenciación postetánica puede utilizarse para definir con mayor precisión la profundidad del bloqueo cuando el RTDC es nulo.

El recuento postetánico (RPT), que se utiliza durante los períodos de bloqueo profundo, consiste en un estímulo de 5 s y 50 Hz, seguido de una pausa de 3 s y una serie de 15-20 ST a una frecuencia de 1 Hz (**fig. 11-8**). El número de contracciones postetánicas es inversamente proporcional a la profundidad del bloqueo: cuanto

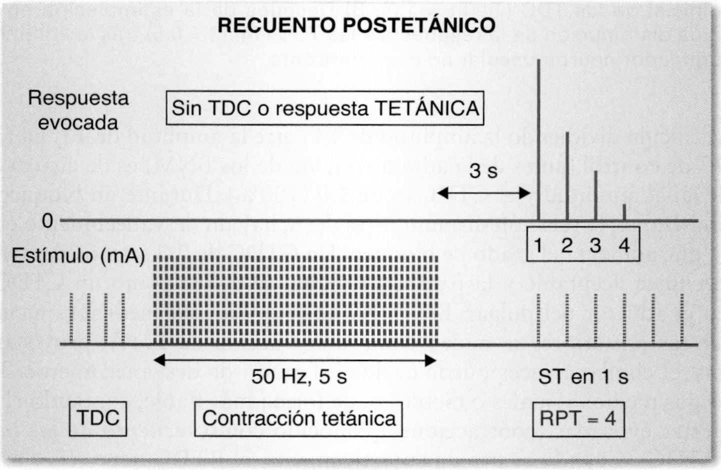

> **?** *¿Sabía que...?*
>
> Tanto la evaluación visual como la táctil (subjetiva) del desvanecimiento a la estimulación de las TDC no logran reconocer grados significativos de bloqueo residual.

Figura 11-8 Recuento postetánico (RPT). El número de contracciones postetánicas está inversamente relacionado con el grado de bloqueo neuromuscular. ST: estimulación única; TDC: tanda de cuatro.

menor sea el número de contracciones postetánicas, más profundo será el bloqueo. Con un RPT de 1, el tiempo hasta la recuperación de un RTDC de 1 es de unos 20-30 min; sin embargo, el tiempo de recuperación puede ser significativamente mayor en algunos pacientes.

La estimulación de doble ráfaga (EDR$_{3,3}$) se desarrolló para aumentar la sensibilidad al intentar evaluar la parálisis residual de forma subjetiva. Al administrar dos (en lugar de cuatro) estímulos intensos (ráfagas minitetánicas) separados por 0.75 s, se pueden evaluar directamente dos respuestas fusionadas en lugar de comparar la cuarta respuesta de las TDC con la primera. Esta modalidad se denomina *estimulación de doble ráfaga* (**fig. 11-9**). Los números 3,3 significan que cada ráfaga contiene tres estímulos a una frecuencia de 50 Hz. Dado que las dos ráfagas individuales tienen una frecuencia tetánica, es necesario un período de recuperación más largo entre las sucesivas estimulaciones de la EDR (20 s). Utilizando la EDR de forma subjetiva, los clínicos son capaces de detectar el desvanecimiento cuando el CTDC es menor de 0.60, lo que supone una mejora respecto al desvanecimiento de las TDC detectado subjetivamente. La incapacidad de apreciar la parálisis residual con un CTDC en el rango de 0.6-0.9 es una deficiencia importante de la EDR.

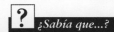

? ¿Sabía que...?

Incluso la prueba de elevación de la cabeza de 5 s, utilizada con frecuencia, tiene el mismo escaso valor predictivo que otras pruebas clínicas (valor predictivo positivo ≤0.5). La mayoría de los voluntarios fueron capaces de mantener la elevación de la cabeza durante más de 5 s con un CTDC de 0.5.

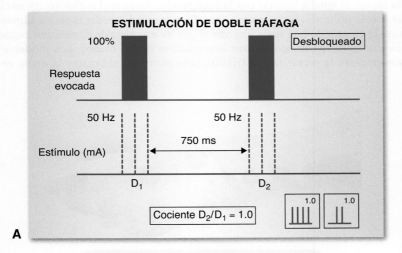

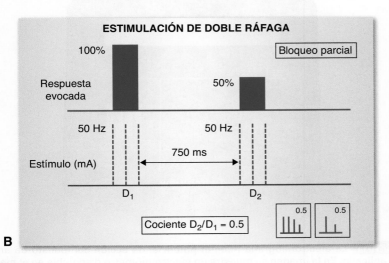

Figura 11-9 **A)** Estimulación de doble ráfaga (EDR$_{3,3}$). **B)** Cociente de estimulación de doble ráfaga (EDR$_{3,3}$) = 0.5.

C. Supervisión cuantitativa

Existen diferentes tecnologías para la medición precisa de la respuesta evocada. La mecanomiografía (MMG) se considera el criterio de referencia. Es una medida isométrica de la fuerza de la contracción del pulgar. El equipo es engorroso y no se utiliza en la práctica clínica.

La electromiografía (EMG) es uno de los métodos más antiguos de medición de la transmisión neuromuscular que arroja mediciones que no difieren significativamente de la MMG (**fig. 11-10**). Para la supervisión con EMG se estimula un nervio periférico (generalmente el nervio cubital) mediante electrodos de superficie y se mide el potencial de acción generado en el músculo inervado (aductor del pulgar). La medición de la respuesta evocada implica el área bajo la curva del potencial de acción muscular compuesto, el máximo al valor de referencia o la amplitud de máximo a máximo de la señal.

La aceleromiografía (AMG) ha sido el método clínico más utilizado para medir la función muscular en las últimas 3 décadas (**fig. 11-11**). La AMG consiste en un acelerómetro fijado a una parte del cuerpo en movimiento (generalmente el pulgar) que mide la aceleración en respuesta a la estimulación nerviosa (el nervio cubital y la contracción muscular). La aceleración es directamente proporcional a la fuerza porque la fuerza es igual a la masa por la aceleración. Aunque el acelerómetro es el dispositivo más utilizado, tiene limitaciones. El pulgar debe poder moverse libremente durante la cirugía, lo que suele impedir el uso de este tipo de dispositivo cuando el posicionamiento quirúrgico incluye la retracción de los brazos. Los modelos más nuevos emplean la vectorización triaxial, pero mantener el brazo y la mano en una

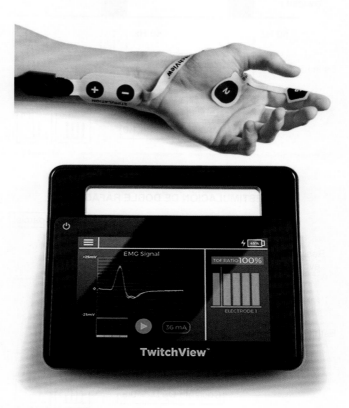

Figura 11-10 La electromiografía mide el potencial de acción compuesto de un estímulo aplicado. En la imagen se muestra un electromiómetro disponible en el mercado (© 2021 BLINK Device Company. Todos los derechos reservados).

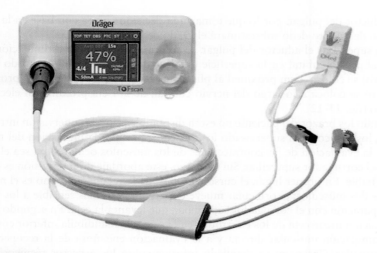

Figura 11-11 Un acelerómetro mide la aceleración del pulgar con cada estímulo aplicado. La fuerza es directamente proporcional a la aceleración mediante F = mA (A: aceleración; F: fuerza; m: masa). En la imagen se muestra un acelerómetro disponible en el mercado (© Drägerwerk AG & Co. KGaA, Lubeck. Todos los derechos reservados).

posición constante sigue siendo importante para el rendimiento ideal del dispositivo. En comparación con la MMG y la EMG, la AMG da valores inflados para el CTDC; el valor inicial antes de la administración de los BNM suele ser de 1.1-1.15, pero puede ser mayor. Las mediciones proporcionadas por el dispositivo de AMG se denominan *valores brutos* y existen dos abordajes para compensar los valores brutos inflados del CTDC. Se puede determinar el valor inicial individual antes de la parálisis y dividir todas las mediciones posteriores entre este valor. Esto se llama *normalización al valor inicial*. Por ejemplo, si el valor inicial es 1.12 y el CTDC postoperatorio es 0.94, el CTDC normalizado será 0.94/1.12 = 0.84. El abordaje alternativo consiste en ajustar el umbral de recuperación aceptable a un valor bruto de 1.0. En este ejemplo, ambos abordajes llevarían a clasificar el valor bruto del CTDC igual a 0.94 como parálisis residual.

D. Sensibilidad muscular diferencial

Hace tiempo que se sabe que los BNM no afectan a todos los músculos al mismo tiempo ni producen la misma profundidad de relajación. También es importante tener en cuenta que los BNM se administran para producir buenas condiciones de intubación, parálisis de las cuerdas vocales, relajación de los músculos abdominales o inmovilidad diafragmática. Sin embargo, los músculos laríngeos, los músculos abdominales y el diafragma no se supervisan. Por tanto, es importante, desde el punto de vista clínico, comprender la respuesta de los diferentes músculos a los efectos de los BNM.

El aductor del pulgar es el que más se supervisa (subjetiva u objetivamente). Al tratarse de un músculo periférico, el tiempo de inicio en el aductor del pulgar es más largo que en los músculos centrales, donde el flujo sanguíneo (y, por tanto, la administración de fármacos) es mayor. Al mismo tiempo, el aductor del pulgar es más sensible a los BNM no despolarizantes, por lo que la recuperación se retrasa en comparación con los músculos centrales (diafragma, músculos laríngeos). Incluso la supervisión de músculos periféricos similares pero diferentes, inervados por un nervio común, puede inducir un error: la estimulación del nervio cubital produce la flexión del quinto dedo, así como la contracción del aductor del pulgar. No obstante, la recuperación de la contracción del quinto dedo se produce más rápidamente que en el aductor del pulgar, por lo que tomar una decisión clínica con base en la recuperación del quinto dedo sobrestimará el grado de recuperación.

Para supervisar el aductor del pulgar, se colocan electrodos de estimulación a lo largo del nervio cubital en la superficie anterior del antebrazo. El electrodo distal (negativo) se coloca 2 cm proximal al pliegue de la muñeca y el electrodo proximal (positivo) se coloca a lo largo del nervio cubital, de 3-4 cm proximal al electrodo negativo (**fig. 11-12**).

Cuando los brazos del paciente no están disponibles para la supervisión intraoperatoria, los clínicos han supervisado los músculos faciales: la inervación del nervio facial y la evaluación de las contracciones de los músculos oculares, ya sea el orbicular o el corrugador superciliar. Sin embargo, este abordaje de supervisión es difícil y poco fiable. En primer lugar, el curso temporal de la recuperación no es el mismo para los dos músculos: el orbicular mueve el párpado y es más sensible a los BNM en comparación con el corrugador superciliar, que levanta la ceja. En segundo lugar, la colocación incorrecta de los electrodos en la sien y la mandíbula inferior conduce a la estimulación muscular directa y a la evaluación engañosa de la recuperación neuromuscular. Gätke, en su detallado informe sobre los aspectos técnicos de la supervisión aceleromiográfica del orbicular, concluyó: «cuando se realiza la supervisión en la cara, con sus muchos nervios y músculos pequeños, es difícil garantizar que solo se estimule un único nervio y, en consecuencia, que solo este se contraiga».[8] Por tanto, puede ser bastante difícil para los anestesiólogos distinguir entre las contracciones de los diferentes músculos que rodean a los ojos. En tercer lugar, aunque se utiliza con frecuencia, no se ha validado la eficacia de este método de supervisión. En cuarto lugar, se ha demostrado que la práctica clínica actual de supervisión de los músculos oculares quintuplica el riesgo de parálisis residual.[9] Cuando las muñecas y los pulgares no están disponibles para la supervisión del aductor del pulgar, el dedo gordo del pie ofrece una mejor alternativa. La estimulación del nervio tibial posterior a lo largo del maléolo medial produce la flexión del dedo gordo del pie y tiene un curso temporal comparable al del aductor del pulgar. Es prudente, si se utiliza la estimulación del nervio facial durante la cirugía porque es el único sitio disponible, cambiar la estimulación del nervio facial por la del cubital antes de la reversión farmacológica al final del procedimiento quirúrgico. Una elección adecuada del fármaco de reversión y de la dosis requiere una evaluación válida del grado de bloqueo neuromuscular obtenido en el sitio de referencia, que es el nervio cubital y el aductor del pulgar.

? *¿Sabía que...?*

Se prefiere la respuesta de contracción del dedo gordo del pie, con la estimulación del nervio tibial posterior, a la evaluación de los músculos oculares con la estimulación del nervio facial cuando no se dispone de supervisión en el aductor del pulgar.

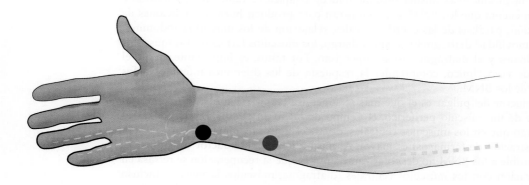

Figura 11-12 Colocación correcta de los electrodos en la superficie anterior del brazo. El electrodo negro está cerca de la muñeca, el rojo está más proximal («rojo cerca de la cabeza»).

E. Aplicaciones clínicas

La supervisión neuromuscular debe comenzar inmediatamente después de la inducción anestésica, antes de la administración de los BNM. Esto tiene importantes ventajas: permite confirmar que el dispositivo funciona y ofrece al clínico un buen indicio de la respuesta basal a la estimulación. El restablecimiento de la función neuromuscular normal antes de la extubación debe producir la misma respuesta que al momento inicial. Además, los dispositivos modernos pueden determinar automáticamente la corriente supramáxima adecuada y funcionan mejor cuando se calibran antes de la administración de los BNM. El conocimiento del curso temporal del inicio, la duración y la recuperación del bloqueo neuromuscular de los BNM permite una atención óptima (**fig. 11-13**). Las condiciones de intubación satisfactorias suelen estar presentes antes de la disminución completa de la respuesta de contracción del aductor del pulgar.

La mayoría de los procedimientos quirúrgicos puede realizarse con un bloqueo moderado (RTDC de 1-3). El bloqueo profundo se define como un grado con un RTDC igual a 0 y un RPT de al menos 1. La función del bloqueo profundo sigue siendo controvertida; sin embargo, rara vez se requiere para la cirugía abdominal inferior. Si se necesita un grado de bloqueo que impida el movimiento diafragmático, un RPT de 1 o 2 suele ser suficiente.

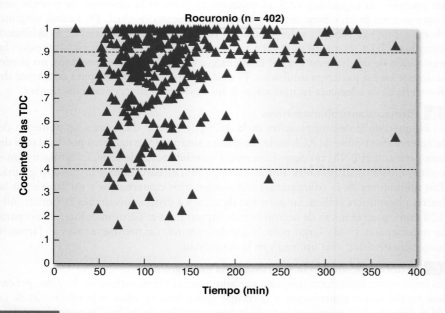

Figura 11-13 En el gráfico se muestran los cocientes de las tandas de cuatro (TDC) para 402 pacientes a su llegada a la unidad de cuidados postanestésicos. Cada paciente recibió solo una dosis de rocuronio de 0.6 mg/kg y no recibió reversión farmacológica. La duración del rocuronio varía considerablemente de un individuo a otro y no se puede predecir la duración en un paciente individual. Las *líneas punteadas* corresponden al cociente de las TDC de 0.4 y 0.9, respectivamente. Con el uso de un estimulador de los nervios periféricos y la evaluación subjetiva, se esperaría que la mayoría de los pacientes con un cociente de TDC >0.4 tuvieran un recuento de las TDC de 4 sin desvanecimiento apreciable. Es necesaria una supervisión cuantitativa para poder determinar el cociente de las TDC de estos pacientes. La supervisión cuantitativa también permitiría identificar al 55% de los pacientes que se han recuperado espontáneamente hasta alcanzar un cociente de las TDC ≥0.9 y que, por tanto, no deben ser expuestos a los fármacos de reversión y a sus costes y posibles efectos colaterales asociados (con base en Debaene B, Plaud B, Dilly MP, Donati F. Residual paralysis in the PACU after a single intubating dose of nondepolarizing muscle relaxant with an intermediate duration of action. *Anesthesiology*. 2003;98:1042-1048, fig. 1).

VIII.   Reversión del bloqueo neuromuscular

A. Bloqueo neuromuscular residual

Durante décadas, los investigadores han demostrado que, independientemente del BNM utilizado, más del 40% de los pacientes tratados de manera intraoperatoria, por criterios clínicos o evaluación subjetiva, presentaban parálisis residual (CTDC <0.90) cuando se evaluaban objetivamente en la unidad de cuidados postanestésicos.[10,11] La parálisis residual se asocia con consecuencias clínicas adversas, especialmente en lo que respecta al aparato respiratorio. Entre ellas se encuentra el deterioro del funcionamiento faríngeo con un mayor riesgo de aspiración, obstrucción de las vías respiratorias, hipoxemia, insuficiencia respiratoria, reintubación y atelectasia y neumonía postoperatorias. La parálisis residual es una complicación iatrógena que puede y debe evitarse. En primer lugar, cuando la parálisis ya no es necesaria, debe obtenerse una evaluación previa válida del músculo aductor del pulgar. En segundo lugar, a menos que el bloqueo se haya recuperado espontáneamente hasta alcanzar al menos un CTDC igual a 0.9, debe administrarse una reversión farmacológica eficaz. En tercer lugar, la adecuación de la función neuromuscular debe confirmarse mediante una supervisión cuantitativa antes de la fase final de la recuperación postanestésica y la extubación traqueal.

Las pruebas clínicas se han defendido durante décadas; pruebas como la fuerza de prensión, la capacidad vital, el volumen corriente o la elevación de piernas son notoriamente pobres para detectar el desvanecimiento residual. De hecho, ninguna de estas pruebas tiene un valor predictivo positivo para la detección de la debilidad cuando el CTDC es mayor de 0.5. La mejor prueba clínica, la capacidad para resistir la extracción de un depresor lingual (abatelenguas) con los dientes apretados, no puede utilizarse en los pacientes intubados. El único abordaje disponible para confirmar de forma fiable la adecuada recuperación de los BNM es la supervisión cuantitativa.

B. Fármacos anticolinesterásicos

El bloqueo de la descomposición de la ACh por la ACE da lugar a un aumento de la reserva disponible de ACh en la hendidura sináptica y a mayores posibilidades de competir con el BNM no despolarizante. Los inhibidores de la ACE (fármacos anticolinesterásicos) disponibles son la neostigmina, el edrofonio y la piridostigmina. Los inhibidores de la colinesterasa son compuestos cuaternarios y no atraviesan la barrera hematoencefálica. Su duración de acción a dosis equivalentes es similar (60-120 min), pero el inicio de acción es más rápido para el edrofonio, intermedio para la neostigmina y más largo para la piridostigmina. La neostigmina es el fármaco anticolinesterásico más utilizado en la actualidad.

C. Factores que afectan la reversión de la neostigmina

Es importante considerar que, una vez administrada la neostigmina, hay dos procesos paralelos que contribuyen a la recuperación. Uno de ellos es la inhibición de la ACE, que conduce a un aumento de la concentración de ACh; el otro es la metabolización y la eliminación continuas de los BNM. Un determinante importante de la eficacia de la neostigmina es el grado de bloqueo neuromuscular. Tradicionalmente, la reversión con neostigmina se ha intentado para el bloqueo moderado (RTDC de 1-3). Esto ya no se recomienda porque su eficacia es poco fiable.[12] Incluso cuando el bloqueo es poco profundo, es decir, un RTDC de 4 con desvanecimiento subjetivo, no hay ninguna dosis de neostigmina que pueda garantizar la reversión completa a un CTDC de 0.9 en 10 min en el 95% de los pacientes.[13,14] Solo cuando el bloqueo es mínimo (RTDC de 4 sin desvanecimiento o CTDC ≥0.4), la neostigmina es altamente eficaz. La administración de la neostigmina antes de los 10-15 min previos a la extubación prevista no es óptima, ya que este fármaco tiene un efecto máximo aproximadamente a los 10 min.[15,16] Por tanto, si la recuperación total del CTDC igual o mayor de 0.9 no se produce a los 10 min de la administración de la neostigmina, la explicación más probable es que el bloqueo era demasiado profundo para revertirlo con dicho fármaco. En este caso, la recuperación espontánea continuará (mientras que el efecto de la neostigmina disminuye un poco después de su máximo) y el paciente finalmente alcanzará la recuperación total. Cuando la supervisión se realiza mediante ENP y evaluación subjetiva, la administración temprana de la neostigmina para un bloqueo más profundo que el mínimo tiene una desventaja significativa, a saber, que se pasará un período más largo e impredecible en el rango del CTDC de 0.4-0.9.[17] Este rango se ha denominado *zona de parálisis ciega* y no es posible determinar de manera subjetiva cuándo el paciente está totalmente recuperado.[18] La neostigmina es relativamente barata y, si se utiliza la supervisión cuantitativa, es aceptable intentar la reversión con este fármaco de un bloqueo con un RTDC de 4 con desvanecimiento, ya que una minoría de pacientes serán revertidos con éxito. Este abordaje tiene más probabilidades de éxito en el contexto de la anestesia i.v. total y menos probabilidades de éxito con los anestésicos volátiles. Para revertir un bloqueo con un RTDC de 4 con desvanecimiento (y supervisión cuantitativa), una dosis adecuada de neostigmina es de 50 µg/kg. No se ha demostrado que dosis superiores a los 50 µg/kg aumenten la eficacia. Para la reversión con la neostigmina de un bloqueo mínimo (RTDC de 4 sin desvanecimiento o CTDC ≥ 0.4), se recomienda una dosis de 20-30 µg. No hay diferencias significativas en la velocidad de recuperación inducida por la neostigmina entre los BNM no despolarizantes de acción intermedia. La edad afecta la velocidad de reversión inducida por la neostigmina, siendo más rápida en los niños que en los adultos y más lenta en los adultos mayores. Por último, los fármacos y las condiciones que potencian el efecto de los BNM no despolarizantes también prolongarán el tiempo de recuperación inducido por la neostigmina: anestésicos volátiles, magnesio e hipotermia.

D. Neostigmina: otros efectos

La neostigmina y el edrofonio inhiben la ACE en todos los sitios colinérgicos, incluyendo los receptores muscarínicos; por tanto, inducen la estimulación vagal. En consecuencia, los fármacos anticolinérgicos, como la atropina o el glicopirronio, se coadministran con fármacos anticolinesterásicos. La atropina tiene un inicio más rápido que el glicopirronio, produce más taquicardia y atraviesa la barrera hematoencefálica. Por estas razones, se prefiere el glicopirronio. Otros efectos colaterales de la neostigmina son el aumento de la salivación y la motilidad intestinal. Aunque los fármacos anticolinérgicos son eficaces para prevenir la salivación, sus efectos sobre la motilidad intestinal son limitados. Un metaanálisis de los efectos de la neostigmina en las náuseas y vómitos postoperatorios (NVPO) no ha apoyado una conexión y la guía actual para el manejo de las NVPO solo aconseja no usar dosis altas de neostigmina.[19]

E. Fármacos aglutinantes relajantes selectivos: sugammadex

El *sugammadex* es una γ-ciclodextrina con una cavidad central que encapsula el núcleo esteroide del rocuronio y el vecuronio. No tiene afinidad por ninguno de los otros BNM despolarizantes o no despolarizantes. La unión al rocuronio es en extremo estrecha, sin disociación clínicamente relevante. La unión al vecuronio es un tercio de esta y la dosis requerida para la reversión del vecuronio es mayor. La unión se produce en el plasma y crea una rápida disminución de las concentraciones plasmáticas de los BNM. Las moléculas libres de los BNM en la unión neuromuscular se mueven con el gradiente de concentración hacia el compartimento plasmático. Siempre que se administre una dosis suficiente de sugammadex, el resultado es una reversión muy eficaz en pocos minutos. La dosis recomendada es de 2 mg/kg cuando el grado de bloqueo se ha recuperado hasta un RTDC de 2, y de 4 mg/kg para bloqueos más profundos siempre que el RPT sea al menos de 1 (**tabla 11-3**). Estas recomendaciones de dosis son adecuadas para revertir el bloqueo neuromuscular inducido por el vecuronio y el rocuronio; sin embargo, la reversión del rocuronio será más rápida. La subdosificación de sugammadex puede conducir a una reversión incompleta o a una reversión inicial con una nueva paralización 15-30 min después.

Tabla 11-3 Reversión del bloqueo neuromuscular inducido por el rocuronio

Grado del bloqueo	Tipo de supervisión		Fármaco de reversión	
	ENP + evaluación subjetiva	Supervisión cuantitativa	Neostigmina	Sugammadex
Completo (intenso)	Sin contracción, RPT de 0	RPT de 0	Esperar	Esperar
Profundo	RTDC de 0 RPT ≥ 1	RTDC de 0 RPT ≥ 1	Esperar	4 mg/kg
Moderado	RTDC de 1-3	RTDC de 1-3	Esperar	2 mg/kg
Poco profundo	RTDC de 4 con desvanecimiento	CTDC < 0.4	Esperar[a]	2 mg/kg
Mínimo	RTDC de 4 sin desvanecimiento	CTDC de 0.4-0.9	15-30 µg/kg	2 mg/kg
Recuperación aceptable	No se puede evaluar	CTDC ≥ 0.9	Ninguno	Ninguno

CTDC: cociente de las tandas de cuatro; ENP: estimulador de los nervios periféricos; RPT: recuento postetánico; RTDC: recuento de las tandas de cuatro.

[a]Con la supervisión cuantitativa se puede intentar la reversión de la neostigmina con 40 µg/kg, ya que algunos pacientes pueden ser revertidos con éxito desde este grado de bloqueo.

Por ello, es fundamental que se obtenga una evaluación previa válida del bloqueo neuromuscular del aductor del pulgar y que se sigan las recomendaciones de dosis. Es importante destacar que, si no se utiliza un dispositivo de supervisión neuromuscular, existe el riesgo de que se produzca una gran debilidad residual, incluso con la administración del sugammadex en dosis de 2-4 mg/kg.[20] Las recomendaciones de dosis anteriores no son aplicables si la reversión se guía por la evaluación del músculo corrugador superciliar.[21] Como se ha mencionado, 16 mg/kg pueden revertir eficazmente el rocuronio 1.2 mg/kg en una situación de emergencia; sin embargo, hay otros factores que influyen en el restablecimiento de la respiración espontánea. A diferencia de la reversión de la anticolinesterasa, el tipo de anestesia (i.v. o volátil) no influye en la capacidad del sugammadex para revertir el rocuronio. Los complejos sugammadex-rocuronio se excretan por vía renal, con una semivida de eliminación de 100 min. No está aprobado por la FDA para su uso en pacientes con insuficiencia renal (depuración de creatininal < 30 mL/min), aunque se han publicado informes sobre su uso con éxito.[22]

1. Uso clínico, efectos secundarios y seguridad

El sugammadex es una importante adición a los recursos del anestesiólogo. El principal problema de seguridad es la posibilidad de que se produzcan reacciones de hipersensibilidad, incluido el choque anafiláctico. La prevalencia perioperatoria de las reacciones anafilácticas se estima entre 1:3 500 y 1:20 000 casos, con una mortalidad asociada de hasta el 9%.[23] El riesgo de reacciones de hipersensibilidad es significativamente mayor con el sugammadex que con la neostigmina, se ha informado que el riesgo aumenta cuando se administran dosis más altas.[24] Existe la preocupación de que el riesgo de reacciones de hipersensibilidad aumente con un uso más generalizado.

El sugammadex se ha asociado con arritmias cardíacas, incluyendo bradicardia marcada y asistolia. La supervisión mediante ECG debe ser rutinaria cuando se administra el sugammadex.[25]

El sugammadex puede unirse también a los anticonceptivos hormonales y, por ello, inhibir su eficacia. Se debe aconsejar a las mujeres en edad fértil que utilicen medios alternativos no hormonales de control de la natalidad durante 1 semana después de la exposición.

IX.   Conclusión

El bloqueo neuromuscular ha facilitado muchos avances en la anestesia, pero también conlleva riesgos considerables. La comprensión de la fisiología de la unión neuromuscular permite apreciar los efectos de los BNM y la necesidad de seguir la respuesta del paciente a estos fármacos. Una adecuada supervisión durante la parálisis de mantenimiento permite seleccionar una estrategia de reversión eficaz para reducir al mínimo el riesgo de complicaciones asociadas con la debilidad residual.

 Para más información e interactividad, consulte las videoconferencias interactivas (en inglés) y la infografía «Visto de cerca», disponibles en el libro electrónico gratuito complementario de este texto. Las instrucciones de acceso se encuentran detrás de la portada.

Referencias

1. Scholz A. Mechanisms of (local) anaesthetics on voltage-gated sodium and other ion channels. *Br J Anaesth*. 2002;89(1):52-61. PMID: 12173241.
2. Schreiber JU, Lysakowski C, Fuchs-Buder T, Tramèr MR. Prevention of succinylcholine-induced fasciculation and myalgia: a meta-analysis of randomized trials. *Anesthesiology*. 2005;103(4):877-884. PMID: 16192781.
3. Kovarik WD, Mayberg TS, Lam AM, Mathisen TL, Winn HR. Succinylcholine does not change intracranial pressure, cerebral blood flow velocity, or the electroencephalogram in patients with neurologic injury. *Anesth Analg*. 1994;78(3):469-473. PMID: 8109761.
4. Dexter F, Epstein RH, Wachtel RE, Rosenberg H. Estimate of the relative risk of succinylcholine for triggering malignant hyperthermia. *Anesth Analg*. 2013;116(1):118-122. PMID: 23223104.
5. Tang L, Li S, Huang S, Ma H, Wang Z. Desaturation following rapid sequence induction using succinylcholine vs. rocuronium in overweight patients. *Acta Anaesthesiol Scand*. 2011;55(2):203-208. PMID: 21226862.
6. Martyn JA, Richtsfeld M. Succinylcholine-induced hyperkalemia in acquired pathologic states: etiologic factors and molecular mechanisms. *Anesthesiology*. 2006;104(1):158-169. PMID: 16394702.
7. Naguib M, Brull SJ, Kopman AF, et al. Consensus statement on perioperative use of neuromuscular monitoring. *Anesth Analg*. 07 2018;127(1):71-80. PMID: 29200077.
8. Gätke MR, Larsen PB, Engbaek J, Fredensborg BB, Berg H, Viby-Mogensen J. Acceleromyography of the orbicularis oculi muscle I: significance of the electrode position. *Acta Anaesthesiol Scand*. 2002;46(9):1124-1130. PMID: 12366508.
9. Thilen SR, Hansen BE, Ramaiah R, Kent CD, Treggiari MM, Bhananker SM. Intraoperative neuromuscular monitoring site and residual paralysis. *Anesthesiology*. 2012;117(5):964-972. PMID: 16394702.
10. Viby-Mogensen J, Jørgensen BC, Ording H. Residual curarization in the recovery room. *Anesthesiology*. 1979;50(6):539-541. PMID: 156513.
11. Fortier LP, McKeen D, Turner K, et al. The RECITE study: a Canadian prospective, multicenter study of the incidence and severity of residual neuromuscular blockade. *Anesth Analg*. 2015;121(2):366-372. PMID: 25902322.
12. Kirkegaard H, Heier T, Caldwell J. Efficacy of tactile-guided reversal from cisatracurium-induced neuromuscular block. *Anesthesiology*. 2002;96(1):45-50. PMID: 11753000.
13. Kopman A, Naguib M. Neostigmine-induced weakness after sugammadex – A reply. *Anaesthesia*. 2019;74(2):254. PMID: 30656654.
14. Kaufhold N, Schaller SJ, Stäuble CG, et al. Sugammadex and neostigmine dose-finding study for reversal of residual neuromuscular block at a train-of-four ratio of 0.2 (SUNDRO20)†. *Br J Anaesth*. 2016;116(2):233-240. PMID: 26787792.
15. Miller R, Van Nyhuis L, Eger E., Vitez T, Way W. Comparative times to peak effect and durations of action of neostigmine and pyridostigmine. *Anesthesiology*. 1974;41(1):27-33. PMID: 4834375.
16. Kirkegaard-Nielsen H, Helbo-Hansen HS, Lindholm P, Severinsen IK, Bülow K. Time to peak effect of neostigmine at antagonism of atracurium- or vecuronium-induced neuromuscular block. *J Clin Anesth*. 1995;7(8):635-639. PMID: 8747561.

17. Donati F. Residual paralysis: a real problem or did we invent a new disease? *Can J Anaesth*. 2013;60(7):714-729. PMID: 23625545.
18. Plaud B, Debaene B, Donati F, Marty J. Residual paralysis after emergence from anesthesia. *Anesthesiology*. 2010;112(4):1013-1022. PMID: 20234315.
19. Gan TJ, Belani KG, Bergese S, et al. Fourth consensus guidelines for the management of postoperative nausea and vomiting. *Anesth Analg*. 2020;131(2):411-448. PMID: 32467512.
20. Kotake Y, Ochiai R, Suzuki T, et al. Reversal with sugammadex in the absence of monitoring did not preclude residual neuromuscular block. *Anesth Analg*. 2013;117(2):345-351. PMID: 23757472.
21. Yamamoto S, Yamamoto Y, Kitajima O, Maeda T, Suzuki T. Reversal of neuromuscular block with sugammadex: a comparison of the corrugator supercilii and adductor pollicis muscles in a randomized dose-response study. *Acta Anaesthesiol Scand*. 2015;59(7):892-901. PMID: 25962400.
22. de Souza CM, Tardelli MA, Tedesco H, et al. Efficacy and safety of sugammadex in the reversal of deep neuromuscular blockade induced by rocuronium in patients with end-stage renal disease: a comparative prospective clinical trial. *Eur J Anaesthesiol*. 2015;32(10):681-686. PMID: 25829395.
23. Galvão VR, Giavina-Bianchi P, Castells M. Perioperative anaphylaxis. *Curr Allergy Asthma Rep*. 2014;14(8):452. PMID: 24951238.
24. Orihara M, Takazawa T, Horiuchi T, et al. Comparison of incidence of anaphylaxis between sugammadex and neostigmine: a retrospective multicentre observational study. *Br J Anaesth*. 2020;124(2):154-163. PMID: 31791621.
25. Savic L, Savic S, Hopkins PM. Anaphylaxis to sugammadex: should we be concerned by the Japanese experience? *Br J Anaesth*. 2020;124(4):P370-P372. PMID: 31982112.

SUGAMMADEX

VISTO
DE
CERCA

El *sugammadex* es una ciclodextrina y que se une selectivamente al rocuronio (y menos a otros aminoesteroides, como el vecuronio) y neutraliza sus efectos

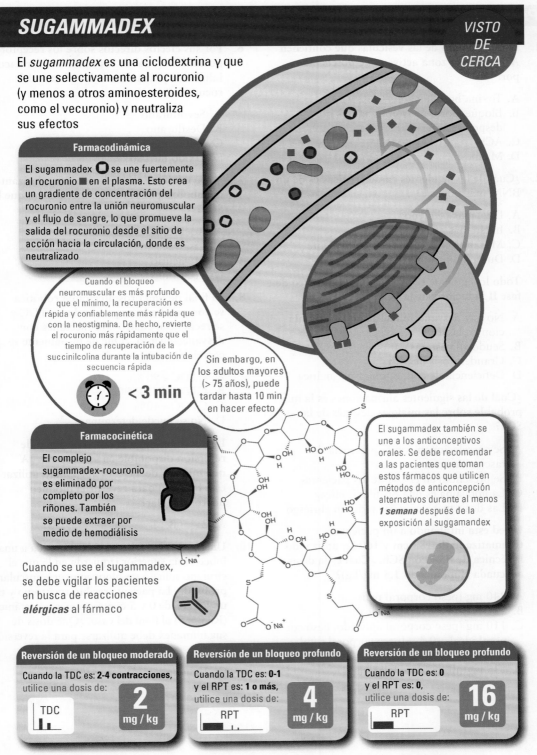

Farmacodinámica

El sugammadex ⬭ se une fuertemente al rocuronio ■ en el plasma. Esto crea un gradiente de concentración del rocuronio entre la unión neuromuscular y el flujo de sangre, lo que promueve la salida del rocuronio desde el sitio de acción hacia la circulación, donde es neutralizado

Cuando el bloqueo neuromuscular es más profundo que el mínimo, la recuperación es rápida y confiablemente más rápida que con la neostigmina. De hecho, revierte el rocuronio más rápidamente que el tiempo de recuperación de la succinilcolina durante la intubación de secuencia rápida

< 3 min

Sin embargo, en los adultos mayores (> 75 años), puede tardar hasta 10 min en hacer efecto

El sugammadex también se une a los anticonceptivos orales. Se debe recomendar a las pacientes que toman estos fármacos que utilicen métodos de anticoncepción alternativos durante al menos *1 semana* después de la exposición al suggamandex

Farmacocinética

El complejo sugammadex-rocuronio es eliminado por completo por los riñones. También se puede extraer por medio de hemodiálisis

Cuando se use el sugammadex, se debe vigilar los pacientes en busca de reacciones *alérgicas* al fármaco

Reversión de un bloqueo moderado

Cuando la TDC es: **2-4 contracciones**, utilice una dosis de:

TDC

2 mg / kg

Reversión de un bloqueo profundo

Cuando la TDC es: **0-1** y el RPT es: **1 o más**, utilice una dosis de:

RPT

4 mg / kg

Reversión de un bloqueo profundo

Cuando la TDC es: **0** y el RPT es: **0**, utilice una dosis de:

RPT

16 mg / kg

El sugammadex **no debe usarse sin supervisión** y la dosificación adecuada siempre debe estar guiada por la obtención de una **evaluación antes de la reversión** del aductor del pulgar

Infografía de: Naveen Nathan MD

Preguntas

1. El movimiento de las vesículas que contienen ACh hacia la zona activa se ve potenciado por:

   A. Toxina botulínica
   B. Bloqueadores neuromusculares no despolarizantes
   C. ACh
   D. Magnesio

2. ¿Cuál de las siguientes características es de un BNM más potente?

   A. DE_{95} más pequeño
   B. Inicio más rápido
   C. Más moléculas por dosis equivalente
   D. Duración prolongada

3. Todo lo siguiente se asocia con un bloqueo de fase II inducido por la SCh, EXCEPTO:

   A. No hay desvanecimiento con la estimulación de las TDC
   B. Seudocolinesterasa atípica
   C. Grandes dosis de SCh
   D. Deficiencia de colinesterasa plasmática

4. ¿Cuál de las siguientes afirmaciones es la más probable sobre las mialgias después de la SCh?

   A. Se correlacionan con la presencia de fasciculaciones
   B. Se presentan en el 1% de los pacientes
   C. La lidocaína es una profilaxis eficaz
   D. Las dosis más pequeñas reducen el riesgo

5. Usted está intubando a un paciente traumatizado de 183 cm y 160 kg utilizando la técnica de IISR con SCh. ¿Cuál es la dosis adecuada (suponiendo 1.5 mg/kg)?

   A. 240 mg (peso corporal real)
   B. 115 mg (peso corporal ideal)
   C. 110 mg (peso corporal ajustado, peso corporal ideal + 0.4 × [peso corporal total − peso corporal ideal])
   D. 135 mg (masa libre de grasa)

6. Por sus efectos directos sobre los receptores postunión, ¿cuál de los siguientes fármacos inhalados potencia más los efectos del rocuronio?

   A. Sevoflurano
   B. Desflurano
   C. Isoflurano
   D. Óxido nitroso

7. ¿Qué relajante muscular no despolarizante se metaboliza por el mismo mecanismo que la SCh?

   A. Rocuronio
   B. Cisatracurio
   C. Mivacurio
   D. Vecuronio

8. Al final de una prostatectomía robótica se comprueba la respuesta de las TDC y se reconocen cuatro contracciones con desvanecimiento. ¿Qué de lo siguiente se correlaciona con esto?

   A. CTDC ≥ 90%
   B. CTDC del 40-90%
   C. CTDC < 40%
   D. No se puede determinar

9. La neostigmina es el único fármaco de reversión disponible en su hospital. ¿A qué número de TDC es apropiado utilizar este fármaco para revertir el bloqueo neuromuscular?

   A. 2   B. 1   C. 4   D. 3

10. Una mujer de 65 kg ha sido sometida a una lobectomía superior izquierda en la que el cirujano solicitó un bloqueo neuromuscular profundo. La paciente recibió rocuronio y tiene un RTDC de 0 y 5 contracciones postetánicas (RPT = 5) al final del caso. ¿Qué dosis de sugammadex debe utilizarse para la reversión?

    A. 16 mg/kg   B. 4 mg/kg
    C. 2 mg/kg   D. 1 mg/kg

Respuestas

1. C

La ACh se une a los RnACh neuronales presinápticos en un bucle de retroalimentación positiva, produciendo la migración de las vesículas de ACh a la zona activa. Los BNM no despolarizantes se unen a los RnACh neuronales presinápticos impidiendo este proceso, lo que lleva al desvanecimiento de las TDC. La toxina botulínica degrada las proteínas que facilitan el movimiento de las vesículas de ACh hacia la zona activa, causando debilidad. La afluencia de calcio hace que las vesículas de ACh en la zona activa se fusionen con la membrana del nervio, lo que produce la liberación de ACh en la hendidura. El magnesio actúa como un falso transmisor del calcio, frenando la afluencia de este y dificultando la liberación de ACh de las vesículas.

2. A

Se requieren menos moléculas para el efecto con BNM más potentes; por tanto, la dosis efectiva para la reducción del 95% de las contracciones en la mitad de los pacientes (ED$_{95}$) es menor. La potencia está inversamente relacionada con la velocidad de inicio; así, los BNM más potentes tienen un inicio más lento. La potencia no afecta la duración.

3. A

El bloqueo de fase II se produce con dosis relativamente grandes de SCh y comparte características con un bloqueo no despolarizante, como el desvanecimiento con la estimulación de las TDC. La falta de metabolización eficiente de la SCh, que se produce con la seudocolinesterasa atípica o una deficiencia de la seudocolinesterasa normal, conduce a la acumulación de la SCh, incluso cuando se administran dosis normales; esto puede dar lugar a un bloqueo de fase II.

4. C

Se han notificado mialgias en hasta la mitad de los pacientes que reciben la SCh. No hay correlación entre las fasciculaciones y el desarrollo de mialgias. La lidocaína y los antiinflamatorios no esteroideos son opciones profilácticas farmacológicas eficaces. Curiosamente, los pacientes que reciben dosis mayores de SCh son menos propensos a experimentar mialgias.

5. A

La SCh se dosifica en función del peso corporal real, al igual que los bloqueadores neuromusculares de bencilisoquinolina (cisatracurio y mivacurio). Los bloqueadores neuromusculares aminoesteroides (rocuronio y vecuronio) se dosifican en función del peso corporal ideal.

6. B

El desflurano potencia el bloqueo neuromuscular más que el sevoflurano y el isoflurano. El óxido nitroso es el que menos potencia el bloqueo neuromuscular de los fármacos enumerados.

7. C

El mivacurio y la SCh son metabolizados por la seudocolinesterasa. El rocuronio y el vecuronio se eliminan por una combinación de vías hepática y renal. El cisatracurio se elimina mediante la degradación de Hofmann y la hidrólisis inespecífica de los ésteres.

8. C

El CTDC no puede determinarse mediante una evaluación objetiva. Sin embargo, la detección humana de una reducción en la cuarta contracción (TDC con desvanecimiento) se correlaciona con un CTDC medido inferior al 40%. Si no hay desvanecimiento, lo único que se puede determinar es que el CTDC es superior al 40%. Con base únicamente en esta evaluación objetiva, no se puede determinar si el CTDC es aceptable para la extubación (CTDC ≥90%). Se requiere una supervisión cuantitativa para determinar si el CTDC es superior al 90%.

9. C

La práctica de revertir los grados profundos de bloqueo neuromuscular con la neostigmina es muy probablemente el principal factor que contribuye al problema actual de la parálisis residual postoperatoria. Para combatir esta inquietante tendencia, los expertos recomiendan esperar hasta que la cuarta contracción haya regresado antes de revertirla con la neostigmina. Si se utiliza la neostigmina para revertir a grados más profundos de bloqueo, debe utilizarse la supervisión cuantitativa para verificar que se ha alcanzado un CTDC igual o mayor del 90% antes de la extubación.

10.B

La dosis recomendada por el fabricante es de 16 mg/kg para lograr un bloqueo profundo (cero contracciones postetánicas, RPT = 0). Cuando se puede producir al menos una contracción después de la tetania (RPT ≥1) hasta un RTDC de 1, la dosis recomendada es de 4 mg/kg. Después de que la segunda contracción haya regresado (RTDC ≥2), entonces solo se necesitan 2 mg/kg.

12 Anestésicos locales

Andrew M. Walters y Francis V. Salinas

Introducción

Los *anestésicos locales* son una clase de fármacos que inhiben de forma transitoria y reversible la conducción de los impulsos nerviosos sensitivos, motores y autonómicos. Clínicamente, los anestésicos locales se utilizan en especial para proporcionar anestesia o analgesia perioperatoria. En este capítulo se presenta el mecanismo de acción de los anestésicos locales, las propiedades fisicoquímicas que determinan su farmacología clínica, las aplicaciones médicas y el potencial de toxicidad. Aquí se revisan brevemente la anatomía y la fisiología de los nervios periféricos; en el capítulo 4 se presenta información más detallada. En los capítulos 21 y 31 se presentarán las aplicaciones médicas más frecuentes de los anestésicos locales.

I. Mecanismo de acción de los anestésicos locales

A. Anatomía de los nervios

La *neurona* es la unidad funcional básica responsable de la conducción de los impulsos nerviosos. Consta de un cuerpo celular esférico (soma) que contiene al núcleo. El cuerpo celular está conectado a varios procesos de ramificación (dendritas) que transmiten impulsos nerviosos a la neurona y a un único axón, que transmite impulsos nerviosos fuera del cuerpo celular a otras neuronas (**fig. 12-1A**). Los *axones* son cilindros de axoplasma encerrados dentro de una membrana celular de bicapa lipídica que tiene incrustadas varias proteínas, incluyendo los canales del sodio dependientes del voltaje (VG_{Na}, *voltage-gated sodium*). Las células gliales (*oligodendrocitos* en el **sistema nervioso central** [SNC] y *células de Schwann* en el **sistema nervioso periférico**) están estrechamente asociadas con las neuronas y tienen la función de sostener, aislar y nutrir los axones. Una fibra nerviosa está compuesta por un axón, su célula glial asociada y el tejido conjuntivo endoneural circundante.

Las fibras nerviosas periféricas se organizan dentro de tres capas de tejido conjuntivo (**fig. 12-1B**). Las fibras nerviosas individuales están rodeadas inmediatamente por el *endoneuro*, que consiste en un delicado tejido conjuntivo formado por células de Schwann y fibroblastos junto con capilares. Una densa capa de tejido conjuntivo colágeno, el *perineuro*, encierra los haces de fibras nerviosas en un fascículo; funcionalmente, proporciona una barrera eficaz contra la penetración de las fibras nerviosas por sustancias extrañas. El *epineuro* también es una capa de tejido conjuntivo denso que rodea y encierra haces de fascículos juntos en una vaina cilíndrica estructuralmente similar a un cable coaxial. Es más suelto entre los fascículos, pero más denso y fibroso externamente, donde forma el límite exterior del nervio. Una capa adicional de tejido conjuntivo que forma una vaina *paraneural* recubre aún más los

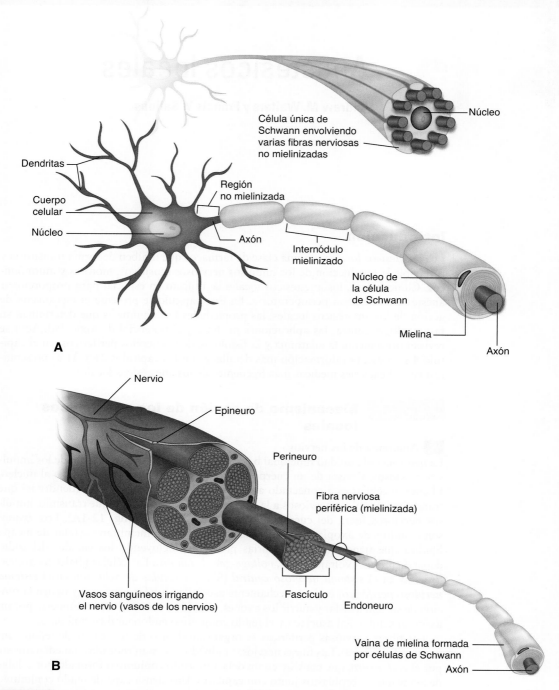

Figura 12-1 **A)** Neurona modelo y axón mielinizado y no mielinizado. La neurona está formada por un cuerpo celular (soma), dendritas y un axón. Las fibras nerviosas mielinizadas tienen una vaina compuesta por una serie continua de neurilemas (derivados de las células de Schwann) que rodean el axón y forman una serie de segmentos de mielina. Múltiples fibras nerviosas no mielinizadas están encerradas individualmente dentro de un único neurilema que no produce mielina. **B)** Disposición de las capas de tejido conjuntivo perineural en un nervio modelo. Los nervios periféricos están formados por haces de fibras nerviosas, las capas de los tejidos conjuntivos (endoneuro, perineuro y epineuro) que sirven para unirlos y los vasos sanguíneos asociados (vasos de los nervios) que los irrigan. Todos los nervios periféricos, excepto los más pequeños, se organizan en haces llamados *fascículos*.

Tabla 12-1 Clasificación de las fibras nerviosas periféricas

Clasificación de las fibras	Diámetro (mm)	Mielinización	Velocidad de conducción (m/s)	Ubicación anatómica	Función	Susceptibilidad a los anestésicos locales
Aα	6-22	Sí	30-120	Eferente a los músculos	Motora	++
A*b*	6-22	Sí	30-120	Aferente de la piel y las articulaciones	Tacto y propiocepción	++
A*g*	3-6	Sí	15-35	Eferente a los husos musculares	Tono muscular	++++
A*d*	1-4	Sí	5-25	Sensitiva aferente	Dolor distinto y bien localizado (rápido), temperatura fría, tacto	+++
B	< 3	Sí	3-15	Simpático preganglionar	Autonómica	++
C	0.3-1.3	No	0.7-1.3	Sensitiva aferente, simpático posganglionar	Autonómica, temperatura cálida, tacto y dolor difuso (lento)	+

+ (menos susceptible), ++, +++, ++++ (más susceptible) al bloqueo de la conducción.

nervios periféricos. En conjunto, estas capas de tejido ofrecen protección a los nervios periféricos, pero también presentan una barrera significativa a la difusión pasiva de los anestésicos locales hacia la membrana celular axonal.

Los nervios periféricos son nervios mixtos que contienen fibras nerviosas aferentes y eferentes mielinizadas o no mielinizadas (*véase* fig. 12-1A). Las fibras nerviosas mielinizadas contienen axones, que están envueltos de forma concéntrica varias veces por la membrana celular (neurilema) de las células de Schwann. Estas capas de neurilema forman una vaina de mielina que proporciona aislamiento alrededor del nervio, permitiendo que las señales eléctricas recorran la distancia de la vaina con una atenuación mínima. Los canales de VG_{Na} se agrupan en la membrana celular axonal en los espacios entre cada célula de Schwann, denominados *nódulos de Ranvier*. Las fibras nerviosas no mielinizadas están formadas por múltiples axones que se encuentran simultáneamente envueltos por el neurilema de una única célula de Schwann. Los canales de VG_{Na} están distribuidos de manera uniforme a lo largo de todo el axón de las fibras nerviosas no mielinizadas (**tabla 12-1**).

B. Electrofisiología de la conducción nerviosa y de los canales de sodio dependientes del voltaje

Los impulsos nerviosos se conducen a lo largo de los axones como potenciales de acción, que son despolarizaciones transitorias de la membrana iniciadas por diversos estímulos mecánicos, químicos o térmicos. La despolarización de la membrana celular está mediada principalmente por la rápida afluencia intracelular de iones de sodio (Na^+) que bajan por su gradiente electroquímico a través de los canales de VG_{Na}. Cuando una zona de la membrana celular se despolariza, el cambio de polarización es percibido por los canales de VG_{Na} adyacentes, que después se abren y producen una mayor despolarización. En las fibras nerviosas no mielinizadas esta onda de despolarización se propaga a lo largo del axón en forma de la apertura secuencial de los canales de VG_{Na}. En las fibras nerviosas mielinizadas, los potenciales de acción se propagan saltando entre los canales de VG_{Na} agrupados en los nódulos de Ranvier, en un proceso conocido como *conducción en saltos*, que aumenta la velocidad de transmisión de la señal a lo largo del axón.

La energía potencial utilizada para facilitar la conducción eléctrica a lo largo del axón es proporcionada por un gradiente de concentración electroquímica a través de la membrana celular. Las bombas transmembrana de sodio-potasio (Na^+-K^+) establecen este gradiente cotransportando activamente tres iones Na^+ fuera de la célula por cada dos iones K^+ que entran en ella. El gradiente de concentración química resultante favorece el movimiento de los iones Na^+ hacia el interior de la célula y de los iones K^+ hacia el exterior. En reposo, la membrana celular es relativamente más permeable a los iones K^+, lo que impide la entrada de iones Na^+ y permite un flujo pasivo de iones K^+ por debajo de su gradiente de concentración y fuera de la célula. Esto crea un exceso neto relativo de iones cargados negativamente (polarizados) dentro del axoplasma. La diferencia de carga a través de la membrana celular se denomina *potencial de membrana en reposo*, que mide alrededor de -60 a -70 mV en la neurona.

El canal de VG_{Na} abarca la membrana axonal y consta de una subunidad α y una o dos subunidades β auxiliares variables. La subunidad α forma el poro conductor de iones del canal de VG_{Na} y comprende cuatro dominios homólogos (I-IV), cada uno con seis segmentos transmembrana helicoidales α. Los bucles que unen los segmentos S5 y S6 de las hélices α de cada uno de los cuatro dominios están situados extracelularmente, extendiéndose hacia el interior para formar la sección más estrecha del poro del canal. Se cree que proporcionan su selectividad iónica.

En el potencial de membrana en reposo, el poro del canal está en una conformación de reposo (cerrada). Tras una despolarización inicial, el movimiento de los segmentos sensibles al voltaje S1-S4 conduce a la reorganización del segmento S6. Esto da lugar a la activación (apertura) del poro del canal, induciendo un aumento repentino de la permeabilidad de los iones Na^+. La corriente de entrada de Na^+ resultante activa y abre los canales de VG_{Na} adicionales. Esto acelera aún más la despolarización hasta que se alcanza un potencial de membrana umbral, desencadenando un potencial de acción. Durante la fase de despolarización, la corriente de entrada de Na^+ fluye hacia el axoplasma y se propaga a la membrana celular adyacente (inactiva), dando lugar a una onda de despolarización secuencial (y al potencial de acción) que se propaga a lo largo del axón. Aunque la onda de despolarización se extiende desde la zona inicial de excitación en ambas direcciones, la membrana recién activada tras el impulso es temporalmente refractaria a la despolarización posterior. Así, la propagación del impulso es unidireccional. El canal de VG_{Na} activado se inactiva en milisegundos mediante un cambio conformacional adicional. Esto conduce a la unión del bucle citoplasmático situado entre los dominios III y IV con la apertura citoplasmática del canal de VG_{Na} para formar la puerta de inactivación rápida. La puerta de inactivación rápida funciona como una partícula de bloqueo intracelular que se pliega y bloquea el poro del canal. Este rápido proceso de inactivación es necesario para la descarga repetitiva de los potenciales de acción en los circuitos neuronales y para el control de la excitabilidad en las neuronas. La repolarización se produce debido a la combinación de una disminución progresiva de la fuerza motriz de la corriente de entrada de Na^+ y la inactivación del canal de VG_{Na}. Además, la despolarización de la membrana activa simultáneamente los canales de K^+ dependientes del voltaje. Esto conduce a una corriente de salida positiva de iones K^+ que, junto con la inactivación del canal de VG_{Na}, finalmente devuelve a la membrana axonal a su potencial de membrana en reposo o justo por encima (hiperpolarización). En resumen, las corrientes de entrada positivas, mediadas por los iones Na^+, despolarizan la membrana; por el contrario, las corrientes de salida positivas, mediadas por los iones K^+, repolarizan la membrana.

C. **Canales de sodio dependientes del voltaje: interacciones con anestésicos locales**

Los anestésicos locales actúan en la membrana axonal uniéndose a una región específica dentro de la subunidad α. Esto impide la activación del canal de VG_{Na}, inhibiendo así la corriente de entrada de Na^+ que media en la despolarización de la membrana. El sitio de unión para los anestésicos locales se encuentra dentro del poro del canal y está formado por residuos de aminoácidos en los segmentos S6 de los dominios I, III y IV. Es posible abordar el sitio de unión desde dos vías: desde la superficie intracelular del poro del canal (vía hidrófila) o lateralmente desde el interior de la membrana lipídica (vía hidrófoba). A medida que aumenta la cantidad de anestésico local administrado, un porcentaje creciente de los canales de VG_{Na} se une a los anestésicos locales, inhibiendo aún más la corriente de entrada de Na^+. Posteriormente, la tasa de despolarización (en respuesta a la estimulación) se atenúa, inhibiendo la consecución del potencial de membrana umbral. En consecuencia, la obtención de un potencial de acción se hace cada vez más difícil. Con un número suficiente de canales de VG_{Na} unidos al anestésico local, ya no se puede generar un potencial de acción y se bloquea la propagación del impulso. La unión del anestésico local a los canales de VG_{Na} no altera el potencial de membrana en reposo ni el umbral.

Los anestésicos locales se unen más ávidamente a los canales de VG_{Na} en las conformaciones activada (abierta) e inactivada (el poro del canal está *abierto* pero cerrado por el movimiento de la puerta de inactivación). La diferencia en la afinidad de unión es atribuible a la diferencia en la disponibilidad de las dos vías para que el anestésico local alcance el sitio de unión. Los anestésicos locales producen una disminución dependiente de la concentración en la corriente de entrada de Na^+ caracterizada como *bloqueo tónico*, que representa una disminución en el número de canales de VG_{Na} de conformación abierta.[1] Cuando se somete a una despolarización repetida, un mayor número de canales de VG_{Na} se encuentra en conformaciones activadas o inactivadas con alta afinidad de unión a los anestésicos locales. Así, la estimulación repetida da lugar a la acumulación de canales de VG_{Na} unidos a anestésicos locales, caracterizada como *bloqueo dependiente de la frecuencia (o del uso)*.

D. **Mecanismos del bloqueo nervioso**

Para que los anestésicos locales se unan a los canales de VG_{Na}, deben alcanzar la membrana neuronal. Así, los anestésicos locales deben penetrar a través de cantidades variables de tejido perineural y seguir manteniendo un gradiente de concentración suficiente para difundir a través de la bicapa lipídica. Solo una pequeña fracción (1-2%) del anestésico local alcanza la membrana neuronal, incluso cuando se deposita cerca de los nervios periféricos. Los nervios periféricos que han sido desmielinizados *in vitro* requieren una concentración de anestésico local 100 veces menor que los nervios periféricos *in vivo*. Por el contrario, los nervios centrales neuroaxiales están encerrados en tres capas de meninges: la piamadre, la membrana aracnoidea y la duramadre. La piamadre está adherida a los propios nervios y está separada de la membrana aracnoidea por el líquido cefalorraquídeo que llena el espacio entre estas dos capas. El espacio *subaracnoideo*, donde los nervios raquídeos solo están cubiertos por la piamadre, es el lugar de destino de la anestesia raquídea. La duramadre envuelve además la membrana aracnoidea, formando el saco dural, una cubierta resistente alrededor del neuroeje central. El espacio epidural consiste en todo lo que se encuentra dentro del conducto vertebral pero fuera del saco dural. La presencia de la membrana aracnoidea y de la duramadre da lugar a una necesidad de dosis de anestésicos locales 10 veces mayor para producir un bloqueo epidural completo en comparación con la requerida en el espacio subaracnoideo.

La calidad del bloqueo nervioso viene determinada no solo por la potencia intrínseca del anestésico local elegido, sino también por la concentración y el volumen del anestésico local administrado. La potencia de un anestésico local puede expresarse como la concentración mínima efectiva necesaria para establecer un bloqueo nervioso

? **¿Sabía que...?**

Los anestésicos locales no solo impiden la propagación de los impulsos nerviosos al adherirse a los sitios de unión de los canales de VG_{Na} en la membrana celular (bloqueo tónico), sino que también se unen más fácilmente a los nervios sometidos a estimulación repetida (bloqueo dependiente de la frecuencia [o del uso]).

completo. El volumen del anestésico local también es importante, ya que debe bloquearse una longitud suficiente del axón o de los nódulos de Ranvier adyacentes para inhibir la regeneración del impulso nervioso. Esto se debe al fenómeno de la ***conducción decreciente***. La despolarización de la membrana decae pasivamente con la distancia del frente del potencial de acción hasta el punto de que la propagación del impulso se detiene cuando la despolarización cae por debajo del umbral de activación de los canales de VG_{Na}. Si se bloquea menos de una longitud crítica del axón, el potencial de acción todavía puede regenerarse en el segmento de la membrana neuronal proximal o en el nódulo de Ranvier cuando la despolarización en decadencia todavía está por encima del potencial umbral para la activación de los canales de Na^+.

Los distintos tipos de fibras nerviosas muestran diferentes concentraciones mínimas de bloqueo y susceptibilidades anestésicas locales (*véase* tabla 12-1). Clínicamente, hay una progresión predecible del bloqueo de las funciones sensitiva y motora, empezando por la pérdida de la sensación de temperatura, seguida de la propiocepción, la función motora, el dolor agudo y, por último, el tacto fino. Denominada ***bloqueo diferencial***, esta progresión se atribuyó en un inicio a las diferencias en el diámetro de los axones, siendo las fibras más pequeñas intrínsecamente más susceptibles al bloqueo de la conducción en comparación con las fibras más grandes. Sin embargo, las fibras mielinizadas pequeñas (Aγ y Aδ) son las más susceptibles al bloqueo de la conducción. Las siguientes en orden de susceptibilidad al bloqueo son las grandes fibras mielinizadas (Aα y Aβ); las menos susceptibles son las pequeñas fibras C no mielinizadas.

Dentro de los nervios periféricos, la difusión longitudinal y radial del anestésico local producirá concentraciones variables del fármaco a lo largo y dentro del nervio durante el inicio y la recuperación del bloqueo clínico. Cuando los anestésicos locales se depositan alrededor de un nervio periférico, la difusión progresa desde la superficie exterior (manto) hacia el centro (núcleo) a lo largo de un gradiente de concentración. En consecuencia, las fibras nerviosas dispuestas en el manto de los nervios periféricos mixtos se bloquean inicialmente. Estas fibras nerviosas externas se distribuyen de manera típica a estructuras anatómicas más proximales, mientras que las fibras centrales inervan estructuras más distales. Esta disposición topográfica explica el desarrollo inicial de la anestesia proximal, seguida de la distal, a medida que el anestésico local se difunde hacia las fibras nerviosas centrales. En resumen, la secuencia de inicio y recuperación del bloqueo nervioso periférico depende de una combinación de la disposición topográfica de las fibras nerviosas dentro de un nervio periférico mixto y su susceptibilidad inherente al bloqueo anestésico local.

II. Farmacodinámica de los anestésicos locales

A. **Propiedades físico-químicas y relación con la actividad y la potencia**

Los anestésicos locales en solución son bases débiles que suelen tener una carga positiva en el grupo amino a pH fisiológico. La estructura prototípica de los anestésicos locales consiste en un grupo hidrófobo (generalmente un anillo aromático soluble en lípidos) conectado a un grupo hidrófilo (amina cargada) mediante un enlace amida o éster (**fig. 12-2**). La naturaleza del enlace químico es la base para la clasificación de los anestésicos locales como aminoamidas o aminoésteres (**tabla 12-2**). Aunque la naturaleza del enlace determina la base de la metabolización (las aminoamidas se metabolizan en el hígado, mientras que los aminoésteres son metabolizados por la colinesterasa plasmática), las propiedades fisicoquímicas están determinadas en gran medida por la naturaleza de las sustituciones alquílicas en el anillo aromático o en el grupo amino, la carga del grupo amino o la estereoquímica de los isómeros relacionados (*véase* tabla 12-2). Estas propiedades fisicoquímicas determinan en gran medida la potencia, el inicio y la duración de la acción, así como la tendencia al bloqueo nervioso diferencial.

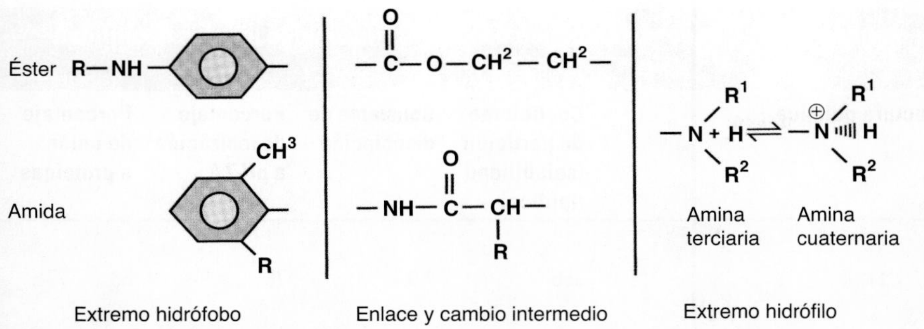

Figura 12-2 Estructuras prototípicas de los anestésicos locales aminoéster y aminoa-
mída (Mulroy F, Bernards CM, McDonald SB, Salinas FV. *A Practical Approach to Regional Anesthesia.* 4.ª ed. Wolters Kluwer; 2009:2).

La potencia y, en menor medida, la duración de la acción de los anestésicos locales se correlacionan con la solubilidad lipídica, esta viene determinada por el grado de sustitución de los alquilos en el anillo aromático o en el grupo amino y suele expresarse mediante el coeficiente de partición en un disolvente hidrófobo (frecuentemente octanol). Los compuestos con mayor solubilidad en octanol son más solubles en lípidos (*véase* tabla 12-2). La mayor solubilidad lipídica aumenta la capacidad de penetrar en la membrana lipídica y de administrar el anestésico local más cerca de los canales de VG_{Na} unidos a la membrana. Aunque la solubilidad lipídica se correlaciona con la solubilidad en octanol (y la potencia inherente *in vitro*), la concentración mínima de anestésico local *in vivo* que bloqueará la conducción del impulso puede verse afectada por numerosos factores, como el tamaño, el tipo y la mielinización de las fibras, el pH del tejido (*véase* más adelante), la redistribución y retención de tejido local en compartimentos perineurales ricos en lípidos, así como las propiedades vasoactivas inherentes del anestésico local específico.

El tiempo de inicio de la acción de los anestésicos locales se correlaciona con la constante de disociación (pK_a). A pH fisiológico, los anestésicos locales son bases débiles que existen en equilibrio entre la forma de base soluble en lípidos o la forma ionizada soluble en agua. El porcentaje relativo de cada forma está determinado por la pK_a y el pH del tejido circundante. La pK_a es el pH al que el porcentaje de cada forma es igual (*véase* tabla 12-2), el cual se define mediante la ecuación de Henderson-Hasselbalch:

$$pK_a = pH + \log[BH^+]/[B]$$

donde $[BH^+]$ es la concentración de la forma cargada e insoluble en lípidos del anestésico local y $[B]$ es la concentración de la forma no cargada soluble en lípidos del anestésico local.

Cuanto más baja sea la pK_a para un determinado anestésico local, mayor será el porcentaje de la forma de base soluble en lípidos que existe para penetrar más fácilmente en la membrana celular lipídica, acelerando así el inicio de la acción. Tras la penetración a través de la membrana celular en el axoplasma, se restablece el equilibrio entre la forma de base y la forma cargada. Es la forma cargada dentro del axoplasma la que se une más ávidamente a los sitios de unión del anestésico local dentro del poro del canal de VG_{Na}.

La duración de la acción de los anestésicos locales se correlaciona con la afinidad de unión a las proteínas. Las moléculas de anestésicos locales que circulan de manera libre se unen predominantemente a la glucoproteína ácida α_1 y a la albúmina en el plasma. Las moléculas con alta afinidad de unión tienen una duración de la acción relativamente más larga, se teoriza que esto se debe a un aumento similar de la afinidad por los sitios de unión en los canales de VG_{Na}. La duración de la acción

Tabla 12-2 Estructura química y propiedades fisicoquímicas de los anestésicos locales de utilidad clínica

Anestésico local	Estructura química	Coeficiente de partición (solubilidad lipídica)	Constante de disociación	Porcentaje de ionización a pH 7.4	Porcentaje de unión a proteínas
Aminoamidas					
Lidocaína		366	7.9	76	65
Prilocaína		129	7.9	76	55
Mepivacaína		130	7.6	61	78
Bupivacaína		3420	8.1	83	96
Ropivacaína		775	8.1	83	94
Aminoésteres					
Procaína		100	8.9	97	6
2-cloroprocaína		810	8.7	95	No disponible
Tetracaína		5822	8.5	93	76

también está influida por la tasa de absorción vascular del anestésico local desde el sitio de inyección. Por tanto, la administración de los anestésicos locales en un sitio altamente vascular se asocia con una mayor tasa de absorción vascular. Los vasoconstrictores disminuyen la tasa de absorción vascular y, por ende, prolongan la duración de la acción (*véase* la siguiente sección).

La mayoría de los anestésicos locales clínicamente útiles se formulan como compuestos racémicos. Son mezclas uno a uno de estereoisómeros enantioméricos con idéntica composición química pero con una orientación espacial tridimensional diferente alrededor de un átomo de carbono asimétrico. Aunque los enantiómeros de los anestésicos locales tienen propiedades fisicoquímicas idénticas, presentan una farmacodinámica clínica diferente (potencia) debido a las sutiles diferencias en la interacción y la unión de los canales de VG_{Na}. Por ejemplo, la levobupivacaína (el *enantiómero S* de la bupivacaína) y la ropivacaína (el *enantiómero S* de la bupivacaína pero con un grupo alquilo-propilo en lugar del grupo butilo de la bupivacaína) parecen tener una eficacia clínica equipotente para el bloqueo de la conducción nerviosa. Sin embargo, tienen un menor potencial de toxicidad sistémica cardíaca que el enantiómero *R* o las mezclas racémicas.

B. **Aditivos para aumentar la actividad anestésica local**

Los anestésicos locales se formulan como sales de cloruro para aumentar su solubilidad y estabilidad. El pH de las soluciones anestésicas locales preparadas comercialmente oscila entre 3.9 y 6.47 y es especialmente ácido cuando se preenvasa con epinefrina (*véase* la siguiente sección). Dado que la pK_a de los anestésicos locales más utilizados oscila entre 7.6 y 8.9 (*véase* tabla 12-2), menos del 3% de la solución anestésica local se encuentra en la forma neutra soluble en lípidos a pH fisiológico. Esto lentifica la penetración a través de la membrana celular y retrasa el inicio del bloqueo de la conducción. Una fracción soluble en lípidos aún más baja puede encontrarse clínicamente cuando se inyectan anestésicos locales en tejidos infectados que tienen un pH más ácido. Por ello, la alcalinización de las soluciones anestésicas locales mediante la adición de bicarbonato de sodio puede aumentar potencialmente el inicio y la calidad del bloqueo de la conducción al incrementar el porcentaje de la forma de base soluble en lípidos. La experiencia clínica demuestra que la adición de bicarbonato de sodio puede acelerar el inicio de los anestésicos locales de acción intermedia (lidocaína y mepivacaína). Además, la disminución de la acidez de la solución anestésica local reduce la sensación de ardor que se produce con la inyección subcutánea. Sin embargo, esta modificación tiene un efecto mínimo con los anestésicos locales amídicos de acción más prolongada y potente (bupivacaína o ropivacaína).[2]

La epinefrina se añade habitualmente a las soluciones anestésicas locales para inducir la vasoconstricción en el sitio de inyección. El efecto vasoconstrictor mediado por el adrenorreceptor α_1 de la epinefrina aumenta la actividad anestésica local al antagonizar el efecto vasodilatador inherente a la mayoría de los anestésicos locales. En consecuencia, la disminución de la absorción vascular mantiene una mayor concentración de anestésicos en el lugar de acción. Los beneficios clínicos reportados incluyen la mejoría de la calidad del bloqueo de la conducción y la prolongación de la duración de la acción. También disminuye las concentraciones sistémicas máximas de los anestésicos locales, lo que puede limitar los efectos tóxicos.[3] El grado en el que la epinefrina prolonga la duración del bloqueo de la conducción depende en gran medida de las propiedades fisicoquímicas del anestésico local, así como del sitio de inyección. Por ejemplo, la adición de epinefrina a la lidocaína suele prolongar el bloqueo de la conducción en al menos un 50%, pero la adición de epinefrina a la bupivacaína tiene un efecto poco o nada relevante desde el punto de vista clínico sobre la duración del bloqueo. Los efectos analgésicos adicionales debidos a la epinefrina (y a la clonidina) también pueden producirse a través de la interacción con los adrenorreceptores α_2 del SNC, activando directamente los mecanismos analgésicos endógenos.

La dexametasona puede administrarse para prolongar la duración de los bloqueos nerviosos periféricos entre un 40 y 70%. El mecanismo exacto que explica esta acción no está claro. El bloqueo motor y sensitivo se prolonga después de la administración perineural o intravenosa, aunque la primera parece tener una eficacia ligeramente mayor en comparación con la segunda. Los efectos colaterales son mínimos, aunque existen publicaciones de neurotoxicidad en modelos animales. Las investigaciones futuras deberán centrarse en identificar los efectos (si los hay) sobre la transmisión axonal y el flujo sanguíneo cerebral (en presencia y ausencia de anestésico local).[4]

La clonidina es un agonista α_2 de acción directa, pero también posee efectos inhibidores directos sobre la conducción nerviosa (fibras nerviosas periféricas A y C).[5] A diferencia de la epinefrina, la clonidina mejorará la duración del bloqueo de la conducción, independientemente de si se utiliza la lidocaína o la bupivacaína. Sin embargo, los posibles efectos colaterales asociados con la clonidina, como la bradicardia y la hipotensión ortostática, han limitado su uso clínico más generalizado.

La dexmedetomidina es otro agonista α_2 de acción directa que, comparado con la clonidina, es siete veces más específico para el receptor α_2. La administración perineural de 0.5-1.0 µg/kg durante los bloqueos nerviosos periféricos puede aumentar la duración del bloqueo hasta en un 50% y acelerar el inicio de los anestésicos locales de acción más prolongada. Los efectos colaterales incluyen sedación, bradicardia e hipotensión que requieren una estrecha vigilancia después del procedimiento.[6]

III.   Farmacocinética de los anestésicos locales

Los anestésicos locales se administran con mayor frecuencia en el tejido extravascular en las proximidades del lugar de destino previsto. La concentración plasmática resultante está influida por la dosis total de anestésico local administrada, el grado de absorción sistémica, la redistribución tisular y la tasa de eliminación. Los factores específicos del paciente, como la edad, la función cardiovascular y hepática y la unión a proteínas plasmáticas, también influyen en las concentraciones plasmáticas posteriores. La comprensión de estos factores debería maximizar la aplicación médica de los anestésicos locales, reduciendo al mínimo al mismo tiempo las posibles complicaciones asociadas con las concentraciones sistémicas tóxicas del fármaco.

A.   Absorción sistémica

En general, la disminución de la absorción sistémica del anestésico local proporciona un mayor margen de seguridad en la práctica clínica. La tasa y el alcance de la absorción sistémica están influidos por una serie de factores, como la dosis total de anestésico local, el lugar de administración, las propiedades fisicoquímicas de los anestésicos locales individuales y la adición de vasoconstrictores (epinefrina). Para cualquier lugar de administración, cuanto mayor sea la dosis total de anestésico local, mayor será el grado de absorción sistémica y las concentraciones plasmáticas máximas ($C_{máx}$). Además, una mayor tasa de absorción también disminuirá el tiempo hasta las concentraciones plasmáticas máximas ($T_{máx}$). Dentro del rango clínico de las dosis utilizadas con frecuencia, la relación dosis-respuesta es casi lineal y no se ve relativamente afectada por la concentración de anestésico o la velocidad de inyección. El grado de perfusión del tejido perineural influye de manera significativa en la absorción sistémica, de modo que la administración de los anestésicos locales en tejidos perineurales muy perfundidos da lugar a una $C_{máx}$ más alta y a una $T_{máx}$ más corta. Así, la tasa de absorción sistémica de mayor a menor es intrapleural > intercostal > caudal > epidural > plexo braquial > ciático/femoral > tejido subcutáneo. La tasa de absorción sistémica también está influida por las propiedades fisicoquímicas de los fármacos anestésicos locales individuales. En general, los anestésicos locales más potentes y solubles en lípidos darán lugar a una menor absorción sistémica. Cuanto mayor sea la solubilidad lipídica, más probable será su fijación en los compartimentos ricos en lípidos tanto de la membrana axonal como de los tejidos perineurales. Los efectos de la epinefrina se han discutido previamente y contrarrestan las características vasodilatadoras inherentes a la mayoría de los anestésicos locales. La reducción de la $C_{máx}$ asociada con la epinefrina es más pronunciada para los anestésicos locales menos solubles en lípidos, mientras que el aumento de la unión al tejido nervioso y perineural puede ser un mayor determinante de la absorción sistémica con una mayor solubilidad lipídica.

B. Distribución

Después de la absorción sistémica, los anestésicos locales se distribuyen rápidamente por todos los tejidos del cuerpo y pueden describirse mediante un modelo de dos compartimentos (*véase* cap. 7). El patrón de distribución (y la concentración tisular relativa) está influido por la perfusión, el coeficiente de partición y la masa de los compartimentos tisulares específicos. Los órganos altamente perfundidos (cerebro, pulmones, corazón, hígado y riñones) son responsables de la rápida captación inicial (fase α), a la que sigue una redistribución más lenta (fase β) hacia los tejidos menos perfundidos (músculo e intestino). En particular, los pulmones extraen cantidades significativas de anestésico local. En consecuencia, la $C_{máx}$ y el umbral de los efectos tóxicos sistémicos requieren dosis mucho más bajas de anestésicos locales luego de las inyecciones arteriales en comparación con las inyecciones venosas.

C. Eliminación

El enlace químico determina la biotransformación y la eliminación de los anestésicos locales (*véase* fig. 12-2). Las aminoamidas son metabolizadas en el hígado por las enzimas del citocromo P-450 mediante la *N*-desalquilación e hidroxilación. La metabolización de las aminoamidas depende en gran medida de la perfusión hepática, la extracción hepática y la función enzimática. Por tanto, la depuración del anestésico local disminuye en afecciones como la cirrosis y la insuficiencia cardíaca congestiva. La excreción de los metabolitos de las aminoamidas se produce por vía renal, con menos del 5% del anestésico local no metabolizado excretado por los riñones. La prilocaína es la única aminoamida para anestesia local que se hidroliza a *O*-toluidina, que puede oxidar la hemoglobina a metahemoglobina de forma dependiente de la dosis. Se puede esperar que dosis de prilocaína tan bajas como 8 mg/kg produzcan concentraciones de metahemoglobina suficientes para causar cianosis (metahemoglobinemia).

Los aminoésteres para anestesia local son rápidamente metabolizados por la colinesterasa plasmática. La procaína y la benzocaína se metabolizan a **ácido *para*-aminobenzoico** (PABA, *para-aminobenzoic acid*), que se ha asociado con infrecuentes reacciones anafilácticas con el uso de estos anestésicos locales. Los pacientes con la colinesterasa plasmática genéticamente anómala o aquellos que están tomando inhibidores de la colinesterasa tienen una metabolización del disminuida aminoéster. En teoría, tendrían mayor riesgo de sufrir efectos tóxicos sistémicos, pero se carece de datos clínicos.

D. Farmacocinética clínica

La metabolización de los anestésicos locales tiene una importancia clínica significativa, ya que la toxicidad sistémica (determinada principalmente por la $C_{máx}$) depende del equilibrio entre la absorción sistémica y la eliminación. Los anestésicos locales se unen en gran medida a las proteínas tisulares y plasmáticas, pero la toxicidad sistémica está relacionada con la concentración plasmática libre (no unida). Así, la unión a las proteínas plasmáticas de los anestésicos locales reduce la concentración libre en la circulación sistémica y también el riesgo de toxicidad sistémica. El grado de unión a proteínas plasmáticas depende principalmente de la concentración de la glucoproteína ácida α_1 y de la albúmina, pero también está influido por el pH del plasma. Las condiciones clínicas que disminuyen las proteínas plasmáticas (cirrosis, embarazo, estado neonatal) disminuyen la capacidad de unión y aumentan el riesgo de toxicidad sistémica. Además, el porcentaje de unión a proteínas disminuye a medida que

? *¿Sabía que...?*

Las reacciones alérgicas a los anestésicos locales son inusuales, pero suelen estar asociadas con el producto de descomposición de la metabolización de los aminoésteres (ácido *para*-aminobenzoico) o con el compuesto relacionado metilparabeno, utilizado como conservador en algunas formulaciones de aminoamidas para anestesia local.

se reduce el pH. Así, en presencia de acidosis (convulsiones, paro cardíaco, insuficiencia renal), la cantidad de fármaco no unido aumenta. La alteración de la depuración hepática también puede influir en la eliminación de los anestésicos locales. Por ejemplo, los neonatos tienen enzimas microsómicas hepáticas inmaduras, lo que conduce a una menor eliminación de los anestésicos locales aminoamídicos. Algunos medicamentos, como los bloqueadores β, los receptores H_2 y la fluvoxamina, inhiben enzimas microsómicas hepáticas específicas y también pueden contribuir a la disminución de la metabolización de los anestésicos locales aminoamídicos. Todos los factores descritos anteriormente que influyen en la absorción sistémica, la distribución y los factores específicos del paciente deben tenerse en cuenta para reducir al mínimo el riesgo de toxicidad sistémica. Estos factores constituyen la base de las recomendaciones actuales de «dosis máximas» de los anestésicos locales.[7]

IV. Toxicidad de los anestésicos locales

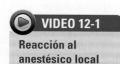

VIDEO 12-1

Reacción al anestésico local

Los efectos adversos clínicamente importantes de los anestésicos locales incluyen *toxicidad sistémica de los anestésicos locales* (TSAL), toxicidad tisular local, reacciones alérgicas y efectos específicos de los anestésicos locales. La TSAL es el resultado de concentraciones plasmáticas excesivas de anestésico local, ya sea debido a una inyección intravascular directa no intencionada o a la absorción sistémica de grandes dosis de anestésico local realizadas durante el bloqueo nervioso periférico, la anestesia epidural o incluso la anestesia por infiltración de gran volumen (*tumescente*). Como se ha mencionado, la concentración plasmática viene determinada por el equilibrio entre la absorción y la eliminación sistémicas. Los síntomas clínicamente relevantes de TSAL se manifiestan principalmente en el SNC y en el sistema cardiovascular (SCV).

Entre los factores de riesgo para la TSAL se encuentran ambos extremos de la vida, baja masa muscular, sexo femenino, embarazo o enfermedades cardíacas, neurológicas o hepáticas preexistentes. Se ha demostrado que el uso de la guía ecográfica para dirigir la administración de la anestesia local durante la anestesia regional disminuye el riesgo de TSAL.

A. Toxicidad en el sistema nervioso central

Los anestésicos locales atraviesan fácilmente la barrera hematoencefálica y producen signos y síntomas de toxicidad en el SNC dependientes de la dosis. Los síntomas iniciales pueden incluir somnolencia, adormecimiento peribucal, hormigueo facial, angustia, acúfenos o alucinaciones auditivas. Los signos objetivos de la excitación progresiva del SNC pueden manifestarse como temblores o espasmos musculares y pueden progresar a crisis tónico-clónicas generalizadas.[8] Si las concentraciones plasmáticas de los anestésicos locales son lo suficientemente altas o la tasa de aumento es rápida, la excitación del SNC puede progresar a su depresión generalizada, lo que lleva al coma o al paro respiratorio e incluso cardíaco. El aparente patrón bifásico de toxicidad en el SNC refleja la depresión neuronal por los anestésicos locales. A concentraciones plasmáticas más bajas, la depresión selectiva de las neuronas inhibidoras corticales permite una acción relativamente sin oposición de las neuronas excitadoras, lo que se manifiesta como excitación del SNC. Por el contrario, las concentraciones plasmáticas marcadamente altas reflejan la inhibición añadida de las neuronas excitadoras y se presentan clínicamente como una profunda depresión del SNC. El potencial de toxicidad en el SNC es directamente paralelo a la potencia intrínseca de los anestésicos locales y puede verse aumentado por diversos factores clínicos. Las convulsiones no tratadas, por ejemplo, pueden producir rápidamente una acidosis respiratoria y metabólica, lo que aumenta el riesgo de toxicidad en el SNC al disminuir la unión a las proteínas plasmáticas, aumentar la perfusión cerebral y favorecer la acumulación intracelular de la forma no cargada del anestésico local.

B. Toxicidad en el sistema cardiovascular

La toxicidad en el SCV, inducida por los anestésicos locales, puede causar inestabilidad hemodinámica por una combinación de depresión miocárdica directa, vasodilatación arteriolar directa, el potencial de causar disritmias importantes y el deterioro de la regulación autonómica del SCV. Antes, la TSAL se enseñaba como una evolución de los síntomas del SNC a los del SCV cuando se administraban dosis significativamente mayores de anestésicos locales. Sin embargo, las series de casos y los registros recientes muestran presentaciones frecuentes de toxicidad en el SCV sin toxicidad en el SNC; por tanto, la TSAL debe considerarse siempre en cualquier caso de colapso cardiovascular en pacientes que han recibido anestésicos locales.

De forma similar a la toxicidad en el SNC, los anestésicos locales solubles en lípidos más potentes parecen tener una mayor toxicidad inherente en el SCV en comparación con los anestésicos locales menos potentes. Por ejemplo, el cociente entre la dosis requerida para el colapso irreversible del SCV en relación con la requerida para la toxicidad en el SNC es mucho menor para la bupivacaína que para la lidocaína. Además, los fármacos solubles en lípidos más potentes (p. ej., la bupivacaína) producen un patrón diferente de toxicidad en el SCV en comparación con los fármacos menos potentes. A concentraciones plasmáticas progresivamente crecientes, todos los anestésicos locales pueden causar hipotensión, depresión miocárdica y disritmias. Sin embargo, las concentraciones tóxicas de la bupivacaína pueden producir un colapso cardiovascular repentino causado por disritmias ventriculares malignas que suelen ser resistentes a los protocolos de reanimación tradicionales.

Los anestésicos locales más potentes, solubles en lípidos, tienen un mayor potencial de toxicidad electrofisiológica directa (prolongación de los intervalos PR y QRS). Aunque todos los anestésicos locales bloquean el sistema de conducción a través de un bloqueo dependiente de dosis del canal de VG_{Na} cardíaco, varias características de las capacidades de bloqueo de los canales de Na^+ de la bupivacaína pueden aumentar su toxicidad en el SCV. En primer lugar, la bupivacaína tiene una afinidad de unión mucho mayor con los canales de VG_{Na} cardíacos en reposo e inactivados en comparación con la lidocaína. En segundo lugar, aunque todos los anestésicos locales se unen a los canales de VG_{Na} durante la sístole y posteriormente se disocian durante la diástole, la bupivacaína se disocia mucho más lentamente en comparación con la lidocaína. La bupivacaína se disocia con suficiente lentitud como para que no haya tiempo para la recuperación completa de los canales de VG_{Na} durante la diástole, y el bloqueo de la conducción se acumula con los sucesivos ciclos cardíacos.[9] Por el contrario, la lidocaína se disocia completamente en cada ciclo cardíaco y la acumulación del bloqueo de la conducción es mínima. Por último, la bupivacaína ocasiona un mayor grado de depresión miocárdica directa en comparación con la lidocaína o la ropivacaína. El perfil de toxicidad en el SCV más seguro de la ropivacaína en comparación con el de la bupivacaína se debe a una combinación de su potencia ligeramente menor a causa de su estructura química (sustitución alquílica del propilo en comparación con la sustitución alquílica del butilo en la bupivacaína), así como de su formulación como el enantiómero *S* único, menos cardiotóxico.

C. Tratamiento de la toxicidad sistémica de los anestésicos locales

La mejor manera de gestionar la TSAL es prevenir la aparición de concentraciones plasmáticas tóxicas de anestésicos locales mediante el uso de la dosis mínima efectiva requerida para una técnica anestésica regional específica, la vigilancia de una inyección intravascular directa inadvertida y el conocimiento de los signos y síntomas tempranos de la TSAL. El tratamiento básico necesario para la toxicidad en el SNC es inicialmente de apoyo. Es obligatorio mantener una oxigenación y ventilación adecuadas y, si es necesario, se puede asegurar la vía respiratoria. Las crisis tónico-clónicas generalizadas conducen rápidamente a acidosis metabólica y su hipoventilación asociada conduce a hipoxemia e hipercapnia, todo lo cual puede potenciar la TSAL y exacerbar la toxicidad en el SNC. Las convulsiones que persisten

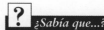

? *¿Sabía que...?*

Los anestésicos locales solubles en lípidos (p. ej., la bupivacaína) causan toxicidad en el SCV al bloquear los canales de VG_{Na} cardíacos, lo que da lugar a anomalías en el sistema de conducción cardíaca, incluida la prolongación de los intervalos PR y QRS, así como a disritmias ventriculares más ominosas.

a pesar de una oxigenación y una ventilación adecuadas deben tratarse de manera rápida con dosis ajustadas del fármaco hipnótico sedante más disponible (como el midazolam [0.05-0.1 mg/kg] o el propofol [0.5-1.5 mg/kg]).[10] Debe tenerse precaución al administrar el propofol debido a sus efectos depresores cardíacos y debe evitarse si existe preocupación por la toxicidad en el SCV. Si las convulsiones no se interrumpen fácilmente con dosis adecuadas de somníferos sedantes, debe administrarse un bloqueador neuromuscular (generalmente succinilcolina) para poner fin a la intensa actividad muscular y atenuar el empeoramiento de la acidosis metabólica. Sin embargo, hay que tener en cuenta que el bloqueo neuromuscular no disminuye la excitación asociada con la toxicidad en el SNC.

En caso de toxicidad en el SCV, debe prestarse atención inmediata al mantenimiento de una oxigenación adecuada y, lo que es más importante, de la presión de perfusión coronaria. Los anestésicos locales por sí mismos no dañan irreversiblemente los miocitos cardíacos. Las pruebas experimentales demuestran que, con una perfusión coronaria adecuada, la bupivacaína abandona rápidamente el tejido cardíaco con un retorno simultáneo de la función cardíaca normal.

La *emulsión lipídica intravenosa* (ELI) puede atenuar de manera significativa la toxicidad en el SCV inducida por la bupivacaína, como lo demuestran numerosos informes de casos de reanimación rápida con éxito al administrar la ELI en casos de toxicidad grave en el SCV tanto por la bupivacaína como por la ropivacaína.[11] Las pautas recientes recomiendan la administración temprana de la ELI ante la presentación o sospecha de un episodio grave de TSAL. El mecanismo de acción del intralípido no está completamente dilucidado, pero se cree que está mediado por 1) el traslado de los anestésicos locales desde el corazón y el cerebro hasta músculo para su almacenamiento temporal y al hígado para su desintoxicación, 2) los efectos cardiotónicos que incluyen el aumento del inotropismo y la resistencia vascular periférica y 3) el poscondicionamiento isquémico cardíaco. Las pautas de dosificación para la ELI se muestran en la **tabla 12-3**.

En caso de paro cardíaco debido a la TSAL, deben instaurarse las medidas estándar de soporte vital cardíaco avanzado con las siguientes modificaciones: no se recomienda la vasopresina, se prefiere una dosis inicial menor de epinefrina (≤ 1 µg/kg) y, si se producen disritmias ventriculares, se prefiere la amiodarona en lugar de la lidocaína. En los casos resistentes al tratamiento puede ser necesaria una derivación cardíaca para mantener la perfusión hasta que se reduzcan las concentraciones sistémicas de los anestésicos locales. Las recomendaciones actuales exigen la supervisión de los pacientes durante al menos 2 h después de un episodio limitado del SNC o al menos 4-6 h después de un episodio significativo del SCV.[12]

Tabla 12-3 Tratamiento con emulsión lipídica de la toxicidad sistémica de los anestésicos locales

Emulsión lipídica al 20%	
Paciente de más de 70 kg	Paciente de menos de 70 kg
• Bolo de 100 mL rápidamente durante 2-3 min • Iniciar la infusión de 200-250 mL durante 15-20 min	• Bolo de 1.5 mL/kg rápidamente durante 2-3 min • Iniciar la infusión de aproximadamente 0.25 mL/kg/min (peso corporal ideal)
Si el paciente sigue inestable: • Administrar nuevamente el bolo una o dos veces con la misma dosis y a doble velocidad de infusión; debe considerarse el límite de dosificación (12 mL/kg) • El volumen total de la emulsión lipídica puede acercarse a 1 L en una reanimación prolongada	

Fuente: Neal JM. The Third American Society of Regional Anesthesia and Pain Medicine Practice Advisory on local anesthetic systemic toxicity: executive summary 2017. *Reg Anesth Pain Med.* 2018;43:113-123.

D. Toxicidad neuronal y miotoxicidad

Se ha descrito toxicidad neuronal directa con la aplicación médica de diversos anestésicos locales.[13] Los informes de casos del síndrome de la cola de caballo asociados con la administración de altas concentraciones de lidocaína a través de microcatéteres raquídeos comenzaron a aparecer a finales de la década de 1980. Posteriores investigaciones *in vitro* e *in vivo* sugirieron que una combinación de mala distribución (acumulación) y altas dosis de anestésicos locales conducían a concentraciones neurotóxicas localizadas en el espacio subaracnoideo lumbosacro. Del mismo modo, la 2-cloroprocaína se asoció con el síndrome de la cola de caballo en la década de 1980, con el mecanismo vinculado al conservador utilizado en ese momento (metabisulfito de sodio) cuando se administraron de manera accidental grandes dosis en el espacio subaracnoideo durante el intento de administración epidural. Posteriormente, la 2-cloroprocaína se reformuló como una solución sin conservadores.

Los síntomas neurológicos transitorios (SNT) se asocian con la administración subaracnoidea de anestésicos locales (sobre todo lidocaína) y se caracterizan por un dolor transitorio o anomalías sensitivas en la zona lumbar que se irradian a los miembros inferiores y las nalgas.[13] Entre los factores de riesgo adicionales para los SNT se encuentran la posición de litotomía quirúrgica y los procedimientos quirúrgicos ambulatorios. En general, parece haber pocas pruebas electrofisiológicas que apoyen un mecanismo neurotóxico directo para los SNT. Además, las modalidades de tratamiento eficaces, como los antiinflamatorios no esteroideos o las inyecciones en puntos neurálgicos, indican un mecanismo miofascial más que neuropático para los SNT.

También se ha demostrado que los anestésicos locales causan efectos tóxicos directos en el tejido muscular, produciendo la destrucción de los miocitos.[14] A pesar de la naturaleza predecible del daño muscular, la miotoxicidad de los anestésicos locales solo es un problema clínico en pocas ocasiones, ya que la regeneración muscular completa suele producirse en 3 o 4 semanas. Los factores de riesgo incluyen la potencia del fármaco anestésico local individual, la inyección intramuscular directa y la dosis, la cual se exacerba con la administración en serie o continua. Una excepción notable a las consecuencias clínicas generalmente bajas de la miotoxicidad de los anestésicos locales es el daño a los músculos extraoculares, donde hay una incidencia reportada del 0.25% de disfunción prolongada de los músculos extraoculares (diplopia) después de la anestesia regional para la cirugía ocular.

E. Reacciones alérgicas

Las verdaderas reacciones alérgicas inmunomediadas a los anestésicos locales son poco frecuentes. Debe dilucidarse una anamnesis cuidadosa de los pacientes con alergias a los anestésicos locales, ya que muchas reacciones son efectos colaterales de la epinefrina coadministrada durante procedimientos dentales o de otro tipo. Cuando se producen verdaderas alergias, la gran mayoría se asocian con los anestésicos locales aminoésteres, muy probablemente debido a su metabolización en el alérgeno puro PABA. Algunos preparados de anestésicos locales aminoamídicos también contienen metilparabeno, que tiene una estructura química similar a la del PABA y es la causa más probable de reacciones alérgicas a los anestésicos locales aminoamídicos.

V. Anestésicos locales y sus aplicaciones médicas habituales

A. Anestésicos locales aminoamídicos

1. Lidocaína

La lidocaína fue el primer anestésico local ampliamente utilizado y sigue siendo el más utilizado. Puede emplearse para la infiltración, la anestesia regional intravenosa (bloqueo de Bier), el bloqueo nervioso periférico y la anestesia neuroaxial central (subaracnoidea y epidural). Se caracteriza por un inicio de acción de rápido a intermedio y una duración de la acción intermedia para los bloqueos nerviosos periféricos y la anestesia epidural. Aunque la preocupación por los SNT ha hecho que disminuya su uso para la anestesia subaracnoidea, sigue siendo popular para la anestesia epidural. La lidocaína puede aplicarse de manera tópica en forma de gel, pomada, parche o en forma de aerosol para anestesiar las vías respiratorias superiores. Las inyecciones intravenosas dirigidas a concentraciones plasmáticas relativamente bajas (< 5 µg/mL) producen analgesia sistémica y se han utilizado como complemento para atenuar la respuesta simpática a la laringoscopia y la intubación. Uno de los usos más frecuentes es la inyección intravenosa para disminuir las molestias asociadas con la administración intravenosa del propofol. Las infusiones de lidocaína se han administrado para tratar el dolor neuropático crónico, así como el dolor postoperatorio agudo. Recientemente, la lidocaína (parche al 5%) fue aprobada por la Food and Drug Administration (FDA) de los Estados Unidos para el tratamiento del dolor neuropático crónico asociado con la neuralgia postherpética. El *parche* es un sistema de administración tópica diseñado para suministrar dosis bajas de lidocaína a los nociceptores implicados superficialmente en una cantidad que produce analgesia sin bloqueo sensitivomotor.

2. Mepivacaína

La mepivacaína tiene una estructura química que combina el anillo de piperidina de la cocaína con el anillo de xilidina de la lidocaína. Comparte un perfil clínico similar al de la lidocaína, pero con una duración de la acción ligeramente mayor, ya que produce una menor vasodilatación y tiene una mayor afinidad de unión a las proteínas. Es relativamente ineficaz cuando se aplica de forma tópica. Como fármaco anestésico raquídeo, parece tener una incidencia menor, aunque no insignificante desde el punto de vista clínico, de SNT en comparación con la lidocaína. La metabolización en el feto y el neonato es prolongada y, por tanto, no se utiliza para la analgesia obstétrica.

3. Prilocaína

La prilocaína también tiene un perfil clínico similar al de la lidocaína y se utiliza para la infiltración, el bloqueo nervioso periférico y la anestesia raquídea y epidural. Debido a su alta depuración, tiene la menor toxicidad sistémica de todos los anestésicos locales amídicos y, por ende, es potencialmente útil para la anestesia regional intravenosa. Sin embargo, la administración de dosis más altas (> 500-600 mg) puede producir metahemoglobinemia. La metahemoglobinemia clínicamente relevante puede tratarse de manera eficaz con la administración intravenosa de azul de metileno (1-2 mg/kg). No obstante, la preocupación por la metahemoglobinemia y la falta de aprobación de la FDA han limitado un uso clínico más amplio.

4. Bupivacaína

La bupivacaína es un homólogo estructural de la mepivacaína, más soluble en lípidos debido a un grupo butilo, en lugar de un grupo metilo, en su anillo de piperidina. Por ello, se caracteriza por un inicio relativamente más lento en comparación con el de la lidocaína, pero tiene una duración de acción prolongada. Proporciona una anestesia y una analgesia sensorial prolongadas que suelen durar más que la intensidad de su bloqueo motor, especialmente con el uso de concentraciones más bajas en infusiones continuas. Esta característica ha consolidado a la bupivacaína como el anestésico local más utilizado para la analgesia epidural del parto y para el tratamiento del dolor postoperatorio agudo. Las inyecciones únicas para aplicaciones de bloqueo nervioso periférico pueden proporcionar anestesia quirúrgica durante un máximo de 12 h y analgesia sensorial que puede durar hasta 24 h. Se utiliza ampliamente para la anestesia subaracnoidea, por lo general con una duración de la acción de 2-3 h y, en contraste con la lidocaína o la mepivacaína, rara vez se ha asociado con los SNT.

5. Ropivacaína

La ropivacaína es otro homólogo estructural de la mepivacaína y la bupivacaína, pero con un grupo propilo en su anillo de piperidina y también se formula como un enantiómero *S*. En conjunto, estas dos características dan como resultado una potencia clínicamente equivalente para el bloqueo nervioso, pero con un perfil menos cardiotóxico en comparación con el de la bupivacaína. Tiene un efecto vasoconstrictor inherente, el cual puede contribuir a su reducido perfil cardiotóxico y posiblemente incrementar su duración de acción (en particular, la adición de epinefrina no prolonga más la duración del bloqueo). Aunque hay algunas pruebas que sugieren que la ropivacaína puede producir un bloqueo diferencial sensitivomotor más favorable en comparación con la bupivacaína, la falta de potencia equivalente dificulta las comparaciones reales. En general, el perfil clínico es similar al de la bupivacaína, teniendo en cuenta su menor potencia en comparación con la bupivacaína.

B. Anestésicos locales aminoésteres

1. Procaína

La procaína se utilizó principalmente para la infiltración y la anestesia raquídea durante la primera mitad del siglo xx. Su baja potencia, su inicio de la acción relativamente lento (quizá debido a su alta pK_a) y su corta duración de acción limitan su uso generalizado. La preocupación por los SNT con la lidocaína hizo que se renovara el interés por el uso de la procaína para la anestesia subaracnoidea de duración intermedia. A pesar de su menor incidencia de SNT en comparación con la lidocaína, el mayor riesgo de fracaso del bloqueo y las náuseas asociadas han limitado su utilidad clínica.

2. 2-Cloroprocaína

Debido a su relativa baja potencia y a su rapidísima metabolización por parte de las colinesterasas plasmáticas, la 2-cloroprocaína puede utilizarse en concentraciones relativamente altas (2-3%), pero con el menor potencial de toxicidad sistémica de todos los fármacos anestésicos locales clínicamente útiles. A pesar de su pK_a relativamente alta, la cloroprocaína se administra a concentraciones bastante altas, lo que da lugar a un rápido inicio de la anestesia. Esta característica, junto con la prácticamente nula transmisión al feto, la hace especialmente útil cuando se requiere un inicio rápido de la anestesia epidural quirúrgica (es decir, un parto por cesárea urgente o emergente). La solución sin conservadores de la 2-cloroprocaína ha ganado popularidad para la anestesia subaracnoidea ambulatoria, donde se desea un rápido inicio de la acción junto con una corta duración de la acción predecible. Además, el uso de la 2-cloroprocaína se ha asociado con una incidencia muy baja de SNT. La 2-cloroprocaína isobárica al 1% recibió la aprobación de la FDA para la anestesia raquídea en 2019.

3. Tetracaína

La *tetracaína* es un potente anestésico local aminoéster, caracterizado por un inicio de la acción lento y una duración de la acción larga. A diferencia de la bupivacaína, la duración de la acción de la tetracaína se prolonga significativamente con la adición de un vasoconstrictor. Debido a su inicio de acción lento y a la falta de disociación sensitivomotora (que produce un bloqueo motor significativo), rara vez está indicada para la anestesia epidural o el bloqueo nervioso periférico, y su principal aplicación médica es para la anestesia subaracnoidea de larga duración.

4. Cocaína

La cocaína es el único fármaco anestésico local de origen natural. Las aplicaciones médicas actuales de la cocaína se limitan en gran medida a la anestesia tópica para procedimientos de oídos, nariz y garganta, donde su intensa vasoconstricción es clínicamente útil para reducir la hemorragia al instrumentar la nasofaringe. La cocaína inhibe la recaptación neuronal de la norepinefrina, mediando sus efectos vasoconstrictores neurógenos. Sin embargo, también puede producir importantes efectos colaterales cardiovasculares, como hipertensión, taquicardia y disritmias. La preocupación por su potencial de toxicidad cardiovascular, junto con su potencial de desvío y abuso, ha limitado notablemente su uso clínico.

5. Mezcla eutéctica de anestésicos locales

Una mezcla eutéctica de lidocaína y prilocaína, cada una de ellas a una concentración del 2.5%, se formula como un líquido viscoso (crema de mezcla eutéctica de anestésicos locales [EMLA, *eutectic mixture of local anesthetics*]). Esta mezcla tiene un punto de fusión más bajo que cualquiera de los anestésicos locales por separado, lo que le permite existir como aceite a temperatura ambiente, facilitando su penetración y absorción a través de la dermis. La crema EMLA se utiliza sobre todo para proporcionar analgesia dérmica y es particularmente útil para disminuir el dolor asociado con la venopunción o con la colocación de un catéter intravascular periférico. La crema EMLA solo debe aplicarse sobre superficies cutáneas intactas, ya que la aplicación sobre piel agrietada puede provocar una absorción sistémica imprevisiblemente rápida.

6. Anestésicos locales de liberación controlada

Se han desarrollado diversas formulaciones para la liberación controlada de los anestésicos locales en un intento de prolongar la duración del bloqueo nervioso y, específicamente, la analgesia postoperatoria. La bupivacaína liposómica, el único sistema de administración que ha recibido la aprobación de la FDA, controla la liberación de la bupivacaína encapsulando las moléculas en liposomas. Estos *liposomas* son estructuras esféricas multivesiculares compuestas por partículas similares a los lípidos dispuestas en bicapas. A medida que los liposomas se degradan, la bupivacaína se libera de manera lenta, con concentraciones plasmáticas que persisten hasta 96 h. El control del dolor puede durar hasta 24 h. Debido a la preocupación por la lisis incontrolada de los liposomas que produce una rápida liberación de la bupivacaína, no deben administrarse otros anestésicos locales con la bupivacaína liposómica y deben evitarse durante las 96 h siguientes a su uso. Otros sistemas de administración, como la bupivacaína encapsulada en una biocapa biodegradable de acetato de sacarosa e isobutirato, un polímero bioerosionable compuesto por bupivacaína y dosis bajas de meloxicam (HTX-011), y un implante biorreabsorbible de bupivacaína y colágeno, están en desarrollo y en fase III de ensayos clínicos.

 Para más información e interactividad, consulte las videoconferencias interactivas (en inglés) y la infografía «En un vistazo», disponibles en el libro electrónico gratuito complementario de este texto. Las instrucciones de acceso se encuentran detrás de la portada.

Referencias

1. Scholz A. Mechanisms of (local) anaesthetics on voltage-gated sodium and other ion channels. *Br J Anaesth.* 2002;89:52-61. PMID: 12173241.
2. Lambert DH. Clinical value of adding sodium bicarbonate to local anesthetics. *Reg Anesth Pain Med.* 2002;27:328-329. PMID: 12016613.
3. Neal JM. Effects of epinephrine in local anesthetics on the central and peripheral nervous system. *Reg Anesth Pain Med.* 2003;28:124-134. PMID: 12677623.
4. Pehora C, Pearson AME, Kaushal A, Crawford MW, Johnston B. Dexamethasone as an adjuvant to peripheral nerve block. *Cochrane Database Syst Rev.* 2017;11:CD011770. PMID: 29121400.
5. Brummett CM, Williams BA. Additives to local anesthetics for peripheral nerve block. *Int Anesthesiol Clin.* 2011;49:104-116. PMID: 21956081.

6. Vorobeichik L, Brull R, Abdallah FW. Evidence basis for using perineural dexmedetomidine to enhance the quality of brachial plexus nerve blocks: a systematic review and meta-analysis of randomized controlled trials. *Br J Anaesth*. 2017;118:167-181. PMID: 28100520.
7. Rosenberg PH, Veering BT, Urmey WF. Maximum recommended doses of local anesthetics: a multifactorial concept. *Reg Anesth Pain Med*. 2004;29:564-575. PMID: 15635516.
8. Di Gregorio G, Neal JM, Rosenquist RW, et al. Clinical presentation of local anesthetic systemic toxicity: a review of published cases, 1979 to 2009. *Reg Anesth Pain Med*. 2010;35:181-187. PMID: 20301824.
9. Clarkson CW, Hondeghem LM. Mechanisms for bupivacaine depression of cardiac conduction: fast block of sodium channels during the action potential with slow recovery from block during diastole. *Anesthesiology*. 1985;62:396-405. PMID: 2580463.
10. Weinberg GL. Treatment of local anesthetic systemic toxicity. *Reg Anesth Pain Med*. 2010;35:188-193. PMID: 20216036.
11. Weinberg GL. Lipid emulsion infusion: resuscitation for local anesthetic and other drugs. *Anesthesiology*. 2012;117:180-187. PMID: 22627464.
12. Neal JM. The Third American Society of Regional Anesthesia and Pain Medicine Practice Advisory on local anesthetic systemic toxicity: executive summary 2017. *Reg Anesth Pain Med*. 2018;43:113-123.PMID: 29356773.
13. Pollock JE. Neurotoxicity of intrathecal local anaesthetics and transient neurological symptoms. *Best Pract Res Clin Anaesthesiol*. 2003;17:471-484. PMID: 14529015.
14. Hussain N, McCartney CJL, Neal JM, et al. Local anaesthetic-induced myotoxicity in regional anaesthesia: a systematic review and empirical analysis. *Br J Anaesth*. 2018;121:822-841. PMID: 30236244.

TOXICIDAD DE LOS ANESTÉSICOS LOCALES

EN UN VISTAZO

Las concentraciones plasmáticas de los anestésicos locales podrían dar como resultado toxicidad tanto del sistema nervioso central como del cardiovascular. Esto podría ser consecuencia de un exceso de la dosis máxima de anestésicos locales recomendada o de inyección intravascular inadvertida

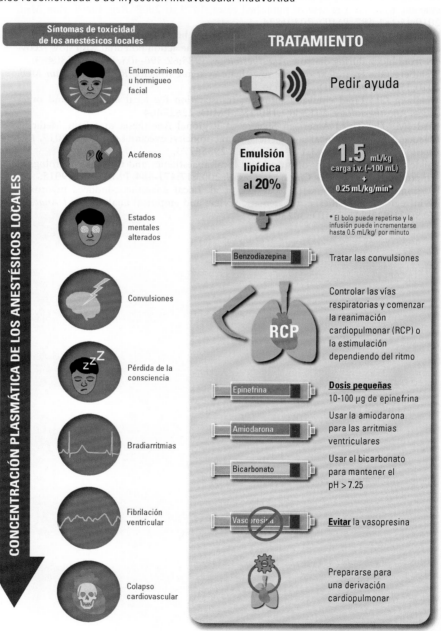

Síntomas de toxicidad de los anestésicos locales

CONCENTRACIÓN PLASMÁTICA DE LOS ANESTÉSICOS LOCALES

Entumecimiento u hormigueo facial

Acúfenos

Estados mentales alterados

Convulsiones

Pérdida de la consciencia

Bradiarritmias

Fibrilación ventricular

Colapso cardiovascular

TRATAMIENTO

Pedir ayuda

Emulsión lipídica al 20%

1.5 mL/kg carga i.v. (~100 mL) + 0.25 mL/kg/min*

* El bolo puede repetirse y la infusión puede incrementarse hasta 0.5 mL/kg/ por minuto

Benzodiazepina — Tratar las convulsiones

RCP — Controlar las vías respiratorias y comenzar la reanimación cardiopulmonar (RCP) o la estimulación dependiendo del ritmo

Epinefrina — **Dosis pequeñas** 10-100 µg de epinefrina

Amiodarona — Usar la amiodarona para las arritmias ventriculares

Bicarbonato — Usar el bicarbonato para mantener el pH > 7.25

Vasopresina — **Evitar** la vasopresina

Prepararse para una derivación cardiopulmonar

Infografía de: Naveen Nathan MD

Preguntas

1. ¿Con cuál condición preexistente es MÁS probable que el paciente tolere las dosis máximas estándar de anestésicos locales?

   A. Enfermedad pulmonar obstructiva crónica
   B. Edad avanzada
   C. Embarazo
   D. Insuficiencia hepática

2. ¿La adición de epinefrina a qué anestésico local tendría el MENOR efecto en la duración del bloqueo nervioso?

   A. Lidocaína
   B. Mepivacaína
   C. Ropivacaína
   D. Bupivacaína

3. Un hombre de 66 años de edad y 80 kg de peso, con miocardiopatía isquémica, se presenta tras una caída mecánica para la fijación quirúrgica de una fractura de radio distal bajo anestesia regional. Después de la colocación de un catéter infraclavicular, el paciente se vuelve hipotenso y ya no se puede palpar el pulso. ¿Qué medicamento sería el MÁS adecuado?

   A. 1 mg de epinefrina
   B. 50 mg de propofol
   C. 100 mL de emulsión lipídica al 20%
   D. 40 unidades de vasopresina

4. Una mujer de 26 años de edad, por lo demás sana, se presenta para una artroscopia de rodilla. Se espera que el procedimiento dure 30 min. ¿Cuál sería el anestésico raquídeo MÁS apropiado para facilitar un alta rápida?

   A. 40 mg de 2-cloroprocaína
   B. 7.5 mg de bupivacaína
   C. 40 mg de mepivacaína
   D. 40 mg de lidocaína

5. Una mujer de 43 años de edad se somete a una histeroscopia y una miomectomía bajo anestesia raquídea en posición de litotomía. Al día siguiente llama para informar de un dolor bilateral en la parte posterior de las piernas y las nalgas, sin debilidad motora ni cambios en la función intestinal o vesical. ¿Qué afirmación es la MÁS probable?

   A. La resonancia magnética probablemente mostrará una lesión con el contraste de gadolinio.
   B. Estos síntomas pueden indicar la necesidad de una intervención quirúrgica urgente.
   C. Si los síntomas no se alivian, un parche hemático puede aliviarlos.
   D. El dolor debería resolverse por sí solo en unas 72 h.

Respuestas

1. A

Se sabe que todas las demás condiciones preexistentes aumentan el riesgo de toxicidad sistémica de los anestésicos locales.

2. C

Tanto la lidocaína como la mepivacaína se prolongan significativamente con la adición de la epinefrina. La bupivacaína también se prolonga, aunque no en la misma magnitud que la lidocaína o la mepivacaína. La ropivacaína no se prolonga quizá debido a sus propiedades vasoconstrictoras inherentes y a su larga duración de acción.

3. C

Durante un episodio de TSAL la vasopresina debe evitarse y la epinefrina debe dosificarse a ≤1 μg/kg. El propofol estaría contraindicado en caso de toxicidad cardíaca debido a sus efectos depresores cardíacos y debería utilizarse con precaución en pacientes que solo presentan síntomas neurológicos.

4. A

La cloroprocaína es de acción rápida y demuestra una rápida recuperación después de la cirugía ambulatoria. La mepivacaína y la lidocaína tienen una duración de acción más larga. Aunque 7.5 mg de bupivacaína es una dosis baja, hay una cantidad significativa de variabilidad en los bloqueos con dosis bajas de bupivacaína y es probable que la deambulación se retrase.

5. D

Lo más probable es que estos síntomas representen SNT, los cuales pueden estar presentes después de la anestesia raquídea, especialmente en la posición de litotomía. Como su nombre lo indica, estos síntomas son transitorios y suelen resolverse en 72 h. Las lesiones con gadolinio como contraste se observan en trastornos como la mielitis transversa, que sería poco frecuente. La cirugía puede estar indicada en el caso de síndrome de la cola de caballo o del absceso/hematoma epidural, pero estos son poco frecuentes y quizá también se presenten con disfunción motora, intestinal o vesical. Un parche hemático aliviaría la cefalea de los pacientes con cefalea pospunción dural (CPP); sin embargo, esta se presenta como una cefalea que se alivia al recostarse.

13

Farmacología cardiovascular

Paul S. Pagel, Justin N. Tawil, Brent T. Boettcher
y Julie K. Freed

En este capítulo se revisará la farmacología cardiovascular de los medicamentos utilizados para alterar la hemodinámica durante la cirugía y en la unidad de cuidados intensivos, incluyendo las catecolaminas endógenas y sintéticas, los simpaticomiméticos, la milrinona, la vasopresina y los antihipertensivos.

I. Catecolaminas

Los subtipos de adrenorreceptores α, β y de dopamina son responsables de mediar los efectos cardiovasculares de las catecolaminas endógenas (adrenalina, noradrenalina, dopamina) y sintéticas (dobutamina, isoproterenol). Estos fármacos activan adrenorreceptores β_1 ubicados en la membrana sarcolémica de los miocitos auriculares y ventriculares en diferentes grados. Esta estimulación de los adrenorreceptores β_1 produce efectos cronótropos (frecuencia cardíaca), dromótropos (velocidad de conducción), inótropos (contractilidad) y lusítropos (relajación) positivos. El adrenorreceptor β_1 está acoplado a una proteína estimulante de unión a nucleótidos de guanina que activa la enzima intracelular clave adenilil-ciclasa, acelerando así la formación del segundo mensajero monofosfato de adenosina cíclico (cAMP, *cyclic adenosine monophosphate*) a partir del trifosfato de adenosina (ATP, *adenosine triphosphate*; **fig. 13-1**). La activación de esta cascada de señalización tiene tres consecuencias principales: 1) hay más calcio (Ca^{2+}) disponible para la activación contráctil; 2) la eficacia del Ca^{2+} activador en la troponina C (TnC) del aparato contráctil es mayor y 3) la extracción del Ca^{2+} del aparato contráctil y del sarcoplasma se acelera después de la contracción. Las dos primeras acciones producen un aumento directo de la contractilidad, mientras que la tercera da lugar a una relajación miocárdica más rápida durante la diástole temprana. El tratamiento de la disfunción sistólica aguda o crónica del ventrículo izquierdo (VI) es la principal razón para el uso perioperatorio de las catecolaminas. Cabe destacar que la eficacia de las catecolaminas en estas condiciones clínicas se ve afectada por la densidad relativa y la integridad funcional del adrenorreceptor β_1 y su cascada de señalización porque la disminución del receptor y la homeostasis anómala del Ca^{2+} intracelular son rasgos característicos de la insuficiencia cardíaca.

Los efectos vasoactivos de las catecolaminas en otros territorios de perfusión dependen de la distribución tisular específica de los subtipos de adrenorreceptores α y β. Las diferencias en la estructura química de cada catecolamina y su relativa selectividad para los adrenorreceptores también influyen en las acciones vasculares periféricas de estos medicamentos. Esta selectividad suele estar relacionada con la

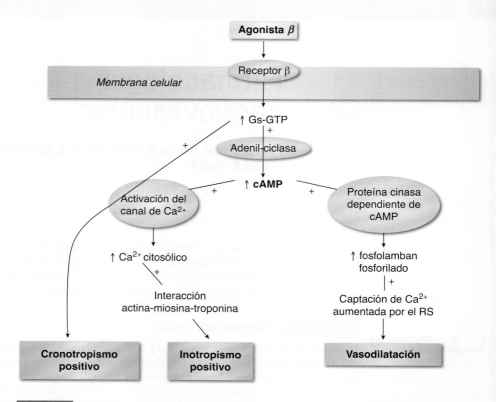

Figura 13-1 Esquema del mecanismo de acción de los agonistas de los adrenorreceptores β. CA^{2+}: calcio; cAMP: monofosfato de adenosina cíclico; Gs: proteína G estimuladora de guanosina; GTP: trifosfato de guanosina; RS: retículo sarcoplasmático (Gillies M, Bellomo R, Doolan L, et al. Bench-to-bedside review: inotropic drug therapy after adult cardiac surgery—A systematic literature review. *Crit Care*. 2005;9:266-279. Reproducida con autorización).

dosis; la dopamina proporciona una ilustración pedagógica útil de este principio. Las dosis bajas de esta catecolamina estimulan predominantemente los receptores de los subtipos 1 y 2 de la dopamina (DA_1 y DA_2, respectivamente), produciendo una vasodilatación arterial; sin embargo, dosis progresivamente mayores activan de manera secuencial los adrenorreceptores $β_1$ y $α_1$, aumentando la contractilidad y generando vasoconstricción arterial, respectivamente. Los adrenorreceptores $α_1$ son los principales reguladores del tono vasomotor como resultado de su localización en las arterias, arteriolas y venas. Así, las catecolaminas que ejercen una actividad agonista sustancial del adrenorreceptor $α_1$ (p. ej., la norepinefrina) aumentan la resistencia vascular sistémica y reducen la capacidad venosa mediante la vasoconstricción arterial y la venosa, respectivamente. Esta vasoconstricción mediada por el adrenorreceptor $α_1$ se produce mediante la señalización de la fosfolipasa C-inositol 1,4,5-trifosfato a través de una proteína inhibidora de unión a nucleótidos de guanina (**fig. 13-2**). Esta cascada abre los canales del Ca^{2+}, libera Ca^{2+} de los almacenes intracelulares (retículo sarcoplasmático y calmodulina) y activa varias proteínas cinasas dependientes de Ca^{2+}. En conjunto, estas acciones aumentan la concentración intracelular de Ca^{2+} y producen la contracción de las células del músculo liso vascular. Los adrenorreceptores $α_1$ son la principal diana de las catecolaminas en los vasos sanguíneos cutáneos, mientras que los adrenorreceptores $β_2$ predominan en el músculo esquelético. La estimulación del subtipo de adrenorreceptor $β_2$ produce una vasodilatación arteriolar a través de la señalización mediada por la adenilil-ciclasa, aumentando así el flujo de sangre al músculo esquelético.

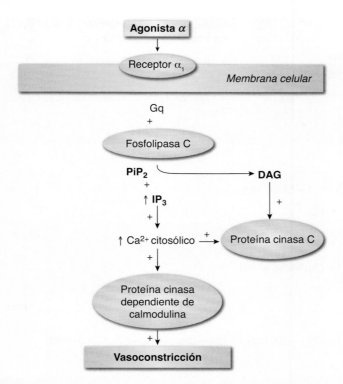

Figura 13-2 Esquema del mecanismo de acción de los agonistas de los adrenorreceptores *β*. Ca²⁺: calcio; DAG: diacilglicerol; Gq: proteína Gq; IP₃: inositol 1,4,5-trifosfato; PIP₂: inositol 4,5-bisfosfato (Gillies M, Bellomo R, Doolan L, et al. Bench-to-bedside review: inotropic drug therapy after adult cardiac surgery—A systematic literature review. *Crit Care.* 2005;9:266-279. Reproducida con autorización).

Las acciones de cada catecolamina específica sobre la frecuencia cardíaca, la contractilidad miocárdica y la precarga y poscarga del VI se combinan para determinar su efecto general sobre la presión arterial (**tabla 13-1**). Por ejemplo, si una catecolamina actúa principalmente a través del adrenorreceptor α_1 (p. ej., norepinefrina), lo más probable es que se observe un aumento de la presión arterial porque el incremento del tono vasomotor arterial y venoso aumenta la resistencia vascular sistémica (mayor poscarga) y aumenta el retorno venoso al corazón (mayor precarga), respectivamente. Por el contrario, se espera que una catecolamina con actividad de adrenorreceptores β_1 y β_2 y poco o ningún efecto sobre el adrenorreceptor α_1 (p. ej., isoproterenol) disminuya modestamente la presión arterial, porque las reducciones en la resistencia vascular sistémica compensan los aumentos en el gasto cardíaco causados por la taquicardia y la contractilidad miocárdica mayor. Todas las catecolaminas tienen el potencial de causar aumentos perjudiciales en el consumo de oxígeno miocárdico en los pacientes con estenosis de las arterias coronarias limitantes del flujo y pueden contribuir al desarrollo de isquemia aguda de miocardio. En consecuencia, el uso de catecolaminas para apoyar la función del VI en los pacientes con arteriopatía coronaria complicada por una insuficiencia cardíaca congestiva debe hacerse con precaución. Por tanto, no debería sorprender que un fármaco que reduzca la poscarga del VI, y no uno que produzca un efecto inótropo positivo, se elija generalmente en primer lugar para mejorar el gasto cardíaco en un paciente con arteriopatía coronaria y disfunción sistólica del VI.

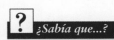

¿Sabía que...?

Los adrenorreceptores α_1 son los principales reguladores del tono vasomotor, incluyendo la resistencia vascular sistémica y la capacidad venosa.

Tabla 13-1 Comparación de los efectos de las catecolaminas endógenas y sintéticas

Nombre	Estructura química	β_1	β_2
Adrenalina	HO—, HO—, HO— benceno —CH—CH$_2$—NH—CH$_3$	++++	+++
Noradrenalina	HO—, HO—, HO— benceno —CH—CH$_2$—NH$_2$	+++	+
Dopamina	HO—, HO— benceno —CH$_2$—CH$_2$—NH$_2$	++++	++
Dobutamina	HO—, HO— benceno —CH$_2$—CH$_2$—NH—CH(CH$_3$)—CH$_2$—CH$_2$— benceno —HO	+++++	+++
Isoproterenol	HO—, HO—, HO— benceno —CH—CH$_2$—NH—CH(CH$_3$)$_2$	+++++	+++++
Fenilefrina	HO— benceno —CH(OH)—CH$_2$—N(H)—CH$_3$	0	0

Fuente: Pagel PS, Grecu L. Cardiovascular Pharmacology. En: Barash PG, Cahalan MK, Cullen BF, et al, eds. *Clinical Anesthesia.* 8.ª ed. Wolters Kluwer; 2018:301-332, tabla 13-5.

A. Epinefrina

La *epinefrina* es una catecolamina exógena que ejerce sus efectos cardiovasculares mediante la activación de los adrenorreceptores α_1, β_1 y β_2. La epinefrina estimula los adrenorreceptores β_1 ubicados en las membranas celulares de las células del nódulo sinoauricular y de los cardiomiocitos para producir efectos cronótropos e inótropos positivos, respectivamente. La activación inducida por la epinefrina de los adreno-rreceptores β_1 también aumenta la velocidad y el alcance de la relajación miocárdica, facilitando así un mayor llenado del VI durante la diástole temprana. La combinación de estas acciones sobre la frecuencia cardíaca y la función sistólica y diastólica del VI produce un aumento espectacular del gasto cardíaco. El incremento de la frecuencia cardíaca observado al inicio durante una infusión de epinefrina puede atenuarse poste-riormente, en cierta medida, conforme se activan los reflejos mediados por los barorre-ceptores. En consecuencia, la epinefrina es especialmente útil para el tratamiento de la insuficiencia ventricular izquierda aguda durante la cirugía cardíaca porque aumenta de forma predecible el gasto cardíaco. La epinefrina también mejora el gasto cardíaco y el suministro de oxígeno sin causar incrementos perjudiciales de la frecuencia cardíaca en los pacientes sépticos e hipotensos. Sin embargo, la eficacia de la epinefrina como medicamento inótropo positivo puede ser limitada porque la catecolamina estimula el desarrollo de arritmias auriculares o ventriculares. La epinefrina aumenta la velocidad de conducción y reduce el período refractario en el nódulo auriculoventricular (AV), el haz de His, las fibras de Purkinje y el músculo ventricular. El efecto dromótropo positivo de la epinefrina sobre la conducción del nódulo AV puede producir taquiarritmias supraventriculares o marcados aumentos de la frecuencia ventricular en presencia de aleteo o fibrilación auricular. Estas consecuencias adversas pueden ocasionar inadvertidamente hipotensión porque la taquicardia profunda reduce el tiempo de llenado del VI y afecta la perfusión coronaria. La irritabilidad en otras partes del sistema de conducción también puede precipitar arritmias ventriculares, incluyendo contracciones ventriculares prematuras, taquicardia ventricular y fibrilación ventricular, especialmente en presencia de un sustrato arritmógeno preexistente (p. ej., isquemia miocárdica, miocardiopatía).

La epinefrina produce vasoconstricción en los lugares con perfusión cutánea, esplácnica y renal a través de sus efectos en el adrenorreceptor α_1, pero la catecolamina también produce simultáneamente vasodilatación en la circulación del músculo esquelético como resultado de la activación de los adrenorreceptores β_2. Por tanto, el efecto general de la epinefrina sobre el flujo sanguíneo depende de la distribución específica de los órganos de los adrenorreceptores α_1 y β_2. Estas acciones también dependen de la dosis: las dosis más bajas de epinefrina estimulan adrenorreceptores β_2 para causar vasodilatación periférica y reducir modestamente la presión arterial, mientras que las dosis más altas activan adrenorreceptores α_1 para aumentar la resistencia vascular sistémica y la presión arterial. Una alta densidad de adrenorreceptores α_1 también está presente en la circulación venosa y, como resultado, la epinefrina produce venoconstricción y aumenta el retorno venoso. La epinefrina también genera la vasoconstricción del árbol arterial pulmonar y aumenta las presiones arteriales pulmonares a través de la activación de los adrenorreceptores α_1. Los adrenorreceptores α_1 y β_2 están presentes en la circulación coronaria, pero la activación selectiva de cualquiera de estos subtipos de receptores no tiene un papel importante para determinar la irrigación coronaria al administrar la epinefrina. En cambio, los incrementos de la perfusión coronaria inducidos por la epinefrina ocurren casi exclusivamente debido a la autorregulación metabólica: los aumentos de la demanda de oxígeno del miocardio resultantes de los incrementos de la frecuencia cardíaca, la contractilidad, la precarga y la poscarga son responsables de la vasodilatación coronaria. No obstante, la epinefrina puede producir una vasoconstricción coronaria epicárdica y reducir la irrigación coronaria en situaciones en las que existe una vasodilatación coronaria máxima (p. ej., de una isquemia miocárdica aguda distal a una estenosis coronaria grave) a través de la estimulación directa de los adrenorreceptores α_1. Las propiedades vasoconstrictoras de la epinefrina la hacen útil para otras aplicaciones médicas. La infiltración subcutánea de epinefrina se utiliza para reducir sustancialmente las hemorragias durante los procedimientos dentales, de otorrinolaringología y de cirugía plástica. La mezcla de un anestésico local (p. ej., lidocaína) con una concentración diluida de epinefrina reduce la pérdida de sangre durante la anestesia tumescente para la realización de la liposucción. Los anestesiólogos suelen emplear la epinefrina como vasoconstrictor para retrasar la absorción de los anestésicos locales y así prolongar la duración de la anestesia neuroaxial o de los bloqueos nerviosos periféricos. Este efecto también disminuye la concentración sérica del anestésico local y reduce el riesgo de toxicidad sistémica. La vasoconstricción de la mucosa resultante de la inhalación de epinefrina racémica en aerosol se utiliza con frecuencia para tratar el edema de las vías respiratorias asociado con la intubación endotraqueal prolongada, el traumatismo de las vías respiratorias o la laringitis.

La administración previa de antagonistas de los adrenorreceptores α o β influye en los efectos cardiovasculares de la epinefrina. Por ejemplo, la epinefrina produce mayores aumentos de la resistencia vascular sistémica y de la presión arterial cuando se administra después del propranolol, un bloqueador β no selectivo, porque la vasodilatación arterial mediada por los adrenorreceptores β_2 ya no se opone a la vasoconstricción inducida por los adrenorreceptores α_1. El betabloqueo establecido también inhibe de forma competitiva la activación de los adrenorreceptores β_1 por parte de la epinefrina, atenuando así los efectos cronótropos e inótropos positivos de la catecolamina. Este bloqueo competitivo solo puede superarse con dosis mayores de epinefrina. De hecho, los efectos hemodinámicos de la epinefrina pueden ser similares a los del agonista puro de los adrenorreceptores α_1, la fenilefrina (*véase* la siguiente sección), en presencia de un bloqueo completo de los adrenorreceptores β_1 y β_2. Por el contrario, la vasodilatación mediada por los adrenorreceptores β_2 de la epinefrina queda desenmascarada en presencia del bloqueo de los adrenorreceptores α_1, lo que puede causar hipotensión cuando la catecolamina se administra en estas condiciones.

¿Sabía que...?

En los pacientes con un bloqueo completo de los adrenorreceptores β_1 y β_2, la epinefrina produce efectos hemodinámicos similares a los de un agonista puro del adrenorreceptor α_1, como la fenilefrina.

B. Norepinefrina

La *norepinefrina* es una preparación análoga al neurotransmisor que liberan las neuronas posganglionares del sistema nervioso simpático. Esta catecolamina activa los adrenorreceptores α_1, α_2 y β_1 de forma similar a la epinefrina, pero ejerce pocos efectos, o ninguno, sobre el adrenorreceptor β_2. Como resultado, la norepinefrina aumenta la contractilidad miocárdica y genera una intensa vasoconstricción arterial. Estas acciones incrementan de manera drástica la presión arterial, pero el gasto cardíaco permanece prácticamente inalterado. Por el contrario, un agonista puro del receptor α_1 (p. ej., la fenilefrina) produce disminuciones predecibles y relacionadas con la dosis del gasto cardíaco porque no se generan aumentos simultáneos de la contractilidad mediados por el adrenorreceptor β_1. A diferencia de la epinefrina, la norepinefrina no suele producir taquicardia porque el aumento de la presión arterial activa los reflejos mediados por los barorreceptores y, al hacerlo, mitiga las acciones cronótropas positivas directas de la estimulación de los adrenorreceptores β_1. En general, se observan mayores incrementos de la resistencia vascular sistémica y de la presión arterial diastólica durante la administración de la norepinefrina en comparación con dosis similares de epinefrina. La norepinefrina también produce constricción de los vasos de capacidad venosa a través de la estimulación de los adrenorreceptores α_1, aumentando así el retorno venoso y el volumen sistólico.

La norepinefrina es especialmente útil para el tratamiento de la hipotensión resistente al tratamiento resultante de una pronunciada vasodilatación. Por ejemplo, aumenta la presión arterial, el índice cardíaco y la diuresis en los pacientes con sepsis. La norepinefrina también es útil para el tratamiento del *síndrome vasopléjico*, un estado hipotensor caracterizado por una baja resistencia vascular sistémica que a veces se produce durante una derivación cardiopulmonar prolongada en los pacientes sometidos a cirugía cardíaca. La norepinefrina incrementa la presión de perfusión coronaria en los pacientes con arteriopatía coronaria grave, pero también la demanda de oxígeno del miocardio y puede generar espasmos en los injertos de la arteria mamaria interna o radial, los cuales se utilizan durante la cirugía de injerto de revascularización coronaria, a través de la activación de los adrenorreceptores α_1. Cualquiera de estos efectos adversos puede contribuir al desarrollo de una isquemia aguda de miocardio. La administración de la norepinefrina se asocia con arritmias ventriculares y supraventriculares, pero los efectos arritmógenos de esta catecolamina son menores que los de la epinefrina. En consecuencia, puede ser apropiado sustituir la epinefrina por la norepinefrina cuando se trate un choque cardiógeno en presencia de arritmias auriculares o ventriculares hemodinámicamente significativas. La norepinefrina estimula los adrenorreceptores α_1 de la arteria pulmonar y produce aumentos relacionados con las dosis en las presiones arteriales pulmonares que pueden precipitar la disfunción del ventrículo derecho (VD) porque este, de paredes relativamente finas, es menos capaz de tolerar los incrementos agudos de la poscarga que el VI, que es más grueso y muscular. La adición de un vasodilatador pulmonar inhalado selectivo (p. ej., óxido nítrico [NO], epoprostenol) puede ser útil para atenuar las acciones de la norepinefrina como vasoconstrictor pulmonar directo cuando el fármaco se emplea para tratar la disfunción del VI en los pacientes con hipertensión pulmonar. Durante la administración de la norepinefrina a través de la activación de los adrenorreceptores α_1 se producen disminuciones dependientes de la dosis en los flujos de sangre hepático, muscular esquelético, esplácnico y renal cuando la presión arterial es normal o está ligeramente reducida; sin embargo, en presencia de una hipotensión profunda (p. ej., sepsis), la norepinefrina aumenta la presión de perfusión y el flujo de sangre a estos lechos vasculares. No obstante, las reducciones sostenidas de los flujos de sangre renal y esplácnico representan una limitación importante del uso prolongado de norepinefrina. La catecolamina debe administrarse a través de un catéter venoso central para evitar la posibilidad de necrosis tisular en caso de que se produzca una extravasación periférica.

C. Dopamina

La dopamina es el precursor bioquímico de la norepinefrina y activa de forma diferencial varios subtipos de receptores adrenérgicos y dopaminérgicos en función de la dosis. Las dosis bajas (generalmente < 3 µg/kg por min) de dopamina aumentan de manera selectiva los flujos de sangre renal y esplácnico a través de la activación de los receptores DA_1, y también reducen la liberación de norepinefrina de los ganglios del sistema nervioso autónomo y de las neuronas adrenérgicas a través de un mecanismo mediado por el receptor DA_2. Estos efectos combinados producen una modesta disminución de la presión arterial. Las dosis moderadas (3-8 µg/kg por min) de dopamina activan tanto los adrenorreceptores α_1 como los β_1, mientras que las dosis altas (superiores a 10 µg/kg por min) actúan casi exclusivamente sobre los adrenorreceptores α_1 para aumentar la presión arterial a través de la vasoconstricción arteriolar. Aunque es fácil de entender, esta descripción simplista de la farmacodinámica de la dopamina es estrictamente incorrecta porque las diferencias en la densidad y regulación de los receptores, las interacciones farmacológicas y la variabilidad de los pacientes producen una amplia gama de respuestas clínicas a la catecolamina. Por ejemplo, antes se pensaba que las dosis bajas de dopamina proporcionaban protección renal únicamente a través de los aumentos del flujo de sangre renal mediados por el receptor DA_1, pero ahora está claro que incluso las dosis bajas de dopamina también estimulan los adrenorreceptores α_1 y β_1 que pueden atenuar el efecto dopaminérgico previsto de la catecolamina. Por el contrario, el flujo de sangre renal y la diuresis pueden mantenerse (y no disminuir) durante la administración de dosis más altas de dopamina porque los receptores DA_1 siguen activándose a pesar de un efecto agonista predominante de los adrenorreceptores α_1. Estas respuestas tan variadas pueden explicar, al menos en parte, por qué la dopamina no consigue brindar de forma consistente efectos protectores renales a pesar de causar modestos incrementos en la perfusión renal y la diuresis.

La dopamina sigue utilizándose para el apoyo inótropo en los pacientes con disfunción aguda del VI, aunque en nuestra práctica preferimos emplear catecolaminas más potentes con características farmacodinámicas más predecibles. La activación de los adrenorreceptores β_1 es responsable del aumento de la contractilidad miocárdica producida por el fármaco. La dopamina también estimula los adrenorreceptores α_1 arteriales y venosos, aumentando así la poscarga del VI y mejorando el retorno venoso, respectivamente. Estas acciones incrementan la presión arterial. El uso de la dopamina para el tratamiento de la hipotensión asociada con la función contráctil disminuida puede estar limitado en cierta medida en los pacientes con hipertensión pulmonar preexistente o precarga elevada porque la dopamina aumenta las presiones auricular derecha, arterial pulmonar media y de oclusión capilar pulmonar. La infusión de un vasodilatador arterial (p. ej., nitroprusiato de sodio) puede utilizarse para mitigar el aumento de la poscarga del VI asociado con la administración de la dopamina y, al hacerlo, puede incrementar aún más el gasto cardíaco. Sin embargo, la administración de un inótropo-vasodilatador («inodilatador»), como la milrinona, ha sustituido en gran medida este abordaje de «dopamina más nitroprusiato». Al igual que la epinefrina y la norepinefrina, la dopamina aumenta el consumo de oxígeno del miocardio y puede empeorar la isquemia miocárdica en presencia de estenosis coronarias hemodinámicamente importantes.

D. Dobutamina

La *dobutamina* es una catecolamina sintética compuesta por dos estereoisómeros ($-$ y $+$) que estimulan los adrenorreceptores β, mientras que dichos estereoisómeros producen efectos agonistas y antagonistas opuestos en los adrenorreceptores α_1. En consecuencia, la dobutamina produce una potente estimulación de los adrenorreceptores β, pero ejerce un efecto escaso o nulo sobre los adrenorreceptores α_1 cuando se administra a velocidades de infusión inferiores a 5 µg/kg por min. Esta farmacología única permite que la dobutamina aumente la contractilidad miocárdica y reduzca de forma simultánea el tono vasomotor arterial a través de la activación de los adrenorreceptores β_1 y β_2, respectivamente. Estas propiedades se combinan para aumentar de manera sustancial el gasto cardíaco en los corazones normales y en los insuficientes. En particular, el isómero de la dobutamina comienza a estimular el adrenorreceptor α_1 a velocidades de infusión superiores a 5 µg/kg por min, una acción que limita la magnitud de la vasodilatación mediada por los adrenorreceptores β_2. Este efecto preserva la precarga, la poscarga y la presión arterial del VI, mantiene el aumento del gasto cardíaco y puede servir para atenuar la taquicardia profunda mediada por el reflejo de los barorreceptores que podría producirse de otro modo. A pesar de este último efecto, la dobutamina suele aumentar notablemente la frecuencia cardíaca por efectos cronótropos directos resultantes de la estimulación de los adrenorreceptores β_1. De hecho, la dobutamina genera frecuencias cardíacas significativamente más altas que la epinefrina, con valores equivalentes del índice cardíaco en los pacientes tras una cirugía arterial coronaria. La taquicardia inducida por la dobutamina y el aumento de la contractilidad incrementan directamente el consumo de oxígeno del miocardio y pueden causar isquemia miocárdica «de demanda» en los pacientes con estenosis coronarias que limitan el flujo. La propensión de la dobutamina a producir isquemia miocárdica de demanda en estas circunstancias es el principio subyacente a la ecocardiografía de esfuerzo con dobutamina como herramienta diagnóstica para la detección de la arteriopatía coronaria porque las anomalías regionales del movimiento de la pared en los lugares de perfusión coronaria afectados se producen en respuesta al desajuste transitorio entre la oferta y la demanda de oxígeno del miocardio. A la inversa, la dobutamina puede reducir la frecuencia cardíaca en los pacientes con insuficiencia cardíaca descompensada porque los aumentos del gasto cardíaco y del suministro de oxígeno sistémico resultantes de la administración del fármaco son capaces de disminuir el tono crónicamente elevado del sistema nervioso simpático que se produce en la insuficiencia cardíaca. La dobutamina también puede reducir de manera favorable el consumo de oxígeno del miocardio en el corazón insuficiente porque la activación de los adrenorreceptores β_2 disminuye la precarga y la poscarga del VI y, en consecuencia, las tensiones telediastólica y telesistólica de la pared del VI, respectivamente.

Durante la administración de la dobutamina se produce una disminución de las presiones arteriales pulmonares y de la resistencia vascular pulmonar mediada por la activación de los adrenorreceptores β_2. Esta propiedad hace que la dobutamina sea un fármaco inótropo útil para mejorar el gasto cardíaco en los pacientes sometidos a cirugía cardíaca con hipertensión pulmonar preexistente. A diferencia de la dobutamina, la dopamina activa los adrenorreceptores α_1 en la circulación pulmonar y en los vasos de capacidad venosa, aumentando así las presiones arteriales pulmonares y la precarga del VI, respectivamente. Así, la dobutamina puede ofrecer una ventaja clara sobre la dopamina en los pacientes con insuficiencia cardíaca acompañada de un aumento de la resistencia vascular pulmonar y de presiones de llenado del VI altas. Sin embargo, la vasodilatación pulmonar inducida por la dobutamina tiene el potencial de aumentar la derivación transpulmonar y causar hipoxemia relativa. La dobutamina no activa los receptores dopaminérgicos, pero puede mejorar la perfusión renal como resultado del aumento del gasto cardíaco. A pesar de los mencionados efectos cardiovasculares benéficos del fármaco, varios ensayos clínicos demostraron que el uso de la dobutamina está relacionado con mayor incidencia de eventos cardíacos adversos importantes, incluida la mortalidad en los pacientes con insuficiencia cardíaca. En consecuencia, ya no se recomienda el uso de la dobutamina para el apoyo inótropo en este contexto.

E. Isoproterenol

El *isoproterenol* es una catecolamina sintética, agonista, no selectiva de los adrenorreceptores β, que no ejerce casi ninguna actividad en los adrenorreceptores α. Históricamente, el isoproterenol se empleaba para la «estimulación farmacológica» porque aumenta la frecuencia cardíaca en los pacientes con bradiarritmias sintomáticas o bloqueo de la conducción AV (p. ej., bloqueo de segundo grado tipo Mobitz II, bloqueo de tercer grado). El isoproterenol también se utilizó durante trasplantes de corazón para aumentar la frecuencia cardíaca y la contractilidad miocárdica en el corazón denervado del donador. No obstante, el uso de la catecolamina para estas indicaciones ha sido reemplazado en gran medida por la estimulación transcutánea o transvenosa, especialmente en vista de la propensión del fármaco a causar taquiarritmias supraventriculares y ventriculares adversas. El isoproterenol se utilizaba anteriormente para tratar la disfunción del VD asociada con la hipertensión pulmonar grave porque reduce la resistencia vascular pulmonar, pero los vasodilatadores pulmonares inhalados selectivos son más eficaces y causan menos efectos adversos también en este contexto. La utilidad clínica del isoproterenol es bastante limitada en la actualidad, pero la farmacología única del medicamento, en comparación con la de otras catecolaminas, sigue haciendo que merezca la pena debatirla.

El isoproterenol produce una vasodilatación arteriolar mediada por los adrenorreceptores β_2 en el músculo esquelético y también dilata las circulaciones renal y esplácnica, reduciendo así la resistencia vascular sistémica. Como resultado de estos efectos vasculares periféricos, el fármaco disminuye de manera selectiva las presiones arteriales diastólica y media, mientras que la presión arterial sistólica suele mantenerse. El isoproterenol produce efectos cronótropos y dromótropos positivos directos a través de la activación de los adrenorreceptores β_1, pero la frecuencia cardíaca también aumenta porque se estimulan los reflejos de los barorreceptores en respuesta a los descensos de la presión arterial. El isoproterenol es un inótropo positivo, pero el gasto cardíaco podría no aumentar de forma fiable durante la administración del fármaco porque la taquicardia pronunciada impide el llenado óptimo del VI y la venodilatación mediada por los adrenorreceptores β_2 disminuye el retorno venoso. Con el isoproterenol se producen aumentos relacionados con la dosis en el consumo de oxígeno del miocardio, acompañados de disminuciones simultáneas de la presión de perfusión coronaria y del tiempo de llenado diastólico. Estas acciones pueden contribuir a la isquemia miocárdica aguda o a la necrosis subendocárdica, especialmente en presencia de arteriopatía coronaria.

II.   Simpaticomiméticos

A. Efedrina

La *efedrina* es un fármaco simpaticomimético que ejerce acciones directas e indirectas sobre los adrenorreceptores. El transporte de efedrina a las terminales presinápticas de los adrenorreceptores α_1 y β_1 desplaza a la norepinefrina de las vesículas sinápticas, la cual se libera para activar los correspondientes receptores postsinápticos y producir la vasoconstricción arterial y venosa y el aumento de la contractilidad miocárdica, respectivamente. Este efecto indirecto es el efecto farmacológico predominante de la efedrina, pero esta también estimula de manera directa los adrenorreceptores β_2, limitando así los aumentos de la presión arterial resultantes de la activación de los adrenorreceptores α_1. En este sentido, los efectos cardiovasculares iniciales de la efedrina se asemejan a los de la epinefrina porque se observan aumentos relacionados con la dosis en la frecuencia cardíaca, el gasto cardíaco y la resistencia vascular sistémica. Sin embargo, la taquifilaxia a los efectos hemodinámicos de la efedrina se produce con la administración repetida del fármaco porque las reservas presinápticas de norepinefrina se agotan rápidamente. Esta taquifilaxia no se observa con la epinefrina porque la catecolamina actúa de forma directa sobre los adrenorreceptores $\alpha1$ y β, independientemente de la estimulación indirecta de la liberación de norepinefrina. En particular, los fármacos que bloquean la captación de efedrina en los nervios adrenérgicos (p. ej., cocaína) y los que agotan las reservas de norepinefrina (p. ej., reserpina) atenúan previsiblemente los efectos cardiovasculares de la efedrina. La efedrina se utiliza con mayor frecuencia en forma de bolo intravenoso para tratar la hipotensión aguda acompañada de una disminución de la frecuencia cardíaca.

B. Fenilefrina

La estructura química de la fenilefrina es muy similar a la de la epinefrina, pero el fármaco simpaticomimético carece de la fracción de hidroxilo presente en el anillo de fenilo de la catecolamina endógena. Como resultado de esta pequeña modificación, la fenilefrina estimula casi exclusivamente los adrenorreceptores α_1 para producir vasoconstricción, mientras que ejerce poco o ningún efecto sobre los adrenorreceptores β, excepto cuando se administran grandes dosis. A diferencia de la efedrina, la fenilefrina no depende del desplazamiento presináptico de la norepinefrina y, en cambio, actúa de forma directa sobre el adrenorreceptor α_1 para producir sus efectos cardiovasculares. La fenilefrina constriñe los vasos de capacidad venosa y ocasiona vasoconstricción cutánea, musculoesquelética, esplácnica y renal para aumentar la precarga y la poscarga, respectivamente. Estas acciones producen aumentos de la presión arterial relacionados con la dosis. También se producen disminuciones de la frecuencia cardíaca mediadas por la activación del reflejo de los barorreceptores. El gasto cardíaco se mantiene relativamente constante cuando las funciones sistólica y diastólica del VI son normales, pero el gasto cardíaco puede disminuir cuando la función del VI está comprometida porque el miocardio insuficiente es más sensible a los aumentos de la poscarga. La fenilefrina produce una vasoconstricción arterial pulmonar e incrementa las presiones arteriales pulmonares. Los bolos o infusiones intravenosas de fenilefrina se utilizan con mayor frecuencia en el ámbito intraoperatorio para el tratamiento a corto plazo de la hipotensión resultante de la vasodilatación. A diferencia de las catecolaminas, la fenilefrina no es arritmógena.

> **?** **¿Sabía que...?**
>
> La fenilefrina estimula casi exclusivamente los adrenorreceptores α_1 y tiene poco o ningún efecto sobre los adrenorreceptores β.

III. Milrinona

Las fosfodiesterasas (PDE, *phosphodiesterases*) son enzimas que hidrolizan y terminan las acciones intracelulares de los segundos mensajeros monofosfato cíclicos, incluido el cAMP, en una variedad de tejidos. De mayor relevancia para este capítulo, el miocardio humano contiene la isoenzima PDE tipo III, que está unida al retículo sarcoplasmático y escinde el cAMP activo en su metabolito inactivo, el monofosfato de adenosina. La *milrinona* es un inhibidor bipiridínico relativamente selectivo de esta PDE cardíaca tipo III que preserva la concentración intracelular de cAMP al impedir la degradación del segundo mensajero (**tabla 13-2**). Esta acción aumenta la disponibilidad sistólica de Ca^{2+} al potenciar la afluencia de Ca^{2+} transarcolémico y la liberación de Ca^{2+} inducida por Ca^{2+} del retículo sarcoplasmático para producir un efecto inótropo positivo independiente del adrenorreceptor β_1. La inhibición de la metabolización del cAMP por parte de la milrinona facilita simultáneamente la eliminación diastólica del Ca^{2+} del sarcoplasma para aumentar la velocidad y el alcance

Tabla 13-2 Comparación de los efectos de la milrinona, el levosimendán y la vasopresina

Nombre	Estructura química	Mecanismo de acción	Rango de dosis	Indicaciones clínicas	Principales efectos colaterales
Milrinona		Inhibición de la PDE tipo III	Carga: 25-50 µg/kg; i.v.: 0.375-0.75 µg/kg por minuto	Disfunción aguda del VI	Arritmias Isquemia miocárdica Muerte súbita cardiaca Hipertensión Accidente cerebrovascular (ictus)
Levosimendán		Sensibilización del Ca^{2+} de los miofilamentos Inhibición de la PDE tipo III Abridor de los canales del K_{ATP}	Carga: 12-24 µg/kg; i.v.: 0.05-0.2 µg/kg por minuto	Disfunción aguda del VI Insuficiencia cardíaca	Taquicardia Hipotensión
Vasopresina		Agonista V_1 (músculo liso vascular) y V_2 (túbulos colectores renales)	I.v.: 0.01-0.1 U/min	Choque (vasodilatador, cardiógeno) Paro cardíaco	Arritmias Hipertensión Isquemia miocárdica Reducción del gasto cardiaco Isquemia periférica Vasoconstricción esplácnica

Ca^{2+}: calcio; i.v., intravenoso; K_{ATP}: potasio dependiente del trifosfato de adenosina; PDE: fosfodiesterasa; VI: ventrículo izquierdo.

Fuente: Pagel PS, Grecu L. Cardiovascular Pharmacology. En: Barash PG, Cahalan MK, Cullen BF, et al, eds. *Clinical Anesthesia.* 8.ª ed. Wolters Kluwer; 2018:301-332, tabla 13-7.

de la relajación miocárdica. Este efecto lusítropo positivo de la milrinona puede mejorar la función diastólica en los pacientes con insuficiencia cardíaca. La milrinona produce una potente vasodilatación arterial sistémica y pulmonar al atenuar la degradación del monofosfato de guanosina cíclico (cGMP, *cyclic guanosine monophosphate*) en el músculo liso vascular. De hecho, la milrinona ocasiona una mayor vasodilatación que las catecolaminas, incluyendo la dobutamina y el isoproterenol. La combinación de los efectos inótropos positivos y la vasodilatación arterial («inodilatador») aumenta el gasto cardíaco de forma relacionada con la dosis, a pesar de la disminución de la precarga resultante de la dilatación de los vasos de capacidad venosa. La presión arterial media puede reducirse modestamente durante la infusión del fármaco, a menos que se administre una precarga adicional.

La milrinona disminuye la resistencia vascular pulmonar, lo que puede ser especialmente beneficioso en los pacientes con hipertensión pulmonar que se someten a cirugía cardíaca. Sin embargo, las propiedades vasodilatadoras pulmonares de la milrinona tienen el potencial de incrementar la derivación intrapulmonar y causar hipoxemia arterial. La milrinona produce aumentos menos pronunciados de la frecuencia cardíaca que catecolaminas como la dobutamina, pero el inhibidor de la PDE es arritmógeno debido a sus acciones sobre la homeostasis del Ca^{2+} intracelular. La milrinona también inhibe la agregación plaquetaria sin producir trombocitopenia, atenúa la respuesta inflamatoria de las citocinas a la derivación cardiopulmonar y dilata las arterias coronarias epicárdicas nativas y los conductos de injertos arteriales. Estas acciones son potencialmente antiisquémicas en los pacientes con arteriopatía coronaria sometidos a cirugía arterial coronaria. La utilidad relativa de la milrinona como inótropo positivo puede estar parcialmente atenuada en el corazón insuficiente, pero no en el grado que se observa habitualmente con los agonistas de los adrenorreceptores β_1. En consecuencia, el inhibidor de la PDE sigue mejorando eficazmente la contractilidad miocárdica en la insuficiencia cardíaca descompensada, a pesar de la presencia de una disminución de los adrenorreceptores β_1. De hecho, la combinación de la milrinona y un agonista de los adrenorreceptores β_1 se utiliza con frecuencia para facilitar la desconexión de la derivación cardiopulmonar en los pacientes con una función sistólica del VI sustancialmente disminuida, debido a las acciones sinérgicas de estos fármacos sobre la señalización intracelular mediada por el cAMP.

IV.   Levosimendán

Los sensibilizadores del Ca^{2+} del miofilamento son fármacos inótropos positivos y vasodilatadores que mejoran la contractilidad miocárdica al aumentar la sensibilidad al Ca^{2+} del aparato contráctil. El levosimendán (*véase* tabla 13-2) es el único fármaco de esta clase que se utiliza clínicamente para el tratamiento a corto plazo de la insuficiencia cardíaca o el apoyo inótropo en los pacientes sometidos a cirugía cardíaca. El levosimendán ejerce sus acciones inótropas y vasodilatadoras positivas a través de tres mecanismos principales. En primer lugar, se une a la TnC y estabiliza la conformación unida al Ca^{2+} de la proteína reguladora de forma dependiente del Ca^{2+}. Esta acción prolonga la interacción entre los filamentos de actina y miosina y aumenta la velocidad y el alcance de la contracción de los miocitos para aumentar la contractilidad miocárdica. La dependencia del Ca^{2+} de la unión levosimendán-TnC impide que se produzcan las anomalías de relajación que de otro modo cabría esperar. En segundo lugar, el levosimendán es un potente inhibidor de la PDE tipo III que produce efectos inótropos y lusítropos positivos y ocasiona vasodilatación sistémica, pulmonar y coronaria. Por último, el levosimendán abre los canales del potasio (K^+) dependientes del ATP (K_{ATP}) que contribuyen a las propiedades vasodilatadoras del fármaco y pueden producir también el beneficio adicional de la protección miocárdica contra la lesión isquémica. El levosimendán disminuye las presiones de llenado del VI, la presión arterial media y las resistencias vasculares pulmonares y sistémicas, también aumenta el gasto cardíaco en los pacientes con insuficiencia cardíaca. Las modestas reducciones de la presión arterial observadas con el levosimendán son similares a las producidas por la milrinona y suelen responder a la administración de volumen. El levosimendán solo produce aumentos mínimos de la frecuencia cardíaca y del consumo de oxígeno del miocardio en los pacientes con insuficiencia cardíaca. El fármaco también mejora el rendimiento cardíaco de forma concomitante con la reducción de la presión de oclusión capilar pulmonar y la resistencia vascular sistémica en los pacientes con función sistólica del VI normal y disminuida sometidos a cirugía cardíaca. El levosimendán tiene un metabolito biológicamente activo que contribuye a los efectos hemodinámicos más prolongados del fármaco principal en comparación con las catecolaminas o la milrinona. El uso del levosimendán es más habitual en Europa que en los Estados Unidos.

V. Vasopresina

La *vasopresina* (hormona antidiurética; *véase* tabla 13-2) es una hormona peptídica liberada por la hipófisis posterior que regula la reabsorción de agua en los riñones y ejerce potentes efectos hemodinámicos independientes de los adrenorreceptores. Los receptores de vasopresina constan de tres subtipos (V_1, V_2 y V_3), todos los cuales son proteínas de membrana helicoidales de cinco subunidades acopladas a proteínas G. Los efectos cardiovasculares de la vasopresina son mediados predominantemente a través de los receptores V_1, que se encuentran en la membrana celular del músculo liso vascular. La activación del subtipo de receptor V_1 estimula la fosfolipasa C y desencadena la hidrólisis del inositol 4,5-bisfosfato (PIP_2) en inositol 1,4,5-trifosfato (IP_3) y diacilglicerol. Estos segundos mensajeros aumentan la concentración intracelular de Ca^{2+} y producen la contracción de la célula del músculo liso vascular. Los receptores V_2 están presentes en las células de los conductos colectores renales y, cuando se activan, aumentan la reabsorción de agua libre, mientras que los receptores V_3 se ubican en la glándula pituitaria y actúan como moduladores autacoides.

Junto con el sistema nervioso simpático y el eje renina-angiotensina-aldosterona, la vasopresina endógena desempeña un papel crucial en el mantenimiento de la presión arterial. La administración exógena de la vasopresina no afecta de manera sustancial la presión arterial en los pacientes conscientes y sanos porque la activación de los receptores V_1 centrales en el área postrema aumenta la inhibición del flujo nervioso simpático eferente mediada por el reflejo de los barorreceptores que contrarresta la alta resistencia vascular del sistema resultante de la vasoconstricción arterial inducida por los receptores V_1. Por el contrario, los mecanismos vasopresinérgicos son esenciales para el mantenimiento de la presión arterial en condiciones de disfunción del sistema nervioso simpático o del eje renina-angiotensina-aldosterona. De hecho, se ha demostrado que la administración exógena de vasopresina favorece eficazmente la presión arterial cuando existe una deficiencia relativa de vasopresina (p. ej., hipotensión resistente a las catecolaminas, choque por vasodilatación, sepsis, paro cardíaco). Los inhibidores de la enzima convertidora de la angiotensina y los bloqueadores de los receptores de la angiotensina II que se emplean para tratar la hipertensión también afectan la función del sistema nervioso autónomo y del eje renina-angiotensina-aldosterona. La hipotensión intraoperatoria relativamente resistente a la administración de las catecolaminas o los simpaticomiméticos se ha descrito de manera repetida en los pacientes a quienes se trata con estos medicamentos. La anestesia general o neuroaxial también reduce el tono del sistema nervioso simpático, lo que ocasiona una disminución de las concentraciones plasmáticas de la hormona del estrés, incluida la vasopresina. En estas circunstancias, la administración de la vasopresina activa los receptores V_1 del músculo liso vascular y aumenta rápidamente la presión arterial durante la anestesia al producir una vasoconstricción arterial. Se ha demostrado que el tratamiento con la vasopresina reduce la mortalidad asociada con los estados de vasodilatación aguda como la anafilaxia. Además, la infusión de vasopresina está indicada para el tratamiento de la hipotensión grave tras una derivación cardiopulmonar prolongada en los pacientes que no responden a la fenilefrina o la norepinefrina (vasoplejía).

La vasopresina es un fármaco útil para el tratamiento de la sepsis. La vasodilatación resistente a la reposición de líquidos, combinada con una deficiencia relativa de vasopresina endógena, es un rasgo característico de la sepsis. Las respuestas inadecuadas del sistema nervioso simpático y del eje renina-angiotensina-aldosterona a la hipotensión también están presentes en la sepsis. La administración de la vasopresina en ausencia o en presencia de otros medicamentos vasoactivos suele mejorar la hemodinámica y facilitar la supervivencia de los pacientes con sepsis. El uso combinado de vasopresina con otros medicamentos vasoactivos suele reducir la dosis total de vasopresina necesaria para mantener la presión arterial, limitando así los efectos adversos de la vasopresina sobre la perfusión de los órganos. De hecho, la administración sostenida de dosis altas de vasopresina puede producir isquemia mesentérica, insuficiencia vascular periférica y paro cardíaco, ya que el fármaco ocasiona una pronunciada vasoconstricción de los lechos vasculares cutáneo, muscular esquelético, esplácnico y coronario, con la consiguiente reducción de la perfusión y del suministro de oxígeno a estos tejidos.

VI. Medicamentos antihipertensivos

A. Bloqueadores β

Muchas de las acciones cardiovasculares de los antagonistas de los adrenorreceptores β («bloqueadores β») pueden anticiparse con base en la discusión anterior acerca de las catecolaminas (**tabla 13-3**). Los bloqueadores β producen importantes efectos antiisquémicos y se consideran una terapia de primera línea para el tratamiento de los pacientes con infarto de miocardio con ascenso del segmento ST en ausencia de choque cardiógeno, bradiarritmias hemodinámicamente significativas o enfermedad reactiva de las vías respiratorias. De hecho, se ha demostrado de forma repetida que los bloqueadores β reducen la mortalidad y la morbilidad asociadas con el infarto de miocardio en una serie de grandes ensayos clínicos. Las pautas del American College of Cardiology/American Heart Association recomiendan continuar con los bloqueadores β en los pacientes que los están recibiendo de forma crónica por indicaciones cardíacas establecidas. Los bloqueadores β deben ser considerados para los pacientes que se someten a cirugía vascular y aquellos con alto riesgo de isquemia miocárdica que están programados para someterse a una cirugía no cardíaca de riesgo intermedio o alto. El tratamiento perioperatorio con bloqueadores β debe iniciarse mucho antes de la cirugía electiva prevista para mitigar el alto riesgo de accidente cerebrovascular (ictus) grave y muerte que se notificó cuando se administró por primera vez una gran dosis de uno de estos fármacos (metoprolol) el día de la cirugía. Los bloqueadores β son eficaces para el tratamiento de la hipertensión esencial y también ejercen efectos antiarrítmicos útiles, especialmente en presencia de un aumento del tono del sistema nervioso simpático asociado con la cirugía o durante condiciones caracterizadas por valores altos de catecolaminas circulantes (p. ej., feocromocitoma, hipertiroidismo). Los bloqueadores β reducen la frecuencia cardíaca, la contractilidad miocárdica y la presión arterial al unirse a los adrenorreceptores $β_1$ e inhibir las acciones de las catecolaminas circulantes y la norepinefrina liberada por los nervios simpáticos posganglionares. La disminución de la frecuencia cardíaca producida por los bloqueadores β prolonga la diástole, aumenta la irrigación coronaria al VI, mejora la perfusión colateral coronaria al miocardio isquémico y mejora el suministro de oxígeno a la microcirculación coronaria. Estos efectos combinados sirven para reducir la demanda de oxígeno del miocardio y, al mismo

Tabla 13-3 Comparación de los efectos de los bloqueadores β

Nombre	Estructura química	Selectividad			Semivida plasmática (horas)	Actividad simpaticomimética intrínseca	Actividad estabilizadora de la membrana	Solubilidad lipídica	Metabolización
		β_1	β_2	α_1					
Propranolol		+	+	0	3-4	0	+	+++	Hígado
Metoprolol		+	0	0	3-4	0	0	++	Hígado
Atenolol		+	0	0	6-9	0	0	+	Renal
Esmolol		+	0	0	0.15	0	0	+	Esterasa de los ERI

(continúa)

Tabla 13-3 Comparación de los efectos de los bloqueadores β (*continuación*)

Nombre	Estructura química	Selectividad			Semivida plasmática (horas)	Actividad simpaticomimética intrínseca	Actividad estabilizadora de la membrana	Solubilidad lipídica	Metabolización
		β_1	β_2	α_1					
Labetalol		+	+	+	6	+	0	+	Hígado
Carvedilol		+	+	+	2-8	0	+	+++	Hígado

ERI: eritrocitos.

Fuente: Pagel PS, Grecu L. Cardiovascular Pharmacology. En: Barash PG, Cahalan MK, Cullen BF, et al, eds. *Clinical Anesthesia.* 8.ª ed. Wolters Kluwer; 2018:301-332, tabla 13-6.

tiempo, aumentar el suministro. También se ha demostrado que los bloqueadores β inhiben la agregación plaquetaria. Esta última acción es especialmente importante durante la isquemia miocárdica aguda o el infarto de miocardio en evolución, ya que la agregación plaquetaria en el lugar de una placa ateroesclerótica puede empeorar una estenosis coronaria o producir una oclusión aguda del vaso. Los bloqueadores β varían en su afinidad y selectividad relativa por el adrenorreceptor β_1, mientras que algunos de estos fármacos ejercen una «actividad simpática intrínseca» al actuar como agonistas parciales de los adrenorreceptores β. No obstante, todos los bloqueadores β reducen eficazmente la presión arterial.

Esmolol

El *esmolol* es un bloqueador de los adrenorreceptores β_1 relativamente selectivo. La estructura química del esmolol es muy similar a la del propranolol y el metoprolol, pero el esmolol contiene un grupo metiléster adicional que facilita la rápida metabolización del fármaco mediante hidrólisis por las esterasas eritrocitarias, lo que da lugar a una semivida de eliminación de aproximadamente 9 min. El rápido inicio y metabolización del esmolol hace que el fármaco sea muy útil para el tratamiento de la taquicardia aguda y la hipertensión durante la cirugía. El esmolol se administra con mayor frecuencia en forma de bolo intravenoso, lo que ocasiona una disminución casi inmediata de la frecuencia cardíaca y de la contractilidad miocárdica relacionada con la dosis; la presión arterial disminuye como consecuencia de estos efectos cronótropos e inótropos negativos directos. El esmolol se usa a menudo para atenuar la respuesta del sistema nervioso simpático a la laringoscopia, la intubación endotraqueal o la estimulación quirúrgica, especialmente en los pacientes con arteriopatía coronaria conocida o sospechada que pueden estar en riesgo de isquemia miocárdica. El esmolol también es útil para el control rápido de la frecuencia cardíaca en los pacientes con taquiarritmias supraventriculares (p. ej., fibrilación auricular, aleteo auricular). El esmolol reduce eficazmente la taquicardia y la hipertensión mediadas simpáticamente que se producen poco después del inicio de la actividad convulsiva durante la terapia electroconvulsiva. Dado que el esmolol no bloquea de forma apreciable los adrenorreceptores β_2 debido a su relativa selectividad por los β_1, la hipotensión se observa con mayor frecuencia tras la administración de este fármaco en comparación con otros bloqueadores β no selectivos.

¿Sabía que...?

El esmolol tiene una semivida de eliminación de aproximadamente 9 min porque es hidrolizado por las esterasas de los eritrocitos.

Labetalol

El labetalol se compone de cuatro estereoisómeros que inhiben los adrenorreceptores α y β en diferentes grados. Uno de los cuatro estereoisómeros es un antagonista de los adrenorreceptores α_1, otro es un bloqueador no selectivo de los adrenorreceptores β y los dos restantes no afectan de forma apreciable a los adrenorreceptores. El efecto neto de esta mezcla es un fármaco que inhibe de forma selectiva los adrenorreceptores α_1 y bloquea simultáneamente los adrenorreceptores β_1 y β_2 de forma no selectiva. La formulación intravenosa del labetalol tiene un cociente de bloqueo de los adrenorreceptores α_1 a β de aproximadamente 1:7. El bloqueo del adrenorreceptor α_1 produce una vasodilatación arteriolar y disminuye la presión arterial mediante una reducción de la resistencia vascular sistémica. Esta propiedad hace que el fármaco sea muy útil para el tratamiento de la hipertensión perioperatoria. A pesar de sus propiedades de betabloqueo no selectivo, el labetalol es también un agonista parcial de los adrenorreceptores β_2, esta última característica también contribuye a la vasodilatación. La inhibición inducida por el labetalol de los adrenorreceptores β_1 disminuye la frecuencia cardíaca y la contractilidad miocárdica. El volumen sistólico y el gasto cardíaco están esencialmente inalterados como resultado de las acciones combinadas del labetalol en los adrenorreceptores α_1 y β. A diferencia de otros vasodilatadores, el labetalol produce vasodilatación sin desencadenar taquicardia refleja barorreceptora porque el fármaco bloquea los aumentos esperados de la frecuencia cardíaca mediados a través de los adrenorreceptores β_1. Esta última acción puede ser especialmente benéfica para el tratamiento de la hipertensión en el contexto de la isquemia miocárdica aguda. El labetalol se emplea con mayor frecuencia para el tratamiento de la hipertensión perioperatoria. También puede ser útil para controlar la presión arterial sin producir taquicardia en los pacientes con urgencias hipertensivas y en aquellos con disección aórtica aguda tipo A. Se ha demostrado que el labetalol atenúa la respuesta del sistema nervioso simpático a la laringoscopia y la intubación endotraqueal, aunque la semivida de eliminación relativamente larga del fármaco (cerca de 6 h) limita su utilidad en este contexto.

B. Nitrovasodilatadores

Los nitrovasodilatadores incluyen los nitratos orgánicos (p. ej., nitroglicerina) y los donadores de NO (p. ej., nitroprusiato de sodio) que liberan NO a través de la reducción enzimática del grupo sulfhidrilo o a través de un mecanismo espontáneo que ocurre de forma independiente de la metabolización, respectivamente. Al igual que el NO endógeno producido por el endotelio vascular, el NO exógeno estimula la guanilato-ciclasa dentro de la célula del músculo liso vascular para convertir el trifosfato de guanosina en cGMP. El segundo mensajero activa una proteína cinasa dependiente del cGMP (proteína-cinasa G) que desfosforila las cadenas ligeras de miosina y contribuye a la relajación del músculo liso vascular. El NO estimula la recaptación de Ca^{2+} en el retículo sarcoplasmático mediante la activación de la ATPasa de Ca^{2+} del retículo sarcoplasmático a través de un mecanismo independiente del cGMP, reduciendo así las concentraciones intracelulares de Ca^{2+} y produciendo la relajación. El NO también estimula la salida de K^+ de la célula mediante la activación del canal de K^+. El efecto neto de este cambio en el equilibrio del K^+ es la hiperpolarización celular, que cierra el canal de Ca^{2+} dependiente del voltaje del sarcolema y también facilita la relajación.

Los nitrovasodilatadores se utilizan a menudo para mejorar la hemodinámica y la relación oferta-demanda de oxígeno del miocardio en los pacientes con insuficiencia cardíaca. La vasodilatación reduce el retorno venoso, lo que contribuye a la disminución del volumen diastólico final del VI y VD, la presión y la tensión de la pared, y también disminuye las presiones arteriales sistémicas y pulmonares, lo que reduce la tensión sistólica final de la pared del VI y VD, respectivamente. Estas acciones se combinan para disminuir el consumo de oxígeno del miocardio. De manera simultánea, los nitrovasodilatadores aumentan el suministro de oxígeno al miocardio a través de la dilatación directa de las arterias coronarias epicárdicas en ausencia y presencia de estenosis limitantes del flujo. La reducción de la presión diastólica final del VI, observada durante la administración de los nitrovasodilatadores junto con la vasodilatación coronaria, mejora de manera sustancial la perfusión subendocárdica. La eficacia clínica de los nitrovasodilatadores puede mostrar cierta variabilidad inicial entre pacientes, pero los efectos cardiovasculares de estos fármacos disminuyen de manera inevitable con el uso prolongado. Algunos pacientes pueden ser relativamente resistentes a los efectos de los nitratos orgánicos en presencia de estrés oxidativo porque los aniones superóxido eliminan el NO, causan una oxidación reversible de la guanilato-ciclasa e inhiben la aldehído-deshidrogenasa. Esta última acción evita la liberación de NO de los nitratos orgánicos. En otros pacientes puede producirse una atenuación progresiva de las respuestas hemodinámicas a los nitrovasodilatadores como resultado de la activación del sistema nervioso simpático y del eje renina-angiotensina-aldosterona; este fenómeno («seudotolerancia») explica la hipertensión de rebote que puede observarse tras la interrupción súbita del tratamiento nitrovasodilatador. La inhibición de la actividad de la guanilato-ciclasa es probablemente la responsable de la verdadera tolerancia a los nitratos orgánicos. El «descanso farmacológico» es una estrategia útil para revertir este efecto en los individuos que requieren un tratamiento prolongado en la unidad de cuidados intensivos. La administración de la *N*-acetilcisteína, un donador de sulfhidrilo, también puede ser eficaz para revertir la tolerancia real. En particular, el uso prolongado de nitratos orgánicos también puede causar metahemoglobinemia, interferir con la agregación plaquetaria y producir resistencia a la heparina. También es importante reconocer que los nitratos orgánicos deben usarse con precaución en los pacientes que reciben inhibidores de la PDE tipo V (p. ej., sildenafilo), ya que la vasodilatación inducida por el NO aumenta y puede producirse una hipotensión profunda, isquemia o infarto de miocardio y muerte.

Nitroglicerina

La nitroglicerina dilata las vénulas en mayor medida que las arteriolas. A dosis más bajas, el nitrato orgánico produce una venodilatación sin ocasionar una disminución significativa de la resistencia vascular sistémica. La presión arterial y el gasto cardíaco caen en respuesta a la reducción de la precarga a pesar de un modesto aumento de la frecuencia cardíaca mediado por el reflejo de los barorreceptores. La nitroglicerina también disminuye las presiones arteriales pulmonares y la resistencia vascular. A dosis más altas, la nitroglicerina dilata las arteriolas, reduciendo la poscarga del VI, lo que causa descensos más pronunciados de la presión arterial y estimulando una taquicardia refleja mayor. La hipotensión y la taquicardia por exceso es un escenario particularmente habitual de la hipovolemia, como se observa a menudo en los pacientes con hipertensión esencial mal controlada y en parturientas con hipertensión inducida por el embarazo.

La nitroglicerina mejora el equilibrio entre el suministro de oxígeno del miocardio y la demanda a través de sus acciones como vasodilatador coronario directo (que aumentan el suministro) y sus efectos hemodinámicos sistémicos (que reducen la demanda). Dilata tanto las arterias coronarias epicárdicas normales como las postestenóticas, aumenta el flujo sanguíneo a través de los vasos colaterales coronarios y mejora preferentemente la perfusión subendocárdica. El fármaco también inhibe el vasoespasmo coronario y dilata los conductos arteriales empleados durante la cirugía de injerto de revascularización coronaria. La nitroglicerina disminuye la demanda de oxígeno del miocardio al reducir la precarga del VI y, en menor medida, la poscarga, produciendo así las correspondientes reducciones de las tensiones telediastólica y telesistólica de la pared del VI. Estos efectos son especialmente importantes en los pacientes con insuficiencia cardíaca aguda descompensada por isquemia miocárdica. Por ello, la nitroglicerina es un fármaco de primera línea muy eficaz para el tratamiento de la isquemia miocárdica, pero debe tenerse precaución al utilizar la nitroglicerina en los pacientes con isquemia que también son hipovolémicos. En estas circunstancias, la administración de nitroglicerina puede precipitar una hipotensión potencialmente mortal al comprometer la presión de perfusión coronaria, reducir la irrigación coronaria a pesar de la vasodilatación epicárdica y empeorar la isquemia.

Nitroprusiato de sodio

El nitroprusiato de sodio es un donante directo de NO de acción ultracorta. Es un potente vasodilatador venoso y arterial carente de efectos inótropos que reduce rápidamente la presión arterial al disminuir la precarga y la poscarga del VI. Estas características hacen que el nitroprusiato de sodio sea un fármaco de primera línea para el tratamiento de las urgencias hipertensivas. El nitroprusiato de sodio también es útil para el tratamiento del choque cardiógeno porque la vasodilatación arterial mejora el flujo anterógrado al reducir la impedancia a la eyección del VI, mientras que la venodilatación disminuye las presiones de llenado del VI. A diferencia de la nitroglicerina, el nitroprusiato de sodio está relativamente contraindicado en los pacientes con isquemia miocárdica aguda porque produce una redistribución anómala de la irrigación coronaria fuera del miocardio isquémico («robo coronario») al ocasionar una mayor vasodilatación coronaria en los vasos que perfunden el miocardio normal en comparación con los que irrigan el territorio isquémico. La taquicardia mediada por el reflejo de los barorreceptores también es más pronunciada durante la administración del nitroprusiato de sodio en comparación con la nitroglicerina, porque el donador directo de NO es un vasodilatador arteriolar más potente que el nitrato orgánico. Esta taquicardia refleja aumenta drásticamente la frecuencia cardíaca y la demanda de oxígeno del miocardio, exacerbando así la isquemia miocárdica aguda. El nitroprusiato de sodio suele combinarse con un antagonista de los adrenorreceptores β_1, como el esmolol, para disminuir la presión arterial, disminuir la contractilidad miocárdica y reducir la tensión de la pared aórtica ascendente en los pacientes con disección aórtica aguda tipo A hasta que pueda lograrse el control quirúrgico directo de la lesión. El uso clínico del nitroprusiato de sodio está limitado por sus metabolitos tóxicos, que se acumulan previsiblemente cuando la administración es prolongada o se utilizan dosis relativamente altas. La metabolización del nitroprusiato de sodio produce cianuro, que se une al citocromo C para inhibir la metabolización aeróbica y causar lactoacidosis. El cianuro derivado de la metabolización del nitroprusiato de sodio también se une a la hemoglobina para formar metahemoglobina y al azufre para formar tiocianato. Este último metabolito puede acumularse en los pacientes con insuficiencia renal y producir complicaciones neurológicas, incluyendo delírium (confusión) y convulsiones.

C. Hidralazina

La *hidralazina* es un vasodilatador directo que reduce la concentración intracelular de Ca^{2+} en el músculo liso vascular, al menos en parte, mediante la activación de los canales del K_{ATP}. Esta acción produce una relajación directa de las pequeñas arterias y arteriolas de los lechos vasculares coronarios, cerebrales, esplácnicos y renales, una disminución de la resistencia vascular sistémica y un descenso de la presión arterial. La precarga del VI está relativamente preservada porque la hidralazina no aumenta la capacidad venosa de los vasos. La reducción primaria de la poscarga estimula la taquicardia mediada por el reflejo de los barorreceptores y aumenta el gasto cardíaco. La magnitud de la taquicardia observada con la administración de la hidralazina es a menudo mayor que la esperada con base únicamente en los reflejos de los barorreceptores y puede evidenciar, en cambio, un efecto directo del fármaco sobre otros mecanismos de regulación cardiovascular mediados centralmente. La pronunciada taquicardia asociada con la administración de la hidralazina puede producir una isquemia miocárdica aguda en los pacientes con estenosis coronarias graves con base en el aumento de la demanda de oxígeno del miocardio y la reducción de la presión de perfusión coronaria. La taquicardia inducida por la hidralazina responde de manera adecuada a los antagonistas de los adrenorreceptores β_1, pero debe tenerse precaución porque también pueden producirse descensos adicionales de la presión arterial. La hidralazina se utiliza habitualmente para el tratamiento de la hipertensión postoperatoria sostenida en ausencia de taquicardia.

D. Antagonistas de los canales del calcio

Los *canales del calcio* son poros bioquímicos asimétricos formados por al menos cuatro subunidades (α_1, α_2/δ y β con o sin γ) que atraviesan muchas membranas biológicas. En condiciones de reposo, los canales del Ca^{2+} están cerrados, pero pueden abrirse a través de un mecanismo dependiente del voltaje (que requiere la despolarización de la célula) o de un mecanismo operado por el receptor (activación) para permitir la entrada de Ca^{2+} en la célula o en un orgánulo (p. ej., mitocondrias, retículo sarcoplasmático), casi siempre a través de un gradiente electroquímico. Las membranas de las células del miocardio y del músculo liso vascular contienen dos tipos distintos de canales del Ca^{2+} dependientes de voltaje que se denominan en función de la duración relativa de la apertura de los poros: T (transitoria) y L (larga). El canal del Ca^{2+} tipo L es el objetivo predominante de todos los antagonistas de los canales del Ca^{2+} de uso clínico actual (estos fármacos no bloquean el canal del Ca^{2+} tipo T). Existen cuatro clases principales de antagonistas de los canales del Ca^{2+} químicamente distintos (**tabla 13-4**): 1) 1,4-dihidropiridinas (p. ej., nifedipino,

Tabla 13-4 Comparación de los efectos de los bloqueadores de los canales del calcio

Nombre	Estructura química	Depresión miocárdica	Irrigación coronaria	Inhibición del nódulo SA (automatismo)	Inhibición del nódulo AV (conducción)
Nifedipino		+	+++++	+	0
Nicardipino		0	+++++	+	0
Clevidipino		+	+++++	+	0
Nimodipino		+	++++	+	0
Diltiazem		++	+++	+++++	++++
Verapamilo		++++	++++	+++++	++++

AV: auriculoventricular; SA: sinoauricular.

Fuente: Pagel PS, Grecu L. Cardiovascular Pharmacology. En: Barash PG, Cahalan MK, Cullen BF, et al, eds. *Clinical Anesthesia*. 8.ª ed. Wolters Kluwer; 2018:301-332, tabla 13-8.

nicardipino, clevidipino), 2) benzodiazepinas (diltiazem), 3) fenilalquilaminas (verapamilo) y 4) éteres de diarilaminopropilamina (bepridil). En general, los antagonistas de los canales del Ca^{2+} producen vasodilatación, efectos cronótropos, dromótropos e inótropos negativos directos, así como aumentos de la frecuencia cardíaca mediados por el reflejo de los barorreceptores en distintos grados con base en la selectividad relativa de cada fármaco para los canales del Ca^{2+} dependientes del voltaje en el miocardio y el músculo liso vascular. Todos los antagonistas de los canales del Ca^{2+} ocasionan una mayor relajación del músculo liso vascular arterial en comparación con el venoso. Esta acción reduce la poscarga del VI al tiempo que preserva la precarga. Los antagonistas de los canales del Ca^{2+} mejoran el suministro de oxígeno al miocardio a través de la vasodilatación arterial coronaria y la inhibición del vasoespasmo arterial coronario. Además de producir una disminución de la poscarga del VI, los antagonistas de los canales del Ca^{2+}, como el diltiazem y el verapamilo, también pueden reducir la demanda de oxígeno del miocardio a través de la disminución de la contractilidad miocárdica y el decremento de la frecuencia cardíaca mediada por la reducción del automatismo del nódulo sinoauricular y la conducción del nódulo AV. Sin embargo, es importante señalar que algunos antagonistas de los canales del Ca^{2+} de la dihidropiridina pueden aumentar inadvertidamente la demanda de oxígeno del miocardio como resultado de la taquicardia mediada por el reflejo de los barorreceptores y, en consecuencia, podrían no producir de manera sistemática efectos antiisquémicos en los pacientes con arteriopatía coronaria. En aras de la brevedad, los autores se limitarán a hablar de dos dihidropiridinas intravenosas que se utilizan con frecuencia para el tratamiento de la hipertensión perioperatoria.

> **?** *¿Sabía que...?*
>
> Todos los bloqueadores de los canales del Ca^{2+} producen una mayor relajación del músculo liso vascular arterial que del venoso.

Nicardipino

El *nicardipino* es un antagonista de los canales del Ca^{2+} con estructura de dihidropiridina, altamente selectivo para el músculo liso vascular. Produce efectos cardiovasculares similares a los del nifedipino, pero tiene una vida media más larga que este último fármaco. El nicardipino es un vasodilatador profundo debido a su pronunciada inhibición de la afluencia del Ca^{2+} en el músculo liso vascular. Al igual que otros antagonistas de los canales del Ca^{2+} de la dihidropiridina, el nicardipino dilata preferentemente los vasos arteriales; este efecto disminuye la presión arterial. En contraste con el diltiazem y el verapamilo, el nicardipino no disminuye sustancialmente la contractilidad miocárdica ni afecta la velocidad de activación del nódulo sinoauricular. Como resultado, el volumen sistólico y el gasto cardíaco están relativamente preservados o pueden aumentar. Los descensos de la presión arterial inducidos por el nicardipino desencadenan aumentos de la frecuencia cardíaca a través de la activación de los reflejos de los barorreceptores, pero la taquicardia observada durante la administración del nicardipino es menos pronunciada de lo que suele ocurrir con el nitroprusiato de sodio a valores comparables de presión arterial. El nicardipino es también un vasodilatador coronario muy potente y se utiliza a menudo para dilatar los injertos arteriales durante la cirugía de injerto de revascularización coronaria. Debido a su relativa larga vida media, el nicardipino se utiliza principalmente para el tratamiento de la hipertensión perioperatoria sostenida y no para los episodios hipertensivos agudos, a menudo transitorios, que suelen observarse durante la cirugía.

Clevidipino

El *clevidipino* es un antagonista de los canales del Ca^{2+} dependientes del voltaje tipo L, de acción ultracorta, con una vida media plasmática de aproximadamente 2 min después de su administración intravenosa. Al igual que el nicardipino y el nifedipino, el clevidipino ejerce efectos pronunciados en los potenciales de membrana en reposo menos negativos que se observan típicamente en las células del músculo liso vascular, pero demuestra una menor potencia en los cardiomiocitos en los que los potenciales de membrana en reposo son sustancialmente más negativos.

Como resultado de estas diferencias en la electrofisiología celular, el clevidipino es altamente selectivo para el músculo liso vascular arterial y está casi desprovisto de efectos cronótropos o inótropos negativos. Este perfil hemodinámico puede ser especialmente útil para el tratamiento de la hipertensión en los pacientes con función del VI comprometida. El clevidipino produce una vasodilatación arteriolar relacionada con la dosis, al tiempo que evita el tono vasomotor venoso, reduciendo así la resistencia vascular sistémica y la presión arterial sin afectar la precarga del VI. Estas acciones pueden combinarse para aumentar el gasto cardíaco. También pueden producirse aumentos modestos de la frecuencia cardíaca durante la administración del clevidipino como resultado de la activación del reflejo de los barorreceptores. A diferencia de otros fármacos antihipertensivos de acción corta, la administración del clevidipino no se asocia con el desarrollo de taquifilaxia y la interrupción brusca del fármaco no parece causar hipertensión de rebote. Dado que las esterasas tisulares y plasmáticas son las responsables de la metabolización del clevidipino, la acumulación del fármaco es escasa o nula, incluso en caso de disfunción hepática o renal.

 Para más información e interactividad, consulte las videoconferencias interactivas (en inglés) disponibles en el libro electrónico gratuito complementario de este texto. Las instrucciones de acceso se encuentran detrás de la portada.

Lecturas recomendadas

1. Benham-Hermetz J, Lambert M, Stephens RC. Cardiovascular failure, inotropes and vasopressors. *Br J Hosp Med (Lond)*. 2012;73:C74-C77.
2. Bozkurt B. What is new in heart failure management in 2017? Update on AHA/ACC heart failure guidelines. *Curr Cardiol Rep*. 2018;20:39.
3. Fleisher LA, Fleischmann KE, Auerbach AD, et al. 2014 ACC/AHA guideline on perioperative cardiovascular evaluation and management of patients undergoing noncardiac surgery: a report of the American College of Cardiology/American Heart Association Task Force on practice guidelines. *J Am Coll Cardiol*. 2014;64:e77-e137.
4. Friederich JA, Butterworth JF. Sodium nitroprusside: twenty years and counting. *Anesth Analg*. 1995;81:152-162.
5. Iachini Bellisarii F, Radico F, Muscente F, Horowitz J, De Caterina RD. Nitrates and other nitric oxide donors in cardiology: current positioning and perspectives. *Cardiovasc Drugs Ther*. 2012;26:55-69.
6. MacCarthy EP, Bloomfield SS. Labetalol: a review of its pharmacology, pharmacokinetics, clinical uses and adverse effects. *Pharmacotherapy*. 1983;3:193-219.
7. Overgaard CB, Dzavik V. Inotropes and vasopressors: review of physiology and clinical use in cardiovascular disease. *Circulation*. 2008;118:1047-1056.
8. Pagel PS, Warltier DC. Positive inotropic drugs, In: Evers AS, Maze M, Kharasch E, eds. *Anesthetic Pharmacology: Physiologic Principles and Clinical Practice*. 2nd ed. Cambridge University Press; 2011:706-723.
9. Prlesi L, Cheng-Lai A. Clevidipine: a novel ultra-short-acting calcium antagonist. *Cardiol Rev*. 2009;17:147-152.
10. Putzu A, Clivio S, Belletti A, Cassini T. Perioperative levosimendan in cardiac surgery: a systematic review with meta-analysis and trial sequential analysis. *Int J Cardiol*. 2018;251:22-31.
11. Treschan TA, Peters J. The vasopressin system: physiology and clinical strategies. *Anesthesiology*. 2006;105:599-612.
12. van Diepen S, Katz JN, Albert NM, et al. Contemporary management of cardiogenic shock: a scientific statement from the American Heart Association. *Circulation*. 2017;136:e232-e268.

Preguntas

1. Una mujer de 56 años de edad con endocarditis de la válvula aórtica y choque séptico está hipotensa (presión arterial media de 45 mm Hg) a pesar de recibir una infusión intravenosa de norepinefrina (0.15 μg/kg por minuto). La presión venosa central es de 12 mm Hg y el índice cardíaco es de 4.5 L/min por m². ¿Cuál de las siguientes medicaciones es la MÁS indicada?

   A. Fenilefrina
   B. Dobutamina
   C. Epinefrina
   D. Vasopresina

2. ¿Cuál de los siguientes medicamentos es el MÁS indicado para el tratamiento de la disfunción ventricular derecha asociada con hipertensión pulmonar aguda?

   A. Efedrina
   B. Fenilefrina
   C. Milrinona
   D. Dopamina

3. Un hombre de 72 años de edad sometido a una cirugía de injerto de revascularización coronaria se separa de la circulación extracorpórea mientras recibe infusiones intravenosas de milrinona (0.5 μg/kg por minuto) y norepinefrina (0.1 μg/kg

   por minuto). La presión arterial media es de 50 mm Hg y el índice cardíaco es de 1.6 L/min por m². La ecocardiografía transesofágica demuestra una hipocinesia general del VI. ¿Cuál de los siguientes medicamentos es el siguiente paso MÁS apropiado?

   A. Epinefrina
   B. Vasopresina
   C. Dopamina
   D. Fenilefrina

4. ¿Cuál de los siguientes medicamentos es el que MÁS probablemente atenúa las respuestas del sistema nervioso simpático a la laringoscopia directa y a la intubación endotraqueal?

   A. Lidocaína
   B. Fentanilo
   C. Esmolol
   D. Verapamilo

5. ¿Cuál de los siguientes vasodilatadores es el que MÁS probablemente se asocie con el desarrollo de acidosis láctica?

   A. Clevidipino
   B. Milrinona
   C. Nitroglicerina
   D. Nitroprusiato de sodio

Respuestas

1. D

El paciente requiere un vasopresor adicional para aumentar la presión arterial media. La norepinefrina y la vasopresina son potentes vasoconstrictores y están indicados para el tratamiento de la hipotensión asociada con el choque séptico.

2. C

La milrinona aumenta la contractilidad miocárdica y es un vasodilatador pulmonar.

3. A

La epinefrina es el tratamiento de elección para el choque cardiógeno agudo si otros medicamentos inótropos son insuficientes.

4. C

El bloqueador de acción corta esmolol reduce de manera eficaz la taquicardia mediada por el sistema nervioso simpático y la hipertensión asociada con la laringoscopia directa y la intubación endotraqueal.

5. D

Las dosis más altas de nitroprusiato de sodio causan toxicidad por cianuro, interfiriendo con el metabolismo celular y dando lugar a una lactoacidosis progresiva.

14 Estación de trabajo para anestesia

Naveen Nathan

Es habitual que los estudiantes, el personal de enfermería y los médicos en las primeras fases de su formación en anestesiología se sientan intimidados cuando se enfrentan a la estación de trabajo para anestesia. La gran cantidad de cables, mangueras, mandos, pantallas digitales y alarmas puede parecer formidable. En este capítulo se pretende analizar la estructura y la funcionalidad de la estación de trabajo para anestesia convencional y caracterizar los principios que subyacen a su uso.

Como componente destacado e indispensable del quirófano, la estación de trabajo para anestesia sirve para alcanzar cuatro objetivos: 1) proporcionar un mecanismo fiable para ventilar continuamente al paciente anestesiado, 2) servir como fuente de oxígeno (O_2) complementario, 3) proporcionar un mecanismo para la administración de fármacos anestésicos volátiles y 4) supervisar y ofrecer un sistema de alerta temprana para varios peligros potenciales encontrados en la atención anestésica clínica. Obsérvese que existe una variedad de herramientas sencillas para lograr cada uno de estos objetivos de forma individual (p. ej., se puede utilizar una bolsa con válvula tipo ambú para ventilar los pulmones del paciente y un simple cilindro E de O_2 presurizado para aumentar la fracción de O_2 inspirado [FiO_2]). Sin embargo, la estación de trabajo para anestesia incorpora y consolida todos los objetivos anteriores de manera conveniente y permite al anestesiólogo estar más atento en la realización de otras facetas igualmente importantes de la atención anestésica. Nunca se insistirá demasiado en que esta comodidad tiene el precio de la complejidad. Muchas crisis intraoperatorias pueden evitarse si se conoce el diseño, la funcionalidad y las limitaciones de las estaciones de trabajo para anestesia modernas.

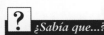

¿Sabía que...?

La estación de trabajo para anestesia moderna es un aparato sofisticado que contribuye a la seguridad del paciente, pero, como muchos dispositivos modernos, es complejo y puede fallar. Siempre hay que tener un ambú a mano.

I. Estructura funcional de la estación de trabajo para anestesia

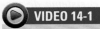

VIDEO 14-1

Verificación de la bolsa

En su totalidad, la estación de trabajo para anestesia abarca una amplia gama de equipos, incluyendo el aparato para anestesia, los medidores fisiológicos y accesorios como el equipo de aspiración activa y la bolsa de reinhalación adjunta. La supervisión del paciente y el control de la vía respiratoria se tratan en otro apartado. En el resto de este capítulo se dirige la atención específicamente al aparato para anestesia. La construcción básica de este aparato está definida por tres conceptos (**fig. 14-1**). El primero es un sistema que se origina con un *gas*, normalmente se trata de O_2 o aire presurizado suministrado, desde una fuente hospitalaria central, directamente al quirófano. Después hay una serie de *sistemas reductores de presión*, tras los cuales el anestesiólogo controla directamente el flujo de gases para conseguir el flujo y la

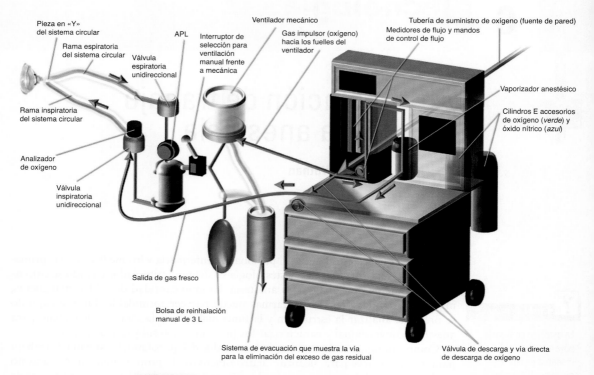

Figura 14-1 Representación de una estación de trabajo típica para anestesia. Las *flechas* indican la dirección del flujo de oxígeno. No se muestran las fuentes de aire y óxido nitroso de las tuberías. APL: válvula ajustable limitadora de presión (*adjustable pressure-limiting valve*).

concentración de O_2 deseados que se entregan al segundo sistema. Integrado en este diseño de suministro de gas está el *vaporizador* de anestesia, que permite la administración de anestésicos volátiles al paciente.

El sistema descrito anteriormente converge en la *salida de gas fresco*, que suministra las concentraciones deseadas de gases y anestésicos volátiles al siguiente marco conceptual (sistema) del aparato para anestesia: el *respirador para anestesia*. La ventilación del paciente se consigue mediante el ventilador mecánico controlado de manera automática o manualmente por medio de la bolsa de reinhalación, ambos incorporados a un sistema de tubos corrugados y válvulas unidireccionales conocido como *sistema circular*. Este diseño permite inflar y desinflar recíprocamente los pulmones del paciente con el ventilador o la bolsa de reinhalación. También incorpora un compuesto absorbente para neutralizar el dióxido de carbono espirado.

Por último, debe haber un mecanismo para extraer el exceso de gas o presión del sistema. Esto se consigue mediante otra disposición estructural, el *sistema de evacuación*. A continuación se analizará la mecánica, las salvaguardas y los peligros de cada uno de estos tres sistemas.

II.   Suministro de gases: sistemas de alta, media y baja presión

La mayoría de las estaciones de trabajo para anestesia reciben un suministro doble de gases de grado médico. El O_2 se suministra a alta presión desde la fuente de suministro hospitalario central (tanques de O_2 líquido) hasta el quirófano a través de mangueras verdes fácilmente visibles o, de manera alternativa, puede suministrarse

Tabla 14-1 Lecturas de presión encontradas en una estación de trabajo para anestesia

	Psi	mm Hg	cm H$_2$O
Estación de trabajo para anestesia: fuente de oxígeno o aire a alta presión (un cilindro E lleno con 625 L de gas)	**2 200**	113 773	154 675
Estación de trabajo para anestesia: fuente de óxido nitroso a alta presión (un cilindro E lleno con 1590 L de gas)	**745**	38 528	52 379
Estación de trabajo paras anestesia: presión intermedia de oxígeno, aire u óxido nitroso (presión de trabajo en línea dentro del aparato)	**50-55**	2 586	3 515
Presión máxima típica en las vías respiratorias durante la ventilación mecánica de un paciente sano con un volumen corriente y frecuencia respiratoria de 6 mL/kg y una frecuencia respiratoria de 10 respiraciones/min	0.2-0.3	11-18	**15-25**

La unidad de medida más utilizada se indica en **negrita**. Psi: libras por pulgada cuadrada.

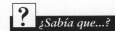

¿Sabía que...?

La mayoría de los quirófanos cuentan con una fuente fiable de O$_2$ en la pared. Sin embargo, si esto falla, se activará una alarma de baja presión. La manguera verde del O$_2$ conectada a la parte trasera del aparato para anestesia debe desconectarse y el cilindro E de O$_2$ auxiliar debe encenderse.

desde un cilindro (tamaño E) de O$_2$ conectado al aparato para anestesia. El aire está codificado en amarillo. Debe tenerse en cuenta que estas designaciones de color se aplican a los centros médicos ubicados en los Estados Unidos y varían a escala internacional. También puede haber una tercera línea de suministro de óxido nitroso a alta presión, codificada en azul, o un suministro de reserva de óxido nitroso almacenado en un cilindro E conectado al aparato para anestesia.[1] El suministro de estos gases a través de este aparato y, en última instancia, al paciente, está marcada por una disminución progresiva y regulada de la presión. Los gases de la fuente de pared se suministran al aparato para anestesia a una presión de 50 libras por pulgada cuadrada (psi). Los cilindros E contienen presiones considerablemente más altas, pero se regulan a 45 psi antes de su conexión con el aparato.[1,2] El usuario regula y ajusta el flujo de gases a baja presión para el paciente utilizando mandos de control de flujo específicos para cada gas. En la **tabla 14-1** se enumeran las lecturas de presión encontradas en una estación de trabajo para anestesia.

En el aparato hay manómetros que miden las fuentes de gases medicinales tanto de pared como de cilindro. Los manómetros de las fuentes hospitalarias centrales de gas miden la presión *intermedia* de trabajo en línea y suelen leer entre 50 y 55 psi. La razón más frecuente por la que esta lectura de presión disminuiría es que la manguera de la fuente de pared se ha desconectado del aparato para anestesia, pero también podría ser el resultado de un fallo total o parcial de la fuente de gas hospitalaria central. Esta lectura del manómetro se mantiene constante a través del uso rutinario y continuo de los gases de la fuente de pared, incluso cuando se utiliza a flujos altos. Por el contrario, los manómetros de los cilindros de gases medicinales reflejan la *alta* presión interna de los propios cilindros. Un cilindro E lleno de O$_2$ o aire contendrá cerca de 625 L de gas a una presión de 2 200 psi. La presión disminuirá proporcionalmente a medida que se utilicen estos gases.[1-4] Si se emplea un tanque para oxigenar al paciente a 10 L/min, solo durará cerca de 60 min.[5] Un tanque lleno de óxido nitroso contiene 1 590 L de gas a una presión de 745 psi. El óxido nitroso, a diferencia del O$_2$ y el aire, existe como una combinación de líquido y gas dentro de su cilindro comprimido debido a sus propiedades físico-químicas y a su temperatura crítica. Por lo tanto, el uso continuo de un cilindro de óxido nitroso *no* resultará en una caída de presión en el manómetro hasta que se haya utilizado casi el 75% (1 200 L) del óxido nitroso en el cilindro. Durante el uso rutinario del aparato para anestesia, las fuentes del cilindro E se mantienen en la posición de

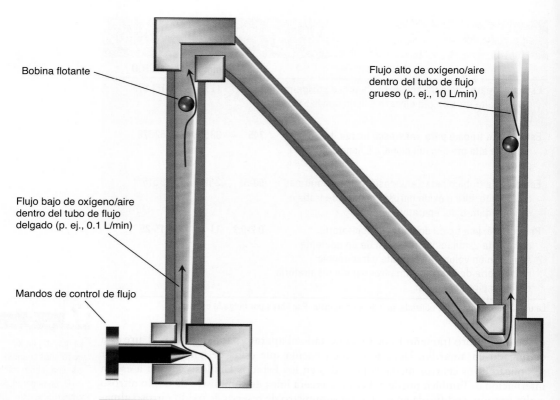

Bobina flotante

Flujo alto de oxígeno/aire dentro del tubo de flujo grueso (p. ej., 10 L/min)

Flujo bajo de oxígeno/aire dentro del tubo de flujo delgado (p. ej., 0.1 L/min)

Mandos de control de flujo

Figura 14-2 Conjunto de medidor de flujo A y tubo de Thorpe. Las *esferas* representa bobinas flotantes, las cuales indican el flujo que se está utilizando. Los flujos bajos en el extremo estrecho del tubo de vidrio cónico (p. ej., 100 mL/min) se caracterizan por ser laminares y dependientes de la viscosidad. Por el contrario, los flujos altos en el extremo de diámetro grande del tubo (p. ej., 10 L/min) están desordenados y dependen de la densidad.

apagado, ya que están destinadas utilizarse solo durante una falla de la tubería central. Si se produce un incidente de este tipo, hay que llevar a cabo dos acciones. En primer lugar, se desconecta la fuente de gas de la tubería central del aparato para anestesia. En segundo lugar, el cilindro E se coloca en la posición de encendido para poder continuar con la oxigenación y la ventilación del paciente.[1-4]

A. Medidores de flujo

A partir del ensamblaje del medidor de flujo, el aparato para anestesia se considera un sistema de *baja* presión. El anestesiólogo puede manipular individualmente el flujo de aire, O_2 y óxido nitroso para conseguir flujos de 0.2 L/min a más de 10 L/min para cada gas. El control fino del flujo de estos gases se consigue cuando pasan por tubos de vidrio especializados de orificio variable conocidos como *tubos de Thorpe*. La altura de una bobina flotante dentro del lumen cónico (diámetro interno creciente) de estos tubos indica el flujo actual que se está utilizando (**fig. 14-2**). A flujos muy bajos (0.1-0.3 L/min), el paso de las moléculas de gas a través de la sección de menor diámetro de estos tubos es laminar. Los tubos telescópicos concéntricos de moléculas de gas que se mueven paralelamente de esta manera están influidos por la *viscosidad* del gas o, en otras palabras, por las propiedades de fricción entre la superficie interior de una capa exterior del flujo de gas y la superficie exterior de la capa interior adyacente. Por el contrario, a flujos altos en la sección de gran diámetro del tubo de Thorpe (5-10 L/min), el flujo de gas es turbulento, lo que se caracteriza por la trayectoria aleatoria de las moléculas de gas, aunque en masa, y hay un movimiento masivo de aire en la dirección anterógrada. En este escenario, el flujo se ve significativamente afectado por la *densidad* del gas. Las moléculas de gas más grandes darán lugar a mayores colisiones intermoleculares y, por tanto, a una mayor impedancia del flujo de gas.[1,2]

B. Válvula de descarga y válvula de retención unidireccional

Hasta ahora, el debate sobre el suministro de gas desde su origen hasta el paciente ha seguido una única vía que comienza con presiones muy altas. Sin embargo, en última instancia el gas es recibido por los pulmones del paciente en condiciones de baja presión dentro de límites fisiológicos aceptables. Los aparatos para anestesia están equipados con una vía alternativa para el O_2 que puede exponer al paciente al sistema de presión intermedia. La *válvula de descarga* permite la aplicación del flujo de O_2 de la presión de trabajo en línea de 55 psi al paciente a través de la salida común de gas. Los flujos de O_2 a través de esta vía alternativa, que elude los medidores de flujo, pueden oscilar entre 35 y 75 L/min. En perspectiva, el uso de la válvula de descarga para inflar los pulmones de un paciente expone a este a unas 200 veces las presiones de inflado típicas utilizadas durante la ventilación mecánica rutinaria. Uno puede preguntarse por qué existe esta vía. Si el paciente se desconecta de alguna manera del respirador para anestesia durante la ventilación controlada, el fuelle del ventilador (o la bolsa de reinhalación) se desinflará inmediatamente, ya que el volumen de gas que contiene se drenará hacia el entorno del quirófano. La válvula de descarga podría usarse para aumentar de manera rápida el volumen de gas en el sistema, de modo que se puedan reanudar los volúmenes corrientes normales. Esta operación debe realizarse con cuidado y es aconsejable solo durante la fase *espiratoria* de la respiración, cuando cualquier exceso de gas o presión resultante del uso de la válvula de descarga puede ser evacuado del sistema (*véase* «Sistemas de evacuación» más adelante en este capítulo). Además, la válvula de descarga puede utilizarse para estrategias de ventilación más complejas, como la ventilación por chorro de alta frecuencia.[1,2]

Otra consideración tiene que ver con la posible presencia de una válvula de retención unidireccional justo *antes* de donde la válvula de descarga se une a la salida de gas fresco hacia el paciente. Esta válvula está presente en muchos modelos de estaciones de trabajo de la marca Datex-Ohmeda® (GE Healthcare Company) y permite el flujo unidireccional de gas solo en la vía anterógrada. Como consecuencia, el uso de la válvula de descarga expone al paciente a *todo* el flujo de O_2 del sistema de presión intermedia. En ausencia de esta válvula de retención unidireccional, como es el caso de las estaciones de trabajo Dräger® (Dräger Medical Inc.), parte del flujo de O_2 procedente de la descarga del sistema puede fluir de forma retrógrada (**fig. 14-3**).[1]

C. Salvaguardas en el suministro de gases medicinales

Es imperativo que el anestesiólogo verifique la presencia de presiones de suministro de gas adecuadas tanto para la fuente de pared como para el (los) cilindros(s) E auxiliar(es) durante la comprobación previa al uso de la estación de trabajo (*véase* «Comprobación de la estación de trabajo para anestesia antes de su uso» más adelante en este capítulo). Sin embargo, las lecturas de presión de gas aceptables no garantizan que el gas *correcto* se esté suministrando al paciente. La conexión incorrecta de una manguera de pared o de un cilindro de óxido nitroso a la interfaz no correspondiente para el O_2 podría dar lugar al suministro de una mezcla hipóxica de gases. Afortunadamente, los sistemas de anestesia modernos ayudan a prevenir estos sucesos catastróficos. Las mangueras de la fuente de pared se conectan a la parte posterior del aparato para anestesia a través de accesorios no intercambiables, cada uno con un diámetro específico para su respectivo gas (*sistema de seguridad con índice de diámetro*). Además, los cilindros E para el O_2, el aire y el óxido nitroso tienen cada uno una disposición específica de dos orificios que se acoplan con sus correspondientes clavijas en el yugo del aparato para anestesia (*sistema de seguridad por tamaño de las clavijas*) (**fig. 14-4**).[1,2]

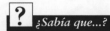

? **¿Sabía que...?**

La válvula de descarga de O_2 («válvula de descarga») suministra O_2 a presión y flujo altos directamente a la salida común de gas. Su objetivo principal es permitir el llenado rápido de una bolsa de reinhalación desinflada o del fuelle del ventilador.

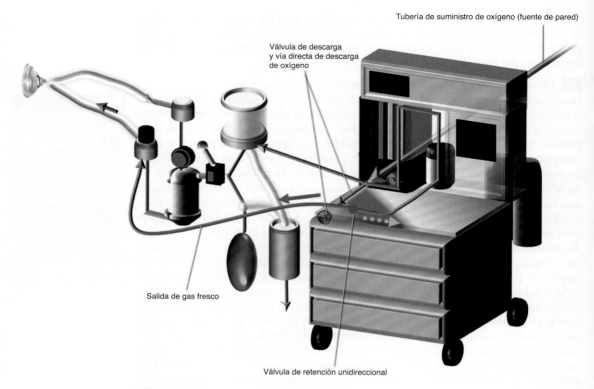

Figura 14-3 Válvula de descarga de oxígeno que muestra cómo la alta presión (50 psi) de oxígeno puede eludir los medidores de flujo y suministrarse directamente al paciente. La presencia de una válvula de retención unidireccional (*punto rojo*) obliga a que todo el oxígeno de alto flujo se dirija de forma anterógrada a la salida de gas fresco (*flecha verde sólida*). En ausencia de dicha válvula de retención, parte del oxígeno fluirá de forma retrógrada hacia el aparato para anestesia (*flecha amarilla punteada*).

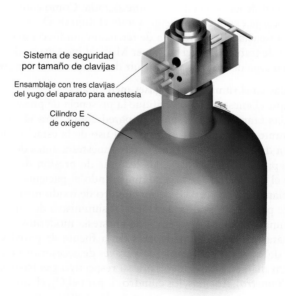

Figura 14-4 Sistema de seguridad por tamaño de las clavijas.

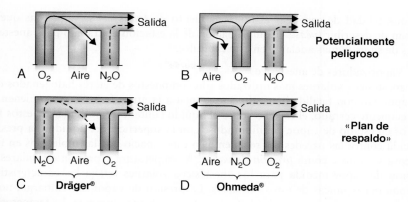

Figura 14-5 Secuencia del medidor de flujo: una posible causa de hipoxia. En el caso de una fuga en el medidor de flujo, existe una disposición potencialmente peligrosa cuando el óxido nitroso (N_2O) se encuentra en la posición descendente (**A** y **B**). La configuración más segura es cuando el oxígeno (O_2) se encuentra en la posición inferior (**C** y **D**) (adaptada de Eger II EI, Hylton RR, Irwin RH, et al. Anesthetic flowmeter sequence—a cause for hypoxia. *Anesthesiology*. 1963;24:396 y de Riutort KT, Eisenkraft JB. The anesthesia workstation and delivery systems for inhaled anesthetics. En: Barash PG, Cahalan MK, Cullen BF, et al, eds. *Clinical Anesthesia*. 8.ª ed. Wolters Kluwer; 2018:644-705, fig. 25-21).

Existen medidas adicionales para garantizar la adecuada oxigenación del paciente. Debe considerarse el escenario en el que se está utilizando una mezcla de gas fresco de 50% O_2 y 50% óxido nitroso y se produce una caída aislada de la presión de la tubería de O_2. La secuencia en la que estos dos gases entran en la línea principal de gas fresco influye en la mezcla de gases resultante que se suministra al paciente. El O_2 siempre es el último gas que entra secuencialmente en la mezcla de gases frescos para reducir al mínimo (pero no eliminar) la alteración del O_2 inspirado (**fig. 14-5**).

Aunque la inspección del manómetro de la tubería de O_2, una alarma de baja presión de O_2 y una alarma de baja concentración de la FiO_2 alertarían al usuario del peligroso episodio descrito anteriormente, existe un mecanismo conocido como *sistema a prueba de fallos* de O_2 para reducir al mínimo la disminución de la FiO_2. El sistema a prueba de fallos disminuye de forma proporcional el flujo de todos los demás gases en uso o detiene por completo su suministro cuando se produce un descenso de la presión del O_2. Esto evita un incremento desproporcionado de la contribución relativa de los gases frescos que no contribuyen a la oxigenación del paciente.[1-4]

Incluso en condiciones en las que se mantiene la integridad de la fuente de la tubería de O_2, todavía sería posible suministrar una mezcla hipóxica de gases frescos a un paciente. Imagine que el flujo de O_2 se ajusta a 1 L/min y que el óxido nitroso se suministra simultáneamente a 4 L/min. En esta situación, la FiO_2 resultante sería del 20% inferior a la del aire ambiente. Los *sistemas de dosificación* dentro del conjunto del medidor de flujo evitan exactamente este tipo de problemas. Un posible diseño es el uso de ruedas dentadas encadenadas que unen los mandos de control del óxido nitroso y del O_2 entre sí. El efecto impone límites tales que la relación entre el flujo de óxido nitroso y el flujo de O_2 nunca excede de 3:1 (una FiO_2 del 25%). Otros tipos de mecanismos de dosificación reducen activamente los flujos de óxido nitroso cuando los flujos de O_2 son disminuidos por el usuario.[1]

Por último, un *analizador de oxígeno* supervisa la concentración de O_2 suministrada justo después de la salida de gas fresco. Aunque no es un componente del aparato para anestesia en sí, es una comprobación final de la concentración de O_2 que se está suministrando al paciente. Aunque el anestesiólogo no puede comprobar el funcionamiento del sistema a prueba de fallos de O_2, tiene la oportunidad y la

 ¿Sabía que...?

Un analizador de O_2 que funcione y esté calibrado correctamente es una parte obligatoria de la estación de trabajo para anestesia. Los aparatos modernos disponen de varias salvaguardas para evitar el suministro de una mezcla hipóxica de gases al paciente, pero el analizador de O_2 es el último y el único dispositivo que mide realmente la concentración.

VIDEO 14-2

Llenado incorrecto del vaporizador

responsabilidad de certificar el funcionamiento de *todas* las salvaguardas que se acaban de describir (*véase* «Comprobación de la estación de trabajo para anestesia antes de su uso» más adelante en este capítulo).

D. Vaporizadores de anestésicos

Los anestésicos volátiles más utilizados son compuestos de éteres halogenados que se vaporizan con facilidad cuando se exponen a la atmósfera. Si se mantienen en un recipiente cerrado, el espacio sobre el líquido contendrá moléculas de estos fármacos en estado de vapor, equilibrándose con la superficie del líquido. La presión ejercida contra las paredes del recipiente en este espacio por las moléculas en fase gaseosa se conoce como *presión de vapor*. A temperatura y presión estándares, la presión de vapor medida para los anestésicos volátiles refleja las características fisicoquímicas únicas de estos fármacos. La presión de vapor, sin embargo, no es un valor estático y aumentará si la temperatura ambiente aumenta. La temperatura a la que la energía cinética de estas moléculas es suficiente para contrarrestar la presión de la atmósfera (760 mm Hg a nivel del mar) se conoce como *punto de ebullición* del fármaco. A esta temperatura y superiores, *todo* el fármaco líquido se vaporizará fácilmente.[1,2]

En la **figura 14-6** se ilustra cómo se aprovecha el concepto de presión de vapor saturado para permitir el uso seguro de anestésicos volátiles en la anestesia clínica. Los *vaporizadores de suministro variable* suelen instalarse en la mayoría de los aparatos para anestesia. Contienen un depósito interno de fármaco anestésico líquido que satura una gran mecha. Las moléculas de anestésico en estado gaseoso emanan de esta mecha para crear una presión de vapor saturada dentro de la cámara de vaporización. Estos vaporizadores se denominan *de suministro variable* porque, cuando no están en uso, el flujo de gas fresco de O_2/aire/óxido nitroso «pasa por alto» estos vaporizadores y continúa hacia el paciente. Cuando el disco de control del vaporizador anestésico se gira en sentido contrario a las agujas del reloj, desvía una porción del gas portador a la cámara de vaporización interna, donde incorporará una cierta cantidad de gas anestésico y luego volverá a unirse al flujo de gas fresco, donde la mezcla de anestésico y O_2 será entregada a la salida común de gas. Cuanto más se gire el disco, mayor será la cantidad de vapor anestésico incorporado y administrado al paciente.

La transformación de una sustancia del estado líquido a la fase gaseosa es un proceso endotérmico. Se necesita energía para hacer esta transición. Sin embargo, la mayoría de los vaporizadores de suministro variable no se calientan activamente. Por tanto, la energía necesaria para vaporizar de forma continua el anestésico líquido en gas procede del entorno: la energía térmica existente en el quirófano y las paredes del propio vaporizador. Si el quirófano está inusualmente frío o se está utilizando un alto flujo de gas fresco, que requiere la vaporización de un gran volumen de anestésico, la temperatura en la cámara de vaporización puede bajar. En consecuencia, habrá una disminución predecible y proporcional de la presión de vapor del fármaco y habrá menos anestésico disponible en estado gaseoso para ser administrado al paciente. Para permitir el cambio de temperaturas en la cámara de vaporización, se coloca un interruptor bimetálico en la interfaz donde el flujo de gas fresco entra en la cámara de vaporización. Cuando se unen dos metales de diferente conductividad térmica, uno se expandirá o encogerá a un ritmo muy diferente del otro cuando la temperatura local aumente o disminuya, respectivamente. El resultado será el desplazamiento de un metal sobre el otro. Cuando la temperatura interna o la presión de vapor desciende, la tira bimetálica se dobla y permite que entre más flujo de gas fresco en la cámara de vaporización para compensar (*véase* fig. 14-6).[1,2]

E. Desflurano y vaporizador Tec 6

Cada vaporizador de suministro variable descrito anteriormente está construido para ser específico del fármaco y calibrado para regular la presión de vapor y la

? *¿Sabía que...?*

Los vaporizadores anestésicos deben llenarse con el fármaco correcto. No hacerlo podría tener consecuencias desastrosas. Esto es especialmente cierto para el desflurano, que requiere un vaporizador calentado especialmente diseñado.

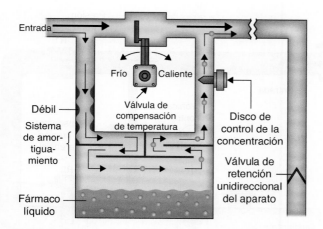

Entrada

Frío   Caliente

Débil

Válvula de
compensación
de temperatura

**Sistema
de amor-
tigua-
miento**

Disco de
control de la
concentración

Válvula de
retención
unidireccional
del aparato

**Fármaco
líquido**

Figura 14-6 Esquema simplificado del vaporizador tipo Datex-Ohmeda® Tec de GE. **Obsérvese el mecanismo de compensación de temperatura de la tira bimetálica en la cámara de derivación** (Riutort KT, Eisenkraft JB. The anesthesia workstation and delivery systems for inhaled anesthetics. En: Barash PG, Cahalan MK, Cullen BF, et al, eds. *Clinical Anesthesia*. 8.ª ed. Wolters Kluwer; 2018:644-705, fig. 25-31).

potencia únicas de un fármaco específico. En la actualidad, estos vaporizadores se utilizan para administrar el isoflurano y el sevoflurano.

Sin embargo, el desflurano es un anestésico volátil más reciente que, a diferencia de sus predecesores, tiene un punto de ebullición cercano al de la temperatura ambiente. Esto prohíbe su uso en un vaporizador de suministro variable. Mientras que un vaporizador de suministro variable convencional se caracteriza por tener dos circuitos paralelos (una vía de derivación y una vía de vaporización), el vaporizador Tec 6® (GE Healthcare, Little Chalfont, Reino Unido) se describe más adecuadamente como un *mezclador de gas-vapor de circuito único* (fig. 14-7).[4,6] Este vaporizador tiene un diseño único para superar los retos que plantea el bajo punto de ebullición del desflurano. En este sistema, un depósito de desflurano líquido se calienta de manera activa hasta el doble de su punto de ebullición, generando gas desflurano puro. Este gas es entonces «inyectado como combustible» directamente en la línea de flujo de gas fresco en función de la apertura del ajuste del disco de control. A decir verdad, con el progreso de la tecnología médica, los aparatos para anestesia modernos han incorporado los sensores avanzados de presión, temperatura y flujo desarrollados en el Tec 6 en los modelos actuales de vaporizadores de suministro variable. Con la adición de microprocesadores avanzados, el resultado es una amplia variedad de tecnología de vaporizadores patentados.

III. Sistemas de anestesia inhalada

Hasta ahora, este capítulo ha descrito la confluencia de O_2/aire/óxido nitroso y anestésicos volátiles en la salida común de flujo de gas fresco. En esta sección se explicará lo que ocurre con este gas fresco cuando entra en el sistema para anestesia inhalada. El *sistema circular* es el diseño más utilizado. En este sistema, una bolsa de reinhalación (o fuelle del ventilador) se contrae y suministra un volumen corriente de gas a los pulmones del paciente, quien vuelve a exhalar en la bolsa de reinhalación (o ventilador). Este intercambio recíproco de gases entre la bolsa de reinhalación/ventilador y los pulmones del paciente permite la *reinhalación* de los gases exhalados (**fig. 14-8**). Los componentes de este sistema se explican a continuación. En primer lugar, justo después del punto en el que el flujo de gas fresco entra en el sistema circular, se encuentra la *válvula inspiratoria unidireccional*. Esto permite que tanto el

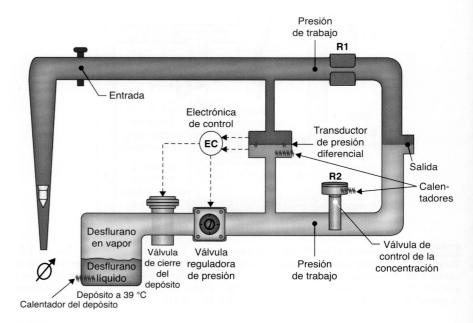

Presión
de trabajo

Entrada

Electrónica
de control

EC

Transductor
de presión
diferencial

Salida

R1

R2

Calen-
tadores

Desflurano
en vapor

Válvula
de cierre
del
depósito

Válvula
reguladora
de presión

Presión
de trabajo

Válvula de
control de la
concentración

Desflurano
líquido

Depósito a 39 °C
Calentador del depósito

Figura 14-7 Esquema simplificado del vaporizador de desflurano Tec 6® (adaptada de Andrews JJ. *Operating Principles of the Ohmeda Tec 6 Desflurane Vaporizer: A Collection of Twelve Color Illustrations.* Library of Congress; 1996 y Riutort KT, Eisenkraft JB. The anesthesia workstation and delivery systems for inhaled anesthetics. En: Barash PB, Cullen BF, Stoelting RK, et al, eds. *Clinical Anesthesia.* 7.ª ed. Lippincott Williams & Wilkins; 2013:641-696).

volumen corriente suministrado como el flujo de gas fresco viajen solo en dirección anterógrada hacia el paciente a través de una sección de tubo corrugado conocida como *rama inspiratoria*, la cual se conecta a un conector de *pieza en «Y»* que, a su vez, se conecta al paciente a través de una mascarilla, una mascarilla laríngea o un tubo endotraqueal.

En segundo lugar, durante la espiración, el volumen corriente exhalado sale a través de la pieza en «Y» y a través de la *rama espiratoria* del tubo corrugado pasando por la *válvula espiratoria unidireccional*. De nuevo, esta válvula permite el flujo unidireccional de los gases espirados. Entre las válvulas inspiratoria y espiratoria, el flujo es unidireccional, como se ve en la figura 14-8.

En tercer lugar, el volumen corriente espirado puede entrar por dos vías diferentes. Durante la ventilación manual o espontánea, parte del volumen espirado pasará a través de la *válvula ajustable limitadora de presión* (con frecuencia, denominada *APL, adjustable pressure-limiting valve*) y entrará en el sistema de evacuación o, por el contrario, pasará a reinflar la bolsa de reinhalación. La fracción del volumen corriente que entra en evacuación frente a la que reinfla la bolsa de reinhalación viene determinada en gran medida por lo abierta o cerrada que pueda estar la posición de la APL y por el flujo de gas fresco que entre en el sistema. Además, se necesita una presión positiva para salir a través de la APL. Por tanto, esto suele ocurrir solo durante la inspiración manual de presión positiva o al final de la exhalación, cuando la bolsa de reinhalación está llena. Análogamente, durante la ventilación mecánica, los gases espirados actuarán para reinflar el fuelle del ventilador. El ventilador contiene su propia válvula de alivio de presión, la cual permite que los gases espirados entren en el sistema de evacuación (que se discute más adelante).

En cuarto lugar, en el siguiente ciclo inspiratorio, otro volumen corriente entra en la rama inspiratoria. No obstante, antes de hacerlo, este volumen de gas debe pasar

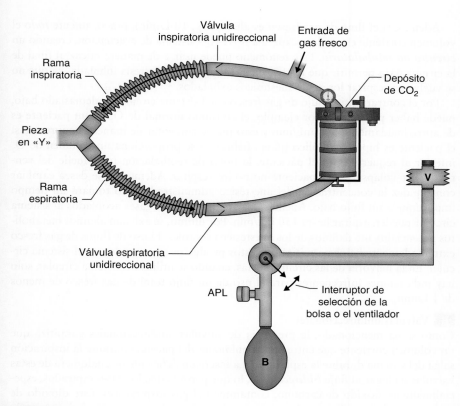

Figura 14-8 Componentes del sistema circular de respiración. APL: válvula ajustable limitadora de presión (*adjustable pressure-limiting valve*); B: bolsa de reinhalación; CO_2: dióxido de carbono; V: ventilador (adaptada de Brockwell RC. Inhaled anesthetic delivery systems. En: Miller RD, ed. *Anesthesia*. 6.ª ed. Churchill Livingstone; 2004:295 y de Riutort KT, Eisenkraft JB. The anesthesia workstation and delivery systems for inhaled anesthetics. En: Barash PG, Cahalan MK, Cullen BF, et al, eds. *Clinical Anesthesia*. 8.ª ed. Wolters Kluwer; 2018:644-705, fig. 25-9).

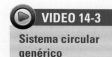

VIDEO 14-3
Sistema circular genérico

primero por un depósito lleno de material absorbente destinado a neutralizar el dióxido de carbono. Recordemos que se trata de un sistema *circular* que permite la *reinhalación*. Si no fuera por la presencia de este absorbente de dióxido de carbono, el paciente acabaría por mantener una tensión de dióxido de carbono creciente e hipercapnia. El sistema circular es intrínsecamente complejo. Las desventajas surgen naturalmente de las múltiples conexiones y componentes que pueden funcionar mal o estar mal conectados. A la complejidad se suma el hecho de que algunos componentes son desechables y otros permanentes. Sin embargo, este diseño es muy popular debido a que permite flujos de gas fresco muy bajos y la conservación de los gases anestésicos, el calor y la humedad.[1-4] En la siguiente sección se ilustran varias consideraciones interesantes relacionadas con el uso del sistema circular de respiración.

A. **Efecto del flujo de gas fresco**
El buen funcionamiento del sistema circular depende en gran medida del flujo de gas fresco que se suministra desde la salida común de gas. Si un flujo muy alto (p. ej., > 10 L/min) entra en el sistema circular y el paciente está siendo ventilado mecánicamente, existe riesgo de un traumatismo en los pulmones. Esto se debe a que la válvula automática de alivio de presión del ventilador está completamente cerrada durante la fase inspiratoria[2] y la entrada simultánea de gas fresco durante este breve intervalo puede producir un aumento peligroso de la presión inspiratoria.

Además, si el flujo de gas fresco es alto (p. ej., 10 L/min), prácticamente *todo* el volumen corriente espirado escapará a través del sistema de evacuación, creando un *circuito no reinhalatorio*. Este fenómeno puede usarse de manera eficaz al final de la cirugía para permitir que los pacientes salgan de la anestesia inhalada, ya que no se vuelven a respirar los gases anestésicos exhalados.

Por el contrario, si el flujo de gas fresco en el sistema circular es demasiado bajo, puede haber problemas. Por ejemplo, el consumo normal de O_2 de un paciente es de aproximadamente 300 mL/min y esto puede aumentar de manera importante si el paciente es hipermetabólico (p. ej., fiebre). Si se proporciona un volumen de O_2 inferior al requerido por el paciente, la bolsa de reinhalación (o el fuelle del ventilador) se colapsará y el paciente no podrá respirar. Además, si se desea cambiar con rapidez la concentración del anestésico administrado, esto tomará un tiempo importante a un flujo bajo. Además, los analizadores de gases acoplados al sistema circular pueden aspirar hasta 150 mL/min. Por último, se exhalan algunos metabolitos potencialmente dañinos de los anestésicos volátiles. El uso de flujos de gas fresco extremadamente bajos permitirá que estos productos se acumulen en el sistema circular. En la mayoría de las circunstancias, cuando se utiliza un sistema circular, solo hay indicaciones infrecuentes para el uso de un flujo total de gas fresco de menos de 1 L/min.

B. Válvulas unidireccionales

Como se ha mencionado, la presencia de válvulas unidireccionales garantiza que un volumen corriente que entre en los pulmones del paciente durante la inspiración salga del sistema durante la espiración. La inserción deficiente de cualquiera de estas válvulas da lugar al flujo *bidireccional*, lo que permite que los gases espirados, especialmente el dióxido de carbono, contaminen el gas inspiratorio. Este dióxido de carbono oscila entre la rama inspiratoria y la espiratoria y, por tanto, es inmune a la presencia del absorbente de dióxido de carbono.[1]

C. Válvula ajustable limitadora de presión

Durante la ventilación manual (con bolsa), la APL se ajusta de forma cuidadosa. Se cierra parcialmente lo suficiente para permitir que se desarrolle una tensión suficiente en la bolsa de reinhalación. Esto permite al usuario apretar la bolsa e insuflar de manera fiable los pulmones del paciente con un volumen corriente adecuado. Con la práctica, uno aprecia rápidamente que, si la APL está demasiado constreñida, la presión se acumulará en el sistema, como lo demuestran las altas presiones pulmonares y el inflado de la bolsa de reinhalación. Por el contrario, una APL dejada completamente abierta no permitirá que se produzca ninguna tensión en el circuito. Por tanto, el anestesiólogo no podrá administrar de forma manual un volumen corriente al paciente.

Cuando un paciente respira espontáneamente a través del sistema circular, la bolsa de reinhalación no requiere ninguna compresión manual por parte del anestesiólogo. Así, la APL puede permanecer en la posición abierta para evitar cualquier acumulación de gas y presión dentro del sistema. En algunas circunstancias, como en el caso de un paciente que está desarrollando atelectasia, la APL puede ajustarse para permitir que se desarrolle una pequeña cantidad de presión positiva continua en el sistema y expandir los alvéolos colapsados.

D. Bolsa respiratoria

Durante la atención anestésica de pacientes adultos, se suele colocar una bolsa de reanimación de 3 L en el sistema circular. Existen bolsas de menor volumen para uso pediátrico y neonatal. Las bolsas de reanimación se consideran sistemas de alto volumen y baja presión. Más allá de los 3 L, la presión dentro de una bolsa aumentará de manera súbita con el aumento del volumen. Sin embargo, estas bolsas están diseñadas para que su distensibilidad cambie realmente en los extremos de la capacidad. Esto limita el incremento de la presión interna que se puede alcanzar.[1,2]

E. Absorbentes de dióxido de carbono

Los absorbentes de dióxido de carbono consisten en gránulos finos en fase sólida que participan en una reacción ácido-base con el dióxido de carbono. Los gránulos de menor tamaño dan lugar a una mayor capacidad de absorción; no obstante, esto también crea una mayor resistencia al flujo de gas a través del absorbente. El objetivo principal de estos absorbentes es convertir finalmente el dióxido de carbono en una sal inerte, el carbonato de calcio. Clásicamente, los absorbentes más antiguos, como la cal sodada, estaban compuestos por agua, hidróxido de calcio y una base más potente, el hidróxido de sodio (NaOH). La reacción entre la cal sodada y el dióxido de carbono se produce de la siguiente manera:

1. $CO_2 + H_2O \rightarrow H_2CO_3$ (ácido carbónico)
2. $H_2CO_3 + 2NaOH \rightarrow Na_2CO_3$ (carbonato de sodio) $+ 2H_2O$
3. $Na_2CO_3 + Ca(OH)_2 \rightarrow 2NaOH + CaCO_3$ (carbonato de calcio)

Cabe destacar que la cal sodada también contenía pequeñas cantidades de otra base reactiva, el hidróxido de potasio (KOH), que también participaba en la reacción anterior de forma totalmente análoga al NaOH. Aunque los absorbentes de dióxido de carbono son muy eficaces para mitigar los riesgos de hipercapnia en el sistema circular, imponen su propio tipo de peligros. Las bases fuertes, como el NaOH y el KOH, son muy reactivas, tanto que reaccionan no solo con el dióxido de carbono, sino también con los anestésicos volátiles que deben pasar por el absorbente. En concreto, se ha observado que el uso del sevoflurano con absorbentes antiguos genera una intensa cantidad de energía térmica, hasta el punto de producir incendios de los depósitos de absorbentes. Los subproductos de la degradación de los anestésicos también han sido problemáticos. El sevoflurano puede reaccionar con los absorbentes de dióxido de carbono para formar el compuesto A, un éter de vinilo que podría ser teóricamente nefrotóxico. El desflurano, más que cualquier otro anestésico, destaca también por su degradación a monóxido de carbono en presencia de absorbente desecado. Todos estos efectos inadecuados de las reacciones anestésicas con los absorbentes de dióxido de carbono aumentan cuando se utilizan absorbentes antiguos y secos durante períodos prolongados en condiciones de bajo flujo de gas fresco.[1-4] Los absorbentes de dióxido de carbono modernos (Amsorb®, Armstrong Medical, Coleraine, Irlanda del Norte; Drägersorb®, Dräger, East Tamaki, Nueva Zelanda) han abordado las toxicidades potenciales enumeradas anteriormente eliminando por completo la presencia de bases altamente reactivas, como el NaOH. Están formados solo por hidróxido de calcio y agua.[7] Esto hace que la capacidad de absorción de dióxido de carbono sea algo menor. Por otra parte, los absorbentes con una nueva composición química a partir de litio (Litholyme®, Allied Health Care Products, St Louis, Missouri) se caracterizan por sus diferentes reacciones químicas con el dióxido de carbono y su mayor capacidad de absorción.

El uso continuo del absorbente acabará por extinguir su capacidad de absorber más dióxido de carbono. Los absorbentes de dióxido de carbono suelen estar impregnados de un colorante indicador que responde a la disminución del pH cuando el absorbente se agota. El violeta de etilo es el más utilizado. Este tinte confiere un tono violeta al absorbente cuando se agota.

F. Supervisión de los gases espiratorios finales, analizador de oxígeno y espirometría

Las mediciones de los gases respiratorios y los volúmenes pulmonares no son componentes necesarios para un sistema circular funcional, pero ofrecen una valiosa seguridad adicional. El *analizador de O₂* se sitúa encima de la válvula inspiratoria unidireccional. Esta ubicación para el analizador es especialmente adecuada, ya que

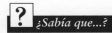

? ¿Sabía que...?

El indicio de agotamiento del absorbente de dióxido de carbono incluye un cambio a color violeta, intentos de hiperventilación por parte del paciente y aumento del dióxido de carbono inspirado con la capnografía.

medirá la FiO_2 inmediatamente después de la entrada del flujo de gas fresco. Los analizadores más utilizados emplean el análisis de celdas galvánicas para medir el O_2. Estos analizadores miden la corriente producida cuando el O_2 se difunde a través de una membrana interior, reduciéndose finalmente a hidróxido en el ánodo de un circuito eléctrico. La cantidad de corriente producida es proporcional a la presión parcial de O_2 presente.[2]

Mientras que el análisis de gases inspiratorios se centra en la FiO_2, el ***análisis de gases espiratorios*** mide y muestra las presiones del dióxido de carbono y los anestésicos volátiles. La mayoría de las veces, un puerto Luer-lock® en el conector de la pieza en «Y» extrae el gas espirado a una velocidad de 50-150 mL/min hacia un analizador de absorbencia infrarroja independiente. Este aparato es capaz de identificar la presencia y las concentraciones de dióxido de carbono, óxido nitroso y anestésicos volátiles.[2]

Por último, los ***volúmenes corrientes espirados*** del paciente suelen medirse en la rama espiratoria justo antes de la válvula espiratoria unidireccional. Los espirómetros utilizan una paleta giratoria, ultrasonidos o un cable calentado para medir el flujo de gas y mostrar los valores electrónicamente.

G. Ventiladores mecánicos

Con frecuencia, se emplea un ventilador mecánico para ventilar al paciente durante la anestesia. Esto puede hacerse para que el anestesiólogo tenga un método de «manos libres» para suministrar un volumen fiable de ventilación o puede ser necesario cuando el paciente está paralizado o tiene una enfermedad pulmonar importante.

Los ventiladores asociados con la estación de trabajo de anestesia suelen utilizar un diseño de doble circuito y accionado por gas (**fig. 14-9**). Un conjunto de fuelles comprimibles suministra un volumen de gas al paciente. Estos fuelles se comprimen por la acción de un gas «impulsor», que es externo a los fuelles. Así, hay ***dos circuitos de gas***: uno para los pulmones del paciente y otro para impulsar los fuelles. El gas impulsor puede ser aire comprimido, O_2 o una mezcla de ambos. Si se utiliza O_2 como gas impulsor, cualquier interrupción del suministro central de O_2 a la estación de trabajo no solo comprometerá el suministro de gas portador a la salida de gas fresco, sino que también hará que el ventilador mecánico sea incapaz de suministrar un volumen corriente. Los aparatos para anestesia más recientes pueden utilizar un ventilador que incorpora un diseño de un solo circuito ***accionado por pistón***. En estos casos, un pistón accionado eléctricamente suministra un volumen corriente al paciente. Esto significa, por supuesto, que un corte en la alimentación eléctrica incapacitará el ventilador. El diseño más reciente para el suministro de volúmenes corrientes controlados ha sido la inclusión de una turbina compresora accionada eléctricamente dentro de la rama inspiratoria del sistema circular.[1-4]

Independientemente del mecanismo a través del cual el ventilador suministre el volumen corriente propuesto, debe haber una vía para el escape del exceso de gas durante la espiración. De manera similar a la que la APL interactúa con el sistema de evacuación durante la ventilación espontánea o manual con bolsa, una ***válvula de derrame*** dirige el exceso de gas espiratorio a través de esta vía de evacuación durante la ventilación mecánica.[1]

La caracterización de los ajustes de un ventilador mecánico requiere definir cómo se realiza el ***ciclo*** de cada respiración y en qué medida se ***limita***. La mayoría de las veces, la ventilación mecánica está ***ciclada por tiempo***, es decir, la frecuencia respiratoria seleccionada definirá la frecuencia con la que el ventilador entrega una respiración. Muy frecuentemente, la ventilación mecánica está ***limitada por el volumen***, es decir, el volumen corriente establecido predice el volumen máximo que se suministrará al paciente. Aunque la definición de estos dos sencillos parámetros debería generar una ventilación por minuto predecible (volumen corriente × frecuencia respiratoria), la verdadera limitación de esta estrategia puede estar regida por una

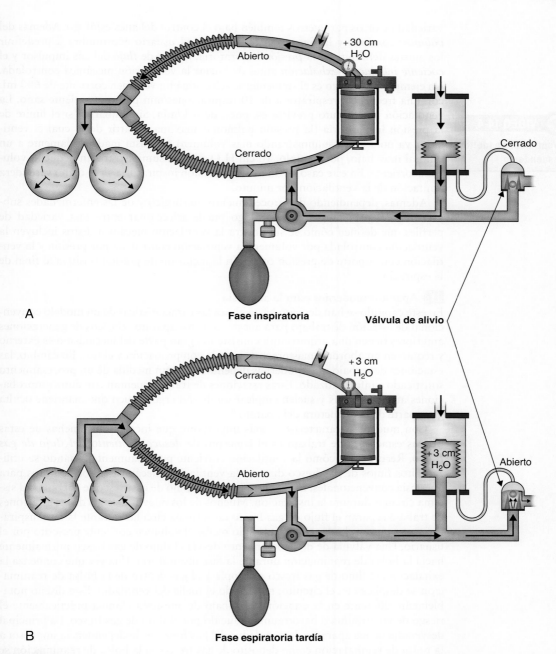

Fase inspiratoria

Válvula de alivio

A

Fase espiratoria tardía

B

Figura 14-9 Fases inspiratoria (**A**) y espiratoria (**B**) del flujo de gases en un sistema circular tradicional con un ventilador con fuelle ascendente. El fuelle separa físicamente el circuito de gas impulsor del circuito de gas del paciente. El primero está situado fuera del fuelle y el segundo dentro. Durante la fase inspiratoria (**A**) el gas impulsor entra en la cámara de fuelle produciendo un aumento de la presión en su interior. Esto hace que la válvula de alivio del ventilador se cierre, impidiendo que el gas anestésico se escape al sistema de evacuación y que los fuelles se compriman entregando el gas anestésico dentro del fuelle a los pulmones del paciente. Durante la fase espiratoria (**B**) la presión dentro de la cámara de fuelle y la línea piloto disminuye a cero, lo que hace que la parte en forma de hongo de la válvula de alivio del ventilador se abra. El gas exhalado por el paciente rellena el fuelle antes de que se produzca cualquier evacuación, ya que se incorpora una bola ponderada en la base de la válvula de alivio del ventilador. La evacuación se produce solo durante la fase espiratoria porque la válvula de alivio del ventilador solo está abierta durante la espiración (adaptada de Andrews JJ. *The Circle System. A Collection of 30 Color Illustrations.* Library of Congress; 1998 y Riutort KT, Eisenkraft JB. The anesthesia workstation and delivery systems for inhaled anesthetics. En: Barash PG, Cahalan MK, Cullen BF, et al, eds. *Clinical Anesthesia.* 8.ª ed. Wolters Kluwer; 2018:644-705).

variedad de otros parámetros también bajo el control del anestesiólogo. Además del *volumen corriente* y la *frecuencia* respiratoria, el usuario acostumbra a predefinir los ajustes del límite de la *presión* inspiratoria, la tasa de *flujo* del gas impulsor y el *cociente inhalación-exhalación* antes de iniciar la ventilación mecánica controlada. Un ejemplo ilustrativo es el siguiente: se selecciona un volumen corriente de 600 mL con una frecuencia respiratoria de 10 respiraciones/min para un paciente sano. La ventilación por minuto prevista es, pues, de 6 L/min. Sin embargo, si el límite de la presión inspiratoria (la presión pulmonar máxima a partir de la cual el ventilador ya no seguirá suministrando más volumen) se ajusta inadvertidamente a un umbral muy bajo, por ejemplo, 10 cm H_2O, solo se suministrará un pequeño volumen corriente. En este caso, el límite de la presión inspiratoria sirve como verdadera limitación de la ventilación por minuto.

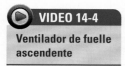

VIDEO 14-4

Ventilador de fuelle ascendente

Además, dependiendo del procedimiento quirúrgico y de las enfermedades subyacentes del paciente, el anestesiólogo puede seleccionar entre una variedad de perfiles que definen cómo se suministra la ventilación mecánica. Estos incluyen la ventilación controlada por volumen, la ventilación controlada por presión y la ventilación con soporte de presión con o sin la inclusión de presión positiva al final de la espiración.

H. Aparatos modernos para la anestesia

En este capítulo se han descrito hasta ahora las características de un modelo convencional de estación de trabajo para anestesia. Estos aparatos clásicos de generaciones anteriores tienen una arquitectura consistente; gran parte del mecanismo es externo y requieren un abordaje más práctico para la comprobación y el uso. En cambio, las estaciones de trabajo más modernas dependen en gran medida de un procesamiento sofisticado e informatizado. Estas estaciones de trabajo cuentan con autocomprobaciones automatizadas y suelen emplear un diseño ergonómico que mantiene oculta gran parte de la estructura del aparato.[8]

Con mucho, la característica más importante que incorporan muchas de estas nuevas estaciones de trabajo es el concepto de ***desacoplamiento del flujo de gas fresco***. Recordemos cómo la ventilación corriente puede aumentar cuando se utilizan altos flujos de gas fresco durante la ventilación mecánica en los aparatos para anestesia convencionales. Esto ocurre porque el flujo de gas fresco se «acopla» al sistema circular durante la inspiración. Muchos de los nuevos diseños de las estaciones de trabajo separan el flujo de gas fresco del sistema circular durante la fase inspiratoria y, como resultado, el paciente solo recibe el volumen corriente prescrito por el usuario. Una válvula de desacoplamiento desvía el flujo de gas fresco normalmente hacia la bolsa de reanimación durante la fase inspiratoria. Una vez que comienza la exhalación, el flujo de gas fresco se acopla y el gas dentro de la bolsa de reanimación se despliega en el circuito, rellenando el fuelle del ventilador. Este diseño notablemente diferente en la estación de trabajo de anestesia elimina prácticamente el riesgo de volutrauma o barotrauma inducido por el flujo de gas fresco. La principal desventaja de los aparatos desacoplados del gas fresco es la dependencia impuesta a la bolsa de reinhalación como depósito de gas fresco. Si la bolsa de reanimación se desconecta de manera parcial o total, surgen dos problemas: en primer lugar, el gas anestésico contaminará el quirófano; en segundo lugar, el aire de la habitación será arrastrado al circuito, lo que diluirá la fracción de O_2 y la anestesia deseada para el paciente.[8]

Además de los cambios fundamentales en el suministro de gases descritos anteriormente, a las estaciones de trabajo para anestesia modernas se les pide que hagan mucho más que simplemente ventilar los pulmones del paciente. A menudo, se integran con sistemas informáticos para servir como estaciones de procesamiento de datos. En la era actual de la prestación de asistencia sanitaria en el mundo desarrollado, los datos de los pacientes se rastrean y registran casi exclusivamente en un expediente clínico electrónico (ECE). A diferencia de otros campos de la medicina, la anestesiología se caracteriza por la atención simultánea del paciente junto con el registro en tiempo real. Como esto último puede interpretarse como una distracción mientras se realizan tareas cognitivas y físicas intensas, han surgido sistemas de registro de datos automatizados. Los anestesiólogos ahora pueden centrarse principalmente en el tratamiento clínico del paciente, mientras que los sistemas informáticos llenan de forma automática el ECE con los signos vitales, los parámetros ventilatorios y las concentraciones de gases respiratorios en curso. Esta comodidad tiene sus propios inconvenientes. Cada dispositivo para paciente debe interactuar con un centro de datos que luego transmite la información al sistema informático que ejecuta el ECE. Todo el sistema está dentro del dominio de una red de datos encriptados y con base en el hospital. Para que esto funcione de manera correcta, es necesario mantener la integridad de una enorme cantidad de equipo físico y programas informáticos. Se aconseja encarecidamente que los anestesiólogos dominen el uso del ECE y se familiaricen con la conectividad básica del equipo físico en su espacio de trabajo. Como se puede imaginar, el mal funcionamiento de cualquier componente del equipo físico o de los programas informáticos que no pueda ser diagnosticado y rectificado con facilidad puede conducir a una tremenda desviación de la atención al paciente.

IV. Sistemas de evacuación

El principal determinante de la cantidad de gas residual evacuado es el flujo de gas fresco que sale de la salida común de gas. Con flujos muy bajos, un volumen de gas relativamente invariable oscilará de forma constante entre los pulmones del paciente y la bolsa de reanimación o el ventilador, y muy poco gas escapará a través del sistema de evacuación de gases residuales. En caso de un alto flujo de gas fresco, el exceso de gas se ventilará a través del sistema de evacuación para evitar una acumulación de volumen y presión. Tanto el ventilador mecánico como la bolsa de reanimación están conectados a la terminal de evacuación a través de conectores de manguera de 19 mm. Durante la ventilación manual o la respiración espontánea, los gases residuales se ventilan a través de la APL. Cuando el ventilador está en uso, el gas residual se ventila durante la espiración. Durante ese intervalo en el ciclo respiratorio, después de que se haya alcanzado un determinado umbral de presión, normalmente 2 cm H_2O, la válvula de derrame se abrirá y ventilará el exceso de gas en la manguera de evacuación. Desde la terminal de evacuación, una tercera manguera dirige el gas residual fuera del quirófano y, en última instancia, fuera del hospital (**fig. 14-10**).

Una vez que los gases residuales salen de la estación de trabajo de anestesia, diversos sistemas pueden eliminarlos. Una característica que define a los sistemas de evacuación está relacionada con la dinámica del flujo de gas, que puede ser *activo* o *pasivo*. En los sistemas activos, se aplica una presión negativa a través del vacío del hospital para facilitar la extracción de los gases residuales. Los sistemas pasivos se basan simplemente en la pequeña cantidad de presión positiva generada durante la exhalación para promover la extracción de los gases residuales. Los sistemas de evacuación pueden definirse además según su diseño anatómico, ya sea abierto o cerrado. Los sistemas cerrados se explican por sí mismos: un sistema de mangueras evacua el gas exhalado de forma contenida que impide que el gas residual entre en el quirófano. Los sistemas abiertos contienen respiraderos en el depósito de evacuación que *permiten* que los gases residuales entren *potencialmente* en el quirófano. A primera vista, uno puede cuestionar el mérito de un sistema abierto, un diseño que decididamente permite que los gases residuales contaminen el entorno del quirófano. Los siguientes dos ejemplos sirven para justificar cómo los sistemas abiertos pueden ser intrínsecamente más seguros que los cerrados.

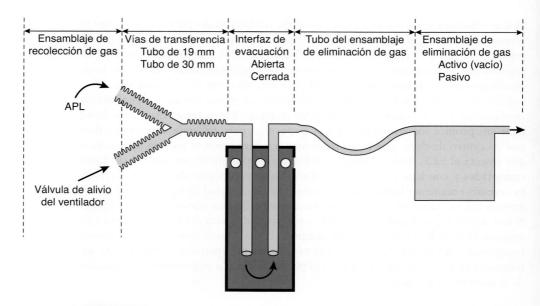

Figura 14-10 Componentes de un sistema de evacuación. APL: válvula ajustable limitadora de presión (*adjustable pressure-limiting valve*) (Riutort KT, Eisenkraft JB. The anesthesia workstation and delivery systems for inhaled anesthetics. En: Barash PG, Cahalan MK, Cullen BF, et al, eds. *Clinical Anesthesia.* 8.ª ed. Wolters Kluwer; 2018:644-705, fig. 25-49).

Piense en lo que podría ocurrir si la manguera que envía los gases residuales fuera de la habitación se ocluye. En un sistema cerrado, el gas residual se acumularía, generando una presión positiva que teóricamente podría ser transportada al paciente. Sin embargo, la presencia de respiraderos en el depósito de evacuación en un sistema abierto permitiría que este exceso de presión se disipe en el quirófano. Considere también el problema contrario. Tal vez se aplique una cantidad excesiva de presión negativa para evacuar los gases residuales. En este caso, también se está liberando *mucho* gas del sistema circular en diseños cerrados. Los mismos respiraderos descritos con anterioridad en los sistemas abiertos arrastrarían el aire de la habitación para acomodar este exceso de presión negativa. Los sistemas cerrados son aceptables para su uso, pero deben conservar mecanismos que mitiguen los problemas ilustrados por los ejemplos anteriores. Estos sistemas albergan válvulas de alivio de presión positiva y negativa. La primera se abre en el quirófano cuando se acumula una presión excesiva en el sistema de evacuación. Las válvulas de alivio de presión negativa, sin embargo, responden a una presión negativa excesiva y arrastran aire ambiente para compensar.[1-4]

V. Comprobación de la estación de trabajo para anestesia antes de su uso

La American Society of Anesthesiologists (ASA) ha publicado, y revisa periódicamente, recomendaciones para una comprobación de la estación de trabajo para anestesia antes de su uso. En la **tabla 14-2** se ofrece un resumen básico de la lista de control de 15 puntos. Sin embargo, la elaboración completa y exhaustiva de la lista de comprobación puede encontrarse en el sitio web de la ASA.[9] Se aconseja a los anestesiólogos que sigan estas recomendaciones. Además, se les anima a que se familiaricen con el manual de operación del fabricante para la estación o estaciones de trabajo específicas que pretenden utilizar.

Tabla 14-2   Resumen de las recomendaciones de la American Society of Anesthesiologists para la revisión preanestésica

PUNTOS QUE SE DEBEN COMPLETAR (*, diariamente; +, antes de cada procedimiento):

Punto 1*: comprobar que el cilindro de O_2 auxiliar y la bolsa de reanimación autoinflable están disponibles y funcionan

Punto 2*+: verificar que la succión del paciente es adecuada para despejar la vía respiratoria

Punto 3*: encender el sistema de administración de anestesia y confirmar que la corriente alterna está disponible

Punto 4*+: revisar la disponibilidad de los dispositivos de medición necesarios y comprobar sus alarmas

Punto 5*: constatar que la presión es adecuada en el cilindro de O_2 de repuesto montado en el aparato para anestesia

Punto 6*: verificar que las presiones de gas de las tuberías sean ≥50 psi manométricas

Punto 7*+: revisar que los vaporizadores estén adecuadamente llenos y, si es el caso, que los puertos de llenado estén bien cerrados

Punto 8*: comprobar que no haya fugas en las líneas de suministro de gas entre los medidores de flujo y la salida común de gas

Punto 9*: probar el funcionamiento del sistema de evacuación

Punto 10*: calibrar o verificar la calibración del medidor de oxígeno y comprobar la alarma de oxígeno bajo. Verificar el funcionamiento del analizador de dióxido de carbono

Punto 11*+: verificar que el absorbente de dióxido de carbono no se agote

Punto 12*+: llevar a cabo las pruebas de presión y fugas del sistema de respiración

Punto 13*+: confirmar que el gas fluya correctamente a través del circuito respiratorio tanto durante la inspiración como durante la exhalación. Comprobar el funcionamiento de las válvulas unidireccionales

Punto 14*+: documentar la finalización de los procedimientos de comprobación

Punto 15*+: confirmar los ajustes del ventilador y evaluar la preparación para la prestación de los cuidados anestésicos

Fuente: American Society of Anesthesiologists. *2008 Recommendations for Preanesthesia Checkout.* 2008. Disponible en: www.asahq.org/For-Members/Clinical-Information/2008-ASA-Recommendations-for-PreAnesthesia-Checkout.aspx

 Para más información e interactividad, consulte las videoconferencias interactivas (en inglés) y la infografía «Visto de cerca», disponibles en el libro electrónico gratuito complementario de este texto. Las instrucciones de acceso se encuentran detrás de la portada.

Referencias

1. Dorsch JA, Dorsch SE. *A Practical Approach to Anesthesia Equipment.* Lippincott Williams & Wilkins; 2011.
2. Davey AJ, Ali D.. *Ward's Anaesthetic Equipment.* 6th ed. Elsevier; 2012.
3. Baha A. *Essentials of Equipment in Anaesthesia, Critical Care and Peri-Operative Medicine.* 5th ed. Elsevier; 2019.
4. Ehrenwerth J. *Anesthesia Equipment: Principles and Applications.* 2nd ed. Saunders; 2013.
5. Atlas G. A method to quickly estimate remaining time for an oxygen E-cylinder. *Anesth Analg.* 2004;98:1190.
6. Andrews JJ, Johnston RV Jr, Kramer GC. Consequences of misfilling contemporary vaporizers with desflurane. *Can J Anaesth.* 1993;40:71.
7. Versichelen LF, Bouche MP, Rolly G, et al. Only carbon dioxide absorbents free of both NaOH and KOH do not generate compound-A during in vitro closed system sevoflurane. *Anesthesiology.* 2001;95:750.
8. Olympio MA. *Modern Anesthesia Machines Offer New Safety Features. Anesthesia Patient Safety Foundation Newsletter.* 2003. https://www.apsf.org/article/modern-anesthesia-machines-offer-new-safety-features/
9. The American Society of Anesthesiologists. *2008 Recommendations for Preanesthesia Checkout.* 2008. https://www.asahq.org/standards-and-guidelines/2008-asa-recommendations-for-pre-anesthesia-checkout

CONTROL PREANESTÉSICO DE LA ASA

VISTO DE CERCA

Abajo se ilustra una lista visual de comprobación de elementos obligatorios que deben ser verificados antes de brindar atención anestésica de acuerdo con el control preanestésico de la American Society of Anesthesiologists (ASA)

Estos elementos siempre deben estar completos

Verificar la presencia y funcionamiento del suministro de O_2 auxiliar y el dispositivo de ventilación manual. Encender el aparato para anestesia y confirmar la fuente de corriente alterna

Confirmar la presión adecuada en el cilindro de O_2 de repuesto, así como en la fuente de la tubería (50 psi)

Verificar que no haya fugas entre el suministro de gas y la salida de gas fresco

Calibrar el sensor de O_2 y verificar la alarma de O_2. Confirmar el funcionamiento del analizador de CO_2

Revisar que funcione el sistema de evacuación

Estos elementos siempre deben estar completos antes de *cada procedimiento*

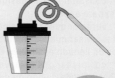

Verificar que la succión esté instalada y funcione

Confirmar la presencia de todos los monitores y las alarmas

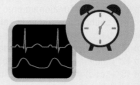

Revisar el nivel del vaporizador y confirmar que los puertos de llenado estén cerrados firmemente. Verificar que el absorbente de CO_2 no se haya agotado. Confirmar la configuración del ventilador

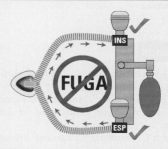

Confirmar que el sistema circular puede mantener una presión positiva y pasar la prueba de fugas. Verificar el adecuado flujo de gas a través del circuito respiratorio y la integridad de las válvulas unidireccionales

Documentar que se han completado los procedimientos de confirmación

Infografía de: Naveen Nathan MD

Preguntas

1. Su departamento ha comprado aparatos para anestesia nuevos y usted está utilizando uno por primera vez. En comparación con los aparatos convencionales más antiguos, el principal peligro que hay que tener en cuenta con los nuevos equipos es:

    A. Lesión pulmonar volutraumática al utilizar altos flujos de gas fresco durante la ventilación mecánica
    B. Consciencia del paciente durante la ventilación mecánica si la bolsa de reanimación se desconecta
    C. Consumo de O_2 para su uso como gas impulsor del fuelle del ventilador
    D. Mayor probabilidad de mal funcionamiento de las válvulas inspiratorias o espiratorias unidireccionales

2. Los absorbentes de dióxido de carbono modernos se consideran más seguros con respecto a los posibles subproductos tóxicos cuando se exponen a anestésicos volátiles. ¿Cuál de los siguientes era el principal componente de los absorbentes antiguos que imponía este riesgo?

    A. Sales de litio
    B. Carbonato de calcio
    C. Hidróxido de calcio
    D. Hidróxido de sodio

3. ¿Qué propiedad de los anestésicos volátiles, para suministrar estos fármacos en la vía de flujo de gas fresco del aparato para anestesia, están calibrados para explotar los vaporizadores de suministro variable?

    A. Punto de ebullición
    B. Solubilidad lipídica
    C. Presión de vapor
    D. Conductividad térmica

4. ¿Cuál de los siguientes mecanismos ayuda a garantizar que una línea de suministro de gas médico, como el óxido nitroso, no se conecte inadvertidamente a la interfaz de acoplamiento equivocada en la parte posterior de un aparato para anestesia?

    A. Sistema a prueba de fallos
    B. Sistema con índice de diámetro
    C. Sistema de dosificación
    D. Sistema con tamaños de clavijas

5. Un niño sano de 3 años de edad requiere anestesia general. Se realiza una inducción inhalada con sevoflurano empleando oxígeno al 100% a un flujo de gas fresco de 10 L/min. ¿Cuál de las siguientes propiedades caracteriza al flujo de gas a esta velocidad?

    A. Dependencia de la densidad del gas
    B. Dinámica del flujo laminar
    C. Menor riesgo de agotamiento del anestésico volátil
    D. Flujo a través de un tubo de Thorpe de menor diámetro

Respuestas

1. B

Los nuevos aparatos utilizan el desacoplamiento del flujo de gas fresco en el que este último se desvía a la bolsa de reinhalación durante la inspiración mecánica. Así, la bolsa de reinhalación está directamente implicada incluso durante la ventilación mecánica. Si la bolsa de reanimación se desconecta, el anestésico volátil se derramará en el quirófano, contaminándolo y el paciente no recibirá suficiente anestesia, ya que la fuga arrastra el aire de la habitación al circuito.

2. D

El NaOH es una base muy reactiva que da lugar a subproductos potencialmente tóxicos cuando se encuentra con fármacos volátiles en el absorbente.

3. C

Los vaporizadores se calibran en función de la presión de vapor saturada de un anestésico inhalado, lo que determina la tensión de vapor dentro del vaporizador durante su uso.

4. B

El sistema de seguridad con diferentes diámetros garantiza que los gases de suministro del hospital se conecten al acoplamiento correcto del aparato para anestesia. Una manguera de gas determinada tiene un diámetro único que no encaja en un acoplamiento incorrecto de gas.

5. A

La pregunta describe flujos de gas altos que son turbulentos. El flujo de gas turbulento depende de la densidad del gas.

Técnicas e instrumentos habituales para la supervisión de la anestesia

Grace C. McCarthy y Jonathan B. Mark

La vigilancia de los pacientes durante la anestesia comienza con un ***anestesiólogo atento*** (inspección visual de la elevación del tórax y la coloración de la piel del paciente para evaluar la ventilación y la oxigenación, así como palpación del pulso para estimar la frecuencia cardíaca y la presión arterial). Aunque la tecnología ha mejorado la capacidad del anestesiólogo para supervisar y tratar a los pacientes durante la anestesia y la cirugía, sigue siendo necesario un anestesiólogo atento con buenas habilidades para la toma de decisiones clínicas. Las estándares para la supervisión básica de la anestesia, publicadas por la American Society of Anesthesiologists, hacen hincapié en la necesidad de que un anestesiólogo calificado esté en la sala para todas las anestesias y para los cuidados anestésicos monitorizados (**tabla 15-1**).

I. Supervisión básica de la anestesia

VIDEO 15-1

Estándares de supervisión

El documento «Standards for Basic Anesthetic Monitoring» se publicó por primera vez en 1986 y se actualizó en 2015 (*véase* tabla 15-1).[1] Estos parámetros sientan las bases mínimas de la vigilancia necesaria durante todos los cuidados anestésicos y comienzan con la presencia continua de un anestesiólogo calificado. En función del juicio clínico del anestesiólogo, puede ser necesario un seguimiento más intensivo en algunos casos.

A. Oxigenación

La correcta *oxigenación* del paciente se asegura de dos maneras. Durante la anestesia general con un aparato para anestesia, el anestesiólogo necesita confirmar que se está administrando una concentración suficiente de oxígeno. La mayoría de los aparatos para anestesia utilizan un analizador de celdas galvánicas situado en la rama inspiratoria del circuito de anestesia y están equipados con una alarma de baja concentración de oxígeno que alertará al anestesiólogo de una mezcla de gases hipóxica peligrosa. El analizador de oxígeno puede requerir una calibración diaria y una sustitución intermitente. Si un paciente está recibiendo oxígeno suplementario por cánula nasal o mascarilla durante la anestesia regional o los cuidados anestésicos monitorizados, el anestesiólogo debe garantizar el flujo adecuado de oxígeno desde el suministro de oxígeno de la pared o el cilindro (tanque) de gas.

Después de garantizar un suministro suficiente de oxígeno al paciente o al circuito respiratorio, la oxigenación de la sangre del paciente debe vigilarse cualitativamente, casi siempre mediante la coloración de la piel o de las mucosas, y cuantitativamente con un *oxímetro de pulso*. Este aparato se ha hecho omnipresente tanto dentro como fuera del quirófano porque proporciona una medición continua, no invasiva y precisa de la saturación de oxígeno de la hemoglobina arterial.

Tabla 15-1 Resumen de los «Standards for Basic Anesthetic Monitoring» de la American Society of Anesthesiologists
Estándar 1 Personal de anestesia calificado deberá estar presente en la sala durante la realización de todas las anestesias generales, anestesias regionales y anestesia bajo supervisión

Estándar 2
Durante todas las anestesias, se evaluarán de manera continua la oxigenación, la ventilación, la circulación y la temperatura del paciente
 	
Oxigenación
    Concentración de oxígeno del gas inspirado
    Observación de la coloración de la piel y las mucosas del paciente
    Oximetría de pulso
 	
Ventilación
    Observación del paciente y de la bolsa respiratoria
    Atención a las alarmas de desconexión del circuito de ventilación mecánica
    Auscultación de los ruidos respiratorios
    Medición continua del volumen corriente final del dióxido de carbono
 	
Circulación
    Visualización continua del ECG
    Medición de la frecuencia cardíaca y la presión arterial al menos cada 5 min
    Evaluación de la circulación: auscultación de los ruidos cardíacos, palpación del pulso, pletismografía de pulso, oximetría de pulso, trazado de la presión intraarterial
 	
Temperatura
    Vigilancia continua de la temperatura cuando se prevén o se sospechan cambios significativos

ECG: electrocardiograma.
Fuente: American Society of Anesthesiologists. Standards for Basic Anesthetic Monitoring. https://www.asahq.org/standards-and-guidelines/standards-for-basic-anesthetic-monitoring

¿Sabía que...?

El oxímetro de pulso tiene un retraso significativo (15-30 s) en la detección de cambios en la saturación de oxígeno arterial.

El oxímetro de pulso emite dos longitudes de onda de luz (roja e infrarroja cercana) y utiliza un fotodetector para medir la absorbencia de la hemoglobina oxigenada y desoxigenada en la sangre. A continuación, el oxímetro utiliza un algoritmo para calcular el porcentaje de la hemoglobina total que existe como oxihemoglobina y lo muestra como la saturación de hemoglobina (SpO_2). Este aparato también debe diferenciar la *señal arterial pulsátil* (y, por tanto, la saturación de oxígeno de la hemoglobina *arterial*) de la saturación venosa no pulsátil (y de otros tejidos). Aunque se considera que un oxímetro de pulso es un dispositivo de control continuo, todavía puede haber un retraso significativo (de hasta 15-30 s) antes de que se active la alarma para llamar la atención sobre una disminución de la SpO_2.

El oxímetro de pulso tiene un tono variable para señalar los cambios en la SpO_2, y cuando esta última es anormalmente baja o disminuye de manera repentina (< 90%), hace que el aparato emita una alerta audible de deterioro inminente del paciente. Sin embargo, como cualquier dispositivo de control, el oxímetro de pulso está sujeto a artefactos y lecturas inexactas (**tabla 15-2**). Es necesario que el anestesiólogo esté atento para determinar si una SpO_2 baja en el aparato se trata de un artefacto o de un incidente real que requiere intervención.

Además de la medición de la SpO_2, el oxímetro de pulso tiene otras funciones que son útiles durante la anestesia. La *forma de onda pletismográfica* del oxímetro proporciona una medición de la frecuencia cardíaca (pulso) y una estimación aproximada

Tabla 15-2 Limitaciones del oxímetro de pulso

Condiciones de bajo flujo sanguíneo (o disminución de la pulsatilidad arterial)
- Hipotensión
- Hipotermia que produce vasoconstricción periférica
- Dosis altas de vasopresores
- Circulación extracorpórea

Artefactos por movimiento
- Anestesia ligera/sin parálisis
- Interferencias quirúrgicas
- Producción de artefactos por movimiento por el medidor de espasmos neuromusculares
- Escalofríos

Absorción variable de la luz
- Metahemoglobinemia
- Carboxihemoglobinemia
- Azul de metileno/índigo carmín
- Esmalte de uñas
- Luz ambiental

de la presión arterial, ya que la forma de onda aparecerá amortiguada o desaparecerá por completo cuando haya una hipotensión grave. Las nuevas generaciones de oxímetros sufren menos los efectos del movimiento del paciente y otras fuentes de artefactos. Algunos dispositivos miden la concentración de otras formas de hemoglobina (carboxihemoglobina y metahemoglobina) e incluso miden la concentración total de hemoglobina. El análisis de la forma de onda del oxímetro de pulso también puede utilizarse para estimar el estado del volumen intravascular y la capacidad de respuesta al volumen mediante el análisis de los cambios en el contorno de la onda del pulso durante el ciclo respiratorio.[2] Aunque el oxímetro de pulso se emplea sobre todo con una sonda para dedo, pueden usarse otras sondas para oreja, narinas, mejilla o frente. Los oxímetros de pulso no funcionan cuando no hay pulsaciones arteriales (p. ej., en la derivación cardiopulmonar), por lo que deben utilizarse otras técnicas, como la oximetría de reflectancia, que no depende de las pulsaciones arteriales.

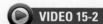

VIDEO 15-2

Capnograma y trazado de la presión de las vías respiratorias

B. Ventilación

La *ventilación*, o el intercambio de los gases entre el entorno y los alvéolos, es otro aspecto importante de la fisiología del paciente que hay que vigilar durante la anestesia (*véase* tabla 15-1). Esto puede lograrse mediante la inspección visual del ascenso y descenso del tórax, la condensación del vapor de agua de las vías respiratorias en el tubo endotraqueal o la mascarilla durante la espiración, el llenado y vaciado cíclico de la bolsa de reinhalación o los fuelles del ventilador. El aparato para anestesia mide el volumen corriente y la frecuencia respiratoria, y también puede emitir una alarma si estos parámetros del ventilador se salen de un rango predeterminado.

Durante la anestesia general, el mejor método de control para determinar si la ventilación resulta adecuada es la medición del *dióxido de carbono* (CO_2) exhalado y su valor de volumen corriente final o al final de la espiración. Se extrae de manera continua una pequeña muestra de gas del circuito respiratorio para anestesia con el fin de medir el CO_2 y otros gases mediante un espectrofotómetro de absorción de infrarrojos. La concentración de CO_2 se muestra continuamente como una forma de onda dependiente del tiempo, denominada *capnograma* (**fig. 15-1**), y suele indicarse en milímetros de mercurio (mm Hg).

Al comienzo de una anestesia general, un capnograma de apariencia normal confirma la correcta colocación del tubo endotraqueal en la tráquea y no en el esófago.

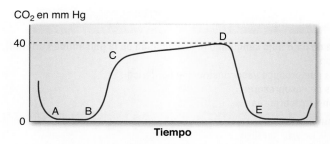

CO$_2$ en mm Hg

A-B: espiración inicial, mayormente espacio muerto sin CO$_2$
B-C: el CO$_2$ exhalado comienza a alcanzar el analizador
C-D: meseta espiratoria, el CO$_2$ es medido
Punto D: CO$_2$ exhalado al final de la espiración
D-E: inspiración

Figura 15-1 Capnograma normal y fases del ciclo respiratorio. CO$_2$: dióxido de carbono (Connor CW, Conley CM. Commonly used monitoring techniques. En: Barash PG, Cahalan MK, Cullen BF, et al, eds. *Clinical Anesthesia.* 8.ª ed. Wolters Kluwer; 2018:706-730. fig. 26-3).

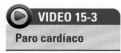

VIDEO 15-3

Paro cardíaco

? *¿Sabía que...?*

La forma del capnograma proporciona información importante, incluyendo la presencia de un broncoespasmo.

Tanto el valor del CO$_2$ como la forma del capnograma proporcionan importantes indicios diagnósticos sobre problemas metabólicos, respiratorios, circulatorios o técnicos del paciente o del aparato para anestesia (**fig. 15-2; tabla 15-3**). Por ejemplo, una disminución del CO$_2$ al final de la espiración o exhalado (*end-tidal* CO$_2$ [ETCO$_2$]) indica un problema potencialmente grave que debe abordarse. Aunque la causa más frecuente de un ETCO$_2$ bajo es la hiperventilación o el aumento del espacio muerto ventilatorio, una disminución repentina y grande puede ser una señal de un tubo endotraqueal mal colocado o de una reducción de la perfusión pulmonar resultante de una embolia pulmonar, anafilaxia o un paro cardíaco. La capnografía también es un medio de control importante durante la anestesia regional o los cuidados anestésicos monitorizados. Aunque el valor del CO$_2$ medido con una cánula nasal o una mascarilla facial probablemente subestimará el verdadero ETCO$_2$ debido a la dilución con el

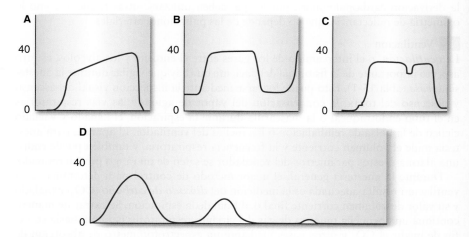

Figura 15-2 Capnogramas anómalos. **A)** Pendiente ascendente pronunciada y prolongada que indica broncoespasmo u obstrucción espiratoria de las vías respiratorias. **B)** Aumento de la línea de base debido a la reinhalación de dióxido de carbono (CO$_2$), como cuando el absorbente de CO$_2$ está agotado. **C)** «Hendidura de curare», que puede indicar un intento de respiración espontánea del paciente durante la ventilación mecánica con presión positiva. **D)** Intubación esofágica.

Tabla 15-3 Factores que pueden modificar la medición o la forma de onda del CO_2 exhalado durante la anestesia

Aumento del $ETCO_2$	Disminución del $ETCO_2$
Cambios en la producción de CO_2	
Aumento de la tasa metabólica:	Disminución de la tasa metabólica:
• Hipertermia	• Hipotermia
• Sepsis	• Hipotiroidismo
• Hipertermia maligna	
• Escalofríos	
• Hipertiroidismo	
Cambios en la eliminación de CO_2	
• Hipoventilación	• Hiperventilación
• Reinhalación	• Hipoperfusión
	• Embolia pulmonar

CO_2: dióxido de carbono; $ETCO_2$: dióxido de carbono exhalado.
Connor CE. Commonly used monitoring techniques. En: Barash P, Cullen B, Stoelting R, et al, eds. *Clinical Anesthesia*. 7.ª ed. Wolters Kluwer/Lippincott Williams & Wilkins; 2013:263-285. Adaptada con autorización.

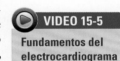

VIDEO 15-4

Diagnóstico diferencial de la hipocapnia

aire del ambiente, un cambio marcado en el capnograma o la pérdida de la forma de onda por completo proporciona una alerta rápida de que puede haber hipoventilación grave, apnea u obstrucción de las vías respiratorias. Especialmente en los pacientes que respiran oxígeno suplementario, el capnograma es una alerta temprana que se produce antes de que el oxímetro de pulso detecte una SpO_2 baja.

C. Circulación

La *circulación* de un paciente se vigila de diversas maneras durante la anestesia. La *vigilancia continua del electrocardiograma* (*ECG*) es el estándar de atención en la anestesia y proporciona información importante (**tabla 15-4**), incluyendo la frecuencia y el ritmo cardíacos. Durante la anestesia puede producirse una amplia gama de disritmias, la mayoría de ellas pueden detectarse y diagnosticarse con un sencillo sistema de ECG de tres derivaciones utilizando las derivaciones bipolares estándar I, II y III de las extremidades (**fig. 15-3**). Sin embargo, la isquemia cardíaca se detecta mejor mediante la supervisión con un ECG de cinco derivaciones y la visualización de las derivaciones II y V_5, una técnica que puede tener una sensibilidad de hasta el 80%. A menudo, se utiliza la V_5 en lugar de las derivaciones precordiales mediales, potencialmente más sensibles (**fig. 15-4**), porque estas últimas suelen interferir con el campo quirúrgico estéril.[3] El descenso del segmento ST, o *isquemia subendocárdica* (**fig. 15-5**), probablemente sea la forma más usual de isquemia cardíaca perioperatoria y refleja un desajuste entre la oferta y la demanda de oxígeno, o *isquemia de demanda*. Sin embargo, la isquemia transmural o *isquemia de oferta* (o por reducción del suministro sanguíneo), reflejada por ascensos del segmento ST en el ECG, también puede verse en el entorno perioperatorio (**fig. 15-6**).

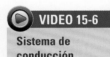

VIDEO 15-5

Fundamentos del electrocardiograma

VIDEO 15-6

Sistema de conducción eléctrica del corazón

Tabla 15-4 Objetivos de la supervisión intraoperatoria del electrocardiograma

• Vigilancia de la frecuencia cardíaca
• Detección de arritmias y anomalías de la conducción
• Detección de isquemia miocárdica
• Control del funcionamiento o mal funcionamiento del marcapasos
• Identificación de anomalías electrolíticas

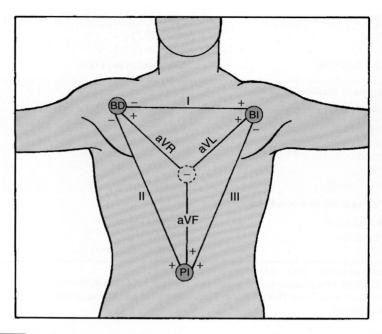

Figura 15-3 Electrocardiograma de tres derivaciones bipolares de las extremidades. aVL: vector izquierdo ampliado; aVR: vector derecho ampliado; BD: brazo derecho; BI: brazo izquierdo; PI: pierna izquierda.

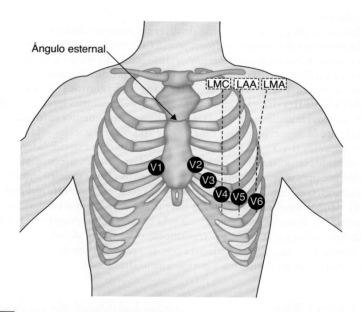

Figura 15-4 Colocación de la derivación precordial del electrocardiograma. V_3 o V_4 pueden ser más sensibles para detectar la isquemia cardíaca; sin embargo, a menudo se utiliza V_5, ya que es más probable que evite el campo quirúrgico. LAA: línea anteroaxilar; LMA: línea medioaxilar; LMC: línea medioclavicular (adaptada de Mark JB. *Atlas of Cardiovascular Monitoring*. Churchill Livingstone; 1998).

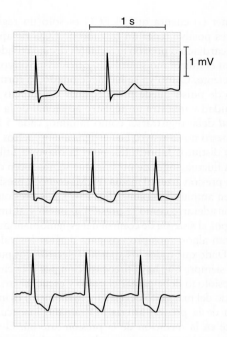

Figura 15-5 Los cambios en el electrocardiograma que muestran un descenso horizontal o descendente del segmento ST pueden indicar «isquemia de demanda» (adaptada de Mark JB. *Atlas of Cardiovascular Monitoring.* Churchill Livingstone; 1998).

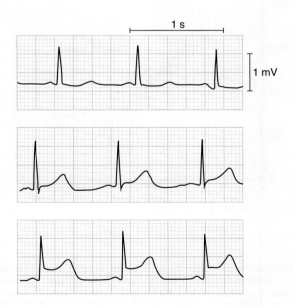

Figura 15-6 Cambios en el electrocardiograma que muestran un ascenso del segmento ST como resultado, por lo general, de una oclusión de la arteria coronaria (adaptada de Mark JB. *Atlas of Cardiovascular Monitoring.* Churchill Livingstone; 1998).

Es importante tener en cuenta que el ECG es solo un registro de la actividad eléctrica cardíaca, y es posible tener un trazado de ECG de apariencia normal con poco o ningún gasto cardíaco o presión arterial (es decir, actividad eléctrica sin pulso [AESP]). Por tanto, en el quirófano se utilizan otros dispositivos para evaluar mejor la circulación del paciente. Como ya se ha mencionado, la forma de onda pletismográfica del oxímetro de pulso puede proporcionar un indicio de la perfusión adecuada de una extremidad y muestra un registro adicional de la frecuencia del pulso.

La *presión arterial* debe registrarse, como mínimo, cada 5 min mediante el uso de un esfigmomanómetro no invasivo. Los esfigmomanómetros automáticos difieren ligeramente entre los distintos fabricantes, pero la mayoría utilizan la *oscilometría*. Este método mide las fluctuaciones de presión que se producen con la pulsación arterial y suele medir una presión arterial media (PAM) como la presión a la que las pulsaciones arteriales tienen amplitud máxima (**fig. 15-7**). Las presiones arteriales sistólica y diastólica suelen considerarse como la presión al inicio y al final de las pulsaciones arteriales detectadas por el sistema de control del esfigmomanómetro, pero la mayoría de los aparatos utilizan algoritmos propios para derivar los valores de las presiones sistólica y diastólica. Dado que todos los aparatos electrónicos pueden fallar o proporcionar valores falsos, siempre que haya preocupación por si la circulación del paciente es adecuada, el anestesiólogo debe palpar el pulso y escuchar los ruidos cardíacos.

El tamaño adecuado del manguito del esfigmomanómetro es importante para lograr una medición precisa de la presión arterial. El tamaño inadecuado del manguito es el error más frecuente en la medición de la presión arterial. El manguito de tamaño correcto debe tener una anchura de la cámara de aire de al menos el 40% de la circunferencia de la extremidad y una longitud de la cámara de al menos el 80% de la circunferencia de la extremidad (**tabla 15-5**).[4] Para ayudar a la calibración correcta, la mayoría de los manguitos tienen una línea que indica cuándo se aplica el tamaño correcto al brazo del paciente. Puede haber una sobreestimación de la presión arterial si el manguito

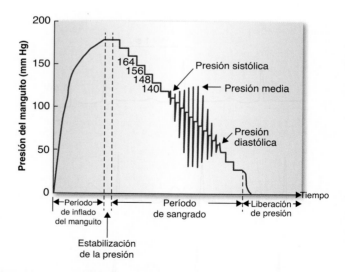

Figura 15-7 Medición no invasiva de la presión arterial mediante oscilometría. El manguito se infla automáticamente por encima de la presión sistólica (no hay fluctuaciones de presión) y luego se desinfla de forma decreciente. Los sensores miden la magnitud de las oscilaciones de presión en el manguito circundante, que inicialmente aumentan en magnitud y luego disminuyen. Las oscilaciones máximas se producen en la presión arterial media y se utilizan algoritmos propios del aparato para medir los valores de las presiones sistólica y diastólica (adaptada de Dorsch JA, Dorsch SE. *Understanding Anesthesia Equipment*. 4.ª ed. Williams & Wilkins; 1999 y de Connor CW, Conley CM. Commonly used monitoring techniques. En: Barash PG, Cahalan MK, Cullen BF, et al, eds. *Clinical Anesthesia*. 8.ª ed. Wolters Kluwer; 2018:706-730, fig. 26-5).

Tabla 15-5 Tamaños de manguito recomendados para la medición precisa de la presión arterial		
Circunferencia del brazo		**Tamaño recomendado del manguito (ancho × largo en cm)**
Centímetros	Pulgadas	
22-26	8.7-10.2	12 × 22 (adulto pequeño)
27-34	10.6-13.4	16 × 30 (adulto)
35-44	13.8-17.3	16 × 36 (adulto grande)
45-52	17.7-20.5	16 × 42 (adulto extragrande)

es demasiado pequeño, mientras que la subestimación puede darse con un manguito demasiado grande. En los pacientes con obesidad, la colocación del manguito puede ser difícil debido, en parte, a la forma no cilíndrica de la porción superior del brazo, que en ocasiones puede requerir la colocación del manguito en el antebrazo o la pantorrilla.

Un segundo error frecuente en la medición de la presión arterial no invasiva se produce cuando el paciente no está en posición supina y el manguito no está alineado al nivel del corazón.[5] Si bien esto es importante cuando el paciente está en posición lateral y el brazo está por encima o por debajo del nivel del corazón (lo que conduce a una subestimación o sobreestimación de la presión arterial, respectivamente), es extremadamente importante cuando el paciente está sentado o en posición en «silla de playa» para una cirugía y el manguito se coloca en la pantorrilla (p. ej., para una cirugía de hombro en un paciente con una derivación contralateral para diálisis, lo que impediría utilizar cualquiera de los brazos para medir la presión). En este caso, debe reconocerse que la presión arterial medida de los miembros inferiores será *más alta* (hasta 30-40 mm Hg) *que la presión aórtica central y la presión de perfusión cerebral*, lo que podría producir daños al paciente si no se reconoce.

D. Temperatura

La anestesia afecta la capacidad del cuerpo para mantener una temperatura corporal normal, y la *hipotermia* no solo es frecuente, sino que también se asocia con resultados adversos (**tabla 15-6**). Por otro lado, aunque es muy poco frecuente, la hipertermia puede alertar al anestesiólogo de complicaciones inusuales pero graves de la anestesia, como la hipertermia maligna, u otras alteraciones metabólicas como sepsis, crisis tiroidea o síndrome neuroléptico maligno. Por tanto, la *temperatura debe vigilarse durante la anestesia* siempre que se prevean o sospechen cambios clínicamente significativos en la temperatura corporal. Existen varios métodos, cada uno con sus ventajas y desventajas, para vigilar la temperatura (**tabla 15-7**).

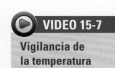

VIDEO 15-7

Vigilancia de la temperatura

Tabla 15-6 Principales consecuencias de la hipotermia perioperatoria leve
• Aumento de la incidencia de la infección de la herida quirúrgica
• Mayor número de resultados adversos miocárdicos
• Mayor incidencia de arritmias ventriculares
• Coagulopatía
• Aumento de la pérdida de sangre intraoperatoria
• Mayor necesidad de transfusión alógena
• Aumento de la duración de la acción de algunos relajantes musculares
• Escalofríos postoperatorios
• Aumento de la duración de la estancia en la unidad de cuidados postanestésicos
• Mayor duración de la estancia hospitalaria

Tabla 15-7 Métodos frecuentes para la vigilancia de la temperatura corporal durante la anestesia y posibles ventajas y desventajas de cada método

Método	Ventajas	Desventajas	Notas
Cutáneo	Sencillo y no invasivo	Variable según el sitio e impreciso; no se correlaciona bien con la temperatura central	Solo se utiliza para el cribado o cuando otros métodos no están disponibles o indicados
Esofágico	Preciso en el tercio inferior del esófago	Solo se utiliza durante la anestesia general y la intubación traqueal	Es el más frecuente
Nasofaríngeo	Preciso cuando se apoya en la pared nasofaríngea posterior	Solo se utiliza durante la anestesia general y la intubación traqueal	Puede causar epistaxis
Catéter de la arteria pulmonar	Considerado como temperatura central	Invasivo; cualquier complicación asociada con un catéter de la arteria pulmonar	Sensor térmico en la punta del catéter
Vesical	Precisión razonable	Tiempo de respuesta lento; influido por el flujo de orina	No se recomienda su uso rutinario
Rectal	Precisión razonable	Tiempo de respuesta lento; influido por las heces	No se recomienda su uso rutinario

En general, se prefiere el registro de la temperatura nasofaríngea o esofágica, ya que refleja la temperatura de los órganos principales y altamente perfundidos.[6]

II. Controles adicionales frecuentes

Además de la vigilancia estándar para la atención anestésica mencionada anteriormente, se suelen utilizar otros controles durante la anestesia.

A. Producción de orina

La producción adecuada de orina se usa a menudo como marcador sustituto de una perfusión adecuada en el resto del cuerpo. Por tanto, durante una cirugía mayor, o incluso una cirugía menor de larga duración, se suele colocar una sonda urinaria (de Foley) para medir la producción de orina. Muchos anestesiólogos tienen como objetivo la producción de 0.5 mL/kg/h de orina como señal de una adecuada perfusión corporal global, aunque se ha cuestionado la importancia de la producción de orina por debajo de este umbral. Aunque la diuresis no es un buen indicador del volumen sanguíneo, la oliguria o anuria intraoperatoria debe tomarse en serio e investigarse en el contexto del cuadro clínico general.

B. Bloqueo neuromuscular

La *parálisis muscular* inducida con fármacos durante la anestesia y la cirugía mayor es frecuente, porque la parálisis muscular facilita la intubación traqueal y puede mejorar las condiciones operatorias. El grado de bloqueo neuromuscular suele evaluarse mediante la estimulación de un nervio periférico y la posterior medición de la respuesta muscular. Existen varios sitios de medición (**tabla 15-8**), así como varios patrones de estimulación.[7,8] La evaluación puede ser visual o táctil, o medirse con mayor precisión mediante un recurso cuantitativo, como la acelerometría. El patrón de estimulación más utilizado es el de *tandas de cuatro* (**TDC**): cada tanda consta de cuatro estímulos (T1, T2, T3, T4) aplicados a 2 Hz (dos contracciones por segundo). Con el aumento del bloqueo neuromuscular no despolarizante, la «altura» o amplitud de la respuesta contráctil disminuye y cada contracción en la secuencia de las TDC tiene una altura menor que la anterior. El cociente de las TDC, que es el cociente de la amplitud de la cuarta y la primera contracciones (T4/T1), debe ser mayor de 0.9 al final de la cirugía para que el bloqueo neuromuscular se considere totalmente revertido (**fig. 15-8**; *véase* cap. 11). La supervisión del grado de bloqueo neuromuscular durante la anestesia es importante no solo para optimizar las condiciones operatorias, sino también para evitar la debilidad postoperatoria. La debilidad muscular residual, y a menudo subclínica, después de la reversión del bloqueo neuromuscular es sorprendentemente frecuente y es un factor importante que contribuye a los eventos adversos respiratorios postoperatorios.

C. Vigilancia neurológica

La supervisión de la *actividad eléctrica del cerebro* mediante un electroencefalograma procesado (pantalla con BIS®, Aspect Medical Systems, Norwood, MA) se ha convertido en una forma habitual de medir la profundidad de la anestesia general. El *índice biespectral* (**BIS**, *bispectral index*) es un número adimensional entre 0 y 100, con diferentes rangos que supuestamente se correlacionan con diferentes etapas de alerta (**tabla 15-9**). El objetivo principal de la pantalla con BIS® es guiar una evaluación de la profundidad anestésica y, por tanto, disminuir el riesgo de sensibilidad intraoperatoria; sin embargo, los estudios son contradictorios en cuanto a la capacidad de la pantalla con BIS® para lograr dicho objetivo.[9]

| **?** | **¿Sabía que...?** |

El bloqueo neuromuscular residual postoperatorio es bastante frecuente y se asocia con dificultades respiratorias postoperatorias.

III. Vigilancia hemodinámica avanzada

Si el paciente o los factores quirúrgicos lo exigen, puede ser necesario un control más avanzado para proporcionar una atención anestésica segura y eficaz. La mayoría de estos controles avanzados se centran en las mediciones hemodinámicas, como la presión arterial, el gasto cardíaco y el volumen sanguíneo. Muchos de estos controles se consideran «invasivos» y emplean un catéter que se coloca dentro de un vaso sanguíneo y se conecta, a través de un tubo rígido lleno de líquido, a un transductor electromecánico, que producirá una forma de onda. Los datos derivados de estas mediciones deben obtenerse e interpretarse de manera correcta y es necesario comprender tanto los aspectos técnicos como los fisiológicos del control. Hay dos características técnicas de especial importancia que deben abordarse para un seguimiento preciso: 1) establecer el nivel de referencia adecuado del transductor en relación con

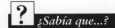

VIDEO 15-8

Transductor caído

Tabla 15-8 Sitios potenciales para supervisar el bloqueo neuromuscular	
Nervio	**Músculo**
Cubital	Aductor del pulgar (preferido)
Tibial posterior	Flexor corto del dedo gordo
Facial	Orbicular de los ojos o superciliar

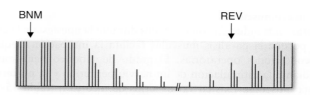

Figura 15-8 Supervisión de las tandas de cuatro al inicio del bloqueo neuromuscular (BNM) no despolarizante, seguido de la reversión (REV) con neostigmina.

el paciente y 2) «poner en cero» o equilibrar el transductor con la presión atmosférica. En la mayoría de los casos, los transductores de presión deben colocarse al nivel del corazón y, en el paciente en posición supina, esta posición suele ser la línea axilar media en el cuarto espacio intercostal.[10] Para poner a cero, o equilibrar el transductor, este se expone a la presión atmosférica abriendo una llave de paso adyacente, exponiendo el transductor a la presión atmosférica y, a continuación, pulsando el control «cero» del aparato (o su equivalente), que asigna así a la presión atmosférica un valor de cero. Todas las presiones intravasculares supervisadas se miden posteriormente con referencia a la presión atmosférica ambiente.

A. Supervisión invasiva de la presión arterial sistémica

La medición invasiva de la presión arterial con un *catéter intraarterial* se realiza habitualmente por determinadas razones del paciente, quirúrgicas o anestésicas (**tabla 15-10**). La arteria radial es el lugar más utilizado, aunque también pueden usarse las arterias cubital, humeral, axilar, femoral o dorsal. Para cada paciente, el anestesiólogo debe evaluar si los beneficios de tener una vía arterial superan los riesgos (**tabla 15-11**).

En la **figura 15-9A** se muestra una forma de onda intraarterial normal. Las mediciones obtenidas incluyen la presión arterial sistólica en el pico del movimiento ascendente, la presión arterial diastólica en el nadir y la PAM, que es la presión media durante el ciclo cardíaco. Además, a menudo puede verse la muesca dícrota después del pico sistólico, durante el movimiento descendente, y representa el reflejo de la presión del cierre de la válvula aórtica (*véase* la *flecha* en la fig. 15-9A). El *sobreamortiguamiento* de la forma de onda (**fig. 15-9B**) atenúa los picos y los valles y suele ser causada por burbujas de aire o coágulos de sangre en el catéter o el tubo. Esto hace que se subestime la presión arterial sistólica real. El *subamortiguamiento* de la forma de onda de presión también es posible (**fig. 15-9C**) y es el resultado de las características de respuesta dinámica del sistema de tubos de catéter llenos de líquido. Una forma de onda de la presión arterial subamortiguada producirá una sobreestimación de la presión arterial sistólica real. Debido a estos artefactos usuales, la PAM es la medida más fiable para la mayoría de los propósitos de supervisión. En la práctica clínica, es habitual aproximar la PAM a la presión arterial diastólica más un tercio de la presión del

? ¿Sabía que...?

La supervisión invasiva de la presión arterial está sujeta a artefactos, como el subamortiguamiento y el sobreamortiguamiento.

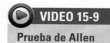

VIDEO 15-9

Prueba de Allen

Tabla 15-9 Valores en pantalla del índice biespectral y grados correspondientes de sedación y anestesia

Número de BIS	Efecto
0	Silencio en el EEG
1-40	Anestesia profunda
41-60	Rango deseado para la anestesia general
61-90	Anestesia ligera
91-100	Despierto

BIS: índice biespectral; EEG: electroencefalograma.

Tabla 15-10 Indicaciones para la supervisión intraarterial de la presión arterial	
Indicación	**Ejemplos**
Cambios rápidos o extremos previstos en la PA	• Pacientes de alto riesgo sometidos a cirugías vasculares, traumáticas, neurológicas, cardíacas y torácicas • Hiper- o hipotensión deliberada
Intolerancia del paciente a la inestabilidad hemodinámica	• Cardiopatía relevante o riesgo de isquemia cardíaca • Enfermedad cerebrovascular • Pacientes hemodinámicamente inestables (sepsis)
Intolerancia del paciente a los cambios respiratorios o ventilatorios previstos; deterioro de la oxigenación/ventilación previsto	• Comorbilidades pulmonares (SDRA), EPOC grave o hipertensión pulmonar • Ventilación a un pulmón
Anomalías metabólicas previstas	• Grandes desplazamientos anticipados del volumen intravascular • Anomalías ácido-base previstas (sepsis, hemorragia)
Varios	• Fallo o imposibilidad para obtener una medición indirecta de la PA • Determinación de la capacidad de respuesta al volumen a partir de la variación de la presión sistólica o de la presión del pulso • Necesidad de obtener múltiples muestras de sangre

EPOC: enfermedad pulmonar obstructiva crónica; PA: presión arterial; SDRA: síndrome de dificultad respiratoria aguda.

pulso. Esta fórmula solo es precisa con frecuencias cardíacas bajas, ya que el tiempo de sístole aumenta con frecuencias cardíacas más altas. Obsérvese que la PAM derivada de la medición arterial directa no se calcula, sino que se mide de manera directa. Antes de tratar la presión arterial anómala, el anestesiólogo debe evaluar rápidamente si el trazado parece estar sub- o sobreamortiguado. Además, el anestesiólogo debe comprobar que el transductor está en el nivel correcto y confirmar la presión anómala mediante la comparación con una medición no invasiva de la presión arterial.

Tabla 15-11 Riesgos de la colocación de un catéter intraarterial
Complicaciones hemorrágicas • Hemorragia, hematoma
Complicaciones vasculares • Isquemia, trombosis, embolia, aneurisma, formación de fístulas
Otros • Daños/lesiones nerviosas • Necrosis cutánea • Infección • Interpretación errónea de los datos

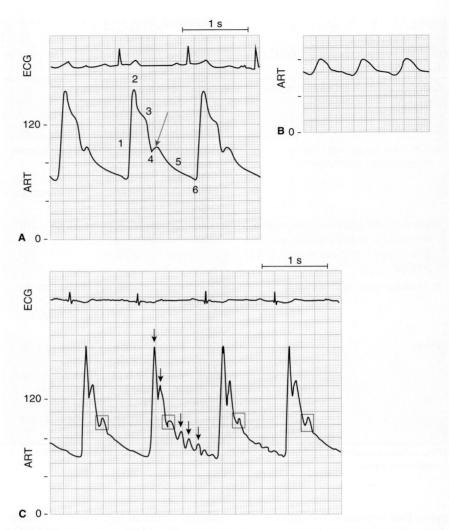

Figura 15-9 Formas de onda de la presión arterial. **A)** Trazado de la presión arterial normal. 1: movimiento ascendente sistólico; 2: pico sistólico; 3: descenso sistólico; 4: muesca dícrota (*flecha roja*) que indica el cierre de la válvula aórtica; 5: escurrimiento diastólico; 6: presión diastólica final. **B)** Forma de onda sobreamortiguada, caracterizada por un movimiento ascendente prolongado, pérdida de la muesca dícrota y pérdida de detalles finos. **C)** Forma de onda subamortiguada, caracterizada por un rebasamiento de la presión sistólica y pequeñas ondas de presión adicionales no fisiológicas (*flechas*) que distorsionan la forma de onda y dificultan el discernimiento de la muesca dícrota (*recuadros*). ART: escala de presión arterial; ECG: electrocardiograma (adaptada de Mark JB. *Atlas of Cardiovascular Monitoring.* Churchill Livingstone; 1998).

B. Supervisión de la presión venosa central

El *cateterismo venoso central* con supervisión de la *presión venosa central* (PVC) sigue siendo un procedimiento habitual durante la anestesia, especialmente para los pacientes que se someten a procedimientos quirúrgicos de alto riesgo. Las indicaciones para la colocación de catéteres venosos centrales y las complicaciones reconocidas se pueden encontrar en las **tablas 15-12** y **15-13**, respectivamente. Existen múltiples sitios para colocar el acceso venoso central, pero los más frecuentes son la yugular interna (generalmente la derecha), la subclavia o la femoral.

Tabla 15-12 Indicaciones frecuentes para el cateterismo venoso central

- Administración de medicamentos o soluciones
  - Fármacos vasopresores o inótropos
  - Nutrición parenteral
  - Infusiones de larga duración
- Factores del paciente
  - Acceso intravenoso periférico deficiente
  - Colocación de un catéter de la arteria pulmonar o de un marcapasos temporal
- Factores quirúrgicos
  - Necesidad de administración de grandes volúmenes, transfusión
- Supervisión de la presión venosa central

La supervisión de la PVC puede producirse cuando hay una vía central colocada. La forma de onda normal de la PVC consta de tres picos (a, c, v) y dos descensos (x, y) (**fig. 15-10; tabla 15-14**). Durante muchos años se pensó que la PVC reflejaba el «estado de volumen» general de un paciente. Si la PVC era baja, el paciente estaba hipovolémico y requería la administración de líquidos; por el contrario, si la PVC era alta, el paciente estaba sobrecargado de volumen y requería diuresis. Sin embargo, este razonamiento fisiológico ha demostrado ser inválido en la práctica clínica debido a los muchos factores que confunden la medición e interpretación precisa y reproducible de la PVC, incluida la compleja relación no lineal entre la presión de la cámara cardíaca y el volumen.[11] Para los pacientes con una función cardíaca relativamente normal que se someten a una intervención quirúrgica no cardíaca, el seguimiento del *cambio* de la PVC resultante de administrar un bolo de líquidos puede ser más útil que las mediciones de presión individuales. Aunque la PVC tiene sus limitaciones como evaluación del volumen intravascular, la forma de onda de la PVC puede proporcionar información adicional para ayudar a diagnosticar otras afecciones (**tabla 15-15**).

C. Catéter de la arteria pulmonar

El *catéter de la arteria pulmonar* (CAP), o *catéter de Swan-Ganz*, es un catéter con punta de balón que se hace avanzar, ayudado por el flujo sanguíneo, a través de la aurícula derecha, a lo largo de la válvula tricúspide, a través del ventrículo derecho, a lo largo de la válvula pulmonar y, finalmente, hasta la arteria pulmonar.

Tabla 15-13 Complicaciones frecuentes del cateterismo venoso central

- **Sangrado**
  - Lesión arterial adyacente
  - Formación de hematomas
  - Afectación de las vías respiratorias
  - Taponamiento cardíaco
- **Neumotórax, hemotórax o quilotórax**
- **Lesión nerviosa**
- **Infección**
  - Bacteriemia, sepsis
  - Endocarditis
- **Tromboembolia venosa**
- **Embolia gaseosa venosa (y paradójica)**

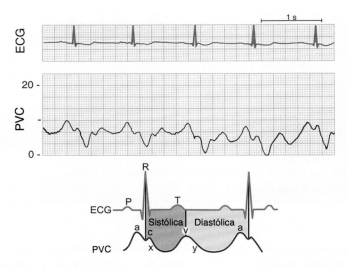

Figura 15-10 Forma de onda de la presión venosa central (PVC) normal, con el tiempo de los componentes de la forma de onda en relación con el electrocardiograma (ECG). Consulte la tabla 15-14 para ver las descripciones de los picos y los descensos (adaptada de Mark JB. *Atlas of Cardiovascular Monitoring.* Churchill Livingstone; 1998).

La supervisión con el CAP ha sido ampliamente utilizada por los anestesiólogos y los médicos de cuidados intensivos que atienden a pacientes agudos y graves, debido a su capacidad para vigilar continuamente una serie de variables hemodinámicas importantes (**tabla 15-16**). Sin embargo, el CAP no está exento de riesgos, entre los que se incluyen los del cateterismo venoso central (*véase* tabla 15-13), así como otras posibles complicaciones relacionadas específicamente con este método (**tabla 15-17**). En la actualidad, la supervisión con el CAP se reserva sobre todo para los pacientes que se someten a cirugías cardíacas complicadas y a los pacientes en estado grave que requieren terapias de soporte cardiopulmonar avanzado.

Durante la flotación de un CAP a través de las cámaras cardíacas derechas, se registran formas de onda de presión típicas a medida que la punta del catéter atraviesa el lado derecho del corazón (**fig. 15-11**). En ocasiones, resulta difícil distinguir la presión del ventrículo derecho de la presión de la arteria pulmonar; sin embargo,

Tabla 15-14 Bases fisiológicas de una onda de presión venosa central normal		
Componente de la forma de onda	**Fase del ciclo cardíaco**	**Episodio mecánico causal**
Onda a	Diástole final	Contracción auricular; fuerza de contracción adicional (patada) auricular de fin de diástole que carga el ventrículo derecho a través de la válvula tricúspide abierta
Onda c	Sístole temprana	Contracción ventricular isovolumétrica, cierre de la válvula tricúspide
Descenso x	Sístole media	Relajación auricular y descenso de la base del corazón
Onda v	Sístole tardía	Llenado venoso de la aurícula derecha, válvula tricúspide cerrada
Descenso y	Diástole temprana	Flujo sanguíneo de la aurícula derecha al ventrículo derecho tras la apertura de la válvula tricúspide

Tabla 15-15 Anomalías de la forma de onda de la presión venosa central

Afección	Cambio en la forma de onda de la presión venosa central	Motivo del cambio
Fibrilación auricular	• La onda a desaparece • La onda c se hace más prominente	• No hay contracción auricular • El volumen auricular es mayor al final de la diástole y al inicio de la sístole
Ritmo de la unión	• Onda de gran amplitud (*tall cannon a wave*)	• La contracción auricular se produce durante la sístole ventricular, cuando la válvula tricúspide está cerrada
Insuficiencia tricuspídea	• Onda c-v sistólica ancha y alta	• Llenado sistólico anómalo de la aurícula derecha a través de la válvula incompetente

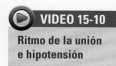

VIDEO 15-10

Ritmo de la unión e hipotensión

un análisis cuidadoso de la porción diastólica de estas dos formas de onda de presión aclara las diferentes ubicaciones de la punta del catéter. Durante la diástole, el llenado del ventrículo derecho produce un aumento de la presión en esa cámara, mientras que el flujo diastólico de la arteria pulmonar hacia el pulmón genera una disminución de la presión (*véase* fig. 15-11, *flechas rojas*).

Al avanzar el CAP con punta de balón más adentro de la arteria pulmonar, este «formará una cuña» y registrará la *presión de enclavamiento de la arteria pulmonar* o la *presión de oclusión de la arteria pulmonar*. La presión de enclavamiento de la arteria pulmonar proporciona una medición indirecta de la *presión de la aurícula izquierda*; la forma de onda de cuña es un reflejo ligeramente retrasado y amortiguado de la presión de la aurícula izquierda.

D. **Evaluación no invasiva del gasto y el volumen cardíacos**

Dadas las complicaciones y la complejidad asociadas con el CAP, se ha desarrollado una serie de medidores de gasto cardíaco mínimamente invasivos (**tabla 15-18**). Estos controles utilizan una serie de tecnologías fundamentales (ultrasonidos, dilución de indicadores, análisis del contorno del pulso) para ofrecer estimaciones del gasto cardíaco, el volumen sistólico y otros parámetros derivados, como la variación de la presión del pulso durante el ciclo respiratorio. Muchos de estos medidores proporcionan indicadores «dinámicos» del estado del volumen de un paciente midiendo los cambios que se producen durante el ciclo respiratorio en un paciente que recibe ventilación mecánica con presión positiva. Por tanto, están diseñados específicamente para ser utilizados de forma intraoperatoria en pacientes bajo anestesia general. Se ha demostrado que estas variables dinámicas son superiores a los índices estáticos, como

Tabla 15-16 Variables estándar medidas con un catéter en la arteria pulmonar

- **Presiones intracardíacas**
  - Presión venosa central/presión auricular derecha
  - Presión del ventrículo derecho
  - Presión de la arteria pulmonar
  - Presión de enclavamiento de la arteria pulmonar/presión de la aurícula izquierda
- **Gasto cardíaco**
- **Saturación venosa mixta de oxígeno**
- **Temperatura corporal central**

Tabla 15-17 Complicaciones del cateterismo arterial pulmonar
• Disritmias auriculares y ventriculares, incluida la fibrilación ventricular • Bloqueo de la rama derecha • Infarto pulmonar • Rotura de la arteria pulmonar • Daños en la(s) válvula(s) tricúspide(s) o pulmonar(es) • Interpretación errónea de los datos obtenidos

la PVC, para predecir la capacidad de respuesta al volumen, proporcionando así una guía clínicamente útil para la administración perioperatoria de líquidos.[12]

E. Ecocardiografía transesofágica

La *ecocardiografía transesofágica* (ETE) se ha utilizado durante muchos años en la cirugía cardíaca, pero su uso se ha ampliado para incluir otras operaciones importantes (trasplante abdominal, cirugía vascular mayor). La ETE es realmente una herramienta de diagnóstico, así como una modalidad de supervisión y puede proporcionar información precisa sobre el estado del volumen, la función ventricular y valvular, así como una amplia gama de otras condiciones cardíacas. En la práctica actual de la anestesiología, la ETE diagnóstica suele ser empleada por médicos específicamente formados y acreditados en su uso. Existen medidores de ETE desechables más sencillos para obtener una supervisión limitada, y en el futuro su uso perioperatorio podría aumentar.

Se requiere de una supervisión básica de la anestesia para administrar con seguridad los cuidados anestésicos. Puede ser necesaria una vigilancia más avanzada según la situación clínica, incluidos los factores del paciente y la cirugía. Hay una amplia gama de medidores disponibles para su uso y, con el tiempo, la especialidad de anestesiología ha visto una tendencia hacia el empleo de dispositivos menos invasivos que,

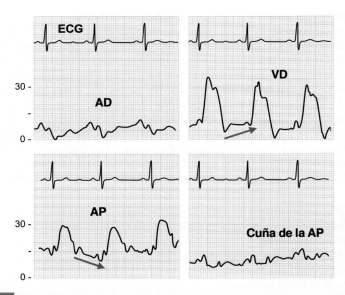

Figura 15-11 Formas de onda del catéter de la arteria pulmonar a medida que la punta del catéter avanza por las cámaras cardíacas. Las *flechas rojas* resaltan el diferente patrón de presión diastólica en el ventrículo derecho (VD) y la arteria pulmonar (AP). AD: aurícula derecha; cuña de la AP: presión de enclavamiento de la arteria pulmonar; ECG: electrocardiograma (cortesía de Jonathan B. Marks y redibujado de Mark JB. *Atlas of Cardiovascular Monitoring*. Nueva York: Churchill Livingstone; 1998).

Tabla 15-18 Medidores no invasivos del gasto cardíaco
• Doppler esofágico
• Sistemas de reinhalación de dióxido de carbono
• Métodos de dilución de indicadores
• Bioimpedancia torácica

• Análisis del contorno del pulso
  • Invasivo (requiere una vía arterial)
  • No invasivo (manguito para dedo)

a menudo, se basan en algoritmos complejos. A pesar de contar con estos sofisticados medidores, es absolutamente esencial que el anestesiólogo sea competente y esté atento para elegir y utilizar estos dispositivos correctamente.

Agradecimientos

Los autores desean agradecer las contribuciones de Ryan J. Fink, MD, a la 1.ª edición de este capítulo.

 Para más información e interactividad, consulte las videoconferencias interactivas (en inglés) y la infografía «Visto de cerca», disponibles en el libro electrónico gratuito complementario de este texto. Las instrucciones de acceso se encuentran detrás de la portada.

Referencias

1. American Society of Anesthesiologists. Standards for Basic Anesthetic Monitoring. Accessed June 1, 2020. https://www.asahq.org/standards-and-guidelines/standards-for-basic-anesthetic-monitoring
2. Tusman G, Bohm SH, Suarez-Sipmann F. Advanced uses of pulse oximetry for monitoring mechanically ventilated patients. *Anesth Analg.* 2017;124(1):62-71. PMID: 27183375.
3. Ortega R, Mazzini M, Xue K, et al. Electrocardiographic monitoring in adults. *N Engl J Med.* 2015;372:e11.
4. Pickering TG, Hall JE, Appel LJ, et al. Recommendations for blood pressure measurement in humans and experimental animals. Part 1: blood pressure measurement in humans – a statement for professionals from the Subcommittee of Professional and Public Education of the American Heart Association Council on High Blood Pressure Research. *Circulation.* 2005;111(5):697-716. PMID: 15699287.
5. Kuck K, Baker PD. Perioperative noninvasive blood pressure monitoring. *Anesth Analg.* 2018;127:408-11. PMID: 29189276.
6. Sessler DI. Perioperative thermoregulation and heat balance. *Lancet.* 2016;387(10038): 2655-2664. PMID: 26775126.
7. Naguib M, Brull SJ, Kopman AF, et al. Consensus statement on perioperative use of neuromuscular monitoring. *Anesth Analg.* 2018;127(1):71. PMID: 29200077.
8. Ortega R, Brull SJ, Prielipp R, et al. Monitoring neuromuscular function. *N Engl J Med.* 2018;378(4):e6. PMID: 29365307.
9. Lewis SR, Pritchard MW, Fawcett LJ, et al. Bispectral index for improving intraoperative awareness and early postoperative recovery in adults. *Cochrane Database Syst Rev.* 2019;9:CD003843. PMID: 31557307.
10. Ortega R, Connor C, Kotova F, Deng W, Lacerra C. Use of pressure transducers. *N Engl J Med.* 2017;376(14):e26. PMID: 28379806.
11. Magder S. Central venous pressure: a useful but not so simple measurement. *Crit Care Med.* 2006;34(8):2224-2227. PMID: 16763509.
12. Pinsky MR. Cardiopulmonary Interactions: physiologic basis and clinical applications. *Ann Am Thorac Soc.* 2018;15(suppl 1):S45-S48. PMID: 28820609.

CONTROL DE LA PRESIÓN ARTERIAL

VISTO DE CERCA

Abajo se ilustra la distinción entre la vigilancia de la presión arterial no invasiva (PANI) y de la vía arterial, así como la influencia de la presión arterial hidrostática

PANI: BRAZO EN POSICIÓN HORIZONTAL

El brazo está en el mismo plano que la circulación central; no está ni elevado ni por debajo del corazón, de modo que *no hay cambio en la presión hidrostática dentro de la arteria humeral*. Si el corazón produce una presión arterial de 120/80 mm Hg, *la arteria humeral también tendrá una presión arterial de 120/80 mm Hg*

Vía arterial: BRAZO EN POSICIÓN HORIZONTAL

El brazo está en el mismo plano que la circulación central; no está ni elevado ni por debajo del corazón, de modo que *no hay cambio en la presión hidrostática dentro de la arteria radial*. Si el corazón produce una presión arterial de 120/80 mm Hg, *la arteria radial también tendrá una presión arterial de 120/80 mm Hg*

La vigilancia PANI y de la vía arterial son equivalentes y ambas son propensas a errores o malinterpretación

La posición del transductor en relación con el corazón tendrá influencia en los valores de la presión arterial

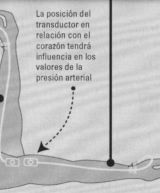

PANI: BRAZO EN POSICIÓN VERTICAL

El brazo NO está en el mismo plano que la circulación central; está elevado en relación con el corazón, de modo que *hay una disminución en la presión hidrostática dentro de la arteria humeral*. Si el corazón produce una presión arterial de 120/80 mm Hg, *la arteria humeral tendrá una presión arterial MENOR a 120/80 mm Hg*

Vía arterial: BRAZO EN POSICIÓN VERTICAL

Piense en los tubos de la vía arterial radial como una «extensión» de la arteria radial. Así, *aunque haya una pérdida dramática de presión hidrostática en la arteria radial*, esto es compensado por un incremento de la presión hidrostática en los tubos, los cuales terminan en el transductor de supervisión. Este transductor se encuentra en el mismo plano que la circulación central. No está por arriba ni por debajo del corazón, de modo que si el corazón produce una presión arterial de 120/80 mm Hg, *la pantalla de la arteria radial mostrará una presión arterial de 120/80 mm Hg, siempre que el transductor esté correctamente nivelado*

Infografía de: Naveen Nathan MD

Preguntas

1. ¿Cuáles dos longitudes de onda emplea el pulsioxímetro?

    A. Rojo e infrarrojo cercano
    B. Rojo e infrarrojo
    C. Infrarrojo y azul
    D. Infrarrojo cercano y azul
    E. Ninguna de las anteriores

2. Una gran disminución repentina de la concentración del $ETCO_2$ probablemente indique:

    A. Hipovolemia
    B. Hipotermia
    C. Sepsis
    D. Embolia pulmonar
    E. Ninguna de las anteriores

3. ¿Cuáles dos derivaciones del ECG proporcionan una sensibilidad del 80% para la detección de isquemia miocárdica?

    A. Derivaciones I y II
    B. Derivaciones I y V_5
    C. Derivaciones II y V_5
    D. Derivaciones II y V_3
    E. Ninguna de las anteriores

4. Cuando un transductor electromecánico se pone en cero, la presión real que mide es:

    A. Presión cero
    B. Presión atmosférica ambiente
    C. Presión del líquido en el catéter de medición conectado
    D. Presión del líquido en el sistema de lavado del transductor
    E. Ninguna de las anteriores

5. El descenso x del trazado de la PVC es causado por:

    A. Apertura de la válvula tricúspide
    B. Contracción ventricular isovolumétrica
    C. Descenso de la base del corazón
    D. Diástasis auricular
    E. Ninguna de las anteriores

Respuestas

1. A

Estas dos longitudes de onda son absorbidas de forma diferente por la sangre oxigenada y la desoxigenada.

2. D

Todo lo anterior puede aumentar el espacio muerto alveolar y, por tanto, disminuir la concentración del $ETCO_2$, pero la embolia pulmonar sería la causa más probable de una gran disminución repentina.

3. C

La isquemia cardíaca se detecta mejor mediante la supervisión de un ECG de cinco derivaciones y la visualización de las derivaciones II y V_5, una técnica que puede tener una sensibilidad de hasta el 80%.

V_3 y V_4 pueden proporcionar una sensibilidad tan buena o mejor que V_5, pero su colocación puede interferir con el campo quirúrgico.

4. B

El transductor se pone en cero abriéndolo a la presión atmosférica. Así, las presiones que mide posteriormente son relativas a la presión atmosférica ambiente.

5. C

El descenso x se produce durante la sístole ventricular media cuando la base del corazón desciende, arrastrando con ella las válvulas tricúspide y mitral y, por tanto, ampliando el volumen potencial de las aurículas y disminuyendo su presión.

16 Evaluación y tratamiento preoperatorios

Thomas R. Hickey y Natalie F. Holt

La evaluación preoperatoria del paciente por parte del anestesiólogo es la piedra angular de los cuidados perioperatorios. El objetivo principal es obtener información sobre los antecedentes médicos, quirúrgicos y anestésicos del paciente, así como realizar una exploración física enfocada que ayude a determinar si el paciente está en condiciones médicas óptimas para continuar con el procedimiento previsto. Se puede lograr una mayor eficiencia cuando las pruebas de laboratorio preoperatorias y otras que sean necesarias son solicitadas por el anestesiólogo a una consulta dedicada a la evaluación preoperatoria, en lugar de por los cirujanos o los médicos de atención primaria. La consulta anestésica preoperatoria también mejoran la eficiencia de los quirófanos al reducir las cancelaciones o los retrasos del día de la cirugía debido a estudios incompletos.[1,2] Esta consulta puede aliviar la ansiedad del paciente al proporcionarle educación y asesoramiento, así como reducir el riesgo de morbilidad y mortalidad perioperatorias.[3]

I. Abordaje del paciente

Los elementos clave de la evaluación preanestésica incluyen una revisión: 1) del procedimiento quirúrgico planificado y su indicación; 2) de los antecedentes médicos presentes y pasados del paciente; 3) de los medicamentos actuales y las alergias a fármacos; 4) de los antecedentes sociales, incluido el consumo de alcohol, tabaco o drogas ilegales; 5) de las complicaciones relacionadas con procedimientos anestésicos previos y 6) de la realización de una exploración física enfocada (**tabla 16-1**). Por convención, los anestesiólogos utilizan el sistema de clasificación del estado físico de la American Society of Anesthesiologists (ASA) para resumir el estado de salud del paciente y comunicar una evaluación del riesgo (**tabla 16-2**).[4] La información obtenida durante la evaluación preoperatoria orienta el desarrollo del plan anestésico y del control del dolor postoperatorio. La mayoría de las consultas preanestésicas emplean formatos de evaluación estandarizados para guiar las evaluaciones de los pacientes; el uso de estos formularios también aumenta la congruencia de los informes y limita el riesgo de que falte información. Los expedientes clínicos electrónicos también facilitan la uniformidad en la evaluación preanestésica.

A. Cirugía planificada y su indicación

El procedimiento quirúrgico planeado es un factor importante del tipo de anestesia que se requerirá para la intervención y el grado esperado de dolor postoperatorio. También determina la colocación prevista del paciente, la duración, la pérdida de sangre y los requisitos de supervisión intra- y postoperatoria. Los procedimientos realizados en condiciones de urgencia (p. ej., obstrucción del intestino delgado, isquemia de las extremidades) se asocian con un mayor riesgo de morbilidad y mortalidad perioperatorias.

Tabla 16-1 Componentes de la evaluación preanestésica

I. Revisión del procedimiento quirúrgico previsto y su indicación

II. Revisión de órganos y sistemas
   a. Cabeza, oídos, ojos, garganta (glaucoma, cuidados dentales, joyas implantadas)
   b. Cardiovascular (tolerancia al ejercicio, angina, disnea de esfuerzo, hipertensión)
   c. Vascular (vascular periférico, aneurisma)
   d. Pulmonar (hábito tabáquico, EPOC, asma)
   e. Gastrointestinal (reflujo, obstrucción)
   f. Hígado (hepatopatía, abuso de alcohol)
   g. Endocrino (diabetes, enfermedad tiroidea)
   h. Riñones (enfermedad renal crónica, diálisis)
   i. Genitourinario (hipertrofia prostática benigna, hematuria)
   j. Musculoesquelético (artritis reumatoide)
   k. Neurológico (neuropatía, derrame cerebral, convulsiones)
   l. Psiquiátrico (trastorno bipolar, abuso de sustancias)
   m. Otros (enfermedades dermatológicas, dolor crónico, etc.)

III. Antecedentes farmacéuticos

IV. Alergias a medicamentos o al látex (incluidas las reacciones, si se conocen)

V. Antecedentes sociales
   a. Consumo de tabaco: pasado y presente
   b. Consumo de alcohol
   c. Consumo de sustancias ilegales

VI. Cirugías y anestesias anteriores (incluidas las complicaciones, personales y familiares)

VII. Exploración física
   a. Signos vitales: presión arterial, frecuencia cardíaca, temperatura, estatura, peso
   b. Corazón
   c. Pulmones
   d. Exploración neurológica: neuropatías periféricas, asimetrías
   e. Vías respiratorias: apertura bucal, puntuación de Mallampati, dentición, distancia tiromentoniana, amplitud de movimiento del cuello

VIII. Pruebas de laboratorio (sanguíneas, ECG, radiografía de tórax) según necesidad y en función de la anamnesis, la exploración física y el procedimiento quirúrgico previsto

ECG: electrocardiograma; EPOC: enfermedad pulmonar obstructiva crónica.

Tabla 16-2 Sistema de clasificación del estado físico de la American Society of Anesthesiologists (ASA)

Clasificación del estado físico de la ASA	
1	Persona sana normal
2	Enfermedad sistémica leve que no produce ninguna limitación funcional
3	Enfermedad sistémica grave que produce una limitación funcional
4	Enfermedad sistémica grave que es una amenaza constante para la vida
5	Paciente moribundo que no se espera que viva sin la cirugía prevista
6	Persona con muerte cerebral a la que se le extraen los órganos para donarlos
E	Calificador utilizado para los procedimientos de urgencia (*emergency*)

Modificada de American Society of Anesthesiologists: new classification of physical status. *Anesthesiology*. 1963;24:111.

B. Antecedentes médicos y datos actuales

La mejor manera de abordar los antecedentes médicos es mediante un abordaje sistémico. Una forma útil de detectar enfermedades cardiovasculares ocultas es estimar la capacidad funcional del paciente. La capacidad funcional se describe en términos de equivalentes metabólicos (MET, *metabolic equivalents*), donde 1 MET es el consumo de oxígeno en reposo de un hombre de 40 años de edad y 70 kg de peso. Una capacidad funcional inferior a 4 MET predice un mayor riesgo cardíaco perioperatorio y a largo plazo. Un ejemplo de actividad que utiliza unos 4 MET es subir uno o dos pisos de escaleras (**tabla 16-3**). También pueden usarse herramientas como el Índice del estado de actividad de Duke (DASI, *Duke Activity Status Index*) para evaluar el estado funcional.

La evaluación pulmonar debe tener en cuenta los antecedentes de asma o de una infección respiratoria alta (IRA) reciente y los signos y síntomas que sugieren una apnea obstructiva del sueño (AOS). El asma o una IRA reciente pueden predisponer al paciente a un broncoespasmo con la instrumentación de las vías respiratorias. La AOS puede indicar dificultades con la respiración y sugerir la necesidad de usar fármacos sedantes con precaución, así como de considerar la ventilación con presión positiva no invasiva postoperatoria y un mayor grado de supervisión de la función respiratoria.

Cuando se identifica una condición médica no diagnosticada o no controlada, el paciente debe ser derivado a un médico de atención primaria para su evaluación y tratamiento. La necesidad de realizar este estudio antes de la cirugía queda a discreción del anestesiólogo y del cirujano y a menudo depende de la urgencia y el carácter invasivo del procedimiento quirúrgico previsto.

C. Medicamentos actuales y alergias a medicamentos

La revisión de los medicamentos utilizados por el paciente en la actualidad, incluidos los de venta libre y los herbarios o suplementos, es un componente esencial de la evaluación preanestésica, ya que muchos fármacos usados en el período perioperatorio tienen importantes interacciones con los productos farmacéuticos prescritos habitualmente. Por ejemplo, los pacientes que toman inhibidores de la monoaminooxidasa (IMAO) tienen un mayor riesgo de padecer el síndrome serotoninérgico si se exponen a la meperidina (petidina). Las personas que toman la gabapentina son especialmente sensibles a los efectos sedantes de los opiáceos.

Tabla 16-3 Equivalentes metabólicos para actividades físicas habituales

Equivalentes metabólicos	Ejemplos
1	Ver la televisión
	Comer, vestirse
	Caminar en piso plano a 3-5 km/h
∨	Realizar tareas domésticas ligeras (p. ej., quitar el polvo)
4	Subir un piso de escaleras
	Caminar en piso plano a 6 km/h
∨	Realizar tareas pesadas (p. ej., fregar el suelo)
> 10	Practicar deportes extenuantes (p. ej., tenis)

Adaptada de Fleisher LA, Beckman JA, Brown KA, et al. American College of Cardiology American Heart Association Task Force on practice guidelines; American Society of Echocardiography. ACC/AHA 2007 guidelines on perioperative cardiovascular evaluation and care for noncardiac surgery. *J Am Coll Cardiol.* 2007;50(17):e170.

Medicamentos cardiovasculares

Los pacientes que reciben un tratamiento crónico con bloqueadores β deben continuar con su medicación perioperatoria, ya que la abstinencia brusca puede precipitar angina, isquemia o disritmias. Varios ensayos aleatorizados, como los ensayos POISE-1 (*Perioperative Ischemic Evaluation*) y DECREASE (*Dutch Echocardiographic Cardiac Risk Evaluation Applying Stress Echocardiography*), han intentado abordar el efecto del inicio del tratamiento con bloqueadores β antes de la cirugía no cardíaca en los pacientes con factores de riesgo de complicaciones cardiovasculares.[5-7] Una revisión de los ensayos aleatorizados sobre este tema descubrió que, si bien el tratamiento con bloqueadores β se asociaba con una reducción del riesgo de infarto de miocardio (IM) no mortal, esto se producía a costa de un mayor riesgo de accidente cerebrovascular (ictus) no mortal, hipotensión y bradicardia.[8]

Los pacientes que toman simpaticolíticos de acción central, como la clonidina, pueden experimentar hipertensión de rebote con la interrupción brusca. Por tanto, se recomienda la continuidad de estos fármacos en los pacientes que los toman de forma crónica.

En varios estudios se ha afirmado que los fármacos bloqueadores de los canales del calcio reducen la isquemia perioperatoria; por el contrario, se han asociado con un mayor riesgo de hemorragia quirúrgica. Sin embargo, ninguno de estos resultados se ha corroborado en grandes ensayos aleatorizados y, en general, se acepta que los bloqueadores de los canales del calcio deben continuarse durante la cirugía. Los inhibidores de la enzima convertidora de la angiotensina (IECA) y los fármacos antagonistas de los receptores de la angiotensina II (ARA II) se han asociado con hipotensión intraoperatoria resistente al tratamiento. Por esta razón, generalmente se suspenden la noche previa a una cirugía mayor, excepto en procedimientos con un riesgo muy bajo de inestabilidad hemodinámica. Hay algunos indicios que sugieren que el retraso en la reinstauración del tratamiento con IECA o ARA II en el postoperatorio se asocia con aumento de la mortalidad. Por ello la medicación preoperatoria debe reanudarse lo antes posible. Los diuréticos del asa también se mantienen generalmente el día de la cirugía mayor para evitar la hipotensión intraoperatoria. La continuación de los diuréticos puede ser apropiada para los pacientes con insuficiencia cardíaca grave con exacerbaciones frecuentes.

Se ha demostrado que el uso perioperatorio de los inhibidores de la 3-hidroxi-3-metil-glutaril-coenzima A reductasa (conocidos como *estatinas*) reduce la morbilidad y la mortalidad cardiovasculares, especialmente en los pacientes sometidos a cirugía vascular.[9] Así, se recomienda continuar con las estatinas en el período perioperatorio. Además, debe considerarse la posibilidad de iniciar un tratamiento con estatinas en los pacientes con factores de riesgo cardíaco que vayan a ser sometidos a cirugía vascular.

Medicamentos endocrinos

Los pacientes que toman glucocorticoides deben continuar con estos medicamentos perioperatoriamente. El riesgo de inhibición suprarrenal clínicamente significativa en estos pacientes se estima en función de la duración y la dosis de los esteroides. Los pacientes que han estado con una dosis crónica equivalente a la prednisona igual o menor de 5 mg/día durante 3 semanas o menos tienen un riesgo bajo de inhibición suprarrenal; los pacientes con 20 mg/día o más durante 3 semanas o más tienen un riesgo alto; los pacientes con dosis intermedias tienen un riesgo desconocido o intermedio. Estos pacientes pueden ser evaluados con pruebas de estimulación con cosintropina (tetracosactida) si el tiempo lo permite. Los glucocorticoides complementarios de «dosis de estrés» suelen administrarse en función del riesgo y del grado previsto de estrés quirúrgico. En la **tabla 16-4** se resume un abordaje de la suplementación de glucocorticoides en los pacientes con esteroides crónicos.

El tratamiento de los pacientes con diabetes debe ser individualizado. Sin embargo, en general, los hipoglucemiantes orales y los preparados de insulina de acción corta deben suspenderse en la mañana de la cirugía. La metformina se asocia con un mayor

? *¿Sabía que...?*

El uso del etomidato debe evitarse en los pacientes con riesgo de inhibición suprarrenal, ya que interfiere con la síntesis de esteroides y puede precipitar una insuficiencia suprarrenal aguda.

Tabla 16-4 Abordaje de la cobertura de los corticosteroides perioperatorios
Para cirugías menores, tomar la dosis habitual de esteroides por la mañana. No se necesita ningún suplemento
Para cirugías moderadas, tomar la dosis habitual de esteroides por la mañana. Administrar 50 mg de hidrocortisona i.v. antes de la inducción y 25 mg i.v. cada 8 h durante 24 h
Para cirugías mayores, tomar la dosis habitual de esteroides por la mañana. Administrar 100 mg de hidrocortisona i.v. antes de la inducción y 50 mg i.v. cada 8 h durante 24 h

i.v.: intravenosa.

riesgo de hipoperfusión renal y acidosis láctica en el contexto de una deshidratación grave; por ende, la mayoría de los médicos suspenden su uso 4 h antes de la cirugía mayor y no la reanudan sino hasta que el paciente esté bien hidratado.

Para los pacientes que reciben una dosis diaria de una insulina de acción prolongada, se suele aconsejar entre el 50 y el 75% de la dosis habitual la noche anterior o la mañana de la cirugía, dependiendo del régimen de dosificación habitual del paciente. Para quienes toman insulina de acción intermedia, una reducción de la dosis del 25-50% la noche anterior y el día de la cirugía suele ser suficiente.

Es importante señalar que los diabéticos tipo 1 dependen de la insulina. En el caso de los pacientes con bombas de insulina se suele mantener la velocidad de infusión basal. Para los que no tienen bombas de insulina son adecuados una infusión de una baja dosis de insulina junto con líquidos intravenosos que contengan glucosa y un control rutinario de la glucosa por «punción digital». En la **tabla 16-5** se presentan las pautas generales para la administración perioperatoria de los fármacos hipoglucemiantes orales y la insulina en los pacientes diabéticos.

Las mujeres que toman anticonceptivos orales, terapia de reemplazo hormonal y moduladores selectivos de los receptores de estrógenos (tamoxifeno) tienen un mayor riesgo de trombosis venosa. Por ello debe considerarse la posibilidad de suspender estos medicamentos 4 semanas antes del procedimiento quirúrgico en el caso de cirugías asociadas con un alto riesgo de tromboembolia venosa.

Medicamentos psicotrópicos

Aunque muchos medicamentos psicotrópicos tienen interacciones con los fármacos anestésicos y analgésicos, la mayoría se continúan en el período perioperatorio, debido a las posibles consecuencias de la abstinencia de estos fármacos en los pacientes con trastornos graves del estado de ánimo. Los antidepresivos tricíclicos pueden generar una prolongación del QTc y se asocian con efectos anticolinérgicos que pueden verse exacerbados por los fármacos utilizados durante la anestesia. Los IMAO no selectivos, como la fenelzina y la tranilcipromina, aunque rara vez se utilizan hoy en día, plantean una preocupación especial en el contexto de la anestesia. Estos inhiben la descomposición de los neurotransmisores monoamínicos, como la dopamina, la serotonina, la epinefrina y la norepinefrina. En los pacientes que toman IMAO, la coadministración de fármacos simpaticomiméticos de acción indirecta como la efedrina puede producir una crisis hipertensiva. Además, la administración concomitante de fármacos con propiedades anticolinérgicas, como la meperidina y el dextrometorfano, puede causar el *síndrome serotoninérgico*, una condición marcada por la agitación, la hipertermia y la rigidez muscular causadas por un exceso de actividad serotoninérgica en el sistema nervioso central. Por estas razones, muchos anestesiólogos reducirán y suspenderán los IMAO en las semanas previas a la cirugía, junto con psiquiatra del paciente.

Los fármacos estabilizadores del estado de ánimo, los antipsicóticos, los ansiolíticos y los anticonvulsivos pueden continuarse durante la cirugía. No obstante, si los pacientes toman medicamentos con una ventana terapéutica estrecha, como el litio

¿Sabía que...?

Las manifestaciones de la hipoglucemia grave pueden enmascararse durante la anestesia general. Aunque es deseable mantener la glucemia en valores casi normales durante la anestesia, las consecuencias del tratamiento excesivo con insulina son importantes. La medición perioperatoria frecuente de la glucosa en sangre es esencial. Se recomienda un objetivo de glucosa entre 140 y 180 mg/dL.

Tabla 16-5   Pautas para el tratamiento perioperatorio de pacientes con diabetes
Programar como el primer caso del día para evitar un ayuno prolongado, siempre que sea posible
Mantener los fármacos hipoglucemiantes orales y la insulina de acción corta el día de la cirugía; mantener la metformina durante 24 h antes de la cirugía
Continuar con el esquema de insulina habitual hasta la noche anterior a la cirugía; si hay antecedentes de hipoglucemia considerar la posibilidad de reducir la dosis de insulina basal nocturna
Para los pacientes con diabetes tipo 1, administrar la mitad de la dosis matutina habitual de insulina de acción intermedia o prolongada el día de la cirugía; para los pacientes con bomba de insulina continuar la infusión a un ritmo basal. En el caso de las cirugías largas las bombas deben detenerse y sustituirse por infusiones de dextrosa e insulina
Para los pacientes con diabetes tipo 2, administrar 1/3-2/3 de la dosis matutina habitual de insulina de acción intermedia o prolongada el día de la cirugía, en función de la medición matutina habitual de glucosa en ayuno del paciente. Mantener los preparados de insulina de acción corta
Medir la concentración de glucosa en sangre cada 1-2 h durante la cirugía

y el valproato, puede ser conveniente la supervisión perioperatoria de las concentraciones sanguíneas del fármaco, ya que su absorción puede verse afectada por la cirugía. Los pacientes que toman litio deben tener controladas las concentraciones de electrólitos y fármacos, dado el mayor riesgo de diabetes insípida nefrógena.

Fármacos que afectan el funcionamiento de los trombocitos

El ácido acetilsalicílico inhibe de forma irreversible la enzima ciclooxigenasa de los trombocitos, responsable de la producción de prostaglandinas y tromboxanos. Entre sus muchos efectos, el ácido acetilsalicílico inhibe la agregación plaquetaria. Por esta razón, el ácido acetilsalicílico se utiliza ampliamente para la prevención de la coagulación en los pacientes con riesgo de cardiovasculopatías, así como en aquellos con antecedentes de angina, IM, ictus y vasculopatías periféricas. El tratamiento diario con el ácido acetilsalicílico también es necesario para los pacientes con endoprótesis de la arteria coronaria para prevenir trombos en la prótesis. Sin embargo, en el contexto de la cirugía, la disminución de la agregación plaquetaria predispone a los pacientes que toman el ácido acetilsalicílico a una mayor hemorragia quirúrgica. Por tanto, las decisiones sobre el uso perioperatorio del ácido acetilsalicílico deben sopesar el riesgo de hemorragia perioperatoria frente al de complicaciones cardiovasculares. El POISE-2 fue un gran ensayo aleatorizado que no encontró diferencias en los resultados cardiovasculares o de mortalidad y un mayor riesgo de hemorragia en los pacientes que continuaron con el uso perioperatorio de ácido acetilsalicílico.[10] En general, se acepta que el ácido acetilsalicílico debe suspenderse entre 7 y 10 días antes de las cirugías en las que las hemorragias podrían tener consecuencias catastróficas (p. ej., cirugías intracraneales, intraoculares, del oído medio, de la próstata y de la columna vertebral intramedular) o en las que la probabilidad de pérdida importante de sangre es alta.

Los bloqueadores de los receptores plaquetarios P2Y12 (p. ej., clopidogrel, prasugrel, ticagrelor, cangrelor) son otra clase de antiagregantes plaquetarios utilizados habitualmente en los pacientes tras un episodio cerebrovascular isquémico (p. ej., infarto agudo de miocardio) o en los pacientes a los que se les ha colocado una endoprótesis de la arteria coronaria. El uso combinado del ácido acetilsalicílico y un bloqueador de los receptores plaquetarios P2Y12 (terapia antiplaquetaria dual [DAPT, *dual antiplatelet therapy*]) reduce notablemente el riesgo de trombosis en la prótesis en pacientes con endoprótesis vasculares. Se desconoce la duración óptima de la DAPT en estos pacientes. La *Guideline Focused Update on Duration of Dual*

Antiplatelet Therapy in Patients with Coronary Artery Disease de las American College of Cardiology/American Heart Association (ACC/AHA) de 2016 recomienda que la cirugía electiva no cardíaca se retrase 30 días después de la colocación de una endoprótesis metálica sin revestimiento y al menos 3 meses, pero preferiblemente 6, después de la colocación de una endoprótesis farmacoactiva.[11] El clopidogrel, el ticagrelor y el prasugrel deben suspenderse unos 7 días antes de la cirugía. El cangrelor es un bloqueador reversible de los receptores P2Y12 disponible por infusión que es único debido a su rápida metabolización por las enzimas plasmáticas. La interrupción de cangrelor durante tan solo 1 h antes de la intervención quirúrgica permite recuperar una función trombocítica casi normal. El tratamiento médico perioperatorio en esta población debe ser interdisciplinario, permitiendo que tanto el equipo de cardiología como el de cirugía sopesen los riesgos y los beneficios.

En general se recomienda suspender los antiinflamatorios no esteroideos (AINE) durante 3-5 días antes de la cirugía, debido a sus efectos sobre la agregación plaquetaria. Se aconseja a los pacientes que utilicen paracetamol (acetaminofeno) como analgésico de elección antes de la cirugía, pues no tiene efecto sobre la función plaquetaria.

Anticoagulantes orales

Los anticoagulantes orales incluyen la warfarina, que bloquea la producción de los factores de la coagulación dependientes de la vitamina K; los inhibidores directos de la trombina, como el dabigatrán, y los inhibidores directos del factor Xa, como el rivaroxabán y el apixabán. Las indicaciones para el tratamiento anticoagulante incluyen la prevención de coágulos en los pacientes con fibrilación auricular, válvulas cardíacas protésicas o antecedentes de tromboembolia arterial o venosa. La interrupción perioperatoria del tratamiento anticoagulante implica sopesar el riesgo de trombosis frente al riesgo de hemorragia. Los algoritmos interactivos como el Thrombosis Canada[a] son útiles para elaborar un plan de tratamiento de la anticoagulación perioperatoria. La escala de estratificación del riesgo CHA2DS2-VASc (insuficiencia cardíaca congestiva, hipertensión, edad$_2$, diabetes mellitus, ictus$_2$, enfermedad vascular, edad, sexo [*Congestive heart failure, Hypertension, Age$_2$, Diabetes mellitus, Stroke$_2$, Vascular disease, Age, Sex*]) es una forma de estimar el riesgo de ictus en los pacientes con fibrilación auricular.[12] También es útil para identificar a los pacientes de alto riesgo en los que la interrupción del tratamiento anticoagulante sería más perjudicial (**tabla 16-6**).

Dado que su semivida es larga, se recomienda suspender la warfarina 5 días antes de la cirugía electiva. Se pueden utilizar dosis bajas de vitamina K por vía oral para acelerar la normalización del índice internacional normalizado en los pacientes con warfarina. Cuando se desea reducir al mínimo el tiempo que el paciente está sin anticoagulación se puede utilizar un tratamiento anticoagulante perioperatorio. Por lo general se trata de la administración subcutánea de heparina de bajo peso molecular a partir de 3 días antes de la cirugía, con la última dosis administrada 24 h antes del inicio del procedimiento. La anticoagulación perioperatoria suele reservarse para los pacientes con alto riesgo de trombosis, entre los que se incluyen los que tienen: 1) antecedentes de ictus, tromboembolia o colocación de una endoprótesis de la arteria coronaria en los últimos 3 meses; 2) presencia de una válvula mecánica aórtica o mitral y 3) fibrilación auricular con una CHA2DS2-VASc mayor de 5.

El dabigatrán se emplea principalmente para prevenir el ictus en los pacientes con fibrilación auricular. Este fármaco destaca porque su semivida es de unas 12 h en los pacientes con una función renal normal, pero de más de 24 h en los pacientes con una enfermedad renal importante. En los pacientes con una función renal normal el dabigatrán debe suspenderse de 2-4 días antes de la cirugía; en los pacientes con una depuración de creatinina menor de 50 mL/min, debe suspenderse de 3-5 días antes de la cirugía. El rivaroxabán y el apixabán dependen menos de la función renal para

[a]https://thrombosiscanada.ca/tools/?calc=perioperativeAnticoagulantAlgorithm

Tabla 16-6 Puntuación CHA$_2$DS$_2$-VASc para estimar el riesgo de ictus, accidente isquémico transitorio y embolia sistémica

Factor de riesgo de la *CHA$_2$DS$_2$-VASc*	Puntos
Insuficiencia cardíaca congestiva	+1
Hipertensión	+1
Edad de 75 años o más	+2
Diabetes mellitus	+1
Ictus, accidente isquémico transitorio o tromboembolia previos	+2
Enfermedad vascular	+1
Edad de 65-74 años	+1
Sexo femenino	+1

Puntuación *CHA$_2$DS$_2$-VASc*	Tasa de episodios de ictus/ tromboembolia en 1 año (%)
0	0.78
1	2.01
2	3.71
3	5.92
4	9.27
5	15.26
6	19.74
7	21.50
8	22.38
9	23.64

CHA$_2$DS$_2$-VASc: insuficiencia cardíaca congestiva, hipertensión, edad$_2$, diabetes mellitus, ictus$_2$, enfermedad vascular, edad, sexo (*Congestive heart failure, Hypertension, Age$_2$, Diabetes mellitus, Stroke$_2$, Vascular disease, Age, Sex*).
Adaptada de Kirchhof P, Benussi S, Kotecha D, et al. 2016 ESC guidelines for the management of atrial fibrillation developed in collaboration with EACTS. *Europace.* 2016;18(11):1609-1678.

su depuración y pueden suspenderse de 2-3 días antes de la cirugía. Debido a su semivida relativamente corta, el tratamiento anticoagulante perioperatorio no suele ser necesario para los inhibidores directos de la trombina y del factor Xa.

En los últimos 10 años, se han producido importantes avances en el desarrollo de fármacos de reversión dirigidos a los nuevos anticoagulantes orales (NACO). El idarucizumab fue el primer fármaco de reversión de este tipo que la Food and Drug Administration (FDA) de los E.E.U.U. aprobó. El idarucizumab es un fármaco reversible específico para el inhibidor directo de la trombina dabigatrán. Se une al dabigatrán con una afinidad 350 veces superior a la trombina y crea un complejo irreversible con él que acaba siendo excretado por vía renal. El andexanet α es el segundo fármaco de reversión de los NACO aprobado por la FDA. Este fármaco tiene la capacidad de revertir los efectos de todos los inhibidores del factor Xa, así como de la heparina. No obstante, su uso oficial aprobado es solo para la reversión del rivaroxabán y el apixabán. El ciraparantag es el último fármaco de esta categoría, el cual se promociona como antídoto universal para la mayoría de los anticoagulantes orales y la heparina. No obstante, su uso sigue siendo objeto de investigación. Aunque existe la preocupación de que estos fármacos puedan aumentar el riesgo de complicaciones trombóticas, hasta ahora no parece ser así.

Antiagregantes plaquetarios, anticoagulantes y anestesia neuroaxial

Tanto la American Society of Regional Anesthesia and Pain Therapy como la European Society of Anesthesiology (ESA) han elaborado pautas para la administración de antiagregantes plaquetarios y anticoagulantes en el contexto de la anestesia neuro-axial.[13] Es importante tener en cuenta que no solo el momento de la inserción, sino también la manipulación y el retiro de un catéter del espacio epidural constituyen un mayor riesgo de hemorragia. Por tanto, el momento para cada uno debe considerarse cuidadosamente en el contexto del tiempo transcurrido desde la administración de la última dosis de un anticoagulante o un antiagregante plaquetario.

Se cree que ni los AINE ni el tratamiento con ácido acetilsalicílico por sí solos suponen un mayor riesgo de hemorragia en los pacientes sometidos a anestesia neuroaxial. En la **tabla 16-7** se resumen las recomendaciones de la ESA sobre el momento de la punción neuroaxial, de la manipulación o el retiro del catéter en los pacientes con medicación anticoagulante o antiplaquetaria.

Tabla 16-7 Intervalo de tiempo recomendado entre la punción neuroaxial o el retiro del catéter epidural[a]

Fármaco	Tiempo antes de la punción/manipulación o retiro del catéter	Tiempo después de la punción/manipulación o retiro del catéter
Heparina no fraccionada (para la profilaxis < 15 000 UI/día)	4-6 h TPT < 40 s	1 h
Heparina no fraccionada (para el tratamiento)	4-6 h (i.v.) 8-12 h (s.c.)	1 h
Heparina de bajo peso molecular (para la profilaxis)	12 h	4 h
Heparina de bajo peso molecular (para el tratamiento)	24 h	4 h
Rivaroxabán (para la profilaxis, 10 mg/día)	22-26 h	4-6 h
Apixabán (para la profilaxis, 2-5 mg c/12 h)	26-30 h	4-6 h
Dabigatrán (150-220 mg/día)	72 h	6 h
Warfarina	INR < 1.5	Tras el retiro del catéter
Clopidogrel	7 días	Tras el retiro del catéter
Prasugrel	7-10 días	6 h después del retiro del catéter
Ticagrelor	5 días	6 h después del retiro del catéter
Ticlopidina	10 días	Tras el retiro del catéter
Ácido acetilsalicílico	Ninguno	Ninguno
Antiinflamatorios no esteroideos	Ninguno	Ninguno

INR: índice internacional normalizado; i.v.: intravenoso; s.c.: subcutáneo; TPT: tiempo de protrombina; UI: unidades internacionales.

[a] Todos los intervalos de tiempo se refieren a pacientes con función renal normal.

Nota: no se requiere ningún retraso en los pacientes que solo reciben heparina subcutánea para la profilaxis de la trombosis venosa profunda.

Adaptada de Gogarten W, Vandermeulen E, Van Aken H. Regional anaesthesia and antithrombotic agents: recommendations of the European Society of Anaesthesiology. *Eur J Anaesthesiol*. 2010;27(12):1002.

Opiáceos y medicamentos utilizados para tratar una adicción

Los pacientes que toman opiáceos para el dolor crónico deben continuar con estos medicamentos durante la cirugía y a menudo se benefician de un plan de control del dolor que incluye tratamientos multimodales como infusiones de ketamina intraoperatoria, AINE, paracetamol y técnicas de anestesia regional. A los pacientes que se encuentran en recuperación de una adicción a los opiáceos o al alcohol a veces se les recetan agonistas parciales de los opioides, como la buprenorfina, o antagonistas de los opioides como la naltrexona. Estos fármacos son útiles en este tipo de recuperación porque bloquean los efectos eufóricos asociados con el consumo de opiáceos; sin embargo, en el contexto de la cirugía, las dosis altas limitan la eficacia de los agonistas completos de los opioides. En el pasado reciente, la sabiduría convencional apoyaba la interrupción de los agonistas parciales de los opioides en el preoperatorio para los pacientes cuyo curso postoperatorio probablemente requiriera un tratamiento con opiáceos. Sin embargo, estudios más recientes han demostrado que no hay consecuencias adversas de la continuación de estos medicamentos y que hay una posible reducción del riesgo de recaída perioperatoria y de abstinencia de los opiáceos. Un abordaje típico es reducir la dosis diaria de buprenorfina a 16 mg o menos en las 48-72 h previas a la cirugía.[14,15] Las decisiones relativas al tratamiento perioperatorio con la buprenorfina deben tomarse en colaboración con el profesional que la prescribe.

Productos herbolarios o suplementos

Debido a la preocupación por su pureza y a la posibilidad de que se produzcan efectos adversos, lo más seguro es aconsejar que se suspendan todos los medicamentos a base de hierbas o suplementos una semana antes de la cirugía. Algunos suplementos específicos se han asociado con complicaciones concretas. Por ejemplo, el ajo, el jengibre y el ginseng pueden aumentar el riesgo de hemorragia. En la **tabla 16-8** se resumen los posibles efectos colaterales de los suplementos herbolarios más frecuentes.

Alergias a los fármacos

La información sobre las alergias a los fármacos debe obtenerse durante la anamnesis preanestésica. Se ha informado que el 10% de la población declara una alergia a la penicilina; sin embargo, según estudios anteriores, hasta el 98% de estos pacientes no tienen una verdadera alergia a la penicilina. Los signos y síntomas que sugieren una verdadera alergia mediada por la inmunoglobulina E tipo 1 incluyen urticaria, angioedema y sibilancias. Aunque existe el potencial de una reactividad cruzada entre la alergia a la penicilina y las cefalosporinas, debido al anillo betalactámico común, solo alrededor del 2% de los pacientes con una alergia documentada a la penicilina tendrán una reacción alérgica a una cefalosporina.[16,17]

También se debe preguntar a los pacientes sobre los antecedentes de alergia al látex, ya que esta alergia requiere la preparación previa del quirófano con material sin látex.

D. Antecedentes sociales

Es útil preguntar sobre los hábitos de consumo de tabaco, alcohol y drogas ilegales, ya que los pacientes que abusan de estas sustancias pueden correr el riesgo de sufrir complicaciones postoperatorias específicas, incluido el síndrome de abstinencia. El cuestionario CAGE es un método habitual empleado para evaluar posibles problemas de alcoholismo (**tabla 16-9**). Una respuesta afirmativa a cualquiera de las preguntas del CAGE es un indicador de consumo potencialmente problemático. La interrupción brusca del consumo de alcohol en los pacientes que dan positivo en el cuestionario CAGE puede desencadenar el síndrome de abstinencia alcohólica, que se manifiesta por agitación, hipertensión y taquicardia y, si no se trata, conlleva una mortalidad de hasta el 15%.

El hábito tabáquico se asocia con un mayor riesgo de complicaciones respiratorias perioperatorias, incluida la hiperreactividad de las vías respiratorias, y con un deterioro de la cicatrización de las heridas. Aunque lo ideal son más de 8 semanas

Tabla 16-8 Efectos perioperatorios de los suplementos herbolarios más frecuentes

Nombre	Efectos perioperatorios
Equinácea	Hepatotoxicidad; reacciones alérgicas
Efedra	Aumento de los efectos simpaticomiméticos con otros fármacos simpaticomiméticos; disritmias
Matricaria	Inhibe la actividad plaquetaria
Ajo	Inhibe la agregación plaquetaria
Ginkgo	Inhibe al factor de activación plaquetaria
Ginseng	Hipoglucemia; inhibe la agregación plaquetaria y la cascada de la coagulación
Sello de oro	Inhibe las enzimas del citocromo P450, lo que puede ocasionar cambios en la concentración sanguínea de otros medicamentos prescritos; puede aumentar el riesgo de hemorragia
Kava	Hepatotoxicidad, disminución de la CAM
Regaliz	Aumento de la presión arterial, hipocalemia
Hierba de San Juan	Inhibe la recaptación de serotonina, norepinefrina y dopamina; induce la enzima del citocromo P450, lo que produce un aumento de la metabolización de los medicamentos
Vitamina E	Aumento de las hemorragias cuando se toma con otros medicamentos anticoagulantes o antitrombóticos

CAM: concentración alveolar mínima.
Adaptada del ASA Physician Brochure. *What You Should Know About Your Patients' Use of Herbal Medicines and Other Dietary Supplements*. 2003. www.asahq.org. https://ecommerce.asahq.org/p-147-what-you-should-know-about-herbal-and-dietary-supplement-use-and-anesthesia.aspx

de abstinencia, se debe alentar a todos los fumadores a dejar de fumar. Se ha demostrado que los pacientes que dejan de fumar en el contexto de un incidente médico agudo (p. ej., infarto agudo de miocardio) tienen tasas de abstinencia altas durante 1 año en comparación con los que dejan de fumar sin dicho contexto. Como resultado, se considera ampliamente que el período preoperatorio debe servir como un «momento de enseñanza» y los anestesiólogos deben alentar a los pacientes a dejar de fumar como parte de un programa de optimización preanestésica.

Si se conoce o se sospecha fuertemente el abuso de sustancias, se pueden investigar más a fondo las enfermedades asociadas y los daños en los órganos finales. Sin embargo, un cribado toxicológico en orina positivo solo confirma la presencia de un abuso de sustancias reciente, no activo, y la importancia de esta información para determinar si la anestesia puede administrarse con seguridad sigue siendo controvertida.

Tabla 16-9 Cuestionario CAGE para la evaluación del consumo problemático de alcohol

¿Ha sentido alguna vez que necesita reducir (*Cut down*) su consumo de alcohol?
¿Le ha molestado (*Annoyed*) que la gente critique su forma de beber?
¿Se ha sentido alguna vez culpable (*Guilty*) por beber?
¿Alguna vez ha sentido que necesita una copa a primera hora de la mañana (*Eye-opener*) para calmar los nervios o para librarse de la resaca?

Adaptada de Ewing JA. Detecting alcoholism: the CAGE questionnaire. *J Am Med Assoc*. 1984;252:1905-1907.

E. Respuesta a anestésicos en el pasado

La anamnesis preanestésica debe incluir una discusión sobre cualquier antecedente personal o familiar de complicaciones relacionadas con la anestesia. Se debe preguntar a los pacientes sobre los antecedentes de intubación traqueal difícil, náuseas o vómitos postoperatorios prolongados, dificultades asociadas con la administración de anestesia neuroaxial, etcétera. La *hipertermia maligna* es un trastorno del metabolismo del músculo esquelético desencadenado por la anestesia, poco frecuente pero potencialmente mortal, que suele heredarse de forma autosómica dominante. Los pacientes pueden relatar un antecedente personal o familiar de fiebre alta después de la cirugía que requiere hospitalización. Los pacientes heterocigotos u homocigotos para el gen de la colinesterasa plasmática atípica pueden describir estancias hospitalarias prolongadas o dependencia del ventilador tras procedimientos quirúrgicos breves. La planificación anticipada para estos pacientes es una obligación y la sospecha o la confirmación de estas condiciones debe ser registrada en la historia clínica del paciente.

F. Exploración física enfocada

Los componentes de la exploración física de mayor interés para el anestesiólogo son el sistema neurológico, el corazón, los pulmones y las vías respiratorias. El registro de la presión arterial y la frecuencia cardíaca es útil para detectar la hipertensión no diagnosticada o mal tratada. La auscultación del corazón puede revelar soplos sugestivos de anomalías valvulares cardíacas que pueden requerir más estudios antes de la cirugía. Las sibilancias, los ronquidos u otros ruidos pulmonares anómalos pueden requerir un estudio adicional o indicar que los pacientes pueden beneficiarse de un tratamiento previo con broncodilatadores o esteroides. En los pacientes con antecedentes de insuficiencia cardíaca congestiva las sibilancias también pueden indicar descompensación. Asimismo, es importante tener en cuenta las neuropatías preexistentes, las deficiencias del sistema nervioso central y la debilidad de los músculos esqueléticos, ya que afectan la capacidad de posicionar a los pacientes durante la cirugía y pueden afectar la decisión de realizar bloqueos neuroaxiales o regionales. La exploración de las venas periféricas y los pulsos guía el plan para obtener el acceso vascular.

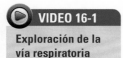

VIDEO 16-1

Exploración de la vía respiratoria

La evaluación del cuello y de la vía respiratoria oral ayuda a determinar la posibilidad de una ventilación o intubación traqueal difícil y, por ende, el método preferido y el equipo deseado para el control perioperatorio de las vías respiratorias. Los componentes básicos de la exploración de las vías respiratorias incluyen la medición de la apertura bucal, la puntuación de Mallampati, la distancia tiromentoniana, el rango de movimiento del cuello, así como la exploración dental y la circunferencia del cuello. La *puntuación de Mallampati* evalúa el tamaño de la lengua en relación con la cavidad bucal; la prueba se realiza haciendo que el paciente saque la lengua mientras mantiene la cabeza en posición neutral.[18] El anestesiólogo califica entonces en una escala de 4 puntos basada en la visualización de la úvula y los paladares blando y duro (**tabla 16-10**). La distancia tiromentoniana se mide desde la punta de la barbilla (mentón) hasta el cartílago tiroides, mientras la cabeza del paciente está extendida al máximo. Una distancia tiromentoniana inferior a 6 cm sugiere una posible intubación difícil. También se debe pedir al paciente que extienda el cuello lo máximo posible (lo normal son 35°). La limitación significativa de la extensión del cuello es también un factor de riesgo de intubación difícil. La incapacidad de los incisivos inferiores para alcanzar el labio superior (prueba de la mordida del labio superior) también es un factor de predicción de vías respiratorias difíciles. La evaluación dental preoperatoria es importante para determinar la presencia de prótesis que deban retirarse antes de la anestesia y para identificar dientes sueltos preexistentes, astillados o fracturados que puedan atribuirse erróneamente a la manipulación de las vías respiratorias.

Tabla 16-10 Clasificación de las vías respiratorias de Mallampati modificada

Clase	Visualización directa
I	Paladar blando, úvula, pilares amigdalinos
II	Paladar blando, parte superior de la úvula
III	Paladar blando
IV	Solo paladar duro

Adaptada de Mallampati RS, Gatt SP, Gugino LD, et al. A clinical sign to predict difficult tracheal intubation. A prospective study. *Can Anaesth Soc J.* 1985;32:429.

II. Evaluación del paciente con enfermedad sistémica conocida

A. Enfermedad cardiovascular
Evaluación del riesgo cardíaco

Las complicaciones cardiovasculares son una fuente importante de morbilidad y mortalidad perioperatorias. Por eso la identificación de los pacientes con riesgo de sufrir estas complicaciones y la búsqueda de formas de mitigar estos riesgos antes de la cirugía es uno de los principales objetivos del estudio preanestésico. El riesgo de una complicación cardíaca grave (CCG) o de muerte perioperatoria está relacionado con los factores del paciente y con la cirugía planificada. Se han desarrollado varias herramientas validadas de predicción del riesgo para calcularlo. El Índice de riesgo cardíaco revisado es una de las más populares. A partir de una revisión retrospectiva de más de 4 000 pacientes que se presentaban para someterse a una cirugía no cardíaca, este índice identificó seis factores de predicción independientes de complicaciones cardíacas: antecedentes de cardiopatía isquémica; antecedentes de insuficiencia cardíaca congestiva; antecedentes de ictus; antecedentes de accidente isquémico transitorio; diabetes preoperatoria que requiere insulina; creatinina mayor de 2.0 mg/dL y los que se presentaban para una cirugía de alto riesgo (cirugía vascular intraperitoneal, intratorácica o suprainguinal). Dos o más de estos factores predicen un riesgo alto. El American College of Surgeon's National Surgical Quality Improvement Program (NSQIP) ha creado dos nuevas herramientas para calcular el riesgo. Estas incorporan factores adicionales como la edad y el estado funcional. El NSQIP ha utilizado la información de estas herramientas para crear calculadoras que estiman el riesgo de CCG y de muerte en función del valor de las variables de entrada[b].

En lo que respecta a las pruebas preoperatorias, el electrocardiograma (ECG) de referencia es razonable en los pacientes con enfermedad vascular isquémica conocida (enfermedad arterial coronaria, cerebrovascular o periférica; arritmias significativas o cardiopatía estructural importante). Los factores desencadenantes de la edad para el ECG varían de una institución a otra, al igual que los intervalos de tiempo aceptables desde el último ECG en un paciente por lo demás estable. En general, la prueba de esfuerzo cardíaca no invasiva preoperatoria debe reservarse para los pacientes con riesgo cardíaco alto que demuestren una capacidad funcional deficiente (< 4 MET) o desconocida y que se sometan a cualquier otra cirugía que no sea una de bajo riesgo (riesgo de CCG ≥ 1%).

En cuanto a la decisión de llevar a cabo una revascularización coronaria antes de la cirugía, el ensayo Coronary Artery Revascularization Prophylaxis (CARP) fue el primer gran estudio aleatorizado diseñado para evaluar si la revascularización coronaria profiláctica antes de una cirugía vascular mayor reducía los episodios cardíacos perioperatorios en relación con el tratamiento farmacológico óptimo. El principal hallazgo

---

[b]www.riskcalculator.facs.org and http://www.surgicalriskcalculator.com/microcardiacarrest

fue que no hubo diferencias en la mortalidad por todas las causas en una mediana de seguimiento de 2.7 años. Un hallazgo secundario fue que no hubo diferencias en la incidencia del IM postoperatorio. Una crítica que se ha hecho al ensayo CARP fue que los criterios de selección dieron lugar a la exclusión de demasiados pacientes de alto riesgo. Sin embargo, para la mayoría de los pacientes, la evidencia actual apoya la optimización farmacológica como la mejor estrategia de reducción del riesgo cardíaco antes de la cirugía. En la guía del ACC/AHA *Perioperative Cardiovascular Evaluation and Management of Patients Undergoing Noncardiac Surgery* de 2014 se presenta un abordaje algorítmico para la evaluación cardíaca perioperatoria con el objetivo de ayudar a los clínicos en la evaluación de estos pacientes (**fig. 16-1**).[19,20]

Endoprótesis coronarias perioperatorias

Los pacientes con endoprótesis coronarias permanentes, en especial aquellos en los que se han insertado recientemente, presentan un dilema de tratamiento, ya que estos pacientes suelen estar sometidos a una terapia antiplaquetaria de por vida para prevenir trombos en la endoprótesis. La información que debe obtenerse durante la anamnesis preanestésica incluye el tipo de endoprótesis, el tiempo transcurrido desde su colocación y la opinión del cardiólogo consultor sobre si la terapia antiplaquetaria puede suspenderse en el período perioperatorio. Las recomendaciones actuales de la ACC/AHA aconsejan posponer la cirugía electiva durante un mínimo de 4 semanas después de la colocación de una endoprótesis metálica sin revestimiento y 6 meses después de la colocación de una endoprótesis farmacoactiva (**fig. 16-2**). Las cirugías sensibles al tiempo solo pueden considerarse después de al menos 3 meses de DAPT tras la colocación de una endoprótesis farmacoactiva, con los riesgos y beneficios considerados por los equipos de cardiología y cirugía. Si es posible la DAPT, o al menos el ácido acetilsalicílico, debe continuarse durante todo el perioperatorio.

Figura 16-1 Abordaje paso a paso para la evaluación cardíaca perioperatoria de la arteriopatía coronaria (AC). La guía del American College of Cardiology y la American Heart Association exige una evaluación del riesgo cardíaco por etapas que incluya la consideración de los factores de riesgo cardíaco del paciente, su capacidad funcional y el procedimiento quirúrgico previsto. Si es urgente, se debe proceder a la cirugía y mitigar el riesgo cardíaco con una supervisión intraoperatoria y técnicas farmacológicas adecuadas. Si la cirugía no es urgente y se identifica un síndrome coronario agudo (SCA) (p. ej., angina inestable), la cirugía debe retrasarse y el paciente debe recibir el tratamiento médico adecuado. En general, durante la evaluación preanestésica, todos los pacientes deben recibir una evaluación del riesgo cardíaco utilizando una herramienta de riesgo validada (*Índice de riesgo cardíaco revisado* o calculadora de riesgo del National Surgical Quality Improvement Program del American College of Surgeon). Si el riesgo de una complicación cardíaca grave (CCG) es ≥1% y la capacidad funcional del paciente es ≥4 equivalentes metabólicos (MET) no están indicadas más pruebas. Sin embargo, si el riesgo de una CCG es ≥1% y la capacidad funcional del paciente es <4 MET o se desconoce, debe considerarse la realización de una prueba farmacológica de esfuerzo. Si el resultado es anómalo se puede considerar la posibilidad de realizar una angioplastia coronaria o una cirugía un injerto de revascularización coronaria. La prueba farmacológica de esfuerzo no se aconseja en pacientes sometidos a cirugía de bajo riesgo (CCG <1%). Además, esta prueba solo debe realizarse si se espera que cambie el tratamiento. Una alternativa a la prueba de esfuerzo es el tratamiento médico dirigido por pautas (TMDP), por ejemplo, con bloqueadores β y estatinas. Los colores corresponden a la clase de recomendación basada en el nivel de evidencia, con el *verde* indicando la mayor fuerza de la evidencia que apoya los beneficios >>> los riesgos; el *amarillo* indicando los beneficios >> los riesgos pero basados en una evidencia más débil y el *rojo* indicando ningún beneficio o riesgos > los beneficios basados en la mejor evidencia disponible. AI/IMSEST: angina inestable/infarto de miocardio sin elevación del segmento ST; CPG: guía de práctica clínica; EVC: enfermedad de las válvulas cardíacas; IC: insuficiencia cardíaca; IMEST: infarto de miocardio con elevación del **segmento ST** (Fleisher LA, Fleischmann KE, Auerbach AD, et al. 2014 ACC/AHA guideline on perioperative cardiovascular evaluation and management of patients undergoing noncardiac surgery: a report of the American College of Cardiology/American Heart Association Task Force on practice guidelines. *J Am Coll Cardiol.* 2014;64(22):e77-e137).

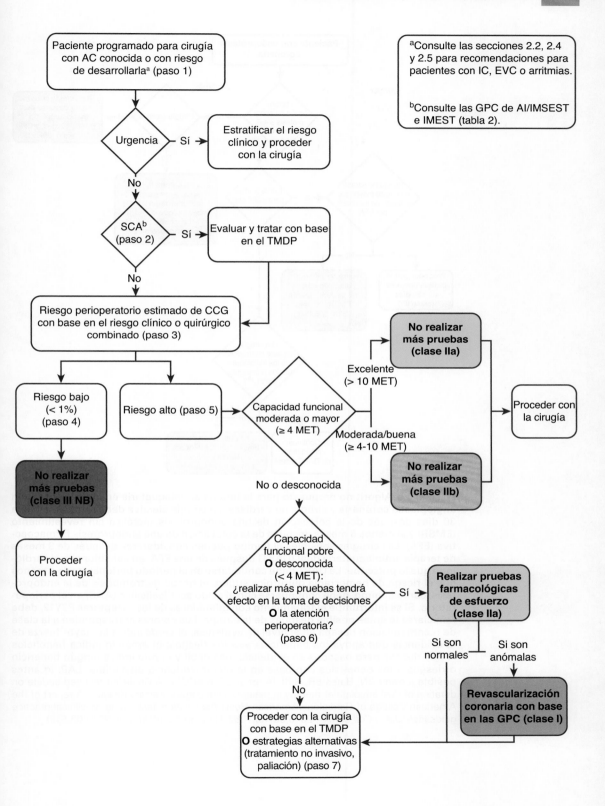

Paciente programado para cirugía con AC conocida o con riesgo de desarrollarla[a] (paso 1)

Urgencia → Sí → Estratificar el riesgo clínico y proceder con la cirugía

No

SCA[b] (paso 2) → Sí → Evaluar y tratar con base en el TMDP

No

Riesgo perioperatorio estimado de CCG con base en el riesgo clínico o quirúrgico combinado (paso 3)

Riesgo bajo (< 1%) (paso 4)

Riesgo alto (paso 5)

Capacidad funcional moderada o mayor (≥ 4 MET)

Excelente (> 10 MET) → No realizar más pruebas (clase IIa)

Moderada/buena (≥ 4-10 MET) → No realizar más pruebas (clase IIb)

Proceder con la cirugía

No realizar más pruebas (clase III NB)

Proceder con la cirugía

No o desconocida

Capacidad funcional pobre **O** desconocida (< 4 MET): ¿realizar más pruebas tendrá efecto en la toma de decisiones **O** la atención perioperatoria? (paso 6) → Sí → Realizar pruebas farmacológicas de esfuerzo (clase IIa)

Si son normales / Si son anómalas

Revascularización coronaria con base en las GPC (clase I)

No

Proceder con la cirugía con base en el TMDP **O** estrategias alternativas (tratamiento no invasivo, paliación) (paso 7)

[a]Consulte las secciones 2.2, 2.4 y 2.5 para recomendaciones para pacientes con IC, EVC o arritmias.

[b]Consulte las GPC de AI/IMSEST e IMEST (tabla 2).

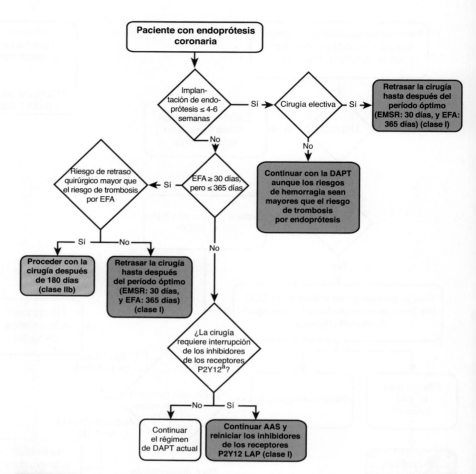

Figura 16-2 Algoritmo propuesto para la terapia antiplaquetaria en los pacientes con angioplastia coronaria y cirugía no cardíaca. La cirugía electiva debe retrasarse hasta 30 días después de la colocación de una endoprótesis metálica sin revestimiento (EMSR) y al menos 6 meses después de la colocación de una endoprótesis farmacoactiva (EFA). Las cirugías sensibles al tiempo pueden considerarse después de 3 meses de terapia antiplaquetaria dual (DAPT) después de una EFA, en consulta con el cardiólogo que lo prescribe. La DAPT debe continuarse en el período perioperatorio a menos que el riesgo de hemorragia quirúrgica supere el riesgo de trombosis de la endoprótesis; como mínimo, debe continuarse con el ácido acetilsalicílico (AAS) en el perioperatorio. Si se interrumpe el tratamiento con inhibidores de los receptores P2Y12, debe reiniciarse lo antes posible después de la cirugía. Los colores corresponden a la clase de recomendación basada en el nivel de evidencia; el *verde* indica la mayor fuerza de la evidencia que apoya los beneficios >>> los riesgos; el *amarillo* indica beneficios >> los riesgos pero basados en evidencia más débil y el *rojo* indica ningún beneficio o riesgos > los beneficios con base en la mejor evidencia disponible. LAP: lo antes posible (Levine GN, Bates ER, Bittl JA, et al. 2016 ACC/AHA Guideline focused update on duration of dual antiplatelet therapy in patients with coronary artery disease. A report of the American College of Cardiology/American Heart Association Task Force on clinical practice guidelines. *J Am Coll Cardiol.* 2016;68(10):1082-1115. doi:10.1016/j.jacc.2016.03.513).

Pacientes con un dispositivo electrónico cardiovascular implantable

Los pacientes con un dispositivo electrónico cardiovascular implantable (DECI) se presentan a la cirugía con una frecuencia cada vez mayor, ya que las indicaciones de estos dispositivos aumentan y la población envejece. Tradicionalmente, el tratamiento con un desfibrilador cardioversor implantable (DCI) se ha administrado mediante sistemas transvenosos que administran la terapia de choque a través de cables intracardíacos. Más recientemente se han desarrollado sistemas de DCI subcutáneos. Estos sistemas constan de un generador de impulsos y un único cable subcutáneo que siente, detecta y administra el tratamiento cuando se detecta una disritmia que pone en peligro la vida. A diferencia de los sistemas transvenosos, los sistemas de DCI subcutáneos deben colocarse en el hemitórax derecho.

Las interferencias electromagnéticas (IEM) procedentes de los dispositivos del quirófano (más frecuentemente el electrocauterio monopolar) pueden causar un mal funcionamiento de estos aparatos. Los sistemas subcutáneos pueden ser aún más susceptibles a esta interferencia. En concreto, la IEM puede interpretarse como actividad cardíaca intrínseca y, por tanto, conducir a una terapia antitaquicárdica inadecuada (desfibrilación o estimulación). En 2011, la Heart Rhythm Society y la ASA publicaron una declaración de consenso en colaboración con la American Heart Association, el American College of Cardiology y la Society of Thoracic Surgeons para proporcionar orientación sobre el manejo perioperatorio de estos dispositivos.[21] En 2020, la ASA publicó unas pautas similares.[22] La información esencial que debe obtenerse sobre el DECI durante la evaluación anestésica incluye el motivo de la implantación del dispositivo, el tipo de dispositivo y el fabricante, la fecha de la última consulta de datos e informe, la programación actual, si el paciente es dependiente de un marcapasos y la respuesta del dispositivo a la aplicación de un imán (**tabla 16-11**). Para la mayoría de los DCI, la aplicación externa de un imán desactivará la terapia taquicárdica, pero no tendrá ningún efecto sobre los ajustes del marcapasos. Lo mismo ocurre con los sistemas subcutáneos. La aplicación del imán a un marcapasos iniciará la estimulación asincrónica.

También deben considerarse los aspectos quirúrgicos, incluida la accesibilidad del generador de impulsos para la aplicación y la extracción del imán y el riesgo de IEM. Tradicionalmente se ha considerado que una separación de la trayectoria de la corriente del electrocauterio monopolar y el generador de impulsos del dispositivo y los cables de al menos 15 cm es la distancia a la que la IEM es improbable. En la práctica, es muy improbable que una intervención quirúrgica por debajo del ombligo produzca IEM en los dispositivos implantados en la parte superior del tórax. Si se requiere un electrocauterio monopolar, la almohadilla de dispersión debe colocarse para dirigir la corriente lo más lejos posible del generador y los cables. Si se considera probable que se produzca una IEM, la función del marcapasos permanente debe modificarse a un modo asincrónico, especialmente en el paciente dependiente de un marcapasos. La función antitaquicárdica de un desfibrilador debe suspenderse. Esto puede lograrse mediante la aplicación de un imán o la reprogramación del dispositivo. Tenga en cuenta que para algunos dispositivos la frecuencia ventricular asincrónica de respuesta magnética es tan alta como 100 lpm, lo que puede no ser deseable para algunos pacientes. En cualquier caso, debería hacer falta muy poco para pedir consejo sobre el manejo perioperatorio del DECI al equipo de cardiología. Los marcapasos deben haber sido consultados en los 12 meses siguientes y los desfibriladores en los 6 meses siguientes a la cirugía prevista. En la tabla 16-11 se presenta una aproximación al tratamiento perioperatorio del paciente con un DECI.

Hipertensión

La hipertensión tiene una alta prevalencia, ya que más del 40% de los adultos de los Estados Unidos tienen este diagnóstico. Desde el punto de vista perioperatorio, las principales preocupaciones en el paciente hipertenso son la presencia de

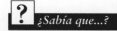

? *¿Sabía que...?*

El riesgo de que las interferencias electromagnéticas afecten al funcionamiento de un dispositivo electrónico cardiovascular implantable disminuye a medida que aumenta la distancia del procedimiento al dispositivo. En el caso de los pacientes que se operan por debajo del ombligo, la cirugía puede llevarse a cabo con seguridad sin alterar el dispositivo ni aplicar un imán.

Tabla 16-11 Información importante a determinar sobre los dispositivos electrónicos cardiovasculares implantables durante la evaluación preanestésica
Motivo de la colocación
Tipo de dispositivo, fabricante, modelo
Fecha de la última consulta de datos y resultados (6 meses para el desfibrilador, 12 meses para el marcapasos)
¿El paciente es dependiente de un marcapasos?
Programación del dispositivo y respuesta a un imán

daño orgánico específico hipertensivo y el riesgo cardiovascular general. La inducción anestésica da lugar a una estimulación simpática que se manifiesta como un aumento de la presión arterial de unos 20-30 mm Hg y de la frecuencia cardíaca de unos 15-20 lpm. Esta respuesta es exagerada en los pacientes con hipertensión preexistente, especialmente en los no tratados o mal controlados. Los pacientes con hipertensión no diagnosticada también son más propensos a presentar labilidad de la presión arterial intraoperatoria.

La decisión de posponer la cirugía electiva en los pacientes con hipertensión mal controlada es controvertida. Algunos anestesiólogos posponen la cirugía electiva en los pacientes que presentan una presión arterial sistólica sostenida mayor de 180 mm Hg o una presión arterial diastólica de mayor de 110 mm Hg o que tienen signos o síntomas de daño orgánico específico no reconocidos o no tratados. La preocupación en estos casos sería un mayor riesgo de complicaciones perioperatorias, incluyendo disritmias, isquemia miocárdica, complicaciones neurológicas y lesión renal.[23]

B. Enfermedades pulmonares

Se estima que las complicaciones pulmonares postoperatorias se producen en un 5-10% de las cirugías y pueden ser la causa de una de cada cuatro muertes durante la primera semana después de la cirugía.[24] El riesgo de que se produzcan está relacionado con factores tanto del paciente como de la cirugía (**tabla 16-12**). Lo que constituye una complicación pulmonar no está bien definido, pero por lo general se entiende cualquier disfunción pulmonar clínicamente importante que afecte de manera negativa la evolución clínica del paciente. Algunos ejemplos son la neumonía, la neumonitis, la hipoventilación, la hipoxemia, la ventilación mecánica prolongada, la reintubación, la exacerbación de la enfermedad pulmonar subyacente y el broncoespasmo.

Si hay pruebas de la función pulmonar es útil tener en cuenta la estratificación del riesgo que se suele emplear antes de la cirugía torácica. Esto incluye una evaluación de: 1) la mecánica respiratoria (el volumen espiratorio forzado en el primer segundo [VEF1]); 2) la reserva cardiopulmonar (el consumo máximo de oxígeno [$VO_{2máx}$],

Tabla 16-12 Factores de riesgo potenciales de complicaciones pulmonares perioperatorias	
Factores del paciente	**Factores quirúrgicos**
Edad avanzada	Incisiones cercanas al diafragma (p. ej.,
Hábito tabáquico	procedimientos torácicos, abdominales
Enfermedad pulmonar obstructiva crónica	superiores, reparación de aneurisma
Obesidad	aórtico abdominal)
Apnea obstructiva del sueño	Procedimientos de mayor duración
	Anestesia general (frente a neuroaxial, regional)

aproximado mediante MET) y 3) el intercambio de gases (la capacidad de difusión de monóxido de carbono, [DLCO, *diffusing capacity for carbon monoxide*]). Un VEF1 menor del 40%, una DLCO menor del 40% y un $VO_{2máx}$ menor de 4 MET predicen un mayor riesgo de complicaciones pulmonares.

Factores del paciente

Como era de esperar, los pacientes con enfermedades pulmonares preexistentes, incluidas las obstructivas, como el asma o la enfermedad pulmonar obstructiva crónica, y las restrictivas, como la fibrosis pulmonar, tienen un mayor riesgo de complicaciones pulmonares en comparación con los adultos sanos. Se han creado varios índices de riesgo para predecir las complicaciones pulmonares postoperatorias. Uno de estos índices es la Valoración del riesgo respiratorio en pacientes quirúrgicos de Cataluña, que incluye los siguientes factores: edad avanzada, baja saturación de oxígeno preoperatoria, infección respiratoria reciente (< 1 mes), anemia preoperatoria o cirugía abdominal o torácica superior, duración de la cirugía > 2 h y cirugía de urgencia.

Hábito tabáquico

El tabaco y la nicotina aumentan la producción de esputo, reducen la función ciliar, estimulan el sistema cardiovascular y aumentan las concentraciones de la carboxihemoglobina. Aunque dejar de fumar durante tan solo 2 días disminuye las concentraciones de carboxihemoglobina y mejora el aclaramiento mucociliar, la mayoría de los estudios sugieren que se necesitan al menos 8 semanas de abandono del tabaco para reducir la tasa de complicaciones pulmonares postoperatorias. No obstante, sigue siendo razonable fomentar el abandono del tabaco en el preoperatorio debido a sus implicaciones positivas para la salud general del paciente.

Apnea obstructiva del sueño

La AOS es un síndrome caracterizado por la obstrucción periódica de las vías respiratorias superiores durante el sueño, la cual genera desaturación de oxígeno y retención de dióxido de carbono, privación del sueño y somnolencia diurna. Se estima que la prevalencia de la AOS es del 10-15% en las mujeres y del 10-30% en los hombres. Los pacientes con AOS son especialmente susceptibles a los efectos depresores respiratorios de los anestésicos y los opiáceos inhalatorios y, por ende, son más propensos a sufrir episodios respiratorios críticos. Estos pacientes tienen un riesgo cerca de tres veces mayor de sufrir complicaciones perioperatorias como dificultad en la ventilación con mascarilla y en el control de la vía respiratoria, hipertensión sistémica y pulmonar, disritmias cardíacas, arteriopatía coronaria, delírium (confusión), insuficiencia respiratoria postoperatoria y reintubación.[25] Por ello la detección de AOS es una parte importante de la exploración preanestésica. Existen varias herramientas de cribado utilizadas para evaluar la presencia de la AOS como el cuestionario STOP-Bang y uno publicado por la ASA (**tabla 16-13**).[26] Los síntomas que sugieren la presencia de la AOS son los antecedentes de ronquidos, somnolencia diurna y cefaleas. Los signos físicos incluyen un índice de masa corporal mayor de 35 kg/m^2, una circunferencia del cuello mayor de 43 cm en los hombres o mayor de 40 cm en las mujeres e hiperplasia amigdalina.

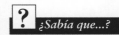

¿Sabía que...?

La mayoría de las personas con AOS no están diagnosticadas.

Se ha demostrado que los usos preoperatorio y postoperatorio de la presión positiva continua en las vías respiratorias o de la ventilación con presión positiva no invasiva reduce las complicaciones perioperatorias graves. Estos pacientes deben tener una supervisión respiratoria postoperatoria en un entorno con oximetría de pulso continua. Al contemplar la posibilidad de una cirugía ambulatoria, el equipo perioperatorio debe tener en cuenta la gravedad de la apnea del sueño, las comorbilidades relevantes, la naturaleza de la cirugía, las expectativas de las necesidades de opiáceos postoperatorios, la edad del paciente y la estructura de apoyo del paciente en casa. Si se planifica una intervención quirúrgica ambulatoria, el alta debe retrasarse hasta que la función respiratoria postoperatoria haya recuperado su valor inicial. El uso de opiáceos debe reducirse al mínimo en favor de los analgésicos no narcóticos y las técnicas de anestesia regional.

Tabla 16-13 Cuestionario STOP-Bang

Sí	No	¿Ronquidos *(Snoring)*? ¿Ronca fuerte (lo suficientemente fuerte como para que se oiga a través de las puertas cerradas o para que su compañero de cama le dé un codazo por roncar en la noche)?
Sí	No	¿Cansancio *(Tired)*? ¿A menudo se siente cansado o con sueño durante el día (p. ej., se queda dormido mientras conduce o habla con alguien)?
Sí	No	¿Observado *(Observed)*? ¿Alguien vio que deja de respirar o que se ahoga durante el sueño?
Sí	No	¿Presión *(Pressure)*? ¿Tiene hipertensión arterial o recibe tratamiento para ella?
Sí	No	¿Índice de masa corporal superior (*body mass index*) a 35 kg/m^2?
Sí	No	¿Edad *(Age)* mayor de 50 años?
Sí	No	¿Cuello *(Neck)* de tamaño grande? (a nivel de la manzana de Adán) En los hombres, ¿el cuello de su camisa mide 43 cm o más? En las mujeres, ¿el cuello de su camisa mide 41 cm o más?
Sí	No	¿Género *(Gender)* masculino?

Para la población general:
Apnea obstructiva del sueño, riesgo bajo: sí a 0-2 preguntas
Apnea obstructiva del sueño, riesgo intermedio: sí a 3-4 preguntas
Apnea obstructiva del sueño, riesgo alto: sí a 5-8 preguntas o sí a 2 o más de 4 preguntas STOP
  + sexo masculino
o Sí a 2 o más de 4 preguntas STOP + índice de masa corporal > 35 kg/m^2
o Sí a 2 o más de 4 preguntas STOP + circunferencia del cuello de 43 cm en el hombre o
  41 cm en la mujer

Adaptada de Chung F, Yegneswaran B, Liao P, Chung SA, Vairavanathan S, Islam S, Khajehdehi A, Shapiro CM. STOP questionnaire: a tool to screen patients for obstructive sleep apnea. *Anesthesiology*. 2008 May;108(5): 812-21; Chung F, Subramanyam R, Liao P, Sasaki E, Shapiro C, Sun Y. High STOP-Bang score indicates a high probability of obstructive sleep apnoea. *Br J Anaesth*. 2012 May;108(5):768-75; Chung F, Yang Y, Brown R, Liao P. Alternative scoring models of STOP-bang questionnaire improve specificity to detect undiagnosed obstructive sleep apnea. *J Clin Sleep Med*. 2014 Sep 15;10(9):951-8; y The Official STOP-Bang Questionnaire. Disponible en: http://www.stopbang.ca/osa/screening.php. Consultada el 21 de junio del 2021.

Factores quirúrgicos

El sitio de la cirugía es el factor más importante relacionado con el riesgo de desarrollar complicaciones pulmonares en el postoperatorio. Los pacientes que se someten a cirugías torácicas y abdominales superiores tienen muchas más probabilidades de sufrir complicaciones pulmonares que los que se someten a procedimientos abdominales inferiores o de las extremidades. La reparación de los aneurismas aórticos abdominales, la cirugía de la cabeza y el cuello, así como los procedimientos neuroquirúrgicos, también se asocian con un mayor riesgo de complicaciones pulmonares en relación con otras cirugías. Esto está relacionado principalmente con los efectos sobre los músculos de las vías respiratorias superiores, los músculos respiratorios accesorios y la función diafragmática. La duración de la cirugía también es importante, ya que los procedimientos más largos conllevan un mayor riesgo de complicaciones. La anestesia general se asocia con una mayor tasa de complicaciones pulmonares clínicamente importantes en relación con la anestesia neuroaxial o regional.

C. Endocrinopatías
Diabetes mellitus

La diabetes es la endocrinopatía más frecuente y afecta a casi el 10% de la población. Los pacientes con diabetes tienen una tasa acelerada de ateroesclerosis y son susceptibles de sufrir complicaciones microvasculares que se manifiestan como retinopatía, neuropatía y enfermedades cerebrovasculares, vasculares periféricas y renales. La neuropatía autonómica puede predisponer a los pacientes diabéticos a la inestabilidad hemodinámica intraoperatoria. La gastroparesia aumenta el riesgo de aspiración pulmonar. Los pacientes diabéticos mal controlados también tienen un mayor riesgo de desarrollar infecciones postoperatorias.

Los factores, que incluyen el ayuno preoperatorio y la respuesta al estrés quirúrgico, dan lugar a grandes oscilaciones en las concentraciones de glucosa en sangre durante la cirugía, lo que hace que el control estricto de la glucosa sea extremadamente difícil. Un control de la glucemia demasiado agresivo introduce el riesgo de una hipoglucemia potencialmente mortal, que puede pasar desapercibida durante la anestesia. Por tanto, en general, las pautas recomiendan un objetivo glucémico perioperatorio entre 140 y 180 mg/dL.[27-29] Las recomendaciones para la administración preoperatoria de hipoglucemiantes orales y esquemas de insulina varían según la institución. En la tabla 16-5 se presenta un abordaje sugerido.

Trastornos tiroideos y paratiroideos

El hipotiroidismo es más frecuente en las mujeres; los signos y síntomas incluyen bradicardia, intolerancia al frío, hipoventilación e hiponatremia. El hipertiroidismo se caracteriza por taquicardia, temblores, pérdida de peso e intolerancia al calor. Los pacientes también pueden presentar disritmias como la fibrilación auricular. En los pacientes sintomáticos puede ser prudente retrasar la cirugía electiva. Además, los tumores tiroideos pueden causar una distorsión de la anatomía de las vías respiratorias superiores. Una tomografía computarizada del cuello suele ser útil para evaluar la vía respiratoria superior e identificar desviación o compresión traqueal.

La prevalencia global del hiperparatiroidismo es de aproximadamente el 1%, pero la prevalencia aumenta con la edad. Los síntomas incluyen pérdida de peso, polidipsia, hipertensión, bloqueo cardíaco, letargia, dolor óseo, cálculos renales y estreñimiento. En los pacientes con sospecha de hiperparatiroidismo es prudente la determinación preoperatoria de la concentración de calcio sérico.

Trastornos suprarrenales

El *feocromocitoma,* aunque es infrecuente, debe considerarse en cualquier paciente que relate antecedentes de hipertensión paroxística, cefalea y taquicardia. La evaluación preoperatoria debe valorar la presencia de daño orgánico específico. La preparación farmacológica preoperatoria antes de la cirugía varía, pero suele incluir un alfabloqueo combinado seguido de un betabloqueo, destinados a reducir la inestabilidad hemodinámica y las arritmias intra- y postoperatorias. Pueden estar indicados la supervisión cardiovascular invasiva y el acceso venoso central.

Debe considerarse la inhibición suprarrenal en cualquier paciente que haya tomado esteroides de forma crónica en una dosis equivalente a la prednisona igual o mayor de 5 mg/día durante al menos 3 semanas en los 6-12 meses posteriores a la cirugía. Se considera que los pacientes que toman una dosis diaria de prednisona igual o mayor de 20 mg durante al menos 3 semanas están suprimidos. Los pacientes que toman dosis intermedias tienen un riesgo intermedio de inhibición suprarrenal. Los esquemas de suplementos de esteroides perioperatorios varían según la institución. En el caso de las cirugías menores, rara vez se necesitan suplementos. Para procedimientos mayores, una opción es administrar 100 mg de hidrocortisona por vía intravenosa antes de la inducción anestésica y luego 50 mg por vía intravenosa cada 8 h durante 24 h (*véase* tabla 16-4).

Alteraciones a otros sistemas y órganos

Los pacientes con *artritis reumatoide (AR)* tienen un mayor riesgo de enfermedad cardiovascular en comparación con la población general. Además, son propensos a la inestabilidad de la articulación cervical, lo que debe tenerse en cuenta durante la intubación. Los pacientes suelen recibir tratamiento con glucocorticoides a largo plazo y pueden necesitar un suplemento perioperatorio. Las sustancias biológicas utilizados para tratar la AR pueden afectar de manera negativa la respuesta inmunitaria y predisponer a los pacientes a complicaciones infecciosas perioperatorias y a mala cicatrización de las heridas. Lo ideal es planificar la cirugía justo antes de que el paciente deba recibir la siguiente dosis para reducir al mínimo las complicaciones de la herida. Los pacientes con artrosis u osteoporosis importantes deben colocarse con cuidado, al igual que los pacientes con articulaciones artificiales permanentes.

Diversas afecciones neurológicas tienen implicaciones para la anestesia y la cirugía. En el caso de los pacientes con antecedentes de convulsiones, la medicación antiepiléptica debe continuarse en el período perioperatorio y las concentraciones del fármaco deben controlarse cuidadosamente, ya que la cirugía y la ausencia de alimentos por vía oral pueden afectar la absorción y la metabolización del fármaco. Los pacientes con enfermedad de Parkinson tienen un mayor riesgo de hipotensión ortostática, aspiración y complicaciones pulmonares postoperatorias. Los fármacos utilizados para el tratamiento de la enfermedad de Parkinson deben continuarse perioperatoriamente en un intento por reducir la exacerbación de los síntomas. Los pacientes con antecedentes de ictus tienen un mayor riesgo de sufrir un ictus perioperatorio. Los pacientes con lesiones medulares y denervación, como la tetraplejía o los antecedentes de lesiones por quemaduras importantes, corren el riesgo de sufrir hipercalemia y paro cardíaco si se les administra la succinilcolina.

Los factores de riesgo que sugieren una hepatopatía son los antecedentes de consumo excesivo de alcohol, hepatitis, consumo de drogas ilícitas o promiscuidad sexual. Los signos en la exploración incluyen aumento del perímetro abdominal, telangiectasia aracniforme, ictericia, ginecomastia y esplenomegalia. Los signos de enfermedad renal pueden ser difíciles de identificar en la exploración, pero incluyen hipertensión, edema y letargia. Cabe destacar que los pacientes dependientes de diálisis deben ser dializados idealmente dentro de las 24 h posteriores a la cirugía para optimizar el volumen y el estado metabólico.

La obesidad es cada vez más frecuente y afecta a cerca del 40% de la población estadounidense. La obesidad supone un reto para el equipo de cuidados perioperatorios en casi todos los aspectos; en particular, aumenta el riesgo de cardiovasculopatía, enfermedad pulmonar restrictiva, atelectasia, apnea del sueño, dificultad de colocación del acceso intravenoso, dificultad de ventilación con mascarilla e intubación, enfermedad reactiva de las vías respiratorias, hipertensión pulmonar, diabetes, hepatopatía, enfermedad por reflujo gastroesofágico, trombosis venosa y lesiones nerviosas.

III. Pruebas de laboratorio perioperatorias

Las pruebas de laboratorio preanestésicas «de rutina» no son beneficiosas para los pacientes que se presentan para una cirugía electiva. Además, este abordaje es extremadamente ineficiente. Se calcula que las pruebas preoperatorias rutinarias cuestan 3 000 millones de dólares al año.[30,31] Debido a la característica intrínseca de las pruebas de cribado, especialmente cuando se solicita un panel de pruebas, existe una alta probabilidad de que uno de los resultados sea anormal. Sin embargo, en una persona sin factores de riesgo, es más probable que este resultado sea un falso positivo que un verdadero positivo. La Practice Advisory for Preanesthetic Evaluation de la ASA (2012) y la «Choosing Wisely Campaign» de la American Board of Internal Medicine apoyan esta opinión.[32,33] No obstante, las pruebas de laboratorio preanestésicas selectivas son apropiadas para algunos pacientes, en función de sus condiciones médicas, la sintomatología obtenida en la anamnesis y la naturaleza de la cirugía prevista.[34,35] En la **tabla 16-14** se resumen los principios generales de las pruebas de laboratorio preoperatorias en los pacientes que se someten a una cirugía electiva no cardíaca.

Tabla 16-14 Principios generales sobre las pruebas preoperatorias en adultos sometidos a cirugía electiva no cardíaca

Factor	Comentario
Clasificación del EF de la ASA	Los pacientes con una clasificación del EF de la ASA 1 o 2 generalmente no requieren pruebas preoperatorias antes de las cirugías de bajo riesgo
Procedimientos de muy bajo riesgo (p. ej., colonoscopia, cirugía de cataratas) en pacientes con ≥ MET	Por lo general, no es necesario realizar ninguna prueba, salvo la de embarazo en orina en el punto de atención y la de glucosa en sangre si el paciente es diabético
Prueba de embarazo	Debe realizarse en las pacientes en edad reproductiva, a menos que se hayan sometido a una histerectomía o se confirme que son posmenopáusicas
Glucosa en sangre en el punto de atención	Debe realizarse en los pacientes diabéticos
Estudio cardíaco	Debe realizarse según las pautas ACC/AHA
Pruebas de función pulmonar	Se realiza para la estratificación del riesgo antes de la resección pulmonar y de algunas cirugías cardíacas. Considerar en pacientes con disnea inexplicable
Radiografía de tórax	Considerar en pacientes con enfermedad cardiopulmonar significativa, síntomas de nueva aparición plausiblemente referibles a enfermedad cardiopulmonar, o como referencia en pacientes sometidos a cirugía abdominal superior o torácica mayor. No es necesario repetirla si se ha completado una en 12 meses, los resultados estaban dentro de los límites normales y no ha habido cambios en el estado clínico
Polisomnografía	Considerar en pacientes con muy alto riesgo de apnea del sueño que se consideran para procedimientos de alto riesgo
Procedimientos de riesgo intermedio a alto	Deben obtenerse análisis de suero, hemograma completo y perfil de coagulación en función de las comorbilidades del paciente. No es necesario repetir dentro de 6 meses si los resultados estaban dentro de los límites normales, no ha habido cambios en el estado clínico y el paciente no está tomando medicamentos que puedan cambiar de manera significativa las pruebas de laboratorio (p. ej., anticoagulantes, diuréticos)

ACC/AHA: American College of Cardiology/American Heart Association; ASA: American Society of Anesthesiologists; EF: estado físico; MET: equivalentes metabólicos.

IV. Preparación para la anestesia

A. Recomendaciones para el ayuno

El ayuno preoperatorio es el pilar de la preparación para la anestesia y está diseñado principalmente para reducir al mínimo el riesgo de aspiración pulmonar del contenido gástrico. Se estima que la aspiración pulmonar se produce en 1 de cada 3 000-1 de cada 6 000 anestesias electivas, pero en hasta 1 de cada 600 anestesias de urgencia. Los factores de riesgo para la aspiración son la cirugía de urgencia, la obesidad, la vía respiratoria difícil, el reflujo, la hernia de hiato y la anestesia insuficiente. La ASA ha desarrollado las *Practice Guidelines for Preoperative Fasting and*

Pharmacologic Intervention for Prevention of Perioperative Aspiration: Application to Healthy Patients Undergoing Elective Procedures (**tabla 16-15**).[36] Estas pautas aconsejan suspender los líquidos claros al menos 2 h antes de la cirugía, la leche materna al menos 4 h y la leche no humana y los sólidos al menos 6 h antes de la cirugía. Algunos ejemplos de líquidos claros son el agua, el té, el café negro y los jugos (zumos) de fruta sin pulpa. Los alimentos fritos o grasos deben dejarse de consumir al menos 8 h antes de la cirugía, ya que requieren un mayor tiempo de vaciado gástrico. Hay que tener en cuenta que estas pautas pueden necesitar modificaciones en los pacientes con comorbilidades que afectan al vaciado gástrico o al volumen gástrico.

B. **Fármacos para reducir el riesgo de aspiración pulmonar**

No se aconseja el uso rutinario de fármacos para prevenir la aspiración pulmonar, pero estos son eficaces cuando se utilizan en los pacientes con factores de riesgo de aspiración pulmonar. Existen varios fármacos con diferentes mecanismos de acción (**tabla 16-16**).

V.   Medicación preoperatoria

Se pueden utilizar varios medicamentos antes de la inducción anestésica para ayudar a reducir la ansiedad del paciente ante la anestesia, mejorar las condiciones para la intubación, reducir las complicaciones como las náuseas y los vómitos, así como mejorar el control del dolor postoperatorio.

A. Benzodiazepinas

En muchos casos, la indicación del paciente y el consentimiento informado realizados durante la anamnesis preanestésica sustituyen la necesidad de conseguir una ansiólisis farmacológica antes de la inducción anestésica. Sin embargo, las benzodiazepinas son útiles para producir una sedación moderada y reducir la ansiedad, así como para proporcionar cierto grado de amnesia anterógrada y profilaxis de náuseas y vómitos postoperatorios (NVPO). El midazolam se utiliza habitualmente debido a su rápido inicio de acción (1-2 min) y a su semivida relativamente corta (1-4 h). Puede administrarse por vía oral en forma de líquido o en una esponja en forma de paleta (*lollipop*), así como por vía intravenosa.

B. Antihistamínicos

La difenhidramina es un antagonista de la histamina 1 que tiene propiedades sedantes, antieméticas y anticolinérgicas. Aunque todavía se usa en algunos protocolos de sedación consciente, rara vez se emplea como premedicación, debido a su larga semivida (3-6 h) que tiende a prolongar los tiempos de recuperación. La difenhidramina,

Tabla 16-15 Resumen de recomendaciones para el ayuno como profilaxis de la aspiración pulmonar	
Sustancia ingerida	**Período mínimo de ayuno (h)**
Líquidos claros	2
Leche materna	4
Fórmula infantil	6
Leche no humana	6
Comida ligera (pan tostado, líquidos claros)	6
Comida pesada (alimentos grasos)	8

Fuente: ASA practice guidelines for preoperative fasting and the use of pharmacologic agents to reduce the risk of pulmonary aspiration: application to healthy ptients undergoing elective procedures. *Anesthesiology*. 2017;126(3):376-393.

Tabla 16-16 Fármacos utilizados para reducir el riesgo de aspiración pulmonar

Fármaco	Inicio	Efecto	Comentario
Antiácidos (p. ej., citrato de sodio, hidróxido de aluminio o magnesio, carbonato de calcio)	15-30 min	Aumento del pH gástrico	Los antiácidos sin partículas (citrato de sodio) no causan daños pulmonares si se aspiran, en contraste con los antiácidos con partículas (carbonato de calcio, hidróxido de aluminio)
Antagonistas de los receptores de la histamina 2 (p. ej., ranitidina, famotidina)	60 min	Reducción del volumen gástrico Aumento del pH gástrico	
Inhibidores de la bomba de protones (p. ej., omeprazol, pantoprazol)	30 min	Reducción de la secreción de ácido gástrico Reducción del volumen gástrico	Bloquean la bomba de protones en las células parietales gástricas
Fármacos procinéticos (p. ej., metoclopramida)	15-30 min	Aumento de la motilidad gástrica Aumento del tono del esfínter gastroesofágico	Es útil para pacientes con un volumen gástrico grande conocido o sospechado o con un vaciado gástrico retardado, como los pacientes obesos, las parturientas y los diabéticos Está contraindicado en los pacientes con una obstrucción intestinal conocida y debe utilizarse con precaución en los adultos mayores porque es más probable que experimenten efectos colaterales como confusión y somnolencia

junto con un antagonista de la histamina 2 y esteroides, puede administrarse a los pacientes con antecedentes de alergia al látex o de atopia crónica, o a los pacientes que se someten a procedimientos que requieren la administración contraste radiológico como profilaxis contra las reacciones alérgicas.

C. Antisialogogos

A menudo es útil administrar un fármaco anticolinérgico para reducir las secreciones de las vías respiratorias superiores cuando se espera una intubación traqueal asistida por fibra óptica. El glicopirronio es un potente antisialogogo y produce menos taquicardia en comparación con la escopolamina o la atropina. Además, el glicopirronio no atraviesa la barrera hematoencefálica, por lo que no tiene efectos colaterales en el sistema nervioso central.

D. Antieméticos

La administración profiláctica de fármacos antieméticos no es una estrategia rentable. Sin embargo, puede ser beneficiosa la premedicación selectiva de los pacientes con antecedentes de NVPO y de aquellos con factores de riesgo de NVPO (mujeres, pacientes con antecedentes de mareo, pacientes que probablemente reciban opiáceos y aquellos que se sometan a procedimientos ginecológicos, oftalmológicos o cosméticos). Entre los fármacos utilizados con este fin se encuentran los antagonistas de la serotonina, como el ondansetrón; las fenotiazinas, como la perfenazina; las butirofenonas, como el droperidol y los antihistamínicos, como el dimenhidrinato. La mayoría de estos fármacos se administran mejor justo antes del final de la cirugía para un inicio de acción óptimo. Sin embargo, el glucocorticoide dexametasona se administra mejor en el momento de la inducción, y la escopolamina, un fármaco anticolinérgico, se aplica de forma rutinaria como parche transdérmico en el área preoperatoria. La escopolamina es especialmente útil en los pacientes con antecedentes de mareo. El antagonista de los receptores de la neurocinina 1, aprepitant, es un representante de la clase más reciente de antieméticos; al igual que la escopolamina, se administra mejor por vía oral en el área preoperatoria.

E. Analgesia preventiva

La analgesia preventiva consiste en la administración de analgésicos antes de un estímulo nocivo previsto. Esta estrategia no solo puede ayudar a mejorar el control del dolor postoperatorio agudo, sino también a prevenir la sensibilización central que contribuye al desarrollo del dolor postoperatorio crónico. Entre los ejemplos de analgesia preventiva se encuentran el uso de paracetamol oral, AINE; gabapentinoides; técnicas neuroaxiales (con o sin uso concomitante de anestesia general), infiltración con anestésicos locales y administración de fármacos intravenosos como la ketamina, los anestésicos locales o los opiáceos.

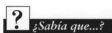

¿Sabía que...?

La flora cutánea, como el *S. aureus* y el *S. epidermidis*, es la causa más frecuente de las infecciones en el sitio quirúrgico.

VI.   Profilaxis antibiótica

Los antibióticos se administran antes de las cirugías para prevenir las infecciones en el sitio quirúrgico (ISQ), que se producen en el 2-5% de los pacientes intervenidos. La documentación de la administración de profilaxis antibiótica es una medida de proceso frecuentemente utilizada con la que se evalúan los departamentos de anestesia y los hospitales (p. ej., Surgical Care Improvement Program, Joint Commission). Las heridas quirúrgicas se clasifican en cuatro categorías en función del grado de contaminación microbiana esperado: limpia, limpia-contaminada, contaminada y sucia. Aunque existe una correlación moderada entre la clasificación de las heridas y el riesgo de ISQ, también son importantes otros factores. Entre ellos se encuentran la duración de la cirugía, el estado de salud del paciente y la técnica quirúrgica.

La flora microbiana asociada con las ISQ varía en función del procedimiento quirúrgico y también ha cambiado con el tiempo. En el caso de las heridas limpias, las ISQ suelen ser causadas por flora cutánea grampositiva, como *Staphylococcus aureus*, *Staphylococcus epidermidis* y especies de estreptococos. En el caso de las heridas limpias-contaminadas, es más frecuente la presencia de organismos gramnegativos. En los últimos años, la proporción de ISQ causadas por bacterias gramnegativas ha disminuido. El *S. aureus* es actualmente la causa más usual de ISQ, representando alrededor del 30% de estas. Las especies de *S. aureus* resistentes a la meticilina (SARM) se aíslan de aproximadamente la mitad de estos casos. Además, se han aislado hongos como *Candida albicans* en las ISQ con creciente frecuencia.

La cefazolina, una cefalosporina de primera generación, es el antibiótico más utilizado para la profilaxis de las ISQ. Tiene cobertura contra cocos grampositivos (excepto *Enterococcus*), así como contra muchos organismos gramnegativos como *Escherichia coli*, Proteus y *Klebsiella*. Para la mayoría de los adultos se aconseja una dosis inicial de 2 g; se recomiendan 3 g para los pacientes que pesan 120 kg o más, y se usa una dosis basada en el peso para los pacientes pediátricos. Se recomienda la clindamicina o la vancomicina en los pacientes con una verdadera alergia a los antibióticos betalactámicos mediada por la inmunoglobulina E. Para los pacientes que se sabe que están colonizados por SARM, también se puede añadir una dosis única de vancomicina antes de la cirugía, ya que la cefazolina no cubre el SARM. Las infusiones de antibióticos deben administrarse hasta 1 h antes de la incisión, con la excepción de la vancomicina y las fluoroquinolonas, que pueden administrarse hasta 2 h antes de la incisión. Las infusiones deben completarse antes de la incisión y de inflar los torniquetes quirúrgicos. Se recomienda la redosificación intraoperatoria de los antibióticos a intervalos de aproximadamente 2 semividas del fármaco. También se recomienda la redosificación en las cirugías en las que la pérdida de sangre es excesiva (> 1 500 mL) y cuando la duración de la semivida del fármaco se acorta, como por la interacción entre fármacos o en el entorno de quemaduras extensas. En general, los antibióticos iniciados con el único propósito de profilaxis contra las ISQ solo deben administrarse en el momento de la cirugía; desde luego, deben suspenderse en las 24 h siguientes a la misma. No es necesario continuar con la profilaxis antibiótica con base en la presencia de catéteres permanentes o drenajes quirúrgicos.

La colonización por *S. aureus*, la cual suele producirse en la nariz, se da en aproximadamente el 25% de la población y es un factor de riesgo de ISQ.[37] Por este motivo se ha recomendado el cribado preoperatorio y la erradicación de *S. aureus* para reducir la tasa de ISQ, especialmente en grupos de alto riesgo como los pacientes de cirugía cardíaca y ortopédica. La mupirocina es una pomada intranasal utilizada para tratar la colonización por SARM.[38] Cuando se utiliza en el preoperatorio, generalmente se administra 5 días antes de la cirugía.

A. Prehabilitación quirúrgica

Un concepto relativamente nuevo en la medicina perioperatoria es el de la prehabilitación quirúrgica.[39] Con el reconocimiento de que las complicaciones postoperatorias a menudo conducen a una disminución significativa de la calidad de vida y el envejecimiento de la población, lo que significa que los pacientes quirúrgicos se presentan a edades más avanzadas que nunca, se está prestando cada vez más atención a la prevención de complicaciones a través de la optimización preoperatoria. La mejora de la nutrición y de la forma física son las piedras angulares de los cuidados. Lo ideal es un programa de ejercicios que tenga como objetivo mejorar tanto la capacidad cardiovascular como la masa y la fuerza musculares.

La desnutrición afecta hasta al 40% de los pacientes de edad avanzada y es muy frecuente en los pacientes con cáncer. Las evaluaciones nutricionales preoperatorias son útiles para identificar a los pacientes de alto riesgo. La cuantificación de la albúmina puede ser útil para determinar la gravedad de la desnutrición. Los objetivos de la prehabilitación nutricional no son solo optimizar el peso, sino también prevenir el catabolismo inducido por el estrés y maximizar el funcionamiento del sistema inmunitario.

 Para más información e interactividad, consulte las videoconferencias interactivas (en inglés) y la infografía «Visto de cerca», disponibles en el libro electrónico gratuito complementario de este texto. Las instrucciones de acceso se encuentran detrás de la portada.

Referencias

1. Correll DJ, Bader AM, Hull MW, Hsu C, Tsen LC, Hepner DL. Value of preoperative clinic visits in identifying issues with potential impact on operating room efficiency. *Anesthesiology*. 2006;105(6):1254-1259.
2. Ferschl MB, Tung A, Sweitzer B, et al. Preoperative clinic visits reduce operating room cancellations and delays. *Anesthesiology*. 2005;103(4):855-859.
3. Blitz JD, Kendale SM, Jain SK, et al. Preoperative evaluation clinic visit is associated with decreased risk of in-hospital postoperative mortality. *Anesthesiology*. 2016;125(2):280-294.
4. ASA Physical Status Classification System. Accessed March 4, 2020. https://www.asahq.org/standards-and-guidelines/asa-physical-status-classification-system
5. Devereaux PJ, Yang H, Yusuf S, et al. Effects of extended-release metoprolol succinate in patients undergoing non-cardiac surgery (POISE trial): a randomized controlled trial. *Lancet*. 2008;371:1839-1847.
6. Poldermans D, Boersma E, Bax JJ, et al. The effect of bisoprolol on perioperative mortality and myocardial infarction in high-risk patients undergoing vascular surgery. Dutch Echocardiographic Cardiac Risk Evaluation Applying Stress Echocardiography Study Group. *N Engl J Med*. 1999;341:1789-1794.
7. Dunkelgrun M, Boersma E, Schouten O, et al. Bisoprolol and fluvastatin for the reduction of perioperative cardiac mortality and myocardial infarction in intermediate-risk patients undergoing noncardiovascular surgery: a randomized controlled trial (DECREASE-IV). *Ann Surg*. 2009;249:921-926.

8. Wijeysundera DN, Duncan D, Nkonde-Price C, et al. Perioperative beta blockade in noncardiac surgery: a systematic review for the 2014 ACC/AHA guideline on perioperative cardiovascular evaluation and management of patients undergoing noncardiac surgery. a report of the American College of Cardiology/American Heart Association Task Force on practice guidelines. *Circulation*. 2014;130:2246-2264.

9. London MJ, Schwartz GG, Hur K, Henderson WG. Association of perioperative statin use with mortality and morbidity after major noncardiac surgery. *JAMA Intern Med*. 2017;177:231-242.

10. Devereaux PJ, Mrkobrada M, Sessler DI, et al. Aspirin in patients undergoing noncardiac surgery. *N Engl J Med*. 2014;370(16):1494-1503.

11. Levine GN, Bates ER, Bittl JA, et al. 2016 ACC/AHA guideline focused update on duration of dual antiplatelet therapy in patients with coronary artery disease: a report of the American College of Cardiology/American Heart Association Task Force on clinical practice guidelines. *J Am Coll Cardiol*. 2016;68(10):1082-1115.

12. Kirchhof P, Benussi S, Kotecha D, et al. 2016 ESC guidelines for the management of atrial fibrillation developed in collaboration with EACTS. *Europace*. 2016;18(11):1609-1678.

13. Horlocker TT, Vandermeuelen E, Kopp SL, et al. Regional anesthesia in the patient receiving antithrombotic or thrombolytic therapy: American Society of Regional Anesthesia and Pain Medicine evidence-based guidelines (fourth edition). *Reg Anesth Pain Med*. 2018;43(3):263-309.

14. Acampora GA, Nisavic M, Zhang Y. Perioperative buprenorphine continuous maintenance and administration simultaneous with full opioid agonist: patient priority at the interface between medical disciplines. *J Clin Psychiatry*. 2020;7(1):81.

15. Quaye AN, Zhang Y. Perioperative management of buprenorphine: solving the conundrum. *Pain Med*. 2019;20(7):1395-1408.

16. Savic LC, Khan DA, Kopac P. Management of a surgical patient with a label of penicillin allergy: narrative review and consensus recommendations. *Br J Anaesth*. 2019;123(1):e82-e94.

17. Shenoy ES, Macy E, Rowe T, et al. Evaluation and management of penicillin allergy: a review. *J Am Med Assoc*. 2019;321(2):188-199.

18. Mallampati RS, Gatt SP, Gugino LD, et al. A clinical sign to predict difficult tracheal intubation. A prospective study. *Can Anaesth Soc J*. 1985;32:429.

19. Fleisher LA, Fleischmann KE, Auerbach AD, et al. 2014 ACC/AHA guideline on perioperative cardiovascular evaluation and management of patients undergoing noncardiac surgery: executive summary. A report of the American College of Cardiology/American Heart Association Task Force on practice guidelines. *Circulation*. 2014;130:e278-e333.

20. Longrois D, Hoeft A, De Hert S. 2014 European Society of Cardiology/European Society of Anaesthesiology guidelines on non-cardiac surgery: cardiovascular assessment and management. A short explanatory statement from the European Society of Anaesthesiology members who participated in the European Task Force. *Eur J Anaesthesiol*. 2014;31(10):513-516.

21. Crossley GH, Poole JE, Rozner MA, et al. The Heart Rhythm Society (HRS)/American Society of Anesthesiologists (ASA) Expert Consensus Statement on the perioperative management of patients with implantable defibrillators, pacemakers and arrhythmia monitors: facilities and patient management this document was developed as a joint project with the American Society of Anesthesiologists (ASA), and in collaboration with the American Heart Association (AHA), and the Society of Thoracic Surgeons (STS). *Heart Rhythm*. 2011;8:1114-1154.

22. Practice advisory for the perioperative management of patients with cardiac implantable electronic devices: pacemakers and implantable cardioverter–defibrillators 2020. An updated report by the American Society of Anesthesiologists Task Force on Perioperative Management of Patients with Cardiac Implantable Electronic Devices. *Anesthesiology*. 2020;132:225-252.

23. Lapage KG, Wouters PF. The patient with hypertension undergoing surgery. *Curr Opin Anaesthesiol*. 2016;29(3):397-402.

24. Yang CK, Teng A, Lee DY, et al. Pulmonary complications after major abdominal surgery: National Surgical Quality Improvement Program analysis. *J Surg Res*. 2015;198:441-449.

25. Chan MTV, Wang CY, Seet E, et al. Association of unrecognized obstructive sleep apnea with postoperative cardiovascular events in patients undergoing major noncardiac surgery. *J Am Med Assoc*. 2019;321(18):1788-1798.

26. American Society of Anesthesiologists. Practice guidelines for the perioperative management of patients with obstructive sleep apnea. *Anesthesiology*. 2014;120:268-286.

27. Joshi GP, Chung F, Vann MA, et al. Society for Ambulatory Anesthesia consensus statement on perioperative blood glucose management in diabetic patients undergoing ambulatory surgery. *Anesth Analg*. 2010;111:1378-1387.

28. Moghissi ES, Korytkowski MT, DiNardo M, et al. American Association of Clinical Endocrinologists and American Diabetes Association consensus statement on inpatient glycemic control. *Endocr Pract*. 2009;15:353-369.

29. Sebranek JJ, Kopp Lugli A, Coursin DB. Glycaemic control in the perioperative period. *Br J Anaesth*. 2013;111:18.

30. Benarroch-Gampel J, Sheffield KM, Duncan CB, et al. Preoperative laboratory testing in patients undergoing elective, low-risk ambulatory surgery. *Ann Surg*. 2012;256:518.

31. Finegan BA, Rashiq S, McAlister FA, O'Connor P. Selective ordering of preoperative investigations by anesthesiologists reduces the number and cost of tests. *Can J Anaesth*. 2005;52(6):575-580.

32. Committee on Standards and Practice Parameters; Apfelbaum JL, Connis RT, Nickinovich DG, et al. Practice advisory for preanesthesia evaluation: an updated report by the American Society of Anesthesiologists Task Force on preanesthesia evaluation. *Anesthesiology*. 2012;116(3):522-538.

33. Colla CH, Mainor AJ. Choosing Wisely Campaign: valuable for providers who knew about it, but awareness remained constant, 2014-17. *Health Aff (Millwood)*. 2017;36(11):2005-2011.

34. Martin SK, Cifu AS. Routine preoperative laboratory tests for elective surgery. *J Am Med Assoc*. 2017;318:567-568.

35. Edwards AF, Forest DJ. Preoperative laboratory testing. *Anesthesiol Clin*. 2018;36(4):493-507.

36. Saraswat MK, Magruder JT, Crawford TC, et al. Preoperative *Staphylococcus aureus* screening and targeted decolonization in cardiac surgery. *Ann Thorac Surg*. 2017;104(4):1349-1356.

37. American Society of Anesthesiologists. Practice guidelines for preoperative fasting and the use of pharmacologic agents to reduce the risk of pulmonary aspiration: application to healthy patients undergoing elective procedures. An updated report by the American Society of Anesthesiologists Task Force on preoperative fasting and the use of pharmacologic agents to reduce the risk of pulmonary aspiration. *Anesthesiology*. 2017;126(3):376-393.

38. Jernigan JA, Pullen AL, Partin C, Jarvis WR. Prevalence of and risk factors for colonization with methicillin-resistant *Staphylococcus aureus* in an outpatient clinic population. *Infect Control Hosp Epidemiol*. 2003;24(6):445-450.

39. Whittle J, Wischmeyer PE, Grocott MPW, Miller TE. Surgical prehabilitation: nutrition and exercise. *Anesthesiol Clin*. 2018;36(4):567-580.

ECOGRAFÍA CARDÍACA PREOPERATORIA

VISTO DE CERCA

Los pacientes con enfermedad cardiovascular no diagnosticada, o aquellos con un diagnóstico establecido con un cambio en la sintomatología, pueden ser evaluados rápidamente con ecografía ambulatoria. En la siguiente ilustración se muestran las vistas básicas obtenidas con la ecografía cardíaca en el sitio de atención

Eje paraesternal largo

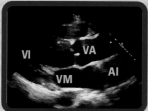

- Transductor ubicado en el tercer o cuarto espacio intercostal en el margen esternal izquierdo
- Marcador indicador del transductor apuntando al hombro derecho
- Se pueden evaluar el VI, la AI y las válvulas mitral y aórtica

Para esta evaluación se emplea un transductor ecográfico de disposición bifásica de baja frecuencia

Eje paraesternal corto

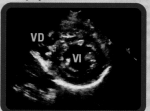

- Transductor ubicado en el tercer o cuarto espacio intercostal en el margen esternal izquierdo
- Marcador indicador del transductor apuntando al hombro izquierdo
- Se pueden evaluar el VI y el VD

Las flechas punteadas indican la posición del indicador de orientación ecográfico

Paraesternal

Subcostal

Apical

Vista subcostal de la VCI

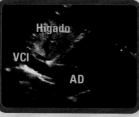

- Transductor ubicado en posición subxifoide
- Marcador indicador del transductor apuntando a la cabeza del paciente
- Se puede evaluar la VCI para la evaluación de la volemia

VI = ventrículo izquierdo
VD = ventrículo derecho
AI = aurícula izquierda
AD = aurícula derecha
VA = válvula aórtica
VM = válvula mitral
VCI = vena cava inferior

Cavidad subcostal 4

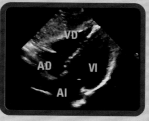

- Transductor ubicado en posición subxifoide
- Marcador indicador del transductor apuntando a L (posición 3 en punto)
- Se pueden evaluar las cuatro cavidades cardíacas y las válvulas mitral y tricúspide

Cavidad apical 4

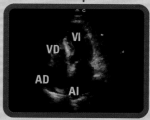

- Transductor ubicado en el cuarto o quinto espacio intercostal en la línea medioclavicular
- Marcador indicador del transductor apuntando a L (posición 3 en punto)
- Se pueden evaluar las cuatro cavidades cardíacas y las válvulas mitral y tricúspide

Infografía de: Naveen Nathan MD

Preguntas

1. Un hombre de 69 años de edad está programado para una artroscopia de la rodilla izquierda. Su única limitación para el ejercicio moderado es artritis leve. Los antecedentes médicos incluyen glaucoma e hipertensión. Los medicamentos incluyen ácido acetilsalicílico 80 mg/día, gotas de timolol para los ojos todos los días y lisinopril 10 mg todos los días. Un ECG de hace 8 meses mostró bradicardia sinusal. Ritmo cardíaco de 60 lpm, presión arterial de 150/90 mm Hg, peso de 90 kg y hemoglobina de 14 g/dL. Basándose en esta información, ¿cuál es su estado físico según la clasificación de la ASA?

   A. I
   B. II
   C. III
   D. IV

2. ¿Cuál de los siguientes es un factor de riesgo para las NVPO?

   A. Edad > 60 años
   B. Hábito tabáquico
   C. Sexo femenino
   D. Obesidad mórbida

3. ¿Antes de cuál de los siguientes procedimientos quirúrgicos es más apropiada la interrupción del tratamiento diario con dosis bajas de ácido acetilsalicílico?

   A. Injerto de revascularización coronaria
   B. Timpanoplastia
   C. Cistoscopia con resección de tumor vesical
   D. Histerectomía vaginal

4. ¿Cuál de los siguientes suplementos dietéticos se ha asociado con un mayor riesgo de hemorragia perioperatoria?

   A. Equinácea
   B. Efedra
   C. Kava
   D. Ajo

5. Al abrir la boca, el paladar blando es visible pero no la úvula ni los pilares amigdalinos. ¿Cuál es la puntuación de Mallampati?

   A. I
   B. II
   C. III
   D. IV

6. Según el *Índice de riesgo cardíaco revisado*, ¿cuál de los siguientes NO es un factor de riesgo de complicaciones cardíacas después de una cirugía no cardíaca?

   A. Cirugía de alto riesgo (intratorácica, intraperitoneal o vascular suprainguinal)
   B. Hipertensión no controlada
   C. Diabetes mellitus que requiere insulina
   D. Antecedentes de enfermedades cerebrovasculares

7. ¿Cuál de las siguientes cosas es MÁS probable que cause la aplicación de un imán en un marcapasos?

   A. Iniciar la estimulación asincrónica
   B. Iniciar la detección de arritmias
   C. Iniciar la estimulación sincrónica
   D. Suspender la función de estimulación

8. A un niño de 26 meses de edad se le va a colocar un tubo de miringotomía. ¿Cuántas horas antes de la intervención quirúrgica se debe interrumpir la lactancia materna?

   A. 2
   B. 4
   C. 6
   D. 8

9. ¿En cuál de los siguientes pacientes NO se recomienda la administración del sugammadex?

   A. Hombre de 20 años de edad con distrofia miotónica y antecedentes de hipertermia maligna
   B. Mujer de 30 años de edad en edad fértil
   C. Hombre de 70 años de edad con insuficiencia hepática crónica
   D. Mujer de 50 años de edad con una enfermedad renal en fase terminal a punto de comenzar diálisis

10. Un hombre de 58 años de edad se somete a un desbridamiento de una herida colonizada por SARM. ¿Cuál de los siguientes antibióticos preincisionales es el MÁS apropiado?

    A. Cefazolina
    B. Ceftriaxona
    C. Clindamicina
    D. Vancomicina

Respuestas

1. B

La ASA describe la clasificación II del estado físico como «un paciente con enfermedad sistémica leve». Esto incluye a los pacientes con enfermedades bien controladas, como la hipertensión o la diabetes mellitus, que no causan limitaciones importantes. Para ser considerado ASA III, un paciente debe tener una «enfermedad sistémica grave». Algunos ejemplos son los pacientes con diabetes, hipertensión o enfermedad pulmonar obstructiva crónica mal controlados; índice de masa corporal >40 kg/m² o fracción de eyección moderadamente reducida.

2. C

Los factores de riesgo conocidos de los pacientes para NVPO incluyen las náuseas y vómitos preoperatorios, el sexo femenino, la edad <50 años, los antecedentes de NVPO o mareo, la condición de no fumador y la administración de analgésicos opiáceos.

3. B

La administración perioperatoria del ácido acetilsalicílico debe sopesar el riesgo de hemorragia quirúrgica y el de complicaciones cardiovasculares. En general se acepta que el ácido acetilsalicílico debe suspenderse entre 7 y 10 días antes de las cirugías en las que la hemorragia tendría consecuencias catastróficas (p. ej., cirugías intracraneales, intraoculares, del oído medio, de la próstata y de la columna vertebral intramedular) o en las que la probabilidad de pérdida importante de sangre es alta.

4. D

Recuerde que el ajo, el *ginkgo* y el *ginseng* pueden aumentar el riesgo de hemorragia. Muchos consultorios preoperatorios aconsejan a los pacientes dejar de tomar medicamentos a base de hierbas o suplementos una semana antes de la cirugía, en parte debido al posible aumento del riesgo de hemorragia.

5. C

La clasificación de Mallampati de las vías respiratorias es una de las indicaciones más conocidas de la exploración física sobre la dificultad de las vías respiratorias. Esencialmente, evalúa el tamaño de la lengua en relación con la cavidad bucal. Una vía respiratoria Mallampati III es aquella en la que el paladar blando, pero no los pilares amigdalinos o la úvula, son visibles al abrir la boca.

6. B

El *Índice del riesgo cardíaco revisado* es una herramienta validada para estimar el riesgo de complicaciones cardíacas graves perioperatorias. Las herramientas de este tipo son un componente clave a la hora de emplear un abordaje paso a paso para las evaluaciones de riesgo preoperatorio en las cirugías electivas no cardíacas. Los elementos del *Índice de riesgo cardíaco revisado* incluyen el riesgo específico de la cirugía, los antecedentes de cardiopatía isquémica, los antecedentes de insuficiencia cardíaca, los antecedentes de ictus o accidente isquémico transitorio, la diabetes mellitus dependiente de la insulina y una creatinina sérica preoperatoria ≥2.0 mg/dL.

7. A

Los DECI son cada vez más frecuentes en los pacientes que se presentan a cirugía. La evaluación minuciosa de estos pacientes y sus dispositivos es fundamental para desarrollar un plan perioperatorio que reduzca al mínimo el riesgo de mal funcionamiento del dispositivo, incluso como resultado de la IEM de los equipos en la sala de operaciones. La información esencial que debe obtenerse sobre el DECI durante la evaluación anestésica incluye el motivo de la implantación del dispositivo, el tipo de dispositivo y el fabricante, la fecha de la última consulta de datos e informe, la programación actual, si el paciente es dependiente de un marcapasos y la respuesta del dispositivo a la aplicación de un imán. En la mayoría de los DECI la aplicación externa de un imán desactivará la terapia taquicárdica, pero no tendrá ningún efecto sobre los ajustes del marcapasos. La aplicación del imán a un marcapasos iniciará la estimulación asincrónica.

8. B

Las pautas de la ASA sobre el ayuno antes de los procedimientos electivos sugieren 2 h para los líquidos claros, 4 h para la leche materna, 6 h para la fórmula infantil y la leche no humana, 6 h para una comida ligera y al menos 8 h para una comida pesada.

9. D

El sugammadex es una ciclodextrina γ modificada que forma un complejo con el rocuronio o el vecuronio, lo que da lugar a una inversión del bloqueo neuromuscular dependiente de la dosis. No se metaboliza y tiene eliminación renal. No se recomienda su uso en pacientes con una depuración de creatinina < 30 mL/min.

10. D

Los antibióticos se administran antes de los procedimientos quirúrgicos para prevenir las ISQ. Las ISQ suelen ser causadas por la flora cutánea grampositiva, en particular *S. aureus*, *S. epidermidis* y especies de estreptococos. Las cefalosporinas de primera generación, como la cefazolina, siguen siendo el pilar de la profilaxis de las ISQ dada su cobertura contra la mayoría de los cocos grampositivos y muchos organismos gramnegativos. Los pacientes que se sabe que están colonizados por SARM requieren una cobertura antibiótica alternativa, por ejemplo con vancomicina, ya que la cefazolina no cubre al SARM.

17 Enfermedades concomitantes que afectan la atención anestésica

Gerardo Rodríguez

Son muchas las condiciones que influyen en la atención anestésica. Algunas son infrecuentes y es poco probable que un anestesiólogo se tope con ellas durante su carrera. Es esencial investigar siempre a fondo cómo tratar adecuadamente una enfermedad inusual. Al encontrarse con un paciente con una condición poco frecuente, es aconsejable revisar las fuentes que detallan cada tema.

I. Distrofia muscular de Duchenne

La distrofia muscular de Duchenne es un trastorno ligado al cromosoma X que conduce a una pérdida de la distrofina funcional, una proteína integral para la estabilidad del citoesqueleto de la membrana muscular. Se presenta en la infancia y se caracteriza por debilidad muscular proximal y atrofia muscular indolora en los niños. Las concentraciones de la creatina-cinasa en suero se emplean para realizar el cribado en recién nacidos y la evaluación de la degeneración muscular. Los pacientes sucumben a las complicaciones cardiopulmonares a mediana edad.

La miocardiopatía y las alteraciones del ritmo son frecuentes. La vigilancia con electrocardiografía y ecocardiografía, así como el tratamiento con inhibidores de la enzima convertidora de la angiotensina y bloqueadores β son de rutina. Las disritmias deben ser evaluadas periódicamente con electrocardiografía ambulatoria.

La neumonía recurrente se produce debido al escaso esfuerzo tusígeno y a la inadecuada eliminación de secreciones. Las alteraciones de la motilidad gástrica ocasionan un retraso en el vaciado gástrico.

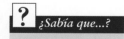 *¿Sabía que...?*

En la distrofia muscular de Duchenne, la succinilcolina está contraindicada debido al riesgo de hipercalemia y rabdomiólisis.

A. Atención anestésica

La dismotilidad gástrica aumenta el riesgo de aspiración. La succinilcolina está contraindicada debido al riesgo de hipercalemia y rabdomiólisis. La relajación muscular prolongada puede ocurrir con los fármacos no despolarizantes. Los anestésicos volátiles potentes deben utilizarse con precaución, ya que la exposición puede desencadenar rabdomiólisis y complicaciones cardíacas. El soporte ventilatorio postoperatorio puede ser necesario, especialmente si hay mal funcionamiento pulmonar preoperatorio.[1]

II. Miotonías

La distrofia miotónica es un trastorno autosómico dominante causado por mutaciones genéticas que conducen a la toxicidad del ácido ribonucleico, a la disfunción de los canales iónicos y a las miotonías o alteraciones de la relajación del músculo esquelético. Este trastorno se caracteriza por un desgaste muscular progresivo con debilidad, combinado con alteración multisistémica. La distrofia miotónica se divide en dos entidades genéticas principales. La distrofia miotónica tipo 1 (DM1), el tipo principal predominante, se subdivide en congénita, infantil y de inicio en la edad adulta. La tipo 2 es poco frecuente, con una presentación muy variable y de inicio tardío en la edad adulta.

La DM1 de inicio en la edad adulta, el subtipo más usual, se caracteriza por debilidad muscular, miotonías y cataratas. La debilidad facial, del cuello y de las extremidades distales, progresa a desgaste muscular, inmovilidad y parálisis bulbar. La disfunción respiratoria se ve agravada por la aspiración y la debilidad de los músculos respiratorios.

La disfunción funcional y anatómica del cerebro se manifiesta por medio de una disfunción cognitiva y una atrofia difusa de la sustancia blanca. La insuficiencia cardíaca sistólica y diastólica se complica con defectos de la conducción, como los bloqueos de la conducción auriculoventricular y las taquiarritmias. La *muerte súbita cardíaca* debido a disritmias es frecuente. Los signos gastrointestinales incluyen estreñimiento y diarrea. El deterioro de la función endocrina produce hipotiroidismo y resistencia a la insulina. El tratamiento es principalmente de apoyo.

A. Atención anestésica

Las anomalías cardiopulmonares, la debilidad muscular y la miotonía clínica son las principales causas de riesgo perioperatorio en la DM1 de inicio en la edad adulta, independientemente de la técnica anestésica. Los sedantes deben usarse con precaución debido a la posible respuesta exagerada a sus efectos colaterales de depresión respiratoria. La succinilcolina debe evitarse debido a su potencial para desencadenar una contracción muscular miotónica grave. Tanto los fármacos no despolarizantes como los de reversión pueden exacerbar la debilidad muscular y deben evitarse. Puede producirse una insuficiencia respiratoria. Se debe considerar el uso de almohadillas de estimulación transcutánea.

Existe la posibilidad de que se prolonguen el parto, la hemorragia posparto y la distrofia miotónica congénita del neonato.

III.   Parálisis periódica familiar

Las canalopatías son un grupo heterogéneo de defectos en la función de los canales iónicos que dan lugar a un espectro de anomalías. La parálisis periódica familiar es un subgrupo de anomalías hereditarias que comprende las parálisis periódicas hipercalémica e hipocalémica.

A. Parálisis periódica hipercalémica

La parálisis periódica hipercalémica es una enfermedad hereditaria autosómica dominante que se caracteriza por episodios de debilidad muscular y miotonía relacionados con la hipercalemia. Los episodios se desencadenan por una hipercalemia transitoria debida al ejercicio, al ayuno o al consumo de alimentos ricos en potasio.

B. Parálisis periódica hipocalémica

La parálisis periódica hipocalémica, la enfermedad de parálisis periódica más frecuente, es una enfermedad autosómica dominante caracterizada por episodios recurrentes de parálisis flácida relacionada con la hipocalemia, que duran de horas a días. Durante los ataques agudos pueden producirse una insuficiencia respiratoria y arritmias cardíacas. La miopatía proximal crónica es un desenlace clínico frecuente en muchos casos.

C. Abordaje anestésico

La homeostasis del potasio es el objetivo del tratamiento perioperatorio. Los valores de electrólitos deben controlarse y corregirse haciendo hincapié en evitar estados metabólicos o medicamentos que puedan alterar las concentraciones séricas de potasio, ya sea directa o indirectamente. Es mejor evitar los relajantes musculares no despolarizantes debido a la imprevisible sensibilidad de los pacientes. Debe evitarse la succinilcolina, ya que puede producir una hipercalemia transitoria.[2]

? **¿Sabía que...?**

La parálisis periódica hipocalémica es la enfermedad de parálisis periódica más frecuente, caracterizada por episodios recurrentes de parálisis flácida relacionados con la hipocalemia, que pueden durar de horas a días.

IV. Miastenia grave

La miastenia grave (MG) es una enfermedad neuromuscular autoinmunitaria que se caracteriza por una debilidad del músculo esquelético que empeora con el esfuerzo y revierte con el reposo. Los músculos extraoculares se ven afectados principalmente, con un impacto menos frecuente en la fuerza de las extremidades y los músculos respiratorios.

La causa es una disminución del número de los receptores de acetilcolina (RACh) postsinápticos funcionales en la unión neuromuscular, disponibles para la unión de la acetilcolina. El bloqueo directo de los receptores por parte de anticuerpos, el aumento del recambio del receptor mediado por los anticuerpos y la lesión de la membrana postsináptica mediada por el complemento pueden contribuir a la disminución de los RACh. Tejido anómalo del timo está frecuentemente implicado.

Los signos incluyen ptosis, visión borrosa, diplopía, disfagia, disartria y debilidad generalizada de las extremidades. La *crisis miasténica* es una progresión hacia la debilidad muscular grave y a la insuficiencia respiratoria que suele requerir apoyo ventilatorio. Las anomalías cardíacas incluyen bloqueos de rama, fibrilación auricular y miocarditis focal.

Se sabe que la *miastenia neonatal transitoria* ocurre en los recién nacidos de mujeres con MG activa, con problemas de alimentación y dificultad respiratoria inmediatamente después del parto. La prueba del edrofonio se utiliza para diagnosticar la MG con alta sensibilidad. Las pruebas serológicas, las tomografías y las pruebas electrofisiológicas conforman un estudio completo de la MG. El tratamiento está dirigido tanto al control de los síntomas como a la inmunomodulación.

Los inhibidores de la acetilcolinesterasa (IACE), como la piridostigmina, reducen al mínimo los síntomas de la MG al aumentar la acetilcolina disponible en los sitios de unión neuromuscular. La administración excesiva del fármaco puede generar efectos colaterales colinérgicos graves, o *crisis colinérgica*, caracterizada por hipersalivación, calambres abdominales, bradicardia y debilidad. La plasmaféresis y la inmunoglobulina intravenosa pueden proporcionar alivio a corto plazo. La terapia crónica incluye esteroides e inmunosupresores no esteroideos. Se recomienda la *timectomía* para los pacientes con MG con timomas.[3]

A. Síndrome miasténico (síndrome de Lambert-Eaton)

El síndrome miasténico de Lambert-Eaton (SMLE) es un trastorno neuromuscular autoinmunitario de la transmisión, mediado por anticuerpos contra los canales del calcio dependientes del voltaje en la terminal nerviosa motora presináptica, lo que produce una reducción de la liberación de acetilcolina. Se caracteriza por la debilidad de las extremidades proximales, la disfunción autonómica, como la sequedad de boca, y la disminución de los reflejos tendinosos profundos. A diferencia de la MG, el ejercicio en el SMLE podría aliviar repentinamente los síntomas. El SMLE es una enfermedad paraneoplásica, a menudo asociada con el cáncer pulmonar de células pequeñas. El aumento de la liberación presináptica de neurotransmisores con la 3,4-diaminopiridina se considera el pilar del tratamiento.

V. Síndrome de Guillain-Barré (polirradiculoneuritis)

El *síndrome de Guillain-Barré* (SGB) es un trastorno autoinmunitario caracterizado por el inicio agudo o subagudo de debilidad del músculo esquelético ascendente, o parálisis de las piernas, que se produce en el contexto de una infección vírica o bacteriana. Esta enfermedad inflamatoria y desmielinizante multifocal suele producir diversos grados de disfunción autonómica. La debilidad de los músculos respiratorios es frecuente durante los casos graves del SGB. El tratamiento es principalmente de apoyo.[4]

A. Abordaje anestésico

La desmielinización multifocal y la atrofia muscular por desuso en el SGB prohíben el uso de succinilcolina debido al riesgo de una hipercalemia potencialmente mortal La relajación muscular esperada a causa de los fármacos no despolarizantes puede ser muy variable e impredecible, por lo que debe evitarse. Es frecuente la labilidad del sistema nervioso autónomo, que puede dar lugar a respuestas hiperdinámicas e hipodinámicas a los estímulos o a cambios transitorios de la precarga, respectivamente; por tanto, el apoyo hemodinámico debe ser juicioso.

VI. Enfermedades del sistema nervioso central

A. Esclerosis múltiple

La *esclerosis múltiple* (EM) es un trastorno inflamatorio desmielinizante, multifocal, causado por cambios neurodegenerativos autoinmunitarios que conducen a deficiencias neurológicas progresivamente irreversibles. El curso clínico se caracteriza por cambios subagudos, recidivantes y remitentes que se correlacionan con la penetración de la barrera hematoencefálica de los linfocitos T activados, con la subsiguiente desmielinización y edema multifocal de las sustancias gris y blanca (**fig. 17-1**).

La EM tiene un pico de incidencia entre los 20 y 40 años de edad. Los signos y síntomas pueden ser vagos o específicos y suelen estar determinados por el sitio neurológico focalmente afectado. Los síntomas incluyen cefalea, fatiga y depresión. Los síntomas sensoriales, como el entumecimiento y las parestesias, son frecuentes.

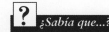

? *¿Sabía que...?*

Además de la debilidad muscular respiratoria, el SGB se acompaña de una labilidad del sistema nervioso autónomo, que puede dar lugar a respuestas hiperdinámicas o hipodinámicas.

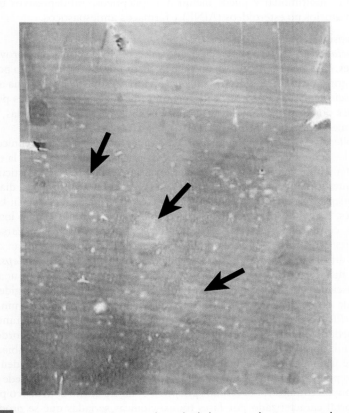

Figura 17-1 En la sustancia blanca subcortical de un paciente con esclerosis múltiple se muestran múltiples áreas de desmielinización pequeñas, irregulares y parcialmente confluentes (*flechas*). La mielina normal intacta se tiñe de azul en esta sección teñida con azul rápido de Luxol (Strayer DS, Saffitz JE, Rubin E. *Rubin's Pathology.* 8.ª ed. Philadelphia, PA: Wolters Kluwer; 2020, fig. 32-74).

La parálisis parcial de los miembros inferiores es un síntoma motor frecuente que suele correlacionarse con lesiones de la médula espinal anterior. La pérdida de la visión, la diplopía, el nistagmo y las anomalías papilares reflejan la afectación de los nervios craneales. El diagnóstico se basa en la anamnesis y la evaluación clínica, que se basan en imágenes de resonancia magnética para caracterizar las lesiones focales desmielinizantes, a menudo clínicamente silenciosas. El líquido cefalorraquídeo puede demostrar la producción de inmunoglobulina intratecal.

Las estrategias de tratamiento están evolucionando para centrarse en la recaída aguda y el control sintomático. Los corticoesteroides pueden acelerar la recuperación clínica aguda. El intercambio de plasma elimina los anticuerpos dañinos para tratar las recaídas. El interferón β y el acetato de glatirámero bloquean la presentación del antígeno para reducir al mínimo los episodios de recaída-remisión. La mitoxantrona, un fármaco antineoplásico, reduce las cifras de linfocitos para retrasar la progresión a la fase degenerativa secundaria. El tratamiento sintomático suele estar determinado por la naturaleza difusa de la EM. La fatiga intensa es usual y debe ser tratada rápidamente con estimulantes del sistema nervioso central, como la amantadina. El cribado rutinario y el tratamiento temprano de la depresión son importantes dada la propensión de esta enfermedad a afectar la calidad de vida. El tratamiento de la espasticidad requiere tanto fisioterapia como medicamentos antiespásticos. La implantación de una bomba de baclofeno intratecal se reserva para los casos graves. El dolor suele deberse a diversos factores, como el dolor neuropático, el indirecto de la EM y el relacionado con el tratamiento. En consecuencia, el control del dolor es multimodal y puede incluir antiepilépticos, antidepresivos tricíclicos, antiinflamatorios no esteroideos (AINE) y fármacos antiespásticos.

> **?** **¿Sabía que...?**
>
> En la EM, el dolor es causado por una variedad de mecanismos; por tanto, el mejor tratamiento es utilizar analgesia multimodal.

B. Epilepsia

La *epilepsia* es un trastorno caracterizado por crisis repentinas, no provocadas y recurrentes. Una crisis epiléptica es un síntoma neurológico caracterizado por un ataque transitorio de descargas electroneuronales rítmicas, que da lugar a una alteración de la consciencia y a trastornos de la función cerebral. Las convulsiones pueden ser provocadas por factores como alteraciones metabólicas, o no provocadas, debido a una enfermedad cerebral intrínseca.

Las epilepsias y las convulsiones son en su mayoría diagnósticos clínicos que se basan en la anamnesis, la exploración física, las pruebas de laboratorio, la electroencefalografía y las técnicas de neuroimagen. Investigar el episodio paroxístico, los desencadenantes y el potencial de recurrencia ayuda a excluir o confirmar el diagnóstico.

Las epilepsias se dividen a grandes rasgos en *focal* y *generalizada*. En las epilepsias focales, las condiciones patológicas generalmente localizadas, como los tumores cerebrales, conducen a descargas corticales focales que pueden generalizarse y reclutar otras regiones corticales. En las epilepsias generalizadas se desarrollan descargas corticales difusas que afectan la corteza y bilateralmente. La *crisis de epilepsia mayor* es el tipo más reconocido de epilepsia generalizada. Se caracteriza por una pérdida de la consciencia seguida de varios minutos de una *fase tónica* de rigidez corporal, seguida de una *fase clónica* de contracciones repetitivas y que termina en una *fase poscrítica* prolongada de letargia y retorno de la consciencia. Durante la fase tónica puede producirse retención de la respiración, incontinencia, mordedura de lengua, temblores y taquicardia sinusal. Durante estas convulsiones también pueden producirse traumatismos, neumonía por aspiración y arritmias. Se pueden emplear benzodiazepinas o propofol para acabar con la actividad convulsiva. Puede ser necesario el apoyo ventilatorio. El *estado epiléptico* es un trastorno convulsivo potencialmente mortal caracterizado por fases tónico-clónicas seriadas que se producen sin retorno de la consciencia. Si no se trata, se puede desarrollar hiperpirexia, hipoxia y choque de forma aguda. Existen múltiples factores de riesgo precipitantes, como el tumor cerebral y la intoxicación por drogas. Los objetivos del tratamiento deben ser los cuidados de apoyo, el cese de las convulsiones y la prevención. La intubación endotraqueal debe realizarse para proteger la vía respiratoria. La fenitoína intravenosa puede utilizarse para la profilaxis de la recurrencia de las convulsiones. Las convulsiones resistentes al tratamiento pueden requerir una infusión de benzodiazepinas o propofol; incluso puede ser necesaria anestesia general.[5]

C. Enfermedad de Alzheimer

La *demencia* es una enfermedad neurodegenerativa, crónica e irreversible, que se caracteriza por un declive constante de la función cognitiva que afecta la memoria, el comportamiento y la función ejecutiva y que, con el tiempo, degrada las actividades cotidianas y la interacción social. La *enfermedad de Alzheimer* (EA) es la causa más frecuente de demencia. Las placas seniles y los ovillos neurofibrilares son las señas de identidad de la EA. Los IACE se consideran la primera línea de farmacoterapia para tratar el deterioro cognitivo relacionado con la deficiencia colinérgica central en la EA. Los efectos colaterales de la estimulación colinérgica durante el tratamiento con los IACE incluyen hipotensión, bradicardia y broncoconstricción. Las interacciones farmacológicas con los IACE y los relajantes musculares pueden dar lugar a una parálisis prolongada con la succinilcolina y una resistencia a la relajación muscular con la *N*-metil-D-aspartato.[6]

D. Enfermedad de Parkinson

La *enfermedad de Parkinson* (EP) es un trastorno neurodegenerativo del movimiento caracterizado por un desequilibrio acetilcolina-dopamina causado por la pérdida de células productoras de dopamina en la sustancia negra. Se trata de un diagnóstico clínico confirmado por las características motoras y no motoras en ausencia de antecedentes farmacológicos pertinentes. Las características motoras más frecuentes de la EP son los temblores en reposo, la rigidez, la bradicinesia, la inestabilidad postural, la postura flexionada o la incapacidad para moverse. Las características no motoras incluyen el deterioro cognitivo, los trastornos neuropsiquiátricos, las alteraciones sensitivas, los trastornos del sueño y la disfunción autonómica.

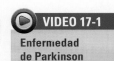
VIDEO 17-1
Enfermedad de Parkinson

El tratamiento médico está determinado por factores como la edad de inicio, las fluctuaciones de los síntomas, la respuesta a la dopamina y la fase final de la enfermedad. La *levodopa* sigue siendo la forma más eficaz de tratamiento oral para los síntomas motores. Se metaboliza mucho y puede causar náuseas e hipotensión. El uso de la levodopa a largo plazo puede producir confusión, discinesia y un escaso alivio de los síntomas. La metabolización hepática y los efectos colaterales periféricos suelen reducirse combinando levodopa con carbidopa, un *inhibidor de la descarboxilasa*. El pramipexol, el ropinirol y la bromocriptina son *agonistas dopaminérgicos* que se utilizan cuando la respuesta a la levodopa disminuye. Los efectos colaterales incluyen alucinaciones y confusión. La selegilina y la rasagilina son *inhibidores de la monoaminooxidasa B* utilizados para aumentar las concentraciones de dopamina. La *estimulación cerebral profunda* mediante electrodos implantados es una opción de tratamiento quirúrgico.

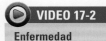
VIDEO 17-2
Enfermedad de Parkinson y estimulación cerebral profunda

VII. Trastornos hereditarios

A. Hipertermia maligna

La *hipertermia maligna* (HM) es un trastorno hipermetabólico autosómico dominante desencadenado por los anestésicos volátiles halogenados y la succinilcolina. Las principales características diagnósticas de la HM son hipercapnia inexplicable, taquicardia, rigidez muscular, acidosis, hipertermia e hipercalemia. El trastorno es variable en su presentación. Una mutación del gen del receptor de la rianodina (RYR, *ryanodine receptor*) es la causa en la mayoría de los casos. La precipitación de la HM en los pacientes genéticamente susceptibles se produce cuando el RYR, un tipo de canal del calcio situado en la membrana del retículo sarcoplasmático, se activa durante una exposición a un fármaco desencadenante, lo que ocasiona una tremenda liberación de calcio intracelular dentro del músculo esquelético.

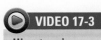
VIDEO 17-3
Hipertermia maligna

La detección y el tratamiento son fundamentales para la supervivencia. Si se sospecha de HM, los fármacos desencadenantes deben suspenderse de inmediato. El dantroleno debe administrarse por vía intravenosa, con una dosis inicial de 2.5 mg/kg, repitiendo la dosis según sea necesario. La HM puede ser letal si no se trata. La rabdomiólisis y la hipercalemia deben tratarse con reposición de la volemia y diuresis. El enfriamiento debe ser instituido inmediatamente con la vigilancia de la coagulopatía. El soporte ventilatorio debe mantenerse hasta que el paciente se estabilice. En los Estados Unidos, una vez que se logre esto último, se debe contactar con la línea de atención de la Malignant Hyperthermia Association. La recurrencia de la HM es posible, por lo que los pacientes deben ser supervisados hasta por 72 h.

La prueba de contracción *in vitro* se usa para analizar la presencia de contracción de las fibras musculares durante la exposición al halotano y a la cafeína. Es el estándar para el diagnóstico de la susceptibilidad a la HM. Las pruebas genéticas pueden realizarse con un asesoramiento adecuado a los pacientes sobre las implicaciones de los resultados de las pruebas. Los individuos susceptibles a la HM que tengan previsto someterse a una intervención quirúrgica deben disponer de un aparato para anestesia completamente purgado, tanto si el paciente va a recibir anestesia general como si no. Deben evitarse los fármacos desencadenantes. Se debe considerar la anestesia general intravenosa total si no es posible la anestesia regional.[7]

B. Porfiria

Las *porfirias* son un grupo de deficiencias enzimáticas que producen una alteración de la biosíntesis del hemo y del citocromo P450, así como una acumulación concomitante de metabolitos nocivos. La *porfiria intermitente aguda* (PIA) es una de las porfirias más graves. Se trata de una deficiencia de la porfobilinógeno-deaminasa que da lugar a síntomas neuropsiquiátricos y abdominales inespecíficos. Los síntomas incluyen dolor abdominal intenso, vómitos, convulsiones, taquicardia y debilidad generalizada. Los factores desencadenantes son la infección, el ayuno, el etanol y los medicamentos, incluidos los barbitúricos, el etomidato y la fenitoína. El tratamiento de los síntomas implica la interrupción de los desencadenantes y la infusión de hemina. El trasplante de hígado se reserva para los pacientes con PIA que implica ataques graves y recurrentes (**fig. 17-2**).

C. Trastornos de la colinesterasa

La deficiencia de la seudocolinesterasa (PChE) es un trastorno hereditario o adquirido que da lugar a una incapacidad para metabolizar eficazmente sustratos de ésteres específicos. La parálisis prolongada después de un procedimiento anestésico con

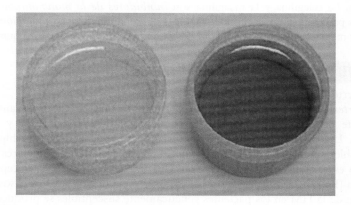

Figura 17-2 Orina de un paciente con porfiria cutánea tardía (*derecha*) y de un paciente con excreción normal de porfirina (*izquierda*) (Rich MW. *Porphyria cutanea tarda*. Postgrad Med. 1999;105:208–214).

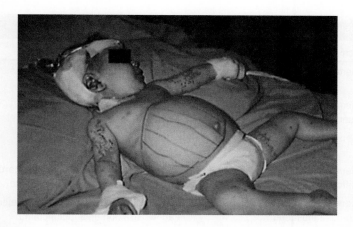

Figura 17-3 Niño de 25 meses de edad con enfermedad de von Gierke. Obsérvese la hepatomegalia y los xantomas eruptivos en los brazos y las piernas. El niño está en el tercer percentil de estatura y peso, lo que indica un retraso en el crecimiento (Lieberman MA, Ricer R. *Lippincott's Illustrated Q&A Review of Biochemistry.* Wolters Kluwer Health/Lippincott Williams & Wilkins; 2010. Reproducida con autorización).

la succinilcolina suele revelar esta deficiencia. También se observa un retraso en la metabolización con el uso del mivacurio, la cocaína, la cloroprocaína, la procaína y la tetracaína. La deficiencia de esta esterasa hepática puede deberse a mutaciones del gen PChE o enfermedades sistémicas, como hepatopatías graves, insuficiencia renal, carcinomas y desnutrición grave. La actividad de la PChE y las pruebas de inhibición de la dibucaína pueden utilizarse para identificar a los individuos con alto riesgo de parálisis prolongada luego de la administración de succinilcolina.

D. Glucogenosis

Las *glucogenosis* son un grupo inusual de alteraciones hereditarias de la producción y la metabolización del glucógeno que dan lugar a un almacenamiento excesivo de este. La hipoglucemia, la cetoacidosis metabólica y la disfunción de órganos infiltrados son habituales en la mayoría de los tipos de glucogenosis. Existen numerosos tipos de glucogenosis, cada uno con un conjunto único de características basadas en factores como la mutación enzimática y las características clínicas (**fig. 17-3, tabla 17-1**).

E. Osteogénesis imperfecta

La *osteogénesis imperfecta* (OI) es un trastorno hereditario del tejido conjuntivo que produce un defecto en la síntesis del colágeno tipo I, que es fundamental para la resistencia de los huesos y los tejidos. Las fracturas óseas pediátricas por traumatismos mínimos, la esclerótica azul y los antecedentes familiares de OI suelen ser adecuados para el diagnóstico. Las manifestaciones cardiovasculares de la OI incluyen disecciones arteriales e insuficiencia de las válvulas aórtica y mitral. Existen varios tipos de OI, clasificados por tipo, tipo de transmisión hereditaria y características clínicas.

VIII.   Anemias

A. Anemias por insuficiencia nutricional

Las anemias por insuficiencia nutricional se deben a la insuficiencia de algún componente alimentario necesario para el crecimiento y el desarrollo, siendo las más frecuentes las insuficiencias de complejo vitamínico B y de hierro. La anemia megaloblástica es una característica de las insuficiencias de folato y vitamina B_{12} (cobalamina). La *insuficiencia de folato* está asociada con la desnutrición, el abuso crónico de alcohol y los medicamentos que interfieren con la metabolización del folato.

Tabla 17-1 Tipos de glucogenosis

Tipo	Mutación enzimática	Características clínicas
Tipo I (enfermedad de von Gierke)	Deficiencia de glucosa-6-fosfatasa	Hipoglucemia, acidosis y convulsiones
Tipo II (enfermedad de Pompe)	Deficiencia de glucosidasa ácida lisosómica	Infantil; miocardiopatía infiltrante
Tipo III (enfermedad de Forbes o Cori)	Deficiencia de isoamilasa	Hepatomegalia, debilidad muscular y miocardiopatía
Tipo IV (enfermedad de Andersen)	Deficiencia de la enzima ramificadora del glucógeno	Hepatoesplenomegalia, cirrosis, miocardiopatía, hipotonía y retraso en el crecimiento
Tipo V (enfermedad de McArdle)	Deficiencia de la glucógeno-fosforilasa muscular	Rabdomiólisis y mioglobinuria tras el ejercicio o la administración de succinilcolina
Tipo VI (enfermedad de Hers)	Deficiencia de fosforilasa hepática	Benigna; hipoglucemia leve, hepatomegalia
Tipo VII (enfermedad de Tarui)	Deficiencia de fosfofructocinasa muscular	Calambres musculares, intolerancia al ejercicio y mioglobinuria episódica
Tipo IX	Deficiencia de la glucógeno-fosforilasa-cinasa hepática	Hipotonía, baja estatura y mioglobinuria de esfuerzo
Tipo XI (síndrome de Fanconi-Bickel)	Deficiencia de la enzima transportadora de glucosa	Hepatomegalia, hipoglucemia en ayuno, baja estatura y acidosis tubular renal proximal
Tipo 0	Deficiencia de la glucógeno-sintasa hepática	Hipoglucemia cetósica grave en ayuno, baja estatura, convulsiones y retraso grave del desarrollo

La *insuficiencia de cobalamina* clínicamente evidente se presenta con signos de enfermedad desmielinizante. Las características incluyen una neuropatía periférica con pérdida de la propiocepción y de la sensación de la vibración en los miembros inferiores. La insuficiencia de cobalamina clínicamente evidente se debe en la mayoría de los casos a *anemia perniciosa*, una pérdida autoinmunitaria del factor intrínseco de las células parietales gástricas, necesario para la unión de la cobalamina. La exposición al óxido nitroso puede interferir con la metabolización de la cobalamina en los pacientes susceptibles. La *insuficiencia de hierro* da lugar a una anemia microcítica e hipocrómica, asociada con una ingesta deficiente de hierro, absorción deficiente de hierro, pérdida crónica de sangre o inflamación sistémica. El tratamiento de las tres anemias por insuficiencia nutricional implica la administración de suplementos y la reversión de las causas que las producen.

B. Anemias hemolíticas

Las anemias hemolíticas son todas las anemias, heredadas o adquiridas, causadas por la hemólisis de los eritrocitos. Las características frecuentes de presentación de todas las anemias hemolíticas son ictericia, esplenomegalia, aumento del recuento de reticulocitos e hiperbilirrubinemia. La *esferocitosis hereditaria* es un trastorno hereditario caracterizado por eritrocitos frágiles y esféricos que son propensos a romperse durante el tránsito y el secuestro esplénico. Otra manifestación es la colelitiasis. Las recomendaciones de tratamiento incluyen la esplenectomía, la vacunación antineumocócica preesplenectomía y la colecistectomía profiláctica.

Las *anemias hemolíticas inmunitarias* pueden ser causadas por la autoinmunidad, la aloinmunidad y las reacciones a fármacos. Las *anemias hemolíticas autoinmunitarias* (AHAI) pueden tener una causa primaria, generalmente idiopática, o una secundaria, que se divide en enfermedades por aglutininas frías y febriles. La AHAI por aglutininas febriles puede ser ocasionada por leucemias, linfomas, esclerodermia y artritis reumatoide. La AHAI por aglutininas frías puede ser desencadenada por infecciones y por la exposición a temperaturas bajas. Las *anemias por hemólisis inmunitaria inducida por fármacos* pueden subdividirse en reacciones de hipersensibilidad tipos II y III. La penicilina y la metildopa α pueden dar lugar a una reacción tipo II, en la que el fármaco se une a los eritrocitos, desencadenando una destrucción mediada por anticuerpos. Los fármacos conocidos por desencadenar potencialmente una reacción del complejo inmunitario tipo III incluyen las cefalosporinas, las hidroclorotiazidas, la isoniazida y la tetraciclina. La enfermedad hemolítica del recién nacido, o incompatibilidad del anticuerpo Rh, es el ejemplo más reconocido de una *enfermedad hemolítica por aloinmunidad.*

C. Insuficiencia de la glucosa-6-fosfato deshidrogenasa

La glucosa-6-fosfato deshidrogenasa (G6PD, *glucose-6-phosphate dehydrogenase*) es una enzima de mantenimiento ubicua, ligada al cromosoma X y presente en los eritrocitos y otros tipos de células, la cual es esencial para la vía de la pentosa fosfato que genera dinucleótido de nicotinamida y adenina para la resistencia al estrés oxidativo. Una reacción de anemia hemolítica aguda, no inmunitaria, a infecciones ordinarias, medicamentos o ingestión de habas puede ser el signo de presentación de la insuficiencia de la G6PD. Los anestésicos locales aminoésteres y el nitroprusiato pueden desencadenar *metahemoglobinemia* en los pacientes con insuficiencia de G6PD.

D. Hemoglobinopatías

Las hemoglobinopatías son un grupo de enfermedades de los eritrocitos, predominantemente genéticas, causadas por una producción aberrante de hemoglobina. La drepanocitosis y la talasemia son las hemoglobinopatías más relevantes desde el punto de vista clínico. La *drepanocitosis* es causada por un defecto autosómico recesivo del gen de la globina β que da lugar a una hemoglobina estructuralmente anómala, denominada *hemoglobina S.* Los eritrocitos afectados por la hemoglobina S son propensos a la «falciformación» y a la destrucción prematura. La drepanocitosis produce complicaciones multisistémicas agudas y crónicas. Los ataques agudos, dolorosos y potencialmente mortales de la drepanocitosis, denominados *crisis drepanocítica*, pueden producirse espontáneamente o ser desencadenados por factores de estrés sistémicos, como la deshidratación, la hipoxia y las infecciones.

Las manifestaciones de la crisis drepanocítica incluyen la crisis vasooclusiva, el síndrome torácico agudo, la crisis de secuestro esplénico y la crisis aplásica. Los eritrocitos aglutinados obstruyen los capilares y causan isquemia tisular dolorosa e infarto, lo que se denomina *crisis vasooclusiva.* Esta es la complicación más frecuente de la drepanocitosis. El tratamiento consiste en opiáceos i.v., reposición de líquidos y transfusión de sangre. El síndrome torácico agudo es una manifestación potencialmente mortal de la drepanocitosis, en la que la inflamación o infección pulmonar desencadenan infartos pulmonares localizados que progresan hasta la muerte si no se aplica un tratamiento de apoyo adecuado. Los signos clínicos incluyen disnea aguda, dolor de tórax, tos e hipoxia. Debe instaurarse rápidamente una terapia con líquidos intensiva, opiáceos i.v. y exanguinotransfusión. La hipoxia grave puede requerir soporte ventilatorio. La *crisis de secuestro esplénico* es un agrandamiento esplénico agudo debido al secuestro de eritrocitos anómalos, lo que produce dolor abdominal intenso, anemia e hipotensión. El tratamiento es sobre todo de apoyo con terapia con líquidos y transfusión de sangre. La infección por el parvovirus B19, una enfermedad predominantemente pediátrica, puede desencadenar una *crisis aplásica* en los adultos con drepanocitosis, con una profunda disminución de la eritropoyesis que ocasiona una anemia potencialmente mortal.

El tratamiento profiláctico en la drepanocitosis con penicilina oral, vacunación antineumocócica e hidroxiurea tiene por objeto reducir las infecciones y la recurrencia de las crisis drepanocíticas.

La *talasemia* es un grupo diverso de trastornos autosómicos recesivos causados por una síntesis insuficiente de globina α o β. Las *talasemias β*, en orden de gravedad clínica, incluyen la talasemia mayor, la talasemia intermedia y la talasemia menor. La *talasemia mayor* suele presentarse en la primera infancia con anemia y retraso en el desarrollo. Con el tiempo, los jóvenes adultos supervivientes desarrollan anemia grave, deformidades faciales y de los huesos largos hipertróficas, así como disfunción multiorgánica secundaria por la hemocromatosis grave relacionada con las transfusiones. La siderosis cardíaca puede producir insuficiencia cardíaca congestiva y arritmias. La disfunción endocrina extensa puede presentarse como hipopituitarismo, hipotiroidismo, hipoparatiroidismo, diabetes e insuficiencia suprarrenal. Las infecciones son frecuentes debido a la inmunodeficiencia secundaria de la hemocromatosis, las infecciones transmitidas por la sangre y la esplenomegalia. El tratamiento primario incluye transfusiones de sangre periódicas y terapia de quelación del hierro.

IX. Colagenopatías vasculares

A. Artritis reumatoide

La *artritis reumatoide* es una enfermedad crónica y autoinmunitaria caracterizada por una inflamación sistémica que afecta principalmente las articulaciones sinoviales periféricas, lo que produce una artritis dolorosa simétrica. En los pacientes se desarrolla una eventual deformidad articular, erosión del cartílago y anquilosamiento o rigidez articular. La *subluxación atlantoaxial* es un hallazgo radiográfico oculto frecuente. Los signos clínicos de afectación articular prolongada, el análisis del líquido sinovial, las pruebas de diagnóstico por imagen, la presencia de marcadores serológicos de artritis reumatoide, como el factor reumatoide, y los marcadores inflamatorios inespecíficos, como la velocidad de sedimentación globular y la proteína C reactiva, apoyan el diagnóstico. La afectación extraarticular es frecuente e imprevisible. La inflamación crónica probablemente contribuye a acelerar la enfermedad ateroesclerótica, la miocarditis, la pericarditis y las valvulopatías. La cardiopatía isquémica es la causa más frecuente de muerte. La enfermedad pulmonar reumatoide puede manifestarse como pleuritis, nódulos pulmonares, enfermedad pulmonar intersticial e hipertensión pulmonar. La vasculitis reumatoide puede causar lesiones orgánicas generalizadas, concretamente insuficiencia renal y accidente cerebrovascular (ictus) isquémico.

Los tratamientos para la artritis reumatoide se dividen en términos generales en AINE, corticoesteroides, fármacos antirreumáticos modificadores de la enfermedad (FAME) y FAME biológicos. La *prednisona* se utiliza durante las reagudizaciones o hasta que se optimice el tratamiento con los FAME. A pesar de los riesgos del uso de los corticoesteroides a largo plazo, muchos pacientes con artritis reumatoide siguen recibiendo un tratamiento crónico con prednisona. El *metotrexato* es el fármaco principal del tratamiento con los FAME. La enfermedad pulmonar intersticial inducida por fármacos es un riesgo conocido del metotrexato en el tratamiento de la artritis reumatoide. Otros FAME son leflunomida, hidroxicloroquina y sulfasalazina. Los FAME biológicos tienen como diana las moléculas de la superficie celular y las citocinas para bloquear la cascada de inflamación. Las infecciones y las reacciones de hipersensibilidad son las complicaciones más graves asociadas con el tratamiento con FAME.[8]

B. Lupus eritematoso sistémico

El *lupus eritematoso sistémico* (LES) es un trastorno autoinmunitario en el que los complejos inmunitarios formados por autoanticuerpos y antígenos solubles, también conocidos como *hipersensibilidad tipo III*, se depositan en diversos órganos, produciendo inflamación y lesiones tisulares. Las características clínicas del LES y la detección de anticuerpos antinucleares suelen confirmar el diagnóstico.

El tiempo de presentación y los síntomas son variables. Las mialgias y la fatiga son síntomas habituales. Un «eritema vespertilio» fotosensible sobre la eminencia malar es característico del LES. La mayoría de los pacientes experimentan una poliartritis de leve a grave. La glomerulonefritis lúpica, si no se trata, puede producir enfermedad renal terminal y muerte. La pericarditis y la pleuritis son manifestaciones frecuentes de LES. La enfermedad oclusiva vascular puede presentarse con un fenómeno de Raynaud, un ictus isquémico agudo o un infarto de miocardio.

Las opciones de tratamiento actuales han reducido la morbilidad y la mortalidad. Los corticoesteroides y la hidroxicloroquina son los tratamientos de primera línea para los brotes agudos. La inflamación, el dolor crónico y las artralgias suelen controlarse con AINE. Para tratar la glomerulonefritis grave se utilizan potentes fármacos inmunodepresores como la ciclofosfamida o el micofenolato.

C. Esclerosis sistémica

La *esclerosis sistémica*, o esclerodermia, es un infrecuente trastorno autoinmunitario caracterizado por una microvasculopatía destructiva multisistémica y fibrosis de los órganos. El engrosamiento de la piel es el signo físico más evidente, mientras que el fenómeno de Raynaud suele ser el signo de presentación asociado con la esclerodermia. Tradicionalmente, la presencia del síndrome CREST (calcinosis, fenómeno de Raynaud, dismotilidad esofágica, esclerodactilia y telangiectasia [*Calcinosis, Raynaud phenomenon, Esophageal dysmotility, Sclerodactyly, Telangiectasia*]) se ha utilizado para el diagnóstico. La optimización de la calidad de vida, la prevención de lesiones en los órganos y el retraso de la progresión de la enfermedad son los objetivos del tratamiento. Los dedos isquémicos dolorosos se tratan con bloqueadores de los canales del calcio, control del estrés y evitando las bajas temperaturas. La enfermedad cutánea activa puede tratarse con inmunodepresores como el micofenolato o la ciclofosfamida. Deben evitarse los corticoesteroides para la enfermedad cutánea, ya que pueden ocasionar una crisis renal de esclerodermia, manifestada por hipertensión aguda e insuficiencia renal oligúrica. El problema más frecuente en la esclerodermia es la disfunción gastrointestinal. La disfagia, la dismotilidad esofágica, la estenosis esofágica, el reflujo gastroesofágico y el retraso en el vaciado gástrico se tratan con inhibidores de la bomba de protones y procinéticos. La miocarditis y las anomalías de la conducción suelen ser silenciosas. Pueden utilizarse bloqueadores de los canales del calcio y otros vasodilatadores para preservar la función cardíaca. La enfermedad pulmonar es la principal causa de muerte en la esclerodermia.

D. Miopatías inflamatorias

Las miopatías inflamatorias son un grupo poco frecuente de trastornos musculares caracterizados por inflamación y debilidad muscular. La *dermatomiositis* (DM) y la *polimiositis* (PM) son los subtipos predominantes de miopatías inflamatorias. Ambas afecciones se consideran trastornos autoinmunitarios, con una presentación aguda o subaguda, generalmente después de una infección sistémica. Las características de presentación de la PM incluyen dolor y debilidad muscular, que suele afectar a los músculos de las extremidades proximales, la parte posterior del cuello, la faringe y la laringe. Los músculos oculares no se ven afectados. La DM tiene una presentación similar, excepto que el inicio puede ser más grave con características dérmicas adicionales: enrojecimiento de los párpados, edema periorbitario y erupción eritematosa escamosa que afecta la cara y la superficie extensora de las extremidades. La necrosis muscular y las células inflamatorias en la biopsia del tejido muscular confirman el diagnóstico. Las complicaciones tanto de la PM como de la DM incluyen miocardiopatía, insuficiencia respiratoria, disfagia y neumonía por aspiración.

X. Trastornos cutáneos

A. Epidermólisis ampollosa

La *epidermólisis ampollosa* (EA) es un grupo de trastornos cutáneos poco frecuentes, adquiridos o hereditarios, que dan lugar a una fragilidad epidérmica debida a anomalías en la integridad de la membrana basal de la piel y las mucosas. La tensión de cizallamiento en la piel puede ocasionar el desprendimiento de la capa epidérmica y la formación de ampollas dolorosas. Puede desarrollarse una disfunción multiorgánica, como la miocardiopatía, según el subtipo de EA. Las estenosis esofágicas pueden ser incapacitantes y ocasionar desnutrición y disfagia. Los pacientes con EA tienen riesgo de sufrir una infección bacteriana secundaria y un carcinoma de células escamosas.[9]

B. Pénfigo vulgar

El *pénfigo vulgar* (PV) es un trastorno cutáneo autoinmunitario que produce la pérdida de adhesión de los queratinocitos debido a los anticuerpos dirigidos a las desmogleínas 1 y 3. Este trastorno se caracteriza por la formación de ampollas epidérmicas dolorosas que se desarrollan inmediatamente después de un mínimo roce de la piel. Esta reacción de hipersensibilidad puede ser desencadenada por muchos medicamentos, como los inhibidores de la enzima convertidora de la angiotensina, el nifedipino y la penicilina. Las lesiones bucales dolorosas son habituales. Los corticoesteroides son una terapia eficaz para el PV.

 Para más información e interactividad, consulte las videoconferencias interactivas (en inglés) y la infografía «Visto de cerca», disponibles en el libro electrónico gratuito complementario de este texto. Las instrucciones de acceso se encuentran detrás de la portada.

Referencias

1. Segura LG, Lorenz JD, Weingarten TN, et al. Anesthesia and Duchenne or Becker muscular dystrophy: review of 117 anesthetic exposures. *Paediatr Anaesth*. 2013;23(9):855-864.
2. Bandschapp O, Iaizzo PA. Pathophysiologic and anesthetic considerations for patients with myotonia congenita or periodic paralyses. *Paediatr Anaesth*. 2013;23(9):824-833.
3. Blichfeldt-Lauridsen L, Hansen BD. Anesthesia and myasthenia gravis. *Acta Anaesthesiol Scand*. 2012;56(1):17-22.
4. Turakhia P, Barrick B, Berman J. Pre-operative management of the patient with chronic disease: patients with neuromuscular disorder. *Med Clin North Am*. 2013;97(6):1015-1032.
5. Shorvon S. The historical evolution of, and the paradigms shifts in, the therapy of convulsive status epilepticus over the past 150 years. *Epilepsia*. 2013;54(6):64-67.
6. Seitz DP, Shah PS, Herrmann N, Beyene J, Siddiqui N. Exposure to general anesthesia and risk of Alzheimer's disease: a systematic review and meta-analysis. *BMC Geriatr*. 2011;11:83.
7. Stowell KM. DNA testing for malignant hyperthermia: the reality and the dream. *Anesth Analg*. 2014;118(2):397-406.
8. Samanta R, Shoukrey K, Griffiths R. Rheumatoid arthritis and anaesthesia. *Anaesthesia*. 2011;66(12):1146-1159.
9. Nandi R, Howard R. Anesthesia and epidermolysis bullosa. *Dermatol Clin*. 2010;28(2):319-324.

HIPERTERMIA MALIGNA

VISTO DE CERCA

La hipertermia maligna (HM) es una alteración genética en la que el paciente desarrolla un estado hipermetabólico letal cuando es expuesto a los anestésicos volátiles o a la succinilcolina

Signos y síntomas de HM

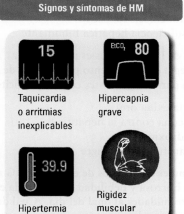

Taquicardia o arritmias inexplicables

Hipercapnia grave

Hipertermia

Rigidez muscular

Este síndrome es causado por un receptor de rianodina anómalo en el músculo esquelético que, cuando es activado por un fármaco desencadenante, produce una liberación intracelular masiva de Ca^{2+}. Esto se manifiesta como rigidez muscular y, con el tiempo, degradación del músculo que causa rabdomiólisis

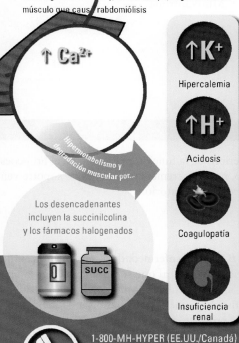

↑ Ca^{2+}

Hipermetabolismo y degradación muscular por...

Los desencadenantes incluyen la succinilcolina y los fármacos halogenados

↑K$^+$ Hipercalemia

↑H$^+$ Acidosis

Coagulopatía

Insuficiencia renal

1-800-MH-HYPER (EE.UU./Canadá)
001-209-417-3722 (resto del mundo)

TRATAMIENTO

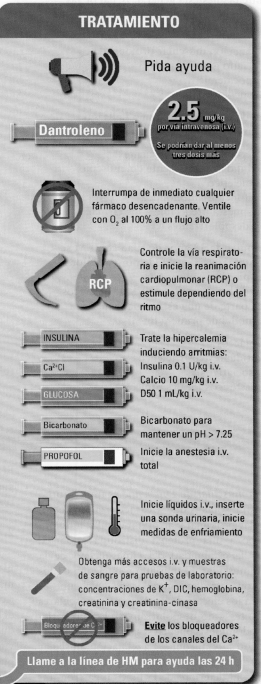

Pida ayuda

Dantroleno

2.5 mg/kg por vía intravenosa (i.v.)
Se podrían dar al menos tres dosis más

Interrumpa de inmediato cualquier fármaco desencadenante. Ventile con O$_2$ al 100% a un flujo alto

RCP

Controle la vía respiratoria e inicie la reanimación cardiopulmonar (RCP) o estimule dependiendo del ritmo

INSULINA
Ca^{2+}Cl
GLUCOSA

Trate la hipercalemia induciendo arritmias:
Insulina 0.1 U/kg i.v.
Calcio 10 mg/kg i.v.
D50 1 mL/kg i.v.

Bicarbonato

Bicarbonato para mantener un pH > 7.25

PROPOFOL

Inicie la anestesia i.v. total

Inicie líquidos i.v., inserte una sonda urinaria, inicie medidas de enfriamiento

Obtenga más accesos i.v. y muestras de sangre para pruebas de laboratorio: concentraciones de K$^+$, DIC, hemoglobina, creatinina y creatinina-cinasa

Bloqueadores de Ca^{2+}

Evite los bloqueadores de los canales del Ca^{2+}

Llame a la línea de HM para ayuda las 24 h

Infografía de: Naveen Nathan MD

Preguntas

1. Un niño de 9 años de edad con distrofia muscular de Duchenne es sometido a una apendicectomía. El paciente recibe vecuronio durante la anestesia general. ¿Cuál de las siguientes condiciones puede ocurrir en el período postoperatorio inmediato?

   A. Relajación muscular prolongada
   B. Vaciado gástrico rápido
   C. Hipocalemia
   D. Broncoespasmo

2. ¿Cuál de los siguientes es un hallazgo frecuente en los pacientes con SGB?

   A. Infección micótica reciente
   B. Debilidad descendente del músculo esquelético
   C. Disfunción autonómica
   D. Respuesta predecible a los fármacos no despolarizantes

3. Una mujer de 33 años de edad con EM se presenta para ser evaluada por un dolor leve en las piernas, con recaídas y remisiones. ¿Cuál de las siguientes clases de fármacos forma parte de una estrategia analgésica multimodal de primera línea?

   A. Opiáceos
   B. Antidepresivos tricíclicos
   C. Disociativos
   D. Anestésicos locales tópicos

4. ¿Cuál de las siguientes enfermedades sistémicas puede inducir una deficiencia adquirida de la PChE?

   A. Neumonía adquirida en la comunidad
   B. Crisis epilépticas
   C. Cetoacidosis diabética
   D. Insuficiencia hepática fulminante

5. ¿Cuál de las siguientes es parte de una estrategia de tratamiento profiláctico de rutina para los pacientes con drepanocitosis?

   A. Cefalexina oral
   B. Vacuna contra la hepatitis B
   C. Hidroxiurea
   D. Transfusión de sangre

6. Una mujer de 32 años de edad con MG refiere visión borrosa y debilidad generalizada en las extremidades al final del día. ¿Cuál de los siguientes medicamentos es el más apropiado para administrar?

   A. Cafeína
   B. Piridostigmina
   C. 3,4-diaminopiridina
   D. Mitoxantrona

Respuestas

1. A

La *distrofia muscular de Duchenne* es un trastorno ligado al cromosoma X que se caracteriza por debilidad muscular proximal y atrofia muscular indolora que se debe a una proteína distrofina anómala, esencial en la estabilidad del citoesqueleto de la membrana muscular. El músculo esquelético en los pacientes con distrofia muscular de Duchenne es susceptible a los efectos de los relajantes musculares despolarizantes y no despolarizantes. La hipercalemia y la rabdomiólisis pueden ser inducidas inadvertidamente con succinilcolina. La relajación muscular prolongada puede ocurrir con los fármacos no despolarizantes. El deterioro de la función gastrointestinal es frecuente, lo que ocasiona un retraso en el vaciado gástrico y un mayor riesgo de aspiración.

El deterioro de la función pulmonar, no el broncoespasmo, puede incrementar el riesgo de soporte ventilatorio postoperatorio.

2. C

El *SGB* es una enfermedad desmielinizante inflamatoria y multifocal que se caracteriza por la aparición aguda o subaguda de debilidad ascendente del músculo esquelético o parálisis de las piernas, que se produce en el contexto de una infección vírica o bacteriana. En los casos graves de SGB puede producirse una inestabilidad hemodinámica debido a la disfunción autonómica. La respuesta a los relajantes musculares no despolarizantes puede ser imprevisible.

3. B

El control del dolor en la EM se basa en una estrategia analgésica multimodal en la que se utilizan medicamentos con distintos mecanismos de acción. Los antidepresivos tricíclicos, los antiepilépticos, los AINE y los fármacos antiespasmódicos son la clase frecuente de fármacos que se utilizan en esta estrategia analgésica. En general, los opiáceos no se recomiendan como tratamiento de primera línea para los síndromes de dolor neuropático, como el de la EM. La depresión es frecuente en los pacientes con EM. Los disociativos, como la ketamina, se han utilizado como terapia alternativa para la depresión resistente al tratamiento. Los anestésicos locales tópicos tienen un papel limitado en los síndromes neuropáticos.

4. D

La deficiencia adquirida de la PChE altera la metabolización de los sustratos de ésteres a través de una reducción de la actividad de la PChE. El hígado es una fuente importante de esta esterasa hepática. La insuficiencia hepática fulminante conlleva una reducción significativa de la función hepática y, por tanto, una metabolización prolongada de los ésteres administrados. Ni la neumonía, ni las crisis epilépticas, ni la cetoacidosis diabética producen una reducción de la esterasa hepática.

5. C

La *drepanocitosis* es una hemoglobinopatía hereditaria que ocasiona complicaciones multisistémicas agudas y crónicas debido a una hemoglobina estructuralmente anómala denominada *hemoglobina S* o *hemoglobina falciforme*. La penicilina oral, la vacunación antineumocócica y la hidroxiurea son tratamientos preventivos en la drepanocitosis para reducir las infecciones y la recurrencia de las crisis drepanocíticas. La transfusión de sangre es el pilar del tratamiento de las complicaciones agudas de la drepanocitosis. Aunque la vacuna contra la hepatitis B se recomienda para los pacientes de alto riesgo, como los que padecen una hepatopatía crónica, no se considera un tratamiento profiláctico para aquellos con drepanocitosis. La *cefalexina* oral es una cefalosporina utilizada para la infección activa.

6. B

La *MG* es una enfermedad autoinmunitaria que se caracteriza por la debilidad del músculo esquelético debido a una reducción de los RACh postsinápticos funcionales en la unión neuromuscular. La *piridostigmina* es un inhibidor de la acetilcolinesterasa que reduce los síntomas al aumentar la concentración de acetilcolina disponible en los puntos de unión neuromuscular. La 3,4-diaminopiridina se utiliza como tratamiento de primera línea para los pacientes con SMLE. La *mitoxantrona* es un fármaco antineoplásico utilizado para retrasar la progresión a la fase degenerativa secundaria de la EM. La *cafeína* es un estimulante del sistema nervioso central de consumo habitual que no se considera un tratamiento para las enfermedades autoinmunitarias.

18 Función endocrina

Shamsuddin Akhtar

I. Fisiología integrada

Las hormonas desempeñan un papel esencial en el mantenimiento de la homeostasis.[1-4] Las hormonas se clasifican químicamente en esteroideas y no esteroideas. Las hormonas esteroideas son lipófilas y pueden atravesar la membrana celular para actuar directamente en las vías citoplasmáticas (**fig. 18-1**). Se transportan en el plasma unidas a globulinas específicas (albúmina y otras proteínas plasmáticas) y tienen semividas más largas (de horas a incluso días) en comparación con las hormonas no esteroideas.

Las hormonas no esteroideas incluyen catecolaminas, péptidos, proteínas o glucoproteínas. Son hidrófilas y, por tanto, incapaces de atravesar la membrana celular y requieren receptores específicos de membrana para ejercer su efecto. Estas hormonas no suelen estar unidas a proteínas plasmáticas, tienen inicios de acción rápidos (minutos), semividas más cortas (minutos) y una metabolización más rápida. Algunas hormonas se segregan de forma continua, mientras que otras lo hacen a manera de pulsos (cortisol).

II. Eje hipotálamo-hipófisis

Junto con el hipotálamo, la *hipófisis* se considera una glándula endocrina maestra. La información procedente de varias regiones del cerebro se transmite a núcleos específicos del hipotálamo, que secretan factores liberadores u hormonas específicas que regulan la función hipofisaria.[5] La hipófisis se compone de dos partes: la hipófisis anterior y la posterior.

A. Hipófisis anterior

La hipófisis anterior segrega tirotropina, corticotropina, gonadotropinas (lutropina y folitropina), somatotropina y prolactina. Estas hormonas afectan a su vez a la glándula tiroidea, la corteza suprarrenal, las gónadas, los huesos y las glándulas mamarias, respectivamente. La producción y la liberación de las hormonas de la hipófisis anterior están controladas por *hormonas liberadoras* (p. ej., hormona liberadora de hormona estimulante del tiroides o tiroliberina), que son producidas por el hipotálamo. Las hormonas de la hipófisis anterior se liberan en la circulación sistémica y ejercen sus efectos en sus órganos diana (**fig. 18-2**).

B. Hipófisis posterior

La hipófisis posterior es una prolongación del hipotálamo. Produce dos hormonas: *oxitocina* y *vasopresina* (*hormona antidiurética* [**ADH**, *antidiuretic hormone*]) (*véase* fig. 18-2).[1]

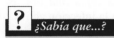

? ¿Sabía que...?

La hormona tiroidea es una hormona no esteroidea; sin embargo, se comporta más como una hormona esteroidea.

? ¿Sabía que...?

La secreción excesiva de la somatotropina, generalmente procedente de un adenoma hipofisario, da lugar a acromegalia o gigantismo. La acromegalia se produce si hay un exceso de somatotropina *después* del cierre epifisario. El gigantismo se produce si hay exceso de somatotropina *antes* del cierre epifisario (**tabla 18-1**).

▶ VIDEO 18-1

Tumores hipofisarios

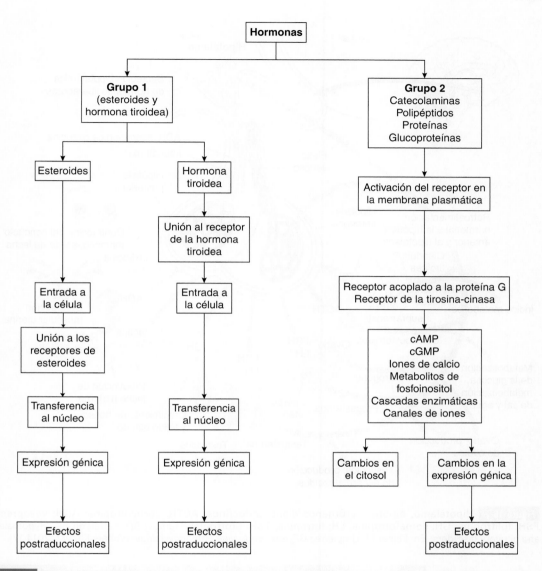

Figura 18-1 Fisiología integrada de las hormonas esteroideas y no esteroideas. cAMP: monofosfato de adenosina cíclico; cGMP: monofosfato de guanosina cíclico.

1. Diabetes insípida

La deficiencia de vasopresina (*diabetes insípida [DI] central*) o la resistencia a sus efectos en los túbulos renales (DI nefrógena) ocasiona una incapacidad para absorber agua en los túbulos renales y los conductos colectores.[2,3] El paciente produce litros de orina diluida al día. La DI central puede desarrollarse de forma aguda tras una cirugía intracraneal, un traumatismo craneal, tumores intracraneales e infecciones. Si la pérdida de agua no se complementa, ya sea con un aumento de la ingesta de agua o con la administración exógena, puede producirse deshidratación grave, hiperosmolalidad, hipernatremia, colapso cardiovascular, estupor y coma. En la DI central, la administración de la desmopresina, un análogo de la vasopresina, produce la absorción de agua en los túbulos renales y los conductos colectores, y también la concentración de la orina. Esto no se observa en la DI nefrógena, ya que los riñones son resistentes al efecto de la desmopresina. La DI central puede tratarse con la administración de desmopresina. Las consideraciones perioperatorias se detallan en la **tabla 18-2**.

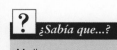

? **¿Sabía que...?**

Medicamentos como el litio y el antiviral foscarnet pueden causar DI nefrógena.

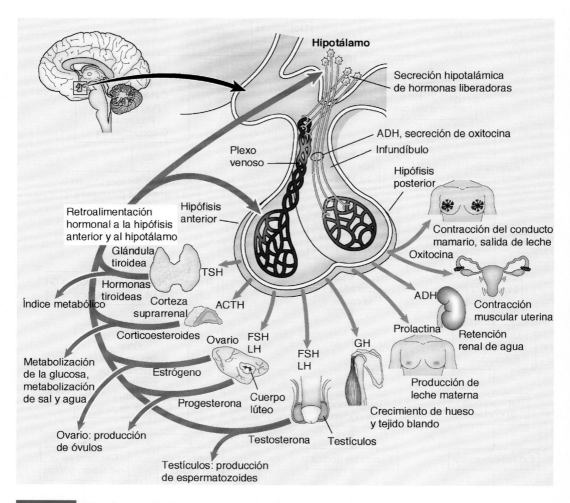

Figura 18-2 Hipotálamo, hipófisis y órganos diana endocrinos. ACTH: corticotropina; ADH: vasopresina; FSH: folitropina; GH: somatotropina; LH: lutropina; TSH: tirotropina (Turbow SD, Patterson BC. Hypothalamic and pituitary disorders. En: Felner EI, Umpierrez GF, eds. *Endocrine Pathophysiology.* Wolters Kluwer; 2014:17).

Tabla 18-1 Problemas durante la anestesia asociados con la acromegalia
Hipertrofia de los tejidos esqueléticos, conjuntivos y blandos
Agrandamiento de la lengua y de la epiglotis (obstrucción de las vías respiratorias superiores)
Aumento de la incidencia de intubación difícil
Engrosamiento de las cuerdas vocales (ronquera; considerar intubación traqueal con el paciente despierto)
Parálisis recurrente del nervio laríngeo (estiramiento)
Disnea o estridor (estrechamiento subglótico)
Atrapamiento de nervios o arterias periféricos
Hipertensión
Diabetes mellitus

Adaptada de Endocrine function. En: Barash PG, Cullen BF, Stoelting RK, et al, eds. *Handbook of Clinical Anesthesia.* 7.ª ed. Wolters Kluwer/Lippincott Williams & Wilkins; 2013.

Tabla 18-2 Diabetes insípida: implicaciones para la anestesia

Cuadro clínico: hipovolemia, hiperosmolalidad, alteraciones electrolíticas, hipotensión y arritmias cardíacas

Tratamiento: líquidos (solución salina hipotónica), reposición de electrólitos según la indicación

Farmacológico: vasopresina 0.1-0.2 U/h i.v.; desmopresina 2-4 μg/día, 10 μg por vía intranasal en una fosa nasal al día, hasta 40 μg/día o 40 μg divididos en dos o tres dosis diarias por vía i.v.

i.v.: intravenosa.

2. Síndrome de secreción inadecuada de la hormona antidiurética

La secreción excesiva (o inadecuada) de la vasopresina es una respuesta omnipresente después de un traumatismo o una intervención quirúrgica, provoca un exceso de absorción de agua por los riñones. La absorción de agua en caso de exceso de sodio produce la dilución del sodio sérico (hiponatremia), también la disminución de la osmolalidad sérica y de la concentración de la orina. En determinados estados patológicos (p. ej., insuficiencia cardíaca congestiva o cirrosis) la activación del sistema renina-angiotensina puede dar lugar al *síndrome de secreción inadecuada de la hormona antidiurética* (*SIADH, syndrome of inappropriate antidiuretic hormone secretion*). La hiponatremia en el contexto de una orina concentrada sugiere fuertemente SIADH. El tratamiento típico es la restricción de líquidos, diuréticos y control de cualquier condición precipitante. La hiponatremia grave (valores < 120 mEq/L) es una urgencia médica. Ocasiona cambios en el estado mental (confusión, somnolencia, convulsiones). Los pacientes con hiponatremia aguda grave suelen ser tratados con pequeños bolos de solución salina hipertónica (3%). Los antagonistas de la arginina-vasopresina (tolvaptán, conivaptán) están disponibles, pero tienen un papel limitado en el tratamiento del SIADH. Las consideraciones perioperatorias se detallan en la **tabla 18-3**.

III. Glándula tiroidea

La glándula tiroidea es una de las mayores glándulas endocrinas. Segrega tres hormonas: tiroxina (T_4), triyodotironina (T_3) y calcitonina (que participa en la homeostasis del calcio). La T_4 y la T_3 están bajo el estricto control de la tirotropina (TSH, *thyroid-stimulating hormone*) de la hipófisis (**fig. 18-3**).[3]

A. Metabolismo de las hormonas tiroideas

La tirosina y el yodo son necesarios para formar T_4 y T_3 (*véase* fig. 18-3). El yodo absorbido en el tubo digestivo se convierte en yoduro y se transporta y concentra en la glándula tiroidea. La tirosina, que está unida a la tiroglobulina, es entonces yodada mediante un complejo proceso para producir T_4 y, en menor medida, T_3 (*véase* fig. 18-3).

Tabla 18-3 Síndrome de secreción inadecuada de la hormona antidiurética: implicaciones para la anestesia

Cuadro clínico: hiponatremia, aumento del sodio urinario y de la osmolaridad. El sodio sérico < 115 mEq/L provoca convulsiones

Tratamiento: restringir los líquidos i.v., los diuréticos, utilizar solución salina normal o hipertónica y corregir la concentración sérica de sodio lentamente (< 12 mEq/24 h)

i.v., intravenosos.

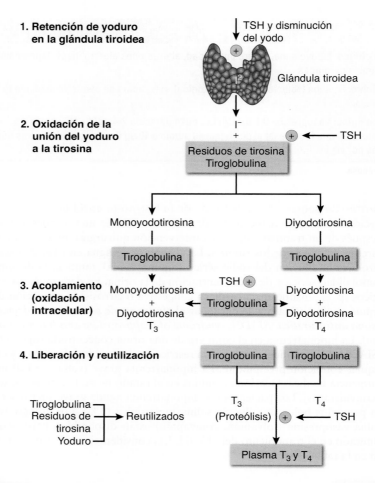

Figura 18-3 La biosíntesis de la hormona tiroidea consta de cuatro etapas: 1) organificación, 2) unión, 3) acoplamiento y 4) liberación. T_3: triyodotironina; T_4: tiroxina; **TSH:** tirotropina (Schwartz JJ, Akhtar S, Rosenbaum SH. Endocrine function. En: Barash PG, Cahalan MK, Cullen BF, et al, eds. *Clinical Anesthesia*. 8.ª ed. Wolters Kluwer; 2018:1327-1356, fig. 47-1).

La mayor parte de la T_3 se produce fuera de la glándula tiroidea mediante la conversión de la T_4. La T_4 retroalimenta a la hipófisis y al hipotálamo, también disminuye la secreción de TSH, lo que lleva a las hormonas tiroideas. La T_4 y la T_3 son lipófilas y se unen en un 99.8% a la albúmina, a la globulina fijadora de tiroxina y a la prealbúmina. Solo la pequeña fracción libre de la hormona ejerce un efecto biológico. La T_4 y la T_3 se metabolizan en el hígado, los riñones y muchos otros tejidos. Los glucocorticoides, la dopamina, la somatostatina y el estrés disminuyen la secreción de TSH.

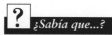
¿Sabía que...?

La glándula tiroidea produce 20 veces más T_4 que T_3. Sin embargo, la T_3 es la forma más potente y menos ligada a las proteínas que produce la preponderancia de los efectos clínicos.

B. Efectos fisiológicos de las hormonas tiroideas

La T_3 y la T_4 aumentan el consumo de oxígeno de los órganos diana. Las hormonas tiroideas incrementan la metabolización de los hidratos de carbono, las grasas y las proteínas y son esenciales para el crecimiento normal. Aumentan el gasto cardíaco al incrementar la frecuencia cardíaca y la contracción miocárdica, también potencian el efecto de las catecolaminas circulatorias. Aumentan los receptores adrenérgicos β y disminuyen los receptores adrenérgicos α cardíacos.

Tabla 18-4 Pruebas de la función tiroidea

	Tiroxina libre	Triyodotironina libre	Tirotropina (THS)
Hipertiroidismo	Elevada	Elevada	Normal a baja
Hipotiroidismo primario	Baja	Normal a baja	Elevada
Hipotiroidismo secundario	Baja	Baja	Baja
Eutiroideo enfermo	Normal	Baja	Normal
Embarazo	Elevada	Normal	Normal

Adaptada de Endocrine function. En: Barash PG, Cullen BF, Stoelting RK, et al, eds. *Handbook of Clinical Anesthesia.* 7.ª ed. Wolters Kluwer/Lippincott Williams & Wilkins; 2013.

C. Pruebas de la función tiroidea

Las anomalías de la función tiroidea se observan tanto en las enfermedades tiroideas como en las no tiroideas (**tabla 18-4**). El paso inicial para evaluar la función tiroidea es medir la TSH y la T_4 libre (fT_4, *free T_4*).[3] Una TSH extremadamente baja en el contexto de una fT_4 alta indica hipertiroidismo; una TSH alta y una fT_4 baja, hipotiroidismo.

D. Hipertiroidismo

El *hipertiroidismo* se caracteriza por nerviosismo, pérdida de peso, diarrea, intolerancia al calor, sudoración, taquicardia y aumento de la presión diferencial (debido a la vasodilatación). Los pacientes que presentan síntomas de hipertiroidismo no controlado deben ser tratados médicamente antes de la cirugía electiva. El tratamiento médico consiste en disminuir la producción de hormonas tiroideas y atenuar los síntomas hiperadrenérgicos. Los bloqueadores β disminuyen los síntomas adrenérgicos (taquicardia, aumento del gasto cardíaco), mientras que el propiltiouracilo y el metimazol compiten con la tirosina por el yoduro y, por tanto, bloquean la producción de T_3 y T_4. En situaciones agudas se puede administrar yodo exógeno, que disminuye la producción de hormonas tiroideas. La crisis tiroidea aguda es una urgencia médica. Los pacientes pueden presentarla o desarrollarla de manera intraoperatoria. El tratamiento de la tirotoxicosis se detalla en la **tabla 18-5**.

Después de un control adecuado de los síntomas del hipertiroidismo, se puede realizar la escisión quirúrgica de la glándula tiroidea. El yodo radiactivo inhibe la glándula tiroidea y ocasiona una pérdida progresiva de su función. La pérdida de la función tiroidea debe tratarse con levotiroxina exógena.

E. Hipotiroidismo

Los pacientes con *hipotiroidismo* presentan vasoconstricción periférica, actividad mental deficiente, intolerancia al frío y aumento de peso. El hipotiroidismo se trata con levotiroxina exógena. Los pacientes con síntomas graves deben ser tratados antes de los procedimientos electivos. En esta situación se puede utilizar T_3, que tiene un inicio de acción más rápido. Estos individuos son sumamente sensibles a los medicamentos sedantes y pueden desarrollar rápidamente colapso cardiorrespiratorio. El tratamiento del coma mixedematoso requiere fármacos inótropos, la administración de T_4 o T_3 intravenosa, líquidos, hidrocortisona y soporte ventilatorio (*véase* tabla 18-5).

F. Prioridades anestésicas en la cirugía de la glándula tiroidea

La anestesia general con tubo endotraqueal se usa para la cirugía de la glándula tiroidea.[2,3] Es posible encontrarse de forma inesperada con una vía respiratoria difícil en el 5-8% de los casos. Durante la resección de la glándula tiroidea, la *lesión del nervio*

Tabla 18-5 Urgencias tiroideas perioperatorias (tirotoxicosis y coma mixedematoso)

Tratamiento de la crisis tiroidea

Líquidos i.v.

Yoduro de sodio: 250 mg por vía oral o i.v. cada 6 h

Propiltiouracilo: 500-1 000 mg de dosis de carga por vía oral o por sonda nasogástrica, luego 250 mg cada 4 h por vía oral o por sonda nasogástrica

Hidrocortisona: 300 mg i.v. en bolo, luego 100 mg i.v. cada 8 h

Propranolol: 60-80 mg cada 4 h por vía oral o infusión de esmolol ajustada para tal efecto

Mantas refrigerantes y paracetamol (acetaminofeno): se pueden utilizar 25 mg i.v. de meperidina cada 4-6 h para tratar o prevenir los escalofríos

Diltiazem: insuficiencia cardíaca congestiva con fibrilación auricular y respuesta ventricular rápida

Tratamiento del coma mixedematoso

Intubación traqueal y ventilación controlada de los pulmones según sea necesario

Levotiroxina: 200-300 µg i.v. durante 5-10 min, luego 100 µg i.v. cada 24 h

Hidrocortisona: 100 mg i.v., luego 25 mg i.v. cada 6 h

Terapia de líquidos y electrólitos guiada por las mediciones de electrólitos en suero

Ambiente cálido para conservar el calor corporal

i.v.: intravenoso.

Adaptada de Endocrine function. En: Barash PG, Cullen BF, Stoelting RK, et al, eds. *Handbook of Clinical Anesthesia*. 7.ª ed. Wolters Kluwer/Lippincott Williams & Wilkins; 2013.

laríngeo recurrente es un riesgo. Las lesiones nerviosas unilaterales suelen manifestarse como ronquera y pueden tratarse de forma conservadora. La lesión del nervio laríngeo recurrente bilateral puede causar afonía y disnea (**tabla 18-6**). La compresión traqueal debida a un hematoma o una traqueomalacia (tras la extirpación de una gran tiroides) es una urgencia que puede requerir reintubación (*véase* cap. 20). Si las glándulas paratiroideas han sido resecadas o lesionadas inadvertidamente, puede desarrollarse una hipocalcemia entre 24 y 96 h después de la cirugía. Los signos y síntomas de la hipocalcemia incluyen espasmos del músculo esquelético o convulsiones.

IV.　Glándulas suprarrenales

A.　Corteza suprarrenal

La glándula suprarrenal se compone de dos partes: la corteza externa y la médula interna. La corteza se divide en tres zonas: *zona glomerular*, *zona fascicular* y *zona*

? **¿Sabía que...?**

El *signo de Chvostek* es una contracción del músculo facial producida por la estimulación del nervio facial al cruzar la glándula parótida. El *signo de Trousseau* es una contracción de los dedos y la muñeca después de la aplicación de un manguito de esfigmomanómetro inflado por encima de la presión arterial sistólica. Ambos son signos de hipocalcemia.

Tabla 18-6 Complicaciones de la cirugía de la glándula tiroidea

Crisis tiroidea: debe distinguirse de la hipertermia maligna, el feocromocitoma y la anestesia inadecuada; se desarrolla con mayor frecuencia en los pacientes con hipertiroidismo no diagnosticados o no tratados debido al estrés de la cirugía

Obstrucción de las vías respiratorias: hematoma en el cuello o traqueomalacia que causa obstrucción de las vías respiratorias

Daño al nervio laríngeo recurrente: puede haber ronquera si el daño es unilateral y afonía si el daño es bilateral

Hipoparatiroidismo: los síntomas de la hipocalcemia se desarrollan en 24-48 h e incluyen laringoespasmo

Adaptada de Endocrine function. En: Barash PG, Cullen BF, Stoelting RK, et al, eds. *Handbook of Clinical Anesthesia*. 7.ª ed. Wolters Kluwer/Lippincott Williams & Wilkins; 2013.

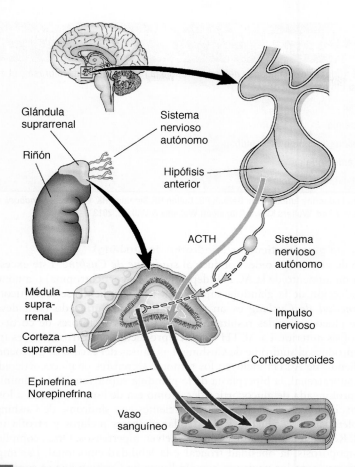

Glándula
suprarrenal

Riñón

Sistema
nervioso
autónomo

Hipófisis
anterior

ACTH

Sistema
nervioso
autónomo

Médula
supra-
rrenal

Impulso
nervioso

Corteza
suprarrenal

Corticoesteroides

Epinefrina
Norepinefrina

Vaso
sanguíneo

Figura 18-4 El eje hipotálamo-hipófisis controla muchas de las funciones de la glándula suprarrenal normal. La corteza responde a la corticotropina, mientras que la médula está bajo el control del sistema nervioso autónomo. ACTH: corticotropina (Hammel JA, Umpierrez GE. Adrenal gland disorders. En: Felner EI, Umpierrez GF, eds. *Endocrine Pathophysiology*. Wolters Kluwer; 2014:480).

reticular, que producen *mineralocorticoides, glucocorticoides* y *andrógenos,* respectivamente (**fig. 18-4**).[4-6] El precursor de todas las hormonas esteroideas es el colesterol, que se convierte en pregnenolona en las mitocondrias. La pregnenolona es transportada al citoplasma y luego es convertida por varias enzimas en hormonas esteroideas específicas. Los signos y síntomas de una función cortical suprarrenal anómala suelen ser el resultado de un exceso o una deficiencia de cortisol o aldosterona.

1. Efectos fisiológicos de los glucocorticoides

La producción y secreción de glucocorticoides está controlada por la *corticotropina* (ACTH, *adrenocorticotropic hormone*) de la hipófisis. Los glucocorticoides aumentan el catabolismo de las proteínas, la glucogenólisis, la gluconeogénesis y tienen efectos antiinflamatorios y antiinsulínicos. Son necesarios para que el glucagón y las catecolaminas tengan sus efectos metabólicos, así como para la reactividad vascular normal, la función neurológica y la excreción de agua.[7]

Tabla 18-7 Manifestaciones del exceso de glucocorticoides (síndrome de Cushing)
Obesidad troncal y extremidades delgadas (refleja la redistribución de la grasa y el desgaste del músculo esquelético)
Osteopenia
Hiperglucemia
Hipertensión (retención de líquidos)
Cambios emocionales
Susceptibilidad a infecciones

Adaptada de Endocrine function. En: Barash PG, Cullen BF, Stoelting RK, et al, eds. *Handbook of Clinical Anesthesia.* 7.ª ed. Wolters Kluwer/Lippincott Williams & Wilkins; 2013.

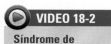

VIDEO 18-2

Síndrome de Cushing

2. Exceso de glucocorticoides (síndrome de Cushing)

El exceso de glucocorticoides conduce al *síndrome de Cushing*. Este exceso puede deberse a un aumento de la ACTH (dependiente de corticotropina) o a un aumento de la producción de la glándula suprarrenal (independiente de la corticotropina). La *enfermedad de Cushing* es un término específico utilizado para describir el exceso de glucocorticoides resultante de los tumores secretores de corticotropina en la hipófisis anterior. La ACTH ectópica producida por otros tumores (p. ej., de pulmón) produce el síndrome de Cushing. Las causas del exceso de glucocorticoides independientes de ACTH incluyen los tumores secretores de glucocorticoides de la glándula suprarrenal, la hiperplasia de la glándula suprarrenal o la administración exógena prolongada de glucocorticoides. Como era de esperar, debido a los efectos catabólicos de los glucocorticoides, los pacientes con síndrome de Cushing tienen gran intolerancia a la glucosa y desarrollan diabetes mellitus y atrofia muscular proximal. Retienen agua y, a menudo, se vuelven hipertensos. Otras complicaciones son la osteoporosis, la obesidad troncal y la labilidad emocional. Las implicaciones anestésicas para los pacientes con síndrome de Cushing que se someten a una adrenalectomía se detallan en la **tabla 18-7**.

3. Insuficiencia suprarrenal (enfermedad de Addison)

La deficiencia suprarrenal puede producirse por una insuficiencia suprarrenal primaria o por la falta de corticotropina suficiente procedente de la hipófisis (secundaria). Los pacientes pueden presentar síntomas inespecíficos (fatiga crónica, debilidad muscular, anorexia, pérdida de peso, náuseas, vómitos, diarrea). La *insuficiencia suprarrenal crónica* se diagnostica mediante la determinación de la respuesta del cortisol plasmático a una prueba de estimulación con corticotropina. La *enfermedad de Addison* se trata con glucocorticoides y mineralocorticoides exógenos diarios. La *insuficiencia suprarrenal aguda* (crisis de Addison) suele cursar con hipotensión, disminución del grado de consciencia y choque, requiere hidrocortisona intravenosa. Las implicaciones perioperatorias para los pacientes con crisis de Addison se detallan en la **tabla 18-8**.

Tabla 18-8 Insuficiencia suprarrenal (crisis de Addison): implicaciones de la anestesia
Cuadro clínico: en la crisis de Addison, hipotensión recurrente que requiere múltiples dosis de vasopresores, hipovolemia, hipocalemia e hiponatremia. En la enfermedad de Addison crónica debida a una insuficiencia suprarrenal primaria se observa una hiperpigmentación
Tratamiento: hidrocortisona 100 mg i.v., luego 100 mg cada 8 h o por infusión continua

i.v.: intravenosos.

Tabla 18-9 Comparación farmacología de los corticoesteroides

	Antiinflamatorios[a]	Mineralocorticoides[a]	Dosis equivalente aproximada (mg)	Semivida plasmática (min)	Duración del efecto (h)
Acción corta					
Hidrocortisona (cortisol)	1.0	1.0	20	90	8-12
Prednisona	4.0	0.25	5.0	60	12-36
Metilprednisolona	5.0	+/−	4.0	180	12-36
Acción prolongada					
Dexametasona	30	+/−	0.75	200	36-54

[a]Comparación de miligramos relativos con la hidrocortisona. Las propiedades de los glucocorticoides y mineralocorticoides se fijan en 1.0.

Adaptada de Endocrine function. En: Barash PG, Cullen BF, Stoelting RK, et al, eds. *Handbook of Clinical Anesthesia*. 7.ª ed. Wolters Kluwer/ Lippincott Williams & Wilkins; 2013 y Felner EI, Umpierrez GE. *Endocrine Pathophysiology*. Lippincott Williams & Wilkins; 2014:480.

4. Terapia con glucocorticoides exógenos

Los anestesiólogos deben estar familiarizados con las diferentes preparaciones de esteroides sintéticos que se utilizan terapéuticamente (**tabla 18-9**). La dexametasona, la betametasona y la triamcinolona no tienen actividad mineralocorticoide y suelen utilizarse por sus propiedades antiinflamatorias. La fludrocortisona tiene 12 veces más actividad mineralocorticoide que antiinflamatoria y se utiliza para complementar la actividad mineralocorticoide en la deficiencia suprarrenal. El cortisol (hidrocortisona) y la cortisona tienen igual actividad mineralocorticoide y glucocorticoide. La prednisona y la metilprednisona se utilizan generalmente para las enfermedades inmunitarias e inflamatorias.

5. Reposición de esteroides durante el período perioperatorio

Una de las principales consecuencias de la administración de esteroides exógenos es la supresión del *eje hipotálamo-hipofisario* (EHH).[2,4,8] Es poco probable que se produzca una supresión del EHH en un paciente que haya recibido menos de 1 semana de tratamiento con esteroides exógenos en dosis bajas. Se puede considerar que los pacientes que reciben más de 3 semanas de tratamiento con esteroides tienen un EHH suprimido, especialmente si consumen más de 20 mg/día de prednisona (o dosis equivalentes de otros esteroides). El EHH puede tardar entre 6 y 9 meses en normalizarse. Si los pacientes no reciben suplemento de esteroides en el período perioperatorio pueden presentar una crisis de Addison. Los pacientes que reciben 5 mg/día o menos de prednisolona no suelen requerir suplementos adicionales si han tomado su dosis habitual de la mañana antes de la cirugía. La suplementación perioperatoria de esteroides se basa en el estrés fisiológico esperado inducido por la cirugía.[8,9] Para las cirugías de alto riesgo se recomienda la dosis diaria habitual, más hidrocortisona 100 mg por vía intravenosa antes de la incisión, seguida de una infusión intravenosa continua de 200 mg de hidrocortisona en 24 h; para las de riesgo moderado a bajo, 50 mg en la inducción, seguidos de 25 mg cada 8 h en las siguientes 24 h, pueden ser suficientes (**tabla 18-10**).

6. Efectos fisiológicos de los mineralocorticoides

La *aldosterona* es el mineralocorticoide predominante y más potente producido por la glándula suprarrenal. Su liberación está controlada por la *angiotensina II*, la ACTH y el potasio sérico (**fig. 18-5**). La aldosterona es responsable de la absorción de sodio y agua desde los riñones para mantener un volumen intravascular adecuado. La disminución del volumen intravascular conduce a una reducción de la presión arteriolar aferente en la nefrona. Esto es percibido por el aparato yuxtaglomerular,

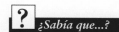

¿Sabía que...?

La producción diaria normal de cortisol es de 10-20 mg/día, pero puede alcanzar de 200-500 mg/día en períodos de estrés extremo (traumatismo).

Tabla 18-10 Cobertura con esteroides suplementarios
Para la cirugía de riesgo de menor a moderado: hidrocortisona 50 mg i.v. antes de la inducción de la anestesia seguidos de 25 mg cada 8 h durante 24 h
Para la cirugía de riesgo alto: dosis diaria habitual más hidrocortisona 100 mg i.v. antes de la incisión seguida de infusión i.v. continua de 200 mg de hidrocortisona en 24 h

i.v.: intravenosos.
Adaptada de Endocrine function. En: Barash PG, Cullen BF, Stoelting RK, et al, eds. *Handbook of Clinical Anesthesia.* 7.ª ed. Wolters Kluwer/Lippincott Williams & Wilkins; 2013.

que segrega *renina*, la cual convierte el angiotensinógeno circulante en angiotensina I, que a su vez es convertida en angiotensina II por la enzima convertidora de angiotensina en los pulmones. La angiotensina II es un potente estímulo para la secreción de aldosterona. La aldosterona actúa sobre los túbulos renales distales y favorece la absorción de sodio y agua, lo que conduce a la restitución del volumen intravascular. El sodio se intercambia por iones de potasio o hidrógeno en los túbulos distales.

7. Exceso de mineralocorticoides

El exceso de mineralocorticoides (aldosterona) ocasiona la absorción de sodio y la excreción de iones de potasio o hidrógeno en los túbulos renales. Esto produce hipertensión, debilidad muscular (debido a la disfunción contráctil del músculo esquelético), poliuria, tetania, hipocalemia y alcalosis metabólica. El exceso de aldosterona puede clasificarse en términos generales como hiperaldosteronismo primario o secundario. En el hiperaldosteronismo primario, las concentraciones elevadas de aldosterona se deben a un aumento de la producción de la corteza suprarrenal. El exceso de aldosterona puede ser consecuencia de una enfermedad suprarrenal primaria (*síndrome de Conn*), de una hiperplasia suprarrenal, de un adenoma o carcinoma suprarrenal o de un trastorno genético relacionado con la ACTH. En el hiperaldosteronismo primario, la actividad de la renina está disminuida y los pacientes rara vez presentan edema. En el hiperaldosteronismo secundario, que suele observarse en la insuficiencia cardíaca, la cirrosis y la nefrosis, el exceso de aldosterona es causado por el aumento de las concentraciones de renina. En estas condiciones, los riñones

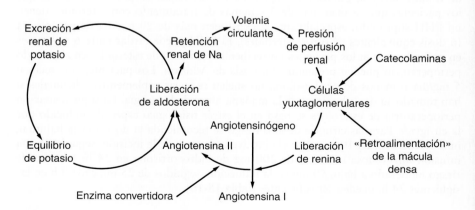

Figura 18-5 Interrelación de los ciclos de retroalimentación de volumen y potasio en la secreción de aldosterona (Schwartz JJ, Akhtar S, Rosenbaum SH. Endocrine function. En: Barash PG, Cahalan MK, Cullen BF, et al, eds. *Clinical Anesthesia.* 8.ª ed. Wolters Kluwer; 2018:1327-1356, fig. 47-3 y adaptada de Petersdorf RG, ed. *Harrison's Principles of Internal Medicine.* 10.ª ed. McGraw-Hill; 1983).

Tabla 18-11 Hiperaldostonerismo (síndrome de Conn): implicaciones para la anestesia
Cuadro clínico: hipertensión, hipocalemia, hipernatremia, hipomagnesemia, hipervolemia y supresión de la excreción de renina. La hipocalemia potencia los efectos de los bloqueadores neuromusculares no despolarizantes
Tratamiento: diuréticos ahorradores de potasio

perciben un volumen intravascular bajo, lo que desencadena la liberación de renina y, en última instancia, conduce a un aumento de la producción de angiotensina II y de la secreción de aldosterona. Los pacientes retienen sodio y agua para compensar el bajo volumen intravascular y desarrollan edema importante (**tabla 18-11**).

? *¿Sabía que...?*

Solo el encéfalo y la glándula suprarrenal tienen la enzima específica feniletanolamina *N*-metiltransferasa, que puede convertir la noradrenalina en adrenalina.

B. Médula suprarrenal

La médula suprarrenal produce predominantemente *adrenalina* y pequeñas cantidades de *noradrenalina* y *dopamina*. Las tres catecolaminas derivan del aminoácido tirosina. La feniletanolamina *N*-metiltransferasa suprarrenal es la enzima responsable de la conversión de noradrenalina en adrenalina. Esta enzima es inducida por los glucocorticoides; por tanto, estos últimos están intrínsecamente implicados en la producción y la función de las catecolaminas. Las concentraciones de adrenalina y noradrenalina aumentan significativamente durante y después de la cirugía (**fig. 18-6**).[10] Las catecolaminas tienen una semivida muy corta (2 min) y se metabolizan en *ácido vanililmandélico*, metanefrinas o normetanefrinas que se excretan en la orina (**fig. 18-7**).

1. Feocromocitoma

El *feocromocitoma* es un tumor poco frecuente de la glándula suprarrenal que produce catecolaminas, principalmente noradrenalina. Los pacientes presentan hipertensión

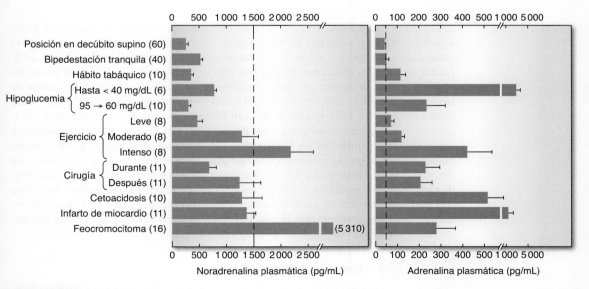

Figura 18-6 Concentraciones de noradrenalina y adrenalina en sangre venosa humana en varios estados fisiológicos y patológicos. Obsérvese que las escalas horizontales son diferentes. Los números a la izquierda entre paréntesis son el número de sujetos examinados. En cada caso, la *línea vertical discontinua* identifica la concentración plasmática umbral a la que se observan cambios fisiológicos detectables (Barrett KE, Barman SM, Boitano S, Brooks H. *Ganong's Review of Medical Physiology*. 24.ª ed. McGraw Hill Professional; 2012).

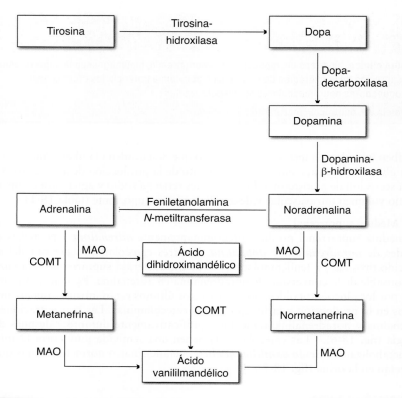

Figura 18-7 Síntesis y metabolización de las catecolaminas endógenas. COMT: catecol-O-metiltransferasa; MAO: monoaminooxidasa (Schwartz JJ, Akhtar S, Rosenbaum SH. Endocrine function. En: Barash PG, Cahalan MK, Cullen BF, et al, eds. *Clinical Anesthesia*. 8.ª ed. Wolters Kluwer; 2018:1327-1356, fig. 47-5).

sostenida o paroxística. Debido a la mayor vasoconstricción, los pacientes están significativamente agotados de volumen. El diagnóstico se establece midiendo las catecolaminas libres y el ácido vanililmandélico en una recolección de orina de 24 h. La mayoría de los feocromocitomas son adenomas solitarios y requieren resección quirúrgica. Los pacientes con feocromocitoma son tratados médicamente antes de la cirugía electiva. El objetivo básico del tratamiento médico es atenuar los síntomas hiperadrenérgicos. Inicialmente se utilizan *bloqueadores α* (fenoxibenzamina, antagonistas α_1), seguidos de *bloqueadores β* (labetalol, metoprolol). Los bloqueadores β deben utilizarse junto con los bloqueadores α, ya que el betabloqueo predominante puede ocasionar un efecto α sin oposición que puede empeorar la hipertensión.[11] La cirugía suele ser curativa. La α-metiltirosina es un fármaco que inhibe la producción de catecolaminas mediante la inhibición de la enzima tirosina-hidroxilasa. Se utiliza con mayor frecuencia en pacientes con enfermedad metastásica o en situaciones en las que la cirugía está contraindicada. Las implicaciones anestésicas para los pacientes con feocromocitoma se detallan en la **tabla 18-12**.

V.   Homeostasis del calcio

El calcio se encuentra en el plasma en tres estados: unido a albúmina (50%); unido a fosfato, a bicarbonato o a citrato (5-10%); y como calcio ionizado libre (40-45%) (**fig. 18-8**).[4] Es el *calcio ionizado* el que desempeña un papel fundamental en la regulación de la contracción muscular, la coagulación, la liberación de neurotransmisores y las funciones intracelulares de segundo mensajero. La concentración de calcio

Tabla 18-12 Feocromocitoma

Manifestaciones

Hipertensión sostenida (ocasionalmente paroxística) (cefaleas)

Arritmias cardíacas

Hipotensión ortostática (disminución del volumen sanguíneo)

Insuficiencia cardíaca congestiva

Miocardiopatía

Abordaje anestésico de los pacientes

Continuar con la terapia médica preoperatoria

Supervisión invasiva (catéter venoso central y arterial, ETE)

Asegurar una profundidad de anestesia adecuada antes de iniciar la laringoscopia directa para la intubación traqueal

Mantener la anestesia con opiáceos y un anestésico volátil

Controlar la presión arterial sistémica con nitroprusiato o fentolamina (el magnesio, la nitroglicerina y los antagonistas del calcio pueden ser fármacos vasodilatadores alternativos)

Controlar las taquiarritmias con propranolol, esmolol o labetalol

Anticiparse a la hipotensión por la ligadura del suministro de sangre venosa del tumor (tratar inicialmente con líquidos i.v. y vasopresores; la infusión continua de norepinefrina es una opción si es necesario)

ETE: ecocardiografía transesofágica ; i.v.: intravenoso.
Adaptada de Endocrine function. En: Barash PG, Cullen BF, Stoelting RK, et al, eds. *Handbook of Clinical Anesthesia*. 7.ª ed. Wolters Kluwer/Lippincott Williams & Wilkins; 2013.

ionizado se ve afectada por el pH y la temperatura de la sangre, los cuales alteran la unión del calcio a la albúmina. La alcalosis produce una disminución del calcio ionizado, mientras que la acidosis ocasiona su aumento.

La *hormona paratiroidea* (**PTH**, *parathyroid hormone*) es segregada por las glándulas paratiroideas y está intrínsecamente implicada en la regulación del calcio plasmático (**fig. 18-9**). La PTH mantiene la concentración extracelular de calcio a través de efectos directos sobre el hueso y los riñones. Desencadena la actividad osteoclástica en los huesos, ocasionando la liberación de calcio y fosfato. En los riñones, la PTH promueve la reabsorción de calcio y la excreción de fosfato en los túbulos distales. También favorece la síntesis de 1,25-dihidroxivitamina D, que aumenta la

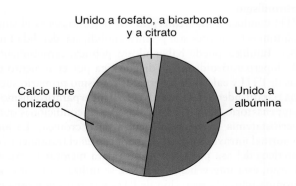

Figura 18-8 El calcio en el plasma se encuentra en tres formas: unido a albúmina, a fosfato o como calcio ionizado.

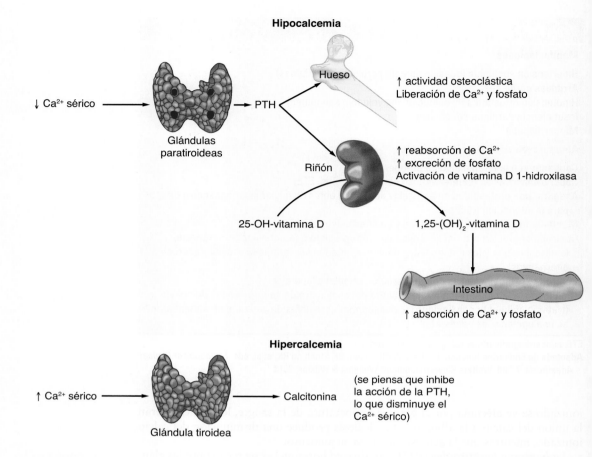

Figura 18-9 Metabolización y acción de la hormona paratiroidea (PTH) y de la vitamina D. 25-OH: 25-hidroxi-colecalciferol; 1,25(OH)$_2$: 1,25-dihidroxicolecalciferol (Schwartz JJ, Akhtar S, Rosenbaum SH. Endocrine function. En: Barash PG, Cahalan MK, Cullen BF, et al, eds. *Clinical Anesthesia*. 8.ª ed. Wolters Kluwer; 2018:1327-1356, fig. 47-2).

absorción intestinal de calcio y fosfato. La secreción de PTH está regulada principalmente por la concentración sérica de calcio ionizado.

A. Hiperparatiroidismo

El exceso de PTH conduce a *hipercalcemia*. La nefrolitiasis es el síntoma más frecuente. Otros síntomas frecuentes son poliuria, polidipsia, debilidad muscular generalizada y fatiga. También puede haber úlcera péptica, estreñimiento y molestias psiquiátricas. El hiperparatiroidismo se diagnostica por el aumento de las concentraciones séricas de PTH y calcio. El hiperparatiroidismo primario suele ser causado por un adenoma paratiroideo secretor de PTH. El hiperparatiroidismo secundario es un aumento compensatorio de la PTH y se observa en condiciones que causan hipocalcemia o hiperfosfatemia (p. ej., insuficiencia renal crónica). La hidratación con solución salina normal intravenosa es el primer paso en el tratamiento de la hipercalcemia. Los diuréticos del asa pueden utilizarse para mejorar la excreción renal de calcio; sin embargo, esta intervención rara vez se utiliza en la práctica contemporánea. La calcitonina inhibe la secreción de PTH y la resorción ósea osteoclástica y es eficaz durante 24-48 h, tras las cuales se desarrolla resistencia. También pueden

Tabla 18-13 Hiperparatiroidismo: implicaciones para la anestesia

Cuadro clínico: hipercalcemia, hipofosfatemia, hipovolemia, arritmias cardíacas y fracturas patológicas

Tratamiento: la corrección de la hipercalcemia (calcio preoperatorio > 14 mEq/L) puede requerir líquidos, diuréticos, diálisis y medicamentos (calcitonina, bisfosfonatos o glucocorticoides). Siga el electrocardiograma en busca de signos de concentraciones de calcio

utilizarse bisfosfonatos que disminuyen la actividad osteoclástica. Los glucocorticoides son eficaces para reducir la concentración de calcio sérico en algunas afecciones (sarcoidosis, neoplasias), pero desempeñan un papel mínimo en el tratamiento de la hipercalcemia primaria. La hipercalcemia grave debe ser tratada antes de la cirugía electiva. En los casos de adenoma benigno, la escisión quirúrgica es curativa. Las implicaciones de la hipercalcemia para la anestesia se detallan en la **tabla 18-13**.

B. Hipoparatiroidismo

El hipoparatiroidismo es una enfermedad relativamente infrecuente. En los lactantes y niños, suele ser el resultado de una condición genética. En los adultos, el hipoparatiroidismo se adquiere con mayor frecuencia por un daño iatrógeno o autoinmunitario de la glándula paratiroidea. Los pacientes con *hipoparatiroidismo* pueden presentar entumecimiento, parestesias, espasmos musculares, alteración del estado mental o trastornos del comportamiento. En raras ocasiones llegan a producirse convulsiones. Las manifestaciones cardiovasculares reflejan los efectos de la hipocalcemia e incluyen insuficiencia cardíaca congestiva, hipotensión y prolongación del intervalo QT. La hipocalcemia en el contexto de una PTH baja confirma el diagnóstico. El tratamiento consiste en la reposición de electrólitos con calcio oral o intravenoso y análogos de la vitamina D. Las manifestaciones clínicas de la hipocalcemia se detallan en la **tabla 18-14**.

C. Implicaciones anestésicas de la cirugía de paratiroides

La anestesia general con tubo endotraqueal o mascarilla laríngea se utiliza con mayor frecuencia para la cirugía de las glándulas paratiroideas. La anestesia regional puede utilizarse para las paratiroidectomías mínimamente invasivas. En algunos casos, se utiliza una prueba intraoperatoria rápida de PTH para permitir la confirmación de que la glándula hiperactiva se ha inhibido con éxito. Al igual que durante la cirugía de la glándula tiroidea, la *lesión del nervio laríngeo recurrente* es una preocupación y puede causar ronquera postoperatoria o afectación de las vías respiratorias. La *hipocalcemia* debida a *hipoparatiroidismo* puede desarrollarse después de la cirugía paratiroidea y puede requerir un suplemento intravenoso de calcio.

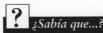

¿Sabía que...?

El propofol puede interferir con la prueba rápida de PTH y no debe utilizarse durante al menos 15 min antes de la medición de una concentración sérica de PTH.

Tabla 18-14 Hipoparatiroidismo: manifestaciones clínicas

Irritabilidad neuronal

Espasmos musculoesqueléticos

Insuficiencia cardíaca congestiva

Intervalo QT prolongado en el electrocardiograma

Adaptada de Endocrine function. En: Barash PG, Cullen BF, Stoelting RK, et al, eds. *Handbook of Clinical Anesthesia*. 7.ª ed. Wolters Kluwer/Lippincott Williams & Wilkins; 2013.

VI. Diabetes mellitus

A. Fisiología

La *diabetes mellitus* es una enfermedad causada por una disfunción de la metabolización de la glucosa como resultado de una deficiencia absoluta o relativa (falta de efecto) de la insulina.[4,12,13] La insulina es producida en el páncreas por las *células β de los islotes de Langerhans.* Los factores que aumentan la secreción de insulina son el aumento de las concentraciones de glucosa en plasma, las hormonas gastrointestinales (hormonas incretinas), la estimulación autonómica (vagal y adrenérgica β), el betabloqueo y el óxido nítrico. La hipoglucemia y la hipocalemia disminuyen la secreción de insulina. La insulina se metaboliza en el hígado y los riñones.

El principal efecto de la insulina es aumentar la captación de glucosa en las células sensibles a la insulina (tejidos esquelético y adiposo). En ausencia de insulina efectiva, los lípidos y las proteínas se metabolizan para producir glucosa y también se generan cetonas (cetoácidos) como subproducto.

A la secreción o acción de la insulina se oponen las hormonas contrarreguladoras (glucagón, glucocorticoides, catecolaminas, somatotropina) y las citocinas, que suelen liberarse en situaciones de estrés (traumatismos, intervenciones quirúrgicas, sepsis) y ocasionan una hiperglucemia inducida por el estrés. La hiperglucemia (definida como > 180 mg/dL) produce una diuresis osmótica y alteraciones hidroelectrolíticas. La diabetes se asocia con enfermedades micro- y macrovasculares, neuropatía, nefropatía, retinopatía, deterioro de la cicatrización de las heridas y una inmunocompetencia deficiente.

B. Clasificación

La diabetes se clasifica en cuatro grandes categorías: tipo 1, tipo 2, diabetes gestacional y diabetes debida a otras causas (**tabla 18-15**).[4,13] La *diabetes tipo 1* es el resultado de una falta absoluta de insulina, generalmente debida a la destrucción autoinmunitaria de los islotes de Langerhans. Se presenta en los primeros años de la vida y requiere tratamiento con insulina exógena. Los pacientes con diabetes tipo 1 también son propensos a la cetoacidosis diabética.

La *diabetes tipo 2* representa el 90% de todos los pacientes con diabetes. Suelen ser personas mayores y con sobrepeso que han desarrollado una resistencia a los efectos de la insulina. Inicialmente, la hiperglucemia produce un aumento compensatorio de la producción de insulina. A medida que la enfermedad avanza, muchos pacientes necesitan insulina exógena para controlar la hiperglucemia.

C. Diagnóstico

Una glucemia en ayuno menor de 100 mg/dL se considera normal, mientras que una glucosa en ayuno igual o mayor de 126 mg/dL en dos ocasiones confirma el diagnóstico de diabetes (*véase* tabla 18-15).[12,13] Los pacientes con concentraciones de glucosa en ayuno entre 101 y 125 mg/dL se consideran *prediabéticos*. Una prueba de tolerancia a la glucosa anómala o una hiperglucemia grave (> 200 mg/dL) en presencia de síntomas de hiperglucemia también cumple con los criterios de diabetes, también lo hace una concentración de hemoglobina A1c igual o mayor del 6.5%.[4,12]

D. Tratamiento

Los pacientes con diabetes tipo 1 necesitan tratamiento con *insulina*. Suele consistir en un régimen de insulina de acción intermedia o prolongada más insulina de acción corta con las comidas, ajustado según la concentración de la glucosa en la sangre. Como alternativa, los pacientes pueden ser tratados con una bomba de insulina permanente. Las bombas de insulina están programadas para liberar una cantidad basal de insulina de forma continua y para dar bolos con las comidas.

Los pacientes con diabetes tipo 2 suelen iniciar un régimen que incluye el control de la dieta, control del peso, ejercicio y metformina. La *metformina* es una biguanida

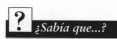

¿Sabía que...?

Solo el tejido esquelético y el adiposo requieren insulina para la entrada de glucosa en sus células. Otros órganos, como el hígado y el cerebro, no dependen de la insulina para transportar la glucosa.

¿Sabía que...?

La prueba de tolerancia a la glucosa oral consiste en la administración de 75 g de glucosa anhidra disuelta en agua. Una glucosa plasmática de 2 h ≥ 200 mg/dL es diagnóstica de diabetes.

Tabla 18-15 Clasificación y diagnóstico de la diabetes mellitus

Clasificación

Tipo 1 (dependiente de insulina)
Inicio en la infancia
Delgado
Propenso a la cetoacidosis
Siempre requiere insulina exógena

Tipo 2 (no dependiente de insulina)
Inicio en la madurez
Obeso
No es propenso a la cetoacidosis
Puede controlarse con dieta o con fármacos hipoglucemiantes orales

Diabetes gestacional
Puede presagiar una futura diabetes mellitus tipo 2

Diabetes por otras causas
Cirugía de páncreas
Pancreatitis crónica
Enfermedades endocrinas (feocromocitoma, acromegalia, enfermedad de Cushing,
  esteroides exógenos)
Tratamiento del VIH o sida

Diagnóstico

Hemoglobina A1c ≥6.5%
Glucosa plasmática en ayuno ≥ 126 mg/dL (7.0 mmol/L)
Glucosa plasmática en 2 h ≥ 200 mg/dL (11.1 mmol/L) durante una PTOG de 75 g
Glucosa plasmática aleatoria ≥ 200 mg/dL (11.1 mmol/L) en un paciente con síntomas de
  hiperglucemia

PTOG: prueba de tolerancia oral a la glucosa; sida: síndrome de inmunodeficiencia humana; VIH: virus
  de la inmunodeficiencia humana.
Derivado de Endocrine function. En: Barash PG, Cullen BF, Stoelting RK, et al, eds. *Handbook of Clinical
  Anesthesia.* 7.ª ed. Wolters Kluwer/Lippincott Williams & Wilkins; 2013.

que disminuye la producción hepática de glucosa y aumenta la sensibilidad de los tejidos hepáticos y periféricos a la insulina. Las biguanidas son solo una clase de *hipoglucemiantes orales* utilizados en el tratamiento de la diabetes tipo 2. Existen otras clases de hipoglucemiantes orales que aumentan la secreción de insulina (sulfonilureas), incrementan la sensibilidad periférica a la insulina (glitazonas), potencian o imitan la acción de las hormonas gastrointestinales que aumentan la secreción de insulina (gliptinas), disminuyen la absorción de hidratos de carbono en el tubo digestivo (inhibidores de la α-glucosidasa) o aumentan la excreción renal de glucosa (inhibidores del transporte de sodio-glucosa-2). Pueden utilizarse en combinación o con insulina exógena. El objetivo es una hemoglobina A1c menor del 7%.[14] La cirugía bariátrica es una consideración para los pacientes con diabetes tipo 2 con un índice de masa corporal mayor de 35 kg/m².

E. Abordaje anestésico

La diabetes está asociada con enfermedades micro- y macrovasculares, neuropatía, nefropatía, retinopatía y deterioro de la cicatrización de las heridas.[2,4] Los pacientes son especialmente propensos a arteriopatía coronaria, enfermedad cerebrovascular y enfermedad vascular periférica. Tienen una mayor incidencia de complicaciones

Tabla 18-16 Evaluación preoperatoria de la diabetes mellitus
Anamnesis y exploración física (detectar síntomas de enfermedad cerebrovascular, arteriopatía coronaria, neuropatía periférica)
Pruebas de laboratorio (electrocardiografía; concentraciones de glucosa, creatinina y potasio en sangre; análisis de orina [glucosa, cetonas, albúmina])
Evidencia de síndrome de rigidez articular (puede ser señal de intubación difícil)
Evidencia de neuropatía del sistema nervioso autónomo cardíaco (taquicardia en reposo, hipotensión ortostática)
Evidencia de neuropatía del sistema nervioso autónomo vagal (la gastroparesia lentifica el vaciado de sólidos, pero probablemente no de líquidos claros)
La neuropatía autonómica predispone al paciente a la hipotermia intraoperatoria

Adaptada de Endocrine function. En: Barash PG, Cullen BF, Stoelting RK, et al, eds. *Handbook of Clinical Anesthesia*. 7.ª ed. Wolters Kluwer/Lippincott Williams & Wilkins; 2013.

? *¿Sabía que...?*

Los pacientes con diabetes tipo 1 necesitan insulina exógena durante la cirugía para evitar la cetoacidosis. Se suele emplear una infusión basal de insulina (0.5-2 U/h) en combinación con una infusión lenta de glucosa (5% de dextrosa en agua a 75-125 mL/h).

cardiovasculares graves perioperatorias. La administración de un régimen de hipoglucemia oral e insulina es de especial interés en el período perioperatorio, ya que el estado de dieta absoluta influye significativamente en el consumo de glucosa exógena (**tabla 18-16**). Por lo general, los hipoglucemiantes orales no se administran el día de la cirugía y se restringen hasta que el paciente vuelva a comer. El régimen de insulina tiene que ser modificado en el período perioperatorio. Los pacientes que toman dosis de insulina por la mañana y por la noche deben tomar su dosis habitual de insulina de acción corta por la noche, pero reducir en un 20% su dosis de insulina de acción intermedia o larga la noche antes de la cirugía. En la mañana de la cirugía deben omitir su dosis matutina de insulina de acción corta y reducir en un 50% la dosis de insulina de acción intermedia o larga (siempre que la glucosa sea superior a 120 mg/dL).

Inicialmente, algunos expertos abogaban por un control estricto de la glucosa intraoperatoria. Sin embargo, estudios posteriores no demostraron ningún beneficio significativo del control estricto de la glucosa (80-110 mg/dL) en comparación con el control moderado (140-180 mg/dL). Debido a un mayor riesgo de hipoglucemia enmascarada por los efectos de la anestesia, ya no se recomienda un control estricto de la glucosa. Se recomienda la medición frecuente de la glucosa para evitar hipoglucemias inadvertidas (**tabla 18-17**).

F. Urgencias diabéticas

La hipoglucemia grave (glucemia <60 mg/dL) requiere una respuesta rápida.[4,12] Los anestésicos y sus adyuvantes (p. ej., bloqueadores β) pueden ocultar los signos de una reacción hipoglucémica (*véase* tabla 18-17).

En los pacientes con diabetes se presentan otras dos urgencias que ponen en peligro la vida. La falta de insulina conduce a una mala utilización de la glucosa por parte de los tejidos dependientes de insulina y el cuerpo responde generando fuentes alternativas de energía. La descomposición de los lípidos conduce a la formación y acumulación de cetoácidos, lo que produce una acidosis metabólica grave en el marco de la hiperglucemia. Esta condición se denomina *cetoacidosis diabética* y es una urgencia metabólica. Conlleva una importante mortalidad si no se reconoce y trata con prontitud. El tratamiento consiste en la administración de líquidos energéticos y la terapia de insulina exógena.

También puede producirse una hiperglucemia grave (>600 mg/dL) *sin* cetoacidosis (*estado hiperglucémico hiperosmolar* o *coma hiperglucémico no cetósico*). Esta afección suele presentarse en pacientes con diabetes tipo 2 con edad avanzada que producen suficiente insulina para impedir la descomposición de las grasas y

Tabla 18-17 Tratamiento de las urgencias diabéticas

Hipoglucemia

Tratamiento: hipoglucemia de moderada a grave: dextrosa 25 g i.v. (una ampolla $D_{50}W$) seguida de D_5W o $D_{10}W$. Continuar vigilando y tratando la glucemia hasta que sea > 100 mg/dL. Si no hay i.v., glucagón 1 mg intramuscular

Coma hiperosmolar no cetósico

Tratamiento: reposición importante de líquidos y electrólitos, insulinoterapia después de 1-2 L de rehidratación. Vigilar la inestabilidad hemodinámica. El estado mental mejora lentamente (insulina regular).

Cetoacidosis diabética

Tratamiento: 10 U i.v. de insulina regular seguida de una infusión i.v. continua (insulina en U/h = glucosa en sangre/150)
Líquidos i.v. (isotónicos) en función de los signos vitales y la diuresis (prever una deficiencia de 4-10 L)
10-40 mEq/h i.v. de cloruro de potasio cuando la diuresis supera los 0.5 mL/kg por hora
Glucosa al 5% 100 mL/h cuando la concentración de glucosa sérica disminuya a < 250 mg/dL
Considerar el bicarbonato de sodio i.v. para corregir el pH por debajo de 6.9

i.v.: intravenoso.
Adaptada de Endocrine function. En: Barash PG, Cullen BF, Stoelting RK, et al, eds. *Handbook of Clinical Anesthesia*. 7.ª ed. Wolters Kluwer/Lippincott Williams & Wilkins; 2013.

la formación de cetonas. El cuerpo requiere solo una décima parte de la cantidad de insulina para evitar la lipólisis y la producción de cetonas, como lo hace para estimular la utilización de la glucosa. Aunque no se produce acidosis metabólica debida a los cetoácidos, la diuresis osmótica, las alteraciones hidroelectrolíticas y la hiperosmolaridad grave conducen a una alteración del estado mental que conduce a coma. El tratamiento consiste en hidratación seguida de insulinoterapia.

La cetoacidosis diabética y el estado hiperglucémico hiperosmótico deben tratarse antes de la cirugía electiva. Las implicaciones anestésicas de las urgencias diabéticas se detallan en la tabla 18-17.

VII. Respuesta endocrina a la cirugía

Los traumatismos, las cirugías y el estrés psicológico producen una activación generalizada del sistema neuroendocrino.[4,13] Las concentraciones plasmáticas de catecolaminas, vasopresina, cortisol y glucagón aumentan significativamente. Esto genera hipertensión, taquicardia, retención de líquidos e hiperglucemia inducida por el estrés. La descomposición de proteínas es considerable después de una cirugía y traumatismos. Al mismo tiempo, se liberan endorfinas endógenas para contrarrestar la respuesta al estrés. Las endorfinas actúan en los receptores de opiáceos del cerebro y la médula espinal, y modulan la respuesta del organismo al dolor. La anestesia general y la anestesia regional pueden atenuar esta respuesta al estrés en un grado variable. La resistencia a la insulina se observa hasta 14 días después de la cirugía mayor; por ello, los pacientes con diabetes pueden requerir temporalmente dosis más altas de insulina en comparación con sus regímenes preoperatorios. Un excelente control del dolor también puede ayudar a atenuar algunos aspectos de la respuesta al estrés.

 Para más información e interactividad, consulte las videoconferencias interactivas (en inglés) disponibles en el libro electrónico gratuito complementario de este texto. Las instrucciones de acceso se encuentran detrás de la portada.

Referencias

1. Barret KE, Boitano S, Barman SM, et al. *Basic concepts of endocrine regulation.* In: *Ganong's Review of Medical Physiology.* 24th ed. McGraw-Hill; 2012:299-306.
2. Russell TW. Endocrine disease. In: Hines RL, Marschall KE, eds. *Stoelting's Anesthesia and Co-existing Disease.* 6th ed. Elsevier; 2012:376-406.
3. Robertson GL. Disorders of neurohypophysis. In: Jameson JL, Fauci AS, Kasper DL, et al, eds. *Harrison's Principles of Internal Medicine.* 20th ed. McGraw-Hill; 2018:2684-2692.
4. Schwartz JJ, Akhtar S, Rosenbaum SH. Endocrine function. In: Barash PG, Cahalan MK, Cullen BF, et al, eds. *Clinical Anesthesia.* 8th ed. Wolters Kluwer; 2018:1327-1356.
5. Felner EI, Umpierrez GE. *Endocrine Pathophysiology.* Wolters Kluwer Health/Lippincott Williams & Wilkins; 2014:480.
6. Molina PE. *Adrenal gland.* In: *Endocrine Physiology.* 4th ed. McGraw-Hill; 2013:49-72.
7. White BA, Portfield SP. *The adrenal gland.* In: *Endocrine and Reproductive Physiology.* 4th ed. Elsevier; 2013:147-176.
8. Coursin DE, Wood KE. Corticosteroid supplementation for adrenal insufficiency. *J Am Med Assoc.* 2002;287:236-240. PMID: 11779267.
9. Liu MM, Reidy AB, Saatee S, Collard CD. Perioperative steroid management: approaches based on current evidence. *Anesthesiology.* 2017;127:166-172. doi:10.1097/ALN.0000000000001659
10. Deegnan RJ, Furman WR. Cardiovascular manifestations of endocrine dysfunction. *J Cardiothorac Vasc Anesth.* 2011;25:705-720. PMID: 21330154.
11. Akhtar S. Anesthesia for the adult with pheochromocytoma. *UpToDate, Inc.* Updated May 07, 2020.
12. Umpierrez G, Korytkowski M. Diabetic emergencies—ketoacidosis, hyperglycaemic hyperosmolar state and hypoglycaemia. *Nat Rev Endocrinol.* 2016;12:222-232.
13. Akhtar S, Barash PG, Inzucchi SE. Perioperative hyperglycemia: scientific principles, clinical applications. *Anes Analg.* 2010;110:478-497. PMID: 28121636.
14. Powers AC, D'Alessio D. Endocrine pancreas and pharmacotherapy of diabetes mellitus and hypoglycemia. In: Brunton LL, Hilal-Dandan R, Knollmann BC, eds. *Goodman and Gilman's the Pharmacological Basis of Therapeutics.* 13th ed. McGraw-Hill; 2018:863-886.

Preguntas

1. Un efecto colateral de la terapia con litio es el desarrollo de:

   A. Diabetes insípida central
   B. Diabetes insípida nefrógena
   C. Diabetes mellitus tipo 1
   D. Diabetes mellitus tipo 2

2. ¿Cuál de las siguientes opciones resume correctamente la acción de la aldosterona en los riñones?

   A. Favorece la absorción de sodio y la excreción de potasio
   B. Favorece la excreción de sodio y la absorción de potasio
   C. Favorece la excreción de sodio y potasio
   D. Favorece la absorción de sodio y potasio

3. La incapacidad de abducir las cuerdas vocales se asocia con mayor frecuencia con la lesión del nervio:

   A. Vago
   B. Hipogloso
   C. Laríngeo recurrente
   D. Frénico

4. La mayoría de los feocromocitomas secretan predominantemente:

   A. Dopamina
   B. Adrenalina
   C. Noradrenalina
   D. Normetanefrina

5. Las manifestaciones de una crisis de Addison incluyen todas las siguientes, EXCEPTO:

   A. Hipertensión
   B. Hipotensión
   C. Hipocalemia
   D. Hiponatremia

Respuestas

1. B

El uso crónico de litio puede hacer que los riñones se vuelvan resistentes a la vasopresina, produciendo diabetes insípida nefrógena. La diabetes mellitus central es el resultado de deficiencia de vasopresina, generalmente causada por tumores centrales o por una lesión en la cabeza. La diabetes mellitus tipo 1 es el resultado de la ausencia de insulina, que suele ser hereditaria. La diabetes mellitus tipo 2 suele aparecer en la edad adulta y está asociada con la obesidad.

2. A

La aldosterona actúa en el túbulo renal distal, favoreciendo la absorción de sodio a cambio de la excreción de potasio e hidrógeno.

3. C

El nervio laríngeo recurrente es responsable de la abducción de la cuerda vocal. Las lesiones unilaterales pueden producir ronquera vocal, mientras que las bilaterales pueden causar afonía y disnea.

El nervio vago tiene funciones sensoriales y motoras en la faringe y la laringe. También estimula la actividad parasimpática del corazón, lo que ocasiona bradicardia. El nervio hipogloso inerva los músculos de la lengua. El nervio frénico inerva el diafragma.

4. C

Los feocromocitomas liberan predominantemente noradrenalina; la dopamina y la adrenalina pueden segregarse en menor cantidad. La normetanefrina es un metabolito de las catecolaminas. Las concentraciones elevadas de normetanefrina, así como de otros metabolitos como el ácido vanililmandélico, son diagnósticos de un feocromocitoma.

5. A

Una crisis de Addison es el resultado de una deficiencia de corticoesteroides y mineralocorticoides. Los signos incluyen hipocalemia, hiponatremia e hipotensión grave, que puede llevar al colapso circulatorio. La hipertensión se asocia con estados de exceso de mineralocorticoides, como el feocromocitoma.

19

Anestesia general

Mark C. Norris y Nicholas Flores-Conner

El quirófano es un entorno complejo lleno de luces intensas, instrumentos afilados y equipos sofisticados, con personas que hablan un lenguaje extraño (**tabla 19-1**). La cirugía moderna puede extirpar, reparar o incluso sustituir casi todas las partes del cuerpo. La anestesia hace posible estas intervenciones, pero la propia anestesia puede ser complicada y abrumadora. Este capítulo sigue a un paciente «típico» a través de la planificación y la realización de una anestesia general, destacando muchas de las decisiones implicadas. El propósito de este capítulo es desmitificar la atención anestésica y proporcionar una comprensión básica de los pasos que implica la planificación y la realización de un procedimiento seguro.

VIDEO 19-1

Anestesia general: un ejemplo

I. Propósitos u objetivos de la anestesia

A. ¿Qué es la anestesia?

La *anestesia general* es un proceso por el que el paciente queda inconsciente e inmóvil de forma reversible y controlada. Los anestésicos inducen la inconsciencia al unirse a receptores específicos en todo el cerebro, el tronco encefálico y la médula espinal. Los nuevos indicios sugieren que los anestésicos interrumpen las redes neuronales que son la base de la consciencia. Los anestésicos generales también producen *inmovilidad*. Aunque lo más probable es que los anestésicos hagan que los pacientes queden inconscientes al actuar sobre el cerebro, la inmovilidad parece ser el resultado de los efectos sobre el tronco encefálico.

Algunas cirugías requieren la relajación del músculo esquelético. La parálisis muscular completa puede producir inmovilidad en respuesta a la estimulación quirúrgica, aunque la parálisis sin inconsciencia puede conducir a despertares intraoperatorios, una complicación poco frecuente pero potencialmente horrible. Además, la relajación muscular proporciona condiciones óptimas para la intubación endotraqueal (ET) y mejora la exposición quirúrgica durante los procedimientos intraabdominales e intratorácicos. Aunque el paciente no se mueva, el cuerpo puede montar una fuerte *respuesta simpática* a la estimulación quirúrgica, con hipertensión, taquicardia y taquipnea. El último elemento de la anestesia general tiene como objetivo controlar estos cambios. Algunos medicamentos brindan todos los elementos de la anestesia, mientras que otros tienen funciones más específicas. En la **tabla 19-2** se muestran las acciones de algunos fármacos anestésicos de uso habitual.

B. ¿Quién administra la anestesia?

Hay una variedad de profesionales médicos que se encontrarán en un equipo de anestesia (**tabla 19-3**). Estas personas se conocen como *profesionales de la atención anestésica calificados*. Tienen diferentes antecedentes y formación y pueden trabajar solos o como parte de un equipo de atención anestésica.

C. ¿Cuáles son los riesgos de la anestesia?

La mayoría de los formularios de consentimiento de anestesia incluyen una lista de posibles complicaciones. Algunas de ellas, como el dolor de garganta y las náuseas o vómitos postoperatorios, son frecuentes pero transitorias. Otras, como los daños

? ¿Sabía que...?

Lo más probable es que los anestésicos produzcan inconsciencia al actuar sobre el cerebro. Sin embargo, la inmovilidad parece ser el resultado de sus efectos en el tronco encefálico.

Tabla 19-1 Términos y acrónimos frecuentes relacionados con la anestesia	
Término/acrónimo	**Definición**
CAM	Concentración alveolar mínima: la concentración de anestesia inhalada que mantendrá a la mitad de los pacientes inmóviles en respuesta a la estimulación quirúrgica. El 95% de los pacientes serán inmovilizados a una CAM de 1.3
AM	Anestesia monitorizada: vigilancia, además de grados variables de sedación
ATIV	Anestesia total intravenosa
AG	Anestesia general
Reversión	Combinación de fármacos anticolinesterásicos y anticolinérgicos utilizada para acabar con el efecto de ciertos fármacos paralizantes
ML	Mascarilla laríngea
CET	Cánula endotraqueal
TDC	Tandas de cuatro: medida del grado del bloqueo neuromuscular
UCPA	Unidad de cuidados postanestésicos (o sala de recuperación)

dentales o la abrasión de la córnea, son menos frecuentes y remiten espontáneamente o se pueden curar. Algunas, como el despertar intraoperatorio, el daño cerebral o la muerte, son inusuales pero catastróficas. Cerca de 1 de cada 10 000 pacientes tendrá consciencia durante la anestesia. Los pacientes con un episodio previo de **despertar intraoperatorio** tienen un mayor riesgo de sufrir esta complicación en una anestesia posterior.[1] La muerte debida de manera exclusiva a la anestesia es muy poco frecuente y se produce solo en 1 de cada 250 000 pacientes sanos, pero la cifra aumenta a 1 de cada 10 000-15 000 en pacientes con comorbilidades.[2]

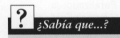
¿Sabía que...?

El despertar intraoperatorio es poco frecuente, ya que se produce en aproximadamente 1 de cada 10 000 casos.

II. Evaluación preoperatoria

A. Evaluación del paciente

La cirugía estresa al cuerpo y los anestésicos tienen efectos fisiológicos importantes. Por ello, antes de administrar cualquier anestesia, el anestesiólogo evalúa al paciente, buscando problemas que puedan aumentar el riesgo. Esta evaluación requiere el conocimiento de las condiciones médicas y quirúrgicas pasadas y actuales del paciente. La evaluación preoperatoria puede ser completada en persona por el anestesiólogo, por una enfermera en un consultorio preoperatorio, a través de una entrevista telefónica o por el paciente a través de un cuestionario en internet. En muchos hospitales los pacientes sanos que se presentan para una cirugía ambulatoria, y cualquier paciente que necesite una cirugía de urgencia, pueden ser evaluados el mismo día del procedimiento quirúrgico.

La evaluación preanestésica comienza con el motivo de ingreso: qué cirugía es necesaria y por qué. Aunque esta información debería estar disponible en el expediente clínico, confirmar el sitio y el lado de la cirugía directamente con el paciente es un importante salvaguarda contra la cirugía en un sitio y un lado equivocados. A continuación, se revisa la edad, la estatura y el peso del paciente. Los extremos de cualquiera de estos valores pueden presentar problemas únicos (*véanse* caps. 28 y 33). La revisión de los antecedentes quirúrgicos del paciente puede alertar al anestesiólogo sobre problemas médicos importantes. Las preguntas sobre las anestesias anteriores pueden ayudar a prepararse para una vía respiratoria difícil, náuseas

Tabla 19-2 Acciones de los fármacos anestésicos de uso frecuente

Fármaco	Amnesia/inconsciencia	Inmovilidad	Relajación muscular	Supresión de los reflejos simpáticos
Fármacos inhalados potentes (isoflurano, sevoflurano, desflurano)	+++	+++	+ (relajación muscular dependiente de la dosis. La presión arterial inaceptablemente baja puede acompañar a la relajación profunda)	+ (dependiente de la dosis. El isoflurano y el desflurano pueden producir inicialmente taquicardia)
Óxido nitroso	± (no es lo suficientemente potente como para producir anestesia, pero puede complementar a los fármacos potentes)	±	–	+
Anestésicos intravenosos (propofol, barbitúricos, benzodiazepinas, ketamina)	+++	+++	–	± (cierta eficacia en dosis más altas)
Paralizadores (succinilcolina, atracurio, rocuronio, vecuronio)	–	–	+++	–
Opiáceos (fentanilo, remifentanilo, hidromorfona, etc.)	– (no producen inconsciencia o inmovilidad, pero potencian los efectos de los anestésicos inhalados e intravenosos)	–	– (el fentanilo y el remifentanilo pueden causar rigidez de la pared torácica)	++ (los opiáceos de acción prolongada también pueden proporcionar analgesia postoperatoria)
Fármacos simpaticolíticos (labetalol, esmolol, metoprolol)	–	–	–	++ (no tienen efectos analgésicos, pero pueden atenuar la respuesta hemodinámica a la estimulación quirúrgica)

+: efecto débil; ++: efecto moderado; +++: efecto fuerte; –: sin efecto.

y vómitos postoperatorios, así como otras posibles complicaciones. Incluso si un paciente nunca ha sido anestesiado, los antecedentes familiares pueden revelar hipertermia maligna, deficiencia de seudocolinesterasa u otros problemas hereditarios. El anestesiólogo también comprueba la medicación y las alergias del paciente, hace preguntas específicas sobre los problemas médicos del paciente y realiza una revisión por sistemas.

El día de la cirugía, el anestesiólogo revisa los antecedentes del paciente y realiza una exploración física enfocada, con énfasis en el corazón, los pulmones, las vías respiratorias y, si se ha previsto una anestesia regional, el sitio donde se aplicará la anestesia

Tabla 19-3 Quién es quién en el quirófano			
Profesionales de la atención anestésica calificados	**Formación**	**Función**	**Organización profesional en los Estados Unidos**
Anestesiólogo (doctor en medicina)	Licenciatura + escuela de medicina + 1 año de internado + 3 años de residencia ± 1 o 2 años de posgrado	Puede proporcionar personalmente atención anestésica o «dirigir médicamente» hasta cuatro anestesiólogos calificados o dos aprendices	American Society of Anesthesiologists (www.asahq.org)
Auxiliar de anestesia	Licenciatura en enfermería, al menos 1 año de experiencia en enfermería de cuidados intensivos + 2 o 3 años de programa de enfermería en anestesia	Dependiendo del estado (federal), puede proporcionar personalmente la atención anestésica, puede ser supervisado por un médico (un cirujano) o puede ser dirigido médicamente por un anestesiólogo como miembro del equipo de atención anestésica	American Association of Nurse Anesthetists (www.aana.com)
Asistente de anestesiólogo	Licenciatura + programa de maestría en ciencias médicas de 2 o 3 años	Solo trabaja bajo la dirección médica de un anestesiólogo como miembro del equipo de atención anestésica	American Academy of Anesthesiologist Assistants (www. anesthetist.org)

regional. La mayoría de los pacientes solo necesitan estas anamnesis y exploración física antes de someterse a la anestesia. Algunos, debido a enfermedades coexistentes, y otros, debido al tipo de cirugía propuesta, necesitarán evaluación adicional.

B. **Plan para la anestesia**
A menudo, la anestesia se considera como «poner a los pacientes a dormir». Sin embargo, hay múltiples maneras de proporcionar un anestésico. La elección del mejor abordaje requiere conocer a cada paciente, su antecedentes médicos y el procedimiento propuesto. Lo ideal es que la anestesia produzca una mínima alteración fisiológica, unas condiciones quirúrgicas óptimas y una recuperación cómoda y rápida.

C. **Ayuno**
La anestesia general y la sedación ponen a los pacientes en riesgo de regurgitación y aspiración del contenido gástrico. Esta complicación puede producir problemas que van desde *neumonitis química* leve y neumonía hasta la muerte (*véase* cap. 40). Para reducir al mínimo este riesgo, el paciente debe estar en ayuno antes de una anestesia electiva. La duración del ayuno depende del tipo de alimento o líquido

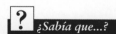 **¿Sabía que...?**

La duración del ayuno antes de una anestesia depende del tipo de alimento o líquido ingerido. En el caso de los líquidos claros, es tan breve como 2 h, pero en el caso de los alimentos grasos, es de al menos 8 h.

Tabla 19-4 Duración del ayuno preoperatorio	
Duración del ayuno	**Tipo de alimento o líquido**
≥2 h	Líquidos claros
≥4 h	Leche materna
≥6 h	Fórmula infantil Comida ligera Leche no humana
≥8 h	Alimentos fritos o grasosos

Fuente: Practice guidelines for preoperative fasting and the use of pharmacologic agents to reduce the risk of pulmonary aspiration: Application to healthy patients undergoing elective procedures. An updated report by the American Society of Anesthesiologists Committee on Standards and Practice Parameters. *Anesthesiology*. 2011;114:495-511. Reproducida con autorización.

ingerido (**tabla 19-4**). A pesar de estas pautas de ayuno, los pacientes pueden tomar medicamentos orales con un sorbo de agua el día de la cirugía (*véase* cap. 16).

Hay excepciones a estas reglas. Las cirugías de urgencia deben comenzar independientemente de la duración del ayuno. Los pacientes traumatizados, los que sufren un dolor intenso y los que tienen náuseas y vómitos o una obstrucción intestinal pueden tener el estómago lleno sin importar el tiempo que lleven en ayuno. Para estos individuos, el anestesiólogo puede elegir una inducción de *secuencia rápida* para asegurar rápidamente la vía respiratoria y reducir al mínimo el riesgo de aspiración. Además, debido a los cambios fisiológicos del embarazo, se considera que las parturientas tienen el estómago lleno, independientemente de la última ingesta de alimentos o líquidos (*véase* cap. 31).

D. Consentimiento informado

El último paso en la evaluación preoperatoria es obtener el consentimiento informado, que debe dirigirse a los riesgos y preocupaciones específicos del paciente. Revele los riesgos pertinentes y permita que el paciente haga preguntas. En algunos casos (p. ej., en los menores de edad), el consentimiento lo dará un tutor legal o un apoderado médico; en cualquiera de ellos, es importante que el paciente entienda y esté de acuerdo con el plan anestésico. En raras ocasiones, en una urgencia que ponga en peligro la vida, la anestesia y la cirugía pueden proceder sin el consentimiento informado.

E. Premedicación

Muchas personas están ansiosas cuando se preparan para la cirugía. Una consulta preoperatoria exhaustiva con un anestesiólogo es la mejor manera de calmar la ansiedad del paciente.[3] Además, los pacientes a veces reciben una pequeña dosis de benzodiazepina intravenosa (midazolam) para una ansiólisis adicional antes de entrar en el quirófano. El midazolam debe utilizarse con cuidado. Los individuos sobreexcitados podrían no cooperar con el movimiento y la colocación en el quirófano. En el ámbito ambulatorio, incluso pequeñas dosis de midazolam pueden retrasar el alta. Los adultos mayores son especialmente sensibles a sus efectos sedantes.

III.   Atención intraoperatoria

Aunque las complicaciones pueden producirse en cualquier momento de la anestesia, la *inducción* y la *reanimación postanestésica* son especialmente delicadas. Durante la inducción, el anestesiólogo administra fármacos que dejan inconsciente al paciente y tienen importantes efectos cardíacos y respiratorios. Los anestésicos pueden reducir la presión arterial del paciente mediante la dilatación de las arterias y (sobre todo) de las venas, disminuyendo la función cardíaca, o ambas. Los pacientes inconscientes tienen disminuido el tono muscular de las vías respiratorias superiores, lo que puede obstruir la respiración. Muchos anestésicos actúan en el tronco encefálico para disminuir el impulso respiratorio. Los fármacos paralizantes afectan directamente los músculos respiratorios. El anestesiólogo mide y mitiga estos efectos con una cuidadosa supervisión e intervenciones adecuadas.

A. Supervisión

Como la mayoría de los anestésicos disminuyen la función cardiorrespiratoria y la cirugía puede aumentar la frecuencia cardíaca y la presión arterial, los anestesiólogos utilizan métodos tanto invasivos como no invasivos para supervisar al paciente. Los más importantes de estos métodos de vigilancia son la observación del paciente para ayudar a evaluar la oxigenación y la perfusión; la auscultación de los ruidos respiratorios para detectar problemas en las vías respiratorias, broncoespasmos y edema pulmonar; así como el tacto de la piel del paciente para obtener pistas sobre la perfusión y la temperatura corporal.

Los *métodos de supervisión no invasivos de rutina* incluyen la electrocardiografía, la presión arterial, la oximetría de pulso, la capnografía y la temperatura. La electrocardiografía proporciona información sobre la frecuencia y el ritmo cardíacos, así que puede detectar la isquemia miocárdica. La presión arterial puede variar en función de la profundidad de la anestesia, el grado de estimulación quirúrgica y la volemia del paciente. La oximetría de pulso proporciona información importante sobre la adecuación de la oxigenación y detecta la presencia de flujo sanguíneo pulsátil. La capnometría y la capnografía detectan la presencia y la adecuación de la ventilación. Por último, los cambios en la temperatura corporal se producen de forma rutinaria durante la anestesia, siendo posibles la hipo- y la hipertermia (**fig. 19-1**).

Cuando se utilizan fármacos paralizadores durante la anestesia, la función neuromuscular debe evaluarse con un *medidor de contracciones*. Este aparato consiste en un par de electrodos colocados sobre un nervio motor (generalmente el cubital o el facial). Los electrodos se conectan a un aparato que proporciona un estímulo eléctrico reproducible. El patrón de estímulo más utilizado es el llamado *en tandas de cuatro* (TDC), que consiste en cuatro pulsos iguales emitidos a intervalos de medio segundo. En los pacientes con una función neuromuscular normal, estos cuatro pulsos provocarán cuatro contracciones musculares iguales. La estimulación del nervio cubital desencadenará la flexión de los dedos y la aducción del pulgar. Si los electrodos están en el nervio facial, el músculo orbicular del ojo hace que el paciente guiñe el ojo. Durante el inicio de la parálisis muscular, las cuatro contracciones disminuirán al mismo tiempo y pueden desaparecer por completo. A medida que los efectos del relajante muscular no despolarizante comienzan a disminuir, las contracciones reaparecen con un patrón diferente. Inicialmente, solo aparece la primera contracción. A medida que la función neuromuscular se recupera más, las otras contracciones reaparecen. Sin embargo, la primera contracción (T1) es más fuerte que las siguientes. El cociente de la cuarta contracción (T4) entre la T1 es una medida de la respuesta neuromuscular. Cuando la relación T4:T1 es igual o mayor de 0.9, el paciente debe ser capaz de respirar con normalidad y tener los reflejos de las vías respiratorias superiores intactos (*véase* cap. 11). La recuperación incompleta de la respuesta neuromuscular se produce en aproximadamente el 30% de los individuos jóvenes y el 60% de los adultos mayores, y se asocia con hipoxemia, obstrucción de las vías respiratorias y un mayor riesgo de complicaciones pulmonares postoperatorias.[4,5]

Algunas cirugías conllevan el riesgo de gran pérdida de sangre. Los pacientes hemodinámicamente inestables pueden ser sensibles a los efectos de los fármacos anestésicos. En estas situaciones, el anestesiólogo puede optar por métodos invasivos, como catéteres intraarteriales para controlar la presión arterial, catéteres venosos centrales o de la arteria pulmonar para seguir los cambios en la volemia y el gasto cardíaco, así como ecocardiografía transesofágica para evaluar el llenado y la función cardíacos.

¿Sabía que...?

Utilizando un patrón de estímulo de tandas de cuatro durante el inicio de la parálisis muscular con un fármaco no despolarizante, las cuatro contracciones disminuyen o desaparecen al mismo tiempo. Sin embargo, a medida que los efectos del relajante muscular desaparecen, las contracciones reaparecen gradualmente comenzando con una sola contracción.

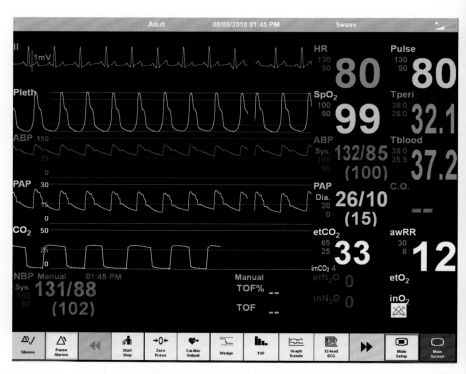

Figura 19-1 Imagen de una pantalla en el quirófano. De arriba a abajo: electrocardiograma con derivación II y frecuencia cardíaca, oximetría de pulso con pletismografía (SpO$_2$), vigilancia invasiva de la presión arterial con trazado de línea arterial (ABP, *arterial line tracing*), presión arterial pulmonar (PAP) con su respectivo trazado, dióxido de carbono (CO$_2$) exhalado con capnografía, presión arterial no invasiva (NBP, *noninvasive blood pressure*). En el extremo derecho de la imagen, de arriba a abajo, están la frecuencia cardíaca (*pulse*) determinada por la oximetría de pulso, la temperatura (en la periferia [*Tperi*] y en la sangre [*Tblood*] determinada por el catéter de la arteria pulmonar) y la frecuencia respiratoria (awRR, *air way respiration rate*). En la pantalla se pueden ver otros parámetros, como el oxígeno inspirado y exhalado, así como el óxido nitroso (N$_2$O).

B. Pausa de verificación

Siguen produciéndose cirugías en sitios y lados erróneos o en pacientes equivocados. La Joint Commission on Accreditation of Healthcare Organizations y numerosas organizaciones profesionales han desarrollado un protocolo universal para ayudar a prevenir estos errores. Aunque cada institución tendrá su propia versión del *protocolo universal*, hay tres elementos que son aún el estándar. En primer lugar, una verificación previa al procedimiento confirma la identidad del paciente, el tipo de cirugía y el sitio o lado del procedimiento. En segundo lugar, el médico que realiza la cirugía o procedimiento coloca una marca claramente visible y distintiva en el sitio de la incisión. Por último, se hace un «pausa o receso» inmediatamente antes de comenzar el procedimiento para confirmar que los pasos uno y dos se han realizado correctamente y que la incisión está a punto de producirse en el sitio y el lado correctos.

La Organización Mundial de la Salud (OMS) ha elaborado una lista de comprobación, la *Lista de verificación de la seguridad quirúrgica de la OMS* (**fig. 19-2**), que se utiliza en los quirófanos de todo el mundo para aumentar la seguridad y la fiabilidad. La aplicación de esta lista de comprobación puede reducir las complicaciones quirúrgicas y las muertes. La aplicación deficiente y el cumplimiento parcial de la lista de verificación de la seguridad quirúrgica pueden limitar sus beneficios.[6-8] Muchos hospitales han ampliado su protocolo universal para incluir alguna repetición de esta lista de comprobación. Hay dos elementos clave que ayudan a garantizar

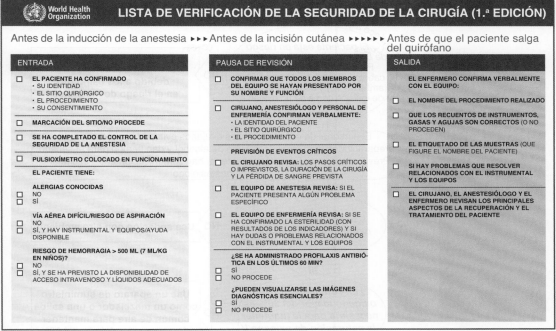

LISTA DE VERIFICACIÓN DE LA SEGURIDAD DE LA CIRUGÍA (1.ª EDICIÓN)

World Health Organization

Antes de la inducción de la anestesia ►►► Antes de la incisión cutánea ►►►►►► Antes de que el paciente salga del quirófano

ENTRADA	PAUSA DE REVISIÓN	SALIDA
☐ EL PACIENTE HA CONFIRMADO • SU IDENTIDAD • EL SITIO QUIRÚRGICO • EL PROCEDIMIENTO • SU CONSENTIMIENTO	☐ CONFIRMAR QUE TODOS LOS MIEMBROS DEL EQUIPO SE HAYAN PRESENTADO POR SU NOMBRE Y FUNCIÓN	EL ENFERMERO CONFIRMA VERBALMENTE CON EL EQUIPO:
☐ MARCACIÓN DEL SITIO/NO PROCEDE	☐ CIRUJANO, ANESTESIÓLOGO Y PERSONAL DE ENFERMERÍA CONFIRMAN VERBALMENTE: • LA IDENTIDAD DEL PACIENTE • EL SITIO QUIRÚRGICO • EL PROCEDIMIENTO	☐ EL NOMBRE DEL PROCEDIMIENTO REALIZADO ☐ QUE LOS RECUENTOS DE INSTRUMENTOS, GASAS Y AGUJAS SON CORRECTOS (O NO PROCEDEN)
☐ SE HA COMPLETADO EL CONTROL DE LA SEGURIDAD DE LA ANESTESIA		☐ EL ETIQUETADO DE LAS MUESTRAS (QUE FIGURE EL NOMBRE DEL PACIENTE)
☐ PULSIOXÍMETRO COLOCADO EN FUNCIONAMIENTO	PREVISIÓN DE EVENTOS CRÍTICOS	
EL PACIENTE TIENE:	☐ EL CIRUJANO REVISA: LOS PASOS CRÍTICOS O IMPREVISTOS, LA DURACIÓN DE LA CIRUGÍA Y LA PÉRDIDA DE SANGRE PREVISTA	☐ SI HAY PROBLEMAS QUE RESOLVER RELACIONADOS CON EL INSTRUMENTAL Y LOS EQUIPOS
ALERGIAS CONOCIDAS ☐ NO ☐ SÍ	☐ EL EQUIPO DE ANESTESIA REVISA: SI EL PACIENTE PRESENTA ALGÚN PROBLEMA ESPECÍFICO	☐ EL CIRUJANO, EL ANESTESIÓLOGO Y EL ENFERMERO REVISAN LOS PRINCIPALES ASPECTOS DE LA RECUPERACIÓN Y EL TRATAMIENTO DEL PACIENTE
VÍA AÉREA DIFÍCIL/RIESGO DE ASPIRACIÓN ☐ NO ☐ SÍ, Y HAY INSTRUMENTAL Y EQUIPOS/AYUDA DISPONIBLE	☐ EL EQUIPO DE ENFERMERÍA REVISA: SI SE HA CONFIRMADO LA ESTERILIDAD (CON RESULTADOS DE LOS INDICADORES) Y SI HAY DUDAS O PROBLEMAS RELACIONADOS CON EL INSTRUMENTAL Y LOS EQUIPOS	
RIESGO DE HEMORRAGIA > 500 ML (7 ML/KG EN NIÑOS)? ☐ NO ☐ SÍ, Y SE HA PREVISTO LA DISPONIBILIDAD DE ACCESO INTRAVENOSO Y LÍQUIDOS ADECUADOS	¿SE HA ADMINISTRADO PROFILAXIS ANTIBIÓTICA EN LOS ÚLTIMOS 60 MIN? ☐ SÍ ☐ NO PROCEDE	
	¿PUEDEN VISUALIZARSE LAS IMÁGENES DIAGNÓSTICAS ESENCIALES? ☐ SÍ ☐ NO PROCEDE	

ESTA LISTA DE VERIFICACIÓN NO TIENE LA INTENCIÓN DE SER COMPLETA. SE ALIENTAN LAS ADICIONES Y MODIFICACIONES PARA ADAPTARSE A LA PRÁCTICA LOCAL.

Figura 19-2 *Lista de verificación de la seguridad quirúrgica de la Organización Mundial de la Salud* (http://www.who.int/patientsafety/safesurgery/tools_resources/SSSL_Checklist_finalJun08.pdf?ua=1. Consultada el 17 de marzo del 2014).

el éxito en el uso del protocolo universal y de la lista de verificación de la seguridad quirúrgica. En primer lugar, todos los presentes en el quirófano dejan de hacer lo que están haciendo y participan activamente. En segundo lugar, *cualquier* persona de la sala puede detener el proceso y expresar sus preguntas o preocupaciones.

Varias organizaciones, como la Food and Drug Administration, The Joint Commission y la Association of Perioperative Registered Nurses de los Estados Unidos, han destacado recientemente los peligros de los incendios quirúrgicos. Un incendio quirúrgico puede producirse cuando están presentes tres elementos específicos: un oxidante (oxígeno u óxido nitroso), una fuente de ignición (dispositivos de electrocauterio, láseres y sistemas de iluminación de fibra óptica) y una fuente de combustible (paños quirúrgicos, preparaciones cutáneas con base de alcohol o el tejido, el pelo o la piel del paciente). La inclusión de una evaluación del riesgo de incendio (**fig. 19-3**) en el protocolo de la pausa de revisión puede alertar al equipo quirúrgico del grado de riesgo de un incendio y permitir los preparativos avanzados para prevenir y controlar los incendios quirúrgicos.

C. Inducción

La anestesia general comienza con la inducción. Los lactantes y los niños pequeños suelen someterse a una inducción por inhalación (*véase* cap. 33). En este caso, el paciente respira cantidades crecientes de anestésico a través de una mascarilla hasta que queda inconsciente. Este abordaje evita la necesidad de un acceso intravenoso mientras el niño está despierto. La inducción por inhalación también puede utilizarse en adultos. Puede elegirse para los pacientes que tienen fobia a las agujas o los que tienen un mal acceso venoso periférico.

Dado que la inducción intravenosa es rápida y fiable, es la opción más habitual para los niños mayores y los adultos. El anestesiólogo suele inyectar una combinación

Algoritmo para la prevención de incendios en el quirófano

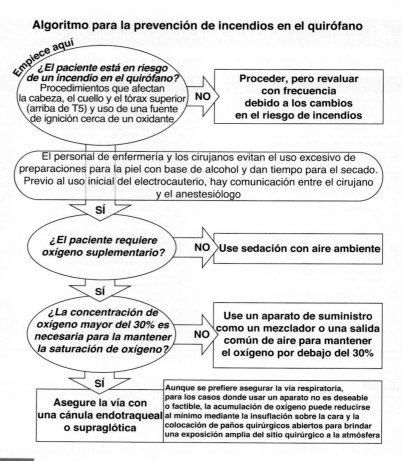

Figura 19-3 Algoritmo de prevención de incendios en el quirófano (reproducida de Anesthesia Patient Safety Foundation Clinical Safety Tools. Copyright © 2014 Anesthesia Patient Safety Foundation).

VIDEO 19-2

Extracción de medicamentos de una ampolla

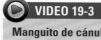

VIDEO 19-3

Manguito de cánula endotraqueal roto

de fármacos elegidos para anestesiar rápidamente al paciente y proporcionar las condiciones óptimas para el control de las vías respiratorias y la cirugía. En la actualidad, el propofol es el fármaco de inducción intravenosa más utilizado. Este fármaco tiene un inicio rápido (< 60 s). Pequeñas dosis ofrecen sedación y ansiólisis. Las dosis más grandes causan pérdida de la consciencia. El paciente permanecerá inconsciente de 3-5 min después de una dosis de inducción de propofol. Otros fármacos de inducción son el metohexital, el etomidato y la ketamina (**tabla 19-5**).

El propofol suele arder cuando se inyecta y no consigue amortiguar las respuestas hemodinámicas a los estímulos dolorosos, como la intubación con CET. La lidocaína intravenosa puede atenuar el ardor y limitar la respuesta de la presión arterial y la frecuencia cardíaca a la laringoscopia y la intubación. Los opiáceos de acción rápida, como el fentanilo, el sufentanilo o el remifentanilo, también son eficaces para bloquear las respuestas cardiovasculares a la laringoscopia y la cirugía. Con menor frecuencia, también pueden utilizarse para este fin *bloqueadores adrenérgicos β*.

Algunas cirugías requieren la intubación con CET y la relajación del músculo esquelético. En las dosis utilizadas habitualmente, el propofol no induce la relajación del músculo esquelético. Así, después de que el paciente pierde el conocimiento, el anestesiólogo suele inyectar un fármaco paralizador (**tabla 19-6**). Estos fármacos actúan en la unión neuromuscular para producir debilidad muscular o parálisis total.

Tabla 19-5 Fármacos de inducción

Fármaco	Ventajas	Desventajas	Comentarios
Propofol	• Inicio rápido • Corta duración • Recuperación rápida • No hay efectos residuales	• Quemaduras por inyección • Hipotensión • Puede causar depresión respiratoria, especialmente cuando se administra con opiáceos • No es un analgésico	Fármaco de inducción más utilizado
Metohexital	• Inicio rápido • Corta duración	• Náuseas y vómitos postoperatorios más probables frente al propofol • Contraindicado en los pacientes con porfiria aguda intermitente	A menudo, se utiliza con el objetivo de inducir la anestesia para el tratamiento de choque electroconvulsivo
Etomidato	• Efectos hemodinámicos mínimos	• Inhibición suprarrenal • Puede incrementar la mortalidad	
Ketamina	• Mínima disminución hemodinámica (libera catecolaminas) • Mantiene la respiración y los reflejos de las vías respiratorias • Tiene efectos analgésicos	• Disforia y alucinaciones • Hipertensión y taquicardia	

Tabla 19-6 Anestésicos inhalados

Fármaco	Comentario
Desflurano	Es el más insoluble de los fármacos potentes. Tiene el despertar más rápido. El aroma picante puede irritar las vías respiratorias. Produce una estimulación simpática durante la inducción
Isoflurano	Es el más potente y el más soluble de los fármacos que se utilizan hoy en día. Tiene la reanimación postanestésica más lenta, especialmente después de los casos más largos. Tiene un aroma picante. Puede causar taquicardia durante la inducción
Óxido nitroso	No es lo suficientemente potente como para producir anestesia por sí mismo. A menudo, se utiliza en combinación con otros fármacos potentes
Sevoflurano	Tiene un aroma agradable. Es una buena opción para la inducción por inhalación. No hay estimulación simpática

D. Vía respiratoria

Los anestésicos alteran la respiración de muchas maneras. Los sedantes como el midazolam y el propofol relajan los músculos bucofaríngeos y pueden producir una obstrucción de las vías respiratorias, especialmente en los pacientes con apnea obstructiva del sueño. Los opiáceos, como el fentanilo, y los anestésicos inhalados potentes, como el sevoflurano, disminuyen la respuesta ventilatoria al dióxido de carbono. Quienes reciben propofol y fentanilo suelen dejar de respirar por completo. Los fármacos volátiles potentes también pueden eliminar la respuesta respiratoria a la hipoxemia. Los *fármacos paralizadores*, como la succinilcolina y el rocuronio, relajan los músculos bucofaríngeos, alteran los reflejos de protección de las vías respiratorias y pueden paralizar los músculos respiratorios. Por estas razones, el anestesiólogo debe estar preparado para asistir o controlar la respiración del paciente.

Debido a estos efectos sobre las vías respiratorias y la respiración, los pacientes suelen respirar oxígeno al 100% durante unos minutos antes de la inducción anestésica. Este paso, utilizado para sustituir el nitrógeno de los pulmones del paciente por oxígeno, se denomina *preoxigenación* o *desnitrogenación*. Este oxígeno adicional en los pulmones del paciente ayuda a mantener la oxigenación de la sangre durante los períodos de apnea y obstrucción de las vías respiratorias que pueden producirse durante la inducción anestésica. En circunstancias normales, el anestesiólogo dejará pasar 3 min para la desnitrogenación completa. Sin embargo, en caso de urgencia, cuatro respiraciones corrientes de oxígeno al 100% serán suficientes.

Si la inducción anestésica solo ocasiona obstrucción de las vías respiratorias, las maniobras de elevación del mentón y de subluxación de la mandíbula pueden abrir las vías respiratorias y permitir que se reanude la respiración espontánea. Si la respiración está significativamente disminuida o el paciente está apneico, el anestesiólogo debe comenzar a proporcionar ventilaciones artificiales. Al inicio se emplean la mascarilla y la bolsa de respiración conectados al aparato para anestesia. Se puede insertar una vía ventilatoria oral o nasal para ayudar a aliviar la obstrucción de las vías respiratorias superiores y mejorar la ventilación. Una *vía ventilatoria supraglótica* o una CET proporciona una vía ventilatoria de manos libres y permite la ventilación asistida o controlada. La vía ventilatoria supraglótica más utilizada es la mascarilla laríngea (**fig. 19-4**). Este aparato se sitúa en la faringe posterior y separa la laringe del resto de las vías respiratorias superiores. Puede usarse en pacientes con respiración espontánea y, en determinadas circunstancias, para brindar ventilación controlada.

Las CET se introducen a través de la laringe y en la tráquea (**fig. 19-5**). La mayoría de las CET utilizadas en los adultos tienen un manguito en su extremo traqueal para separar los pulmones de la faringe. Este manguito permite la ventilación con presión positiva y puede proteger los pulmones contra la aspiración del contenido gástrico.

Para muchas cirugías se puede utilizar con seguridad la mascarilla laríngea o una CET. Las ventajas de las mascarillas laríngeas son las siguientes:

- Se puede insertar sin utilizar fármacos paralizadores.
- Se puede insertar a ciegas.
- Es poco probable que dañe los dientes, las encías o las cuerdas vocales.
- Es menos probable que cause ronquera, tos, dolor de garganta o laringoespasmo en comparación con una CET.
- Es menos estimulante que una CET, por lo que se requiere menos anestesia para ponerla o mantenerla.

La principal ventaja de una CET es que permite presiones de inflado más altas durante la ventilación controlada.

E. Registro de la anestesia

Los estudiantes de medicina y otras personas sin capacitación formal solían realizar las primeras anestesias. Las complicaciones eran rutinarias y la mortalidad era

---

▶ VIDEO 19-4

Expansión del nitrógeno durante la crioablación

? ¿Sabía que...?

La preoxigenación también se denomina *desnitrogenación* porque la administración de oxígeno al 100% hace que el nitrógeno de los pulmones se sustituya completamente con oxígeno.

? ¿Sabía que...?

La mascarilla laríngea fue inventada en 1982 por un anestesiólogo británico llamado *Archie Brain*. El prototipo original fue modelado a partir de moldes de yeso de la zona glótica de cadáveres.

? ¿Sabía que...?

Las ventajas de la mascarilla laríngea son que puede insertarse sin utilizar fármacos paralizadores y que es menos estimulante que una CET, por lo que requiere menos anestesia antes de su inserción.

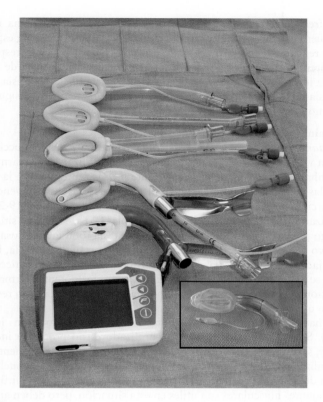

Figura 19-4 Familia de mascarillas laríngeas (desde *arriba*): Classic®, Flexible®, ProSeal®, Fastrach®, CTrach® con pantalla CTrach® y Supreme® (*recuadro*) (Rosenblatt WH, Sukhupragarn W. Airway management. En: Barash PG, Cullen BF, Stoelting RK, Cahalan M, Stock MC, eds. *Clinical Anesthesia.* 6.ª ed. Wolters Kluwer; 2010: 751-792, fig. 29-3).

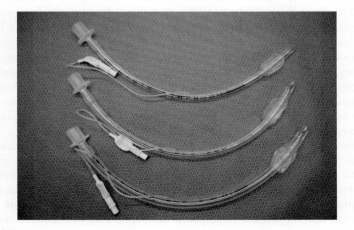

Figura 19-5 Cánulas endotraqueales con balón (manguito) de una sola luz y de diferentes tamaños (Torres NE, Stoltenberg A, Woodworth G. Airway equipment setup, operation, and maintenance. En: Woodworth G, Kirsch JR, Sayers-Rana S, eds. *The Anesthesia Technician and Technologist's Manual.* Wolters Kluwer; 2012:330-355, fig. 35-22).

demasiado frecuente. En 1895, uno de esos estudiantes de medicina fue Harvey Cushing (quien más tarde sería un conocido neurocirujano). Cushing esperaba que, al llevar un registro de los fármacos que utilizaba y del pulso y la respiración del paciente, aprendería de sus errores y administraría los anestésicos de forma más segura. De la idea de Cushing surgió el registro moderno de la anestesia. El registro de la anestesia de hoy en día contiene mucha más información, pero sigue sirviendo para lo mismo que en la época de Cushing.

F. Mantenimiento

VIDEO 19-5
Dolor postincisional

La fase de *mantenimiento* de la anestesia comienza después de la inducción, cuando se asegura la vía respiratoria. El anestesiólogo puede utilizar varios fármacos intravenosos o inhalados para mantener al paciente inconsciente durante la cirugía. La mayoría de las veces, una combinación equilibrada de fármacos intravenosos e inhalados proporciona los elementos de la anestesia general (*véase* tabla 19-2).[9] A veces, solo se utilizan anestésicos inhalados (*véase* tabla 19-6). En otras situaciones, el anestesiólogo puede emplear únicamente una anestesia total intravenosa.

El objetivo de la anestesia es asegurar la inconsciencia y la amnesia, la inmovilidad, la relajación muscular y la disminución de los reflejos simpáticos. Tanto el propofol, si se administra en infusión continua, como los potentes fármacos inhalados proporcionan amnesia y bloquean el movimiento intencionado en respuesta a la estimulación quirúrgica.

Los fármacos paralizadores (relajantes musculares) producen inmovilidad (**tabla 19-7**). Sin embargo, los fármacos paralizadores no producen inconsciencia ni amnesia y, si se utilizan de forma inadecuada, pueden dejar al paciente despierto aunque paralizado. Las cirugías intraabdominales e intratorácicas suelen requerir la relajación del músculo esquelético para lograr unas condiciones quirúrgicas óptimas. Los relajantes musculares son útiles en esta situación, pero deben ajustarse con cuidado. Si no son suficientes, el cirujano puede tener dificultades para exponer el sitio de la cirugía o el paciente puede toser o moverse durante una parte delicada del procedimiento. Si se administran en exceso, el paciente puede seguir paralizado al final de la intervención. El anestesiólogo decide la cantidad de relajante muscular que debe administrarse siguiendo las TDC. Un individuo con dos o tres de las cuatro contracciones debe estar adecuadamente relajado para la mayoría de las operaciones, pero no tan paralizado como para que el bloqueador neuromuscular no pueda ser revertido al final de la cirugía.

Los opiáceos se administran habitualmente durante la anestesia general (**tabla 19-8**). Disminuyen la dosis del fármaco inhalado potente (o propofol) necesaria para mantener al paciente inconsciente e inmóvil. También ayudan a reducir al mínimo la depresión cardíaca asociada con estos fármacos. Durante la inducción, el isoflurano y el desflurano suelen producir taquicardia. Pequeñas dosis intravenosas de opiáceos pueden bloquear este efecto. Por último, los opiáceos intraoperatorios pueden proporcionar *analgesia postoperatoria*, pero pueden causar depresión respiratoria, náuseas y vómitos. Paradójicamente, los opiáceos intraoperatorios pueden producir hiperalgesia y, de hecho, aumentar el dolor postoperatorio, lo que conduce a una mayor necesidad de analgésicos postoperatorios.[10,11]

La estimulación quirúrgica puede producir hipertensión y taquicardia, incluso cuando el paciente está adecuadamente anestesiado. Dado que algunos individuos pueden no tolerar este aumento de la carga de trabajo cardíaco, el anestesiólogo suele intentar reducir al mínimo estas respuestas simpáticas profundizando la anestesia. La administración de un fármaco inhalado más potente o la inyección de opiáceos intravenosos debería atenuar la respuesta simpática a la estimulación quirúrgica. En algunas situaciones, el anestesiólogo puede adormecer la zona afectada con un bloqueo nervioso periférico o el cirujano puede inyectar anestesia local directamente

Tabla 19-7 Relajantes musculares

Fármaco	Mecanismo de acción	Inicio	Duración	Efectos colaterales	Comentarios
Succinilcolina	Despolarizante[a]	Rápido: 30-60 s	Corta: 10-15 min. Puede causar un bloqueo prolongado si se administra en infusión, en dosis repetidas o a pacientes con seudocolinesterasa atípica o ausente	• Taquicardia • Bradicardia • Mialgia • Hipercalemia • Rabdomiólisis • Hipertermia maligna • Aumento de la presión intraocular	Casi nunca se utiliza en niños
Pancuronio	No despolarizante[b]	4-5 min	75-90 min	• Hipertensión • Taquicardia	
Vecuronio	No despolarizante[b]	3 min	30-45 min		La duración puede aumentar con la repetición de la dosis en pacientes con insuficiencia renal
Rocuronio	No despolarizante[b]	1-2 min	30-45 min		
Cisatracurio	No despolarizante[b]	2-3 min	45 min		Se autodestruye en el plasma (eliminación de Hoffman)

[a]Los relajantes musculares despolarizantes producen un bloqueo neuromuscular no competitivo. Sus acciones no pueden ser revertidas por los anticolinesterásicos.

[b]Los relajantes musculares no despolarizantes producen un bloqueo neuromuscular competitivo. Sus acciones residuales pueden ser revertidas por una anticolinesterasa.

en el sitio de la cirugía. Por último, los fármacos bloqueadores simpáticos, como el labetalol, el esmolol o el metoprolol, pueden atenuar estas respuestas hemodinámicas y pueden disminuir el dolor postoperatorio en comparación con los opiáceos más utilizados.[12]

G. Tratamiento con líquidos

A casi todos los pacientes que reciben anestesia general se les inserta al menos un catéter intravenoso. Este catéter se utiliza tanto para administrar medicamentos como para infundir líquidos (*véase* cap. 23). La mayoría de los pacientes solo necesitan líquidos suficientes para mantener sus catéteres intravenosos. Sin embargo, muchas cirugías ocasionan una hemorragia importante. Las víctimas de traumatismos también pueden sufrir una considerable pérdida de sangre incluso antes de llegar al quirófano. Estos pacientes necesitan líquido intravenoso adicional.

Los líquidos intravenosos más utilizados se denominan *cristaloides*. Estos líquidos son soluciones isotónicas formuladas para imitar la composición electrolítica del cuerpo. Los cristaloides son baratos y no requieren un almacenamiento especial.

Tabla 19-8 Opiáceos

Opiáceos	Inicio	Duración	Comentario
Remifentanilo	Rápido	Breve	Es hidrolizado rápidamente por esterasas no específicas. No se acumula incluso con la administración prolongada
Fentanilo	1-2 min (efecto máximo en 30 min)	15-20 min	Las dosis pequeñas tienen una duración corta porque se redistribuyen de manera rápida de los tejidos centrales a los periféricos. Las dosis mayores o la repetición de la inyección provocan la acumulación del fármaco en los tejidos periféricos produciendo una mayor duración de la analgesia
Hidromorfona	15-30 min (el efecto máximo puede producirse hasta los 150 min)	3-5 h	

Aunque los cristaloides pueden salvar la vida cuando se administran a un paciente que sufre una hemorragia importante, son expansores de volumen ineficaces. Los cristaloides son isotónicos, pero son hipoosmolares. Solo un tercio del cristaloide infundido permanece en el sistema vascular. El resto se escapa de la vasculatura y produce un edema intersticial en todo el cuerpo.

Una clase alternativa de líquidos, los *coloides*, contienen proteínas (albúmina) o almidón para mantener la presión osmótica dentro de los vasos sanguíneos. Los coloides son mejores expansores de volumen que los cristaloides, pero son caros y tienen efectos colaterales indeseables (p. ej., inhibición plaquetaria y posible toxicidad renal). A pesar de los años de estudio, nunca se ha demostrado que los coloides mejoren los resultados en comparación con los cristaloides, menos caros pero también menos eficaces.[13] Mientras se mantenga la volemia, la mayoría de los pacientes pueden tolerar un grado notable de anemia. Sin embargo, algunos necesitarán sangre y hemoderivados (*véase* cap. 24).

H. Temperatura

La anestesia disminuye la capacidad del cuerpo para mantener la temperatura. Después de la inducción, la temperatura central desciende a medida que la vasodilatación generalizada hace que el calor corporal central se transfiera a los tejidos periféricos. Además de esta transferencia de calor, los anestésicos reducen la temperatura a la que se contraen los vasos sanguíneos periféricos en respuesta al frío. Asimismo, el entorno del quirófano ofrece varias vías de pérdida de calor: *radiación*, *conducción*,

? **¿Sabía que...?**

Los cristaloides son isotónicos, pero también son hipoosmolares. Solo un tercio del cristaloide infundido permanece en el sistema vascular y el resto se filtra a los tejidos.

convección y *evaporación.* Los pacientes pierden la mayor parte del calor a través de la radiación de su piel expuesta al entorno frío. La pérdida de calor por conducción se produce por el contacto entre el paciente y la fría mesa del quirófano, otros equipos y la capa de aire que rodea la piel. El cuerpo pierde calor por convección cuando este aire calentado circula lejos del paciente y se transfiere más calor a la nueva capa de aire más frío. La evaporación en la piel y de la mucosa respiratoria también elimina calor del cuerpo. En conjunto, estos acontecimientos hacen que la temperatura corporal central disminuya aproximadamente 1° poco después de la inducción anestésica. La temperatura corporal continuará descendiendo durante las siguientes 3-5 h hasta que se establezca un nuevo equilibrio.

Hay muchas maneras de ayudar a mantener la temperatura del paciente. El precalentamiento puede ayudar a evitar la redistribución inicial del calor del núcleo a la periferia. Calentar el quirófano es otra opción. Esta medida suele tomarse en el caso de individuos especialmente vulnerables, como los niños pequeños y las víctimas de traumatismos. Sin embargo, un quirófano lo suficientemente cálido para la comodidad del paciente suele ser demasiado cálido para el personal quirúrgico. Una de las formas más eficaces de mantener la temperatura corporal de un paciente es con una manta inflable con aire caliente. Estos dispositivos proporcionan calor sobre la piel del paciente, lo que ayuda a evitar la pérdida de calor por conducción y convección. Además, no impiden la redistribución inicial del calor corporal y pueden quemar la piel del paciente si se utilizan de forma incorrecta. Las lámparas de calor radiante pueden ser útiles, especialmente cuando se debe tratar a lactantes y niños pequeños.

I. Reanimación postanestésica

A medida que la cirugía termina, los anestesiólogos preparan al paciente para la reanimación postanestésica. Revisan la hemodinámica y la temperatura del paciente, evalúan el grado de bloqueo neuromuscular residual y aseguran una analgesia adecuada para la transición a la recuperación. Al final de la anestesia, el paciente debe estar hemodinámicamente estable y normotérmico. La hipotermia puede aumentar el consumo de oxígeno, perjudicar la hemostasia y retrasar el despertar. Es mejor dejar al paciente inestable intubado, ventilado y sedado hasta que sus signos vitales sean normales.

Si el paciente ha recibido un relajante muscular no despolarizante (*véase* tabla 19-6), el anestesiólogo utilizará una anticolinesterasa o sugammadex para revertir el bloqueo neuromuscular residual (*véase* cap. 11). La medición con las TDC puede ayudar a determinar la cantidad de fármaco necesaria para revertir dicho bloqueo.

Además de evaluar la preparación del paciente para la reanimación postanestésica, el anestesiólogo comienza a disminuir o suspender cualquier anestésico intravenoso o inhalado. El momento en el que se producen estos cambios depende del tipo de fármacos administrados y de la duración de su administración. Por ejemplo, el remifentanilo es descompuesto rápidamente por las esterasas plasmáticas. Su acción finaliza de forma rápida y previsible sin importar la duración del anestésico. Por otro lado, el isoflurano y el sevoflurano son solubles en grasa y se acumulan en los tejidos adiposos del paciente (el isoflurano más que el sevoflurano). Con estos fármacos, cuanto más larga sea la anestesia, más larga será la reanimación postanestésica. El anestesiólogo utiliza su conocimiento de la cinética del fármaco para programar el final de la anestesia.

El retiro de una CET (extubación) es la parte más complicada del proceso de reanimación postanestésica. Antes de poder extubar al paciente, este debe haber restablecido una ventilación y una respiración adecuadas; además, debe tener unos reflejos de protección de las vías respiratorias adecuados. Algunos individuos pueden ser extubados «anestesiados» antes de que los reflejos protectores de la vía respiratoria se hayan recuperado por completo, siempre que estén ventilando adecuadamente y el anestesiólogo esté preparado para ayudar a mantener una vía respiratoria abierta; otros deben permanecer intubados hasta que estén despiertos y puedan seguir órdenes. Los riesgos de extubar demasiado pronto incluyen la obstrucción de las vías respiratorias, la aspiración y el *laringoespasmo*. Retrasar la extubación demasiado tiempo puede ocasionar hipertensión y taquicardia, aumento de la presión intracraneal y hemorragias, especialmente en pacientes que han sido operados de la cabeza y el cuello. La tos vigorosa con una CET colocada puede interrumpir las suturas quirúrgicas abdominales. Una vez que el paciente está extubado y ventilado adecuadamente, es el momento de ir a la sala de recuperación o a la unidad de cuidados postanestésicos (UCPA).

IV. Atención postoperatoria

Una vez que el paciente llega a la UCPA el anestesiólogo debe transferir de forma segura la atención al personal de enfermería de la sala de recuperación. Esta transferencia de la atención, o traspaso, requiere una comunicación clara y eficaz entre los proveedores de atención sanitaria. Los fallos de comunicación durante el traspaso de la atención del paciente pueden ocasionar errores y daños. Se han desarrollado mnemotecnias para intentar estandarizar la comunicación del traspaso. Dos de estas mnemotecnias son I-PASS (Gravedad de la enfermedad [*Illness severity*], Resumen del paciente [*Patient summary*], Lista de acciones [*Action list*], Conocimiento de la situación y planes de contingencia [*Situation awareness and contingency planning*] y Síntesis por parte del receptor [*Synthesis by receiver*]) e ISBAR (*I*ntroducción, *S*ituación, Antecedentes [*B*ackground], Evaluación [*A*ssessment] y *R*espuesta). Una parte fundamental de estas herramientas de comunicación estructurada es la respuesta. La persona que asume los cuidados del paciente (el personal de enfermería de la UCPA) responde a la persona que transfiere la atención (el anestesiólogo) para confirmar que ha oído y comprendido la información transmitida. Al igual que la *Lista de verificación de la seguridad quirúrgica de la OMS*, el uso de una herramienta de traspaso estructurada puede aumentar la seguridad del paciente.[14,15]

V. Resumen

Aunque los fármacos y las técnicas pueden diferir de un anestesiólogo a otro, algunas cosas permanecen constantes con todos los anestésicos. El anestesiólogo se esfuerza por guiar el paso seguro del paciente a través de la experiencia quirúrgica mediante la comprensión de sus antecedentes médicos y quirúrgicos. Utiliza sus conocimientos de fisiología y farmacología para planificar y realizar una anestesia segura y eficaz. Durante todo el período perioperatorio, mantiene una vigilancia constante para garantizar el bienestar del paciente.

 Para más información e interactividad, consulte las videoconferencias interactivas (en inglés) disponibles en el libro electrónico gratuito complementario de este texto. Las instrucciones de acceso se encuentran detrás de la portada.

Referencias

1. Aranake A, Gradwohl S, Ben-Abdallah A, et al. Increased risk of intraoperative awareness in patients with a history of awareness. *Anesthesiology*. 2013;119:1275-1283.

2. Botney R. Improving patient safety in anesthesia: a success story? *Int J Radiat Oncol Biol Phys*. 2008;71(1 suppl):S182-S186. doi:10.1016/j.ijrobp.2007.05.095. PMID: 18406924.

3. Egbert LD, Jackson SH. Therapeutic benefit of the anesthesiologist–patient relationship. *Anesthesiology*. 2013;119:1465-1468.

4. Murphy GS, Brull SJ. Residual neuromuscular block: lessons unlearned. Part I. Definitions, incidence, and adverse physiologic effects of residual neuromuscular block. *Anesth Analg*. 2010;111:120-128.

5. Murphy GS, Szokol JW, Avram MJ, et al. Residual neuromuscular Block in the elderly: incidence and clinical implications. *Anesthesiology*. 2015;123(6):1322-1336. doi:10.1097/ALN.0000000000000865. PMID: 26448469.

6. de Vries EN, Prins HA, Crolla RM, et al. Effect of a comprehensive surgical safety system on patient outcomes. *N Engl J Med*. 2010;363:1928-1937.

7. Haynes AB, Edmondson L, Lipsitz SR, et al. Mortality trends after a voluntary checklist-based surgical safety collaborative. *Ann Surg*. 2017;266(6):923-929. doi:10.1097/SLA.0000000000002249. PMID: 29140848.

8. Igaga EN, Sendagire C, Kizito S, et al. World health organization surgical safety checklist, compliance and associated surgical outcomes in Uganda's referral hospitals. *Anesth Analg*. 2018;127(6):1427-1433 doi:10.1213/ANE.0000000000003672. PMID: 30059396.

9. Brown EN, Pavone KJ, Naranjo M. Multimodal general anesthesia theory and practice. *Anesth Analg*. 2018;127(5):1246-1258. doi:10.1213/ANE.0000000000003668. PMID: 30252709.

10. Guignard B, Bossard AE, Coste C, et al. Acute opioid tolerance: intraoperative remifentanil increases postoperative pain and morphine requirement. *Anesthesiology*. 2000;93:409-417.

11. Fletcher D, Martinez V. Opioid-induced hyperalgesia in patients after surgery: a systematic review and a meta-analysis. *Br J Anaesth*. 2014;112(6):991-1004. PMID: 24829420.

12. Bahr MP, Williams BA. Esmolol, antinociception, and its potential opioid-sparing role in routine anesthesia care. *Reg Anesth Pain Med*. 2018;43:815-818. PMID: 30216240.

13. Hemming N, Lamothe L, Jaber S, et al. Morbidity and mortality of crystalloids compared to colloids in critically ill surgical patients: a subgroup analysis of a randomized trial. *Anesthesiology*. 2018;129:1149-1158. doi:10.1097/ALN0000000000002413. PMID: 30212412.

14. Starmer AJ, Sectish TC, Simon DW, et al. Rates of medical errors and preventable adverse events among hospitalized children following implementation of a resident handoff bundle. *J Am Med Assoc*. 2013;310:2262-2270.

15. Sheth S, McCarthy E, Kipps AK, et al. Changes in efficiency and safety culture after integration of an I-PASS–Supported handoff process. *Pediatrics*. 2016;137(2):e20150166. doi:10.1542/peds.2015-0166. PMID: 26743818.

Preguntas

1. Un paciente de 50 años de edad, por lo demás sano, se presenta para una cirugía electiva. Después de su evaluación, usted determina que el paciente tomó una taza de café sin leche ni azúcar hace aproximadamente 3 h. Teniendo en cuenta la información anterior, determine la conveniencia de proseguir con la cirugía en este paciente.

   A. Aplazar la intervención quirúrgica hasta una fecha posterior, dado que el paciente no ha seguido las instrucciones de ayuno y supone un riesgo para su salud
   B. Proceder a la cirugía en 3 h porque el paciente solo tomó café, que se considera una comida ligera, y puede someterse a la anestesia con seguridad
   C. Posponer la cirugía, ya que el paciente debe tener 8 h de ayuno independientemente del tipo de alimento ingerido
   D. Proceder con la cirugía, ya que el café sin leche ni azúcar se considera un líquido claro y debe dejarse de tomar 2 h antes de la cirugía

2. Ha inducido a su paciente de 20 años de edad utilizando rocuronio antes de la intubación. El procedimiento ha finalizado mucho más rápido de lo que usted había previsto y su paciente no tiene contracciones cuando utiliza su medidor de contracciones en el nervio cubital. Después de confirmar la colocación adecuada de los electrodos y que el dispositivo funciona correctamente, se procede de la siguiente manera:

   A. Se administra la dosis máxima de neostig-mina y glicopirronio, se retira la sonda en cuanto el paciente presenta signos clínicos de recuperación de la fuerza
   B. Se espera a que el paciente tenga suficientes contracciones antes de administrar la neostigmina y el glicopirronio para la reversión
   C. Se traslada al paciente a la UCPA y se espera a que recupere la fuerza clínica antes de retirar la sonda
   D. Se llama a la unidad de cuidados intensivos y se hace que se traslade allí al paciente para que sea extubado a la mañana siguiente

3. El paciente llega al quirófano para someterse a una artroplastia total de rodilla derecha y el equipo de anestesiología comienza a anestesiarlo. El paciente está inconsciente, inmóvil e intubado. El cirujano entra en la sala, limpia la piel de la rodilla izquierda y procede a operar. Cuando el paciente recupera la consciencia en la UCPA, alerta al equipo de que la cirugía se ha realizado en el lado equivocado. ¿Cuál de las siguientes opciones habría disminuido el riesgo de este incidente?

   A. Verificación previa al procedimiento de la identidad del paciente, el tipo, el sitio y el lado del procedimiento
   B. Marcado del sitio quirúrgico por el cirujano
   C. Tiempo de espera quirúrgico antes del comienzo del procedimiento para verificar que el equipo está de acuerdo con el tipo, el sitio y el lado del procedimiento, así como con la identidad del paciente y el marcado quirúrgico
   D. A, B y C son correctas
   E. No hay nada que el equipo o la institución pudieran haber hecho para evitarlo este suceso

4. Una vez realizada la desnitrogenación, el anestesiólogo administra los medicamentos y el paciente pierde la consciencia y se queda inmóvil y apneico. El residente de anestesiología procede a la intubación; una vez que la CET se inserta en la tráquea, la presión arterial y la frecuencia cardíaca del paciente aumentan considerablemente. De los medicamentos que se enumeran a continuación, ¿cuál no tiene ninguna función en la reducción de la respuesta simpática a la intubación?

   A. Fentanilo
   B. Lidocaína
   C. Propofol
   D. Esmolol

5. Un paciente se presenta en el quirófano para una intervención abdominal abierta que se prevé que dure 8 h. El equipo de anestesiología no proporciona un recalentamiento activo y al final de la cirugía la temperatura del paciente ha descendido a 35 °C. ¿Qué método habría sido el más adecuado para evitar la pérdida de calor en este paciente?

A. Manta inflable de calentamiento
B. Administración de líquidos calientes

C. Recalentamiento al entrar en derivación cardiopulmonar
D. Bolsas de suero fisiológico calentado aplicadas a la piel del paciente

Respuestas

1. D

La ingesta de café sin leche ni azúcar constituye un líquido claro. Las recomendaciones de la American Society of Anesthesiologists (ASA) indicadas en la tabla 19-4 señalan que el tiempo de ayuno apropiado para los líquidos claros es de 2 h, lo que permite que este paciente se someta a la cirugía con seguridad. La respuesta A es incorrecta, dado que este abordaje no está siguiendo las recomendaciones de la ASA y está posponiendo innecesariamente un procedimiento que podría realizarse con seguridad. La respuesta B es incorrecta porque supone que el café sin azúcar ni leche constituye una comida ligera. Esta respuesta sería correcta si el paciente hubiera tomado leche con su café. La respuesta C es incorrecta porque, como ya se ha comentado, el tiempo de ayuno depende del tipo de alimento que se haya ingerido, en este caso concreto el paciente puede proceder a la cirugía con seguridad.

2. B

Esta es una situación frecuente que ocurre con la sobredosis de bloqueadores neuromusculares no despolarizantes. Con la llegada del sugammadex, esta situación puede resolverse rápidamente mediante la administración de este medicamento. No obstante, algunos centros quirúrgicos u hospitales con recursos limitados no tendrán acceso a esta medicación, lo que refuerza la necesidad de conocer el uso adecuado de la neostigmina y el glicopirronio como fármacos para revertir. La respuesta A es incorrecta porque si estos medicamentos se administran antes de que el paciente tenga suficientes contracciones, es posible que el paciente pueda recuperar los signos clínicos de fuerza, pero que pierda esa fuerza en la UCPA, donde estará menos vigilado y será propenso a tener complicaciones no diagnosticadas. La respuesta C es incorrecta porque no indica que el paciente reciba fármacos de

reversión. La incidencia del bloqueo neuromuscular residual es alta incluso en pacientes jóvenes y podría dar lugar a complicaciones respiratorias. La respuesta D es incorrecta porque hay otras opciones más rápidas, menos costosas y que probablemente den el mismo resultado sin necesidad de incurrir en gastos adicionales. En resumen, los fármacos para revertir la anestesia deben administrarse una vez que el paciente tenga suficientes contracciones y se confirme la reversión completa después de la administración de los medicamentos.

3. D

La *Lista de verificación de la seguridad quirúrgica* de la OMS se aplica por las características mencionadas en las respuestas A, B y C. Ninguna de esas opciones habría sido suficiente por sí sola. La lista de comprobación de la seguridad quirúrgica debe aplicarse como política institucional para obtener los mejores resultados. Aplicarlo en cada caso no tendrá el mismo efecto y se podrán seguir cometiendo errores. La respuesta E es incorrecta porque el caso clínico no muestra al equipo quirúrgico o de anestesia realizando los pasos apropiados de la lista de verificación quirúrgica y esto podría haber llevado a prevenir el error.

4. C

El propofol no tiene ningún efecto en la disminución de la respuesta simpática, pero puede hacer que el paciente esté sedado con dosis bajas y pierda la consciencia con dosis más altas. Las respuestas A, B y D son incorrectas porque todos los medicamentos enumerados pueden atenuar la respuesta simpática a la intubación (*véase* tabla 19-2). El fentanilo se utiliza de forma rutinaria antes de la estimulación quirúrgica con la intención de disminuir dicha respuesta. La lidocaína tiene el mismo uso cuando se administra en dosis más altas que las utilizadas generalmente para la prevención del dolor en la inyección de propofol. El esmolol es un bloqueador β-1 selectivo que puede utilizarse en lugar de los narcóticos o la lidocaína y puede administrarse en bolo o mediante una infusión, lo que permite disminuir las necesidades de narcóticos.

5. A

El método más eficaz para evitar la pérdida de calor en los pacientes sometidos a cirugía es el calentamiento con manta inflable. Este método crea una burbuja de aire caliente alrededor del paciente y evita que este aire se aleje y pierda calor en el entorno del quirófano, mucho más frío. Aunque existen otros métodos, este es el menos invasivo y más seguro. La respuesta B es incorrecta porque no se ha demostrado que la administración de líquidos calientes sea suficiente o necesaria. Este no es el caso de los hemoderivados, que deben calentarse antes de su administración, ya que se mantienen refrigerados antes de su uso y ocasionarían un descenso de la temperatura si se administraran sin calentarlos. La respuesta C es incorrecta porque es innecesariamente invasiva cuando otros métodos, como el uso de una manta inflable con aire caliente, serían suficientes. La respuesta D es incorrecta porque la colocación de bolsas de suero fisiológico calentado en contacto con el paciente puede calentar al paciente, pero también lo pondrá en riesgo de posibles quemaduras, ya que es incapaz de reaccionar al estímulo de una temperatura perjudicial mientras permanece bajo anestesia.

20 Abordaje de las vías respiratorias

Ron O. Abrons y William H. Rosenblatt

I. Anatomía de las vías respiratorias

El concepto *vías respiratorias* se refiere a las vías superiores, que comprenden las cavidades nasal y bucal, la faringe, la laringe, la tráquea y los bronquios principales. El esqueleto laríngeo alberga y protege las cuerdas vocales, que se extienden en un plano anteroposterior desde el cartílago tiroides hasta los cartílagos aritenoides. La membrana cricotiroidea es una estructura importante, identificable externamente. En un adulto, suelen reconocerse entre 1 y 1.5 dedos por debajo de la prominencia laríngea (muesca tiroidea) (**fig. 20-1**).

El cartílago cricoides en forma de anillo de sello está situado en la base de la laringe, suspendido por la parte inferior del ligamento cricotiroideo. En la parte inferior, la tráquea mide cerca de 15 cm y termina en la carina, donde se bifurca en los bronquios principales. Los materiales aspirados, así como una *cánula endotraqueal* (CET) profundamente insertada, tienden a entrar en el bronquio principal derecho debido a su ángulo de divergencia menos agudo con respecto a la línea media.

Hay tres inervaciones neurales clínicamente importantes de las vías respiratorias superiores. El nervio glosofaríngeo (nervio craneal IX) suministra inervación sensorial a la base de la lengua, la superficie rostral de la epiglotis y la faringe. El nervio laríngeo superior (un ramo del nervio craneal X, el nervio vago) confiere sensibilidad desde la parte inferior de la epiglotis hasta la superficie de las cuerdas vocales y proporciona inervación motora al músculo cricotiroideo. El nervio laríngeo recurrente, también un ramo del nervio vago, brinda inervación motora a los restantes músculos de la laringe y sensibilidad a la superficie mucosa de la laringe y la tráquea (**tabla 20-1; fig. 20-2**).

II. Anamnesis y exploración física del paciente

El control de las vías respiratorias siempre comienza con los antecedentes completos, incluyendo la búsqueda de documentación de episodios relacionados con las vías superiores durante anestesias anteriores. Deben buscarse los signos y síntomas relacionados con un control potencialmente difícil de estas vías, incluido el riesgo de aspiración (**tabla 20-2**), ya que muchos síndromes congénitos y adquiridos se asocian con un control difícil (**tabla 20-3**).

En la **tabla 20-4** se enumeran las características de la exploración de las vías respiratorias documentadas con frecuencia. Históricamente, la evaluación de las vías respiratorias (p. ej., la puntuación de Mallampati) ha sido sinónimo de evaluación de la facilidad para realizar una *laringoscopia directa* (LD), siendo el punto final el grado previsto de vista de la laringe (**fig. 20-3**). Lamentablemente, los esfuerzos por identificar los atributos que sitúan a los pacientes en un alto riesgo de laringoscopia difícil solo han tenido un éxito moderado (**tabla 20-5**).[1]

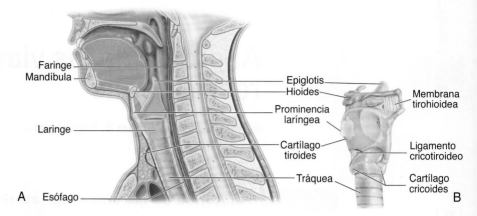

Figura 20-1 Vista sagital de la anatomía de las vías respiratorias superiores (**A**) y vista lateral del esqueleto laríngeo (**B**) (redibujada de Moore KL, Agur AMR, Dalley AF. *Clinically Oriented Anatomy*. 8.ª ed. Philadelphia, PA: Wolters Kluwer; 2018, fig. 8-83).

III. Control clínico de las vías respiratorias

A. Preoxigenación

La *preoxigenación* (también denominada *desnitrogenación*) debe practicarse en todos los casos cuando el tiempo lo permita. En condiciones ideales, un paciente sano que respire aire ambiente (fracción inspirada de oxígeno [FiO_2] = 0.21) experimentará una desaturación de la oxihemoglobina hasta una concentración de menos del 90% después de aproximadamente 1 o 2 min de apnea. En el mismo paciente, varios minutos de preoxigenación con oxígeno (O_2) al 100% mediante una mascarilla ajustada pueden soportar 8 min o más de apnea antes de que se produzca desaturación. Los pacientes con enfermedades pulmonares, obesidad o condiciones

Tabla 20-1 Inervación de las vías respiratorias laringotraqueales

Nervio	Motora[a]	Sensitiva[a]
Nervio glosofaríngeo (nervio craneal IX)	Ninguno	Tercio posterior de la lengua Epiglotis (rostral) Faringe
Nervio vago-nervio laríngeo recurrente (nervio craneal X)	Laringe (excepto cricotiroides)	Laringe: superficie de la mucosa Tráquea: superficie de la mucosa
Nervio vago-ramo interno del nervio laríngeo superior (nervio craneal X)	Ninguno	Epiglotis (dorsal) Cuerdas vocales
Nervio vago-ramo interno del nervio laríngeo superior (nervio craneal X)	Cricotiroides	Ninguno

[a] Acción predominante.

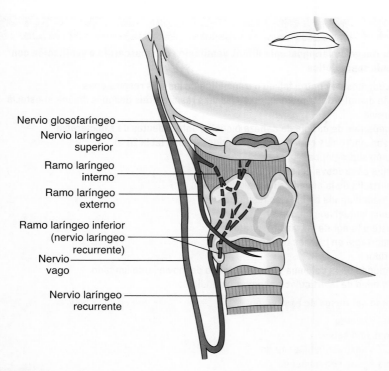

Nervio glosofaríngeo
Nervio laríngeo superior
Ramo laríngeo interno
Ramo laríngeo externo
Ramo laríngeo inferior (nervio laríngeo recurrente)
Nervio vago
Nervio laríngeo recurrente

Figura 20-2 Inervación laríngea. Las *líneas discontinuas* son ramos nerviosos dentro del árbol laringotraqueal procedentes de los ramos de los nervios craneales glosofaríngeo y vago (Rosenblatt WH, Sukhupragarn W. Airway management. En: Barash PG, Cullen BF, Stoelting RK, et al, eds. *Clinical Anesthesia*. 7.ª ed. Lippincott Williams & Wilkins; 2013:790, fig. 27-22).

que afectan el metabolismo suelen presentar desaturación antes debido al aumento de la extracción de O_2, la disminución de la capacidad residual funcional o la derivación transpulmonar de derecha a izquierda. La razón más frecuente para una preoxigenación subóptima es una mascarilla con ajuste deficiente que permite la entrada del aire de la habitación.

B. Ventilación con mascarilla

La mascarilla de anestesia se sujeta suavemente en la cara del paciente con el pulgar y el primer dedo de la mano izquierda, dejando la mano derecha libre para otras tareas. La fuga de aire en los bordes de la mascarilla puede evitarse mediante una suave presión hacia abajo. Para complementar el agarre de la mano izquierda se puede utilizar un agarre de dos manos o una «correa de mascarilla» elástica.

C. Colocación del paciente

La colocación adecuada del paciente es primordial para administrar la *ventilación con presión positiva* mediante mascarilla. Con el paciente en posición supina, «en rampa» o en posición de Trendelenburg inversa, el cuello se flexiona 35° y la cabeza se extiende 15°. Esta *posición de olfateo* mejora la ventilación con la mascarilla al mover hacia adelante la base de la lengua y la epiglotis.

VIDEO 20-2

Efecto de válvula esférica de un pólipo de las cuerdas vocales

VIDEO 20-3

Evaluación de la articulación temporomandibular

Tabla 20-2 Situaciones con implicaciones en el control de las vías respiratorias
Mayor riesgo de laringoscopia difícil, ventilación con mascarilla o ventilación con cánula supraglótica
Antecedentes de control fallido o traumático de las vías respiratorias
Daño dental o dolor prolongado en las vías respiratorias después de una anestesia previa
Antecedentes de cirugía de cabeza o cuello, antecedentes de radioterapia
Diversos síndromes congénitos y adquiridos (*véase* tabla 20-3)
Afección supraglótica
Apnea obstructiva del sueño
Hipertrofia de la amígdala lingual
Enfermedad aguda de las vías respiratorias
Edema lingual (angioedema)
Quiste o tumor de las vías respiratorias
Hemorragia en las vías respiratorias
Estridor
Enfermedad de la columna cervical o rango de movimiento limitado
Enfermedad de la articulación temporomandibular
Aumento del riesgo de aspiración
Ingesta reciente
Traumatismo agudo
Afección gastrointestinal aguda
Terapia aguda con opiáceos
Reflujo gastroesofágico importante
Ingreso actual en la unidad de cuidados intensivos
Embarazo (edad gestacional ≥ 12 semanas)
Posparto inmediato (antes del segundo día posparto)
Gastroparesia asociada con enfermedades sistémicas: diabetes mellitus, enfermedad vascular del colágeno, enfermedad de Parkinson avanzada

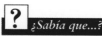

¿Sabía que...?

La principal causa de obstrucción de las vías respiratorias durante la inducción anestésica es la lengua.

Las prótesis dentales dejadas en su lugar pueden mejorar el sellado de la máscara para un paciente edéntulo. La ventaja de esto debe sopesarse frente al riesgo de desplazamiento o daño de la dentadura. Las prótesis dentales deben retirarse después de asegurar las vías respiratorias.

D. Ventilación difícil con mascarilla

En la **tabla 20-6** se describen seis factores clínicos de predicción e independientes de la ventilación difícil con mascarilla.[2,3] En condiciones normales no se necesitan más de 20-25 cm de presión de agua (H_2O) en el circuito de anestesia (creada al apretar la bolsa de inhalación) para inflar los pulmones. Si se requiere más presión para producir un inflado pulmonar adecuado, el anestesiólogo debe reevaluar la situación. Esta reevaluación incluye el ajuste de la mascarilla, la búsqueda de ayuda para la sujeción de la mascarilla o la consideración de complementos como vías respiratorias bucales y nasales. Las vías respiratorias bucales y nasales pueden evitar la obstrucción creando un paso artificial a través de la faringe y la hipofaringe. Las vías respiratorias nasales tienen menos probabilidades de estimular la tos, las arcadas o los vómitos en el paciente ligeramente anestesiado, pero más probabilidades de generar epistaxis, por lo que suelen evitarse en individuos con alto riesgo de hemorragia nasal.

La obstrucción de la ventilación con mascarilla puede ser causada por un *laringoespasmo*, un reflejo local que produce el cierre de las cuerdas vocales. El laringoespasmo

Tabla 20-3 Síndromes asociados con el abordaje difícil de las vías respiratorias

Condición patológica	Características que afectan el abordaje de las vías respiratorias
Congénita	
Síndrome de Pierre-Robin	Micrognatia, macroglosia, glosoptosis, paladar blando hendido
Síndrome de Treacher-Collins	Hipoplasia malar y mandibular, microstomía, atresia coanal
Síndrome de Down	Macroglosia, microcefalia, anomalías de la columna cervical
Síndrome de Klippel-Feil	Fusión congénita de vértebras cervicales, disminución de la amplitud de movimiento cervical
Cretinismo	Macroglosia, compresión o desviación de la laringe o la tráquea por bocio
Síndrome de Lejeune (del maullido)	Micrognatia, laringomalacia, estridor
Infecciones adquiridas	
Epiglotitis	Edema epiglótico
Crup	Edema laríngeo
Papilomatosis	Papilomas obstructivos
Absceso intrabucal/retrofaríngeo	Distorsión o estenosis de las vías respiratorias, trismo
Angina de Ludwig	Distorsión o estenosis de las vías respiratorias, trismo
Artritis	
Artritis reumatoide	Movilidad restringida de la columna cervical, inestabilidad atlantoaxial
Espondilitis anquilosante	Anquilosis o inmovilidad de la columna cervical y de las articulaciones temporomandibulares
Tumores	
Higroma quístico, lipoma, adenoma, bocio	Distorsión o estenosis de las vías respiratorias
Carcinoma de lengua, laringe o glándula tiroidea	Distorsión o estenosis de las vías respiratorias, fijación de la laringe o de los tejidos adyacentes
Traumatismos	
Cabeza, facial o cervical	Edema o hemorragia de las vías respiratorias, fracturas faciales o mandibulares inestables, daño intralaríngeo
Condiciones diversas	
Obesidad mórbida	Quizá cuello corto y grueso, lengua grande y apnea obstructiva del sueño
Acromegalia	Macroglosia, prognatismo
Quemaduras agudas	Edema de las vías respiratorias, broncoespasmo, disminución de la tolerancia a la apnea

puede ser desencadenado por un cuerpo extraño (p. ej., las vías respiratorias bucales o nasales), saliva, sangre o vómito que toca la glotis. También puede ser consecuencia del dolor o de la estimulación visceral. El control del laringoespasmo consiste en eliminar el estímulo agresor (si se identifica), administrar O_2 con presión positiva continua en las vías respiratorias, profundizar el plano de la anestesia y, si las demás maniobras no tienen éxito, utilizar un relajante muscular de acción rápida.[4]

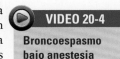

VIDEO 20-4

Broncoespasmo bajo anestesia

E. Cánulas supraglóticas

Los dispositivos para las vías respiratorias que las aíslan por encima de las cuerdas vocales se denominan *cánulas supraglóticas* (CS). Estos dispositivos pueden ser ventajosos en pacientes con enfermedad reactiva de las vías respiratorias, ya que producen menos broncoespasmo reversible que las CET. En la actualidad, existe una gran variedad de CS. La CS original, la mascarilla laríngea (ML), se compone de una mascarilla perilaríngea y una cánula para las vías respiratorias. La mascarilla tiene un manguito inflable que llena el espacio hipofaríngeo, creando un sello que permite la ventilación con presión positiva de hasta 20 cm H_2O. La siguiente descripción de la ML puede aplicarse a todas las CS disponibles en el mercado, aunque hay que tener en cuenta que la i-gel® no tiene un manguito inflable.

Tabla 20-4	Características de la exploración física con implicaciones en el abordaje de las vías respiratorias
Característica de la exploración física	**Significado**
Apertura de la boca	Difícil inserción de la hoja/desplazamiento de la lengua si está limitada
Protrusión de la mandíbula	Desplazamiento difícil de la lengua si está limitada
Dentición	Obstrucción de la visión (si los incisivos centrales son grandes), mayor riesgo de traumatismo dental (si la dentición es pobre o está restaurada), ventilación con mascarilla difícil (si el paciente es edéntulo)
Retrognatia	Desplazamiento difícil de la lengua
Distancia tiromentoniana	Reflexión de la movilidad del cuello y el grado de retrognatia
Puntuación de Mallampati	Descripción de la relación entre la apertura de la boca, el tamaño de la lengua y el espacio faríngeo
Presencia de barba	Dificultad para sellar la máscara
Afección de las vías respiratorias	Posibilidad de ventilación con mascarilla difícil (masas/tejidos obstructivos, contornos faciales atípicos) y laringoscopia difícil (tejido friable, puntos de referencia atípicos o ausentes y apertura limitada de la boca, protrusión de la mandíbula, desplazamiento de la lengua y movilidad del cuello)

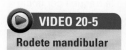

VIDEO 20-5
Rodete mandibular

El fabricante recomienda que el clínico elija la ML de mayor tamaño que se adapte cómodamente a la cavidad bucal. Para su uso, la ML está completamente desinflada. El cuello del paciente se extiende y la superficie superior de la mascarilla se coloca contra el paladar duro. Se aplica fuerza con el dedo índice en dirección ascendente, hacia la parte superior de la cabeza del paciente, y se deja que la mascarilla siga el paladar hacia la faringe y la hipofaringe. A continuación, se infla la ML hasta la presión mínima que permita la ventilación a 20 cm H_2O sin que haya fuga de aire. La presión intrabucal debe permanecer por debajo de 44 mm Hg (60 cm H_2O) y se debe supervisarse periódicamente, en especial si se utiliza óxido nitroso.[5] Cuando no se pueda obtener un sellado adecuado con una presión de 60 cm H_2O en el manguito, deberá reevaluarse la colocación o el tamaño de la ML. La anestesia ligera y el laringoespasmo también pueden contribuir a un mal sellado.

La ventilación con presión positiva puede utilizarse de forma segura con la ML.[6] No hay diferencia en el inflado gástrico con la ventilación con presión positiva (< 17 cm H_2O) al comparar la ML con la CET.[7] Con la ML clásica, los volúmenes corrientes deben limitarse a 8 mL/kg y la presión de las vías respiratorias a 20 cm H_2O.

Si en algún momento se observa contenido gástrico en el tubo de la ML, esta debe dejarse colocada. Se coloca al paciente en posición de Trendelenburg, se le administra O_2 al 100% y se succiona la cánula de la ML.

Retiro de las cánulas supraglóticas
Deben retirarse las CS cuando el paciente esté profundamente anestesiado o después de que los reflejos protectores hayan vuelto y el paciente sea capaz de abrir la boca cuando se le indique. Muchos clínicos retiran la ML totalmente inflada para que actúe como una «pala» para las secreciones por encima de la mascarilla, sacándolas de las vías respiratorias.

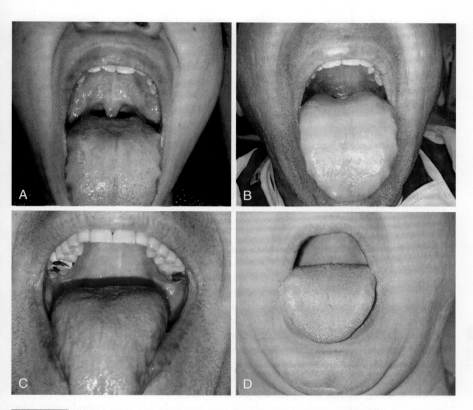

Clasificación de Mallampati/Samsoon-Young de la vista de la bucofaringe. **A)** Clase I: úvula, pilares faciales y paladar blando visibles. **B)** Clase II: pilares faciales y paladar blando visible. **C)** Clase III: paladares blando y duro visibles. **D)** Clase IV: solo se ve el paladar duro (añadido por **Samsoon y Young**) (Rosenblatt WH, Abrons RO, Sukhupragarn W. Airway management. En: Barash PG, Cahalan M, Cullen BF, et al, eds. *Clinical Anesthesia*. 8.ª ed. Wolters Kluwer; 2018:767-808, fig. 28-8).

Tabla 20-5 Resumen de la sensibilidad y especificidad agrupadas de los métodos de evaluación de las vías respiratorias más utilizados

Exploración	Sensibilidad (%)	Especificidad (%)
Apertura de la boca	46	89
Distancia tiromentoniana	20	94
Clasificación de Mallampati	49	86

Fuente: Shiga T, Wajima Z, Inoue T, et al. Predicting difficult intubation in apparently normal patients: a meta-analysis of bedside screening test performance. *Anesthesiology*. 2005;103:429.

Contraindicaciones para el uso de cánulas supraglóticas

La principal contraindicación para el uso electivo de una CS es el escenario clínico en el que existe un mayor riesgo de aspiración del contenido gástrico (*véase* tabla 20-2). Otras contraindicaciones son la resistencia de las vías respiratorias superiores a la presión de sellado del dispositivo, la obstrucción glótica o subglótica de las vías respiratorias y la apertura limitada de la boca (< 1.5 cm).[8]

Tabla 20-6 Factores independientes de riesgo para una ventilación difícil con mascarilla
Edad avanzada
Mayor índice de masa corporal
Barba completa
Radioterapia de cabeza y cuello
Apnea del sueño
Sexo masculino

Fuentes: Lundstrom LH, Rosenstock CV, Wetterslev J, Norskov AK. The DIFFMASK score for predicting difficult facemask ventilation: a cohort study of 46,804 patients. *Anaesthesia.* 2019;74:1267-1276. y Kheterpal S, Martin L, Shanks AM, Tremper KK. Prediction and outcomes of impossible mask ventilation: a review of 50,000 anesthetics. *Anesthesiology.* 2009;110(4):891-897.

Complicaciones del uso de cánulas supraglóticas

Aparte del reflujo gastroesofágico y la aspiración, las complicaciones notificadas incluyen laringoespasmo, tos, arcadas y otras complicaciones características de la manipulación de las vías respiratorias. La incidencia del dolor de garganta postoperatorio inducido por la CS varía del 4-50% y depende en gran medida de los métodos de estudio. Ningún dispositivo muestra una tasa de disfagia consistentemente menor, aunque todos parecen ser mejores que la intubación traqueal en este sentido.[9] Existen informes poco frecuentes sobre lesiones nerviosas asociadas con el uso de CS.

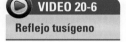

VIDEO 20-6
Reflejo tusígeno

Cánulas supraglóticas de segunda generación

Muchas CS modernas incorporan ahora una segunda luz que, cuando está bien colocada, se sitúa dentro del orificio esofágico superior. Las CS de segunda generación suelen permitir una mayor presión positiva en las vías respiratorias que las CS de primera generación (≥40 cmH$_2$O), así como el vaciado pasivo (regurgitación) y activo (inserción de sonda gástrica) del estómago.

F. Intubación traqueal
Laringoscopia directa

El objetivo final de la LD es producir una línea de visión directa desde el ojo del operador hasta la apertura glótica. Esta vista de la laringe se describe generalmente en términos de la clasificación de Cormack-Lehane (grados 1-4), que se correlaciona con una intubación cada vez más difícil (**fig. 20-4**). Ninguna medida preoperatoria es adecuada para predecir la dificultad de la LD. El fracaso imprevisto de la LD es principalmente un problema de desplazamiento de la lengua; la hipertrofia de la amígdala lingual es la causa imprevista más habitual de la LD difícil (**fig. 20-5**).

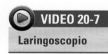

VIDEO 20-7
Laringoscopio

Hojas de laringoscopio directo

Se utilizan dos hojas, cada una con una forma única de aplicación. La *hoja de Macintosh* (curva) se utiliza para desplazar la epiglotis fuera de la línea de visión mediante su colocación en la vallécula y la tensión del ligamento glosoepiglótico. La *hoja de Miller* (recta) revela la glotis al comprimir la epiglotis contra la base de la lengua (**fig. 20-6**). Ambas tienen un reborde a lo largo del lado izquierdo de su longitud que se utiliza para mover la lengua hacia la izquierda. Por lo general, la hoja de Macintosh se considera ventajosa cuando hay poco espacio para pasar una CET (p. ej., boca pequeña). La hoja de Miller se considera superior en el paciente que tiene un espacio mandibular pequeño, incisivos grandes o una epiglotis grande.

Con cualquiera de las dos hojas, el laringoscopista debe esforzarse por evitar la rotación del mango del laringoscopio en dirección cefálica, llevando la hoja contra los incisivos superiores. Si se extiende demasiado, en cualquiera de los dos tipos de

? *¿Sabía que...?*

El uso de la hoja de Miller estimula el nervio craneal vago (X), mientras que la hoja Macintosh estimula el nervio craneal glosofaríngeo (IX). Por tanto, existe un mayor riesgo de bradicardia con la hoja de Miller.

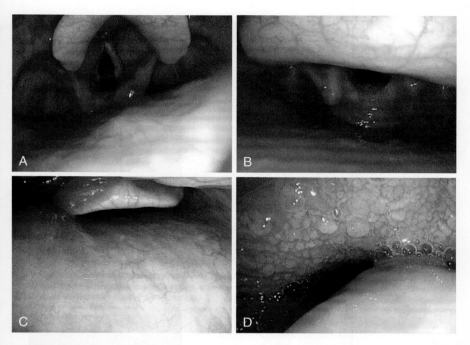

Figura 20-4 Sistema de puntuación de la visión de la laringe de Cormack-Lehane: grado 1 (**A**), grado 2 (**B**), grado 3 (**C**) y grado 4 (**D**) (Rosenblatt WH, Abrons RO, Sukhupragarn W. Airway management. En: Barash PG, Cahalan M, Cullen BF, et al, eds. *Clinical Anesthesia.* 8.ª ed. Wolters Kluwer; 2018:767-808, fig. 28-11).

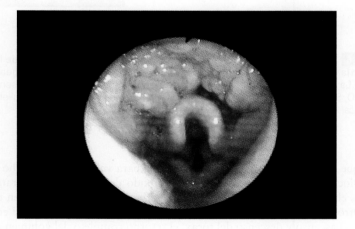

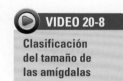

VIDEO 20-8

Clasificación del tamaño de las amígdalas

Figura 20-5 Hipertrofia de la amígdala lingual: la vallécula está llena de tejido linfático hiperplásico en un paciente que tuvo una laringoscopia directa difícil imprevista (Rosenblatt WH, Abrons RO, Sukhupragarn W. Airway management. En: Barash PG, Cahalan M, Cullen BF, et al, eds. *Clinical Anesthesia.* 8.ª ed. Wolters Kluwer; 2018:767-808, fig. 28-9).

hoja, la punta de la hoja puede descansar debajo de la propia laringe, de modo que la presión hacia adelante levanta las vías respiratorias de la vista. Si no se consigue una vista satisfactoria de la laringe, puede aplicarse la maniobra BURP. En esta maniobra, la laringe se desplaza hacia atrás (*Backward*), hacia arriba (*Upward*) y hacia la derecha (*Right*), ejerciendo presión (*Pressure*) sobre el cartílago cricoides.[10]

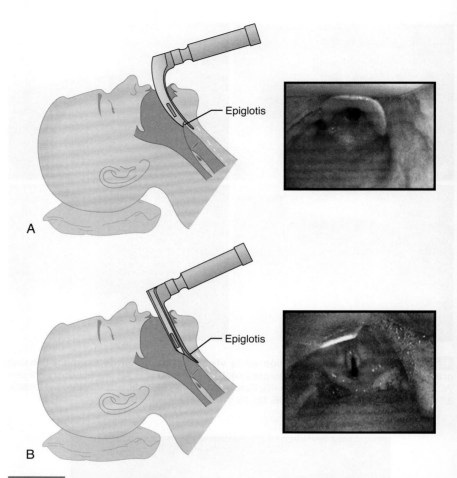

Figura 20-6 **A)** Cuando se utiliza una hoja de laringoscopio curva, la punta de la hoja se coloca en la vallécula, el espacio entre la base de la lengua y la superficie faríngea de la epiglotis. **B)** La punta de una hoja recta se avanza por debajo de la epiglotis (Rosenblatt WH, Abrons RO, Sukhupragarn W. Airway management. En: Barash PG, Cahalan M, Cullen BF, et al, eds. *Clinical Anesthesia*. 8.ª ed. Wolters Kluwer; 2018:767-808, fig. 28-10).

Aunque se pueden utilizar diversos métodos para verificar que el tubo traqueal se ha colocado con éxito, la detección de dióxido de carbono teleespiratorio sostenido es el único método que se considera definitivo y debe buscarse en todos los casos. Otros indicadores de la colocación endotraqueal son la humedad en el tubo traqueal, el ascenso y descenso del tórax, el retorno completo del volumen corriente durante la espiración y la auscultación de ruidos respiratorios sobre los pulmones pero no sobre el estómago.

Estiletes para las vías respiratorias
Los *estiletes para las vías respiratorias* son complementos de bajo costo que pueden ayudar en la intubación cuando hay una mala visión de la laringe (grado 3 o 4 de Cormack-Lehane). Estos estiletes semiflexibles pueden manipularse a ciegas por debajo de la epiglotis y hacia la tráquea. El operador suele sentir «chasquidos» cuando la punta del estilete pasa sobre los anillos traqueales. A continuación, se «enrosca» una CET sobre la sonda y se introduce en la tráquea.

Estiletes ópticos

Los estiletes ópticos incorporan tanto elementos ópticos como una fuente de luz en un único eje de acero inoxidable con forma de tallo.

Videolaringoscopia

El *videolaringoscopio* (VL) imita las acciones de un laringoscopio tradicional; sin embargo, al incorporar un dispositivo de imagen hacia el extremo distal de la hoja del laringoscopio, elimina la necesidad de una línea de visión directa hacia la glotis. El primer VL ampliamente disponible fue el Glidescope®, con una hoja angulada de 60°. Los VL de «configuración de canal» incorporan un canal semicircular junto a los elementos ópticos. Estos laringoscopios tienen una forma anatómica con un ángulo casi recto entre el segmento mango-boca y el segmento faríngeo-hipofaríngeo. Los canales están alineados con la vista laringoscópica para que, una vez visualizada la glotis, se haga avanzar un tubo precargado y lubricado a través del canal.

El Difficult Airway Taskforce de la American Society of Anesthesiologists (ASA) recomienda que se disponga de un VL como un dispositivo de primer intento o de rescate para todos los pacientes que requieran intubación.[11] El VL mejora la capacidad para visualizar la laringe y el éxito de la intubación se aproxima al 97-98%. Una ventaja adicional es la disminución del movimiento cervical en comparación con la LD, que parece ser más pronunciado con el empleo de los dispositivos con canal.

G. Control del contenido gástrico

Riesgo de aspiración

La prevención de la *aspiración* pulmonar del contenido gástrico es una preocupación primordial durante el abordaje de las vías respiratorias. Los estados fisiológicos alterados (p. ej., el embarazo y la diabetes mellitus) y una afección gastrointestinal (p. ej., obstrucción intestinal y peritonitis) afectan negativamente la velocidad de vaciado gástrico, aumentando así el riesgo de aspiración. La ASA recomienda un período de ayuno de 4 h para la leche materna y de 6 h para la leche no materna, las fórmulas para lactantes y una comida sólida ligera. Los líquidos claros pueden administrarse hasta 2 h antes de la anestesia sin aumentar el riesgo de regurgitación y aspiración.[12]

La reducción de la acidez gástrica puede lograrse con la ayuda de antagonistas de los receptores H_2 e inhibidores de la bomba de protones, que también reducen el volumen gástrico.[12] La solución oral de citrato de sodio aumenta el pH gástrico (más alcalino) y se administra mejor en la primera hora del preoperatorio.[13] Se puede utilizar una sonda nasogástrica para disminuir el volumen gástrico antes de la anestesia en pacientes con alto riesgo de regurgitación.

Inducción de secuencia rápida

La *inducción de secuencia rápida* (ISR) está indicada cuando la aspiración del contenido gástrico supone un riesgo importante. El objetivo de la ISR es obtener el control de las vías respiratorias en el menor tiempo posible después de la inhibición de los reflejos protectores de las vías respiratorias con la inducción anestésica. En la técnica de ISR se administra un fármaco de inducción anestésica intravenosa e inmediatamente después un fármaco de bloqueo neuromuscular de acción rápida. La laringoscopia y la intubación se realizan tan pronto como se confirma la relajación muscular. Se puede emplear la *presión cricoidea* (maniobra de Sellick), que consiste en el desplazamiento hacia abajo del cartílago cricoides contra los cuerpos vertebrales en un intento de obstruir la luz esofágica. La eficacia de la presión cricoidea está en entredicho y puede dificultar la laringoscopia. Históricamente, la ventilación con mascarilla no se lleva a cabo antes de la intubación y hay pocas pruebas que

> **?** *¿Sabía que...?*
>
> Hasta el 96% de los intentos fallidos de intubación con LD pueden ser rescatados con un VL.

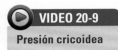

VIDEO 20-9
Presión cricoidea

la respalden. Muchos clínicos en activo han abandonado estas dos últimas prácticas por falta de respaldo con base en datos publicados.

H. Intubación por medio de cánulas supraglóticas

Existe una variedad de CS específicamente diseñadas para facilitar la intubación. Estas CS se insertan mediante una técnica similar a la de la ML clásica. Una vez ubicada, se infla la mascarilla y se intenta la ventilación. Después de que se ha conseguido una ventilación adecuada, se introduce una CET a través del tubo de la CS. Aunque la ML Fastrach® es excelente para la intubación a ciegas, debe utilizarse un fibroscopio con las otras variedades. Luego de haber confirmado la intubación exitosa, se puede retirar la CS y dejar la CET en su lugar. Cuando se rescatan las vías respiratorias después de una laringoscopia fallida, se prefieren la intubación a través de CS, ya que puede facilitar su cambio posterior por una CET. Las CS para intubación, como la ML Supreme® de segunda generación y de un solo uso, no aceptan una CET para adultos y puede ser necesario un procedimiento de intercambio, con el retiro de la CS antes de la intubación endotraqueal.

I. Extubación de la tráquea

Los criterios para la extubación posquirúrgica de rutina se describen en la **tabla 20-7**. Después de pedir al paciente que abra la boca, se utiliza un catéter de succión para eliminar las secreciones supraglóticas o la sangre. Algunos clínicos prefieren dejar que la presión de las vías respiratorias aumente hasta 5-15 cm H_2O para facilitar una «tos pasiva» y se retira la CET después de desinflar el manguito (si está presente). Si la tos o el esfuerzo están contraindicados o son peligrosos (p. ej., en presencia de un aumento de la presión intracraneal), la extubación puede realizarse con el paciente en un plano quirúrgico de anestesia y respirando espontáneamente (extubación «profunda»). Hay tres requisitos para la extubación profunda: 1) excelente ajuste de la mascarilla y ventilación durante la inducción, 2) ausencia de manipulación quirúrgica de las vías respiratorias y 3) ausencia de estómago lleno. La extubación de la tráquea tiene su propio conjunto de complicaciones potenciales y puede resultar más peligrosa que la intubación (**tabla 20-8**).[13]

Tabla 20-7 Criterios para una extubación posquirúrgica rutinaria con el paciente despierto
Criterios clínicos subjetivos:
Respiración espontánea
El paciente responde a las órdenes
5 s de elevación sostenida de la cabeza
Reflejo nauseoso intacto
Vías respiratorias libres de residuos
Control adecuado del dolor
Concentración mínima, al final de la espiración, de los anestésicos inhalados
Criterios objetivos:
Capacidad vital ≥ 10 mL/kg
Pico de presión inspiratoria negativa voluntaria de −20 cm H_2O o aún más negativo
Volumen corriente > 6 mL/kg
Contracción tetánica sostenida (5 s)
Cociente T4/T1 > 0.9

Tabla 20-8   Complicaciones de la extubación traqueal
Fallo del impulso respiratorio (p. ej., anestesia residual)
Hipoxia (p. ej., atelectasia)
Obstrucción de las vías respiratorias superiores (p. ej., edema, anestesia residual/ reducción del tono de las vías respiratorias superiores)
Obstrucción relacionada con las cuerdas vocales (p. ej., laringoespasmo, parálisis de las cuerdas vocales)
Obstrucción traqueal (p. ej., edema subglótico)
Broncoespasmo (irritación de las vías respiratorias por el tubo endotraqueal)
Aspiración (por disminución de los reflejos nauseosos y de deglución)
Hipertensión
Aumento de la presión intracraneal
Incremento de la presión ocular
Aumento de la presión de la pared abdominal (riesgo de dehiscencia de la herida)

Extubación difícil

La obstrucción de las vías respiratorias es una causa frecuente de fracaso de la extubación. La recuperación incompleta de la relajación neuromuscular, la sangre aspirada y el edema de la úvula, el paladar blando, la lengua y las estructuras glóticas pueden contribuir a la obstrucción.[13] El laringoespasmo al retirar la CET también puede ocasionar el fracaso de la extubación y es responsable del 23% de todos los episodios respiratorios críticos postoperatorios en los adultos.[4] La parálisis unilateral de las cuerdas vocales puede ser el resultado de un traumatismo del nervio laríngeo recurrente durante una intervención quirúrgica en el cuello. La obstrucción de las vías respiratorias puede presentarse si el nervio contralateral ha sido dañado previamente. Se ha demostrado la existencia de una disfunción transitoria de las cuerdas vocales y de la deglución en ausencia de lesiones, lo que supone un riesgo de aspiración después de la anestesia general incluso para los pacientes sanos.

Los fármacos utilizados durante las fases de mantenimiento y reanimación postanestésica también pueden afectar el éxito de la extubación. Aunque las concentraciones bajas de anestésicos inhalados (p. ej., 0.2 de concentración alveolar mínima) no alteran la respuesta respiratoria al dióxido de carbono, pueden atenuar el impulso hipóxico. Los opiáceos, y en menor medida las benzodiazepinas, afectan tanto los impulsos respiratorios hipercárbicos como los hipóxicos. Algunos relajantes musculares no despolarizantes también pueden reducir el impulso ventilatorio hipóxico.

Identificación de pacientes con riesgo de complicaciones al momento de la extubación

Es indispensable evaluar a todos los pacientes debido a la posibilidad de una extubación difícil, tal como hace para una posible intubación difícil. Una serie de situaciones clínicas bien conocidas pueden hacer que los pacientes corran un mayor riesgo de tener dificultades con la oxigenación o la ventilación en el momento de la extubación (**tabla 20-9**). Las estrategias de control van desde la ventilación continua hasta la preparación de un equipo de reintubación de reserva, pasando por el establecimiento activo de un puente o guía para la reintubación u oxigenación. Existen varios obturadores que pueden dejarse en las vías respiratorias durante largos períodos

Tabla 20-9 Situaciones clínicas que presentan un mayor riesgo de complicaciones al momento de la extubación	
Edema (local, generalizado o angioneurótico)	Estrechamiento de las vías respiratorias
Cirugía de la glándula tiroidea	Riesgo de lesión del nervio laríngeo recurrente
Laringoscopia (de diagnóstico)	Edema, laringoespasmo (especialmente después de una biopsia)
Uvulopalatoplastia	Edema palatino y bucofaríngeo
Apnea obstructiva del sueño	Obstrucción de las vías respiratorias superiores
Endarterectomía carotídea	Hematoma de la herida, edema glótico, parálisis nerviosas
Traumatismos maxilofaciales	Fractura laríngea, alambres mandibulares/maxilares
Descompresión/fijación de vértebras cervicales	Edema supraglótico e hipofaríngeo
Anafilaxia	Estrechamiento laringotraqueal
Infecciones hipofaríngeas	Estrechamiento laringotraqueal
Síndromes de hipoventilación	Anestesia residual, apnea central del sueño, miastenia grave, obesidad mórbida, enfermedad pulmonar obstructiva crónica grave
Síndromes hipoxémicos	Desajuste ventilación-perfusión, incremento del consumo de oxígeno, deterioro de la difusión alveolar de oxígeno, anemia grave
Reflejos protectores de las vías respiratorias inadecuados	Mayor riesgo de aspiración

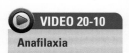

VIDEO 20-10

Anafilaxia

para su uso en la extubación de prueba. Estos dispositivos se denominan generalmente *catéteres de intercambio para las vías respiratorias*. El éxito de la reintubación de primer paso es significativamente mayor, y la incidencia de hipoxia es menor, en pacientes con un catéter de intercambio retenido.[14] Sin embargo, los catéteres de intercambio para las vías respiratorias se han asociado con una gran morbilidad, incluyendo pérdida de control de las vías respiratorias, traumatismo de la mucosa, neumotórax, intubación esofágica y muerte.

J. Algoritmo para las vías respiratorias difíciles
Algoritmo de la ASA para las vías respiratorias difíciles
El control difícil y fallido de las vías respiratorias incluye al 2.3% de las muertes durante la anestesia en los Estados Unidos. La ASA las define como la situación en la que el «anestesiólogo con formación convencional experimenta dificultades con la intubación, la ventilación con mascarilla o ambas» y ha diseñado el *algoritmo para las vías respiratorias difíciles* (ASA-DAA, **fig. 20-7**) para afrontar dicho escenario.[11]

El algoritmo comienza con la evaluación de las vías respiratorias, que debe orientar al clínico a comenzar el ASA-DAA en uno de sus dos puntos de partida: la intubación con el paciente despierto (*véase* fig. 20-7A) o los intentos de intubación después de la inducción de la anestesia general (*véase* fig. 20-7B). La intubación con el paciente despierto se elige cuando se prevé una dificultad que ponga en peligro su vida, mientras que el control de las vías respiratorias luego de la inducción se elige cuando no se prevé una situación incorregible.

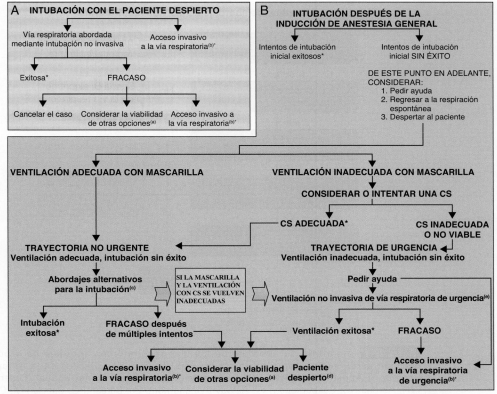

A INTUBACIÓN CON EL PACIENTE DESPIERTO

Vía respiratoria abordada mediante intubación no invasiva → Acceso invasivo a la vía respiratoria[(b)*]

Exitosa* → Cancelar el caso

FRACASO → Considerar la viabilidad de otras opciones[(a)] / Acceso invasivo a la vía respiratoria[(b)*]

B INTUBACIÓN DESPUÉS DE LA INDUCCIÓN DE ANESTESIA GENERAL

Intentos de intubación inicial exitosos* | Intentos de intubación inicial SIN ÉXITO

DE ESTE PUNTO EN ADELANTE, CONSIDERAR:
1. Pedir ayuda
2. Regresar a la respiración espontánea
3. Despertar al paciente

VENTILACIÓN ADECUADA CON MASCARILLA | **VENTILACIÓN INADECUADA CON MASCARILLA**

CONSIDERAR O INTENTAR UNA CS

CS ADECUADA* | CS INADECUADA O NO VIABLE

TRAYECTORIA NO URGENTE Ventilación adecuada, intubación sin éxito | **TRAYECTORIA DE URGENCIA** Ventilación inadecuada, intubación sin éxito

Abordajes alternativos para la intubación[(c)] | SI LA MASCARILLA Y LA VENTILACIÓN CON CS SE VUELVEN INADECUADAS | Pedir ayuda — Ventilación no invasiva de vía respiratoria de urgencia[(e)]

Intubación exitosa* | FRACASO después de múltiples intentos | Ventilación exitosa* | FRACASO

Acceso invasivo a la vía respiratoria[(b)*] | Considerar la viabilidad de otras opciones[(a)] | Paciente despierto[(d)] | Acceso invasivo a la vía respiratoria de urgencia[(b)*]

*Confirmar la ventilación, la intubación traqueal o la colocación de la CS con el dióxido de carbono.

a. Otras opciones incluyen (pero no se limitan a): cirugía usando anestesia con la mascarilla o la CS (p. ej., mascarilla laríngea, mascarilla laríngea de intubación, tubo laríngeo), infiltración de anestesia local o bloqueo nervioso regional. La búsqueda de estas opciones usualmente implica que la ventilación con mascarilla no será problemática. Por tanto, estas opciones podrían tener un valor limitado si este paso en el algoritmno se ha alcanzado mediante la trayectoria de urgencia.
b. El acceso invasivo a la vía respiratoria incluye una vía quirúrgica o percutánea, ventilación por chorro e intubación retrógrada.

c. Los abordajes alternativos para la intubación difícil incluyen (pero no se limitan a): laringoscopia asistida por video, hojas alternativas de laringoscopio, CS (p. ej., máscarilla laríngea o mascarilla laríngea de intubación) como intubación, conducto (con o sin guía fibroendoscópica), intubación fibroendoscópica, estilete para intubación o cargador de tubo, estilete con luz e intubación bucal o nasal a ciegas.
d. Considerar repreparar al paciente para realizar una intubación mientras está despierto o cancelar la cirugía.
e. La ventilación no invasiva de la vía respiratoria de urgencia consiste en una CS.

Figura 20-7 Algoritmo de la American Society of Anesthesiologists para las vías respiratorias difíciles. **A)** Intubación de paciente despierto. **B)** Intubación tras inducción de anestesia general. CS: cánula supraglótica (Apfelbaum JL, Hagberg CA, Caplan RA, et al. American Society of Anesthesiologists Task Force on Management of the Difficult Airway. Practice guidelines for management of the difficult airway: an updated report by the American Society of Anesthesiologists Task Force on Management of the Difficult Airway. *Anesthesiology.* 2013;118(2):251-270. Reimpresa con autorización).

Algoritmo de abordaje de las vías respiratorias

El algoritmo de abordaje de las vías respiratorias se ha delineado con más detalle en el árbol de decisiones preoperatorias de Rosenblatt,[15] conocido como *algoritmo de abordaje de las vías respiratorias*. En la **figura 20-8** se esboza este abordaje, un algoritmo simple de una vía para comenzar el ASA-DAA, que sigue cinco pasos:

1. *¿Es necesario el control de las vías respiratorias?* ¿Se puede aplicar anestesia regional o infiltrante?
2. *¿La intubación traqueal puede ser (en absoluto) difícil?* Con base en la evaluación de las vías respiratorias.
3. *¿Se puede utilizar la ventilación supraglótica si es necesario?* Si tanto la intubación como la ventilación pueden ser difíciles, se opta por una intubación con el paciente despierto (*véase* fig. 20-7A).

Algoritmo de abordaje de las vías respiratorias

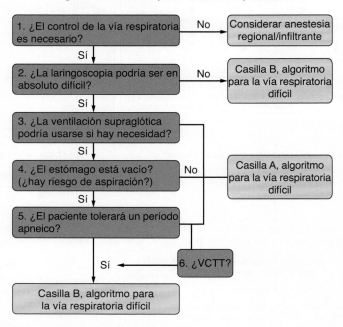

Figura 20-8 Algoritmo de abordaje de las vías respiratorias: abordaje de árbol de decisión para iniciar el algoritmo para las vías respiratorias difíciles de la American Society of Anesthesiologists. VCTT: ventilación con chorro transtraqueal (Rosenblatt WH, Abrons RO, Sukhupragarn W. Airway management. En: Barash PG, Cahalan M, Cullen BF, et al, eds. *Clinical Anesthesia.* 8.ª ed. Wolters Kluwer; 2018:767-808, fig. 28-21).

4. *¿Hay riesgo de aspiración?* El paciente con riesgo de aspiración no es candidato al uso electivo de las CS. Si también se evalúa que la intubación es difícil, se elige la figura 20-7A.

5. *¿Tolerará el paciente un período de apnea?* Si la intubación falla y la ventilación con CS es inadecuada, ¿el paciente se desaturará rápidamente? Si es así, la intubación con el paciente despierto es la mejor opción (*véase* fig. 20-7A).

El ASA-DAA se vuelve verdaderamente útil con vías respiratorias difíciles imprevistas. Cuando los intentos iniciales fracasan, las vías se sostienen mediante la ventilación con mascarilla. Entonces, si es necesario, el clínico puede recurrir a la técnica más conveniente o adecuada para establecer la intubación traqueal. El número de intentos de laringoscopia debe limitarse, ya que los intentos en serie aumentan la incidencia de complicaciones.[16] Esto se debe a que la laringoscopia puede producir un traumatismo de los tejidos blandos que puede disminuir la eficacia de una mascarilla de rescate o de la ventilación supraglótica. Cuando la ventilación con mascarilla falla, el algoritmo sugiere la ventilación supraglótica a través de una CS. Si la ventilación con CS no logra mantener al paciente adecuadamente, se entra en la trayectoria de urgencia del ASA-DAA, la cual sugiere el uso de oxigenación transtraqueal o cirugía de vías respiratorias. Aunque existen varios equipos comerciales para estas situaciones, los datos sugieren que una técnica basada en bisturí, con o sin introductor, puede ser la óptima.[13]

K. Control de las vías respiratorias con el paciente despierto
El control de las vías respiratorias con el paciente despierto proporciona el mantenimiento de la respiración espontánea y la protección de las vías en caso de que esta no pueda asegurarse rápidamente. Se puede utilizar un fármaco sedante durante la intubación con el paciente despierto, pero el clínico debe recordar que producir obstrucción o apnea en el paciente con vías difíciles puede ser devastador. La administración de un

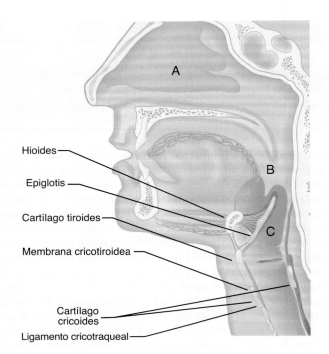

Hioides

Epiglotis

Cartílago tiroides

Membrana cricotiroidea

Cartílago cricoides

Ligamento cricotraqueal

Figura 20-9 Áreas de administración de anestesia local para el control de las vías respiratorias con el paciente despierto: la cavidad nasal/nasofaringe (**A**), la faringe/base de la lengua (**B**), la hipofaringe y (**C**) la laringe/tráquea.

antisialogogo, por lo regular atropina o glicopirronio, es importante para el éxito de las técnicas de intubación con el paciente despierto, ya que incluso pequeñas cantidades de líquido pueden oscurecer la lente objetiva de los instrumentos ópticos indirectos (p. ej., endoscopio flexible o rígido, VL). La vasoconstricción de las fosas nasales también es necesaria para la instrumentación de esta parte de las vías respiratorias.

Los anestésicos locales son la piedra angular de las técnicas de control de las vías respiratorias con el paciente despierto (*véase* cap. 12). Tanto la anestesia tópica como las técnicas de bloqueo nervioso inyectado se utilizan habitualmente para atenuar los reflejos de las vías respiratorias y proporcionar analgesia. Este capítulo se centra en las opciones no invasivas.

El clínico dirige la terapia anestésica local a tres zonas anatómicas: la cavidad nasal/nasofaringe, la faringe/base de la lengua y la hipofaringe/laringe/tráquea (**fig. 20-9**). Para abordar la nasofaringe, se frotan aplicadores con punta de algodón empapados de anestesia local a lo largo del borde inferior de la cavidad nasal hasta llegar a la pared posterior de la nasofaringe y se dejan durante 5-10 min.

El nervio glosofaríngeo puede bloquearse, ya que sus ramos son transversales detrás de los pliegues palatoglosos. Estos pliegues se ven como crestas de tejido blando que se extienden desde el borde posterior del paladar blando hasta la base de la lengua. Una técnica no invasiva emplea aplicadores con punta de algodón empapados con anestésico que se colocan contra la parte más inferior de los pliegues y se dejan durante 3-5 min. En muchos casos, la aplicación tópica de anestésicos en las cavidades faríngeas/hipofaríngeas proporciona una analgesia adecuada de la hipofaringe, la laringe y la tráquea. También se pueden inyectar fármacos anestésicos adicionales por el canal de trabajo de un endoscopio flexible para intubación.

Cuando la intubación con el paciente despierto falla, el clínico tiene varias opciones. Estas incluyen la cancelación de un caso quirúrgico no urgente hasta que se pueda conseguir equipo o personal especializado, el uso de técnicas de anestesia regional o, si la situación lo exige, una intervención de vías respiratorias (p. ej., traqueostomía).

? *¿Sabía que...?*

La intubación electiva con el paciente despierto está relativamente contraindicada debido a la incapacidad de cooperar (p. ej., pacientes pediátricos, con retraso mental profundo o intoxicados) y la alergia a los anestésicos locales.

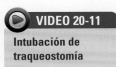

VIDEO 20-11

Intubación de traqueostomía

Tabla 20-10   Contraindicaciones para la intubación con endoscopio flexible

Hipoxia
Secreciones en las vías respiratorias que no se alivian con antisialogogos y succión
Hemorragia de las vías respiratorias que no se alivia con la aspiración
Alergia a los anestésicos locales (para los intentos con el paciente despierto)
Incapacidad para cooperar (para los intentos de despertar)

L. Endoscopio flexible para intubación en el control de las vías respiratorias

El *endoscopio flexible para intubación* es la herramienta más versátil disponible en situaciones en las que es difícil, o peligroso, crear una línea de visión directa de la glotis. El endoscopio permite al profesional maniobrar más allá de muchas obstrucciones patológicas de las vías respiratorias, así como de la anatomía normal, que no pueden manipularse con seguridad (p. ej., columna cervical inestable o fija). A diferencia de muchos otros dispositivos, el endoscopio flexible para intubación también permite ver estructuras por debajo del nivel de las cuerdas vocales. Esto es útil para caracterizar una afección subglótica y verificar la colocación del tubo traqueal. La elección de la intubación bucal o nasal se basa en los requisitos clínicos, las necesidades quirúrgicas, la experiencia del operador y otras técnicas de intubación disponibles si la intubación con el endoscopio flexible falla. Las contraindicaciones para la intubación con este endoscopio son relativas (**tabla 20-10**). Aunque la intubación con el endoscopio flexible es una técnica versátil y vital, existen varios escollos. En la **tabla 20-11** se enumeran las razones más frecuentes de los fallos.

M. Cánulas supraglóticas en las vías respiratorias fallidas

Tanto las intubaciones como la ventilación con mascarilla fallidas pueden rescatarse con la inserción de CS. La principal desventaja de las CS en la reanimación es la falta de protección mecánica frente a la regurgitación y la aspiración, que es una preocupación secundaria ante la hipoxemia que amenaza la vida.

N. Procedimientos transtraqueales

Cuando la intubación, la ventilación con mascarilla y la CS fallan, puede estar justificado el acceso a la vía respiratoria a través de la tráquea extratorácica (**tabla 20-12**). Estas técnicas van desde las mínimamente invasivas (p. ej., intubación retrógrada con ayuda de cables y ventilación percutánea por chorro) hasta las quirúrgicas (p. ej., cricotirotomía y traqueostomía abierta). Aunque estas técnicas están fuera del alcance de este capítulo, es importante saber que existen en el extremo terminal del ASA-DAA.

Aunque el grupo de trabajo de la ASA sobre vías respiratorias difíciles ha ofrecido a la comunidad médica una herramienta inmensamente valiosa para abordar al paciente con vías respiratorias difíciles, el algoritmo de la ASA debe considerarse solo un punto de partida. El juicio, la experiencia, la situación clínica y los recursos disponibles

Tabla 20-11   Razones frecuentes para el fracaso de la intubación con endoscopio flexible

Falta de experiencia de los proveedores
Fallo en el secado de las vías respiratorias: subdosis de antisialogogo, técnica apresurada
No anestesiar adecuadamente las vías respiratorias (paciente despierto)
Sangrado de cavidad nasal: vasoconstricción/lubricación inadecuada, técnica apresurada
Obstrucción de la base de la lengua: desplazamiento insuficiente de la lengua (puede requerir empuje de la mandíbula/extrusión de la lengua/laringoscopia simultánea)
Cociente del tubo endotraqueal/diámetro del endoscopio: cociente demasiado grande
Empañamiento del endoscopio flexible: succión u oxígeno no conectado al canal de trabajo, broncoscopio frío

Tabla 20-12 Criterios para el establecimiento de una vía respiratoria invasiva de urgencia
Cuando se cumplen los cinco criterios, está indicada una vía invasiva de urgencia:
No se puede intubar
No se puede ventilar
No se puede despertar al paciente
La cánula supraglótica ha fallado
Hay hipoxemia clínicamente significativa

influyen en la idoneidad del trayecto elegido para seguir el algoritmo o desviarse de él. En el control de las vías respiratorias difíciles prevalece la flexibilidad, no la rigidez.

 Para más información e interactividad, consulte las videoconferencias interactivas (en inglés) y la infografía «En un vistazo», disponibles en el libro electrónico gratuito complementario de este texto. Las instrucciones de acceso están detrás de la portada.

Referencias

1. Shiga T, Wajima Z, Inoue T, et al. Predicting difficult intubation in apparently normal patients: a meta-analysis of bedside screening test performance. *Anesthesiology*. 2005;103:429. PMID: 16052126.
2. Lundstrom LH, Rosenstock CV, Wetterslev J, Norskov AK. The DIFFMASK score for predicting difficult facemask ventilation: a cohort study of 46,804 patients. *Anaesthesia*. 2019;74:1267-1276. PMID: 31106851.
3. Kheterpal S, Martin L, Shanks AM, Tremper KK. Prediction and outcomes of impossible mask ventilation: a review of 50,000 anesthetics. *Anesthesiology*. 2009;110(4):891-897.
4. Hagberg CA, ed. *Benumof's Airway Management: Principles and Practice*. Mosby; 2007.
5. Seet E, Yousaf F, Gupta S, et al. Use of manometry for laryngeal mask airway reduces postoperative pharyngolaryngeal adverse events. *Anesthesiology*. 2010;112:652. PMID: 20179502.
6. Idrees A, Khan FA. A comparative study of positive pressure ventilation via laryngeal mask airway and endotracheal tube. *J Pak Med Assoc*. 2000;50:333. PMID: 11109752.
7. Brimacombe JR, Brain AI, Berry AM, et al. Gastric insufflation and the laryngeal mask. *Anesth Analg*. 1998;86:914. PMID: 9539625.
8. Brimacombe JR. Advanced uses: clinical situations. In: Brimacombe JR, Brain AIJ, eds. *The Laryngeal Mask Airway. A Review and Practical Guide*. Saunders; 2004:138.
9. Yu SH, Ross Beirne O. Laryngeal mask airways have a lower risk of airway complications compared with endotracheal intubation: a systematic review. *J Oral Maxillofac Surg*. 2010;68:2359-2376.
10. Ulrich B, Listyo R, Gerig HJ, et al. The difficult intubation: the value of BURP and 3 predictive tests of difficult intubation. *Anaesthesist*. 1998;47:45. PMID: 9530446.
11. Practice guidelines for management of the difficult airway. *Anesthesiology*. 2013;118(2):251-270. PMID: 23364566.
12. Practice guidelines for preoperative fasting and the use of pharmacologic agents to reduce the risk of pulmonary aspiration. Application to healthy patients undergoing elective procedures: an updated report by the American Society of Anesthesiologists Task Force on preoperative fasting and the use of pharmacologic agents to reduce the risk of pulmonary aspiration. *Anesthesiology*. 2017;126:376. PMID: 28045707.
13. Cook TM, Woodall N, Frerk C; Fourth National Audit Project. Major complications of airway management in the UK. Results of the Fourth National Audit Project of the Royal College of Anaesthetists and the Difficult Airway Society. Part 1: anaesthesia. *Br J Anaesth*. 2011;106(5):617-631. PMID: 21447488.
14. Mort TC. Continuous airway access for the difficult extubation: the efficacy of the airway exchange catheter. *Anesth Analg*. 2007;105:1357. PMID: 17959966.
15. Rosenblatt W. The airway approach algorithm. *J Clin Anesth*. 2004;16:312. PMID: 15261328.
16. Mort TC. Emergency tracheal intubation: complications associated with repeated laryngoscopic attempts. *Anesth Analg*. 2004;99:607. PMID: 15271750.

ABORDAJE DE LAS VÍAS RESPIRATORIAS

EN UN VISTAZO

Abajo se muestra una representación visual del algoritmo de la American Society of Anesthesiologists para una vía respiratoria difícil

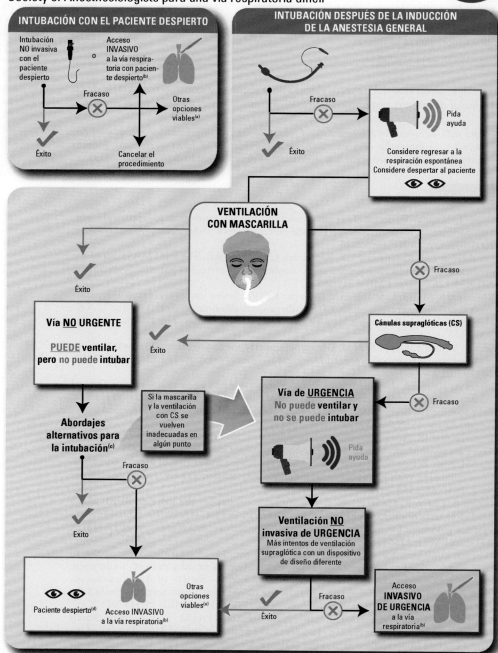

INTUBACIÓN CON EL PACIENTE DESPIERTO

Intubación NO invasiva con el paciente despierto

o

Acceso INVASIVO a la vía respiratoria con paciente despierto[b]

Fracaso ⊗

Otras opciones viables[a]

Éxito ✓

Cancelar el procedimiento

INTUBACIÓN DESPUÉS DE LA INDUCCIÓN DE LA ANESTESIA GENERAL

Fracaso ⊗

Éxito ✓

Pida ayuda

Considere regresar a la respiración espontánea
Considere despertar al paciente

VENTILACIÓN CON MASCARILLA

Éxito ✓

Fracaso ⊗

Cánulas supraglóticas (CS)

Fracaso ⊗

Vía NO URGENTE

PUEDE ventilar, pero no puede intubar

Éxito ✓

Abordajes alternativos para la intubación[c]

Si la mascarilla y la ventilación con CS se vuelven inadecuadas en algún punto

Vía de URGENCIA
No puede ventilar y no se puede intubar

Pida ayuda

Fracaso ⊗

Fracaso ⊗

Éxito ✓

Ventilación NO invasiva de URGENCIA
Más intentos de ventilación supraglótica con un dispositivo de diseño diferente

Paciente despierto[d]

Acceso INVASIVO a la vía respiratoria[b]

Otras opciones viables[a]

Éxito ✓

Fracaso ⊗

Acceso INVASIVO DE URGENCIA a la vía respiratoria[b]

(a) Si se puede establecer la ventilación y esta es adecuada, se podría considerar emplear mascarilla, CS o técnicas locales o regionales para el procedimiento. Estas opciones podrían no ser viables si se llega a ellas por la vía de urgencia. **(b)** Incluye la vía aérea quirúrgica o percutánea (traqueotomía, cricotirotomía o intubación retrógrada) y broncoscopia con ventilación por chorro. **(c)** Incluyen videolaringoscopia, hojas de laringoscopio alternativas, CS como un conducto de intubación, intubación con fibroscopio, estilete para intubación, estilete luminoso e intubación bucal o nasal a ciegas. **(d)** Considerar buscar la intubación con el paciente despierto o cancelar la cirugía.

Infografía de: Naveen Nathan MD

Preguntas

1. **¿Qué nervio craneal (NC) debe anestesiarse para evitar el reflejo nauseoso durante la intubación con el paciente despierto?**

   A. Nervio facial (NC VII)
   B. Nervio glosofaríngeo (NC IX)
   C. Nervio laríngeo superior (ramo del NC X)
   D. Nervio laríngeo recurrente (ramo del NC X)

2. **¿A qué presión debe limitarse el inflado del manguito de la ML?**

   A. <20 cm H_2O
   B. <40 cm H_2O
   C. <60 cm H_2O
   D. <80 cm H_2O

3. **¿Cuál es la comprobación más fiable de la colocación correcta de la CET?**

   A. Humedad («empañamiento») en el tubo
   B. Elevación del tórax con respiraciones de presión positiva
   C. Dióxido de carbono teleespiratorio continuo durante las respiraciones en serie

4. **¿Cuál de las siguientes afirmaciones es cierta sobre la cricotirotomía de rescate con aguja?**

   A. Debe realizarse con un angiocatéter
   B. Es poco probable que el catéter se doble
   C. Es necesaria una fuente de O_2 de alta presión, aunque regulada
   D. Se necesita un bisturí

5. **¿Cuál de las siguientes es una indicación absoluta para el uso de una técnica con el paciente despierto en uno que requiere intubación traqueal?**

   A. Evaluación de la dificultad para la ventilación con mascarilla facial solamente
   B. Evaluación de la dificultad para la intubación y la ventilación
   C. Evaluación de la dificultad quirúrgica para las vías respiratorias
   D. Evaluación de la dificultad para la intubación solamente

Respuestas

1. B

El nervio glosofaríngeo (NC IX) inerva la base de la lengua, la faringe y la superficie rostral de la epiglotis. La estimulación de cualquiera de estas superficies puede ocasionar un reflejo nauseoso.

2. C

El mantenimiento de una presión intracutánea de la ML menor de 60 cm H_2O (44 mm Hg) se asocia con una disminución de las complicaciones faringolaringológicas postoperatorias.

3. C

El único método definitivo para verificar la colocación satisfactoria de la CET es la persistencia del dióxido de carbono teleespiratorio durante las respiraciones en serie. En la intubación esofágica se puede observar humedad en la sonda y pequeñas ondas transitorias de dióxido de carbono teleespiratorio, así como un contorno subyacente en la radiografía de tórax.

4. C

La cánula sobre la cricotirotomía con aguja solo debe realizarse con un catéter translaríngeo designado. Hace tiempo que se sabe que el retorcimiento de los angiocatéteres es un problema grave cuando se utilizan con este fin. Cuando se utiliza la cánula sobre la técnica de la aguja, se debe disponer de una fuente de O_2 a alta presión, pero la sobrepresurización puede producir barotraumatismo.

5. B

Cualquier dificultad evaluada con la intubación, la ventilación, el riesgo de aspiración o la cirugía de vías respiratorias puede justificar la intubación con el paciente despierto, pero solo hay tres situaciones distintas de indicación absoluta: evaluación de no poder intubar y no poder ventilar, evaluación de no poder intubar y riesgo significativo de aspiración, y evaluación de no poder intubar y período apneico seguro significativamente reducido.

21

Anestesia regional

Alexander M. DeLeon y Yogen Girish Asher

I. Principios generales y equipamiento

Utilizada sola o junto con la anestesia general, la anestesia regional proporciona a los médicos herramientas vitales para reducir el dolor después de varios tipos de cirugías dolorosas. Estas técnicas no solo mejoran la satisfacción del paciente, sino también sirven para disminuir las complicaciones postoperatorias, como las náuseas, la depresión respiratoria y el tiempo en la sala de recuperación. La aplicación de la anestesia regional requiere el conocimiento de las indicaciones, las contraindicaciones y la farmacología de los anestésicos locales, así como la práctica de habilidades técnicas antes de poder ofrecerla. En este capítulo se repasarán brevemente los conceptos básicos del bloqueo nervioso periférico antes de describir la técnica de bloqueo específica para algunos de los procedimientos más habituales.

A. Configuración y supervisión

Los *bloqueos nerviosos periféricos* suelen realizarse fuera del quirófano, generalmente de forma preoperatoria para que hagan efecto antes de la incisión quirúrgica. Deben realizarse con los dispositivos estándar de la American Society of Anesthesiologists, incluyendo oximetría de pulso, electrocardiografía continua y presión arterial. Si se utiliza una sedación leve, debe aplicarse oxígeno a través de una cánula nasal. Un «carro de bloqueo» debe estar en las inmediaciones y contener el equipo para las vías respiratorias, los suministros de urgencia y medicamentos, por ejemplo, la emulsión lipídica.

B. Estimuladores de nervios periféricos

Se puede utilizar un estimulador de nervios periféricos para identificar los nervios y guiar la colocación del anestésico local, con o sin ecografía. Para ello, se debe emplear una aguja aislada que solo permita que la punta de la aguja conduzca la corriente eléctrica. Cuanto más cerca esté la punta de la aguja de un nervio, menos corriente se necesita para estimularlo. El rango de estimulación suele ser de 0.1-1 mA para la respuesta motora provocada. Los impulsos de mayor duración (>0.3 ms) tienen más probabilidades de causar dolor al estimular los nervios sensitivos, mientras que los impulsos de menor duración (0.1 ms) causan muchas menos molestias porque se estimula principalmente el componente motor del nervio.

C. Guía ecográfica

La prevalencia de la *guía ecográfica* ha aumentado la popularidad de la anestesia regional. La ecografía permite visualizar las estructuras nerviosas, las estructuras vasculares y la propagación del anestésico local. No se ha demostrado definitivamente que la guía ecográfica sea más segura o más eficaz, pero se están presentando pruebas que demuestran que la ecografía permite un inicio más rápido, dosis más bajas de anestésicos locales y menos pases de aguja.[1] Para obtener una vista óptima de un nervio diana, es útil tener conocimientos básicos de la física de la ecografía.

Los haces de ultrasonido son ondas sonoras que superan el umbral de la audición (>20 000 MHz). Las imágenes se crean cuando estas ondas se reflejan en el sensor (situado en el interior del transductor) y luego son procesadas por un sistema informático. La *impedancia acústica* es la cualidad de las estructuras que permite la visualización mediante ecografía. Las diferencias en la impedancia acústica de una estructura con respecto a su tejido circundante determinan si la estructura será visible. Ciertas estructuras son más propensas a atenuar un haz de ultrasonido. Por ejemplo, las ondas de ultrasonido pasan fácilmente a través de los vasos sanguíneos (atenuación mínima), en comparación con el hueso y el aire, que causan un alto grado de atenuación.

Los transductores se diferencian por sus rangos de frecuencia. Los transductores de mayor frecuencia tienen menos penetración pero mayor resolución y son útiles para las estructuras superficiales, incluyendo la mayoría de los nervios periféricos. Los transductores de menor frecuencia son útiles para estructuras más profundas, como el corazón y el hígado.

Una vez fijada la profundidad adecuada al ver una imagen ecográfica, se puede ajustar la **ganancia** para aclarar u oscurecer la imagen. El Doppler de flujo a color puede ayudar a identificar los vasos sanguíneos debido a la naturaleza turbulenta del flujo sanguíneo hacia y desde el transductor.

A la hora de orientar la aguja hacia el transductor, se han definido dos técnicas diferentes: en el plano y fuera del plano (**fig. 21-1**). La ventaja de un abordaje en el plano es que permite visualizar toda la aguja, incluida la punta, en todo momento.

D. Otros equipos relacionados

Se deben utilizar agujas aisladas cuando se desee una estimulación nerviosa. Las agujas diseñadas para los bloqueos nerviosos periféricos suelen tener un biselado corto para reducir la probabilidad de lesionar los nervios y las estructuras vasculares, en contraste con las agujas de biselado largo destinadas a las inyecciones intramusculares. Aunque una aguja aislada estándar puede verse con la ecografía, las agujas hiperecoicas producidas de manera específica son considerablemente más fáciles de ver.

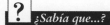

> **? ¿Sabía que...?**
>
> Las diferencias en la impedancia acústica de una estructura en relación con su tejido circundante determinan si la estructura será visible durante la ecografía.

> **? ¿Sabía que...?**
>
> Los transductores ecográficos de mayor frecuencia tienen menos penetración pero mayor resolución y, por tanto, son útiles para visualizar estructuras superficiales, incluyendo la mayoría de los nervios periféricos.

> **? ¿Sabía que...?**
>
> Las mejores agujas para los bloqueos nerviosos periféricos son las aisladas, las de bisel corto y las hiperecoicas.

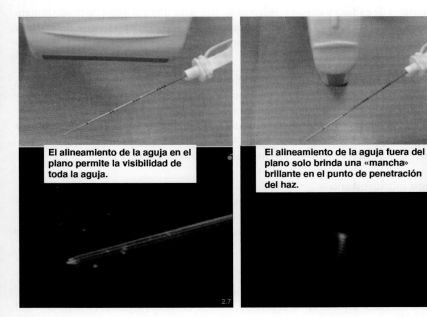

El alineamiento de la aguja en el plano permite la visibilidad de toda la aguja.

El alineamiento de la aguja fuera del plano solo brinda una «mancha» brillante en el punto de penetración del haz.

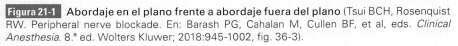

Figura 21-1 Abordaje en el plano frente a abordaje fuera del plano (Tsui BCH, Rosenquist RW. Peripheral nerve blockade. En: Barash PG, Cahalan M, Cullen BF, et al, eds. *Clinical Anesthesia.* 8.ª ed. Wolters Kluwer; 2018:945-1002, fig. 36-3).

II.   Evitar complicaciones

Las complicaciones de los bloqueos nerviosos periféricos incluyen toxicidad de los anestésicos locales, lesiones nerviosas, hemorragias, infecciones y daño a las estructuras adyacentes. La *toxicidad de los anestésicos locales* se trata en el capítulo 12. Las técnicas para reducir el disminuir de toxicidad sistémica de los anestésicos locales incluyen la reducción de la dosis a la dosis efectiva más baja, la aspiración intermitente durante la inyección, la adición de un marcador intravascular (epinefrina) al anestésico local y el mantenimiento de la comunicación con el paciente para evaluar los síntomas del sistema nervioso central (p. ej., entumecimiento peribucal, acúfenos).

La *lesión de los nervios* puede reducirse teóricamente con la ecografía, aunque no se ha demostrado de forma concluyente que esta última disminuye tales complicaciones. Los mecanismos incluyen lesiones mecánicas, toxicidad química, isquemia o compresión. Las lesiones pueden ser de diversa gravedad, pero la mayoría se resuelven con el tiempo.

El cumplimiento de las pautas de la American Society of Regional Anesthesia sobre los bloqueos nerviosos periféricos debería reducir al mínimo el riesgo de *hemorragia*, especialmente en el caso de los pacientes que toman medicamentos antiplaquetarios o anticoagulantes.[2]

Las complicaciones infecciosas son poco frecuentes, pero pueden aminorarse con una técnica estéril, especialmente durante la colocación de un catéter permanente. El daño a las estructuras adyacentes puede reducirse al mínimo mediante la identificación de dichas estructuras (p. ej., pleura, vasos sanguíneos).

III.   Técnicas específicas para la cabeza, el cuello, los miembros superiores y el tronco

A. Cabeza y cuello

Los bloqueos de cabeza y cuello pueden utilizarse para una variedad de procedimientos, como la endarterectomía carotídea, la craneotomía con el paciente despierto y las cirugías plásticas y maxilofaciales. Aquí solo se discutirán algunas técnicas basadas en puntos de referencia.

B. Bloqueos de los nervios supraorbitario y supratroclear

La división oftálmica del nervio trigémino (V1) suministra los nervios supraorbitario y supratroclear, que proporcionan inervación sensitiva al cuero cabelludo anterior. El nervio supraorbitario puede bloquearse inyectando anestésicos locales cerca del agujero supraorbitario por encima de la ceja. El nervio supratroclear puede bloquearse extendiendo esta inyección medialmente alrededor de 1 cm.

Bloqueo infraorbitario

El bloqueo infraorbitario es útil para proporcionar analgesia después de la reparación del labio hendido. Este ramo terminal de la división maxilar del nervio trigémino (V2) puede bloquearse inyectando anestésicos locales cerca del agujero infraorbitario inferior al ojo.

Bloqueo del plexo cervical superficial

Los ramos anteriores de C2-C4 forman los plexos cervicales superficial y profundo. El plexo cervical superficial comprende cuatro nervios (supraclavicular, cervical transversal, auricular mayor y occipital menor) y puede localizarse posterolateralmente al esternocleidomastoideo a nivel del cartílago cricoides. Los nervios auricular mayor y occipital menor proporcionan inervación sensitiva al cuero cabelludo lateral y al posterolateral, respectivamente.

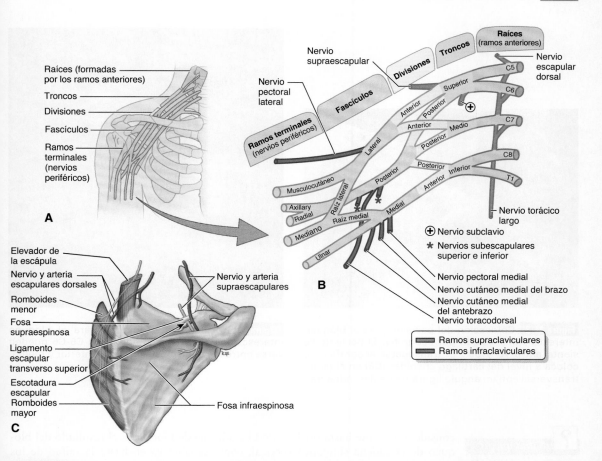

Figura 21-2 Niveles del plexo braquial. **A)** Relación anatómica del plexo braquial con las estructuras circundantes. **B)** Descripción detallada de la anatomía del plexo braquial. **C)** Anatomía escapular relevante (Moore KL, Agur AMR, Dalley AF. *Clinically Oriented Anatomy.* 8.ª ed. Philadelphia, PA: Wolters Kluwer; 2018, fig. 3-44).

Bloqueo del nervio occipital mayor

Para proporcionar analgesia al cuero cabelludo posterior, se puede bloquear el nervio occipital mayor (ramo dorsal de C2) a lo largo de la línea nucal superior lateral a la protuberancia occipital y adyacente (normalmente medial) a la arteria occipital.

C. Bloqueo del plexo braquial

El plexo braquial está formado por las raíces espinales C5-T1 con una contribución variable de C4 y T2. Existen cuatro abordajes principales para el bloqueo del plexo braquial: interescalénico, supraclavicular, infraclavicular y axilar (**fig. 21-2**).

Bloqueo interescalénico

El uso principal del bloqueo interescalénico es para la cirugía de hombro (p. ej., artroplastia total de hombro, reparación del manguito de los rotadores, cirugía artroscópica de hombro). El abordaje interescalénico se dirige a los nervios del plexo braquial superior (C5-C7). Las raíces nerviosas inferiores del plexo braquial (C8-T1) son las menos propensas a bloquearse (*véase* fig. 21-2).

Los efectos colaterales conocidos del bloqueo interescalénico incluyen la parálisis del nervio frénico, el síndrome de Horner y la parálisis del nervio laríngeo recurrente. Se ha informado de parálisis del nervio frénico en hasta el 100% de los pacientes, pero con la introducción de la ecografía la incidencia se ha reducido

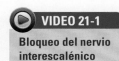

VIDEO 21-1

Bloqueo del nervio interescalénico

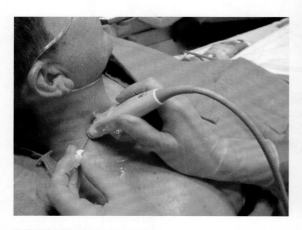

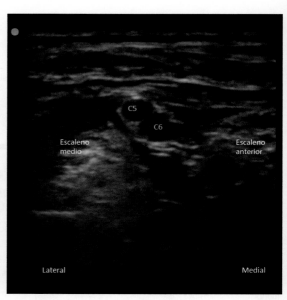

Figura 21-3 Colocación del paciente para el bloqueo interescalénico guiado por ecografía. El paciente se sienta entre 70 y 90°. El transductor ecográfico se coloca a nivel del cartílago cricoides (C6) en el plano transversal con un ángulo ligeramente descendente.

Figura 21-4 Anatomía ecográfica para el bloqueo interescalénico. Las raíces nerviosas C5-C6 pueden verse entre los músculos escalenos anterior y medio.

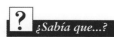

? *¿Sabía que...?*

La introducción de la colocación de agujas guiada por ecografía ha reducido la incidencia del bloqueo del nervio frénico de casi el 100% a un 13% durante el bloqueo interescalénico.

considerablemente hasta un 13%.[3,4] El síndrome de Horner es el resultado del bloqueo de la cadena simpática cervical, como se observa en hasta la mitad de los pacientes que reciben bloqueos interescalénicos. La incidencia de la voz ronca por el bloqueo del nervio laríngeo recurrente es del orden del 10-20%.

El abordaje interescalénico se dirige a las raíces distales o los troncos proximales del plexo braquial. Dos de los nervios primarios del hombro derivados de las raíces nerviosas C5-C6, el nervio supraescapular y el nervio axilar, se bloquean con este abordaje. El nervio supraclavicular (C4), el cual proporciona la inervación cutánea de la parte superior del hombro, suele bloquearse mediante el abordaje interescalénico.

Para realizar un bloqueo interescalénico guiado por ecografía, el paciente se coloca en una posición casi sentada de 70-90° (**fig. 21-3**). La ecografía con un transductor de alta frecuencia comienza por encima del punto medio de la clavícula, donde se encuentra la arteria subclavia. Los nervios del plexo braquial estarán ubicados en la parte lateral de la arteria subclavia y deberán trazarse hasta el nivel del cartílago cricoides, que corresponde al nivel de las vértebras C6. La aguja se introduce por detrás del transductor ecográfico para el abordaje en el plano (**fig. 21-4**).

Al realizar un bloqueo interescalénico con base en puntos de referencia, el surco interescalénico debe palparse lateralmente a la cabeza clavicular del esternocleidomastoideo a nivel del cartílago cricoides (C6). La aguja debe avanzar 60° hacia el plano sagital hasta que se obtenga una respuesta motora en el deltoides, el bíceps o el tríceps a menos de 0.5 mA.

▶ **VIDEO 21-2**

Bloqueo del nervio supraclavicular

Bloqueo supraclavicular

El bloqueo supraclavicular está indicado para las cirugías de codo, muñeca y mano. También puede utilizarse para la cirugía del hombro. Sin embargo, tiende a pasar por alto la distribución de C4 y puede requerir un bloqueo del plexo cervical superficial si se necesita anestesia de la parte superior del hombro. El bloqueo supraclavicular se dirige a los troncos y las divisiones distales (*véase* fig. 21-2).

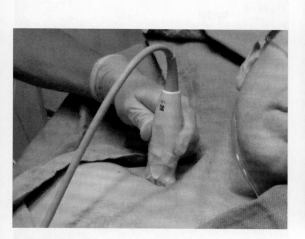

Figura 21-5 Colocación del paciente para el bloqueo supraclavicular guiado por ecografía.

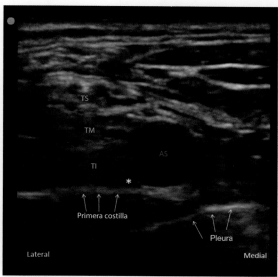

Figura 21-6 Anatomía ecográfica para el bloqueo supraclavicular. AS: arteria subclavia; TI: tronco inferior; TM: tronco medio; TS: tronco superior. El *asterisco* (*) indica el objetivo de la inyección en el tronco inferior denominado «corner pocket».

Los efectos colaterales son similares a los del bloqueo interescalénico. La parálisis del nervio frénico es posible, aunque se produce con la mitad de frecuencia que con un bloqueo interescalénico. El neumotórax es posible, pero es menos frecuente cuando se utiliza ecografía.

Para realizar un bloqueo supraclavicular guiado por ecografía, esta última comienza con un transductor ecográfico de alta frecuencia en el punto medio de la clavícula con el transductor en ángulo vertical, de forma similar al inicio del bloqueo interescalénico (**fig. 21-5**). El plexo braquial aparece como un «racimo de uvas» lateral y superficial a la arteria subclavia (**fig. 21-6**). La ubicación de la punta de la aguja es posterior y ligeramente lateral a la arteria subclavia y se ha descrito como la ubicación del «corner pocket».[5]

Debido a que el riesgo de neumotórax es tan alto como el 6% con la técnica por referencias, se pueden utilizar otros bloqueos, como el axilar o el infraclavicular, cuando no se dispone de ecografía.[6]

Bloqueo infraclavicular

El bloqueo infraclavicular puede utilizarse indistintamente con el bloqueo supraclavicular para las cirugías de la muñeca y la mano, pero a menudo pasa por alto la distribución del nervio supraescapular necesaria para la cirugía del hombro. En comparación con el bloqueo supraclavicular, el infraclavicular no tiene prácticamente ningún riesgo de parálisis del nervio frénico y es posible emplearlo en pacientes con enfermedades pulmonares preexistentes. El bloqueo infraclavicular se dirige al nivel de los fascículos medial, lateral y posterior (*véase* fig. 21-2).

Al realizar un bloqueo infraclavicular guiado por ecografía, la exploración debe comenzar en el plano parasagital medial a la apófisis coracoides e inferior a la clavícula (**fig. 21-7**). La arteria axilar se encuentra en la profundidad de los músculos pectorales mayor y menor. El objetivo es el fascículo posterior, que está un poco más profundo que la arteria subclavia (**fig. 21-8**).

También se puede utilizar una técnica con base en puntos de referencia. El lugar de inserción de la aguja es inmediatamente inferior a la clavícula, de 1-2 cm medial a

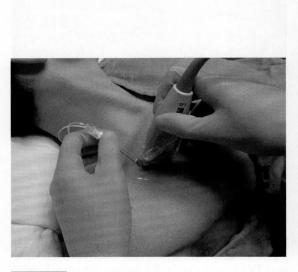

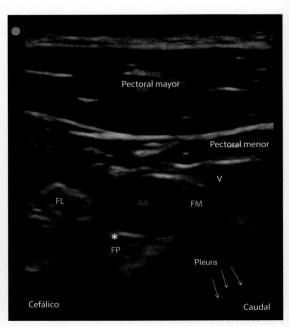

Pectoral mayor

Pectoral menor

V

FL   AA   FM

*
FP

Pleura

Cefálico   Caudal

Figura 21-7 Colocación del paciente y de la aguja para el bloqueo infraclavicular guiado por ecografía.

Figura 21-8 Anatomía ecográfica para el bloqueo infraclavicular. AA: arteria axilar; FL: fascículo lateral; FM: fascículo medial; FP: fascículo posterior; V: vena subclavia. El *asterisco* (*) indica el objetivo de la inyección.

la apófisis coracoides. El ángulo de la aguja es perpendicular a la piel, con un ligero ángulo caudal (15-30°). Los puntos finales deseados son la extensión de la mano o del codo, que indica la estimulación del fascículo posterior, o la flexión de los dedos, que indica la estimulación del fascículo medial. La flexión del bíceps indica la estimulación del fascículo lateral y se ha asociado con una alta tasa de fracaso del bloqueo.[7]

Bloqueo axilar

El bloqueo axilar es un abordaje más distal del plexo braquial en comparación con los bloqueos infraclavicular y supraclavicular. El bloqueo axilar se realiza a nivel de los ramos terminales del plexo braquial (*véase* fig. 21-2). Se bloquean los nervios musculocutáneo, mediano, cubital y radial, aunque el nervio musculocutáneo puede requerir una inyección aparte. Dado que los ramos terminales son visibles individualmente cuando se utiliza la ecografía, el bloqueo axilar puede emplearse como bloqueo de rescate cuando se pasa por alto una distribución concreta con un bloqueo infraclavicular o supraclavicular (**figs. 21-9** y **21-10**). El nervio musculocutáneo termina como el nervio cutáneo lateral del antebrazo y puede pasar inadvertido con el bloqueo axilar. Por esta razón, puede ser necesaria una inyección separada dirigida al nervio musculocutáneo para la cirugía de la muñeca lateral.

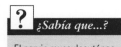
¿Sabía que...?

El nervio musculocutáneo termina como el nervio cutáneo lateral del antebrazo y puede pasar desapercibido con el bloqueo axilar.

D. Bloqueos de los nervios terminales de los miembros superiores

Los ramos terminales del plexo braquial pueden bloquearse de forma individual mediante abordajes más distales. El uso de la ecografía para dirigirse específicamente a los ramos terminales con el abordaje axilar ha hecho que el uso de bloqueos de rescate distales sea menos frecuente. Algunas circunstancias específicas pueden hacer que estos bloqueos sean ideales, como en el caso de un paciente que necesita un bloqueo de rescate tras un bloqueo supraclavicular inadecuado y que no puede abducir el brazo.

Con la ecografía se puede bloquear el nervio mediano en la fosa antecubital. El nervio mediano aparece como una estructura hipoecoica medial a la arteria humeral.

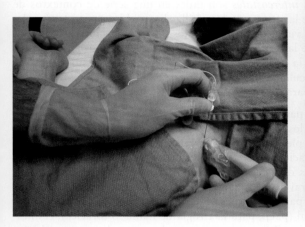

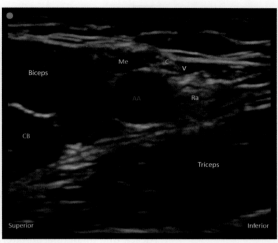

Colocación del paciente y de la aguja para el bloqueo axilar guiado por ecografía.

Anatomía ecográfica para el bloqueo axilar. AA: arteria axilar; C: nervio cubital; CB: coracobraquial; Me: nervio mediano; Ra: nervio radial; V: vena.

El nervio radial puede localizarse en la superficie anterior del codo, de 1-2 cm lateral al tendón del bíceps, y aparece hipoecoico, similar al nervio mediano. La estimulación nerviosa puede utilizarse para confirmar la identificación provocando una respuesta del nervio radial como la extensión de la muñeca o del dedo. El nervio cubital puede localizarse en la parte media del antebrazo. El nervio aparecerá hiperecoico, justo medial a la arteria cubital pulsátil.

E. Anestesia regional intravenosa

Conocido con frecuencia como *bloqueo de Bier*, la duración de la acción de la *anestesia regional intravenosa* (ARIV) está limitada principalmente por la capacidad del paciente para tolerar el dolor del torniquete. Por tanto, la ARIV está indicada para cirugías de aproximadamente 40 min o menos que no requieran un bloqueo para la analgesia postoperatoria. A menudo, la ARIV se utiliza para la liberación del túnel carpiano, la liberación del dedo en gatillo y la artroscopia de muñeca.

Se coloca un catéter intravenoso en un lugar distal de la mano operada. Se coloca un doble torniquete en la parte superior del brazo con los torniquetes proximal y distal claramente identificados. A continuación, se utiliza una venda elástica para desangrar el brazo, seguido del inflado del torniquete distal a 250 mm Hg. Posteriormente, se infla el torniquete proximal, seguido del desinflado del torniquete distal. Se retira la venda elástica y se inyecta una dosis de 3 mg/kg de lidocaína. El catéter intravenoso se retira antes de la cirugía.

El paciente suele empezar a quejarse de un dolor sordo por el torniquete entre 20 y 40 min después del inflado. El control del dolor debido al torniquete puede requerir el inflado del torniquete distal seguido del desinflado del torniquete proximal. Si la cirugía se completa antes de los 20 min, el torniquete debe permanecer inflado hasta que hayan pasado al menos 20 min, debido a la asociación con la concentración tóxica intravenosa de anestésico local cuando los torniquetes se liberan después de menos de 20 min. Si un paciente comienza a experimentar síntomas de neurotoxicidad sistémica por anestésicos locales (p. ej., acúfenos, adormecimiento peribucal), se debe volver a inflar y desinflar el torniquete de forma cíclica hasta que los síntomas dejen de aparecer con el desinflado. Después de 45 min, el torniquete puede ser liberado con un riesgo mínimo de neurotoxicidad sistémica.

F. Bloqueos de los nervios intercostales

Los *bloqueos de los nervios intercostales* son útiles en una serie de contextos de dolor agudo o crónico, desde las fracturas de costillas hasta el herpes zóster («culebrilla»). El nervio intercostal viaja entre los músculos intercostales interno e íntimo y se encuentra por debajo de la arteria y la vena intercostales, que están inferiores y profundas en relación con la costilla. Debido a la proximidad de estos vasos y a la alta tasa de captación vascular del anestésico local, es indispensable vigilar adecuadamente a los pacientes para detectar la toxicidad sistémica del anestésico local.

G. Bloqueos de los nervios paravertebrales

Limitado medialmente por los agujeros intervertebrales y la columna vertebral lateral, anteriormente por la pleura parietal y posteriormente por el ligamento costotransverso superior, el espacio paravertebral torácico alberga la raíz del nervio espinal al dividirse en ramos dorsales y ventrales. Se encuentra contiguo medialmente al espacio epidural a través de los agujeros, lateralmente al nervio y los vasos intercostales y a los espacios paravertebrales cefalocaudales (**fig. 21-11**). Cuando se desea una analgesia unilateral (p. ej., para la cirugía de mama o torácica), el anestésico local puede inyectarse mediante una inyección de gran volumen o múltiples inyecciones de menor volumen a niveles adyacentes. Cuando se realiza bajo guía ecográfica, la pleura parietal parece ser «empujada hacia abajo» por la propagación del anestésico local durante la inyección. Las posibles complicaciones son el neumotórax, la propagación epidural o intratecal del anestésico local, la hemorragia y la infección.

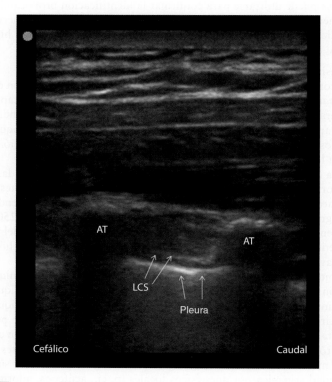

Figura 21-11 Anatomía ecográfica para el bloqueo paravertebral. El transductor se orienta en el plano parasagital a nivel de T2-T3, 5 cm lateral a la línea media. AT: apófisis transversa de las vértebras torácicas; LCS: ligamento costotransverso superior.

H. Bloqueo del plano del erector de la columna

Al igual que el bloqueo paravertebral, el bloqueo del plano del erector de la columna (PEC) puede proporcionar analgesia unilateral para el dolor localizado en los niveles cervical, torácico o lumbar, pero se ha utilizado sobre todo para las cirugías torácicas o abdominales.[8] Se realiza localizando el músculo erector de la columna lateral a la columna vertebral e inyectando anestésicos locales en la profundidad del músculo, superficial a la apófisis transversa. El anestésico local se extenderá a unos pocos dermatomas craneocaudales dependiendo del volumen y la dosis. En contraste con el bloqueo paravertebral, el bloqueo del PEC es técnicamente menos difícil, pero no puede emplearse para la anestesia quirúrgica.

I. Bloqueo del plano del transverso del abdomen

En el abdomen anterior, profundo en el plano aponeurótico que está entre los músculos transverso del abdomen y oblicuo interno, hay una red de ramos terminales de los ramos anteriores de las raíces nerviosas T7-L1 y sus nervios comunicantes (**fig. 21-12**). El plano se extiende medialmente a la vaina del recto, lateralmente al dorsal ancho, cranealmente a la caja torácica y caudalmente a la cresta ilíaca. La inyección de anestésico local en esta ubicación proporciona analgesia a la pared abdominal y a la piel y puede ser útil después o antes de una cirugía laparoscópica o umbilical. Este bloqueo se realiza con mayor frecuencia bajo guía ecográfica, como se muestra en la **figura 21-13** lateral a la vaina del recto en el dermatoma T10. Se debe tener cuidado de no atravesar el peritoneo, que se encuentra en la profundidad del músculo transverso.

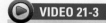

VIDEO 21-3

Bloqueo del plano del transverso del abdomen guiado por ecografía

J. Bloqueo del nervio inguinal

Los nervios ilioinguinal e iliohipogástrico también se sitúan en el plano transversal del abdomen anterior, que se origina en L1. La inyección alrededor de estos nervios

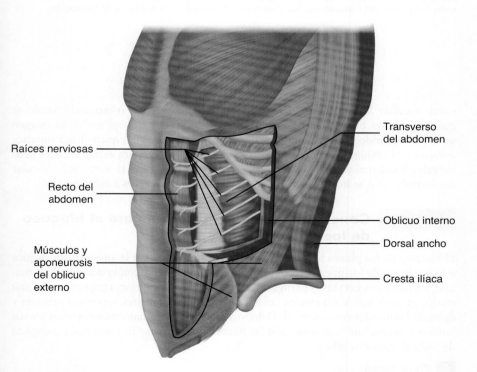

Figura 21-12 Anatomía para el bloqueo del plano del transverso del abdomen. Los nervios (T7-L1) están situados en el plano aponeurótico entre los músculos oblicuo interno y transverso del abdomen.

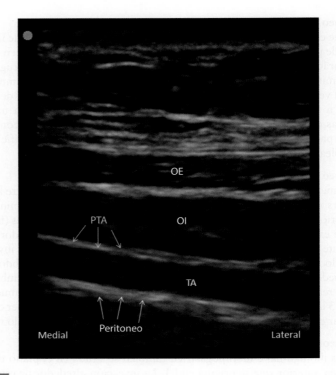

Figura 21-13 Anatomía ecográfica para el bloqueo del plano del transverso del abdomen. OE: oblicuo externo; OI: oblicuo interno; TA: transverso del abdomen. La señalización del plano del transverso del abdomen (*PTA*) indica la diana de la inyección.

puede facilitar la analgesia después de una cirugía inguinal o escrotal cuando se combina con el bloqueo del nervio genitofemoral. La vista óptima de la imagen se obtiene cuando el transductor se alinea en un eje entre la espina ilíaca superior anterior y el ombligo. Se puede preferir la inyección lateral para evitar lesiones peritoneales incidentales. El Doppler puede ser útil para evitar la inyección vascular inadvertida, ya que los vasos pequeños suelen estar adyacentes a estos nervios.

IV. Consideraciones anatómicas para el bloqueo de los miembros inferiores

El bloqueo de los plexos lumbar y sacro puede utilizarse para la anestesia quirúrgica o la analgesia de los miembros inferiores. En comparación con la anestesia neuroaxial, los bloqueos nerviosos periféricos de los miembros inferiores proporcionan una analgesia prolongada sin efectos colaterales como hipotensión, retención urinaria y debilidad muscular contralateral. Debido a la separación anatómica entre los plexos lumbar y sacro, una sola inyección no puede proporcionar una anestesia completa de todo el miembro inferior.

A. Plexo lumbar
El plexo lumbar se forma a partir de los ramos anteriores de las raíces nerviosas de T12 y L1-L4 bilateralmente y da lugar a seis nervios principales: femoral, obturador, cutáneo lateral, ilioinguinal, iliohipogástrico y genitofemoral (**fig. 21-14**).

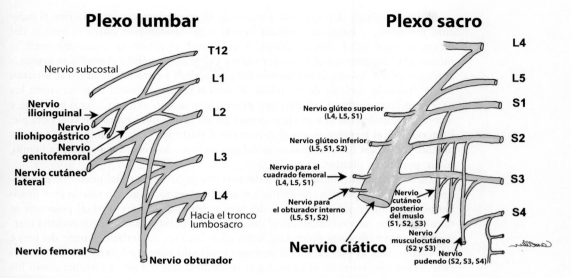

Plexo lumbar

Nervio subcostal

T12

L1

Nervio
ilioinguinal

Nervio
iliohipogástrico

Nervio
genitofemoral

L2

L3

Nervio cutáneo
lateral

L4

Hacia el tronco
lumbosacro

Nervio femoral

Nervio obturador

Plexo sacro

L4

L5

S1

Nervio glúteo superior
(L4, L5, S1)

Nervio glúteo inferior
(L5, S1, S2)

S2

Nervio para el
cuadrado femoral
(L4, L5, S1)

Nervio para
el obturador interno
(L5, S1, S2)

Nervio
cutáneo
posterior
del muslo
(S1, S2, S3)

S3

S4

Nervio
musculocutáneo
(S2 y S3)

Nervio
pudendo (S2, S3, S4)

Nervio ciático

Figura 21-14 Anatomía de los plexos lumbar y sacro (Tsui BCH, Rosenquist RW. Peripheral nerve blockade. En: Barash PG, Cahalan M, Cullen BF, et al, eds. *Clinical Anesthesia*. 8.ª ed. Wolters Kluwer; 2018:945-1002, fig. 36-13).

El nervio femoral (L2-L4) es el mayor nervio del plexo lumbar. Proporciona la inervación primaria a la rodilla y puede utilizarse para la analgesia postoperatoria para la artroplastia total de rodilla, la reparación del ligamento cruzado anterior, así como la cirugía relacionada con el tendón rotuliano. El nervio femoral envía ramos motores a los músculos del cuádriceps y brinda la inervación cutánea para la parte anterior del muslo y la rodilla. Está situado aproximadamente de 1-2 cm lateral a la arteria femoral a nivel del pliegue inguinal. El ramo terminal del nervio femoral es el nervio safeno, que inerva la piel de la parte medial de la rodilla, la pantorrilla y el tobillo, y puede bloquearse en el conducto de los aductores con una mínima debilidad motora.

El nervio obturador (L2-L4) suministra la inervación cutánea a la parte medial del muslo y la rodilla. La inervación motora de los aductores de la pierna (aductor largo, recto interno, aductor corto y pectíneo) es proporcionada en grado variable por el nervio obturador. La parte medial de la rodilla puede ser inervada por ramos articulares del nervio obturador. El nervio obturador transcurre desde el margen medial del músculo psoas mayor y luego recorre la pared lateral de la cavidad pélvica hacia el conducto obturador.

El nervio genitofemoral (L1-L2) inerva el músculo cremáster y la piel del escroto en los hombres y la parte anterior del labio mayor y el monte del pubis en las mujeres. El nervio cutáneo lateral (L2-L3) suministra la inervación cutánea al muslo lateral.

B. Plexo sacro

Los ramos anteriores de S1-S4 se unen al tronco lumbosacro después de salir de los agujeros sacros hacia el plexo sacro. Del plexo sacro se derivan varios nervios, como el pudendo, los glúteos y los esplácnicos pélvicos, aunque los más relevantes para la cirugía de los miembros inferiores son el ciático y el cutáneo posterior del muslo (*véase* fig. 21-14).

El nervio ciático (L4-S3) pasa a través de la escotadura ciática, anterior al músculo piriforme, y luego se desplaza lateral y profundamente hasta el tendón del bíceps femoral en el pliegue glúteo. A este nivel, el nervio se encuentra entre la tuberosidad isquiática y el trocánter mayor del fémur. Cuando el nervio se acerca a la fosa poplítea, los dos componentes (tibial [medial] y peroneo [lateral]) se separan a una distancia variable de la rodilla. El nervio peroneo común termina como los nervios peroneo superficial, peroneo profundo y safeno externo lateral en el pie e inerva principalmente la superficie dorsal del pie, así como los dorsiflexores del pie. El nervio tibial termina como el nervio tibial posterior y el nervio safeno externo medial. Inerva los flexores plantares del pie, incluyendo los músculos gastrocnemio, sóleo, poplíteo y plantar.

Los nervios del tobillo derivados del nervio ciático son el tibial posterior, el peroneo superficial, el peroneo profundo y el safeno externo. El nervio safeno es el único nervio del tobillo que es un ramo del nervio femoral. El nervio tibial posterior se ramifica en los nervios calcáneo, plantar medial y plantar lateral; proporciona inervación motora (flexores plantares), inervación cutánea (superficie plantar del pie) e inervación ósea al pie. El nervio peroneo profundo confiere inervación cutánea al espacio interdigital entre el primer y el segundo dedos del pie, y termina como los nervios interóseos dorsales segundo, tercero y cuarto. El nervio peroneo superficial brinda inervación cutánea al dorso del pie, excepto en la cara lateral del dorso, que es suministrada por el nervio safeno externo. El nervio safeno suministra la inervación cutánea a la parte medial del tobillo y del pie.

V. Técnicas específicas para los miembros inferiores

A. Bloqueo del compartimento del psoas
El *bloqueo del compartimento del psoas* es útil para la cirugía unilateral de la cadera o de la parte anterior de la pierna, en combinación con el bloqueo del nervio ciático y, a menudo, se realiza con la guía de un estimulador nervioso para obtener una respuesta de contracción del cuádriceps. Esta respuesta suele obtenerse cuando se inserta una aguja de bloqueo aislada de 100 mm a 1 o 2 cm de profundidad en la apófisis transversa de L4 (a veces L3). Debido a la preocupación de que se produzcan hematomas, hemorragias retroperitoneales o propagación epidural, es necesario tener en cuenta y vigilar cuidadosamente (además de contar con un profesional experimentado) la realización segura y eficaz de este bloqueo avanzado.

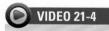

VIDEO 21-4

Bloqueo del nervio femoral guiado por ecografía

B. Bloqueo del nervio femoral
El nervio femoral puede bloquearse a nivel del pliegue inguinal con o sin guía ecográfica. Con el paciente en posición de decúbito supino, se palpa el pulso de la arteria femoral. El lugar de inserción de la aguja para el abordaje de referencia es de 1-1.5 cm lateral al pulso femoral con una ligera trayectoria cefálica de unos 30°. El objetivo es obtener una respuesta de la rótula o del cuádriceps a menos de 0.5 mA.

Al realizar el *bloqueo del nervio femoral* con ecografía, la arteria femoral se visualiza en el pliegue inguinal. El nervio femoral aparece como una estructura triangular hiperecoica lateral a la arteria (**fig. 21-15**). La estimulación nerviosa puede utilizarse en combinación con la ecografía para confirmar una respuesta de la rótula o del cuádriceps.

C. Bloqueo del nervio safeno
Se puede realizar un *bloqueo del nervio safeno* para anestesiar la pantorrilla y el tobillo mediales. Este bloqueo se puede llevar a cabo a nivel de la parte anterior del muslo medio utilizando la guía ecográfica mediante la localización de una estructura hiperecoica adyacente a la arteria femoral superficial, profunda al músculo sartorio (**fig. 21-16**).

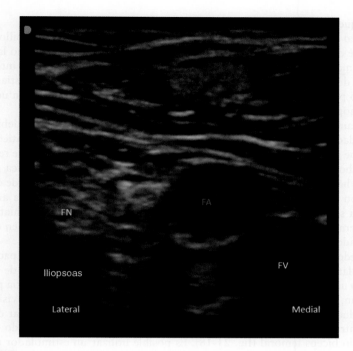

Figura 21-15 Anatomía ecográfica para el bloqueo del nervio femoral. AF: arteria femoral; NF: nervio femoral; VF: vena femoral.

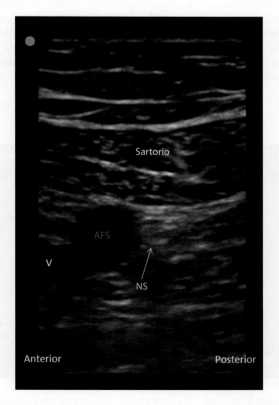

Figura 21-16 Anatomía ecográfica para el bloqueo del nervio safeno del muslo medio. AFS: arteria femoral superficial; NS: nervio safeno; V: vena.

D. Bloqueo del nervio ciático

El *bloqueo del nervio ciático* proporciona una anestesia completa al tobillo y al pie cuando se combina con un bloqueo del nervio safeno. Las cirugías como las artrodesis del mediopié y el retropié, las reducciones abiertas y las fijaciones internas de fracturas de tobillo, las reparaciones del tendón calcáneo y las artroplastias totales de tobillo pueden realizarse con anestesia del nervio ciático-esfénico con una sedación intraoperatoria mínima.

Clásicamente se ha utilizado el abordaje glúteo (de Labat), pero debido a la popularidad de la ecografía y la facilidad de visualización del nervio ciático a nivel del pliegue glúteo, se han impuesto abordajes más distales. Los puntos de referencia para el abordaje glúteo incluyen una línea oblicua desde la espina ilíaca superior posterior hasta el trocánter mayor del fémur con el paciente en posición de decúbito lateral con la cadera y la rodilla flexionadas y el lado operatorio hacia arriba. Se traza una segunda línea desde el trocánter mayor del fémur hasta el hiato sacro. Una tercera línea, perpendicular a la primera, cruzará la segunda línea en el punto aproximado de entrada de la aguja (**fig. 21-17**).

Se puede realizar un abordaje subglúteo guiado por ecografía con el paciente en posición lateral o de decúbito prono. Puede emplearse un transductor de alta frecuencia o uno de baja frecuencia. Muchos transductores de alta frecuencia penetran hasta 6 cm, por lo que la gran mayoría de los nervios ciáticos pueden ser visibles con un transductor de alta frecuencia, lo que reduce la necesidad de cambiar de transductor entre varios bloqueos. El nervio se visualiza ligeramente profundo y lateral al músculo bíceps femoral (**fig. 21-18**). Es posible utilizar un estimulador nervioso para confirmar la correcta identificación del nervio ciático. Una respuesta motora de flexión plantar en el pie indica que se está estimulando el componente medial (tibial) del nervio. Una respuesta de dorsiflexión (peroneo común) o de eversión (peroneo superficial) indica que se están estimulando los componentes laterales del nervio. Una respuesta de inversión se considera óptima y significa que ambos componentes (tibial y peroneo) están siendo estimulados. Independientemente de la estimulación, debe visualizarse la propagación del anestésico local alrededor de ambos componentes del nervio ciático.

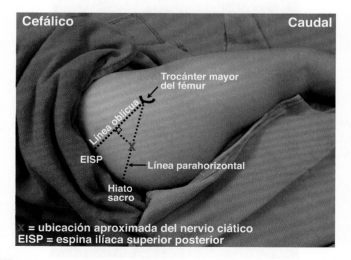

Figura 21-17 Anatomía de superficie para el abordaje glúteo (de Labat) del nervio ciático (Tsui BCH, Rosenquist RW. Peripheral nerve blockade. En: Barash PG, Cahalan M, Cullen BF, et al, eds. *Clinical Anesthesia*. 8.ª ed. Wolters Kluwer; 2018:945-1002, fig. 36-38).

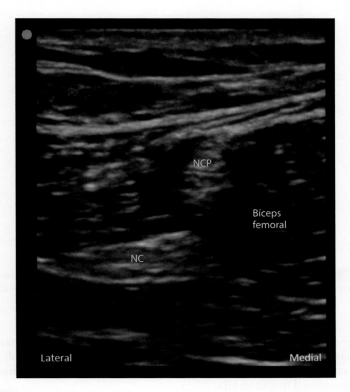

Figura 21-18 Anatomía ecográfica para el bloqueo del nervio ciático subglúteo. NC: nervio ciático; NCP: nervio cutáneo posterior del muslo.

El bloqueo poplíteo es un bloqueo ciático distal que se realiza en la parte proximal de la fosa poplítea. El nervio puede estar más superficial con los abordajes distales, pero si se intenta el bloqueo distal a la bifurcación de los nervios tibial y peroneo, puede perderse uno de los dos componentes. El bloqueo de aproximadamente 10-15 cm proximal al pliegue poplíteo suele garantizar la unión de los dos componentes. Una técnica sencilla para localizar el nervio ciático para un abordaje distal (poplíteo) es comenzar visualizando la arteria poplítea en la fosa poplítea. El nervio tibial se situará superficial y ligeramente lateral a la arteria y aparece hiperecoico. Entonces es posible trazar proximalmente el nervio tibial y ver el nervio peroneo uniéndose al componente tibial.

E. Bloqueo del tobillo

La cirugía en la parte distal del pie, incluidas las cirugías de juanetes, puede realizarse con anestesia de *bloqueo del tobillo*. En el pasado, muchos clínicos consideraban el bloqueo del tobillo como un bloqueo «de campo», pero el uso de la ecografía ha hecho que este tipo de anestesia sea más precisa.

El nervio tibial posterior puede bloquearse mediante un transductor ecográfico de alta frecuencia. Si se explora por detrás del maléolo medial, el nervio tibial posterior se localizará ligeramente posterior y profundo a la arteria tibial posterior (**fig. 21-19**). La aguja puede colocarse fuera del plano superior o inferior al transductor. Se puede utilizar un estimulador nervioso para confirmar la identificación del nervio con la flexión de los dedos.

El nervio peroneo profundo puede bloquearse entre los márgenes superiores de los maléolos medial y lateral, lateral a la arteria tibial anterior (bajo ecografía). El

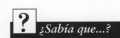

¿Sabía que...?

Muchos clínicos consideraban que el bloqueo del tobillo era un bloqueo «de campo», pero el uso de la ecografía ha hecho que este tipo de anestesia sea más precisa.

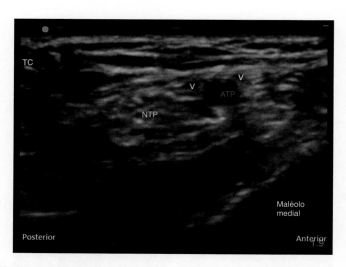

Figura 21-19 Anatomía ecográfica del nervio tibial posterior a nivel del maléolo medial. ATP: arteria tibial posterior; NTP: nervio tibial posterior; TC: tendón calcáneo; V: vena.

nervio peroneo superficial puede bloquearse mediante un anillo subcutáneo entre los maléolos medial y lateral. Los nervios safeno y safeno externo son adyacentes a las venas safenas mayor y menor, respectivamente, y pueden bloquearse mediante un anillo subcutáneo o una ecografía.

 Para más información e interactividad, consulte las videoconferencias interactivas (en inglés) y la infografía «Visto de cerca», disponibles en el libro electrónico gratuito complementario. Las instrucciones de acceso se encuentran detrás de la portada.

Referencias

1. Liu SS, Ngeow JE, Yadeau JT. Ultrasound-guided regional anesthesia and analgesia: a qualitative systematic review. *Reg Anesth Pain Med*. 2009;34(1):47-59. PMID: 19258988.
2. Horlocker TT, Vandermeulen E, Kopp SL, Gogarten W, Leffert LR, Benzon HT. Regional anesthesia in the patient receiving antithrombotic or thrombolytic therapy American Society of Regional Anesthesia and Pain Medicine evidence-based guidelines (fourth edition). *Reg Anesth Pain Med*. 2018;43:263-309. PMID: 29561531.
3. Renes SH, Rettig HC, Gielen MJ, et al. Ultrasound-guided low-dose interscalene brachial plexus block reduces the incidence of hemidiaphragmatic paresis. *Reg Anesth Pain Med*. 2009;34(5):498-502. PMID: 19920426.
4. Urmey WF, Talts KH, Sharrock NE. One hundred percent incidence of hemidiaphragmatic paresis associated with interscalene brachial plexus anesthesia as diagnosed by ultrasonography. *Anesth Analg*. 1991;72(4):498-503. PMID: 2006740.
5. Soares LG, Brull R, Lai J, et al. Eight ball, corner pocket: the optimal needle position for ultrasound-guided supraclavicular block. *Reg Anesth Pain Med*. 2007;32(1):94-95. PMID: 17196502.
6. Brown DL, Cahill DR, Bridenbaugh LD. Supraclavicular nerve block: anatomic analysis of a method to prevent pneumothorax. *Anesth Analg*. 1993;76(3):530-534. PMID: 8452261.
7. Rodriguez J, Barcena M, Alvarez J. Restricted infraclavicular distribution of the local anesthetic solution after infraclavicular brachial plexus block. *Reg Anesth Pain Med*. 2003;28(1):33-36. PMID: 12567341.
8. Tsui BCH, Fonseca A, Munshey F, McFadyen G, Caruso TJ. The Erector Spinae Plane (ESP) block: a pooled review of 242 cases. *J Clin Anesth*. 2019;53:29-34. PMID: 30292068.

ANESTESIA REGIONAL INTRAVENOSA

VISTO DE CERCA

La anestesia regional intravenosa (*bloqueo de Bier*) es un plan anestésico simple y eficaz para los procedimientos breves de la mano y el antebrazo limitados a la disección de tejido blando

Recuerde utilizar solo: **LIDOCAÍNA SIN CONSERVADORES** AL **0.5%**

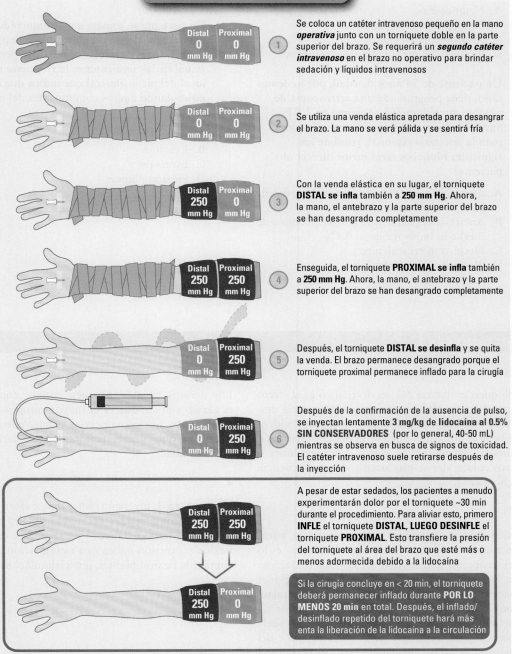

1 Se coloca un catéter intravenoso pequeño en la mano **operativa** junto con un torniquete doble en la parte superior del brazo. Se requerirá un **segundo catéter intravenoso** en el brazo no operativo para brindar sedación y líquidos intravenosos

| Distal | Proximal |
| 0 mm Hg | 0 mm Hg |

2 Se utiliza una venda elástica apretada para desangrar el brazo. La mano se verá pálida y se sentirá fría

| Distal | Proximal |
| 0 mm Hg | 0 mm Hg |

3 Con la venda elástica en su lugar, el torniquete **DISTAL se infla** también a **250 mm Hg**. Ahora, la mano, el antebrazo y la parte superior del brazo se han desangrado completamente

| Distal | Proximal |
| 250 mm Hg | 0 mm Hg |

4 Enseguida, el torniquete **PROXIMAL se infla** también a **250 mm Hg**. Ahora, la mano, el antebrazo y la parte superior del brazo se han desangrado completamente

| Distal | Proximal |
| 250 mm Hg | 250 mm Hg |

5 Después, el torniquete **DISTAL se desinfla** y se quita la venda. El brazo permanece desangrado porque el torniquete proximal permanece inflado para la cirugía

| Distal | Proximal |
| 0 mm Hg | 250 mm Hg |

6 Después de la confirmación de la ausencia de pulso, se inyectan lentamente **3 mg/kg** de **lidocaína al 0.5% SIN CONSERVADORES** (por lo general, 40-50 mL) mientras se observa en busca de signos de toxicidad. El catéter intravenoso suele retirarse después de la inyección

| Distal | Proximal |
| 0 mm Hg | 250 mm Hg |

A pesar de estar sedados, los pacientes a menudo experimentarán dolor por el torniquete ~30 min durante el procedimiento. Para aliviar esto, primero **INFLE** el torniquete **DISTAL**, **LUEGO DESINFLE** el torniquete **PROXIMAL**. Esto transfiere la presión del torniquete al área del brazo que esté más o menos adormecida debido a la lidocaína

| Distal | Proximal |
| 250 mm Hg | 250 mm Hg |

| Distal | Proximal |
| 250 mm Hg | 0 mm Hg |

Si la cirugía concluye en < 20 min, el torniquete deberá permanecer inflado durante **POR LO MENOS 20 min** en total. Después, el inflado/desinflado repetido del torniquete hará más enta la liberación de la lidocaína a la circulación

Infografía de: Naveen Nathan MD

Preguntas

1. Se realiza un bloqueo interescalénico guiado por ecografía utilizando 25 mL de bupivacaína al 0.5% con una aguja estimuladora calibre 22. ¿Cuál de los siguientes efectos colaterales o complicaciones es MÁS probable que ocurra?

   A. Neumotórax
   B. Parálisis hemidiafragmática
   C. Síndrome de Horner
   D. Bloqueo del nervio laríngeo recurrente

2. Un paciente de 54 años de edad, por lo demás sano, tiene programada una artroscopia de muñeca cuya duración se estima en 2.5 h. Suponiendo que no haya contraindicaciones para la anestesia regional, ¿cuál de los siguientes bloqueos sería mejor ofrecer al paciente?

   A. Anestesia regional intravenosa (bloqueo de Bier) con lidocaína al 0.5%
   B. Anestesia regional intravenosa (bloqueo de Bier) con bupivacaína al 0.5%
   C. Bloqueo interescalénico
   D. Bloqueo supraclavicular

3. ¿Cuál de los siguientes nervios se deriva originalmente del plexo sacro?

   A. Nervios tibial y peroneo común
   B. Nervio obturador
   C. Nervio cutáneo femoral lateral
   D. Nervio femoral

4. Un paciente se somete a un bloqueo del nervio ciático por vía glútea (de Labat) bajo la guía de un estimulador nervioso periférico. ¿Cuál de las siguientes es la respuesta motora ideal del pie ipsilateral que indica que se están estimulando ambos componentes del nervio ciático?

   A. Dorsiflexión
   B. Eversión
   C. Inversión
   D. Flexión plantar

Respuestas

1. B

El bloqueo unilateral del nervio frénico es el efecto colateral que se observa con mayor frecuencia después del bloqueo interescalénico, aunque su incidencia puede disminuir aún más con concentraciones o volúmenes menores. Las demás complicaciones o efectos colaterales se producen con una frecuencia mucho menor.

2. D

Pueden utilizarse bloqueos supraclaviculares, infraclaviculares o axilares. El bloqueo de Bier no es lo ideal; requerirá que se infle un torniquete durante toda la duración de la cirugía, lo que puede poner al paciente en riesgo de isquemia de la extremidad. La bupivacaína no debe inyectarse NUNCA por vía intravascular. El bloqueo interescalénico, que suele emplearse para la cirugía de la parte superior del brazo y el hombro, probablemente no permita el bloqueo del plexo braquial inferior (preservación del cúbito) necesario para esta operación.

3. A

Los nervios tibial y peroneo común conforman el nervio ciático, que es el mayor componente del plexo sacro. Los otros nervios enumerados (femoral, obturador, cutáneo femoral lateral) derivan del plexo lumbar.

4. C

La respuesta de inversión indica que se están estimulando los componentes del nervio tibial y peroneo común del nervio ciático. Una respuesta de dorsiflexión o eversión indica una estimulación peronea común; la flexión plantar, una estimulación tibial.

22 Colocación del paciente y lesiones potenciales

Bridget P. Pulos, Rebecca L. Johnson y Mary E. Warner

El principio más importante en la colocación de un paciente es «no hacerle daño». Los anestesiólogos suelen inhibir o bloquear la capacidad de los pacientes para percibir las posiciones en las que se les ha colocado para los procedimientos administrando fármacos amnésicos, analgésicos y anestésicos. Por tanto, es responsabilidad de los anestesiólogos, así como de otros miembros del equipo quirúrgico, verificar que los pacientes no sean colocados en posiciones que puedan ocasionarles lesiones.

I. Anestesia y sedación: muy diferentes al sueño normal

Muchos de nosotros desarrollamos una leve neuropatía o una lesión de los tejidos blandos cuando dormimos. Podemos despertarnos del sueño con un hormigueo en el brazo y la mano debido a la compresión del nervio cubital. Los tejidos blandos de las nalgas pueden estar doloridos después de despertar de un sueño prolongado en posición sentada tras un largo vuelo en avión. El despertar nos permite cambiar de posición reduciendo las fuerzas de estiramiento y compresión de los tejidos que causaron nuestros síntomas. La anestesia y los analgésicos reducen la capacidad de los pacientes para percibir estos síntomas y reaccionar cambiando de posición. La inmovilización prolongada conduce al desarrollo de edema intersticial e inflamación en el tejido comprimido. Estos dos factores exacerban las fuerzas de estiramiento y compresión y, con el tiempo, pueden causar isquemia y daño tisular más importante.

Aunque son los más frecuentes, no todos los problemas de colocación del paciente implican fuerzas mecánicas sobre los tejidos. Algunas de las lesiones debidas a la colocación del paciente más catastróficas se producen durante procedimientos que requieren posiciones distintas al decúbito supino. Por ejemplo, la posición en «silla de playa», con la cabeza elevada, que se requiere para algunos procedimientos de cirugía de hombro o neurocirugía, puede ocasionar una disminución de la perfusión cerebral, lo que puede dar lugar a un accidente cerebrovascular (ictus). Los procedimientos realizados en posición de decúbito prono se asocian con un mayor riesgo de pérdida de visión postoperatoria debido a una neuropatía óptica isquémica que puede ser causada por la congestión venosa en el conducto óptico. La posición de litotomía se asocia con la mayor incidencia de lesiones nerviosas de los miembros inferiores relacionadas con la colocación del paciente. La lesión del nervio peroneo común puede ser causada por una compresión donde el nervio rodea al peroné; la lesión del nervio ciático relacionada con el estiramiento puede ser ocasionada por la extensión excesiva de la cadera. Con menor frecuencia, la congestión venosa de los miembros inferiores puede causar daño tisular hipóxico y síndrome compartimental clínico.

Los problemas perioperatorios de colocación del paciente no han sido bien estudiados y los factores causales no están bien definidos. Aunque algunas causas son claras (p. ej., la compresión directa de un estoma en un paciente en posición de

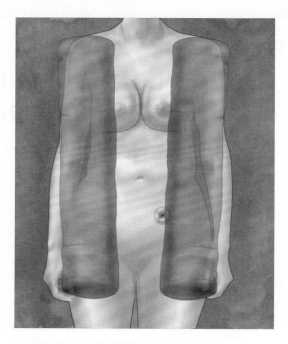

Figura 22-1 Los tejidos blandos pueden comprimirse e incluso volverse isquémicos si se ejerce demasiada presión sobre ellos durante mucho tiempo. Esta figura ilustra cómo los posicionadores cilíndricos para tórax pueden comprimir las superficies laterales de los senos o de un estoma en pacientes en decúbito prono.

decúbito prono que produce isquemia en los tejidos estomales externalizados), otras no son tan evidentes (**fig. 22-1**). La mayoría de los pacientes que desarrollan una neuropatía cubital perioperatoria se vuelven sintomáticos hasta 2 o 5 días después de sus cirugías.[2] Sin embargo, la compresión directa de los nervios debería causar una isquemia inmediata y síntomas de neuropatía. Por tanto, parece que hay factores que van más allá de la colocación intraoperatoria del paciente. Hallazgos recientes indican que muchos pacientes con neuropatía cubital de nuevo inicio tienen una microvasculitis linfática sistémica en sus nervios periféricos, la cual es tratable con corticoesteroides.[3] Estos hallazgos sugieren que la respuesta inflamatoria perioperatoria asociada con la mayoría de los procedimientos quirúrgicos puede ser un factor en el desarrollo de lesiones que anteriormente se atribuían a una lesión por colocación relacionada con la presión. En este capítulo se explican los mecanismos frecuentes en las lesiones perioperatorias de los tejidos blandos.

II.   Mecanismos de las lesiones de los tejidos blandos

A. Estiramiento

Los nervios periféricos están vascularizados por un complejo de arterias nutricias cortas llamadas *vasos de los nervios* (**fig. 22-2**). Estas diminutas arterias se anastomosan profusamente para formar una red intraneural ininterrumpida. Esta red rara vez deja un segmento particular de un nervio periférico dependiente de un solo vaso para la obtención de nutrientes. Esta red no se observa con tanta frecuencia en el tejido nervioso central.

El estiramiento del tejido nervioso, especialmente a más del 5% de la longitud en reposo, puede retorcer o reducir la luz de las arteriolas nutricias y las vénulas de drenaje.[4] Este fenómeno puede ocasionar una isquemia directa por la reducción del flujo sanguíneo de las arteriolas, así como una isquemia indirecta por la congestión venosa, el aumento de la presión intraneural y la necesidad de presiones de distensión altas para el flujo sanguíneo arteriolar. Los períodos prolongados de isquemia pueden causar lesiones nerviosas transitorias o permanentes. La falta de redes vasculares extensas en el tejido nervioso central sugiere que el estiramiento puede ser menos tolerado.

El tejido blando suele ser menos susceptible de sufrir lesiones por estiramiento que el tejido nervioso. Suele ser más flexible y elástico, y muchos tejidos blandos periféricos no necesitan la misma cantidad de flujo sanguíneo que el tejido nervioso. No obstante, el estiramiento prolongado de cualquier tejido blando puede ocasionar isquemia y lesiones tisulares. Las posiciones perioperatorias inalteradas del paciente pueden aumentar el riesgo de estiramiento de los tejidos blandos (p. ej., las posiciones de decúbito prono y su impacto en el tejido mamario) (*véase* fig. 22-1).

B. Compresión

La presión directa sobre los tejidos blandos y nerviosos puede reducir el flujo sanguíneo local y alterar la integridad celular, lo que produce edema tisular, isquemia y, si se prolonga, necrosis. El impacto es especialmente perjudicial para los tejidos susceptibles a isquemia (p. ej., los estomas asociados con desviaciones gastrointestinales en estomas cutáneos) (*véase* fig. 22-1).

III. Neuropatías perioperatorias frecuentes

A. Neuropatías de los miembros superiores

1. Neuropatía cubital

La neuropatía cubital es la neuropatía periférica perioperatoria más frecuente (**tabla 22-1**).[5] Hay una serie de factores que pueden estar asociados con la neuropatía cubital, como la compresión extrínseca directa del nervio (a menudo en la cara medial del codo), la compresión intrínseca del nervio (asociada con la flexión prolongada del codo) y la inflamación. Los principales puntos de interés son los siguientes:

- *Momento de los síntomas postoperatorios.* La mayoría de los pacientes experimentan los primeros síntomas al menos 24 h después de la cirugía. Esto sugiere que el mecanismo de la lesión aguda se produce principalmente fuera del quirófano. Es importante destacar que los pacientes no quirúrgicos también desarrollan neuropatías cubitales durante la hospitalización.
- *Impacto de la flexión del codo.* El nervio cubital es el único nervio periférico importante del cuerpo que siempre pasa por el lado extensor de una articulación, en este caso, el codo. Todos los demás nervios periféricos importantes pasan principalmente por el lado flexor de las articulaciones (p. ej., nervios mediano y crural). Esta diferencia anatómica puede contribuir a la tasa relativamente más alta de lesiones perioperatorias que afectan al nervio cubital. En general, los nervios periféricos comienzan a perder su función y a desarrollar focos de isquemia cuando se estiran más del 5% de su longitud en reposo. La flexión del codo, especialmente mayor de 90°, estira el nervio cubital. La flexión prolongada del codo y el estiramiento del nervio cubital pueden ocasionar una isquemia suficiente para causar síntomas en los pacientes no anestesiados.

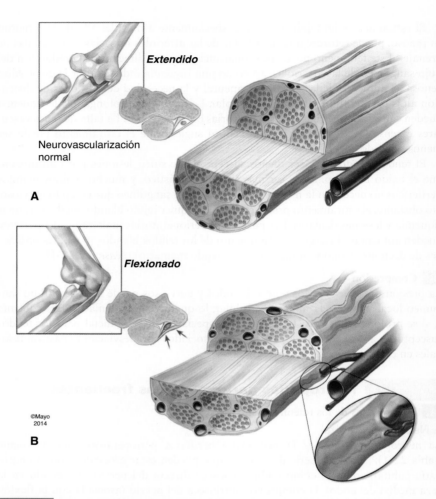

Figura 22-2 Efecto del estiramiento y la compresión del tejido en los vasos de los nervios. Este ejemplo muestra una posible lesión del nervio cubital con la flexión del codo. **A)** Codo extendido y nervio cubital relajado; se observan arteriolas y vénulas perforantes permeables. **B)** Codo flexionado, se observa que el estiramiento de las arteriolas y vénulas penetrantes debido al alargamiento del nervio cubital o a la compresión por el retináculo del túnel cubital puede llevar al doblamiento de los vasos y ocasionar una reducción del flujo sanguíneo de las arteriolas desde el exterior hacia el interior del nervio (lo que causa isquemia directa) y una congestión venosa debido a la reducción del flujo de salida de las vénulas a medida que los vasos salen del nervio (lo que produce isquemia indirecta). La isquemia prolongada puede ocasionar lesiones nerviosas.

- *Anatomía y presión intrínseca.* La flexión prolongada del codo, mayor de 90°, aumenta la presión intrínseca sobre el nervio y puede ser un factor causal tan importante como la presión extrínseca prolongada.[6,7] El nervio cubital pasa por detrás del epicóndilo medial y luego por debajo de la aponeurosis que mantiene unidos los dos cuerpos musculares del flexor cubital del carpo. El margen proximal de esta aponeurosis es lo suficientemente grueso, sobre todo en los hombres, como para que se denomine por separado *retináculo del túnel cubital*. Este retináculo se extiende desde el epicóndilo medial hasta el olécranon. La flexión del codo estira el retináculo y genera altas presiones intrínsecas sobre el nervio al pasar por debajo (**figs. 22-3 y 22-4**).

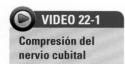

VIDEO 22-1

Compresión del nervio cubital

Tabla 22-1 Neuropatías frecuentes en los miembros superiores

Nervio	Presentación	Mecanismo de lesión	Comentarios
Cubital	• Adormecimiento y parestesia en el cuarto y el quinto dedos • Debilidad general de la mano, específicamente oposición débil del pulgar y del quinto dedo	• A menudo, se desconoce el mecanismo • Los factores potenciales incluyen la compresión directa (superficie medial del codo), la compresión intrínseca (asociada con la flexión prolongada del codo) o inflamación	• Es la neuropatía más frecuente de los miembros superiores • La mayoría se desarrolla durante el período postoperatorio y no durante el intraoperatorio • Es más usual en los hombres, debido a las diferencias anatómicas • Buen pronóstico de recuperación si solo hay síntomas sensitivos
Radial	• Adormecimiento, parestesia y dolor urente en los dedos primero a tercero • Prensión y extensión débil de la mano en la muñeca y del antebrazo en el codo	• Se suele creer que se debe a la compresión directa en la región del húmero medio • También puede ocurrir en posición de decúbito supino si el brazo se desliza fuera del reposabrazos y no está apoyado	• La posición lateral puede aumentar la presión en la región del húmero medio debido a un reposabrazos por arriba del nivel de la cabeza • Pronóstico relativamente bueno
Mediano	• Adormecimiento y parestesia en el antebrazo, el pulgar y los dedos segundo a cuarto • Prensión de la mano, flexión de la mano en la muñeca y pronación débiles	• A menudo, se debe al estiramiento del nervio con la extensión completa del codo en pacientes con el nervio mediano acortado (p. ej., en fisicoculturistas)	• Es más frecuente en los hombres, sobre todo en los pacientes con bíceps grandes o con poca flexibilidad en el codo • Es fundamental brindar apoyo al antebrazo de estos pacientes para evitar la extensión completa del codo • A menudo, implica síntomas motores con una recuperación prolongada
Plexo braquial	• Según las divisiones nerviosas más afectadas, entumecimiento y parestesia del hombro, el brazo o la mano • Debilidad de los músculos del hombro y del brazo; menor fuerza de prensión de la mano y una débil flexión o extensión de la mano en la muñeca	• Es susceptible de estiramiento y compresión • Puede ser causado por la hiperextensión de los hombros • Las posiciones de decúbito prono y lateral pueden causar la compresión del plexo braquial	• Es más frecuente después de la esternotomía • A menudo, se observa en pacientes con múltiples factores de riesgo, difícil de diferenciar de los factores quirúrgicos frente a otras causas

Información de Chui J, Murkin JM, Posner KL, Domino KB. Perioperative peripheral nerve injury after general anesthesia: a qualitative systematic review. *Anesth Analg.* 2018;127:134-143.

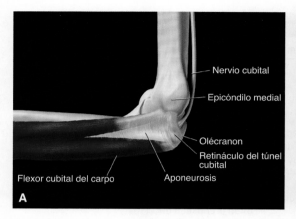
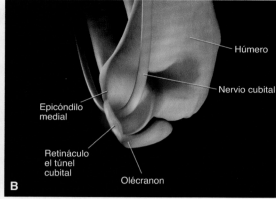

Figura 22-3 **A)** El nervio cubital del brazo derecho pasa distalmente por detrás del epicóndilo medial y por debajo de la aponeurosis que mantiene unidas las dos cabezas del flexor cubital del carpo. El margen proximal de la aponeurosis es lo suficientemente grueso en el 80% de los hombres y el 20% de las mujeres como para distinguirse anatómicamente del resto del tejido. Con frecuencia, se denomina *retináculo del túnel cubital*. **B)** Visto desde atrás, el retináculo del túnel cubital comprime intrínsecamente el nervio cubital cuando el codo se flexiona de manera progresiva más allá de 90° y aumenta la distancia entre el olécranon y el epicóndilo medial.

- *Supinación del antebrazo y neuropatía cubital.* La supinación del antebrazo y la mano no reduce por sí misma el riesgo de neuropatía cubital. La acción de la supinación del antebrazo se produce distalmente al codo. Por lo general, la supinación se utiliza cuando se colocan los brazos en los reposabrazos o a los lados del paciente debido al impacto que tiene en la rotación del húmero. Es decir, con la supinación del antebrazo, habrá rotación externa del húmero. Es esta rotación externa del húmero la que levanta la parte de interés médico del codo, incluido el nervio cubital, para que no se apoye directamente en la superficie de la mesa o de los reposabrazos. Esta rotación ayuda a reducir la presión extrínseca sobre el nervio cubital.

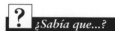

? *¿Sabía que...?*

La neuropatía cubital con síntomas solo sensitivos tiene un buen pronóstico. La mayoría de los casos se resuelven espontáneamente en unos días o meses.

- *Evolución de la neuropatía cubital.* El 40% de las neuropatías cubitales solo sensitivas se resuelven en 5 días; el 80% se resuelven en 6 meses. Pocas neuropatías cubitales sensitivas y motoras combinadas se resuelven en 5 días, solo el 20% se resuelven en 6 meses y la mayoría dan lugar a una disfunción motora permanente y a dolor. Las fibras motoras del nervio cubital se encuentran principalmente en su parte media. La lesión a esta profundidad del nervio está asociada probablemente con una lesión isquémica o con un traumatismo relacionado con la presión más relevante.

2. Neuropatía del mediano

Las neuropatías del mediano se dan principalmente en hombres de entre 20 y 40 años de edad. Estos hombres suelen tener bíceps grandes y una flexibilidad reducida (p. ej., en el caso de los levantadores de pesas) que comprometen la extensión completa del codo. Esta limitación de la amplitud de movimiento produce un acortamiento del nervio mediano con el paso del tiempo. Las neuropatías medianas suelen implicar una disfunción motora y no se resuelven con facilidad. De hecho, hasta el 80% de las neuropatías medianas con disfunción motora se mantienen 2 años después de la aparición inicial. Los principales puntos de interés son los siguientes:

- *Estiramiento.* Como se ha mencionado, los nervios se vuelven isquémicos cuando se estiran más del 5% de su longitud en reposo. Esta cantidad de estiramiento tiende a retorcer las arteriolas que penetran y las vénulas que salen, lo que disminuye la presión de perfusión.

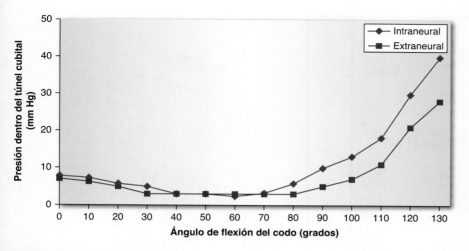

Figura 22-4 La presión dentro del retículo cubital en el codo aumenta cuando el ángulo de flexión del codo alcanza y supera los 90° (Gelberman RH, Yamaguchi K, Hollstien SB, et al. Changes in interstitial pressure and cross-sectional area of the cubital tunnel and of the ulnar nerve with flexion of the elbow. An experimental study in human cadavera. *J Bone Joint Surg.* 1998;80(4):492-501. Reproducida con autorización).

- *Reposabrazos.* La extensión completa del codo estira los nervios medianos crónicamente contraídos y favorece la isquemia. Por tanto, es importante que el antebrazo y la mano estén apoyados para evitar la extensión completa, especialmente en los hombres que tienen bíceps grandes y voluminosos y que no pueden extender completamente los codos debido a la falta de flexibilidad.

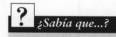

¿Sabía que...?

Los hombres musculosos con bíceps grandes son susceptibles de sufrir una lesión del nervio mediano si el brazo está completamente extendido durante la cirugía.

3. Neuropatía radial

Las neuropatías del radial son más frecuentes que las del mediano. El nervio radial parece ser lesionado por compresión directa. El factor importante parece ser la compresión del nervio en la región media del húmero, donde discurre posteriormente alrededor del hueso (**fig. 22-5**). Las neuropatías radiales suelen tener mejor pronóstico que las cubitales o las medianas. Cerca de la mitad se resuelve en 6 meses y el 70% parece hacerlo completamente en 2 años. Los principales puntos de interés son los siguientes:

- *Separadores quirúrgicos.* En una serie de casos se informó de varias neuropatías radiales asociadas con la compresión del nervio radial por las barras verticales de soporte para retractores abdominales superiores. Estas barras verticales de soporte, según se informa, comprimían los brazos (*véase* fig. 22-5A).
- *Posiciones laterales.* El nervio radial puede verse afectado por los reposabrazos cuando estos sobresalen en el tejido blando del húmero medio (*véase* fig. 22-5D).
- *Brazo sin apoyo.* La compresión del nervio radial por el peso del húmero puede producirse cuando un brazo previamente apoyado (ya sea en el costado del paciente o en un reposabrazos) se desliza y pierde el apoyo, especialmente donde es vulnerable en la región media del húmero (*véase* fig. 22-5E).

4. Plexopatías braquiales

Las plexopatías braquiales se producen con mayor frecuencia en los pacientes sometidos a esternotomía, en particular con la movilización de la arteria mamaria interna. Se presume que este hallazgo está asociado con una retracción concéntrica excesiva en la pared torácica y con la compresión o estiramiento del plexo entre la clavícula

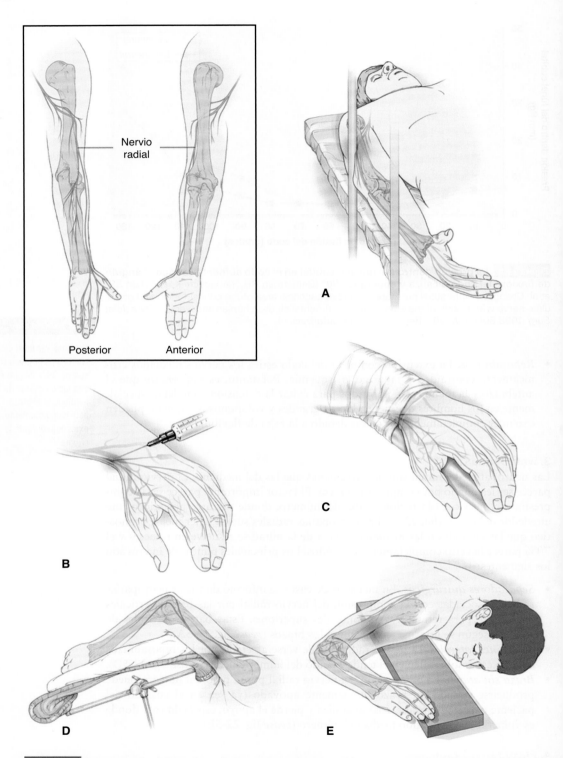

Figura 22-5 La anatomía del nervio radial se muestra en la esquina superior izquierda, donde se ilustra cómo se envuelve alrededor del húmero medio. Los mecanismos de lesión perioperatoria notificados incluyen: **A)** compresión por la barra de soporte del separador quirúrgico, **B)** traumatismo directo por aguja en la muñeca, **C)** efecto de torniquete compresivo por una venda de fijación en la muñeca, **D)** pinzamiento por un reposabrazos más arriba que el nivel de la cabeza y **E)** compresión en el nivel medio del húmero cuando el brazo soporta gran parte del peso del miembro superior.

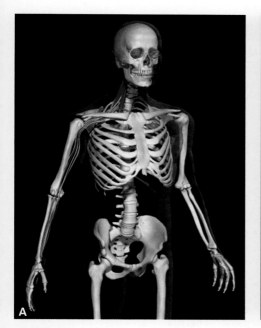
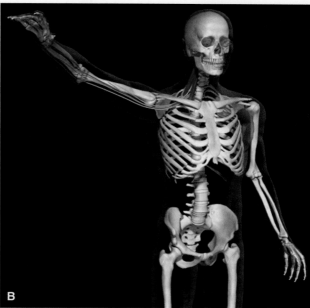

Figura 22-6 **A)** El paquete neurovascular del miembro superior pasa por el lado flexor de la articulación del hombro cuando el brazo está al lado o abducido menos de 90°. **B)** La abducción del brazo más allá de los 90° transporta el paquete neurovascular hasta donde se encuentra ahora en el lado extensor de la articulación del hombro. La abducción progresiva mayor de 90° aumenta la tensión de los nervios en la articulación del hombro.

y la caja torácica. A excepción de las cirugías con esternotomía, la lesión del plexo braquial es más frecuente en las cirugías realizadas en posición de decúbito prono o lateral que en posición de decúbito supino. Los principales puntos de interés son los siguientes:

- *Compresión del plexo braquial.* El plexo braquial puede quedar atrapado entre la clavícula y la caja torácica. Debe prestarse especial atención a la modificación de las posiciones que puedan agravar este posible problema.
- *Posición de decúbito prono.* En las cirugías que requieren la posición de decúbito prono, es prudente replegar los brazos a los lados si es posible, ya que muchos pacientes presentan cambios de potencial somatosensitivo cuando tienen los brazos en abducción (p. ej., una posición de «rendición»).
- *Anatomía de la abducción del hombro.* La abducción del hombro mayor de 90° coloca el plexo distal en el lado extensor de la articulación y potencialmente estira el plexo (**fig. 22-6**). Por tanto, es mejor evitar la abducción mayor de 90°, especialmente durante períodos prolongados.

B. Neuropatías de los miembros inferiores

Aunque las neuropatías peroneas y ciáticas frecuentes son las que más repercuten en la deambulación, las neuropatías perioperatorias más habituales en los miembros inferiores afectan los nervios obturador y femorocutáneo lateral (**tabla 22-2**). Los principales puntos de interés son los siguientes:

- *Neuropatía del obturador.* Una abducción de la cadera mayor de 30° produce una tensión significativa en el nervio obturador.[8] El nervio pasa a través de la pelvis y sale por el agujero obturador. Con la abducción de la cadera, el margen superior y lateral del agujero sirve de punto de apoyo (**fig. 22-7**). El nervio se

Tabla 22-2 Neuropatías frecuentes en los miembros inferiores

Nervio	Presentación	Mecanismo de lesión	Comentarios
Obturador	• Adormecimiento, parestesia y dolor en la parte medial del muslo y la ingle, que, a menudo, se extiende a la cara medial de la rodilla • Aducción débil	• A menudo, se debe al estiramiento del nervio, así como a la compresión a través del agujero obturador cuando la cadera se abduce > 30°	• Es la neuropatía más frecuente de los miembros inferiores • La mayoría de las lesiones se presentan inmediatamente después de la recuperación postanestésica • La disfunción motora es habitual y, a menudo, duradera
Femorocutáneo lateral	• Dolor urente, prurito, entumecimiento y parestesia en la cara anterolateral del muslo	• Con frecuencia, se debe a una flexión prolongada de la cadera > 90° • El exceso de flexión de la cadera ocasiona el estiramiento del ligamento inguinal y la compresión de las fibras nerviosas penetrantes, causando isquemia nerviosa	• El nervio es solo sensitivo, no hay incapacidad motora • El dolor o la disestesia puede ser grave
Peroneo común	• Dolor, entumecimiento y parestesia en el miembro inferior, zonas lateral y dorsal del pie • Dorsiflexión débil y caída del pie	• Suele asociarse con la presión directa en la parte lateral de la pierna • Es potencialmente causada por los soportes para piernas, p. ej., los «bastones»	• En casos graves, puede causar una caída permanente del pie • A menudo, causa lesiones devastadoras debido a los efectos en la deambulación

Información de Chui J, Murkin JM, Posner KL, Domino KB. Perioperative peripheral nerve injury after general anesthesia: a qualitative systematic review. *Anesth Analg.* 2018;127:134-143.

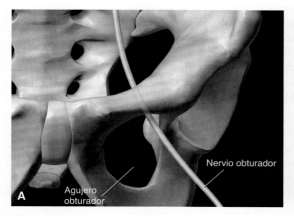
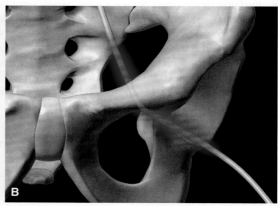

Figura 22-7 **A)** El nervio obturador pasa a través de la pelvis y sale por la esquina superior y lateral del agujero obturador mientras continúa distalmente por la cara interna del muslo. **B)** La abducción de la cadera estira el nervio obturador y puede ocasionar isquemia, especialmente en el punto de salida del agujero obturador. El punto sirve de punto de apoyo para el nervio durante la abducción de la cadera.

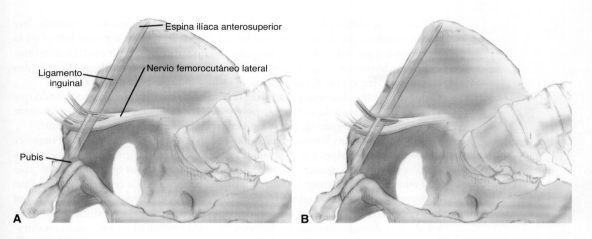

Espina ilíaca anterosuperior

Nervio femorocutáneo lateral

Ligamento inguinal

Pubis

A   **B**

Figura 22-8 **A)** Cerca de un tercio de las fibras del nervio femorocutáneo lateral penetran en el ligamento inguinal a medida que el nervio sale de la pelvis y se dirige distalmente hacia el muslo lateral. **B)** La flexión de la cadera, especialmente cuando es mayor de 90°, produce un estiramiento del ligamento inguinal al desplazar el ilion lateralmente. Este estiramiento hace que la presión intraligamentaria aumente y comprima las fibras nerviosas a su paso por el ligamento.

extiende a lo largo de toda su longitud y también se comprime en este punto de apoyo. Por tanto, debe evitarse la abducción excesiva de la cadera. Con la neuropatía del obturador, la disfunción motora es frecuente. Aunque no suele ser dolorosa, puede ser incapacitante. Aproximadamente el 50% de los pacientes que tienen una disfunción motora en el período perioperatorio la seguirán teniendo 2 años después.

- *Neuropatía femorocutánea lateral.* La flexión prolongada de la cadera más de 90° aumenta la isquemia en las fibras del nervio femorocutáneo lateral. Un tercio de las fibras de este nervio atraviesan el ligamento inguinal al entrar en el muslo (**fig. 22-8**). La flexión de la cadera más de 90° produce el desplazamiento lateral de la espina ilíaca anterosuperior y el estiramiento del ligamento inguinal. Las fibras nerviosas penetrantes son comprimidas por este estiramiento y, con el tiempo, se vuelven isquémicas y disfuncionales. El nervio femorocutáneo lateral solo contiene fibras sensitivas, por lo que no hay incapacidad motora cuando se lesiona. Sin embargo, los pacientes con esta neuropatía perioperatoria pueden presentar dolor y disestesias incapacitantes en la cara lateral del muslo. Aproximadamente el 40% de estos pacientes tienen disestesias que duran más de 1 año.

- *Neuropatía peroneo común.* La mayoría de estas neuropatías parecen estar asociadas con la presión directa en la parte lateral de la pierna, justo debajo de la rodilla, donde el nervio peroneo común rodea la cabeza del peroné. Los separadores para piernas, que incluyen una gama de estilos («bastón de caramelo», «estribo» y «bota»), pueden presionar en el nervio al envolver la cabeza del peroné. Esta neuropatía puede tener resultados devastadores, como la caída prolongada del pie y la dificultad para deambular.

? **¿Sabía que...?**

Hay que tener mucho cuidado al colocar los miembros inferiores de un paciente anestesiado. Una flexión o abducción excesiva de la cadera puede lesionar los nervios femorocutáneo lateral u obturador, respectivamente.

IV.   Consideraciones prácticas para prevenir las neuropatías periféricas perioperatorias

Hay varias consideraciones prácticas que deben tenerse en cuenta para prevenir las neuropatías periféricas perioperatorias. Entre ellas se encuentran:

- Utilizar el acolchonado para distribuir las fuerzas de compresión. Aunque hay pocos estudios que demuestren que un acolchonado generoso puede influir en la frecuencia o gravedad de las neuropatías perioperatorias, tiene sentido distribuir el punto de presión. Además, desde el punto de vista médico-legal, los jurados consideran que el uso del acolchonado es una intervención positiva.
- Colocar las articulaciones para evitar un estiramiento excesivo, reconociendo que el estiramiento de cualquier nervio mayor del 5% de su longitud en reposo durante un período prolongado da lugar a diversos grados de isquemia y disfunción.
- La prevención de las lesiones relacionadas con la colocación del paciente requiere un abordaje en equipo. Las discusiones multidisciplinarias entre cirujanos y anestesiólogos son importantes para identificar a los candidatos quirúrgicos que pueden tener un mayor riesgo de sufrir lesiones nerviosas o de tejidos blandos. Esto es especialmente cierto con el creciente uso de procedimientos asistidos por robot que requieren una posición de Trendelenburg y de litotomía pronunciadas. Mills y cols. han demostrado que las lesiones son más probables en los casos con duraciones medias de 5.5 h o más.[9] Los equipos deben tener más en cuenta la necesidad de devolver a los pacientes a la posición en decúbito supino lo antes posible después de desacoplar los brazos robóticos.

El tratamiento del paciente con neuropatía periférica de nuevo inicio después de una cirugía depende de la naturaleza de los síntomas. Si la pérdida es solo sensitiva, es razonable hacer un seguimiento diario del paciente durante un máximo de 5 días. Muchas deficiencias sensitivas en el postoperatorio inmediato se resolverán durante este tiempo. Si la deficiencia persiste durante más de 5 días, es probable que la neuropatía tenga un impacto prolongado. En ese momento es conveniente que un médico de familia, un internista o un neurólogo participen en la atención a largo plazo. Si la pérdida es motora o combinada sensitiva y motora es prudente que un neurólogo intervenga pronto. Es probable que estos pacientes tengan una neuropatía relevante y necesiten cuidados de rehabilitación prolongados.

V. Problemas de colocación del paciente con resultados catastróficos

A. Isquemia medular por hiperlordosis

La isquemia medular por hiperlordosis, un acontecimiento poco frecuente, se produce cuando los pacientes que se someten a procedimientos pélvicos (p. ej., prostatectomía) se colocan en una posición hiperlordótica, con más de 15° de hiperflexión en el interespacio L2-3. Esto da lugar a isquemia de la médula espinal, infarto y deficiencia neurológica devastadora. La resonancia magnética es la más útil para detectar esta enfermedad. Las mesas de quirófano fabricadas en los Estados Unidos están diseñadas para limitar la hiperlordosis en pacientes en posición de decúbito supino, incluso cuando la mesa está retroflexionada al máximo y con soporte renal. En casi todos los casos notificados la mesa se ha retroflexionado al máximo, se ha elevado el soporte renal y se han colocado toallas o mantas bajo la parte inferior de la espalda para producir una mayor inclinación pélvica anterior o hacia delante (para mejorar la visión de las estructuras pélvicas profundas). En general, los anestesiólogos no deben permitir la colocación de materiales bajo la espalda baja con este fin.

B. Obstrucción de la salida torácica

La obstrucción de la salida torácica es un acontecimiento poco frecuente que se produce cuando los pacientes con este síndrome se colocan en decúbito prono o, con menor frecuencia, lateralmente. En casi todos los casos reportados, el hombro ha sido abducido más de 90°. En esa posición, la vascularización del miembro superior está comprimida entre la clavícula y la caja torácica o entre los músculos escalenos anteriores y medios. Esta obstrucción de la vascularización conduce a la isquemia de los miembros superiores. Cuando se prolonga, los resultados van desde una incapacidad menor hasta una pérdida grave de tejido que requiere la amputación escapulotorácica. Unas simples preguntas preoperatorias, como «¿puede utilizar los brazos para trabajar por encima de la cabeza durante más de 1 min?», pueden hacer que se conozcan los antecedentes de obstrucción de la salida torácica y reducir el riesgo de esta complicación potencialmente devastadora.

C. Posiciones inclinadas con la cabeza hacia abajo

A medida que los cirujanos adquieren experiencia con las nuevas tecnologías (p. ej., la robótica para los procedimientos pélvicos), suelen solicitar posiciones inclinadas con la cabeza hacia abajo. Estas posiciones pueden asociarse con el desplazamiento cefálico del paciente anestesiado en una mesa de quirófano. El desplazamiento cefálico puede producir plexopatías cervicales por estiramiento y obstrucción de los vasos subclavios por compresión. Hay informes de pacientes que se deslizan de las mesas de quirófano cuando se colocan en posiciones inclinadas con la cabeza hacia abajo y no se aseguran adecuadamente. Las lesiones cervicales y cerebrales han sido devastadoras tanto para los pacientes como para los miembros del equipo quirúrgico. Aunque la presión intracraneal también aumenta, rara vez da lugar a un resultado negativo. Sin embargo, el edema bucofacial requiere una atención cuidadosa, ya que puede comprometer las vías respiratorias. Además, la pérdida de visión permanente puede ser causada por la congestión venosa en el conducto óptico que lleva a la isquemia del nervio óptico.

D. Posiciones inclinadas con la cabeza hacia arriba

La posición inclinada con la cabeza hacia arriba, también llamada *posición en «silla de playa»*, se utiliza para facilitar las cirugías que afectan la fosa craneal posterior y la columna cervical, así como muchas intervenciones en el hombro. Además del conocido riesgo de embolia gaseosa venosa en el paciente sometido a craneotomía, esta posición puede tener un impacto hemodinámico considerable, específicamente en las presiones sanguíneas sistémicas y cerebrales.[10] Se ha aconsejado medir la presión arterial media a nivel del polígono de Willis para mantener una presión de perfusión cerebral adecuada. Sumado a ello, se han notificado varios casos graves de plexopatías braquiales y cervicales. Parece que al menos algunas de estas plexopatías se han asociado con el estiramiento o la compresión de los nervios cuando los pacientes tienen la cabeza fijada lateralmente durante los procedimientos.

E. Problemas de los tejidos blandos

La piel y los tejidos blandos son especialmente vulnerables a la presión sostenida, lo que produce isquemia. Aunque hay muchos ejemplos de esto, varios relacionados con la posición de decúbito prono merecen una mención especial. Los tejidos en contacto directo con los rodillos que se extienden desde la cintura escapular a través del tórax y hasta la pelvis pueden volverse isquémicos con una presión prolongada (*véase* fig. 22-1). Hay múltiples casos de mujeres con senos grandes que han desarrollado una isquemia grave de una o ambas mamas por haber sido comprimidas entre posicionadores torácicos. Esta presión fue suficiente para causar necrosis y descamación. En la mayoría de estos casos, las mujeres se sometieron posteriormente a mastectomías. Del mismo modo, las ostomías han desarrollado isquemia por presión después de haber sido colocadas en contacto directo con estos cilindros.

VI. Resumen

Existen muchas causas potenciales de las lesiones por colocación del paciente durante la cirugía. Las lesiones de los nervios periféricos debidas a la compresión, el estiramiento o la isquemia generalizada se encuentran entre las más frecuentes. Las cirugías que requieren una posición distinta a la de decúbito supino se asocian con un mayor riesgo de lesión nerviosa. La prevención es la forma más fiable de reducir el riesgo de lesiones. Siempre que sea posible, los pacientes deben colocarse en posición despiertos, antes de administrarles sedantes o anestesia. Los puntos de presión deben ser cuidadosamente acolchados. Se requiere la vigilancia de todo el equipo quirúrgico para reducir al mínimo el riesgo del paciente.

 Para más información e interactividad, consulte las videoconferencias interactivas (en inglés) y la infografía «En un vistazo», disponibles en el libro electrónico gratuito complementario de este texto. Las instrucciones de acceso se encuentran detrás de la portada.

Referencias

1. Chui J, Murkin JM, Posner KL, Domino KB. Perioperative peripheral nerve injury after general anesthesia: a qualitative systematic review. *Anesth Analg.* 2018;127:134-143. PMID: 29787414.
2. Warner MA, Warner DO, Matsumoto JY, et al. Ulnar neuropathy in surgical patients. *Anesthesiology.* 1999;90:54-59. PMID: 9915312.
3. Staff NP, Engelstad J, Klein CJ, et al. Post-surgical inflammatory neuropathy. *Brain.* 2010;133:2866-2880. PMID: 20846945.
4. Warner ME, Johnson RL. Patient positioning and related injuries. In: Barash PG, Cullen BF, Stoelting RK, et al, eds. *Clinical Anesthesia.* 8th ed. Wolters Kluwer; 2017:809-825.
5. Practice advisory for the prevention of perioperative peripheral neuropathies 2018. An updated report by the American Society of Anesthesiologists Task Force on prevention of perioperative peripheral neuropathies. *Anesthesiology.* 2018;128:11-26. PMID: 29116945.
6. Contreras MG, Warner MA, Charboneau WJ, et al. Anatomy of the ulnar nerve at the elbow: potential relationship of acute ulnar neuropathy to gender differences. *Clin Anat.* 1998;11:372-378. PMID: 9800916.
7. Gelberman RH, Yamaguchi K, Hollstien SB, et al. Changes in interstitial pressure and cross-sectional area of the cubital tunnel and of the ulnar nerve with flexion of the elbow. An experimental study in human cadavera. *J Bone Joint Surg.* 1998;80(4):492-501. PMID: 9563378.
8. Litwiller JP, Wells RE, Halliwill JR, et al. Effect of lithotomy positions on strain of the obturator and lateral femoral cutaneous nerves. *Clin Anat.* 2004;17:45-49. PMID: 14695587.
9. Mills JT, Burris MB, Warburton DJ, et al. Positioning injuries with robotic assisted urological surgery. *J Urol.* 2013;190:580-584. PMID: 23466240.
10. Lee LA, Caplan RA. APSF workshop: cerebral perfusion experts share views on management of head-up cases. *APSF Newsletter.* 2009-2010;24(4):45-48.

LESIONES NERVIOSAS PERIOPERATORIAS

EN UN VISTAZO

Perioperatoriamente, los nervios se lesionan primero mediante estiramiento o compresión excesivos

Lesión por compresión

Lesión por estiramiento

Los nervios se vuelven isquémicos cuando se estiran más del **5%** de su longitud en reposo

PLEXOPATÍA BRAQUIAL

- ↑ riesgo en posiciones de decúbito prono y lateral
- Riesgo alto en pacientes con esternotomía
- Plexo atrapado entre la clavícula y las costillas
- EVITE la abducción del brazo > 90°

NEUROPATÍA RADIAL

- Compresión en la región del húmero medio
- Posible cuando se utilizan reposabrazos más arriba del nivel de la cabeza en la posición lateral
- Mejor posibilidad de recuperación que las lesiones cubitales o medianas

NEUROPATÍA CUBITAL

La neuropatía más frecuente

- Los síntomas suelen aparecer > 24 h
- Con mayor frecuencia, fuera del quirófano
- ↑ el riesgo con la flexión del codo > 90°
- El nervio es estirado y comprimido en el túnel cubital
- La rotación externa del húmero ↓ el riesgo
- El 80% de neuropatías solo sensitivas se resuelven en 6 meses

NEUROPATÍA MEDIANA

- Hombres entre 20 y 40 años de edad
- ↑ el riesgo cuando el paciente tiene bíceps largos y el brazo se extiende
- Baja posibilidad de mejora
- Disfunción motora frecuente

NEUROPATÍA FEMOROCUTÁNEA LATERAL

- EVITE la flexión de la cadera > 90°
- Sin disfunción motora pero con mucho dolor

NEUROPATÍA DEL OBTURADOR

- EVITE la flexión de la cadera > 30°
- Disfunción motora frecuente

NEUROPATÍA DEL PERONEO COMÚN

- EVITE la presión en la cabeza del peroné en los soportes para piernas
- Ocasiona la caída del pie

Infografía de: Naveen Nathan MD

Preguntas

1. ¿Cuál de las siguientes afirmaciones sobre las neuropatías cubitales NO es correcta?

    A. La mayoría de las neuropatías cubitales son causadas por el estiramiento del nervio
    B. Más hombres que mujeres experimentan neuropatías cubitales postoperatorias
    C. Una lesión leve con parestesia (solo sensitiva) en el nervio cubital probablemente se resolverá en los 5 días siguientes a la lesión
    D. Muchas neuropatías cubitales pueden producirse después de la cirugía, en lugar de hacerlo de forma intraoperatoria

2. ¿Qué acción durante el posicionamiento quirúrgico podría tener la MAYOR cantidad de consecuencias perjudiciales?

    A. Retirar el acolchonado estándar de los soportes para brazo y sustituirlo por mantas cuando se coloque a un paciente en la posición de «rendición» en decúbito prono
    B. Añadir una manta encima del soporte renal para retroflexionar aún más al paciente
    C. Uso de extensiones de cama para pacientes obesos
    D. Uso de almohadillas de gel en los soportes para brazo

3. Una mujer de 59 años de edad desarrolla caída del pie después de una intervención ginecológica realizada en posición de litotomía con soportes para piernas tipo «bastón de caramelo». ¿Qué nervio es más probable que esté lesionado?

    A. Nervio obturador
    B. Nervio peroneo
    C. Nervio femoral
    D. Nervio femorocutáneo lateral

4. Un hombre de 43 años de edad que se somete a una nefrectomía para la donación de un riñón se despierta de la anestesia general experimentando adormecimiento y parestesia en el cuarto y quinto dedos, la cual evoluciona a lo largo de varias horas hasta incluir la incapacidad de oponer su quinto dedo a este pulgar. ¿Cuál es el pronóstico más probable?

    A. Recuperación total en 5 días
    B. Recuperación total en 6 meses
    C. Recuperación de la motricidad pero persistencia de la deficiencia sensitiva
    D. Deficiencia motora y sensitiva combinada que puede ser permanente

5. Una mujer de 73 años de edad que se somete a una histerectomía asistida por laparoscopia en posición de litotomía se queja de adormecimiento (solo sensitivo) que afecta la parte externa del muslo izquierdo. ¿Cuál de los siguientes nervios es MÁS probable que haya sufrido una lesión?

    A. Nervio ciático
    B. Médula espinal
    C. Nervio femorocutáneo lateral
    D. Nervio cubital

6. El mecanismo de acción más habitual asociado con la lesión del nervio mediano es:

    A. Estiramiento
    B. Compresión
    C. Isquemia
    D. Inflamación

7. ¿Con qué tipo de cirugía se asocian con mayor frecuencia las plexopatías braquiales?

    A. Cirugía de la columna lumbar en posición de decúbito prono
    B. Artroplastia total de cadera en posición lateral
    C. Histerectomía vaginal en posición de litotomía
    D. Esternotomía mediana en posición de decúbito supino

Respuestas

1. A

La neuropatía cubital es la neuropatía periférica perioperatoria más frecuente. La compresión, más que el estiramiento, parece ser la causa de la mayoría de los casos de neuropatía cubital perioperatoria. La neuropatía cubital es más frecuente en los hombres que en las mujeres. La mayoría de los pacientes experimentan síntomas dentro de las primeras 24 h después de la cirugía, lo que sugiere que el mecanismo de la lesión puede ocurrir fuera del quirófano. Los pacientes que solo experimentan síntomas sensitivos leves tienen un buen pronóstico.

2. B

Las mesas de quirófano están diseñadas para limitar la hiperlordosis en los pacientes en decúbito supino, incluso cuando la mesa está retroflexionada al máximo y con un soporte renal. Sin embargo, cuando se coloca un acolchonado adicional sobre el soporte renal, la hiperlordosis puede acentuarse lo suficiente como para ocasionar una isquemia de la médula espinal. Todas las demás intervenciones pueden usarse para permitir el acolchonado adecuado de los puntos de presión.

3. B

La caída del pie es un signo de neuropatía peronea, la cual puede desarrollarse como una complicación de las cirugías realizadas con soportes para piernas debido a la presión directa de la pierna lateral por debajo de la rodilla, donde el nervio peroneo rodea la cabeza del peroné. La lesión del nervio obturador se asocia con una alteración de la aducción de la cadera. Las lesiones del nervio femoral casi no se asocian con la posición, sino con un traumatismo directo del nervio causado por la manipulación quirúrgica. La lesión del nervio femoral puede causar entumecimiento en los muslos y debilidad de los músculos de las piernas. La lesión del nervio femorocutáneo lateral se manifiesta como entumecimiento y disestesias en la parte lateral del muslo. Esta lesión es más frecuentemente causada por la flexión prolongada de la cadera mayor de 90°.

4. D

La presentación del paciente es consistente con una neuropatía cubital. Pocas neuropatías cubitales sensitivas y motoras combinadas se resuelven en 5 días, solo el 20% se resuelven en 6 meses y la mayoría dan lugar a una disfunción motora permanente y a dolor.

5. C

El dolor y las disestesias de la cara lateral del muslo sugieren una lesión del nervio femorocutáneo lateral. Se trata de una neuropatía relativamente frecuente de los miembros inferiores que puede desarrollarse durante procedimientos que requieren una flexión prolongada de la cadera más allá de los 90°.

6. A

La lesión del nervio mediano suele ser causada por un estiramiento excesivo, el cual produce una isquemia en el nervio.

7. D

Las plexopatías braquiales se asocian con mayor frecuencia con los procedimientos de esternotomía.

23 Líquidos y electrólitos

Trefan Archibald y Aaron M. Joffe

I. Equilibrio ácido-básico: interpretación y tratamiento

A. Panorama general del equilibrio ácido-básico

La regulación precisa del *pH sanguíneo* es necesaria para mantener la homeostasis fisiológica. Fuera del rango fisiológico normal (7.35-7.45), las funciones vitales como el transporte de oxígeno, la perfusión de los órganos y el metabolismo celular pueden verse afectados. En los extremos del pH (<6.8 o >7.8), los procesos celulares básicos se ven tan perjudicados que son incompatibles con la vida.

El cuerpo recibe diariamente importantes cargas de ácidos y álcalis, en gran medida como consecuencia de la ingesta de nutrientes y del metabolismo celular. Sin embargo, el pH sanguíneo se mantiene estable gracias a la amortiguación de *iones de hidrógeno* (H^+) en la sangre, su excreción por los riñones (*véase* cap. 5) y la eliminación de *dióxido de carbono* (CO_2) por los pulmones (*véase* cap. 2). La cantidad de H^+ en la sangre es determinada por la relación entre el CO_2 y el *bicarbonato* (carbonato de hidrógeno [HCO_3^-]) tal como se representa en la *ecuación de Henderson-Hasselbalch* (**ecuación 23-1**):

$$H^+ = (24 \times PCO_2)/HCO_3^- \tag{23-1}$$

La acumulación de H^+ o HCO_3^- debido al agotamiento de los amortiguadores corporales o a la desregulación por parte de los riñones da lugar a alteraciones *metabólicas*, mientras que el CO_2 arterial alto o bajo es el resultado de las alteraciones *respiratorias*. Nótese la diferencia semántica entre una «*-emia*» y una «*-osis*». *Acidemia* y *alcalemia* se refieren a un pH sanguíneo bajo o alto, respectivamente; *acidosis* o *alcalosis*, a los procesos primarios responsables de las alteraciones del pH (**fig. 23-1**). Solo puede haber una *-emia* a la vez, mientras que pueden coexistir más de una *-osis*.

B. Acidosis metabólica

La *acidosis metabólica* primaria se caracteriza por un pH arterial menor de 7.35 y un HCO_3^- menor de 22 mEq/L, se produce como resultado de una acumulación de H^+ o de una pérdida de HCO_3^-. La naturaleza de la acidosis puede caracterizarse además por la presencia o ausencia de una concentración de aniones no medidos superior a la esperada (brecha alta o normal, respectivamente). Debido a que el plasma normalmente contiene más aniones no medidos que cationes, por lo general, se presenta una *brecha aniónica* (BA) en el rango de 6-11 mEq/L. El cálculo de la BA se determina con la **ecuación 23-2**:

$$BA = Na^+ - (Cl^- + HCO_3^-) \tag{23-2}$$

donde Na^+ es el ion sodio y Cl^- es el ion cloruro.

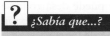

? *¿Sabía que...?*

La *acidemia* y la *alcalemia* hacen referencia a un pH sanguíneo bajo o alto, independientemente de la causa de la alteración ácido-básica. *Acidosis* o *alcalosis* se refieren a los procesos primarios responsables de las alteraciones del pH, como la acidosis metabólica o la alcalosis respiratoria.

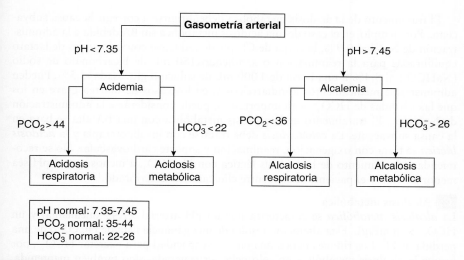

Figura 23-1 Las alteraciones del estado ácido-básico pueden derivarse del análisis de la gasometría arterial primero determinando la acidemia o la alcalemia a partir del pH y después evaluando los componentes respiratorios y metabólicos de la alteración a partir de los valores de la presión parcial de dióxido de carbono (PCO_2) y el carbonato de hidrógeno (HCO_3^-) (*véanse* texto y tabla 23-6 para más detalles).

Una BA alta se desarrolla cuando un ácido se acumula y luego se disocia en un protón (H^+) y el anión no medido. El protón es valorado mediante el HCO_3^-, disminuyendo su concentración, mientras que el anión no medido permanece en el plasma. Debido a que ni el Na^+ ni el Cl^- cambian, la BA aumenta (**ecuación 23-3;** *véase* ecuación 23-2):

$$H^+ + HCO_3^- \rightarrow H_2O + CO_2 \qquad (23\text{-}3)$$

Las causas más frecuentes de *acidosis metabólica con una BA alta* incluyen la cetoacidosis, la uremia, la acidosis láctica y una variedad de toxinas que incluyen el metanol, los salicilatos, los paraldehídos y el etilenglicol (**tabla 23-1**). La *acidosis metabólica sin BA* se produce cuando se pierde HCO_3^- desde el tubo digestivo o los riñones o debido a la incapacidad de los riñones para excretar protones. Dado que la electroneutralidad se mantiene mediante la retención de Cl^-, la BA permanece inalterada. Las causas más frecuentes de acidosis metabólica sin BA son la administración excesiva de solución de NaCl al 0.9%, la diarrea y la acidosis tubular renal (*véase* tabla 23-1).

Tabla 23-1 Causas de acidosis metabólica

Brecha aniónica alta

Cetonas: diabetes, inanición
Uremia
Lactato: infección, hipovolemia, insuficiencia cardíaca congestiva
Toxinas: metanol, etilenglicol, paraldehídos, salicilatos, isoniazida

Sin brecha aniónica

Hipercloremia (administración excesiva de solución salina)
Acidosis tubular renal
Pérdidas gastrointestinales (diarrea, ileostomía)

El tratamiento de la acidosis metabólica debe dirigirse a corregir la causa subyacente. Por ejemplo, en el caso de una acidosis metabólica sin BA debida a la administración de NaCl al 0.9%, la carga de Cl^- puede reducirse con soluciones de lactato equilibradas para la reanimación o añadiendo 150 mL de bicarbonato de sodio ($NaHCO_3$) al 8.4% a una bolsa de 1 000 mL de solución glucosada al 5%. Pueden administrarse medicamentos antidiarreicos y, en los casos de diarrea grave en los que las pérdidas de HCO_3^- sean importantes, puede considerarse la administración de $NaHCO_3$. El tratamiento de la acidosis metabólica con una BA alta se basa en la causa subyacente. La *cetoacidosis* debe tratarse con insulinoterapia y la *acidosis láctica* se trata con oxigenación, reanimación y soporte cardiovascular. No se recomienda el tratamiento de la acidosis láctica con $NaHCO_3$, a menos que el pH sea menor de 7.15 y el paciente se encuentre clínicamente deteriorado.[1,2]

C. Alcalosis metabólica

La *alcalosis metabólica* se caracteriza por un pH arterial >7.45 (alcalemia) y un HCO_3^- >26 mEq/L. Esta alteración resulta de una ganancia neta de HCO_3^- o de una pérdida de H^+. Los riñones tienen una enorme capacidad para excretar HCO_3^-, por lo que la alcalosis metabólica no solo debe ser generada, sino también mantenida, generalmente por la reabsorción obligatoria de $NaHCO_3^-$ en el túbulo proximal en el marco de una hipovolemia. La hipocalemia grave por cualquier causa también puede conducir a la retención de HCO_3^-. La pérdida de H^+ suele ser el resultado de vómitos significativos o de la excreción renal, como sugieren los antecedentes de vómitos o de uso de diuréticos. Los electrólitos de la orina (especialmente el Cl^-) se utilizan para caracterizar aún más la alcalosis metabólica. Se considera que el Cl^- bajo en la orina responde a la solución salina; el Cl^- normal o alto en la orina, no. Las causas más frecuentes de la alcalosis metabólica se enumeran en la **tabla 23-2**.

El tratamiento de la alcalosis metabólica se basa en la corrección de la causa subyacente. La alcalosis metabólica con respuesta a la solución salina debe recibir reanimación con NaCl y cloruro de potasio para permitir que los riñones reanuden la excreción de HCO_3^-.

D. Acidosis respiratoria

La *acidosis respiratoria* se define como un pH arterial menor de 7.35 y una presión parcial de CO_2 (PCO_2) mayor de 44 mm Hg. Un aumento del CO_2 dará lugar a más H^+, lo que disminuye el pH (*véase* ecuación 23-3). Las concentraciones arteriales de CO_2 reflejan el equilibrio entre la producción de CO_2 a través de la respiración celular y su excreción mediante la ventilación alveolar. Cabe señalar que el aumento de la producción por sí solo rara vez sería la causa de la acidosis respiratoria, ya que los individuos sanos que respiran espontáneamente tienen la capacidad de aumentar su ventilación alveolar. Las causas más frecuentes de la acidosis respiratoria se enumeran en la **tabla 23-3**. La acidosis respiratoria puede clasificarse además como aguda o crónica en función de la presencia y el grado de compensación renal (*véase* siguiente sección).

Tabla 23-2 Causas de alcalosis metabólica	
Cl⁻ bajo en la orina (respuesta a la solución salina)	**Cl⁻ normal o alto en la orina (sin respuesta a la solución salina)**
Vómitos	Aldosteronismo primario
Succión nasogástrica	Insuficiencia renal
Hipocalemia	Síndrome de Cushing
Uso de diuréticos	Hipomagnesemia

Tabla 23-3 Causas de acidosis respiratoria

Disminución de la eliminación de dióxido de carbono

Enfermedad pulmonar (síndrome de dificultad respiratoria aguda, neumonía)
Obstrucción de las vías respiratorias (laringoespasmo, asma, apnea obstructiva del sueño)
Depresión del sistema nervioso central (opiáceos, anestésicos)
Debilidad neuromuscular (esclerosis lateral amiotrófica, síndrome de Guillain-Barré, parálisis residual inducida por medicamentos)

Aumento de la producción de dióxido de carbono

Laparoscopia
Cal sodada (sosa cálcica) agotada
Infección
Fiebre
Hipertiroidismo
Sobrealimentación
Hipertermia maligna
Síndrome maligno por neurolépticos

Aumento del dióxido de carbono inspirado

Cal sodada agotada (sistema circular de respiración)

El tratamiento de la acidosis respiratoria depende de la identificación de la causa subyacente. Las intervenciones más frecuentes incluyen el apoyo al aumento de la ventilación alveolar mediante el inicio de la ventilación mecánica no invasiva o invasiva o al revertir los medicamentos depresores respiratorios. Evitar los alimentos ricos en hidratos de carbono y suministrar medicamentos sedantes disminuirá la producción metabólica de CO_2. No se recomienda el $NaHCO_3$, ya que no ofrece ningún beneficio demostrado y puede empeorar la hipercapnia al producir más CO_2 (*véase* ecuación 23-3).

E. Alcalosis respiratoria

La *alcalosis respiratoria* se define como un pH arterial mayor de 7.45 y una PCO_2 menor de 36 mm Hg. Dado que la presión parcial arterial de CO_2 ($PaCO_2$) es inversamente proporcional a la ventilación alveolar, la alcalosis respiratoria es el resultado de una $PaCO_2$ baja debido a una hiperventilación alveolar inadecuada. En la ecuación 23-3 se demuestra que una disminución del CO_2 da lugar a menos H^+ y, por tanto, a un aumento del pH. Las causas más habituales de la alcalosis respiratoria se enumeran en la **tabla 23-4**. El tratamiento consiste en identificar la causa subyacente y proporcionar un tratamiento adecuado.

Tabla 23-4 Causas de alcalosis respiratoria

Dolor

Hiperventilación

Embarazo

Hipoxia

Enfermedad del sistema nervioso central

Medicamentos

Hepatopatía

Tabla 23-5 Compensación fisiológica de las alteraciones ácido-basicas		
Enfermedad primaria	**Alteración**	**Compensación**
Alcalosis metabólica	↑ HCO_3	PCO_2 ↑ 0.5-0.7 mm Hg por 1 mEq/L ↑ HCO_3^-
Acidosis metabólica	↓ HCO_3	PCO_2 ↓ 1.2 mm Hg por 1 mEq/L ↓ HCO_3^-
Alcalosis respiratoria		
Aguda	↓ PCO_2	HCO_3^- ↓ 2 mEq/L por 10 mm Hg
Crónica	↓ PCO_2	↓ PCO_2 HCO_3^- ↓ 5-6 mEq/L por 10 mm Hg ↓ PCO_2
Acidosis respiratoria		
Aguda	↑ PCO_2	HCO_3^- ↑ 1 mEq/L por 10 mm Hg
Crónica	↑ PCO_2	↑ PCO_2 HCO_3^- ↑ 4-5 mEq/L por 10 mm Hg ↑ PCO_2

HCO_3^-: carbonato de hidrógeno; PCO_2: presión parcial de dióxido de carbono.

F. Compensación fisiológica de las alteraciones ácido-básicas

Los enfermedades metabólicas primarias conducen a la *compensación respiratoria* y viceversa. La compensación respiratoria es bastante rápida. El aumento rápido de la ventilación alveolar puede normalizar el pH en cuestión de minutos. Por el contrario, la *compensación metabólica* para las enfermedades respiratorias tarda de horas a días, ya que requiere que los riñones alteren las concentraciones de HCO_3^- en plasma. La mayoría de las respuestas compensatorias son bastante eficaces, aunque la compensación respiratoria para la alcalosis metabólica requiere hipoventilación alveolar para aumentar la PCO_2, pero está limitada a un máximo del 75% debido a la hipoxemia resultante que se produce. En la **tabla 23-5** se ofrece una lista de las respuestas compensatorias normales esperadas para las alteraciones ácido-básicas.

II. Abordaje práctico de la interpretación ácido-básica

El análisis de la gasometría arterial (GA) se utiliza principalmente para evaluar la adecuación del intercambio de gases y el suministro de oxígeno. Es la prueba más frecuentemente solicitada en los pacientes anestesiados y en estado crítico para guiar la ventilación y el tratamiento, y proporciona datos como el pH, la presión parcial arterial de oxígeno (PaO_2), la $PaCO_2$ y el HCO_3^-. El análisis de estos valores puede utilizarse para determinar si existe una alteración ácido-básica, cuál es la alteración y cuáles son sus posibles causas. Por tanto, la comprensión y la capacidad de analizar rápidamente los datos de la GA son cruciales para todo anestesiólogo.

Una alteración ácido-básica simple, típicamente una de las alteraciones metabólicas o respiratorias que ocurren de forma aislada, es la presentación clínica más habitual. Sin embargo, los pacientes en estado muy grave pueden tener múltiples alteraciones ácido-básicas. La compensación fisiológica nunca es completa, por lo que el pH nunca será completamente normal en una alteración ácido-básica simple. Sin embargo, en presencia de múltiples alteraciones ácido-básicas, el pH puede normalizarse o alcanzar extremos que pongan en peligro la vida.

La mejor manera de abordar el análisis de la GA es de forma sistemática para garantizar una interpretación rápida y precisa. Un método frecuente y escalonado se basa en la ecuación de Henderson-Hasselbalch, que analiza el pH, la $PaCO_2$, el HCO_3^-, la BA y la presencia de compensación (**tabla 23-6**).

Tabla 23-6 Abordaje paso a paso para el análisis de la gasometría arterial

Paso 1. Examinar el pH para determinar si hay acidemia o alcalemia:
Si el pH es < 7.35, existe una acidemia primaria
Si el pH es > 7.45, existe una alcalemia primaria

Paso 2. Examinar la $PaCO_2$ para determinar si la alteración primaria es respiratoria o metabólica:
Si hay acidemia: $PaCO_2$ > 40 mm Hg = acidosis respiratoria; $PaCO_2$ < 40 mm Hg = acidosis metabólica (ir al paso 3)
Si hay alcalemia: $PaCO_2$ > 40 mm Hg = alcalosis metabólica; $PaCO_2$ < 40 mm Hg = alcalosis respiratoria (ir al paso 4)

Paso 3 (solo para la acidemia). Calcular la brecha aniónica (BA):
BA = Na^+ − (Cl^- + HCO_3^-); si la BA es > 11, entonces existe una «acidosis metabólica con brecha aniónica alta» (*véase* tabla 23-1)

Paso 4. Determinar si existe una compensación adecuada para evaluar si la alteración es aguda o crónica:
Véase tabla 23-5

Paso 5. Determinar las probables causas de la alteración ácido-básica:
Véanse tablas 23-1 a 23-4

Cl: cloro; HCO_3^-: carbonato de hidrógeno; Na: sodio; $PaCO_2$: presión parcial arterial de dióxido de carbono.

En el siguiente *escenario clínico* se muestran unas condiciones clínicas típicas perioperatorias que ilustran la aplicación de este método gradual:

Escenario clínico: interpretación de la gasometría arterial

Una mujer de 52 años de edad, con obesidad mórbida y diabetes se presenta en el quirófano para un desbridamiento urgente de una infección necrosante de tejidos blandos en su pie izquierdo, con la siguiente GA preoperatoria (aire ambiente):

GA: pH 7.10, $PaCO_2$ 28 mm Hg, PaO_2 88 mm Hg, HCO_3^- 11 mEq/L, Na^+ 136 mEq/L, K^+ 5.5 mEq/L, Cl^- 99 mEq/L, lactato 14 mmol/L.
Paso 1: como el pH es < 7.35, existe una acidemia.
Paso 2: debido a que la $PaCO_2$ es < 40 mm Hg, existe una acidosis metabólica primaria.
Paso 3: debido a que la brecha aniónica es [136 − (99 + 11)] 26, existe una acidosis metabólica con «brecha aniónica alta».
Paso 4: debido a que la $PaCO_2$ está adecuadamente disminuida (el HCO_3^- está 13 mEq/L por debajo de lo normal de 24 mEq/L; 13 × 1.2 mm Hg = 15.6 mm Hg; 28 + 15.6 = 43.6 mm Hg), existe una acidosis metabólica compensada.
Paso 5: la paciente tiene una infección grave de los tejidos blandos y una infección sistémica, con un deterioro del uso del oxígeno por parte de los tejidos que da lugar a un metabolismo anaeróbico y a la acumulación de ácido láctico, lo que conduce a una acidosis metabólica compensada, con una brecha aniónica alta.

III. Fisiología del tratamiento hídrico

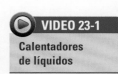

VIDEO 23-1

Calentadores de líquidos

Los riñones desempeñan varias funciones clave en el mantenimiento de la homeostasis en el cuerpo humano. Además de mantener el estado ácido-básico normal, los riñones deben regular el agua y los solutos totales del cuerpo porque la ingesta diaria de cada uno de ellos es variable. Una regulación inadecuada puede dar lugar a una cantidad insuficiente de agua corporal (deshidratación celular) o a un exceso de agua corporal (edema tisular). Una regulación similar se produce cuando los pacientes no tienen ingesta oral y en su lugar reciben líquido intravenoso (agua con soluto disuelto). Es esencial conocer a fondo cómo se distribuyen los líquidos administrados entre los distintos compartimentos del cuerpo, así como sus componentes individuales. El líquido intravenoso debe considerarse como cualquier otro producto farmacéutico en la medida en que existen indicaciones específicas y contextos clínicos que determinan la terapia con líquidos adecuada. Por ejemplo, los pacientes que residen en la unidad de cuidados intensivos o que se presentan en el quirófano pueden tener un volumen de líquido extracelular bajo, deshidratación celular o ambos, como resultado de un traumatismo importante, una hemorragia, un ayuno prolongado o desnutrición, vómitos o diarrea prolongados. Tanto la elección de la composición de los líquidos como su velocidad de infusión se determinan de manera acorde, en este caso, muy probablemente mediante la reposición de la volemia con cristaloide isotónico. El anestesiólogo debe tener en cuenta estos contextos clínicos y fisiopatológicos a la hora de adaptar el tratamiento hídrico para un paciente determinado.

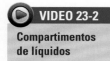

VIDEO 23-2
Compartimentos
de líquidos

A. Compartimentos de los líquidos corporales

Se calcula que el *agua corporal total* (**ACT**) constituye el 60 y 50% de la masa corporal magra de los hombres y las mujeres en edad adulta, respectivamente. El ACT se distribuye en varios compartimentos del cuerpo, con alrededor de un 66% en el *líquido intracelular* (**LIC**) y un 33% en el *líquido extracelular* (**LEC**). El LEC se divide a su vez en líquido intersticial y plasma, que representan cerca del 24 y 8% del ACT, respectivamente (**fig. 23-2**). Así, para un hombre adulto de 70 kg de peso, el ACT se estima en 42 L. De esta cantidad, solo 3.5 L son de plasma y el resto de la volemia circulante son eritrocitos (*véase* cap. 3).

B. Regulación del volumen de líquido extracelular

El control de la concentración y el volumen del LEC es importante para la función celular, la transferencia de moléculas entre el LIC y el LEC, así como el mantenimiento de la volemia circulante. La osmolaridad sérica normal es de 285-295 mOsm/L y se calcula a partir de las concentraciones medidas de sodio, glucosa y urea (nitrógeno ureico en sangre [BUN, *blood urea nitrogen*]), como se muestra en la ecuación 23-4:

$$\text{Osmolaridad sérica} = (2 \times Na^+) + (\text{glucosa}/18) + (BUN/2.8) \qquad (23\text{-}4)$$

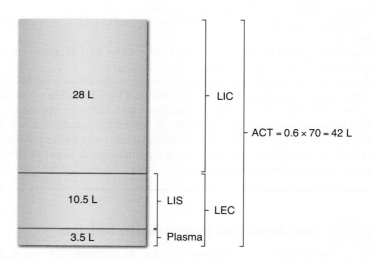

Figura 23-2 Distribución aproximada del agua corporal total (ACT) en los distintos compartimentos corporales para un hombre adulto de 70 kg. LEC: líquido extracelular; LIC: líquido intracelular; LIS: líquido intersticial.

Sin embargo, hay que tener en cuenta que existe una diferencia entre *osmolaridad* (la concentración de partículas disueltas por unidad de volumen de suero) y *tonicidad* (la osmolaridad efectiva que puede ejercer una fuerza osmótica a través de una membrana). Las moléculas tónicas (p. ej., Na$^+$) se consideran «osmoles efectivos» porque no se mueven libremente a través de una membrana. Son capaces de producir el movimiento del agua por un gradiente de concentración. Por el contrario, como la urea se difunde libremente a través de las membranas biológicas y se distribuye por todo el ACT, no es *tónica*. Por tanto, en condiciones de normoglucemia relativa, el mayor contribuyente a la osmolaridad y tonicidad del suero es la concentración de Na$^+$.

La concentración y el volumen del LEC se mantienen tanto por la sed como por las acciones hormonales del *sistema renina-angiotensina-aldosterona* (SRAA) y de la *hormona antidiurética* (ADH, *antidiuretic hormone*) en los riñones, que alteran la cantidad de Na$^+$ y agua excretada en la orina. La ADH se libera (de forma no tónica) desde la hipófisis posterior en respuesta a pequeños cambios (2-3%) en la tonicidad del suero o a disminuciones de más del 10% en el volumen circulante efectivo. El SRAA se activa por la hipotensión, el sistema nervioso simpático y la disminución del aporte de Na$^+$ a los riñones (**fig. 23-3**). El resultado final es el aumento de la sed (un incremento de la ingesta de agua), mayor retención renal de Na$^+$ y agua,

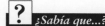

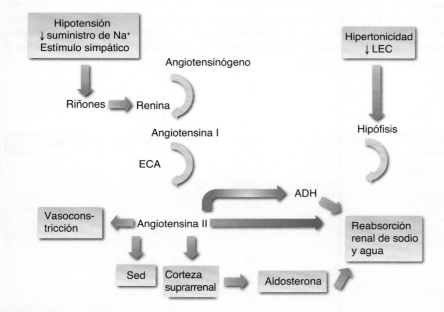

Figura 23-3 La regulación neurohormonal del volumen extracelular, la presión arterial y el equilibrio sodio/agua está modulada por el sistema renina-angiotensina-aldosterona (SRAA) y el eje hipotálamo-hipofiso-suprarrenal (HHS). El SRAA se activa por hipotensión, disminución de la ingesta de sodio (Na$^+$) o actividad del sistema nervioso simpático, lo que da lugar a la liberación de renina por los riñones y al aumento de la angiotensina II. La angiotensina II favorece la vasoconstricción, la sed, la secreción de aldosterona de la corteza suprarrenal y el aumento de la reabsorción renal de sodio y agua. El eje HHS segrega la hormona antidiurética (ADH) en respuesta al aumento de la osmolaridad plasmática, la disminución del líquido extracelular (LEC) o la disminución de la angiotensina plasmática, y produce un aumento de la absorción renal de agua libre en los riñones y una mayor vasoconstricción. ECA: enzima convertidora de angiotensina.

así como vasoconstricción; todo lo anterior actúa con el fin de mantener el volumen circulante efectivo y la perfusión de los órganos vitales.

C. Distribución de líquidos infundidos

Existen dos tipos de líquidos habitualmente utilizados para la administración intravenosa que se clasifican por su capacidad de difusión a través de una membrana semipermeable: *cristaloides* y *coloides*. Los cristaloides se difunden con facilidad a través de una membrana semipermeable, mientras que los coloides no. Por lo general, los cristaloides son una base de agua estéril en la que se disuelven varios electrólitos. Además, pueden clasificarse por su tonicidad en relación con el suero: *hipotónica, isotónica* y *hipertónica.* La composición de varias soluciones intravenosas de uso frecuente se presenta en la **tabla 23-7**.

A pesar de la excreción renal, la tonicidad de un cristaloide dado determinará a través de qué compartimentos corporales se distribuirá de manera inicial la solución. Las soluciones hipotónicas e isotónicas suelen equilibrarse a través del ACT y el LEC, respectivamente. En la **tabla 23-8** se presenta una estimación de la distribución del volumen inicial después de la infusión rápida de 1000 mL de varios cristaloides y coloides.

La enseñanza tradicional es que los coloides son incapaces de atravesar una barrera endotelial intacta y, por tanto, permanecen enteramente en el plasma. Además, el mantenimiento de una presión coloide oncótica plasmática normal permite una reabsorción máxima del líquido intersticial de vuelta al árbol vascular en el lado venular de la microcirculación (*véase* cap. 3). En consecuencia, se ha enseñado durante mucho tiempo que deben administrarse tres o cuatro veces más cristaloides que coloides para lograr la misma expansión del volumen plasmático. Sin embargo, esto no está respaldado por las pruebas actuales. La mayoría de los estudios informan una equivalencia de volumen de coloide a cristaloide isotónico inferior a dos a uno (*véase* siguiente sección).

Tabla 23-7 Composición de las soluciones intravenosas de uso frecuente

Solución	pH	Osmolaridad (mmol/L)	K^+ (mEq/L)	Na^+ (mEq/L)	Cl^- (mEq/L)	Otros aditivos
SSN al 0.9%	4.5-7	308		154	154	
SSN al 0.45%	4.5-7	154		77	77	
D5W	5.0	278				Glucosa
Lactato de Ringer	6-7.5	273	4	130	109	Lactato, calcio
PlasmaLyte®	6.5-7.6	294	5	140	98	Acetato, gluconato, magnesio
Albúmina al 5%	6.9	300		145	145	
Albúmina al 25%	6.9	1500		145	145	
AHE 450/0.7 (Hespan®)	5.9	309		154	154	
AHE 130/0.4 (Voluven®)	4-5.5	309		154	154	

AHE: almidón hidroxietílico; Cl^-: cloro; D5W: solución glucosada al 5 %; K^+: potasio; Na^+: sodio; SSN: solución salina normal.

Tabla 23-8 Comparación de la distribución, en los compartimentos corporales, de 1 000 mL de líquido intravenoso			
Hipotónico	**Isotónico**	**Hipertónico**	**Coloides**
Solución glucosada al 5%	Solución salina normal al 0.9%	NaCl al 3%	Sangre
Solución salina normal al 0.45%	Lactato de Ringer		Albúmina
	PlasmaLyte®		
Distribución	**Distribución**	**Distribución**	**Distribución**
LIC: 650 mL	LIC: Ninguno	LIC: Ninguno	LIC: Ninguno
LIS: 250 mL	LIS: 750 mL	LIS: Ninguno	LIS: Ninguno
LIV: 100 mL	LIV: 250 mL	LIV: 1 000 mL	LIV: > 1 000 mL

LIC: líquido intracelular; LIS: líquido intersticial; LIV: líquido intravascular; NaCl: cloruro de sodio.

IV. Terapia de reposición de líquidos

El objetivo principal de la administración perioperatoria de líquidos es mantener un volumen intravascular suficiente para apoyar la perfusión de los órganos. La disminución de la volemia intravascular perioperatoria (*hipovolemia*) es habitual por varias razones, incluyendo el estado de inanición preoperatoria prolongada (ayuno total), infección, hipertermia, uso crónico de diuréticos, hiperglucemia incontrolada, vómitos y diarrea. La hipovolemia produce hipoperfusión de órganos, hipoxia tisular, acidosis e hipotensión arterial. La reposición de cualquier deficiencia de líquidos existente y la administración de líquidos intravenosos de mantenimiento para alcanzar la normovolemia favorecen una presión de perfusión de los órganos y una oxigenación de los tejidos adecuadas, mejorando así los resultados quirúrgicos.[3,4] Aunque la hipovolemia suele ser la principal preocupación perioperatoria, se ha demostrado que la administración excesiva de líquidos que produce una sobrecarga de volumen aumenta las complicaciones postoperatorias. La *hipervolemia* incrementa el riesgo de edema intestinal, náuseas, vómitos, edema pulmonar e insuficiencia cardíaca descompensada. Por lo tanto, obtener una anamnesis detallada y realizar una evaluación preoperatoria precisa del estado del volumen (*véase* más adelante) son factores importantes a la hora de administrar los líquidos perioperatoriamente.

? **¿Sabía que...?**

El objetivo principal de la administración perioperatoria de líquidos es mantener un volumen intravascular suficiente para favorecer la perfusión de los órganos, la oxigenación de los tejidos y el metabolismo aeróbico.

A. Requisitos de mantenimiento para el agua, el sodio y el potasio

En condiciones fisiológicas normales, el adulto medio pierde alrededor de 1 500 mL de agua al día por la transpiración, la respiración, las heces y la orina. Las pérdidas de sodio y potasio son mínimas y la reposición es de casi 1 mmol/kg diario. Por lo general, estas necesidades diarias de agua y electrólitos se alcanzan fácilmente con la ingesta oral. Sin embargo, diversos estados patológicos alteran el equilibrio electrolítico normal, dando lugar a graves anomalías, y pueden plantear grandes retos a la administración perioperatoria de líquidos.

B. Requerimientos de glucosa y dextrosa

La glucosa en sangre está bajo un estricto control hormonal, de manera que un adulto sano es capaz de mantener concentraciones normales de glucosa en sangre durante semanas sin ingerir calorías. Por lo tanto, la glucosa en sangre no se vigila de forma rutinaria en adultos sanos, ni se administran de forma rutinaria líquidos que contengan dextrosa. Sin embargo, los pacientes con diabetes mellitus insulinodependiente son susceptibles tanto de sufrir *hipoglucemia* como *hiperglucemia*; por lo tanto, la glucosa en sangre debe controlarse con cuidado en estos pacientes durante el perioperatorio. Además, los lactantes menores de 6 meses tienen reservas limitadas de glucógeno, son susceptibles de sufrir hipoglucemia después de breves períodos de ayuno y suelen recibir líquidos que contienen glucosa perioperatoriamente.

C. Requerimientos de líquidos en la cirugía

La enseñanza tradicional en torno a la estimación de la deficiencia de líquidos perioperatoria y el cálculo de los líquidos intravenosos de mantenimiento se ha basado en un estudio seminal de 1957, de Holliday y Segar, que generó la a menudo citada «regla 4-2-1» del tratamiento hídrico de mantenimiento basada en el peso corporal (la necesidad de líquidos hipotónicos por hora es de 4 mL/kg para los primeros 10 kg, 2 mL/kg para los segundos 10 kg y 1 mL/kg para todos los kilogramos restantes).[5] Sin embargo, la aplicación de este método no tiene en cuenta una serie de factores fisiológicos y puede dar lugar a hipervolemia e hiponatremia, que se asocian con un aumento de las complicaciones postoperatorias, como una mayor estancia hospitalaria, edema pulmonar, neumonía e íleo. Por tanto, la práctica actual es emplear soluciones isotónicas para el líquido de mantenimiento, con resultados superiores demostrados para las soluciones electrolíticas equilibradas sobre la solución salina normal.

A pesar de los numerosos estudios realizados, sigue existiendo controversia sobre la administración óptima de los líquidos perioperatorios. Sin embargo, estudios recientes han demostrado mejores resultados cuando la terapia con líquidos se basa en criterios clínicos específicos. En particular, las pautas consensuadas de la Enhanced Recovery Partnership recomiendan el uso del *tratamiento hídrico dirigido a objetivos* para los pacientes que están gravemente enfermos, que se someten a una cirugía mayor o que tienen comorbilidades que justifican la supervisión del gasto cardíaco, pero no para los pacientes que se someten a una cirugía de bajo riesgo.[6] Sin embargo, la evidencia no respalda un objetivo hemodinámico único y específico o un método de medición. Los autores abogan por el uso de las medidas relacionadas de la «variación de la tensión diferencial» (VTD) y la «variación del volumen sistólico» (VVS) (se comentan más adelante) a la hora de llevar a cabo el tratamiento hídrico dirigido a objetivos, tal y como se ha descrito anteriormente. Este abordaje trata la terapia con líquidos como un medicamento que se administra siguiendo la regla de los «cinco derechos»: administrar el fármaco adecuado, a la dosis adecuada, al paciente adecuado, por la vía adecuada y en el momento adecuado. Además, los líquidos de mantenimiento intraoperatorio deben limitarse a 2 mL/kg/h (incluidas las infusiones de fármacos). En el postoperatorio, los líquidos intravenosos deben limitarse y la hidratación oral debe reanudarse lo antes posible.

V. Coloides, cristaloides y soluciones hipertónicas

El líquido de reposición ideal tendría una composición similar a la del plasma, contaría con efectos predecibles y fiables sobre la volemia circulante, estaría libre de efectos colaterales no deseados, sería barato y produciría mejorías en los resultados centrados en el paciente (morbilidad, mortalidad o duración de la estancia). Sin embargo, como cabría esperar, tal líquido no existe, de ahí la actual controversia entre las soluciones cristaloides y coloides. Los líquidos más utilizados son las soluciones salinas isotónicas y los coloides, cuyas composiciones se resumen en la **tabla 23-7**.

A. Fisiología y farmacología

La eficacia de cualquier líquido intravenoso para ampliar el volumen plasmático depende de la proporción de líquido administrado que permanece en el espacio intravascular. Tradicionalmente, el flujo neto de líquido transcapilar dentro del espacio del LEC (del plasma al líquido intersticial) se describe mediante la *ecuación de Starling* (ecuación 23-5):

$$F = Kf \times ([Pc - Pt] - \sigma [\pi c - \pi i]) \qquad (23\text{-}5)$$

donde F representa el movimiento neto de líquidos entre compartimentos, Kf es un coeficiente de filtración, Pc es la presión hidrostática capilar, Pt es la presión hidrostática tisular, σ es el coeficiente de reflexión (una medida de la filtración a una sustancia concreta), πc es la presión oncótica capilar y πi simboliza la presión oncótica intersticial.

Según la ecuación tradicional de Starling (descrita en detalle en el capítulo 3), el líquido se desplaza del plasma al intersticio a nivel arteriolar impulsado por el gradiente de presión hidrostática dominante. En el lado venular de la circulación, la presión oncótica de los coloides dentro de la vascularización promueve la reabsorción de líquido de vuelta a la circulación (*véase* fig. 3-18). Para aprovechar estos mecanismos fisiológicos básicos, se introdujeron en la práctica clínica las soluciones salinas y coloidales hipertónicas.

Sin embargo, en la práctica clínica, la expansión del volumen como resultado de la administración de líquidos de reposición intravenosa no puede predecirse de manera fiable mediante la ecuación de Starling tradicional. Esto es especialmente cierto en estados de inflamación, estrés fisiológico y choque, en los que la permeabilidad capilar está alterada. En estas situaciones, la pérdida de líquido intravascular (incluyendo soluciones cristaloides y coloides) hacia el intersticio es mayor de lo que cabría esperar. Esto señala la importancia emergente de múltiples componentes capilares (p. ej., el glucocáliz endotelial, la membrana basal capilar y la matriz extracelular) en la conducción de la fisiología de la difusión y destaca la importancia de la circulación linfática en el retorno del líquido intersticial al compartimiento intravascular. Por tanto, la equivalencia de volumen real de los coloides a los cristaloides observada en la práctica clínica es en realidad más cercana a dos a uno en lugar de la predicha de tres o cuatro a uno.[7]

B. Consecuencias clínicas de la elección de cristaloides o coloides

El debate sobre la administración de líquidos cristaloides y coloides viene de antaño, en la literatura especializada hay un número abrumador de estudios que comparan sus beneficios y sus inconvenientes. Por ejemplo, la reposición con cristaloides se asocia generalmente con un mayor aumento de peso, que a su vez se relaciona con varios resultados clínicos negativos. Sin embargo, esta asociación no es causal y la literatura aún carece de pruebas sólidas que apoyen un tipo de líquido sobre el otro. Los estudios sugieren, sin embargo, que hay subconjuntos de pacientes en quienes el uso de albúmina y coloides sintéticos parece conferir un peor resultado. En la **tabla 23-9** se resume la literatura seleccionada que compara los resultados clínicos de la reposición con coloides y cristaloides. También deben tenerse en cuenta otras características en la decisión. Los cristaloides son baratos, no son alérgenos y no inhiben la coagulación. Sin embargo, su administración produce un edema tisular que conduce a la translocación de la flora intestinal, mala cicatrización de las heridas, alteración del intercambio gaseoso alveolar, expansión limitada del volumen intravascular y trastornos metabólicos. Por el contrario, los coloides son caros, alérgenos y están relacionados con la insuficiencia renal y la coagulopatía, y su beneficio teórico de permanecer en el espacio intravascular no está respaldado con datos publicados.

C. Efectos de las soluciones cristaloides y coloides en la presión intracraneal

Según lo expuesto anteriormente, cabría esperar que las soluciones coloides aumentaran menos la *presión intracraneal* (PIC) que los cristaloides, mejorando así los resultados en los pacientes con *traumatismo craneoencefálico* (TCE). Esta teoría, sin embargo, supone unas condiciones fisiológicas ideales en las que la *barrera hematoencefálica* permanece intacta. Lamentablemente, como se demostró en el ensayo SAFE (*véase* tabla 23-9), esta teoría no se cumple clínicamente y los pacientes con TCE reanimados con coloides mostraron mayor mortalidad. En un análisis de subgrupos del ensayo SAFE se indicó, además, que la reanimación con albúmina en los pacientes con TCE se asocia con PIC significativamente más altas en la primera semana después de la lesión que para los que reciben cristaloides. El mecanismo no se ha dilucidado del todo, pero se cree que implica una alteración de la barrera

Tabla 23-9 Resumen de las publicaciones que comparan coloides y cristaloides como líquidos primarios de reposición

Cochrane Injuries Group Albumin Reviewers. Human albumin administration in critically ill patients: systematic review of randomised controlled trials. *Br Med J.* 1998;317(7153):235-240.	• La albúmina aumentó la tasa global de mortalidad en los pacientes con hipovolemia, quemaduras o hipoalbuminemia
Finfer S, Bellomo R, Boyce N, et al. A comparison of albumin and saline for fluid resuscitation in the intensive care unit. *N Engl J Med.* 2004;350(22):2247-2256.	• No hubo diferencias estadísticamente significativas en la mortalidad a los 28 días • En el análisis de subgrupos, hubo un aumento de las tasas de muerte a los 2 años con el empleo de coloides en el TCE, pero una disminución del riesgo de muerte a los 28 días en la infección grave
Mybergh JA, Finfer S, Bellomo R, et al. Hydroxyethyl starch or saline for fluid resuscitation in intensive care. *N Engl J Med.* 2012;367(20):1901-1911.	• La mortalidad es mayor en el grupo del AHE, pero no es estadísticamente significativa • La LRA es mayor en el grupo de la solución salina • La necesidad del TRS es mayor en el grupo con AHE • El AHE se asoció con un número significativamente mayor de eventos adversos
Bayer O, Reinhart K, Kohl M, et al. Effects of fluid resuscitation with synthetic colloids or crystalloids alone on shock reversal, fluid balance, and patient outcomes in patients with severe sepsis; a prospective sequential analysis. *Crit Care Med.* 2012;40(9):2543-2551.	• El PRAC llegó a la conclusión de que los beneficios del AHE ya no compensaban los riesgos y el AHE se retiró del mercado en Europa • La FDA de los Estados Unidos recomienda no utilizar AHE en pacientes muy graves o con disfunción renal preexistente
Perel P, Roberts I, Ker K. Colloids versus crystalloids for fluid resuscitation in critically ill patients. *Cochrane Database Syst Rev.* 2013;2:CD000567.	• El tiempo hasta la reversión del choque fue igual en ambos grupos • La mortalidad intrahospitalaria, la DE total y la DE en la UCI son similares • El AHE y la gelatina fueron factores de riesgo independientes para la LRA • Equivalencia de volumen cristaloide 1.4:1 con el AHE; 1.1:1 con la gelatina • El balance de líquidos es más negativo en el grupo de los cristaloides a los 5 DH
Rhodes A, Evans LE, Alhazzani W, et al. Surviving Sepsis Campaign: International Guidelines for Management of Sepsis and Septic Shock: 2016. *Intensive Care Med.* 2017;43(3):304-377.	Conclusión de los autores: «la ausencia de cualquier beneficio claro tras la administración de coloides en comparación con las soluciones cristaloides en los subgrupos combinados de infección, junto con el gasto de albúmina, apoya una fuerte recomendación para el uso de soluciones cristaloides en la reanimación inicial de pacientes con infección y choque séptico» • Se apoya el uso de los cristaloides como líquidos de rehidratación primaria para la infección grave y el choque séptico • El uso del AHE en la infección plantea problemas de seguridad • Se apoya la reanimación con albúmina para la infección grave y el choque séptico cuando los pacientes requieren cantidades importantes de cristaloides

AHE: almidón hidroxietílico; DE: duración de la estancia; DH: días de hospitalización; FDA: Food and Drug Administration; LRA: lesión renal aguda; PRAC: Pharmacovigilance Risk Assessment Committee; TCE: traumatismo craneoencefálico; TRS: tratamiento renal sustitutivo; UCI: unidad de cuidados intensivos.

hematoencefálica, lo que produce una fuga de coloide hacia el parénquima cerebral y una hipertensión intracraneal de rebote. Por tanto, la administración de coloides debe evitarse en los pacientes con sospecha o conocimiento de TCE.

D. Implicaciones de la elección de líquidos isotónicos

La elección del líquido isotónico sigue siendo poco clara. La solución salina normal ha sido históricamente el líquido por defecto para la reposición de la volemia, aunque técnicamente es ligeramente hipertónica e hiperclorémica. Desde hace tiempo se ha observado que la administración de solución salina normal al 0.9% se ha asociado con una acidosis metabólica hiperclorémica, cuyos mecanismos completos aún se están dilucidando.[8] Dados los efectos nocivos observados en otros tipos de acidosis, ha aumentado la preocupación por los daños derivados de la administración de la solución salina normal al 0.9%.

Se han desarrollado otras soluciones líquidas que imitan con más exactitud el componente soluble del plasma mediante la disminución del contenido de NaCl y la adición de otros solutos fisiológicamente importantes como el potasio, el calcio, el magnesio y los amortiguadores. Se denominan soluciones *amortiguadas* o *equilibradas* (p. ej., lactato de Ringer, PlasmaLyte®). Numerosos estudios han comparado la solución salina normal con las soluciones amortiguadas para identificar daños en forma de muerte, lesión renal aguda, necesidad de tratamiento renal sustitutivo, coagulopatía, daños en otros órganos, entre otros. En una revisión de Cochrane de 2019 sobre este tema en el entorno de adultos y niños gravemente enfermos se mostró que, en comparación con la solución salina al 0.9%, las soluciones isotónicas amortiguadas se asociaron con un pH más alto, un bicarbonato más alto y concentraciones de cloruro más bajas; sin embargo, la mortalidad intrahospitalaria o la lesión renal no difirieron, con la advertencia de que la certeza de las pruebas era baja.[9] Esta misma revisión también informó que no había pruebas suficientes sobre las diferencias en la coagulopatía, las necesidades de transfusión o el daño a otros órganos. A pesar de esta falta de evidencia de daño, los autores opinan que diferentes escenarios clínicos pueden dictar que un tipo de líquido es más apropiado. Por ejemplo, en los pacientes con LCT y PIC elevada, el menor contenido de sodio de las soluciones amortiguadas puede no ser deseado. Por el contrario, una solución amortiguada puede ser beneficiosa en los pacientes con hipercloremia y acidosis. No obstante, para los muchos pacientes que no tienen una indicación específica para un tipo de líquido en lugar de otro, es probable que haya un debate y una controversia continuos hasta que se disponga de investigaciones más definitivas.

E. Consecuencias clínicas de la administración de líquidos hipertónicos

Los líquidos hipertónicos que se utilizan habitualmente en la práctica clínica son la solución salina hipertónica y el manitol. La solución salina hipertónica se emplea con mayor frecuencia para tratar la hiponatremia sintomática, mientras que el manitol hipertónico se usa principalmente para reducir el aumento de la PIC. En teoría, la administración de un líquido hipertónico crea un gran gradiente osmótico entre el LEC y el LIC, atrayendo líquido intersticial al espacio intravascular. El rápido aumento del volumen intravascular es la razón de ser de la administración de soluciones salinas hipertónicas para la reposición de la volemia. Los primeros estudios con éxito sobre la reanimación con solución salina hipertónica de bajo volumen en el choque hemorrágico se llevaron a cabo en entornos militares en los que el peso del suministro médico es de gran importancia. Los ensayos posteriores en entornos civiles que comparan la solución salina hipertónica con el líquido isotónico para la reanimación de pacientes traumatizados son escasos en número, pero no han mostrado una mejora clínica significativa y, de hecho, pueden empeorar los resultados.

El manitol hipertónico se utiliza como medida temporal para disminuir la PIC hasta que se pueda tratar la afección primaria. El manitol permanece intravascular y disminuye de manera rápida la PIC al arrastrar líquido hacia el espacio intravascular desde el intersticio y el parénquima cerebral. Además, el manitol inhibe la reabsorción de agua libre y sodio en los riñones, lo que ocasiona una diuresis rápida y de gran volumen. Sin embargo, un metaanálisis reciente que revisa los estudios que comparan la solución salina hipertónica y el manitol para el tratamiento de la PIC elevada concluye que la solución salina hipertónica puede ser superior.[10]

¿Sabía que...?

Pueden administrarse cristaloides hipertónicos en volúmenes más pequeños que los cristaloides isotónicos para lograr el mismo efecto en la expansión de líquido intravascular, lo que hace que las soluciones hipertónicas sean atractivas para su uso en entornos con pocos recursos, por ejemplo, la atención militar en combate.

Lamentablemente, existen pocos ensayos que evalúen los resultados neurológicos a largo plazo y los eventos adversos asociados con la administración de solución salina hipertónica, lo que justifica la realización de nuevas investigaciones.

VI.   Volemia: evaluación y seguimiento

A. Evaluación clínica convencional

La *hipovolemia*, definida como una volemia circulante inadecuada, es el resultado de la disminución de la volemia (deficiencia de sodio en el LEC) o de la deshidratación (deficiencia de agua en el LEC). La hipovolemia prolongada aumenta la morbilidad y la mortalidad de los pacientes, pero puede corregirse rápidamente con la rehidratación. Sin embargo, los indicios también demuestran los malos resultados de los pacientes con la administración excesiva de líquidos. Aunque el objetivo del tratamiento hídrico y la reanimación es mantener un volumen circulante efectivo, muchas de las métricas convencionales que se emplean para evaluar el estado del volumen no reflejan con precisión el volumen intravascular. En la **tabla 23-10** se resumen las herramientas no invasivas más utilizadas para la evaluación clínica de la volemia.

Los hallazgos de la exploración física y los cambios en el peso corporal son herramientas potencialmente útiles en la evaluación de la volemia. No obstante, hay que tener precaución en su aplicación, ya que la farmacoterapia concomitante (p. ej., bloqueadores β, diuréticos), las condiciones comórbidas (insuficiencia cardíaca congestiva, insuficiencia hepática o renal crónica) y el sesgo interobservador pueden limitar el uso de estos signos clínicos. Del mismo modo, los valores de laboratorio, incluyendo los electrólitos séricos, el BUN y la creatinina, son componentes importantes de la evaluación del volumen, pero los estados premórbidos pueden complicar su interpretación. A pesar de estas limitaciones, la taquicardia, la oliguria y, finalmente, la hipotensión son respuestas fisiológicas normales a la disminución de la volemia intravascular. Si se consideran conjuntamente en el entorno clínico adecuado, estos signos indican con frecuencia hipovolemia y justifican la administración de un bolo de líquido cristaloide isotónico tanto con fines diagnósticos como terapéuticos. Inicialmente, debe administrarse un bolo de líquido de 20-30 mL/kg. La reevaluación periódica de los signos vitales y los valores de laboratorio es esencial para valorar el progreso de los esfuerzos de reanimación y determinar si la hipovolemia es realmente el problema subyacente y si está indicada una reanimación adicional.

Tabla 23-10 Métodos convencionales de evaluación de la volemia
Exploración física
Distensión venosa yugular Turgencia de la piel, sequedad de las mucosas, sequedad de las axilas Crepitaciones inspiratorias Edema tisular Ruido cardíaco S3 Llenado capilar Signos vitales (incluyendo cambios ortostáticos) Cambios en el peso corporal Equilibrio entre la ingesta y la excreción de líquidos
Valores de laboratorio
Hematócrito Sodio sérico Nitrógeno ureico en sangre Creatinina sérica Electrólitos en orina Estado ácido-básico

B. Evaluación clínica intraoperatoria

Aunque la exploración física y la evaluación de laboratorio también desempeñan un papel en la evaluación del estado del volumen en el quirófano, la mayor agudeza y los frecuentes cambios en el volumen intravascular en este entorno hacen que las medidas invasivas de la volemia sean de suma importancia. Las medidas estáticas de la volemia que se utilizan de manera intraoperatoria incluyen la presión venosa central, la presión de oclusión de la arteria pulmonar y el diámetro de la vena cava inferior. Aunque en su momento se pensó que estas mediciones del estado del volumen intravascular eran muy precisas, recientemente se ha demostrado que estas mediciones estáticas no son ni medidas precisas de la volemia intravascular ni factores de predicción exactos de la capacidad de respuesta a los líquidos. Junto con el hecho de que estas medidas están fuertemente influidas por la ventilación mecánica y las perturbaciones de la función cardíaca, han sido sustituidas como medidas primarias de la volemia.

Sin embargo, las medidas dinámicas del estado del volumen tienen en cuenta las fluctuaciones del sistema cardiopulmonar a lo largo de un período y han demostrado ser más precisas para predecir la respuesta a los líquidos (*véase* cap. 15). Una medida dinámica cada vez más popular que ha demostrado ser útil es la **VTD** o variación de la tensión diferencial con el ciclo respiratorio. La VTD se obtiene fácilmente a partir de una onda de presión arterial, siempre que el paciente esté ventilado mecánicamente y en ritmo sinusal (**fig. 23-4**). La VTD se calcula como un porcentaje, como se muestra en la **ecuación 23-6**, con valores mayores del 12% durante al menos tres ciclos respiratorios que predicen tanto la hipovolemia como la respuesta a los líquidos:

$$VTD = (TD_{max} - TD_{min}/TD_{media}) \times 100 \qquad (23\text{-}6)$$

Tanto la VTD como la medición relacionada de la VVS han demostrado ser altamente predictivas de la capacidad de respuesta a la reposición de líquidos,[11] una observación importante porque hasta el 50% de los pacientes hipovolémicos podrían no responder a la reanimación con líquidos. El hecho de que la VTD y la VVS puedan identificar con precisión a los pacientes que se beneficiarán de la reposición de la volemia hace que ambas sean herramientas clínicas valiosas.

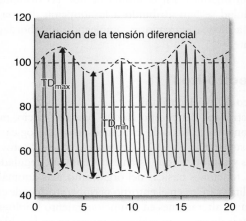

Figura 23-4 La variación de la tensión diferencial se identifica en la forma de onda de la presión arterial determinando primero la tensión diferencial máxima ($TD_{máx}$) y la tensión diferencial mínima (TD_{min}) y comparando luego su diferencia con la tensión diferencial media, como se describe en la ecuación 23-6.

Tabla 23-11 Marcadores de perfusión tisular y disfunción orgánica
Marcadores de disfunción orgánica específica
Hipoxemia: cociente $PIO_2/FIO_2 < 300$
Oliguria: diuresis < 0.5 kg/h $\times 2$ h a pesar de la reposición de líquidos
Aumento de la creatinina sérica > 0.5 mg/dL
Coagulopatía: INR > 1.5 o TTP > 60 s
Trombocitopenia: recuento de trombocitos $< 100\,000$ trombocitos/µL
Hiperbilirrubinemia: bilirrubina sérica total > 4 mg/dL
Íleo
Datos de hipoperfusión tisular
Deficiencia basal > 2 mEq/L
Lactato > 2.5 mmol/L
Llenado capilar > 2 s
Piel moteada por frío
Saturación venosa mixta de oxígeno $< 65\%$
Saturación venosa central de oxígeno $< 70\%$

FIO_2: fracción inspirada de oxígeno; INR: índice internacional normalizado; O_2: oxígeno; PIO_2: presión parcial de oxígeno en el aire inspirado; TTP: tiempo de tromboplastina parcial.

C. Suministro de oxígeno como objetivo del tratamiento

La principal preocupación en el contexto de un volumen intravascular reducido es el deterioro del suministro de oxígeno a los tejidos debido a una mala perfusión orgánica específica. Si este deterioro se vuelve lo suficientemente grave, la fosforilación oxidativa no puede producirse y los tejidos deben depender de la respiración anaeróbica ineficiente y de la glucólisis simple para la producción de energía, lo que en última instancia da lugar a la disfunción orgánica específica. Además, el deterioro prolongado del suministro de oxígeno se asocia con una morbilidad y mortalidad importantes. La adecuación del suministro de oxígeno se determina midiendo los marcadores de perfusión orgánica específica que actúan como sustitutos del volumen circulante efectivo. En la **tabla 23-11** se indican algunos marcadores frecuentemente utilizados para la adecuación de la perfusión tisular general, así como los signos de disfunción orgánica. En la última década las disminuciones en la morbilidad y la mortalidad se han atribuido a la adopción de una terapia temprana y agresiva dirigida a dichos marcadores, empleando un abordaje algorítmico con revaluación frecuente.[12,13]

VII. Electrólitos

A. Papel fisiológico de los electrólitos

Los principales electrólitos del cuerpo (sodio, potasio, calcio, magnesio, fosfato y cloruro) son componentes críticos de la homeostasis fisiológica. En la forma ionizada en la que existen tanto en el LIC como en el LEC, estos electrólitos crean gradientes eléctricos y osmóticos que están estrechamente regulados y son esenciales para muchas de las funciones básicas del organismo. Las anomalías de las concentraciones de electrólitos séricos en el entorno perioperatorio y de cuidados intensivos pueden producir graves alteraciones en el funcionamiento fisiológico. Las manifestaciones clínicas de estas diversas anomalías se muestran en la **tabla 23-12**.

B. Sodio

El sodio es el electrólito más prevalente en el LEC. Las anomalías del sodio sérico se deben en la mayoría de los casos a alguna forma de regulación renal del agua.

Tabla 23-12 Manifestaciones clínicas de las anomalías electrolíticas

Hiponatremia
Edema cerebral
Deterioro del control termorregulador
Letargia, coma, convulsiones
Náuseas
Deterioro de los reflejos

Hipernatremia
Debilidad
Letargia, convulsiones, coma
Lesiones desmielinizantes
Hemorragia intracerebral o subaracnoidea

Hipocalemia
Debilidad muscular
Insuficiencia respiratoria
Rabdomiólisis
Íleo
Arritmias cardíacas
Cambios en el ECG
Diabetes insípida nefrógena

Hipercalemia
Debilidad muscular grave
Parálisis ascendente
Anomalías de la conducción cardíaca
Cambios en el ECG
Arritmias cardíacas

Hipomagnesemia
Temblores, tetania, convulsiones
Arritmias
Cambios en el ECG

Hipermagnesemia
Náuseas
Rubor
Disminución de los reflejos tendinosos
    profundos
Hipotensión
Bradicardia
Somnolencia, coma

Hipocalcemia
Tetania
Ansiedad, depresión
Papiledema
Convulsiones
Hipotensión

Hipercalcemia
Debilidad
Ansiedad, depresión
Estreñimiento, náuseas
Deshidratación
Anomalías de la conducción cardíaca

ECG: electrocardiograma.

La pérdida de agua por medio de los riñones o en el tubo digestivo, la falta de ingesta oral (generalmente en el marco de un mecanismo de sed alterado) o la administración de soluciones salinas hipertónicas pueden conducir a *hipernatremia*. Las manifestaciones clínicas de la hipernatremia son diversas; la corrección de esta afección puede lograrse con solución salina al 0.9%, solución salina al 0.45% o solución glucosada al 5% según la causa y el grado de aumento del sodio. Hay que tener mucho cuidado para evitar una rápida sobrecorrección del sodio sérico en los casos de hipernatremia crónica. Salvo en circunstancias urgentes, la hipernatremia no debe corregirse con más rapidez que ~0.7 mEq/h a fin de evitar desplazamientos de líquidos que puedan ocasionar un edema cerebral potencialmente mortal.

El diagnóstico diferencial de la *hiponatremia* se presenta en la **figura 23-5**. Las manifestaciones clínicas pueden ser de leves a graves y, en su extremo, pueden desarrollarse edema cerebral, coma o convulsiones. Como regla general, los pacientes no pueden volverse más hiponatrémicos de lo que ya están si no se administra líquido hipotónico. Por tanto, la restricción de líquidos a una cantidad inferior a la diuresis del día anterior es una medida inicial razonable. En los casos de hiponatremia sintomática (alteraciones mentales graves o convulsiones), se recomienda la corrección con solución salina hipertónica. Sin embargo, una corrección excesiva, como en el caso de la lesión neurológica irreversible y devastadora de la mielinólisis

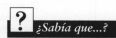

¿Sabía que...?

Una corrección demasiado rápida tanto de la hipernatremia como de la hiponatremia, sobre todo cuando es crónica, puede dar lugar a una disfunción del sistema nervioso central, incluyendo edema cerebral y mielinólisis central pontina.

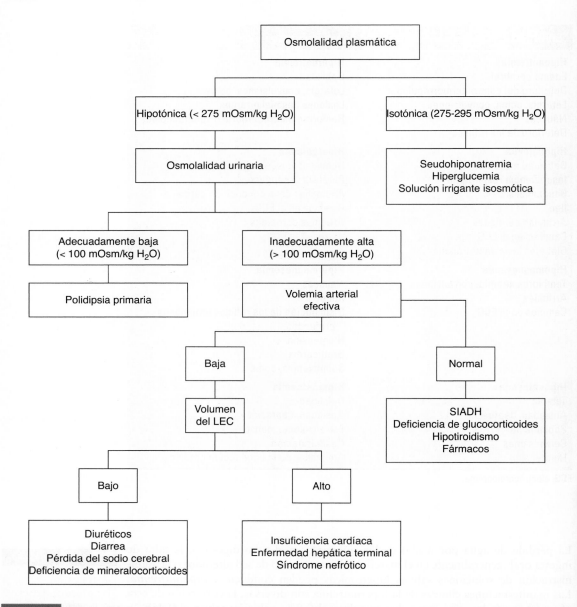

Figura 23-5 Las posibles etiologías de la hiponatremia pueden identificarse con un algoritmo que utiliza la osmolaridad sérica, la osmolaridad urinaria, el volumen de líquido intravascular y el volumen de líquido extracelular (LEC). H_2O: agua; SIADH: síndrome de secreción inadecuada de la hormona antidiurética.

central pontina, puede ser el resultado de una corrección demasiado rápida del sodio sérico.

C. Potasio

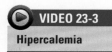

VIDEO 23-3

Hipercalemia

Las anomalías en la concentración de potasio tienen una gran importancia clínica, ya que la *hipercalemia* puede dar lugar a graves anomalías de la conducción cardíaca que pongan en peligro la vida (**fig. 23-6**). El diagnóstico diferencial incluye insuficiencia renal, acidosis metabólica, lesión tisular grave o rabdomiólisis, sobrealimentación iatrógena o efecto de fármacos (succinilcolina, bloqueadores β no selectivos). La hipercalemia sintomática suele presentarse hasta que las concentraciones séricas son mayores de 6.5 mEq/L y su tratamiento debe incluir inicialmente la

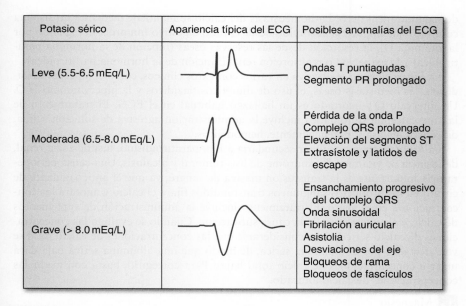

Potasio sérico	Apariencia típica del ECG	Posibles anomalías del ECG
Leve (5.5-6.5 mEq/L)		Ondas T puntiagudas Segmento PR prolongado
Moderada (6.5-8.0 mEq/L)		Pérdida de la onda P Complejo QRS prolongado Elevación del segmento ST Extrasístole y latidos de escape
Grave (> 8.0 mEq/L)		Ensanchamiento progresivo del complejo QRS Onda sinusoidal Fibrilación auricular Asistolia Desviaciones del eje Bloqueos de rama Bloqueos de fascículos

Figura 23-6   A medida que la hipercalemia progresa de leve a grave, el trazado del electrocardiograma (ECG) evoluciona de forma predecible y puede incluir ondas T anómalas, segmentos ST, duración del QRS y arritmias características.

administración de calcio parenteral como estabilizador de la membrana cardíaca. La reducción de la concentración del potasio sérico puede lograrse mediante la administración de una combinación de glucosa e insulina (esta última fuerza la captación de potasio en las células), $NaHCO_3$ si el paciente tiene acidemia (el potasio es forzado a entrar en las células a cambio de H^+ para lograr el equilibrio del pH) o el tratamiento con furosemida o agonistas β. En última instancia, ninguno de estos mecanismos disminuye el potasio corporal total de forma definitiva, ya que para ello se necesitan resinas de fijación de potasio (p. ej., sulfato sódico de poliestireno) o hemodiálisis.

Puede observarse *hipocalemia* en el contexto de una diuresis excesiva o en pacientes con estenosis de la arteria renal o hiperaldosteronismo. Clínicamente, la enfermedad también puede dar lugar a arritmias cardíacas y los hallazgos tempranos del electrocardiograma (ECG) incluyen ondas T aplanadas y la presencia de ondas U. El tratamiento consiste en la administración de suplementos de potasio y la corrección de la enfermedad subyacente. El potasio sérico no refleja con precisión los cambios en las reservas totales de potasio del cuerpo, que son iguales a ~50 mEq/kg. Dependiendo del tamaño del paciente, se necesitarán de 150-300 mEq de potasio exógeno para aumentar el potasio sérico 1 mEq/L. Sin embargo, los suplementos de potasio suelen administrarse por vía oral o intravenosa en alícuotas de 10, 20, 40 u 80 mEq. El potasio intravenoso es tóxico y extremadamente doloroso y debe diluirse antes de administrarlo. La hipocalemia rara vez pone en peligro la vida, por lo que la práctica estándar para la reposición de potasio por vía intravenosa es no superar los 10 mEq/h utilizando una vía intravenosa periférica. Sin embargo, utilizando un catéter venoso central, puede administrarse a una tasa de hasta 40 mEq/h cuando sea necesario.

D. Calcio

El *calcio* es un catión divalente que existe tanto en forma ligada a la albúmina como en forma ionizada fisiológicamente activa en el suero. En el interior de las células, el ion de calcio libre existe en una concentración muy baja y está almacenado en su mayor parte dentro de orgánulos específicos. La liberación de calcio en el entorno intracelular es fundamental para una serie de vías de señalización celular y sistemas de segundo mensajero. La homeostasis del calcio se mantiene mediante un sistema complejo que implica la absorción desde el tubo digestivo (un proceso regulado por la vitamina D), la resorción desde las reservas óseas (función de la hormona paratiroidea) y la excreción o reabsorción renal (función de la hormona paratiroidea).

La *hipercalcemia* se observa en varios contextos clínicos, como el hiperparatiroidismo, las metástasis óseas, el uso de diuréticos tiazídicos y la hipervitaminosis D. Un intervalo QT acortado es un hallazgo habitual en el ECG. El tratamiento de la hipercalcemia sintomática incluye la administración agresiva de solución salina, diuréticos del asa y, potencialmente, hemodiálisis.

La *hipocalcemia* puede ser secundaria a hipoparatiroidismo, insuficiencia renal, deficiencia de vitamina D, síndrome de lisis tumoral y alcalosis. Una causa perioperatoria importante es la transfusión masiva de sangre, ya que el anticoagulante de citrato en los productos sanguíneos transfundidos fijará el calcio y agotará las concentraciones en el suero. El tratamiento incluye la administración de suplementos de calcio y el tratamiento de la causa subyacente. Cuando se evalúan las concentraciones de calcio sérico, debe considerarse que las concentraciones de calcio total se ven afectadas por la albúmina sérica, de modo que una albúmina sérica baja dará lugar a concentraciones de calcio total bajas. Para corregirlo, basta con medir las concentraciones de calcio ionizado.

E. Magnesio

El magnesio es el segundo catión divalente fisiológicamente más importante después del calcio. El magnesio es un componente crítico de la estructura del ácido nucleico y es un cofactor importante para numerosas funciones enzimáticas. También interviene en el mantenimiento de las concentraciones séricas normales de otros electrólitos. La *hipermagnesemia* puede observarse en los casos de hemólisis, lisis tumoral, insuficiencia renal o en quemaduras o traumatismos graves. En casos menores, los síntomas son similares a los de la hipercalcemia. Sin embargo, si las concentraciones séricas siguen aumentando, puede producirse un bloqueo auriculoventricular progresivo y un paro cardíaco. El tratamiento incluye la administración de suplementos de calcio por vía parenteral como estabilizador de la membrana y la hemodiálisis para disminuir definitivamente las concentraciones de magnesio en el suero.

La *hipomagnesemia* puede producirse por pérdidas renales, diarrea crónica, alcoholismo, diuresis, deficiencia nutricional o en casos de síndrome de realimentación. Los síntomas son similares a los de la hipocalcemia. Los hallazgos del ECG pueden incluir un QRS ancho o un segmento QT largo. El tratamiento de la enfermedad subyacente es fundamental. También es importante señalar que la reposición de magnesio es esencial para mantener adecuadamente las concentraciones normales de potasio y calcio en el suero.

 Para más información e interactividad, consulte las videoconferencias interactivas (en inglés) y la infografía «Visto de cerca», disponibles en el libro electrónico gratuito complementario de este texto. Las instrucciones de acceso se encuentran detrás de la portada.

Referencias

1. Boyd JH, Walley KR. Is there a role for sodium bicarbonate in treating lactic acidosis from shock? *Curr Opin Crit Care*. 2008;14(4):379-383. PMID: 18614899.
2. Rhodes A, Evans LE, Alhazzani W, et al. Surviving Sepsis Campaign: International Guidelines for Management of Sepsis and Septic Shock: 2016. *Intensive Care Med*. 2017;43(3):304-377. PMID: 28101605.
3. Joshi GP. Intraoperative fluid restriction improves outcome after major elective gastrointestinal surgery. *Anesth Analg*. 2005;101(2):601. PMID: 16037184.
4. Chappell D, Jacob M, Hofmann-Kiefer K, et al. A rational approach to perioperative fluid management. *Anesthesiology*. 2008;109(4):723. PMID: 18813052.

5. Holiday MA, Segar WE. The maintenance need for water in parenteral fluid therapy. *Pediatrics*. 1957;19(5):823-832. PMID: 13431307.
6. Mythen MG, Swart M, Acheson N, et al. Perioperative fluid management: consensus statement from the enhanced recovery partnership. *Periop Med*. 2012;1:2.PMID: 24764518.
7. Woodcock TE, Woodcock TM. Revised Starling equation and the glycocalyx model of transvascular fluid exchange: an improved paradigm for prescribing intravenous fluid therapy. *Br J Anesth*. 2012;108(3):384-394. PMID: 22290457.
8. Hoorn EJ. Intravenous fluids: balancing solutions. *J Nephrol*. 2016;30(4):485-492. PMID: 27900717.
9. Antequera Martín AM, Barea Mendoza JA, Muriel A, et al. Buffered solutions versus 0.9% saline for resuscitation in critically ill adults and children. *Cochrane Database Syst Rev*. 2019;7(7):CD012247. PMID: 31334842.
10. Kamel H, Navi BB, Nakagawa K, et al. Hypertonic saline versus mannitol for the treatment of elevated intracranial pressure: a meta-analysis of randomized clinical trials. *Crit Care Med*. 2011;39(3):554-559. PMID: 21242790.
11. Marik PE. Techniques for assessment of intravascular volume in critically ill patients. *J Intensive Care Med*. 2009;24:329. PMID: 19648183.
12. Rivers E, Nguyen B, Havstad S, et al. Early goal directed therapy in the treatment of severe sepsis and septic shock. *N Engl J Med*. 2001;345:1368-1377. PMID: 11794169.
13. The ProCESS Investigators; Yealy DM, Kellum JA, Huang DT, et al. A randomized trial of protocol-based care for early septic shock. *N Engl J Med*. 2014;370(18):1683-1693. PMID: 24635773.

ACIDOSIS METABÓLICA

VISTO
DE
CERCA

La acidosis metabólica ocurre cuando el pH arterial es < 7.35 y el bicarbonato (Bic: anión bicarbonato [HCO_3^-]) es < 22 mEq/dL. Esto se evalúa más a fondo calculando la brecha aniónica (BA). La presencia o ausencia de una BA caracteriza el tipo de acidosis metabólica

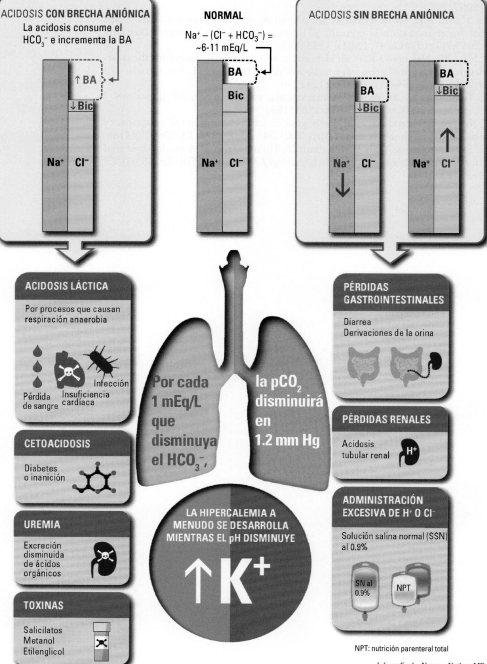

ACIDOSIS **CON BRECHA ANIÓNICA**

La acidosis consume el HCO_3^- e incrementa la BA

↑BA
↓Bic
Na^+ Cl^-

NORMAL

$Na^+ - (Cl^- + HCO_3^-) = $ ~6-11 mEq/L

BA
Bic
Na^+ Cl^-

ACIDOSIS **SIN BRECHA ANIÓNICA**

BA
BA
↓Bic
Na^+ Cl^-
↓

BA
↓Bic
↑
Na^+ Cl^-

ACIDOSIS LÁCTICA

Por procesos que causan respiración anaerobia

Pérdida de sangre   Insuficiencia cardíaca   Infección

CETOACIDOSIS

Diabetes o inanición

UREMIA

Excreción disminuida de ácidos orgánicos

TOXINAS

Salicilatos
Metanol
Etilenglicol

Por cada 1 mEq/L que disminuya el HCO_3^-, la pCO_2 disminuirá en 1.2 mm Hg

LA HIPERCALEMIA A MENUDO SE DESARROLLA MIENTRAS EL pH DISMINUYE

↑K^+

PÉRDIDAS GASTROINTESTINALES

Diarrea
Derivaciones de la orina

PÉRDIDAS RENALES

Acidosis tubular renal H^+

ADMINISTRACIÓN EXCESIVA DE H^+ O Cl^-

Solución salina normal (SSN) al 0.9%

SN al 0.9%   NPT

NPT: nutrición parenteral total

Infografía de: Naveen Nathan MD

Preguntas

1. Un joven de 18 años de edad, por lo demás sano, se fracturó el tobillo jugando fútbol. En la sala de urgencias su evaluación diagnóstica es por lo demás normal, excepto por un tobillo doloroso y deformado, y el único medicamento que recibió fue morfina intravenosa. Durante su evaluación preoperatoria parece somnoliento. Su GA muestra una $PaCO_2$ de 90 mm Hg. Suponiendo que los valores basales de pH, $PaCO_2$ y HCO_3^- son normales (7.4, 40 mm Hg y 24 mEq/L, respectivamente), ¿cuál estimaría que es el pH actual?

   A. 6.8
   B. 7.0
   C. 7.2
   D. 7.8

2. Una mujer de 40 años de edad sin antecedentes médicos sufre un TCE en una pequeña y remota localidad rural. Debido a las inclemencias del clima, no fue posible el transporte a un hospital de atención de tercer nivel para el tratamiento definitivo. En la clínica se intubó e hiperventiló a la paciente hasta una $PaCO_2$ de 25 mm Hg durante los últimos 3 días. Suponiendo una $PaCO_2$, un HCO_3^- y una función renal basales normales, ¿cuál estimaría que es su nuevo HCO_3^- después de 3 días?

   A. 16.5 mmol/L
   B. 10 mmol/L
   C. 30.5 mmol/L
   D. 21 mmol/L

3. Un joven de 19 años de edad sin antecedentes médicos presenta una infección después de una neumonía bacteriana. En el transcurso de su primer día en el hospital, desarrolla una acidosis láctica y su pH bajó de 7.4 a 7.2. Es normotenso y no muestra otros signos de disfunción orgánica específica. ¿Cuál es el efecto más probable en su concentración de potasio sérico debido a esta disminución del pH?

   A. Disminución de 1.2 mEq/L
   B. Aumento de 1.2 mEq/L
   C. Aumento de 2.4 mEq/L
   D. Disminución de 2.4 mEq/L
   E. Sin cambios

4. Un hombre de 56 años de edad con antecedentes de arteriopatía coronaria, diabetes, hipotiroidismo y consumo actual de tabaco ingresó tras una artroplastia total electiva de rodilla. Debido a la excesiva sedación, se midió la gasometría arterial y los electrólitos, mostrando un pH de 7.32, $PaCO_2$ de 60 mm Hg, PaO_2 de 100 mm Hg, HCO_3^- de 32 mEq/L, Na^+ de 140, Cl^- de 115 y K^+ de 4.2. ¿Cuál es la principal alteración ácido-básica del paciente y es esta aguda o crónica?

   A. Acidosis respiratoria; aguda
   B. Alcalosis metabólica; aguda
   C. Acidosis respiratoria; crónica
   D. Acidosis metabólica; aguda

5. Usted está atendiendo a una mujer de 50 años de edad en el postoperatorio de una colecistectomía abierta por colecistitis aguda. La paciente está intubada y ventilada, y su presión arterial no invasiva es de 85/40 mm Hg. Se coloca una vía arterial que confirma dicha presión. Como usted no está seguro de si la paciente necesita rehidratación o apoyo inotrópico/vasopresor, calcula la VTD. A lo largo de múltiples ciclos respiratorios se observa que su mayor tensión diferencial fue de una presión arterial de 86/40 mm Hg y su tensión diferencial menor fue de una presión arterial de 79/40 mm Hg. ¿Cuál es su VTD?, ¿predice esta la capacidad de respuesta a los líquidos?

   A. 8; no
   B. 10; sí
   C. 16; sí
   D. 17; no

Respuestas

1. B

Con la acidosis respiratoria aguda habrá una disminución del pH de aproximadamente 0.08 unidades de pH por cada aumento de la $PaCO_2$ de 10 mm Hg. La $PaCO_2$ de este paciente aumentó de 40 a 90 mm Hg, o 50 mm Hg en total. Ese aumento de la $PaCO_2$ disminuiría su pH 50 mm Hg de CO_2 × 0.08 unidades de pH/10 mm Hg de CO_2, es decir, 0.4 unidades de pH. Esto daría al paciente un pH estimado de 7.0. La respuesta B es la correcta. Las respuestas A y C también muestran acidemia, pero no la magnitud correcta. La respuesta D muestra una alcalemia, que es lo contrario de lo esperado.

2. A

La alcalosis respiratoria se compensa de forma aguda con la amortiguación del CO_2. Esta compensación aguda disminuirá el HCO_3^- aproximadamente 2 mmol/L por cada 10 mm Hg de disminución del CO_2. Crónicamente, la alcalosis produce cambios en la fisiología metabólica y renal que producen más amortiguador y reabsorben el HCO_3^-. Esta compensación crónica disminuirá el HCO_3^- unos 5 mmol/L por cada 10 mm Hg de disminución del CO_2. Dado que esta paciente ha estado hiperventilada durante 3 días, es probable que esté compensada crónicamente. Por tanto, su disminución de la $PaCO_2$ es de 40 a 25 mm Hg o 15 mm Hg. Esta reducción de 15 mm Hg disminuiría su HCO_3^- 15 mm Hg de CO_2 × 5 mmol/L de HCO_3^-/10 mm Hg de CO_2 o 7.5 mmol/L de HCO_3^-. Su nuevo HCO_3^- sería entonces de 24 − 7.5 mmol/L o 16.5 mmol/L. La respuesta A es la correcta. La respuesta D muestra la compensación aguda. La respuesta C muestra la magnitud correcta del cambio del HCO_3^- pero en la dirección incorrecta, es decir, en aumento. La respuesta B es demasiado baja y probablemente representa otro proceso en marcha.

3. B

El exceso de H^+ produce un desplazamiento del potasio del espacio intracelular al extracelular. Como aproximación, por cada disminución del pH de 0.1, el potasio plasmático aumenta en 0.6 mEq/L. En el escenario clínico anterior, el pH del paciente disminuye 0.2; por tanto, este potasio plasmático aumentaría 0.2 × 0.6 mEq/L, o 1.2 mEq/L, lo que hace que B sea la respuesta correcta. A, D y E son incorrectas, ya que el potasio aumentaría y no disminuiría o se mantendría sin cambios. C es incorrecta en cuanto a la magnitud del aumento de potasio.

4. C

Utilizando el análisis por pasos, el primer paso en la evaluación de la alteración ácido-básica es evaluar el pH. El pH del paciente está por debajo de lo normal, lo que significa que su principal alteración es la acidosis, por lo que la respuesta B es incorrecta. A continuación, evalúe su $PaCO_2$. La $PaCO_2$ de este paciente es alta, lo que indica que el principal motor de su acidosis es respiratorio, esto hace que la respuesta D sea incorrecta. Para determinar si su acidosis respiratoria es aguda o crónica, se evalúa a continuación la magnitud del aumento del HCO_3^-. De forma aguda, el cuerpo amortiguará el CO_2 retenido, lo que hará que el HCO_3^- aumente ~1 mEq/L por cada 10 mm Hg de aumento de la $PaCO_2$. Crónicamente, la fisiología metabólica y renal cambia para aumentar el HCO_3^- ~4-5 mEq/L por cada 10 mm Hg de aumento de la $PaCO_2$. La $PaCO_2$ del paciente está aumentada ~20 mm Hg con respecto a lo normal y su HCO_3^- está aumentado ~8 mEq/L con respecto a lo normal. Esto hace que su incremento compensatorio del HCO_3^- sea de 4 mEq/L por cada 10 mm Hg de aumento de la $PaCO_2$; por tanto, está en la fase crónica de compensación, lo que hace que C sea la respuesta correcta.

5. C

$VTD = (TD_{máx} − TD_{mín})/TD_{media} × 100$. La $TD_{máx}$ de esta paciente = 86 a 40 = 46; la $TD_{mín}$ = 79 a 40 = 39; la TD_{media} = (46 + 39)/2 = 42.5. Por tanto, su $VTD = (46 − 39)/42.5 × 100 = 16.5\%$. Esta VTD está por encima del 10% y, en consecuencia, es indicativa de la capacidad de respuesta a los líquidos. Por ello, C es la respuesta correcta.

24 Hemoterapia

Louanne M. Carabini y Glenn Ramsey

La terapia con hemoderivados es el pilar del tratamiento del choque hemorrágico, la anemia aguda o crónica y los trastornos adquiridos o congénitos de la hemostasia. Los anestesiólogos desempeñan un papel único como médicos perioperatorios encargados con frecuencia del tratamiento de los pacientes que sufren una pérdida de sangre aguda o una coagulopatía. Por tanto, es importante comprender los principios fisiológicos del suministro de oxígeno y la hemostasia, los riesgos y las precauciones de seguridad asociadas con la transfusión de hemoderivados, así como la farmacología de los anticoagulantes, los antitrombóticos y los medicamentos procoagulantes.

I. Transfusión de hemoderivados

A. Terapia con hemoderivados e indicaciones de transfusión

La transfusión de hemoderivados se realiza convencionalmente con una terapia con hemoderivados individuales dirigida a sustituir las deficiencias específicas que se presentan. La mayoría de los pacientes requieren un solo hemoderivado o una combinación de hemoderivados seleccionados. Por ejemplo, los eritrocitos son necesarios para tratar la anemia con evidencia de hipoxia tisular, mientras que el plasma se emplea para tratar la coagulopatía y las deficiencias de factores. La separación de la transfusión de sangre en hemoderivados terapéuticos permite un tratamiento eficaz y específico, a la vez que reduce al mínimo los riesgos de reacciones transfusionales e infecciones transmitidas por transfusión. La transfusión de sangre entera se reserva para el tratamiento inicial de urgencia de un traumatismo o una hemorragia activa.

Los *concentrados de eritrocitos* (ConEr) son el hemoderivado más frecuentemente transfundido en todo el mundo, con más de 10.5 millones de unidades administradas anualmente en los Estados Unidos.[1] Una unidad de ConEr se obtiene de un único donador y consta de unos 300 mL, con un hematócrito de alrededor del 60-70% y solo unos 20-30 mL de plasma. Una unidad de ConEr suele aumentar la concentración de hemoglobina del paciente en 1 g/dL. En la **tabla 24-1** se describe el almacenamiento y la preparación de los hemoderivados.

La indicación más clara para la transfusión de ConEr es la pérdida aguda de sangre o la anemia con indicios de un suministro inadecuado de oxígeno a los tejidos. Los pacientes que sufren un choque hipovolémico secundario a una hemorragia grave requieren reanimación con ConEr, pero también pueden necesitar tratamiento de la coagulopatía de dilución y la trombocitopenia. El umbral de transfusión recomendado durante una hemorragia aguda en pacientes hemodinámicamente inestables es más alto para proporcionar capacidad de transporte de oxígeno durante la hemorragia activa, pero sigue siendo restrictivo (objetivos de hemoglobina de > 7.0-9.0 g/dL) dados los riesgos asociados con la transfusión de hemoderivados alógenos.[2] La transfusión en caso de hemorragia grave debe incluir también la reposición

Tabla 24-1 Almacenamiento y preparación de hemoderivados		
Hemoderivado	**Volumen medio por dosis**	**Comentarios**
ConEr	300 mL	1-6 °C durante 21-35 días o hasta 42 días con adenina añadida a citrato, glucosa y fosfato como conservador
Plasma	250 mL	< −20 °C hasta 1 año
Plaquetas, derivados de sangre entera	50 mL/bolsa mezclados a la dosis habitual de 4-6 bolsas	20-24 °C durante 5 días
Plaquetas, aféresis	300 mL	20-24 °C durante 5 días
Crioprecipitado	15 mL/bolsa mezclados a la dosis habitual de 4-6 bolsas	< −20 °C hasta 1 año
Sangre entera	500 mL	1-6 °C durante 14 días

ConEr: concentrados de eritrocitos. El plasma puede ser descongelado de plasma fresco congelado o de plasma congelado en 24 h.

de los factores de la coagulación y los trombocitos, teniendo en cuenta la administración de medicamentos y las estrategias de conservación de la sangre.

El umbral de transfusión para pacientes hemodinámicamente estables con anemia ha sido el tema de muchos artículos de revisión y estudios originales durante más de 2 décadas. La controversia gira en torno al equilibrio entre los beneficios del tratamiento con eritrocitos para la anemia y los riesgos de la transfusión. La mayoría de las recomendaciones internacionales, incluyendo las de la Association for the Advancement of Blood & Biotherapies (AABB; anteriormente American Association of Blood Banks), la American Society of Anesthesiologists, la British Society for Haematology y la Society of Cardiovascular Anesthesiologists, coinciden en que las prácticas de transfusión restrictivas están indicadas para la mayoría de los pacientes traumatizados, perioperatorios y en estado muy grave hemodinámicamente estables.[2-6] Existen unas pocas circunstancias desencadenantes, como el choque hemorrágico, la cirugía ortopédica mayor con antecedentes de enfermedad cardiovascular y la cirugía cardíaca, en las que está altamente indicada la transfusión para maximizar el suministro de oxígeno a los órganos finales sometidos a estrés. Por lo demás, los pacientes hemodinámicamente estables sin indicios de hipoxia tisular (concentraciones elevadas de lactato, saturación venosa central de oxígeno baja) suelen tolerar concentraciones de hemoglobina tan bajas como 7.0 g/dL con mecanismos compensatorios para aumentar el gasto cardíaco y la extracción de oxígeno a nivel tisular. En la **figura 24-1** se describe un algoritmo clínico sugerido con base en las pautas internacionales para el tratamiento hematológico del paciente.[2,5,7]

El *plasma* contiene todos los factores de coagulación, fibrinógeno y las proteínas plasmáticas procedentes de la donación de sangre entera o de la aféresis. Cada unidad se extrae de un único donador y debe congelarse en un plazo de 6-8 h para ser designado plasma fresco congelado (PFC). La mayor parte del plasma que se recoge actualmente en los Estados Unidos se congela en 24 h (PF24) con mínimos efectos perjudiciales para su eficacia. Sin embargo, lo más apropiado es utilizar en lo sucesivo el término *plasma*, en contraposición a PFC, para dar cuenta de todos los tipos de productos plasmáticos.[8] El volumen de 1 unidad de plasma es de alrededor 250 mL, con concentraciones fisiológicas de factores de la coagulación estables y aproximadamente el 50-60% de los factores VIII y V lábiles después de 5 días de almacenamiento descongelado. El informe más reciente de la National Blood Collection and Utilization Survey (NBCUS) documenta descensos significativos en las tasas de transfusión de productos plasmáticos; sin embargo, todavía se administran más de 3.2 millones de

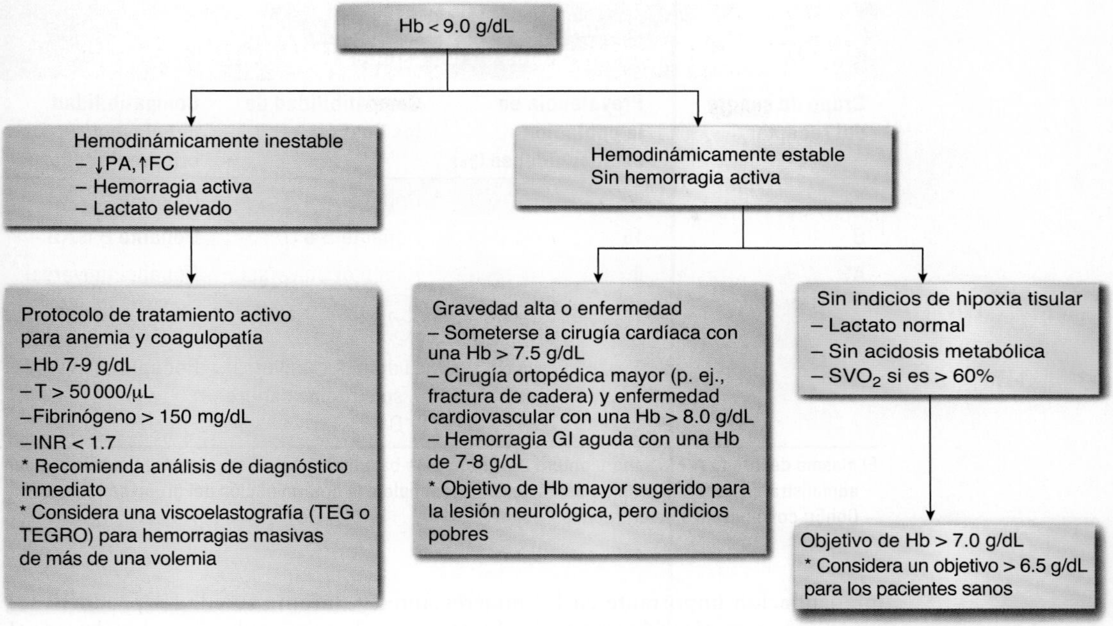
Hb < 9.0 g/dL
Hemodinámicamente inestable
– ↓PA,↑FC
– Hemorragia activa
– Lactato elevado
Hemodinámicamente estable
Sin hemorragia activa
Protocolo de tratamiento activo para anemia y coagulopatía
–Hb 7-9 g/dL
–T > 50 000/μL
–Fibrinógeno > 150 mg/dL
–INR < 1.7
* Recomienda análisis de diagnóstico inmediato
* Considera una viscoelastografía (TEG o TEGRO) para hemorragias masivas de más de una volemia
Gravedad alta o enfermedad
– Someterse a cirugía cardíaca con una Hb > 7.5 g/dL
– Cirugía ortopédica mayor (p. ej., fractura de cadera) y enfermedad cardiovascular con una Hb > 8.0 g/dL
– Hemorragia GI aguda con una Hb de 7-8 g/dL
* Objetivo de Hb mayor sugerido para la lesión neurológica, pero indicios pobres
Sin indicios de hipoxia tisular
– Lactato normal
– Sin acidosis metabólica
– SVO2 si es > 60%
Objetivo de Hb > 7.0 g/dL
* Considera un objetivo > 6.5 g/dL para los pacientes sanos

Figura 24-1 Algoritmo sugerido para la transfusión de eritrocitos en pacientes hemodinámicamente estables e inestables con choque hemorrágico. La angina de pecho estable y los antecedentes de enfermedad cardiovascular no requieren umbrales de transfusión superiores a 7.0 g/dL, aunque existen recomendaciones para umbrales de transfusión más elevados para los pacientes con gravedad aguda de la enfermedad. FC: frecuencia cardíaca; GI: gastrointestinal; Hb: hemoglobina; INR: índice internacional normalizado; PA: presión arterial; SVO_2: saturación venosa de oxígeno mixta o central; T: trombocitos; TEG: tromboelastografía; TEGRO: tromboelastografía rotacional.[2,4-7]

unidades de plasma al año en los Estados Unidos.[1] Las indicaciones más frecuentes para la transfusión de plasma son el tratamiento de la coagulopatía por dilución y la deficiencia de factores. Las pautas actuales recomiendan basar la dosis del tratamiento transfusional de plasma en los resultados de las pruebas de coagulación. No obstante, cuando no se dispone de las pruebas, la dosis inicial recomendada para la reposición de factores en un paciente con hemorragia es de 10-20 mL/kg. Otras indicaciones para la transfusión de plasma incluyen la sustitución de la antitrombina en casos de uso prolongado de heparina o como agente de segunda línea para revertir a la warfarina o a los anticoagulantes orales de acción directa. No hay indicación para el uso de plasma como profilaxis en un paciente con estudios de coagulación anómalos pero sin hemorragia o procedimiento invasivo pendiente.[8,9]

El plasma contiene los anticuerpos contra los antígenos del grupo sanguíneo y, por tanto, debe ser compatible cuando se transfunde. En la **tabla 24-2** se presentan los perfiles de compatibilidad del plasma en comparación con la compatibilidad de los eritrocitos. El sistema ABO es el principal sistema de antígenos sanguíneos basado en hidratos de carbono que induce anticuerpos de inmunoglobulina (Ig) M de origen natural sin necesidad de exposición a eritrocitos. Así pues, la incompatibilidad ABO para los ConEr o los hemoderivados que contienen plasma conlleva un riesgo significativo de reacciones transfusionales hemolíticas agudas (analizadas en profundidad más adelante). El plasma del grupo AB es el donador universal de plasma, ya que no contiene ningún anticuerpo de células sanguíneas ABO, pero se pueden dar cantidades limitadas de plasma del grupo A en casos de urgencia antes de que esté disponible la determinación del grupo sanguíneo ABO. Los pacientes del grupo O son los receptores universales de plasma porque no hay antígenos A o B en la sangre del grupo O. La compatibilidad del grupo sanguíneo RhD es una

VIDEO 24-1
Compatibilidad en la transfusión sanguínea

Tabla 24-2 Prevalencia del grupo sanguíneo ABO y compatibilidad de los hemoderivados en los Estados Unidos

Grupo de sangre del receptor	Prevalencia en la población estadounidense (%)	Compatibilidad de los ConEr	Compatibilidad del plasma/crioprecipitado
A	40	Donante A u O	Donante A o AB
B	15	Donante B u O	Donante B o AB
AB	5	Receptor universal	Donante universal Solo recibe plasma AB
O	45	El donador universal solo recibe sangre O	Receptor universal

El plasma del grupo A y la sangre entera del grupo O de baja titulación (*véase* el texto) también pueden administrarse de forma urgente antes de que se complete la determinación del grupo sanguíneo. ConEr: concentrados de eritrocitos.

preocupación importante en las mujeres antes y durante su edad reproductiva, ya que la aloinmunización puede dar lugar a complicaciones durante el embarazo. La aloinmunización es de mayor riesgo en los pacientes RhD negativos que reciben eritrocitos RhD positivos. Los productos de plasma no suelen contener suficientes eritrocitos como para ocasionar una aloinmunización y pueden transfundirse sin preocuparse por la compatibilidad RhD.[9]

El *crioprecipitado* (a veces llamado simplemente «crio») se produce después de una descongelación y centrifugación controladas del PFC. El rendimiento de las crioproteínas que precipita de 1 unidad de PFC se reconstituye en 15-20 mL de plasma. Debe contener al menos 150 mg de fibrinógeno y al menos 80 unidades internacionales (UI) del factor VIII. Por tanto, una dosis de crioprecipitado se suele reunir a partir de cuatro a seis donadores distintos en alrededor de 60-120 mL y contiene una alta concentración de fibrinógeno en relación con el plasma, así como cantidades clínicamente significativas de factor VIII, factor von Willebrand (FvW), factor XIII y fibronectina.[8,9] La hipofibrinogenemia y la coagulopatía intravascular diseminada (CID) son las indicaciones más habituales para la transfusión de crioprecipitado. Dado el bajo volumen de plasma de cada donador en una dosis conjunta de crioprecipitado, los riesgos inmunológicos generales son relativamente pequeños.

Las transfusiones de *plaquetas* han aumentado alrededor de un 5% en los últimos años, a pesar de la reducción general de la administración de hemoderivados.[1] Se supone que esto es secundario al envejecimiento de la población y al aumento de la incidencia de las neoplasias hematopoyéticas. Las plaquetas se producen como una unidad combinada de cuatro a seis donadores de sangre entera o de una donación por aféresis simple o doble. A diferencia de otros hemoderivados, tienen una vida útil corta, de solo 5-7 días, y se almacenan a temperatura ambiente, por lo que conllevan un mayor riesgo de contaminación bacteriana. Por ello, el tratamiento de reducción de patógenos de las plaquetas, que inactiva bacterias y otros patógenos, se está introduciendo más ampliamente.[8] Por lo general, se espera que una sola dosis de plaquetas (mezcla o aféresis) aumente el número de estos inicialmente entre 25 000 y 30 000 por microlitro. Sin embargo, la respuesta a la transfusión de plaquetas varía mucho según la indicación, la agudeza y el síndrome sistémico del paciente.

La transfusión de plaquetas puede estar indicada cuando hay una disminución de estos como resultado de dilución, hemorragia, destrucción o acumulación. Los umbrales de transfusión para la trombocitopenia dependen de si el paciente tiene signos clínicos de hemorragia o si la hemorragia o el riesgo de hemorragia afectan los espacios cerrados intraorbitarios, intracraneales o neuroaxiales. En estos casos de alto riesgo, el umbral de transfusión es menor de 100 000 por microlitro. Por otra parte, para los pacientes quirúrgicos en quienes se prevé una hemorragia y se desea una profilaxis, el umbral suele ser menor de 50 000 por microlitro. Las recomendaciones de las pautas para la punción lumbar sugieren un umbral de al menos 40 000 por microlitro antes de realizar una punción lumbar y 80 000 para la inserción o extracción de un catéter epidural. Los pacientes sin signos clínicos de hemorragia no corren riesgo de sufrir una hemorragia espontánea hasta que el número de trombocitos desciende a menos de 10 000 por microlitro.[8,10] La transfusión de plaquetas también puede ser necesaria en los pacientes con deficiencias cualitativas adquiridas o congénitas. La disfunción trombocítica frecuentemente adquirida se produce con la circulación extracorpórea, como la oxigenación por membrana extracorpórea o con medicamentos o enfermedades sistémicas, como la enfermedad hepática y la uremia. La preocupación por la disfunción trombocítica en un paciente con signos de hemorragia debe hacer que se realice una prueba de la función trombocítica o una viscoelastografía.[5] Las plaquetas almacenadas en frío tienen tiempos de circulación muy cortos, pero son más activas desde el punto de vista hemostático y han sido reintroducidas por el ejército debido a que pueden refrigerarse hasta 14 días para su uso remoto o prehospitalario.[11]

La *sangre entera*, en general administrada como sangre entera del grupo O con bajos títulos, puede utilizarse para transfusiones iniciales de urgencia a fin de proporcionar rápidamente eritrocitos, plasma y plaquetas de forma simultánea.[12] Cuando se evitan los donadores con títulos elevados de anticuerpos ABO anti-A y anti-B, la sangre entera del grupo O con bajos títulos puede administrarse con seguridad a los pacientes no O. La sangre entera puede administrarse como unidades frescas y calientes de donadores voluntarios preseleccionados en entornos austeros o puede refrigerarse hasta por 14 días. Las prácticas varían en cuanto a los límites de títulos de anticuerpos o al número de unidades administradas.

II.   Compatibilidad sanguínea

Las pruebas de compatibilidad de eritrocitos consisten en la determinación de los grupos sanguíneos ABO y Rh(D), el cribado del plasma en busca de anticuerpos no ABO y la prueba cruzada de las posibles unidades de eritrocitos. Las personas de los grupos O, A y B tienen anticuerpos plasmáticos naturales anti-A o anti-B contra los antígenos de los que carezcan; las unidades de eritrocitos deben ser compatibles con los anticuerpos ABO para evitar reacciones transfusionales hemolíticas. Las personas D-negativas pueden producir con facilidad anticuerpos anti-D cuando se exponen a eritrocitos D-positivos y, en general, deberían recibir eritrocitos D-negativos. Esto es de especial importancia para las niñas y las mujeres en edad reproductiva, para evitar el riesgo de enfermedad hemolítica del recién nacido en futuros fetos D-positivos. Entre el 1 y 2% de todos los pacientes y entre el 5 y 20% de los pacientes multitransfundidos presentan aloanticuerpos hemolíticos no ABO contra el Rh y otros antígenos del grupo sanguíneo. Estos anticuerpos deben ser identificados para que puedan administrarse unidades de eritrocitos negativas para los antígenos diana y así evitar la hemólisis. Después de estas pruebas de «determinación y cribado», las unidades de eritrocitos del donador se someten a pruebas cruzadas con el paciente, ya sea por confirmación informática (prueba cruzada electrónica) o, si hay anticuerpos significativos, por prueba cruzada serológica del plasma frente a los eritrocitos del donador. Las pruebas de compatibilidad suelen durar entre 45 y 60 min o más si hay aloanticuerpos de eritrocitos calientes (IgG) o fríos (IgM). Si es necesario administrar eritrocitos de forma urgente, antes de que se completen las pruebas, los eritrocitos del grupo O no cruzados (D-negativo para niñas y mujeres en edad reproductiva) son la mejor opción después de sopesar el riesgo de anticuerpos hemolíticos de eritrocitos no ABO. En caso de urgencia, como guía para recordar que el grupo O es un «donador universal», piense en la «O» de *donador*.

¿Sabía que...?

En caso de urgencia, cuando no se conoce el grupo sanguíneo de un paciente que sangra y no hay tiempo para realizar una prueba cruzada, lo mejor es transfundir eritrocitos del grupo O y, en las mujeres menores de 50 años de edad, RhD negativo.

III.   Administración de sangre

Antes de la transfusión, es obligatorio cotejar la *etiqueta* del banco de sangre de la unidad de sangre con la *bolsa* de sangre y la identificación de la *pulsera* del paciente para evitar una reacción hemolítica por la administración de sangre o un hemoderivado equivocado. Todos los hemoderivados deben administrarse a través de un filtro de sangre de 150-260 µm para evitar que los coágulos entren en el torrente sanguíneo del paciente. Los productos deben ser infundidos dentro de las 4 h siguientes a su salida del banco de sangre. Debe utilizarse un calentador de sangre en las transfusiones rápidas de gran volumen para evitar la hipotermia y puede recomendarse para transfundir eritrocitos a pacientes con autoanticuerpos fríos.[6]

IV.   Reacciones transfusionales

¿Sabía que...?

Las reacciones transfusionales hemolíticas agudas suelen ser consecuencia de errores cometidos por el personal médico. Es fundamental que los donadores y receptores de sangre estén debidamente identificados y que todas las etiquetas de los hemoderivados correspondan a esas personas.

Con más de 16 millones de hemoderivados transfundidos cada año, los riesgos de la transfusión son relativamente inusuales, con una incidencia general de 282 reacciones notificadas por cada 100 000 unidades transfundidas.[1] Más de la mitad de estas reacciones son leves, febriles, no hemolíticas o alérgicas de leves a moderadas. La incidencia de reacciones transfusionales potencialmente mortales disminuyó de manera significativa en los últimos años, pasando de 9.4 por cada 100 000 unidades transfundidas en 2015 a 4.7 por cada 100 000 unidades transfundidas en todos los Estados Unidos en 2017.[13] Las reacciones transfusionales suelen organizarse por fisiopatología en reacciones inmunomediadas o no inmunomediadas. Estas últimos incluyen la transmisión de infecciones (p. ej., hepatitis C) o los trastornos metabólicos asociados con la transfusión masiva (p. ej., hipocalcemia). En la **tabla 24-3** se resumen muchos de los efectos adversos no infecciosos de la transfusión que se han notificado. Las siguientes secciones se centrarán en algunas de las reacciones más relevantes desde el punto de vista clínico.

Las *reacciones transfusionales hemolíticas* son el resultado de la hemólisis intravascular o extravascular de los eritrocitos endógenos y transfundidos, generalmente cuando el receptor expresa anticuerpos contra los antígenos sanguíneos del producto del donador. Esta reacción es aguda y grave cuando en la transfusión intervienen los anticuerpos IgM anti-A y anti-B naturales contra los antígenos de las células sanguíneas ABO. Las *reacciones transfusionales hemolíticas agudas* (RTHA) son poco frecuentes (1:40 000) y casi siempre son el resultado de errores administrativos en la toma de muestras de sangre, la determinación del grupo sanguíneo, la prueba cruzada o la administración errónea de un hemoderivado inadecuado al paciente equivocado. En raras ocasiones la transfusión de plasma incompatible también puede dar lugar a una hemólisis aguda notificada menos de una vez por cada 50 000 transfusiones (*véase* tabla 24-2).[8]

La vigilancia para el diagnóstico de las RTHA debe seguir siendo alta porque muchos de los signos y síntomas pueden quedar enmascarados durante la anestesia general. Los pacientes que responden pueden quejarse de dolor en el tórax o de molestias abdominales. Los signos vitales se vuelven inestables, con hemólisis y liberación difusa de bradicinina e histamina que conducen a hemoglobinuria, fiebre, hipotensión, taquicardia y broncoespasmo. La mejor manera de tratar las RTHA es con cuidados de apoyo después de suspender todas las transfusiones de hemoderivados e iniciar la investigación de la causa de la incompatibilidad. La mortalidad de la RTHA sigue siendo elevada, ya que aproximadamente entre el 2 y 7% de las transfusiones erróneas son mortales, de manera que los pacientes pueden evolucionar hacia una insuficiencia multiorgánica por choque sistémico, CID, insuficiencia renal aguda y disfunción hepática obstructiva.[8]

Las *reacciones transfusionales hemolíticas tardías* (RTHT) suelen producirse días después de la administración del hemoderivado y suelen ser menos graves, presentándose con anemia progresiva, ictericia y hemoglobinuria en ausencia de

Tabla 24-3 Reacciones transfusionales

Reacción adversa	Reacciones en los EE.UU. por cada 100 000 hemoderivados transfundidos[a]	Notas
En general	281.8	No hay cambios en el número general, pero las reacciones potencialmente mortales han bajado desde el 9.4/100 000 de la encuesta de 2015
Todas las que son peligrosas para la vida	4.7	
Reacciones inmunomediadas		
Reacción febril no hemolítica	120.5	
Reacciones alérgicas de leves a moderadas	88.4	
Anafilaxia, reacción alérgica grave	2.5	La deficiencia de IgA aumenta el riesgo; el lavado de los ConEr puede evitar la reacción
Reacción transfusional hemolítica tardía	4.8	Aloanticuerpos contra antígenos menores de los eritrocitos
Reacción transfusional hemolítica aguda	1.1	Incompatibilidad ABO (0.21/100 000) otros anticuerpos (0.84/100 000)
Púrpura postransfusional	3.7	
Lesión pulmonar aguda relacionada con la transfusión	1.5	Riesgo reducido con donadores de predominio masculino
Enfermedad del injerto contra hospedero asociada con la transfusión	Cero reportados en 2017 (0.0058 en 2015)	Se evita con la irradiación de sangre para los pacientes de riesgo
Reacciones no inmunomediadas		
Sobrecarga circulatoria asociada con la transfusión	11.7	Mayor riesgo en los pacientes graves
Derrames metabólicos		Hipercalemia, hipocalcemia, hipotermia, sobrecarga de hierro
Infecciones transmitidas por transfusión		
Infecciones víricas	0.039	Estimado: VIH 1:1.5 millones de unidades VHC 1:1.2 millones de unidades VHB 1:1 millones de unidades
Infecciones bacterianas	0.23	Insignificante con TRP
Infecciones parasitarias (babesiosis, enfermedad de Chagas)	0.068	Insignificante con TRP

ConEr: concentrados de eritrocitos; IgA: inmunoglobulina A; NBCUS: National Blood Collection and Utilization Survey; TRP: tecnología para la reducción de patógenos; VHB: virus de la hepatitis B; VHC: virus de la hepatitis C; VIH: virus de la inmunodeficiencia humana.[8,13]

[a] Números informados en la National Blood Collection and Utilization Survey de 2017 y en las pautas de la Cruz Roja Americana.[8,13]

inestabilidad hemodinámica. La RTHT es el resultado de una reacción humoral a los antígenos de los hemoderivados transfundidos en receptores con antecedentes de aloinmunización contra antígenos como el Rh, Kell, Kidd, Duffy, entre otros. La *aloinmunización* se produce con el embarazo o la exposición a la transfusión de hemoderivados, ya que el receptor desarrolla anticuerpos contra los antígenos sanguíneos a un ritmo de aproximadamente 1 por cada 1500-3000 eritrocitos transfundidos. Esto pone a estos pacientes en riesgo de sufrir futuras reacciones transfusionales hemolíticas y enfatiza la importancia del cribado de anticuerpos y la prueba cruzada completa antes de una transfusión no urgente.[8]

La *púrpura postransfusional* (PPT) es una complicación poco frecuente; sin embargo, conlleva un alto riesgo de mortalidad, ya que da lugar a una trombocitopenia importante entre 7 y 10 días después de la transfusión. Los pacientes con antecedentes de aloinmunización secundaria a un embarazo o a transfusiones previas tienen el mayor riesgo de padecer PPT. El tratamiento incluye altas dosis de inmunoglobulina intravenosa y cuidados de apoyo.[8]

La *lesión pulmonar aguda relacionada con la transfusión* (LPART) sigue siendo una de las principales causas de morbilidad y mortalidad asociadas con la transfusión. Los criterios diagnósticos de consenso requieren un edema pulmonar agudo (dentro de las 6 h siguientes a la transfusión), no cardiógeno, con infiltrados bilaterales y una relación entre la presión parcial arterial de oxígeno y la concentración inspirada de oxígeno de menos de 300 (p. ej., 200/0.75). Los hemoderivados con alto contenido de plasma suelen estar implicados en la mayoría de los casos de LPART, lo que puede explicarse mediante dos mecanismos fisiopatológicos sugeridos.

La causa más probable es la presencia de anticuerpos antineutrófilos (anti-HNA) o anti-HLA formulados en mujeres multíparas donadoras durante un embarazo anterior o como resultado de una sensibilización por transfusiones o trasplantes anteriores. De hecho, la práctica de emplear donadores de plasma con predominio de hombres disminuye de manera significativa la incidencia de LPART. La segunda «hipótesis de los dos golpes» a menudo discutida para la LPART implica el papel de los modificadores de la respuesta biológica proinflamatoria liberados en los hemoderivados almacenados que activan los neutrófilos cebados en el receptor. Ambos mecanismos fisiopatológicos dan lugar a la rotura de la membrana alveolar capilar, edema pulmonar intersticial y hemorragia alveolar microscópica, todo lo cual conduce a una lesión pulmonar aguda. El tratamiento de la LPART se centra en los cuidados de apoyo y en la ventilación mecánica protectora de los pulmones a bajo volumen corriente, ya que el edema pulmonar de baja presión no suele responder al tratamiento con diuréticos.[8]

La *sobrecarga circulatoria asociada con la transfusión* (TACO, *transfusion-associated circulatory overload*) es una de las complicaciones graves más frecuentes de la hemoterapia, con una incidencia de casi 1:50 transfusiones de hemoderivados. Es el resultado de un edema pulmonar cardiógeno de alta presión, asociado a menudo con una transfusión de gran volumen o rápida. No es una respuesta inmunitaria y se produce con mayor frecuencia en los pacientes graves o con antecedentes de enfermedad cardiopulmonar o renal. Estos pacientes desarrollan hipoxemia secundaria al desajuste ventilación-perfusión y a la derivación intrapulmonar; además, expresan una concentración elevada de péptido natriurético cerebral en respuesta a la distensión ventricular. Por lo general, la TACO responde al tratamiento con diuréticos y al reclutamiento alveolar pulmonar.[8]

Las *infecciones transmitidas por transfusión* han sido el centro de atención de la investigación en medicina transfusional durante varias décadas, lo que ha dado lugar a una disminución significativa de la tasa de infección para los receptores de transfusiones alógenas. La tasa general de infecciones transmitidas por transfusión fue significativamente menor en la NBCUS de 2017 que el número notificado en 2015.[13] El mayor temor entre los receptores de transfusiones sanguíneas suele ser el de las infecciones víricas, como las ocasionadas por el virus de la hepatitis C y el de la inmunodeficiencia humana. Sin embargo, en realidad son un resultado poco frecuente de la transfusión de hemoderivados debido a la mayor sensibilidad de las pruebas de detección de donadores disponibles en la actualidad y a la corta ventana de tiempo entre la infección del donador y la seroconversión. La transmisión por transfusión de la hepatitis B también ha disminuido debido a la vacunación generalizada. En los últimos años, muchos centros de hemotransfusión han introducido tecnología de reducción de patógenos para disminuir el riesgo de contaminación bacteriana, sobre todo con los componentes de plaquetas de aféresis. En consecuencia, la incidencia de la infección postransfusional o de las infecciones bacterianas transmitidas por transfusión es bastante inusual. En la tabla 24-3 se resume el riesgo residual de infecciones transmitidas por transfusión.

V. Alternativas perioperatorias a la transfusión

Los riesgos de la transfusión son indiscutibles. Incluso 1 unidad de ConEr puede aumentar de manera significativa la morbilidad perioperatoria. Afortunadamente, existen algunas estrategias de conservación de la sangre para reducir al mínimo la transfusión de eritrocitos alógenos. Los expertos en medicina transfusional abogan por los programas de gestión de la sangre del paciente (PBM, *patient blood management*), definidos por la AABB como «un abordaje multidisciplinario basado en datos para optimizar la atención a los pacientes que podrían necesitar una transfusión». La PBM utiliza estrategias preventivas y protocolos de gestión activa para optimizar a los pacientes antes de la cirugía y mitigar los riesgos de anemia aguda y transfusión durante la hemorragia activa, al tiempo que se reduce al mínimo la incidencia de reacciones adversas a la terapia con hemoderivados.[7,8]

La anemia preoperatoria es un factor de riesgo independiente para la transfusión de sangre perioperatoria, la morbilidad y la mortalidad. Por tanto, en todos los casos electivos deben considerarse estrategias para conservar e incluso aumentar la concentración de hemoglobina del paciente antes de la cirugía. Debe realizarse un estudio diagnóstico preoperatorio exhaustivo de la causa de la anemia y, si está indicado, un tratamiento enérgico contra la deficiencia de hierro o mediante reposición de vitaminas (p. ej., vitamina B_{12} o ácido fólico). Con un más tiempo para el diagnóstico y el tratamiento de la anemia, antes de la cirugía, menos pacientes requieren transfusiones perioperatorias.[7,8]

La *ferroterapia* es una consideración importante para los pacientes con anemia preoperatoria secundaria a deficiencia de hierro. Las fórmulas orales para la reposición de hierro se asocian a menudo con molestias gastrointestinales y, por tanto, son mal toleradas por los pacientes durante el tiempo suficiente para que sean eficaces. Sin embargo, la ferroterapia intravenosa está más fácilmente disponible en forma de sacarosa de hierro y gluconato de hierro, que conllevan mucho menos riesgo de anafilaxia que las formulaciones anteriores.[8]

La *eritropoyetina* es el agente estimulante de la eritropoyesis (AEE) aprobado con más frecuencia para su uso en pacientes con enfermedad renal terminal, anemia preoperatoria y anemia asociada con quimioterapia o con tumores. La eritropoyetina aumenta la producción de eritrocitos en la médula ósea y se ha demostrado que reduce las necesidades de transfusiones alógenas cuando se usa antes de las cirugías ortopédicas y cardíacas, especialmente si se administra con reposición de hierro.[8] Sin embargo, conlleva un riesgo significativo de tromboembolia venosa y arterial, por lo que debe utilizarse de forma conservadora y con una estrecha vigilancia del paciente.[7]

La *donación de sangre autóloga* (extracción y conservación de la sangre del propio paciente para su uso posterior) reduce varios de los riesgos asociados con la transfusión de sangre alógena, como las infecciones víricas y las reacciones inmunitarias, como la LPART y la aloinmunización. Sin embargo, no se ha demostrado que la donación autóloga preoperatoria reduzca la transfusión alógena perioperatoria debido a la menor concentración de hemoglobina preoperatoria resultante. La donación de sangre autóloga aún conlleva los riesgos asociados con errores administrativos, contaminación bacteriana, TACO y lesiones por almacenamiento. Además, existe un riesgo importante de que la sangre donada caduque antes de la fecha de la cirugía si esta se pospone o retrasa por cualquier causa. Algunos pacientes pueden ser candidatos a una transfusión autóloga si tienen anticuerpos contra antígenos sanguíneos de alta prevalencia, aloanticuerpos múltiples o si rechazan la transfusión alógena y corren el riesgo de sufrir una pérdida de sangre quirúrgica importante; en esos casos, los AEE deben utilizarse junto con la donación preoperatoria.[8]

La *hemodilución normovolémica aguda* implica la extracción de 2 o 3 unidades de sangre entera con reposición de la volemia mediante líquidos intravenosos inmediatamente antes de la incisión. La sangre suele almacenarse en el quirófano, pero puede conservarse durante 8 h antes de la reinfusión. Esto da lugar a que el paciente pierda sangre con un hematócrito más bajo durante la cirugía y a que sea reanimado con sangre entera fresca autóloga después de que se haya resuelto la mayor parte de la pérdida de sangre quirúrgica. Este método es muy eficaz en los pacientes jóvenes y sanos que pueden tolerar la anemia intraoperatoria sin riesgo de hipoxia orgánica específica o para los que tienen un mayor riesgo de reacciones transfusionales debido a hemoderivados alógenos. También puede considerarse para aquellos que rechazan las transfusiones alógenas, incluidos los testigos de Jehová, ya que la sangre extraída puede mantenerse, a petición de este, en contacto con él.[8]

La *recuperación perioperatoria de sangre,* con tecnología intraoperatoria «recuperadora de sangre» o recuperación de sangre intracompartimental postoperatoria, es el método más utilizado y eficaz para la conservación de sangre perioperatoria. Especialmente en la cirugía ortopédica para la artroplastia total de rodilla y el reemplazo de cadera, este método ha disminuido de manera significativa el riesgo de transfusión de sangre del paciente. Además, suele limitarse a la cirugía ortopédica, ya que la recuperación de sangre del mediastino después de la cirugía cardíaca y torácica se ha asociado con una peor hemorragia postoperatoria y morbilidad.

VIDEO 24-2
Recuperación intraoperatoria de sangre

Los sistemas de recuperación intraoperatoria de eritrocitos suelen constar de tres fases, todas las cuales deben ser ejecutadas por operadores capacitados para optimizar el retorno de eritrocitos y reducir al mínimo los riesgos. La sangre derramada se anticoagula en primer lugar y se recoge con una aspiración variable limitada para llevar al mínimo los efectos perjudiciales de las fuerzas de gravedad. Una extracción ineficaz puede aumentar el riesgo de hemólisis. La aspiración de heridas contaminadas con una infección franca, secciones tumorales rotas, líquido amniótico, metales o compuestos farmacéuticos puede aumentar los riesgos asociados con la recuperación de sangre. Por lo general, hay filtros que limitan la entrada de los leucocitos y de contaminantes (incluyendo las células tumorales y el contenido del líquido amniótico) a la cámara de extracción. Por tanto, los sistemas de recuperación intraoperatoria de sangre siguen siendo aceptables en obstetricia, así como en cualquier procedimiento con pérdida prevista de sangre mayor de 1000 mL. La sangre extraída se centrifuga, se lava, se filtra y se reconstituye hasta alcanzar un hematócrito resultante de entre el 45 y 55%.[8] En un metaanálisis de los estudios que utilizan la recuperación de sangre en la cirugía del cáncer urológico y ginecológico se demuestra que es seguro y que no se asocia con un riesgo adicional de recidiva tumoral o metástasis. Los riesgos asociados con la reinfusión de eritrocitos recuperados incluyen la embolia gaseosa y la hemólisis. Sin embargo, estos riesgos son mínimos cuando el sistema se emplea correctamente y siguen siendo insignificantes en comparación con el riesgo de la transfusión de sangre alógena.

En general, la recuperación perioperatoria de sangre es rentable, de bajo riesgo y clínicamente eficaz para reducir la necesidad de transfusión de eritrocitos. Es especialmente importante a la hora de considerar el uso de estrategias de conservación perioperatoria de la sangre para los pacientes que requieren grupos de sangre poco frecuentes y los que son testigos de Jehová, quienes en general rechazan cualquier transfusión cuando se han extraído eritrocitos del cuerpo. A menudo, los pacientes testigos de Jehová aceptan la recuperación de eritrocitos si la sangre recuperada permanece en contacto con ellos. Esto se logra con facilidad utilizando una vía venosa cebada conectada a la bolsa de reinfusión del sistema recuperador de sangre.

Los *transportadores de oxígeno*, como sustitutos de la sangre, son una alternativa atractiva a la transfusión, ya que eliminan muchos de los riesgos asociados con la administración de eritrocitos. Hoy en día, no hay ningún compuesto aprobado para uso humano, aunque es un campo de investigación activo. Por desgracia, los sustitutos de la sangre que contienen moléculas de hemoglobina recombinada se han asociado con hipertensión y disfunciones renal y hepática, mientras que los sustitutos que contienen compuestos de perfluorocarbono, que aumentan la fracción de oxígeno disuelto, suelen causar trombocitopenia. Es de esperar que nuevos estudios proporcionen un sustitutos de la sangre eficaces y de bajo riesgo.[8]

VI. Hemostasia primaria

En la **figura 24-2** se muestran las tres fases generales de la función de las plaquetas: adherencia, activación y estabilización. Cuando el vaso sanguíneo se lesiona, las plaquetas se adhieren mediante receptores de superficie al colágeno subyacente y al FvW en el endotelio o en un coágulo sanguíneo. Estos receptores activados ponen en

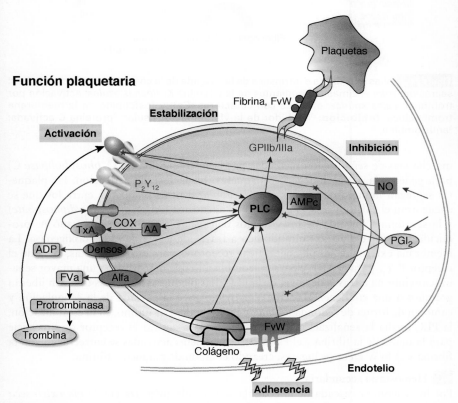

Figura 24-2 Diagrama de la función plaquetaria. *Flechas azules*: activación de las vías de señalización; *líneas rojas*: vías de señalización inhibidoras; *flechas verdes*: secreción. **Adherencia**. *Rayos amarillos*: lesión; FvW: factor von Willebrand. **Activación.** ADP: difosfato de adenosina; Alfa: gránulos alfa; COX: ciclooxigenasa; Densos: gránulos densos; FVa: factor V activado; PLC: fosfolipasa C; P_2Y_{12}: receptor ADP; TxA_2: tromboxano A_2. No se muestran todos los elementos de la activación. **Estabilización.**GPIIb/IIIa: glucoproteína IIb/IIIa. **Inhibición.** AMPc: monofosfato de adenosina cíclico; NO: óxido nítrico; PGI_2: prostaglandina I_2 (prostaciclina). Dianas de los medicamentos antiplaquetarios (*azul*): AMPc: clase dipiridamol; COX: ácido acetilsalicílico y antiinflamatorios no esteroideos; GPIIb/IIIa: clase abciximab; P_2Y_{12}: clase clopidogrel.

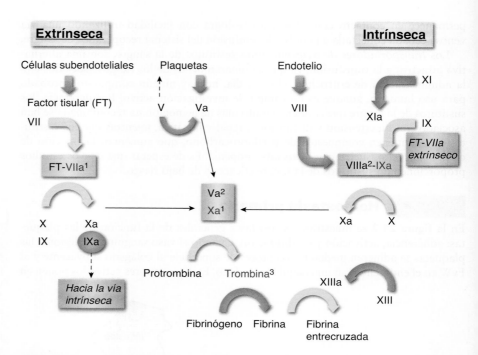

Figura 24-3 Vías extrínseca e intrínseca de la cascada de la coagulación. *Flechas grises*: secreción; *rojo*: enzimas dependientes de la vitamina K; *flechas azules*: activación por trombina; *cajas sólidas*: enzimas con cofactores, Ca^{2+} y fosfolípido de la membrana trombocítica. **Inhibición:** [1]inhibidor de la vía del factor tisular; [2]proteína C activada; [3]antitrombina.

marcha vías de señalización mediadas por la fosfolipasa C (PLC, *phospholipase* C) para generar la activación de las plaquetas. En la fase de activación, las plaquetas segregan numerosos agentes para estimular a otras plaquetas, entre los que se encuentran el calcio (Ca^{2+}), el difosfato de adenosina (ADP, *adenosine diphosphate*) y la serotonina liberada de los gránulos densos, así como el tromboxano A_2 producido a partir del ácido araquidónico a través de la vía de la ciclooxigenasa. La membrana externa de las plaquetas tiene receptores para estos agonistas, incluido el receptor P_2Y_{12} para el ADP y para la trombina, lo que desencadena una mayor señalización interna a través de la vía de la PLC. Las plaquetas activadas también liberan gránulos α que contienen el factor V activado para la cascada de la coagulación y cambian de forma de redonda a plana y puntiaguda. Por último, en la estabilización, la PLC media la señalización «dentro-fuera» para activar el receptor de superficie para la unión de la fibrina y el FvW. Otras plaquetas activadas se entrecruzan con la fibrina y el FvW en estos lugares, creando el tapón de plaquetas-fibrina.

A. Hemostasia secundaria

Por lo general, la cascada de la coagulación se subcategoriza en: 1) *vía extrínseca* activada por el factor tisular (FT) de las células del exterior de un vaso sanguíneo alterado; 2) *vía intrínseca* en la que intervienen solo los factores plasmáticos y 3) *vía común* alimentada tanto por la intrínseca como por la extrínseca para formar trombina y luego fibrina (**fig. 24-3**). Sin embargo, las vías extrínseca y común también amplían la vía intrínseca. Cada una de estas tres vías tiene un complejo enzimático central con cuatro elementos paralelos: una enzima plasmática, un cofactor (en su mayoría derivado de la célula o de la plaqueta), el ion de Ca^{2+} y una plataforma de fosfolípidos (PL, *phospholipid*) proporcionada *in vivo* por la membrana de la plaqueta.

La vía extrínseca activa los factores X a Xa a través de la «X-asa» extrínseca, que comprende la enzima factor VIIa (activada por el FT), su cofactor FT, Ca^{2+} y PL. La vía intrínseca activa Xa con la «X-asa» intrínseca, que contiene la enzima IXa, el cofactor VIIIa, Ca^{2+} y PL. En la vía común, la enzima Xa formada por estos procesos se combina con el cofactor Va, Ca^{2+} y PL para formar la protrombinasa. La protrombina se convierte en trombina, que a su vez convierte el fibrinógeno en el producto final, la fibrina.

Cuando se forma la trombina, también amplifica la «X-asa» intrínseca VIIIa a IXa: la trombina activa VIIIa y XIa, que produce IXa. La «X-asa» extrínseca también fabrica algunas IXa para la «X-asa» intrínseca. La trombina amplifica su propia protrombinasa activando algunos factores Va del plasma. Sin embargo, los trombocitos aportan la mayor parte del Va al captar el factor V plasmático, convertirlo en Va y luego secretarlo durante la activación plaquetaria. Por último, la trombina también activa el factor XIII, que entrelaza y estabiliza el coágulo de fibrina.

B. Fibrinólisis

La fibrina es descompuesta por la plasmina una vez que se resuelve la necesidad de hemostasia. La plasmina se activa a partir del plasminógeno de varias maneras: 1) el activador tisular del plasminógeno (tPA, *tissue plasminogen activator*) de las células endoteliales escinde el plasminógeno y es activado a su vez por la plasmina; 2) la urocinasa del endotelio y de los riñones activa el plasminógeno; 3) el factor IXa y los factores de contacto XIIa y calicreína, asociados con la vía intrínseca, activan una fracción menor del plasminógeno. Los factores de contacto pueden activar el XIa durante las pruebas *in vitro* (tiempo de tromboplastina parcial) pero no *in vivo*. La fibrinólisis también está regulada. La antiplasmina α_1 y el inhibidor de la fibrinólisis activado por la trombina inhiben la plasmina. Este inhibidor y el inhibidor de la activación del plasminógeno 1 (PAI-1, *plasminogen activation inhibitor-1*) interfieren con la función del tPA y el PAI-1 promueve la depuración del tPA y de la urocinasa.

C. Regulación de la hemostasia

La activación de los trombocitos está fisiológicamente inhibida por el óxido nítrico (NO) y la prostaglandina I_2 (PGI_2) secretada por las células endoteliales. El NO estimula una vía que conduce a la inhibición del receptor del tromboxano A_2. La PGI_2 se une a un receptor trombocítico, el cual señaliza mediante la reducción de la adherencia del FvW, la función de la PLC y la activación del tromboxano A_2.

La hemostasia secundaria también se regula en varios puntos (*véase* fig. 24-3). El inhibidor de la vía del FT, secretado por las células endoteliales y facilitado por su cofactor, la proteína S, amortigua las funciones de la «X-asa» extrínseca FT-VIIa y la vía común Xa. La antitrombina, sobre todo cuando está unida a la heparina, inhibe la trombina y a todos los demás factores enzimáticos.

La proteína C activada escinde el VIIIa extrínseco y el Va de la vía común. La proteína C es activada por la proteína C-asa, que comprende la enzima trombina, un cofactor trombomodulina secretado por las células endoteliales, Ca^{2+} y PL.

VII. Farmacología

Los *medicamentos anticoagulantes y antiplaquetarios* se dirigen a varios puntos en las vías hemostáticas. Los medicamentos antiplaquetarios impiden la activación y agregación de las plaquetas, mientras que los anticoagulantes inhiben la activación de los factores de la coagulación en varios puntos de la hemostasia secundaria. En la **tabla 24-4** se describen las dianas específicas inhibidas por cada fármaco junto con algunos detalles sobre la supervisión de sus efectos y los fármacos que pueden utilizarse en caso de urgencias hemorrágicas.

? **¿Sabía que...?**

El uso de dosis bajas de ácido acetilsalicílico es omnipresente entre los pacientes porque es una profilaxis eficaz contra el infarto de miocardio. Actúa inhibiendo de forma irreversible la ciclooxigenasa e inhibiendo la agregación plaquetaria. Debe suspenderse más de 1 semana antes de una cirugía intraocular o intracraneal para disminuir el riesgo de una hemorragia devastadora.

Tabla 24-4 Anticoagulantes y antiplaquetarios

Medicamento	Nombre comercial	Diana/MDA	Prueba del control	Antídoto
Anticoagulantes				
Heparina		Actividad reforzada de la antitrombina para inhibir el Xa y la trombina	TTPa, TCA o anti-Xa	Protamina
HBPM				
Enoxaparina	Lovenox®	Inhibición del factor Xa	Anti-Xa	Protamina (efecto limitado)
Dalteparina	Fragmin®	Inhibición del factor Xa	Anti-Xa	Protamina (efecto limitado)
Fondaparinux	Arixtra®	Inhibición del factor Xa	Anti-Xa	Ninguno
Argatrobán	Acova®	IDT	TCA	Ninguno
Bivalirudina	Angiomax®	IDT	TTPa o TCE	Ninguno, pero su metabolización es rápida
Warfarina	Coumadin®	Antagonista de la vitamina K	INR	Vitamina K o CCP de 4 factores
ACOD				
Apixabán	Eliquis®	Inhibición del factor Xa	Análisis calibrado de anti-Xa	Andexanet α
Rivaroxabán	Xarelto®	Inhibición del factor Xa	Análisis calibrado de anti-Xa	Andexanet α CCP de cuatro factores
Edoxabán	Savaysa®	Inhibición del factor Xa	Análisis calibrado de anti-Xa	Idarucizumab
Dabigatrán	Pradaxa®	IDT	Tiempo de trombina	
Fármacos antiplaquetarios				
Ácido acetilsalicílico		Inhibición de la COX	Prueba de la función trombocítica	Transfusión de trombocitos
Clopidogrel	Plavix®	Antagonista del P_2Y_{12}	Prueba del P_2Y_{12}	Transfusión de trombocitos
Abciximab	ReoPro®	Ac. monoclonal contra la GPIIb/IIIa	TTPa o TCA	Ninguno

ACOD: anticoagulantes orales directos; CCP: concentrados de complejo de protrombina; COX: ciclooxigenasa; HBPM: heparinas de bajo peso molecular; IDT: inhibidor directo de la trombina; INR: índice internacional normalizado; MDA: mecanismo de acción; TCA: tiempo de coagulación activado; TCE: tiempo de coagulación de la ecarina; TTPa: tiempo de tromboplastina parcial activado.

La tratamiento antiplaquetario es el pilar de la terapia para las enfermedades cerebrovasculares y cardiovasculares. El ácido acetilsalicílico es un inhibidor irreversible de la ciclooxigenasa, lo que impide la síntesis del tromboxano, un importante estimulante de la activación plaquetaria. La segunda clase de medicamentos antiplaquetarios más utilizada incluye al clopidogrel y la ticlopidina, antagonistas de los receptores P_2Y_{12}, que generan una disminución de la expresión de los receptores de la glucoproteína IIb/IIIa en la superficie de las plaquetas activadas, inhibiendo así la adhesión y la agregación trombocítica. Por último, los antagonistas directos de los receptores de la glucoproteína IIb/IIIa (abciximab y eptifibatida) impiden la agregación plaquetaria al inhibir el entrecruzamiento del fibrinógeno. Estos fármacos solo están disponibles para su administración intravenosa y se utilizan principalmente en el tratamiento del síndrome coronario agudo.

La heparina no fraccionada es uno de los medicamentos más antiguos y más utilizados para la anticoagulación, especialmente para el tratamiento de urgencia de la embolia pulmonar, el infarto de miocardio, la trombosis vascular o la circulación extracorpórea. Actúa mejorando la afinidad de la antitrombina por la trombina, inhibiendo así el último paso de la hemostasia secundaria. Los efectos terapéuticos de la heparina inhiben principalmente las vías intrínseca y común de la coagulación y pueden ser vigilados mediante el tiempo de tromboplastina parcial activado o el tiempo de coagulación activado. Sin embargo, se trata de una molécula de gran tamaño con riesgos significativos de trombocitopenia inducida por heparina (TIH), un trastorno caracterizado por trombosis microvascular secundaria a los anticuerpos IgG activadores de los trombocitos contra los complejos de heparina y el factor 4 trombocítico. Las heparinas de bajo peso molecular, como la enoxaparina, el fondaparinux y la dalteparina, inhiben la activación del factor X para evitar la formación de trombina y la hemostasia. Son moléculas más pequeñas con semividas más largas, lo que las hace menos propensas a causar TIH y adecuadas para la dosificación terapéutica intermitente que no requiere una infusión. La enoxaparina debe utilizarse con precaución en pacientes con disfunción renal y depuración de creatinina menor de 30 mL/min. Los inhibidores directos de la trombina por vía parenteral, como el argatrobán y la bivalirudina, se unen a la trombina libre impidiendo la actividad hemostática en curso. Están indicados en especial para pacientes con TIH o con alergia a la heparina y se pueden ser supervisar mediante tiempos de coagulación activados.[14]

La *warfarina* es un medicamento anticoagulante oral clásico que se utiliza en la clínica para el tratamiento y la profilaxis en los pacientes con alto riesgo de accidente cerebrovascular (ictus) o tromboembolia venosa, como los que padecen un trastorno hipercoagulable (anticoagulante lúpico, factor V de Leiden, deficiencia de antitrombina) o antecedentes de trombosis venosa profunda, embolia pulmonar, sustitución de válvulas cardíacas o fibrilación auricular. Mecánicamente, es un antagonista de la vitamina K que impide la síntesis hepática de los factores de la coagulación dependientes de la vitamina K, incluyendo los factores II, VII, IX y X. Por cierto, también impide la síntesis de la proteína C, un anticoagulante natural con una semivida corta. Por tanto, quienes han iniciado el tratamiento con la warfarina serán hipercoagulantes durante los primeros 1 o 2 días hasta que se agote el suministro disponible de factores. La concentración efectiva de warfarina es muy variable entre los pacientes y suele verse afectada por las interacciones entre alimentos y medicamentos. Es necesario un control regular, facilitado por el índice internacional normalizado, un ensayo hemostático diseñado para normalizar el tiempo de protrombina en diferentes laboratorios para los individuos con una deficiencia combinada de los factores II, VII, IX y X. Para los pacientes en tratamiento con la warfarina que experimentan una urgencia hemorrágica, este fármaco debe revertirse con suplementos de la vitamina K o concentrados de complejo de protrombina (CCP) de cuatro factores. El plasma es la terapia de segunda línea indicada para la reversión urgente de la warfarina solo si no se dispone de CCP.[14] Los anticoagulantes orales directos (ACOD) incluyen el dabigatrán, un inhibidor directo de la trombina, y el rivaroxabán, el edoxabán o el apixabán, antagonistas directos del factor Xa. Esta clase de anticoagulantes es muy popular para los pacientes con riesgo de tromboembolia venosa o ictus relacionados con la fibrilación auricular a causa de su rápido inicio, su sencilla dosificación y la falta de necesidad de controles periódicos de laboratorio, debido a su alto grado de biodisponibilidad y a sus escasas interacciones relevantes con medicamentos o con alimentos.[15]

Tabla 24-5 Anticoagulantes orales					
	Warfarina	**Dabigatrán**	**Apixabán**	**Rivaroxabán**	**Edoxabán**
Diana	Vitamina K	Trombina	Factor Xa	Factor Xa	Factor Xa
Tiempo para alcanzar su valor máximo	72-96 h	1-2 h	3 h	2.5-4 h	1-2 h
Semivida	40 h	9-13 h	8-15 h	7-11 h	10-14 h
Dosis	2-10 mg	150 mg	5 mg	20 mg	30-60 mg
Frecuencia	Diario o cada dos días	Una o dos veces al día	Dos veces al día	Diario	Diario
Metabolización	Ninguna	80% de excreción renal	Hepática	Hepática	Hepática con 50% de excreción renal
Interacciones farmacológicas	CYP2C9	Pocas	CYP3A4	CYP3A4	Glucoproteína P MDR1

Existe una investigación activa en torno a los antídotos específicos para el tratamiento de hemorragias críticas o urgencias hemorrágicas en los pacientes con ACOD. El dabigatrán puede revertirse por completo con la administración del anticuerpo monoclonal idarucizumab.[16] Además, existen pruebas ampliamente aceptadas y la aprobación de la Food and Drug Administration de los Estados Unidos para el uso del andexanet α, una forma recombinada inactiva del factor Xa de la coagulación, para el bloqueo de los inhibidores del factor Xa de acción directa, incluyendo el rivaroxabán y el apixabán.[17] No se ha estudiado el uso del andexanet α para el edoxabán, aunque el mecanismo de efecto se dirige a todos los inhibidores del factor Xa. En ausencia del andexanet α, las recomendaciones actuales dictan el uso de CCP de cuatro factores para el tratamiento de hemorragias graves en los pacientes en tratamiento con ACOD.[15] En el paciente estable programado para una intervención quirúrgica, las recomendaciones más recientes sugieren esperar de cuatro a cinco semividas de un ACOD antes de los procedimientos electivos, incluida la anestesia neuroaxial, y más tiempo para los pacientes con insuficiencia renal. En la **tabla 24-5** se resume la farmacocinética y farmacodinámica de la warfarina frente a los ACOD.[8,18]

Los medicamentos hemostáticos desempeñan un papel integral en la gestión de la sangre de los pacientes y en el control de las hemorragias al promover la formación y estabilización de los coágulos sanguíneos. Los fármacos procoagulantes tienen varias dianas mecánicas desde el inicio de la hemostasia primaria hasta la activación de los factores de la coagulación. Sin embargo, es imprescindible que estos fármacos se dirijan únicamente al lugar de la lesión vascular, ya que la activación sistémica de las vías hemostáticas puede dar lugar a unas tromboembolias arterial y venosa catastróficas.

La *desmopresina* (1-desamino-8-D-arginina vasopresina [DDAVP]) es un análogo sintético de la vasopresina con una amplia gama de efectos hemostáticos, algunos de los cuales aún no se conocen bien. La DDAVP está clínicamente indicada para el tratamiento y la profilaxis de las hemorragias en los pacientes con disfunción trombocítica, a menudo relacionada con la uremia, la hemofilia y la enfermedad de von Willebrand, ya que facilita la escisión del factor VIII y el FvW para aumentar la actividad de ambos factores, mejorando así la función plaquetaria. Además, la DDAVP proporciona una modesta disminución de la hemorragia asociada con la cirugía mayor, como la artrodesis vertebral, los procedimientos ortopédicos de revisión y la cirugía cardíaca de alto riesgo, sin un aumento significativo del riesgo de tromboembolia. Otros efectos adversos de la DDAVP incluyen la hiponatremia y el edema cerebral resultante, pero esto es clínicamente inusual en la población adulta.[8]

Los antifibrinolíticos impiden la disolución de los coágulos sanguíneos establecidos, mejorando así la integridad vascular en el lugar de la lesión y disminuyendo la hemorragia. Existen dos tipos de antifibrinolíticos. La aprotinina es un inhibidor de la serina-proteasa que inhibe directamente la plasmina. No está disponible en los Estados Unidos porque un gran ensayo aleatorizado demostró una asociación entre el uso de la aprotinina y aumentos de la morbilidad y la mortalidad. Sin embargo, se ha demostrado su eficacia para disminuir la pérdida de sangre y las necesidades de transfusión en pacientes sometidos a cirugía de alto riesgo, y su uso está actualmente aprobado en Canadá y Europa.[8]

Los antifibrinolíticos análogos de la lisina, incluyendo el ácido ε-aminocaproico (EACA, *epsilon-aminocaproic acid*) y el ácido tranexámico (TXA, *tranexamic acid*), inhiben la escisión del plasminógeno en plasmina. Son menos potentes que la aprotinina y, en ensayos comparativos, menos eficaces, pero la incidencia de tromboembolia y los efectos adversos del TXA y el EACA son mínimos, esto los convierte en una opción atractiva para la profilaxis en los pacientes con riesgo de hemorragia grave. Grandes ensayos clínicos en pacientes traumatizados, así como muchos estudios en pacientes de cirugías cardíaca y ortopédica, han documentado la eficacia clínica de estos medicamentos, especialmente cuando se utilizan de forma profiláctica.[3,8]

Los concentrados de factores proporcionan los sustratos para la fase de hemostasia secundaria de la cascada de la coagulación sin los riesgos de transfusión asociados con la administración de plasma. Los concentrados pueden suministrarse de forma individual cuando estén indicados, por ejemplo, los del factor VIII en la hemofilia clásica. El factor VII activado y recombinado está actualmente aprobado para el tratamiento de la hemofilia en los pacientes con inhibidores de los factores VIII o IX.

Los CCP tienen diferentes composiciones, pero generalmente incluyen cantidades variadas de tres o cuatro concentrados de factores, incluyendo los factores II, IX, X y, a veces, VII. En el caso de la mayoría de los CCP, estos factores se administran inactivos y en complejos con un anticoagulante como la antitrombina, la proteína C o la heparina, lo que hace que la terapia general tenga menos probabilidades de generar una tromboembolia no deseada. Los CCP están actualmente indicados para el tratamiento de los pacientes con hemofilia con inhibidores de concentrados de factores específicos. Sin embargo, se utilizan con mayor frecuencia como fármacos de reversión de primera línea para la warfarina y los ACOD en casos de hemorragias graves. Es importante reconocer que estos medicamentos conllevan un riesgo de tromboembolias arterial y venosa y deben ser redosificados con extrema precaución. Están contraindicados en los pacientes con sospecha de padecer CID, un trastorno sistémico de la hemostasia incontrolada con coagulación microvascular, consumo de factores de la coagulación y trombocitos que puede evolucionar hacia una insuficiencia multiorgánica y una hemorragia masiva.

 Para más información e interactividad, consulte las videoconferencias interactivas (en inglés) y la infografía «En un vistazo», disponibles en el libro electrónico gratuito complementario de este texto. Las instrucciones de acceso se encuentran detrás de la portada.

Referencias

1. Jones JM, Sapiano MRP, Savinkina AA, et al. Slowing decline in blood collection and transfusion in the United States - 2017. *Transfusion.* 2020;60(suppl 2):S1-S9. PMID 32086817.

2. Spahn DR, Bouillon B, Cerny V, et al. The European guideline on management of major bleeding and coagulopathy following trauma: fifth edition. *Crit Care*. 2019;23(1):98. PMID 30917843.

3. American Society of Anesthesiologists Task Force on Perioperative Blood Management. Practice guidelines for perioperative blood management: an updated report by the American society of Anesthesiologists task force on perioperative blood management*. *Anesthesiology*. 2015;122(2):241-275. PMID 25545654.

4. Carson JL, Guyatt G, Heddle NM, et al. Clinical practice guidelines from the AABB: red blood cell transfusion thresholds and storage. *J Am Med Assoc*. 2016;316(19):2025-2035. PMID 27732721.

5. Raphael J, Mazer CD, Subramani S, et al. Society of cardiovascular Anesthesiologists clinical practice improvement advisory for management of perioperative bleeding and hemostasis in cardiac surgery patients. *Anesth Analg*. 2019;129(5):1209-1221. PMID 31613811.

6. Robinson S, Harris A, Atkinson S, et al. The administration of blood components: a British Society for Haematology Guideline. *Transfus Med*. 2018;28(1):3-21. PMID 29110357.

7. Mueller MM, Van Remoortel H, Meybohm P, et al. Patient blood management: recommendations from the 2018 frankfurt consensus conference. *J Am Med Assoc*. 2019;321(10):983-997. PMID 30860564.

8. *A Compendium of Transfusion Practice Guidelines*. 3rd ed. American Red Cross; 2017.

9. Green L, Bolton-Maggs P, Beattie C, et al. British Society of Haematology Guidelines on the spectrum of fresh frozen plasma and cryoprecipitate products: their handling and use in various patient groups in the absence of major bleeding. *Br J Haematol*. 2018;181(1):54-67. PMID 29527654.

10. Estcourt LJ, Birchall J, Allard S, et al. Guidelines for the use of platelet transfusions. *Br J Haematol*. 2017;176(3):365-394. PMID 28009056.

11. Cancelas JA. Furture of platelet formulations with improved clotting profile: a short review on human safety and efficicy data. *Transfusion*. 2019;59(suppl 2):1467-1473. PMID 30980736.

12. Yazer MH, Spinella PC. An international survey on the use of low titer group O whole blood for the resuscitation of civilian trauma patients in 2020. *Transfusion*. 2019;60(suppl 3):S176-S179. PMID 32478858.

13. Savinkina AA, Haass KA, Sapiano MRP, et al. Transfusion-associated adverse events and implementation of blood safety measures - findings from the 2017 National Blood Collection and Utilization Survey. *Transfusion*. 2020;60(suppl 2):S10-S16. PMID 32134123.

14. Witt DM, Nieuwlaat R, Clark NP, et al. American Society of Hematology 2018 guidelines for management of venous thromboembolism: optimal management of anticoagulation therapy. *Blood Adv*. 2018;2(22):3257-3291. PMID 30482765.

15. Smith MN, Deloney L, Carter C, Weant KA, Eriksson EA. Safety, efficacy, and cost of four-factor prothrombin complex concentrate (4F-PCC) in patients with factor Xa inhibitor-related bleeding: a retrospective study. *J Thromb Thrombolysis*. 2019;48(2):250-255. PMID 30941571.

16. Pollack Jr CV, Reilly PA, van Ryn J, et al. Idarucizumab for dabigatran reversal—full cohort analysis. *N Engl J Med*. 2017;377(5):431-441. PMID 28693366.

17. Connolly SJ, Crowther M, Eikelboom JW, et al. Full study report of andexanet alfa for bleeding associated with factor Xa inhibitors. *N Engl J Med*. 2019;380(14):1326-1335. PMID 30730782.

18. Shaw JR, Kaplovitch E, Douketis J. Periprocedural management of oral anticoagulation. *Med Clin North Am*. 2020;104(4):709-726. PMID 32505262.

HEMOTERAPIA

EN UN VISTAZO

La administración de hemoderivados suele estar indicada para tratar a los pacientes que experimentan una hemorragia que pone en peligro la vida. La información importante sobre los cuatro hemoderivados transfundidos con más frecuenciase ilustra abajo

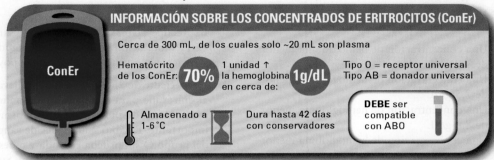

INFORMACIÓN SOBRE LOS CONCENTRADOS DE ERITROCITOS (ConEr)

ConEr

Cerca de 300 mL, de los cuales solo ~20 mL son plasma

Hematócrito de los ConEr: **70%**

1 unidad ↑ la hemoglobina en cerca de: **1g/dL**

Tipo O = receptor universal
Tipo AB = donador universal

Almacenado a 1-6 °C

Dura hasta 42 días con conservadores

DEBE ser compatible con ABO

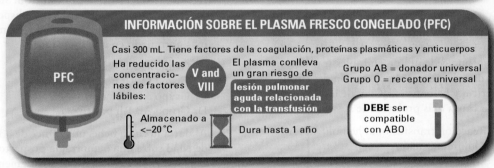

INFORMACIÓN SOBRE EL PLASMA FRESCO CONGELADO (PFC)

PFC

Casi 300 mL. Tiene factores de la coagulación, proteínas plasmáticas y anticuerpos

Ha reducido las concentraciones de factores lábiles: **V and VIII**

El plasma conlleva un gran riesgo de **lesión pulmonar aguda relacionada con la transfusión**

Grupo AB = donador universal
Grupo O = receptor universal

Almacenado a <−20 °C

Dura hasta 1 año

DEBE ser compatible con ABO

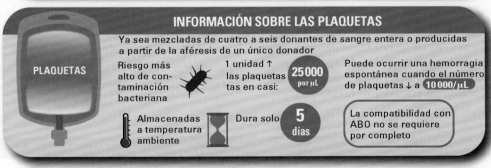

INFORMACIÓN SOBRE LAS PLAQUETAS

PLAQUETAS

Ya sea mezcladas de cuatro a seis donantes de sangre entera o producidas a partir de la aféresis de un único donador

Riesgo más alto de contaminación bacteriana

1 unidad ↑ las plaquetas en casi: **25 000 por μL**

Puede ocurrir una hemorragia espontánea cuando el número de plaquetas ↓ a **10 000/μL**

Almacenadas a temperatura ambiente

Dura solo **5 días**

La compatibilidad con ABO no se requiere por completo

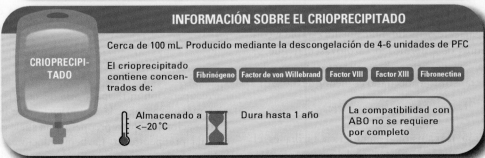

INFORMACIÓN SOBRE EL CRIOPRECIPITADO

CRIOPRECIPITADO

Cerca de 100 mL. Producido mediante la descongelación de 4-6 unidades de PFC

El crioprecipitado contiene concentrados de: Fibrinógeno | Factor de von Willebrand | Factor VIII | Factor XIII | Fibronectina

Almacenado a <−20 °C

Dura hasta 1 año

La compatibilidad con ABO no se requiere por completo

Infografía de: Naveen Nathan MD

Preguntas

1. Después de caer de un andamio, un hombre de 50 años de edad es sometido a un enclavado intramedular por una fractura de fémur. Tiene antecedentes de arteriopatía coronaria y sus signos vitales son estables. ¿Cuál de los siguientes es el desencadenante de la transfusión más apropiado para este paciente?

    A. Una concentración de hemoglobina menor de 7.0 g/dL
    B. Una concentración de hemoglobina menor de 7.5 g/dL
    C. Una concentración de hemoglobina menor de 8.0 g/dL
    D. Una concentración de hemoglobina menor de 9.0 g/dL

2. Una mujer de 45 años de edad fue sometida a una resección hepática y necesitó una transfusión de eritrocitos durante la cirugía. Tiene antecedentes de múltiples transfusiones, y 2 días después de la operación desarrolló ictericia y hematuria. ¿Cuál de las siguientes es la causa más probable de sus síntomas?

    A. Reacción transfusional hemolítica tardía
    B. Aloinmunización
    C. Enfermedad del injerto contra el hospedero asociada con la transfusión
    D. Púrpura postransfusional

3. El servicio de cirugía de la columna vertebral cita a una mujer de 70 años de edad con antecedentes de arteriopatía coronaria para una artrodesis posterior de la columna toracolumbar de varios niveles. El personal prevé una pérdida de sangre importante de más de 1500 mL. ¿Cuál de los siguientes métodos de conservación de la sangre es el más apropiado para esta paciente?

    A. Donación autóloga preoperatoria
    B. Recuperación intraoperatoria de sangre
    C. Hemodilución normovolémica aguda
    D. Fármaco estimulante de la eritropoyetina

4. Un paciente de 25 años de edad es llevado al quirófano para una incisión abdominal exploratoria después de un traumatismo importante. Recibió 2 unidades de sangre del grupo O sin prueba cruzada y muestra signos de coagulopatía por dilución. Su determinación y cribado no están disponibles. ¿Cuál de los siguientes grupos de plasma es el más apropiado en este momento?

    A. Grupo O Rh negativo
    B. Grupo O Rh positivo
    C. Grupo AB Rh negativo
    D. Grupo AB Rh positivo

5. Al dar a luz a su bebé, una mujer de 33 años de edad sufre una hemorragia posparto con signos de CID. ¿Cuál de los siguientes tratamientos es el mejor control de la coagulopatía?

    A. Crioprecipitado
    B. Plaquetas
    C. ConEr
    D. Plasma

Respuestas

1. C

Para un paciente hemodinámicamente estable y con antecedentes de enfermedad cardiovascular que se somete a cirugía ortopédica, el factor desencadenante de transfusión adecuado es menor de 8.0 g/dL.

2. A

La reacción transfusional hemolítica tardía es el resultado de que los anticuerpos del receptor hemolicen las células sanguíneas del donador. Ocurre con mayor frecuencia en los pacientes con antecedentes de embarazo o transfusión y se presenta con ictericia y evidencia de hemólisis en las pruebas de laboratorio.

3. B

La recuperación intraoperatoria de sangre es la técnica más eficaz para la conservación de la sangre. La donación autóloga preoperatoria suele ocasionar anemia preoperatoria. La hemodilución normovolémica aguda está contraindicada en un paciente con antecedentes de enfermedad cardiovascular significativa que no tolere la anemia aguda.

4. D

El plasma del grupo AB Rh positivo no contiene anticuerpos contra los principales grupos de antígenos sanguíneos ABO y Rh. Es el tipo de donador universal para el plasma, similar al grupo O Rh negativo, que es el donador universal para los ConEr.

5. A

El crioprecipitado contiene altas concentraciones de fibrinógeno y, por tanto, es el hemoderivado más apropiado para un paciente con CID.

25

Cuidados anestésicos monitorizados, anestesia ambulatoria y anestesia en el consultorio

Meghan E. Rodes y Louise Hillen

Según un National Health Statistics Report de 2017 de los Centers for Disease Control and Prevention de los Estados Unidos, en 2010 se realizaron 48.3 millones de procedimientos quirúrgicos y no quirúrgicos durante 28.6 millones de visitas de cirugía ambulatoria en hospitales y centros quirúrgicos ambulatorios combinados.[1] Los autoinformes de la American Hospital Association muestran que aproximadamente el 66% de todas las cirugías realizadas en los hospitales comunitarios se llevaron a cabo en el ámbito ambulatorio, frente al 57% de 1994.[2] Según la Agency for Healthcare Research and Quality, los procedimientos ambulatorios más habituales fueron los del cristalino y las cataratas, seguidos de las cirugías de reparación de músculos y tendones, como las reparaciones del manguito de los rotadores.[2] Especialmente en el caso de la anestesia ambulatoria, es importante que todos los anestesiólogos sean capaces de formular un plan anestésico adecuado que permita un rápido retorno de la consciencia y tenga efectos colaterales mínimos, permitiendo así el alta oportuna del paciente. Muchos procedimientos ambulatorios se llevan a cabo con *cuidados anestésicos monitorizados* (MAC, *monitored anesthesia care*). En este capítulo se discutirán las técnicas y los medicamentos frecuentes utilizados en la anestesia ambulatoria y se ofrecerá una introducción al ámbito de la anestesia en el consultorio.

I. Cuidados anestésicos monitorizados

A. Terminología

De acuerdo con la declaración de la American Society of Anesthesiologists (ASA), los *MAC* son un servicio de anestesia específico para un procedimiento diagnóstico o terapéutico y pueden abarcar diversos grados de sedación.[3] Entre los factores a la hora de considerar la idoneidad de los MAC están el tipo de procedimiento, el estado clínico del paciente y la posible necesidad de conversión a una anestesia general o regional.[3] Además, la declaración señala todos los aspectos de la atención anestésica, incluyendo la consulta previa al procedimiento, la atención intraoperatoria y el control de la recuperación posterior al procedimiento.[3] El anestesiólogo debe estar preparado y calificado para pasar a una anestesia general cuando sea necesario.[4] Si el paciente no es capaz de despertar incluso con estímulos dolorosos, la atención anestésica es una anestesia general, independientemente de que se requiera la instrumentación de la vía aérea.[3] La monitorización estándar de la ASA, que conlleva la electrocardiografía (ECG), la oximetría de pulso, la presión arterial no invasiva y la evaluación continua del dióxido de carbono exhalado ($ETCO_2$), debe utilizarse para cada anestesia, incluyendo los MAC. Estos últimos deben distinguirse de la sedación moderada. El término *sedación moderada* se emplea para describir un servicio dirigido por un proveedor, no incorpora un anestesiólogo calificado y se rige por políticas institucionales específicas.

B. Evaluación preoperatoria

Los individuos programados para MAC deben recibir una evaluación preoperatoria equivalente a la de cualquier otro paciente preoperatorio. Los MAC son únicos porque también requieren un elemento de cooperación por parte del paciente. Es importante que el paciente acepte la posibilidad de un cierto grado de consciencia durante el procedimiento, que sea capaz de tolerar la posición requerida para la cirugía y, en algunos casos, que se comunique con el cirujano o con el proveedor.

C. Cuidados anestésicos monitorizados

El éxito de los MAC implica el uso de una combinación de un sedante o somnífero y un analgésico, utilizados en dosis variables según los objetivos de la anestesia y los requisitos del procedimiento. El bloqueo nervioso regional realizado por un anestesiólogo o el anestésico local administrado por el cirujano puede mejorar la comodidad del paciente y reducir las necesidades de anestesia. Los medicamentos con efectos secundarios mínimos y duraciones de acción cortas son preferibles en la anestesia ambulatoria, donde la eficiencia y la recuperación rápida son muy deseables.

D. Fármacos específicos utilizados durante los cuidados anestésicos monitorizados

En esta sección se describirán brevemente los fármacos más utilizados durante los MAC. Para un análisis más profundo de estos medicamentos, se remite al lector a los capítulos 9 y 10. En la **tabla 25-1** se ofrece un perfil de varios fármacos que se emplean habitualmente en los MAC.

Propofol

El *propofol* es un fármaco somnífero o sedante intravenoso de corta duración. Se utiliza para la inducción y el mantenimiento de anestesia general, para la sedación quirúrgica y como sedante para pacientes con ventilación mecánica en la unidad de cuidados intensivos. Tiene diversos mecanismos de acción, como la potenciación de la actividad de los receptores del ácido γ-aminobutírico (GABA, *gamma-aminobutyric acid*) y el bloqueo de los canales del sodio. Posee propiedades antieméticas, broncodilatadoras y tiene un corto tiempo de semivida sensible al contexto que se ve mínimamente afectado por la duración de la infusión. Las dosis de bolo e inducción de propofol deben basarse en el peso corporal magro; sin embargo, la dosis de infusión debe basarse en el peso corporal total. Además de sus efectos terapéuticos deseados, también disminuye la resistencia vascular sistémica, la presión arterial (PA), el índice metabólico cerebral de consumo de oxígeno (CMRO$_2$, *cerebral metabolic rate for oxygen*), la irrigación cerebral (IC) y la presión intracraneal (PIC). Asimismo, produce depresión respiratoria relevante, por lo que requiere que el anestesiólogo esté preparado para apoyar la vía respiratoria. El propofol puede producir una sensación urente durante la administración, especialmente cuando se inyecta en una vena pequeña. La estrategia más eficaz para prevenir este síntoma es el tratamiento previo con lidocaína (3 mL de lidocaína al 1%) mientras se ocluye la vena proximal al lugar de inserción intravenosa.[5] A pesar de la incorporación de aditivos, el propofol es una emulsión lipídica que favorece el rápido crecimiento bacteriano. Una técnica aséptica estricta es fundamental para reducir al mínimo el riesgo de contaminación. Los frascos que lo contienen deben desecharse en las 6 h siguientes a su apertura. El propofol es metabolizado por el hígado y es excretado por los riñones.

Fospropofol

El *fospropofol* es una forma de profármaco hidrosoluble del propofol. Es metabolizado por las fosfatasas alcalinas a su metabolito activo, el propofol; por tanto, su

? ¿Sabía que...?

Los pacientes programados para MAC deben recibir evaluaciones preoperatorias y postoperatorias equivalentes a las de cualquier otro paciente quirúrgico.

Tabla 25-1 Perfil de los fármacos utilizados con frecuencia en los cuidados anestésicos monitorizados

Fármaco	Vía de administración	Mecanismo de acción	Efectos colaterales	Metabolización	Antagonista
Propofol	I.v.	Potenciación de la actividad del receptor del GABA, bloqueo de canales del sodio	• Antiemético • Broncodilatador • Depresión respiratoria • ↓ RVS, PA, CMRO$_2$, IC, PIC • Sensación urente durante la administración	Hepática	Ninguno
Midazolam	I.v. I.m. V.o.	Aumento del GABA	• ↓ CMRO$_2$, IC • Anticonvulsivo	Hepática	Flumazenil
Fentanilo	I.v. Intratecal Transmucosa	Agonista de los receptores de opiáceos	• Depresión respiratoria • ↓ FC, IC • Vaciado gástrico retardado • Náuseas o vómitos • Retención urinaria	Hepática	Naloxona
Ketamina	I.v. I.m. V.o.	Antagonista del receptor de NMDA	• ↑ CMRO$_2$, IC, PIC, PIO, FC, PA • Secreciones • Alucinaciones	Hepática	Ninguno
Dexmedetomidina	I.v.	Agonista del receptor α_2	• ↓ CMRO$_2$, IC, FC, PA	Hepática	Ninguno

CMRO$_2$: índice metabólico cerebral de consumo de oxígeno; FC: frecuencia cardíaca; GABA: ácido γ-aminobutírico; IC: irrigación cerebral; I.m.: intramuscular; I.v.: intravenosa; NMDA: N-metil-D-aspartato; PA: presión arterial; PIC: presión intracraneal; PIO: presión intraocular; RVS: resistencia vascular sistémica; V.o.: vía oral.

inicio de acción es más lento que el de este último. Las ventajas potenciales sobre el propofol incluyen una menor posibilidad de contaminación bacteriana, menos dolor durante la inyección y menor riesgo de hiperlipidemia asociado con la administración a largo plazo. Aunque el fospropofol ha sido aprobado por la Food and Drug Administration de los Estados Unidos para su uso durante los MAC, no se utiliza con frecuencia en la práctica clínica en este momento.

Benzodiazepinas

Las benzodiazepinas, sobre todo el midazolam, se utilizan para proporcionar ansiólisis y amnesia anterógrada. Actúan potenciando el efecto del GABA en sus receptores. Las benzodiazepinas producen una depresión respiratoria mínima cuando se utilizan solas. Disminuyen el CMRO$_2$ y la IC, pero no tienen un impacto apreciable en la PIC. Las benzodiazepinas son potentes anticonvulsivos y pueden utilizarse para tratar el estado epiléptico y las convulsiones relacionadas con la toxicidad de los anestésicos locales o la abstinencia alcohólica. El midazolam es metabolizado por el hígado y excretado por los riñones. Además de la vía intravenosa (i.v.), el midazolam puede administrarse por vía intramuscular (i.m.), intranasal u oral (v.o.); la dosis oral es mucho mayor que la dosis intravenosa debido a la escasa biodisponibilidad oral. Aunque este último fármaco tiene una semivida de eliminación corta, las dosis más grandes pueden asociarse con un retraso en la emersión postanestésica. Las benzodiazepinas ofrecen una ventaja de seguridad en comparación con el propofol, ya que existe un antagonista específico de las benzodiazepinas, el flumazenil. Sin embargo, los efectos del midazolam suelen durar más que los del flumazenil. Así, es posible la prolongación de la sedación y podrían ser necesarias dosis adicionales de flumazenil.

Opiáceos

Los opiáceos, sobre todo el fentanilo, se administran para la analgesia. Además de la administración intravenosa, se pueden dar por diversas vías: oral, intramuscular, subcutánea, transmucosa y neuroaxial. El mecanismo de acción de los opiáceos es a través de una acción agonista en receptores de opiáceos específicos de los sistemas nerviosos central y periférico, que a su vez disminuye la transmisión de las señales de dolor. Los efectos colaterales incluyen depresión respiratoria dependiente de la dosis, disminución de la IC, retraso del vaciado gástrico, aumento del tono del esfínter urinario que conduce a la retención urinaria, así como náuseas y vómitos. También pueden inducir rigidez musculoesquelética cuando se administran grandes dosis con rapidez. La rigidez de la pared torácica puede ser lo suficientemente grave como para dificultar la respiración y, por ende, deben evitarse las dosis grandes. También es importante señalar que los opiáceos por sí solos no proporcionan amnesia. Estos fármacos se metabolizan en el hígado y se eliminan principalmente por la orina. Las diferencias en la solubilidad lipídica de cada uno de ellos explican los distintos perfiles farmacocinéticos. Al igual que las benzodiazepinas, los opiáceos también tienen un antagonista específico, la naloxona. Esta última puede administrarse para revertir los efectos respiratorios de los opiáceos, pero debe utilizarse con precaución debido a los posibles efectos colaterales adversos, como taquicardia, hipertensión y edema pulmonar. La semivida de la naloxona es más corta que la de la mayoría de los opiáceos, por lo que el profesional debe estar atento a un recrudecimiento de los síntomas por sobredosis; puede ser necesario repetir las dosis de naloxona o una infusión.

Ketamina

La *ketamina* es un derivado de la fenciclidina que produce analgesia y amnesia intensas. Mientras que pequeñas dosis pueden utilizarse como complemento en los MAC, se pueden emplear dosis mayores para inducir anestesia general. Su principal mecanismo de acción es el antagonismo en el receptor de N-metil-D-aspartato. La ketamina puede administrarse por vía oral, intramuscular o intravenosa. Este fármaco tiene propiedades broncodilatadoras, por lo que es beneficiosa en los pacientes asmáticos. Además, a diferencia de otros sedantes y opiáceos, tiene un efecto mínimo sobre la respiración. Sumado a sus efectos terapéuticos, la ketamina se ha asociado tradicionalmente con un aumento del $CMRO_2$, de la IC, de la PIC y de la estimulación del sistema nervioso simpático, lo que produce un aumento de la frecuencia cardíaca (FC) y de la PA. Por estas razones, es mejor evitar la ketamina en los pacientes con aumento de la PIC o de la presión intraocular y en aquellos con arteriopatía coronaria. Debe considerarse que este fármaco puede tener un efecto cardíaco paradójico en los pacientes con estados de enfermedad asociados con la disminución de las catecolaminas (p. ej., choque séptico), lo que produce una depresión miocárdica directa. La ketamina aumenta las secreciones; la administración de un antisialogogo como el glicopilorrato es útil. También produce *amnesia disociativa*, que es un estado consciente, pero de trance, en el que el paciente está desconectado de las funciones sensitivas, motoras, de memoria y emocionales del cerebro. Esto es incómodo para los pacientes y puede reducirse al mínimo mediante la administración previa de una benzodiazepina. La ketamina se metaboliza en el hígado en norketamina, que tiene aproximadamente una quinta parte de la potencia de la ketamina y puede contribuir a sus efectos persistentes.

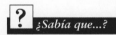

? ¿*Sabía que...?*

La administración rápida de opiáceos por vía intravenosa, especialmente de fentanilo, puede inducir una rigidez muscular y de la pared torácica que puede ser lo suficientemente grave como para dificultar la respiración.

? ¿*Sabía que...?*

Los opiáceos por sí solos no proporcionan amnesia.

Dexmedetomidina

La *dexmedetomidina* es un agonista selectivo de los receptores α_2 de acción central por vía intravenosa, puede utilizarse para proporcionar sedación, analgesia y ansiólisis. Su mayor ventaja es que tiene poco efecto sobre el impulso respiratorio cuando se utiliza sola. No tiene propiedades amnésicas intrínsecas, pero puede ayudar a reducir los requisitos anestésicos. Los efectos colaterales de la dexmedetomidina incluyen la disminución del $CMRO_2$ y de la IC, así como una combinación de disminución del flujo de salida simpático y aumento de la actividad vagal, que puede precipitar hipotensión y bradicardia grave. Este fármaco se metaboliza ampliamente en el hígado y se excreta por los riñones. El semitiempo sensible al contexto es de alrededor de 4 min después de una infusión de 10 min, pero puede aumentar a 250 min tras una infusión de 8 h. Dado que la dexmedetomidina no tiene propiedades amnésicas, debe complementarse con un fármaco como el propofol o el midazolam si se desea obtener amnesia.

> **?** *¿Sabía que...?*
>
> La ketamina y la dexmedetomidina son fármacos sedantes únicos en el sentido de que no disminuyen el impulso respiratorio.

E. Analgesia y sedación controladas por el paciente

La *analgesia controlada por el paciente* (ACP) es una técnica conocida para el control del dolor postoperatorio. La ACP tiene un perfil de seguridad favorable en comparación con bolos intermitentes más grandes de analgésicos. Además, la ACP se asocia con una mayor satisfacción del paciente en comparación con la administración de analgésicos por parte del anestesiólogo. Se ha demostrado que este tipo de sedación es eficaz para su uso durante la sedación en las cirugías; sin embargo, no se utiliza ampliamente debido a la naturaleza engorrosa de la configuración y a las preocupaciones de seguridad.[6]

F. Función respiratoria y sedantes-hipnóticos

La mayoría de los fármacos utilizados durante los MAC se asocian con efectos respiratorios adversos dependientes de la dosis, que incluyen depresión respiratoria directa, disminución de los reflejos normales de las vías respiratorias y aumento de la resistencia de las vías respiratorias superiores.

Sedación y vías respiratorias superiores

El éxito de la ventilación requiere la coordinación de todas las partes de las vías respiratorias, desde la bucofaringe hasta los músculos del tórax. Los pacientes con trastornos respiratorios del sueño preexistentes (apnea obstructiva del sueño, AOS), enfermedades pulmonares o trastornos neuromusculares son especialmente susceptibles de desarrollar problemas respiratorios mientras reciben sedación.

Sedación y reflejos protectores de las vías respiratorias

Los reflejos intactos de las vías respiratorias superiores son necesarios para evitar la aspiración pulmonar. Muchos fármacos anestésicos tienen un efecto adverso sobre estos reflejos protectores. Los pacientes con riesgo de aspiración no suelen ser buenos candidatos para los MAC.

Sedación y control respiratorio

Los efectos pulmonares negativos de los fármacos anestésicos son sinérgicos cuando se utilizan en combinación. Por tanto, hay que utilizar dosis más pequeñas de cada uno de ellos. Se suele emplear oxígeno suplementario durante los MAC, ya que la hipoventilación y la hipoxemia leves son habituales.

G. Supervisión durante la anestesia

Normas de la American Society of Anesthesiologists para la supervisión anestésica básica

Los estándares de la ASA para la supervisión básica se aplican a todos los anestésicos administrados por un anestesiólogo, independientemente del tipo de anestesia, el estado del paciente y la duración o la urgencia del procedimiento.[7] Estas normas exigen que el personal de anestesia calificado esté presente en la sala durante el transcurso de todas las anestesias y que se evalúen continuamente la oxigenación, la ventilación, la circulación y la temperatura. La oxigenación se suele controlar mediante oximetría de pulso. Un analizador de oxígeno en línea, que vigila la concentración de oxígeno inspirado, es necesario para todos los anestésicos generales con un aparato para anestesia. La capnografía se emplea para supervisar la ventilación cuando se ha colocado un tubo endotraqueal o una mascarilla laríngea. Aunque la evaluación continua del $ETCO_2$ se convirtió en la medición estándar de la ASA en 2011, se ha demostrado que es un mal indicador de la ventilación en el paciente sedado y con respiración espontánea debido a factores como la respiración bucal o la dilución por los altos flujos de oxígeno. Debe haber alarmas para detectar la ausencia de $ETCO_2$, lo que implica apnea o una desconexión en los componentes del sistema para la respiración. La circulación se vigila mediante ECG continuo y oximetría de pulso, así como la evaluación de la PA y la FC a intervalos mínimos de 5 min. La temperatura debe controlarse cuando se pretendan, se prevean o se sospechen cambios clínicamente significativos en la temperatura corporal.

? *¿Sabía que...?*

La ASA exige que se mida el $ETCO_2$ durante todas las formas de sedación, entre ellas, los MAC.

Comunicación y observación

No hay sustituto para un anestesiólogo meticuloso, centrado y atento. Aunque las medidas básicas de monitorización se aplican para todas las anestesias, las señales visuales y auditivas son herramientas importantes para la evaluación del estado clínico, especialmente durante los MAC.

Reconocimiento y tratamiento de la toxicidad de los anestésicos locales

Dado que los MAC se proporcionan a menudo como complemento de la anestesia regional, neuroaxial o local, es importante que el anestesiólogo conozca los rangos de dosis tóxicas de los anestésicos locales, que sea capaz de reconocer los signos y síntomas de toxicidad sistémica de los anestésicos locales (TSAL) y que esté preparado para tratar esta última de forma rápida. Los síntomas de la TSAL suelen comenzar con el adormecimiento de la lengua o de la zona peribucal y un sabor metálico en la boca. A medida que aumenta la concentración de anestésico local en el sistema nervioso central, los pacientes pueden referir acúfenos o ansiedad, que pueden progresar hasta habla farfullante, contracciones musculares y convulsiones. La sedación puede enmascarar los primeros signos de la TSAL. Los efectos colaterales de la sedación, como la hipercapnia y la acidemia, que producen un aumento de la IC y un incremento de la forma ionizada del anestésico local que atraviesa el cerebro, pueden agravar toxicidad en el sistema nervioso central y en el corazón. Las convulsiones pueden tratarse con una benzodiazepina o con propofol. Si hay arritmias, la amiodarona es el fármaco de elección. El tratamiento definitivo de la TSAL es una emulsión lipídica intravenosa (*véase* cap. 12).

H. Sedación y analgesia por parte de no anestesiólogos

El espectro de la profundidad anestésica es fluido, lo que significa que no hay demarcaciones concretas entre los grados de sedación. Además, el grado de sedación previsto puede diferir del alcanzado. En la **tabla 25-2** se define cada uno de los cuatro grados en la continuidad de la profundidad de la sedación según lo desarrollado por la ASA.[8] En la tabla se resumen las observaciones relativas a la capacidad de respuesta del paciente, las vías respiratorias, la respiración espontánea y la función cardiovascular para cada uno de los cuatro grados de sedación. El objetivo es que el proveedor reconozca de forma temprana que un paciente está progresando a un grado de sedación más profundo de lo previsto. La ASA recomienda que los proveedores no anestesiólogos encargados de la administración de sedación participen en una capacitación formal y sean capaces de demostrar habilidades de rescate de las vías respiratorias, como la ventilación con ambú y mascarilla.

Tabla 25-2 Continuidad de la profundidad de la sedación: definición de anestesia general y grados de sedación o analgesia

	Sedación mínima, ansiólisis	Sedación o analgesia moderada («sedación consciente»)	Sedación o analgesia profunda	Anestesia general
Capacidad de respuesta	Respuesta normal a la estimulación verbal	Respuesta intencionada a la estimulación verbal o táctil	Respuesta intencionada después de una estimulación repetida o dolorosa	No hay respuesta, ni siquiera con estímulos dolorosos
Vías respiratorias	No afectadas	No es necesario intervenir	Puede ser necesario intervenir	A menudo, es necesario intervenir
Respiración espontánea	No afectada	Adecuada	Puede ser inadecuada	Con frecuencia, inadecuada
Función cardiovascular	No afectada	Por lo general, se mantiene	Por lo general, se mantiene	Puede estar deteriorada

Fuente: American Society of Anesthesiologists. *Continuum of Depth of Sedation, Definition of General Anesthesia and Levels of Sedation/Analgesia.* 2009. www.asahq.org

II. Anestesia ambulatoria

A. Selección de pacientes y procedimiento

La anestesia ambulatoria abarca la anestesia proporcionada en una unidad de cirugía ambulatoria de un hospital, un centro de cirugía ambulatoria independiente o un consultorio médico. Una de las ventajas de un centro ambulatorio es que los costes a menudo son mucho más bajos que en un hospital. El tiempo de obtención de los resultados de laboratorio también suele ser menor en un centro ambulatorio, lo que puede ser el resultado de procesos más ágiles o de incentivos financieros.

Una idea errónea muy extendida es que la cirugía ambulatoria solo es apropiada para pacientes sanos con estados físicos (EF) I y II de la ASA. Sin embargo, los aquellos con EF III y IV de la ASA pueden ser atendidos con éxito en centros ambulatorios siempre que sus comorbilidades sean estables. La obesidad no complicada no es necesariamente un factor de riesgo para malos resultados. Sin embargo, los individuos con obesidad tienen más probabilidades de padecer AOS que se asocia con complicaciones respiratorias postoperatorias. La ASA ha publicado recomendaciones específicas relativas al tratamiento perioperatorio de los pacientes de cirugía ambulatoria con AOS. Independientemente de la edad y las comorbilidades, todos los pacientes que se someten a una cirugía ambulatoria deben tener un adulto responsable que los acompañe a casa y les ayude con la atención postoperatoria durante las primeras 24 h, cuando sea necesario.

Muchas instituciones y algunos estados tienen un límite de edad más bajo para la cirugía ambulatoria. Por ejemplo, los centros pueden exigir que los lactantes nacidos a término tengan al menos 1 mes de edad para poder optar por una cirugía ambulatoria. A menudo, se requiere que los niños prematuros sean mayores (50-60 semanas de edad desde la fecundación) porque tienen un riesgo mayor de apnea postoperatoria. De igual modo, la edad avanzada no es una contraindicación para la cirugía en un centro ambulatorio; sin embargo, los medicamentos se metabolizan más lentamente en los adultos mayores y los planes anestésicos deben modificarse en consecuencia.

La selección del procedimiento también es importante. Los procedimientos apropiados para el entorno ambulatorio deben tener un bajo riesgo de complicaciones postoperatorias y requerir una atención postoperatoria mínima. Lo ideal es que los procedimientos sean de corta duración (< 2 h). Por lo general, es mejor realizar los procedimientos más largos o los procedimientos en pacientes de mayor riesgo a primera hora del día para disponer de más tiempo para la supervisión postoperatoria.

B. Evaluación preoperatoria

El tamizado preoperatorio es una herramienta importante para reducir los resultados adversos el día de la cirugía. Implica contar con antecedentes médicos completos, incluyendo cirugías, anestesias anteriores, medicamentos y alergias, así como una exploración física dirigida (como mínimo, corazón, pulmones y vías respiratorias). Esta es también la ocasión apropiada para revisar las instrucciones de ayuno y medicación preoperatorios, establecer expectativas realistas sobre la anestesia y el dolor postoperatorio, así como para confirmar los planes postoperatorios de transporte por parte de un adulto responsable.

Infección de las vías respiratorias superiores

La decisión de proceder a la anestesia en un paciente con una infección de las vías respiratorias superiores (IVRS) requiere la consideración de varios factores. Si la IVRS es leve y sin síntomas constitucionales, generalmente se puede proceder a la cirugía, sobre todo si no se prevé una intubación traqueal. Si la IVRS es grave y hay sibilancias o síntomas constitucionales o si se requiere intubación, la cirugía debe posponerse probablemente de 4-6 semanas. Las recomendaciones para los niños son algo diferentes, sobre todo porque padecen IVRS con más frecuencia que los adultos y retrasar la cirugía puede ser inviable. La mayoría de los anestesiólogos procederían a la cirugía si el niño parece estar bien, está afebril, respira y come con normalidad.

Restricción de alimentos y líquidos antes de la cirugía ambulatoria

La ASA ha establecido recomendaciones de práctica para el ayuno preoperatorio, las cuales se resumen en la **tabla 25-3**.[9] Las pautas son las mismas independientemente de que el paciente sea tratado en un entorno hospitalario o ambulatorio. Estas recomendaciones permiten una comida ligera hasta 6 h antes de la cirugía electiva (8 h para una comida grasa) y líquidos claros, como café negro o té sin crema u otros aditivos, hasta 2 h antes de la cirugía. En el caso de los lactantes se permite la leche materna hasta 4 h antes de la intervención y fórmula infantil hasta 6 h antes de esta. En la medida de lo posible, debe reducirse la duración del ayuno, especialmente en los niños pequeños.

Tabla 25-3 Recomendaciones de la American Society of Anesthesiologists para el ayuno antes de una cirugía electiva

Sustancia	Tiempo de ayuno	Ejemplos
Líquidos claros	2 h	Agua, jugo (zumo) transparente, café o té sin aditivos
Leche materna	4 h	
Fórmula infantil	6 h	
Comida ligera	6 h	Pan tostado seco
Comida grasa	8 h	Frituras, mantequilla, crema

Fuente: American Society of Anesthesiologists Committee. Practice guidelines for preoperative fasting and the use of pharmacologic agents to reduce the risk of pulmonary aspiration: application to healthy patients undergoing elective procedures. An updated report by the American Society of Anesthesiologists Committee on Standards and Practice Parameters. *Anesthesiology*. 2011;114:495-511.

Reducción de la ansiedad

Probablemente la forma más eficaz e infravalorada de reducir la ansiedad del paciente es mediante una conversación con el anestesiólogo antes de la cirugía. Para los niños, la presencia de los padres durante la inducción puede ser de mucha ayuda. La participación de un especialista en vida infantil y técnicas de distracción también pueden ser útiles. Pueden emplearse medicamentos ansiolíticos orales e intravenosos.

C. Administración de la anestesia: premedicación

La premedicación no es necesariamente diferente en el entorno ambulatorio, pero la selección cuidadosa del fármaco y la dosis es importante para facilitar el alta oportuna.

Benzodiazepinas

El midazolam es la benzodiazepina más utilizada con fines de ansiólisis. Debido a un efecto sinérgico con otros fármacos anestésicos, puede retrasar la recuperación postanestésica o el alta después de procedimientos muy cortos y, por tanto, es importante evaluar si el paciente requiere o desea una sedación preoperatoria. Además de sus propiedades ansiolíticas, el midazolam también tiene la ventaja de inducir amnesia. Estos efectos sobre la memoria son independientes de los efectos sedantes y un paciente puede parecer completamente despierto pero no recordar después nada de lo ocurrido.

Opiáceos y analgésicos no esteroideos

Además de sus efectos analgésicos, los opiáceos se administran a menudo como parte de la sedación previa al procedimiento o para disminuir la respuesta hemodinámica a la estimulación simpática (p. ej., laringoscopia, intubación o incisión quirúrgica). Un abordaje multimodal para el control del dolor es especialmente importante en el ámbito ambulatorio. La adición de antiinflamatorios no esteroideos como el ketorolaco y el ibuprofeno, así como el paracetamol ayuda a modular el dolor por vías alternativas. Estos fármacos disminuyen eficazmente las necesidades de narcóticos, reduciendo así los efectos colaterales adversos relacionados con la administración de opiáceos.

D. Atención intraoperatoria: elección del método anestésico
Opciones anestésicas

Las opciones anestésicas para la cirugía ambulatoria incluyen la anestesia general, la anestesia regional o neuroaxial, los MAC y la anestesia local. Las técnicas anestésicas regional y local tienen el beneficio potencial de requerir una sedación mínima. En algunas situaciones, el tipo de cirugía dicta la elección de la anestesia; en la mayoría de ellas, una discusión entre el paciente, el cirujano y el anestesiólogo es útil para determinar la elección más apropiada. El tiempo de recuperación es un elemento importante para determinar la técnica anestésica.

Técnicas regionales

Las técnicas regionales de anestesia utilizadas en la cirugía ambulatoria incluyen anestesia neuroaxial (raquídea o epidural), bloqueos nerviosos periféricos (BNP), anestesia regional intravenosa (como el bloqueo de Bier) e infiltración local de anestésico, así como bloqueos de campo o en los dedos realizados por el cirujano. El uso de anestésicos locales con efectos analgésicos de larga duración, como la bupivacaína, puede ser especialmente útil para ayudar a controlar el dolor postoperatorio.

Anestesia raquídea

La anestesia raquídea es una opción adecuada para la cirugía de los miembros inferiores, la pelvis o el abdomen inferior. El uso de un anestésico local de acción corta dará lugar a una rápida recuperación de las funciones motora y sensitiva, y también acortará el tiempo para el alta. Los opiáceos intratecales no suelen administrarse cuando se realiza una anestesia raquídea para una cirugía ambulatoria. La cefalea posdural no es una complicación frecuente cuando se utilizan agujas no cortantes de menor calibre.

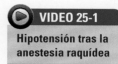

VIDEO 25-1

Hipotensión tras la anestesia raquídea

Anestesia epidural y caudal

La anestesia epidural implica la introducción de un catéter en el espacio epidural, que puede colocarse antes de la operación e inyectarse con anestésico local justo antes de esta. Las dosis de anestésico local pueden repetirse de forma intermitente o el catéter puede conectarse a una infusión para cirugías más largas. La anestesia epidural se utiliza con poca frecuencia en procedimientos ambulatorios en adultos.

La anestesia caudal es una forma de anestesia epidural que se emplea a menudo en niños para cirugías urológicas y en la parte inferior del abdomen, consiste en la inyección de anestésico local en el conducto caudal. A menudo, se utiliza junto con la anestesia general, ya que los niños no suelen tolerar la inserción de agujas. La anestesia caudal permite realizar la cirugía con un mínimo de opiáceos perioperatorios y la analgesia postoperatoria puede durar varias horas según la elección de la medicación y la dosis administrada. Esta anestesia es una gran opción para los pacientes pediátricos con alto riesgo de apnea perioperatoria.

Bloqueos nerviosos periféricos

El uso de BNP para ciertos procedimientos dolorosos, como la cirugía de hombro, ha permitido que se realicen en un entorno ambulatorio. Los BNP se asocian con una reducción del dolor, las náuseas y los vómitos, y con mayor satisfacción del paciente. Si se espera que el dolor postoperatorio sea intenso, se puede colocar un catéter para nervios periféricos que proporcione una liberación lenta de anestésico local. Los pacientes pueden irse a casa con los catéteres colocados y, en general, se indica que los retiren en un plazo de 48-72 h. Es importante que el paciente reciba instrucciones postoperatorias detalladas. En el capítulo 21 se analiza más a fondo la anestesia regional.

Sedación y analgesia

La sedación intravenosa es un complemento habitual de las técnicas de anestesia local. Los fármacos analgésicos disminuyen el dolor durante la inyección inicial de anestésico local y alivian las molestias derivadas de la colocación en una mesa de operaciones durante un período prolongado. Además, sus propiedades amnésicas garantizan que la mayoría de los pacientes recuerden poco los acontecimientos intraoperatorios.

Anestesia general

La anestesia general se realiza con frecuencia en el ámbito ambulatorio. Es necesario seleccionar de manera adecuada los fármacos anestésicos para facilitar una rápida recuperación postanestésica y una corta recuperación, evitando al mismo tiempo los efectos colaterales adversos. Los fármacos más utilizados para el mantenimiento de la anestesia general son el propofol y el sevoflurano. El óxido nitroso, aunque es más rápido en la recuperación que el sevoflurano, puede asociarse con un mayor riesgo de náuseas y vómitos postoperatorios (NVPO) cuando se utiliza durante períodos prolongados. También está contraindicado en los pacientes sometidos a cirugía del oído medio o cirugías de la retina que impliquen la creación de una burbuja de gas intraocular. El óxido nitroso no debe utilizarse en las pacientes embarazadas debido a su efecto sobre la vitamina B_{12} y la metabolización del folato. Además, aunque no se considera inflamable, el óxido nitroso favorece la combustión y, por ende, no debe emplearse en las cirugías de cabeza y cuello en las que se vaya a usar un electrocauterio. Aunque un fármaco de bloqueo neuromuscular de acción corta suele ser apropiado para la intubación, el bloqueo neuromuscular continuo no suele ser necesario para las cirugías ambulatorias.

E. Cuidados postanestésicos

Muchos de los posibles efectos adversos o complicaciones postoperatorias pueden anticiparse y prevenirse. La selección de los pacientes desempeña un papel importante en la planificación de una experiencia quirúrgica ambulatoria satisfactoria. La cuidadosa selección y ajuste de los fármacos anestésicos tienen un impacto significativo en la recuperación. Las causas más frecuentes de retraso en la recuperación son el dolor, las náuseas y la sedación debida a los efectos anestésicos residuales. La identificación y el tratamiento tempranos son primordiales. En el capítulo 40 se analiza más a fondo la recuperación postoperatoria.

Náuseas y vómitos

Las NVPO son una causa importante de retraso en el alta y, en raras ocasiones, pueden requerir ingreso a un hospital. Además, las NVPO tienen un impacto negativo en la satisfacción del paciente y en la calidad de la recuperación. Los factores que predicen las NVPO son el sexo femenino, los antecedentes de NVPO o mareo, no fumar y ciertos tipos de cirugía, como la de cabeza y cuello, la oftálmica, la de mama y la laparoscópica. Los factores de riesgo tienen un efecto aditivo: cuanto mayor sea el número de factores de riesgo presentes, mayor será el riesgo de NVPO. Por desgracia, muchos fármacos anestésicos contribuyen a las NVPO. Los anestésicos volátiles, el óxido nitroso y los opiáceos tienen propiedades emetógenas. Los antieméticos más utilizados son los antagonistas selectivos de los receptores de serotonina, como el ondansetrón. Otras clases de fármacos utilizados para tratar las NVPO son los antagonistas dopaminérgicos butirofenonas (droperidol) y fenotiazinas (proclorperazina), los antihistamínicos (dimenhidrinato) y los anticolinérgicos (escopolamina). El glucocorticoide dexametasona también suele utilizarse para la prevención y el tratamiento de las NVPO, donde ha demostrado que mejora la calidad de la recuperación. No tiene un impacto apreciable en la cicatrización de las heridas y tiene poco efecto en la regulación de la glucosa en sujetos sanos.[10,11] El método más eficaz para gestionar las NVPO es identificar a los individuos con mayor riesgo y emplear una combinación de estrategias preventivas y evitar la exposición a fármacos que se sabe que contribuyen a las NVPO. La anestesia total intravenosa con propofol se usa a menudo en los pacientes con antecedentes de NVPO graves, ya que el propofol tiene propiedades antieméticas intrínsecas.

Dolor

Se aconseja un abordaje multimodal para el tratamiento analgésico. El abordaje multimodal implica el uso concomitante de fármacos analgésicos con diferentes mecanismos de acción y tiene un efecto ahorrador de opiáceos. Los complementos más utilizados son el ketorolaco, el celecoxib, la pregabalina, el ibuprofeno y el paracetamol.

Reversión del efecto del fármaco

En la sala de recuperación, ocasionalmente puede ser necesario administrar fármacos como la naloxona o el flumazenil para revertir los efectos depresores respiratorios de los opiáceos o las benzodiazepinas, respectivamente. Se recomienda precaución al utilizar estos antagonistas, ya que pueden tener graves efectos cardiovasculares o sobre el sistema nervioso central. Cuando se administran fármacos para revertir una

? *¿Sabía que...?*

Los factores de riesgo para las NVPO son el sexo femenino, la edad temprana y los antecedentes de mareo o NVPO.

acción farmacológica, debe retrasarse el alta para dar tiempo de vigilar al paciente a fin de que no desarrolle nuevamente sedación.

Alta del paciente

La atención postanestésica suele dividirse en dos fases. En la fase I, el énfasis se pone en verificar que el paciente se ha recuperado de los efectos de la anestesia y que los signos vitales están cerca del valor inicial. En la fase II, la atención se centra en la preparación del paciente para el alta hospitalaria, incluido el asesoramiento sobre la atención postoperatoria. La mayoría de los individuos reciben MAC están listos para la fase II de recuperación inmediatamente después de la cirugía. En cambio, la mayoría de quienes reciben anestesia general requieren de un período en la fase I de recuperación. Sin embargo, con el uso de la analgesia preventiva y los anestésicos de acción corta, algunos pacientes que reciben anestesia general pueden saltarse la fase I de recuperación, esto se denomina *vía rápida*. Un estudio reciente demostró que la duración de la recuperación se redujo de manera significativa al eliminar la fase I de recuperación después de la anestesia general (según criterios estandarizados), sin ningún cambio en el resultado del paciente.[12]

Se han desarrollado varios sistemas de puntuación para ayudar a determinar la preparación de un paciente para el alta; se han modificado con el tiempo para reflejar los cambios en las técnicas anestésicas y en el tratamiento de los pacientes. La *Escala de Aldrete* original incluía una evaluación de la actividad, la respiración, la circulación, la consciencia y la coloración.[13] El *Sistema de puntuación del alta postanestésica* (PADSS, *Postanesthetic Discharge Scoring System*) se basaba inicialmente en los signos vitales, la deambulación y el estado mental, el dolor y las náuseas o vómitos, la hemorragia quirúrgica y la entrada o salida de líquidos. En la mayoría de las instituciones ya no se exige la capacidad de vaciar y tolerar la ingesta oral para el alta. Una versión contemporánea del PADSS incluye estas cinco categorías: signos vitales, actividad, náuseas y vómitos, dolor y hemorragia quirúrgica. El alta a domicilio suele requerir una puntuación PADSS igual o mayor de 9 (**tabla 25-4**).[14] Los criterios adicionales para el alta del paciente que recibe anestesia neuroaxial deben incluir la recuperación de la función motora y sensitiva, así como la capacidad de deambular de forma independiente.

Las instrucciones de alta deben ser escritas y explicadas al paciente y este debe reconocer que las entiende. Se debe aconsejar a los pacientes que no conduzcan ni tomen decisiones importantes durante el resto del día. Las instrucciones deben incluir siempre un plan para una persona de contacto o un centro de urgencias en caso de que surja un problema postoperatorio. El paciente debe ser dado de alta a su casa con la compañía de un responsable adulto. La mayoría de los centros ambulatorios realizan una llamada de seguimiento al día siguiente de la cirugía para inquirir sobre el estado del paciente.

III.   Anestesia en el consultorio

La anestesia en el consultorio implica la anestesia proporcionada en un lugar que no sea un hospital o un centro quirúrgico independiente. Se calcula que entre el 17 y 24% de los procedimientos electivos se realizan en el consultorio.[15] Los principales incentivos para los procedimientos en el consultorio son las ventajas económicas y la comodidad para el cirujano y el paciente. Una posible desventaja de estar lejos de un hospital es la falta de asistencia en caso de urgencia. Los estudios actuales y la revisión de los datos de reclamaciones juzgadas sugieren un mayor riesgo con la anestesia en el consultorio, con problemas que van desde un equipo, una supervisión y una evaluación inadecuados hasta una preparación y una respuesta deficientes a las complicaciones. Casi la mitad de los eventos adversos notificados en los

Tabla 25-4 Sistema de puntuación para el alta postanestésica

Parámetro	Valor	Puntuación
Signos vitales	Presión arterial y pulso dentro del 20% del valor preoperatorio	2
	Presión arterial y pulso dentro del 20-40% del valor preoperatorio	1
	Presión arterial y pulso con una diferencia superior al 40% respecto al valor preoperatorio	0
Actividad	Marcha estable, no hay mareos y corresponde con el valor preoperatorio	2
	Requiere asistencia	1
	Imposibilidad para deambular	0
Náuseas y vómitos	Mínimas o tratadas con medicación oral	2
	Moderadas o tratadas con medicación parenteral	1
	Graves o que continúan a pesar del tratamiento	0
Dolor	Controlado con analgésicos orales y aceptable para el paciente	2
	Incontrolado o inaceptable para el paciente	1
Hemorragia quirúrgica	Cambios de apósitos mínimos o nulos	2
	Moderada o se requieren hasta dos cambios de apósito	1
	Grave o se requieren más de tres cambios de apósito	0

Fuente: Chung F, Chan V, Ong D. A post anesthetic discharge scoring system for home readiness after ambulatory surgery. *J Clin Anesth.* 1995;7:500-506.

consultorios se clasificaron como evitables. Aunque los estándares de la cirugía en el consultorio pueden diferir de un estado a otro, debe quedar claro que el estándar de atención anestésica en un entorno de consultorio no es diferente de la atención anestésica realizada en un entorno hospitalario. La declaración del Ambulatory Surgical Committee de la ASA, actualizada por última vez en octubre de 2019, ofrece pautas para ayudar a quienes pretenden realizar anestesia ambulatoria en un consultorio.[16]

A. Selección de pacientes y atención preoperatoria
El anestesiólogo debe realizar una evaluación preoperatoria exhaustiva y sentirse seguro de que el procedimiento previsto está dentro de las posibilidades de actuación de los profesionales implicados y de la institución. Los pacientes con comorbilidades importantes que corren el riesgo de sufrir complicaciones anestésicas o quirúrgicas no son candidatos para procedimientos en el consultorio y deben ser derivados a un lugar apropiado. En la **tabla 25-5** se ofrecen sugerencias para los individuos que no son aptos para un procedimiento en el consultorio.[17] Los procedimientos quirúrgicos más largos tienen una mayor probabilidad de complicaciones postoperatorias y de necesidad de ingreso hospitalario. Muchos centros prevén que los procedimientos se completen a primera hora de la tarde para que la recuperación sea completa antes del alta.

B. Equipamiento y supervisión
Las instalaciones de cirugía en el consultorio deben estar equipadas adecuadamente. Como mínimo, deben contar con una fuente de oxígeno fiable, succión, equipo de reanimación y medicamentos de urgencia. Es obligatorio que todos los aparatos estén al día, en condiciones de funcionamiento y que sean revisados según las directrices del fabricante. Se requieren todos los dispositivos estándar de la ASA, incluyendo la

Tabla 25-5 Pacientes no aptos para anestesia en el consultorio

Condiciones cardíacas:	Condiciones pulmonares:	Sistema nervioso central:
• Grado de actividad <4 MET • Angina inestable • IM: 0-3 meses • IM: 3-6 meses, debe ser evaluado por un cardiólogo antes de la cirugía • Miocardiopatía grave • Hipertensión mal controlada • Desfibrilador interno o marcapasos • Receptor o candidato a trasplante de corazón	• Apnea obstructiva del sueño • Enfermedad pulmonar obstructiva crónica grave • Anomalías en las vías respiratorias • Intubación difícil previa • Asma: <6 meses desde la última consulta con el servicio de urgencias o exacerbación aguda • Receptor o candidato a trasplante de pulmón	• Esclerosis múltiple • Accidente cerebrovascular (ictus) <6 meses antes • Para- o tetraplejía • Trastorno convulsivo • Inestabilidad psicológica • Demencia con desorientación
Renal:	**Hepático:**	**Endocrino:**
• Creatinina >2 mg/dL • Enfermedad renal terminal en diálisis • Dieta especial por enfermedad renal • Candidato a trasplante de riñón	• Bilirrubina o transaminasas elevadas • Candidato a trasplante de hígado	• Obesidad mórbida con IMC >35 mg/kg • Diabetes mellitus mal controlada • Hemoglobina A1c >8% • Diabetes mellitus tipo I
Hematológico:	**Musculoesquelético:**	**Otros:**
• Drepanocitosis • Terapia anticoagulante • Enfermedad de von Willebrand • Hemofilia	• Antecedentes de hipertermia maligna • Miastenia grave • Distrofia muscular o miopatía	• Consumo excesivo de alcohol o sustancias • Ningún acompañante adulto

IMC: índice de masa corporal; IM: infarto de miocardio; MET: equivalentes metabólicos.
Adaptada de Ahmad S. Office based – is my anesthetic care any different? Assessment and management.
  Anesthesiol Clin. 2010;28:369-384.

oximetría de pulso, capnografía, PA, ECG continua y capacidad de medir la temperatura. Se necesita una selección de equipo adecuado para una vía aérea, incluido un espectro de dispositivos de suministro de oxígeno (desde la cánula nasal hasta el equipo de intubación), así como suministros de urgencia para la vía aérea, como un balón de reanimación (ambú). La succión también debe estar disponible. Si se atiende a pacientes pediátricos, se debe disponer de equipos y aparatos de reanimación de tamaño adecuado. Cuando se utilicen fármacos desencadenantes (succinilcolina o anestésicos volátiles), debe haber medicamentos para el tratamiento de la hipertermia maligna. Los fármacos de urgencia y un carro de reanimación cardiopulmonar que incluya un desfibrilador son esenciales. Es necesario establecer protocolos por escrito para garantizar el traslado seguro y oportuno de los pacientes que puedan necesitar servicios de urgencia prolongados o en el hospital.

C. Seguridad y organización

Cada centro debe tener un director médico que se encargue de delimitar las responsabilidades de cada miembro del personal. Deben existir políticas y procedimientos claros que se revisen anualmente. Deben cumplirse todas las normativas locales y federales, y todos los profesionales deben estar en posesión de las licencias actuales y válidas correspondientes a sus funciones. Es responsabilidad del anestesiólogo participar en proyectos de mejoría de la calidad y de gestión de riesgos. La construcción del edificio debe cumplir con las normas relativas a la prevención de incendios y a la correcta eliminación de residuos médicos y peligrosos. Al menos un miembro del personal debe estar certificado en reanimación cardiopulmonar y permanecer presente hasta que todos los pacientes hayan sido dados de alta.

D. Atención anestésica

Al igual que en la anestesia ambulatoria, la elección del anestésico en el consultorio se basa en la necesidad de facilitar un alta rápida y reducir al mínimo los efectos colaterales adversos. El coste del equipo de anestesia y de los medicamentos también puede ser un factor.

IV. Conclusión

Deben mantenerse los mismos estándares de evaluación y preparación preoperatorias, vigilancia intraoperatoria y atención postoperatoria, independientemente del paciente, el entorno o el tipo de anestesia que se vaya a administrar. Deben establecerse políticas y procedimientos para garantizar un nivel mínimo de atención en todas las instalaciones que administren anestesia. Todas las personas que proporcionen sedación deben conocer las propiedades farmacológicas de los sedantes y los analgésicos, ser capaces de reconocer y controlar sus efectos colaterales adversos y tener la capacidad de realizar los procedimientos de urgencia que puedan necesitarse para rescatar a un paciente de un grado de sedación más profundo de lo previsto. La duración de la acción de los medicamentos utilizados en cualquier anestesia individual debe basarse en el estado del paciente y en la naturaleza del procedimiento previsto. El seguimiento de los pacientes y el análisis de los resultados permitirán a nuestra especialidad aumentar continuamente la seguridad y la satisfacción de los pacientes en todos los entornos en los que se administra anestesia.

 Para más información e interactividad consulte las videoconferencias interactivas (en inglés) y la infografía «Visto de cerca», disponibles en el libro electrónico gratuito complementario. Las instrucciones de acceso se encuentran detrás de la portada.

Referencias

1. *Surgeries in Hospital-Based Ambulatory Surgery and Hospital Inpatient Settings* [Internet]. 2014. Accessed October 4, 2020. https://hcup-us.ahrq.gov/reports/statbriefs/sb223-Ambulatory-Inpatient-Surgeries-2014.jsp
2. Hall MJ, Schwartzman A, Zhang J, et al. Ambulatory surgery data from hospitals and ambulatory surgery centers: United States, 2010. *Natl Health Stat Report.* 2017;(102):1-15.
3. American Society of Anesthesiologists. *Position on Monitored Anesthesia Care.* Accessed July 20, 2020. 2008. www.asahq.org
4. American Society of Anesthesiologists. *Distinguishing Monitored Anesthesia Care ("MAC") From Moderate Sedation/analgesia (Conscious Sedation.* 2013. Accessed July 20, 2020. www.asahq.org
5. Jalota L, Kalira V, George E, et al. Prevention of pain on injection of propofol: systematic review and meta-analysis. *Br Med J.* 2011;342:d1110. PMID: 21406529.
6. Mazanikov M, Udd M, Kylänpää L, et al. Patient-controlled sedation for ERCP: a randomized double-blind comparison of alfentanil and remifentanil. *Endoscopy.* 2012;44(5):487-492. PMID: 22450724.
7. American Society of Anesthesiologists. *Standards for Basic Anesthetic Monitoring.* 2011. Accessed July 20, 2020. www.asahq.org
8. American Society of Anesthesiologists. *Continuum of Depth of Sedation, Definition of General Anesthesia and Levels of Sedation/Analgesia.* 2009. Accessed July 20, 2020. www.asahq.org

9. American Society of Anesthesiologists Committee. Practice guidelines for preoperative fasting and the use of pharmacologic agents to reduce the risk of pulmonary aspiration: application to healthy patients undergoing elective procedures. An updated report by the American Society of Anesthesiologists Committee on Standards and Practice Parameters. *Anesthesiology*. 2011;114:495-511.

10. De Oliveira GS, Ahmad S, Fitzgerald PC, et al. Dose ranging study on the effect of preoperative dexamethasone on postoperative quality of recovery and opioid consumption after ambulatory gynaecological surgery. *Br J Anaesth*. 2011;107(3):362-371. PMID: 21669954.

11. Murphy GS, Szokol JW, Avram MJ, et al. The effect of single low-dose dexamethasone on blood glucose concentrations in the perioperative period: a randomized, placebo-controlled investigation in gynecologic surgical patients. *Anesth Analg*. 2014;118(6):1204-1212. PMID: 24299928.

12. Apfelbaum JL, Walawander CA, Grasela TH, et al. Eliminating intensive postoperative care in same-day surgery patients using short-acting anesthetics. *Anesthesiology*. 2002;97(1):66-74. PMID: 12131105.

13. Aldrete JA, Kroulik D. A postanesthetic recovery score. *Anesth Analg*. 1970;49(6):924-934. PMID: 5534693.

14. Chung F, Chan VW, Ong D. A post-anesthetic discharge scoring system for home readiness after ambulatory surgery. *J Clin Anesth*. 1995;7(6):500-506. PMID: 8534468.

15. Kurrek MM, Twersky RS. Office-based anesthesia: how to start an office-based practice. *Anesthesiol Clin*. 2010;28(2):353-367. PMID: 20488399.

16. *Guidelines for Office-Based Anesthesia* [Internet]. Accessed July 30, 2020. https://www.asahq.org/standards-and-guidelines/guidelines-for-office-based-anesthesia

17. Ahmad S Office based—is my anesthetic care any different? Assessment and management. *Anesthesiol Clin*. 2010;28(2):369-384. PMID: 20488400.

NÁUSEAS Y VÓMITOS POSTOPERATORIOS

VISTO DE CERCA

Las náuseas y vómitos postoperatorios (NVPO) son una de las principales causas de retraso en el alta de la unidad de atención postanestésica y una fuente importante de insatisfacción del paciente. Los principales factores de riesgo relacionados con el paciente para las NVPO incluyen:

Género femenino

Antecedentes de NVPO

No fumar

Uso de opiáceos

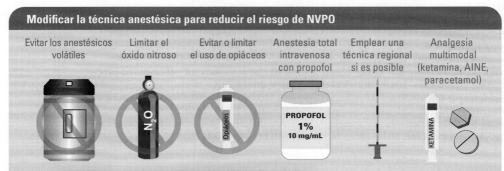

Modificar la técnica anestésica para reducir el riesgo de NVPO

| Evitar los anestésicos volátiles | Limitar el óxido nitroso | Evitar o limitar el uso de opiáceos | Anestesia total intravenosa con propofol | Emplear una técnica regional si es posible | Analgesia multimodal (ketamina, AINE, paracetamol) |

Profilaxis para los pacientes con un riesgo más alto...

Antagonistas de la serotonina

Antagonistas dopaminérgicos 2

Antihistamínicos

Esteroides

Antagonistas de la neurocinina

Antagonistas de la acetilcolina

| Ondansetrón **4-8 mg i.v.** | Haloperidol **0.5-1 mg i.v.** | Difenhidramina **12.5-25 mg i.v.** | Dexametasona **4-10 mg i.v.** | Aprepitant **40-80 mg vía oral** | Escopolamina **1 mg parche transdérmico** |

Ondansetrón

4-8 mg i.v.

Administrar 30 min antes de la recuperación postanestésica
Efectos colaterales: cefalea y prolongación del QT

Una pequeña dosis de propofol de 10-20 mg intravenosos puede usarse para tratar las NVPO resistentes

Haloperidol

0.5-1 mg i.v.

Administrar 30 min antes de la recuperación postanestésica
Efectos colaterales: sedación, síntomas extrapiramidales y prolongación del QT

Evítese en los pacientes con enfermedad de Parkinson

Difenhidramina

12.5-25 mg i.v.

Administrar 30 min antes de la recuperación postanestésica
Efectos colaterales: sedación y membranas mucosas secas

Evítese en los pacientes con riesgo de delírium

Dexametasona

4-10 mg i.v.

Administrar en cualquier momento durante la anestesia
Evitar bolos intravenosos rápidos cuando el paciente esté despierto, porque esto podría ocasionar dolor perineal
Podría incrementar la glucosa en sangre

Aprepitant

40-80 mg vía oral

Administrar preoperativamente
Podría interferir con los medicamentos anticonceptivos orales

Escopolamina

1 mg parche transdérmico

Coloque el parche detrás de la oreja preoperativamente
Efectos colaterales: sedación, boca seca, diplopia, ↑ de la presión intraocular y amnesia

Evitar en los adultos mayores y en los pacientes con glaucoma

Las dosis repetidas de la misma clase de fármacos son *ineficaces*
Tenga como diana múltiples receptores para tratar las NVPO

Infografía de: Naveen Nathan MD

Preguntas

1. El efecto colateral grave más frecuente de la dexmedetomidina es:

   A. Hipertensión
   B. Depresión respiratoria
   C. Aumento la IC
   D. Bradicardia

2. Según las recomendaciones para el ayuno de la ASA para la cirugía electiva, ¿cuántas horas antes de la intervención quirúrgica se debe abstener de tomar fórmula infantil?

   A. 2
   B. 4
   C. 6
   D. 8

3. Todos los siguientes medicamentos producen amnesia, EXCEPTO:

   A. Fentanilo
   B. Midazolam
   C. Ketamina
   D. Propofol

4. Los estándares de la ASA incluyen requisitos para controlar la temperatura, la circulación, la oxigenación y:

   A. Grado de dolor
   B. Ventilación
   C. Consciencia
   D. Posición

5. ¿Cuál de los siguientes pacientes es el candidato MENOS apropiado para ser operado en un centro de cirugía ambulatoria independiente?

   A. Una persona de 95 años de edad con hipertensión bien controlada que se somete a una cirugía de cataratas
   B. Un joven de 25 años de edad con un índice de masa corporal de 50 kg/m^2 que se somete a una amigdalectomía
   C. Un hombre de 40 años de edad con antecedentes de NVPO que se somete a una liberación del túnel carpiano
   D. Un niño sano de 2 años de edad sometido a una timpanoplastia

Respuestas

1. D

La dexmedetomidina puede producir una disminución de la PA y de la FC. La bradicardia es el efecto colateral significativo más grave y puede ir acompañada de hipotensión profunda. Es bastante única entre los sedantes, ya que no causa una depresión respiratoria importante. Disminuye la IC y el CMRO$_2$.

2. C

La fórmula infantil debe suspenderse durante las 6 h previas a la cirugía electiva en los lactantes. Solo es necesario suspender la leche materna durante 4 h antes de la cirugía electiva, porque se digiere relativamente más rápido que la fórmula. Las comidas completas y grasas requieren un período de ayuno de 8 h; las ligeras y bajas en grasa, uno de 6 h.

3. A

Los opiáceos tienen propiedades analgésicas pero no amnésicas. El midazolam, la ketamina y el propofol tienen propiedades amnésicas intrínsecas.

4. B

La supervisión anestésica básica debe incluir la evaluación de la temperatura, la circulación, la oxigenación y la ventilación. La ventilación se controla mediante capnografía.

5. B

La selección de los pacientes es un aspecto importante de la anestesia ambulatoria. Un paciente con obesidad mórbida que se somete a una cirugía de las vías respiratorias superiores podría no ser un buen candidato para un centro ambulatorio, ya que la depresión respiratoria es un riesgo importante que requeriría una vigilancia postoperatoria prolongada. La edad avanzada no es una contraindicación para la cirugía ambulatoria, sobre todo en un paciente que se somete a una cirugía menor y que, por lo demás, está razonablemente sano. Los antecedentes de NVPO aumentan el riesgo de NVPO durante las siguientes anestesias; sin embargo, este riesgo puede mitigarse con el tratamiento previo y el uso de una técnica anestésica que evite los fármacos emetógenos. Los lactantes muy pequeños podrían no ser aptos para el tratamiento en un centro ambulatorio; no obstante, los niños pequeños por lo demás sanos pueden ser tratados con éxito en dicho entorno.

26 Anestesia ortopédica

Ian Slade y Arman Dagal

I. Evaluación preoperatoria

Las cirugías ortopédicas de la columna vertebral y de las extremidades se clasifican generalmente como de riesgo intermedio, aunque la cirugía mayor de la columna vertebral o procedimientos menos exigentes en pacientes con problemas preexistentes (p. ej., la artroplastia de cadera en las personas mayores) pueden aumentar significativamente el riesgo perioperatorio. El propósito de la evaluación preoperatoria incluye la identificación y la gestión de los factores de riesgo modificables, la explicación de los riesgos y la formulación del mejor plan posible para anestesiar al paciente. Además de la evaluación preoperatoria estándar (*véase* cap. 16), la evaluación ortopédica específica debe incluir lo siguiente:

- Evaluación de la urgencia del procedimiento previsto, para agilizar adecuadamente las pruebas adicionales y la optimización (p. ej., riesgo de progresión de lesiones secundarias, riesgo de infección de fracturas abiertas, complicaciones tromboembólicas de la inmovilización a la espera de la cirugía).
- Evaluación de las vías respiratorias y de la columna cervical (p. ej., la artritis reumatoide, la artrosis y la espondilitis anquilosante podrían dar lugar a una limitación del movimiento del cuello, a una inestabilidad atlantoaxial o a una limitación de la apertura de la boca debido a la afectación de la articulación temporomandibular).
- Evaluación del sistema respiratorio (p. ej., defectos torácicos restrictivos inducidos por la escoliosis, deterioro del funcionamiento del diafragma debido a una lesión de la médula espinal).
- Evaluación del aparato cardiovascular. El grado de aptitud es el criterio decisivo para requerir de una evaluación adicional. Los pacientes de columna vertebral y de cirugía ortopédica pueden tener tolerancia limitada al ejercicio debido a otras razones (por lo general dolor) y, debido a ello, se complica esta evaluación.
- Evaluación del estado neurológico, incluidas las deficiencias neurológicas existentes y la amplitud de movimiento activo de las extremidades.
- Evaluación del dolor y de la carga psicológica para establecer unas expectativas postoperatorias realistas en cuanto al dolor y la función.
- Revisión de los antecedentes médicos, quirúrgicos y anestésicos, alergias y medicación actual, con especial atención al uso crónico de opiáceos y a los fármacos modificadores de la enfermedad como esteroides, metotrexato y antiinflamatorios no esteroideos.
- Perfil hematológico y uso de medicamentos anticoagulantes o antiplaquetarios. Es probable que se requiera la atención de una anemia y la modificación o interrupción de los fármacos que afectan a la coagulación.

- Evaluación de la fragilidad mediante instrumentos estandarizados para planificar las intervenciones perioperatorias con el objetivo de mitigar los riesgos de delirio confusional, pérdida importante de la condición física y morbilidad postoperatoria (p. ej., prehabilitación con ejercicios, optimización nutricional, planificación del apoyo al alta).[1]
- Planificación para la transición a los cuidados postoperatorios, intensidad de los cuidados, enfoques del tratamiento del dolor, incluida la analgesia multimodal y regional, así como la posible alta hospitalaria.

II. Vías de recuperación optimizadas

Desde finales de la década de 1990 se ha investigado mucho sobre los métodos para optimizar los resultados quirúrgicos y acelerar la recuperación mediante mejoras en la recuperación postanestésica (MRPA). Las MRPA consisten en conjuntos de elementos de atención, dirigidos a procedimientos quirúrgicos específicos, que combinan la optimización preoperatoria, las pautas intraoperatorias y los objetivos de la atención postoperatoria. Se han descrito y evaluado MRPA para pacientes sometidos a cirugía ortopédica y de la columna vertebral, entre muchas otras poblaciones quirúrgicas.[2,3] Los objetivos comunes de estas directrices incluyen la reducción del riesgo de disfunción de órganos principales, un mejor tratamiento del dolor, promover la cicatrización de las heridas y la movilización temprana para acelerar la recuperación después de la cirugía, así como la disminución del riesgo de tromboembolia venosa. Todos estos objetivos refuerzan los propósitos generales de reducir la duración de la estancia hospitalaria, la morbilidad y la mortalidad.

El papel del anestesiólogo en las MRPA comienza en la fase de evaluación preanestésica, ayudando a identificar claramente qué pacientes son candidatos a determinadas pautas y coordinando la optimización de la medicación preoperatoria, la atención de una anemia, el abandono del tabaco, la mejora del estado nutricional y la realización de las pruebas adecuadas.

El día de la cirugía, el consumo preoperatorio de una bebida con hidratos de carbono varias horas antes de la intervención ha demostrado disminuir la resistencia a la insulina. El tratamiento analgésico multimodal se inicia con frecuencia poco antes de la cirugía, combinando a menudo antiinflamatorios no esteroideos, paracetamol (acetaminofeno), gabapentinoides y otros complementos. Las técnicas de anestesia regional también pueden iniciarse en esta fase.

Las prioridades intraoperatorias se centran en optimizar el balance hídrico mediante el tratamiento hídrico dirigido por objetivos, en el suministro de oxígeno y en la reducción de la pérdida intraoperatoria de sangre utilizando antifibrinolíticos (ácido tranexámico [TXA]). La cicatrización de las heridas se favorece manteniendo la normotermia y la normoglucemia perioperatorias.

En el postoperatorio, la hidratación y la nutrición por vía oral se reanudan lo antes posible, mientras se consigue la normoglucemia. Se continúa con el uso de diversos antiálgicos, por lo general en combinación con anestesia regional y analgésicos opiáceos y no opiáceos. Los efectos secundarios, como las náuseas y los vómitos, se tratan de forma específica, todo ello con el objetivo de promover la comodidad del paciente para que participe en la movilización temprana, ayudando a reducir el desacondicionamiento y a preparar al paciente para el alta.

III. Afecciones de la columna vertebral y de la médula espinal

A. Lesiones de la médula espinal

Los accidentes de tráfico son actualmente la causa principal de la lesión traumática de la médula espinal (LTME). La lesión afecta con mayor frecuencia a la columna

Tabla 26-1 Clasificación de la lesión medular de la American Spinal Injury Association (ASIA)

Grado	Tipo de lesión	Descripción
A	Completa	Ninguna función motora o sensitiva por debajo de la altura de la lesión, incluyendo S4-5
B	Incompleta	La función sensitiva se conserva por debajo de la altura de la lesión, pero no la función motora, incluyendo S4-5
C	Incompleta	Las funciones motora y sensitiva están preservadas por debajo de la altura de la lesión (fuerza motora < 3/5 en al menos la mitad de los músculos principales)
D	Incompleta	Las funciones motora y sensitiva están conservadas por debajo de la altura de la lesión (fuerza motora ≥ 3/5 en al menos la mitad de los músculos principales)
E	Normal	Las funciones motora y sensitiva están intactas

cervical (57.4%), seguida de los niveles torácico (21.5%) y lumbosacro (13.8%).[4] El traumatismo inicial puede dar lugar a un daño neuronal irreversible (lesión primaria) «completo» (no hay función de la médula espinal distal a la lesión) o «incompleto» (función parcial distal a la lesión) y solo es modificable mediante la prevención. La *lesión secundaria* comienza en cuestión de minutos y se agrava por la inflamación y el edema, lo que conduce a mayor isquemia y deterioro neurológico. La atención médica focalizada tiene como objetivo limitar el daño con estrategias de tratamiento coordinadas y cuidadosas.[5] La puntuación de la American Spinal Injury Association se utiliza para clasificar la gravedad de la lesión neurológica (**tabla 26-1**). Las lesiones neurológicas incompletas son ocho veces más frecuentes que las completas y pueden tener una diversidad de presentaciones (**tabla 26-2**).

Tabla 26-2 Síndromes de lesión medular incompleta

Tipo	Descripción
Síndrome de la médula central	Frecuente en adultos mayores con lesiones por hiperextensión Disfunción motora en las extremidades superiores mayor que en las inferiores Disfunción sensitiva por debajo de la lesión Disfunción de la vejiga
Síndrome de la médula anterior	Arteria espinal anterior o lesión medular anterior Deterioro de la función motora, percepción del dolor y la temperatura La discriminación de dos puntos y la propiocepción permanecen intactas
Síndrome de Brown-Sequard	Por lo regular, producto de un traumatismo penetrante Corte de la mitad lateral de la médula espinal Pérdida ipsilateral de la motricidad y la propiocepción Sin percepción del dolor ni la temperatura contralaterales
Síndrome de la médula posterior	Sin percepción del tacto, la propiocepción ni la vibración, pero con función motora intacta
Síndrome de la cola de caballo	Lesión por debajo del cono medular (por debajo de L2) Adormecimiento perineal, retención urinaria, incontinencia fecal Debilidad de las extremidades inferiores

Tratamiento hemodinámico

La hipotensión es frecuente después de una LTME y puede estar asociada con la disminución del volumen intravascular, el neumotórax a tensión, el taponamiento cardíaco y el choque neurógeno. El *choque neurógeno* se caracteriza por hipotensión, con o sin bradicardia, debido a la pérdida del tono simpático cuando la lesión se produce a nivel de T6 o más arriba. Para el tratamiento de la bradicardia asociada pueden ser necesarios fármacos cronótropos o la electroestimulación cardíaca. La optimización de la perfusión de la médula espinal tiene como objetivo reducir el riesgo de lesiones secundarias en el tejido vulnerable de la médula en el entorno de la lesión adyacente y el edema. Este objetivo se aborda con frecuencia mediante el aumento de la presión arterial media (PAM) por encima de 85 mm Hg, lo cual puede lograrse con una combinación de incremento del volumen intravenoso, vasopresores e inótropos. Sin embargo, se carece de datos de buena calidad que respalden una estrategia de tratamiento ideal, como un objetivo para la PAM o de la duración, después de la lesión, para la que una mayor presión de perfusión de la médula podría alterar el resultado neurológico.[6,7]

Cirugía descompresiva

Por lo general, tras la LTME se requiere la descompresión de la médula espinal lesionada y la estabilización de la columna vertebral. Sigue a la reanimación inicial y al tratamiento quirúrgico de otras afecciones con riesgo vital inmediato, como la lesión cerebral traumática o la hemorragia intraabdominal. Cuando la descompresión se realiza dentro de las 24 h siguientes a la lesión, la evidencia sugiere que el resultado neurológico puede ser mejor.[8]

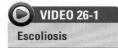

B. Escoliosis

La **escoliosis** se define como una curvatura lateral anormal de la columna vertebral en el plano coronal. Con frecuencia, se acompaña de una deformidad de rotación (**tabla 26-3**). Su gravedad se evalúa mediante la medición del ángulo de Cobb (**fig. 26-1**). A pesar del uso de un corsé, la progresión de la curva hasta un ángulo de Cobb >45° suele requerir una intervención quirúrgica para frenar el deterioro. Cuando no se trata, la escoliosis progresiva puede provocar dolor intenso de espalda, deterioro ventilatorio restrictivo, hipoxia, hipercapnia e hipertensión pulmonar.

Tabla 26-3 Causas de la escoliosis	
Idiopática (80%)	Infantil: 0-3 años Juvenil: 4-10 años Adolescente: 11-18 años
Congénita	Síndrome VATER
Neuromuscular	Distrofias musculares Poliomielitis Parálisis cerebral Espina bífida Ataxia de Friedreich Neurofibromatosis
Nerviosa	Siringomielia Malformación de Chiari
Sindrómica	Síndrome de Marfan Neurofibromatosis

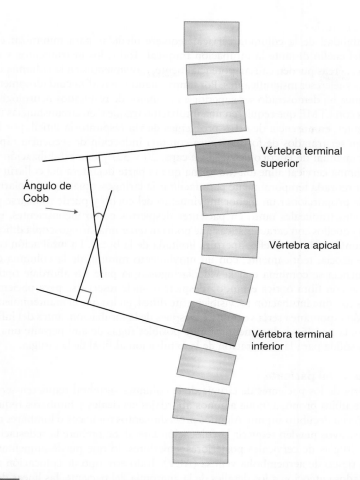

Vértebra terminal
superior

Ángulo de
Cobb →

Vértebra apical

Vértebra terminal
inferior

Figura 26-1 El ángulo de Cobb es el ángulo entre las dos líneas trazadas **(1)** paralelas al borde superior de la vértebra terminal superior y el **(2)** borde inferior de la vértebra terminal inferior.

C. Enfermedad degenerativa de la columna vertebral

La enfermedad degenerativa de la columna vertebral en adultos es una de las principales causas de dolor crónico y discapacidad en todo el mundo. *Espondilosis* se refiere a un espectro de afecciones degenerativas, como la estenosis espinal, la formación de osteofitos y la enfermedad intervertebral de disco, cualquiera de las cuales puede ser asintomática o ir acompañada de radiculopatía o mielopatía. Sus causas son inciertas (>50% se debe a un traumatismo repetitivo en la columna vertebral) y generalmente se trata de manera no quirúrgica. *Espondilolistesis* se refiere a una pérdida de alineación vertebral, resultado del desplazamiento hacia adelante de una vértebra sobre otra, afecta con mayor frecuencia a la región lumbosacra. El tratamiento suele ser conservador (fisioterapia, diversos analgésicos e inyecciones epidurales de esteroides), aunque la mielopatía progresiva, la neuropatía o la pérdida de control de los intestinos o la vejiga son indicaciones para la descompresión quirúrgica con o sin fusión.

D. Anestesia para la cirugía de la columna vertebral

La cirugía de la columna vertebral está indicada para la corrección de sus deformaciones y para la descompresión de los nervios y de la médula espinal a causa de pinzamiento por enfermedades del disco, el hueso, los tumores y los traumatismos.

Vías respiratorias

La inestabilidad de la columna cervical requiere medidas para minimizar el movimiento del cuello durante la intubación traqueal. Todos los instrumentos y técnicas en las vías aéreas pueden causar, potencialmente, movimientos en la columna cervical, pero estos suelen ser insignificantes. Por tanto, cuando se realiza cuidadosamente, ninguna técnica ha demostrado ser superior en términos de resultados neurológicos. Los pacientes con LTME que requieren una intubación traqueal en circunstancias urgentes o emergentes, en ausencia de otros problemas de vía respiratoria difícil, por lo general pueden ser tratados de forma segura con una inducción de secuencia rápida con presión bimanual de la cricoides (*véanse* caps. 20 y 32) y una estabilización manual de la columna cervical alineada (de forma que la parte delantera del collarín cervical pueda ser retirada temporalmente para facilitar la laringoscopia). La videolaringoscopia puede proporcionar un menor movimiento del cuello y puede utilizarse para las intubaciones traqueales tanto en pacientes despiertos como inconscientes, especialmente en aquellos con características que podrían tener una laringoscopia difícil (p. ej., gran circunferencia del cuello, apertura limitada de la boca). La intubación con fibra óptica se asocia, teóricamente, con un movimiento mínimo de la columna cervical, con frecuencia se combina con la videolaringoscopia para un abordaje óptimo. La intubación con fibra óptica estando «despierto» suele reservarse para pacientes cooperativos con una intubación previsiblemente difícil, en los que el mantenimiento de la respiración espontánea sería ventajoso. Después de la intubación, antes del inflado del manguito, la revisión y documentación de posibles fugas de aire permite una evaluación más sólida para la preparación de la extubación al final de la cirugía.

Colocación del paciente

La mayoría de los pacientes de cirugía de la columna vertebral requieren ser colocados en decúbito prono, aunque algunos abordajes cervicales y lumbares requieren la colocación en decúbito supino. Algunos procedimientos torácicos o lumbares mínimamente invasivos pueden requerir la colocación lateral. Se prefiere la sedestación para algunas cirugías de cervicales posteriores superiores, lo que puede aumentar ligeramente el riesgo de aeroembolia venosa (AEV). Todo este tipo de colocación requiere una cuidadosa atención a los detalles de la anatomía del paciente, las líneas de acceso vascular y el equipo de supervisión. Esto se facilita con una cantidad adecuada de personal y un entrenamiento apropiado en aspectos de seguridad (**figs. 26-2** y **26-3**).

La cánula endotraqueal y todas las líneas de acceso vascular deben asegurarse adecuadamente antes de pasar de la posición supina a otra posición. Un protector suave de mordida evitará que el paciente se muerda la lengua o que muerda la cánula endotraqueal. Las mesas especiales para la columna vertebral permiten que

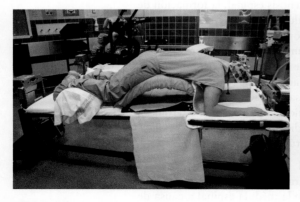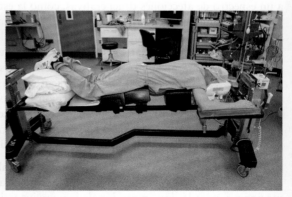

Figura 26-2 Colocación en decúbito prono en el marco de Wilson (**izquierda**) y en la mesa de Jackson (**derecha**) con almohada de espuma y reposacabezas, respectivamente.

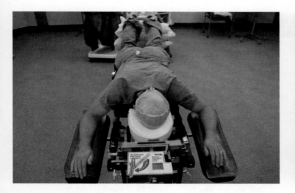
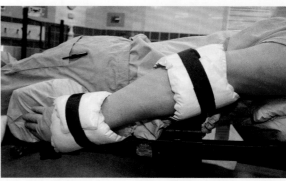

Colocación correcta de los brazos en decúbito prono. Los brazos pueden colocarse en posición de nadador (**izquierda**) o pegados a los costados (**derecha**), con las axilas y los surcos cubitales libres de presión directa y las muñecas y los codos en superficies acolchonadas.

el abdomen en decúbito prono cuelgue libremente y reducen la hemorragia intraoperatoria al minimizar la compresión del contenido abdominal (y el consiguiente aumento de la presión venosa de la vena cava y epidural), además de facilitar la ventilación con presión positiva. Una leve inclinación de Trendelenburg inversa también limita la contrapresión venosa y la hemorragia. Se utilizan almohadas faciales de espuma o gel, o cabezales Mayfield, para proporcionar una posición de la cara libre de presión, con el cuello en una posición neutra para evitar lesiones neurológicas.

Vigilancia y acceso

Además de las pantallas estándar de la American Society of Anesthesiologists, un catéter arterial proporciona una supervisión continua de la presión arterial y facilita la toma de muestras de sangre en casos seleccionados de inestabilidad hemodinámica prevista o de gran pérdida de sangre. Al menos dos líneas intravenosas periféricas son ideales debido al acceso intraoperatorio restringido a las extremidades que se produce en los procedimientos de la columna cervical con los brazos pegados a los costados. Debe considerarse un acceso vascular adicional robusto para los procedimientos con mayor riesgo de hemorragia, como las correcciones de escoliosis, los abordajes lumbares anteriores (riesgo de lesión vascular importante durante la exposición) y para la resección de lesiones hipervasculares (como tumores o hueso infectado). El cateterismo venoso central puede ser útil para la reanimación y la aspiración del aire intracardíaco si se produce una embolia gaseosa.

Técnica de la anestesia

Para la mayoría de las intervenciones de columna se requiere anestesia general. Dado que los anestésicos volátiles tienen efectos variables en los potenciales evocados (provocados) durante el funcionamiento supervisado de la médula espinal, en estos casos se suele preferir la anestesia i.v total, ya sea sola o en combinación con un anestésico volátil en dosis baja (menos de una concentración alveolar mínima) (**tabla 26-4**).

E. Supervisión de la médula espinal

La *vigilancia neurofisiológica intraoperatoria* de los potenciales motores o sensitivos evocados, en el sistema nervioso central, se utiliza durante la cirugía de la columna vertebral para detectar lesiones involuntarias de la médula espinal. También se utiliza para guiar las intervenciones quirúrgicas y médicas, para evitar lesiones neurológicas permanentes. Las diversas modalidades de vigilancia neurofisiológica (**tabla 26-5**) son sensibles y específicas para detectar lesiones neurológicas intraoperatorias, pero no hay suficientes pruebas de que reduzca la incidencia de déficits neurológicos nuevos o que empeoran.[9]

? **¿Sabía que...?**

Antes de la llegada de la supervisión neurofisiológica moderna, del funcionamiento de la médula espinal mediante potenciales evocados motores o sensitivos, su evaluación intraoperatoria se realizaba mediante una «prueba de despertar» reduciendo transitoriamente la profundidad anestésica durante el procedimiento quirúrgico para observar el movimiento de las extremidades del paciente en respuesta a solicitudes verbales.

Tabla 26-4 Anestésicos de uso frecuente en la cirugía de la columna vertebral		Dosificación en anestesia primaria	Dosificación de los complementos
Inhalables	Desflurano	4.5-6% de concentración espirada	2-3% de concentración espirada
	Sevoflurano	1.5-2% de concentración espirada	0.5-1% de concentración espirada
Intravenosos	Propofol	100-150 µg/kg por min	50-75 µg/kg por min
	Ketamina	2-3 mg/kg por h (puede ser mayor en niños)	0.25-2 mg/kg por h Reducir a 8 mg/h para la analgesia postoperatoria; empezar 45 min antes del final de la cirugía
	Dexmedetomidina	NP	0.2-0.4 µg/kg por h (dosis baja)
	Remifentanilo	NP	0.1-0.4 µg/kg por min

NP: no procede.

Tratamiento de las alteraciones agudas en las señales de los potenciales evocados

Si se detecta un cambio agudo en la supervisión neurofisiológica, se deben tomar las siguientes medidas para identificar su causa y revertir la anomalía:

- Descartar factores relacionados con la cirugía y el equipo; comunicarse con el cirujano y el equipo de neurovigilancia.
- Cambiar la posición del paciente (mantener la alineación natural de la columna vertebral).
- Corregir la hipotensión, las anomalías metabólicas, la anemia grave y la hipo- o hipertermia.
- Elevar la PAM > 85 mm Hg para aumentar la perfusión de la médula espinal.
- Detener el suministro de anestésico inhalado y cambiar a anestesia intravenosa total.

F. Estrategias de transfusión de sangre

La pérdida de sangre puede ser importante durante la cirugía de la columna verte-bral, hasta el 80% de los pacientes necesitan una transfusión intraoperatoria. La pérdida de sangre perioperatoria y la transfusión de sangre tienen consecuencias

Tabla 26-5 Modalidades de supervisión neurofisiológica intraoperatoria		
Modo de vigilancia	Región vigilada de la médula	Parámetro
PESS	Solo supervisa la columna dorsal ascendente	Reducción de la amplitud > 50% o aumento de la latencia > 10%
PEMTC	Vías motoras descendentes	Reducción de la amplitud > 50%
EMG	Raíces nerviosas y nervios periféricos	El pinzamiento de una raíz nerviosa por un instrumento provocará una actividad motora inmediata

EMG: electromiografía; PEMTC: potenciales evocados motores transcraneales; PESS: potenciales evocados somatosensitivos.

negativas potenciales. Por ello, se han propuesto diversas técnicas para minimizar la pérdida de sangre y la transfusión de hemoderivados en este contexto.[10] Junto con una técnica quirúrgica meticulosa, el mantenimiento de la normotermia y la inhibición de la acidosis reducirán la hemorragia. Cada vez se utilizan más las estrategias de transfusión dirigidas por un panel de urgencias hemorrágicas que incluye hemoglobina, hematócrito, plaquetas, tiempo de protrombina y fibrinógeno, o las pruebas en el punto de atención utilizando ensayos hemostáticos viscoelásticos para guiar la transfusión de productos sanguíneos.

Optimización de la hemoglobina preoperatoria

Las concentraciones preoperatorias de hemoglobina, de 12 g/dL para las mujeres y de 13 g/dL para los hombres, sirven como umbrales para la anemia y por lo regular requieren mayor atención en el período preoperatorio. La evaluación de laboratorio, el diagnóstico y el tratamiento de una anemia deben realizarse antes de los procedimientos ortopédicos electivos mediante la corrección de las deficiencias nutricionales, el uso de eritropoyetina humana recombinada y la administración de complementos de hierro por vía oral o intravenosa. La donación preoperatoria de sangre del propio paciente y la hemodilución normovolémica aguda se han investigado para la cirugía de la columna vertebral, pero no son componentes habituales de la práctica clínica.

Antifibrinolíticos

El ácido tranexámico (TXA, *tranexamic acid*) es el análogo de la lisina más utilizado como antifibrinolítico para disminuir la pérdida de sangre perioperatoria y las necesidades de transfusión mediante la inhibición de la degradación del coágulo. Su uso está contraindicado en casos de alergia conocida, antecedentes de enfermedad tromboembólica o de trastornos epilépticos. Los efectos adversos potenciales incluyen tromboembolias, crisis epilépticas y alteraciones de la visión. El régimen de dosificación recomendado es un bolo de 1 g en 10 min seguido de una infusión de 1 g en 8 h. En los traumatismos agudos graves, el inicio de la administración de TXA más de 3 h después del momento de la lesión se asocia con incrementos de mortalidad.

Recuperación de glóbulos sanguíneos

Los informes apoyan el uso de la recuperación intraoperatoria de eritrocitos en la cirugía de la columna vertebral, ya que la autotransfusión reduce significativamente las tasas de transfusión con sangre de donadores. Sin embargo, su uso es controvertido durante la cirugía del cáncer, las infecciones bacterianas, la irrigación de heridas con antibióticos y el uso simultáneo de agentes hemostáticos tópicos.

G. Pérdida de la visión tras una cirugía de la columna vertebral

La *pérdida visual perioperatoria (PVPO)* es una complicación potencialmente devastadora que puede producirse tras una cirugía de columna vertebral. Su incidencia oscila entre el 0.03 y 0.2% y tiene varios tipos, presentaciones y causas diferentes (**tabla 26-6**).

Se han sugerido las siguientes estrategias de gestión para la prevención de la PVPO en pacientes de cirugía de la columna vertebral con los factores de riesgo indicados en la **tabla 26-6**:[11]

- Discutir la PVPO como parte del consentimiento informado preoperatorio.
- Evaluar la presión arterial basal del paciente.
- Controlar continuamente la presión arterial en los pacientes de alto riesgo.
- Evitar la hipotensión deliberada en pacientes de alto riesgo.
- Colocar el cuello en posición neutra, la cabeza debe estar a la altura (o más alto) del corazón para minimizar la congestión venosa.
- Mantener un volumen intravascular adecuado con combinaciones equilibradas de cristaloides, coloides y hemoderivados.
- Considerar dividir la cirugía en el caso de las operaciones prolongadas.

Tabla 26-6 Pérdida visual perioperatoria

	OACR	NOIA	NOIP	CC
Inicio	Inmediato	Primeras 48 h	Inmediato	Inmediato
Sitio	Unilateral	Con frecuencia bilateral	Mayormente bilateral	Bilateral
Posibles causas/ factores de riesgo	Presión directa Émbolos Hipotensión	Antecedentes de afecciones vasculares (coronarias, cerebrales, periféricas) Retinopatía diabética Anemia preoperatoria Más frecuente en varones que en mujeres Hipotensión Cirugía prolongada Hemorragia masiva y grandes cambios de volumen Uso de grandes volúmenes de cristaloides	Congestión venosa Anemia	Émbolos Hipotensión Anemia

CC: ceguera cortical; NOIA: neuropatía óptica isquémica anterior; NOIP: neuropatía óptica isquémica posterior; OACR: oclusión de la arteria central de la retina.

H. Aeroembolia venosa

La *aeroembolia venosa* (AEV) se produce por el arrastre de aire ambiental a la circulación venosa a través de los vasos intraóseos o de las venas epidurales abiertas en el sitio quirúrgico. Los procedimientos por arriba del nivel de la aurícula derecha que impliquen la apertura de grandes estructuras venosas, incluida la extirpación de grandes áreas de hueso cortical o los procedimientos en sedestación, implican un mayor riesgo de AEV. Cuando la acumulación de aire en el hemicardio derecho alcanza un volumen crítico que repercute en el gasto del ventrículo derecho, puede producirse un colapso cardiovascular. El riesgo de AEV aumenta con la hipovolemia, la hipotensión y la ventilación espontánea, pero disminuye en una posición que permita que las venas epidurales permanezcan por debajo de la altura del corazón. La AEV puede detectarse mediante ecocardiografía o Doppler precardíaco, también puede inferirse por la presentación clínica. La presentación y el tratamiento de la AEV se resumen en la **tabla 26-7**.

I. Cuidados postoperatorios

Uno de cada cinco pacientes de cirugía de la columna vertebral desarrollará complicaciones postoperatorias inmediatas. Los factores de riesgo independientes incluyen al sexo masculino, la edad avanzada, el abordaje quirúrgico (el abordaje combinado anterior y posterior se asocia con las tasas de complicaciones más altas), así como las comorbilidades. Las tasas de mortalidad hospitalaria son del 0.2-0.5% y con mayor frecuencia se asocian con insuficiencia cardíaca congestiva concomitante, hepatopatía, coagulopatía, trastornos neurológicos, nefropatía, desequilibrios electrolíticos y con enfermedades circulatorias pulmonares.

Decisión de extubar

Las cirugías de fusión cervical anterior conllevan el riesgo particular de formación de hematomas y edemas hasta 36 h después de la cirugía y la extubación traqueal. Esto puede conducir a un deterioro postoperatorio de las vías respiratorias y a la necesidad de una reintubación de emergencia. La lesión quirúrgica del nervio laríngeo recurrente también puede causar disfunción de las cuerdas vocales y dificultad para respirar. No existen criterios uniformemente aceptados para guiar las decisiones de

Tabla 26-7	Presentación y tratamiento de la aeroembolia venosa intraoperatoria
Presentación	Reducción repentina del CO_2 exhalado
	Hipercapnia (aumento de la $PaCO_2$)
	Hipoxemia
	Hipotensión
	Taquiarritmias
	PVC elevada o venas del cuello distendidas
	Soplo cardíaco, sibilancias respiratorias
	Paro cardíaco (> 5 mL/kg de acumulación de aire)
Tratamiento	Detener la cirugía
	Interrumpir anestésicos inhalados, incluido el N_2O
	FiO_2 100%
	Prevenir nuevas embolias
	Inundar el campo con líquido
	Avanzar la línea central intracardíaca e intentar aspirar si está *in situ*
	Nivelar la mesa
	Girar al paciente a la posición de decúbito lateral izquierdo
	Bolos líquidos-RCP, fármacos hemodinámicos
Vigilancia	Junto con los requisitos estándar de vigilancia de la ASA, considere el Doppler precardíaco o transesofágico

ASA: American Society of Anesthesiologists; FiO_2: fracción de oxígeno inspirado; N_2O: óxido nitroso; $PaCO_2$: presión parcial de dióxido de carbono arterial; PVC: presión venosa central; RCP: reanimación cardiopulmonar.

la extubación. Los factores de riesgo potenciales para la reintubación postoperatoria incluyen la edad avanzada, una clase más alta para la American Society of Anesthesiologists, la extensión del procedimiento y su duración, el volumen de los líquidos administrados, una pérdida de sangre > 300 mL, el abordaje cervical anterior y posterior combinados, así como la cirugía de columna anterior.

Control del dolor
El dolor postoperatorio es una de las principales preocupaciones después de la cirugía de la columna vertebral, con frecuencia se complica por el dolor crónico preoperatorio, el uso de opiáceos a largo plazo y los problemas psicosociales relacionados. En estos pacientes se recomienda el *tratamiento con diversas modalidades analgésicas*. La combinación de analgésicos con diferentes mecanismos de acción, como el paracetamol, los antiinflamatorios no esteroideos, la gabapentina, la dexametasona, la ketamina y la lidocaína, facilita la movilización temprana, reduce el consumo de opiáceos y aumenta la satisfacción del paciente. No existe un único régimen analgésico multimodal óptimo, por lo que deben tenerse en cuenta los factores individuales del paciente para maximizar los beneficios probables y reducir el riesgo de efectos secundarios graves. Por ejemplo, aunque son útiles para algunos pacientes, los gabapentinoides potencian los efectos depresores respiratorios de los opiáceos y deben utilizarse con precaución en pacientes vulnerables, como los que padecen apnea obstructiva del sueño.[12]

J. Anestesia neuroaxial y regional para la cirugía de la columna vertebral
La anestesia neuroaxial (subaracnoidea o epidural) puede utilizarse para microdiscectomía, laminectomía lumbar o torácica inferior limitada a uno o dos niveles. Tiene el potencial de reducir la pérdida intraoperatoria de sangre a través de los efectos combinados del bloqueo simpático (que conduce a vasodilatación e hipotensión relativa) y el mantenimiento de la ventilación espontánea (que disminuye las

presiones de ventilación intratorácica y reduce la congestión de las venas epidurales). La anestesia neuroaxial también proporciona analgesia postoperatoria y puede reducir las necesidades de opiáceos, las náuseas, los vómitos y la retención urinaria. Los bloqueos bilaterales del plano erector de la columna vertebral o los bloqueos retrolaminares se muestran prometedores como estrategias alternativas.

IV. Anestesia para la cirugía de las extremidades

La cirugía ortopédica de las extremidades es muy frecuente. Se realiza tanto para indicaciones electivas como emergentes y se lleva a cabo tanto en entornos hospitalarios como ambulatorios. Además, este tipo de cirugía abarca desde recién nacidos (p. ej., displasia congénita de cadera) hasta adultos mayores (p. ej., fractura traumática de cadera), así como el espectro de morbilidades médicas concurrentes, desde el atleta profesional sano hasta el residente debilitado de un centro de enfermería. Las siguientes afirmaciones se aplican generalmente a la anestesia para la cirugía ortopédica de las extremidades:

- Muchos procedimientos ortopédicos pueden utilizar, potencialmente, técnicas de anestesia regional para la anestesia intraoperatoria, el control del dolor postoperatorio y la rehabilitación de las articulaciones.
- La prevención de las complicaciones relacionadas con la postura, como las lesiones nerviosas y de los tejidos blandos, requiere conocimientos sobre el procedimiento y vigilancia.
- Puede producirse una hemorragia importante y es necesario estar familiarizado con las técnicas de reducción de la pérdida sanguínea como el uso de torniquetes, recuperación de glóbulos sanguíneos, antifibrinolíticos, desencadenantes de la transfusión, así como con las complicaciones relacionadas con la transfusión.
- La inmovilización prolongada después de una intervención quirúrgica, especialmente en rodilla, cadera o pelvis, se asocia con un mayor riesgo de trombosis venosa profunda y con tromboembolia. Por otro lado, la profilaxis de la tromboembolia puede interferir con las técnicas de anestesia regional.

A. Elección de la técnica anestésica

Muchos procedimientos quirúrgicos ortopédicos son adecuados para la anestesia regional, cuyos detalles generales se describen en el capítulo 21. Los posibles beneficios clínicos de la anestesia regional, en particular para la cirugía ortopédica, incluyen una analgesia prolongada que reduzca las exigencias del procedimiento, facilite la rehabilitación articular y aumente la satisfacción del paciente. También puede disminuir el uso de opiáceos, las náuseas y vómitos postoperatorios, el deterioro cognitivo, la inmunodepresión y la duración de la estancia en recuperación. La reducción de la tromboembolia puede ocurrir con la anestesia regional y ser el resultado de la disminución del tono simpático que mejora el flujo sanguíneo y evita la estasis venosa. Los riesgos de la anestesia regional incluyen la toxicidad de los anestésicos locales, la formación de hematomas, la hemorragia, el daño a los nervios y la infección. Con la introducción de las técnicas guiadas con ecografía, las técnicas con catéteres de uso único o permanentes (que permiten una analgesia prolongada y facilitan la terapia funcional) se han convertido en opciones anestésicas seguras, eficaces y deseables. Algunos pacientes pueden beneficiarse del uso continuado de catéteres en nervios periféricos, durante 2 o 4 días después del alta, mediante bombas desechables de infusión de anestésicos locales que son ligeras, portátiles y pueden llevarse a casa.

Alternativamente, la anestesia general puede utilizarse para prácticamente cualquier procedimiento ortopédico de las extremidades y puede ser necesaria para procedimientos prolongados, los que implican una posición única y los que se realizan en el torso. En algunos casos, puede estar indicada la combinación de anestesia

Tabla 26-8 Consideraciones generales para procedimientos quirúrgicos específicos

Tipo de cirugía	Colocación del paciente	Anestesia	Torniquete	Pérdida de sangre
Artroplastia total de hombro	Decúbito lateral o «silla de playa»	Anestesia general o interescalénica	–	Moderada
Cirugía artroscópica del hombro	«Silla de playa»	Anestesia general o interescalénica	–	Mínima
Artroplastia total de codo	En decúbito supino o lateral	Anestesia general, supraclavicular, infraclavicular o axilar	+	Limitada
Artroscopia de codo	Decúbito prono con sacos de arena bajo la fosa antecubital	Anestesia general, supraclavicular, infraclavicular o axilar	±	Mínima
Antebrazo, muñeca o mano	Decúbito supino	Anestesia general, supraclavicular, infraclavicular, axilar o selectiva de nervios periféricos	±	Mínima
Artroplastia total de cadera, abierta	Mesa para fracturas, lateral	Anestesia general, neuroaxial o del psoas	–	Moderada
Fracturas de cadera no desplazadas	Mesa para fracturas, decúbito supino	Anestesia general o neuroaxial	–	Limitada
Artroplastia total de rodilla	Decúbito supino, posible golpe de cadera	Anestesia general, neuroaxial o de los nervios ciático y femoral (o del canal aductor)	+	Moderada
Artroscopia de rodilla	Decúbito supino con el muslo operatorio colocado contra un soporte para artroscopia	Anestesia general, neuroaxial o de los nervios ciático y femoral	±	Mínima
Tobillo o pie		*Véase* **tabla 26-10**.		

general y regional para lograr tanto las condiciones operatorias ideales como la analgesia postoperatoria. La elección final de la técnica anestésica debe adaptarse a las necesidades de cada paciente, en función de las condiciones médicas específicas, las comorbilidades, la edad, el tipo de cirugía y las preferencias tanto del cirujano como del paciente (**tabla 26-8**).

V. Cirugía de las extremidades superiores

La anestesia regional es una excelente opción para la anestesia y la analgesia postoperatorias en la cirugía de las extremidades superiores, desde el hombro hasta los dedos. La guía ecográfica puede ser especialmente ventajosa para los bloqueos periféricos de las extremidades superiores dirigidos a los nervios próximos a grandes estructuras vasculares y al pulmón (p. ej., bloqueos supraclaviculares, infraclaviculares e interescalénicos). Sin embargo, algunos factores quirúrgicos (procedimientos bilaterales o cirugía prolongada) y factores del paciente (apnea obstructiva del sueño grave, enfermedad pulmonar grave, déficits neurológicos preexistentes, deterioro de la cognición o fracaso de la anestesia regional) pueden hacer necesaria la anestesia general. Los pacientes que se consideran candidatos a anestesia regional pueden sorprenderse con la duración potencialmente larga del bloqueo sensorial y motor tras la anestesia del plexo braquial de densidad quirúrgica, algunos pueden encontrar esta experiencia poco grata a pesar de la excelente analgesia que suele acompañarla. Por ello, además de discutir los riesgos de la anestesia, el anestesiólogo debe tratar de ofrecer expectativas realistas sobre el tratamiento posquirúrgico cuando solicite el consentimiento informado.[13]

A. Cirugía de hombros y brazos

Los procedimientos más frecuentes en el hombro y la parte superior del brazo incluyen artroplastia, artroscopia, descompresión subacromial, reparación del manguito rotador, reparación de fracturas y manipulación del hombro rígido (congelado). Las posiciones en decúbito lateral y «silla de playa» se utilizan habitualmente en la parálisis neuromuscular farmacológica o con un bloqueo motor que facilita la tracción del brazo. Puede producirse una pérdida importante de sangre porque no es posible el uso de torniquetes, por lo que se requiere una cuidadosa supervisión hemodinámica y puede ser necesaria la medición seriada de la hemoglobina (**tabla 26-9; figs. 26-4 y 26-5**). Si el paciente se encuentra en posición «silla de playa», los objetivos de presión arterial deben elegirse para tener en cuenta la diferencia de presión hidrostática entre el brazo y el cerebro. La presión arterial media efectiva disminuye 1 mm Hg por cada 1.35 cm de elevación del flujo sanguíneo desde el corazón hasta el cerebro. Puede producirse una hipotensión cerebral grave, lo que puede provocar isquemia y accidente cerebrovascular (ictus) intraoperatorio.

B. Cirugía del codo

Las cirugías que implican al codo pueden realizarse con técnicas abiertas (p. ej., sustitución total del codo, reparación de fracturas) o endoscópicas (artroscopia de codo). La cirugía mínimamente invasiva y los avances en las prácticas de sedación han dado lugar a una mayor capacidad para realizar la mayoría de las cirugías

Tabla 26-9   Comparación de diferentes colocaciones especializadas del paciente

Colocación quirúrgica	Posición corporal	Posición de la extremidad intervenida	Colocación de puntos específicos de presión	Ventajas y riesgos
Decúbito lateral (CEI, CES)	Lateral, torso estabilizado con bolsas rellenas o tirantes	Vertical o sobre un soporte de brazo	Rollo bajo la pared torácica superior (no en la axila) para evitar la compresión neurovascular axilar	Buena visión quirúrgica Riesgo de lesión del brazo de tracción y un reto en pacientes obesos Cara de difícil acceso y del brazo no intervenido
«Silla de playa» (CES)	Sentado con las caderas flexionadas a 45-90°, rodillas flexionadas a 30°	En un soporte Mayo o en un posicionador fijo de brazo	El soporte de la cabeza puede causar lesiones del nervio occipital menor y del nervio auricular mayor	Acceso quirúrgico fácil, pero el gradiente de presión entre el sitio quirúrgico y el corazón aumenta el riesgo de AEV. Riesgo de hipotensión o bradicardia con posible isquemia cerebral
Mesa para fracturas (CEI)	Decúbito supino o lateral	En un dispositivo de tracción	El soporte puede comprimir la anatomía perineal	Fácil acceso del brazo en C, riesgo de tracción y lesiones nerviosas relacionadas con la presión

AEV: aeroembolia venosa; CEI: cirugía de extremidad inferior; CES: cirugía de extremidad superior.

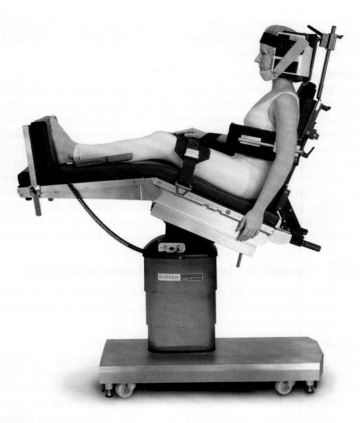

Figura 26-4 Colocación quirúrgica en «silla de playa» (cortesía de STERIS®).

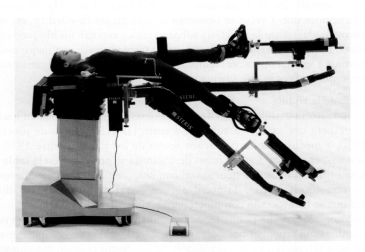

Figura 26-5 Colocación en una mesa para fracturas (cortesía de STERIS®).

de codo de forma ambulatoria, con énfasis en la recuperación rápida y excelente analgesia. Estas cirugías pueden realizarse con anestesia general o regional (bloqueo supraclavicular o interescalénico).

C. Cirugía de muñeca y mano

La mayoría de las intervenciones en el brazo y la mano distales se realizan de forma ambulatoria con anestesia regional. Pueden utilizarse bloqueos supraclaviculares, infraclaviculares o axilares, pero a menudo se prefiere el bloqueo axilar para evitar el riesgo potencial (aunque bajo) de neumotórax. En la cirugía de mano se pueden bloquear nervios cubitales, medianos o radiales específicos, a menudo más distales en la extremidad que los clásicos bloqueos del plexo nervioso. La cirugía breve por debajo del codo también puede realizarse con anestesia regional intravenosa (bloqueo de Bier) que es sencilla de realizar y tiene un inicio rápido y una alta tasa de éxito. El dolor del torniquete con el bloqueo de Bier puede aliviarse con el uso de un torniquete de doble manguito. Sin embargo, el bloqueo de Bier no proporciona analgesia postoperatoria en la zona quirúrgica al soltar el torniquete, a diferencia de los bloqueos directos de nervios o plexos.

VI.   Cirugía de las extremidades inferiores

Al igual que la cirugía ortopédica en las extremidades superiores, los procedimientos en las extremidades inferiores pueden realizarse con anestesia regional, anestesia general o una combinación de ambas.[14]

A. Cirugía de la cadera

Las fracturas de cadera afectan a más de 4 millones de personas al año en todo el mundo y están asociadas con miles de millones de dólares en costes sanitarios. Las artroplastias totales de cadera y las hemiartroplastias se encuentran entre los procedimientos quirúrgicos más frecuentes en los Estados Unidos. Los tres tipos principales de fractura de cadera basados en la localización anatómica son *intracapsular, intertrocantérica* y *subtrocantérica*.[15]

La fractura intracapsular puede provocar una isquemia de la cabeza del fémur si está desplazada y suele requerir una hemiartroplastia. Otros tipos de fractura pueden tratarse con reducción cerrada o abierta y colocación de tornillos percutáneos o clavos intramedulares.

La reducción de la hemorragia durante la artroplastia de cadera acorta significativamente el tiempo de la operación y disminuye el riesgo de tromboembolia. Así, una técnica con anestesia epidural hipotensiva controlada puede ser una opción con un objetivo hemodinámico de mantener una PAM de 60 mm Hg, en ausencia de contraindicaciones que a veces se observan en este grupo de edad (p. ej., enfermedad cerebrovascular). Con la anestesia subaracnoidea espinal, un bloqueo unilateral intencionado (espinal hiperbárico o hipobárico) puede ofrecer una mejor estabilidad hemodinámica y una recuperación temprana. Es frecuente el uso de cemento quirúrgico y sus implicaciones se describen a continuación.

B. Cirugía de la rodilla

Cada año se realizan casi un millón de artroplastias totales de rodilla en los Estados Unidos. Se espera que esta cifra aumente a entre 1.5 y 3 millones de procedimientos en 2030, a medida que la población activa de los nacidos entre 1946 y 1964 (*baby boomers*) envejezca. Las opciones de anestesia se presentan en la **tabla 26-8**. A menudo, se utiliza la anestesia neuroaxial con colocación de catéteres permanentes y técnicas con «dosis única». También pueden evitar el dolor relacionado con el torniquete que se ha asociado con hipercoagulabilidad.

La artroscopia de rodilla es una técnica mínimamente invasiva que suele realizarse como procedimiento ambulatorio. Por tanto, se hace hincapié en la rápida aparición y en la deambulación previa. La reconstrucción del ligamento cruzado anterior y la reparación de una rotura de menisco son también procedimientos habituales en la rodilla.

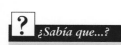

? *¿Sabía que...?*

A medida que los nacidos entre 1946 y 1964 envejecen, se prevé que para 2030 se realizarán entre 1.5 y 3 millones de sustituciones totales de rodilla al año.

Tabla 26-10 Abordaje anestésico de procedimientos frecuentes de pie y tobillo						
Procedimiento	Colocación de torniquete	Ciático (poplíteo) + bloqueo safeno + sedación	Bloqueo ciático (poplíteo) + AG	AN	Bloqueo de tobillo	Bloqueos ciático y femoral
Antepié: juanetes, dedos en martillo	Tobillo	+	±	±	+	−
Mesopié: amputaciones transmetatarsales por fractura de Lisfranc	Tobillo/ pantorrilla	+	+	+	±	+
Retropié	Muslo	±	+	+	−	+[a]
Tobillo	Muslo	−	+	+	−	+[a]

AG: anestesia general; AN: anestesia neuroaxial.
[a]Los bloqueos del nervio femoral + ciático alto suelen ser necesarios para aliviar el dolor del torniquete en el muslo.

C. Cirugía de tobillo y pie

Con los avances actuales en las técnicas quirúrgicas y la sedación, la anestesia regional se perfila como la anestesia de elección para las cirugías de pie y tobillo. La anestesia general se administra cuando las técnicas regionales están contraindicadas o para procedimientos largos. Las opciones de anestesia para las cirugías más frecuentes de pie y tobillo se resumen en la **tabla 26-10**.

VII. Analgesia regional y multimodal postoperatoria

Con la anestesia regional, las vías del dolor se bloquean desde la médula espinal y las raíces nerviosas, el plexo nervioso o el nervio periférico, proporcionando una excelente analgesia y facilitando tanto la recuperación rápida como la fisioterapia funcional. Las diversas modalidades analgésicas, similares a las descritas para la cirugía de la columna vertebral, también deben incluirse en el plan de cuidados postoperatorios para brindar una atención analgésica postoperatoria integral, especialmente en pacientes con dolor crónico o trastornos por consumo de sustancias. La rápida disponibilidad de ecografía de alta fidelidad y la relativa rapidez de aprendizaje de los enfoques guiados con ella, para los bloqueos nerviosos periféricos básicos, han aumentado la popularidad de estas técnicas en los últimos 10-15 años. Junto con la rápida escalada en el uso de opiáceos, que conlleva peligros para la salud pública, la seguridad de los métodos analgésicos regionales es muy prometedora como componente de las vías de atención para una variedad de procedimientos quirúrgicos, en particular el reemplazo de articulaciones. Muchos pacientes con traumatismos agudos, como aquellos con fracturas de extremidades, también pueden beneficiarse de la aplicación selectiva y temprana de anestesia regional, logrando un alivio superior del dolor con una menor necesidad de opiáceos y sedantes.

VIII. Cirugía ortopédica pediátrica

El tratamiento anestésico de los pacientes ortopédicos pediátricos abarca las consideraciones generales de la anestesia pediátrica (*véase* cap. 33), pero en el contexto ortopédico específico de las lesiones traumáticas, el cáncer y los estados de enfermedad únicos, como los trastornos congénitos. Las fracturas, la escoliosis, las anomalías articulares, el pie zambo y la sindactilia pueden requerir una reparación quirúrgica en la infancia y exigen consideraciones anestésicas especiales. La colocación del paciente puede ser un reto debido a las contracturas musculares (parálisis cerebral) y a las anomalías óseas (osteogénesis imperfecta). Esto también es cierto para otras afecciones relacionadas con la inestabilidad de la columna cervical (síndrome de Down), con la limitación de la amplitud de movimiento del cuello (acondroplasia) y con los defectos cardíacos (síndrome de Marfan). Los niños con la enfermedad de Charcot-Marie-Tooth, distrofia muscular de Duchenne y distrofia miotónica son propensos a la hipercalemia inducida por la succinilcolina, la rabdomiólisis y la hipertermia maligna. Además, los pacientes pediátricos presentan desafíos únicos para el uso de la anestesia regional, particularmente porque el estándar de atención aceptado es realizar los bloqueos bajo anestesia general o sedación profunda.[16] Los mismos bloqueos nerviosos periféricos utilizados en adultos con guía ecográfica pueden utilizarse generalmente en los niños, con ajustes adecuados de la dosis de anestesia local en función del peso.[17]

IX.   Otras consideraciones y complicaciones

A. Uso de torniquetes

El uso de un torniquete neumático colocado cerca del sitio quirúrgico e inflado a una presión suprasistémica reduce al mínimo la pérdida de sangre y facilita la cirugía al crear un campo isquémico. Las posibles complicaciones pueden ser locales, relacionadas con la presión tisular y la isquemia, o también sistémicas (**tabla 26-11**). La exanguinación de la extremidad antes del inflado del torniquete se realiza mediante su elevación o por medio de compresión con una venda elástica para crear un campo quirúrgico isquémico. Un tamaño adecuado del manguito (anchura del manguito 20% mayor que el diámetro de la extremidad) y un acolchado minucioso ayudan a reducir las lesiones de los tejidos locales. La duración máxima del torniquete no está bien definida, aunque generalmente se considera que 2 h son seguras para evitar la isquemia del tejido distal. Si la duración de la cirugía requiere un tiempo de torniquete prolongado, este puede desinflarse brevemente durante 5-10 min antes de volver a inflarse. La presión de inflado no debe superar los 100 mm Hg por encima de la presión sistólica para las extremidades superiores ni los 150 mm Hg para la extremidades inferiores. Sin embargo, en los pacientes con obesidad mórbida puede ser necesaria una mayor presión para evitar la afluencia arterial.

B. Síndrome de embolia grasa

La embolia grasa subclínica es frecuente en las fracturas de huesos largos o en las prótesis articulares importantes. Cuando es clínicamente significativa, se manifiesta como *síndrome de embolia grasa* (*SEG*), una alteración potencialmente letal. La teoría predominante de la patogénesis del SEG implica el aumento de la presión

Tabla 26-11 Manifestaciones sistémicas del uso de un torniquete neumático

Torniquete	Cambios hemodinámicos	Cambios hematológicos	Cambios de temperatura	Cambios respiratorios
Inflado	Aumento del volumen sanguíneo central, PVC, RVP, PS, FC	Hipercoagulación sistémica	Aumento de la temperatura central	Aumento de la FR debido al dolor del torniquete
Desinflado	Disminución temporal de PVC, FC y PS, posibles arritmias	Aumento temporal de la actividad trombolítica	Disminución de la temperatura central	Aumento del CO_2 exhalado debido a la reperfusión del tejido isquémico

CO_2: dióxido de carbono; FC: frecuencia cardíaca; FR: frecuencia respiratoria; PS: presión sanguínea; PVC: presión venosa central; RVP: resistencia vascular periférica.

intramedular como resultado de una inflamación traumática, la formación de un hematoma o la expansión con cemento óseo. Cuando la presión intramedular supera la presión venosa, los glóbulos de grasa son forzados a entrar en la circulación venosa. Otra teoría sugiere que los glóbulos de grasa se forman en la sangre como respuesta a cambios repentinos en el metabolismo de los ácidos grasos. Los macroémbolos de grasa pueden causar una obstrucción mecánica del flujo sanguíneo pulmonar (y ocasionalmente del sistémico) y dañar el endotelio capilar en los pulmones y el sistema nervioso central. Los principales criterios para el diagnóstico del SEG son las manifestaciones pulmonares (hipoxia, edema pulmonar y síndrome de dificultad respiratoria del adulto), el deterioro neurológico que va desde la confusión o el letargo hasta las convulsiones y el coma, así como petequias en la conjuntiva y en la parte superior del tronco. Los criterios menores de diagnóstico son fiebre, taquicardia, glóbulos de grasa en esputo y orina, así como la disminución de las plaquetas y el hematócrito. El reconocimiento temprano es esencial para el éxito terapéutico. Las opciones de tratamiento incluyen la estabilización temprana de la fractura y una terapia enérgica de apoyo cardiovascular y pulmonar.

C. Metacrilato de metilo

El *polimetilmetacrilato* es un cemento óseo acrílico que se utiliza para unir de forma segura las prótesis al hueso durante las artroplastias articulares. La expansión del cemento durante el proceso de endurecimiento puede provocar un aumento de la presión intramedular seguida de una embolia sistémica por polímero, médula ósea o aire. Aunque el *monómero de metilmetacrilato* volátil puede causar efectos tóxicos sistémicos directos, los cambios hemodinámicos deletéreos son probablemente el resultado de una embolia. La prevención incluye precauciones quirúrgicas como crear orificios de ventilación o evitar la sobrepresurización del cemento, así como mantener la normovolemia.

D. Tromboembolia venosa y profilaxis antitrombótica

La incidencia de *trombosis venosa profunda* puede llegar a ser del 60% después de procedimientos ortopédicos importantes si no se utiliza la tromboprofilaxis. Aunque suele ser asintomática, puede provocar tromboembolia venosa y embolia pulmonar. La incidencia del tromboembolia venosa es especialmente alta después de fracturas de las extremidades inferiores y del uso de prótesis articulares. Se pueden emplear alternativas mecánicas (dispositivos de compresión secuencial), farmacológicas y auxiliares (movilización temprana) para la tromboprofilaxis. Los métodos farmacológicos incluyen la heparina de bajo peso molecular, la heparina no fraccionada u otros anticoagulantes, como el fondaparinux o los inhibidores de la vitamina K. La American Association of Orthopedic Surgeons, el American College of Chest Physicians y el National Institute of Clinical Excellence han introducido varias directrices basadas en la estudios para la *tromboprofilaxis*, la mayoría de los cuales recomiendan una combinación de medidas de profilaxis farmacológica y mecánica.[18]

La anticoagulación profiláctica (p. ej., warfarina para la fibrilación auricular) puede interferir con el uso de la anestesia regional para la cirugía ortopédica debido al riesgo potencial de formación de hematomas y daños neurológicos permanentes. Aunque se desconoce la incidencia real del deterioro neurológico como resultado de esta complicación y probablemente sea baja, la American Society of Regional Anesthesia and Pain Medicine ha publicado directrices basadas en datos probatorios para la anestesia regional en pacientes que reciben tratamiento antitrombótico.[19]

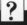 **¿Sabía que...?**

La incidencia de trombosis venosa profunda después de procedimientos ortopédicos importantes puede llegar al 60%, lo que pone de relieve la importancia de la profilaxis antitrombótica perioperatoria con técnicas mecánicas, farmacológicas o de otro tipo.

 Para más información e interactividad, consulte las videoconferencias interactivas (en inglés) y la infografía «Visto de cerca», disponibles en el libro electrónico gratuito complementario de este texto. Las instrucciones de acceso se encuentran detrás de la portada.

Referencias

1. McIsaac DI, MacDonald DB, Aucoin SD. Frailty for perioperative clinicians: a narrative review. *Anesth Analg.* 2020;130(6):1450-1460. PMID: 32384334.
2. Dagal A, Bellabarba C, Bransford R, et al. Enhanced perioperative care for major spine surgery. *Spine (Phila Pa 1976).* 2019;44(13):959-966. PMID: 31205177.
3. Kaye AD, Urman RD, Cornett EM, et al. Enhanced recovery pathways in orthopedic surgery. *J Anaesthesiol Clin Pharmacol.* 2019;35(suppl 1):S35-S39. PMID: 31142957.
4. Selvarajah S, Hammond ER, Haider AH, et al. The burden of acute traumatic spinal cord injury among adults in the United States: an update. *J Neurotrauma.* 2014;31(3):228-238. PMID: 24138672.
5. Walters BC, Hadley MN, Hurlbert RJ, et al. Guidelines for the management of acute cervical spine and spinal cord injuries: 2013 update. *Neurosurgery.* 2013;60(CN_suppl_1):82-91. PMID: 23839357.
6. Evaniew N, Mazlouman SJ, Belley-Cote EP, Jacobs WB, Kwon BK. Interventions to optimize spinal cord perfusion in patients with acute traumatic spinal cord injuries: a systematic review. *J Neurotrauma.* 2020;37(9):1127-1139. PMID: 32024432.
7. Squair JW, Belanger LM, Tsang A, et al. Empirical targets for acute hemodynamic management of individuals with spinal cord injury. *Neurology.* 2019;93(12):e1205-e1211. PMID: 31409736.
8. Wilson JR, Witiw CD, Badhiwala J, Kwon BK, Fehlings MG, Harrop JS. Early surgery for traumatic spinal cord injury: where are we now? *Global Spine J.* 2020;10 (1 suppl):84S-91S. PMID: 31934526.
9. Malhotra NR, Shaffrey CI. Intraoperative electrophysiological monitoring in spine surgery. *Spine (Phila Pa 1976).* 2010;35(25):2167-2179. PMID: 21102290.
10. Bible JE, Mirza M, Knaub MA. Blood-loss management in spine surgery. *J Am Acad Orthop Surg.* 2018;26(2):35-44. PMID: 29303921.
11. Practice advisory for perioperative visual loss associated with spine surgery 2019: an updated report by the American Society of Anesthesiologists Task Force on Perioperative Visual Loss, the North American Neuro-Ophthalmology Society, and the Society for Neuroscience in Anesthesiology and Critical Care. *Anesthesiology.* 2019;130(1):12-30. PMID: 30531555.
12. Cozowicz C, Bekeris J, Poeran J, et al. Multimodal pain management and postoperative outcomes in lumbar spine fusion surgery: a population-based cohort study. *Spine (Phila Pa 1976).* 2020;45(9):580-589. PMID: 31770340.
13. Droog W, Hoeks SE, van Aggelen GP, et al. Regional anaesthesia is associated with less patient satisfaction compared to general anaesthesia following distal upper extremity surgery: a prospective double centred observational study. *BMC Anesthesiol.* 2019;19(1):115. PMID: 31266454.
14. Memtsoudis SG, Sun X, Chiu YL, et al. Perioperative comparative effectiveness of anesthetic technique in orthopedic patients. *Anesthesiology.* 2013;118(5):1046-1058. PMID: 23612126.
15. Bhandari M, Swiontkowski M. Management of acute hip fracture. *N Engl J Med.* 2017;377(21):2053-2062. PMID: 29166235.
16. Taenzer AH, Walker BJ, Bosenberg AT, et al. Asleep versus awake: does it matter? Pediatric regional block complications by patient state. A report from the Pediatric Regional Anesthesia Network. *Reg Anesth Pain Med.* 2014;39(4):279-283. PMID: 24918334.
17. Suresh S, Ecoffey C, Bosenberg A, et al. The European Society of Regional Anaesthesia and Pain Therapy/American Society of Regional Anesthesia and Pain Medicine recommendations on local anesthetics and adjuvants dosage in pediatric regional anesthesia. *Reg Anesth Pain Med.* 2018;43(2):211-216. PMID: 29319604.
18. Falck-Ytter Y, Francis CW, Johanson NA, et al. Prevention of VTE in orthopedic surgery patients – antithrombotic therapy and prevention of thrombosis, 9th ed: American College of Chest Physicians Evidence-Based Clinical Practice Guidelines. *Chest.* 2012;141(2 suppl):e278S-e325S. PMID: 22315265.
19. Horlocker TT, Vandermeulen E, Kopp SL, Gogarten W, Leffert LR, Benzon HT. Regional anesthesia in the patient receiving antithrombotic or thrombolytic therapy: American Society of Regional Anesthesia and Pain Medicine Evidence-Based Guidelines (fourth edition). *Reg Anesth Pain Med.* 2018;43(3):263-309. PMID: 29561531.

ANESTESIA REGIONAL Y ANTICOAGULACIÓN

VISTO DE CERCA

La anestesia neuroaxial está contraindicada en pacientes anticoagulados. Las pautas de tratamiento para la anestesia neuroaxial en pacientes heparinizados aquí presentadas se basan en las recomendaciones de la American Society of Regional Anesthesia del 2018.

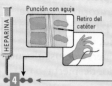

INTRAVENOSA
HEPARINA NO FRACCIONADA (HNF i.v.)

Se puede reheparinizar tras **1 h** de la punción con la aguja (o del retiro del catéter)

La punción con aguja (PA) o el retiro del catéter (RC) debe ocurrir **4 h después** de la última **dosis de HNF i.v. Y** la confirmación de una coagulación normal mediante prueba

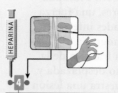

SUBCUTÁNEA
HEPARINA NO FRACCIONADA (HNF s.c.)
Dosis baja, alta y terapéutica

La PA o el RC debe ocurrir **4 h después** de la última **dosis baja de HNF s.c.** (5 000 U s.c. cada 12 h o cada 8 h) **O** la confirmación de una coagulación normal mediante prueba. Es posible reheparinizar **1 h** después de la PA o el RC

La PA o el RC debe ocurrir al menos **12 h después** de la última **dosis alta de HNF s.c.** (dosis s.c. única de 7 500-10 000 U o una dosis s.c. total diaria < 20 000 U) **Y** la confirmación de una coagulación normal mediante prueba

La PA o el RC debe ocurrir al menos **24 h después** de la última **dosis terapéutica de HNF s.c.** (dosis s.c. única > 10 000 U o dosis s.c. total diaria < 20 000 U) **Y** la confirmación de una coagulación normal mediante prueba

HEPARINA DE BAJO PESO MOLECULAR (HBPM)
DOSIS PROFILÁCTICA
40 mg de enoxaparina cada 24 h o 30 mg cada 12 h

5 000 U de deltaparina cada 24 h

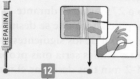

La PA o el RC debe ocurrir al menos **12 h después** de la última dosis *profiláctica* de HBPM

Tras la **PA**, deben transcurrir por lo menos **12 h** antes de administrar HBPM *profiláctica*. La dosis profiláctica de HBPM **diaria única** es aceptable con un catéter permanente (pero **NO** la dosis profiláctica dos veces al día)

El RC debe ocurrir al menos **12 h después** de la última dosis *profiláctica* de HBPM

Después del **RC**, deben transcurrir al menos **4 h** antes de administrar HBPM *profiláctica* (esta dosis debe ser al menos **12 h después de la PA**)

HEPARINA DE BAJO PESO MOLECULAR (HBPM)
DOSIS TERAPÉUTICA
1.5 mg/kg de enoxaparina cada 24 h o 1 mg/kg cada 12 h

200 U/kg de deltaparina cada 24 h o 120 U/kg cada 12 h

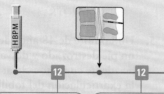
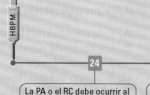

La PA o el RC debe ocurrir al menos **24 h después** de la última dosis *terapéutica* de HBPM

Después de la PA deben transcurrir al menos **24 h** antes de administrar HBPM *terapéutica*. No se recomienda la HBPM terapéutica si todavía está colocado un catéter neuroaxial

Espere por lo menos **4 h** antes de administrar HBPM *terapéutica* después del RC (esta dosis debe ser al menos **24 h después** de la PA)

Infografía de: Naveen Nathan MD

Preguntas

1. Un hombre de 79 años de edad se presenta tras tropezar con una alfombra y caer hacia adelante, golpeándose la cabeza contra el suelo. Los hallazgos de la exploración incluyen una nueva debilidad en las extremidades superiores, una fuerza conservada en las extremidades inferiores y retención urinaria. La tomografía computarizada muestra una fractura de la apófisis odontoides de C2 no desplazada y la resonancia magnética muestra una lesión ligamentosa en la columna cervical media, sin otras fracturas. Estos rasgos son los más compatibles con cuál de los siguientes diagnósticos:

    A. Síndrome de la médula anterior
    B. Síndrome de Brown-Sequard
    C. Síndrome de la cola de caballo
    D. Síndrome de la médula central
    E. Síndrome de la médula posterior

2. Una mujer de 65 años de edad con antecedentes de diabetes mal controlada, enfermedad renal crónica y accidente cerebrovascular, tiene previsto someterse a una fusión T2-ilion para corregir la escoliosis. ¿Cuál de las siguientes estrategias sería la más adecuada para mitigar el riesgo general de complicaciones perioperatorias por hemorragia quirúrgica?

    A. Hipotensión deliberada
    B. Infusión de ácido tranexámico
    C. Sustitución de coloides con hidroxietil-almidón
    D. Transfusión intraoperatoria de hemoderivados dirigida por objetivos

3. Una niña de 10 años de edad, por lo demás sana, es presentada para la reparación quirúrgica de una fractura compleja de cúbito proximal. ¿Cuál de las siguientes estrategias de tratamiento del dolor sería la más adecuada para esta paciente?

    A. Bloqueo del plexo braquial interescalénico bajo anestesia general

    B. Bloqueo del plexo braquial infraclavicular bajo anestesia general
    C. Bloqueo del nervio musculocutáneo bajo anestesia general
    D. Bloqueo del plexo braquial interescalénico, preoperatorio, despierta
    E. Bloqueo del plexo braquial infraclavicular, preoperatorio, despierta
    F. Bloqueo del nervio musculocutáneo, preoperatorio, despierta

4. Una mujer de 45 años de edad, por lo demás sana, se somete a una reparación de numerosas fracturas del retropié bajo anestesia general. Se ha inflado un torniquete neumático a 275 mm Hg durante 180 min. El cirujano pide ahora que se desinfle el torniquete. ¿Cuál de los siguientes cambios en las constantes vitales sería más probable en los primeros 1-2 min tras desinflar el torniquete?

    A. Aumento de la frecuencia respiratoria
    B. Incremento de la presión arterial sistólica
    C. Disminución del CO_2 exhalado
    D. Aumento de la temperatura corporal central en 0.5 °C

5. Un hombre de 48 años de edad se presenta con un pie destrozado y desvascularizado tras un accidente en motocicleta; acude a cirugía para la exarticulación del tobillo. Tiene un historial de abuso de opiáceos y toma buprenorfina/naloxona a diario, con su dosis más reciente 4 h antes. También toma clopidogrel después de la colocación de una endoprótesis coronaria tras un infarto de miocardio hace 3 meses, también con la dosis más reciente 4 h antes. ¿Cuál de las siguientes estrategias sería la medida inicial más adecuada para controlar su dolor postoperatorio inmediato?

    A. Catéter epidural lumbar
    B. Catéteres de nervios periféricos ciático poplíteo y femoral
    C. Bloqueo del tobillo
    D. Metadona intravenosa
    E. Oxicodona oral

Respuestas

1. D

El mecanismo de la lesión del paciente implica una probable hiperextensión de la columna cervical, la combinación de debilidad en las extremidades superiores con fuerza preservada en las extremidades inferiores es lo más consistente con el síndrome de la médula central. Se espera que el síndrome de la médula anterior provoque un deterioro de la función motora y de la sensación de dolor y temperatura en todas partes por debajo del nivel de la lesión. El síndrome de Brown-Sequard suele ser el resultado de un traumatismo penetrante que lesiona solo la mitad de la médula espinal, con pérdida ipsilateral de la función motora y pérdida contralateral de la sensación de dolor y temperatura. El síndrome de la cola de caballo es el resultado de una lesión en la parte inferior de la columna lumbar, a menudo acompañada de disfunción intestinal y vesical. Aunque este paciente tiene retención urinaria, se esperaría que con síndrome de la cola de caballo también tuviera alguna debilidad en las extremidades inferiores y que tuviera un mecanismo de lesión diferente al de la historia de este paciente, que es más consistente con una lesión de la médula espinal cervical. Por último, el síndrome de la médula posterior se asocia con la pérdida aislada del tacto, la propiocepción y la vibración, con la preservación de la función motora; la presentación de este paciente de reciente debilidad del brazo no es consistente con el síndrome de la médula posterior.

2. D

Una estrategia de estrecha vigilancia hemodinámica, seguimiento de la hemorragia quirúrgica y evaluaciones periódicas de laboratorio del estado de la coagulación es lo que más probablemente reducirá el riesgo de esta paciente de sufrir una disfunción orgánica importante, un accidente cerebrovascular (ictus) o pérdida de la visión en el postoperatorio. La hipotensión deliberada sería inapropiada con antecedentes de accidente cerebrovascular. El TXA está contraindicado en caso de antecedentes de enfermedad cerebrovascular debido al mayor riesgo de trombosis, así como por el mayor riesgo de lesión renal. El reemplazo de coloides ha sido previamente uno de los enfoques de tratamiento volumétrico para la cirugía de la columna vertebral, pero el hidroxietil-almidón se asocia con un mayor riesgo de necesitar terapia de reemplazo renal postoperatorio y sería inapropiado para esta paciente.

3. B

De las opciones enumeradas, solo el bloqueo del plexo braquial infraclavicular proporcionaría una cobertura apropiada del cúbito proximal (otros bloqueos apropiados incluyen los enfoques supraclavicular o axilar del plexo braquial). Es poco probable que una paciente pediátrica de esta edad tolere de buen grado un procedimiento de bloqueo despierta, el estándar de atención en pacientes pediátricos es realizar bloqueos regionales bajo sedación profunda o anestesia general. De las otras opciones de bloqueo mencionadas, el abordaje del plexo braquial interescalénico cubriría el hombro y el húmero proximal, pero no el cúbito, mientras que el nervio musculocutáneo suministra los músculos del compartimento anterior de la parte superior del brazo y la sensibilidad cutánea en la cara lateral del antebrazo, que no son las regiones adecuadas para el procedimiento previsto.

4. A

Se espera que la liberación del torniquete después de 3 h dé lugar a la circulación sistémica de ácido láctico y otros compuestos procedentes de la reperfusión del miembro isquémico operado. El aumento del ácido láctico se manifestará como un incremento del CO_2 arterial y exhalado, que el paciente con respiración espontánea compensará aumentando la ventilación por minuto incrementando la frecuencia respiratoria y el volumen corriente. Incluso en presencia de bloqueo neuromuscular, este aumento de CO_2 puede hacer que los pacientes sobreutilicen el ventilador después de desinflar el torniquete. La presión arterial sistólica suele descender en los primeros minutos después de desinflar el torniquete debido a la resolución del dolor isquémico impulsado simpáticamente y a la circulación de compuestos vasodilatadores. La temperatura corporal central desciende como consecuencia de la reperfusión de una extremidad fría.

5. B

Este paciente tiene un historial de tolerancia a los opiáceos y está tomando un agonista/antagonista opiáceo mixto que hará que el tratamiento del dolor postoperatorio sea un reto si depende únicamente de los opiáceos. Su uso de clopidogrel contraindica la colocación epidural. Los bloqueos de nervios periféricos, aunque conllevan cierto riesgo de hemorragia, son probablemente la opción más eficaz y pueden colocarse de forma segura estando atentos a posibles complicaciones hemorrágicas. El bloqueo del tobillo requiere el bloqueo de varios nervios a la altura de este, lo que no será factible debido a la altura de la amputación. La metadona intravenosa, aunque potencialmente útil con el antagonismo de los receptores de N-metil-D-aspartato (NMDA), es poco probable que sea eficaz como modo principal de analgesia. La oxicodona oral no será tan eficaz en la fase postoperatoria temprana debido a la dosis reciente de buprenorfina/naloxona, aunque puede comenzar a tener eficacia después de las primeras 24-48 h desde la última dosis de buprenorfina/naloxona.

27 Anestesia para cirugías laparoscópicas y robóticas

Lalitha Vani Sundararaman

Las técnicas quirúrgicas laparoscópicas tienen importantes ventajas con respecto al enfoque abierto tradicional, como incisiones más pequeñas, menos dolor postoperatorio, tiempo de recuperación más rápido y menor probabilidad de transfusión sanguínea e infección de la herida. Las desventajas potenciales incluyen un mayor riesgo de punción inadvertida de vasos y órganos principales durante la colocación de los puertos de acceso, en comparación con el enfoque abierto tradicional. Recientemente se ha introducido la laparoscopia asistida por robot para subsanar algunas de sus desventajas, como la fatiga del cirujano, el temblor de las manos, la mala ergonomía y la difícil visualización y manipulación de los instrumentos, al tiempo que se conservan todas las ventajas de las técnicas laparoscópicas.[1] Las desventajas específicas tienen que ver con la calidad y la consistencia de los datos en la conexión entre el cirujano y el robot, así como con el elevado coste de los procedimientos asistidos por robot. En este capítulo se revisan las técnicas laparoscópicas y asistidas por robot, su impacto fisiológico en el paciente y las estrategias esenciales de manejo perioperatorio para los pacientes sometidos a dichos procedimientos.

I. Técnicas quirúrgicas

La cirugía laparoscópica consta de cuatro pasos básicos: acceso a la cavidad peritoneal, establecimiento del neumoperitoneo, procedimiento quirúrgico y cierre. Antes del acceso peritoneal se descomprimen el estómago y la vejiga para minimizar la probabilidad de lesiones intestinales o vesicales. A continuación, el acceso puede establecerse mediante dos técnicas aceptadas: un abordaje abierto (*Hasson*) o un abordaje cerrado (aguja de *Veress*). La técnica de Hasson utiliza una pequeña incisión realizada en cualquier parte del abdomen, pero lo más habitual es que se haga por vía periumbilical, seguida de la colocación del trocar a través de esa incisión y la insuflación del abdomen. La técnica de la aguja de Veress utiliza el paso ciego de la aguja a través de la piel hasta la cavidad peritoneal, seguido de la insuflación. La técnica de la aguja de Veress se prefiere en pacientes sin adherencias intraabdominales o hernias umbilicales y tiene un mayor riesgo de punción de órganos en comparación con el abordaje de Hasson.

Tras acceder a la cavidad peritoneal, se insufla lentamente con **dióxido de carbono** (CO_2) hasta que la presión intraabdominal alcanza de 10-15 mm Hg y la pared abdominal está suficientemente distendida para permitir el procedimiento quirúrgico. La cámara laparoscópica se introduce en el abdomen y, bajo la guía visual que proporciona, se colocan puertos adicionales con trócares según sea necesario para los demás instrumentos indispensables para la cirugía. En los procedimientos asistidos por robot, el acceso a la cavidad peritoneal se obtiene con cualquiera de las dos técnicas, seguida de la exploración laparoscópica de la cavidad, la colocación de los instrumentos robóticos en el peritoneo, el posicionamiento del robot y,

> **?** *¿Sabía que...?*
>
> La técnica de Hasson es preferible a la técnica de la aguja de Veress en pacientes con adherencias abdominales.

569

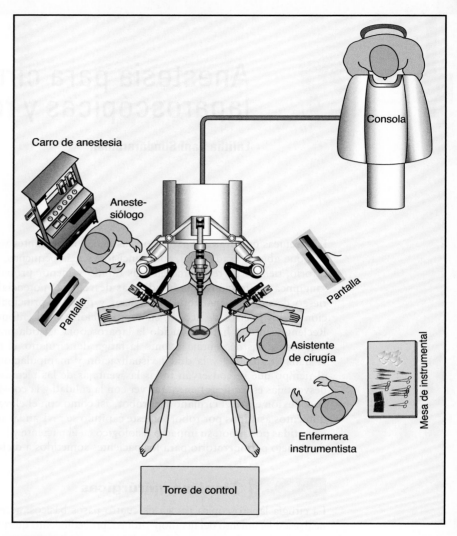

Carro de anestesia

Aneste-
siólogo

Pantalla

Pantalla

Consola

Asistente
de cirugía

Mesa de instrumental

Enfermera
instrumentista

Torre de control

Figura 27-1 **Disposición del quirófano durante la cirugía robótica** (Horgan S, Sedrak MF. Robotic surgery. En: Fischer JE, Jones DB, Pomposelli FB, et al. *Fischer's Mastery of Surgery.* 6.ª ed. Wolters Kluwer Health/Lippincott Williams & Wilkins; 2012:257, fig. 17-1).

a continuación, la fijación de los brazos robóticos a los instrumentos (**fig. 27-1**). El cirujano y su primer ayudante están sentados en consolas separadas de la mesa de operaciones, los movimientos de sus manos se traducen por ordenador en el movimiento de los brazos e instrumentos robóticos (**fig. 27-2**). Después de la intervención quirúrgica, se cierran los puntos de entrada abdominales.

II. Efectos fisiológicos

A. Efectos cardiovasculares sistémicos

Los cambios cardiovasculares durante una laparoscopia se hacen evidentes cuando la *presión intraabdominal* supera los 10 mm Hg, lo que resulta de la combinación del aumento de la presión intraabdominal, la absorción de CO_2, la anestesia general y la posición del paciente. El *gasto cardíaco disminuye* debido al decremento del

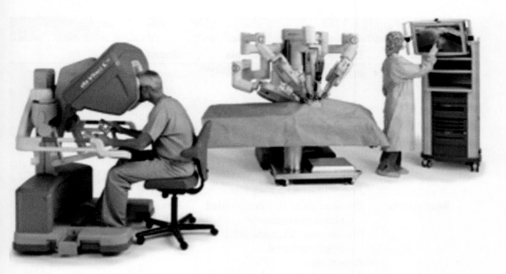

Figura 27-2 Consola de control donde el cirujano se sitúa y maneja los brazos robóticos y la cámara (© 2012 Intuitive Surgical, Inc. Reproducida con autorización).

retorno venoso secundario al aumento de la presión intraabdominal, lo que provoca la compresión de la vena cava inferior y la acumulación de sangre en las extremidades inferiores. La resistencia vascular sistémica aumenta debido a la liberación de catecolaminas estimulada por el CO_2 absorbido, a la liberación de vasopresina y a la activación del sistema renina-angiotensina, en parte también debido a la disminución del flujo sanguíneo renal percibido por el aparato yuxtaglomerular y provocado por el neumoperitoneo. Lestar y cols. informaron que una posición de Trendelenburg de 45°, con una presión intraperitoneal de 12 mm Hg, provocaba un aumento de dos a tres veces las presiones de llenado y hasta un 35% de aumento de la presión arterial media (PAM).[2] Además, durante la fase de insuflación de la laparoscopia, el estiramiento del peritoneo estimula un *reflejo vagal* y puede provocar bradicardia o incluso asistolia. Estos cambios se producen en los primeros minutos después de establecer el neumoperitoneo. Posteriormente, al desinflar y volver a la posición horizontal, tanto el gasto cardíaco como la resistencia vascular sistémica se normalizan en 10-15 min. Cuando se requiere una posición Trendelenburg pronunciada, como ocurre en las prostatectomías radicales asistidas por robot, aumentan el retorno venoso y el gasto cardíaco, oponiéndose así a los cambios producto del neumoperitoneo. Por el contrario, la posición de Trendelenburg inversa y la litotomía disminuyen todavía más el gasto cardíaco al perjudicar aún más el retorno venoso. Estos cambios pueden causar alteraciones hemodinámicas importantes en pacientes con un estado cardíaco comprometido.

B. Perfusión regional

El neumoperitoneo induce una modesta *hiperemia esplácnica* debido a los efectos vasodilatadores del CO_2 absorbido. La absorción de CO_2 aumenta rápidamente con la insuflación y suele estabilizarse a los 30 min. Muchos estudios han demostrado que no hay diferencia en el aumento de las cifras de CO_2 entre los abordajes retroperitoneal y transperitoneal.[3,4] A diferencia de la hiperemia esplácnica, el neumoperitoneo *disminuye el flujo sanguíneo renal*, la tasa de filtración glomerular y la diuresis hasta en un 50%. El flujo sanguíneo cerebral aumenta durante el neumoperitoneo debido a un incremento de la presión parcial de dióxido de carbono arterial ($PaCO_2$). Este puede ser un efecto transitorio si se restablece la normocapnia

Tabla 27-1 Cambios fisiológicos durante una laparoscopia

Sistema	Efectos de una laparoscopia	Mecanismo
Cardíaco	Disminución del gasto cardíaco	Disminución de la precarga (retorno venoso) debido al aumento de la presión intraabdominal
	Aumento de la resistencia vascular sistémica y de la presión arterial	Hipercapnia Hormonas (vasopresina, sistema renina-angiotensina)
	Bradiarritmias	Estimulación del nervio vago
	Taquiarritmias	Hipercapnia
Respiratorio	Disminución de la distensibilidad torácica y respiratoria	Elevación del diafragma por neumoperitoneo
	Disminución de la capacidad residual funcional	
	Atelectasia	
	Aumento de las presiones máximas en las vías respiratorias	
	Hipercapnia	Absorción de dióxido de carbono Desajuste en ventilación o perfusión
Renal	Disminución de la perfusión renal, la diuresis y la tasa de filtración glomerular	Aumento de la presión intraabdominal
Circulación regional	Aumento de la presión intracerebral e intraocular	Hipercapnia
	Moderada hiperemia esplácnica	

aumentando adecuadamente el volumen respiratorio por minuto. No obstante, si se emplea posición Trendelenburg pronunciada, aumenta la presión intraocular y podría aumentar aún más la presión intracraneal.[5] Los pacientes con riesgo de *hipertensión cerebral* o *glaucoma* mal controlado pueden no ser candidatos apropiados para esta posición (**tabla 27-1**).

C. Efectos respiratorios

La insuflación intraabdominal eleva el diafragma, provocando una *disminución* en la *distensibilidad respiratoria* y *torácica*, así como en la capacidad residual funcional. Estos cambios conducen a atelectasia, a menos que se contrarresten con presión teleespiratoria positiva y con maniobras periódicas de reclutamiento alveolar. La anestesia general y los efectos respiratorios combinados del neumoperitoneo aumentan el desajuste de la ventilación y la perfusión y, a través de ese mecanismo, disminuyen la PaO_2.[6] Las pruebas de función pulmonar postoperatorias demuestran una reducción del volumen espiratorio forzado en el primer segundo (VEF1) y de la capacidad vital forzada (CVF) (*véase* tabla 27-1).

III. Abordaje de la anestesia

A. Selección de pacientes

Los pacientes con enfermedades cardíacas, especialmente las valvulares graves, pueden no tolerar los efectos cardiovasculares del neumoperitoneo. Del mismo modo, los pacientes con obesidad mórbida, con enfermedad pulmonar obstructiva crónica grave y los que padecen una enfermedad cardíaca grave pueden no ser capaces de

? *¿Sabía que...?*

El neumoperitoneo inducido para laparoscopia disminuye la distensibilidad respiratoria, la capacidad residual funcional y empeora la perfusión pulmonar y la adecuación de la ventilación.

compensar la posición de *Trendelenburg pronunciada* que a menudo se requiere para algunas cirugías laparoscópicas o asistidas por robot. Por tanto, es necesario realizar una cuidadosa evaluación cardíaca antes de la cirugía.

En el caso de la colecistectomía laparoscópica de rutina, la obesidad e incluso la obesidad mórbida no parecen aumentar la tasa de complicaciones importantes.[7] Hay muchos estudios que comparan la colecistectomía robótica en un solo sitio (CRSS) con la colecistectomía laparoscópica. Aunque no hay diferencias en el tiempo de operación, la hemorragia y la incidencia de complicaciones, el riesgo de hernia incisional es mayor con la CRSS. Por ello, la selección de casos debe ser prudente para los procedimientos robóticos.[8]

B. **Inducción de la anestesia y gestión de las vías respiratorias**
La *anestesia general endotraqueal* es la más necesaria para los procedimientos laparoscópicos debido a las molestias del neumoperitoneo y al soporte ventilatorio necesario. Prácticamente cualquier técnica de inducción anestésica bien manejada es aceptable, pero el propofol puede ser el anestésico preferido por sus propiedades antieméticas.[9] El uso de una máscara laríngea en lugar de la intubación endotraqueal se reserva para los pacientes sometidos a procedimientos cortos que requieren presiones de insuflación bajas y una posición Trendelenburg mínima.

C. **Mantenimiento de la anestesia**
Durante la colocación del paciente tras la intubación, el equipo de anestesia debe proteger su pecho y cara, ya que pueden entrar en contacto con instrumentos robóticos más largos de lo habitual. Aunque también deben evitar la acumulación de equipo quirúrgico en un espacio reducido. Por ejemplo, no se deben utilizar postes para intravenosa que se sitúen en posición caudal con respecto a la cabeza del paciente y, preferiblemente, el paño superior debe caer sobre la cabeza del paciente o ser lo suficientemente amplio como para acomodar los largos instrumentos robóticos y la palanca necesaria en el caso. Durante la colocación del paciente, el anestesiólogo también debe ser capaz de averiguar si hay algún enfisema subcutáneo o un deslizamiento anormal del cuerpo sobre la mesa en la posición de Trendelenburg, debe notificar al cirujano inmediatamente si se produce alguna de estas complicaciones.

El uso agresivo de métodos paralizantes es esencial en la cirugía robótica: puede ser necesario un desacoplamiento de emergencia cuando los pacientes se agachan o se mueven bajo el robot, ya que esto puede causar lesiones importantes en los vasos o incluso la muerte. Se puede utilizar anestesia intravenosa o inhalada según la preferencia del anestesiólogo y otras preocupaciones del paciente. Sin embargo, el *óxido de dinitrógeno* suele evitarse dado el riesgo de empeoramiento de las náuseas y vómitos postoperatorios (NVPO) y por su potencial difusión hacia el intestino, lo que lo expande, empeorando así las condiciones quirúrgicas. La anestesia intravenosa total puede utilizarse si el riesgo de NVPO es alto. En la mayoría de los procedimientos laparoscópicos y asistidos por robot se requiere *ventilación normocápnica* controlada con presión teleespiratoria positiva para contrarrestar el impacto del neumoperitoneo y de la postura en la respiración .

Una supervisión diferente a la de las pautas de la American Society of Anesthesiologists, para la anestesia general, debe corresponder con las comorbilidades de cada paciente. Sin embargo, la mayoría de los casos no requieren una línea arterial o central.

A menudo, se observa hipertensión durante la cirugía laparoscópica debido a la estimulación simpática inducida por la hipercapnia y la activación del eje renina-angiotensina producto de la disminución del flujo sanguíneo renal. Dado que esto es reversible al final del procedimiento, los fármacos empleados para reducir la presión arterial deberían ser idealmente de acción corta y titulados lentamente. Con frecuencia, se elige un medicamento con el doble propósito de control hemodinámico y potencia analgésica complementaria.[10,11]

Debido a las posturas extremas y a la duración de algunos casos, antes de la incisión debe confirmarse el acolchado adecuado de los nervios cubital y ciático poplíteo externo, la colocación apropiada de los brazos y el acolchado de los hombros para evitar una *lesión del plexo braquial*, así como la sujeción del paciente a la mesa quirúrgica mediante el *cinturón de seguridad*. Si se requiere la posición de Trendelenburg o Trendelenburg inversa, esto debe lograrse lentamente para permitir la gestión de los cambios hemodinámicos o la movilización del tubo endotraqueal. La incidencia de NVPO después de procedimientos laparoscópicos es alta; por ello, deben administrarse medicamentos antieméticos antes de que ello ocurra.

IV. Prevención del dolor

El dolor después de los procedimientos laparoscópicos es *mucho menor* que después de procedimientos comparables realizados mediante laparotomía abierta. Sin embargo, los sitios de inserción de los instrumentos son dolorosos, la insuflación de CO_2 y el neumoperitoneo residual a menudo causan irritación diafragmática, lo que provoca dolor referido al hombro.[12] La infiltración de anestesia local es beneficiosa en los lugares de inserción y tiene muy pocas complicaciones potenciales. Las dosis de narcóticos pueden limitarse si se combinan con otros analgésicos, incluidos los antiinflamatorios no esteroideos (AINE). Antes de administrar un AINE, se debe consultar al equipo quirúrgico para confirmar que no existe riesgo de hemorragia por el efecto antiplaquetario de los AINE. Rara vez se requerirá una terapia contra el dolor más invasiva, como el bloqueo regional, para un alivio adecuado del dolor, excepto en pacientes con problemas de dolor crónico o uso crónico de narcóticos.

V. Complicaciones intraoperatorias

A. Complicaciones cardiopulmonares

La *hipotensión* es bastante frecuente durante la insuflación inicial del peritoneo, debido a la reducción del gasto cardíaco secundaria a la disminución del retorno venoso. Con menor frecuencia, una respuesta vagal al estiramiento del peritoneo provoca bradicardia importante y muy *raramente asistolia*. La hipertensión o la taquicardia pueden ser consecuencia de la liberación de catecolaminas inducida por la hipercapnia o, con mayor frecuencia, por una anestesia inadecuada. Todos estos cambios en la hemodinámica se gestionan fácilmente con medidas rutinarias y deberían ser transitorios. No obstante, en muy raras ocasiones puede producirse una hipotensión profunda y persistente o un colapso cardiovascular. Esto debería justificar una búsqueda y tratamiento urgentes de las posibles causas, incluyendo, pero sin limitarse a, una presión intraabdominal excesiva, *embolia de CO_2* y *neumotórax* (**tabla 27-2**). Aunque el neumoperitoneo y la posición de Trendelenburg aumentan el desajuste de la ventilación y la perfusión, una hipoxia relevante es poco frecuente durante la ventilación controlada con oxígeno complementario, a menos que el paciente tenga una enfermedad pulmonar preexistente. Si la hipoxia persiste a pesar de la administración de oxígeno al 100%, de la presión teleespiratoria positiva y de las maniobras de reclutamiento alveolar, hay que bajar la presión intraabdominal e investigar otras posibles causas, como la intubación endobronquial, la aspiración pulmonar y el neumotórax.

B. Complicaciones quirúrgicas

1. Extravasación de dióxido de carbono

El *enfisema subcutáneo* es una de las complicaciones más frecuentes de la insuflación extraperitoneal con CO_2. Esta complicación es más probable que ocurra cuando se utilizan cinco o más puertos para el procedimiento laparoscópico, durante procedimientos de más de 3.5 h con presiones intraabdominales > 15 mm Hg y con una posición incorrecta de las cánulas. Debe sospecharse por un aumento del CO_2 exhalado de más del 25% o de más de 50 mm Hg que se produce después de que el CO_2 exhalado se haya estabilizado. Se confirma por la presencia de crepitaciones (**tabla 27-3**).

? *¿Sabía que...?*

El enfisema subcutáneo con CO_2 es frecuente después de laparoscopia y puede extenderse hasta el cuello con un potencial compromiso de las vías respiratorias después de la extubación.

Tabla 27-2 Complicaciones cardiovasculares durante una laparoscopia

Complicación	Mecanismo
Hipotensión	Disminución del retorno venoso
Hipertensión	Hipercapnia Factores neurohumorales
Bradiarritmias	Reacción vagal al estiramiento peritoneal
Taquiarritmias	Hipercapnia
Colapso cardiovascular	Arritmias (taquicardia/bradiarritmias) Pérdida de sangre Embolia gaseosa Capnotórax o neumotórax Capnopericardio Isquemia cardíaca Presión intraabdominal excesiva Hipercapnia Anestesia profunda

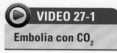

VIDEO 27-1

Embolia con CO_2

El enfisema subcutáneo puede extenderse hacia el tórax o al mediastino, como *capnotórax* o *capnomediastino*, y hacia la parte superior del torso o el cuello, así como hacia la ingle.

El tratamiento debe incluir la deflación del abdomen y un nuevo llenado a presiones más bajas, con la confirmación de la posición correcta de la cánula. La presencia de enfisema subcutáneo en el cuello debe hacer pensar en un posible capnotórax, especialmente si las presiones de las vías respiratorias están aumentadas o la saturación arterial, disminuida. A diferencia de un neumotórax intraoperatorio, que se presenta con un aumento de la $PaCO_2$ y una disminución del CO_2 exhalado, un capnotórax ocurre con ambos aumentados (*véase* tabla 27-3). Si la presión arterial se mantiene bien, el capnotórax puede tratarse de forma conservadora mediante la deflación del abdomen. En el caso de un capnotórax a tensión, evidenciado por la desviación traqueal y la hipotensión, se debe ventilar la tensión mediante una toracostomía con aguja y continuar la ventilación mecánica con presión teleespiratoria positiva. El capnopericardio y el capnomediastino son complicaciones raras de una laparoscopia; se diagnostican mediante una radiografía de tórax y se tratan desinflando el abdomen y con cuidados de apoyo durante la resolución espontánea.

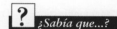

? *¿Sabía que...?*

El capnopericardio y el capnomediastino son complicaciones raras en laparoscopia, que se diagnostican mediante una radiografía de tórax y se tratan desinflando del abdomen y con cuidados de apoyo durante la resolución espontánea.

2. Embolia con dióxido de carbono

La embolia intravascular con CO_2 es una *complicación rara* pero grave en laparoscopia, normalmente consecuencia de la insuflación directa de CO_2 en un vaso o, alternativamente, en un órgano sólido con la consiguiente migración intravascular. Debido a la gran solubilidad del CO_2 en la sangre, esta puede absorber cantidades relativamente grandes del gas y eliminarlo por los pulmones. Por tanto, una embolia pequeña de CO_2 puede no tener ningún impacto aparente, excepto un aumento del CO_2 exhalado. Sin embargo, un bolo grande puede impedir el retorno venoso al corazón, distender la aurícula y el ventrículo derechos y producir un *colapso cardiovascular*. El incremento agudo de la presión de la aurícula derecha puede provocar una embolia paradójica a través de un foramen oval y la posibilidad de una lesión neurológica. Debe sospecharse una gran embolia intravascular con CO_2 cuando una hipotensión súbita y grave se acompaña de una marcada disminución del CO_2 exhalado que se produce durante la insuflación (*véase* tabla 27-3). El tratamiento debe incluir el cese inmediato de la insuflación y el desinflado del abdomen, la colocación

Tabla 27-3　Complicaciones del neumoperitoneo

Complicación	Mecanismo	Diagnóstico	Tratamiento
Enfisema subcutáneo de CO_2	Insuflación extraperitoneal en tejido subcutáneo, preperitoneal o retroperitoneal Extensión de la insuflación extraperitoneal	Aumento repentino del $ETCO_2$ Crepitaciones Si en el postoperatorio aparecen signos de hipercapnia (aumento de la frecuencia cardíaca, de la presión arterial), somnolencia	Desinflado del abdomen
Capnotórax	Seguimiento del CO_2 insuflado alrededor de los hiatos aórtico, cavo y esofágico del diafragma hacia el mediastino con posterior rotura hacia el espacio pleural Seguimiento del CO_2 a través de los defectos diafragmáticos Lesión diafragmática al introducir la aguja laparoscópica	Alto índice de sospecha (enfisema subcutáneo del cuello), sitio de la intervención quirúrgica Aumento de la presión en las vías respiratorias Disminución de la SaO_2 Aumento del $ETCO_2$ Hemidiafragma abultado Si se produce capnotórax a tensión, hipotensión, disminución del $ETCO_2$ y colapso cardiovascular Confirmación con radiografía de tórax	Interrumpir el N_2O Hiperventilación Aplicar PEEP
Capnomediastino Capnopericardio	Lo mismo que para el capnotórax	Cambios hemodinámicos Confirmación con radiografía de tórax	Desinflado del abdomen Cuidados de apoyo Hiperventilación
Intubación endobronquial	Migración cefálica de la carina	Aumento brusco de la presión máxima en las vías respiratorias Disminución de la SaO_2	Reposicionar la cánula endotraqueal
Embolia gaseosa	Introducción de la aguja Veress en un vaso sanguíneo Paso de CO_2 a la pared abdominal y a los vasos peritoneales	Hipoxemia Hipotensión Disminución del $ETCO_2$ Arritmias o sobrecarga del hemicardio derecho en el ECG	Desinflado del abdomen Tratamiento de apoyo o reanimación cardiovascular Hiperventilación

CO_2: dióxido de carbono; ECG: electrocardiograma; $ETCO_2$: dióxido de carbono exhalado o *end-tidal carbon dioxide*; N_2O: óxido nitroso; PEEP: presión teleespiratoria positiva o *positive end-expiratory pressure*; SaO_2: saturación de oxígeno.

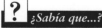

¿Sabía que...?

En caso de que un trocar perfore un vaso importante, debe dejarse en su lugar para ayudar a detener la hemorragia mientras se abre el abdomen y se repara el vaso.

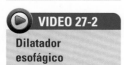

VIDEO 27-2

Dilatador esofágico

del paciente en *decúbito lateral* izquierdo, que limita la migración del émbolo hacia la arteria pulmonar, la hiperventilación para acelerar la eliminación del CO_2 y el apoyo hemodinámico, incluido el masaje cardíaco si está indicado.

3. Otras complicaciones quirúrgicas

Pueden producirse lesiones directas en las estructuras vasculares, en el intestino o la vejiga durante la colocación del trocar o de la aguja de Veress. Las *lesiones vasculares* importantes tienen una incidencia baja (0.02-0.03%), pero pueden ser catastróficas cuando se introduce un trocar en la aorta, la vena cava o los vasos ilíacos porque se provoca una *hemorragia masiva*. Cuando se produce una lesión de un vaso importante, el trocar debe dejarse en su lugar para detener la hemorragia mientras el equipo quirúrgico abre el abdomen para controlar el daño. Las lesiones intestinales y de órganos principales se producen hasta en un 0.4% de los casos de laparoscopia y son el resultado de la colocación incorrecta de los trócares. La mayoría de las lesiones afectan al estómago, al duodeno y a los intestinos delgado y grueso. La cirugía abdominal previa que da lugar a adherencias es un factor de riesgo definitivo y la mayoría de las lesiones intestinales pasan inadvertidas hasta el período postoperatorio, cuando el paciente desarrolla peritonitis.

C. Hipotermia

La hipotermia grave es un riesgo importante durante la laparoscopia porque, además de los mecanismos habituales de pérdida de calor durante la anestesia (convección, conducción, radiación y evaporación), la insuflación de CO_2 frío (a 23 °C) provoca una pérdida adicional de calor. Esta pérdida puede limitarse restringiendo el flujo y la fuga de CO_2, así como con el calentamiento con aire del cuerpo del paciente.

D. Complicaciones relacionadas con la posición del paciente

Las lesiones nerviosas y tisulares son complicaciones graves y evitables de la colocación del paciente, en especial en pacientes sometidos a laparoscopia asistida por robot en una posición de Trendelenburg pronunciada. El deslizamiento cefálico del paciente puede lesionar los nervios y los tejidos blandos al provocar puntos de presión o estiramiento del tejido. Si se utilizan sujeciones en los hombros para estabilizar al paciente, pueden provocar un estiramiento en el *plexo braquial*. Además, en el transcurso de las horas, el Trendelenburg pronunciado puede causar una inflamación grave de la cabeza, el cuello y la cara, lo que puede dar lugar a una afectación de las vías respiratorias tras la intubación o, en casos muy raros, a la ceguera por isquemia del nervio óptico. El capítulo 22 ofrece un análisis detallado de estos riesgos y de las medidas preventivas.

VI. Consideraciones postoperatorias

La eliminación completa del CO_2 intraabdominal puede requerir más de 1 h y, durante ese tiempo, los pacientes pueden experimentar un fuerte dolor en el hombro debido a la irritación diafragmática. En todo caso, la mayoría de los pacientes toleran bastante bien la laparoscopia, excepto aquellos con reserva pulmonar limitada o pacientes con parálisis diafragmática previa. Estos pacientes pueden requerir asistencia respiratoria postoperatoria hasta que el CO_2 intraabdominal se reabsorba completamente y se optimice el control del dolor. La hemorragia postoperatoria es infrecuente, pero debe sospecharse cuando hay inestabilidad hemodinámica, un abdomen distendido o un hematócrito inesperadamente bajo.

VII. Procedimientos laparoscópicos ambulatorios

Debido a la baja tasa de complicaciones y a la posibilidad de una deambulación temprana, la mayoría de las intervenciones laparoscópicas sin complicaciones (colecistectomía, procedimientos ginecológicos) en pacientes sin comorbilidades o con comorbilidades muy bien controladas pueden realizarse de forma *ambulatoria*.[13] El ingreso hospitalario postoperatorio de estos pacientes rara vez es necesario, a menos que el procedimiento se complique por náuseas y vómitos postoperatorios persistentes o por un control inadecuado del dolor. La seguridad de la cirugía bariátrica laparoscópica ambulatoria es controvertida debido a la alta incidencia de apnea del sueño y de complicaciones quirúrgicas postoperatorias. Los procedimientos asistidos por robot para la cirugía radical del cáncer requieren un ingreso hospitalario postoperatorio o una hospitalización debido a su duración y a importantes cambios en los líquidos corporales.

VIII. Resumen

Los procedimientos laparoscópicos directos o asistidos por robot tienen varias ventajas sobre el enfoque tradicional abierto, como una movilidad más temprana, una menor duración de la estancia hospitalaria y una recuperación más rápida. Las consecuencias hemodinámicas y respiratorias del neumoperitoneo necesario para estos

? ¿Sabía que...?

El deslizamiento cefálico del paciente y el movimiento cefálico del diafragma, durante el Trendelenburg pronunciado, pueden provocar el movimiento del tubo endotraqueal hacia el bronquio principal derecho.

? ¿Sabía que...?

La posición de Trendelenburg pronunciada se ha asociado con la ceguera debida a la isquemia del nervio óptico.

procedimientos son generalmente bien toleradas, excepto en pacientes con enferme-dades cardíacas o pulmonares graves. La mayoría de estos procedimientos requieren anestesia general para garantizar una ventilación adecuada y evitar el dolor de la dis-tensión peritoneal. La mayoría de las complicaciones debidas a la laparoscopia son consecuencia de presiones de insuflación superiores a 15 mm Hg o de una colocación incorrecta de los trócares. Las primeras complicaciones pueden tratarse disminuyendo la presión intraabdominal, mientras que las segundas pueden requerir una laparo-tomía abierta si el trocar ha lesionado un órgano vital o un vaso importante. Sin embargo, en general, las técnicas laparoscópicas han demostrado ser seguras y muy eficaces para reducir la morbilidad quirúrgica y acelerar la recuperación.

Agradecimientos

Los autores agradecen las contribuciones en la primera edición de la Dra. Adriana Dana Oprea, ya que algunas partes del capítulo se han mantenido en esta actualización.

 Para más información e interactividad consulte las videoconferencias interactivas (en inglés) y la infografía «En un vistazo», disponibles en el libro electrónico gratuito que acompaña a este texto. Las instrucciones de acceso se encuentran detrás de la portada.

Referencias

1. Liu JJ, Maxwell BG, Panousis P, et al. Perioperative outcomes for laparoscopic and robotic compared with open prostatectomy using the National Surgical Quality Improvement Program (NSQIP) database. *Urology.* 2013;82(3):579-583.
2. Lestar M, Gunnarsson L, Lagerstrand L, Wiklund P, Odeberg-Wernerman S. Hemodynamic perturbations during robot-assisted laparoscopic radical prostatectomy in 45° Trendelenburg position. *Anesth Analg.* 2011;113(5):1069-1075.
3. Kadam P, Marda M, Shah VR. Carbon dioxide absorption during laparoscopic donor nephrectomy: a comparison between retroperitoneal and transperitoneal approaches. *Transplant Proc.* 2008;40(4):1119-1121. doi:10.1016/j.transproceed.2008.03.024
4. Ng CS, Gill IS, Sung GT, Whalley DG, Graham R, Schweizer D. Retroperitoneoscopic surgery is not associated with increased carbon dioxide absorption. *J Urol.* 1999;162(4):1268-1272.
5. Hsu RL, Kaye AD, Urman RD. Anesthetic challenges in robotic-assisted urologic sur-gery. *Rev Urol.* 2013;15(4):178-184.
6. Grabowski JE, Talamini MA. Physiological effects of pneumoperitoneum. *J Gastrointest Surg.* 2009;13(5):1009-1016.
7. Afaneh C, Abelson J, Rich BS, et al. Obesity does not increase morbidity of laparoscopic cholecystectomy. *J Surg Res.* 2014;19(2):491-497.
8. Sun N, Zhang J, Zhang C, Shi Y. Single-site robotic cholecystectomy versus multi-port laparoscopic cholecystectomy: a systematic review and meta-analysis. *Am J Surg.* 2018;216(6):1205-1211. doi:10.1016/j.amjsurg.2018.04.018
9. Vaughan J, Nagendran M, Cooper J, et al. Anaesthetic regimens for day-procedure lap-aroscopic cholecystectomy. *Cochrane Database Syst Rev.* 2014;1:CD009784.
10. Kamali A, Ashrafi TH, et al. A comparative study on the prophylactic effects of parac-etamol and dexmedetomidine for controlling hemodynamics during surgery and post-operative pain in patients with laparoscopic cholecystectomy. *Medicine (Baltimore).* 2018;97(51):e13330. doi:10.1097/MD.0000000000013330
11. Collard V, Mistraletti G, Taqi A, et al. Intraoperative esmolol infusion in the absence of opioids spares postoperative fentanyl in patients undergoing ambulatory laparoscopic cholecystectomy. *Anesth Analg.* 2007;105(5):1255-1262.
12. Donatsky AM, Bjerrum F, Gogenur I. Surgical techniques to minimize shoulder pain after laparoscopic cholecystectomy. A systematic review. *Surg Endosc.* 2013;27(7):2275-2282.
13. Vaughan J, Gurusamy KS, Davidson BR. Day-surgery versus overnight stay surgery for laparoscopic cholecystectomy. *Cochrane Database Syst Rev.* 2013;7:CD006798.

COMPLICACIONES EN UNA LAPAROSCOPIA

EN UN VISTAZO

En los procedimientos laparoscópicos se insufla dióxido de carbono en el abdomen. Esto tiene un gran impacto en la fisiología del paciente.

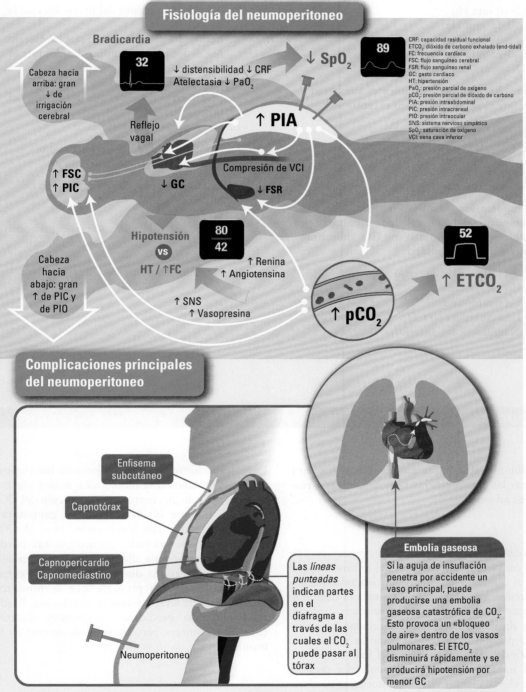

Fisiología del neumoperitoneo

Bradicardia

32

↓ distensibilidad ↓ CRF
Atelectasia ↓ PaO$_2$

↓ SpO$_2$ 89

↑ PIA

Cabeza hacia arriba: gran ↓ de irrigación cerebral

Reflejo vagal

Compresión de VCI

↑ FSC
↑ PIC

↓ GC

↓ FSR

Hipotensión
vs
HT / ↑FC

80
42

↑ Renina
↑ Angiotensina

Cabeza hacia abajo: gran ↑ de PIC y de PIO

↑ SNS
↑ Vasopresina

↑ pCO$_2$

52

↑ ETCO$_2$

CRF: capacidad residual funcional
ETCO$_2$: dióxido de carbono exhalado (end-tidal)
FC: frecuencia cardíaca
FSC: flujo sanguíneo cerebral
FSR: flujo sanguíneo renal
GC: gasto cardíaco
HT: hipertensión
PaO$_2$: presión parcial de oxígeno
pCO$_2$: presión parcial de dióxido de carbono
PIA: presión intraabdominal
PIC: presión intracraneal
PIO: presión intraocular
SNS: sistema nervioso simpático
SpO$_2$: saturación de oxígeno
VCI: vena cava inferior

Complicaciones principales del neumoperitoneo

Enfisema subcutáneo

Capnotórax

Capnopericardio
Capnomediastino

Las *líneas punteadas* indican partes en el diafragma a través de las cuales el CO$_2$ puede pasar al tórax

Neumoperitoneo

Embolia gaseosa

Si la aguja de insuflación penetra por accidente un vaso principal, puede producirse una embolia gaseosa catastrófica de CO$_2$. Esto provoca un «bloqueo de aire» dentro de los vasos pulmonares. El ETCO$_2$ disminuirá rápidamente y se producirá hipotensión por menor GC

Infografía de: Naveen Nathan MD

Preguntas

1. ¿Cuál es la presión de insuflación intraabdominal inicial recomendada para una laparoscopia?

   A. 5-10 mm Hg
   B. 10-15 mm Hg
   C. 15-20 mm Hg
   D. 20-25 mm Hg
   E. Ninguna de las anteriores

2. Todos los parámetros siguientes aumentan durante el neumoperitoneo excepto:

   A. Flujo sanguíneo cerebral
   B. Resistencia vascular sistémica
   C. Gasto cardíaco
   D. Presión intraocular
   E. Presión máxima en vías respiratorias

3. La hipotensión súbita y la marcada disminución del CO_2 exhalado durante la insuflación del peritoneo con CO_2 indicarían con mucha probabilidad:

   A. Un reflejo vagal intenso
   B. Un capnotórax
   C. Un neumotórax
   D. Una embolia con CO_2
   E. Ninguna de las anteriores

4. El dolor de hombro después de una laparoscopia es probablemente el resultado de:

   A. Abducción excesiva del brazo durante la cirugía
   B. Lesión del plexo braquial por las sujeciones de los hombros utilizadas durante el Trendelenburg pronunciado
   C. Irritación diafragmática
   D. Lesión en el deltoides por la sujeción del brazo
   E. Ninguna de las anteriores

5. La hipotermia es un riesgo importante durante una laparoscopia debido a:

   A. Grandes necesidades de reposición de líquidos
   B. Gas insuflado frío
   C. Pérdidas por evaporación en el peritoneo
   D. Pérdidas convectivas por el abdomen distendido
   E. Ninguna de las anteriores

Respuestas

1. B

La presión inicial se limita a estos milímetros para minimizar las consecuencias hemodinámicas y respiratorias adversas.

2. C

El gasto cardíaco disminuye durante el neumoperitoneo. La causa es la disminución del retorno venoso debido al aumento de la presión intraabdominal. La resistencia vascular sistémica aumenta debido a la hipercapnia, mientras que la frecuencia cardíaca tiende a disminuir debido a la estimulación vagal. Tanto la presión intracerebral como la intraocular aumentan debido a un aumento del flujo sanguíneo cerebral inducido por la hipercapnia. La presión máxima elevada en las vías respiratorias se produce debido al aumento de la presión intraabdominal.

3. D

Debe sospecharse de una gran embolia intravascular con CO_2 cuando la hipotensión súbita y grave se acompaña de una marcada disminución del CO_2 exhalado durante la insuflación. Un capnotórax puede presentarse con hipotensión, pero el CO_2 exhalado debe ser elevado. Un neumotórax puede ocurrir tanto con una disminución de la presión arterial como con una disminución del CO_2 exhalado, pero es menos probable que se produzca una embolia de CO_2 durante la insuflación. Puede producirse una bradicardia importante durante el neumoperitoneo, pero no sería de esperar en la insuflación.

4. C

El dolor de hombro referido desde el diafragma es frecuente después de una laparoscopia. La eliminación completa del CO_2 intraabdominal puede requerir más de 1 h, durante ese tiempo los pacientes pueden experimentar un fuerte dolor en el hombro debido a la irritación diafragmática. Las otras respuestas son plausibles pero mucho menos probables.

5. B

La hipotermia grave es un riesgo importante durante una laparoscopia porque, además de los mecanismos habituales de pérdida de calor durante la anestesia (convección, conducción, radiación y evaporación), la insuflación de CO_2 frío (a 23 °C) provoca una pérdida adicional de calor.

28 Anestesia para pacientes con obesidad, hepatopatía y otros problemas gastrointestinales

Sundar Krishnan, Lovkesh Arora y Archit Sharma

I. Obesidad

La obesidad se define habitualmente por el índice de masa corporal (IMC) del paciente. El número de pacientes con obesidad moderada (IMC > 30 kg/m²) y con obesidad mórbida (IMC > 40 kg/m²) que se someten a procedimientos quirúrgicos aumenta constantemente. Dado que los pacientes con obesidad tienen un mayor riesgo de morbilidad y mortalidad perioperatorias, es necesario adaptar varios aspectos de la atención para mitigar dichos riesgos.[1]

A. Fisiopatología
Sistema respiratorio

Los pacientes con obesidad troncal tienen una distensibilidad ventilatoria, un volumen corriente, una capacidad residual funcional (CRF) y una capacidad vital reducidos.[2] Como resultado, a menudo se vuelven hipóxicos mucho más rápidamente que los pacientes sin obesidad. Además, el impacto de la posición y la cirugía en la función pulmonar es exagerado debido a los efectos de un abdomen grande en determinada posición del diafragma y el movimiento, lo que hace que la CRF caiga por debajo de la capacidad de cierre. El cierre de las vías respiratorias resultante conduce a atelectasia y a una mayor hipoxemia.

La actividad metabólica de la grasa y el tejido de apoyo aumentan el consumo de oxígeno y la producción de dióxido de carbono (CO_2) en los pacientes con obesidad. Esto se compensa con un incremento de la ventilación por minuto y del gasto cardíaco. Debido a las limitaciones mecánicas antes mencionadas, los pacientes con obesidad a menudo no pueden aumentar el volumen corriente en momentos de mayor necesidad de oxígeno y deben confiar en la taquipnea para mejorar la ventilación por minuto.[3]

Los trastornos respiratorios del sueño describen el espectro de afecciones que van desde la *apnea obstructiva del sueño* (AOS) hasta el *síndrome de hipoventilación por obesidad* (SHO).[4] La obstrucción de las vías respiratorias se produce en los pacientes con obesidad debido al crecimiento del tejido adiposo en las estructuras bucales y faríngeas. La AOS se caracteriza por episodios recurrentes de obstrucción de las vías respiratorias superiores durante el sueño, lo que provoca hipoxia e hipercapnia. La AOS se produce hasta en el 70% de los pacientes con obesidad mórbida que se someten a cirugía bariátrica y es un factor de riesgo de resultados perioperatorios adversos. El SHO se observa en el 5-10% de los pacientes con AOS. Se caracteriza por hipercapnia diurna, hipoventilación y trastornos respiratorios del sueño. Los pacientes con trastornos respiratorios del sueño corren un mayor riesgo de sufrir un deterioro ventilatorio relacionado con los sedantes y los opiáceos debido

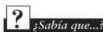

¿Sabía que...?

Los pacientes con obesidad se vuelven hipóxicos rápidamente y solo pueden tolerar breves períodos de apnea debido a su reducida capacidad residual funcional.

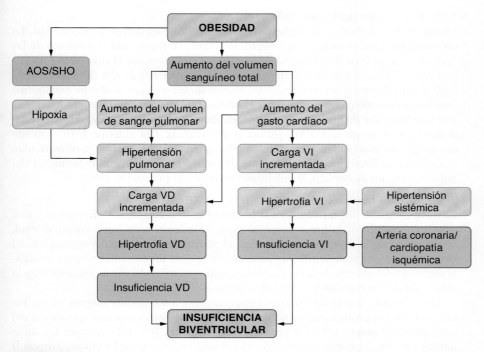

Figura 28-1 Interrelación de las secuelas cardiovasculares y pulmonares de la obesidad. AOS: apnea obstructiva del sueño; SHO: síndrome de hipoventilación por obesidad; VD: ventricular derecha; VI: ventricular izquierda (Fernández-Bustamante A, Bucklin BA. Anesthesia and obesity. En: Barash PG, Cahalan MK, Cullen BF, et al, eds. *Clinical Anesthesia*. 8.ª ed. Wolters Kluwer; 2018:1277-1297, fig. 45-2).

a la obstrucción de las vías respiratorias superiores, la depresión del impulso respiratorio central y el deterioro de la mecánica pulmonar. A largo plazo, el SAOS y el SHO provocan policitemia, hipertensión sistémica y pulmonar, hipertrofia ventricular izquierda, disritmias cardíacas, sobrecarga del hemicardio derecho y cardiopatía pulmonar (**fig. 28-1**).

VIDEO 28-1

Secuelas de la obesidad

Sistema cardiovascular

La obesidad se asocia con aumento del volumen sanguíneo, aunque el volumen sanguíneo basado en el peso se reduce (de 70 mL/kg en individuos delgados a 50 mL/kg en pacientes con obesidad). Los pacientes con obesidad tienen mayor riesgo de padecer hipertensión, hipertrofia ventricular izquierda, disfunción diastólica e insuficiencia cardíaca. La combinación de dislipidemia, diabetes e hipertensión predispone a los pacientes con obesidad a la aterosclerosis y, por tanto, a enfermedades coronaria y cerebrovascular. La obesidad también predispone a un estado de hipercoagulabilidad debido al aumento de las concentraciones de factores procoagulantes y a la disminución de la fibrinólisis. La obesidad se ha asociado con mayor riesgo tanto de trombosis venosa profunda como de embolia pulmonar y accidente cerebrovascular (ictus).

Sistema digestivo

Los cambios mecánicos y hormonales aumentan el riesgo de enfermedad por reflujo gastroesofágico (ERGE) en los pacientes con obesidad. La enfermedad hepática asociada con la obesidad incluye infiltración grasa (hígado graso no alcohólico), inflamación (esteatohepatitis no alcohólica), necrosis focal y cirrosis. Los pacientes con obesidad también corren el riesgo de padecer colelitiasis, sobre todo después de una derivación gástrica.

Sistemas endocrino y metabólico

La mayoría de los casos de diabetes mellitus tipo 2 se atribuyen a la obesidad. La obesidad también se asocia con dislipidemia, concretamente con el aumento de las lipoproteínas de baja densidad (LDL, *low-density lipoprotein*), el colesterol y los triglicéridos, así como con la disminución de las lipoproteínas de alta densidad (HDL, *high-density lipoprotein*). Los pacientes obesos suelen padecer **síndrome metabólico** (también conocido como *síndrome de resistencia a la insulina* o *síndrome X*), que es una combinación de factores de riesgo que incluye obesidad troncal, hipertensión, dislipidemia y resistencia a la insulina o intolerancia a la glucosa. Esto aumenta sus riesgos de morbilidad y mortalidad relacionadas con el sistema cardiovascular, la diabetes mellitus tipo 2, el síndrome de ovario poliquístico, la enfermedad del hígado graso no alcohólico, la colelitiasis y un estado proinflamatorio.

B. Principios farmacológicos

La dosificación de los fármacos en la obesidad se ve afectada por diversos factores, como el aumento de la grasa corporal total, la reducción del agua corporal total, la alteración de la unión a las proteínas, el aumento del volumen sanguíneo y del gasto cardíaco, el aumento de las concentraciones de lípidos en la sangre, la organomegalia, el aumento de las reacciones fase II (glucuronidación y sulfatación) y la absorción del fármaco en los depósitos de grasa.[5]

Los fármacos que se distribuyen principalmente a los tejidos magros (p. ej., los bloqueadores neuromusculares no despolarizantes) deben dosificarse en función del **peso corporal magro** (PCM ≈ peso corporal ideal [PCI] × 1.2). Aunque las dosis iniciales de los fármacos lipófilos (p. ej., benzodiazepinas, barbitúricos, propofol) deben basarse también en el peso corporal magro, las dosis de mantenimiento deben basarse en el **peso corporal total** (PCT) debido al aumento significativo del volumen de distribución. Las dosis múltiples de fármacos lipófilos conducen a su acumulación en las reservas de grasa, lo que provoca una respuesta prolongada a medida que el fármaco se libera de nuevo a la circulación.

En el caso de los anestésicos inhalados, las constantes de tiempo más largas hasta el equilibrio con la grasa y la mala perfusión del tejido graso contrarrestan el efecto, en la captación, del incremento de la masa grasa. En consecuencia, la obesidad no influye en los tiempos de inducción y afecta solo un poco el tiempo hasta despertar con los anestésicos inhalados en la práctica clínica habitual, especialmente en las cirugías que duran menos de 4 h. Los principios para la administración perioperatoria de los fármacos más utilizados en los pacientes con obesidad se resumen en la **tabla 28-1**. Hay que tener en cuenta que las relaciones dosis-respuesta de la mayoría de los fármacos en pacientes con obesidad no se han dilucidado por completo.

C. Evaluación preoperatoria

La evaluación preoperatoria del paciente con obesidad debe incluir el riesgo de dificultades en el abordaje de las vías respiratorias, las opciones de acceso vascular, la identificación de comorbilidades y la educación del paciente en relación con el plan anestésico perioperatorio. El tratamiento médico preoperatorio de las comorbilidades, cuando es posible, puede ayudar a reducir el riesgo perioperatorio.

Existe alta prevalencia de vías respiratorias difíciles en los pacientes con obesidad debido a una lengua grande, al tejido graso perimandibular y de la nuca, así como por tejido blando faríngeo redundante. La AOS se correlaciona de forma independiente con la ventilación difícil con máscara. Las tasas de intubación difícil en pacientes con obesidad oscilan del 5-15%, alcanzan hasta el 21% en pacientes con AOS. Se ha demostrado que el sexo masculino, el perímetro del cuello y la puntuación de Mallampati predicen la intubación difícil en pacientes con obesidad, aunque estos resultados son inconsistentes en varios estudios y el valor predictivo positivo de cada factor es bajo. La visión laringoscópica mejora en los pacientes con obesidad mórbida mediante el uso de un videolaringoscopio. La posición en rampa, como se describe más adelante, también mejora la visión laringoscópica.

Tabla 28-1	Principios para la administración de fármacos perioperatorios usuales en pacientes con obesidad	
Fármaco	**Dosificación inicial con base en**	**Observaciones**
Tiopentato de sodio	PCM	El aumento del gasto cardíaco en los pacientes con obesidad da lugar a una menor concentración arterial máxima y a un despertar más rápido
Propofol	PCM	La dosificación basada en el PCT debe utilizarse para las infusiones continuas y la dosificación de mantenimiento
Etomidato	PCM	Puede tener una semivida prolongada
Benzodiazepinas	PCT	Mayor duración de la acción debido a un mayor volumen de distribución. Pueden ser necesarias dosis iniciales más elevadas para conseguir una sedación adecuada, lo que provoca una sedación prolongada
Dexmedetomidina	PCT	Infusión sedante de corta duración que no provoca depresión respiratoria. Útil para la intubación consciente con fibra óptica y como complemento anestésico. Sin embargo, la bradicardia y la hipotensión pueden ser importantes
Fentanilo	PCM	La eliminación aumenta con el PCM. La dosificación basada en el PCT sobreestima las necesidades de dosis en los pacientes obesos. Evaluar las dosis según la respuesta clínica
Hidromorfona	PCM	
Sufentanilo	PCM	Aumento del volumen de distribución y de la semivida de eliminación debido a su alta lipofilia
Remifentanilo	PCM	Hidrólisis rápida en plasma y tejidos. La dosificación por PCT dará lugar a un mayor riesgo de efectos secundarios
Succinilcolina	PCT	Las dosis más bajas darán lugar a malas condiciones de intubación debido al aumento del volumen extracelular y a la mayor actividad de la seudocolinesterasa en los pacientes con obesidad. Baja incidencia de mialgias en pacientes con obesidad
Vecuronio	PCM	La dosificación por PCT da lugar a una duración de acción prolongada. La repetición de las dosis debe basarse en la supervisión neuromuscular
Rocuronio	PCM	Inicio de acción más rápido y duración prolongada de la acción cuando se dosifica por PCT. La repetición de las dosis debe basarse en la supervisión neuromuscular
Atracurio	PCM	
Cisatracurio	PCM	La dosificación por PCT implica una duración de acción prolongada, mientras que la dosificación por PCI puede promover una duración de acción reducida
Pancuronio	SC	Las alteraciones de las vías respiratorias en los pacientes con obesidad hacen que este bloqueador neuromuscular de acción prolongada sea indeseable
Sugammadex	PCI + 40%	
Neostigmina	PCT sin exceder los 5 mg	Tiempo prolongado hasta la reversión adecuada (cociente TOF 0.9), hasta cuatro veces más lento que el de los pacientes sin obesidad (26 min en comparación con 7 min)
Heparina	PCM	No se ha establecido la respuesta a la dosis en pacientes con obesidad. Los pacientes con obesidad tienen mayor riesgo de trombosis venosa profunda y embolia pulmonar perioperatoria que los pacientes sin obesidad

PCI: peso corporal ideal; PCM: peso corporal magro; PCT: peso corporal total; SC: superficie corporal; TOF: tren de cuatro.

Se recomienda la evaluación preoperatoria de la AOS y el inicio de la presión positiva continua en las vías respiratorias (PPCVR) en casa para los pacientes con AOS. En ausencia de un estudio formal del sueño preoperatorio, herramientas como el cuestionario *STOP-BANG* (acrónimo de los términos en inglés) pueden ayudar a identificar a los pacientes con AOS. El cuestionario consta de preguntas sobre: ronquidos, cansancio, apnea, hipertensión arterial, IMC > 35 kg/m^2, edad > 50 años, perímetro del cuello > 40 cm y sexo masculino. Tres o más respuestas positivas sugieren un mayor riesgo de AOS. Las cirugías electivas en pacientes con AOS bien controlada, que han utilizado correctamente los dispositivos de presión positiva en las vías respiratorias (PPVR), pueden proceder sin mayor evaluación. En el caso de los pacientes con AOS demostrada, que no se tratan con terapia de PPVR, debe considerarse la optimización cardiopulmonar preoperatoria. Sin embargo, la cirugía de urgencia y emergencia no debe posponerse para un diagnóstico formal de AOS o para instaurar un tratamiento. Los pacientes que estén en tratamiento con PPVR para la AOS deben continuar el tratamiento hasta el día de la cirugía y deben llevar su dispositivo de PPVR el día de la cirugía para su uso postoperatorio.

El consejo científico de la American Heart Association (AHA) sobre la «Evaluación y el tratamiento cardiovascular de los pacientes con obesidad mórbida sometidos a cirugía» recomienda que los pacientes con obesidad grave que tengan al menos un factor de riesgo de enfermedad coronaria (diabetes, hábito tabáquico, hipertensión o hiperlipidemia) o una mala tolerancia al ejercicio, se sometan a un electrocardiograma (ECG) de 12 derivaciones y a una radiografía de tórax antes de la intervención quirúrgica, ya que sus síntomas cardíacos pueden quedar fácilmente enmascarados por problemas relacionados con la obesidad. Por lo demás, la evaluación y el tratamiento cardíacos preoperatorios son similares a los de los pacientes con un IMC normal.

D. Planificación preoperatoria y tipo de anestesia

La disponibilidad de una báscula adecuada, batas, sillas, camas de transporte y dispositivos de supervisión debe comprobarse antes de la llegada. Se debe pedir a los pacientes que se rasuren la barba antes de la operación. Los quirófanos deben estar equipados con mesas de operaciones de tamaño adecuado y almohadillas de gel para la colocación del paciente. Debe haber personal adicional para ayudar en dicha colocación. Un cirujano y un anestesiólogo experimentados son ideales para los pacientes con mucha obesidad.

Supervisión de la anestesia y la sedación

No se deben subestimar los riesgos asociados con los procedimientos de sedación en el paciente con obesidad. Debe haber una estrecha vigilancia de la función respiratoria debido a la afectación respiratoria preexistente, al mayor riesgo de depresión respiratoria con la sedación y a la posibilidad de dificultar la ventilación con máscara y la intubación. La presencia de AOS aumenta el riesgo de hipoxemia perioperatoria y la necesidad de intervenciones en las vías respiratorias durante la sedación. La dexmedetomidina es un agonista α_2-adrenérgico selectivo que proporciona sedación sin depresión respiratoria. No obstante, su uso clínico puede ser limitado debido a la inestabilidad hemodinámica.

Anestesia regional

Las guías de práctica de la American Society of Anesthesiologists (ASA) de 2014 para el manejo de pacientes con AOS recomiendan que se consideren las técnicas de analgesia regional para reducir o eliminar la necesidad de opiáceos sistémicos.[6] Sin embargo, la sedación excesiva utilizada para realizar o gestionar la anestesia regional puede anular las ventajas. Además, la obesidad puede dificultar la realización de bloqueos nerviosos tanto neuroaxiales como periféricos y puede estar asociada con mayores tasas de fracaso del bloqueo. La guía ecográfica puede reducir el tiempo de la intervención y mejorar el éxito de la misma; sin embargo, las imágenes pueden no ser óptimas debido a la mayor profundidad de las estructuras objetivo. La retracción y el vendaje del tejido blando excesivo lejos del lugar de la intervención permiten una preparación estéril y un acceso más fácil a los lugares de inserción. La dosificación del anestésico local para los bloqueos de nervios periféricos en pacientes obesos debe basarse en el PCI y no en el PCT para evitar la toxicidad sistémica.

Técnicas neuroaxiales

La colocación raquídea o epidural en posición sedente permite identificar más fácilmente la línea media vertebral. La ecografía puede utilizarse para identificar las apófisis espinosas y reducir el número de pases de aguja. Cuando se utilizan agujas más largas, una evaluación cuidadosa de la línea media evitará lesiones. En los pacientes con obesidad ocurre una disminución del volumen de líquido cefalorraquídeo debido a la propagación del tejido graso en los agujeros intervertebrales y a la congestión de las venas epidurales como consecuencia de la elevada presión venosa. Además, unos glúteos grandes pueden provocar una inclinación de la columna vertebral hacia abajo. Por tanto, durante la anestesia raquídea, los anestésicos locales y los opiáceos pueden tener una propagación cefálica exagerada. Una rampa bajo el tórax eleva las columnas cervical y torácica limitando la propagación cefálica del anestésico local hiperbárico.

La colocación epidural puede ser un reto porque el tránsito de la aguja a través de planos grasos puede producir una falsa sensación de pérdida de resistencia y dificultad para predecir la profundidad del espacio epidural. La tasa de fracaso inicial de los catéteres epidurales es mayor en los pacientes con obesidad que en los delgados.

Anestesia general

Los pacientes con obesidad sometidos a sedación deben otorgar su consentimiento para anestesia general debido al riesgo de obstrucción y depresión de las vías respiratorias, también por las posibilidades de que falle el bloqueo nervioso anestésico regional. Deben evitarse los grados de sedación más profundos y debe considerarse un plan de anestesia general. La anestesia general ofrece la posibilidad de controlar la ventilación y proteger las vías respiratorias. No obstante, los efectos secundarios de la anestesia general en las vías respiratorias y en el sistema cardiopulmonar de los pacientes con obesidad requieren una planificación adecuada y una estrecha vigilancia.

Cirugía ambulatoria comparada con la hospitalaria

Los pacientes con obesidad mórbida (IMC >40 kg/m^2) que se someten a procedimientos que requieren anestesia general y la administración de opiáceos postoperatorios suelen requerir el ingreso y la observación durante una noche en una unidad de hospitalización debido a un mayor riesgo de complicaciones perioperatorias.[7] En general, sus procedimientos no deben realizarse en centros aislados de cirugía ambulatoria, sino en un centro hospitalario que pueda hacer frente a un curso postoperatorio potencialmente complicado.

E. Consideraciones intraoperatorias
Premedicación

Aunque la obesidad es un factor de riesgo para la ERGE, el vaciado gástrico no se retrasa solo por la obesidad. Sin embargo, las afecciones comórbidas, como la diabetes mellitus, pueden causar gastroparesia. En general, deben seguirse las directrices estándar de ayuno absoluto. Los antiácidos, los procinéticos, los antagonistas de los receptores H$_2$ o los inhibidores de la bomba de protones deben administrarse antes de la inducción en pacientes con un riesgo identificable de aspiración, pero no de forma rutinaria. La sedación previa al procedimiento solo debe administrarse junto con la supervisión continua de la respiración y de la oxigenación.

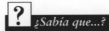

? ¿Sabía que...?

Los pacientes con obesidad requieren menos anestesia local epidural que los pacientes de peso normal para lograr un grado comparable de bloqueo anestésico.

Colocación del paciente

Siempre que sea posible, los pacientes deben colocarse en la mesa de operaciones. En casos extremos, puede ser necesario un dispositivo de elevación mecánica para mover al paciente. En pacientes con obesidad extrema se requieren mesas quirúrgicas especialmente diseñadas. A menudo, se necesitan piezas deslizables o reposabrazos bien acolchados. En el caso de las cirugías que requieren la inclinación o el giro de la mesa, asegurar al paciente a la mesa con correas o cinta adhesiva y utilizar sacos rellenos puede prevenir caídas accidentales. Deben utilizarse almohadillas de gel y espuma para apoyar los puntos de presión y evitar la neuropatía periférica y rasgaduras de la piel. La posición supina se asocia con la reducción de los volúmenes pulmonares y con la hipoxemia, el retorno venoso puede verse obstaculizado por la compresión cavitaria. En la posición de decúbito prono se debe hacer hincapié en asegurar el movimiento libre de la pared abdominal, con apoyo de la pared torácica y la pelvis. La posición de Trendelenburg provoca el mayor grado de afectación respiratoria, con una disminución de la CRF y de la distensibilidad pulmonar. Las barras para los hombros pueden causar lesiones en el plexo braquial si se colocan de manera incorrecta. La posición lateral y la sedestación permiten que el peso de la grasa abdominal se aleje del tórax y del diafragma (**fig. 28-2**).

Vigilancia y acceso vasculares

La vigilancia no invasiva de la presión arterial sobrestima la presión arterial en una gran proporción de pacientes con obesidad debido al tamaño inadecuado del manguito y a la forma cónica de un brazo obeso. Además, los tiempos de registro pueden ser prolongados, lo que provoca un retraso en el reconocimiento de los cambios en la presión arterial. El antebrazo ofrece un lugar alternativo para la medición de la presión arterial y parece proporcionar resultados razonablemente precisos. Debe

Efecto de la posición sobre los volúmenes pulmonares

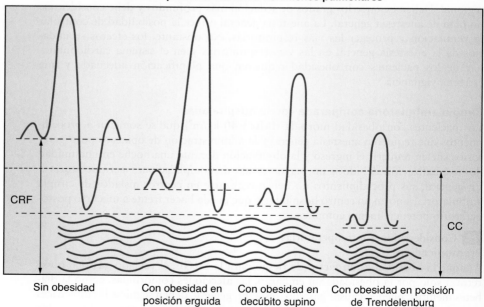

Sin obesidad   Con obesidad en posición erguida   Con obesidad en decúbito supino   Con obesidad en posición de Trendelenburg

Figura 28-2 Efectos de la obesidad, la posición y la anestesia en los volúmenes pulmonares. CC: capacidad de cierre; CRF: capacidad residual funcional (Fernández-Bustamante A, Bucklin BA. Anesthesia and obesity. En: Barash PG, Cahalan MK, Cullen BF, et al, eds. *Clinical Anesthesia.* 8.ª ed. Wolters Kluwer; 2018:1277-1297, fig. 45-1).

considerarse el uso de la supervisión invasiva, especialmente en presencia de comorbilidades. El acceso venoso periférico también puede ser un reto y puede requerir guía ecográfica.

Abordaje de las vías respiratorias

Con la inducción de la anestesia en posición supina, los pacientes con obesidad experimentan una mayor reducción de la CRF y la saturación de oxígeno puede caer rápidamente. Las maniobras que prolongan los tiempos de apnea seguros durante la inducción incluyen la preoxigenación con oxígeno al 100% a un flujo elevado (aproximadamente el doble de la ventilación por minuto), la aplicación de PPCVR de 10 cm H_2O durante la preoxigenación, la presión teleespiratoria positiva (PEEP, *positive end-expiratory pressure*) durante la ventilación con mascarilla y el uso de una posición de Trendelenburg inversa de 25-30° o de «silla de playa» en semisedestación. La elevación de la cabeza también minimiza el riesgo de regurgitación gástrica pasiva.

La ventilación con máscara suele ser difícil en los pacientes con obesidad. El uso de una ventilación oral o nasofaríngea, o un abordaje a dos manos, es a menudo útil. Es necesaria una planificación adecuada, basada en el algoritmo de vía respiratoria difícil de la ASA, especialmente antes de administrar relajantes musculares.

En pacientes con mucha obesidad generalmente no se prefieren las cánulas supraglóticas (CSG) debido al riesgo de hipoventilación durante la ventilación espontánea. Durante la ventilación con presión positiva, una CSG puede no mantener el sellado de las vías respiratorias a las presiones más altas necesarias en los pacientes con obesidad. Las decisiones sobre la elección de la vía de ventilación deben tomarse para cada paciente teniendo en cuenta el grado y la distribución de la obesidad, el tipo y la duración de la cirugía y la posición intraoperatoria del paciente. Cuando se utilizan CSG, se suelen emplear dispositivos de segunda generación, que permiten presiones de sellado más altas y proporcionan un puerto para la descompresión gástrica.

La intubación puede ser más difícil en los pacientes con obesidad. Colocar al paciente en posición de rampa puede facilitar la visualización laringoscópica de las cuerdas vocales. La colocación puede lograrse con toallas o mantas dobladas bajo los hombros y la cabeza del paciente o con un dispositivo comercial. La cabeza, los hombros y la parte superior del cuerpo se elevan por encima del tórax, con el objetivo de situar el conducto auditivo externo a nivel de la pared torácica anterior (**fig. 28-3**).

Ventilación mecánica

No hay pruebas claras de un beneficio de la ventilación con control de volumen frente a la ventilación con control de presión en los pacientes con obesidad. Se recomiendan volúmenes corrientes de 6-8 mL/kg de PCI con PEEP para la ventilación intraoperatoria. Las maniobras de reclutamiento alveolar y la posterior aplicación de una PEEP moderada (10 cm H_2O) ayudan a prevenir la atelectasia, especialmente en los pacientes sometidos a cirugía laparoscópica. La reducción de la distensibilidad ventilatoria puede provocar presiones elevadas en las vías respiratorias, lo que dificulta el mantenimiento de presiones estables < 30 cm H_2O, especialmente con el neumoperitoneo durante las cirugías laparoscópicas. Las presiones altas en las vías respiratorias pueden causar barotraumatismo e hipotensión. Es posible que haya que tolerar la hipercapnia. Sin embargo, la hipercapnia puede provocar un aumento adicional de la resistencia vascular pulmonar en pacientes con hipertensión pulmonar preexistente.

Gestión de líquidos

Los pacientes con obesidad pueden sufrir una mayor pérdida de sangre perioperatoria debido a las dificultades técnicas de la exposición quirúrgica. También puede ser más

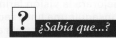

¿Sabía que...?

La mejor posición para inducir la anestesia en pacientes con obesidad es la posición semisedente utilizando una rampa para colocar las orejas del paciente a nivel de la pared torácica anterior.

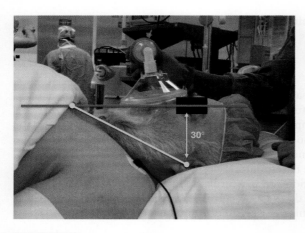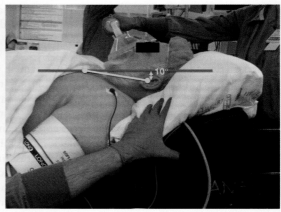

Figura 28-3 La colocación de un paciente con obesidad en decúbito supino en la mesa de operaciones, mediante el uso de una «rampa» para la parte superior del cuerpo (hombros/cabeza), probablemente mejorará la visión laringoscópica de las cuerdas vocales y facilitará la intubación traqueal. El objetivo es conseguir una línea recta entre el conducto auditivo externo y la horquilla esternal (*línea amarilla*) en una posición más paralela al plano horizontal (*línea roja*). La posición estándar (*izquierda*) tiene una diferencia de 30° entre estas dos líneas, mientras que la posición adecuada con rampa (*derecha*) ha reducido este ángulo a solo 10°.

difícil estimar el equilibrio de líquidos, la adecuación de la perfusión periférica y la pérdida de sangre en los pacientes con obesidad. La medición de la diuresis, las presiones venosas, la variación de la tensión diferencial y el estado ácido-base pueden ser útiles.

Analgesia

En todos los pacientes con obesidad debe utilizarse un enfoque con diversos tipos de analgesia que ahorre opiáceos. Esto incluye el uso de antiinflamatorios no esteroideos (AINE) como el ketorolaco y el paracetamol, la infiltración de anestésicos locales en la herida, complementos como la ketamina, agonistas α-2 (p. ej., clonidina y dexmedetomidina), magnesio, lidocaína sistémica y gabapentina.

Reanimación postanestésica

Deben observarse precauciones similares a las de la inducción. Los pacientes deben ser extubados cuando el bloqueo neuromuscular haya sido completamente revertido (idealmente con evaluación cuantitativa) y el paciente esté despierto. El uso de una posición semisedente o de Trendelenburg inversa es útil. La función pulmonar postoperatoria mejora con la aplicación de alguna forma de ventilación con presión positiva no invasiva (VPPNI) inmediatamente después de la extubación.

F. Anestesia para la cirugía bariátrica

El tratamiento quirúrgico de la obesidad por lo regular se considera si el IMC es > 40 kg/m² (o un IMC > 35 kg/m² con comorbilidades relacionadas con la obesidad) y el paciente no puede mantener la pérdida de peso con el tratamiento médico. Deben tenerse en cuenta todas las recomendaciones intraoperatorias señaladas anteriormente (p. ej., colocación del paciente, acolchado, extubación, etc.). La continuación de la terapia con PPCVR en casa en el período postoperatorio inmediato, junto con una posición semierguida, ayuda a mantener la oxigenación después de la cirugía. Las náuseas y los vómitos postoperatorios pueden provocar la interrupción de la reparación gástrica. Además de los antieméticos, la reposición adecuada de líquidos disminuye las náuseas y los vómitos postoperatorios en los pacientes de cirugía bariátrica. Una estrategia de analgesia postoperatoria que ahorra opiáceos incluye la infiltración de anestésicos locales en la herida, el paracetamol intravenoso, los AINE y la infusión epidural torácica de anestésicos locales. La implantación de vías de atención clínica bariátrica mejora la atención al paciente y reduce los costes.

G. Tratamiento postoperatorio, cuidados intensivos y reanimación

En el postoperatorio, los pacientes con mucha obesidad tienen un mayor riesgo de prolongar la ventilación mecánica y la estancia en la unidad de cuidados intensivos (UCI). La movilización, la espirometría incentiva y el manejo juicioso de la analgesia y la sedación son necesarios para prevenir la reintubación en la unidad de cuidados postanestésicos. La VPPNI proporciona apoyo ventilatorio a través de un dispositivo externo como una máscara nasal u buconasal. El suministro de presión positiva en la nasofaringe o bucofaringe ayuda a mantener abiertas las vías respiratorias, a reducir la insuficiencia alveolar y a aumentar los volúmenes pulmonares. Los pacientes deben tener una supervisión continua de oximetría de pulso hasta que hayan demostrado que pueden mantener una oxigenación adecuada cuando se les deja sin estimular. Los pacientes que no pueden mantener una oxigenación adecuada cuando no se les supervisa no deben ser dados de alta del hospital.

La anticoagulación postoperatoria durante un período prolongado (p. ej., 5 000-7 500 U de heparina c/8 h durante 10 días) es útil para prevenir la trombosis venosa profunda y la embolia pulmonar en pacientes con obesidad. La alimentación enteral temprana, rica en proteínas e hipocalórica, ofrece una ventaja anabólica, reduce las complicaciones infecciosas y disminuye las estancias en la UCI. El cambio frecuente de la posición del paciente, el uso de colchones de alivio de la presión y la movilización temprana prevendrán las úlceras por decúbito. Para prevenir las infecciones del sitio quirúrgico se requiere la dosificación y redistribución adecuada de los antibióticos, prevenir la hiperglucemia y mantener la oxigenación arterial y tisular.

En caso de que sea necesaria la reanimación cardiopulmonar, puede ser difícil realizar compresiones torácicas eficaces. Puede ser necesario repetir las descargas de desfibrilación debido a la mayor impedancia transtorácica. Aunque el abordaje de la vía respiratoria por medios convencionales puede ser un reto, el acceso quirúrgico a través de un cuello grueso también puede ser extremadamente difícil.

> **?** ¿*Sabía que...?*
>
> El tratamiento de primera línea de la hipoxemia postoperatoria en el paciente con obesidad debe ser alguna forma de ventilación con presión positiva no invasiva. La intubación traqueal debe utilizarse como último recurso.

II. Hepatopatías

Los pacientes con hepatopatías, candidatos a cirugías hepática y no hepática, tienen mayores riesgos postoperatorios de morbilidad y mortalidad.

A. Evaluación de la función hepática

Las funciones hepáticas incluyen la producción de bilis, la síntesis de proteínas, la regulación del metabolismo de la glucosa, el metabolismo de los lípidos y las proteínas, la hematopoyesis y la eliminación de fármacos y metabolitos. La evidencia clínica de una hepatopatía puede ser sutil. Los factores de riesgo (alcoholismo, consumo de drogas ilegales, promiscuidad sexual, transfusiones de sangre) proporcionan pistas sobre una posible hepatopatía. Los signos y síntomas suelen incluir pérdida de apetito, malestar, prurito, dolor abdominal, indigestión, ictericia y cambios en el color de la orina o las heces. Los pacientes con enfermedad avanzada pueden tener ascitis, eritema palmar, ginecomastia, angiomas aracniformes o encefalopatía.

Las pruebas estándar de la función hepática proporcionan información sobre la integridad de los hepatocitos, la colestasis y la función de síntesis hepática, mientras que otras pruebas evalúan el alcance y la naturaleza de la lesión hepática. En la **tabla 28-2** se resumen las distintas pruebas que se utilizan habitualmente para evaluar al hígado.

B. Enfermedades hepáticas y hepatobiliares

La toxicidad de los fármacos y la infección son las causas más frecuentes de hepatopatía aguda que puede evolucionar a insuficiencia hepática aguda, resolverse espontáneamente o convertirse en insuficiencia hepática crónica. Otras causas son

Tabla 28-2 Pruebas de función hepática

Función	Prueba	Observaciones
Integridad de los hepatocitos	AST	Anteriormente SGOT. Se produce en el hígado, el corazón, el músculo esquelético, el riñón, el cerebro y los eritrocitos
	ALT	Anteriormente SGPT. Se produce en el hígado
	LDH	Inespecífico, también aumenta con hemólisis, rabdomiólisis, necrosis tumoral, infarto de miocardio
	GST	Liberada de las células de la región centrilobular (zona 3). Marcador sensible de la necrosis centrilobular en las primeras etapas. Semivida plasmática corta (30 min)
Síntesis	Albúmina	La pérdida de proteínas a través del tubo digestivo y los riñones, así como el aumento del catabolismo también pueden causar hipoalbuminemia. Semivida larga (2-3 semanas)
	TP/INR	Tanto la absorción de la vitamina K mediada por las sales biliares como la síntesis hepática de los factores de coagulación son necesarias para mantener un TP/INR normal. La corta semivida del factor VII (4-6 h) hace que el TP/INR sea un indicador sensible de enfermedad hepática aguda
	Amoníaco	Marcadamente elevado en pacientes con encefalopatía hepática, cuando la síntesis de urea hepática está alterada
Excreción	Fosfatasa alcalina	Presente en los canalículos biliares, el hueso, el intestino, el hígado y la placenta. Carece de especificidad para la enfermedad hepatobiliar
	GGT	Elevada en la enfermedad hepatobiliar, sigue de cerca a la fosfatasa alcalina en la línea de tiempo. Es el marcador de laboratorio más sensible para la enfermedad del tracto biliar, pero no es específico
	5′ NT	Los incrementos son específicos de la obstrucción hepatobiliar
	Bilirrubina	Producto del catabolismo del hemo. La hiperbilirrubinemia indirecta (no conjugada) ocurre en la enfermedad prehepática, mientras que la hiperbilirrubinemia directa (conjugada) está presente en la obstrucción de la vía biliar intra- o extrahepática. Las hepatopatías provocan el aumento de ambos tipos de bilirrubina

ALT: alanina-transaminasa ; AST: aspartato-transaminasa; GGT: γ-glutamil transferasa; GST: glutatión *S*-transferasa; LDH: lactato-deshidrogenasa; 5′ NT: 5′-nucleotidasa; SGOT: glutamato-oxalacetato-transaminasa sérica; SGPT: glutamato-piruvato-transaminasa sérica; TP/INR: tiempo de protrombina/índice internacional normalizado.

la hepatitis alcohólica, la toxicidad por medicamentos distintos al paracetamol (acetaminofeno) y la enfermedad hepática relacionada con el embarazo. La enfermedad hepática crónica suele ser consecuencia de una hepatitis vírica, una enfermedad hepática alcohólica o una enfermedad hepática grasa no alcohólica. La enfermedad hepática crónica puede provocar hipertensión portal, cirrosis y malignidad.

C. Cirrosis e hipertensión portal

La cirrosis describe la transformación patológica del tejido hepático en nódulos rodeados de bandas fibrosas. Los episodios recurrentes de inflamación provocan necrosis y fibrosis del parénquima hepático. Estos cambios también provocan un aumento de la resistencia al flujo sanguíneo a través del lecho capilar hepático, causando hipertensión portal. La causa más frecuente de cirrosis en los Estados Unidos es el alcohol. Otras causas son hepatitis vírica, esteatohepatitis no alcohólica, cirrosis biliar primaria, insuficiencia cardíaca derecha crónica, enfermedad autoinmunitaria y deficiencia de α-1 antitripsina. Las manifestaciones sistémicas de la cirrosis y la hipertensión portal se resumen en la **tabla 28-3**.

Tabla 28-3 Manifestaciones clínicas de la cirrosis y la hipertensión portal	
Cardiovasculares	Circulación hiperdinámica Baja resistencia vascular sistémica Presión arterial sistólica baja Disfunciones sistólica y diastólica Reducción del volumen circulante efectivo Aumento del gasto cardíaco
Pulmonares	Disminución de la capacidad residual funcional Ventilación restrictiva por ascitis y derrame pleural Síndrome hepatopulmonar Hipertensión portopulmonar
Gastrointestinales	Ascitis Várices esofágicas Hemorroides Hemorragia gastrointestinal
Renales	Retención de sal y agua debido a la activación de la vía renina-angiotensina Disminución de la función renal Síndrome hepatorrenal
Hematológicas	Anemia Coagulopatía Trombocitopenia Peritonitis bacteriana espontánea
Metabólicas	Anomalías de sodio, potasio, calcio y magnesio Hipoalbuminemia Hipoglucemia
Neurológicas	Encefalopatía hepática

Hemostasia

Las pruebas de laboratorio en pacientes cirróticos suelen mostrar alteraciones en el sistema procoagulante. Sin embargo, el sistema anticoagulante también está alterado. Por ello, las pruebas de coagulación deben interpretarse cuidadosamente. La enfermedad hepática puede provocar una anemia crónica debido a la destrucción de los eritrocitos y a la mielodepresión. Los pacientes también pueden tener disfibrinogenemia. La trombocitopenia se desarrolla como resultado de la disminución de la producción y el aumento del secuestro esplénico. En los pacientes cirróticos puede producirse una fibrinólisis debido a la disminución del aclaramiento del activador tisular del plasminógeno.

Cardíaco

La cirrosis y la hipertensión portal provocan un aumento de la producción de vasodilatadores, lo que da lugar a la llamada *circulación hiperdinámica* con un elevado gasto cardíaco y una baja resistencia vascular sistémica. La presión arterial sistólica suele ser <100 mm Hg. Una gran cantidad de sangre es secuestrada en el lecho esplácnico, lo que provoca una disminución del volumen circulante efectivo. Se desarrollan derivaciones arteriovenosas, tanto en la circulación sistémica como en la pulmonar, que provocan aumento del gasto cardíaco.

Renal

A medida que la cirrosis progresa se produce aumento del gasto cardíaco y disminución de la resistencia vascular sistémica. También se produce activación de los sistemas simpático, renina-angiotensina-aldosterona y vasopresina. Esto provoca ascitis, edema periférico y alteraciones electrolíticas, incluyendo hiponatremia por dilución e hipocalemia (por hipoaldosteronismo secundario). Los pacientes corren el riesgo de sufrir hipoperfusión renal debido a la disminución del volumen circulante efectivo, hipotensión sistémica, diuresis, hemorragia gastrointestinal, diarrea y otras alteraciones renales como nefrotoxicidad relacionada con fármacos, sepsis y nefropatías relacionadas con complejos inmunitarios. El síndrome hepatorrenal es una manifestación extrema de la alteración circulatoria sistémica en la cirrosis y se refiere al complejo sintomático caracterizado por azoemia, ascitis y oliguria. También se produce una intensa constricción de la arteriola aferente renal, lo que provoca una disminución del flujo sanguíneo renal y de la tasa de filtración glomerular.

Pulmonar

La ascitis y el derrame pleural pueden causar un desajuste de ventilación-perfusión en pacientes cirróticos debido a la restricción de la expansión pulmonar, la creación de canales arteriovenosos intrapulmonares y la atelectasia. La hipertensión portal también causa el síndrome hepatopulmonar (disfunción hepática, hipoxemia inexplicable y dilatación vascular intrapulmonar que provoca una derivación de derecha a izquierda) y la hipertensión portopulmonar (hipertensión pulmonar sin otra causa conocida en pacientes con hipertensión portal).

Encefalopatía

La encefalopatía hepática está relacionada con la cantidad de daño del parénquima hepático y la derivación de la sangre venosa portal a la circulación sistémica. Las hemorragias gastrointestinales, el aumento de la ingesta de proteínas por vía oral, la deshidratación, las infecciones y el empeoramiento de la función hepática pueden precipitar este estado. La hiperamoniaquemia causada por la cirrosis puede provocar un aumento de la presión intracraneal. Los signos neurológicos incluyen la alteración del estado mental con asterixis fluctuante e hiperreflexia, junto con una actividad característica de alto voltaje y ondas lentas en la electroencefalografía. El tratamiento incluye cuidados de apoyo, inhibición de la causa precipitante y lactulosa o neomicina por vía oral para disminuir la absorción intestinal de amoníaco.

Ascitis

La hipertensión portal, la hipoalbuminemia, la filtración de líquido linfático desde el hígado enfermo y la retención de líquido renal están implicadas en el desarrollo de la ascitis cirrótica. El tratamiento incluye restricción de sal, diuréticos, paracentesis y, ocasionalmente, un procedimiento de derivación portosistémica intrahepática transyugular (DPIT). Se recomienda que el drenaje de líquido ascítico voluminoso (> 5 L) se acompañe de la reposición de albúmina (6-8 g/L). El drenaje rápido de un gran volumen de ascitis provoca una disfunción circulatoria inducida por paracentesis en hasta el 80% de los pacientes, cuando no se utiliza la reposición de líquidos. La incidencia se reduce al 15-30% cuando se utilizan expansores de volumen. Los pacientes con ascitis tienen un mayor riesgo de desarrollar peritonitis bacteriana espontánea debido a la translocación bacteriana de la microbiota intestinal. Por ende, es imperativo mantener una técnica aséptica estricta durante cualquier procedimiento de intervención.

Várices

Las várices esofágicas se desarrollan como derivaciones portosistémicas debido a la hipertensión portal. Pueden provocar hemorragia masiva, lo que lleva a una hipovolemia por pérdida de sangre. El tratamiento incluye cuidados de apoyo, escleroterapia endoscópica, electrocoagulación o vendaje, terapia médica (vasopresina, somatostatina o propranolol) y taponamiento con balón (con una cánula de Sengstaken-Blakemore). Los desafíos anestésicos incluyen estómago lleno, fisiología frágil, hipovolemia aguda y encefalopatía. La hemorragia de las várices en el tubo digestivo puede servir de carga de nitrógeno y empeorar la encefalopatía.

D. Evaluación preoperatoria

En el preoperatorio, la gravedad de la hepatopatía y el riesgo de cirugía pueden estimarse mediante los sistemas de puntuación Child-Turcotte Pugh modificada (conocida también como *escala de Child-Pugh*) y MELD (*model for end-stage liver disease* o modelo de enfermedad hepática terminal). La puntuación de Child-Pugh se describe en la **tabla 28-4**. La puntuación MELD clasifica a los pacientes según su riesgo de muerte por enfermedad hepática basándose en un cálculo logarítmico de la creatinina, la bilirrubina y el cociente internacional normalizado del tiempo de protrombina. La puntuación MELD suele utilizarse para priorizar a los pacientes en la lista de trasplantes de hígado. En 2016, el sodio sérico también se añadió al cálculo de la puntuación MELD en reconocimiento de la hiponatremia como un factor de riesgo adicional. La adición de la edad y de la clasificación de la ASA a la puntuación MELD también aumenta su valor predictivo para estimar la supervivencia tras la cirugía sin trasplante en pacientes cirróticos.

En la evaluación preoperatoria, los incrementos menores de las pruebas de la función hepática en pacientes asintomáticos son probablemente irrelevantes.[8] Los aumentos más importantes y la presencia de factores de riesgo o evidencias de enfermedad hepática deben promover la realización de más pruebas. Las contraindicaciones para la cirugía electiva incluyen la insuficiencia hepática fulminante, la hepatitis aguda, la cirrosis clase C de Child-Pugh, la insuficiencia cardíaca, la lesión renal aguda y la coagulopatía grave (recuento de plaquetas < 50 000/μL).

E. Abordaje intraoperatorio

La supervisión hemodinámica de los pacientes con enfermedad hepática terminal debe incluir un catéter arterial y otras inspecciones invasivas, dependiendo de la extensión de la cirugía y de las comorbilidades del paciente. También se recomienda la vigilancia del bloqueo neuromuscular, ya que el metabolismo y la duración de la acción de muchos bloqueadores neuromusculares se ven alterados por la insuficiencia hepática y la insuficiencia renal asociada. La ecocardiografía transesofágica debe realizarse con precaución debido al riesgo de hemorragia por várices esofágicas, aunque los datos de las series de casos publicados sugieren que el riesgo es bajo.

La ascitis y la hemorragia por várices pueden aumentar el riesgo de aspiración durante la inducción de la anestesia. Las dosis de inducción intravenosa son de corta duración a pesar de la enfermedad hepática, porque la acción se termina por redistribución. Sin embargo, si se repiten las dosis o las infusiones, cabe esperar una duración de acción prolongada. Para los procedimientos que requieren sedación, el propofol es preferible a las benzodiazepinas, ya que tiene un inicio de acción y una redistribución más rápidos. Los anestésicos inhalados pueden causar una reducción importante del flujo sanguíneo hepático; sin embargo, el isoflurano, el sevoflurano y el desflurano se consideran seguros. La acción de los opiáceos suele prolongarse debido a una mayor fracción libre en sangre por la reducción de las concentraciones de albúmina circulante. Además, los pacientes con enfermedades hepáticas suelen tener una respuesta exagerada a los sedantes. El cisatracurio es el bloqueador neuromuscular de elección, debido a su metabolismo independiente de los órganos.

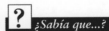

? **¿Sabía que...?**

Aunque muchos fármacos se metabolizan en el hígado, la duración de la acción tras una dosis única puede ser más corta de lo esperado. Esto se debe a que el gasto cardíaco es alto en la enfermedad hepática avanzada y la acción del fármaco se termina principalmente por redistribución.

Tabla 28-4 Puntuación de Child-Pugh modificada

	Puntos[a]		
Presentación	**1**	**2**	**3**
Albúmina (g/dL)	> 3.5	2.8-3.5	< 2.8
Tiempo de protrombina			
Segundos de prolongación	< 4	4-6	> 6
Índice internacional normalizado	< 1.7	1.7-2.3	> 2.3
Bilirrubina (mg/dL)[b]	< 2	2-3	> 3
Ascitis	Ausente	Leve a moderada	Tensa
Encefalopatía	Ninguna	Grados I-II	Grados III-IV

[a]Clases A: 5-6 puntos, B: 7-9 puntos y C: 10-15 puntos. Mortalidad perioperatoria: clases A: 10%, B: 30% y C: > 80%.

[b]Para las enfermedades colestásicas asigne 1, 2 y 3 puntos para la bilirrubina < 4, 4-10 y > 10 mg/dL, respectivamente.

Kamath PS. Clinical approach to the patient with abnormal liver test results. *Mayo Clin Proc.* 1996;71:1089. Reproducida con autorización.

Es importante mantener el volumen circulante y las perfusiones hepática y renal. Sin embargo, en los pacientes sometidos a cirugía abdominal, una estrategia restrictiva de líquidos ayuda a disminuir la hemorragia al minimizar la presión venosa portal. Los pacientes cirróticos suelen presentar una respuesta disminuida a los vasoconstrictores endógenos y exógenos, lo que hace necesario aumentar las dosis. Deben evitarse la hipotensión, las presiones medias elevadas en las vías respiratorias durante la ventilación mecánica y la estimulación simpática.

Durante una cirugía mayor, es limitada la utilidad de las pruebas estándar del sistema de coagulación (p. ej., tiempo de protrombina, número de trombocitos). Las pruebas viscoelásticas como la tromboelastografía (TEG) y la tromboelastometría rotacional (TEMR) son las preferidas para el abordaje de las hemorragias en pacientes de alto riesgo.

F. Procedimientos específicos
Derivación portosistémica intrahepática transyugular
La DPIT está indicada para la descompresión de la hipertensión portal en caso de várices esofágicas o ascitis resistente al tratamiento. Se coloca una derivación transvenosa que conecta la circulación portal con una vena hepática (**fig. 28-4**). Pueden utilizarse cuidados anestésicos bajo supervisión o anestesia general. La sobrecarga aguda de volumen debida a la entrada de sangre portal en la circulación sistémica es una complicación frecuente que puede desenmascarar una insuficiencia cardíaca o una hipertensión pulmonar no diagnosticadas previamente. Dado que la sangre desviada pasa por el hígado, se observa una nueva encefalopatía hepática o un empeoramiento de la misma en hasta el 30-35% de los pacientes después del procedimiento, que se produce poco después de la inserción de la DPIT.

Dado que la DPIT suele realizarse para la enfermedad hepática terminal, estos pacientes suelen tener ascitis masiva y atelectasia, lo que dificulta la posición horizontal. Si se planifica una anestesia general, se recomienda la intubación de secuencia rápida. Además de la encefalopatía, las complicaciones posteriores al procedimiento incluyen hemorragias, neumotórax, lesiones vasculares y disritmias.

Hepatectomía
Las resecciones hepáticas se realizan con mayor frecuencia por una neoplasia (hepatobiliar primaria o metastásica) y conllevan un alto riesgo de mortalidad

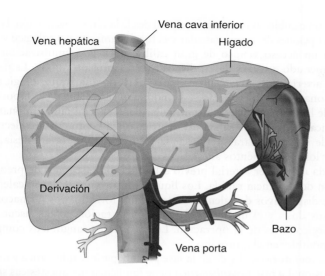

Figura 28-4 Procedimiento de derivación portosistémica intrahepática transyugular (DPIT). Se introduce una endoprótesis (o varias) a través de la vena yugular interna con un cable hasta la vena hepática. A continuación, la sonda de la endoprótesis se introducen en la vena hepática, tras lo cual la sangre puede pasar a través de la vena porta a la vena hepática y sortear y descomprimir las venas esofágicas dilatadas (Steadman RH, Braunfeld MY. The liver: surgery and anesthesia. En: Barash PG, Cahalan MK, Cullen BF, et al, eds. *Clinical Anesthesia*. 8.ª ed. Wolters Kluwer; 2018:1298-1326, fig. 46-2).

perioperatoria. Se debe disponer de un acceso vascular adecuado y de sangre compatible para combatir la hemorragia masiva. La prevención de la hipotermia es esencial para permitir una hemostasia normal. La pérdida de sangre también depende del lugar de la cirugía; el lóbulo derecho del hígado representa casi dos tercios de su masa total y, por tanto, se asocia con un mayor riesgo de hemorragia. En las fases iniciales de la cirugía, el drenaje de la ascitis puede dar lugar a importantes desplazamientos de líquido; la colocación de retractores para la exposición puede provocar afectación respiratoria y hemodinámica. La compresión de la vena cava inferior (VCI) durante la exposición y el control del suministro vascular conduce a una disminución de la precarga. El flujo sanguíneo del hígado puede manipularse con el pinzamiento vascular por debajo y por encima del hígado, pero esto también puede causar importantes fluctuaciones hemodinámicas. Mantener una presión venosa central (PVC) baja (< 5 cm H_2O), con una estrategia de restricción de líquidos y con vasodilatadores como la nitroglicerina, ayuda a disminuir la pérdida de sangre y las necesidades de transfusión. La posición de la cabeza no debe utilizarse para disminuir la PVC, ya que puede aumentar el riesgo de embolia gaseosa venosa. Un descenso abrupto del CO_2 exhalado, con aumento de las presiones arteriales pulmonares, debe hacer sospechar de una embolia gaseosa importante. La administración de procoagulantes guiada por pruebas de laboratorio es necesaria para mejorar la coagulación sin complicaciones trombóticas no deseadas.

G. Trasplante de hígado

La enfermedad hepatocelular crónica, grave, inducida por el alcohol o la hepatitis, es la indicación más frecuente para el trasplante de hígado. El sistema de puntuación MELD permite priorizar la asignación de órganos, con ajustes de puntuación para los pacientes con carcinoma hepatocelular y síndrome hepatopulmonar. La insuficiencia hepática fulminante coloca a los pacientes en el primer lugar de la lista de espera.

Los pacientes que se presentan para un trasplante de hígado suelen haber sido sometidos a un amplio estudio diagnóstico. La evaluación preoperatoria inmediata debe incluir la evaluación de un cambio en el estado funcional desde la última evaluación, la ingesta oral reciente, las opciones de acceso vascular y el funcionamiento neurológico y renal.

Es necesario un acceso venoso de gran calibre para la administración rápida de volumen, a menudo a través de un dispositivo de infusión rápida. Es necesario un cateterismo arterial y venoso central. La ecocardiografía transesofágica puede ayudar a gestionar las inestabilidades hemodinámicas debidas a hipovolemia, manipulación de la VCI, insuficiencia ventricular derecha, émbolo pulmonar u obstrucción dinámica del tracto de salida del ventrículo izquierdo (VI). El electroencefalograma puede utilizarse para supervisar la profundidad de la anestesia, lo que permite evaluar los medicamentos anestésicos.

Se recomienda un catéter arterial previo a la inducción, seguido de preoxigenación e inducción de secuencia rápida. Los líquidos intravenosos deben calentarse y deben utilizarse dispositivos de calentamiento de aire forzado. Los fármacos inmunodepresores, sus dosis y el momento de su administración deben discutirse con el equipo quirúrgico antes de la operación. Los productos sanguíneos compatibles deben estar disponibles en el quirófano.

El curso intraoperatorio se divide en la fase preanhepática, anhepática y neohepática o de reperfusión. La fase *preanhepática* tiene implicaciones anestésicas similares a las de la resección hepática. La coagulopatía preoperatoria se gestiona mediante la administración de hemoderivados. Puede ser necesaria una endoprótesis venosa si se realiza el pinzamiento de la VCI. La fase *anhepática* comienza con el pinzamiento del suministro vascular al hígado, por lo regular empezando por la arteria hepática. Tras un período de relativa estabilidad, la reperfusión del injerto se inicia con la introducción del líquido conservante mediante perfusión a través de la vena porta hacia la vena hepática y el campo quirúrgico. El mantenimiento de la euvolemia es importante durante esta fase de sangrado controlado. Con la reanastomosis de la vena hepática, la acidemia y la embolia pueden causar hipertensión pulmonar con inestabilidad cardiopulmonar grave. A menudo, se necesitan vasopresores, inótropos y vasodilatadores pulmonares para mantener la presión arterial. El anestesiólogo también debe controlar el estado sérico de los electrólitos, la glucosa y el estado ácido-base. Los pacientes corren un riesgo especial de hipocalcemia debido a la infusión de alto volumen de productos sanguíneos citratados, y de hipercalemia debido a la función renal subyacente, al uso de diuréticos ahorradores de potasio, a la transfusión de sangre, a la isquemia esplácnica y a la acidosis.

Al principio de la fase *neohepática* los pacientes desarrollan un estado hipocoagulable y fibrinolítico. El mantenimiento de la hemostasia se realiza con orientación de las pruebas de coagulación convencionales, así como de las pruebas viscoelásticas (TEG y TEMR). En el postoperatorio los pacientes pueden desarrollar sobrecarga de líquidos, lesión pulmonar aguda relacionada con la transfusión e hipertensión intraabdominal relacionada con la transfusión masiva. Las fugas anastomóticas o la estenosis o trombosis de una anastomosis vascular pueden requerir una reexploración quirúrgica urgente.

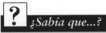

? **¿Sabía que...?**

La transfusión masiva se asocia con la hipocalcemia (debido al citrato en la sangre almacenada) y la hipercalcemia (debido a la fuga de K^+ de los eritrocitos almacenados).

III.   Abordaje anestésico para la cirugía gastrointestinal

El cuidado de los pacientes sometidos a cirugía gastrointestinal constituye una parte importante de la práctica de la anestesia en la mayoría de los hospitales. Muchos de ellos han desarrollado protocolos basados en pruebas como parte de las mejoras en la recuperación postanestésica (MRPA) para reducir las complicaciones y la duración de la estancia hospitalaria en pacientes sometidos a procedimientos gastrointestinales mayores.

A.   Farmacología

Los opiáceos disminuyen el tono del esfínter esofágico inferior (EEI) y reducen la motilidad gástrica e intestinal, causando a menudo íleo y estreñimiento en los pacientes en cuidados intensivos sedados con opiáceos. La relajación del EEI puede permitir el reflujo del contenido gástrico y aumentar el riesgo de aspiración. Los opiáceos (en particular la morfina) provocan la contracción del conducto colédoco, lo que puede ser problemático si se realizan colangiogramas intraoperatorios. Los inhibidores de la colinesterasa y el bloqueo neuroaxial alto pueden causar actividad hiperperistáltica debido a la activación parasimpática y a la inhibición del sistema simpático, respectivamente. Esto puede ser perjudicial en pacientes con obstrucción intestinal.

El óxido nitroso (N_2O) se difundirá en el intestino, especialmente si ya está distendido con gas intestinal. Esto puede dar lugar a distensión intestinal y a aumento de la presión intraluminal, lo que puede dificultar el cierre abdominal y, en situaciones extremas, provocar una isquemia intestinal. En consecuencia, el N_2O debe utilizarse poco, si es que se utiliza, durante las cirugías que implican un intestino isquémico.

B. Función pulmonar

Los pacientes sometidos a cirugía abdominal superior tienen un mayor riesgo de complicaciones pulmonares postoperatorias, probablemente relacionadas con la atelectasia, la tos disminuida (dolor, edema, íleo) y el riesgo de aspiración perioperatoria. En el transcurso de la operación, la posición en decúbito supino o con la cabeza hacia abajo y los retractores abdominales pueden perjudicar el movimiento diafragmático e inducir atelectasia e hipoxia. Las estrategias para prevenir las complicaciones pulmonares incluyen el abandono preoperatorio del hábito tabáquico, el control de una enfermedad pulmonar preexistente, evitar los bloqueadores neuromusculares de acción prolongada intraoperatorios, controlar bien el dolor postoperatorio y el drenaje nasogástrico en pacientes seleccionados. Las pruebas a favor de las técnicas raquídeas y epidurales para reducir las complicaciones pulmonares postoperatorias son sugerentes pero no concluyentes. El impacto de la cirugía laparoscópica en el sistema respiratorio se discute en otra parte de este libro.

C. Obstrucción mecánica e íleo paralítico

La obstrucción mecánica del intestino suele requerir un tratamiento quirúrgico. Los pacientes se presentan con dolor, distensión, vómitos y estreñimiento. Un adulto puede segregar diariamente de 7-9 L de líquido en el intestino (cerca de 1 L de saliva, 2 L de jugo gástrico, 1 L de bilis, 2 L de jugo pancreático y 1 L de jugo intestinal) y los pacientes pueden tener deshidratación grave y anomalías electrolíticas. Una radiografía abdominal puede mostrar diversos niveles de aire-líquido en la obstrucción del intestino delgado. Las consideraciones perioperatorias para el anestesiólogo incluyen la gestión del riesgo de aspiración, la reanimación con líquidos y la analgesia postoperatoria. A menudo, se aconseja la descompresión gástrica mediante la inserción de una sonda nasogástrica antes de la intubación. El óxido nitroso debe evitarse debido a su propensión a difundirse en los espacios aéreos y empeorar la distensión intestinal.

Tras una cirugía gastrointestinal mayor, es frecuente el íleo postoperatorio, relacionado con la manipulación física de las vísceras abdominales. La motilidad del intestino delgado se recupera a las pocas horas de la intervención, el peristaltismo gástrico vuelve al cabo de 24-48 h y la actividad del colon vuelve a las 48 h. La expulsión de flatulencias, los cólicos y el retorno del apetito significan el retorno de la actividad peristáltica. La sabiduría quirúrgica convencional consistía en retener la alimentación enteral hasta el retorno de estos signos físicos de peristaltismo. Sin embargo, más recientemente, los estudios sugieren que la alimentación enteral temprana (dentro de las 24 h) no se asocia con un aumento de las náuseas, vómitos u otras complicaciones postoperatorias y puede reducir la duración de la estancia hospitalaria. El íleo paralítico también puede desarrollarse tras un traumatismo abdominal cerrado, una perforación intestinal, una peritonitis biliosa, una sepsis intraabdominal o en el contexto de patologías extraabdominales como una neumonía grave, un traumatismo, una sepsis, un infarto de miocardio y anomalías electrolíticas.

D. Perforación intestinal y peritonitis

La perforación del tubo digestivo en la cavidad peritoneal provoca peritonitis y sepsis. Las fuentes potenciales de perforación de una víscera incluyen úlcera péptica, lesión apendicular, diverticulitis y enfermedad del intestino delgado. El tratamiento suele consistir en una reparación quirúrgica. La edad avanzada, el retraso en la presentación (> 24 h), la insuficiencia orgánica en el momento de la presentación, la peritonitis generalizada difusa y la contaminación fecal del peritoneo se asocian con un aumento de la estancia hospitalaria y de la mortalidad.

Los pacientes con peritonitis grave suelen estar gravemente hipovolémicos y presentan acidosis metabólica y reducción de la perfusión de los tejidos. El restablecimiento preoperatorio e intraoperatorio de la hemodinámica con una adecuada reposición de líquidos, así como la instauración temprana de una terapia antibiótica adecuada son esenciales. En el postoperatorio, estos pacientes requieren el ingreso en una UCI.

Para más información e interactividad consulte las videoconferencias (en inglés) y la infografía «Visto de cerca» disponibles en el libro electrónico gratuito que acompaña a este texto. Las instrucciones de acceso se encuentran detrás de la portada.

Referencias

1. Sharma S, Arora L. Anesthesia for the morbidly obese patient. *Anesthesiol Clin.* 2020;38(1):197-212. PMID: 32008653.
2. Hodgson LE, Murphy PB, Hart N. Respiratory management of the obese patient undergoing surgery. *J Thorac Dis.* 2015;7(5):943-952. PMID: 26101653.
3. Ortiz VE, Kwo J. Obesity: physiologic changes and implications for preoperative management. *BMC Anesthesiol.* 2015;15:97. PMID: 26141622.
4. Chau EHL, Lam D, Wong J, et al. Obesity hypoventilation syndrome. A review of epidemiology, pathophysiology, and perioperative considerations. *Anesthesiology.* 2012;117:188-205. PMID: 22614131.
5. Willis S, Bordelon GJ, Rana MV. Perioperative pharmacologic considerations in obesity. *Anesthesiol Clin.* 2017;35(2):247-257. PMID: 28526146.
6. Practice guidelines for the perioperative management of patients with obstructive sleep apnea: an updated report by the American Society of Anesthesiologists Task Force on Perioperative Management of patients with obstructive sleep apnea. *Anesthesiology.* 2014;120(2):268-286. PMID: 24346178.
7. Skues MA. Perioperative management of the obese ambulatory patient. *Curr Opin Anaesthesiol.* 2018;31(6):693-699. PMID: 30379735.
8. Giannini EG, Testa R, Savarino V. Liver enzyme alteration: a guide for clinicians. *CMAJ (Can Med Assoc J).* 2005;172:367-379. PMID: 15684121.

HEPATOPATÍA Y HEMOSTASIA

VISTO DE CERCA

El hígado es el centro de producción de una gran variedad de proteínas plasmáticas que incluyen no solo factores de coagulación, sino también otras sustancias protrombóticas y antitrombóticas. Un funcionamiento hepático normal es esencial para lograr el complejo equilibrio necesario para la hemostasia.

Un hígado sano produce factores y proteínas que promueven *tanto* la *formación como* la *disolución* de los coágulos.

Factores que promueven la coagulación

Factores II, V, VII, VIII, IX, X, XI, XII, XIII y fibrinógeno

Proteína C, Proteína S, Antitrombina, Plasminógeno

Factores que promueven la disolución

La enfermedad hepática en etapa terminal se caracteriza por una variedad de cambios complejos en la hemostasia.

CIRROSIS

↑ Factor VIII
↓ Proteína C
↑ FvW
↓ Plasminógeno
↑ Inhibidor activador de plasminógeno

↓ Número de trombocitos
↓ Función de los trombocitos
↓ Producción de factores

En pacientes con cirrosis, **pueden producirse *tanto* hemorragias anómalas *como* coagulación**. La supervisión cuidadosa de la pérdida de sangre intraoperatoria y las pruebas de laboratorio de hemostasia pueden guiar el tratamiento.

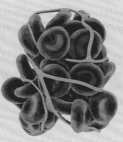

Propensión a la trombosis

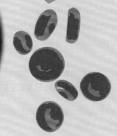

Diátesis hemorrágica

Infografía de: Naveen Nathan MD

Preguntas

1. La obesidad mórbida se define como un IMC superior a:

   A. 25 kg/m²
   B. 30 kg/m²
   C. 40 kg/m²
   D. 50 kg/m²

2. En un paciente con obesidad debe utilizarse el peso corporal magro para calcular la dosis inicial de ¿cuál de los siguientes fármacos?

   A. Succinilcolina
   B. Midazolam
   C. Dexmedetomidina
   D. Rocuronio

3. En el paciente con obesidad, ¿cuál de las siguientes posiciones se asocia con un mayor impacto negativo en la ventilación y la oxigenación?

   A. Supino
   B. Lateral
   C. Sentado
   D. Trendelenburg

4. En el paciente con obesidad, todas las siguientes afirmaciones relacionadas con la medición de la presión arterial con un manguito automático estándar son ciertas, EXCEPTO:

   A. El tiempo necesario para realizar la medición de la presión arterial puede ser prolongado
   B. El manguito de presión arterial debe ser más largo y estrecho
   C. El antebrazo es un lugar apropiado para la colocación del manguito
   D. La forma cónica de la parte superior del brazo puede provocar errores

5. Todas las siguientes son características del síndrome metabólico, EXCEPTO:

   A. Enfermedad arterial coronaria
   B. Hipertensión
   C. Diabetes mellitus
   D. Dislipidemia

6. ¿Cuál de los siguientes es el factor que más contribuye a la insuficiencia cardíaca del ventrículo derecho en los pacientes con obesidad y trastornos respiratorios del sueño?

   A. Hipertensión sistémica
   B. Aumento del gasto cardíaco
   C. Hipertensión pulmonar
   D. Hipertrofia ventricular izquierda

7. En cuanto al uso de propofol en un paciente con cirrosis hepática avanzada, ¿cuál de las siguientes afirmaciones es VERDADERA?

   A. La duración de la acción de una dosis única de inducción será más corta de lo normal
   B. La duración de la acción de una segunda dosis administrada 5 min después de la inducción será prolongada
   C. La duración de la acción de una infusión continua será más corta de lo normal
   D. Ninguna de las anteriores

8. Un paciente va a ser sometido a una laparotomía por una obstrucción intestinal con una gran distensión intestinal. ¿Cuál de los siguientes agentes está relativamente contraindicado?

   A. Óxido nitroso
   B. Sevoflurano
   C. Isoflurano
   D. Fentanilo

9. ¿Cuál de las siguientes es una característica del síndrome hepatorrenal?

   A. Aumento del flujo sanguíneo renal
   B. Aumento de la tasa de filtración glomerular
   C. Vasodilatación de las arteriolas aferentes
   D. Vasoconstricción arteriolar aferente

10. ¿Cuál de las siguientes pruebas de función hepática es más diagnóstica de una disfunción excretora del hígado?

    A. AST
    B. ALT
    C. GGT
    D. Albúmina

Respuestas

1. C

La obesidad mórbida se define como un IMC > 40 kg/m².

2. D

El peso corporal magro debe utilizarse para calcular la dosis inicial de relajantes musculares no despolarizantes como el vecuronio. Para todos los demás fármacos mencionados, la dosis inicial debe calcularse en función del agua corporal total.

3. D

La posición de Trendelenburg provoca el mayor grado de afectación respiratoria, con disminución de la capacidad residual funcional y de la distensibilidad pulmonar, debido en gran parte al peso del contenido abdominal y a la elevación del diafragma.

4. B

Mientras que un manguito más largo puede ser necesario para rodear un brazo grande, en un paciente con obesidad el manguito debe ser más ancho, no más estrecho de lo normal para producir un resultado preciso.

5. A

El síndrome metabólico se caracteriza por obesidad (especialmente en la región troncal), hipertensión, diabetes mellitus o resistencia a la insulina y dislipidemia.

6. C

La hipertensión pulmonar es el factor que más contribuye a la insuficiencia cardíaca del ventrículo derecho en los pacientes con obesidad. La hipertensión pulmonar es el resultado de la hipoxia crónica y del aumento del volumen sanguíneo pulmonar.

7. A

Las dosis únicas de los agentes de inducción intravenosa son de corta duración a pesar de la enfermedad hepática, ya que el gasto cardíaco es elevado y el efecto del fármaco se termina principalmente por redistribución. La duración de la acción de las infusiones continuas puede prolongarse debido al depósito del fármaco en la grasa y al retraso del metabolismo.

8. A

El óxido nitroso se difunde en el intestino distendido, lo que puede provocar aumento de la presión intraluminal y dificultades para el cierre abdominal o, en situaciones extremas, isquemia intestinal.

9. D

La cirrosis provoca la activación de los sistemas simpático, renina-angiotensina-aldosterona y vasopresina, causando una retención de sal y agua, así como una intensa vasoconstricción arteriolar aferente. Esto provoca una disminución del flujo sanguíneo renal y de la tasa de filtración glomerular, lo que contribuye al desarrollo del síndrome hepatorrenal.

10. C

La GGT, junto con la fosfatasa alcalina, la 5′ NT y la bilirrubina, son las pruebas de la función hepática más útiles para diagnosticar el deterioro de la función excretora del hígado.

29 Anestesia para las cirugías otorrinolaringológica y oftálmica

R. Mauricio González, Joseph Louca y Alexander Dekel

ANESTESIA PARA LA CIRUGÍA OTORRINOLARINGOLÓGICA

I. Consideraciones generales

El abordaje anestésico para la cirugía otorrinolaringológica (ORL) es complejo. Hay que tener en cuenta muchas variables, entre ellas la comprensión de las indicaciones quirúrgicas y los procedimientos. De acuerdo con el tipo de intervención, el anestesiólogo puede gestionar las vías respiratorias conjuntamente con el cirujano. Además, la anatomía de las vías respiratorias puede estar distorsionada por un tumor, una infección, un traumatismo, anomalías congénitas, exposición a la radiación o una cirugía anterior. También hay que tener en cuenta las diferencias anatómicas y fisiológicas propias de la edad, así como las comorbilidades existentes.

La evaluación de las vías respiratorias va más allá de la exploración física. Estar familiarizado con las imágenes de las vías respiratorias, en particular en la tomografía computarizada (TC) y en la resonancia magnética (RM), es fundamental. Si están disponibles, deben revisarse los videos de exploración de las vías respiratorias. Si no es así, el anestesiólogo puede considerar la posibilidad de realizar una exploración con fibra óptica bajo anestesia tópica antes de la inducción.

La selección y la dosificación de los anestésicos y los medicamentos adyuvantes deben adaptarse al procedimiento que se realice. Los pacientes que se someten a procedimientos de ORL también deben ser vigilados cuidadosamente para la pérdida de sangre, que puede ser subestimada debido al derrame en el campo quirúrgico, la deglución y la distancia del campo quirúrgico del anestesiólogo. La ingestión de sangre puede contribuir a las náuseas y vómitos postoperatorios (NVPO) y debe ser aspirada por medio de una sonda bucogástrica antes de la reanimación y la extubación.

Los agonistas α tópicos para la vasoconstricción (p. ej., fenilefrina) pueden provocar hipertensión y un aumento del flujo sanguíneo a la circulación pulmonar. Esto puede asociarse con edema pulmonar y muerte, especialmente si el efecto agonista α se combina con un bloqueo beta farmacológico. Dada la corta duración de la acción de los vasoconstrictores tópicos, se puede dejar que la hipertensión moderada se resuelva espontáneamente o se puede tratar aumentando la dosis de anestésicos vasodilatadores. Los vasodilatadores directos son el tratamiento adecuado para una respuesta hipertensiva grave a los vasoconstrictores tópicos.[1] La comunicación en circuito cerrado con el equipo de ORL es fundamental para anticipar y responder a los efectos secundarios de los vasoconstrictores en la mucosa.

II. Consideraciones para la anestesia en población pediátrica

A. Anatomía y fisiología

Las enfermedades del oído en los niños pueden entenderse mejor revisando la anatomía y la fisiología del oído medio y sus estructuras adyacentes. El tímpano es una membrana fina y bien inervada que se encuentra en la parte más profunda del conducto auditivo externo. Limita lateralmente con el oído medio. El oído medio drena hacia la nasofaringe a través de la trompa de Eustaquio. Durante la infancia, drena mal debido a su pequeña sección transversal, a sus paredes cartilaginosas y al escaso ángulo que recorre hacia la nasofaringe. Además, su corta longitud aumenta la proximidad del oído medio a las mucosas y bacterias de la nasofaringe. Estos factores aumentan el riesgo de otitis media, con una incidencia máxima al año de edad. El crecimiento normal de estas estructuras disminuye el riesgo de otitis media hasta los 7 años, cuando la incidencia se estabiliza igualando a la de los adultos.[2]

B. Miringotomía e inserción del tubo auditivo

La miringotomía con colocación de tubo auditivo requiere anestesia general (AG) para proporcionar al cirujano la inmovilidad adecuada para trabajar bajo el microscopio quirúrgico. La corta duración y la estimulación relativamente leve del procedimiento permiten el uso de anestésicos inhalados solamente, por lo que estos procedimientos se realizan a menudo sin asegurar el acceso intravenoso (i.v.) o la vía respiratoria. La inducción mediante una máscara facial con una mezcla de oxígeno, óxido nitroso y sevoflurano puede ir seguida de mantenimiento con sevoflurano. La colocación de la cabeza con 30-45° de rotación axial proporciona un acceso quirúrgico favorable. Debido a la gran inervación de la membrana timpánica, debe asegurarse una profundidad adecuada de la anestesia antes de la inserción del bisturí para evitar el movimiento del paciente y el laringoespasmo. Se puede administrar paracetamol (acetaminofeno) rectal (~10 mg/kg) o fentanilo por las narinas (1 μg/kg) para reducir el dolor postoperatorio o la excitación psicomotora de la reanimación.

C. Amigdalectomía y adenoidectomía

La hipertrofia amigdalina puede ser asintomática o provocar apnea obstructiva del sueño (AOS) y amigdalitis recurrente, que son indicaciones frecuentes para la extirpación de las amígdalas o las vegetaciones. Las amígdalas crecen rápidamente de los 1-3 años de edad y suelen ser más grandes entre los 3 y 7 años. Por tanto, este es el rango de edad más frecuente para este procedimiento.

La evaluación de un niño sometido a amigdalectomía debe incluir la evaluación de la función respiratoria general. Si el índice de apnea-hipopnea del paciente, evaluado durante un estudio del sueño, es grave, debe considerarse seriamente la posibilidad de una estancia nocturna postoperatoria en la unidad de cuidados intensivos. Los peores casos de AOS también pueden complicarse por hipertensión pulmonar con cardiopatía pulmonar y pueden requerir apoyo cardiovascular farmacológico durante la inducción.

En el contexto de una infección de las vías respiratorias superiores (IVRS), proceder con la operación puede aumentar el riesgo de complicaciones respiratorias. Sin embargo, retrasar un procedimiento para un paciente con síntomas leves o que se están aliviando, a menudo da lugar a que el paciente regrese en su próxima visita con una sintomatología similar o peor. De este modo, puede ser sensato proceder en presencia de una IVRS leve porque la optimización completa rara vez es posible.[3]

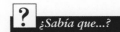

? ¿Sabía que...?

Durante la infancia, la trompa de Eustaquio drena mal debido a su pequeña sección transversal, a sus paredes cartilaginosas y al escaso ángulo que forma hacia la nasofaringe. Esto explica que la otitis media tenga una incidencia máxima en los niños de 1 año de edad.

? ¿Sabía que...?

La miringotomía y la colocación de tubos en el oído, un procedimiento de corta duración, se realiza frecuentemente bajo anestesia general utilizando una mascarilla y sin acceso intravenoso.

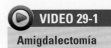

VIDEO 29-1
Amigdalectomía

Existe una variedad de regímenes para mejorar la analgesia postoperatoria y disminuir la incidencia del delírium (confusión) y las NVPO.

- Se puede administrar paracetamol (acetaminofeno) por vía rectal (10-40 mg/kg de peso) de antes de la incisión para la analgesia.
- La dexametasona (0.5 mg/kg de peso) es útil en el tratamiento del dolor postoperatorio, el edema y las NVPO.
- Si se requieren opiáceos, el fentanilo i.v. (0.25-1.0 μg/kg de peso) puede proporcionar un alivio eficaz al tiempo que disminuye la incidencia y la gravedad de la confusión posreanimación (CPR).
- La dexmedetomidina (0.5 μg/kg de peso) también puede administrarse en bolos como profilaxis de la CPR.[4] El ibuprofeno por vía oral, administrado antes o después de la operación, es un analgésico seguro y eficaz, aunque a algunos cirujanos les preocupa su impacto en la hemorragia postoperatoria.[5]

D. Hemorragia postamigdalectomía

Aunque poco frecuente (< 1-2% de los pacientes), la hemorragia posterior a la amigdalectomía puede poner en peligro la vida. Los factores de riesgo son la amigdalitis crónica, la edad avanzada (> 11 años), la pérdida intraoperatoria de sangre superior a 50 mL y la hipertensión. La hemorragia primaria se produce en las 24 h siguientes a la intervención; la hemorragia secundaria suele producirse de 5-10 días después de la intervención, lo que corresponde al período o en el que se desprende un coágulo de fibrina.

El abordaje de la hemorragia postamigdalectomía comienza con el soporte vital básico: vía respiratoria, circulación y respiración. Evaluar la estabilidad cardiovascular y obtener o aumentar el acceso i.v. Examine las vías respiratorias, busque una hemorragia activa o un coágulo y obtenga rápidamente el antecedente de cualquier hemorragia. Mantenga al paciente inclinado hacia adelante y boca abajo para drenar la sangre lejos de la laringofaringe. Cuando hay una hemorragia menor o recurrente, existe un riesgo significativo (quizás >40%) de que se produzca una hemorragia grave debido a la relajación del vasoespasmo o al desplazamiento o lisis de un coágulo. Hay que avisar al banco de sangre y prepararse para la operación.

En el quirófano debe haber siempre una gasa empapada con epinefrina 1:10 000. Se puede aplicar presión directa en las fosas amigdalinas utilizando una pinza de Magill envuelta en gasas. El equipo de succión y de vías respiratorias también debe estar disponible antes de colocar al paciente en decúbito supino. Los niños pueden no tolerar los esfuerzos de hemostasia mientras están despiertos y pueden necesitar sedación o AG antes de comenzar los intentos. La ketamina puede ser una excelente opción para la inducción; es menos probable que cause afectación respiratoria o que exacerbe la hipotensión en pacientes hipovolémicos.[6-8]

E. Estridor laríngeo y urgencias

El estridor laríngeo, la respiración aguda o musical causada por la obstrucción de la laringe, es una emergencia médica que debe considerarse potencialmente mortal. Las causas más frecuentes son la aspiración de un cuerpo extraño (ACE), la epiglotitis y la laringitis (**tabla 29-1**).

La ACE es un problema frecuente en niños, sobre todo de 1-5 años de edad, que puede ser difícil de diagnosticar a menos que el evento haya sido presenciado. La ACE puede presentarse con sibilancias y tos, disminución de los ruidos respiratorios o estridor. Además, puede simular reacciones alérgicas, asma, AOS, enfermedad por reflujo gastroesofágico (ERGE), bronquiolitis u obstrucción de las vías respiratorias debido a un absceso o a una anomalía congénita. La radiografía de un paciente con ACE puede detectar atelectasia y tórax distendido sin detectar el cuerpo extraño en sí, que suele ser radiolúcido. Si hay un alto índice de sospecha de ACE, la broncoscopia rígida puede ser el siguiente paso necesario (**fig. 29-1**).

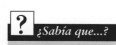

¿Sabía que...?

El estridor laríngeo, una respiración aguda o musical causada por la obstrucción de la laringe, es una emergencia médica y debe considerarse como una amenaza para la vida.

Tabla 29-1 Causas de estridor

Vías respiratorias supraglóticas	Laringe	Vías respiratorias subglóticas
Malformaciones congénitas	Laringomalacia	Estenosis subglótica
Infecciones y abscesos	Parálisis de las cuerdas vocales	Infección
Tumores y quistes	Redes, quistes y hendiduras laríngeas	Traqueomalacia
Cuerpo extraño		Cuerpo extraño
Anafilaxia y angioedema	Anafilaxia y angioedema	

La epiglotitis, una enfermedad potencialmente mortal causada en general por una infección bacteriana, suele afectar a la epiglotis, los pliegues ariepiglóticos, el aritenoides y la úvula. Su incidencia ha disminuido en la población pediátrica debido a la vacunación generalizada contra el *Haemophilus influenzae B* (Hib). Sin embargo, otras bacterias, como el *Streptococcus pneumoniae*, también pueden causar epiglotitis.

La *epiglotitis* se presenta con estridor, babeo, odinofagia, evitación total de alimentos y bebidas, disfagia o fiebre alta. Otros signos son el malestar y la agitación o antecedente de aparición rápida de los síntomas (en cuestión de horas); la ausencia de vacunación contra el Hib es una preocupación evidente. Un niño que se muestra cansado o letárgico sugiere una inminente insuficiencia respiratoria que requiere que se asegure la vía respiratoria rápidamente. La hipotensión, la hipoxemia y la bradicardia también son indicaciones para una intervención rápida.

Es esencial clasificar e iniciar rápidamente el tratamiento de los pacientes con sospecha de epiglotitis. Supervisar continuamente con pulsioximetría y administrar oxígeno complementario. No agitar al paciente, ya que puede provocarse laringoespasmo. A menudo, es necesario obviar las imágenes radiológicas y conducir al paciente al quirófano. Sin embargo, si está lo suficientemente estable como para obtener imágenes, una radiografía puede mostrar el «signo del pulgar» visto en una radiografía lateral (que representa la epiglotis hinchada) o el «signo del campanario» (en una radiografía anteroposterior) que representa el estrechamiento traqueal subglótico visto en la laringitis.

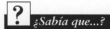

¿Sabía que...?

Una radiografía de tórax puede detectar atelectasia y tórax distendido, pero no puede descartar la ACE si el cuerpo aspirado es radiotranslúcido. Cuando hay un alto índice de sospecha de ACE, puede ser necesaria una broncoscopia rígida para confirmar el diagnóstico.

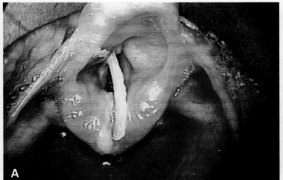
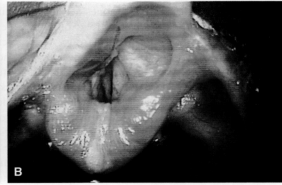

Figura 29-1 **A.** Una tira de plástico radiolúcida es visible en la entrada glótica (justo por encima de las cuerdas vocales) en un niño que presenta estridores inspiratorio y espiratorio. **B.** Tras la extracción del cuerpo extraño, se aprecia una pequeña laceración endotelial en la superficie posterior de la epiglotis.

Mantenga al niño en posición erguida durante el transporte y pase directamente al quirófano para una inducción anestésica inhalada y ventilación con presión positiva continua en las vías respiratorias. Tras la inducción y el establecimiento de un acceso i.v., sopesar el beneficio de prevenir el laringoespasmo con un bloqueador neuromuscular frente al riesgo de abolir la respiración espontánea en caso de que falle la intubación traqueal. Para la laringoscopia directa, un bisturí curvo de Macintosh colocado suavemente en la vallécula es probablemente el mejor abordaje. Evite la epiglotis, ya que puede provocar hemorragia o inflamación. Debe colocarse un tubo endotraqueal de 0.5-1 mm de diámetro más pequeño de lo que normalmente sería apropiado para la edad, debido a la probabilidad de que el edema haya reducido el calibre de las vías respiratorias. También deben estar disponibles cánulas endotraqueales más pequeñas.

Tenga preparadas atropina y succinilcolina para su administración intramuscular para tratar la insuficiencia cardíaca y el laringoespasmo, respectivamente. Los planes alternativos para las vías respiratorias son esenciales e incluyen el acceso inmediato a broncoscopia rígida, traqueotomía de emergencia o cricotiroidotomía. Así, la preocupación por la epiglotis justifica una consulta ORL y una intubación temprana para evitar una mayor inflamación y pérdida de la vía respiratoria.

La sedación postoperatoria y la ventilación mecánica dan tiempo a que disminuya la inflamación de las vías respiratorias. La infección también debe ser comprobada mediante medios de cultivo y tratada. La extubación solo debe producirse después de que la inspección visual revele que la hinchazón y la friabilidad de los tejidos de las vías respiratorias han disminuido; una prueba de fugas puede ser útil.[9]

La *laringotraqueobronquitis*, o la laringitis, es otra causa de estridor, aunque suele tener un curso más leve que la epiglotitis. La laringitis se caracteriza por tos perruna y una afectación sistémica menos grave. Considere la laringitis en un lactante mayor que tose vigorosamente y tiene voz ronca. En caso de laringitis en un niño por lo demás sano, es poco probable que sea necesaria la intubación traqueal y la ventilación mecánica.[9]

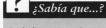

¿Sabía que...?

La laringotraqueobronquitis, también conocida como *laringitis*, puede causar estridor; sin embargo, suele tener una evolución más leve que la epiglotitis.

III. Anestesia para la cirugía otorrinolaringológica en adultos

A. Oído medio y mastoiditis

Los procedimientos más frecuentes son la estapedectomía, la timpanoplastia, la mastoidectomía y la miringotomía. Las consideraciones intraoperatorias para la cirugía del oído medio y la mastoides incluyen la preservación del nervio facial, la prevención de lesiones del plexo braquial o cervicales y el tratamiento de los posibles efectos adversos relacionados con el óxido nitroso.

La integridad del nervio facial puede controlarse y mantenerse con electromiografía intraoperatoria y evitando los bloqueadores neuromusculares. Una evaluación preoperatoria de la amplitud de movimiento de la columna cervical es esencial para prevenir lesiones en el plexo braquial y en la columna cervical. Debe evitarse la extensión o rotación extrema del cuello durante la cirugía.

El óxido nitroso puede provocar cambios de presión patológicos en el oído medio si la trompa de Eustaquio no es permeable. En particular, la interrupción repentina del óxido nitroso, que conduce a una rápida absorción del mismo, crea una presión negativa y puede provocar cambios en la anatomía del oído medio, la rotura de la membrana timpánica, la interrupción de los injertos y NVPO.

B. Cirugía nasal y de los senos paranasales

Las cirugías nasales y de los senos paranasales pueden realizarse bajo anestesia local con sedación o bajo AG cuando hay preocupación por el daño arterial o el avance

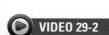

VIDEO 29-2

Timpanoplastia y mastoidectomía

hacia el espacio intracraneal, siendo esto último una preocupación durante la cirugía endoscópica de los senos paranasales.

La hemorragia intraoperatoria se minimiza con la vasoconstricción intranasal, la elevación de la cabeza para facilitar el drenaje venoso y la hipotensión leve inducida.[10]

C. Traumatismos maxilofaciales y cirugía ortognática

Los traumatismos por impacto a alta velocidad, con o sin evidencia externa de lesión, frecuentemente se asocian con lesiones que ponen en peligro la vida. El plan anestésico debe tener en cuenta la posibilidad de lesiones de la columna cervical y de fracturas de cráneo. La estabilización de la columna cervical antes de la intubación traqueal y la intubación oral frente a la nasal (contraindicada en la fractura de LeFort III) son también consideraciones importantes. La cirugía ortognática para la reconstrucción de malformaciones esqueléticas faciales suele realizarse mediante osteotomías de LeFort o mandibulares; por ello, es útil comprender la anatomía para estos procedimientos.

D. Estructura ósea craneofacial

Es importante el conocimiento de la estructura ósea craneofacial básica. El esqueleto facial consta de tres partes: el tercio inferior es la mandíbula; la porción media incluye el arco cigomático del hueso temporal, el complejo cigomático-maxilar, el maxilar, los huesos nasales y las órbitas; por último, la porción superior comprende al hueso frontal.

E. Artroscopia de la articulación temporomandibular

Esta cirugía está indicada cuando existe un desplazamiento del cartílago de la articulación temporomandibular (ATM) que provoca chasquidos, trismo, fibrosis u osteoartritis. La intubación puede ser oral (si se consigue la movilidad con AG) o con asistencia nasal de fibra óptica si el paciente tiene trismo. La inflamación alrededor del sitio quirúrgico debida a la irrigación puede dar lugar a una obstrucción parcial o completa de las vías respiratorias.[10,11] La limitación de la movilidad articular con la artropatía de la ATM y la infección o absceso suelen depender de la cronicidad. Cuanto más tiempo esté presente, menos probable será que se vuelva móvil con AG. Es importante discutirlo con el equipo de cirugía oral antes de la inducción de la anestesia.

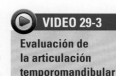

VIDEO 29-3
Evaluación de la articulación temporomandibular

F. Cirugía de las vías respiratorias

1. Laringoscopia de suspensión y microlaringoscopia

Estas técnicas permiten el acceso directo y la visualización de las vías respiratorias (sin intubación traqueal), al tiempo que protegen la tráquea y mantienen la ventilación y la oxigenación. Estos procedimientos requieren grados profundos de anestesia y relajación muscular. La anestesia intravenosa total suele ser la opción más razonable para evitar incertidumbres sobre la dosificación de anestésicos volátiles con vía respiratoria «abierta». Para la relajación muscular, considere el rocuronio y la reversión con sugammadex. Se puede considerar una infusión de succinilcolina para intervenciones breves.

Ventilación con chorro. Proporciona ventilación sin el uso de la intubación endotraqueal para intervenciones breves (< 30 min). La ventilación con chorro a baja presión (200-350 kPa) se utiliza para reducir el riesgo de barotraumatismo, que es más probable que se produzca en niños, personas con enfermedades pulmonares crónicas y con obesidad. La estimulación de la laringe puede desencadenar arritmias, taquicardia o hipertensión. Para bloquear una respuesta simpática grave debida a la estimulación de la laringe, se puede administrar lidocaína (i.v. o tópica), opiáceos (p. ej., infusión de remifentanilo para una recuperación más rápida) y/o bloqueadores β (**fig. 29-2**).

Cirugía láser de las vías respiratorias. Puede usarse para la microcirugía de las vías respiratorias superiores o de la tráquea. Los beneficios incluyen la coagulación de los vasos pequeños, la menor inflamación del tejido y una mayor precisión.

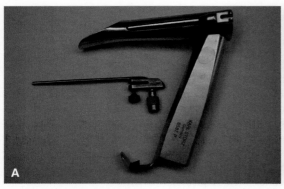
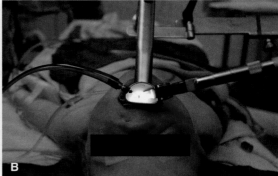

Figura 29-2 **A.** Laringoscopio quirúrgico y aguja del ventilador a chorro. **B.** Vista quirúrgica del laringosco-pio colocado en la faringe del paciente y conectado a un flujo continuo de oxígeno a través de la aguja del ventilador a chorro.

Una complicación grave potencial son las quemaduras en las vías respiratorias. El uso de cánulas endotraqueales resistentes al fuego, impregnadas o blindadas, una baja fracción inspirada de oxígeno (FiO_2) y evitar el óxido nitroso son precauciones prudentes.[11,12]

2. Broncoscopia

La broncoscopia puede ser flexible o rígida. La broncoscopia flexible se utiliza para examinar las vías respiratorias más pequeñas. La broncoscopia rígida se utiliza cuando hay una hemorragia de las vías respiratorias, para realizar grandes biopsias de las vías respiratorias, para dilatar las vías respiratorias o para extraer cuerpos extraños.

La broncoscopia rígida se realiza bajo AG para evitar lesiones en las vías respiratorias debidas a la tos, a las sacudidas o a los esfuerzos. La ventilación se administra a través de un puerto lateral del broncoscopio rígido. El paciente puede despertarse mientras se le ventila mediante mascarilla, mascarilla laríngea (ML) o intubación endotraqueal. La intubación endotraqueal puede ser necesaria si el paciente ha recibido bloqueadores neuromusculares o si los reflejos protectores de la vía aérea están comprometidos.[10,13]

3. Traqueostomía

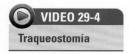

La traqueostomía está indicada cuando hay una obstrucción grave de las vías respi-ratorias superiores, pérdida de reflejos protectores o parálisis de las cuerdas vocales. En los pacientes conscientes con dificultad respiratoria, es importante realizar una exploración física y determinar si la traqueostomía debe realizarse con el paciente despierto o bajo AG.

G. Infección

Las infecciones del oído, la nariz y la garganta se producen en gran medida por bacterias gramnegativas. Pueden estar asociadas con fiebre, escalofríos, babeo y difi-cultad para tragar y hablar.

1. Absceso periamigdalino o retrofaríngeo y angina de Ludwig

En ocasiones, el absceso debe descomprimirse bajo anestesia local antes de la induc-ción. Esto disminuye la obstrucción de las vías respiratorias y el riesgo de rotura del absceso mientras se coloca la cánula endotraqueal. La intubación difícil debida a una anatomía distorsionada o a trismo puede requerir una intubación con fibra óptica con el paciente despierto, una inducción con máscara y respiración espontá-nea o traqueostomía (**fig. 29-3**).

La angina de Ludwig es una celulitis de la región submandibular que desplaza la lengua hacia arriba y obstruye las vías respiratorias.

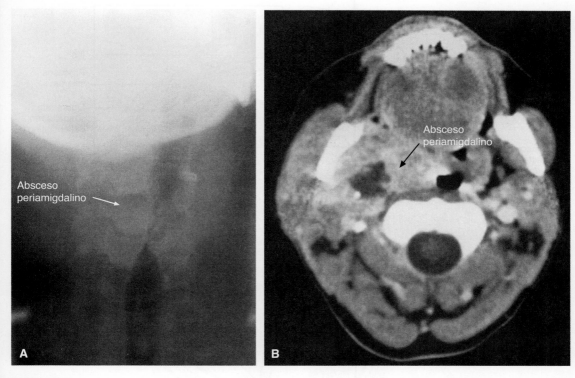

Figura 29-3 **A.** Radiografía anterior del cuello y (**B**) tomografía computarizada de un paciente con un absceso periamigdalino derecho. Obsérvese el desplazamiento de la vía respiratoria hacia la izquierda y la compresión externa de la vía aérea supraglótica (Ferrari LR, Park RS. Anesthesia for otolaryngologic surgery. En: Barash PG, Cahalan MK, Cullen BF, et al, eds. *Clinical Anesthesia*. 8.ª ed. Wolters Kluwer; 2018:1357-1372. Figs. 48-4 y 48-5).

H. Linfadenectomía cervical y colgajos libres

Los pacientes con cáncer de cabeza o cuello suelen tener un historial de tabaquismo y consumo de alcohol excesivos con desnutrición subyacente y enfermedades pulmonares y cardiovasculares. Deben tomarse precauciones para una posible intubación difícil debido a las anomalías anatómicas asociadas.

Un colgajo libre es una transferencia de tejido cutáneo y subcutáneo de una parte del cuerpo a otra. El suministro vascular se desconecta durante la transferencia y se vuelve a conectar por vía microquirúrgica. Los vasopresores pueden comprometer la viabilidad del colgajo y deben evitarse.

IV. Extubación

Es esencial establecer una comunicación de circuito cerrado con los equipos de anestesiología y cirugía para garantizar un abordaje sistemático y gradual de la extubación traqueal. Todas las decisiones deben ser individualizadas para cada paciente y tener en cuenta diversos factores.

ANESTESIA PARA LA CIRUGÍA OFTÁLMICA

I. Anatomía del ojo

El ojo está formado por la órbita, el globo ocular, los músculos extraoculares, el párpado y el sistema lagrimal (**fig. 29-4**).

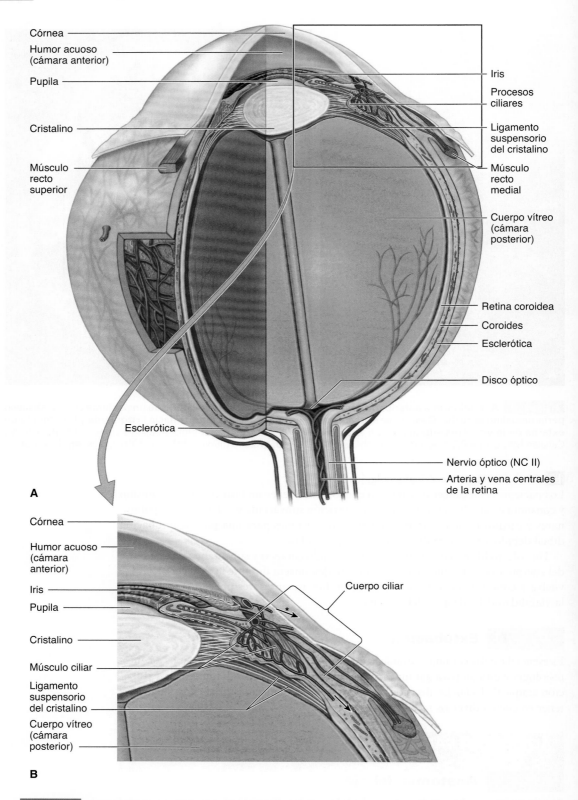

Figura 29-4 **A.** Anatomía macroscópica del ojo. **B.** Vista ampliada del cristalino y del sistema de humor acuoso (Moore KL, Agur AMR, Dalley AF. *Clinically Oriented Anatomy.* 7.ª ed. Wolters Kluwer; 2013).

La capa fibrosa externa forma la esclerótica, la córnea y la unión corneoesclerótica. La capa media está formada por la coroides, el cuerpo ciliar, los procesos ciliares y el iris. La coroides contiene un denso lecho vascular, mientras que el cuerpo ciliar controla el grosor del cristalino. La pupila es una abertura cuyo diámetro está controlado por las pupilas esfínteres (inervación parasimpática) y las pupilas dilatadoras (inervación simpática). Las primeras contraen la pupila y las segundas la dilatan.

II. Fisiología del ojo

A. Formación y drenaje del humor acuoso

La producción y el drenaje del humor acuoso son aspectos vitales para mantener una presión intraocular (PIO) y una visión normales. El humor acuoso es producido continuamente por el cuerpo ciliar y secretado detrás del iris a través de la pupila. La estimulación de los receptores β-2 aumenta la producción de humor acuoso; la estimulación de los receptores α-2 disminuye dicha producción. La secreción de cloruro por parte del epitelio ciliar provoca una afluencia osmótica de líquido, un mecanismo secundario mediado por la carbonato-deshidratasa.

El drenaje del humor acuoso se produce principalmente a través del canal de Schlemm. El humor acuoso también puede reabsorberse a través del músculo ciliar. Este flujo «uveoesclerótico» aumenta por la relajación del músculo ciliar y suele estar mediado por prostaglandinas. Por ello, los análogos tópicos de las prostaglandinas pueden utilizarse para aliviar la PIO. Los betabloqueadores tópicos también pueden disminuir la PIO al reducir la producción de humor acuoso.[14]

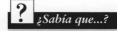

¿Sabía que...?

El humor acuoso es producido continuamente por el cuerpo ciliar y secretado detrás del iris a través de la pupila.

B. Mantenimiento de la presión intraocular

Los anestésicos volátiles y los sedantes o hipnóticos (a excepción de la ketamina) reducen la PIO. Los opiáceos también pueden reducir la PIO. Los paralizantes no despolarizadores reducen indirectamente la PIO al atenuar los reflejos mecánicos que la elevan, como la tos.

La succinilcolina puede causar una elevación de la PIO, pero no está claro si este efecto tiene importancia clínica. Dado que es el fármaco de elección para la parálisis de inicio rápido, los riesgos de la elevación de la PIO deben sopesarse frente al riesgo de no obtener las condiciones ideales para la intubación.[9] Como alternativa, se puede utilizar el rocuronio para la parálisis de inicio rápido con el fin de facilitar la intubación traqueal.

Para reducir la PIO de forma aguda, hay que elevar la cabeza y evitar otras causas de congestión venosa. Bajo AG se puede utilizar la hipocapnia. Otras tácticas incluyen el uso de relajantes musculares durante la intubación, el uso de una ML en lugar de la intubación, la extubación profunda o la anestesia local de las vías respiratorias. Los sedantes i.v. también pueden aliviar rápidamente la PIO.

¿Sabía que...?

Los anestésicos volátiles y los sedantes o hipnóticos (a excepción de la ketamina) reducen la PIO.

C. Reflejo oculocardíaco

A través de este reflejo, la estimulación ocular puede desencadenar hipotensión, síncope, bradicardia e incluso asistolia.

El tratamiento comienza con el cese de cualquier estímulo, asegurando las vías respiratorias y la ventilación adecuadas. Si estas medidas no tienen éxito, deben administrarse antimuscarínicos por vía intravenosa. La atropina (20 µg/kg de peso) o el glucopirrolato (15 µg/kg de peso) son buenos para el tratamiento o la profilaxis. La profundización de la anestesia, ya sea local o general, también amortigua el reflejo, en algunos casos, dando lugar a un aumento neto de la presión arterial media.

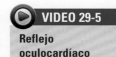

VIDEO 29-5

Reflejo oculocardíaco

III. Glaucoma

El glaucoma es la afección crónica del aumento de la PIO que provoca la pérdida gradual de la vista. Existen dos tipos: el glaucoma de ángulo abierto y el de ángulo cerrado. En el contexto de cualquiera de los dos tipos de glaucoma, los aumentos agudos adicionales de la PIO durante el período perioperatorio pueden poner en alto riesgo la visión del paciente.

La constricción pupilar aleja el iris del canal, lo que disminuye la resistencia al flujo de salida del humor acuoso. Por tanto, los antagonistas muscarínicos o los agonistas α-1 simpáticos, que provocan midriasis, disminuyen el flujo de salida. Por el contrario, los colinérgicos tópicos y los inhibidores de la acetilcolinesterasa aumentan el flujo de salida, por lo que están indicados para el tratamiento del glaucoma.[15]

IV. Implicaciones anestésicas de los fármacos oftálmicos

La absorción de fármacos oftálmicos tópicos puede ser suficiente para causar efectos sistémicos. Además, algunos medicamentos que se administran por vía sistémica pueden tener efectos oftálmicos importantes. Se requiere una comunicación constante entre el equipo de anestesia y el personal quirúrgico en relación con todos los medicamentos y las dosis administradas para evitar efectos adversos.

A. Fármacos anticolinesterasa

Los fármacos anticolinesterasa tópicos de acción prolongada, como el ecotiofato, se utilizan en el tratamiento del glaucoma resistente al tratamiento. Producen una reducción de la actividad de la seudocolinesterasa que puede durar varias semanas. Durante su uso, cabe esperar una mayor duración de la acción de la succinilcolina (apnea prolongada) y de los anestésicos locales tipo éster; por tanto, pueden requerirse dosis más bajas de estos medicamentos.

B. Ciclopentolato

El ciclopentolato se utiliza como midriático. Con su uso se produce una toxicidad del sistema nervioso central (SNC) dependiente de la concentración. Las manifestaciones de toxicidad en el SNC incluyen disartria, desorientación y episodios psicóticos. Se han observado convulsiones en niños. Su uso debe limitarse a concentraciones inferiores al 1%.

C. Epinefrina

La epinefrina (2%) es útil en el tratamiento del glaucoma de ángulo abierto. Sin embargo, la absorción sistémica puede provocar hipertensión, cefaleas y disritmias cardíacas. La dipivefrina es un profármaco de la epinefrina que reduce la producción de humor acuoso, aumenta su flujo de salida y tiene menos efectos secundarios que la epinefrina.

D. Fenilefrina

La fenilefrina disminuye la congestión capilar y provoca midriasis. La absorción sistémica puede provocar hipertensión, cefaleas, temblores y bradicardia. En pacientes con enfermedad arterial coronaria podría desencadenar una isquemia miocárdica. En los niños pequeños y en los ancianos debe utilizarse una solución de fenilefrina al 2.5% en lugar del 10% habitual. Para minimizar la absorción, su uso debe limitarse al momento anterior a la incisión (para evitar la absorción en los lechos venosos abiertos).

E. Betabloqueadores tópicos

El timolol es un bloqueador β no selectivo que disminuye la producción de humor acuoso. La absorción sistémica puede causar bradicardia, broncoespasmo, insuficiencia cardíaca congestiva, exacerbación de la miastenia grave y apnea postoperatoria en neonatos. Tener precaución al prescribir a pacientes con enfermedades reactivas preexistentes de las vías respiratorias, insuficiencia cardíaca congestiva (ICC) y anomalías de la conducción superiores al bloqueo auriculoventricular de primer grado.

El betaxolol es un nuevo bloqueador β antiglaucoma más oculoselectivo que el timolol y tiene efectos sistémicos mínimos. No obstante, puede potenciar los efectos de los betabloqueadores sistémicos y está contraindicado en pacientes con bradicardia sinusal, bloqueo auriculoventricular de primer grado o superior, ICC y choque cardiógeno.

F. Hexafluoruro de azufre intraocular

El hexafluoruro de azufre (SF_6) se utiliza habitualmente en la reparación de desprendimientos de retina para sustituir el volumen de humor vítreo perdido durante la cirugía. Su baja solubilidad en agua garantiza la persistencia de la burbuja intraocular durante varios días o semanas.

El óxido nitroso (N_2O) es 34 veces más soluble en SF_6 que el nitrógeno; por ende, entra en la burbuja más rápido de lo que puede salir el nitrógeno. Este «arrastre» de N_2O provoca la expansión de la burbuja de gas, aumentando la PIO y comprometiendo potencialmente el flujo sanguíneo retiniano, especialmente en presencia de hipotensión sistémica. El N_2O debe interrumpirse 15 min antes de inyectar el SF_6 o cualquier otro gas. La interrupción brusca de N_2O después de la inyección de SF_6 dará lugar a una disminución brusca del volumen de la burbuja con la correspondiente caída de la PIO por debajo de los niveles de vigilia, lo que podría poner en peligro la reparación quirúrgica. El N_2O debe evitarse hasta 5 días después de la inyección de aire, 10 días después de la inyección de SF_6 y 70 días después de la inyección de perfluorocarbonos. Debe considerarse la posibilidad de utilizar un brazalete de alerta médica para prevenir esta complicación, especialmente tras el uso de perfluorocarbonos.

G. Fármacos sistémicos

1. Glicerol oral

El glicerol oral se utiliza para reducir la PIO durante el tratamiento de los ataques agudos de glaucoma. Sus efectos secundarios incluyen hiperglucemia, glucosuria, desorientación y convulsiones.

2. Manitol

El manitol se utiliza para disminuir la PIO y así mejorar la exposición quirúrgica (lograr un «ojo blando»), también, ocasionalmente, para tratar el glaucoma. La administración rápida de grandes dosis de manitol se ha asociado con insuficiencia renal, ICC, sobrecarga de líquidos, desequilibrio electrolítico, hipertensión debido al rápido aumento de la presión oncótica intravascular, hipotensión por la diuresis posterior e isquemia miocárdica. También se han descrito reacciones alérgicas.

3. Acetazolamida

La acetazolamida, un inhibidor de la carbonato-deshidratasa, se utiliza para disminuir la PIO. Debido a sus efectos tubulares renales, la acetazolamida puede provocar la pérdida de bicarbonato de sodio y potasio. También se han descrito acidosis metabólica y arritmias cardíacas. La acetazolamida no debe utilizarse en pacientes con disfunciones graves hepática o renal.[16]

V. Evaluación preoperatoria

Todos los pacientes sometidos a cirugía oftalmológica deben recibir una evaluación perioperatoria completa. El momento de la evaluación preanestésica se basa en la invasividad del procedimiento y en el estado médico general del paciente.

Los componentes de la evaluación preanestésica son los siguientes: anamnesis completa del paciente, alergias, medicación, antecedentes anestésicos (personales y familiares), así como una exploración física centrada en la anestesia. Es necesario hacer un recuento completo de toda la medicación tópica y sistémica. Esto incluye los medicamentos de venta libre y las terapias alternativas. Deben darse instrucciones claras al paciente sobre qué medicamentos debe tomar y cuáles debe interrumpir antes de la cirugía. Debe prestarse especial atención a anticoagulantes e inhibidores plaquetarios. Continuar con la warfarina (al menos para la cirugía de cataratas) debido a la falta de evidencia de un aumento clínicamente significativo del riesgo de hemorragia. El tratamiento antiplaquetario dual debe continuarse en pacientes con endoprótesis cardíacas durante el período perioperatorio. Puede ser necesario consultar con el cardiólogo, el médico de atención primaria y el oftalmólogo del paciente sobre el uso de los anticoagulantes y de los inhibidores plaquetarios. La exploración física debe incluir, como mínimo, el estado general y las constantes vitales, la exploración de las vías respiratorias (incluida la amplitud de movimiento de la columna cervical) y exploraciones dental, cardíaca y pulmonar.

VI.   Técnicas de anestesia

A. Bloqueos retrobulbar, peribulbar y subtenoniano

1. Bloqueo retrobulbar

El paciente se coloca en decúbito supino con el ojo en posición neutral. Se introduce una aguja de calibre 23-25 a través del párpado inferior o de la conjuntiva a nivel del reborde orbitario inferior en el cuadrante inferotemporal (**fig. 29-5**). Se avanza la aguja hacia el vértice de la órbita hasta que se sienta la pérdida de resistencia (con un sonido «plop»). A continuación se inyectan de 4-6 mL de anestésico local dentro del cono muscular (cuatro músculos rectos y dos oblicuos), obteniendo una anestesia y una acinesia rápidas y confiables.

2. Bloqueo peribulbar

La aguja se avanza a lo largo del suelo orbital inferior, paralelamente al globo, y se inyectan anestésicos locales en el espacio extraconal, difundiendo al tejido adyacente. Se necesitan mayores cantidades de anestésicos locales en comparación con el bloqueo retrobulbar, lo que aumenta la preocupación por posible aumento de la PIO, perforación del globo y miotoxicidad.

Se requiere la aspiración antes de la inyección para ambos bloqueos, seguida de un suave masaje o compresión orbital para promover la propagación del anestésico.

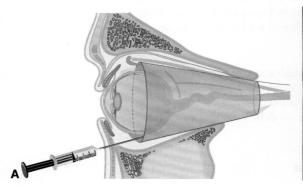
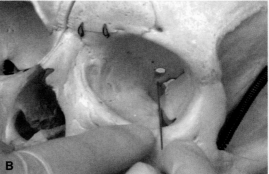

Figura 29-5   **A.** Esquema. **B**. Demostración con modelo de la colocación correcta de la aguja para el bloqueo retrobulbar (McGoldrick KE, Gayer SI. Anesthesia for ophthalmologic surgery. En: Cahalan MK, Cullen BF; Stock MC, et al, eds. *Clinical Anesthesia*. 8.ª ed. Wolters Kluwer; 2018:1373-1399, figs. 49-4 y 49-5).

3. Bloqueo epiesclerótico (subtenoniano)

Se inyecta anestesia local en el espacio epiesclerótico (espacio subtenoniano posterior). La entrada de la aguja se realiza en el fondo en un ángulo tangencial al globo, entre el pliegue semilunar conjuntival y el globo. Al entrar en la conjuntiva, la aguja se desplaza medialmente y se avanza posteriormente hasta que se siente un «clic».[10,16]

Las complicaciones de los bloqueos regionales del ojo incluyen traumatismo del nervio óptico, anestesia del tronco cerebral (amaurosis, parálisis de la mirada, apnea, dilatación de la pupila contralateral, paro cardíaco), hemorragia retrobulbar (proptosis del ojo), perforación del globo, reflejo oculocardíaco, convulsiones y depresión del miocardio.

B. Anestesia tópica

La anestesia tópica incluye gotas o geles. Los anestésicos locales incluyen proparacaína (menos irritante), lidocaína, bupivacaína y tetracaína.[10,16] Las ventajas de la anestesia tópica son que no existe riesgo de hemorragia, anestesia del tronco encefálico, daño del nervio óptico o perforación del globo. Las desventajas son la falta de acinesia y el uso limitado para la cirugía de cataratas.

C. Elección de anestésico local, potenciadores del bloqueo y complementos

El abordaje anestésico para la cirugía oftalmológica se basa en la duración y el tipo de procedimiento. La anestesia tópica combina anestésicos locales y vasoconstrictores. Los vasoconstrictores retrasan la eliminación de los anestésicos locales, prolongando su acción.

También pueden utilizarse potenciadores como la clonidina, el bicarbonato sódico, el sulfato de morfina, el vecuronio y la hialuronidasa (que aumenta la permeabilidad de los tejidos) para prolongar la duración de los bloqueos.

El aumento de la PIO tras la administración de anestésicos locales puede reducirse con la ayuda de agentes osmóticos i.v. o dispositivos mecánicos para comprimir el globo. Los dispositivos mecánicos pueden comprometer el flujo sanguíneo y provocar una neuropatía óptica isquémica o una oclusión de la arteria central de la retina.

D. Tratamiento anestésico bajo supervisión

Los objetivos de este tipo de sedación son exclusivamente proporcionar una sedación profunda durante la administración de la anestesia regional y mantener al paciente cómodo durante el resto del procedimiento. El paciente debe responder, cooperar y ser capaz de proteger las vías respiratorias.

E. Anestesia general para la cirugía oftálmica

La AG está indicada para procedimientos que requieren un campo quirúrgico inmóvil o para pacientes que no pueden permanecer quietos. La reanimación debe ser suave, con un mínimo de tos, sacudidas o arcadas, con el fin de minimizar las elevaciones de la PIO. El paciente debe respirar espontáneamente y antes de la extubación puede administrarse profilaxis con opiáceos o lidocaína para atenuar el reflejo de la tos.[10,16]

VII.   Anestesia en situaciones específicas

A. Ojos abiertos-estómago lleno

El abordaje de un paciente con un globo lacerado y un estómago lleno requiere conocer los riesgos relativos de cada condición. La cuestión más controvertida es cómo asegurar rápidamente la vía respiratoria de un paciente con riesgo de aspiración, sin causar un aumento significativo de la PIO que podría extruir el contenido del ojo y causar ceguera.

Una dosis grande de inducción con propofol (2 mg/kg de peso) aborda ambos problemas al facilitar las condiciones para la intubación endotraqueal y reducir al mismo tiempo el riesgo de esfuerzo o tos. Podría decirse que la succinilcolina es el paralizante más apropiado para la inducción de secuencia rápida en un paciente con riesgo de aspiración; sin embargo, se sabe que aumenta la PIO de 10-20 mm Hg, alcanzando un máximo a los 2-4 min que dura de 7-10 min.[17] También hay pruebas anecdóticas de que la succinilcolina provoca la extrusión del humor vítreo en un globo abierto,[18] pero no hay pruebas de que la succinilcolina provoque daños en un globo intacto con PIO elevada, como en el glaucoma.

Como alternativa, se ha demostrado que una dosis alta de un agente no despolarizador (p. ej., rocuronio 2 mg/kg de peso) proporciona parálisis en 60 s el 90% de las veces. El mayor inconveniente es la parálisis prolongada, aunque la disponibilidad de sugammadex resuelve los problemas de insuficiencia respiratoria y de bloqueo neuromuscular involuntario al final del procedimiento.

Si la AG está contraindicada, debe considerarse la anestesia local. Con un globo abierto, los bloqueos nerviosos penetrantes están contraindicados porque el dolor de la inyección y el líquido inyectado pueden elevar la PIO. Los agentes tópicos son una alternativa más segura en estas situaciones.

Entre las medidas importantes a utilizar, independientemente del tipo de anestesia, se encuentran las siguientes: eliminar cualquier aumento significativo de la PIO, mantener la cabeza elevada, no perjudicar el drenaje venoso en el cuello mediante la aplicación de presión cricoidea o la palpación de la arteria carótida, evitar la presión directa sobre el globo ocular (p. ej., con una máscara facial) y evitar los estímulos dolorosos o intensos del ojo antes del inicio completo de la anestesia elegida.

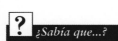

B. Cirugía para estrabismo

El estrabismo es una desalineación persistente de los campos visuales, que suele corregirse mediante cirugía para contrarrestar la desviación. La reparación quirúrgica proporciona el mayor beneficio cuando se realiza antes de los 5 años de edad, momento en el que las vías nerviosas implicadas en la visión se han acercado a la maduración.[9]

Por lo general, estas reparaciones se realizan bajo AG debido a la inmovilidad necesaria para el trabajo y al dolor de las incisiones en la piel y los músculos. Se prefiere la intubación endotraqueal para asegurar las vías respiratorias debido a su proximidad al campo quirúrgico y al riesgo de contacto inadvertido.

El paracetamol puede combatir la irritación ocular que se siente en el postoperatorio. El fentanilo i.v. también es un complemento adecuado.

La reparación del estrabismo tiene una de las tasas más altas de NVPO de todas las operaciones que se realizan habitualmente, algunos estudios muestran hasta un 80% en pacientes que no reciben profilaxis.[19]

Se ha demostrado que la dexametasona i.v. (0.5 mg/kg de peso, hasta 4 mg), el ondansetrón i.v. (0.15 mg/kg de peso hasta 4 mg) y la sustitución completa de los déficits de líquidos con cristaloides reducen la incidencia de NVPO. Considerar el vaciado gástrico con sonda bucogástrica mientras el paciente está todavía profundamente anestesiado, en ausencia de contraindicaciones.

C. Cirugía intraocular

La mayoría de las cirugías intraoculares se realizan con anestesia local en lugar de AG, ya que esta última implica mayores morbilidad, consumo de recursos y estancia hospitalaria. Se utilizan varios bloqueos nerviosos para proporcionar analgesia quirúrgica (*véase* sección anterior) y también son fundamentales para amortiguar el reflejo oculocardíaco. Algunas contraindicaciones del uso de la anestesia regional para la cirugía ocular son los procedimientos que duran más de 2 h, la alergia a los anestésicos locales y la incapacidad del paciente para permanecer en decúbito supino, inmóvil o despierto durante toda la cirugía. Algunos cirujanos pueden tolerar que el paciente caiga en el sueño natural, pero conlleva el riesgo de que se produzcan movimientos bruscos durante el sueño con movimientos oculares rápidos o al despertar.

D. Cirugía para el desprendimiento de retina

Al igual que en otras cirugías oftálmicas, la principal preocupación es elegir la AG frente al bloqueo nervioso. En el caso de la cirugía vitreorretiniana, el cirujano suele colocar una burbuja de gas para proporcionar una presión constante que ayude a la reinserción de la retina en el epitelio pigmentario. El N_2O debe evitarse durante la cirugía y, dependiendo del tipo de gas instalado en el ojo, durante las siguientes 2-12 semanas.[20,21]

VIII. Complicaciones oculares perioperatorias

A. Abrasión corneal

Las abrasiones corneales son las complicaciones oftálmicas más frecuentes después de la anestesia. La disminución de la producción de lágrimas y el cierre incompleto de los párpados aumentan la susceptibilidad de la córnea a los traumatismos mecánicos. También pueden producirse traumatismos químicos y lesiones por láser.

Se han correlacionado varios factores de riesgo con la abrasión corneal, como edad avanzada, grandes pérdidas de sangre, posición de Trendelenburg, duración prolongada de la estancia en la unidad de cuidados postanestésicos y administración de oxígeno complementario durante la recuperación. Los afectados informan de sensación de cuerpo extraño, fotofobia, lagrimeo, visión borrosa y dolor que tiende a aumentar con el parpadeo. Las abrasiones corneales se curan en 24-48 h y rara vez provocan secuelas a largo plazo.

Los anestesiólogos deben evaluar a los pacientes que se quejan de síntomas que sugieren una abrasión corneal. La exploración ocular suele revelar una congestión conjuntival con pupilas normalmente reactivas. Una de las recomendaciones es comenzar con una pomada antibiótica oftálmica inmediatamente y continuar cuatro veces al día durante 48 h. La eritromicina es el tratamiento de primera línea, mientras que la bacitracina puede utilizarse para pacientes con contraindicación para la eritromicina. Los pacientes pueden requerir la evaluación de un oftalmólogo mientras están en el hospital o poco después del alta, dependiendo de la gravedad de los síntomas. Los antiinflamatorios no esteroideos tópicos pueden enmascarar un daño no resuelto y no deben utilizarse porque el dolor no controlado es un signo diagnóstico importante de una lesión no sanada. No se debe cubrir el ojo afectado porque no se ha demostrado que eso alivie los síntomas. Además, la pérdida de visión binocular puede poner al paciente en riesgo de sufrir caídas u otros accidentes.

Las precauciones contra las abrasiones de la córnea en el quirófano deben considerarse caso por caso. El vendado es el método preferido de protección ocular; la aplicación y retirada agresiva del vendaje se ha asociado con abrasión de la córnea y con daños en los tejidos blandos perioculares. Las pomadas deben utilizarse con cuidado. Tanto las pomadas a base de petróleo como las de metilcelulosa pueden provocar irritación y reacciones alérgicas o inducir al paciente a rascarse los ojos.

B. Pérdida visual perioperatoria

La pérdida visual perioperatoria (PVPO) es una complicación inusual pero devastadora, con una prevalencia inferior al 0.1%. Las cirugías cardíaca y mayor de la columna vertebral tienen la mayor frecuencia de PVPO. Existen dos tipos principales de PVPO: las oclusiones de la arteria retiniana (OAR) (central y de rama) y la neuropatía óptica isquémica (NOI).

1. Oclusión de la arteria retiniana

La oclusión de la arteria retiniana central afecta a toda la retina y se asocia con un posicionamiento incorrecto y con una presión externa directa sobre el ojo. La oclusión de la rama de la arteria retiniana (ORAR) tiene una distribución segmentaria del déficit y es probablemente el resultado de microembolias, vasoespasmos, o ambas cosas. La ORAR se asocia con la pérdida visual después de la cirugía cardíaca. Por último, la hemorragia retrobulbar puede provocar un síndrome compartimental ocular isquémico.

Todos los tipos de OAR tienen un mal pronóstico y no tienen un tratamiento eficaz. Por ende, la prevención es fundamental: los pacientes en decúbito prono deben colocarse con modernos reposacabezas de espuma y fijadores para el cráneo, no deben utilizarse gafas. La posición y los ojos deben ser revisados cada 20 min. No deben utilizarse reposacabezas en forma de herradura.

2. Neuropatía óptica isquémica

Los factores causantes de la NOI son poco conocidos, pero se sabe que la NOI es el resultado de la interrupción del suministro sanguíneo al nervio óptico. La neuropatía óptica isquémica anterior se asocia con la cirugía cardíaca. La neuropatía óptica isquémica posterior se asocia con cirugías prolongadas de la columna vertebral (>6 h) cuando se realizan en decúbito prono, en particular los casos con una gran pérdida de sangre. También hay informes de caso de NOI asociados con la posición de Trendelenburg pronunciada durante prostatectomías radicales robóticas laparoscópicas.

Al igual que con la OAR, no existe un tratamiento eficaz para la NOI; por ello, la prevención es primordial. El Postoperative Visual Loss Study Group identificó recientemente el uso de un marco de Wilson como un factor de riesgo significativo independiente; es el único factor de riesgo significativo que es fácilmente controlable.[22] La American Society of Anesthesiologists recomienda colocar la cabeza al nivel del corazón o por encima de este y en posición neutra para evitar la congestión venosa.[23]

Los pacientes que se consideren de alto riesgo de PVPO después de la cirugía medular deben ser evaluados inmediatamente en el postoperatorio. En caso de hallazgos positivos o su sospecha, debe realizarse una evaluación oftalmológica inmediata. Las siguientes medidas también deben ser instituidas sin demora: optimizar la hemoglobina o hematócrito, la hemodinámica y la oxigenación; también se debe considerar una RM para descartar una causa intracraneal.

 Para más información e interactividad, consulte las videoconferencias interactivas (en inglés) y la infografía «Visto de cerca» disponibles en el libro electrónico gratuito que acompaña a este texto. Las instrucciones de acceso se encuentran detrás de la portada.

Referencias

1. Groundine SB, Hollinger I, Jones J, DeBuono BA. New York State guidelines on the topical use of phenylephrine in the operating room. *Anesthesiology.* 2000;92:859-864. PMID: 10719965.
2. Bluestone CD, Casselbrant ML, Stool SE, et al, eds. *Pediatric Otolaryngology.* Vol 1. Saunders; 2002.
3. Isaacson G. Tonsillectomy care for the pediatrician. *Pediatrics.* 2012;130(2):324-334. PMID: 22753552.
4. Shi M, Miao S, Gu T, Wang D, Zhang H, Liu J. Dexmedetomidine for the prevention of emergence delirium and postoperative behavioral changes in pediatric patients with sevoflurane anesthesia: a double-blind randomized trial. *Drug Des Devel Ther.* 2019;13:897-905. PMID: 30936683.

5. Jeyakumar A, Brickman TM, Williamson ME, et al. Nonsteroidal anti-inflammatory drugs and postoperative bleeding following adenotonsillectomy in pediatric patients. *Arch Otolaryngol Head Neck Surg.* 2008;134(1):24-27. PMID: 18209131.

6. Perterson J, Losek JD. Post-tonsillectomy hemorrhage and pediatric emergency care. *Clin Pediatr (Phila).* 2004;43(5):445-448. PMID: 15208749.

7. Steketee KG, Reisdorff EJ. Emergency care for the Posttonsillectomy and Postadenoidectomy hemorrhage. *Am J Emerg Med.* 1995;13(5):518-523. PMID: 7662054.

8. Malone E, Meakin GH. Acute stridor in children. *Contin Educ Anaesth Crit Care Pain.* 2007;7(6):183-186.

9. Coté CJ, Lerman J, Anderson BJ, eds. *A Practice of Anesthesia for Infants and Children.* Elsevier Saunders; 2013.

10. Donlon JV. Anesthesia for eye, ear, nose, and throat surgery. In: Miller RD, Fleisher LA, Johns RA, et al, eds. *Miller's Anesthesia.* 6th ed. Elsiever; 2005:2527-2555.

11. Sasaki K, Watahiki R, Tamura H, Ogura M, Shibuya M. Fluid extravasation of the articular capsule as a complication of temporomandibular joint pumping and perfusion. *Bull Tokyo Dent Coll.* 2002;43:237-242.

12. Mariano ER. Anesthesia for otorhinolaryngology surgery. In: Butterworth JF, Mackey DC, Wasnick JD, ed. *Morgan & Mikhail's Clinical Anesthesiology.* 5th ed. McGraw-Hill; 2013:773-787.

13. Cauley BD, Anesthesia for head and neck surgery. In: Levine WC, Allain RM, Alston TA, et al eds. *Clinical Anesthesia Procedures of the Massachusetts General Hospital.* 8th ed. Lippincott Williams & Wilkins; 2010:409-421.

14. Murgatroyd H, Bembridge J. Intraocular pressure. *Contin Educ Anaesth Crit Care Pain.* 2008;8(3):100-103.

15. Raw D, Mostafa SM. Drugs and the eye. *Br J Anaesth CEPD Reviews.* 2001;1:161-165.

16. McGoldrick KE, Gayer SI. Anesthesia for ophthalmologic surgery. In: Barash PG, Cullen BF, et al, ed. *Clinical Anesthesia.* 7th ed. Lippincott Williams & Wilkins; 2013:1373-1399.

17. Wilson A, Soar J. *Open eye injury with full stomach.* In: *Anaesthesia for Emergency Eye Surgery.* 2000. Issue 11. Article 10: 1-2 pp 1 of 3.

18. Lincoff HA, Breinin GM, DeVoe AG. Effect of succinylcholine on the extraocular muscles. *Am J Ophthalmol.* 1957;44:440-444.

19. Hardy JF, Charest J, Girouard G, Lepage Y. Nausea and vomiting after strabismus surgery in preschool children. *Can Anaesth Soc J.* 1986;33:57-62. PMID: 3948048.

20. Hunnigher A. Anesthesia for retinal detachment. *Br Med J.* 2008;336(7657):1325-1326. PMID: 18556286.

21. Jaffe RA, Samuels SI, Schmiesing CA, et al, eds. *Anesthesiologist's Manual of Surgical Procedures.* 4th ed. LippIncott Williams and Wilkins; 2009.

22. Roth S. Perioperative visual loss: what do we know, what can we do? *Br J Anaesth.* 2009;103(suppl 1):i31-i40. PMID: 20007988.

23. American Society of Anesthesiologists Task Force on Perioperative Visual Loss. Practice Advisory for perioperative visual loss associated with spine surgery: an updated report by the American Society of Anesthesiologists Task Force on Perioperative Visual Loss. *Anesthesiology.* 2012;116:275-285. PMID: 22227790.

PRESIÓN INTRAOCULAR Y ANESTESIA

VISTO DE CERCA

Una variedad de factores relacionados con el diagnóstico del paciente, el tipo de procedimiento quirúrgico, las técnicas anestésicas y los fármacos utilizados pueden tener una gran influencia en la presión intraocular (PIO).

La disminución en la presión parcial de O_2, el incremento de la presión parcial de CO_2 y una presión teleespiratoria positiva > 15 cm H_2O en conjunto ↑ la PIO.

La escopolamina está contraindicada en pacientes con diagnóstico de glaucoma.

La presión intraocular normal es:

16 mm Hg ± 5 mm Hg

Presión de perfusión ocular= presión arterial media – presión intraocular

Así, la seguridad e integridad de la visión de los pacientes no solo consiste en evitar aumentos excesivos de la PIO, sino también en garantizar una presión arterial adecuada.

La PIO puede ↑ a 100 mm Hg durante la cirugía ocular

La tos y las arcadas durante la prueba de rastreo visual ↑ la PIO cerca de 40 mm Hg

Una laparoscopia en posición de Trendelenburg ↑ dos a tres veces la PIO

Una laringoscopia ↑ dos veces la PIO, pero menos con videolaringoscopia

Establecer vías respiratorias supraglóticas tienen un efecto mínimo

SUCC La succinilcolina ↑ la PIO cerca de 10 mm Hg

La ketamina podría ↑ la PIO, pero los datos son controvertidos

Ketamina

Opiáceos

Propofol

Opiáceos, anestésicos intravenosos y volátiles, todos ↓ la PIO

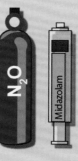

El óxido nitroso y el midazolam no tienen ningún efecto sobre la PIO. Tenga en cuenta que si un paciente ha recibido una inyección intraocular de hexafluoruro de azufre (SF_6) para una cirugía de desprendimiento de retina, entonces el N_2O está **CONTRAINDICADO.** ¡Puede expandir peligrosamente la burbuja de SF_6 dentro del ojo!

N_2O Midazolam

Infographic by: Naveen Nathan MD

Preguntas

1. Una mujer de 49 años de edad y 45 kg de peso, con antecedentes de hipertensión, diabetes mellitus tipo 2 y sinusitis crónica, acude a la unidad de cirugía ambulatoria para someterse a una cirugía endoscópica funcional de los senos paranasales bajo anestesia general. Signos vitales preoperatorios: presión arterial 138/78, frecuencia cardíaca 75 y saturación de oxígeno (SpO$_2$) 97% al aire ambiental. Cinco minutos después de que el cirujano le insertara un paquete nasal impregnado de fenilefrina, la lectura de su presión arterial es de 180/111 y la frecuencia cardíaca de 48. ¿Cuál es el siguiente paso adecuado para su tratamiento anestésico?

   A. Profundizar la anestesia, instruir al cirujano para que retenga más vasoconstrictores y esperar
   B. Administrar labetalol intravenoso
   C. Administrar glicopirronio intravenoso
   D. Iniciar una infusión de nitroprusiato sódico

2. Un niño de 4 años de edad con antecedentes médicos de parto prematuro a las 33 semanas (por incompetencia cervicouterina materna) es llevado al servicio de urgencias con sonidos respiratorios agudos, dolor de garganta y aumento del esfuerzo respiratorio. Sus padres lo encontraron llorando en la habitación de su hermano mayor, pero informan que se había sentido bien a primera hora de la tarde. Antes de acudir al hospital, le administraron paracetamol en casa con la esperanza de aliviar el dolor que temían que pudiera tener el niño. Las radiografías de cuello, garganta y tórax no aportan mayores datos. Signos vitales: presión arterial 105/65, frecuencia cardíaca 105, saturación de oxígeno 94% y temperatura 37.16 °C al aire ambiental. ¿Cuál sería el siguiente paso adecuado en su tratamiento?

   A. Obtener acceso intravenoso y administrar cefalosporinas
   B. Consultar a un otorrinolaringólogo y considerar una broncoscopia rígida
   C. Alta al domicilio tras el tratamiento con albuterol nebulizado
   D. Continuar con el paracetamol oral y admitir para observación

3. Mientras se atiende a un paciente que ha sido llevado al quirófano por una presión intraocular agudamente elevada, debido a una hemorragia intraocular, todas las estrategias siguientes pueden ayudar a reducir el riesgo de pérdida de visión EXCEPTO:

   A. Elevación de la cabecera de la cama
   B. Inducción de anestesia general con propofol, lidocaína y rocuronio
   C. Reducción de la frecuencia respiratoria controlada mientras el paciente es ventilado con presión positiva
   D. Evitar la estimulación bucofaríngea si el paciente está moderadamente sedado

4. Las precauciones básicas de seguridad para la cirugía láser de las vías respiratorias incluyen todas las siguientes EXCEPTO:

   A. Baja fracción inspirada de oxígeno (FiO$_2$)
   B. Suministro de suero salino disponible junto al campo quirúrgico
   C. Uso de la técnica de óxido nitroso-narcótico para mantener la anestesia general
   D. Uso de un tubo endotraqueal metálico

5. Un hombre de 45 años de edad, con antecedentes de hipertensión, hipercolesterolemia, gota y apnea obstructiva del sueño (AOS), al que se le practicó una amigdalectomía/adenoidectomía 7 días antes como tratamiento de su AOS, acude al servicio de urgencias con una hemorragia bucofaríngea activa. Todos los factores siguientes pueden reducir el riesgo de morbilidad y mortalidad de esta situación EXCEPTO:

   A. Tratamiento de la hipertensión mediante ajuste de dosis de antihipertensivos de acción corta
   B. Prenotificación al banco de sangre antes de la llegada al quirófano
   C. Disponibilidad de gasas impregnadas con epinefrina que pueden aplicarse con pinzas de McGill
   D. Alta temprana en caso de hemorragia leve, para evitar secuelas iatrogénicas

Respuestas

1. A

La fenilefrina tiene una corta duración de acción. La hipertensión de leve a moderada, secundaria a la aplicación tópica de vasoconstrictores, puede tratarse de forma expectante y profundizando el grado de anestesia. La hipertensión severa debe ser tratada con vasodilatadores directos. El uso de betabloqueadores en este escenario se asocia con edema pulmonar y paro cardíaco. El glicopirronio no está indicado para el tratamiento de la taquicardia refleja leve en este ejemplo.

2. B

Este niño fue encontrado angustiado y con un inicio agudo de estridor. Había estado fuera de la vista de su cuidador. Los signos vitales y la evolución clínica no son típicos de un proceso infeccioso. Un cuerpo extraño en las vías respiratorias es un diagnóstico muy probable. Los cuerpos extraños radiotransparentes no son visibles en la radiografía. Es necesaria una consulta de otorrinolaringología y la consideración de una broncoscopia rígida. Un cuerpo extraño en las vías respiratorias es una condición que pone en peligro la vida y debe resolverse lo antes posible.

3. C

El empeoramiento de la presión intraocular elevada puede llevar a la pérdida de visión. Las acciones que ayudan a prevenir una mayor elevación de la presión intraocular incluyen promover el drenaje venoso mediante la elevación de la cabecera de la cama y evitar la tos y las arcadas. Los anestésicos intravenosos y volátiles, excepto la ketamina, reducen la presión intraocular. Los relajantes musculares no despolarizadores, como el rocuronio, no tienen ningún efecto sobre la presión intraocular.

La hipercapnia y la ventilación con presión positiva (que afecta al retorno venoso) pueden ocasionar elevación de la presión intraocular.

4. C

La cirugía láser de las vías respiratorias supone un alto riesgo de incendio. Todos los incendios requieren de tres elementos: fuente de ignición, oxidante y combustible. Para mitigar el riesgo de incendio, hay que eliminar uno o varios elementos de la tríada del fuego. El riesgo de incendio es menor con una FiO_2 <0.3 y una cánula endotraqueal no combustible a prueba de láser, como un tubo metálico. La solución salina normal o el agua pueden utilizarse para extinguir un incendio y deben estar fácilmente disponibles en todos los casos de alto riesgo. El óxido nitroso es un oxidante y no debe utilizarse.

5. D

La hemorragia posterior a la amigdalectomía puede ser una complicación potencialmente mortal. Una presión arterial media de 65 mm Hg o menos minimiza la hemorragia arterial. Los individuos con hipertensión crónica mal controlada pueden necesitar presiones de perfusión más altas. Debe realizarse un cuidadoso análisis de riesgo-beneficio antes de determinar una reducción segura de la presión arterial para ayudar a controlar la hemorragia. Los anestesiólogos deben estar preparados para administrar hemoderivados. Los vasoconstrictores tópicos pueden ser útiles para controlar la hemorragia. Inclinarse hacia adelante y mirar hacia abajo drena la sangre lejos de las vías respiratorias. Es habitual que una hemorragia menor se convierta en grave, por lo que este paciente no debe ser dado de alta hasta que la hemorragia sea controlada.

Anestesia para neurocirugía

John F. Bebawy y Antoun Koht

La **neuroanestesia** es la práctica de la anestesia relacionada con el tratamiento de una lesión neurológica establecida o inminente del **sistema nervioso central** (SNC) o del **sistema nervioso periférico** (SNP). El SNC abarca el cerebro y la médula espinal, mientras que el SNP incluye a todos los nervios periféricos del cuerpo que emanan de la médula espinal. Como tal, la neuroanestesia es la provisión de anestesia y analgesia para una gran variedad de procedimientos, incluyendo los invasivos, los mínimamente invasivos y los que se dirigen al sistema nervioso, mismos que implican al cerebro, a la médula espinal y a los nervios periféricos.

I. Neuroanatomía

El cerebro del adulto representa solo el 2% del peso corporal total, pero consume 20% del total de oxígeno del cuerpo. Las diferentes regiones del cerebro y la médula espinal son responsables de funciones distintas (**tabla 30-1**). El flujo sanguíneo al cerebro se realiza a través de dos arterias carótidas en la parte anterior (70%) y dos arterias vertebrales en la parte posterior (formando la arteria basilar) (30%), que posteriormente convergen para formar un anillo anastomótico en la base del cráneo conocido como *polígono de Willis* (**fig. 30-1**). La columna vertebral se compone de 33 vértebras (7 cervicales, 12 torácicas, 5 lumbares y 9 sacras y coccígeas fusionadas), con raíces nerviosas que salen de la médula espinal (confinada en la columna vertebral) y salen a través de los espacios intervertebrales. La irrigación sanguínea de la médula espinal comprende una arteria espinal anterior y dos arterias espinales posteriores. La arteria espinal anterior se origina en las arterias radiculares que ramifican de la aorta, siendo la más grande la arteria de Adamkiewicz (normalmente en L1 o L2). Las arterias espinales posteriores se originan en la circulación cerebral posterior (**fig. 30-2**). La médula espinal propiamente dicha termina en L1 o L2 en los adultos, rematada en estructuras conocidas como el *cono medular terminal* y el *filamento terminal*.

II. Neurofisiología

La **tasa metabólica cerebral de consumo de oxígeno** ($TMCO_2$) es normalmente de 3-3.8 mL/100 g por minuto en adultos. La **irrigación cerebral** (IC) normal es de 50 mL/100 g por minuto en reposo, mientras que el consumo de glucosa es de cerca de 5 mg/100 g por minuto. El cerebro depende de un suministro continuo de oxígeno y glucosa; la inanición y el daño hipóxico se producen después de casi 5 min de isquemia general. Los resultados de la isquemia localizada están menos definidos.

La **presión de perfusión cerebral** (PPC) es la diferencia entre la presión arterial media (PAM) y la **presión intracraneal** (PIC) o la presión venosa central, según cuál sea más alta. Afortunadamente, incluso las grandes oscilaciones de la PAM

Tabla 30-1 Funcionalidad de las estructuras del sistema nervioso central

Ubicación anatómica	Estructura	Función
Giro (circunvolución) postcentral	Corteza somatosensitiva primaria	Sensibilidad
Giro (circunvolución) precentral	Corteza motora primaria	Movimiento
Lóbulo occipital	Corteza visual primaria	Visión
Lóbulo temporal	Corteza auditiva primaria	Audición
Área de Wernicke (circunvolución angular del hemisferio dominante)	Corteza primaria de asociación del lenguaje	Lenguaje
Lóbulo frontal	Corteza primaria de la personalidad	Personalidad/inteligencia
Cara medial del cerebro	Corteza límbica	Emoción
Cara medial del cerebro	Hipocampo	Memoria
Cara medial del cerebro	Hipotálamo	Regulación vegetativa
Tronco encefálico	Sistema de activación reticular	Consciencia
Tronco encefálico	Centro vasomotor	Control circulatorio/respiratorio
Médula espinal	Cuerno dorsal (sensitivo)/cuerno ventral (motor)	Movimiento/sensibilidad/reflejos

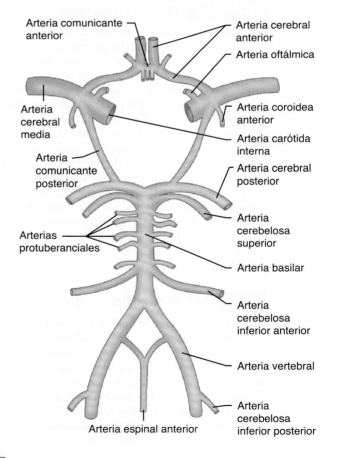

Figura 30-1 Polígono de Willis con las irrigaciones anterior y posterior al cerebro.

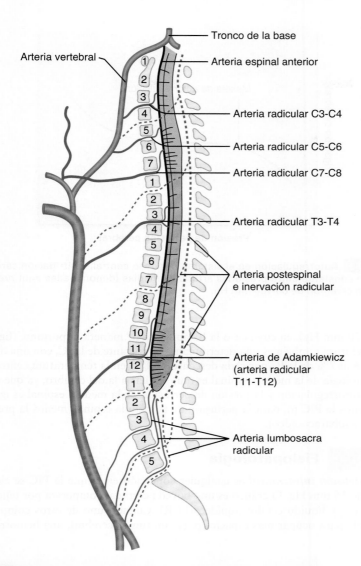

Arteria vertebral

Tronco de la base

Arteria espinal anterior

Arteria radicular C3-C4

Arteria radicular C5-C6

Arteria radicular C7-C8

Arteria radicular T3-T4

Arteria postespinal
e inervación radicular

Arteria de Adamkiewicz
(arteria radicular
T11-T12)

Arteria lumbosacra
radicular

Figura 30-2 Irrigación de la médula espinal. Obsérvese que la columna cervical es irrigada por la circulación posterior que emana del polígono de Willis.

producirán una IC constante de 50 mL/100 g por minuto, gracias a la *autorregulación*, que permanece intacta entre una PAM de 60-160 mm Hg (**fig. 30-3**). La curva autorreguladora se desplaza hacia la derecha en los casos de hipertensión crónica. Por encima y por debajo de estos límites, la IC se vuelve dependiente de la presión, ya que los vasos cerebrales están dilatados al máximo (límite inferior de la autorregulación) o constreñidos (límite superior de la autorregulación).

Además de la PAM, otros parámetros fisiológicos desempeñan un papel importante en el control de la IC. La presión arterial de dióxido de carbono ($PaCO_2$) es la más importante de estas variables. La IC se asocia linealmente con una $PaCO_2$ entre 20 y 80 mm Hg. Por tanto, la hiper- y la hipoventilación (ya sea determinada por el paciente o iatrogénica) desempeñan papeles esenciales en el mantenimiento, la disminución (con hiperventilación) o el aumento (con hipoventilación) de la IC (**fig. 30-4**). La presión de oxígeno en la sangre arterial (PaO_2) desempeña un papel menor en el control de la IC, a menos que se produzca una hipoxemia marcada

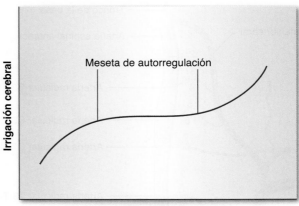

Presión de perfusión cerebral

Figura 30-3 Autorregulación en el sistema nervioso central. La irrigación cerebral se mantiene constante entre presiones arteriales medias (denominadas aquí *presión de perfusión cerebral*) de 60-160 mm Hg.

(PaO_2 < 50 mm Hg), en cuyo caso la IC aumenta de manera importante (**fig. 30-5**). La temperatura también es una determinante importante de la IC, con una disminución del 6 al 7% de la IC por cada descenso de 1 °C en la temperatura central.

La fisiología de la médula espinal es muy similar a la del cerebro, ya que se mantiene la autorregulación y la presión de perfusión de la médula espinal es igual a la PAM menos la PIC (o, para la perfusión de la médula espinal, menos la presión en el espacio subaracnoideo).

III.   Fisiopatología

VIDEO 30-1

Hipertensión intracraneal

La *hipertensión intracraneal* es cualquier condición en la que la PIC se eleva por encima de 15 mm Hg. El cráneo es una bóveda cerrada, compuesta por tejido cerebral, sangre y líquido cefalorraquídeo (LCR). Cuando uno de estos componentes se agranda para ocupar más espacio (p. ej., un tumor cerebral, una hemorragia) se

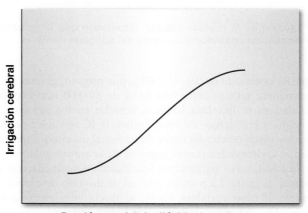

Presión parcial de dióxido de carbono

Figura 30-4 Autorregulación en el sistema nervioso central. La irrigación cerebral varía linealmente entre presiones parciales de dióxido de carbono arteriales de 20-80 mm Hg.

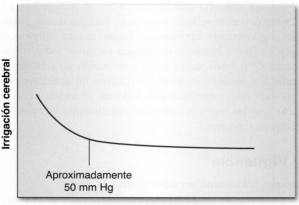

Figura 30-5 Autorregulación en el sistema nervioso central. La irrigación cerebral se mantiene constante por encima de una presión parcial de oxígeno arterial de 50 mm Hg.

produce una compensación, normalmente mediante la vasoconstricción y el drenaje del LCR fuera del cráneo y hacia la columna vertebral. Sin embargo, la *elasticidad intracraneal* se vuelve muy limitada a medida que la PIC alcanza un punto crítico, en el que los aumentos repentinos, incluso muy pequeños, del volumen pueden provocar aumentos drásticos de la presión dentro del cráneo (**fig. 30-6**). Los resultados pueden ser neurológicamente devastadores, con la hernia del tronco cerebral en el agujero magno (occipital) y el consiguiente daño irreversible o incluso la muerte. Por tanto, es fundamental un cuidado meticuloso en aquellos pacientes en los que se sospecha una PIC elevada (p. ej., evitar la hipoventilación, la descompresión quirúrgica urgente o la derivación del LCR).

En cuanto a la médula espinal, los daños pueden ser agudos (provocando debilidad, pérdida de sensibilidad o parálisis) o crónicos (causando dolor y deformidad). La *compresión aguda de la médula espinal*, debida a un traumatismo o a

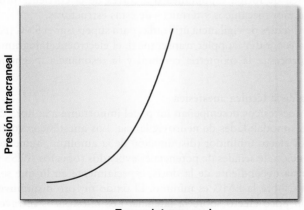

▶ **VIDEO 30-2**

Curva de distensibilidad intracraneal

Figura 30-6 La curva de elasticidad intracraneal se compone de tres secciones: **1)** la presión intracraneal permanece baja y relativamente constante a volúmenes bajos hasta que se alcanza el «codo» de la curva, **2)** en este punto pequeños cambios en el volumen conducen a cambios moderados en la presión, **3)** cuando se alcanza el volumen intracraneal decisivo, la presión aumenta precipitadamente.

un tumor, suele ser una urgencia quirúrgica, ya que el tiempo hasta la descompresión se correlaciona con el resultado funcional. Los pacientes pueden estar flácidos inicialmente y gravemente hipotensos, debido a una simpatectomía relativa. La reanimación y el apoyo hemodinámico son los pilares del tratamiento en ese momento. El papel de los esteroides en la prevención de lesiones secundarias es más controvertido. Las lesiones cervicales requieren un abordaje extremadamente cuidadoso de las vías respiratorias. Estas lesiones se asocian con más perturbaciones fisiológicas que las lesiones inferiores, incluyendo parálisis diafragmática, alteraciones cardíacas y muerte.

IV. Vigilancia

A. Funcionamiento del sistema nervioso central

El signo más importante de un SNC en funcionamiento es el paciente despierto y receptivo que puede ser examinado neurológicamente. En pocas ocasiones la neurocirugía puede realizarse con un paciente despierto. Sin embargo, bajo anestesia general, son necesarios otros métodos de supervisión del SNC. La *vigilancia electrofisiológica* (*potencial evocado* [*o provocado*]) se utiliza habitualmente en el quirófano para evaluar la integridad funcional del SNC durante las cirugías que pueden poner en riesgo sus estructuras.[1] Las modalidades de vigilancia más utilizadas son: los *potenciales evocados somatosensitivos* (PESS), los *potenciales motores evocados* (PEM) y la *electromiografía* (EMG), mientras que los potenciales evocados auditivos del tronco encefálico y los potenciales evocados visuales se utilizan menos.

Los PESS se obtienen de un nervio periférico (p. ej., el mediano, el cubital o el tibial posterior) y suelen medirse a nivel de la subcorteza y la corteza. Esta modalidad es especialmente útil para supervisar la integridad de las columnas dorsales de la médula espinal y la corteza sensitiva del cerebro, por donde viajan las fibras sensitivas. Los PEM se producen a nivel de la corteza por estimulación directa o indirecta y se miden como potenciales de acción muscular compuestos a nivel muscular. Los PEM son útiles para evaluar la corteza motora y la médula espinal anterior (tractos corticoespinales) durante las cirugías que pueden poner en riesgo estas estructuras. La EMG supervisa continuamente la integridad de los nervios o de las raíces nerviosas, ya sea de forma espontánea o a través de la corriente provocada, y es sensible a los daños mecánicos y térmicos de estas estructuras.

Otras modalidades de vigilancia utilizadas para supervisar el SNC (*véase* siguiente sección) son la ecografía Doppler transcraneal, el electroencefalograma (EEG) procesado o sin procesar, la oximetría cerebral y la resonancia magnética funcional, entre otras.

B. Influencia de la técnica anestésica

Los fármacos anestésicos desempeñan un papel importante a la hora de determinar el éxito de estas modalidades de neurovigilancia. Los anestésicos volátiles potentes tienen el mayor efecto inhibidor (disminución de la amplitud, aumento de la latencia) en la obtención de señales de potenciales evocados robustos (PESS y PEM). Esto se hace de forma dependiente de la dosis, especialmente en lo que se refiere a los PEM. Su efecto sobre la EMG es mínimo. El óxido nitroso disminuye la amplitud de la señal con poco efecto sobre la latencia. Los anestésicos intravenosos tienen un efecto mucho menor sobre los PESS, PEM y la EMG, pero altas dosis de propofol pueden inhibir estas señales. El etomidato y la ketamina pueden aumentar la amplitud de los PESS, mientras que los opiáceos suelen tener muy poco efecto sobre los potenciales evocados. Los bloqueadores neuromusculares inhiben los PEM y la EMG al actuar directamente en la unión neuromuscular, pero a menudo mejoran los PESS al eliminar la interferencia miogénica.[2]

V. Perfusión cerebral

A. Vigilancia mediante EEG procesado

La vigilancia con EEG procesado es una tecnología útil, práctica y cada vez más popular en el quirófano. Utiliza algoritmos y metodologías propias para producir, entre otros parámetros, un valor de índice sin unidades (con base en la señal del EEG sin procesar) que refleja la profundidad de la anestesia. Los agonistas del ácido gamma-aminobutírico (GABA, *gamma-aminobutyric acid*) se asocian con diversos cambios en el patrón del EEG sin procesar, de forma por lo general fiable y dependiente de la dosis, la supervisión mediante EEG procesados aprovecha estos patrones para dar una indicación de la profundidad del efecto anestésico. Las ventajas de utilizar la supervisión con EEG procesado incluyen un enfoque adaptado a la administración de anestesia que puede producir una reanimación más rápida con menos efectos secundarios (es decir, puede disminuir la cantidad total de anestesia administrada) y, potencialmente, una disminución de la posibilidad de recuerdo o «consciencia» bajo anestesia general. Algunos estudios también han demostrado la posibilidad de que disminuya la incidencia de la confusión (delírium) y la disfunción cognitiva postoperatorias cuando se utiliza el EEG procesado. Es importante destacar que el valor del índice generado refleja la actividad del EEG únicamente de las cortezas frontales (sobre las que se encuentran los electrodos) y está sujeto al flujo sanguíneo cerebral regional y a la actividad neuronal, así como a la contaminación de la actividad electromiográfica (EMG) del cuero cabelludo subyacente.[3]

B. Ecografía Doppler transcraneal

La *ecografía Doppler transcraneal* (EDT) es una herramienta utilizada en neurocirugía y cuidados neurointensivos mediante la cual se coloca una sonda ecográfica sobre una «ventana» (por lo regular el hueso temporal) para medir las velocidades de flujo de los principales vasos cerebrales (usualmente la arteria cerebral media). La velocidad del flujo sanguíneo se registra mediante la sonda ecográfica que emite una onda sonora aguda. Esa onda sonora rebota en los eritrocitos y regresa a la sonda. La velocidad de la sangre en relación con la sonda provoca un desplazamiento de fase, con una frecuencia mayor o menor directamente correlacionada con una velocidad mayor o menor, respectivamente. Los cambios en estas velocidades de flujo (velocidades más altas) pueden indicar estrechamiento, émbolos o contracción de estos vasos. Cabe destacar que la EDT no puede determinar la IC real, sino que es principalmente una técnica para medir los cambios relativos en la IC a lo largo del tiempo.[4]

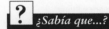

? *¿Sabía que...?*

La ecografía Doppler transcraneal puede evaluar de forma no invasiva los cambios en la irrigación cerebral.

C. Vigilancia de la presión intracraneal

La supervisión de la PIC es una herramienta útil para los pacientes que sufren cualquier causa de elevación peligrosa de la PIC (p. ej., traumatismo cerebral, hemorragia, tumor). La PIC normal varía de 5-15 mm Hg, y la vigilancia o el tratamiento se inician generalmente cuando la PIC es >20 mm Hg. Las formas de onda de la PIC pueden ser transducidas (ondas A, B y C) y pueden ser útiles para el diagnóstico en el tiempo. La supervisión de la PCI puede realizarse mediante diversos dispositivos, todos invasivos. El dispositivo más utilizado es un *drenaje ventricular externo* que mide la PIC mediante un transductor conectado por un tubo al ventrículo. También puede eliminar LCR para bajar la PIC. Otros métodos de vigilancia de la PIC incluyen el uso de un *tornillo subdural* (en caso de urgencias) colocado a través del cráneo y la duramadre, un sensor epidural colocado entre el cráneo y la duramadre o un sensor tisular colocado directamente en el parénquima cerebral. Estos otros métodos no pueden derivar el LCR.

D. Supervisión de la oxigenación y el metabolismo cerebral

Existen otros dispositivos utilizados para vigilar la homeostasis del cerebro, incluyendo su oxigenación y metabolismo (a menudo experimentales), pero puede ser que no se utilicen habitualmente en el ámbito clínico. La oximetría venosa del bulbo yugular es la más frecuente de estas técnicas, implica un catéter de fibra óptica colocado de manera retrógrada en la vena yugular. Este catéter es capaz de medir la presión venosa cerebral mixta de oxígeno, que es indicativa del consumo o extracción de oxígeno del cerebro. Otros métodos utilizados para medir el *metabolismo cerebral* incluyen los catéteres de microdiálisis, que son catéteres multiparamétricos que pueden detectar la presión focal de oxígeno del tejido cerebral, la glucosa, el piruvato, el lactato, el glutamato y las concentraciones de glicerol mediante la obtención del perfusato local del cerebro. Estos catéteres son cada vez más populares en las unidades de cuidados neurointensivos, pero siguen siendo principalmente herramientas de investigación.[5] Por último, la oximetría cerebral se ha vuelto más frecuente en el ámbito clínico, lo que implica una medición bilateral, no invasiva, de la oxigenación sanguínea cerebral regional sobre las cortezas frontales. La oxigenación se informa en porcentaje, reflejando la contribución tanto de la sangre arterial (25%) como de la venosa (75%).[6]

VI.   Protección cerebral

A. Isquemia y reperfusión

Debido a su elevado consumo de oxígeno y glucosa, a su incapacidad para almacenar sustrato y para eliminar los metabolitos tóxicos, el cerebro es especialmente susceptible de sufrir una rápida lesión isquémica. Con la acumulación de calcio intracelular en estas condiciones de isquemia, el daño neuronal se produce rápidamente y se ve agravado por la acumulación de ácido láctico. La isquemia general, observada en condiciones como el paro cardíaco, responde a intervenciones que restauran la perfusión cerebral total y la capacidad de transporte de oxígeno, como la reanimación cardiopulmonar o la transfusión de eritrocitos. La isquemia focal, por otra parte, suele deberse a una agresión regional como un émbolo o una interrupción arterial intencionada o no. El tratamiento debe centrarse en restablecer la perfusión de la región en cuestión. En los casos de isquemia focal, una penumbra de tejido salvable (zona marginal) suele rodear la zona dañada. Los esfuerzos también deben dirigirse a «salvar» este tejido, que está siendo abastecido, en cierta medida, por la circulación colateral. Gran parte de la investigación que se lleva a cabo en *protección cerebral* trata de este concepto de «salvar la zona marginal». Los métodos prácticos incluyen el aumento de la PPC y la reducción del edema cerebral en el contexto agudo (*véase* siguiente sección). Otro ámbito muy estudiado es el de la reperfusión y la «lesión por reperfusión», en el que la reperfusión de un tejido cerebral previamente isquémico puede en realidad empeorar los resultados neurológicos, debido en gran medida a la producción de radicales libres derivados del oxígeno y de mediadores de la inflamación.

B. Hipotermia

La investigación sobre los efectos cerebroprotectores de la *hipotermia* en humanos ha sido en gran medida decepcionante, a pesar de algunos estudios alentadores en animales. En teoría, la hipotermia debería ser extremadamente protectora para el cerebro y la médula espinal, ya que reduce la $TMCO_2$ del SNC en mayor medida que los anestésicos. Aunque los anestésicos pueden provocar un EEG isoeléctrico (silencio eléctrico), reduciendo la actividad metabólica del cerebro hasta en 60%, la hipotermia puede hacer mucho más al disminuir incluso la necesidad homeostática de oxígeno (p. ej., mitocondrial) del cerebro, que es necesario para la supervivencia neuronal básica. A pesar de ello, las reducciones leves o moderadas de la temperatura central frente a la isquemia cerebral no han dado resultados protectores en humanos y se han asociado con un empeoramiento de las funciones inmunitaria y de coagulación.[7]

C. Terapia médica para la protección cerebral

Al igual que la hipotermia, la terapia médica para la *protección cerebral* aplicada a los seres humanos ha dado pocos resultados. Los anestésicos, especialmente los barbitúricos, se han utilizado ampliamente en un intento de disminuir la carga de la isquemia en las neuronas. Casi todos los anestésicos (las excepciones notables son la ketamina y el etomidato en dosis bajas) pueden disminuir la $TMCO_2$ y, en teoría, proteger al cerebro. Sin embargo, solo los barbitúricos han demostrado en humanos que brindan cierta protección contra la isquemia focal (no general). No se ha demostrado de manera definitiva que ningún fármaco proporcione protección contra la isquemia general. El nimodipino, un bloqueador de los canales de calcio, se emplea con frecuencia en el contexto de la hemorragia subaracnoidea. Puede tener el beneficio de la protección neurológica durante la isquemia cerebral, aunque su mecanismo protector sigue siendo desconocido. Dentro de las 8 h siguientes a la lesión medular aguda, se ha utilizado la metilprednisolona (un esteroide) para limitar el grado de lesión secundaria debida al edema, aunque la controversia sigue rodeando esta técnica. Otros agentes más experimentales, como la lidocaína, el tirilazad (esteroide), el magnesio, la dexmedetomidina (agonista α_2) y la vitamina E (antioxidante), se han utilizado en diversos contextos isquémicos, todos ellos con efectos dispares en cuanto a protección neurológica y resultados.

D. Glucosa e isquemia cerebral

Como ya se mencionó, la isquemia es rápidamente perjudicial para el sistema nervioso no solo por la falta de oxígeno, sino también porque la glucosa es el único sustrato que puede ser metabolizado aeróbicamente por el cerebro en condiciones normales. La glucosa no se almacena en el sistema nervioso, por lo que cuando la glucosa está ausente debido a una circulación cerebral limitada o ausente, el trifosfato de adenosina (ATP, *adenosine triphosphate*) ya no está disponible para las neuronas y se produce rápidamente una lesión celular. El consumo de glucosa cerebral (5 mg/100 g por min), en una escala de tiempo, imita la $TMCO_2$, por lo que la hipoxemia y la hipoglucemia son casi igual de perjudiciales para el cerebro. Con la isquemia cerebral y la hipoglucemia, el lactato se metaboliza en cierta medida en el cerebro, pero con mucha menos eficacia que la glucosa. También se ha demostrado que la hiperglucemia (glucemia sérica > 180 mg/dL) empeora los resultados neurológicos en casos de isquemia cerebral, presumiblemente por el empeoramiento de la acidosis cerebral en un entorno anaeróbico en el que la glucosa se convierte en ácido láctico.[8]

E. Un enfoque práctico

La «verdadera» protección cerebral es difícil de conseguir o de demostrar, pero en la práctica se suelen utilizar ciertas técnicas por su posible beneficio. Los anestésicos inhalados e intravenosos son generalmente «protectores», con base en su efecto conocido sobre la $TMCO_2$. Para las operaciones en las que se planea una isquemia regional (p. ej., el pinzado temporal de los vasos cerebrales durante la cirugía de aneurisma), a menudo se utiliza el propofol administrado en un bolo grande (1-2 mg/kg de peso) seguido de una infusión de dosis alta (150 µg/kg por minuto) y ajustado para inducir un patrón paroxístico en el EEG *antes* de la isquemia planificada (precondicionamiento isquémico). En las cirugías de corazón o del sistema nervioso en las que se prevé un paro circulatorio (p. ej., reparación del arco aórtico, pinzamiento de un aneurisma basilar gigante), se ha instituido la hipotermia profunda (12-18 °C) para «proteger» al sistema nervioso con gran éxito al parecer. Otro ejemplo de protección práctica neurológica es la colocación de un drenaje lumbar de LCR antes de la reparación de la aorta toracoabdominal, que se utiliza para reducir la presión del LCR y mantener ostensiblemente la perfusión de la médula espinal cuando las arterias radiculares que se originan en la aorta están en riesgo quirúrgico.

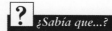

? **¿Sabía que...?**

La glucosa es el único sustrato que puede ser metabolizado aeróbicamente por el cerebro en condiciones normales.

? **¿Sabía que...?**

La razón por la que la lesión celular se produce más rápidamente en el tejido nervioso es que la glucosa no se almacena en el sistema nervioso. Cuando no hay glucosa debido a una circulación cerebral limitada o ausente, el trifosfato de adenosina ya no está disponible para las neuronas y la lesión celular se produce con rapidez.

? **¿Sabía que...?**

También se ha demostrado que la hiperglucemia (glucemia sérica > 180 mg/dL), en casos de isquemia cerebral, empeora los resultados neurológicos, presumiblemente por el empeoramiento de la acidosis cerebral en un entorno anaeróbico en el que la glucosa se convierte en ácido láctico.

VII.   Abordaje de la anestesia

A. Evaluación preoperatoria

La evaluación preoperatoria del paciente neuroquirúrgico es de suma importancia para garantizar una anestesia segura y exitosa. En el caso de los pacientes con lesiones masivas intracraneales, el hecho más importante que hay que determinar es la presencia y el alcance de la hipertensión intracraneal, o PIC elevada, y esto debe asumirse hasta que la información demuestre lo contrario. Esta información puede obtenerse más fácilmente a partir de la historia clínica y la exploración física, la tomografía computarizada (TC), la resonancia magnética (RM) y las mediciones de la PIC (si se dispone de ellas). Los pacientes con PIC elevada pueden quejarse de cefalea, mareos, alteraciones visuales o de la marcha, náuseas o vómitos y convulsiones. A la exploración física, estos pacientes pueden presentar anomalías como papiledema, pérdida de fuerza o sensibilidad y disfunción de los nervios craneales. La TC o la RM del cerebro suelen ser más útiles para cuantificar el grado de desviación de la PIC; ventrículos colapsados y un desplazamiento de la línea media >5 mm indican una afección avanzada. Por último, una evaluación cuidadosa de los valores de laboratorio puede demostrar alteraciones electrolíticas, que pueden deberse a una patología hipofisaria (p. ej., ***síndrome de secreción inapropiada de hormona antidiurética*** [SIADH, *syndrome of inappropriate antidiuretic hormone*]), diuréticos o antiepilépticos que esté tomando el paciente.

En pacientes con PIC elevada, la premedicación sedante o ansiolítica debe ser cuidadosamente ajustada o evitada por completo. Las benzodiazepinas y los opiáceos, incluso en pequeñas dosis, pueden deprimir la respiración, lo que conduce a una elevación de la $PaCO_2$ y a la consiguiente hernia cerebral. Por otro lado, los esteroides (p. ej., dexametasona) y los antiepilépticos deben continuar en el preoperatorio.

La evaluación preoperatoria de los pacientes que se presentan para la cirugía de la columna vertebral, especialmente en el contexto agudo, debe centrarse en: 1) el nivel de la lesión, 2) el grado de deterioro neurológico (completo o incompleto), 3) el momento de la lesión (menos o más de 8 h), 4) el examen neurológico completo, 5) las condiciones hemodinámicas actuales y 6) la exploración de las vías respiratorias. Es vital planificar cuidadosamente la intubación endotraqueal y el posterior tratamiento hemodinámico de estos pacientes. Pueden ser necesarias técnicas avanzadas para las vías respiratorias (intubación con fibra óptica en estado de vigilia) y una gestión intensivista de la sangre o los líquidos con el uso concomitante de vasopresores (p. ej., durante la diasquisis medular).

B. Inducción de la anestesia y abordaje de las vías respiratorias

La inducción adecuada de la anestesia y el abordaje de las vías respiratorias son de vital importancia en la neuroanestesia, especialmente en aquellos pacientes que tienen una PIC elevada, un aneurisma no asegurado o una lesión medular cervical. La PIC elevada exige una atención constante durante la inducción y la intubación; la PIC debe controlarse, mientras que la PPC debe mantenerse. Para ello, la inducción anestésica de los pacientes con PIC elevada debe ser lenta y controlada, con atención constante a la presión arterial durante todo el proceso. En muchos casos, el cateterismo arterial previo a la inducción, la diuresis osmótica y el drenaje del LCR son útiles. Los pacientes con PIC elevada deben recibir una dosis generosa de opiáceos y lidocaína intravenosa (1.5 mg/kg de peso) antes del fármaco de inducción para atenuar la respuesta simpática a la laringoscopia, manteniendo al mismo tiempo de normo- a hiperventilación para asegurar la eucapnia. Tras la inducción y la relajación muscular debe realizarse una hiperventilación con mascarilla en previsión del período de apnea que acompañará al intento de intubación. Durante la intubación es importante un control estricto de la presión arterial, ya que un aumento rápido de la presión arterial empeorará la PIC, mientras que la hipotensión y la disminución de la PPC también serían perjudiciales. En el caso de una lesión medular cervical el mantenimiento de la PAM es importante durante la inducción, mientras que la intubación puede requerir técnicas más complejas (p. ej., intubación consciente con fibra óptica, estabilización de la línea media, etc.) para garantizar que la médula espinal no se vea más comprometida.

C. Mantenimiento de la anestesia

El mantenimiento de la anestesia en pacientes neuroquirúrgicos requiere regímenes que varían en función de los objetivos hemodinámicos y de vigilancia para ese procedimiento. En general, para las cirugías intracraneales, el control de la PIC es primordial hasta que se abra la duramadre. Para ello, una vez que la fijación de la cabeza (con una pinza de Mayfield) y el posicionamiento son seguros, se administra manitol (0.5-1.5 g/kg de peso), así como esteroides (p. ej., dexametasona 10-20 mg) y, en algunos casos, un antiepiléptico profiláctico. El régimen anestésico depende de la PIC y de si se emplea neurovigilancia. En los pacientes con PIC elevada, los anestésicos volátiles suelen limitarse a 0.5 de concentración alveolar mínima (CAM) para minimizar el grado de vasodilatación cerebral y la inhibición de la autorregulación que provocan. Una anestesia volátil de la mitad de la CAM se complementa con agentes intravenosos como el propofol o los opiáceos por infusión. Este régimen también funciona bien en los casos de neurovigilancia en los que >0.5 de la CAM de agente volátil puede interferir con la supervisión de PESS y PEM (los PEMP son más sensibles que los PESS). Generalmente, se utilizan relajantes musculares, a menos que estén limitados por la supervisión de los PEM. El óxido nitroso se evita generalmente debido a sus leves efectos vasodilatadores, al potencial de expansión del neumocéfalo y a los efectos desfavorables sobre la neurovigilancia. Durante todo el procedimiento debe mantenerse la PPC (que a menudo requiere un vasopresor). Dado que la autorregulación de la IC está muy inhibida debido al proceso de la enfermedad o a la anestesia, la IC dependerá directamente de la PAM (o de la PPC). En los casos de lesión medular aguda, se aplican muchos de los mismos principios en lo que respecta al mantenimiento de la anestesia, ya que la perfusión de la médula espinal (especialmente en la cirugía de la columna cervical) y la capacidad de realizar la neurovigilancia son motivo de gran preocupación.

D. Gestión de la ventilación

La gestión ventilatoria de los pacientes sometidos a neurocirugía es también una consideración clave. Para los pacientes sometidos a un procedimiento intracraneal el volumen corriente debe mantenerse entre 6 y 8 mL/kg de peso estrategia de protección pulmonar) para minimizar la posible lesión inflamatoria de los pulmones, con presiones máximas mantenidas en <30 cm H_2O. Estos principios son especialmente válidos para los pacientes con hemorragia subaracnoidea, que pueden presentar una lesión pulmonar aguda o un síndrome de dificultad respiratoria del adulto. Debe evitarse la presión teleespiratoria positiva (PEEP, *positive end-expiratory pressure*), a menos que sea necesaria para mejorar la oxigenación, ya que aumenta la presión intratorácica y puede impedir el drenaje venoso cerebral. La ventilación con presión positiva se utiliza generalmente para los procedimientos neuroquirúrgicos, ya que permite el control directo de la $PaCO_2$. La ventilación con presión positiva es especialmente benéfica durante las craneotomías en sedestación, donde la presión intratorácica negativa que se produciría durante una respiración espontánea puede contribuir al desarrollo de una embolia gaseosa venosa.

E. Líquidos y electrólitos

Durante muchos años, el mantenimiento de los líquidos durante la craneotomía tenía como objetivo mantener al paciente «seco» para minimizar la cantidad de edema cerebral reactivo tanto durante la cirugía como en el postoperatorio. En general, esta estrategia ya no se considera óptima, pues ahora se sabe que el objetivo

¿Sabía que...?

Hasta que se abra la duramadre, es importante un control estricto de la presión arterial y de la PIC, ya que un aumento rápido de la presión arterial empeorará la PIC, mientras que la hipotensión disminuirá la PPC, ambas perjudiciales.

principal de la gestión de líquidos en estos casos debe ser mantener la perfusión cerebral, que es una consideración más importante y que en realidad disminuirá el edema cerebral. Por tanto, el objetivo de la gestión de los líquidos debe ser mantener al paciente euvolémico en todo momento. Deben utilizarse siempre soluciones isotónicas (p. ej., solución salina normal al 0.9%), ya que las soluciones hipotónicas (p. ej., media solución salina normal al 0.45%) en cantidades mayores pueden contribuir al edema cerebral. Se evitan las soluciones que contienen glucosa, pues la hiperglucemia es perjudicial para el metabolismo cerebral (*véase* un poco antes) y porque la glucosa se metaboliza rápidamente y no es osmóticamente activa, dejando agua libre hipotónica, lo que puede empeorar el edema.

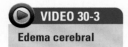

Dependiendo de las comorbilidades del paciente y de la duración de la cirugía, las alteraciones electrolíticas pueden ser frecuentes y requieren una estrecha vigilancia. Ciertamente, los pacientes con SIADH pre- o intraoperatorio, o *diabetes insípida* (*DI*), requerirán una cuidadosa supervisión de los electrólitos. También puede ser necesaria la administración de suero salino hipertónico (3%) (administrado lentamente para evitar la mielinólisis pontina central). El *manitol*, especialmente en dosis grandes, puede causar leves trastornos electrolíticos que en general son de corta duración (p. ej., hiponatremia, hipercalemia). También hay que vigilarlos. Administrada en grandes cantidades, la solución salina normal al 0.9% puede provocar una acidosis metabólica hiperclorémica; hay que tener cuidado para evitarlo.

F. Terapia de transfusión

La transfusión de sangre y hemoderivados suele ser necesaria durante los procedimientos neuroquirúrgicos. En el preoperatorio deben anotarse los estudios de coagulación. Los anticoagulantes deben ser suspendidos en la consulta por el médico que prescribe la anticoagulación. Los pacientes neuroquirúrgicos que se someten a una cirugía no urgente deben tener un recuento de plaquetas >100 000/mm³. Eritrocitos tipificados y compatibles deben estar disponibles para la mayoría de las craneotomías, especialmente para los procedimientos neurovasculares (p. ej., recorte de aneurisma, resección de malformación arteriovenosa [MAV]) o para la resección de tumores que invaden los senos craneales. Pueden desarrollarse coagulopatías con la liberación de tromboplastina tisular cerebral. Estas deben ser tratadas con plasma fresco congelado, trombocitos (plaquetas) o crioprecipitado, según sea necesario. La cirugía compleja de la columna vertebral (especialmente con osteotomías planificadas o debidas a un tumor) suele estar asociada con una pérdida de sangre más profunda y con una terapia de transfusión. En estos casos se debe disponer, inmediatamente, de varias unidades de hemoderivados y se debe realizar una vigilancia estrecha y repetida de la concentración de hemoglobina y de los estudios de coagulación.

G. Gestión de la glucosa

Como ya se dijo, la gestión de la glucosa es muy importante en los casos de neurocirugía, con el objetivo de evitar tanto la hipo- como la hiperglucemia. Algunos han abogado por un «control estricto de la glucosa», en el que el rango de glucosa sérica aceptable perioperatoriamente es muy estrecho (p. ej., 90-120 mg/dL) y se controla estrictamente con insulina. Otros no están de acuerdo con ese control intensivo de la glucosa, argumentando que la incidencia de hipoglucemia aumenta con esa estrategia. En cualquier caso, la mayoría de los neuroanestesiólogos están de acuerdo en que la glucosa sérica durante los procedimientos neuroquirúrgicos debe mantenerse en el rango de 90-180 mg/dL. En el caso de una hiperglucemia que supere este intervalo, debe haber insulina regular disponible y puede administrarse por vía intravenosa en forma de bolo con o sin infusión. En estos casos la supervisión de la glucosa sérica debe ser lo suficientemente frecuente como para captar los episodios de hipoglucemia. En casos de hipoglucemia se debe administrar dextrosa (p. ej., dextrosa al 50% en agua) en dosis de 20-50 mL dependiendo del grado de la hipoglucemia.

H. Reanimación

La reanimación postanestésica después de los procedimientos neuroquirúrgicos requiere una atención meticulosa para mantener estables los parámetros hemodinámicos y ventilatorios, pero asegurando que el paciente esté lo suficientemente receptivo como para permitir un examen neurológico inmediatamente después de la operación. La hipertensión poscraneotomía es un fenómeno bien descrito, aunque poco conocido, pero puede ser ciertamente perjudicial, ya que puede aumentar la hemorragia cerebral del lecho de resección y empeorar el edema cerebral. La analgesia cuidadosa (para no aturdir al paciente en el postoperatorio) es útil para controlar esta hipertensión, pero normalmente también se requieren medicamentos antihipertensivos (p. ej., labetalol, nicardipino). Los pacientes que salen de la resección de una MAV cerebral son especialmente vulnerables porque el lecho de resección tiene más probabilidades de sangrar. Los pacientes operados de la fosa posterior, que también pueden tener comprometido el tronco encefálico, pueden reanimarse más lentamente y el tiempo hasta la extubación segura puede prolongarse. Durante la reanimación debe evitarse la tos en todos los pacientes porque aumenta el riesgo de hemorragia y de elevación de la PIC. Una infusión de opiáceos en dosis bajas o lidocaína intravenosa puede ser útil en este sentido. Del mismo modo, las náuseas y los vómitos postoperatorios deben tratarse profilácticamente en estos casos por las mismas razones.

> **? ¿Sabía que...?**
> La hipertensión poscraneal es perjudicial porque puede aumentar la hemorragia cerebral del lecho de resección y empeorar el edema cerebral.

> **? ¿Sabía que...?**
> Durante la reanimación debe evitarse la tos en todos los pacientes porque aumenta el riesgo de hemorragia y de elevación de la PIC.

VIII. Procedimientos quirúrgicos frecuentes

A. Cirugía para tumores

La neurocirugía se realiza habitualmente para extirpar tumores, tanto benignos como malignos, que surgen o se extienden al SNC o al SNP. Los tumores primarios más frecuentes son: meningiomas, astrocitomas, glioblastomas, schwannomas y oligodendrogliomas, mientras que los tumores metastásicos pueden surgir de varias localizaciones primarias (p. ej., pulmón, mama, piel). Independientemente de su histología, la morbilidad de los tumores cerebrales está asociada con su tamaño, tasa de crecimiento y proximidad o invasión de estructuras cercanas. Los pacientes con una PIC peligrosamente elevada en el preoperatorio pueden requerir un drenaje de LCR preoperatorio y glucocorticoides intravenosos. En general, la cirugía de los tumores intracraneales puede realizarse con seguridad con el régimen de inducción y mantenimiento mencionado anteriormente, así como con normo- o hiperventilación y un acceso vascular adecuado (normalmente dos catéteres intravenosos periféricos y un catéter arterial). La PIC y la PPC son muy preocupantes en estos casos. Un catéter arterial es muy útil para vigilar estrechamente la PPC, al tiempo que permite la valoración de la $PaCO_2$ (al revelar su gradiente con el dióxido de carbono exhalado mediante gasometría arterial). Por lo general, los pacientes son extubados en el quirófano al finalizar el caso.

B. Cirugía de la hipófisis

Aunque la PIC elevada es de gran importancia para los tumores supra- e infratentoriales, no suele ser una preocupación grave en la cirugía de la hipófisis, ya que el espacio selar suele tener lugar para albergar a la mayoría de los tumores. La cirugía de la hipófisis suele realizarse por vía endoscópica y transnasal. Las preocupaciones anestésicas para la cirugía de la hipófisis incluyen la compresión del quiasma óptico (que conduce a la compresión del nervio craneal III y, por lo regular, a una hemianopsia bitemporal), la acromegalia, las alteraciones electrolíticas y de líquidos causadas por el SIADH o la DI, así como la intrusión quirúrgica inadvertida en el seno cavernoso o en la arteria carótida interna. Los pacientes con un tumor selar (generalmente un adenoma hipofisario o un craneofaringioma) pueden presentar defectos del campo visual. Es importante diferenciar entre las causas orgánicas y anestésicas de los problemas visuales después de la cirugía. Los tumores que segregan la hormona del crecimiento pueden causar acromegalia con frecuencia, lo cual es de vital importancia para el anestesiólogo, ya que el manejo de las vías respiratorias y la hemodinámica puede ser mucho más difícil. A pesar de una adecuada apertura bucal, los pacientes acromegálicos tienden a tener una abundancia de tejido blando faríngeo y una apertura glótica pequeña, lo que puede dificultar la ventilación e intubación con mascarilla y puede requerir una cánula endotraqueal de menor tamaño y una intubación con fibra óptica en estado de vigilia. Además, los acromegálicos de larga duración son propensos a sufrir alteraciones del ritmo cardíaco y miocardiopatías, por lo que se debe tener precaución con los medicamentos depresores cardíacos.

El SIADH es frecuente en los tumores de la silla turca debido a la compresión de la hipófisis posterior y a la hipersecreción de la hormona antidiurética (ADH, *antidiuretic hormone* o vasopresina), que puede provocar una sobrecarga de volumen intravascular e hiponatremia. El agua corporal extracelular suele ser normal, y no son frecuentes el edema ni la hipertensión. El tratamiento del SIADH perioperatorio implica una restricción juiciosa de agua, la eliminación de la causa subyacente (el tumor) y demeclociclina (un inhibidor de acción prolongada de la ADH, pero menos útil en el contexto agudo). En la fase perioperatoria también se observa ocasionalmente una DI central (debido a la falta de secreción de ADH), cuya característica es una diuresis abundante y diluida. La DI postoperatoria suele ser de corta duración y puede tratarse con restricción de líquidos. Rara vez se necesita desmopresina exógena.

Dado que la entrada quirúrgica accidental en el seno cavernoso o en la arteria carótida interna es una complicación potencial, aunque infrecuente, de la cirugía de la hipófisis, se recomiendan dos catéteres intravenosos y un catéter arterial. La hiperventilación intraoperatoria no suele utilizarse en la cirugía de la hipófisis y puede dificultar el acceso endoscópico a las estructuras selares. Del mismo modo, a veces se coloca un catéter subaracnoideo lumbar antes o después de la cirugía hipofisaria, tanto para inyectar pequeñas cantidades de solución salina estéril (con el fin de facilitar la exposición quirúrgica) como para drenar el LCR en el postoperatorio con el fin de disminuir la presión de este en los casos en que se ha usado un sellador dural o un injerto graso.

C. Cirugía para aneurismas cerebrales y tratamiento endovascular

La anestesia para el pinzado de *aneurismas cerebrales* requiere una presión arterial estable para no romper el aneurisma antes de la exposición, para mantener la PPC y para tener un plan en caso de rotura intraoperatoria. El régimen de mantenimiento debe permitir la neurovigilancia que se utiliza para detectar la isquemia regional. Durante la exposición del aneurisma, a menudo se busca un patrón paroxístico en el EEG (**fig. 30-7**) para disminuir la carga isquémica inminente en el cerebro por la oclusión temporal de los grandes vasos cerebrales. Puede ser necesario un vasopresor adicional durante este tiempo. Antes de pinzar directamente el cuello del aneurisma, el cirujano puede colocar pinzamientos temporales para «ablandar» el cuello y hacerlo más susceptible de pinzamiento directo, minimizando las posibilidades de rotura. Alternativamente, cuando los pinzamientos temporales son anatómicamente difíciles de colocar, puede administrarse adenosina (0.3-0.4 mg/kg de peso) de forma segura en bolo para provocar un paro circulatorio transitorio e hipotensión profunda, lo que permite la aplicación segura del pinzado permanente.[9]

La rotura involuntaria es posible durante la disección alrededor del aneurisma. El plan para ello debe incluir la disponibilidad de hemoderivados y adenosina para rescate. Por ende, se requiere un acceso intravenoso de gran calibre para estos casos y se recomienda el acceso venoso central. Los catéteres arteriales se utilizan habitualmente para la cirugía de aneurismas.

El tratamiento endovascular de los aneurismas implica un acceso arterial femoral y el despliegue de espirales en el saco aneurismático para provocar la trombosis y la eventual obliteración del aneurisma. Se utiliza anestesia general y se debe evitar el movimiento. Se necesita un catéter arterial para controlar de cerca la presión

▶ VIDEO 30-4

Administración de adenosina en neurocirugía

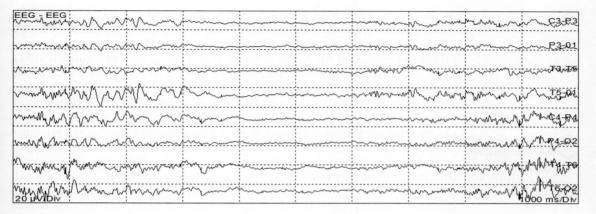

Figura 30-7 Electroencefalograma con patrón paroxístico. Obsérvese la «descarga» de la actividad eléctrica seguida por un período de «supresión» y después una nueva «descarga».

arterial y obtener muestras de sangre para las mediciones de coagulación a intervalos repetidos, ya que se administra heparina periódicamente. El anestesiólogo debe comunicarse muy estrechamente con el intervencionista durante todo el procedimiento, ya que cualquier extravasación de tinción en el parénquima cerebral puede ser indicativo de una rotura vascular. Las espirales pueden causar embolia en otras partes del cerebro. Por tanto, es importante una exploración neurológica rápida al finalizar el procedimiento.

D. Malformaciones arteriovenosas

Las *MAV cerebrales* son anomalías congénitas en las que un plexo de arterias y venas «arterializadas» se aglutinan y pueden provocar hemorragias cerebrales, cefaleas o convulsiones, generalmente entre los 10 y 40 años de edad. Estas lesiones pueden ser embolizadas en la sala de radiología intervencionista (de forma preoperatoria o curativa), radiadas o extirpadas quirúrgicamente. Más que en cualquier otro procedimiento neuroquirúrgico intracraneal, el acceso vascular es de gran importancia y un catéter venoso central es muy recomendable. El mayor riesgo en la resección de una MAV es la hemorragia, tanto intraoperatoria como postoperatoria, y se requiere un control estricto de la presión arterial para mantener la PPC sin empeorar la pérdida de sangre del lecho de resección. Los hemoderivados deben estar disponibles de inmediato y los vasodilatadores son necesarios muy a menudo, especialmente en la reanimación. El fenómeno de la presión de perfusión normal intercurrente es un tipo de inhibición autorreguladora causada por la MAV que afecta al cerebro «normal» circundante, los vasos cerebrales previamente normales se ven vasodilatados al máximo debido al «robo» de larga duración causado por la MAV. Tras la resección de la MAV, estos vasos «paralizados» son incapaces de contraerse, lo que provoca hiperemia cerebral, congestión cerebral, cefalea y, posiblemente, un empeoramiento de la hemorragia postoperatoria. La neurovigilancia se utiliza cada vez más en las resecciones de las MAV cerebrales. El cateterismo arterial y la inducción e intubación cuidadosas, como se ha descrito con los aneurismas cerebrales, son el procedimiento estándar.

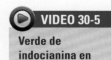

VIDEO 30-5

Verde de indocianina en neurocirugía

E. Cirugía de la carótida

La *endarterectomía carotídea* se realiza para eliminar una placa carotídea ≥70% oclusiva. Puede realizarse despierto (técnica regional) o dormido (anestesia general), sin que ninguna de las dos técnicas haya demostrado ser superior en términos de resultados neurológicos. La cirugía carotídea con paciente despierto suele implicar un bloqueo superficial y a veces profundo del plexo cervical, junto con dosis bajas

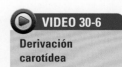

VIDEO 30-6

Derivación carotídea

de analgesia y sedación (p. ej., con remifentanilo, propofol), mientras se garantiza que el paciente responde a las órdenes y puede realizar tareas manuales en el lado contralateral. La cirugía carotídea con el paciente dormido emplea anestesia general endotraqueal. Con frecuencia se utiliza alguna forma de neurovigilancia (EEG, PESS, oximetría cerebral) o se realiza la medición de la presión del muñón carotídeo (es deseable que sea >50 mm Hg) para asegurar una adecuada IC durante el pinzamiento cruzado. En cualquiera de los casos, se prefiere la vigilancia de la presión arterial, ya que la morbilidad operatoria suele deberse a complicaciones neurológicas, mientras que la mortalidad suele deberse a complicaciones cardíacas y el control de la presión arterial es fundamental. Durante la manipulación del barorreceptor carotídeo, la bradicardia no es infrecuente, el cirujano puede infiltrar el seno carotídeo con lidocaína para evitar esta respuesta. En la reanimación, la denervación quirúrgica del barorreceptor carotídeo provoca hipertensión y taquicardia que deben controlarse estrictamente. Debido a que los vasos cerebrales distales a la carótida han sido dilatados al máximo durante un largo período de tiempo, la autorregulación no está intacta y puede producirse un fenómeno de «robo» en el que puede producirse hiperemia cerebral y hemorragia. Los betabloqueadores son útiles en este sentido. Por último, el anestesiólogo debe estar muy consciente de la posibilidad de que se produzca un hematoma postoperatorio en el cuello, que puede comprometer rápidamente las vías respiratorias. Se requiere la intubación inmediata (que puede ser más difícil) y la exploración quirúrgica de la herida.

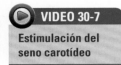

VIDEO 30-7
Estimulación del seno carotídeo

F. Cirugía por epilepsia y craneotomía con paciente despierto

La cirugía por una epilepsia que no responde al tratamiento médico requiere un profundo conocimiento de los efectos farmacológicos tanto de los anestésicos como de los antiepilépticos. Los antiepilépticos que toma el paciente pueden inducir en gran medida las enzimas hepáticas y, en general, provocan una metabolización muy elevada de los relajantes musculares y de los opiáceos. Esto conduce a una «resistencia» a los efectos de estos fármacos y a la necesidad de dosis más altas. Por otro lado, los anestésicos tienen efectos excitatorios e inhibitorios muy mezclados y variables sobre la actividad epiléptica, si se utilizan de forma inadecuada pueden ser perjudiciales para el mapeo (cartografiado) del foco epiléptico. En general, las benzodiazepinas deben evitarse cuando se planea realizar una electrocorticografía (ECoG). Se acepta la inducción de la anestesia con propofol, relajantes musculares y opiáceos. Durante el mantenimiento de la anestesia y antes de la ECoG, se utiliza cualquier régimen anestésico que permita la craneotomía, pero 30 min antes del inicio de la ECoG se debe interrumpir la infusión de propofol y mantener al mínimo los anestésicos volátiles potentes o incluso interrumpirlos. Para evitar despertares intraoperatorios se puede utilizar escopolamina, óxido nitroso e infusión de opiáceos en dosis altas con muy poco efecto adverso sobre la ECoG. En cualquier caso se debe informar al paciente sobre la posibilidad de despertares intraoperatorios. En algunos casos se puede utilizar metohexital o etomidato para provocar actividad epiléptica. Una vez completada la ECoG, se puede reanudar la anestesia general «de rutina» durante la resección.

La *craneotomía con paciente despierto* ha ganado popularidad en algunas instituciones y se utiliza en casos en los que una lesión craneal se encuentra adyacente a la corteza «elocuente» motora o sensitiva. La ventaja de la craneotomía con paciente despierto radica en su capacidad para permitir el mapeo intraoperatorio motor o sensitivo, así como de las regiones del habla, facilitando así una resección subtotal del tumor y evitando la pérdida de dichas funciones. El anestesiólogo debe estar atento a las necesidades analgésicas, ventilatorias y emocionales del paciente. Por ello, la comunicación constante con el paciente es de suma importancia. Por lo general, se coloca un catéter arterial y se utiliza una sedación o analgesia muy ligera (propofol, remifentanilo, dexmedetomidina). Se puede realizar un bloqueo selectivo de nervios en el cuero cabelludo antes de la operación, ya sea unilateral o bilateral, bloqueando los seis nervios de cada lado que inervan al cuero cabelludo y a la duramadre. El propio cerebro no tiene receptores sensitivos ni de dolor, por lo que solo el cuero cabelludo y la duramadre requieren anestesia.

G. **Terapia endovascular para el ictus isquémico agudo**

En los casos de accidente cerebrovascular (ACV) en los que se ha producido una oclusión de grandes vasos debido a una trombosis, a veces está indicado el tratamiento endovascular (trombectomía mecánica) para restablecer el flujo sanguíneo a la penumbra isquémica y evitar daño cerebral secundario. Durante este «ataque cerebral», cada momento es crítico y se debe hacer todo lo posible para acelerar el traslado del paciente a la sala de radiología neurointervencionista, lo que puede imposibilitar una evaluación preoperatoria completa. En caso de hipoxemia o de una vía respiratoria desprotegida, está indicada la anestesia general con cánula endotraqueal, mientras que en un paciente con una oxigenación adecuada y reflejos intactos en las vías respiratorias puede ser preferible la atención anestésica bajo supervisión. Con cualquiera de las dos estrategias anestésicas, el control hemodinámico meticuloso es primordial, ya que la mayoría de los estudios aleatorizados y prospectivos han demostrado que el resultado neurológico funcional puede verse influido por un control estricto de la presión arterial más que por la técnica anestésica utilizada. En este sentido, siempre que sea posible o factible, se recomienda un catéter arterial colocado rápidamente o que el profesional médico pueda utilizar durante el acceso inguinal.

Antes de la reperfusión (recanalización), deben mantenerse presiones sanguíneas sistólicas más altas (140-180 mm Hg), lo que puede requerir apoyo vasopresor, especialmente en el contexto de una mayor profundidad de la anestesia. Una vez que se ha producido la recanalización, la presión arterial puede liberalizarse hasta 120-140 mm Hg. La comunicación estrecha con el especialista en el procedimiento, con un consenso claro sobre los objetivos hemodinámicos, es fundamental durante todo el procedimiento y en la fase de recuperación posterior.[10] Al igual que en otros procedimientos neuroendovasculares (p. ej., espiralización de aneurismas, embolización de MAV), se debe disponer inmediatamente de protamina para revertir el efecto de la heparina si se produce una perforación arterial. En general, la protamina no está indicada para la reversión rutinaria de la heparina en estos casos.

IX. Anestesia y daño cerebral traumático

A. **Aspectos generales de las lesiones cerebrales traumáticas**

Las *lesiones cerebrales traumáticas* suelen relacionarse con otros traumatismos (p. ej., lesiones torácicas, abdominales y ortopédicas) y son una causa frecuente de muerte y discapacidad entre los jóvenes. La muerte tras un traumatismo craneoencefálico se asocia a menudo con lesiones secundarias, mismas que el tratamiento de emergencia y la anestesia están diseñados para reducir al mínimo. Los pacientes con traumatismo craneoencefálico se clasifican según la *escala del coma de Glasgow* al momento de la presentación (puntuación de 3 hasta 15) y se les intuba cuando su puntuación es de 8 o menos, ya que esto corresponde a una mortalidad del 35% (**tabla 30-2**). La TC sin contraste que muestra un desplazamiento de la línea media > 5 mm o la ausencia de ventrículos también debe llevar a la intubación inmediata, ya que la PIC es muy alta en estos casos y la ventilación debe ser controlada. La supervisión de la PIC se utiliza con frecuencia en estos casos y puede instituirse en el servicio de urgencias mediante un drenaje ventricular externo, donde se utiliza manitol, hiperventilación y propofol para controlar una PIC elevada. El tratamiento quirúrgico está normalmente indicado para las fracturas de cráneo deprimidas y para las hemorragias cerebrales en expansión, incluidos los hematomas subdurales y epidurales.

Tabla 30-2 Escala del coma de Glasgow

	1	2	3	4	5	6
Ojo	No se abre	Se abre al estímulo doloroso	Se abre a la voz	Se abre espontáneamente	NP	NP
Verbal	No emite ningún sonido	Sonido incomprensible	Palabras inapropiadas	Desorientado, confundido	Habla normal	NP
Motor	No hace ningún movimiento	Extensión y rigidez (descerebración)	Flexión al estímulo doloroso (decorticación)	Retirada al estímulo doloroso	Localiza el estímulo doloroso	Sigue órdenes

NP: no procede.
Tenga en cuenta que la puntuación más baja alcanzable es 3 y la más alta es 15.

B. Gestión de la anestesia

Se supone que los pacientes con una lesión cerebral traumática tienen una lesión concomitante de la columna cervical y el plan de intubación debe tenerlo en cuenta. La hipoxemia es frecuente, lo que puede verse agravado por lesiones pulmonares. Las dosis de inducción de los anestésicos deben adaptarse para evitar el empeoramiento de la hipotensión sistémica. La succinilcolina es controvertida ante un traumatismo craneal cerrado, ya que puede elevar la PIC de forma transitoria. Sin embargo, la mayoría de los anestesiólogos la utilizarían para facilitar el aseguramiento de la vía respiratoria de forma rápida y predecible. La intubación nasal está contraindicada si existe o se sospecha de una fractura de la base del cráneo. Una vez asegurada la vía respiratoria, hay que prestar atención a la hemodinámica, ya que una presión arterial sistólica < 80 mm Hg se asocia con un peor resultado neurológico. La reanimación con líquidos y los vasopresores son necesarios para garantizar presiones de perfusión sistémica y cerebral adecuadas. El acceso intravascular debe incluir un catéter arterial y cánulas intravenosas de gran calibre o una vía venosa central. El mantenimiento anestésico depende de una buena comprensión del manejo de la PIC (*véase* lo comentado anteriormente) con fármacos intravenosos e inhalados utilizados en equilibrio para evitar una excesiva vasodilatación cerebral. Puede administrarse manitol adicional, pero la hiperventilación no debe continuar más allá de 2-6 h, ya que comienza a producirse la normalización del pH en el LCR y su efecto es solo la disminución de la perfusión cerebral. Cabe destacar que la liberación de tromboplastina tisular cerebral puede dar lugar a una coagulación intravascular diseminada, y que la coagulopatía debe buscarse y tratarse de manera resuelta. Asimismo, puede haber un edema pulmonar neurógeno y puede ser necesaria una «estrategia de protección pulmonar» mediante PEEP y volúmenes corrientes bajos para mantener la oxigenación. La extubación al finalizar la cirugía depende del grado de elevación de la PIC y de la gravedad de la lesión, la mayoría de estos pacientes ingresan en la unidad de cuidados neurointensivos intubados y sedados.

X. Anestesia para traumatismos de la columna vertebral y cirugía compleja de la columna vertebral

A. Lesión de la médula espinal

Las *lesiones agudas de la médula espinal* suelen requerir una intervención quirúrgica de urgencia para estabilizar la columna vertebral y evitar lesiones secundarias. Las lesiones de la médula espinal, al igual que las lesiones cerebrales traumáticas, suelen afectar a los jóvenes y pueden deberse a accidentes de tráfico, caídas, violencia o accidentes deportivos. Las lesiones de la columna cervical son las más frecuentes, ya que es la parte más móvil de la columna, seguida de las lesiones torácicas y lumbares. La tetraplejía incompleta (C3-5) es el resultado neurológico más frecuente, seguido de la paraplejía completa (T1 e inferior), la tetraplejía completa y la paraplejía incompleta. Las lesiones cervicales son las más devastadoras desde el punto de vista neurológico, ya que las lesiones cervicales altas pueden afectar la función respiratoria vital (C3-5), necesitando una traqueotomía permanente y soporte ventilatorio, así como la función del acelerador cardíaco (T1-5). Tras una lesión aguda de la médula espinal, su autorregulación se ve afectada y puede observarse un «choque medular» caracterizado por parálisis flácida y una disminución de la perfusión de la médula espinal que dura 24 h. Durante este tiempo es fundamental prevenir lesiones secundarias proporcionando soporte hemodinámico enérgico.

B. Lesiones concomitantes

Hasta el 42% de los pacientes con lesión aguda de la médula espinal pueden tener también una lesión concomitante. Hay que tratar las lesiones que ponen en peligro la vida, al tiempo que se garantiza el mantenimiento de la alineación de la columna vertebral para evitar añadir lesiones secundarias a la de la médula espinal.

C. Abordaje inicial

Los pacientes que presentan una lesión aguda de la médula espinal deben ser evaluados inmediatamente para ver si las funciones ventilatoria y hemodinámica han sido afectadas. El abordaje de las vías respiratorias en las lesiones de la columna cervical se centra en mantener la estabilización en línea durante todo el proceso de intubación y puede requerir el uso de la intubación con fibra óptica. En un paciente estable, los estudios radiográficos son útiles para evaluar el grado de lesión cervical y las opciones de intubación. La succinilcolina es segura en las primeras 24 h tras una lesión de médula espinal. Los receptores nicotínicos por fuera de la unión neuromuscular, que pueden causar una respuesta hipercalémica, aún no se han desarrollado completamente. La reanimación con líquidos o hemoderivados y los vasopresores o inótropos suelen ser necesarios para mantener la presión arterial, lo que es importante tanto desde el punto de vista sistémico como para prevenir lesiones secundarias en la médula espinal debido a la isquemia y al empeoramiento del edema por disfunción celular. Se requiere de vigilancia de la presión arterial y un acceso intravenoso de gran calibre. Otras estrategias para proteger la médula espinal, como los corticoesteroides, la naloxona o la hipotermia, pueden instituirse en este momento, pero se carece de datos convincentes para estas terapias. Sin embargo, la mayoría de los anestesiólogos mantienen la presión arterial media por encima de 85 mm Hg para garantizar una perfusión medular adecuada (recomendada durante al menos 7 días desde la fecha de la lesión).

D. Gestión intraoperatoria

La elección del anestésico durante el mantenimiento de la anestesia para la lesión de la médula espinal debe centrarse en dos consideraciones clave: mantener la presión arterial (media >85 mm Hg) y permitir la neurovigilancia intraoperatoria (PESS, PEM, EMG). La cirugía compleja de la columna vertebral, que a menudo implica fusiones de múltiples niveles y osteotomías, también debe tener en cuenta la posibilidad real de una hemorragia quirúrgica importante (a veces de varios volúmenes sanguíneos) y la necesidad de ventilación mecánica postoperatoria ante una transfusión masiva. Un acceso intravascular adecuado es de vital importancia. Deben realizarse con frecuencia mediciones de la gasometría arterial, de los parámetros de coagulación y de las concentraciones de hemoglobina. Es importante una estrecha comunicación con el cirujano. En los casos no infecciosos y no tumorales, la autotransfusión intraoperatoria puede ser bastante útil para reducir la cantidad total de sangre alógena transfundida. Otras técnicas de ahorro de sangre, como la hemodilución normovolémica aguda y la hipotensión deliberada, han caído en gran medida en desuso debido a los conocidos efectos nocivos de la anemia y la hipotensión en los sistemas neurológico y cardiovascular.

E. **Complicaciones de la anestesia en la cirugía de columna vertebral**
Afortunadamente, las complicaciones relacionadas específicamente con la anestesia para la cirugía de la columna vertebral son poco frecuentes, pero cuando se producen, suelen ser devastadoras. La *pérdida visual postoperatoria* (*PVPoO*) es una de estas complicaciones, con una incidencia del 0.3% tras la cirugía de la columna vertebral.[11] Se cree que la mayoría de los casos se deben a la neuropatía óptica isquémica posterior, siendo mucho menos frecuentes la oclusión de la arteria central de la retina y la ceguera cortical. Los factores de riesgo para la PVPoO (asociados, pero no necesariamente causantes) incluyen la hipotensión, la anemia, la pérdida de sangre (> 1000 mL), la duración de la cirugía (> 6 h) y la posición en decúbito prono que provoca aumento de la presión intraocular. Si se sospecha esta complicación, se debe consultar inmediatamente a un oftalmólogo. Otra complicación de la cirugía de la columna vertebral en la que puede estar implicada la técnica anestésica es el síndrome de la arteria espinal anterior, causado por una hipoperfusión sostenida de la arteria espinal anterior que provoca debilidad motora. Por último, la hipotensión deliberada, la hipotermia y la hipovolemia pueden predisponer a los pacientes de cirugía de la columna vertebral a la formación de trombos venosos profundos (TVP) y posteriores émbolos pulmonares (EP). La fusión lumbar se asocia con incidencia de TVP sintomáticos en hasta el 4% de los casos, con una incidencia del 2% de EP. Dado que la profilaxis con un anticoagulante es a menudo imposible antes de la cirugía de la columna vertebral (por miedo a que empeore la pérdida de sangre y se forme un hematoma epidural), suele colocarse un filtro de vena cava inferior antes de estas cirugías para minimizar la posibilidad de desarrollar EP relevantes.

 Para más información, consulte las videoconferencias interactivas (en inglés) disponibles en el libro electrónico que acompaña a este texto. Las instrucciones de acceso se encuentran detrás de la portada.

Referencias

1. Isley MR, Edmonds Jr HL, Stecker M; American Society of Neurophysiological Monitoring. Guidelines for intraoperative neuromonitoring using raw (analog or digital waveforms) and quantitative electroencephalography: a position statement by the American Society of Neurophysiological Monitoring. *J Clin Monit Comput.* 2009;23(6):369-390.
2. Sloan TB, Heyer EJ. Anesthesia for intraoperative neurophysiologic monitoring of the spinal cord. *J Clin Neurophysiol.* 2002;19(5):430-443.
3. Chan MTV, Hedrick TL, Egan TD, et al; Perioperative Quality Initiative (POQI) 6 Workgroup. American society for enhanced recovery and perioperative quality initiative joint consensus statement on the role of neuromonitoring in perioperative outcomes: electroencephalography. *Anesth Analg.* 2020;130(5):1278-1291.
4. Kalanuria A, Nyquist PA, Armonda RA, et al. Use of transcranial Doppler (TCD) ultrasound in the neurocritical care unit. *Neurosurg Clin.* 2013;24(3):441-456.
5. Kitagawa R, Yokobori S, Mazzeo AT, et al. Microdialysis in the neurocritical care unit. *Neurosurg Clin.* 2013;24(3):417-426.
6. Ghosh A, Elwell C, Smith M. Cerebral near-infrared spectroscopy in adults: a work in progress. *Anesth Analg.* 2012;115(6):1373-1383.
7. Todd MM, Hindman BJ, Clarke WR, et al; Intraoperative Hypothermia for Aneurysm Surgery Trial (IHAST) Investigators. Mild intraoperative hypothermia during surgery for intracranial aneurysm. *N Engl J Med.* 2005;352(2):135-145.
8. Pasternak JJ, McGregor DG, Schroeder DR, et al; IHAST Investigators. Hyperglycemia in patients undergoing cerebral aneurysm surgery: its association with long-term gross neurologic and neuropsychological function. *Mayo Clin Proc.* 2008;83(4):406-417.

9. Bebawy JF, Gupta DK, Bendok BR, et al. Adenosine-induced flow arrest to facilitate intracranial aneurysm clip ligation: dose-response data and safety profile. *Anesth Analg.* 2010;110(5):1406-1411.

10. Talke PO, Sharma D, Heyer EJ, Bergese SD, Blackham KA, Stevens RD. Society for neuroscience in anesthesiology and critical care expert consensus statement: anesthetic management of endovascular treatment for acute ischemic stroke*. Endorsed by the society of NeuroInterventional surgery and the neurocritical care society. *J Neurosurg Anesthesiol.* 2014;26(2):95-108.

11. American Society of Anesthesiologists Task Force on Perioperative Visual Loss. Practice advisory for perioperative visual loss associated with spine surgery: an updated report by the American Society of Anesthesiologists Task Force on Perioperative Visual Loss. *Anesthesiology.* 2012;116(2):274-285.

Preguntas

1. **La presión de perfusión cerebral se calcula como la diferencia entre:**

    A. Flujo sanguíneo cerebral y resistencia vascular cerebral
    B. Presión arterial media y presión intracraneal
    C. Presión venosa central y presión intracraneal
    D. Presión arterial diastólica y presión intracraneal

2. **La autorregulación en el cerebro dentro de un rango de presión sanguínea es responsable de mantener:**

    A. La presión intracraneal
    B. La presión de perfusión cerebral
    C. La irrigación cerebral
    D. La resistencia cerebrovascular

3. **¿Cuál de los siguientes parámetros fisiológicos no controla directamente la irrigación cerebral?**

    A. pH
    B. $PaCO_2$
    C. PAM (presión arterial media)
    D. $TMCO_2$ (tasa metabólica cerebral de consumo de oxígeno)

4. **Se sabe que la protección cerebral para la isquemia general en los seres humanos se produce con ¿cuál de los siguientes elementos?**

    A. Esteroides
    B. Hipotermia leve
    C. Barbitúricos
    D. Ninguna de las anteriores

5. **Los bloqueadores neuromusculares pueden limitar el éxito de ¿cuál de las siguientes modalidades de neurovigilancia?**

    A. Potenciales evocados somatosensitivos (PESS)
    B. Potenciales evocados auditivos del tronco encefálico (PEATE)
    C. Potenciales evocados visuales (PEV)
    D. Electromiografía (EMG)

Respuestas

1. B

La presión de perfusión cerebral, la presión sanguínea media que existe dentro de los principales vasos de la circulación cerebral (el polígono de Willis), es una función de la presión arterial media sistémica menos la presión ejercida externamente «contra» estos vasos, es decir, la presión intracraneal (o la presión venosa central, que es un impedimento poscapilar para el flujo hacia adelante, si es mayor). La resistencia vascular cerebral, la presión arterial sistólica y la presión arterial diastólica ejercen sus efectos sobre la presión de perfusión cerebral de forma indirecta al afectar a la presión arterial media en el cerebro, pero no determinan la presión de perfusión cerebral de forma directa.

2. C

Aunque muchos parámetros fisiológicos están estrechamente regulados por el cerebro para mantener la homeostasis, el término «autorregulación» se refiere específicamente a los mecanismos neuronales que mantienen la irrigación cerebral de manera constante a lo largo de un rango de presión sanguínea. La presión intracraneal se mantiene normal por sus propios mecanismos de compensación (que implican la derivación del líquido cefalorraquídeo y el desplazamiento del contenido de agua cerebral y del volumen sanguíneo). La presión de perfusión cerebral depende de la presión arterial media (*véase* pregunta 1). La resistencia cerebrovascular es un parámetro dinámico que depende de los cambios químicos y relacionados con la presión para determinar el tono vascular dentro del cerebro, contribuyendo a la vasodilatación y vasoconstricción necesarias para mantener la autorregulación de la irrigación sanguínea cerebral con la fluctuación de la presión arterial.

3. A

La presión de dióxido de carbono, la presión arterial media y la demanda metabólica cerebral tienen un efecto directo sobre la irrigación cerebral. Sin embargo, el pH extracelular no afecta directamente a la irrigación cerebral. Sin embargo, ejerce un profundo efecto en los centros respiratorios del cerebro (médula y protuberancia), que es la base de los cambios ventilatorios que rigen el mantenimiento de la homeostasis del pH a través del equilibrio ácido-base.

4. D

Mientras que los esteroides, la hipotermia y los anestésicos de diversos tipos han demostrado ser prometedores en modelos preclínicos y animales de lesión isquémica general, no se ha demostrado que ningún fármaco ofrezca una protección isquémica general en humanos.

5. D

Las señales de los PESS no se ven disminuidas por los bloqueadores neuromusculares, ya que reflejan la integridad de las vías sensitivas por sí solas, aunque en algunos casos pueden verse potenciadas por la administración de bloqueadores neuromusculares (debido a la eliminación del artefacto en la EMG). Asimismo, los PEATE y los VEP no se ven afectados en absoluto por los relajantes musculares, ya que no dependen de ningún componente motor. Solo la EMG puede verse afectada por los bloqueadores neuromusculares, ya que el bloqueo de la transmisión neuromuscular en la placa motora nicotínica puede abolir, en diversos grados, la respuesta muscular a la estimulación nerviosa.

31 Anestesia en obstetricia

Chad T. Dean y Barbara M. Scavone

I. Cambios fisiológicos en el embarazo

El embarazo induce muchos *cambios fisiológicos*, la mayoría de los cuales son adaptaciones para favorecer el flujo sanguíneo y el suministro de oxígeno al feto.

A. Cambios hemáticos

El volumen sanguíneo aumenta 40% hasta cerca de 100 mL/kg de peso; el volumen plasmático aumenta entre 40 y 50% y el volumen de eritrocitos entre 20 y 30%, lo que provoca la *anemia fisiológica del embarazo* (**tabla 31-1**). La viscosidad de la sangre disminuye, lo que facilita su flujo hacia el feto. El rango normal de hemoglobina durante el embarazo es de 10.5 a 14 g/dL y el más bajo ocurre en el segundo trimestre (**tabla 31-2**).

El embarazo es un estado protrombótico y las pacientes embarazadas tienen un mayor riesgo de tromboembolia venosa. La producción de todos los factores de coagulación, excepto los factores XI y XIII, aumenta. Las concentraciones de fibrinógeno se incrementan de manera importante y, por lo regular, son >400 mg/dL en el tercer trimestre. Más adelante, en el embarazo se produce una fibrinólisis secundaria y los cambios de coagulación se asemejan a un estado de coagulación intravascular diseminada (CID) compensada. El número de trombocitos (plaquetas) puede disminuir durante el embarazo debido a la dilución, así como al aumento de consumo. La trombocitopenia gestacional es frecuente, se da en el 8% de los embarazos y no se asocia con un mayor riesgo de hematoma neuroaxial.

Una leucocitosis leve es normal durante el embarazo. Sin embargo, el embarazo es un estado de inmunodepresión y las pacientes embarazadas no toleran bien los efectos fisiológicos de una infección sistémica, la mortalidad por sepsis aumenta. En general, las enfermedades autoinmunitarias se atenúan durante el embarazo debido a la relativa inmunodepresión.

B. Cambios cardiovasculares

Debido al aumento del volumen sanguíneo, del volumen sistólico y de la frecuencia cardíaca, el gasto cardíaco aumenta hasta un 50% al final del primer trimestre. Durante el parto, el gasto cardíaco aumenta otro 50%, hasta un 80% sobre los valores previos justo después del parto. Los cambios cardiovasculares se revierten varios días después del parto. La resistencia vascular sistémica disminuye, provocando a veces una leve disminución de la presión arterial. Las pacientes embarazadas responden menos a los vasopresores y son más sensibles a las disminuciones de la precarga. Después de las 20 semanas de gestación, las pacientes embarazadas pueden experimentar el *síndrome de hipotensión arterial en decúbito supino* cuando están recostadas, porque el útero grávido puede comprimir la vena cava inferior y

Tabla 31-1 Resumen de los cambios fisiológicos al final del embarazo

Variable	Cambio	Cantidad
Volumen de plasma	↑	40-50%
Volumen total de sangre	↑	25-40%
Hemoglobina	↓	10.5-14 g/dL
Fibrinógeno	↑	100%
Actividad de la colinesterasa sérica	↓	20-30%
Resistencia vascular sistémica	↓	50%
Gasto cardíaco	↑	30-50%
Presión arterial sistémica	↓	Ligeramente
Capacidad residual funcional	↓	20-30%
Volumen respiratorio por minuto	↑	50%
Ventilación alveolar	↑	70%
Consumo de oxígeno	↑	20-50%
Producción de dióxido de carbono	↑	35%
Presión parcial de dióxido de carbono arterial	↓	10 mm Hg
Presión parcial de oxígeno arterial	↑	10 mm Hg
Concentración alveolar mínima	↓	40%

Adaptada de Braveman FR, Scavone BM, Blessing ME, Wong CA. Obstetrical anesthesia. En: Barash PG, Cahalan MK, Cullen BF, et al, eds. *Clinical Anesthesia*. 8.ª ed. Wolters Kluwer; 2018:1144-1177.

Tabla 31-2 Valores normales de laboratorio en pacientes embarazadas

Valor de laboratorio	Mujer no embarazada	Primer trimestre	Segundo trimestre	Tercer trimestre
Hemoglobina (g/dL)	12-16	11.5-14	9.7-15	10.5-14
Trombocitos (plaquetas) ($\times 10^9$/L)	160-420	180-400	155-420	145-420
Leucocitos ($\times 10^3$/mm^3)	3.5-9	6-14	5.5-15	6-17
Creatinina (mg/dL)	0.5-0.9	0.4-0.7	0.4-0.8	0.4-0.8
Fibrinógeno (mg/dL)	230-490	245-500	290-540	400-620
pH	7.38-7.42			7.39-7.45
PaCO$_2$ (mm Hg)[a]	38-42			28-32
Bicarbonato (mEq/L)	22-26			18-22
PaO$_2$ (mm Hg)[a]	90-100			92-107

[a]Los valores de los gases sanguíneos son arteriales.

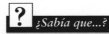

¿Sabía que...?

El desplazamiento del útero hacia la izquierda debe utilizarse en pacientes embarazadas de más de 20 semanas de gestación para evitar la compresión de la vena cava inferior por el útero grávido.

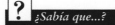

¿Sabía que...?

La presión parcial arterial normal de dióxido de carbono (PaCO$_2$) durante el embarazo es de 28-32 mm Hg.

¿Sabía que...?

La incidencia de ventilación con máscara y de laringoscopia difícil es mayor en las pacientes embarazadas que en la población quirúrgica general.

disminuir el retorno venoso. Por tanto, el desplazamiento manual del útero hacia la izquierda (DMUI) es la opción más cómoda para las pacientes embarazadas de más de 20 semanas de gestación.

C. Cambios respiratorios

El consumo de oxígeno aumenta entre 20 y 50% y el volumen respiratorio por minuto aumenta 50% al final del embarazo. El volumen respiratorio por minuto aumenta principalmente debido a un aumento del volumen corriente y, en menor medida, de la frecuencia respiratoria. Esta hiperventilación fisiológica disminuye la presión parcial arterial de dióxido de carbono (PaCO$_2$) hasta 28-32 mm Hg y puede provocar un ligero aumento de la presión parcial arterial de oxígeno (PaO$_2$). Se produce acidosis metabólica compensatoria, las concentraciones de bicarbonato son normalmente de 18-22 mEq/L y el pH aumenta solo un poco (7.45). La capacidad vital y el volumen de cierre siguen siendo los mismos, pero el volumen espiratorio de reserva y la capacidad residual funcional disminuyen, lo que hace que la paciente embarazada se desature rápidamente durante los períodos de apnea, en particular en decúbito supino. Se produce un desplazamiento hacia la derecha en la curva de disociación hemoglobina-oxígeno, lo que facilita la transferencia de oxígeno al feto.

D. Cambios en las vías respiratorias

El edema de la mucosa y la congestión capilar se producen a medida que avanza el embarazo, la clase en la escala de Mallampati se incrementa al final del embarazo. La incidencia de la ventilación con máscara y la laringoscopia difíciles también aumentan, ya que la intubación difícil o fallida se produce en una de cada 224 pacientes embarazadas frente a una de cada 2 500 en la población quirúrgica general.[1] Una segunda fase del parto más larga y la preeclampsia se asocian con mayor *edema de las vías respiratorias*. La colocación adecuada de la paciente y la preoxigenación adquieren una importancia adicional durante la inducción de la anestesia general y la intubación de las pacientes embarazadas en comparación con las no embarazadas (**fig. 31-1**).

E. Cambios gastrointestinales

El útero grávido provoca *disfunción mecánica del esfínter gastroesofágico*. La progesterona disminuye el tono del esfínter esofágico inferior, predisponiendo a las pacientes embarazadas al reflujo del contenido del estómago hacia la bucofaringe. Además, el útero grávido aumenta la presión abdominal y, por tanto, la presión intragástrica, lo que incrementa el riesgo de reflujo del contenido del estómago. La secreción de gastrina por parte de la placenta provoca una mayor acidez del contenido del estómago. Por último, la progesterona retrasa el vaciado gástrico y la movilidad gastrointestinal. Las mujeres embarazadas suelen tener un volumen gástrico superior a 25 mL con un pH < 2.5, ambos asociados con el síndrome de neumonitis por aspiración. La administración de un antiácido no particulado es la única forma fiable de cambiar el pH del contenido gástrico y de reducir la posibilidad de que se produzca un síndrome de neumonitis por aspiración.

F. Cambios neurológicos y musculoesqueléticos

La concentración alveolar mínima (CAM) disminuye 40% durante el embarazo, posiblemente debido a las elevadas concentraciones de progesterona, vuelve a su valor basal en la primera semana después del parto. Las mujeres embarazadas también son más sensibles a los anestésicos locales neuroaxiales y requieren dosis más bajas que las pacientes no embarazadas. El volumen del espacio epidural disminuye debido a la congestión de la vena epidural y el pH del líquido cefalorraquídeo (LCR) disminuye. Se produce una relajación ligamentosa y se acentúa la lordosis lumbar, elevando la línea de Tuffier (o intercrestal) de L4-5 en las pacientes no embarazadas a L3-4 en las embarazadas.

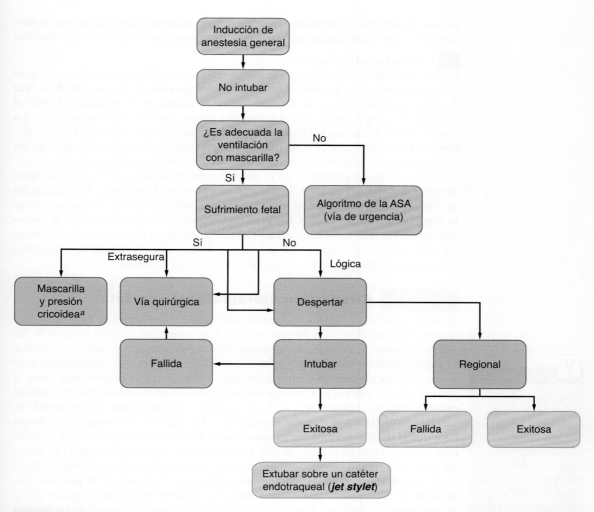

Figura 31-1 Tratamiento de las vías respiratorias difíciles en el embarazo, con especial atención a la presencia o ausencia de sufrimiento fetal. Cuando la ventilación con mascarilla no es posible, se remite al facultativo al algoritmo de la American Society of Anesthesiologists para el abordaje de la vía respiratoria en casos urgentes. Mascarilla facial convencional o mascarilla laríngea (Kuczkowski KM, Reisner LS, Benumof JL. The difficult airway: risk, prophylaxis, and management. En: Chestnut DH, ed. *Obstetric Anesthesia: Principles and Practice.* 3.ª ed. Elsevier-Mosby; 2004:550. Reproducida con autorización).

G. Cambios endocrinos

1. Control de la glucosa

El embarazo es un estado diabetógeno debido a los efectos antiinsulínicos del lactógeno placentario humano. El cribado rutinario para diabetes gestacional se realiza mediante una carga de hidratos de carbono entre las semanas 24 y 26. Las mujeres con diabetes gestacional o pregestacional tienen un mayor riesgo de macrosomía fetal y de complicaciones en el embarazo. El control estricto de la glucosa durante el parto es la norma de atención para las mujeres diabéticas, con un rango objetivo de glucemia de entre 80 y 110 mg/dL para evitar la hipoglucemia neonatal.

2. Tiroides

La gonadotropina coriónica humana tiene una estructura similar a la de la hormona estimulante del tiroides y hace que las concentraciones de esta hormona aumenten durante el embarazo. El estrógeno estimula la producción de globulina fijadora de tiroxina (TGB, *thyroxine-binding globulin*), permitiendo que circule más hormona tiroidea.

H. Cambios renales y hepáticos

El flujo sanguíneo a los riñones y la autorregulación renal no se modifican durante el embarazo mientras la presión arterial se mantenga estable. El aumento de la tasa de filtración glomerular y la disminución de la creatinina se producen debido al aumento del gasto cardíaco, una creatinina sérica superior a 0.8 es anómala. La proteinuria es frecuente, así como la bacteriuria asintomática. El tono ureteral disminuye y la bacteriuria asintomática puede provocar pielonefritis. Por ello, en las visitas prenatales rutinarias se analiza la orina para detectar infecciones.

El flujo sanguíneo hepático no se altera durante el embarazo. Se observan cifras elevadas de fosfatasa alcalina debido a la secreción por la placenta. Las cantidades de transaminasas hepáticas no se modifican. La osmolalidad del plasma es menor, lo que provoca edema tisular. Las concentraciones de seudocolinesterasa disminuyen sin mucha relevancia clínica. La producción del factor de coagulación aumenta. La colestasis del embarazo puede producirse debido a los efectos de los estrógenos y provoca prurito y un mayor riesgo de nacimiento de mortinatos.

II. Circulación uteroplacentaria y fetal

El útero recibe el 15% del gasto cardíaco al final del embarazo; el flujo sanguíneo uterino habitual es de 700-900 mL/min. El flujo sanguíneo uterino procede de las arterias uterinas y, además, de las colaterales de las arterias ováricas y cervicales. El flujo sanguíneo uterino (y, por tanto, placentario y fetal) es directamente proporcional a la presión de perfusión uterina (definida como la diferencia entre la presión arterial uterina y la presión venosa uterina) e inversamente proporcional al tono vascular de la arteria uterina. La vasculatura uterina se encuentra en estado de máxima vasodilatación durante el embarazo. La falta de autorregulación uterina hace que el flujo sanguíneo sea proporcional a la presión de perfusión. La vasculatura uterina mantiene la capacidad de respuesta a los vasoconstrictores. El aumento del tono del músculo liso uterino constriñe los vasos uterinos, disminuyendo el flujo.

El feto intercambia gases y nutrientes con la madre a través de la placenta. Las vellosidades placentarias fetales que contienen capilares fetales son irrigadas por la sangre materna suministrada por las arterias espirales, que son ramas de las arterias uterinas. Un cordón umbilical normal contiene tres vasos: una vena que contiene la sangre oxigenada de la placenta y dos arterias que llevan la sangre desoxigenada y los desechos de vuelta a la placenta. Existen varios mecanismos de transporte de la madre al feto y viceversa, incluyendo la difusión simple (el más frecuente, debido al gradiente de concentración fetal o materno), la transferencia transcelular, la endocitosis y la exocitosis. El intercambio de oxígeno y dióxido de carbono se produce por difusión simple; una PaO_2 materna mayor favorece la difusión hacia el feto y el CO_2 fetal es mayor que el CO_2 materno, favoreciendo la difusión de vuelta hacia la madre.

La **hemoglobina fetal** tiene mayor capacidad de transportar O_2. El efecto de Bohr es más profundo en el feto porque la hemoglobina fetal encuentra más iones de hidrógeno (H^+) en el feto, que es relativamente más acidótico que en la madre, y es más probable que libere el O_2 que transporta a los tejidos fetales. La *circulación fetal* difiere de la del adulto en que no pasa por los pulmones (**fig. 31-2**).

La mayoría de los fármacos administrados a la madre llegan al feto a través de la placenta. El índice feto/madre describe la concentración de un fármaco en la vena umbilical del feto comparada con la concentración en el suero materno. Los fármacos no ionizados, no unidos a proteínas y liposolubles con pesos moleculares inferiores a 600 Da atraviesan fácilmente la placenta. Los fármacos grandes, ionizados e hidrófilos tienen menos probabilidades de transferirse. La mayoría de los fármacos anestésicos atraviesan la placenta, a excepción de los paralizadores y el glicopirronio. La heparina y la insulina tampoco atraviesan la

---

? ¿Sabía que...?

El intercambio de oxígeno y dióxido de carbono se produce por difusión simple; una PaO_2 materna mayor favorece la difusión hacia el feto y el dióxido de carbono fetal es mayor que el materno, favoreciendo la difusión de vuelta hacia la madre.

? ¿Sabía que...?

La mayoría de los fármacos anestésicos atraviesan la placenta, a excepción de los paralizadores y el glicopirronio. La heparina y la insulina tampoco atraviesan la placenta. La mayoría de los fármacos que atraviesan la barrera hematoencefálica también atraviesan la placenta hacia el feto.

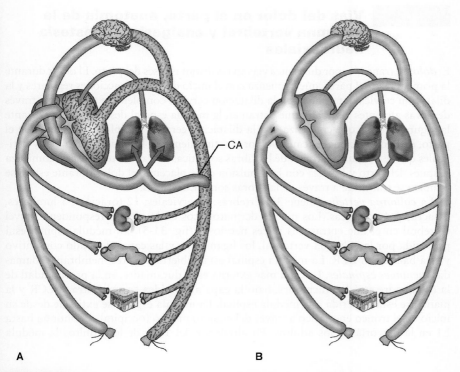

CA

A   **B**

Figura 31-2 **A)** Esquema de la circulación fetal. La sangre oxigenada sale de la placenta por la vena umbilical (*vaso sin punteado*). La sangre umbilical se une a la sangre de las vísceras (representadas aquí por el riñón, el intestino y la piel) en la vena cava inferior. Aproximadamente la mitad del flujo de la vena cava inferior pasa por el agujero oval hacia la aurícula izquierda, donde se mezcla con una pequeña cantidad de sangre venosa pulmonar. Esta sangre relativamente bien oxigenada *(punteado claro)* abastece al corazón y al cerebro a través de la aorta ascendente. La otra mitad del chorro de la vena cava inferior se mezcla con la sangre de la vena cava superior y entra en el ventrículo derecho (la sangre de la aurícula y el ventrículo derechos tiene poco oxígeno, lo que se indica con un *punteado más oscuro*). Dado que las arteriolas pulmonares están constreñidas, la mayor parte de la sangre de la arteria pulmonar principal fluye a través del conducto arterial (CA), por lo que la sangre de la aorta descendente tiene menos oxígeno *(punteado intenso)* que la sangre de la aorta ascendente *(punteado claro)*. **B)** Esquema de la circulación en el neonato normal. Tras la expansión de los pulmones y la ligadura del cordón umbilical, el flujo sanguíneo pulmonar y las presiones arteriales sistémicas y de la aurícula izquierda aumentan. Cuando la presión de la aurícula izquierda supera la presión de la aurícula derecha, el agujero oval se cierra, de modo que toda la sangre de la vena cava inferior y superior sale de la aurícula derecha, entra en el ventrículo derecho y es bombeada a través de la arteria pulmonar hacia el pulmón. Con el aumento de la presión arterial sistémica y la disminución de la presión de la arteria pulmonar, el flujo que pasa por el conducto arterioso se vuelve de izquierda a derecha y el conducto se constriñe y se cierra. El curso de la circulación es el mismo que en el adulto (basada en Phibbs R. Delivery room management of the newborn. En: Avery GB, ed. *Neonatology, Pathophysiology and Management of the Newborn*. 2.ª ed. Philadelphia, PA: JB Lippincott; 1981:184).

placenta. Puede observarse una depresión fetal o neonatal transitoria tras la administración de inductores, gases anestésicos, opiáceos y benzodiazepinas. Se desconocen los efectos a largo plazo de los anestésicos generales sobre el desenlace neonatal. Teóricamente, el óxido nitroso puede interferir en la síntesis del ácido desoxirribonucleico a través de la oxidación de la vitamina B_{12}. Sin embargo, en los estudios con animales solo la exposición prolongada (>24 h) al óxido nitroso con alta concentración produce la pérdida del feto.

III. Vías del dolor en el parto, anatomía de la columna vertebral y analgesia y anestesia neuroaxiales

El *dolor* se transmite por diferentes vías en las distintas fases del parto. El dolor durante la primera fase del parto, que comienza con el inicio de las contracciones regulares y la dilatación cervical y termina con la dilatación cervical completa, se transmite a través de fibras aferentes viscerales que entran en la médula espinal desde T10-L1. Durante la segunda etapa, que comienza con la dilatación cervical completa y termina con el parto, el dolor adicional es causado por el estiramiento de los tejidos vaginales y perineales que se transmite a través de las fibras somáticas sacras. La tercera fase comienza después del parto y finaliza con la expulsión de la placenta, el dolor durante esta fase también se transmite a través de las fibras somáticas sacras.

La *columna vertebral* tiene 33 vértebras: 7 cervicales, 12 torácicas, 5 lumbares, 5 sacras y 4 coccígeas. Los niveles dermatómicos de la piel corresponden al nivel vertebral en el que entran sus raíces nerviosas (**fig. 31-3**). La médula espinal está protegida por la columna vertebral, los ligamentos y las capas de tejido conjuntivo y está bañada en LCR. La médula espinal está cubierta por tres membranas, llamadas *meninges espinales*. La capa más externa es la duramadre, en la profundidad de la duramadre está la aracnoides, bajo la capa aracnoidea se encuentra el LCR y la piamadre está adherida a la médula espinal. La médula espinal se extiende desde su inicio en el tronco encefálico a través del agujero magno (occipital) y continúa hasta L1 en la mayoría de los adultos. En alrededor del 10% de los adultos la médula

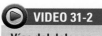
VIDEO 31-2
Vías del dolor en el trabajo de parto

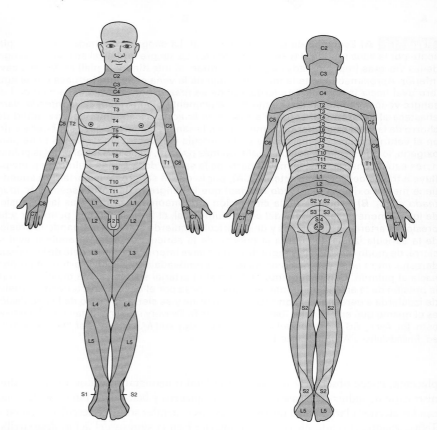

Figura 31-3 **Dermatomas sensitivos humanos** (Norris MC. Neuraxial anesthesia. En: Barash PG, Cahalan MK, Cullen BF, et al, eds. *Clinical Anesthesia*. 8.ª ed. Wolters Kluwer; 2018:914-944, fig. 35-9).

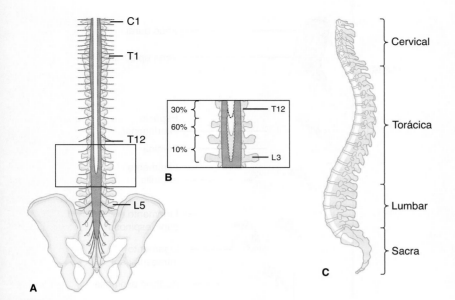

C1
T1
T12
L5

30%
60%
10%
T12
L3

B

Cervical

Torácica

Lumbar

Sacra

C

A

Figura 31-4 Vistas posterior (**A**) y lateral (**C**) de la columna vertebral humana. Obsérvese el recuadro (**B**), que muestra la variabilidad del nivel vertebral en el que termina la médula espinal (Bernards CM, Hostetter LS. Epidural and spinal anesthesia. En: Barash PG, Cullen BF, Stoelting RK, et al., eds. *Clinical Anesthesia*. 7.ª ed. Wolters Kluwer Health; 2013:905-933, fig. 34-1).

espinale termina más abajo, en L3. De este modo, es prudente realizar procedimientos neuroaxiales por debajo de este nivel.

La médula espinal termina en la cola de caballo y el saco dural se extiende hasta S2. El espacio epidural se extiende desde el agujero magno hasta el hiato sacro. Es un espacio potencial y contiene raíces nerviosas, grasa, venas sin válvulas, vasos linfáticos y arterias espinales (**figs. 31-4 y 31-5**).

Los *anestésicos locales administrados por vía neuroaxial* provocan un bloqueo de la entrada simpática, sensitiva y motora y, dependiendo de la dosis, pueden proporcionar analgesia o anestesia completa. Las fibras nerviosas pequeñas, mielinizadas, de disparo rápido y activas, son más sensibles al bloqueo anestésico local que las fibras más grandes, amielínicas. El grado de bloqueo, de mayor a menor, tras la administración del anestésico local neuroaxial es como sigue: sensibilidad térmica, tono vasomotor, sensitivo y, por último, motor. La anestesia raquídea se produce a través de la acción directa del anestésico local en la médula espinal, el grado de bloqueo depende de varios factores, de los cuales la baricidad y la dosis son los más significativos.

La anestesia epidural se produce a través de la acción del anestésico local sobre las raíces nerviosas y, en menor medida, tiene un efecto directo sobre la médula espinal a través de la difusión del anestésico local en el espacio intratecal. Por lo general, se requieren de 1-2 mL de anestesia local epidural por cada nivel dermatómico lumbar que requiera bloqueo.

La analgesia neuroaxial para el trabajo de parto proporciona un excelente alivio del dolor sin efectos sobre el desenlace del feto o del trabajo de parto, con la excepción de un ligero aumento de la duración de la primera y segunda fases del trabajo de parto y del riesgo de parto vaginal instrumentado.[2] Evitar un bloqueo motor excesivo, sin dejar de proporcionar una analgesia adecuada, es lo ideal en el trabajo de parto. Este objetivo se suele conseguir administrando anestesia epidural controlada por el paciente (AECP) de gran volumen y baja concentración (bupivacaína al 0.0625-0.125%), con pequeñas cantidades de opiáceos en las soluciones.

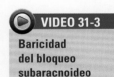

VIDEO 31-3

Baricidad del bloqueo subaracnoideo

? *¿Sabía que...?*

El objetivo de evitar un bloqueo motor excesivo, al tiempo que se proporciona una analgesia adecuada, se suele conseguir administrando anestesia epidural de baja concentración (bupivacaína al 0.0625-0.125%) y gran volumen controlada por el paciente, con pequeñas cantidades de opiáceos en las soluciones.

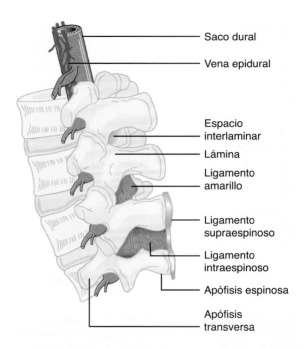

Saco dural

Vena epidural

Espacio interlaminar

Lámina

Ligamento amarillo

Ligamento supraespinoso

Ligamento intraespinoso

Apófisis espinosa

Apófisis transversa

Figura 31-5 Detalle de la columna vertebral lumbar y del espacio epidural. Obsérvese que las venas epidurales se limitan en gran medida al espacio epidural anterior y lateral (Bernards CM, Hostetter LS. Epidural and spinal anesthesia. En: Barash PG, Cullen BF, Stoelting RK, et al, eds. *Clinical Anesthesia*. 7.ª ed. Wolters Kluwer Health; 2013:905-933, fig. 34-2).

Tras la anamnesis, la exploración física y la determinación de que el paciente es candidato a la anestesia neuroaxial (**tabla 31-3**), se inicia la preparación para la colocación de un bloqueo neuroaxial. Se requiere una vía intravenosa en funcionamiento, un equipo de reanimación y la supervisión de la presión arterial y la frecuencia cardíaca, así como precauciones en cuanto a la asepsia, como gorro, mascarilla, higiene de manos y guantes estériles.

Se coloca a la paciente en sedestación o en decúbito lateral y se identifica el nivel lumbar deseado mediante la palpación de las crestas ilíacas y las apófisis espinosas. La mayoría de los catéteres neuroaxiales para el parto se colocan entre L2-3 y L5-S1. Después de esterilizar la espalda con un antiséptico y de colocar un paño estéril, el anestesiólogo coloca un botón de anestesia local en el lugar previsto para la colocación de la aguja. Se puede realizar un abordaje de la línea media o paramediana al espacio epidural. La línea media es más frecuente y más fácil de realizar para los principiantes.

Tabla 31-3 Contraindicaciones del bloqueo neuroaxial
Rechazo del paciente
Hipovolemia grave o choque
Coagulopatía
Afección en la que la hipotensión es fisiológicamente muy indeseable (p. ej., insuficiencia cardíaca derecha, estenosis aórtica grave)
Presión intracraneal elevada
Infección en el lugar del bloqueo

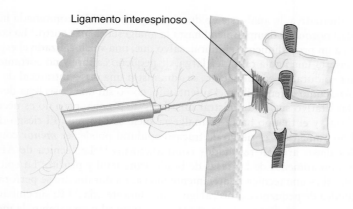

Ligamento interespinoso

Figura 31-6 Posición correcta de la mano cuando se utiliza la técnica de pérdida de resistencia para localizar el espacio epidural. Después de incrustar la punta de la aguja en el ligamento amarillo, se coloca una jeringa con 2-3 mL de solución salina y una burbuja de aire. La mano izquierda se apoya firmemente en la espalda y los dedos de la mano izquierda agarran la aguja con firmeza. La mano izquierda hace avanzar la aguja lentamente y bajo control girando en la muñeca. Los dedos de la mano derecha mantienen una presión constante sobre el émbolo de la jeringa, pero no ayudan a empujar la aguja. Si la punta de la aguja está bien encajada en el ligamento amarillo debería ser posible comprimir la burbuja de aire sin inyectar la solución salina. Cuando la punta de la aguja entre en el espacio epidural, habrá una pérdida repentina de resistencia y se inyectará repentinamente la solución salina (Mulroy MF. *Regional Anesthesia: An Illustrated Procedural Guide.* 3.ª ed. Wolters Kluwer Health; 2002, fig. 34-8).

Las capas atravesadas por la aguja epidural durante la colocación del bloqueo epidural incluyen, de la superficial a la profunda: la piel, el tejido subcutáneo, el ligamento supraespinoso, el ligamento interespinoso y el ligamento amarillo (*flavum*).

El espacio epidural es un espacio potencial que se encuentra en la profundidad del ligamento amarillo. La aguja epidural hueca de gran calibre con estilete se coloca en los ligamentos superficiales, se retira el estilete y se coloca una jeringa llena de aire o solución salina. La jeringa ofrecerá una resistencia táctil al empujarla hasta que se atraviese el ligamento amarillo y se entre en el espacio epidural, momento en el que la resistencia táctil desaparece. Tanto el grosor del ligamento amarillo como la profundidad del espacio epidural suelen ser de 3-5 cm.

Una vez que se ha entrado en el espacio, se puede inyectar suero salino para confirmar la pérdida de resistencia y se anota la profundidad a la que se ha entrado en el espacio epidural (la mayoría de las agujas epidurales tienen marcas en centímetros). A continuación, se introduce un catéter blando en el espacio de 3-5 cm. Se suele administrar una dosis de prueba de lidocaína mezclada con 15 µg de epinefrina a través del catéter para asegurar que no es intravascular o intratecal. Los criterios para una dosis de prueba intravascular positiva incluyen un aumento de la frecuencia cardíaca de 20 latidos por minuto o un aumento de la presión arterial sistólica de 15 mm Hg en los 45 s siguientes a la administración. El catéter debe ser retirado y sustituido en el mismo o en otro espacio intermedio si se produce una prueba intravascular positiva. Un profundo bloqueo sensitivo y motor en los 5 min siguientes a la administración de la dosis de prueba confirma un positivo intratecal. Si se coloca accidentalmente un catéter intratecal este puede utilizarse para la analgesia del parto con la dosis adecuada o puede retirarse y volver a colocarse en un nivel *diferente* (fig. 31-6).

La activación epidural comienza con un bolo inicial de anestésico local diluido y mezclado con un opiáceo liposoluble, como bupivacaína al 0.125% mezclada con fentanilo (50-100 µg), administrado en incrementos de 5 mL, para un total de 10-20 mL. El tiempo hasta la analgesia suele ser de 10-20 min.

Como alternativa, la analgesia epidural y raquídea (AER) combinada ha ganado popularidad porque el tiempo inicial hasta la analgesia es más corto.[3] La colocación se asemeja a un procedimiento epidural, salvo que, una vez localizado el espacio epidural, se inserta una aguja raquídea larga, de pequeño calibre y no cortante a través de la aguja epidural. A continuación, se administra una dosis intratecal de opiáceos liposolubles, como el fentanilo o el sufentanilo, con o sin una dosis baja de anestesia local. El facultativo suele administrar una dosis de prueba, pero no es necesario un bolo epidural, y el tiempo hasta la analgesia suele ser <5 min. El riesgo de cefalea posdural no aumenta y el riesgo de fracaso epidural puede ser *menor* con la AER, aunque los datos arrojan resultados contradictorios.[3,4] La técnica de AER puede dar lugar a un aumento de las tasas de bradicardia fetal y prurito. La epidural con punción dural es una técnica relativamente nueva. La duramadre se perfora con una aguja raquídea de pequeño calibre, al igual que durante una AER; sin embargo, no se administra ningún medicamento en el espacio intratecal y, en cambio, la medicación se infunde a través del catéter epidural. Esta técnica produce un bloqueo sensitivo marginalmente más rápido en comparación con la epidural sola, con menos analgesia unilateral y una cobertura sacra más fiable para la segunda fase del parto, sin los posibles efectos adversos de la técnica de AER.[5]

Si se coloca un catéter intratecal, la dosis es casi una décima parte del volumen de una dosis epidural típica, administrada como infusión continua o mediante bolo intermitente *administrado por el proveedor* cada 1-2 h. La enfermera o enfermero de la paciente y cualquier proveedor posterior deben ser notificados de que el catéter es intratecal, y tanto el catéter como la bomba deben estar claramente etiquetados para que no se produzca una sobredosis accidental.

El uso de la guía ecográfica para la colocación de catéteres neuroaxiales es cada vez más frecuente y puede ser útil en pacientes con obesidad o con anomalías de la columna vertebral. La localización de la línea media, la evaluación precisa del nivel lumbar y la medición de la profundidad de los espacios epidural e intratecal son posibles mediante ecografía.

IV. Anestesia para el parto por cesárea

En los Estados Unidos el 32% de los bebés nacen por cesárea[6] y recientemente se ha observado un aumento de la tasa de partos vaginales después de una cesárea, especialmente entre las mujeres más jóvenes.[7] La mayoría de los partos por cesárea se realizan bajo anestesia neuroaxial, ya sea por medio de anestesia epidural, raquídea o AER.

Los partos *electivos* por cesárea se realizan a término (≥39 semanas), bajo anestesia *neuroaxial* a menos que exista una contraindicación, porque el riesgo tanto para la madre como para el feto es menor con la anestesia neuroaxial que con la general. Como preparación para la cirugía se indica a los pacientes que no coman alimentos sólidos durante las 8 h previas ni beban líquidos durante las 2 h previas a la intervención. Las pruebas de laboratorio preoperatorias pueden incluir un hemograma completo y un análisis de grupo sanguíneo. Se coloca una vía intravenosa periférica de calibre 18 o mayor y se administra una solución salina equilibrada.

La incisión cutánea de Pfannenstiel con incisión uterina transversal baja es el tipo de abordaje quirúrgico más frecuente. Para proporcionar una anestesia adecuada para el parto por cesárea, el bloqueo debe incluir tanto las fibras de dolor incisionales o somáticas como las peritoneales hasta el plexo celíaco. Por tanto, se requiere un bloqueo dermatómico desde al menos T6 hasta el sacro. Los anestesiólogos suelen emplear anestesia raquídea o epidural para alcanzar este nivel.

La bupivacaína espinal (10-12 mg) o la lidocaína (60-100 mg) representan opciones viables para la anestesia del parto por cesárea. La lidocaína intratecal raquídea se ha vuelto menos popular debido a la preocupación por los síntomas neurológicos transitorios. El anestesiólogo suele administrar opiáceos intratecales de acción corta y larga junto con el anestésico local. Por lo general, se administra fentanilo (10-20 µg) o sufentanilo (2.5-5 µg). La duración de cualquiera de ellos es de 2 h y el dolor intraoperatorio, las náuseas y los vómitos se producen con menos frecuencia. La morfina hidrófila de acción prolongada proporciona analgesia postoperatoria.

La hipotensión suele acompañar al inicio de la anestesia raquídea para el parto por cesárea, puede prevenirse o disminuirse con DMUI de 15-30° y administrando una carga conjunta de cristaloide de 10-20 mL/kg de peso o coloide de 5 mL/kg de peso. Sin embargo, este grado de desplazamiento uterino es difícil de conseguir. La administración de cristaloides con una infusión profiláctica de fenilefrina ajustada para mantener la presión arterial de referencia disminuye la incidencia de hipotensión espinal, náuseas y vómitos y no produce diferencias importantes en los valores de gases del cordón umbilical en comparación con el DMUI.[8] Las náuseas son frecuentes tras el inicio de la anestesia raquídea y pueden estar relacionadas con la hipotensión o con el aumento del tono vagal debido a la simpatectomía.

La *anestesia epidural para el parto por cesárea* se consigue mediante lidocaína al 2% o cloroprocaína al 3%, de 15-25 mL, en dosis crecientes en situaciones no urgentes. En situaciones de emergencia se prefiere la 2-cloroprocaína al 3% (20 mL) porque tiene el tiempo de inicio más corto (3-4 min) y buenos perfiles de seguridad materna y fetal. Cabe destacar que la cloroprocaína puede disminuir la eficacia de los opiáceos y anestésicos locales administrados posteriormente. La adición de bicarbonato de sodio disminuirá el tiempo de bloqueo al convertir más anestésico local a su forma no ionizada. La dosis suele ser de 1 mEq/10 mL de volumen de anestesia local. Se puede añadir epinefrina (5 µg/mL) para aumentar la densidad y prolongar la duración del bloqueo, así como para probar la dosis de un catéter epidural de parto que se utilizará para la anestesia del parto por cesárea. La morfina sin conservadores puede administrarse a través del catéter epidural para la analgesia postoperatoria, normalmente tras el pinzamiento del cordón umbilical.

La *anestesia general para el parto por cesárea* se reserva por lo regular para casos de emergencia o cuando existen contraindicaciones para la anestesia neuroaxial. La atención estándar requiere de dispositivos estándar de la American Society of Anesthesiologists (ASA) y preoxigenación. La colocación adecuada de la paciente y la preoxigenación ayudan a mitigar la desaturación que se produce, esto es especialmente importante en las pacientes embarazadas, pues son muy propensas a la desaturación tras un período de apnea. La administración de un antiácido no particulado y la inducción e intubación de secuencia rápida, con un asistente que proporcione presión cricoidea, también son el estándar debido al mayor riesgo de aspiración. El cirujano prepara y cubre el abdomen de la paciente antes de la inducción de la anestesia para estar listo para realizar la cirugía inmediatamente después de que se confirme la colocación de la cánula endotraqueal. Históricamente, la inducción se realizaba con tiopental; sin embargo, el propofol ha sustituido al tiopental como inductor de elección, principalmente debido a su disponibilidad. La succinilcolina (1 mg/kg de peso) administrada con la inducción proporciona relajación muscular. Una vez que la tráquea está intubada, el anestesiólogo avisa al obstetra y comienza la cirugía.

En general, se recomienda la vigilancia de la temperatura y la descompresión del estómago con una sonda bucogástrica. Se administran oxígeno y anestesia inhalada hasta el nacimiento del feto. Los anestésicos inhalados de más de 1 CAM pueden disminuir el tono uterino; por lo tanto, tras el parto del feto se inicia con una mezcla de óxigeno nitroso y anestésicos inhalados de baja concentración. Se administra un analgésico, un amnésico y, a veces, un relajante muscular adicional. Después de la expulsión de la placenta, se inicia una infusión de oxitocina y se suministran uterotónicos adicionales según sea necesario.

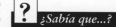

? ¿Sabía que...?

Las náuseas son frecuentes tras el inicio de la anestesia raquídea y pueden estar relacionadas con la hipotensión o con el aumento del tono vagal por la simpatectomía.

A. Analgesia postoperatoria

La morfina intratecal o epidural proporciona una analgesia de larga duración y parece tener un efecto máximo en torno a 150 µg (intratecal) y 3-4 mg (epidural).[9,10] Las dosis más altas no aumentan la analgesia y provocan más náuseas, depresión respiratoria y prurito. Los efectos máximos de la morfina se producen unas 6 h después de la administración y cesan entre 12 y 18 h después de la misma. Las recomendaciones publicadas por la ASA exigen la supervisión de la sedación y de la frecuencia respiratoria cada hora durante las primeras 12 h y cada 2 h durante las segundas 12 h después de la dosis.[11] Los medicamentos para tratar los efectos secundarios incluyen naloxona para tratar la depresión respiratoria o la sedación, un agonista-antagonista opiáceo mixto para tratar el prurito y un antiemético intravenoso. Deben pedirse analgésicos orales como paracetamol (acetaminofeno) y antiinflamatorios no esteroideos. Se pueden administrar opiáceos adicionales si es necesario, siempre y cuando se realice un seguimiento vigilante. La profilaxis con una dosis intraoperatoria de antieméticos disminuye la incidencia de náuseas y vómitos asociados con la morfina neuroaxial. Como alternativa, el anestesiólogo puede dejar el catéter epidural colocado y administrar AECP con anestesia local de baja concentración y opiáceos liposolubles, normalmente durante 24 h después del parto.

Para los pacientes que no reciben morfina neuroaxial o AECP, los bloqueos del plano transverso del abdomen (PTA) mejoran la analgesia al disminuir el dolor de la incisión. Los bloqueos del PTA pueden realizarse inmediatamente después de la operación con guía ecográfica, normalmente con anestesia local de acción prolongada con 10-15 mL por lado.

V. Evaluación fetal y reanimación neonatal

La vigilancia de la frecuencia cardíaca fetal (FCF) durante el parto intenta identificar la hipoxemia o la acidosis fetal y evitar el daño neurológico fetal resultante o la muerte. La supervisión de la FCF puede ser intermitente (mediante auscultación o Doppler) o continua (mediante Doppler externo o electrocardiograma (ECG) fetal). El ECG fetal requiere la colocación de un dispositivo interno en el cuero cabelludo del feto. La madre debe estar dilatada y abierta para que sea posible. Las principales organizaciones obstétricas recomiendan la vigilancia continua de la FCF que se utiliza en casi el 90% de los partos en los Estados Unidos.[12] A pesar del énfasis en los patrones de FCF y el desenlace neurológico neonatal, la parálisis cerebral se debe con mayor frecuencia a un evento antes del parto, no intraparto. La supervisión continua de la FCF se asocia retrospectivamente con menores tasas de parálisis cerebral y muerte. Sin embargo, no se dispone de datos prospectivos aleatorizados debido a cuestiones éticas. Se ha comparado prospectivamente la vigilancia fetal intermitente con la continua, la única diferencia en los resultados es una mayor tasa de partos por cesárea *sin beneficio para el neonato* y, en general, un menor riesgo de crisis epilépticas neonatales.[13]

El trazado obtenido de la FCF es muy preciso, pero no muy específico. Por tanto, una FCF normal y una variabilidad sin desaceleraciones indican casi siempre un feto no acidótico, pero un feto sano puede tener anomalías de la FCF no causadas por acidosis o sufrimiento fetal. La taquicardia fetal puede deberse a hipoxemia, pero también puede ser consecuencia de fiebre o infección maternas, así como de los fármacos administrados a esta (en particular, los agonistas β). Muchos fármacos administrados a la madre, incluyendo el magnesio y los opiáceos, pueden disminuir la variabilidad de la FCF (**fig. 31-7**).

El American Congress of Obstetrics and Gynecology (ACOG) clasifica los trazados de FCF en tres categorías.[10] Un trazado de categoría I es altamente predictivo de un feto sano no acidótico y debe tener las siguientes características: frecuencia cardíaca basal normal, variabilidad normal y ausencia de desaceleraciones que no

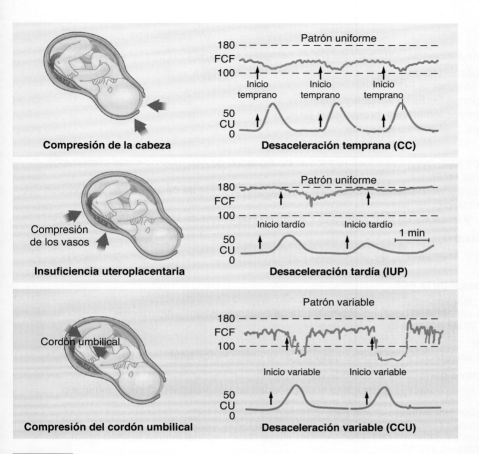

Compresión de la cabeza

Patrón uniforme

180
FCF
100

Inicio temprano   Inicio temprano   Inicio temprano

50
CU
0

Desaceleración temprana (CC)

Compresión de los vasos

Insuficiencia uteroplacentaria

Patrón uniforme

180
FCF
100

Inicio tardío   Inicio tardío

50
CU
0

1 min

Desaceleración tardía (IUP)

Cordón umbilical

Compresión del cordón umbilical

Patrón variable

180
FCF
100

Inicio variable   Inicio variable

50
CU
0

Desaceleración variable (CCU)

Figura 31-7 Clasificación y mecanismo de los patrones de frecuencia cardíaca fetal. CC: compresión de la cabeza; CCU: compresión del cordón umbilical; CU: contracción uterina; FCF: frecuencia cardíaca fetal; IUP: insuficiencia uteroplacentaria (adaptada de Hon EH. *An Introduction to Fetal Heart Rate Monitoring*. Harty Press; 1969:29 y de Braveman FR, Scavone BM, Blessing ME, Wong CA. Obstetrical anesthesia. En: Barash PG, Cahalan MK, Cullen BF, et al, eds. *Clinical Anesthesia*. 8.ª ed. Wolters Kluwer; 2018:1144-1177, fig. 41-8).

sean tempranas. La designación de categoría III se asocia con acidosis fetal y tiene las siguientes características: variabilidad ausente *acompañada de* desaceleraciones tardías o variables que se producen con > 50% de las contracciones o con un patrón sinusoidal. La categoría II incluye cualquier trazado que no cumpla los requisitos de las categorías I o III (**fig. 31-8**).

A. Reanimación intrauterina

Los fetos con trazados categoría III o con bradicardia prolongada requieren un tratamiento rápido. Las principales terapias para el tratamiento de la hipotensión materna en posición lateral son: bolo de fluidos y vasopresores; administración de oxígeno de alto flujo con máscara facial y el cese de las contracciones uterinas con nitroglicerina o terbutalina. Si no se observa ninguna mejoría, está indicado el parto inmediato.

Una *bradicardia fetal* prolongada conducirá a un parto de emergencia por cesárea si las medidas de reanimación intrauterina son ineficaces. Un catéter epidural ya colocado puede ser dosificado con 20 mL de cloroprocaína al 3%, lo que debería proporcionar un grado de anestesia quirúrgica en 3 o 4 min. Se suele optar por la anestesia general si la bradicardia fetal persiste en el quirófano y no hay catéter neuroaxial.

Categoría I

Los trazados de frecuencia cardíaca fetal (FCF) categoría I incluyen:

- Frecuencia basal: 110-160 latidos por minuto (lpm)
- Variabilidad basal de la FCF: moderada
- Desaceleraciones tardías o variables: ausentes
- Desaceleraciones tempranas: presentes o ausentes
- Aceleraciones: presentes o ausentes

Categoría II

Los trazados de FCF categoría II incluyen todos los trazados de FCF que no están clasificados como categorías I o III.

Los trazados categoría II pueden representar una fracción importante de los que se encuentran en la atención clínica.

Los ejemplos de trazados de FCF categoría II incluyen cualquiera de los siguientes:

Frecuencia basal

- Bradicardia no acompañada de variabilidad basal ausente
- Taquicardia

Variabilidad basal de la FCF

- Variabilidad basal mínima
- Ausencia de variabilidad basal no acompañada de desaceleraciones recurrentes
- Variabilidad basal acentuada

Aceleraciones

- Ausencia de aceleraciones inducidas después de la estimulación fetal

Desaceleraciones periódicas o episódicas

- Desaceleraciones variables recurrentes acompañadas de una variabilidad inicial mínima o moderada
- Desaceleración prolongada ≥ 2 min pero < 10 min
- Desaceleraciones tardías recurrentes con variabilidad inicial moderada
- Desaceleraciones variables con otras características como regreso lento a la línea basal, «rebasamientos» u «hombros»

Categoría III

Los trazados de la FCF categoría III incluyen:

- Ausencia de variabilidad basal de la FCF y cualquiera de los siguientes:
  - Desaceleraciones tardías recurrentess
  - Desaceleraciones variables recurrentes
  - Bradicardia
- Patrón sinusoidal

Figura 31-8 **Sistema de interpretación del corazón fetal de tres niveles** (Macones GA, Hankins GD, Spong CY, Hauth J, Moore T. The 2008 National Institute of Child Health and Human Development Workshop on Electronic Fetal Monitoring: Updates on definitions, interpretations, and research guidelines. *Obstet Gynecol.* 2008;112:661, adaptada con autorización).

B. **Pruebas fetales auxiliares inmediatas**

Los fetos o los embarazos de alto riesgo a veces requieren una vigilancia más estrecha o pruebas adicionales para evaluar el estado del feto. Una prueba sin estrés (PSE) consiste en 30 min de supervisión externa continua de la FCF, durante los cuales deben observarse al menos dos aceleraciones de al menos 15 latidos por minuto que duren 15 s o más, lo que indica que el feto está sano. Las PSE se realizan semanalmente o diariamente en función del diagnóstico.

Un perfil biofísico evalúa aún más el estado del feto. Tiene cinco componentes, cada uno de ellos con un máximo de dos puntos que incluyen una PSE, la medición del índice de líquido amniótico, el tono fetal, los movimientos fetales y los intentos de respiración fetal. Las puntuaciones más bajas son indicaciones para el ingreso y el seguimiento continuo y, a veces, para el parto.

Tabla 31-4 Puntuación de Apgar			
Signo	**0**	**1**	**2**
Frecuencia cardíaca	Ausente	< 100 latidos/min	> 100 latidos/min
Esfuerzo respiratorio	Ausente	Lento, irregular	Bueno, notorio
Tono muscular	Flácido	Cierta flexión de las extremidades	Movimiento activo
Irritabilidad	Sin respuesta	Gesticulación	Tose, estornuda o llora
Color	Pálido, azul	Cuerpo rosa, extremidades azules	Completamente rosa

Fuente: Braveman FR, Scavone BM, Blessing ME, Wong CA. Obstetrical anesthesia. En: Barash PG, Cahalan MK, Cullen BF, et al, eds. *Clinical Anesthesia*. 8.ª ed. Wolters Kluwer; 2018:1144-1177.

Los estudios Doppler de la arteria umbilical se realizan en fetos con restricción de crecimiento o en madres con hipertensión o anomalías de la placenta para controlar los signos de empeoramiento de la perfusión fetal (indicados por un flujo deficiente en la diástole o una elevación de la resistencia de la placenta). Se mide el índice de flujo en sístole comparado con el de diástole; una puntuación superior a 3 es preocupante. También se mide el índice de resistencia; una puntuación > 0.6 es indicativa de una elevada resistencia placentaria. El flujo diastólico final ausente (FDFA) se produce cuando el flujo en diástole se detiene debido a un aumento de la resistencia placentaria. El flujo diastólico final inverso (FDFI) se produce cuando el flujo en diástole se desplaza desde la placenta hacia el feto en la arteria umbilical, lo que indica una resistencia placentaria muy elevada. El FDFI es siempre una indicación para el parto. El FDFA es una indicación para el parto en función de la edad gestacional y otros factores. Ambos se asocian con un aumento de la morbilidad y la mortalidad fetales.

La *puntuación de Apgar* es una evaluación general del estado neonatal inmediatamente después del nacimiento. El uso previsto de la puntuación es para guiar la intervención aguda, no para proporcionar un pronóstico. La respiración neonatal, la frecuencia cardíaca, la reacción a los estímulos, el tono y el color se evalúan cada uno de ellos a los 1, 5 y, a veces, a los 10 min posnatales y se les otorga una puntuación de 0 a 2 por categoría. Una puntuación de ≥ 7 se considera normal. Las puntuaciones < 7 requieren intervención adicional (**tabla 31-4; fig. 31-9**).

> **?** *¿Sabía que...?*
>
> La puntuación de Apgar es una evaluación general del estado neonatal inmediatamente después del nacimiento; el uso previsto de la puntuación es para guiar la intervención aguda, no para proporcionar un pronóstico.

VI. Comorbilidades y enfermedades obstétricas

A. Trastornos hipertensivos inducidos por el embarazo

Los trastornos hipertensivos inducidos por el embarazo incluyen la hipertensión gestacional, la preeclampsia o la eclampsia y el síndrome con hemólisis, elevación de enzimas hepáticas y trombocitopenia (HELLP, *hemolysis-elevated liver enzymes with low platelets*). Normalmente, el embarazo provoca una ligera disminución de la presión arterial. La presión arterial elevada en el embarazo es patológica y está asociada con morbilidad y mortalidad fetal y materna. La hipertensión gestacional se define como la elevación de la presión arterial que se produce después de las 20 semanas de gestación, sin proteinuria acompañante. La preeclampsia se define como la elevación de la presión arterial después de las 20 semanas de gestación, acompañada de proteinuria o de otros efectos sobre el sistema de órganos. La eclampsia es una preeclampsia con convulsiones.[14] El síndrome HELLP es una variante de la preeclampsia grave asociada con disfunción hepática y trombocitopenia.

La preeclampsia puede clasificarse además como de características graves si se cumple alguna de las siguientes condiciones: presión arterial elevada, la sistólica por encima de 160 mm Hg o la diastólica por encima de 110 mm Hg, o disfunción de

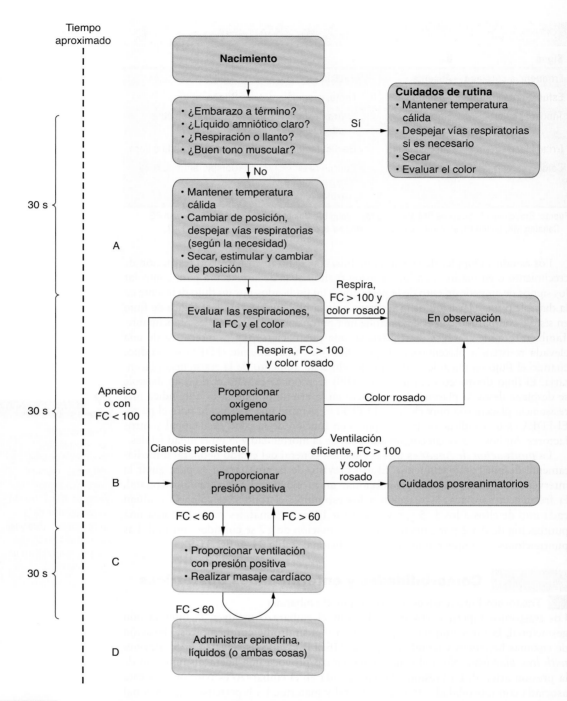

Figura 31-9 Algoritmo para la reanimación neonatal. FC: frecuencia cardíaca (Kattwinkel J, Perlman JM, Aziz K, et al. Special Report–Neonatal Resuscitation; 2010. American Heart Association guidelines for cardiopulmonary resuscitation and emergency cardiovascular care. *Circulation*. 2010;122:S9. Reproducida con autorización).

los órganos principales que puede manifestarse como cefalea grave, alteraciones de la visión o cerebrales, edema pulmonar o cianosis, oliguria o insuficiencia renal, disfunción hepática, trombocitopenia (menos de 100 000/µL) o dolor epigástrico intenso. La proteinuria grave y la restricción del crecimiento fetal ya no se utilizan como indicadores de gravedad, pero se presentan con frecuencia en el trastorno.[14]

La causa de la preeclampsia todavía se está estudiando, pero las anomalías en la implantación de la placenta y la producción placentaria de tromboxano y prostaciclina podrían desempeñar un papel. Una mala perfusión de la placenta provoca una disfunción endotelial sistémica y la activación del sistema renina-angiotensina-aldosterona, lo que provoca hipertensión arteriolar y edema. La agregación plaquetaria se produce en los lugares de la lesión endotelial, lo que provoca una coagulopatía.

La hipertensión grave puede causar isquemia cerebral focal, edema cerebral o hemorragia, lo que conduce a la eclampsia o a las convulsiones, a la muerte o a una discapacidad importante. Un reciente resumen ejecutivo del ACOG recomienda el control inmediato de la presión arterial con antihipertensivos intravenosos para prevenir la morbilidad y la mortalidad.[14] El labetalol y la hidralazina intravenosos son los más utilizados y puede ser necesaria la supervisión directa de la presión arterial. La infusión de magnesio previene la eclampsia.[15] El magnesio aumenta el umbral de las convulsiones, pero tiene muchos efectos secundarios no deseados. La sedación, la disminución de los reflejos, la debilidad muscular y la potenciación del bloqueo neuromuscular, así como la depresión o paro respiratorio y cardiovascular se asocian con la sobredosis de magnesio, que se produce con mayor frecuencia en pacientes con disfunción renal. El profesional debe examinar el estado neurológico de la paciente y controlar las concentraciones de magnesio para evitar una sobredosis. El calcio intravenoso es el principal tratamiento para el paro relacionado con la sobredosis de magnesio.

En última instancia, el tratamiento de la preeclampsia requiere del parto y de la extracción de la placenta. La preeclampsia temprana sin características graves puede tratarse de forma expectante con una cuidadosa vigilancia materna y fetal, así como con antihipertensivos para prevenir el parto prematuro. La preeclampsia con características graves suele ser una indicación para el parto una vez que la paciente se ha estabilizado y se han administrado esteroides para acelerar la madurez pulmonar del feto. La anestesia neuroaxial está contraindicada si hay coagulopatía. Si es necesaria la anestesia general para el parto por cesárea, la laringoscopia y la intubación pueden ser difíciles debido al edema sistémico y de las vías respiratorias; deben utilizarse antihipertensivos intravenosos de acción corta para prevenir la hipertensión grave durante el abordaje de las vías respiratorias.

B. Diabetes mellitus

El embarazo es un estado diabetógeno, por lo que las mujeres pueden desarrollar diabetes mellitus gestacional. La diabetes preexistente suele requerir tratamiento con insulina. El control de la glucemia es muy importante durante el embarazo para evitar malformaciones fetales del sistema nervioso central y cardiovasculares, así como la morbilidad y la mortalidad fetales. Los bebés nacidos de mujeres diabéticas con un mal control de la glucosa tienen tasas mayores de macrosomía, distocia de hombros, dificultad respiratoria, miocardiopatía, policitemia e hipertensión pulmonar persistente, así como ingresos en la unidad de cuidados intensivos neonatales. Durante el parto se realiza un control estricto de la glucosa, a menudo con una infusión de insulina ajustada para mantener los valores de glucosa en sangre entre 80 y 110 mg/dL con el fin de ayudar a prevenir la hipoglucemia neonatal.

C. Obesidad

La mayoría de las estadounidenses tienen sobrepeso, obesidad u obesidad mórbida. Muchas de las implicaciones fisiológicas de la obesidad reflejan las del embarazo y ambas pueden combinarse para producir efectos adversos exagerados. En particular, las pacientes con obesidad tienen mayor gasto cardíaco, mayor trabajo respiratorio, mayor consumo de oxígeno, disminución de los volúmenes pulmonares y más tejido redundante, lo que las hace propensas a sufrir complicaciones durante la inducción y el manejo de las vías respiratorias. Las parturientas con obesidad padecen una compresión aortocava exagerada cuando están en decúbito supino. La obesidad empeora los resultados obstétricos y neonatales, aumentando las tasas de parto disfuncional y cesárea, enfermedades hipertensivas del embarazo, diabetes, macrosomía fetal, distocia de hombros y muerte fetal intrauterina. En el postoperatorio, estas pacientes presentan mayores tasas de infección, alteración de la herida y enfermedad tromboembólica.

Las técnicas de anestesia neuroaxial están plagadas de dificultades pero la guía ecográfica puede facilitar la colocación del bloqueo. El abordaje de las vías respiratorias durante la administración de la anestesia general debe ser motivo de preocupación por posibles fracasos en la ventilación, la intubación o por la aspiración de contenido gástrico. El clínico debe tener poca reticencia para la intubación con fibra óptica en una paciente consciente. Las parturientas con obesidad deben ser evaluadas poco después de su ingreso en la unidad de partos, se fomentará la analgesia neuroaxial temprana para disminuir el riesgo de necesitar anestesia general en caso de que sea necesario un parto de urgencia por cesárea.

D. Fiebre e infección

El embarazo es un estado de inmunodepresión y la infección sistémica se tolera mal. La corioamnionitis es una infección grave frecuente en las pacientes embarazadas que puede provocar parto prematuro, atonía, hemorragia y sepsis. Las infecciones del tracto urinario también son frecuentes y pueden conducir a una infección ascendente y a una pielonefritis debido a la mala función de la válvula ureteral en el embarazo. El síndrome de respuesta inflamatoria sistémica y la sepsis se tratan de la misma manera que en las pacientes no embarazadas, pero las tasas de mortalidad son mayores entre las pacientes embarazadas.

El *virus del herpes simple* (VHS) genital es una infección de transmisión sexual frecuente y es una indicación para el parto por cesárea si hay lesiones genitales o cervicales activas debido al riesgo de infección neonatal. La infección primaria por herpes se asocia con síntomas similares a los de la gripe y con lesiones genitales. La anestesia neuroaxial es controvertida durante la infección primaria debido al riesgo potencial de «sembrar» al sistema nervioso central con el VHS. Muchos anestesiólogos no administrarán la anestesia neuroaxial hasta que las lesiones asociadas con el VHS primario hayan empezado a curar y no haya signos o síntomas de infección sistémica. Las infecciones secundarias no se consideran una contraindicación para las técnicas neuroaxiales. El **VHS oral** reaparece con más frecuencia en las pacientes que reciben morfina neuroaxial. La causa del recrudecimiento no está clara y puede estar relacionada con la inmunomodulación o con el prurito facial y el rascado.

Las pacientes embarazadas y con el virus de la inmunodeficiencia humana (VIH) son tratadas con terapia antirretroviral de gran actividad, siendo el objetivo una carga vírica < 1000 copias/mL. Se permite el parto vaginal si la carga vírica es < 1000 copias/mL. Si la carga vírica es > 1000 copias/mL el parto por cesárea ayuda a prevenir la transmisión vertical al neonato. Durante el parto, la administración de zidovudina intravenosa disminuye la tasa de transmisión vertical del VIH. La lactancia materna está contraindicada. La analgesia y la anestesia neuroaxial no están contraindicadas.

E. Fiebre por analgesia epidural

La temperatura aumenta unos 0.4° por hora en las mujeres con analgesia epidural para el parto, en comparación con aquellas en las que no se utiliza, incluso cuando se controlan otros factores como la medicación para el dolor y la infección.[16] La causa de este aumento de la temperatura no está clara, ni tampoco la importancia clínica de la diferencia de temperatura real. Las mujeres con fiebre relacionada con la analgesia epidural durante el parto pueden ser diagnosticadas incorrectamente con corioamnionitis.

E. Trastornos hemorrágicos

La enfermedad de von Willebrand es la coagulopatía hereditaria más frecuente en las mujeres embarazadas. El factor de von Willebrand (FvW) es importante para la hemostasia normal, ya que provoca la adhesión de los trombocitos al tejido lesionado y sirve como cofactor del factor VIII. Existen tres subtipos de deficiencia de FvW, con deficiencias en la cantidad (cuantitativa) o en la función (cualitativa) del FvW. El subtipo más frecuente, la deficiencia de FvW tipo 1, es el resultado de una disminución de las concentraciones de FvW circulante. El embarazo aumenta las concentraciones circulantes de FvW y puede disminuir los síntomas o la necesidad de tratamiento. Si es necesario, el tratamiento inicial para el tipo 1 es con desmopresina (DDAVP, 1-deamino-8-D-arginina vasopresina), que aumenta la liberación de FvW, duplicando o cuadruplicando las concentraciones circulantes. La DDAVP intravenosa o intranasal comienza a actuar en 30-60 min y su efecto dura 6 h. La tipo 2 tiene cuatro subcategorías y es el resultado de anormalidades cualitativas en el FvW que causan una función anómala. El subtipo 2b se asocia con trombocitopenia y trombosis si se administra DDAVP. Por tanto, la terapia debe incluir un concentrado de factor VIII que contenga FvW (Humate-P®). El plasma fresco congelado (PFC) y el crioprecipitado también contienen FvW. Sin embargo, se recomienda el concentrado de factor VIII si está disponible, ya que el riesgo de transmisión de enfermedades víricas es menor. El tipo 3 es un trastorno grave y recesivo con cifras muy bajas de FvW circulante y hemorragias graves. Una consulta de hematología puede orientar la terapia.

Las coagulopatías adquiridas asociadas con las hemorragias son frecuentes y se deben a la dilución o a la CID. La coagulopatía por dilución se produce tras una hemorragia masiva, cuando la reanimación consiste principalmente en concentrado de eritrocitos (CE) sin plasma ni trombocitos. Además, la CID se asocia con el desprendimiento de la placenta y la embolia de líquido amniótico. El tratamiento de la coagulopatía adquirida es de apoyo e incluye la transfusión de plasma, crioprecipitado y trombocitos.

VII. Urgencias médicas

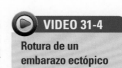
VIDEO 31-4
Rotura de un embarazo ectópico

Hemorragia prenatal. Se produce debido a anomalías agudas relacionadas con el útero o la placenta (desprendimiento de la placenta o rotura uterina) o a una implantación anormal de la placenta (previa).

Desprendimiento de la placenta. Se produce cuando una parte de la placenta se separa prematuramente de su lugar de implantación en el útero. Los desprendimientos grandes pueden causar una pérdida importante de sangre, CID e inestabilidad materna, además de sufrimiento fetal o deceso. Los factores de riesgo de desprendimiento son edad avanzada, hipertensión, diabetes, tabaquismo, traumatismos y consumo de cocaína. El tratamiento es el parto, la administración de líquidos y hemoderivados. Debe vigilarse la coagulación, incluida la concentración de fibrinógeno, ya que pueden existir anomalías que contraindiquen la anestesia neuroaxial.

Rotura uterina. Ocurre con mayor frecuencia en mujeres con antecedentes de parto por cesárea, en particular con una cicatriz uterina vertical «clásica». La rotura uterina es una urgencia quirúrgica y puede asociarse con hemorragia grave. La rotura uterina es menos frecuente si existe una cicatriz uterina transversal baja, se puede ofrecer un intento de parto vaginal (IPV) a las pacientes adecuadas. Debe haber un equipo disponible de inmediato para atender un posible parto por cesárea en las pacientes sometidas a un IPV.

Placenta previa. Se produce cuando la placenta se implanta muy cerca del orificio cervical o lo sobrepasa por completo. El parto vaginal no es posible sin consecuencias maternas y fetales. La placenta previa se asocia con hemorragia materna y con otras anomalías de implantación de la placenta, como la placenta adherida (acreta).

Cuando la placenta previa se produce en el marco de cinco o más partos por cesárea, el riesgo de placenta invasiva o adherida es, cuando menos, del 75%. La hemorragia continua de la placenta previa es una indicación de parto urgente por cesárea.

Vasa previa. Es cuando vasos fetales desprotegidos se sitúan sobre el orificio cervical. Cualquier sangrado vaginal puede ser fetal y, por tanto, representa una urgencia obstétrica que requiere un parto inmediato. La mortalidad fetal (en un feto por lo demás normal) es mayor por la vasa previa que por cualquier otra situación. Por ello, las madres son ingresadas y los fetos son supervisados continuamente hasta que se planifica el parto temprano por cesárea.

Las pacientes con placenta o vasa previa tienen más probabilidades de sufrir una hemorragia posparto, por lo que debe realizarse una prueba de compatibilidad sanguínea y colocárseles un acceso adecuado antes de la cesárea.

Hemorragia posparto (HPP). Es la principal causa de muerte materna en todo el mundo y uno de los principales factores de mortalidad y morbilidad materna en los Estados Unidos. La HPP complica el 3% de los partos[17] y se define como una pérdida de sangre estimada superior a 500 mL en un parto vaginal o a 1000 mL en un parto por cesárea. Sin embargo, en la práctica clínica estos valores se aproximan a los totales promedio de hemorragia. El American College of Obstetricians and Gynecologists revisó esta definición para incluir también la hemorragia asociada con signos o síntomas de hipovolemia en las 24 h posteriores al parto, independientemente de la vía.[18] El flujo sanguíneo uterino a término es de 700-900 mL/min. El útero se contrae normalmente después del parto, lo que provoca una obstrucción mecánica de los vasos sanguíneos para evitar una hemorragia materna importante. La falta de contracción uterina tras el parto se denomina *atonía* y el 80% de las HPP se deben a la atonía uterina.[17] Los factores de riesgo para la atonía son los antecedentes de atonía en un embarazo anterior, la retención de placenta, la corioamnionitis, el aumento o la prolongación del parto, los relajantes uterinos y un útero excesivamente distendido (feto macrosómico, polihidramnios, gestación múltiple). El tratamiento de la atonía incluye masaje uterino bimanual, fármacos uterotónicos, interrupción de los fármacos que pueden afectar a la contracción uterina (anestésicos inhalados) o compresión interna (balón de Bakri) o externa (sutura de B-Lynch) del útero. La histerectomía está indicada para la atonía grave que no responde al tratamiento.

Los medicamentos utilizados habitualmente para la atonía son oxitocina, prostaglandinas y metilergometrina (metilergonovina) (**tabla 31-5**).

Anomalías de la implantación placentaria. Son una causa importante de hemorragias obstétricas masivas. La placenta acreta, increta o percreta ocurre cuando la placenta se adhiere de forma anómala (acreta) o invade (increta) el miometrio o la serosa uterina (percreta). Los partos por cesárea previos o la cirugía uterina se asocian con anomalías en la implantación de la placenta. La placenta adherida puede diagnosticarse mediante ecografía o resonancia magnética (RM), aunque ambas siguen siendo imperfectamente sensibles o específicas. La planificación para el parto por cesárea y la posibilidad de una gran pérdida de sangre es esencial, se necesita un acceso intravenoso de gran calibre adecuado y hemoderivados compatibles y del grupo adecuado. El abordaje quirúrgico seguro de la histerectomía en pacientes con placenta percreta requiere la participación de subespecialidades como la radiología intervencionista, la oncología ginecológica y la cirugía general.

Pérdida masiva de sangre y transfusiones. Pueden ocurrir o ser necesarias en las pacientes obstétricas. Muchos hospitales han creado protocolos de transfusión masiva para facilitar la entrega oportuna de hemoderivados cuando se necesiten. Se recomiendan proporciones elevadas de PFC a CE en el marco de una pérdida y transfusión continuas. Aunque la proporción óptima sigue siendo controvertida, la mayoría de los expertos recomiendan la administración de 1:1 o 1:2 de PFC a CE. Debe administrarse una unidad de crioprecipitado y una unidad de trombocitos (plaquetas) por cada seis CE transfundidos o según los valores del laboratorio. Los

Tabla 31-5 Terapia uterotónica

Medicamento	Dosis	Efectos secundarios
Oxitocina	20-40 U en 1000 mL de LR por infusión i.v. continua	Hipotensión, taquicardia
Alcaloides del cornezuelo de centeno (metilergonovina)	0.2 mg i.m. cada 2-4 h prn	Hipertensión, vasoconstricción Vasoespasmo coronario Desajuste V/Q (desajuste ventilación-perfusión), resistencia vascular pulmonar elevada, náuseas y vómitos
Carboprost (prostaglandina $F_{2\alpha}$/Hemabate®)	0.25 mg cada 15 min × 8 dosis, máximo 2 mg	↑ Resistencia vascular pulmonar Broncoespasmo Diarrea/náuseas Fiebre
Misoprostol	800-1000 mg PR/PV/PO cada 2 h	Fiebre Náuseas
Dinoprostona	20 mg PO cada 2 h	Hipotensión Náuseas

i.m.: intramuscular; i.v.: intravenosa; LR: lactato de Ringer; prn: por razón necesaria; PR/PV/PO: por vía rectal, vaginal u oral.
Fuente: Braveman FR, Scavone BM, Blessing ME, Wong CA. Obstetrical anesthesia. En: Barash PG, Cahalan MK, Cullen BF, et al, eds. *Clinical anesthesia*. 8.ª ed. Wolters Kluwer; 2018:1144-1177.

expertos recomiendan la identificación temprana y el tratamiento enérgico de la coagulopatía. La vigilancia frecuente con pruebas de laboratorio puede ayudar a guiar la terapia (p. ej., hemograma completo, estudios de coagulación, como el tiempo de protrombina y el índice internacional normalizado, el tiempo de tromboplastina parcial, el fibrinógeno o el tromboelastograma). La hemorragia obstétrica puede ir acompañada de fibrinólisis. El uso de ácido tranexámico debe considerarse en la HPP (en la fase temprana de la hemorragia) que no responde a los uterotónicos. El ácido tranexámico temprano se asoció con una reducción del riesgo de muerte por hemorragia durante la HPP sin efectos adversos relevantes.[19] Con el permiso de la paciente, la recuperación de sangre (autotransfusión) puede utilizarse en una hemorragia masiva o en pacientes que rechazan la transfusión.

Embolia de líquido amniótico (ELA). Ocurre cuando el líquido amniótico entra en la circulación de la madre y provoca una respuesta inflamatoria grave. La ELA suele producirse inmediatamente después del parto. La tasa de supervivencia indemne después de una ELA sigue siendo baja. El broncoespasmo, la hipertensión pulmonar aguda, el choque circulatorio y la CID pueden ocurrir con la ELA. El tratamiento es de apoyo y puede incluir una transfusión masiva para la CID y la consecuente hemorragia. Las pacientes pueden ser sometidas a oxigenación por membrana extracorpórea para apoyar la oxigenación y la eliminación de CO_2.

A. Paro cardiopulmonar

La incidencia de paro materno alrededor del parto es de 1 por cada 30 000.[20] El paro materno tiene muchas causas, entre ellas la embolia pulmonar o de líquido amniótico, los errores farmacológicos, las comorbilidades maternas, como la preeclampsia, la arteriopatía coronaria, la valvulopatía grave, o las complicaciones de la anestesia general o neuroaxial. El tratamiento inicial es la reanimación cardiopulmonar (RCP) modificada para la paciente embarazada, utilizando el DMUI, una cuña de Cardiff o una «cuña humana» (sobre las rodillas de un asistente). Otras modificaciones de la RCP, necesarias para el estado de gestación, son la colocación ligeramente más alta de las manos en el esternón para las compresiones torácicas, el uso de la presión cricoidea durante la ventilación con máscara de bolsa hasta la intubación de la tráquea y un alto índice de sospecha de errores farmacológicos como origen del paro cardíaco, en particular la sobredosis de magnesio. El uso de la desfibrilación, los vasopresores y los cardiotónicos se mantiene sin cambios respecto a las directrices de reanimación cardiopulmonar avanzada para adultos. La RCP materna es casi siempre subóptima debido al útero grávido. Si el origen del paro es desconocido o no es inmediatamente reversible, se debe realizar un parto por cesárea *en la sala de partos en los 5 min siguientes al paro*. Para lograr este objetivo, el equipo debe tomar la decisión de realizar un parto por cesárea y realizar la incisión en los 4 min siguientes al paro. Después del parto se puede administrar una RCP adecuada a la madre. Intervalos más largos entre el paro y el parto se asocian con peores resultados neonatales y maternos.

B. Mortalidad materna

La tasa de mortalidad materna se refiere al número de muertes maternas, durante un período de tiempo determinado, por cada 100 000 nacidos vivos. En los Estados Unidos la tasa de mortalidad materna es de 17.4 por cada 100 000. Existen grandes diferencias étnicas: las afroamericanas no hispanas (37.1 por cada 100 000), las blancas no hispanas (14.7) y las hispanas (11.8) difieren en gran medida en cuanto a su mortalidad materna.[21] Las principales causas de mortalidad en los Estados Unidos son: enfermedades cardiovasculares, hemorragias, tromboembolia venosa, infecciones, enfermedades hipertensivas, miocardiopatía, enfermedades mentales y afecciones relacionadas con el embarazo como la ELA. A escala mundial, la tasa de mortalidad materna en los países de bajos ingresos es de 462 por cada 100 000 nacidos vivos, mientras que en los países de altos ingresos es de 11 por cada 100 000.[22] Hemorragia, sepsis e hipertensión inducida por el embarazo son las principales causas de muerte materna en los países no desarrollados. La tasa de mortalidad materna relacionada con la anestesia es de 1.2 por cada millón; la anestesia es la causa de cerca del 1.5% de las muertes maternas en los Estados Unidos.[23]

VIII. Complicaciones de la anestesia neuroaxial

A. Cefalea pospunción dural tratada con parche hemático epidural

La cefalea pospunción dural (CPPD) se produce tras la punción de la duramadre, con la consiguiente fuga de LCR. Se cree que la cefalea asociada se produce porque la pérdida de LCR es mayor que la producción, lo que da lugar a un volumen y una presión de LCR bajos. Se produce entonces una vasodilatación cerebral refleja que provoca cefalea. La cefalea es por lo regular frontal u occipital, puede estar asociada con rigidez o dolor de cuello, aumenta su intensidad con la sedestación y se alivia en decúbito supino. Puede ir acompañada de parálisis de los nervios craneales (la parálisis del nervio motor ocular externo es la más frecuente), náuseas y vómitos o acúfenos. La mayoría de las CPPD se resuelven en una semana, pero algunas pueden persistir más tiempo. El desarrollo de una CPPD es mayor en mujeres jóvenes y delgadas con antecedentes de cefaleas y cuando se utilizan agujas cortantes de mayor calibre. El riesgo de desarrollo de cefalea en las mujeres embarazadas después de una punción dural con una aguja epidural (calibre 17-18) es superior al 50%.[24]

El tratamiento de la CPPD es conservador (líquido intravenoso, cafeína y analgésicos por vía oral) o con un parche hemático epidural (PHE). Para el PHE, el anestesiólogo extrae sangre de la paciente (de forma estéril) y la inyecta en el espacio epidural, «parchando» el orificio dural con un coágulo y deteniendo la fuga de LCR. Por lo general, se inyectan de 15-20 mL de sangre. A veces, el desarrollo de dolor de espalda o cuello con la inyección limita el volumen de sangre que se puede utilizar.

El PHE suele aliviar el dolor inmediatamente, pero puede ser necesario repetirlo si la cefalea reaparece a medida que el coágulo se reabsorbe. Cuando la CPPD no responde al PHE o se asocia con fiebre u otras anomalías neurológicas, está indicado realizar más pruebas diagnósticas para descartar meningitis, hemorragia o trombosis intracraneales.

B. Sobredosis de anestésico local

Los catéteres epidurales pueden convertirse involuntariamente en intravasculares durante la colocación inicial o por migración posterior. Si se administra accidentalmente una gran dosis de anestésico local por vía intravenosa, puede producirse toxicidad sistémica. La neurotoxicidad suele manifestarse antes que la cardiotoxicidad e incluye cambios en el estado mental, convulsiones y confusión. Los efectos cardiovasculares se manifiestan primero como un ensanchamiento del complejo QRS y progresan hacia la taquicardia ventricular o la fibrilación y el paro ventricular. Ante los primeros signos de sobredosis se debe suspender el anestésico local y administrar oxígeno y emulsión lipídica. La emulsión lipídica se une al anestésico local libre para evitar un mayor bloqueo de los canales de sodio cardíacos. Sin embargo, los canales que ya están afectados no se verán alterados. Por tanto, puede ser necesaria la asistencia circulatoria, la RCP e incluso la derivación cardiopulmonar para el rescate, especialmente en el caso de sobredosis de bupivacaína (**fig. 31-10**).

C. Daños a los nervios

Las lesiones nerviosas pueden surgir independientemente de las intervenciones obstétricas o anestésicas. Se producen en una tasa del 0.8% y se cree que se deben a la compresión de los nervios por la cabeza del feto durante su paso por la pelvis, al estiramiento o compresión de los nervios por la posición de la paciente durante el parto. La duración media de la lesión es de 2-3 meses. El nervio cutáneo femoral lateral es el que se ve afectado con mayor frecuencia y se presenta con adormecimiento en la parte lateral del muslo, lo que suele denominarse *meralgia parestésica*. El nervio femoral es el segundo sitio más frecuente de lesión, las parálisis de este nervio pueden ser sensitivas, motoras o mixtas, a veces ocurren bilateralmente. La nuliparidad, la macrosomía fetal, la prolongación de la segunda fase del parto, el parto instrumentado y la duración prolongada de la hiperflexión de la cadera se asocian con mayores tasas de lesiones. La analgesia regional del parto no se asoció con lesiones nerviosas en un amplio estudio prospectivo.[25] En ocasiones, las lesiones radiculares o la radiculopatía pueden presentarse en el posparto debido a la exacerbación de afecciones subyacentes, como la hernia discal. Durante el bloqueo neuroaxial, la aguja o el catéter pueden traumatizar directamente los nervios, provocando lesiones. Dicha lesión suele ir precedida de parestesias durante la instauración del bloqueo. La persistencia de las parestesias o del dolor intenso durante una técnica neuroaxial debe hacer que se retire la aguja o el catéter.

Es importante documentar la exploración neurológica y los déficits preexistentes antes de los procedimientos neuroaxiales. Deben distinguirse las lesiones nerviosas intrínsecas debidas al parto de las resultantes de la anestesia neuroaxial. El electromiograma puede ser útil para determinar el tiempo que ha estado presente el déficit.

D. Hematoma o absceso neuroaxial

La hemorragia epidural o el absceso pueden ser catastróficos debido a la presión ejercida sobre la médula espinal o la cola de caballo. El hematoma neuroaxial es un evento inusual, pero la colocación traumática o difícil, la coagulopatía o el uso de anticoagulantes aumentan la probabilidad de que se produzca. Las recomendaciones de la American Society of Regional Anesthesia sobre el uso de anticoagulantes y la colocación de anestesia neuroaxial pueden consultarse en su página web. La debilidad motora que persiste o empeora a pesar de la interrupción del anestésico local es la presentación más usual de un hematoma neuroaxial. El dolor de espalda

AMERICAN SOCIETY OF
REGIONAL ANESTHESIA AND PAIN MEDICINE

Lista de control para el tratamiento de la toxicidad sistémica de los anestésicos locales

El tratamiento farmacológico de la toxicidad sistémica por anestésicos locales (TSAL) es diferente de otros escenarios de paro cardíaco

Pida ayuda

Abordaje inicial

  Vías respiratorias: ventilar con oxígeno al 100%

  Supresión de convulsiones: se prefieren las benzodiazepinas; EVITE el propofol en pacientes que presenten signos de inestabilidad cardiovascular

  Alertar a la institución más cercana con capacidad para realizar una **derivación cardiopulmonar**

Tratamiento de las arritmias cardíacas

  La **reanimación cardiopulmonar básica y avanzada** requerirá un ajuste de los medicamentos y quizás un esfuerzo prolongado

  EVITE la vasopresina, los bloqueadores de los canales de calcio, los bloqueadores β o los anestésicos locales

  REDUZCA las dosis individuales de epinefrina a < 1 µg/kg de peso

Terapia de emulsión lipídica (20%) (los valores entre paréntesis son para pacientes de 70 kg)

  Bolo de 1.5 mL/kg (masa corporal magra) por vía intravenosa durante 1 min (~100 mL)

  Infusión continua 0.25 mL/kg/min (~18 mL/min; ajuste con pinza de rueda)

  Repita el bolo una o dos veces para el colapso cardiovascular persistente

  Duplique la velocidad de infusión a 0.5 mL/kg/min si la presión arterial permanece baja

  Continuar la infusión durante al menos 10 min después de lograr la estabilidad circulatoria

  Límite superior recomendado: cerca de 10 mL/kg de emulsión lipídica durante los primeros 30 min

Informe los episodios de TSAL en: www.lipidrescue.org. Informe el uso de lípidos en: www.lipidregistry.org

---

Figura 31-10 Lista de control para el tratamiento de la toxicidad sistémica de los anestésicos locales (Neal JM, Bernards CM, Butterworth JF, et al. ASRA practice advisory on local anesthetic systemic toxicity. *Reg Anesth Pain Med*. 2010;35:152-161. Reproducida con autorización).

ESTÉ PREPARADO

- Recomendamos encarecidamente que quienes utilizan anestésicos locales (AL) en dosis suficientes para producir toxicidad sistémica por anestésicos locales (TSAL) establezcan un plan para gestionar esta complicación. Se recomienda hacer un *paquete para tratar la toxicidad anestésica local* y publicar las instrucciones para su uso.

REDUCCIÓN DE RIESGOS (SEA SENSIBLE)

- Use la menor dosis de AL necesaria para lograr la extensión y la duración del bloqueo deseadas.
- Las concentraciones sanguíneas de los anestésicos locales son influidas por el lugar de inyección y la dosis. Los factores que pueden aumentar la probabilidad de TSAL incluyen: edad avanzada, insuficiencia cardíaca, cardiopatía isquémica, anomalías de la conducción, enfermedad metabólica (p. ej., mitocondrial), hepatopatías, baja concentración de proteínas plasmáticas, acidosis metabólica o respiratoria, así como medicamentos que inhiben los canales de sodio. Los pacientes con disfunción cardíaca grave, en particular fracción de eyección muy baja, son más sensibles a TSAL y también más propensos a «acumular» inyecciones (con concentraciones elevadas de AL en el tejido) debido al tiempo de circulación más lento.
- Considere usar un marcador farmacológico o una dosis de prueba para AL, por ejemplo, con epinefrina (5 µg/mL). Conozca la respuesta esperada, el inicio, la duración y las limitaciones de la «dosis de prueba» para identificar una inyección intravascular.
- Aspire la jeringa antes de *cada* inyección mientras vigila si aparece sangre.
- Inyecte gradualmente, mientras observa los signos y consulta los síntomas de toxicidad entre una inyección y otra.

DETECCIÓN (PERMANEZCA VIGILANTE)

- Utilice dispositivos de medición aprobados por la American Society of Anesthesiologists (ASA).
- Supervisar al paciente durante y después de completar la inyección, ya que la toxicidad clínica puede retrasarse hasta 30 min.
- Comuníquese frecuentemente con el paciente para descubrir posibles síntomas de toxicidad.
- Sospeche TSAL en cualquier paciente con alteración del estado mental, síntomas neurológicos o inestabilidad cardiovascular después de una anestesia regional.
- Signos en el sistema nervioso central (pueden ser sutiles o estar ausentes):
  - *Angustia* (agitación, confusión, espasmos musculares, convulsiones)
  - *Depresión* (somnolencia, obnubilación, coma o apnea)
  - *Inespecíficos* (sabor metálico, entumecimiento peribucal, diplopía, acúfenos, mareos)
- Signos cardiovasculares (a menudo la única manifestación de TSAL grave)
  - *Inicialmente pueden ser hiperdinámicos* (hipertensión, taquicardia, arritmias ventriculares), después:
  - *Hipotensión progresiva*
  - *Bloqueos de la conducción, bradicardia o asistolia*
  - *Arritmia ventricular* (taquicardia ventricular, taquicardia [ventricular] helicoidal [*torsades de pointes*], fibrilación ventricular)
- Los hipnóticos sedantes reducen el riesgo de convulsiones, pero incluso una sedación leve puede anular la capacidad del paciente para reconocer o informar síntomas por concentraciones crecientes de AL.

TRATAMIENTO

- El momento de la infusión de lípidos en TSAL es controvertido. El abordaje más conservador, esperar hasta que el soporte vital cardiológico avanzado haya resultado infructuoso, no es razonable porque el tratamiento temprano puede prevenir el colapso cardiovascular. La infusión de lípidos al primer signo de TSAL puede resultar en un tratamiento innecesario, ya que solo una fracción de los pacientes progresará a toxicidad grave. El enfoque más razonable es implementar la terapia con lípidos sobre la base de la gravedad clínica y la tasa de progresión de la TSAL.
- Existe evidencia de laboratorio de que la epinefrina puede afectar la reanimación después de TSAL y reducir la eficacia del rescate de lípidos. Por ello, se recomienda evitar dosis altas de epinefrina y usar dosis más pequeñas, por ejemplo, < 1 µg/kg de peso para tratar la hipotensión.
- El propofol *no debe usarse* cuando existen signos de inestabilidad cardiovascular. El propofol es un depresor cardiovascular con un contenido de lípidos demasiado bajo para proporcionar beneficios. Se desaconseja su uso cuando exista riesgo de progresión a colapso cardiovascular.
- Se recomienda supervisión prolongada (> 12 h) tras cualquier signo de toxicidad sistémica por AL, pues la depresión cardiovascular por AL puede persistir o reaparecer tras el tratamiento.

© 2012. American Society of Regional Anesthesia and Pain Medicine.

Por medio de la presente, ASRA otorga a los médicos el derecho de reproducir este documento como una herramienta para el cuidado de pacientes que reciben dosis potencialmente tóxicas de AL. La publicación de estas recomendaciones requiere el permiso de la ASRA.

El ASRA Practice Advisory on Local Anesthetic Toxicity se difunde en la publicación oficial de la sociedad *Regional Anesthesia and Pain Medicine* y se puede descargar del sitio web de la revista en www.rapm.org.

Neal JM, Bernards CM, Butterworth JF, Di Gregorio G, Drasner K, Hejtmanck MR, Mulroy MF, Rosenquist RW, Weinberg GL. ASRA practice advisory on local anesthetic systemic toxicity. *Reg Anesth Pain Med* 2010;35:152-161.

Figura 31-10 *(continuación).*

a veces acompaña a la debilidad. El tiempo es importante en los casos de hematoma neuroaxial porque los desenlaces neurológicos son peores cuanto más se retrase el tratamiento. La RM es la mejor modalidad de imagen para el diagnóstico. El hematoma neuroaxial requiere una consulta neuroquirúrgica inmediata para una posible descompresión urgente del coágulo.

Infección neuroaxial. Esta puede manifestarse como meningitis o absceso; ambos son eventos muy poco frecuentes. Los contaminantes que causan la meningitis suelen surgir de la nasofaringe del proveedor que colocó el bloqueo. El absceso puede deberse a la microbiota cutánea del paciente. La preparación estéril, el vendaje y el uso de una mascarilla quirúrgica son habituales durante la colocación de los bloqueos neuroaxiales para prevenir la infección iatrogénica.

IX. Anestesia para cirugía no obstétrica durante el embarazo

No se recomienda la cirugía electiva no obstétrica durante un embarazo deseado. Ocasionalmente, condiciones de urgencia justifican la cirugía durante el embarazo, siendo las más frecuentes por apendicitis o traumatismo. El momento más seguro para realizar una intervención quirúrgica durante el embarazo es el segundo trimestre, ya que la intervención quirúrgica durante el primer trimestre se asocia con el aborto espontáneo y durante el tercer trimestre con el parto prematuro. La organogénesis se produce en las primeras etapas del primer trimestre y aún no están claros los efectos que los anestésicos pueden tener sobre el feto en desarrollo.

Se recomienda la confirmación de los tonos cardíacos fetales tanto antes como después de la operación. En determinados casos, puede estar indicada la supervisión fetal continua, concretamente si el feto es viable y si se dispone de personal calificado para realizar un parto urgente por cesárea. La mayoría de las cirugías abdominales impiden el uso de la supervisión fetal continua. Por lo general, se recomienda la observación en el postoperatorio debido al mayor riesgo de parto prematuro.

Se prefiere la anestesia regional siempre que sea posible, incluso para una cirugía abdominal abierta corta y sin complicaciones, como la apendicectomía. Si no es posible (p. ej., para la cirugía laparoscópica), se debe inducir la anestesia general mediante inducción de secuencia rápida e intubación con presión cricoidea. En las pacientes de más de 14 semanas de gestación debe realizarse un DMUI si es posible. La normotensión, el mantenimiento de la eucarbia y la oxigenación adecuada proporcionarán al feto y a la madre una perfusión y oxigenación adecuadas. La mayoría de los anestésicos, salvo los bloqueadores neuromusculares, atraviesan la placenta con efectos desconocidos sobre el feto. Los medicamentos para la reversión del bloqueo neuromuscular atraviesan la placenta, pero el glicopirronio no. Por tanto, el anestesiólogo debe revertir el bloqueo con atropina para evitar efectos fetales en la reversión, incluida la bradicardia.

En resumen, para proporcionar una atención anestésica óptima a las pacientes embarazadas, es necesario tener en cuenta los numerosos cambios fisiológicos maternos que induce el embarazo, así como reconocer los efectos de la anestesia tanto en la madre como en el feto. El anestesiólogo es responsable de brindar analgesia para el parto, pero también de guiar la respuesta a situaciones clínicas complejas de carácter médico y urgencias. El conocimiento exhaustivo de los historiales médicos de las pacientes que ingresan en el servicio de obstetricia, así como la atención multidisciplinaria coordinada son de suma importancia para garantizar resultados óptimos tanto para las madres como para los neonatos.

 Para más información e interactividad, consulte las videoconferencias (en inglés) y la infografía «En un vistazo», disponibles en el libro electrónico gratuito que acompaña a este texto. Las instrucciones de acceso se encuentran detrás de la portada.

Referencias

1. Quinn A, Milne D, Columb M, et al. Failed tracheal intubation in obstetric anaesthesia: 2 yr national case–control study in the UK. *Br J Anaesth.* 2013;110(1):74-80. PMID: 22986421.
2. Sharma S, Alexander J, Messick G, et al. Cesarean delivery: a randomized trial of epidural analgesia versus intravenous meperidine analgesia during labor in nulliparous women. *Anesthesiology.* 2002;96:546-551. PMID: 11873026.
3. Gambling D, Berkowitz J, Farrell T, et al. Randomized controlled comparison of epidural analgesia and combined spinal-epidural analgesia in a private practice setting: pain scores during first and second stages of labor and at delivery. *Anesth Analg.* 2013;116(3):636-643. PMID: 23400985.

4. Pan P, Bogard T, Owen M. Incidence and characteristics of failures in obstetric neuraxial analgesia and anesthesia: a retrospective analysis of 19,259 deliveries. *Int J Obstet Anesth*. 2004;13:227-233. PMID: 15477051.

5. Chau A, Bibbo C, Huang CC, et al. Dural puncture epidural technique improves labor analgesia quality with fewer side effects compared with epidural and combined spinal epidural techniques: a randomized clinical trial. *Anesth Analg*. 2017;124:560-569. PMID: 28067707.

6. Martin JA, Hamilton BE, Osterman MJK, Driscoll AK; National Center for Health Statistics, Centers for Disease Control and Prevention; National Vital Statistics Reports. Births: Final Data for 2018. *Natl Vital Stat Rep*. 2019;68(13):1-47. PMID: 30707672.

7. Osterman MJK. Recent trends in vaginal birth after cesarean delivery: United States, 2016-2018. *NCHS Data Brief*. 2020;(359):1-8. PMID: 32487289.

8. Lee AJ, Landau R, Mattingly JL, et al. Left lateral table tilt for elective cesarean delivery under spinal anesthesia has no effect on neonatal acid-base status. *Anesthesiology*. 2017;127:241-249. PMID: 28598894.

9. Palmer C, Emerson S, Volgoropolous D, et al. Dose-response relationship of intrathecal morphine for postcesarean analgesia. *Anesthesiology*. 1999;90:437-444. PMID: 9952150.

10. Palmer C, Nogami W, Van Maren G, et al. Postcesarean epidural morphine: a dose-response study. *Anesth Analg*. 2000;90:887-891. PMID: 10735794.

11. Horlocker T, Burton A, Connis R, et al. Practice guidelines for the prevention, detection, and management of respiratory depression associated with neuraxial opioid administration: an updated report by the American Society of Anesthesiologists Task Force on Neuraxial Opioids. *Anesthesiology*. 2009;110:218-230. PMID: 19194148.

12. ACOG Practice Bulletin. Intrapartum fetal heart rate monitoring: nomenclature, interpretation, and general management principles. *Obstet Gynecol*. 2009;114(1):192-202. PMID: 19546798.

13. Alfirevic Z, Devane D, Gyte GM. Continuous cardiotocography (CTG) as a form of electronic fetal monitoring (EFM) for fetal assessment during labour. *Cochrane Database Syst Rev*. 2006;3:CD006066. PMID: 16856111.

14. Gestational hypertension and preeclampsia: ACOG Practice Bulletin Summary, Number 222. *Obstet Gynecol*. 2020;135(6):1492-1495. PMID: 32443079.

15. The Eclampsia Trial Collaborative Group. Which anticonvulsant for women with eclampsia? Evidence from the Collaborative Eclampsia Trial. *Lancet*. 1995;345:1455-1463. PMID: 7769899.

16. Segal S. Labor epidural analgesia and maternal fever. *Anesth Analg*. 2010;111:1467-1475. PMID: 20861420.

17. Bateman B, Berman M, Riley L, et al. The epidemioilogy of postpartum hemorrhage in a large, nationwide sample of deliveries. *Anesth Analg*. 2010;110:1368-1373. PMID: 20237047.

18. Committee on Practice Bulletins-Obstetrics. Practice Bulletin No. 183: postpartum hemorrhage. *Obstet Gynecol*. 2011;130(4):e168-e186. PMID: 28937571.

19. Shakur H, Roberts I, Fawole B, et al. The WOMAN Trial (World Maternal Antifibrinolytic Trial). Tranexamic acid for the treatment of postpartum haemorrhage: an international randomised, double blind placebo-controlled trial. *Lancet*. 2017;389:2105-2116. PMID: 20398351.

20. Morris S, Stacey M. Resuscitation in pregnancy. *Br Med J*. 2003;327:1277-1279. PMID: 14644974.

21. National Center for Health Statistics. *National Vital Statistics System*. Centers for Disease Control and Prevention; 2018.

22. World Health Organization. *Trends in Maternal Mortality: 2000 to 2017. Estimates by WHO, UNICEF, UNFPA, World Bank Group and the United Nations Population Division*. World Health Organization; 2019.

23. Hawkins J, Chang J, Palmer S, et al. Anesthesia-related maternal mortality in the United States: 1979–2002. *Obstet Gynecol*. 2011;117:69-74. PMID: 21173646.

24. Choi P, Galinski S, Takeuchi L, et al. PDPH is a common complication of neuraxial blockade in parturients: a meta-analysis of obstetrical studies. *Can J Anesth*. 2003;50(5):460-469. PMID: 12734154.

25. Wong C, Scavone B, Dugan S, et al. Incidence of postpartum lumbosacral spine and lower extremity nerve injuries. *Obstet Gynecol*. 2003;101:279-288. PMID: 12576251.

ANESTESIA NEUROAXIAL PARA INCISIÓN CESÁREA

EN UN VISTAZO

Aproximadamente un tercio de todos los nacimientos en los Estados Unidos ocurren por cesárea. Se realizan muchas cesáreas después de un intento fallido de parto vaginal y es posible que la paciente ya tenga un catéter epidural que se puede utilizar para la anestesia quirúrgica. En otros casos se puede usar una sola inyección medular. A continuación, se muestra una comparación de estas técnicas:

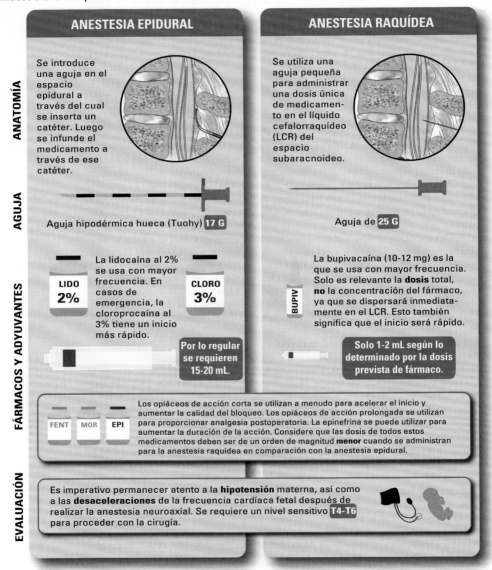

ANESTESIA EPIDURAL

ANATOMÍA
Se introduce una aguja en el espacio epidural a través del cual se inserta un catéter. Luego se infunde el medicamento a través de ese catéter.

AGUJA
Aguja hipodérmica hueca (Tuohy) 17 G

FÁRMACOS Y ADYUVANTES
La lidocaína al 2% se usa con mayor frecuencia. En casos de emergencia, la cloroprocaína al 3% tiene un inicio más rápido.

LIDO 2%

CLORO 3%

Por lo regular se requieren 15-20 mL.

ANESTESIA RAQUÍDEA

Se utiliza una aguja pequeña para administrar una dosis única de medicamento en el líquido cefalorraquídeo (LCR) del espacio subaracnoideo.

Aguja de 25 G

La bupivacaína (10-12 mg) es la que se usa con mayor frecuencia. Solo es relevante la **dosis** total, **no** la concentración del fármaco, ya que se dispersará inmediatamente en el LCR. Esto también significa que el inicio será rápido.

BUPIV

Solo 1-2 mL según lo determinado por la dosis prevista de fármaco.

FENT MOR EPI

Los opiáceos de acción corta se utilizan a menudo para acelerar el inicio y aumentar la calidad del bloqueo. Los opiáceos de acción prolongada se utilizan para proporcionar analgesia postoperatoria. La epinefrina se puede utilizar para aumentar la duración de la acción. Considere que las dosis de todos estos medicamentos deben ser de un orden de magnitud **menor** cuando se administran para la anestesia raquídea en comparación con la anestesia epidural.

EVALUACIÓN
Es imperativo permanecer atento a la **hipotensión** materna, así como a las **desaceleraciones** de la frecuencia cardíaca fetal después de realizar la anestesia neuroaxial. Se requiere un nivel sensitivo T4-T6 para proceder con la cirugía.

También se puede usar una combinación raquídea-epidural para aprovechar la velocidad de inicio de la anestesia raquídea y la capacidad para prolongar la duración de la acción con un catéter epidural.

La anestesia general puede estar indicada si la anestesia neuroaxial está contraindicada o en situaciones de urgencia.

Infografía de: Naveen Nathan MD

Preguntas

1. ¿Cuál de los siguientes perfiles de gasometría arterial es más consistente con una parturienta sana y de término?

    A. pH 7.40, PaO_2 99 mm Hg, PCO_2 40 mm Hg, HCO_3 24 mEq/L
    B. pH 7.44, PaO_2 103 mm Hg, PCO_2 30 mm Hg, HCO_3 20 mEq/L
    C. pH 7.32, PaO_2 98 mm Hg, PCO_2 44 mm Hg, HCO_3 24 mEq/L
    D. pH 7.40, PaO_2 99 mm Hg, PCO_2 45 mm Hg, HCO_3 26 mEq/L

2. Una mujer de 37 años de edad con antecedentes de asma persistente moderada, que requiere el uso frecuente de esteroides, acaba de dar a luz a un recién nacido sano por cesárea tras una inducción fallida del parto. El obstetra le dice que está experimentando atonía uterina. ¿Qué uterotónico está relativamente contraindicado para esta paciente?

    A. Metilergonovina (i.m.)
    B. Oxitocina (i.v.)
    C. 15-metil prostaglandina F2α (i.m.)
    D. Prostaglandina E2 (bucal)

3. ¿Cuál de los siguientes parámetros cardíacos disminuye durante el embarazo?

    A. Resistencia vascular sistémica
    B. Gasto cardíaco
    C. Volumen sistólico
    D. Frecuencia cardíaca

4. Durante un parto por cesárea bajo anestesia general, ¿qué anestésico puede provocar relajación uterina?

    A. Óxido nitroso
    B. Anestésicos volátiles
    C. Opiáceos
    D. Propofol

5. Una paciente de 25 años de edad con un embarazo previo (G1) se encuentra actualmente en trabajo de parto con un catéter epidural bien colocado. Presenta desaceleración prolongada de la frecuencia cardíaca fetal que no se corrige con medidas conservadoras y se toma la decisión de proceder a un parto urgente por cesárea para el bienestar fetal. ¿Cuál de las siguientes combinaciones de anestésicos locales dará lugar a un inicio más rápido de la anestesia quirúrgica?

    A. Lidocaína al 2% con epinefrina 1:200 000
    B. Lidocaína al 2% con epinefrina 1:200 000 y bicarbonato de sodio
    C. 2-cloroprocaína al 3%
    D. 2-cloroprocaína al 3% con bicarbonato de sodio

Respuestas

1. B

Si se obtiene una gasometría de una parturienta sana, cabe esperar una ligera alcalosis respiratoria con acidosis metabólica compensatoria. Esto se debe al aumento del volumen respiratorio por minuto observado en el embarazo (aumento del volumen corriente y aumento mínimo de la frecuencia respiratoria). También observará un ligero incremento de la presión parcial arterial de oxígeno. Para compensar esto, los riñones excretarán

bicarbonato en la orina creando una acidosis metabólica compensatoria. La respuesta A es una gasometría normal en una persona sana, no parturienta. La respuesta C es consistente con la acidosis respiratoria aguda. Incluso los valores de PCO_2 que se consideran normales en pacientes no embarazadas deben ser preocupantes por la retención de dióxido de carbono durante el embarazo. La respuesta D es compatible con una acidosis respiratoria con alcalosis metabólica compensatoria.

2. C

El carboprost (15-metil prostaglandina $F_{2\alpha}$) debe utilizarse con precaución en pacientes con asma mal controlada, ya que puede inducir broncoespasmos. La metilergonovina debe utilizarse con precaución en pacientes con hipertensión mal controlada o preeclampsia, ya que puede causar hipertensión grave. La oxitocina y el misoprostol (prostaglandina E_2) son seguros en las pacientes.

3. A

La resistencia vascular sistémica (RVS) disminuye alrededor de 20% durante el embarazo, en gran parte debido a la vasodilatación periférica mediada por un aumento de los factores relacionados con el endotelio. Para compensar esta disminución de la RVS, se produce un aumento del gasto cardíaco (de casi 40%) durante el embarazo. Este incremento del gasto cardíaco se consigue tanto por el aumento del volumen sistólico como de la frecuencia cardíaca.

4. B

Los anestésicos volátiles, especialmente cuando se utilizan en cantidades de 1 CAM o superiores, causan relajación uterina. Los otros medicamentos (óxido nitroso, opioides y propofol) no provocan relajación uterina. Por tanto, después del parto se debe minimizar el uso de anestésicos volátiles utilizando un anestésico multipropósito. Esto puede lograrse utilizando 0.5 CAM volátil con óxido nitroso o convirtiendo a anestesia intravenosa total con infusión de propofol. Los opiáceos no tienen ningún efecto sobre el tono uterino y deben utilizarse como parte de un enfoque con diversos fármacos para tratar el dolor.

5. D

La 2-cloroprocaína al 3% con bicarbonato de sodio recién añadido dará lugar al inicio más rápido de la anestesia, estimado en unos 3 min. A pesar de tener un pK_a elevado (cerca de 9), la 2-cloroprocaína al 3% es la que tiene un efecto más rápido porque se utiliza en concentraciones elevadas debido a su baja toxicidad sistémica (se metaboliza rápidamente por hidrólisis de ésteres). La lidocaína al 2% se utiliza a menudo para los partos por cesárea no urgentes y da lugar a un grado de anestesia quirúrgica en unos 10 min. La adición de bicarbonato de sodio acelerará el inicio de la acción tanto de la cloroprocaína como de la lidocaína. La alcalinización del anestésico local desplaza una mayor cantidad de moléculas a su forma no ionizada y, por tanto, el anestésico atraviesa la membrana celular más rápidamente (recordemos que los anestésicos locales actúan sobre la porción intracelular de los canales de sodio celulares y, por ende, deben entrar a la célula).

32 Anestesia para traumatismos y quemaduras

Pudkrong Aichholz y Andreas Grabinsky

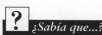
I. Evaluación inicial del traumatismo y reanimación

Las lesiones traumáticas son la principal causa de muerte en todo el mundo, sobre todo en los grupos de edad más jóvenes y pueden ocasionar una pérdida importante de años de vida. En el tratamiento de los pacientes gravemente heridos el tiempo es vital. Se realiza mejor mediante un enfoque de equipo interdisciplinario en el que los anestesiólogos son responsables del abordaje de las vías respiratorias y la ventilación, de la asistencia para el acceso vascular, la reanimación con líquidos y hemoderivados, la sedación y el control de la presión arterial.

Es más probable que los pacientes con lesiones graves requieran un traslado rápido al quirófano para recibir la atención quirúrgica definitiva. Es muy benéfico disponer de anestesia a pie de cama en la sala de urgencias (SU) para facilitar dicho transporte. En algunos casos, el ingreso directo de un paciente traumatizado al quirófano evitando la SU también puede reducir el tiempo para la atención definitiva.

Para facilitar un proceso de reflexión sistemático y el entendimiento entre los distintos proveedores de especialidades, se suele utilizar el enfoque del *Advanced Trauma Life Support* (ATLS) del American College of Surgeons para evaluar y atender a los pacientes lesionados. En resumen, el ATLS consiste en una *inspección primaria* (identificación de las lesiones que amenazan la vida simultánea con la reanimación), una *exploración secundaria* (evaluación exhaustiva de todas las demás lesiones y afecciones asociadas) y la *atención definitiva* (médica, quirúrgica o de cuidados intensivos). Aquí nos centraremos en la inspección primaria y en la reanimación.

A. Abordaje de las vías respiratorias con restricción del movimiento de la columna

La evaluación y el aseguramiento de las vías respiratorias es el primer paso de la inspección primaria. Se realiza una evaluación rápida mediante preguntas sencillas a los pacientes. Los pacientes que pueden hablar suelen tener vías respiratorias permeables y no requieren un abordaje inmediato de las mismas. Para una evaluación más exhaustiva el capítulo 20 ofrece detalles sobre el abordaje de las vías respiratorias en entornos electivos y de urgencias.

En los casos de traumatismo, los métodos estándar de evaluación de las vías respiratorias (tablas 20-4 a 20-6; fig. 20-3) pueden verse limitados por la falta de cooperación del paciente. Esto hace que la inspección visual de la cara y el cuello sea el pilar de dicha evaluación. Un cuello corto y gordo, con menos de tres dedos de distancia desde la muesca tiroidea hasta la punta de la mandíbula (es decir, la distancia tiromental), es preocupante por tratarse de una vía respiratoria potencialmente difícil. La asimetría facial evidente sugiere además una anomalía anatómica subyacente, ya sea traumática, congénita o neoplásica. La limitación de la amplitud de movimiento del cuello, ya sea por condiciones preexistentes o por la inmovilización de la columna cervical, sugiere además una vía respiratoria más difícil. Los criterios LEMON modificados (**tabla 32-1**) pueden utilizarse para predecir una vía respiratoria potencialmente difícil.

Tabla 32-1 Puntuación LEMON modificada

	Criterio	Puntaje
Look (observar)	**Observar signos externos** • Traumatismo facial • Barba o bigote • Incisivos grandes • Lengua grande	 1 1 1 1
Evaluate (evaluar)	**Evaluar con la regla 3-3-2:** • Distancia interincisivos <3 dedos de ancho • Distancia hioides-mentón <3 dedos de ancho • Distancia tiroides-piso de la boca <2 dedos de ancho	 1 1 1
Mallampati	**Puntuación de Mallampati de 3 o 4:** no se cuenta en la puntuación total de LEMON modificada	-
Obstruction (obstrucción)	**Obstrucción:** cualquier afección que cause obstrucción de las vías respiratorias	1
Neck (cuello)	**Movilidad del cuello:** cualquier afección que limite la movilidad del cuello, incluyendo la inmovilización	1
	Puntuación total	9

Debe asumirse un posible «estómago lleno» y alto riesgo de aspiración en todos los pacientes traumatizados. Por ello, suele hacerse una intubación de secuencia rápida (INTSR). Si es posible, se asegura el acceso intravenoso (i.v.) o intraóseo (i.o.) y la preoxigenación antes de iniciar cualquier manipulación de las vías respiratorias.

La presión cricoidea (PC) se aplica habitualmente como parte del protocolo de INTSR, con el objetivo de prevenir la aspiración gástrica. Sin embargo, las pruebas que apoyan el beneficio de la PC son controvertidas y también sugieren que puede empeorar la visión laringoscópica.[1] El mantenimiento de la PC durante el vómito activo supone un riesgo de lesión esofágica; por tanto, la PC no está pensada para prevenir la aspiración en un paciente con vómitos, sino para prevenir el reflujo pasivo del contenido gástrico hacia la faringe. De hecho, si un paciente comienza a vomitar, hay que liberar la PC, poner al paciente de lado (si es posible) y aspirar la emesis.

Hasta descartar una lesión medular cervical, la columna vertebral debe protegerse de los movimientos excesivos que puedan provocar o empeorar una lesión de la médula espinal (LME). La *estabilización y alineación manual* (EAM) de la columna cervical se usa de forma rutinaria para el abordaje urgente de las vías respiratorias de los pacientes traumatizados con riesgo de lesión de la columna cervical, la médula espinal, o ambas. Sin embargo, los estudios en cadáveres han demostrado que la EAM no garantiza la inmovilidad de la columna. La adhesión rígida a la EAM o a la PC, en el contexto de una mala visión de las cuerdas vocales, puede aumentar la dificultad y la duración de la intubación traqueal; por tanto, se podría obviar la EAM o la PC en el contexto de un cuadro clínico general que da prioridad a asegurar la vía respiratoria.

Tanto la ventilación con mascarilla como la intubación traqueal pueden ser un reto en los pacientes traumatizados debido a las lesiones en la cabeza y el cuello, la ingesta oral reciente que aumenta el riesgo de aspiración o las posibles lesiones pulmonares que pueden perjudicar tanto la oxigenación como la ventilación. El cumplimiento del algoritmo de la American Society of Anesthesiologists (ASA) para la vía respiratoria difícil es esencial (*véase* Apéndice D), incluida la planificación y preparación de diversas técnicas de reserva para abordar las vías respiratorias. Sin embargo, en pacientes con lesiones traumáticas graves, cancelar el procedimiento rara vez es una opción. Si el intento de intubación fracasa, está indicado pasar rápidamente a una vía aérea quirúrgica de urgencia (cricotirotomía, traqueostomía), ya que la mayoría de los pacientes traumatizados tienen una reserva limitada y no toleran intentos prolongados de intubación (**fig. 32-1**).

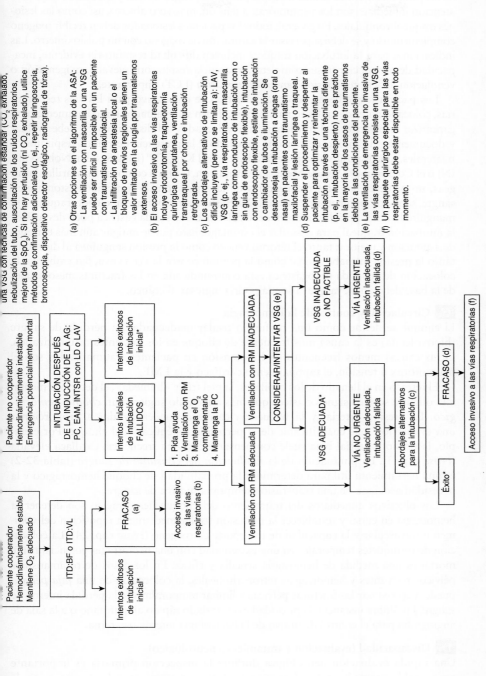

Figura 32-1 Algoritmo de abordaje de las vías respiratorias en casos de traumatismo de la American Society of Anesthesiologists Committee on Trauma and Emergency Preparedness. AG: anestesia general; ASA: American Society of Anesthesiologists; EAM: estabilización y alineación manual; EIF: endoscopio de intubación flexible; INTSR: intubación de secuencia rápida; ITD:BF: intubación traqueal con paciente despierto mediante broncoscopio flexible; ITD:VL: intubación traqueal con paciente despierto mediante videolaringoscopio; LAV: laringoscopia asistida por video; LD: laringoscopia directa; PC: presión cricoidea; RM: respirador manual (ambú); VRD: vía respiratoria difícil; VSG: vía supraglótica (Hagberg CA, Kaslow O. Difficult airway management algorithm in trauma updated by COTEP. *ASA Monitor.* 2014;78:56-60, fig. 1).

B. Respiración y ventilación

La evaluación de la respiración es un componente esencial de la inspección primaria porque varias afecciones pueden alterar la oxigenación, la ventilación (o ambas) después de un traumatismo. Las situaciones que ponen en peligro la vida y a menudo requieren atención inmediata son los neumotórax a tensión, masivo o abierto, así como las lesiones traqueobronquiales. En general, todos los pacientes lesionados deben recibir oxígeno complementario y se debe supervisar la saturación de oxígeno con un pulsioxímetro. Las indicaciones para la intubación traqueal incluyen dificultad respiratoria evidente, incapacidad de pronunciar frases completas, frecuencia respiratoria elevada, oxigenación o ventilación deficientes y *lesión cerebral traumática* (LCT) importante.

Los pacientes que llegan con cualquier tipo de dispositivo para las vías respiratorias, colocado antes de la llegada al hospital, deben ser evaluados inmediatamente para garantizar la posición y el funcionamiento adecuados del dispositivo. Se debe evaluar y documentar el dióxido de carbono exhalado y la presencia de ruidos respiratorios bilaterales. Los dispositivos supraglóticos, como el King LT® (King System, Noblesville, IN) o el Combitube® (Moore Medical, Farmington, CT), así como las mascarillas laríngeas, no protegen las vías respiratorias de la aspiración de contenidos estomacales, sangre, saliva o fragmentos de dientes. Deben sustituirse por un tubo endotraqueal con manguito lo antes posible. También debe colocarse una sonda gástrica poco después de la intubación traqueal para desinflar el estómago. Esto puede mitigar aún más el riesgo de aspiración y mejorar tanto el retorno venoso como la presión sanguínea al disminuir tanto la presión intraabdominal como la presión contra la vena cava. Sin embargo, la colocación de la sonda nasogástrica está contraindicada en las fracturas mesofaciales de la base del cráneo, ya que la sonda podría ingresar al cráneo.

C. Circulación y control de la hemorragia

El choque se define como una perfusión tisular inadecuada. La pérdida de sangre (hipovolemia) es la causa más frecuente de choque en los pacientes traumatizados. Otras causas menos frecuentes de hipotensión en pacientes traumatizados son el neumotórax a tensión, el taponamiento cardíaco y la LME.

El retraso en el llenado de los capilares, la piel fría y «húmeda», el deterioro mental y la oliguria son los signos clásicos que más a menudo sugieren un *choque hemorrágico*. La presión arterial y la frecuencia cardíaca pueden ayudar a proporcionar una evaluación más cuantificable de la perfusión sistémica y del choque. Por ejemplo, la presión arterial baja suele compensarse con una frecuencia cardíaca elevada (*véase* cap. 3). La puntuación de la *Evaluación del consumo de sangre* (**tabla 32-2**) es una herramienta útil para determinar la probabilidad de choque hemorrágico y la necesidad asociada de una transfusión temprana masiva de sangre.

Los objetivos inmediatos del tratamiento del choque hemorrágico son detener la hemorragia en curso y restablecer la perfusión tisular mediante la reposición del volumen intravascular y la capacidad de transporte de oxígeno (*véase* cap. 24). La colocación de torniquetes temporales en una extremidad con una hemorragia potencialmente mortal es una medida de hemostasia sencilla y eficaz. En los casos de traumatismos pélvicos relevantes y hemorragias retroperitoneales, la colocación de una *faja pélvica* puede reaproximar las fracturas pélvicas y limitar temporalmente la pérdida interna de sangre. En última instancia, la prioridad es el traslado rápido al quirófano o a la sala de angiografía para el control definitivo de la hemorragia interna o externa.

D. Discapacidad (evaluación y tratamiento neurológico)

Una rápida evaluación neurológica durante la inspección primaria es importante para establecer una base de referencia para futuros tratamientos. La comprensión de la puntuación de la *escala del coma de Glasgow* (ECG) (*véase* cap. 30, tabla 30-2) es fundamental para evaluar y cuantificar rápidamente el estado mental y la función motora de los pacientes traumatizados. También orienta sobre la necesidad de intubación traqueal en pacientes con LCT. Cabe destacar que el iris no contiene

Tabla 32-2 Puntuación para la evaluación del consumo de sangre

¿Mecanismo penetrante en la lesión?	SÍ/NO
¿Presión arterial sistólica <90 mm Hg?	SÍ/NO
¿Frecuencia cardíaca >120 latidos por minuto?	SÍ/NO
¿Examen FAST positivo?	SÍ/NO
Si hay dos o más respuestas SÍ se activa el protocolo de transfusión masiva.	

FAST: evaluación enfocada con ecografía en casos de traumatismo (*focused assessment with sonography in trauma*).

receptores nicotínicos de acetilcolina; por tanto, los bloqueadores neuromusculares no afectan al tamaño de la pupila.

La LCT es la principal causa de muerte entre los traumatismos. Cualquier sospecha de LCT debe ser evaluada con una tomografía computarizada (TC) de la cabeza para identificar lesiones primarias (p. ej., hematoma intracraneal) que requieran cirugía inmediata o cuidados intensivos especializados. Sin embargo, a lo largo de la inspección primaria se da prioridad al mantenimiento de una presión sanguínea y una oxigenación adecuadas para evitar una *lesión cerebral secundaria* debida a la isquemia neuronal. En los pacientes con LCT grave definida como puntuación en la electrocardiografía de 3 a 8, las directrices de la Brain Trauma Foundation recomiendan que la presión arterial sistólica sea ≥100 mm Hg para los pacientes de 50-69 años o a ≥110 mm Hg para los pacientes de 15-49 o de más de 70 años de edad. Incluso las reducciones transitorias de la presión arterial o de la saturación de oxígeno pueden afectar profundamente la mortalidad de estos pacientes.[2] El tratamiento anestésico perioperatorio de la LCT se analiza a detalle en el capítulo 30.

En los pacientes que han sufrido una *LME* es importante evaluar el nivel anatómico del déficit neurológico lo antes posible. El grado sensitivo se determina por el nivel dermatómico del tacto o el dolor. La función motora se evalúa mediante la puntuación de la American Spinal Injury Association (*véase* cap. 26, tabla 26-1). La evaluación del tono del esfínter anal es también un componente importante de la exploración motora.

La administración de metilprednisolona, que en su día fue una práctica habitual para mejorar la recuperación neurológica de los pacientes con LME, pero con un beneficio cuestionable, se ha visto asociada en la literatura médica reciente con resultados negativos como la infección. Por ende, esta práctica ya no es recomendada por las guías para la práctica clínica.[3]

El tratamiento inicial de la sospecha de LME incluye la colocación de un collarín cervical rígido y estrictas precauciones de movilidad para minimizar el movimiento de la columna vertebral, especialmente en pacientes con intoxicación o LCT, cuando es difícil descartar la LME. Estos pacientes deben permanecer con un collarín cervical hasta que se puedan realizar los estudios de imagen definitivos. La eliminación de la lesión cervical solo se recomienda tras un resultado negativo de la TC de la columna vertebral de alta calidad[4] y preferiblemente después de que el paciente pueda mover el cuello sin ningún déficit neurológico.

E. Control de la exposición a riesgos y al ambiente

El último paso de la inspección primaria consiste en examinar todo el cuerpo del paciente (incluida la espalda) para no pasar por alto ninguna lesión. Para evaluar las lesiones vasculares mayores, se debe valorar la presencia y carácter de los pulsos periféricos, y el color y la temperatura de la piel. Una extremidad fría y mal perfundida debe ser evaluada inmediatamente por una posible lesión arterial y revascularización. Al mismo tiempo, deben aplicarse medidas para evitar la hipotermia, pues esta puede empeorar la perfusión periférica y la coagulopatía, así como aumentar la mortalidad.

 ¿Sabía que?

Una ECG de 15 puntos requiere respuestas motoras cooperativas y habilidades verbales que se encuentran en los niños mayores y los adultos, pero no en los niños más pequeños o los lactantes; por tanto, existe una ECG pediátrica de 15 puntos similar, pero modificada, que debe utilizarse en niños y lactantes que todavía no hablan.

Una vez completada la inspección primaria, se debe realizar una anamnesis más detallada, una exploración física e indagaciones para identificar cualquier lesión restante y formular planes de tratamiento definitivos en función de la urgencia de cada afección.

F. Gestión interdisciplinaria en equipo

La *gestión de la tripulación de vuelo* es un concepto desarrollado por la industria de la aviación en el que cada miembro del equipo multidisciplinario tiene la misma responsabilidad sobre la seguridad de los pasajeros. Por ejemplo, cualquier miembro de la tripulación de vuelo puede alertar al piloto al mando de un peligro potencial. Este concepto es especialmente relevante en el caso de los traumatismos, cuando la atención es necesariamente multidisciplinaria y los procedimientos fundamentales deben producirse de forma simultánea y oportuna. Un elemento central del concepto «gestión de la tripulación» es la comunicación clara y libre entre todas las partes, independientemente de la jerarquía. Cuando deben producirse varios procedimientos y terapias simultáneamente, puede ser valioso utilizar una lista de comprobación para verificar que no se pasa por alto ningún paso esencial.[5] La lista de control recomendada para la anestesia en traumatología y urgencias se muestra en la **figura 32-2**. La asignación de funciones predeterminadas a los miembros del equipo de reanimación anestésica también es una forma eficaz de mantener la organización en el quirófano de traumatología (**fig. 32-3**).

II.   Abordaje operatorio: consideraciones generales

A. Supervisión

Los dispositivos estándar de supervisión de la ASA se describen en el capítulo 15. En caso de emergencia, el pulsioxímetro puede proporcionar información razonablemente precisa sobre la frecuencia cardíaca y la saturación de oxígeno. Una forma de onda de mala calidad también puede sugerir una mala perfusión periférica. Una línea arterial puede proporcionar una medición precisa de la presión arterial «latido a latido» y facilitar la toma frecuente de muestras de sangre. También puede utilizarse para estimar el gasto cardíaco y el estado del volumen intravascular (*véase* cap. 23). Sin embargo, la colocación de una vía arterial nunca debe retrasar el inicio de un procedimiento hemostático urgente. En los casos graves de choque hemorrágico, la forma de onda del CO_2 exhalado puede ser un indicador sensible de hipoperfusión, ya que la reducción del retorno venoso provocará una disminución del gasto cardíaco y una reducción del CO_2 exhalado. Un descenso importante y repentino del CO_2 exhalado en un paciente traumatizado e hipotenso suele ser un signo de colapso cardiovascular inminente.

B. Fármacos anestésicos y adyuvantes

Los medicamentos deben seleccionarse en función del estado mental del paciente, de sus lesiones y de su estado hemodinámico. Los pacientes gravemente lesionados con hipovolemia son muy susceptibles a los efectos inotrópicos y vasodilatadores negativos de los anestésicos, en particular de ciertos fármacos de inducción (p. ej., propofol) y de los anestésicos volátiles. Por ello, todos los fármacos anestésicos deben ser ajustados lenta y cuidadosamente para evitar el colapso cardiovascular en estos pacientes. Es posible que los pacientes traumatizados inconscientes no necesiten muchos fármacos sedantes para la intubación traqueal, si bien se beneficiarán de la relajación muscular para facilitar la intubación. Del mismo modo, los pacientes hipovolémicos pero conscientes suelen requerir una dosis significativamente reducida de anestesia y se benefician de medicamentos como el etomidato o la ketamina, que proporcionan una mejor estabilidad de la presión arterial que el propofol. En la **tabla 32-3** se ofrece una lista parcial de los fármacos anestésicos y adyuvantes perioperatorios más utilizados, junto con las precauciones específicas para su uso en pacientes traumatizados.

ANTES DE LA LLEGADA DEL PACIENTE
- ☐ Temperatura ambiente de 25 °C o más
- ☐ Calentar la vía intravenosa
- ☐ Comprobar el equipo
- ☐ Instrumental para vías respiratorias
- ☐ Medicamentos para urgencias
- ☐ **BANCO DE SANGRE: «6 U O negativo de ConEr, 6 U de PFC AB y 5-6 U de trombocitos (plaquetas) de donantes aleatorios (1 dosis estándar para adultos) disponibles»**

A LA LLEGADA DEL PACIENTE
- ☐ ¿Paciente identificado para cirugía urgente o por traumatismo?
- ☐ **BANCO DE SANGRE: «¡Envíe sangre para T&C, inicie PTM ahora!»**
- ☐ Acceso intravenoso
- ☐ Supervisión (SaO$_2$, PA, ECG)
- ☐ **Cirujano: «¡Esterilizar y preservar el área esterilizada!»**
- ☐ Preoxigenación

INDUCCIÓN
- ☐ Somnífero (ketamina, propofol o etomidato)
- ☐ Bloqueo neuromuscular (succinilcolina o rocuronio)

INTUBACIÓN
- ☐ **(+) CO$_2$ exhalado → cirujano: «¡Adelante!»**
- ☐ Colocar sonda bucogástrica

ANESTESIA
- ☐ (Anestésico volátil o benzodiazepina) + narcótico
- ☐ Considera AIVT
- ☐ Colocar un acceso intravenoso adicional si es necesario y una línea arterial

REANIMACIÓN
- ☐ Enviar resultados iniciales de laboratorio
- ☐ Vigilar la tendencia de la PAM
- ☐ Objetivo del PFC: ConEr controvertido, pero considere PFC temprano
- ☐ Diuresis objetivo: 0.5-1 mL/kg por hora
- ☐ Considere el uso de ácido tranexámico con < 3 h después de la lesión; 1 g durante 10 min × 1, luego 1 g durante 8 h
- ☐ Considere 1 g de cloruro de calcio
- ☐ Considere 100 mg de hidrocortisona
- ☐ Considere 5-10 UI de vasopresina
- ☐ Administrar los antibióticos apropiados
- ☐ Consideraciones especiales para LCT (PAS > 90-100 mm Hg, SaO$_2$ > 90%, PCO$_2$ 35-45 mm Hg)

CIERRE/POSTOPERATORIO
- ☐ **Unidad de cuidados intensivos: «¿Dispone de una cama?»**
- ☐ Iniciar ventilación pulmonar con volumen bajo (volumen total = 6 mL/kg de peso corporal ideal)

Figura 32-2 **Lista de control para la anestesia en traumatismos y urgencias.** Se muestran estrategias fundamentales de preparación y tratamiento para cada paso sucesivo en la atención perioperatoria de urgencia para víctimas de traumatismo grave. AIVT: anestesia intravenosa total; CO$_2$E: dióxido de carbono exhalado; ConEr: concentrado de eritrocitos; EAM: estabilización y alineación manual; ECG: electrocardiograma; ECGW: escala de coma de Glasgow; GA: gasometría arterial; INDSR: inducción de secuencia rápida; LCT: lesión cerebral traumática; PA: presión arterial; PAM: presión arterial media; PAS: presión arterial sistólica; PFC AB: plasma fresco congelado tipo AB; PTM: protocolo de transfusión masiva; SaO$_2$: saturación de oxígeno; T&C: tipo sanguíneo y compatibilidad.

C. **Inducción y abordaje de las vías respiratorias**

La *inducción de secuencia rápida* (INDSR) es el proceso de inducción i.v. de la anestesia general y el bloqueo neuromuscular, tras lo cual se coloca rápidamente una cánula endotraqueal para asegurar las vías respiratorias. Esto se hace mediante ventilación con máscara de presión positiva limitada para minimizar el riesgo de regurgitación y aspiración del contenido gástrico (*véase* cap. 20). La INDSR se emplea habitualmente en pacientes traumatizados. Suele combinarse con EAM en pacientes

? **¿Sabía que...?**

Mientras que la inducción e intubación en secuencia rápida son generalmente un procedimiento de dos personas, se requiere un mínimo de tres cuando se realiza el procedimiento en un paciente con posible lesión de la columna cervical: una para mantener la estabilización y alineación manual del cuello, otra para proporcionar presión cricoidea y una más para realizar la intubación traqueal.

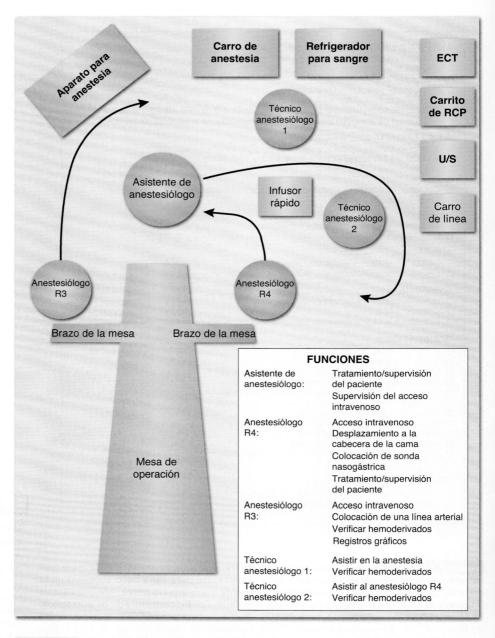

Figura 32-3 **Diagrama de flujo del equipo de anestesia en traumatología.** La configuración ideal del plan para la atención anestésica del paciente con traumatismo grave incluye espacios asignados para varios proveedores de anestesia, la estación de trabajo para anestesia y el equipo esencial. CRCP: carro de reanimación (cardiopulmonar); ECT: ecocardiografía transesofágica.

con riesgo de sufrir una LME cervical; es un método seguro y eficaz para asegurar las vías respiratorias. Si se ha colocado un collarín cervical rígido, se puede retirar la parte delantera del collarín y aplicar EAM inmediatamente después de la inducción para facilitar la apertura de la boca y la visualización de la laringe.

La *videolaringoscopia* (VL) se usa cada vez más para el abordaje de las vías respiratorias en la sala de urgencias. Las pruebas sugieren que la VL puede mejorar la visualización de las cuerdas vocales y aumentar la tasa de éxito de la intubación en los

Tabla 32-3 Fármacos anestésicos y adyuvantes utilizados habitualmente en la anestesia y reanimación por traumatismos

Fármaco	Dosis	Mecanismo de acción	Comentarios
Sedantes/somníferos			
Propofol	1.5-2.5 mg/kg	Agonista del ácido γ-aminobutírico (GABA)	Puede reducir la resistencia vascular sistémica (RVS) y la presión arterial
Ketamina	1-2 mg/kg	Antagonista del N-metil-D-aspartato (NMDA)	Mantiene los reflejos de las vías respiratorias y la RVS
Etomidato	0.2-0.3 mg/kg	Agonista GABA	Las dosis únicas para la inducción pueden suprimir transitoriamente al eje hipotálamo-hipófiso-suprarrenal
Bloqueadores neuromusculares			
Succinilcolina	1 mg/kg	Relajante neuromuscular despolarizador	Puede causar hipercalemia potencialmente mortal en quemados y lesiones medulares después de 48 h
Rocuronio	0.6-1.0 mg/kg	Relajante muscular no despolarizador	Puede utilizarse eficazmente en la inducción de secuencia rápida
Cisatracurio	0.1-0.2 mg/kg	Relajante muscular no despolarizador	Eliminado por la degradación de Hoffman; útil en la insuficiencia renal
Vecuronio	0.1 mg/kg	Relajante muscular no despolarizador	Duración prolongada en la disfunción hepática
Adyuvante			
Ácido tranexámico (TXA)	1 g en 10 min, después 1 g en 8 h	Derivado sintético de la lisina y antifibrinolítico	Reduce la mortalidad en los traumatismos cuando se administra en las 3 h siguientes a la lesión
Concentrado de fibrinógeno	50-100 mg/kg	Para tratar bajas concentraciones de fibrinógeno (mediante pruebas convencionales o viscoelásticas)	Riesgo potencial de infección transmitida por transfusión
Factor VII recombinante	20-100 µg/kg	Acelera la formación de trombina en el lugar de la lesión endotelial	En traumatismos los beneficios son poco claros, riesgo potencial de trombosis, alto costo
Concentrado de complejo de protrombina (CCP)	25-50 UI/kg de peso	Anticoagulación reversible a partir de un antagonista de la vitamina K o un anticoagulante oral directo; uso con o sin plasma fresco congelado (PFC) para sustituir los factores de coagulación en pacientes traumatizados con hemorragias	Aumenta el riesgo de complicaciones trombóticas tardías y es caro
Vasopresina	5-20 UI	Potente vasoconstrictor	Deriva la sangre a los lechos vasculares cerebral, cardíaco y pulmonar
Cloruro de calcio	1 g	Facilita la contracción del músculo liso	Se utiliza para restablecer las concentraciones de calcio y la actividad inotrópica durante la transfusión masiva
Hidrocortisona	100 mg	Potente mineralocorticoide	Para tratar la insuficiencia suprarrenal observada en las enfermedades consideradas graves

casos previstos de vías respiratorias difíciles (p. ej., apertura limitada de la boca, puntuaciones de Mallampati más altas). En comparación con la laringoscopia directa convencional, también requiere menos manipulación de la columna cervical. Sin embargo, suele ser una técnica más lenta y podría no mejorar la tasa de éxito de intubación en los casos rutinarios.[6] Las vías supraglóticas (p. ej., la máscara laríngea) proporcionan una alternativa de inserción a ciegas a la intubación traqueal. En el ámbito prehospitalario, estos dispositivos pueden ser más fáciles de colocar por los profesionales sanitarios con poca experiencia en intubación. En el ámbito hospitalario, sirven como dispositivos de rescate eficaces en situaciones donde «no se puede intubar, no se puede ventilar»; sin embargo, no brindan una protección fiable contra la aspiración.

D. Hipotensión

La hipotensión en pacientes traumatizados debe considerarse como de origen hemorrágico hasta que se demuestre lo contrario. Mientras que las cantidades moderadas de pérdida de sangre pueden reemplazarse con una infusión de cristaloides, las pérdidas de sangre más graves o las hemorragias continuas requerirán una transfusión sanguínea.

Los pacientes con lesiones traumáticas requieren un acceso i.v. adecuado que permita una rápida reposición de la volemia. Lo ideal es que los pacientes con lesiones graves tengan un acceso venoso central con un catéter de gran calibre (p. ej., Cordis®, Cardinal Health Inc, Dublín, Ohio) o un acceso venoso periférico mediante un catéter de infusión rápida de gran calibre. También se recomienda evitar las cánulas i.v. largas o las extensiones («colas de cerdo»), ya que limitarán el caudal de infusión. Para las lesiones abdominales, el acceso i.v. se coloca preferentemente en las extremidades superiores o en el cuello. En caso de lesión de la vena femoral o ilíaca, el acceso en la extremidad inferior, incluida la línea femoral, puede hacer que la sangre o los líquidos transfundidos fluyan hacia el abdomen en lugar de hacia la circulación central.

La restitución suele iniciarse con cristaloides isotónicos calientes, como Plasma-Lyte o lactato de Ringer. Debe evitarse el cloruro de sodio al 0.9% debido al riesgo asociado de lesión renal aguda (*véase* cap. 23). El ATLS recomienda iniciar con 1 L de cristaloide (20 mL/kg de peso para pacientes pediátricos) y la conversión temprana a productos sanguíneos para un choque que no responda.

Antes de que se haya controlado la fuente de la hemorragia, la *reanimación para el control de daños* (RCD) es una estrategia útil para reducir la pérdida de sangre y limitar la coagulopatía en pacientes con hemorragias masivas. Aparte del control temprano de la hemorragia, la RCD se centra en tres principios: hipotensión permisiva, limitación del uso de cristaloides y reanimación hemostática.

El concepto de *hipotensión permisiva* tiene como objetivo mitigar la pérdida de sangre permitiendo una presión arterial más baja de la normal (lo suficiente para proporcionar la perfusión de los órganos vitales) hasta que se logre el control de la fuente de la hemorragia. En los pacientes sin LCT se recomienda, por lo general, un objetivo de presión arterial sistólica de 80-90 mm Hg (presión arterial media de 50-60 mm Hg).[7] Al mismo tiempo, se evitan los cristaloides y coloides para impedir la dilución de los factores de coagulación. Se practica una *«reanimación hemostática»* con el uso masivo de productos sanguíneos hemostáticos combinados con concentrados de eritrocitos (ConEr) para prevenir y revertir la coagulopatía. El uso temprano de ConEr y la administración empírica de plasma fresco congelado (PFC) y trombocitos (plaquetas) antes de una coagulopatía documentada ha mejorado la supervivencia de los pacientes con traumatismos graves tanto en el entorno de combate como entre la población civil.[8] El objetivo general es que la proporción de eritrocitos, plasma fresco congelado y trombocitos se acerque a 1:1:1 o, cuando las circunstancias lo permitan, una transfusión dirigida por objetivos utilizando la supervisión viscoelástica en el punto de atención.

El *ácido tranexámico* (TXA, *tranexamic acid*) es un análogo sintético de la lisina que inhibe la fibrinólisis. Se ha demostrado que su administración dentro de las 3 h siguientes a la lesión reduce la mortalidad en pacientes con traumatismos graves[9] y se utiliza cada vez más en este contexto.

La hipotensión en la cirugía traumatológica suele ser causada por la hemorragia y la hipovolemia con vasoconstricción periférica compensatoria, en contraste con la hipotensión en pacientes no traumatizados que suele ser causada por la vasodilatación de los anestésicos. Así, los pacientes traumatizados hipotensos deben ser tratados con reposición de volumen en lugar de vasopresores. Estos últimos (con la posible excepción de la vasopresina) se asocian con una mayor mortalidad en la reanimación traumatológica y su uso debe evitarse.[10] Sin embargo, los vasopresores pueden servir para cubrir un corto espacio de tiempo si no se dispone inmediatamente de hemoderivados para la transfusión o para limitar el exceso de reanimación con cristaloides. En caso de colapso cardiovascular inminente, dada la pérdida de sangre en un paciente traumatizado, pequeñas dosis de epinefrina (50-200 μg) pueden estabilizar la presión arterial y dar tiempo a una reanimación con volumen posterior. No obstante, las dosis mayores podrían aumentar mucho la presión arterial y provocar rápidamente una mayor pérdida de sangre.

E. Hipotermia

La *«tríada letal» de la reanimación traumatológica* consiste en hipotermia, coagulopatía y acidosis. Para evitar la hipotermia en la atención traumatológica perioperatoria se debe calentar el quirófano hasta una temperatura lo más cálida posible, calentar los líquidos intravenosos y utilizar dispositivos de calentamiento convectivo para mantener una temperatura central $> 36\,°C$.

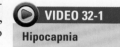

VIDEO 32-1
Hipocapnia

F. Anomalías de la coagulación

La *coagulopatía inducida por traumatismo* es una alteración endógena del sistema de coagulación que se produce poco después de la lesión. Se encuentra en al menos una cuarta parte de los pacientes con lesiones graves y se asocia con un aumento de la mortalidad de al menos 2 veces. Así, la evaluación precisa y la corrección del estado de coagulación son componentes muy importantes de la reanimación traumatológica. Tradicionalmente, las muestras de sangre se envían para tiempo de protrombina/índice internacional normalizado (INR, *international normalized ratio*), tiempo parcial de tromboplastina (TPT), hemoglobina (Hb)/hematócrito, número de trombocitos y fibrinógeno. Las cifras bajas de trombocitos, Hb y fibrinógeno se tratan con trombocitos, ConEr y crioprecipitado, respectivamente. El INR y el TPT aumentados se tratan con PFC. Sin embargo, estas pruebas no son oportunas ni especialmente sensibles y específicas, lo que limita su uso en la reanimación aguda.

Las *pruebas viscoelásticas*, como la *tromboelastografía* (TEG) y la *tromboelastometría rotacional* (TEMR), se utilizan cada vez más para evaluar diversos aspectos funcionales de la coagulación (**figs. 32-4 y 32-5**) en pacientes traumatizados. La lectura de TEG o TEMR puede dividirse en tres fases, cada una de las cuales responde a diferentes preguntas sobre la formación de coágulos. La fase 1 es la fase de formación del precoágulo. Muestra «cuánto tiempo» tarda en iniciarse la formación de coágulos. La prolongación de esta fase se trata con PFC o concentrado de complejo de protrombina. La fase 2 es la fase de formación del coágulo, que responde a «qué tan fuerte» es el coágulo. Esto refleja la cantidad de fibrinógeno y la masa de los trombocitos. Un ángulo y una amplitud de coágulo poco profundos pueden tratarse con una transfusión de trombocitos, crioprecipitado o concentrado de fibrinógeno. Por último, la fase de estabilidad del coágulo indica el estado de la fibrinólisis. Las anomalías en esta fase pueden tratarse con antifibrinolíticos como el TXA.

G. Alteraciones electrolíticas y ácido-básicas

La transfusión masiva puede provocar diversas anomalías metabólicas. El conservador citrato, que contienen tanto los ConEr como el PFC, puede quelar y disminuir la concentración de calcio sérico, contribuyendo así a la hipotensión. La *hipocalcemia* se asocia con un aumento de la mortalidad; por tanto, las concentraciones de calcio ionizado inferiores a 1 mmol/L o la hipotensión persistente con transfusión de sangre deben tratarse rápidamente con cloruro de calcio.

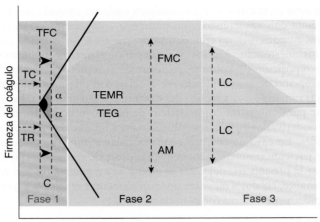

Figura 32-4 **Tromboelastometría rotacional (TEMR), trazado y parámetros de la trom-boelastografía (TEG).** Se muestran las tres fases de las pruebas viscoelásticas: fase 1 (formación del precoágulo), fase 2 (formación del coágulo) y fase 3 (estabilidad). α: ángulo α; AM: amplitud máxima; C: cinética; FMC: firmeza máxima del coágulo; LC: lisis del coágulo; TC: tiempo de coagulación; TFC: tiempo de formación del coágulo; TR: tiempo de reacción.

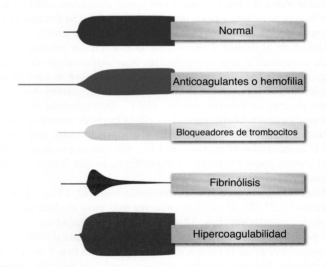

Figura 32-5 **Ejemplos de trazados de tromboelastograma anómalos** (da Luz LT, Nascimento B, Rizoli S. Thrombelastography (TEG®): Practical considerations on its clinical use in trauma resuscitation. *Scand J Trauma Resusc Emerg Med.* 2013;21:29, fig- 2).

La lisis de los eritrocitos durante la transfusión puede dar lugar a *hipercalemia,* especialmente con los hemoderivados más antiguos. La hipercalemia se caracteriza por un pico de ondas T en el electrocardiograma. Las concentraciones de potasio > 5 mEq/L deben ser tratadas con cloruro de calcio para estabilizar los potenciales de la membrana cardíaca. También puede administrarse insulina con o sin dextrosa para conducir el potasio al interior de la célula y reducir las cifras de potasio sérico; sin embargo, debe controlarse con frecuencia la glucosa en sangre.

III. Abordaje anestésico de lesiones específicas

A. Traumatismos cerebrales o lesiones en la cabeza

La consideración más importante en el tratamiento anestésico de los pacientes con LCT es prevenir los daños neurológicos secundarios. Como se ha señalado, las reducciones de la presión arterial o de la oxigenación contribuyen significativamente a la mortalidad y deben evitarse en los pacientes con traumatismos craneoencefálicos. El tratamiento anestésico perioperatorio de la LCT se analiza con detalle en el capítulo 30.

B. Lesiones de la columna vertebral y de la médula espinal

La presentación clínica de los pacientes con LME puede variar mucho en función del nivel y la gravedad de cada lesión. Además de la inmovilización de la columna vertebral, se recomienda mantener la presión arterial media entre 85 y 90 mm Hg para favorecer la perfusión de la columna vertebral y evitar lesiones secundarias. En los casos de LME torácicas altas a cervicales, la ventilación y la oxigenación pueden verse comprometidas (debido a la alteración del diafragma o de los músculos intercostales), lo que hace necesaria la intervención en las vías respiratorias y el apoyo ventilatorio. Como ya se señaló, los esteroides no están indicados en la LME y pueden empeorar el resultado de los pacientes. El abordaje perioperatorio de la LME y la cirugía de la columna vertebral se tratan con detalle en el capítulo 26.

C. Lesión de tejidos blandos en el cuello

La principal consideración anestésica en las lesiones de cuello es el abordaje de las vías respiratorias, ya que la tráquea puede estar afectada. Los grandes hematomas fuera de las vías respiratorias pueden causar un desplazamiento de la tráquea en la línea media. Una lesión directa en la tráquea puede crear un conducto falso para la cánula endotraqueal. Los signos de lesión traqueal o laríngea en el paciente traumatizado con lesión en el cuello incluyen alteración de la fonación, ronquera, estridor y enfisema subcutáneo. Como en el manejo de cualquier vía respiratoria traumatizada, la preoxigenación cuidadosa y la INTSR con laringoscopia directa o de vídeo son generalmente seguras. Sin embargo, si hay mucha preocupación por la afectación de las vías respiratorias, está indicada la *intubación traqueal en paciente despierto con broncoscopio flexible*.

D. Lesiones en el pecho

Las lesiones torácicas pueden afectar al corazón, los pulmones, los grandes vasos y el tracto aerodigestivo. La exploración primaria incluye la evaluación de los sonidos respiratorios y de los tonos cardíacos. La ausencia o asimetría de los ruidos respiratorios sugiere *neumotórax* o *hemotórax*, mientras que los tonos cardíacos distantes, especialmente cuando se acompañan de venas yugulares distendidas, sugieren *taponamiento cardíaco*. Una radiografía portátil de tórax puede confirmar un neumotórax o un hemotórax, pero no debe retrasar la descompresión inmediata de un *neumotórax a tensión* si hay inestabilidad cardiovascular. Tanto el hemotórax como el neumotórax se tratan con la colocación de un drenaje torácico. Si se extraen inicialmente >2 L de sangre o se drenan más de 150 mL/h por el drenaje torácico, está indicada una toracotomía exploratoria. En estos casos, los cirujanos suelen requerir ventilación unipulmonar, lo que hace necesaria la colocación de un dispositivo de aislamiento pulmonar, como una cánula endotraqueal de doble luz (*véase* cap. 35). En caso de urgencia se puede introducir una cánula endotraqueal simple en el bronquio principal derecho para aislar el pulmón izquierdo.

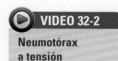

VIDEO 32-2

Neumotórax a tensión

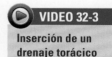

VIDEO 32-3

Inserción de un drenaje torácico

El taponamiento cardíaco en los traumatismos es una afección potencialmente mortal en la que la sangre llena el pericardio y restringe tanto el retorno venoso como el gasto cardíaco. La ecografía transtorácica se utiliza para evaluar rápidamente tanto el funcionamiento cardíaco como la presencia de líquido pericárdico. El taponamiento puede aliviarse mediante *pericardiocentesis* o una *ventana pericárdica*. Antes del procedimiento se debe tener cuidado de minimizar la presión intratorácica positiva (para facilitar el retorno venoso) y mantener la resistencia vascular sistémica (p. ej., con fenilefrina) para asegurar una perfusión coronaria adecuada.

E. Lesiones abdominales y pélvicas

La **evaluación enfocada con ecografía en casos de traumatismo** (FAST, *focused assessment with sonography in trauma*) evalúa el pericardio, el espacio hepatorrenal (bolsa de Morrison), la región esplenorrenal y el suelo pélvico. Las señales hipoecoicas representan líquido libre (sangre) y sugieren la necesidad de una cirugía exploratoria en los traumatismos contusos. En pacientes hemodinámicamente estables, la TC abdominal identifica las lesiones intraabdominales y pélvicas con mayor especificidad anatómica. Los pacientes inestables, sin embargo, deben ser llevados inmediatamente a la sala de operaciones sin necesidad de realizar una TC. Los traumatismos abdominales mayores pueden incluir lesiones devastadoras de órganos sólidos, lesiones vasculares mayores y contaminación de órganos huecos. Para facilitar la exposición quirúrgica, debe mantenerse la relajación de la pared abdominal durante toda la intervención. Como ya se mencionó, los cirujanos pueden realizar una **«cirugía de control de daños»** con el objetivo de identificar y taponar los puntos de mayor hemorragia, controlar la contaminación y cerrar temporalmente el abdomen, dando así tiempo para la reanimación y la corrección de hipotermia y coagulopatía. Los pacientes, ya más estables, regresan al quirófano para reparaciones quirúrgicas más definitivas y prolongadas.

Algunas lesiones abdominopélvicas seleccionadas se tratan cada vez más mediante **radiología intervencionista**. A menudo, se utiliza un quirófano híbrido que incluye estudios avanzados de imagen. Estas instalaciones requieren el mismo grado de equipamiento y personal de anestesia que un quirófano estándar para garantizar una gestión anestésica y una reanimación óptimas.

F. Lesiones en las extremidades

Las lesiones de las extremidades pueden abarcar desde simples laceraciones y fracturas hasta amputaciones por traumatismos. La pérdida de sangre en las lesiones de las extremidades puede ser sorprendentemente alta (**tabla 32-4**) y debe preverse. La hemorragia evidente de una extremidad debe controlarse rápido, al inicio con presión directa y elevación de la extremidad. Los torniquetes deben considerarse de forma temprana en los casos de hemorragia incontrolada y pueden dejarse *in situ* durante 2-3 h, deben liberarse solo cuando el equipo esté totalmente preparado para la intervención quirúrgica.

G. Lesiones abiertas del globo ocular

Una consideración perioperatoria importante para la lesión abierta del globo ocular es impedir el aumento de la **presión intraocular** (**PIO**) que podría provocar la extrusión del cuerpo vítreo y la pérdida de visión. Por ello, debe evitarse la succinilcolina y el rocuronio se utiliza como bloqueador neuromuscular alternativo para la INDSR (*véase* cap. 29).

IV.   Quemaduras

A. Evaluación inicial y tratamiento de las quemaduras

Además de detener el proceso de quemado retirando la ropa de la zona quemada, los pacientes quemados merecen una consideración especial en la exploración primaria, dada la posibilidad de afectación de las vías respiratorias con la lesión térmica o por

---

? *¿Sabía que...?*

La «cirugía de control de daños» se refiere a los procedimientos quirúrgicos o de radiología intervencionista de emergencia con los objetivos específicos limitados de identificar y tratar rápido la pérdida de sangre u otras condiciones que pongan en peligro la vida, pero posponiendo de manera transitoria la reparación quirúrgica definitiva hasta que el paciente pueda ser estabilizado médicamente.

Tabla 32-4 Pérdida de sangre interna (oculta) estimada para fracturas cerradas en adultos	
Fractura de pelvis	2-3 L
Fractura de fémur	1-2 L
Fractura de tibia proximal	0.5-1 L
Fractura de húmero	0.5 L

inhalación de humo. Si el paciente se ha lesionado en un espacio cerrado (p. ej., un incendio en casa), tiene esputo carbonoso, vibrisas quemadas u otros signos que sugieran *lesión por inhalación*, es prudente realizar una intubación traqueal temprana. Retrasar la intubación traqueal puede permitir que se forme un edema en las vías respiratorias (sobre todo después de una reanimación líquida importante) y dificultar enormemente el abordaje posterior de las vías respiratorias. Como se indica en la tabla 32-3, la succinilcolina puede provocar una hipercalemia potencialmente mortal en los pacientes lesionados por quemaduras, pero no hasta 48-72 h después de la lesión, cuando se produce la regulación por incremento de los receptores de acetilcolina. Por tanto, tanto la succinilcolina como el rocuronio pueden utilizarse para la INDSR en el entorno inmediato posterior a la lesión. El control del entorno y la prevención de la hipotermia también son esenciales debido a la incapacidad de termorregulación del paciente.

B. Estimación de la gravedad de las quemaduras

La magnitud de las quemaduras debe evaluarse mediante la estimación de la profundidad y el porcentaje de superficie corporal afectada total (%SCAT) para guiar el tratamiento. Las profundidades de las quemaduras se caracterizan como: *superficial* (p. ej., una quemadura solar), *espesor parcial* o *espesor total*. Las quemaduras de espesor total incluyen todas las capas de la epidermis y la dermis, por lo que requieren un desbridamiento quirúrgico. La huella de la mano del paciente se considera

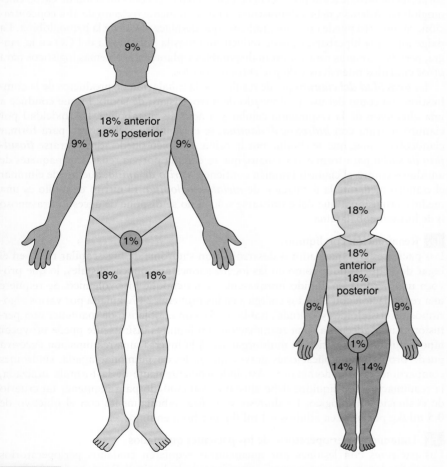

Figura 32-6 **Diagrama de la «Regla de los nueves» para niños o adultos quemados.** El porcentaje de superficie corporal total de las quemaduras puede estimarse a partir de las cifras específicas (por edad) de las diferentes superficies anatómicas.

VIDEO 32-4

Regla de los nueves de la superficie corporal

aproximadamente el 1% de la superficie corporal total. Para las quemaduras más grandes, el método más frecuente para estimar el %SCAT es la «Regla de los nueves» (**fig. 32-6**). Sin embargo, este método es menos preciso en los niños y tiende a sobreestimar el porcentaje en los pacientes con obesidad.

C. Lesión por inhalación

Además de la gravedad de las quemaduras, la lesión por inhalación es un factor de pronóstico importante para las víctimas de quemaduras. Sumada a la irritación térmica y química directa de las vías respiratorias superiores e inferiores, la inhalación de los subproductos químicos de la combustión puede causar toxicidad sistémica. Las más frecuentes son la intoxicación por monóxido de carbono y por cianuro.

El *monóxido de carbono* (CO) tiene una afinidad por la hemoglobina varios cientos de veces mayor que la del oxígeno. Los pacientes con toxicidad por CO rara vez se presentan con la clásica tez rojo cereza y la saturación de oxígeno por oximetría de pulso aparecerá erróneamente como normal. En este contexto, una CO-oximetría es necesaria para obtener valores precisos tanto de la *carboxihemoglobina* aumentada como de la saturación de oxígeno de la hemoglobina reducida. La intoxicación por CO interfiere en el suministro de oxígeno a los tejidos periféricos y en la respiración celular, lo que provoca una acidosis metabólica. También se asocia con *desmielinización central* y secuelas neurológicas a largo plazo. En los casos de sospecha de intoxicación por CO debe determinarse la concentración de carboxihemoglobina. Además, debe administrarse inmediatamente oxígeno de alta concentración, ya que esto puede crear un gradiente que desplace el CO de la hemoglobina. La oxigenoterapia hiperbárica puede reducir aún más la vida media del CO en la sangre, pero las cámaras rara vez están disponibles y plantean problemas logísticos para otros cuidados intensivos y de pacientes quemados.

La *toxicidad del cianuro* puede resultar de la inhalación de productos de la combustión, así como del uso prolongado de nitroprusiato de sodio, lo que conduce a una alteración de la respiración celular y a acidosis metabólica. La toxicidad por cianuro se trata con *hidroxocobalamina*; se combina con el cianuro para formar cianocobalamina, que se elimina por la orina. También puede administrarse *tiosulfato de sodio* para formar tiocianato, que se elimina por vía renal. Los paquetes de antídotos contra el cianuro también contienen *nitrito de amilo*, que puede eliminar el cianuro mediante la formación de *metahemoglobina*. El nitrito de amilo es una medida provisional que debe utilizarse solo si no se dispone de acceso intravenoso o de hidroxocobalamina.

D. Reanimación con líquidos

Los pacientes con quemaduras desarrollan un síndrome de fuga capilar tanto en el lugar de la quemadura como en las localizaciones anatómicas distales, lo que provoca una pérdida de líquido intravascular y un choque hipovolémico. Se requiere una reanimación con líquidos enérgica en las primeras 24 h, guiada por varios algoritmos de cristaloides y coloides (**tabla 32-5**), con el objetivo de mantener una perfusión tisular adecuada. Una reanimación con líquidos insuficiente puede provocar hipoperfusión e insuficiencia multiorgánica. A la inversa, una reanimación excesiva puede provocar complicaciones graves (p. ej., lesión pulmonar aguda, síndromes compartimentales abdominales). Así, independientemente de la fórmula utilizada, la reanimación con líquidos debe ajustarse con cuidado para mantener un criterio de evaluación fisiológico. La diuresis se utiliza habitualmente con el objetivo de 0.5 mL/kg por hora en adultos y 1 mL/kg por hora en niños.

E. Tratamiento perioperatorio de los pacientes quemados

Los pacientes con lesiones por quemaduras requieren cuidados perioperatorios especializados por varios riesgos específicos de la lesión.[11] Estos pacientes tienen un mayor riesgo de hipotermia debido a la mala integridad de la piel y a la agresiva terapia intravenosa con líquidos. Requieren esfuerzos especiales para mantener su

Tabla 32-5 Reanimación inicial con líquidos en pacientes con quemaduras

Adultos y niños con >20 kg de peso

Fórmula de Parkland[a]

4.0 mL de cristaloide/kg por porcentaje de quemaduras en las primeras 24 h

Fórmula de Brooke modificada[a]

2.0 mL de lactato de Ringer/kg por porcentaje de quemaduras en las primeras 24 h

Niños con <20 kg de peso

2-3 mL de cristaloide/kg por porcentaje de quemaduras en 24 h[a]

Cristaloide con 5% de dextrosa a tasa de mantenimiento

100 mL/kg para los primeros 10 kg y 50 mL/kg para los siguientes 10 kg durante 24 h

Criterios clínicos finales de evaluación en la reanimación de quemados

Diuresis: 0.5-1 mL

Pulso: 80-140 por minuto (dependiendo de la edad)

PAS: 60 mm Hg (lactantes); niños 70-90 más 2 × edad en años mm Hg; adultos PAM >60 mm Hg

Déficit basal: <2

PAM: presión arterial media; PAS: presión arterial sistólica.
[a]El 50% del volumen calculado se administra durante las primeras 8 h, el 25% durante las segundas 8 h y el 25% restante durante las terceras 8 h.
Capon LM, Miller SM, Scher C. Trauma and burns. En: Barash PG, Cahalan MK, Cullen BF, et al, eds. *Clinical Anesthesia.* 8.ª ed. Wolters Kluwer; 2018:1486-1536, tabla 53-14.

temperatura corporal, incluyendo una temperatura elevada en el quirófano y dispositivos de calefacción. Los pacientes con lesiones graves por inhalación pueden requerir estrategias especiales de ventilación (p. ej., ventilación oscilatoria de alta frecuencia) y necesitar el uso del ventilador de la unidad de cuidados intensivos en el quirófano. Estos casos requerirán anestesia intravenosa total para proporcionar narcosis y analgesia. Si se requiere un bloqueo neuromuscular, debe evitarse la succinilcolina después de las 48 h siguientes a la quemadura, como ya se ha señalado. Los relajantes musculares no despolarizadores son seguros, pero tendrán duraciones de acción más cortas debido a los cambios cuantitativos y cualitativos en los receptores neuromusculares de acetilcolina que se producen en los primeros días después de la quemadura. El control del dolor postoperatorio es una prioridad importante para el paciente quemado y debe considerarse una terapia múltiple siempre que sea posible. La analgesia controlada por el paciente, la anestesia regional, los opiáceos, la gabapentina, el paracetamol (acetaminofeno) y la ketamina son todas opciones en el paciente quemado y la consulta con un algólogo suele ser útil.

V.   Prevención de desastres

A. Eventos multitudinarios

Cualquier acontecimiento que desborde la capacidad médica de un centro determinado se define como un *evento multitudinario*. Estos sucesos abarcan todo el espectro, desde las catástrofes naturales hasta los accidentes de transporte público, pasando por los conflictos bélicos. El concepto de *priorización (triaje)* se utiliza para clasificar a los pacientes que tienen más probabilidades de beneficiarse de los limitados recursos médicos disponibles. Los pacientes que están conscientes, son capaces de mantener sus vías respiratorias y son ambulatorios, son considerados

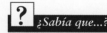 **¿Sabía que...?**

Los procedimientos de escisión de quemaduras e injertos de piel se asocian con una pérdida de sangre potencialmente importante, hipotermia, inestabilidad cardiovascular, así como a un dolor postoperatorio relevante tanto en la zona de la lesión como en la del donador de piel, todo lo cual requiere una planificación perioperatoria exhaustiva.

«heridos ambulantes» y se definen como de baja prioridad. Los pacientes en paro cardíaco se consideran no salvables y se tratan de forma expectante. Los pacientes (conscientes o inconscientes) que necesitan una intervención quirúrgica urgente para salvar la vida, un miembro o la vista tienen la máxima prioridad. Los pacientes menos graves, incluidos los que sobrevivirán al menos varias horas sin cirugía, tienen una prioridad media.

Los departamentos de anestesia deben contar con un ***plan para desastres*** bien establecido para estructurar los procedimientos y la dotación de personal en eventos multitudinarios. Este plan debe incluir la dotación de personal para anestesia en el área de priorización o en el servicio de urgencias para coordinar el flujo de pacientes hacia el quirófano y coordinar los recursos de anestesia. En el quirófano, todos los casos que ya están siendo operados deben ser terminados, mientras que los nuevos casos electivos deben ser pospuestos. El plan departamental para desastres también debe incluir un proceso de desactivación de la emergencia y de retorno a la actividad habitual.

B. Guerras biológicas, químicas y nucleares

El papel del anestesiólogo en un ataque biológico, químico o nuclear es limitado. Cualquier terapia que se emprenda será de carácter básico. Es necesaria una formación adecuada con equipos de protección química o biológica para abordar a los pacientes en cualquier nivel de atención. La descontaminación adecuada es obligatoria antes de que los pacientes entren en un entorno «limpio» (p. ej., el hospital).

En los ataques biológicos, un sistema inmunitario sano y vacunas adecuadas son la principal línea de defensa de los profesionales sanitarios. La pronta identificación del organismo implicado puede guiar la terapia antimicrobiana. En los ataques químicos, los agentes suelen dispersarse rápidamente y se necesita un equipo de protección para sobrevivir a las fases iniciales del ataque. Del mismo modo, la identificación de la sustancia química es obligatoria para orientar la terapia con los antídotos adecuados. En un ataque nuclear, las explosiones iniciales y secundarias son las que más daño ocasionan. La lluvia radiactiva supone un riesgo de exposición a la radiación. La única protección contra este tipo de ataque es un refugio reforzado y la distancia respecto del mismo. El riesgo de cáncer a largo plazo derivado de la lluvia radiactiva no está claro y, a menudo, se sobreestima. Curiosamente, los ciudadanos de Hiroshima y Nagasaki experimentaron tasas de cáncer inferiores a las esperadas tras los ataques nucleares de 1945. Algunos grupos abogan por la administración de yodo complementario en caso de catástrofes nucleares (p. ej., el derretimiento de una central nuclear). Sin embargo, la protección contra la exposición a la radiación que proporciona el yodo se limita a la glándula tiroides y no es una práctica ampliamente recomendada.

 Para más información, consulte las videoconferencias interactivas (en inglés) disponibles en el libro electrónico de cortesía que acompaña a este texto. Las instrucciones de acceso se encuentran detrás de la portada.

Referencias

1. Algie CM, Mahar RK, Tan HB, Wilson G, Mahar PD, Wasiak J. Effectiveness and risks of cricoid pressure during rapid sequence induction for endotracheal intubation. *Cochrane Database Syst Rev*. 2015;(11):CD011656. PMID: 26578526.
2. Chesnut RM, Marshall LF, Klauber MR, et al. The role of secondary brain injury in determining outcome from severe head injury. *J Trauma*. 1993;34(2):216-222. PMID: 8459458.
3. Hurlbert RJ, Hadley MN, Walters BC, et al. Pharmacological therapy for acute spinal cord injury. *Neurosurgery*. 2015;76(suppl 1):S71-S83. PMID: 25692371.
4. Patel MB, Humble SS, Cullinane DC, et al. Cervical spine collar clearance in the obtunded adult blunt trauma patient: a systematic review and practice management guideline from the Eastern Association for the Surgery of Trauma. *J Trauma Acute Care Surg*. 2015;78(2):430. PMID: 25757133.

5. Tobin JM, Grabinsky A, McCunn M, et al. A checklist for trauma and emergency anesthesia. *Anesth Analg.* 2013;117(5):1178-1184. PMID: 24108256.

6. Nouruzi-Sedeh P, Schumann M, Groeben H. Laryngoscopy via Macintosh blade versus GlideScope: success rate and time for endotracheal intubation in untrained medical personnel. *Anesthesiology.* 2009;110(1):32-37. PMID: 19104167.

7. Spahn DR, Bouillon B, Cerny V, et al. The European guideline on management of major bleeding and coagulopathy following trauma. *Crit Care.* 2019;23(1):98. PMID: 30917843.

8. Holcomb JB, Wade CE, Michalek JE, et al. Increased plasma and platelet to red blood cell ratios improves outcome in 466 massively transfused civilian trauma patients. *Ann Surg.* 2008;248(3):447-458. PMID: 18791365.

9. Williams-Johnson J, McDonald A, Strachan GG, Williams E. Effects of tranexamic acid on death, vascular occlusive events, and blood transfusion in trauma patients with significant haemorrhage (CRASH-2): a randomised, placebo-controlled trial. *West Indian Med J.* 2010;59(6):612-624. PMID: 21702233.

10. Plurad DS, Talving P, Lam L, Inaba K, Green D, Demetriades D. Early vasopressor use in critical injury is associated with mortality independent from volume status. *J Trauma.* 2011;71(3):565-572. PMID: 21908995.

11. Kaiser HE, Kim CM, Sharar SR, Olivar HP. Advances in perioperative and critical care of the burn patient: anesthesia management of major thermal burn injuries in adults. *Adv Anesth.* 2013;31(1):137-161.

Preguntas

1. **¿Cuál de las siguientes afirmaciones sobre la «reanimación para el control de daños» del paciente traumatizado hemodinámicamente inestable es VERDADERA?**

   A. El cristaloide debe administrarse como líquido de reanimación de primera línea para reducir las complicaciones de la transfusión de hemoderivados
   B. Los objetivos de presión arterial para la hipotensión permisiva son similares en pacientes con o sin lesión cerebral traumática
   C. El objetivo hemodinámico es una presión arterial inferior a la normal que siga proporcionando una perfusión adecuada a los órganos vitales hasta que se logre la hemostasia, tras lo cual se normaliza la presión arterial
   D. Cualquier procedimiento quirúrgico debe posponerse hasta que los pacientes estén totalmente reanimados y se cumpla el objetivo hemodinámico

2. **Todas las afirmaciones siguientes sobre la estabilización y alineación manual (EAM) durante la laringoscopia y la intubación traqueal son ciertas EXCEPTO:**

   A. La EAM debe realizarse siempre que se retire el collarín cervical rígido a cualquier paciente traumatizado con una posible lesión de la columna cervical
   B. La EAM facilita la laringoscopia directa y la intubación traqueal al brindar una mejor visión laringoscópica
   C. Durante la inducción de secuencia rápida, la EAM puede relajarse si dificulta la intubación
   D. Los pacientes con lesión de la médula espinal cervical rara vez presentan un empeoramiento de su función neurológica cuando la intubación se realiza con EAM

3. **Una mujer de 65 años de edad, por lo demás sana, fue rescatada de un incendio en su casa y llega rápido al hospital recibiendo oxígeno suplementario de 10 L/min mediante** mascarilla. No tiene quemaduras aparentes, pero está aletargada y tose esputo carbonoso. ¿Cuál de las siguientes evaluaciones de laboratorio NO SE ESPERARÍA observar?

   A. Lectura de oximetría de pulso del 97%
   B. Concentración de carboxihemoglobina del 28%
   C. Gasometría arterial con presión parcial de oxígeno (PaO_2) de 57 mm Hg
   D. El CO-oxímetro midió una saturación arterial de oxihemoglobina del 72%

4. **Un niño de 5 años de edad y 22 kg de peso sufre una quemadura del 27% de su superficie corporal total al tratar de quitar una olla de agua hirviendo de la estufa. ¿Qué volumen de cristaloide isotónico debe recibir en las primeras 8 h de hospitalización según la fórmula de Parkland?**

   A. 400 mL
   B. 800 mL
   C. 1200 mL
   D. 1600 mL

5. **Cuando se atiende a los pacientes con traumatismos y quemaduras, la hipercalemia involuntaria puede dar lugar a todos los siguientes escenarios clínicos, EXCEPTO:**

   A. Administración de cuatro unidades de eritrocitos de 23 días a una niña de 3 años de edad con una amputación traumática de la pierna por un accidente con una podadora
   B. Liberación de un torniquete en el muslo, que fue colocado en el campo 4 h antes en un hombre de 29 años de edad con lesión por explosión
   C. Reacción transfusional hemolítica en una mujer de 23 años de edad que recibió plasma fresco congelado de manera incorrecta compatible tras una lesión cerebral traumática
   D. Administración de succinilcolina a un hombre de 44 años de edad con quemaduras en el 43% de su superficie corporal total en el primer día de hospitalización

Respuestas

1. C

Los objetivos hemodinámicos consisten en presiones sanguíneas más bajas de lo normal, con el fin de proporcionar una perfusión adecuada de los órganos vitales hasta que se consiga la hemostasia, tras lo cual se normalizan las presiones sanguíneas.

2. B

La EAM pueden empeorar la visión laringoscópica, aumentar el tiempo de intubación y la tasa de fracaso.

3. C

La intoxicación por monóxido de carbono se sospecha en las víctimas de quemaduras con inhalación de gases tóxicos. El monóxido de carbono tiene una gran afinidad para unirse a la hemoglobina, sustituyendo así a la oxihemoglobina. Sin embargo, esto no afectará a la presión parcial de oxígeno en sangre (PaO_2), que debería ser alta con el tratamiento con oxígeno.

4. C

Calculando 4 mL de cristaloide por peso en kg por porcentaje de área quemada durante 24 h. Cincuenta por ciento del volumen calculado administrado durante las primeras 8 h.

5. D

La succinilcolina debe evitarse después de las 48 h de la quemadura debido a los informes de hipercalemia letal, pero es seguro utilizarla en las primeras 48 h después de las quemaduras.

33 Anestesia neonatal y anestesia pediátrica

Jorge A. Gálvez, Rebecca S. Isserman, Ian Yuan y Alan Jay Schwartz

I. Fisiología

A. Aparato cardiovascular

1. Transición cardiovascular normal del feto al niño

El desarrollo de la *fisiología cardiovascular normal* en el paciente pediátrico depende de la transición de la circulación fetal a un patrón de flujo adulto.[1,2] El feto utiliza la placenta de baja resistencia vascular como órgano de respiración y, por tanto, no requiere flujo sanguíneo pulmonar. La sangre venosa de la placenta pasa por el hígado a través del conducto venoso para proporcionar un flujo venoso a la aurícula derecha, se desvía a través del agujero oval y el conducto arterioso hacia el hemicardio izquierdo y a la aorta, evitando el flujo del hemicardio derecho y el circuito pulmonar (**fig. 33-1**).

Durante el proceso de parto, la eliminación del lecho circulatorio placentario de baja resistencia provoca un aumento de la *resistencia vascular sistémica* del neonato. Suceso que se suma a la disminución de la resistencia vascular pulmonar neonatal. Esto reduce y eventualmente elimina el flujo sanguíneo que había sido dirigido fuera de los pulmones a través del agujero oval y el conducto arterioso. El aumento de la concentración de oxígeno arterial cuando el neonato inicia la respiración es esencial para mantener el flujo sanguíneo a través del lecho vascular alveolar.

Aunque la resistencia vascular pulmonar disminuye al nacer, no alcanza el nivel normal de los adultos hasta el final del período neonatal. Cualquier factor que pueda provocar un aumento de la *resistencia vascular pulmonar* (p. ej., hipoxia, hipotermia, acidosis respiratoria o metabólica) puede precipitar una reversión al patrón circulatorio fetal, con la reapertura del agujero oval y el conducto arterioso que desvía la sangre de los pulmones del neonato. Existen otras diferencias en el funcionamiento cardíaco que distinguen al corazón pediátrico del corazón adulto. Lo más notable es el hecho de que el niño pequeño tiene un corazón relativamente poco distensible que depende de la frecuencia más que de la contractilidad para aumentar el gasto cardíaco.

2. Malformaciones cardíacas congénitas frecuentes

Las malformaciones de la anatomía cardíaca incluyen muchas variaciones en las que las cámaras ventriculares y auriculares, así como las válvulas cardíacas están deformadas, causando patrones anormales de flujo sanguíneo. Considerar las cardiopatías congénitas como una evaluación fisiológica permite al clínico agrupar las distintas lesiones en tres categorías generales: lesiones que provocan una obstrucción del flujo sanguíneo sin derivación, lesiones que provocan un aumento del flujo

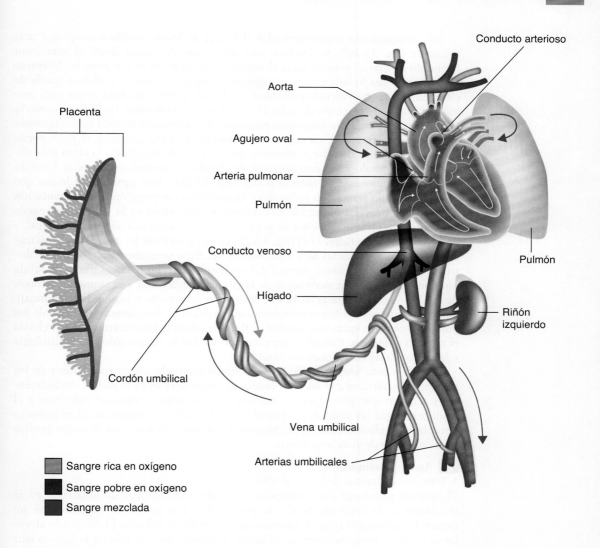

Placenta

Aorta

Conducto arterioso

Agujero oval

Arteria pulmonar

Pulmón

Conducto venoso

Hígado

Pulmón

Riñón izquierdo

Cordón umbilical

Vena umbilical

Arterias umbilicales

Sangre rica en oxígeno

Sangre pobre en oxígeno

Sangre mezclada

Figura 33-1 Circulación fetal que muestra la dirección de la sangre desde la placenta (arteria umbilical), la cual permite que la sangre pase por los pulmones del feto a través del agujero oval y el conducto arterioso.

sanguíneo pulmonar a través de una vía de derivación y lesiones que provocan una disminución del flujo sanguíneo pulmonar a través de una vía de derivación.

La *estenosis aórtica congénita* y la *coartación aórtica* representan ejemplos de defectos cardíacos congénitos que no son obstructivos (**fig. 33-2A y B**). La principal alteración fisiológica es el aumento de la carga de trabajo del miocardio. La estenosis aórtica congénita puede asociarse con un paro cardíaco rápido cuando la válvula estenosada es tan estrecha que el ventrículo izquierdo no consigue generar un gasto cardíaco hacia adelante suficiente para suministrar oxígeno a la circulación coronaria. Una diferencia esencial con respecto a la estenosis aórtica en adultos es que el corazón pediátrico no tiene tiempo suficiente para adaptarse e hipertrofiarse para compensar y superar la obstrucción valvular.

La *comunicación interventricular* (CIV) es la lesión cardíaca congénita más frecuente (**fig. 33-2C**). Se produce una derivación de sangre desde el ventrículo izquierdo de mayor presión hacia el ventrículo derecho de menor presión. Mientras la derivación sea lo suficientemente grande como para permitir el flujo a través de ella y la resistencia vascular pulmonar sea lo suficientemente baja como para permitir el flujo del ventrículo derecho al lecho vascular pulmonar, las lesiones como la CIV aumentarán el flujo sanguíneo pulmonar. La derivación general es de izquierda a derecha. Sin embargo, en cualquier momento del ciclo cardíaco, el flujo puede cesar o volverse de derecha a izquierda, lo que pone de manifiesto la clara posibilidad de una embolización paradójica de la circulación venosa a la arterial. Cuando existe una *comunicación interauricular* (**fig. 33-2D**) (otro ejemplo de lesión que aumenta el flujo sanguíneo pulmonar), la embolización paradójica a la circulación cerebral que provoca un accidente cerebrovascular (ictus) en la vida adulta puede ser la primera pista diagnóstica de la presencia de la comunicación intracardíaca.

La *tetralogía de Fallot* (TF) (**fig. 33-2E**) es un ejemplo de las anomalías cardíacas congénitas que provocan una disminución del flujo sanguíneo pulmonar. La obstrucción al flujo sanguíneo normal del ventrículo derecho hacia el tracto de salida pulmonar provoca una derivación de la circulación derecha a la izquierda a través de la CIV que forma parte de la TF (derivación de derecha a izquierda [cianótica]). Todas las lesiones cardíacas congénitas que desvían el flujo sanguíneo fuera de los pulmones tienen alguna obstrucción al flujo de salida del hemicardio derecho hacia el circuito pulmonar. Entender este principio facilita la comprensión de la fisiología y la anatomía de las lesiones congénitas.

El tratamiento anestésico de los neonatos con circulación en transición y de los pacientes pediátricos con lesiones cardíacas congénitas exige el uso de medicamentos y técnicas que promuevan el control de la resistencia vascular pulmonar y el equilibrio entre las resistencias vasculares pulmonares y sistémicas. El objetivo es optimizar la relación entre la circulación pulmonar y la sistémica lo mejor posible desde el punto de vista anatómico.

B. Aparato pulmonar
1. Transición normal del feto al niño

El *aparato pulmonar* está implicado en cambios dramáticos de desarrollo en la transición de la fisiología fetal a la postnatal.[1,2] Los pulmones experimentan un desarrollo activo a lo largo del período gestacional y la infancia. El desarrollo alveolar se produce principalmente en el tercer trimestre, comenzando en la fase sacular (24-38 semanas) y alcanzando el máximo en la fase alveolar (36 semanas-8 años).[1] Los lactantes nacidos prematuramente se benefician de la administración prenatal de glucocorticoides por parte de la madre, que promueven la maduración del pulmón fetal y la producción de surfactante (tensioactivo).

El *surfactante* es uno de los factores más importantes que contribuyen a un adecuado intercambio de gases durante la transición a la vida posnatal. El surfactante es producido por las células endoteliales tipo II que proliferan durante la etapa alveolar. Se trata de una mezcla de lípidos neutros, fosfolípidos y proteínas específicas de naturaleza anfipática, lo que conlleva una disminución de la tensión superficial que estabiliza los alvéolos y proporciona un inflado alveolar al tiempo que reduce las fuerzas hidrostáticas que causan el edema pulmonar.

Durante la transición a la vida extrauterina, las primeras respiraciones provocan un aumento del oxígeno arterial pulmonar (PO_2) y una disminución de la presión parcial de dióxido de carbono (PCO_2), lo que estimula la dilatación vascular pulmonar, disminuye la *resistencia vascular pulmonar* y provoca la constricción del conducto arterioso (**tabla 33-1**).

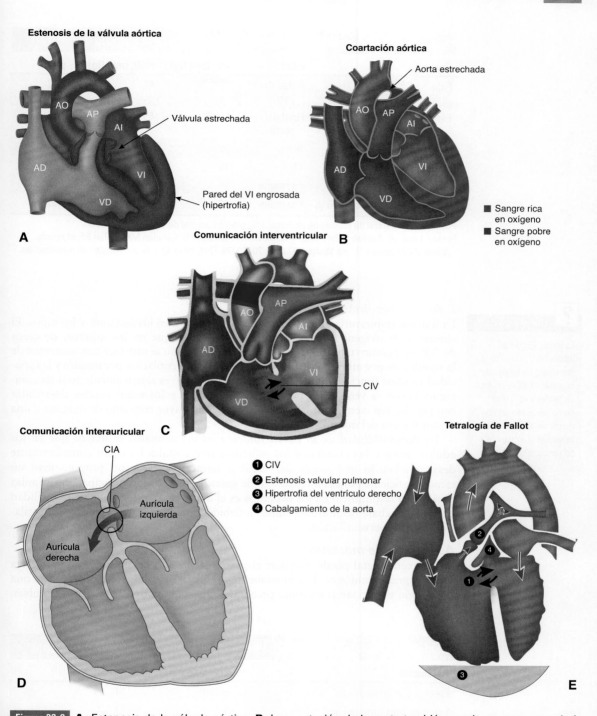

Figura 33-2 **A.** Estenosis de la válvula aórtica. **B.** La coartación de la aorta también puede provocar una derivación intracardíaca. Dependiendo de la localización de la coartación en relación con un conducto arterioso persistente, la derivación intracardíaca puede ser de derecha a izquierda (preductal) o de izquierda a derecha (posductal). **C.** La comunicación interventricular provoca una derivación intracardíaca. La dirección (de derecha a izquierda o de izquierda a derecha) depende de la anatomía cardíaca asociada. **D.** La comunicación interauricular provoca una derivación intracardíaca. La dirección (de derecha a izquierda o de izquierda a derecha) depende de la anatomía cardíaca asociada. **E.** La tetralogía de Fallot (TF) consta de cuatro anomalías anatómicas: (1) comunicación interventricular, (2) obstrucción del infundíbulo ventricular derecho, (3) hipertrofia del ventrículo derecho y (4) cabalgamiento de la aorta (si hay comunicación auriculoventricular, la malformación se denomina *pentalogía de Fallot*). La TF conduce a una derivación intracardíaca de derecha a izquierda. AD: aurícula derecha; AI: aurícula izquierda; AO: aorta; AP: arteria pulmonar; CIA: comunicación interauricular; CIV: comunicación interventricular; VD: ventrículo derecho; VI: ventrículo izquierdo.

Tabla 33-1 Valores normales de gasometría arterial en el neonato

Paciente	Edad	PO$_2$ (mm Hg)	PCO$_2$ (mm Hg)	pH (u)
Feto	Antes del parto	25	40	7.37
Feto	Final del parto	10-20	55	7.25
Neonato (de término)	10 min	50	48	7.20
Neonato (de término)	1 h	70	35	7.35
Neonato (de término)	1 semana	75	35	7.40
Neonato (prematuro, 1500 g)	1 semana	60	38	7.37

PCO$_2$: presión parcial de dióxido de carbono; PO$_2$: presión parcial de oxígeno; u: urinario.
Fuente: Long JB, Suresh S. Neonatal anesthesia. En: Barash PG, Cahalan MK, Cullen BF, et al, eds. *Clinical Anesthesia.* 8.ª ed. Wolters Kluwer; 2018:1178-1218, tabla 42.1. Reproducida con autorización.

2. Función respiratoria

La función respiratoria difiere de manera significativa en los lactantes y los niños. El consumo de oxígeno es dramáticamente más alto que en los adultos, de cerca de 7-9 mL/kg/min (**tabla 33-2**). La demanda de oxígeno se satisface con aumentos de la ventilación por minuto y de la proporción entre la ventilación por minuto y la capacidad residual funcional (CRF). Sin embargo, la CRF es relativamente baja en comparación con la ventilación por minuto. Los bebés y los niños pueden desarrollar con rapidez hipoxemia por la combinación de un mayor consumo de oxígeno y una menor reserva del mismo.

La ***distensibilidad de la pared torácica*** en los neonatos es mayor que en los adultos porque las costillas y los músculos intercostales no están completamente desarrollados, lo que puede dar lugar a retracciones que no proporcionan un esfuerzo eficiente para el intercambio de gases. El mecanismo principal que impulsa el esfuerzo respiratorio en los neonatos es el diafragma, que se fatiga con facilidad cuando el trabajo respiratorio aumenta debido a una mayor resistencia a la ventilación o por hiperventilación.

Aspiración de meconio

La hipoxemia fetal puede provocar el paso intrauterino de meconio que se mezcla con el líquido amniótico. Los movimientos respiratorios del feto darán lugar a una exposición pulmonar al meconio prenatal. Durante el parto, los neonatos también

Tabla 33-2 Valores normales de la función respiratoria en lactantes y adultos

Parámetro	Lactantes	Adultos
Frecuencia respiratoria	30-50	12-36
Volumen corriente (mL/kg)	7	7
Espacio muerto (mL/kg)	2-2.5	2.2
Ventilación alveolar (mL/kg por min)	100-150	60
Capacidad funcional residual (mL/kg)	27-30	30
Consumo de oxígeno (mL/kg por min)	7-9	3

Fuente: Long JB, Suresh S. Neonatal anesthesia. En: Barash PG, Cahalan MK, Cullen BF, et al, eds. *Clinical Anesthesia.* 8.ª ed. Wolters Kluwer; 2018:1178-1218, tabla 42.2.

Tabla 33-3 Factores que alteran la vasodilatación del árbol vascular pulmonar	
Anatómico	**Fisiológico**
Síndromes cardíacos congénitos (hipoplasia de la arteria pulmonar)	Hipoxemia
Prematuridad con falta de surfactante y desarrollo broncoalveolar	Hipercapnia
Hernia diafragmática congénita	Hipotermia
Diabetes materna	Aspiración de meconio
Asma materna	Asfixia al nacer
	Policitemia
	Sepsis
	Aspiración crónica (posnatal)

pueden aspirar el meconio producido durante el trabajo de parto. Este último escenario es consistente con un meconio espeso que puede ocasionar una obstrucción mecánica de la vía respiratoria. Las recomendaciones actuales del Pediatric Advanced Life Support no apoyan la aspiración rutinaria de los bebés nacidos con líquido amniótico teñido de meconio. La aspiración del meconio puede provocar daños alveolares, lo que se traduce en un deterioro de la oxigenación, así como en un aumento de la resistencia vascular pulmonar.

Hipertensión pulmonar persistente en el recién nacido

La circulación pulmonar es muy sensible al pH y a las concentraciones de oxígeno, así como a otros mediadores como el óxido nítrico, la adenosina, las prostaglandinas y la insuflación de los pulmones.[3] Durante el período neonatal, ciertos factores pueden perjudicar la vasodilatación del árbol vascular pulmonar (**tabla 33-3**) y dar lugar a una resistencia vascular pulmonar incrementada. Pueden producirse hipotensión sistémica y arritmias cardíacas, especialmente si el ventrículo derecho no es capaz de compensar y se produce una dilatación de la aurícula derecha.

C. Riñones

Los riñones comienzan a recibir un mayor flujo sanguíneo después de la transición a la circulación posnatal. Sin embargo, la *tasa de filtración glomerular* (**TFG**) sigue siendo inferior a la de los adultos durante los primeros 2 años de vida. Como resultado, los lactantes tienen una capacidad reducida para retener agua libre. Así, es menos probable que los lactantes toleren períodos de ayuno prolongados, especialmente durante las primeras semanas de vida. Su incapacidad para regular la TFG para excretar grandes cantidades de agua también conduce a una incapacidad para tolerar la sobrecarga de líquidos sin que se produzcan anomalías electrolíticas. La producción de orina es inicialmente baja, pero aumenta hasta 1-2 mL/kg por hora después del primer día de vida.

D. Hígado

Las funciones metabólicas y de síntesis del *hígado* siguen siendo inmaduras en los recién nacidos de término. Las enzimas necesarias para el metabolismo y la eliminación de fármacos están presentes pero aún no han sido inducidas.[4] Los resultados

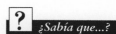

? *¿Sabía que...?*

Durante la reanimación de un recién nacido con una puntuación de Apgar muy baja, la aspiración puede retrasar otras intervenciones terapéuticas muy importantes como la estimulación, la ventilación asistida y las compresiones torácicas.

son variables, dependiendo del medicamento y de las vías de eliminación. La morfina depende de la biotransformación hepática para su eliminación; por tanto, tiene una semivida prolongada en los neonatos. Alternativamente, la lidocaína no muestra una eliminación prolongada. La función de síntesis también está limitada, como lo demuestran las disminuciones de producción de albúmina y vitamina K, que son algunos de los complementos que se administran de forma rutinaria al momento del nacimiento para prevenir las complicaciones hemorrágicas posparto, como la hemorragia intraventricular.

E. Sistema nervioso central

El sistema nervioso central (SNC) infantil experimenta un rápido crecimiento y desarrollo a partir de la sinaptogénesis, la poda sináptica y la mielinización neuronal.[5] Aunque la neurodegeneración y la apoptosis forman parte del desarrollo neuronal normal, en los últimos 20 años ha habido preocupación por la neurodegeneración inducida por la anestesia.[6,7] Esto se observa en modelos animales con todos los anestésicos de uso frecuente y muestra una dependencia de la duración de la dosis.[6,8] Los estudios retrospectivos sobre los efectos de la anestesia en el cerebro humano en desarrollo mostraron un resultado equívoco; algunos mostraron una disminución muy pequeña en el rendimiento de las pruebas de neurodesarrollo posterior en la vida.[9-13] Como resultado, la Food and Drug Administration (FDA) de los Estados Unidos declaró que la exposición a anestésicos durante períodos prolongados o múltiples puede afectar de manera negativa al neurodesarrollo en niños de 3 años de edad o menos, al tiempo que reconoció que muchas cirugías o procedimientos que requieren anestesia deben llevarse a cabo si son médicamente necesarios y que debe considerarse la posibilidad de retrasar la cirugía electiva cuando sea apropiado.[14] Recientemente, tres grandes estudios prospectivos no mostraron ninguna diferencia en los resultados del neurodesarrollo en lactantes humanos expuestos a anestesia de corta duración (< 1 h) en los primeros años de vida.[15-18] La mayoría de los procedimientos quirúrgicos pediátricos no son realmente electivos, pero a la luz de las pruebas recientes es poco probable que someter a los lactantes a una anestesia de corta duración afecte sus resultados en neurodesarrollo.

II. Farmacología

La administración de las dosis adecuadas de anestésicos, analgésicos y todos los medicamentos en el entorno pediátrico requiere tener en cuenta las *diferencias farmacológicas* entre los niños y los adultos.[4] Diversas variables de los pacientes pediátricos afectan la farmacocinética. Para la mayoría de los parámetros, las diferencias de desarrollo son mayores en los neonatos y los prematuros. Por ejemplo, el agua corporal total representa del 70-83% del peso de los neonatos prematuros y de los neonatos de término, mientras que es aproximadamente el 60% del peso en los lactantes de 6 meses y hasta la edad adulta. El aumento del agua corporal total se traduce en mayores volúmenes de distribución de los medicamentos hidrófilos, lo que (asumiendo una farmacodinámica similar) se traduce en un aumento de las necesidades de dosificación por kilogramo de peso corporal. En la **tabla 33-4** se resume una selección de variables farmacocinéticas y su influencia en la metabolización del fármaco. Los requerimientos de anestesia volátil de concentración alveolar mínima son mayores cerca del mes de edad.

III. Materiales y equipo

Los tres factores que afectan al diseño y la elección de los *circuitos respiratorios pediátricos* son la resistencia excesiva al flujo, el espacio muerto excesivo y la disminución del calor y la humidificación. Por estas razones se han ideado diversos sistemas de respiración sin válvulas (**fig. 33-3**).[1,2]

Tabla 33-4 Variables farmacocinéticas y su influencia clínica en lactantes y niños

Variable farmacocinética	Fisiología	Efecto	Ejemplo clínico
Metabolismo hepático	Vías metabólicas fase 1/fase 2 inmaduras en neonatos y lactantes	Disminución del metabolismo, semivida del fármaco más larga	Fase 1: acumulación del anestésico local amida con infusión Fase 2: glucuronidación inmadura de la morfina en neonatos y en la primera infancia
Depuración renal	La tasa de filtración glomerular adulta no se alcanza hasta los 6-12 meses de edad	Fármacos de excreción renal de semivida prolongada en lactantes menores de 6 meses	Efecto prolongado del pancuronio, reducción de las necesidades de infusión de otros fármacos de excreción renal (p. ej., ácido aminocaproico)
Agua corporal total	Aumento en neonatos y lactantes	Aumento del volumen de distribución de los fármacos hidrófilos	Mayor necesidad de dosis de succinilcolina en neonatos y lactantes
Contenido y composición de las proteínas plasmáticas	Reducción de la glucoproteína ácida α_1 y de la albúmina, albúmina fetal en neonatos	Aumento de la fracción libre (no unida a proteínas) de los fármacos ácidos y básicos	Efectos farmacodinámicos potencialmente mayores para una amplia variedad de medicamentos

La *pieza en T de Ayre* no tiene válvula de flujo de gas unidireccional y es eficaz para el paciente que respira espontáneamente. Es compacta, puede proporcionar oxígeno complementario y no está asociada con la reinhalación de dióxido de carbono. Sin embargo, una vez que se introdujeron los relajantes neuromusculares en la práctica de la anestesia, la pieza en T de Ayre se volvió ineficaz, ya que era difícil brindar la respiración de presión positiva necesaria con este dispositivo. La modificación de Jackson Rees de la pieza en T de Ayre solucionó este problema manteniendo el sistema

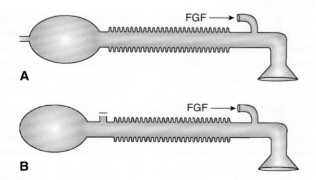

Figura 33-3 Circuitos respiratorios para la anestesia. **A.** Modificación de Jackson Rees de la pieza T de Ayre. **B.** Circuito Mapleson D. FGF: flujo de gas fresco (adaptada de Willis BA, Pender JW, Mapleson WW. Rebreathing in a T-piece: volunteer and theoretical studies of the Jackson-Rees modification of Ayre's T-piece during spontaneous respiration. *Br J Anaesth.* 1975;47:1239 y de Ruitort KT, Eisenkraft JB. The anesthesia work station and delivery systems for inhaled anesthetics. En: Barash PG, Cahalan MK, Cullen BF, et al, eds. *Clinical Anesthesia.* 8.ª ed. Wolters Kluwer; 2018:644-705).

sin válvulas al añadir una bolsa de depósito pasivamente llena (*pop-off*) de oclusión variable (una espiral de oclusión variable en la bolsa). Aunque la modificación de Jackson Rees de la pieza en T de Ayre resolvió la necesidad de proporcionar una respiración de presión positiva, se hizo evidente que había que resolver otro problema técnico: la posibilidad de volver a respirar dióxido de carbono.

Mapleson introdujo variaciones en el sistema de Jackson Rees para abordar el potencial de reinhalación. Mapleson reconoció que, si bien podía producirse una reinspiración porque este sistema no contenía válvulas de flujo de gas unidireccionales, la colocación secuencial de la entrada de gas fresco, la *pop-off,* la bolsa de reserva y la conexión con el paciente pueden variar. Dependiendo de si el paciente respiraba espontáneamente o estaba controlado con presión positiva, si el flujo de gas fresco era suficiente, la reinhalación de dióxido de carbono podía minimizarse. Existen seis variantes del sistema Mapleson, siendo el Mapleson D el más utilizado en la atención de los pacientes pediátricos. El *sistema Mapleson D* coloca la entrada de gas fresco cerca de la conexión a la vía respiratoria del paciente. La *pop-off* está más alejada del paciente y de la entrada de gas fresco, mientras que la bolsa está más lejos de la *pop-off.* La popularidad del sistema Mapleson D se debe a su capacidad para minimizar la reinhalación de dióxido de carbono cuando la ventilación controlada es el modo de ventilación. La reinhalación también se elimina durante la ventilación espontánea cuando el flujo de gas fresco es de dos a tres veces la ventilación por minuto del paciente.

La atención al paciente de anestesia pediátrica actual emplea eficazmente un *sistema circular de respiración*, sin que el paciente oponga una resistencia indebida al abrir las válvulas. Tiene la ventaja añadida de conservar el calor del paciente y la humedad de las vías respiratorias. Si existe la preocupación de que el calor y la humedad de las vías respiratorias se pierdan durante la ventilación con la máquina de anestesia, se puede incorporar un calentador y un humidificador al sistema circular.

Informes recientes demuestran que al utilizar una *cánula endotraqueal con manguito* de tamaño adecuado, se mejoró la capacidad de proporcionar ventilación con presión positiva. También hubo menos contaminación por gas anestésico en el quirófano, mejor aislamiento de la vía respiratoria respecto del contenido gástrico y menos necesidad de laringoscopias adicionales en los intentos de seleccionar el tamaño adecuado de la sonda.

IV.   Abordaje perioperatorio

A. Evaluación preoperatoria

Los niños deben ser evaluados para detectar comorbilidades frecuentes.[1,2] Una de las interrogantes habituales se refiere a los niños con *infecciones de las vías respiratorias superiores* continuas. En un gran ensayo prospectivo se incluyeron niños sanos programados para una cirugía electiva. Se evaluaron sus síntomas respiratorios en cuanto a la secreción nasal (clara o color amarillo/verde), así como la tos (seca o productiva y el color del esputo), el letargo y la fiebre para correlacionarlos con las complicaciones respiratorias, incluidos bronco- y laringoespasmo.[19] El riesgo relativo de complicaciones respiratorias era superior a 1.5 si el niño tenía síntomas activos como rinorrea clara, rinorrea verde, tos húmeda y fiebre. Se debe procurar una discusión general entre los padres, el niño, el cirujano y el anestesiólogo para determinar la relación riesgo-beneficio de cada escenario. Una discusión preanestésica exhaustiva con los padres o tutores responsables debe incluir la posibilidad de ingreso en el hospital para el tratamiento postoperatorio.

La primera observación del comportamiento de un niño ofrece buena evidencia de la etapa de desarrollo, ya que las *etapas de desarrollo* no siempre se correlacionan con la edad del niño. Los niños expresan naturalmente ansiedad ante los extraños y pueden no tolerar una exploración física exhaustiva. El *examen neurológico* debe centrarse en el grado de actividad del niño y anotar cualquier anomalía, como contracturas, debilidad de las extremidades o aspecto anómalo. La *exploración cardiovascular* se centra en la auscultación de los ruidos cardíacos, observando que los soplos cardíacos son frecuentes en los recién nacidos (soplo continuo y persistente del conducto arterioso, agujero oval persistente, comunicación interauricular y CIV). La presencia de un soplo debe justificar la exploración adicional de los signos o síntomas de enfermedad cardíaca, en particular los desmayos, los labios azules o el retraso del crecimiento. Además, la *exploración abdominal* puede revelar un hígado grande o muy pequeño, que se correlaciona con la volemia y con la capacidad del corazón para manejar la precarga.

La *exploración pulmonar* se centra en determinar la presencia de un movimiento anómalo del aire, incluyendo la ausencia de ruidos respiratorios, sibilancias o sonidos respiratorios gruesos. A menudo, puede resultar difícil diferenciar los ruidos pulmonares gruesos de los sonidos transmitidos de las vías respiratorias superiores cuando hay de congestión nasal. La exploración abdominal evalúa los signos de traumatismo, distensión o malestar. Además, se pueden apreciar hernias umbilicales. Las extremidades deben ser evaluadas en cuanto a la amplitud de movimiento, las contracturas o las deformidades, así como los posibles lugares de acceso intravenoso. Debe haber una discusión con el paciente y los tutores sobre los riesgos y beneficios de administrar anestesia general o regional al niño. Los riesgos de la anestesia que son específicos de la pediatría incluyen, en particular, la depresión respiratoria (sobre todo en los lactantes exprematuros), las complicaciones respiratorias como bronco- y laringoespasmo, la hipoxia y la neumonía por aspiración.

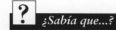

¿Sabía que...?

Los adolescentes pueden aprobar que se les practique un procedimiento, pero en última instancia el tutor legal debe dar su consentimiento.

B. Pautas para el ayuno

La American Society of Anesthesiologists recomienda que los lactantes y los niños estén en ayuno antes de la operación para reducir el riesgo de aspiración pulmonar; sin embargo, los tiempos de ayuno para los niños son frecuentemente mucho más largos que los indicados en esas pautas (**tabla 33-5**).[20,21] El ayuno prolongado en los niños puede aumentar la irritabilidad y provocar efectos fisiológicos y metabólicos adversos.[22]

Por tanto, el énfasis en el ayuno preoperatorio pediátrico ha pasado al fomento de la ingesta de líquidos, sobre todo líquidos claros, durante el período permitido. Las sociedades profesionales de todo el mundo, incluida la European Society for Pediatric Anesthesia, también han reducido los tiempos de ayuno de líquidos claros a 1 h antes de los procedimientos electivos, a menos que esté clínicamente contraindicado.[23]

C. Ansiólisis preoperatoria

Niños de tan solo 10 meses de edad pueden experimentar ansiedad al ser trasladados al quirófano, siendo la población de mayor riesgo la de niños pequeños y preescolares (1-7 años de edad). Las estrategias para mitigar la ansiedad incluyen la premedicación, la presencia de los padres y las técnicas de realidad virtual.

La *premedicación oral* con una benzodiazepina (p. ej., midazolam 0.5 mg/kg de peso hasta 10 mg) es eficaz en el preoperatorio debido a su rápido inicio (5-15 min) y su corta duración de acción.[24] La dexmedetomidina intranasal u oral (1 µg/mg) tiene un inicio en 30-45 min, pero con el tiempo adecuado puede facilitar la retirada de los padres.[25]

La *presencia de los padres* durante la inducción de la anestesia elimina el estrés causado por su retirada. Este enfoque es más eficaz cuando los padres están tranquilos y adecuadamente preparados en cuanto a lo que pueden esperar.[25]

1. Tecnología para reducir la ansiedad

Los avances tecnológicos de las dos últimas décadas han tenido un impacto importante en las estrategias no farmacológicas disponibles para facilitar la ansiólisis en el entorno perioperatorio. Los teléfonos inteligentes y las tabletas pueden utilizarse

Tabla 33-5 Pautas de ayuno antes del procedimiento

Sustancia ingerida	Tiempo de ayuno (h)
Líquido claro	2
Leche materna	4
Fórmula infantil	6
Sólidos/leche no humana	6 o más[a]

[a]Hay que tener en cuenta la cantidad y el tipo de alimentos.

Adaptada de American Society of Anesthesiologists Practice guidelines for preoperative fasting and the use of pharmacologic agents to reduce the risk of pulmonary aspiration: an updated report. *Anesthesiology.* 2017;126(3):376-393.

para distraerse de diversas maneras, como reproducir música, ver un vídeo favorito, jugar o incluso interactuar con los padres a través de una videollamada durante el transporte y la inducción de la anestesia. Los sistemas de realidad virtual están cada vez más disponibles y se muestran prometedores en una variedad de entornos pediátricos, incluyendo la distracción durante la colocación de líneas intravenosas e incluso procedimientos invasivos como las endoscopias superiores.[26,27]

D. Inducción de la anestesia

La *inducción de la anestesia* es un acontecimiento estresante para los niños (y para los padres). Más allá de los objetivos obligatorios de mantener una vía respiratoria permeable y una hemodinámica estable, los objetivos de una inducción pediátrica también incluyen una separación suave de los padres (si estos no están presentes para la inducción) y un niño cooperativo durante el proceso, al tiempo que se establecen y cumplen las expectativas de los padres. En las secciones siguientes se discuten dos de los enfoques más utilizados para minimizar el estrés de la inducción (que pueden utilizarse solos o en combinación).[1,2]

1. Inducción de la anestesia por inhalación

En ausencia de contraindicaciones, la *inducción inhalada* de la anestesia tiene una serie de ventajas en los niños. Es indolora y tiene éxito en el primer intento (mientras que la canulación intravenosa tiene una tasa de fracaso inherente). En los Estados Unidos las inducciones por inhalación se realizan casi exclusivamente con sevoflurano, ya que la disponibilidad de halotano es muy limitada. En los pacientes que cooperan se puede administrar primero óxido nitroso en oxígeno al 50-70% (que es inodoro), ajustando el sevoflurano hasta el 8%. Esto puede permitir que el niño tolere y no recuerde el agente volátil menos agradable. Dado que las inducciones inhaladas se realizan en niños antes de asegurar el acceso vascular y existe la posibilidad de que se produzca laringoespasmo y bradicardia, se debe disponer inmediatamente de succinilcolina (4 mg/kg de peso) y atropina (0.02 mg/kg de peso) para su administración intramuscular. Se recomienda precaución en la inducción por inhalación en niños con afecciones médicas (p. ej., trisomía 21 o síndrome de Down) que pueden desarrollar bradicardia por las altas concentraciones de sevoflurano.

2. Inducción intravenosa

Normalmente se prefiere la *inducción intravenosa* en los niños con un acceso venoso establecido. En el caso de los niños que son llevados para una intervención quirúrgica electiva, algunos centros colocan de forma rutinaria una vía intravenosa para la inducción de la anestesia. La premedicación con una benzodiazepina y la aplicación de una crema anestésica local tópica pueden minimizar el estrés de la colocación de la vía intravenosa.

3. Inducción intramuscular

Ocasionalmente, un paciente puede no ser capaz de cooperar con cualquier elemento de la preparación preoperatoria (p. ej., niños autistas) o la inducción de la anestesia (incluyendo la toma de premedicación oral). La *inyección intramuscular* de ketamina (3-5 mg/kg de peso) puede ser la mejor opción en estas circunstancias, pero se requiere un enfoque de equipo cuidadoso y la preparación de la familia para que sea segura y exitosa.

E. Abordaje de las vías respiratorias pediátricas

Es necesario comprender las diferencias anatómicas y fisiológicas entre los adultos, los lactantes y los niños para proporcionar un abordaje seguro y satisfactorio de las vías respiratorias adaptado al lactante o al niño. En general, estas diferencias y su impacto en el *abordaje de las vías respiratorias* son mayores en los períodos neonatal e infantil. Muchos intentos de laringoscopia pueden provocar un aumento de la morbilidad y la mortalidad en los niños y, en particular, en los niños con vías respiratorias difíciles conocidas o previstas.[28,29] La administración pasiva de oxígeno durante los intentos de intubación puede aumentar el tiempo antes de la desaturación y proporcionar a los laringoscopistas un tiempo valioso para asegurar la vía respiratoria.[30,31]

Anatómicamente, un lactante tiene un occipucio más grande, un tamaño de lengua mayor en relación con el tamaño de la bucofaringe y una laringe más cefálica (**tabla 33-6**). El occipucio más grande puede favorecer la obstrucción de las vías respiratorias e interferir con la laringoscopia cuando se utiliza una almohada de cabeza para lograr la posición clásica de olfateo. En cambio, un giro de hombros suele ser más útil tanto para promover una vía respiratoria permeable como para facilitar la laringoscopia directa. Aunque originalmente se postuló que la porción más estrecha de la vía respiratoria pediátrica se encuentra a nivel del anillo cricoideo, las investigaciones más recientes basadas en la resonancia magnética sugieren que la abertura glótica y el nivel inmediato de las cuerdas subvocales son los más estrechos.[32] Además, la forma de la laringe es cilíndrica, como en el adulto, por lo que es importante recordarlo clínicamente porque el ajuste de la cánula endotraqueal (la resistencia a su paso) debe evaluarse después de que haya pasado por las cuerdas vocales. Las cánulas muy ajustadas pueden causar problemas clínicos como *estridor postextubación* y laringismo postextubación. Para minimizar estos riesgos, se debe procurar una presión de fuga de menos de 20-25 cm H_2O.

Los lactantes sanos normales tienen un solapamiento con el ciclo de respiración completo en reposo y los volúmenes de cierre, sus tasas de consumo de oxígeno son casi tres veces mayores que las de un adulto; por ello, en condiciones de anestesia, su CRF se reduce (*véase* tabla 33-2). El impacto clínico de esto es la rápida desaturación de la oxihemoglobina después de breves períodos de apnea, lo que ocasiona tiempos más cortos para realizar técnicas de intubación apneica. Además, la desaturación de oxihemoglobina se producirá rápidamente cuando la ventilación se vea comprometida (p. ej., por tos, obstrucción de las vías respiratorias). El *abordaje de las vías respiratorias difíciles* en pacientes pediátricos suele requerir una sedación profunda o anestesia general.

¿Sabía que...?

Los lactantes y los niños pequeños tienen una lengua relativamente grande y una laringe más cefálica, lo que acorta la distancia en la que deben alinearse los ejes oral, faríngeo y traqueal para lograr la exposición laríngea durante la laringoscopia directa.

1. Condiciones anestésicas para la laringoscopia y la intubación endotraqueal

Tradicionalmente, la intubación de la tráquea en los niños puede provocar la activación de las vías respiratorias en forma de laringoespasmo, broncoespasmo, o ambos. Es esencial una profundidad adecuada de la anestesia antes de la laringoscopia o la intubación endotraqueal. Esto puede hacerse con anestesia profunda con sevoflurano solo, pero también se realiza a menudo con un bolo de propofol (p. ej., 2 mg/kg de peso) o un opiáceo de acción rápida (p. ej., remifentanilo o fentanilo 2 µg/kg de peso) tras la inducción inhalatoria de la anestesia con sevoflurano. Una profundidad anestésica insuficiente sin bloqueo neuromuscular puede provocar tos, laringoespasmo, desaturación de oxihemoglobina y regurgitación. García-Marcinkiewicz

Tabla 33-6   Diferencias anatómicas entre las vías respiratorias del lactante y del adulto

Estructura o relación	Lactante	Adulto
Occipucio	Agrandado	Normal
Lengua	Agrandada	Normal
Epiglotis	Relativamente más larga, más estrecha y más rígida	Firme
Forma de la epiglotis	En forma de omega	Plana, amplia
Ubicación relativa de la laringe	Cefálica	Posterior
Tamaño/forma de la laringe	Proporcionalmente más pequeña/cilíndrica	Cilíndrica
Altura de la glotis	C3-C4	C5-C6
Punto más estrecho	Cuerdas vocales	Cuerdas vocales
Cuerdas vocales	Inclinación posterior a anterior	Perpendicular a la laringe
Mucosa	Más vulnerables a los traumatismos	Menos vulnerable a los traumatismos

Datos de Lerman J. Pediatric anesthesia. En: Barash PG, Cullen B, Stoelting RK, et al, eds. *Clinical Anesthesia.* 7.ª ed. Wolters Kluwer/Lippincott Williams & Wilkins; 2013:1216-1256 y de Litman RS, Weissend EE, Shibata D, et al. Developmental changes of laryngeal dimensions in unparalyzed, sedated children. *Anesthesiology.* 2003;98:41-45. Reproducidos con autorización.

y cols. informaron que el bloqueo neuromuscular puede disminuir el riesgo de complicaciones de las vías respiratorias por laringoespasmo en pacientes pediátricos con vías respiratorias difíciles.[33]

Succinilcolina

A principios de la década de 1990 del siglo pasado, la FDA solicitó una advertencia en la información para prescribir de la succinilcolina que contraindica su uso para el abordaje rutinario de las vías respiratorias. Sin embargo, en ausencia de contraindicaciones absolutas (susceptibilidad a la hipertermia maligna, antecedentes de quemaduras, etc.), la succinilcolina es aceptable en escenarios como el laringoespasmo y en la inducción e intubación de secuencia rápida puede ser el fármaco preferido.

Reversión del bloqueo neuromuscular

El sugammadex es una molécula de unión selectiva a relajantes musculares diseñada para la reversión aguda del bloqueo neuromuscular por rocuronio o vecuronio. Muestra una fuerte unión al rocuronio y, en menor grado, al vecuronio.[34] No es eficaz para la reversión del pancuronio o de otras clases farmacológicas de bloqueo neuromuscular, como el cisatracurio.[34] Aunque se aprobó su uso en la Unión Europea en 2008 y en los Estados Unidos en 2015, la evidencia para el uso pediátrico sigue siendo escasa, sobre todo en niños menores de 2 años.[35,36] Las preocupaciones específicas para la atención pediátrica se asocian con la eficacia de la reversión aguda del rocuronio, el potencial de depósito en los huesos y las placas de crecimiento, así como la interacción con los anticonceptivos orales para las niñas y adolescentes pospúberes.

2. Laringoscopia directa

Tradicionalmente, en los niños se ha utilizado la *hoja recta* (*Miller*), aunque hay poca o ninguna evidencia comparativa que demuestre que funcione mejor que la *hoja curva* (*Macintosh*) (*véase* cap. 20, fig- 20-5). Después de barrer la lengua, la punta de la hoja avanza más allá de la vallécula y se levanta directamente la epiglotis.

Como alternativa, se puede utilizar la hoja recta a la manera del Macintosh y levantar la epiglotis indirectamente con la punta de la hoja en la vallécula.

3. Mascarillas laríngeas y vías supraglóticas

Las mascarillas laríngeas se utilizan con frecuencia en la anestesia pediátrica. Por lo general, las indicaciones y contraindicaciones son similares a las de los adultos. Las mascarillas laríngeas con canales de drenaje gástrico, así como las diseñadas para facilitar la intubación, están también disponibles en tamaños pediátricos.

4. Selección de la cánula endotraqueal

Históricamente, para niños se recomendaban *las cánulas endotraqueales sin manguito*; sin embargo, ahora los tubos con manguito son superiores en la mayoría de las circunstancias. La incidencia de estridor postintubación es menor cuando se utilizan cánulas con manguito de tamaño adecuado, posiblemente por la menor necesidad o frecuencia de laringoscopia repetida para el cambio de cánula cuando se coloca inicialmente una demasiado grande. Las *cánulas endotraqueales con manguito* también ofrecen la ventaja de un mejor sellado de la tráquea, lo que disminuye la contaminación del quirófano, permite menores flujos de gas fresco, mejora el rendimiento del ventilador y puede ofrecer una mayor protección frente a la macroaspiración. Aunque las cánulas con manguito pueden utilizarse con seguridad y a menudo se prefieren para procedimientos quirúrgicos en neonatos y niños prematuros, las cánulas sin manguito se utilizan habitualmente para la ventilación a largo plazo en la unidad de cuidados intensivos neonatales (UCIN). Cuando se realiza la intubación traqueal, se debe elegir el tamaño correcto de la cánula. Lo más habitual es utilizar la *fórmula de Cole* modificada para las cánulas endotraqueales sin manguito, en donde el tamaño previsto de la cánula es 4 más la edad dividida entre 4. En los lactantes y en los niños más pequeños se debe seleccionar una talla media más pequeña cuando se utiliza una cánula con manguito. Por ejemplo, para un niño de 4 años de edad se seleccionaría una cánula endotraqueal sin manguito de (4 + 4/4 = 5) 5.0 o una cánula endotraqueal con manguito de (4 + 4/4 - 0.5 = 4.5) 4.5.

5. Intubación traqueal y colocación de la cánula endotraqueal

Las indicaciones para la intubación traqueal en niños son en buena medida similares a las de los adultos. Además, muchos anestesiólogos intuban la tráquea y controlan la ventilación en neonatos y prematuros en ausencia de otras indicaciones tradicionales. Hay que prestar mucha atención a la colocación de la punta de la cánula traqueal en la tráquea media. Los pequeños movimientos de la cánula pueden provocar una intubación endobronquial o una extubación inadvertida en los lactantes. La evaluación de la profundidad adecuada de la cánula endotraqueal puede realizarse avanzando deliberadamente en el bronquio principal mientras se ausculta y se proporciona simultáneamente respiración con bolsa de mano. Cuando la cánula endotraqueal entra en el bronquio principal derecho o izquierdo, los ruidos respiratorios estarán ausentes en el lado opuesto. A continuación, se retira 1 cm la cánula en los lactantes y 2 cm en los niños mayores para una colocación en la traquea media, se deben utilizar los sonidos respiratorios para confirmar que ambos pulmones se están ventilando. Cuando se utiliza una cánula con manguito, puede ser más fácil y fiable colocarla de manera que el manguito pueda ser palpado por medio de balanceo en la muesca supraesternal. Esto se traduce en que la punta de la cánula está en una ubicación intratorácica y a mitad de la traquea.

6. Inducción e intubación de secuencia rápida en pediatría

Una de las manifestaciones clínicas de la alta tasa de consumo de oxígeno y la reducción de la CRF de un lactante bajo anestesia es la rápida desaturación de oxihemoglobina tras la apnea. Si se realiza una *inducción de secuencia rápida* «tradicional», casi todos los lactantes tendrán una saturación de oxihemoglobina inferior al 90% tras 1 min de apnea. Por ello, muchos anestesistas pediátricos realizan una inducción de secuencia rápida modificada, con ventilación con presión positiva suave además de presión cricoidea antes de la intubación, porque se prioriza la administración de oxígeno sobre el riesgo de aspiración desde el punto de vista de la relación riesgo-beneficio.[24]

V. Gestión de la temperatura

Los niños corren un mayor riesgo de sufrir *hipotermia* bajo anestesia; los lactantes, y en particular los prematuros y los neonatos, son los que corren mayor riesgo. Al igual que en los adultos, las principales maneras de perder calor son las siguientes:

1. Radiación
2. Evaporación
3. Convección
4. Conducción

Los neonatos bajo anestesia se comportan como poiquilotermos; su temperatura se aproxima a la de su entorno. La hipotermia puede prevenirse y mantener la normotermia mediante una combinación de estrategias adaptadas a cada paciente. El calentamiento del quirófano antes de la llegada (convección o radiación), el calentamiento por aire forzado (convección), el uso de un colchón de agua caliente circulante (conducción), los gases humidificados calentados o el humidificador (evaporación) y las luces infrarrojas de calentamiento en el techo (radiación) son algunos de los métodos disponibles.

VI. Gestión de líquidos y sangre

A. Necesidades de líquidos intravenosos

Las necesidades de líquidos intravenosos en niños en ayuno suelen determinarse utilizando la *regla 4-2-1*. La tasa de infusión por hora se calcula como 4 mL/kg de peso para los primeros 10 kg, más 2 mL/kg de peso para los segundos 10 kg y 1 mL/kg de peso para cada kilo adicional. Los déficits de líquidos en ayuno se calculan con base en esta fórmula y en el tiempo que el niño ha estado en ayuno absoluto. Estos se sustituyen durante la intervención quirúrgica de forma similar que en los adultos. La pauta generalmente aceptada es el 50% del déficit sustituido en la primera hora, seguido del 25% del déficit sustituido en cada una de las horas 2 y 3 para completar todo el déficit.

Los niños menores de 6 meses (en particular los neonatos) corren un mayor riesgo de hipoglucemia con las duraciones de ayuno habituales en la práctica anestésica. Las pautas de ayuno menos estrictas (p. ej., líquidos claros hasta 2 h antes de la cirugía) pueden ayudar a prevenir la hipoglucemia y aumentar la comodidad del paciente.

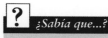

B. Restitución por pérdidas sanguíneas y transfusión

Subestimar la pérdida de sangre, preparar inadecuadamente (acceso vascular, preparación de la sangre) y una hemorragia masiva se identifican como factores que contribuyen al *paro cardíaco* en el paciente pediátrico.[37,38] Las pérdidas sanguíneas se restituyen con cristaloides (sin glucosa). Aunque los umbrales de transfusión se adaptan en última instancia a cada paciente y escenario clínico, en la mayoría de los casos la transfusión de eritrocitos está indicada cuando la hemoglobina está por debajo de 7 g/dL y, a menudo, se indica antes dependiendo de la edad del paciente y del contexto clínico.[37-39] Se puede esperar que los concentrados de eritrocitos (5 mL/kg de peso) aumenten la hemoglobina cerca de 1 g/dL. Las indicaciones de la terapia con componentes sanguíneos hemostáticos son similares a las de los adultos. Las dosis sugeridas para los hemoderivados se resumen en la **tabla 33-7**.

Tabla 33-7 Administración de hemoderivados pediátricos

Hemoderivado	Guía de dosificación	Comentarios
ConEr	5-10 mL/kg de peso	Aumento esperado de la hemoglobina de 1-1.5 g/dL por cada 5 mL/kg de peso Lactantes/niños pequeños con riesgo de hipercalemia con la infusión rápida de ConEr que han sido almacenados durante un tiempo prolongado. Considere la posibilidad de utilizar ConEr frescos o lavados cuando se prevea
PFC	10-15 mL/kg de peso	Durante una hemorragia masiva se desarrolla una coagulopatía por dilución de los factores de coagulación solubles después de >1 volumen de sangre perdido; se recomienda el tratamiento con PFC
Trombocitos (plaquetas)	10-15 mL/kg de peso	Suelen estar indicados para cifras de trombocitos <50 000/μL; pueden utilizarse umbrales más altos para determinados procedimientos (p. ej., neurocirugía)
Crioprecipitado	0.1 U/kg de peso	Indicado para concentraciones de fibrinógeno <80-100 mg/dL

ConEr: concentrado de eritrocitos; PFC: plasma fresco congelado.

C. Anestesia regional

Las técnicas de *anestesia regional* tienen muchas aplicaciones útiles en pediatría.[40,41] Las inyecciones caudales se encuentran entre los procedimientos más frecuentes realizados en anestesia pediátrica. Por el contrario, hay situaciones poco frecuentes que pueden requerir anestesia raquídea en lactantes, como la evaluación de un niño por una miopatía congénita que puede estar asociada con hipertermia maligna. En estos casos la anestesia raquídea proporciona las condiciones adecuadas para una biopsia muscular del muslo sin exposición a fármacos desencadenantes. Los catéteres epidurales pueden introducirse en varios niveles por vía caudal. Además, los bloqueos de los nervios periféricos pueden ser útiles para una variedad de procedimientos ortopédicos, que van desde las osteotomías hasta los procedimientos artroscópicos para la reparación de tendones. Las ecografía permite visualizar los nervios, los puntos anatómicos de referencia, la aguja y la propagación del anestésico local, lo que posibilita una administración segura y eficaz de la anestesia regional. En otros capítulos de este libro se discuten los bloqueos epidurales o de anestesia regional.

Antes de la administración de la anestesia caudal, debe obtenerse el consentimiento informado de los padres o del tutor legal del paciente. En la exploración física debe observarse la presencia de cualquier hoyuelo sacro que pueda asociarse con espina bífida oculta o con médula anclada, lo que aumenta el riesgo de complicaciones neurológicas por la administración de anestésicos locales por vía caudal. Los puntos de referencia superficiales que deben palparse son el asta del sacro y el cóccix. El hiato sacro y el ligamento sacrococcígeo están situados en la parte inferior del asta. El bloqueo puede realizarse con seguridad con bupivacaína al 0.25% con epinefrina (límite de 1 mL/kg de peso) o ropivacaína al 0.2% (límite de 1 mL/kg de peso).[40] Una dosis de prueba debe consistir en epinefrina (5 μg/kg de peso). Los criterios para identificar una inyección intravascular incluyen un aumento de 10 latidos por minuto en la frecuencia cardíaca como positivo, reconociendo que los cambios en la frecuencia cardíaca pueden retrasarse hasta un minuto después de la administración de la dosis de prueba.

VII. Consideraciones sobre el procedimiento quirúrgico

A. Mielomeningocele

La *espina bífida* designa a una serie de anomalías congénitas del SNC. La más frecuente es el mielomeningocele, es decir, el abombamiento de la médula espinal en un

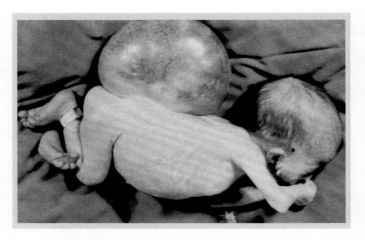

Figura 33-4 Neonato con espina bífida cística.

saco lleno de líquido cefalorraquídeo (LCR) (**fig. 33-4**). Su incidencia se mantiene en 3.4 por cada 10 000 nacidos vivos. Los supervivientes con mielomeningocele a largo plazo presentan déficits neurológicos, incluida la incontinencia vesical e intestinal, así como déficits sensitivos y motores relacionados con el nivel de la médula espinal afectado por el defecto. Las intervenciones quirúrgicas pueden realizarse en el útero o inmediatamente después del nacimiento. Las intervenciones fetales muestran mejores resultados motores y una menor necesidad de derivaciones de LCR.[42] Los cuidados a largo plazo implican sondaje vesical frecuente y el riesgo potencial de desarrollar sensibilidad a los productos de látex. Deben tomarse precauciones con el látex independientemente de los antecedentes de sensibilidad alérgica a los productos de este material.

B. Derivaciones ventriculoperitoneales

Los niños pueden padecer *presión intracraneal elevada* como resultado de varias lesiones, incluyendo la obstrucción anatómica del flujo del LCR, como las malformaciones de Chiari o tumores. Para aliviar la obstrucción del flujo del LCR, se puede colocar una derivación intraventricular para redirigir el flujo a una cavidad corporal como la cavidad peritoneal, la pleura o, con menos frecuencia, a una localización intravascular como la aurícula derecha. Los pacientes que ya cuentan con derivaciones pueden presentar un mal funcionamiento de estas o una infección y pueden requerir una cirugía de urgencia para aliviar el mal funcionamiento de la derivación. La evaluación preanestésica debe centrarse en signos de *aumento de la presión intracraneal*, como debilitamiento de la consciencia, náuseas, vómitos, bradicardia e hipertensión. La inducción de la anestesia debe sopesar el riesgo potencial de aspiración con el riesgo de hernia cerebral en el contexto de una presión intracraneal elevada. El abordaje quirúrgico suele requerir el acceso a la cabeza, el cuello, el tórax y el abdomen. Los lactantes y los niños son especialmente propensos a la hipotermia debido a la exposición a la solución de preparación quirúrgica, así como a la incapacidad de proporcionar una fuente de calor adecuada durante el procedimiento. La posición del paciente también puede dar lugar a la intubación endobronquial, especialmente en los niños pequeños. Aunque el riesgo de hemorragia es pequeño, es importante, sobre todo en los niños pequeños, así como en las revisiones de derivaciones que pueden implicar un componente vascular. Se debe considerar la posibilidad de examinar a los pacientes despiertos después de la cirugía, a menos que el estado de base del paciente no sea adecuado para la extubación y la emergencia.

C. Cirugía craneofacial

La *reconstrucción craneofacial* se realiza en niños con fusión prematura de las suturas craneales durante el desarrollo. La corrección quirúrgica se realiza para mejorar la apariencia, así como para reducir el riesgo de aumento de la presión en zonas del cerebro en desarrollo y los posibles efectos en el desarrollo a largo plazo que resultan de la inhibición del crecimiento cerebral. En función del tipo y la gravedad de la deformidad, puede corregirse en una o varias etapas, en general durante los primeros años de vida. Cada procedimiento quirúrgico está asociado con una disección del cuero cabelludo y con osteotomías craneales variables. Los niños deben ser evaluados para detectar síndromes asociados (*Crouzon* y *Saethre-Chotzen*), que pueden asociarse con una vía respiratoria difícil, así como con un acceso intravascular difícil. La gestión intraoperatoria suele incluir la supervisión continua de la presión arterial. Para detectar la *embolia gaseosa*, se sugiere el uso de ecografía Doppler. Debe considerarse el acceso venoso central para facilitar el abordaje en procedimientos complejos, particularmente si el acceso vascular periférico no es adecuado (al menos dos líneas intravenosas de gran calibre). A pesar de los esfuerzos quirúrgicos para minimizar la hemorragia, los pacientes suelen requerir una transfusión de casi un volumen de sangre circulante.[43] Se ha demostrado que la administración preventiva de plasma fresco congelado (PFC) durante la cirugía reduce la incidencia de coagulopatía postoperatoria. Las complicaciones quirúrgicas pueden incluir el desgarro de los senos venosos de la duramadre, así como el desgarro de la duramadre durante las osteotomías.

D. Amigdalectomía

Los niños sometidos a amigdalectomía o adenoidectomía constituyen un gran porcentaje de todas las prácticas de anestesiología pediátrica. Las indicaciones de los procedimientos van desde la amigdalitis recurrente hasta *apnea obstructiva del sueño* con afluencia diversa de síntomas.[44] Los niños con síndrome de Down, anomalías craneofaciales, trastornos neuromusculares, anemia de células falciformes o mucopolisacaridosis tienen mayor riesgo de sufrir las complicaciones postoperatorias de la adenoamigdalectomía, especialmente en lo que respecta a la obstrucción postoperatoria de las vías respiratorias. La obstrucción de las vías respiratorias puede aumentar la duración de la inducción de la inhalación, así como las urgencias en la anestesia. Además, los niños con apnea crónica del sueño pueden tener una mayor sensibilidad a los efectos depresores respiratorios de los opiáceos. El abordaje de las vías respiratorias se realiza generalmente con una cánula endotraqueal oral Ring-Adair-Elwyn (RAE) que permite el acceso quirúrgico. Durante la emergencia, los anestesiólogos deben tener cuidado de evitar el contacto con los lechos amigdalinos mediante vías respiratorias orales o equipos de aspiración para minimizar el riesgo de hemorragia. La hemorragia posquirúrgica se asocia con morbilidad y mortalidad, especialmente si hay una hemorragia activa durante las fases de gestión de las vías respiratorias como la inducción o la urgencia durante la anestesia. Los cuidados postoperatorios abarcan desde la atención quirúrgica ambulatoria hasta el seguimiento en una unidad de cuidados intensivos y se basan en las comorbilidades individuales, así como en el curso postoperatorio que presente cada paciente. Las náuseas y los vómitos postoperatorios constituyen un riesgo importante y deben tratarse de forma profiláctica con dexametasona y ondansetrón, a menos que estén contraindicados (la dexametasona está contraindicada en pacientes con leucemia debido a la posibilidad de que se produzca un síndrome de lisis tumoral y de que interfiera con los protocolos de quimioterapia). Los niños programados para una amigdalectomía o adenoidectomía ambulatoria deben ser observados con cuidado para comprobar que la analgesia es adecuada y que no hay signos de obstrucción de las vías respiratorias antes de ser dados de alta.

E. Hendiduras de labio y paladar

Las hendiduras de labio y paladar son las *deformaciones congénitas más frecuentes* de la cabeza y el cuello, que afectan a entre 0.5 y 1 niño por cada 1000 nacimientos, con variaciones entre los grupos étnicos de todo el mundo (**fig. 33-5**). Se ha demostrado que la exposición materna a la fenitoína aumenta el riesgo de labio hendido

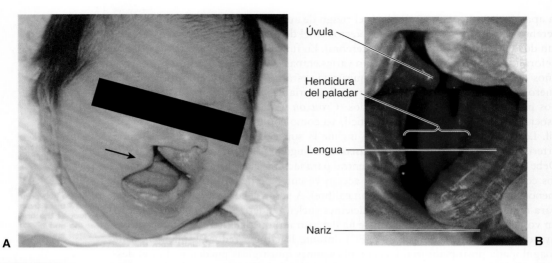

Figura 33-5 **A.** Labio hendido unilateral (*flecha*). **B.** Hendidura bilateral del paladar (vista laringoscópica).

y que el consumo de tabaco casi duplica dicho riesgo. Varios síndromes y trastornos genéticos pueden estar asociados con las hendiduras de labio y paladar y pueden ser factores predisponentes para las complicaciones perioperatorias de las vías respiratorias.[45] El plan de abordaje anestésico debe reconocer estas comorbilidades. La corrección quirúrgica varía en función del tipo de defecto, así como de la edad del niño, y es posible realizarla en una o varias fases. La necesidad anestésica puede evidenciarse por dificultades en la laringoscopia si la hoja del laringoscopio o la cánula endotraqueal quedan atrapadas en la hendidura. Además, la colocación del niño durante la cirugía puede provocar el desprendimiento de la cánula endotraqueal o la intubación endobronquial. Normalmente, se prefiere una cánula endotraqueal oral RAE para facilitar el acceso quirúrgico a las vías respiratorias. Los niños que se someten a una reparación pueden tener tan solo 10 semanas de edad, por lo que es fundamental elegir una cánula endotraqueal de tamaño adecuado. Es posible que las cánulas orales RAE con manguito no estén disponibles en todo el mundo. Las cánulas endotraqueales sin manguito pueden ocasionar una gran fuga o una profundidad inadecuada. Cuando se utilizan cánulas sin manguito, las fugas grandes pueden gestionarse introduciendo un tapón de garganta. Tras la reparación, los niños son propensos a la obstrucción de las vías respiratorias al ser extubados. Es primordial evitar las vías nasofaríngeas, a menos que las coloque el cirujano al momento de la reparación. Los cuidados postoperatorios deben centrarse en el mantenimiento de una respiración adecuada mientras se controla la analgesia y la hidratación.

F. Hernia diafragmática

Las hernias diafragmáticas se producen como resultado de un defecto en el diafragma que da lugar a la ***herniación del contenido abdominal*** en la cavidad torácica (**fig. 33-6**). Existen variantes anatómicas, como las hernias diafragmáticas de Bochdalek (70-90%), de Morgagni (20-30%) y central (1-2%).[46,47] Esta afección suele comenzar a desarrollarse en la gestación temprana, durante el primer trimestre. Como resultado, el pulmón afectado está comprimido y no puede desarrollarse debido a la presencia de órganos abdominales en el hemitórax. El diagnóstico puede realizarse mediante pruebas de diagnóstico prenatal, como la ecografía y la resonancia magnética.

Debido a que un pulmón estará subdesarrollado, el paciente tendrá una resistencia vascular pulmonar elevada, así como una capacidad limitada para el intercambio

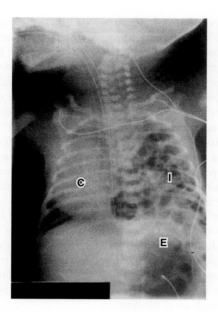

Figura 33-6 Hernia diafragmática mostrando intestino (I) en el tórax izquierdo. Obsérvese la posición de la burbuja estomacal (E) y el desplazamiento del corazón (C) hacia el tórax derecho.

de gases, lo que puede poner en peligro su vida. La prevalencia oscila entre 1 de cada 2500-4000 y tiene una tasa de mortalidad del 30 al 60%. Incluso después de la corrección quirúrgica, los niños pueden desarrollar una enfermedad pulmonar crónica, así como hipertensión pulmonar. Además, los órganos herniados pueden distenderse (p. ej., la distensión del estómago durante la ventilación con máscara o el llanto), lo que podría provocar un mayor deterioro de la mecánica pulmonar en ambos pulmones. En función de la gravedad de la afección, el niño puede no ser capaz de mantener la oxigenación y la circulación sin asistencia. En algunos casos el paciente puede ser sometido a *oxigenación por membrana extracorpórea* (OMEC) como puente antes de la reparación quirúrgica.

Las consideraciones para el abordaje anestésico dependen de la gravedad del caso y de si el niño puede ser transportado con seguridad desde la UCIN al quirófano. En algunos casos, el procedimiento puede realizarse en la UCIN con OMEC. Si el paciente no está intubado o sometido a OMEC, el anestesiólogo debe tener cuidado de evitar la obstrucción de las vías respiratorias y asegurarse de que la ventilación se realiza sin una presión excesiva para evitar la sobredistensión del estómago y los intestinos. Los órganos distendidos pueden provocar una mayor dificultad de ventilación, así como una mayor dificultad para el procedimiento quirúrgico. Debe garantizarse un acceso intravenoso adecuado con al menos dos líneas intravenosas periféricas. El abordaje quirúrgico puede ser por laparotomía o toracotomía. La laparotomía impide el uso de líneas umbilicales para el acceso vascular. La supervisión arterial continua se justifica para permitir la medición de los gases sanguíneos para la oxigenación y la ventilación, así como para la estimación de la hemoglobina durante el procedimiento.

G. Tumor en el mediastino anterior

Los tumores en el mediastino anterior varían de benignos a malignos, pero pueden suponer una amenaza para la vida debido a la *compresión de estructuras vitales*, como la tráquea, los grandes vasos o el corazón.[48] Las causas incluyen: linfoma, timoma, tumores de células germinativas, lesiones metastásicas, tumores broncógenos o tiroideos. La evaluación preoperatoria es fundamental para determinar la relevancia de los síntomas, especialmente si hay disnea, estridor o síncope, así como cualquier componente postural. La anamnesis y la exploración deben centrarse en identificar cualquier posición que exacerbe el síntoma y para ayudar en el cuidado perioperatorio. El diagnóstico por imagen puede incluir radiografías simples, tomografía computarizada y ecocardiograma para caracterizar el tumor, así como los signos de afectación cardiovascular. El tratamiento inicial suele consistir en la obtención de una muestra de tejido para establecer un diagnóstico antes de iniciar un tratamiento como la quimioterapia o la radiación para reducir el tamaño del tumor. La inducción de la anestesia general puede ser catastrófica si el tumor cambia de posición y comprime las vías respiratorias o las estructuras cardiovasculares del tórax, lo que provoca una incapacidad para ventilar y una marcada reducción del gasto cardíaco. En escenarios de alto riesgo las prioridades deben ser, siempre, mantener la ventilación espontánea y evitar el bloqueo neuromuscular y la ventilación con presión positiva. En caso de que se produzca un colapso cardiovascular o una dificultad para la ventilación, el paciente debe colocarse en una posición de rescate, que consiste en las posiciones que aliviaron los síntomas según la anamnesis preoperatoria. Esto puede implicar la sedestación, el decúbito lateral o prono. Además, puede ser necesaria una circulación extracorpórea para un paciente con un tumor muy grande en el mediastino.

H. Fístula traqueoesofágica o atresia esofágica

La fístula traqueoesofágica se produce cuando existe una conexión anómala del esófago con la tráquea debido a una fusión fallida de las crestas traqueoesofágicas en el desarrollo embrionario temprano.[1] Puede ocurrir en 1 de cada 3 500 nacidos vivos y suele ser un diagnóstico posnatal. Los niños pueden tener incapacidad para comer o aspiración recurrente con necesidad de oxígeno. En la mayoría de los casos se introduce una sonda nasogástrica o bucogástrica y no se consigue pasar al estómago. El diagnóstico específico suele confirmarse mediante broncoscopia antes de la reparación quirúrgica. Existen cinco tipos de fístula traqueoesofágica (**fig. 33-7**). La más frecuente es una bolsa esofágica ciega proximal y un segmento esofágico distal que se comunica con la tráquea (casi el 90% de los casos), siendo los otros tipos menos frecuentes.

Puede haber afecciones asociadas, sobre todo los síndromes VATER o VACTERL (anomalías *v*ertebrales, atresia *a*nal, defectos *c*ardíacos, fístula *t*raqueoesofágica o atresia *e*sofágica, anomalías *r*enales y radiales, así como defectos de *l*as extremidades). Aunque la corrección quirúrgica es primordial para que el niño pueda comer y crecer, debe realizarse un estudio completo que incluya un ecocardiograma para descartar cualquier anomalía cardíaca asociada.

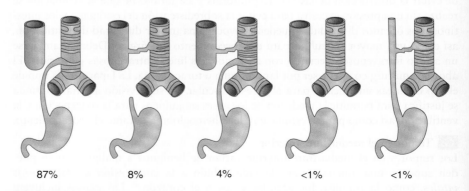

87%   8%   4%   <1%   <1%

Figura 33-7 Frecuencias relativas de las variaciones anatómicas de las atresias esofágica y traqueoesofágica.

Antes de la corrección quirúrgica, se suele colocar una sonda Replogle en el esófago para vaciar las secreciones. No se alimenta al niño y se debe hacer un esfuerzo para calmarlo, ya que el llanto puede provocar distensión del estómago, lo que provoca una compresión abdominal y dificultad respiratoria. El enfoque inicial suele requerir una broncoscopia flexible o rígida para establecer la localización anatómica del defecto. El enfoque quirúrgico vendrá dictado por la localización del defecto, que puede ser una toracotomía o una laparotomía, y puede completarse en varias etapas. La inducción de la anestesia general debe centrarse en limitar la distensión del estómago, así como en la colocación adecuada de la cánula endotraqueal en relación con la fístula. En algunos casos, la fístula puede ser lo suficientemente grande como para que quepa la cánula endotraqueal y el cambio de posición del paciente a lo largo del procedimiento puede provocar la «intubación» de la fístula.

I. Estenosis pilórica

La estenosis pilórica es una de las afecciones más frecuentes que requieren intervención quirúrgica en los lactantes, con una incidencia de 2-9 por cada 1 000 nacidos vivos.[1] Los lactantes suelen ser incapaces de tolerar la alimentación oral y padecer los clásicos vómitos en proyectil en los primeros 3 meses de vida, lo que da lugar a *alcalosis metabólica hipoclorémica e hipocalémica*. Si no se trata, la enfermedad puede ser mortal. El tratamiento inicial consiste en una reanimación adecuada con líquidos intravenosos para restablecer la volemia normal y solucionar las anomalías electrolíticas. El diagnóstico puede confirmarse con la palpación del píloro engrosado o mediante estudios ecográficos. El abordaje anestésico debe centrarse en minimizar la aspiración del contenido gástrico.

J. Enterocolitis necrosante

La enterocolitis necrosante (ECN) sigue siendo un problema devastador que afecta a los lactantes prematuros durante las primeras semanas o meses de vida.[1] A pesar de los avances en los cuidados perinatales y neonatales, la incidencia de ECN no ha disminuido; la *morbilidad y mortalidad por su causa siguen siendo elevadas*. Los lactantes pueden tener mucha distensión abdominal que provoca inestabilidad hemodinámica e insuficiencia respiratoria. Se ha comprobado que la leche materna ofrece protección contra el desarrollo de ECN, a pesar de los avances en las fórmulas neonatales a lo largo de los años. Aunque las estrategias de tratamiento han evolucionado, las terapias usuales incluyen el cese de la alimentación gástrica, la ventilación mecánica y la terapia con antibióticos. Los lactantes que requieren tratamiento quirúrgico son los que presentan un mayor riesgo de morbilidad y mortalidad y pueden no estar lo suficientemente estables como para ser trasladados fuera de la UCIN. En tales casos extremos, la intervención quirúrgica puede realizarse en la UCIN. Los procedimientos quirúrgicos pueden complicarse con hemorragia, así como por los grandes desplazamientos de líquidos. Los lactantes pueden requerir transfusiones de más de 100 mL/kg de peso y corren el riesgo de sufrir complicaciones relacionadas con la transfusión, como coagulopatía e hipercalcemia.

K. Onfalocele y gastrosquisis

El *onfalocele* y la *gastrosquisis* son defectos inusuales de la pared abdominal que afectan a 2 de cada 10 000 nacidos vivos y a 3 de cada 10 000 nacidos vivos, respectivamente.[1] La gastrosquisis no está asociada con un saco suprayacente y da lugar a órganos intraabdominales expuestos. La gastrosquisis no suele estar asociada con otros defectos congénitos. El onfalocele se caracteriza por la herniación del contenido abdominal a través de un defecto, aunque esté protegido del entorno por una membrana. El onfalocele se asocia con otras anomalías, como la pentalogía de Cantrell, la extrofia vesical o cloacal, la trisomía 21 (síndrome de Down) o el síndrome de Beckwith-Wiedemann.[1] Tanto la gastrosquisis como el onfalocele requieren un tratamiento quirúrgico, que suele consistir en la reducción gradual del contenido abdominal exteriorizado mediante una malla o un contenedor. El proceso

¿Sabía que...?

Se ha aplicado con éxito la aspiración del estómago del lactante inmediatamente antes de la inducción de la anestesia, hasta que se extraiga poco o ningún líquido gástrico, para reducir el riesgo de reflujo del contenido gástrico durante la inducción de la anestesia.

puede llevarse a cabo mediante varios procedimientos para permitir la expansión gradual de la cavidad abdominal. Puede complicarse con la aptitud abdominal y la dificultad de ventilación debido al aumento de las presiones intratorácicas por el abultamiento del diafragma.

L. Escoliosis

Los niños pueden ser presentados para la corrección quirúrgica de una *escoliosis* ocasionada por defectos neuromusculares con desalineación de la columna vertebral o simplemente por escoliosis «idiopática».[2] En los casos graves, las grandes deformidades del tórax y el abdomen pueden provocar insuficiencia torácica y afectar al desarrollo pulmonar. Además, algunos pacientes pueden sufrir secuelas neurológicas, como compresión nerviosa, que se manifiesta como debilidad y defectos sensitivos según la zona afectada. La corrección quirúrgica de la escoliosis en un niño en crecimiento sigue siendo controvertida, las alternativas de tratamiento varían según el cirujano, la edad del paciente y posibles enfermedades coexistentes. Las opciones quirúrgicas incluyen la fusión posterior de la columna vertebral y una costilla protésica vertical expandible de titanio. El abordaje anestésico debe adaptarse a las necesidades de supervisión, ya que la vigilancia neurofisiológica puede utilizarse para ayudar y proporcionar seguridad en el abordaje quirúrgico. Deben evitarse los fármacos que puedan afectar a la calidad de los potenciales motores y somatosensitivos, incluidos los anestésicos volátiles, el óxido nitroso y el bloqueo neuromuscular. Se suele utilizar anestesia intravenosa total con infusión de propofol e infusiones de opiáceos como fentanilo o remifentanilo. Los procedimientos quirúrgicos pueden estar asociados con importantes alteraciones hemodinámicas, como hemorragia masiva, diasquisis medular, coagulopatía e hipotermia. Además, la colocación del paciente debe hacerse con cuidado para evitar la presión sobre los ojos, los hombros y los genitales a fin de minimizar las complicaciones relacionadas con la posición. La pérdida visual postoperatoria es infrecuente, pero devastadora, y puede producirse como resultado de la neuropatía óptica isquémica asociada con la larga duración de la cirugía. El tratamiento intraoperatorio debe hacer especial hincapié en el acceso intravascular adecuado, considerando la supervisión continua de la presión arterial, así como el acceso venoso central en función de cada caso. Las estrategias de conservación de la sangre, como los agentes antifibrinolíticos, la recuperación de sangre y la autotransfusión pueden utilizarse en función de los recursos disponibles. El tratamiento del dolor postoperatorio puede requerir el apoyo de un equipo especializado.

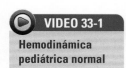

VIDEO 33-1

Hemodinámica
pediátrica normal

VIII. Complicaciones perioperatorias pediátricas frecuentes

A. Apnea postoperatoria

Los lactantes y neonatos nacidos prematuramente corren un mayor riesgo de padecer apnea postoperatoria tras la administración de agentes anestésicos y sedantes.[49] Además de la prematuridad, los antecedentes de apnea y la anemia son factores de riesgo de apnea postoperatoria. Puede administrarse cafeína intravenosa y es eficaz para reducir la incidencia de apnea, aunque el ingreso postoperatorio sigue estando justificado en función de la edad desde la fecundación. Según los datos disponibles, muchas instituciones admiten a todos los nacidos prematuros hasta que alcanzan entre *55* y *60 semanas* de edad desde la fecundación.[50] La edad desde la fecundación se determina por la suma de la edad gestacional y la edad cronológica en semanas. Además, los niños con apnea obstructiva del sueño pueden ser especialmente sensibles a la depresión respiratoria asociada con los narcóticos y con la anestesia general.

? *¿Sabía que...?*

Los niños con riesgo de apnea postoperatoria deben ser ingresados y observados en una sala con supervisión cardiorrespiratoria.

B. Laringoespasmo

La incidencia del *laringoespasmo* es mayor en los niños que en los adultos. La tasa de incidencia estimada oscila entre 1 y 17.4 por cada 1000 anestesias.[51] Cuando se gestiona adecuadamente, el laringoespasmo no suele dejar secuelas relevantes. Sin embargo, es una preocupación importante y sigue siendo una causa de paro cardíaco en los niños.[37,38] El tratamiento es con oxígeno al 100%, presión positiva y maniobras para asegurar que no haya obstrucción de las vías respiratorias superiores. El laringoespasmo que no se alivia con estas maniobras debe tratarse con succinilcolina.[49] Si existen contraindicaciones para la succinilcolina, como la hipertermia maligna o las lesiones por quemaduras extensas, puede ser apropiado un bloqueador neuromuscular no despolarizador. La profundización de la anestesia (p. ej., con 1-2 mg/kg de peso de propofol) es una opción en el tratamiento temprano del laringoespasmo. Una vez que se ha producido la desaturación, el bloqueo neuromuscular rápido (succinilcolina) sin demora es el tratamiento de elección. Las complicaciones secundarias, como la insuflación gástrica, la regurgitación y la aspiración, pueden producirse como resultado de la presión positiva sostenida en las vías respiratorias superiores que comprende el tratamiento adecuado del laringoespasmo.

C. Estridor postextubación

Los niños más pequeños y los lactantes tienen un mayor riesgo de padecer *estridor postextubación* debido a que sus tráqueas tienen un diámetro menor. Los síntomas incluyen una tos con sonido de ladrido (similar al laringismo infeccioso). Los síntomas más graves incluyen el deterioro respiratorio con retracciones y disnea. El tratamiento para los síntomas leves incluye humidificación del aire o nebulización. Se puede administrar dexametasona (0.5 mg/kg de peso hasta 10 mg) por vía intravenosa. Los casos más graves se tratan con epinefrina racémica nebulizada, además de dexametasona. Tras el tratamiento con epinefrina racémica, los pacientes con alivio de sus síntomas deben ser observados durante al menos 4 h para asegurarse de que no se produce un edema de rebote. La recrudescencia de los síntomas hace necesario el ingreso hospitalario.

D. Ansiedad y delírium durante la reanimación

El *delírium* posterior a la reanimación se caracteriza por confusión, falta de orientación en el entorno y ansiedad en el postoperatorio inmediato.[41] Desde la introducción del sevoflurano en la práctica clínica, la incidencia de ansiedad y confusión posreanimación ha aumentado. Los factores de riesgo son la edad temprana (2-7 años), el uso de sevoflurano, la escasa adaptabilidad y los procedimientos cerca de la cara (otorrinolaringología u oftalmología). La ansiedad en la reanimación es una preocupación importante porque los niños ansiosos pueden lesionarse a sí mismos, herir al personal o arrancarse catéteres o drenajes y requerir personal adicional para contenerlos y protegerlos de forma segura. La ansiedad en la reanimación también molesta a los padres y crea insatisfacción. La mayoría de las estrategias se han centrado en la prevención y una variedad de regímenes son eficaces, incluyendo el mantenimiento de la anestesia con propofol o la administración intraoperatoria de dexmedetomidina, clonidina y opiáceos. El abordaje inicial suele ser la observación y la protección del niño contra posibles daños. Los casos más graves o prolongados pueden tratarse con benzodiazepinas, opiáceos o dosis subsomníferas de otros sedantes.

IX. Cirugías o procedimientos ambulatorios

A. Indicaciones y contraindicaciones

En general, los niños que son presentados para someterse a procedimientos ambulatorios deben estar en condiciones óptimas de salud y no tener procesos cardiorrespiratorios en curso, como infecciones de las vías respiratorias superiores.[1,2] Además, el procedimiento debe ser susceptible de control del dolor con medicamentos administrados por vía oral. Aunque no es necesario demostrar que el niño es capaz de comer antes del alta, debe estar dispuesto y ser capaz de beber líquidos y asegurarse de que puede tomar los medicamentos necesarios según lo indicado. Entre los elementos adicionales que hay que tener en cuenta para optar por la cirugía ambulatoria se encuentran el entorno de atención en el domicilio, así como la distancia para viajar a casa. Por ejemplo, puede no ser prudente dar de alta a un niño del hospital por la noche si la familia tiene que conducir varias horas para llegar a casa.

Existe una clara contraindicación para la cirugía ambulatoria en lactantes exprematuros durante los primeros meses de vida debido al riesgo de apnea postoperatoria. La recomendación incluye a los lactantes prematuros definidos como de edad posgestacional de 37 semanas o menos. Existe un límite absoluto a las 52 semanas de edad desde la fecundación en el que los niños deben ser ingresados para su observación durante la noche. Los bebés prematuros de entre 52 y 60 semanas de edad desde la fecundación pueden ser observados en la unidad de cuidados postanestésicos, la decisión de dar el alta al niño puede dejarse a la discreción de quienes lo atienden.

 Para más información e interactividad, consulte las videoconferencias (en inglés) y la infografía «Visto de cerca», disponibles en el libro electrónico gratuito que acompaña a este texto. Las instrucciones de acceso se encuentran detrás de la portada.

Referencias

1. Long JB, Suresh S. Neonatal anesthesia. In: Barash PG, Cahalan MK, Cullen BF, et al, eds. *Clinical Anesthesia.* 8th ed. Wolters Kluwer; 2018:1178-1218.
2. Barash PG, Cullen BF, Stoelting RK, et al. *Clinical Anesthesia.* [eBook Without Multimedia]. 8th ed. Wolters Kluwer; 2018.
3. Healy F, Hanna BD, Zinman R. Clinical practice: the impact of lung disease on the heart and cardiac disease on the lungs. *Eur J Pediatr.* 2010;169(1):1. PMID: 19639339.
4. Alcorn J, McNamara PJ. Pharmacokinetics in the newborn. *Adv Drug Deliv Rev.* 2003;55(5):667-686. PMID: 12706549.
5. Tierney AL, Nelson CA III. Brain development and the role of experience in the early years. *Zero Three.* 2009;30(2):9. PMID: 23894221.
6. Jevtovic-Todorovic V. Exposure of developing brain to general anesthesia: what is the animal evidence? *Anesthesiology.* 2018;128(4):832-839. PMID: 29271804.
7. Lin EP, Lee J-R, Lee CS, Deng M, Loepke AW. Do anesthetics harm the developing human brain? An integrative analysis of animal and human studies. *Neurotoxicol Teratol.* 2017;60:117-128. PMID: 27793659.
8. Jevtovic-Todorovic V, Hartman RE, Izumi Y, et al. Early exposure to common anesthetic agents causes widespread neurodegeneration in the developing rat brain and persistent learning deficits. *J Neurosci.* 2003;23(3):876-882.
9. Vutskits L, Davidson A. Update on developmental anesthesia neurotoxicity. *Current Opin Anesthesiol.* 2017;30(3):337-342.
10. O'Leary JD, Janus M, Duku E, et al. A population-based study evaluating the association between surgery in early life and child development at primary school entry. *Anesthesiology.* 2016;125(2):272-279. PMID: 27433745.
11. Hu D, Flick RP, Zaccariello MJ, et al. Association between exposure of young children to procedures requiring general anesthesia and learning and behavioral outcomes in a population-based birth cohort. *Anesthesiology.* 2017;127(2):227. PMID: 28609302.
12. Glatz P, Sandin RH, Pedersen NL, Bonamy A-K, Eriksson LI, Granath F. Association of anesthesia and surgery during childhood with long-term academic performance. *JAMA Pediatr.* 2017;171(1):e163470. PMID: 27820621.
13. Graham MR, Brownell M, Chateau DG, Dragan RD, Burchill C, Fransoo RR. Neurodevelopmental assessment in kindergarten in children exposed to general anesthesia before the age of 4 years: A retrospective matched cohort study. *Anesthesiology.* 2016;125(4):667-677. PMID: 276655179.
14. United States Food and Drug Administration. *FDA Drug Safety Communication: FDA Approves Label Changes for Use of General Anesthetic and Sedation Drugs in Young Children.* US Food and Drug Administration, Drug Safety Communication; 2017.

15. McCann ME, De Graaff JC, Dorris L, et al. Neurodevelopmental outcome at 5 years of age after general anaesthesia or awake-regional anaesthesia in infancy (GAS): an international, multicentre, randomised, controlled equivalence trial. *Lancet.* 2019;393(10172):664-677. PMID: 30782342.

16. Sun LS, Li G, Miller TL, et al. Association between a single general anesthesia exposure before age 36 months and neurocognitive outcomes in later childhood. *J Am Med Assoc.* 2016;315(21):2312-2320. PMID: 27272582.

17. Vutskits L, Culley DJ. GAS, PANDA, and MASK no evidence of clinical anesthetic neurotoxicity! *Anesthesiology.* 2019;131(4):762-764. PMID: 31246606.

18. Warner DO, Zaccariello MJ, Katusic SK, et al. Neuropsychological and behavioral outcomes after exposure of young children to procedures requiring general anesthesia: the MASK study. *Anesthesiology.* 2018;129(1):89. PMID: 29672337.

19. von Ungern-Sternberg BS, Boda K, Chambers NA, et al. Risk assessment for respiratory complications in paediatric anaesthesia: a prospective cohort study. *Lancet.* 2010;376(9743):773-783. PMID: 20816545.

20. American Society of Anesthesiologists Practice guidelines for preoperative fasting and the use of pharmacologic agents to reduce the risk of pulmonary aspiration: an updated report. *Anesthesiology.* 2017;126(3):376-393. PMID: 28045707.

21. Engelhardt T, Wilson G, Horne L, Weiss M, Schmitz A. Are you hungry? Are you thirsty?–fasting times in elective outpatient pediatric patients. *Pediatr Anesth.* 2011;21(9):964-968. PMID: 21489044.

22. Dennhardt N, Beck C, Huber D, et al. Optimized preoperative fasting times decrease ketone body concentration and stabilize mean arterial blood pressure during induction of anesthesia in children younger than 36 months: a prospective observational cohort study. *Pediatr Anesth.* 2016;26(8):838-843. PMID: 27291355.

23. Thomas M, Morrison C, Newton R, Schindler E. Consensus statement on clear fluids fasting for elective pediatric general anesthesia. *Paediatr Anesth.* 2018;28(5):411-414. PMID: 29700894.

24. Kain ZN, Mayes LC, Wang S-M, Caramico LA, Hofstadter MB. Parental presence during induction of anesthesia versus sedative premedication which intervention is more effective? *Anesthesiology.* 1998;89(5):1147-1156. PMID: 9822003.

25. Malde AD. Dexmedetomidine as premedication in children: status at the beginning of 2017. *Indian J Anaesth.* 2017;61(2):101. PMID: 28250477.

26. Caruso TJ, George A, Menendez M, et al. Virtual reality during pediatric vascular access: a pragmatic, prospective randomized, controlled trial. *Pediatr Anesth.* 2020;30(2):116-123.

27. Nguyen N, Lavery WJ, Capocelli KE, et al. Transnasal endoscopy in unsedated children with eosinophilic esophagitis using virtual reality video goggles. *Clin Gastroenterol Hepatol.* 2019;17(12):2455-2462. PMID: 30708107.

28. Fiadjoe JE, Nishisaki A, Jagannathan N, et al. Airway management complications in children with difficult tracheal intubation from the Pediatric Difficult Intubation (PeDI) registry: a prospective cohort analysis. *Lancet Respir Med.* 2016;4(1):37-48. PMID: 26705976.

29. Galvez JA, Acquah S, Ahumada L, et al. Hypoxemia, bradycardia, and multiple laryngoscopy attempts during anesthetic induction in infants: a single-center, retrospective study. *Anesthesiology.* 2019;131(4):830-839. PMID: 31335549.

30. Humphreys S, Lee-Archer P, Reyne G, Long D, Williams T, Schibler A. Transnasal humidified rapid-insufflation ventilatory exchange (THRIVE) in children: a randomized controlled trial. *Br J Anaesth.* 2017;118(2):232-238. PMID: 28100527.

31. Jagannathan N, Burjek N. Transnasal humidified rapid-insufflation ventilatory exchange (THRIVE) in children: a step forward in apnoeic oxygenation, paradigm-shift in ventilation, or both? *Br J Anaesth.* 2017. 118(2):150-152. PMID: 28100516.

32. Litman RS, Weissend EE, Shibata D, Westesson P-L. Developmental changes of laryngeal dimensions in unparalyzed, sedated children. *Anesthesiology.* 2003;98(1):41-45. PMID: 12502977.

33. Garcia-Marcinkiewicz AG, Adams HD, Gurnaney H, et al. A retrospective analysis of neuromuscular blocking drug use and ventilation technique on complications in the pediatric difficult intubation registry using propensity score matching. *Anesth Analg.* 2019;131:1. PMID: 31567318.

34. Asztalos L, Szabó-Maák Z, Gajdos A, et al. Reversal of vecuronium-induced neuromuscular blockade with low-dose sugammadex at train-of-four count of four. *Anesthesiology.* 2017;127(3):441-449. PMID: 28640017.

35. Tobias JD. Current evidence for the use of sugammadex in children. *Pediatr Anesth.* 2017;27(2):118-125. PMID: 28585399.
36. Won YJ, Lim BG, Lee DK, Kim H, Kong MH, Lee IO. Sugammadex for reversal of rocuronium-induced neuromuscular blockade in pediatric patients: a systematic review and meta-analysis. *Medicine (Baltimore).* 2016;95(34):e4678. PMID: 27559972.
37. Bhananker SM, Ramamoorthy C, Geiduschek JM, et al. Anesthesia-related cardiac arrest in children: update from the pediatric perioperative cardiac arrest registry. *Anesth Analg.* 2007;105(2):344-350. PMID: 17646488.
38. Christensen RE, Lee AC, Gowen MS, Rettiganti MR, Deshpande JK, Morray JP. Pediatric perioperative cardiac arrest, death in the off hours: a report from wake up safe, the pediatric quality improvement initiative. *Anesth Analg.* 2018;127(2):472-477. PMID: 29677059.
39. Rouette J, Trottier H, Ducruet T, Beaunoyer M, Lacroix J, Tucci M. Red blood cell transfusion threshold in postsurgical pediatric intensive care patients: a randomized clinical trial. *Ann Surg.* 2010;251(3):421-427. PMID: 20118780.
40. Gurnaney H, Kraemer FW, Maxwell L, Muhly WT, Schleelein L, Ganesh A. Ambulatory continuous peripheral nerve blocks in children and adolescents: a longitudinal 8-year single center study. *Anesth Analg.* 2014;118(3):621-627. PMID: 24413546.
41. Voepel-Lewis T, Malviya S, Tait AR. A prospective cohort study of emergence agitation in the pediatric postanesthesia care unit. *Anesth Analg.* 2003;96(6):1625-1630. PMID: 12760985.
42. Adzick NS, Thom EA, Spong CY, et al. A randomized trial of prenatal versus postnatal repair of myelomeningocele. *N Engl J Med.* 2011;364(11):993-1004. PMID: 21306277.
43. Stricker PA, Shaw TL, Desouza DG, et al. Blood loss, replacement, and associated morbidity in infants and children undergoing craniofacial surgery. *Pediatr Anesth.* 2010;20(2):150-159. PMID: 20078812.
44. Roland PS, Rosenfeld RM, Brooks LJ, et al. Clinical practice guideline: polysomnography for sleep-disordered breathing prior to tonsillectomy in children. *Otolaryngol Head Neck Surg.* 2011;145(1 suppl):S1-S15. PMID: 21676944.
45. Jackson O, Basta M, Sonnad S, Stricker P, LaRossa D, Fiadjoe J. Perioperative risk factors for adverse airway events in patients undergoing cleft palate repair. *Cleft Palate Craniofac J.* 2013;50(3):330-336. PMID: 23083121.
46. Canadian Congenital Diaphragmatic Hernia Collaborative, Puligandla PS, Skarsgard ED, Offringa M, et al. Diagnosis and management of congenital diaphragmatic hernia: a clinical practice guideline. *Can Med Assoc J.* 2018;190(4):E103. PMID: 29378870.
47. Mielniczuk M, Kusza K, Brzeziński P, Jakubczyk M, Mielniczuk K, Czerwionka-Szaflarska M. Current management of congenital diaphragmatic hernia. *Anaesthesiol Intensive Ther.* 2012;44(4):259-264. PMID: 22481155.
48. Blank RS, de Souza DG. Anesthetic management of patients with an anterior mediastinal mass: continuing professional development. *Can J Anesth.* 2011;58(9):853. PMID: 21779948.
49. Cote CJ, Zaslavsky A, Downes JJ, et al. Postoperative apnea in former preterm infants after inguinal herniorrhaphy: a combined analysis. *Anesthesiology.* 1995;82(4):809-822. PMID: 7717551.
50. Davidson AJ, Morton NS, Arnup SJ, et al. Apnea after awake regional and general anesthesia in infants the general anesthesia compared to spinal anesthesia study – comparing apnea and neurodevelopmental outcomes, a randomized controlled trial. *Anesthesiology.* 2015;123(1):38-54. PMID: 26001033.
51. Burgoyne LL, Anghelescu DL. Intervention steps for treating laryngospasm in pediatric patients. *Pediatr Anesth.* 2008;18(4):297-302. PMID: 18315634.

ANESTESIA PARA RECIÉN NACIDOS PREMATUROS

VISTO DE CERCA

Cuidar a un recién nacido puede requerir un esfuerzo abrumador. Los prematuros plantean desafíos adicionales que los colocan en mayor riesgo de morbilidad perioperatoria. En general, los nacidos pretérmino (< 37 semanas de gestación) tienen sistemas de órganos inmaduros. El anestesiólogo debe ser consciente de esto durante el tratamiento. A continuación se ilustran las principales áreas de preocupación durante la atención clínica

NEUROLOGICAS

El CNS sistema nervioso central es muy sensible a la anestesia y debe evitarse una sobredosis de anestésico

Los prematuros tienen un alto riesgo de hemorragia intracerebral. Evite la hipertensión arterial excesiva y la incitación a un aumento de la presión intracraneal

La retinopatía del prematuro se debe a una variedad de factores fisiológicos. Se debe tener cuidado para evitar hipoxia O hiperoxia, hipercapnia, acidosis y anemia

CARDIOVASCULARES

Los prematuros tienen mayor riesgo de desarrollar un conducto arterioso persistente evidente. El conducto arterioso persistente puede provocar congestión pulmonar e insuficiencia del ventrículo izquierdo. Considere restricción de líquidos, diuréticos e indometacina

El corazón es muy sensible a los anestésicos. El gasto cardíaco depende principalmente de la frecuencia cardiaca. La presión arterial sistólica normal para los prematuros no anestesiados está entre 50 y 70 mm Hg, según el grado de prematuridad

La volemia del prematuro es de alrededor de 100-110 mL. Una pérdida mínima de sangre puede ser muy grave

RESPIRATORIAS

Los prematuros son propensos a sufrir ataques de apnea después de la anestesia. El riesgo es mayor para los bebés menores de 60 semanas de edad desde la fecundación. Se recomienda a vigilancia posoperatoria. Considere cafeína intravenosa para promover la respiración espontánea

El síndrome de dificultad respiratoria se produce debido a surfactante inadecuado, que promueve el colapso alveolar. Evite el empeoramiento de la lesión pulmonar mediante el uso de volúmenes corrientes y presiones de las vías respiratorias más bajos

La displasia broncopulmonar es una enfermedad pulmonar crónica que provoca dependencia de O_2. Da lugar a vías respiratorias reactivas, enfisema lobular y fibrosis intersticial

SISTEMAS HÍDRICO, METABÓLICO Y RENAL

Los riñones están inmaduros. Los recién nacidos tienden a perder sodio, glucosa y albúmina porque los túbulos renales aún se están desarrollando. Las grandes pérdidas por evaporación y quirúrgicas se pueden reemplazar con lactato de Ringer a una velocidad de 4-12 mL/kg por hora

La hemoglobina normal al nacer es de 19 g/dL. Una glucosa normal está entre 45 and 90 mg/dL. Considere la vigilancia continua de la glucosa y la administración de líquidos intravenosos que contengan dextrosa si el bebé corre el riesgo de hipoglucemia

Los bebés son muy susceptibles a la pérdida de calor. Considere el uso de mantas inflables con aire caliente, luces radiantes y calentadores de líquidos

Infografía de: Naveen Nathan MD

Preguntas

1. Un lactante prematuro de 2 meses, nacido a las 30 semanas, está programado para la reparación de una hernia inguinal bilateral. ¿Qué plan anestésico tiene el menor riesgo de apnea postoperatoria?

   A. Anestesia general
   B. Anestesia neuroaxial
   C. Anestesia local
   D. Ninguna de las anteriores

2. ¿Cuál de las siguientes situaciones corre mayor riesgo de desarrollar un niño de 7 años de edad con trisomía 21 durante una anestesia?

   A. Espasmo maseterino
   B. Bradicardia
   C. Broncoespasmo
   D. Delírium durante la reanimación

3. Un exprematuro de 4 años (26 semanas de edad gestacional) fue sometido a anestesia general para reparación de estrabismo. En la sala de recuperación tiene tos perruna y retracciones inspiratorias con taquipnea (frecuencia respiratoria de 45 respiraciones por minuto) y SpO_2 del 96% con aire ambiente. ¿Cuál de las siguientes situaciones ha contribuido probablemente a esta presentación clínica?

   A. Duración quirúrgica de 2 h
   B. Hipotermia
   C. Hipoglucemia
   D. Intubación con cánula endotraqueal con manguito 5.0

4. Una niña de 12 años de edad es sometida a una inducción de secuencia rápida con propofol y rocuronio para una apendicectomía laparoscópica. Recibe sugammadex para la reversión aguda del bloqueo neuromuscular. ¿Cuál de las siguientes consideraciones debe seguirse?

   A. Asesoramiento a la paciente y a la familia sobre las posibles interacciones con los anticonceptivos orales
   B. Supervisión con tren de cuatro en la unidad de cuidados postanestésicos
   C. Cuidados de rutina
   D. Observación prolongada en la unidad de recuperación postanestésica

5. Un niño de 1 año con antecedentes de parto prematuro (26 semanas de gestación) y antecedentes de enfermedad pulmonar crónica es sometido a anestesia general para una reparación de hipospadias con una vía respiratoria de máscara laríngea con ventilación espontánea. Durante el procedimiento, el paciente se vuelve agudamente hipotenso (50/26 mm Hg). ¿Qué factor ha contribuido probablemente a este cambio agudo?

   A. Hipoxemia
   B. Hipotermia
   C. Hipercapnia
   D. Estimulación quirúrgica

Respuestas

1. D

Los niños prematuros nacidos antes de las 37 semanas de gestación tienen un mayor riesgo de desarrollar apnea durante la recuperación de la anestesia por cerca de 24 h. El consenso general y los datos sugieren que los lactantes están en riesgo hasta cerca de 55-60 semanas de edad desde la fecundación. La dad desde la fecundación se calcula mediante la suma de la edad gestacional y la edad cronológica en semanas. En este caso, la edad desde la fecundación del lactante es de 30 semanas + 8 semanas = 38 semanas. Se ha informado de apnea postoperatoria tardía en todos los tipos de anestesia, incluida la anestesia general y neuroaxial, independientemente del uso de opiáceos.

2. B

Las personas con trisomía 21, también conocida como *síndrome de Down*, tienen una mayor prevalencia de cardiopatías congénitas como comunicación auriculoventricular y otros defectos relacionados. La bradicardia es especialmente frecuente durante la inducción inhalatoria con sevoflurano, independientemente de la anatomía cardíaca del paciente. Durante todas las fases de inducción de la anestesia debe mantenerse una estrecha vigilancia de la frecuencia cardíaca y la perfusión. La concentración de anestésico volátil debe ser ajustada para mantener una profundidad anestésica adecuada. La bradicardia debe tratarse rápidamente reduciendo la dosis de anestesia (disminuyendo la concentración de sevoflurano). La administración de atropina o epinefrina puede estar indicada en función de la presentación hemodinámica. Consulte los algoritmos de tratamiento para la bradicardia pediátrica de la American Heart Association.

Los pacientes con trisomía 21 no tienen un mayor riesgo de sufrir espasmos maseterinos u otras afecciones asociadas con la hipertermia maligna. Los pacientes con trisomía 21 no tienen un mayor riesgo de desarrollar broncoespasmo o confusión (delírium) posreanimación.

3. D

Este paciente está experimentando laringismo secundario a la intubación endotraqueal. En este caso, la cánula endotraqueal utilizada era probablemente demasiado grande. La fórmula de Cole (16 + edad)/4 - 0.5 = 4.5 para este paciente. La cánula endotraqueal con manguito de 5.0 y la laringoscopia probablemente contribuyeron al edema de las vías respiratorias que está dando lugar a una tos perruna o laringismo. Este paciente debe seguir siendo vigilado por la progresión de los síntomas. El tratamiento incluye la administración de epinefrina racémica a través de un nebulizador. Tras el tratamiento, el paciente debe ser observado durante un mínimo de 4 h por si el edema de las vías respiratorias reaparece cuando la epinefrina concluya su efecto.

La hipotermia, la hipoglucemia o el tiempo quirúrgico prolongado no contribuyen específicamente al desarrollo del edema en las vías respiratorias.

4. A

El sugammadex es una ciclodextrina que se une selectivamente al rocuronio o al vecuronio y revierte el bloqueo neuromuscular agudo. También interactúa con compuestos esteroides, incluidos los anticonceptivos hormonales, limitando potencialmente su eficacia. Las niñas posmenstruales y sus familias deben ser asesoradas sobre esta posible interacción.

La función neuromuscular puede evaluarse mediante supervisión con tren de cuatro. Sin embargo, esta técnica es dolorosa y no está indicada en un paciente despierto, a menos que muestre signos de debilidad muscular. Las pacientes posmenárquicas que reciben sugammadex deben recibir asesoramiento adicional; por tanto, no está indicado en la atención de rutina. Esta paciente puede no requerir observación adicional en la unidad de cuidados postanestésicos.

5. C

Los nacidos prematuros tienen un mayor riesgo de sufrir complicaciones pulmonares debido al subdesarrollo de las vías respiratorias inferiores y de la vasculatura pulmonar. Los cambios agudos en la perfusión pulmonar pueden atribuirse a cambios leves en la presión del dióxido de carbono, como cabría esperar en este procedimiento. En este caso, el paciente respira de forma espontánea con una máscara laríngea, lo que podría provocar hipercapnia. La hipoxemia severa puede dar lugar a una resistencia vascular pulmonar elevada, pero es poco probable que estos cambios se produzcan con grados normales de oxigenación. Hay poca probabilidad de que la hipotermia y la estimulación quirúrgica contribuyan a la hipotensión aguda en este escenario. La estimulación quirúrgica puede causar taquicardia e hipertensión.

34

Anestesia para el paciente de edad avanzada

Douglas A. Rooke, G. Alec Rooke e Itay Bentov

Desde 1900, el porcentaje de estadounidenses de 65 años de edad o más se ha poco más que triplicado, pasando del 4.1% en 1900 al 15.2% en 2016. En las próximas décadas se espera que los adultos mayores constituyan una fracción aún mayor de la población (**fig. 34-1**). Aunque nuestros pacientes vivan más tiempo, no están necesariamente más sanos, ya que la carga de enfermedades crónicas aumenta con la edad. Además, a pesar de la gran variabilidad en la forma en que la edad afecta a un individuo, muchos cambios fisiológicos relacionados con la edad (como los cambios en la composición corporal y la reducción de la reserva fisiológica) son frecuentes e ineludibles.[1]

En 2018, el gasto sanitario nacional de los Estados Unidos representaba casi el 18% del producto interior bruto, el 21% (750 200 millones de dólares) del presupuesto sanitario nacional se destinaba a Medicare.[2] Por muy impresionantes que sean los gastos de Medicare, el gasto federal subestima enormemente el coste total de la atención a las personas mayores de 65 años. Uno de los retos del sistema sanitario moderno es proporcionar una atención segura y rentable a esta población vulnerable.

Los adultos mayores suelen padecer múltiples comorbilidades, están sometidos a polimedicación y tienen peores resultados que los adultos jóvenes. Los anestesiólogos deben estar familiarizados con los aspectos clínicamente relevantes del envejecimiento para proporcionar modificaciones de la práctica clínica, apropiadas para tener un impacto positivo en el resultado de un paciente susceptible durante el vulnerable período perioperatorio.

I. Fisiología del envejecimiento de los órganos

El envejecimiento biológico va acompañado de cambios que conducen a una disminución progresiva de la reserva fisiológica. A pesar de los mecanismos de reparación del organismo, el estrés oxidativo y otros procesos provocan la acumulación de daños celulares y la senescencia. Las afecciones sistémicas que provocan la inflamación y el agotamiento de las células madre (citoblastos) promueven a su vez el desarrollo de comorbilidades y enfermedades crónicas. La reducción de la fuerza y la actividad relacionadas con la edad conducen a la pérdida de masa y capacidad musculares, lo que provoca debilidad y discapacidad. Definir lo que constituye el «envejecimiento normal» es difícil. Los estudios longitudinales que siguen a un grupo de individuos sanos durante un largo período ofrecen la oportunidad de examinar los cambios relacionados con la edad. A continuación, hablaremos de algunos de los cambios que se producen en los adultos mayores y su respectiva influencia en los cuidados anestésicos. Se recuerda al lector que debe tener en cuenta dos principios. En primer lugar, el efecto del envejecimiento varía considerablemente de un individuo a otro. En segundo lugar, los procesos de enfermedad interactúan con los procesos de envejecimiento para disminuir aún más la reserva funcional de los órganos.

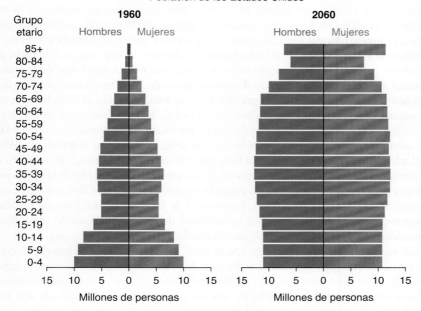

De pirámide a columna: un siglo de cambios

Población de los Estados Unidos

Figura 34-1 Desgloses pretérito y proyectado de los estadounidenses por grupos de edad (datos del Census Bureau de los Estados Unidos, 2018).

A. Envejecimiento cardiovascular

Prácticamente todos los componentes del sistema cardiovascular se ven afectados por el envejecimiento.[3] Los principales cambios son los siguientes: 1) disminución de la respuesta a la estimulación de los receptores β, 2) endurecimiento del miocardio, las arterias y las venas, 3) cambios en el sistema nervioso autónomo, concretamente aumento de la actividad simpática y disminución de la actividad parasimpática, 4) cambios en el sistema de conducción y 5) precondicionamiento isquémico defectuoso. Aunque los mecanismos de envejecimiento contribuyen al desarrollo de la ateroesclerosis, no está claro que el envejecimiento conduzca inevitablemente al deterioro funcional o a la enfermedad. En la **tabla 34-1** se describen algunos de los cambios cardiógenos y las comorbilidades más frecuentes asociados con el envejecimiento.

Tabla 34-1 Cambios cardiovasculares relacionados con la edad y comorbilidades relacionadas	
Cambio fisiológico	**Comorbilidad relacionada**
Disfunción del nódulo sinoauricular	Bradicardia sintomática
Anomalías de la conducción	Bloqueo cardíaco/disritmia
Agrandamiento auricular	Fibrilación auricular
Disfunción diastólica	Insuficiencia cardíaca
Rigidez arterial	Hipertensión sistólica
Rigidez venosa	Mala tolerancia a hiper- e hipovolemia

El envejecimiento vascular y la ateroesclerosis reducen la elasticidad y hacen que las arterias sean progresivamente menos distensibles.[4] La rigidez arterial crea una onda retrógrada de presión que regresa al corazón durante la eyección tardía. La disminución de la elasticidad vascular aumenta el trabajo del ventrículo izquierdo y conduce a la hipertrofia del músculo cardíaco. A medida que la hipertrofia progresa, se deteriora la relajación del ventrículo durante la diástole, lo que impide el llenado del ventrículo izquierdo. El ventrículo se vuelve cada vez más dependiente de la sístole (patada) auricular para un llenado diastólico adecuado. Este fenómeno, denominado *disfunción diastólica*, aumenta su gravedad con la edad. Además, el llenado ventricular adecuado se vuelve más importante con la edad. Esto se debe a que la respuesta contráctil y cronotrópica a la estimulación de los receptores β disminuye con la edad, el rendimiento cardíaco se vuelve cada vez más dependiente de un volumen diastólico final adecuado a través de la relación longitud-tensión (Frank-Starling). El aumento de las presiones de llenado del ventrículo izquierdo conlleva la elevación de las presiones venosas pulmonares y centrales, así como la posible precipitación de los síntomas de la insuficiencia cardíaca congestiva. La mayoría de los casos de insuficiencia cardíaca congestiva en personas de edad muy avanzada se deben a una disfunción diastólica y se producen en ausencia de una disfunción sistólica clínicamente relevante.

Las venas también se endurecen con la edad. Dado que las venas son el principal reservorio de volumen vascular, la reducción de su distensibilidad disminuye la capacidad de amortiguar incluso los cambios más modestos en el volumen sanguíneo venoso, como demuestra el hecho de que las personas de edad avanzada son más propensas a la hipotensión postural en comparación con los adultos jóvenes.

Las alteraciones del ritmo cardíaco pueden desarrollarse con la edad. La fibrosis del sistema de conducción puede provocar bloqueos de la conducción. La pérdida de células del nódulo sinoauricular hace que los adultos mayores sean más propensos al síndrome de disfunción sinusal. La prevalencia de la fibrilación auricular aumenta exponencialmente con la edad, en gran parte debido al agrandamiento auricular.

B. Envejecimiento pulmonar

La capacidad pulmonar total y la capacidad residual funcional (CRF) se mantienen relativamente constantes con la edad. Sin embargo, el volumen espiratorio de reserva disminuye y el volumen residual aumenta. Estos cambios se deben principalmente a la pérdida de tejido conjuntivo y de elasticidad del parénquima pulmonar. El volumen pulmonar a partir del cual las pequeñas vías respiratorias (bronquiolos respiratorios) comienzan a cerrarse se denomina «capacidad de cierre». En los pacientes de edad avanzada la capacidad de cierre supera la CRF, lo que da lugar a atelectasias basales en muchos pacientes de edad avanzada (**fig. 34-2**).[5]

Con el envejecimiento, el tórax adquiere forma de barril y la pared torácica se endurece, lo que provoca un aplanamiento del diafragma. También hay una pérdida de masa muscular relacionada con la edad. Con estos dos efectos combinados, es fácil entender por qué el paciente de edad avanzada es más propenso a la fatiga cuando se le exige un aumento de la ventilación por minuto y, por tanto, es más probable que experimente insuficiencia respiratoria. El envejecimiento también atenúa las respuestas ventilatorias a la hipercapnia y la hipoxia, especialmente por la noche.[6] El envejecimiento da lugar a una tos menos eficaz y a deglución deficiente, lo que puede desempeñar un papel en el desarrollo de complicaciones pulmonares postoperatorias.

C. Cambios metabólicos, de hígado y riñón en el envejecimiento

Los cambios en la composición corporal con la edad se caracterizan principalmente por una pérdida gradual de músculo esquelético y un aumento de la grasa corporal, aunque el peso corporal se mantenga estable. La tasa metabólica basal disminuye con la edad, pero no está claro si los cambios en la composición corporal conducen a una reducción de la tasa metabólica o si la reducción de la tasa metabólica basal y la oxidación de la grasa conducen a la pérdida de músculo y a la acumulación de grasa.

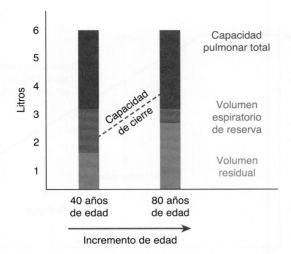

Figura 34-2 Cambios en los valores de espirometría con el envejecimiento. No hay prácticamente ningún cambio en la capacidad pulmonar total. Sin embargo, el volumen espiratorio de reserva disminuye y el volumen residual aumenta. La suma de estos (capacidad residual funcional) en gran medida no cambia. Hay que tener en cuenta que la capacidad de cierre puede superar la capacidad residual funcional, lo que provoca un aumento de la atelectasia.

El envejecimiento se asocia con disminución de la secreción de insulina en respuesta a una carga de glucosa, junto con un aumento de la resistencia a la insulina, especialmente en el músculo esquelético. Por ello, incluso los pacientes sanos de edad avanzada pueden requerir un tratamiento perioperatorio con insulina con más frecuencia que sus homólogos más jóvenes. A pesar de este hecho, hay que tener cuidado para evitar la hipoglucemia cuando se administra la terapia de insulina. La insulina es degradada por el hígado y los riñones, en los adultos mayores la hipoglucemia es más frecuente y conduce a peores resultados.[7]

La masa del hígado y su flujo sanguíneo disminuyen con la edad. En consecuencia, se espera una modesta reducción de la metabolización de los fármacos fase I y de la secreción biliar.[8] Sin embargo, el hígado cuenta con una importante reserva y, a menos que la función hepática se vea también afectada por otro proceso patológico, por lo general solo cabe esperar pequeños cambios de dosificación relacionados con la edad para la mayoría de los fármacos anestésicos. No obstante, los cambios en la composición corporal pueden alterar la farmacodinámica y dar lugar a un aumento notable de la semivida metabólica de muchos fármacos, especialmente de las benzodiazepinas y los opiáceos.

Muy diferentes son los riñones, donde se producen cambios farmacocinéticos importantes con la edad. A partir de los 40 años, la tasa de filtración glomerular (TFG) disminuye cerca de 1 mL/min cada año (**fig. 34-3**).[9] Las comorbilidades usuales en los ancianos, como la hipertensión y la diabetes, pueden acelerar en gran medida este descenso de la TFG. La dosificación de muchos medicamentos de uso frecuente debe tener en cuenta el deterioro renal una vez que la TFG cae por debajo de 60 mL/min. Además, a medida que la TFG disminuye, el mantenimiento de la hemostasia de líquidos y electrólitos se hace cada vez más difícil.

D. Envejecimiento del sistema nervioso central

A medida que envejecemos, se produce una pérdida de volumen cerebral, especialmente en la corteza frontal. Los cambios en la vasculatura cerebral relacionados con la edad y una mayor prevalencia de la hipertensión aumentan el riesgo de accidente cerebrovascular (ictus) e isquemia; en los estudios de imagen se observan a menudo lesiones en la sustancia blanca. El principal efecto del envejecimiento del cerebro en la atención anestésica es la mayor sensibilidad a muchos anestésicos.

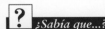
¿Sabía que...?

La semivida metabólica del diazepam en una persona de 72 años de edad es de alrededor de 3 días.

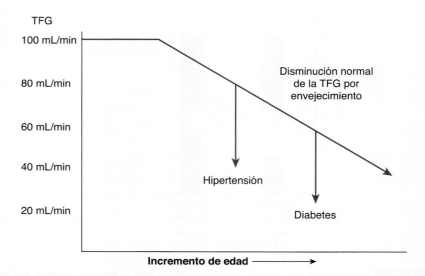

Figura 34-3 Alrededor de los 40 años de edad, la tasa de filtración glomerular (TFG) disminuye a un ritmo de 1 mL/min por año. Además de esta disminución constante, otras condiciones comórbidas frecuentes, como la hipertensión y la diabetes, pueden disminuir aún más la TFG.

Quizá el ejemplo más conocido sea la disminución de casi 6% en la concentración alveolar mínima (CAM) que se produce, por década, a partir de los 40 años (**fig. 34-4**). Por ejemplo, la CAM del sevoflurano para una persona de 80 años es del 1.4%, mientras que es de alrededor del 2.1% para una persona de 20 años.[10] La CAM ajustada a la edad debe utilizarse para los fármacos inhalables. El cerebro también es más sensible a los efectos de muchos anestésicos intravenosos. La dosis de anestésicos intravenosos debe reducirse y ajustarse lentamente debido a

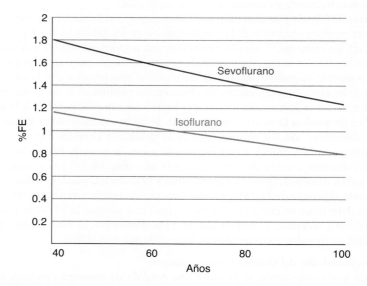

Figura 34-4 La concentración alveolar mínima (CAM) disminuye con la edad para todos los anestésicos volátiles. La ilustración muestra las disminuciones de la CAM asociadas con la edad para el sevoflurano y el isoflurano. %FE: porcentaje al final de la espiración.

los tiempos de circulación más largos. Es mucho más difícil gestionar y cuantificar la posible interacción de la anestesia y el estrés quirúrgico en un cerebro con una reserva reducida. Los trastornos neurocognitivos postoperatorios (delírium [confusión] y deterioro cognitivo) son un reto importante para los anestesiólogos y una fuente de miedo y ansiedad para los pacientes y sus familias.

II. Abordaje de la anestesia

A. Debilidad, discapacidad y comorbilidades

Los adultos mayores son más complejos desde el punto de vista médico porque padecen más afecciones comórbidas relacionadas con la edad (p. ej., hipertensión, diabetes y enfermedades cardíacas), mayores tasas de discapacidad (definida como limitaciones y restricciones para las actividades diarias) y una mayor incidencia de debilidad (un estado de mayor vulnerabilidad que resulta de la disminución de reserva y función en diversos sistemas fisiológicos). La comorbilidad, la discapacidad y la debilidad son diferentes, pero a menudo se superponen (**fig. 34-5**). En la evaluación del paciente de edad avanzada deben tenerse en cuenta los tres aspectos. La discapacidad se produce cuando los pacientes son incapaces de realizar las actividades de la vida diaria de forma independiente (como alimentarse a sí mismos, la higiene personal, la movilidad funcional y vestirse). Estas tareas cotidianas pueden ser marcadores evidentes de un deterioro del estado funcional. La debilidad o la reserva fisiológica pueden explicar la capacidad del paciente para recuperarse de un factor estresante (p. ej., una enfermedad o una intervención quirúrgica). Cuando se alcanza el límite fisiológico del paciente, la probabilidad de recuperación funcional es baja. Los adultos mayores y frágiles pueden tener dificultades para recuperarse incluso de una cirugía de riesgo medio o bajo.

Después de la pubertad, la capacidad funcional de los órganos principales, como el corazón, los pulmones, el hígado y los riñones, aumenta poco. Por lo general, la reserva fisiológica se estabiliza durante la juventud y va seguida de un descenso gradual a partir de los 40 años. Alrededor de la octava o novena década se produce un descenso más rápido. La debilidad se produce cuando la reserva funcional disminuye hasta el punto de que la resistencia a los factores estresantes es limitada (**fig. 34-6**).

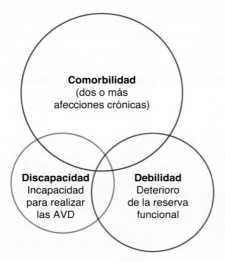

Figura 34-5 La comorbilidad se define como la presencia de dos o más enfermedades crónicas. La discapacidad se define como la incapacidad de una persona para realizar muchas de las actividades de la vida diaria (AVD). La debilidad se produce cuando hay un deterioro de la reserva funcional física y fisiológica. La comorbilidad, la discapacidad y la debilidad no necesariamente se superponen.

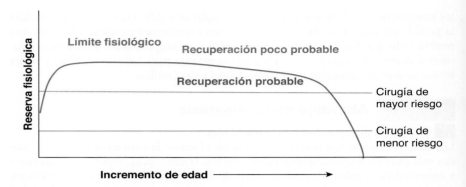

Figura 34-6 Esquema que representa los cambios con la edad en la reserva fisiológica. La recuperación se hace menos probable cuanto más supere el estrés de la cirugía a la reserva fisiológica de la persona. La mayoría de las personas conservan su reserva fisiológica hasta la edad mediana, antes de que empiece a disminuir gradualmente. Cerca del final de la vida, hay un declive más pronunciado a medida que la debilidad se instala y los pacientes tienen poca tolerancia a factores estresantes de su fisiología.

B. Evaluación preoperatoria

Muchos aspectos de la evaluación preoperatoria son similares en jóvenes y adultos mayores. Sin embargo, a menudo se requieren evaluaciones adicionales para los adultos de edad avanzada (**tabla 34-2**). Por ejemplo, los adultos mayores son más propensos a utilizar medicamentos que requieren un ajuste en el período perioperatorio (p. ej., anticoagulantes, antihiperglucémicos). Las conversaciones sobre el consentimiento informado deben incluir consideraciones más amplias, como los objetivos de la atención, especialmente en los pacientes que se someten a cirugías mayores.[11] Los adultos mayores son más propensos a tener directivas de atención avanzada; es importante conocer los objetivos de atención a largo plazo del paciente e identificar cualquier poder notarial permanente para su atención médica.

La evaluación geriátrica integral es un marco para reunir la evaluación clínica y la intervención en pacientes vulnerables de edad avanzada. La evaluación suele incluir una valoración de atributos físicos como el estado funcional, la debilidad física, la polimedicación y la cognición; también incluye una valoración del apoyo social y financiero del paciente, así como sus objetivos individuales de atención. Antes de la cirugía electiva puede aplicarse una evaluación geriátrica exhaustiva para orientar las intervenciones específicas que permitirán mejorar los resultados.[12,13]

Tabla 34-2 Consideraciones preoperatorias en adultos jóvenes comparados con adultos mayores

Adultos jóvenes	Adultos mayores
Principales comorbilidades	
Inconvenientes y riesgos frecuentes, como dolor de garganta, dientes astillados, etc.	
	Riesgo de evento cardíaco adverso mayor
	Polimedicación
	Debilidad
	Evaluación inicial de las actividades de la vida diaria
	Objetivos de la atención

C. Polimedicación

La polimedicación y las interacciones farmacológicas son frecuentes en los adultos mayores. El riesgo de reacciones adversas a los medicamentos aumenta con el número de medicamentos que se toman. Hasta el 30% de los adultos mayores ambulatorios requieren atención médica por efectos adversos de los medicamentos, y más del 30% de las hospitalizaciones en estos pacientes están relacionadas con efectos de los medicamentos.[14] Es importante que el anestesiólogo revise la medicación del paciente (especialmente los fármacos que actúan sobre el sistema nervioso central, los anticoagulantes y los cardiovasculares) y esté preparado para posibles interacciones con los fármacos utilizados en el período perioperatorio.

D. Desnutrición

La reducción del apetito y el deterioro del mecanismo de la sed son usuales en los adultos mayores y pueden conducir a la desnutrición y a la deshidratación. La identificación de la desnutrición puede ayudar a reconocer a aquellos que se beneficiarán de la nutrición oral y de los complementos multinutrientes. Cuando se identifique desnutrición, debe iniciarse la administración de complementos enterales orales antes (o poco después) de una cirugía mayor, ya que puede prevenir complicaciones.[15] Debe evitarse el ayuno preoperatorio prolongado.

E. Deterioro neurocognitivo y depresión

El deterioro neurocognitivo suele desarrollarse con la edad y va acompañado de depresión. Las guías de buenas prácticas recomiendan que se realice un cribado para deterioro neurocognitivo y depresión (también del abuso de sustancias) en todos los adultos mayores.[16] Las pruebas sencillas de detección del deterioro neurocognitivo, como la Mini-Cog, son factibles. Sin embargo, no está claro cuál es la mejor manera de utilizar la información de estas herramientas de detección. La lista Beers (actualizada periódicamente por la American Geriatrics Society) es una lista de medicamentos que normalmente es mejor evitar en los adultos mayores. Si a un adulto mayor se le prescribe uno de estos medicamentos (**tabla 34-3**) es razonable determinar si se pueden hacer cambios para disminuir la dosis o encontrar medicamentos alternativos.

F. Debilidad

La evaluación de la debilidad puede utilizarse para mejorar la estratificación del riesgo preoperatorio y la planificación perioperatoria (**fig. 34-7**). Aunque no se ha consensuado una definición de debilidad existen varios marcos conceptuales que se utilizan. El «fenotipo de debilidad» incluye los siguientes indicadores: pérdida involuntaria

> **?** *¿Sabía que...?*
>
> Muchos de los medicamentos utilizados de manera habitual en la anestesia están relativamente contraindicados para su uso en pacientes de edad avanzada. Hay que procurar alternativas cuando sea posible.

Tabla 34-3 Fármacos más utilizados por los anestesistas en la lista de Beers

Clase	Ejemplo	Efecto perjudicial
Benzodiazepina	Midazolam, diazepam	Deterioro cognitivo, retraso en la reanimación
Anticolinérgico	Atropina, escopolamina	Efectos anticolinérgicos centrales
Antihistamínicos de primera generación	Difenhidramina	Efectos anticolinérgicos centrales
Inhibidores de la recaptación de dopamina	Haloperidol, metoclopramida	Efectos extrapiramidales
Bloqueadores de H_2	Ranitidina	Deterioro cognitivo
Meperidina		Metabolito neurotóxico

Modificada de American Geriatrics Society 2019 Updated AGS Beers Criteria® for potentially inappropriate medication use in older adults. *J Am Geriatr Soc.* 2019;67(4):674-694.

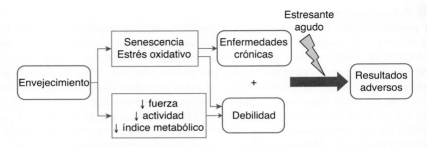

Figura 34-7 Esquema de algunos factores asociados con el envejecimiento normal que ponen a los pacientes en mayor riesgo de resultados adversos.

de peso, agotamiento, falta de fuerza muscular, lentitud al caminar y poca actividad. Se han desarrollado numerosas herramientas clínicas para identificar la debilidad; algunas son multidimensionales y requieren equipo y tiempo para administrarlas, mientras que otras son cortas y factibles de implementar en una clínica de preanestesia.[17] Mientras que la debilidad se asocia con incrementos de morbilidad, mortalidad, complicaciones, aumento de la duración de la estancia hospitalaria y menor alta hospitalaria, diferentes herramientas se asocian más fuertemente con resultados específicos.[18]

G. Prehabilitación

Una vez identificada la vulnerabilidad en el preoperatorio, se postula que un programa de habilitación preoperatoria (prehabilitación) diseñado para aumentar las reservas físicas, fisiológicas, metabólicas y psicosociales podría mejorar los resultados quirúrgicos.[19] La prehabilitación incluye un conjunto de intervenciones que han demostrado mejorar los resultados en la población no quirúrgica. Entre ellas se encuentran el ejercicio, la educación (p. ej., para dejar de fumar o la preparación psicológica) y el apoyo nutricional. Aunque pequeños ensayos en cirugías de alto riesgo muestran beneficios potenciales, un reto importante de estos programas es el poco cumplimiento de los protocolos de prehabilitación.

III.   Abordaje intraoperatorio

A. Farmacología y envejecimiento

Con el aumento de la edad, la masa corporal magra disminuye y el porcentaje de grasa corporal aumenta (**fig. 34-8**). En consecuencia, el volumen de distribución de los fármacos liposolubles aumenta. Además, la depuración renal disminuye con la edad. Estos cambios aumentan las semividas de eliminación de muchos fármacos.[20] En general, se necesitan dosis más bajas en comparación con los adultos jóvenes. Además, debe dejarse más tiempo para que el fármaco alcance su efecto máximo en el órgano diana (cerebro). Por ejemplo, la dosis de propofol debe reducirse probablemente en torno al 50% en los adultos de edad avanzada y debe ajustarse según el efecto.

B. Elección de la técnica anestésica

Grandes estudios clínicos y varios metaanálisis no han encontrado una ventaja de la anestesia regional frente a la general en los adultos mayores. En un metaanálisis de 21 estudios, en los que participaron pacientes mayores de 50 años sometidos a cirugía mayor (cardíaca y no cardíaca) y que eran cognitivamente normales al inicio, la incidencia de delírium postoperatorio no fue diferente entre los que recibieron anestesia general o regional.[21] Aunque las técnicas de anestesia regional probablemente proporcionan la analgesia más eficaz (al menos durante la duración del bloqueo), la mayoría de los estudios sugieren que esto no se traduce en mejores resultados a largo plazo.[22]

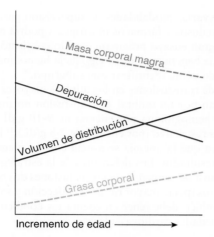

Figura 34-8 Con la edad, la masa corporal magra disminuye y el porcentaje de grasa corporal aumenta. La tasa de filtración glomerular disminuye con la edad. En consecuencia, la semivida sensible al contexto de muchos fármacos aumenta en los adultos mayores.

Las fracturas de cadera conllevan una ominosa mortalidad intrahospitalaria y a los 30 días (cerca del 5 y el 10%, respectivamente), con altas tasas de complicaciones cardiovasculares y pulmonares, así como una sustancial discapacidad postoperatoria. Con una incidencia anual estimada de más de 1.5 millones de casos en todo el mundo, cualquier mejora potencial para este grupo vulnerable tendría implicaciones sociales y económicas de gran alcance. Un análisis retrospectivo de una gran cohorte de pacientes sometidos a una reparación de fractura de cadera descubrió una pequeña diferencia en la duración de la estancia que favorecía a la anestesia regional frente a la general; sin embargo, no hubo diferencias en la mortalidad.[23]

C. Gestión de la presión arterial

La inducción de la anestesia en los adultos mayores suele ir acompañada de hipotensión y la hipotensión prolongada se asocia con resultados adversos.[24] Aunque no está claro si la asociación entre la hipotensión y los resultados adversos es causal, la hipótesis es que evitar la hipotensión puede ayudar a mitigar el riesgo. Se pueden utilizar muchas estrategias para minimizar la hipotensión durante la anestesia.[25] Una estrategia se centra en la elección y la dosis de los anestésicos (p. ej., la reducción de la dosis de propofol y el uso de adyuvantes como opiáceos, ketamina o etomidato). Otra opción es utilizar vasopresores profilácticos (p. ej., tratar la hipotensión prevista con fenilefrina). Los objetivos de presión arterial intraoperatoria en los adultos mayores deben ser probablemente más altos que en los adultos jóvenes debido a la alta incidencia de hipertensión basal, sobre todo en pacientes con enfermedad arterial relevante.[26] Sin embargo, una respuesta hipertensiva excesiva a la intubación puede ser perjudicial para el corazón del paciente de edad avanzada; hay que tener cuidado de dosificar de manera adecuada los anestésicos. En última instancia, el objetivo es la estabilidad hemodinámica con mínimas oscilaciones de la presión arterial.

D. Administración de líquidos y transfusiones

Los adultos mayores son susceptibles de sufrir alteraciones con la administración de líquidos y electrólitos. Lo ideal es que las estrategias de gestión de líquidos y transfusiones intraoperatorias optimicen el suministro de oxígeno y la perfusión de los órganos. Lamentablemente, los signos clínicos del estado del volumen intravascular suelen ser difíciles de evaluar en las personas de edad avanzada y puede ser un reto mantener la euvolemia intraoperatoria.[27] Mientras que pequeños ensayos han sugerido que el uso de varias modalidades de supervisión para guiar la administración de líquidos intravenosos y fármacos inotrópicos podría mejorar los resultados postoperatorios,[28] un gran ensayo pragmático no lo confirmó.[29] Un subgrupo limitado de pacientes puede beneficiarse de la vigilancia hemodinámica avanzada, pero aún no se ha establecido cómo identificar este subgrupo.[30]

La administración de transfusiones en los adultos mayores también es objeto de debate. Algunos abogan por un umbral de transfusión no muy estricto (mantener una concentración de hemoglobina por encima de 9-10 g/dL), mientras que otros apoyan un umbral más restrictivo (por encima de 7-8 g/dL).[31] Los defensores de una estrategia laxa sugieren que la anemia se asocia con un menor aporte de oxígeno a los tejidos y peores resultados. Los defensores de la estrategia restrictiva sugieren que la corrección agresiva de la anemia con transfusiones de eritrocitos se asocia con otros resultados adversos (p. ej., mayor riesgo de infección y sobrecarga de líquidos). El enfoque elegido también debe tener en cuenta las condiciones preexistentes del paciente, como enfermedades cardiovasculares.

E. Termorregulación

La edad es un factor de riesgo independiente para el desarrollo de hipotermia durante la anestesia. La hipotermia es frecuente no solo durante la anestesia general, sino también durante la anestesia regional. Las respuestas termorreguladoras están deterioradas en los adultos mayores. Esto se debe, sobre todo, a la alteración de la regulación del flujo sanguíneo de la piel, que conduce a una reducción del umbral de la vasoconstricción termorreguladora. Los signos clínicos, como los escalofríos, se reducen o están ausentes en los pacientes de edad avanzada, la recuperación del calor corporal tarda mucho más que en los adultos jóvenes. El mantenimiento de la normotermia es importante, ya que la hipotermia aumenta el riesgo de isquemia miocárdica, infección de la herida quirúrgica, coagulopatía y alteración de la metabolización de los fármacos.[32]

El descenso inicial de la temperatura central durante la anestesia se debe a la redistribución del calor hacia la periferia. El precalentamiento en el área preoperatoria ayuda a minimizar esta redistribución del calor central. Se aconseja el calentamiento activo en el entorno frío del quirófano, así como la supervisión constante de la temperatura, especialmente en cirugías largas.

F. Ventilación mecánica

Las complicaciones pulmonares postoperatorias son frecuentes. Si se utiliza la ventilación con presión positiva en el quirófano, un objetivo importante es que el volumen pulmonar supere la capacidad de cierre durante el ciclo respiratorio para evitar la atelectasia. Se ha sugerido una estrategia de ventilación de volúmenes corrientes modestos (6-8 mL/kg de peso) con presión teleespiratoria positiva individualizada entre 5 y 8 cm H_2O, así como maniobras de reclutamiento alveolar repetidas para disminuir la incidencia de complicaciones pulmonares postoperatorias. Además, se aconseja el uso de la supervisión rutinaria para evitar la hiperoxia y la vigilancia del bloqueo neuromuscular para minimizar el riesgo de parálisis residual.[33]

G. Prevención del delírium

Múltiples estudios han investigado el uso profiláctico de medicamentos para la prevención del delírium (cuadro confusional agudo). Si bien los estudios pequeños y unicéntricos en los que se utilizaron medicamentos como la ketamina o la dexmedetomidina se mostraron inicialmente prometedores, los estudios multicéntricos más amplios no han reproducido los resultados.[34,35] Del mismo modo, la vigilancia de la profundidad de la anestesia mediante electroencefalograma procesado tampoco ha resultado benéfica.[36] Los estudios unicéntricos encontraron pruebas de beneficio en poblaciones específicas de alto riesgo, pero un ensayo pragmático en el que los pacientes sometidos a cirugía mayor fueron aleatorizados a la atención habitual frente a la medición electroencefalográfica para prevenir un patrón paroxístico no encontró diferencias en las tasas de delírium postoperatorio.[37]

IV. Cuidados postoperatorios y complicaciones

El «fracaso en el rescate» se define como la muerte tras una complicación potencialmente tratable y es una medida importante para las iniciativas de mejora de la calidad quirúrgica.[38] Las complicaciones no solo son más frecuentes en los adultos mayores, sino que, una vez que se producen, es mucho más probable que den lugar a la mortalidad (**tabla 34-4**).[39] Además, cada vez hay más pruebas de que el tratamiento anestésico puede influir en los resultados a largo plazo. Los adultos mayores son especialmente sensibles a los efectos perjudiciales de la anestesia. Los anestesiólogos no solo deben estar familiarizados con las herramientas para identificar a los pacientes de riesgo, sino también con las estrategias preventivas y las modalidades de tratamiento.

A. Control del dolor

Los objetivos del tratamiento del dolor no son diferentes para un adulto mayor que para un adulto joven; sin embargo, a menudo son más difíciles de alcanzar. La evaluación precisa del dolor es difícil en pacientes con deterioro cognitivo o delírium. Además, los adultos mayores a menudo sufren de condiciones de dolor crónico, pero tienden a subestimar sus grados de dolor agudo.[40] Los grados inadecuados de analgesia se asocian con numerosos resultados adversos, como privación del sueño, deterioro respiratorio, íleo, deterioro de la movilización, resistencia a la insulina, taquicardia e hipertensión.

El tratamiento del dolor postoperatorio en los adultos mayores se complica aún más por una mayor incidencia de efectos secundarios debido a la polimedicación y a los cambios en la farmacocinética relacionados con la edad. Los efectos secundarios de los opiáceos (como cambios en el estado mental, náuseas, vómitos, estreñimiento, depresión respiratoria y aumento del riesgo de caídas) son más frecuentes en los adultos mayores. Los medicamentos complementarios, como los antiinflamatorios no esteroideos, pueden reducir las necesidades de opiáceos, pero a menudo conllevan sus propios riesgos como el daño renal o la toxicidad gastrointestinal. El uso adecuado de la analgesia regional puede reducir la necesidad de analgésicos sistémicos.[41]

B. Trastornos neurocognitivos perioperatorios

Una de las preocupaciones más angustiosas para los pacientes de edad avanzada y sus familias es la posibilidad de que se produzcan cambios cognitivos después de la cirugía. En 2018 se desarrolló, por consenso de expertos, una nomenclatura para los cambios cognitivos que pueden desarrollarse a lo largo del período perioperátorio.[42] Los cambios cognitivos que se producen después de la salida de la anestesia

Tabla 34-4 Efecto de la edad en determinadas complicaciones perioperatorias y en la mortalidad

Complicación	Tasa de complicaciones		Tasa de mortalidad por complicaciones	
	Edad <80 años	Edad ≥80 años	Edad <80 años	Edad ≥80 años
Infarto de miocardio	0.4	1.0	37.1	48.0
Paro cardíaco	0.9	2.1	80.0	88.2
Neumonía	2.3	5.6	19.8	29.2
Accidente cerebrovascular	0.3	0.7	26.1	39.3

hasta la recuperación prevista de la anestesia y la cirugía (hasta 30 días) se denominan *delírium postoperatorio* o *recuperación cognitiva retardada*. Si los cambios cognitivos persisten tras el período de recuperación previsto, se definen como deterioro cognitivo postoperatorio (DCPO) o trastorno neurocognitivo (postoperatorio, durante el primer año). El delírium posreanimación, que a veces se observa inmediatamente después de la anestesia, probablemente represente una recuperación incompleta postanestesia u otras condiciones como el dolor o la vejiga llena, y no un trastorno neurocognitivo; como tal, la condición podría denominarse con más exactitud como *ansiedad posreanimación*.

C. Delírium postoperatorio o retraso en la recuperación cognitiva

El delírium es una condición de alteración aguda y fluctuante de la atención y la cognición. El delírium puede ir acompañado de alteraciones perceptivas, alucinaciones o agitación psicomotriz. El delírium se asocia con mayor duración de la estancia hospitalaria, peor recuperación funcional a largo plazo y aumento de la mortalidad. Aunque los pacientes delirantes suelen detectarse por el aumento de la actividad y la ansiedad, es más probable que los adultos mayores presenten un delirio hipoactivo (apatía, lentitud de movimientos y del habla) o un subtipo mixto con características tanto hiperactivas como hipoactivas. El desarrollo de delírium (**fig. 34-9**) depende de

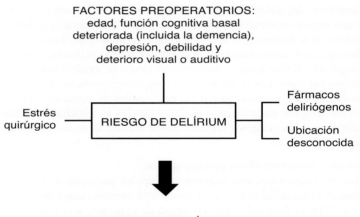

FACTORES PREOPERATORIOS:
edad, función cognitiva basal
deteriorada (incluida la demencia),
depresión, debilidad y
deterioro visual o auditivo

Estrés
quirúrgico ─── RIESGO DE DELÍRIUM ───

Fármacos
deliriógenos

Ubicación
desconocida

PRESENTACIÓN:
Estado mental creciente y menguante,
a menudo hipoactivo

RESULTADOS:

Estancia hospitalaria más larga,
mala recuperación funcional y cognitiva,
aumento de la mortalidad

Figura 34-9   El delírium representa un estado mental con altibajos. Hay múltiples factores que ponen a los pacientes en riesgo de delírium. El delírium se asocia con malos resultados para los pacientes y con costes más altos para el sistema sanitario.

las vulnerabilidades preexistentes (edad, menos años de educación, menor función cognitiva preoperatoria, debilidad y deterioro funcional). El tipo de cirugía también es importante; por ejemplo, en las cirugías que requieren derivación cardíaca o en los procedimientos ortopédicos de urgencia, la incidencia del delírium postoperatorio llega a ser del 50-65%.

La prevención es la mejor estrategia, ya que el delírium puede ser difícil de tratar. Los métodos preventivos eficaces incluyen reorientación frecuente al tiempo y al lugar, buena higiene del sueño, rápido retorno de los dispositivos de entrada sensorial (p. ej., las gafas y los audífonos), la movilización temprana (si no es posible caminar, sentarse en una silla) y una hidratación y alimentación oral adecuadas. Tanto el dolor incontrolado como el uso excesivo de opiáceos o sedantes pueden conducir al delírium. Los medicamentos con efectos sedantes (especialmente las benzodiazepinas) deben prescribirse con precaución, si no es que soslayarlos por completo. Después de la aparición del delírium, se puede considerar el uso cuidadoso de antipsicóticos.

D. Deterioro cognitivo postoperatorio

El DCPO es una condición en la que se diagnostica un deterioro de la función neurocognitiva (especialmente en la memoria y las funciones ejecutivas) más de 30 días después de la cirugía o después de la recuperación esperada de la cirugía. En los adultos mayores sometidos a cirugía no cardíaca, el 26% presentaba un deterioro de la función neurocognitiva una semana después de la cirugía y el 10% seguía afectado después de 3 meses (cabe destacar que el 3% de los controles que no se sometieron a cirugía también presentaban un deterioro de la función neurocognitiva después de 3 meses).[43] Estos efectos cognitivos pueden persistir durante años y provocar una reducción de la calidad de vida; también suelen producir una carga económica para el paciente y la sociedad. A diferencia del delírium, el DCPO puede ser difícil de diagnosticar, ya que sus manifestaciones pueden ser sutiles y su detección suele requerir pruebas neuropsicológicas sofisticadas.[44] Los factores de riesgo incluyen la edad y la capacidad mental preoperatoria reducida; tanto los grados más bajos de educación como las puntuaciones más bajas en las pruebas neuropsicológicas preoperatorias se asocian con un mayor riesgo de DCPO.

Se sabe poco sobre la prevención y el tratamiento del DCPO. Los ensayos han examinado la anestesia regional comparándola con la general y no han encontrado diferencias en el riesgo de DCPO; otros estudios probablemente tienen poca fuerza, al menos en parte, debido a la variedad de pruebas neuropsicológicas utilizadas para evaluar la cognición y a los prolongados períodos de seguimiento que se requieren.

> **?** **¿Sabía que...?**
>
> Todavía no está claro si los pacientes que experimentan delírium postoperatorio tienen un mayor riesgo de padecer DCPO.

V. Futuro

Las innovaciones en las técnicas quirúrgicas y anestésicas siguen reduciendo el estrés general del paciente causado por la cirugía y la anestesia; por ello, pacientes de mayor edad y más enfermos se presentan para ser operados. Para minimizar los resultados adversos, hay que tomar medidas a lo largo de todo el proceso perioperatorio. En el preoperatorio se debe identificar a los adultos mayores vulnerables y se debe intentar mejorar su estado basal. La supervisión intraoperatoria de los órganos con reserva limitada puede ayudar a reducir los posibles efectos negativos de la cirugía y la anestesia. Deben emplearse planes de atención integrales e interdisciplinarios destinados tanto a prevenir como a identificar las complicaciones postoperatorias.

 Para más información, consulte las videoconferencias interactivas (en inglés) disponibles en el libro electrónico de cortesía que acompaña a este texto. Las instrucciones de acceso se encuentran detrás de la portada.

Referencias

1. Kennedy BK, Berger SL, Brunet A, et al. Geroscience: linking aging to chronic disease. *Cell.* 2014;159(4):709-713. PMID: 25417146.
2. National Health Expenditure Accounts. In: *NHE Historical and Projections 1960-2028.* Accessed April 3, 2021. https://www.cms.gov/Research-Statistics-Data-and-Systems/Statistics-Trends-and-Reports/NationalHealthExpendData/NationalHealthAccountsProjected
3. Folkow B, Svanborg A. Physiology of cardiovascular aging. *Physiol Rev.* 1993;73:725-764. PMID: 8105498.
4. Rooke GA. Cardiovascular aging and anesthetic implications. *J Cardiothorac Vasc Anesth.* 2003;17(4):512-523. PMID: 12968244.
5. Skloot GS. The effects of aging on lung structure and function. *Clin Geriatr Med.* 2017;33(4):447-457. PMID: 28991643.
6. Peterson DD, Pack AI, Silage DA, Fishman AP. Effects of aging on ventilatory and occlusion pressure responses to hypoxia and hypercapnia. *Am Rev Respir Dis.* 1981;124(4):387-391. PMID: 7294501.
7. Lee SJ. So much insulin, so much hypoglycemia. *JAMA Intern Med.* 2014;174(5):686-688. PMID: 24614940.
8. Schmucker DL. Age-related changes in liver structure and function: implications for disease? *Exp Gerontol.* 2005;40(8):650-659. PMID: 16102930.
9. Mühlberg W, Platt D. Age-dependent changes of the kidneys: pharmacological implications. *Gerontology.* 1999;45(5):243-253.
10. Nickalls RW, Mapleson WW. Age-related iso-MAC charts for isoflurane, sevoflurane and desflurane in man. *Br J Anaesth.* 2003;91(2):170-174. PMID: 12878613.
11. Berger M, Schenning KJ, Brown CH, et al. Best practices for postoperative brain health: recommendations from the Fifth International Perioperative Neurotoxicity Working Group. *Anesth Analg.* 2018;127(6):1406-1413. PMID: 30303868.
12. Eamer G, Taheri A, Chen SS, et al. Comprehensive geriatric assessment for older people admitted to a surgical service. *Cochrane Database Syst Rev.* 2018;1:CD012485. PMID: 29385235.
13. Partridge JS, Harari D, Martin FC, et al. Randomized clinical trial of comprehensive geriatric assessment and optimization in vascular surgery. *Br J Surg.* 2017;104(6):679-687. PMID: 28198997.
14. Budnitz DS, Lovegrove MC, Shehab N, Richards CL. Emergency hospitalizations for adverse drug events in older Americans. *N Engl J Med.* 2011;365(21):2002-2012. PMID: 22111719.
15. Avenell A, Smith TO, Curtain JP, et al. Nutritional supplementation for hip fracture aftercare in older people. *Cochrane Database Syst Rev.* 2016;11:CD001880. PMID: 15846625.
16. Mohanty S, Rosenthal RA, Russell MM, et al. Optimal perioperative management of the geriatric patient: a best practices guideline from the American College of Surgeons NSQIP and the American Geriatrics Society. *J Am Coll Surg.* 2016;222(5):930-947. PMID: 27049783.
17. Bentov I, Kaplan SJ, Pham TN, Reed MJ. Frailty assessment: from clinical to radiological tools. *Br J Anaesth.* 2019;123(1):37-50. PMID: 31056240.
18. Aucoin SD, Hao M, Sohi R, et al. Accuracy and feasibility of clinically applied frailty instruments before surgery: a systematic review and meta-analysis. *Anesthesiology.* 2020;133(1):78-95. PMID: 32243326.
19. Whittle J, Wischmeyer PE, Grocott MPW, Miller TE. Surgical prehabilitation: nutrition and exercise. *Anesthesiol Clin.* 2018;36(4):567-580. PMID: 30390779.
20. Sera LC, McPherson ML. Pharmacokinetics and pharmacodynamic changes associated with aging and implications for drug therapy. *Clin Geriatr Med.* 2012;28(2):273-286. PMID: 22500543.
21. Mason SE, Noel-Storr A, Ritchie CW. The impact of general and regional anesthesia on the incidence of post-operative cognitive dysfunction and post-operative delirium: a systematic review with meta-analysis. *J Alzheimers Dis.* 2010;22 suppl 3:67-79. PMID: 20858956.
22. Hopkins PM. Does regional anaesthesia improve outcome? *Br J Anaesth.* 2015;115(suppl 2):ii26-ii33. PMID: 26658198.

23. Neuman MD, Rosenbaum PR, Ludwig JM, et al. Anesthesia technique, mortality, and length of stay after hip fracture surgery. *J Am Med Assoc.* 2014;311(24):2508-2517. PMID: 25058085.
24. Wesselink EM, Kappen TH, Torn HM, et al. Intraoperative hypotension and the risk of postoperative adverse outcomes: a systematic review. *Br J Anaesth.* 2018;121(4):706-721. PMID: 30236233.
25. Kheterpal S, Avidan MS. "Triple low": murderer, mediator, or mirror. *Anesthesiology.* 2012;116(6):1176-1178. PMID: 22531339.
26. Marx G, Schindler AW, Mosch C, et al. Intravascular volume therapy in adults: guidelines from the Association of the Scientific Medical Societies in Germany. *Eur J Anaesthesiol.* 2016;33(7):488-521. PMID: 27043493.
27. Brown JB, Gestring ML, Forsythe RM, et al. Systolic blood pressure criteria in the National Trauma Triage Protocol for geriatric trauma: 110 is the new 90. *J Trauma Acute Care Surg.* 2015;78(2):352-359. PMID: 25757122.
28. Hamilton MA, Cecconi M, Rhodes A. A systematic review and meta-analysis on the use of preemptive hemodynamic intervention to improve postoperative outcomes in moderate and high-risk surgical patients. *Anesth Analg.* 2011;112(6):1392-1402. PMID: 20966436.
29. Pearse RM, Harrison DA, MacDonald N, et al. Effect of a perioperative, cardiac output-guided hemodynamic therapy algorithm on outcomes following major gastrointestinal surgery: a randomized clinical trial and systematic review. *J Am Med Assoc.* 2014;311(21):2181-2190. PMID: 24842135.
30. Bartha E, Arfwedson C, Imnell A, Kalman S. Towards individualized perioperative, goal- directed haemodynamic algorithms for patients of advanced age: observations during a randomized controlled trial (NCT01141894). *Br J Anaesth.* 2016;116(4):486-492. PMID: 26994228.
31. Brunskill SJ, Millette SL, Shokoohi A, et al. Red blood cell transfusion for people undergoing hip fracture surgery. *Cochrane Database Syst Rev.* 2015;(4):CD009699. PMID: 25897628.
32. Bentov I, Reed MJ. Anesthesia, microcirculation, and wound repair in aging. *Anesthesiology.* 2014;120(3):760-772. PMID: 24195972.
33. Griffiths SV, Conway DH, Sander M, et al. What are the optimum components in a care bundle aimed at reducing post-operative pulmonary complications in high-risk patients? *Periop Med (Lond).* 2018;7:7. PMID: 29692886.
34. Avidan MS, Fritz BA, Maybrier HR, et al. The prevention of delirium and complications associated with surgical treatments (PODCAST) study: protocol for an international multicentre randomised controlled trial. *BMJ Open.* 2014;4(9):e005651. PMID: 25231491.
35. Deiner S, Luo X, Lin H-M, et al. Intraoperative infusion of dexmedetomidine for prevention of postoperative delirium and cognitive dysfunction in elderly patients undergoing major elective noncardiac surgery: a randomized clinical trial. *JAMA Surg.* 2017;152(8):e171505. PMID: 28593326.
36. MacKenzie KK, Britt-Spells AM, Sands LP, Leung JM. Processed electroencephalogram monitoring and postoperative delirium: a systematic review and meta-analysis. *Anesthesiology.* 2018;129(3):417-427. PMID: 29912008.
37. Wildes TS, Mickle AM, Abdallah AB, et al. Effect of electroencephalography-guided anesthetic administration on postoperative delirium among older adults undergoing major surgery: the ENGAGES randomized clinical trial. *J Am Med Assoc.* 2019;321(5):473-483. PMID: 30721296.
38. Ghaferi AA, Birkmeyer JD, Dimick JB. Complications, failure to rescue, and mortality with major inpatient surgery in medicare patients. *Ann Surg.* 2009;250(6):1029-1034. PMID: 19953723.
39. Hamel MB, Henderson WG, Khuri SF, Daley J. Surgical outcomes for patients aged 80 and older: morbidity and mortality from major noncardiac surgery. *J Am Geriatr Soc.* 2005;53(3):424-429. PMID: 15743284.
40. Kaye AD, Baluch A, Scott JT. Pain management in the elderly population: a review. *Ochsner J.* 2010;10(3):179-187. PMID: 21603375.
41. Richardson J, Bresland K. The management of postsurgical pain in the elderly population. *Drugs Aging.* 1998;13(1):17-31. PMID: 9679206.

42. Evered L, Silbert B, Knopman DS, et al. Recommendations for the nomenclature of cognitive change associated with anaesthesia and surgery-2018. *Anesthesiology.* 2018;129(5):872-879. PMID: 30325806.

43. Moller J, Cluitmans P, Rasmussen L, et al. Long-term postoperative cognitive dysfunction in the elderly ISPOCD1 study. *Lancet.* 1998;351(9106):857-861. PMID: 9525362.

44. Cann C, Wilkes AR, Hall JE, Kumar RA. Are we using our brains? Diagnosis of postoperative cognitive dysfunction. *Anaesthesia.* 2010;65(12):1166-1169. PMID: 20964637.

Preguntas

1. Está atendiendo a una mujer de 80 años de edad en la clínica para una evaluación preanestésica. Al revisar los sistemas, usted encuentra que, ocasionalmente, tiene síntomas de ortopnea y disnea paroxística nocturna. Su médico de atención primaria le ha prescrito algunos cursos cortos de furosemida en el pasado. ¿Cuál es la causa más probable de sus síntomas?

   A. Dieta rica en sal
   B. Miocardiopatía dilatada
   C. Disfunción diastólica
   D. Insuficiencia mitral

2. Le llaman a la sala de recuperación para evaluar a un hombre de 85 años de edaad con una saturación de oxígeno del 92% y una cánula nasal de 4 L/min. El estado es de 2.5 h después de la reparación endovascular de la válvula aórtica con sedación mínima con propofol. Está despierto y alerta, aunque lleva bastante tiempo en decúbito supino. ¿Cuál es la explicación más probable para esto?

   A. Tiene la PCO_2 elevada debido a una mala ventilación
   B. Hay un mal intercambio de gases debido a fibrosis pulmonar
   C. Hubo un evento de aspiración durante el procedimiento

   D. Su capacidad de cierre pulmonar está aumentada

3. Después de los 40 años de edad, la tasa de filtración glomerular disminuye en esta cantidad cada año.

   A. 5 mL/min
   B. 1 mL/min
   C. 0.5 mL/min
   D. No cambia, a menos que el paciente tenga una enfermedad subyacente que afecte a la función renal

4. ¿Cuál es la concentración alveolar mínima (CAM) esperada de sevoflurano en un paciente de 80 años de edad?

   A. 1.2%
   B. 1.4%
   C. 1.8%
   D. 2.1%

5. ¿Cuáles de los siguientes son factores de riesgo para el desarrollo de delírium postoperatorio?

   A. Medicamentos anticolinérgicos
   B. Debilidad
   C. Función cognitiva basal deteriorada
   D. Todo lo anterior

Respuestas

1. C

La paciente refiere síntomas y signos de insuficiencia cardíaca congestiva. Todas las respuestas anteriores pueden provocar o agravar la insuficiencia cardíaca congestiva. En los adultos mayores, la causa más frecuente de la insuficiencia cardíaca congestiva es la disfunción diastólica debida a la hipertrofia cardíaca. La fracción de eyección está generalmente preservada.

2. D

Es probable que el paciente tenga una disminución de la presión parcial de oxígeno arterial debido a atelectasia. La pérdida de tejido conjuntivo y de elasticidad con el envejecimiento conduce a un aumento de la capacidad de cierre y de la atelectasia basal. Las otras respuestas son posibles, aunque menos probables, ya que el paciente no tiene antecedentes conocidos, recibió una sedación mínima y está despierto y alerta.

3. B

La tasa de filtración glomerular disminuye aproximadamente 1 mL/min cada año después de los 40 años de edad.

4. B

La concentración alveolar mínima para los anestésicos volátiles disminuye con la edad. La CAM de sevoflurano para una persona de 20 años es de aproximadamente 2.1%. A la edad de 80 años, la CAM disminuye hasta aproximadamente el 1.4%.

5. D

Los fármacos con efectos sobre el sistema nervioso central, como los anticolinérgicos, la debilidad y una deteriorada función cognitiva basal se han identificado como factores de riesgo del delírium postoperatorio.

35 Anestesia para la cirugía torácica

Katherine Marseu y Peter Slinger

La indicación más frecuente para la cirugía torácica es una neoplasia maligna.[1-3] A pesar de ello, es habitual encontrar una gran variedad de afecciones y procedimientos a la hora de anestesiar a los pacientes sometidos a cirugía torácica. En consecuencia, hay una serie de consideraciones anestésicas importantes preoperatorias, intraoperatorias y postoperatorias para la cirugía torácica.

I. Evaluación preoperatoria

Las *complicaciones respiratorias y cardíacas* son las principales causas de morbilidad y mortalidad perioperatoria entre los pacientes sometidos a cirugías torácicas. Por ello, la evaluación preoperatoria de estos pacientes se centra en la evaluación de la función respiratoria y la interacción cardiopulmonar. Todos los pacientes con resección pulmonar deben someterse a espirometría preoperatoria para determinar la preservación postoperatoria de la función respiratoria, que se ha demostrado que es proporcional al número restante de subsegmentos pulmonares (lóbulos superior, medio e inferior derechos = 6, 4 y 12 subsegmentos, respectivamente; lóbulos superior e inferior izquierdos = 10 subsegmentos cada uno, para un total de 42 subsegmentos). Los principios que se discuten en las secciones siguientes también se aplican a los pacientes de cirugía torácica que no se someten a resecciones pulmonares.[1,2]

A. Funcionamiento mecánico pulmonar

Una prueba única válida para las complicaciones respiratorias posteriores a la toracotomía es el volumen espiratorio forzado postoperatorio predicho para el primer segundo ($VEFpp_1\%$), que se calcula como:

$$VEFpp_1\% = VEF_1 \text{ preoperatorio}\% \times (1 - \text{fracción de subsegmentos pulmonares removidos})$$

Por ejemplo, un paciente con un VEF_1 preoperatorio del 60%, al que se le practica una lobectomía superior derecha (6 de 42 subsegmentos pulmonares) se espera que tenga un $VEFpp_1\% = 60\% \times (1 - [6/42]) = 51\%$. Los pacientes con un $VEFpp_1$ >40% tienen riesgo bajo de sufrir complicaciones respiratorias tras la resección, con <40% tienen un riesgo moderado y con <30% tienen un riesgo alto.[1,2]

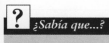

? ¿Sabía que...?

Los pacientes con $VEFpp_1$ >40% tienen riesgo bajo de complicaciones respiratorias postoperatorias.

B. Funcionamiento del parénquima pulmonar

La prueba más útil del intercambio de gases es la *capacidad de difusión* del pulmón para el monóxido de carbono (CDCO). La CDCO preoperatoria puede utilizarse para calcular un valor postoperatorio predicho utilizando el mismo cálculo que para el volumen espiratorio forzado en el primer segundo (VEF_1), con categorías de riesgo similares: riesgo elevado <40% y riesgo alto <30%.[1-3]

749

Tabla 35-1 Resumen de los valores importantes en la evaluación respiratoria preoperatoria

Parámetro	Valor	Riesgo de complicaciones respiratorias
VEFpp$_1$	>40%	Bajo
	<40%	Moderado
	<30%	Alto
CDCOpp	<40%	Incrementado
	<30%	Muy alto
O$_2$max	≤15 mL/kg por minuto	Incrementado
	≤10 mL/kg por minuto	Muy alto

CDCO: capacidad de difusión del pulmón para el monóxido de carbono postoperatoria predicha; O$_2$máx: consumo máximo de oxígeno; VEFpp$_1$: volumen espiratorio forzado postoperatorio predicho para el primer segundo.

C. Interacción cardiopulmonar

La evaluación más importante de la función respiratoria es la de la *reserva cardiopulmonar* y el consumo máximo de oxígeno (O$_2$máx) es el factor de predicción más útil del resultado. Los riesgos de morbilidad y mortalidad aumentan si el O$_2$ máx preoperatorio es ≤15 mL/kg por minuto y son muy altos si es ≤10 mL/kg por minuto. En los pacientes ambulatorios, el O$_2$ máx puede estimarse a partir de la distancia en metros que un paciente puede caminar en 6 min (prueba de marcha de 6 minutos [PM6M]) dividida entre 30 (PM6M de 450 m: O$_2$ máx estimado = 450/30 = 15 mL/kg por minuto). La capacidad de subir cinco tramos de escaleras se correlaciona con un O$_2$ máx >20 mL/kg por minuto y dos tramos corresponden a un O$_2$ máx de 12 mL/kg por minuto (**tabla 35-1**).[1-3]

D. Pruebas cardiológicas

Los pacientes sometidos a cirugía torácica corren el riesgo de sufrir complicaciones cardíacas como infarto de miocardio y arritmias. Los pacientes deben ser evaluados con las directrices más recientes del American College of Cardiology y de la American Heart Association (ACC/AHA) para la evaluación preoperatoria de pacientes cardiópatas sometidos a cirugía no cardíaca. Estas directrices incorporan información basada en las afecciones cardíacas activas, los factores de riesgo cardíaco perioperatorio (**tabla 35-2**) y la capacidad funcional, con el fin de ayudar a decidir si los pacientes

Tabla 35-2 Afecciones cardíacas y factores de riesgo

Afecciones cardíacas activas	Factores de riesgo según el Índice de riesgo cardíaco revisado
Isquemia inestable, IM reciente	Cardiopatía isquémica (angina estable, IM remoto)
ICC descompensada	Antecedentes de ICC
Arritmias relevantes	Historia de la ECV
Enfermedad valvular grave	Insuficiencia renal
Hipertensión pulmonar importante	Diabetes mellitus que requiere insulina

ECV: enfermedad cerebrovascular; ICC: insuficiencia cardíaca congestiva; IM: infarto de miocardio.
Fuente: Fleisher LA, Fleischmann KE, Auerbach AD, et al. 2014 ACC/AHA guideline on perioperative cardiovascular evaluation and management of patients undergoing noncardiac surgery: a report of the American College of Cardiology/American Heart Association Task Force on practice guidelines. *Circulation*. 2014;130:2215-2245.

pueden proceder directamente a la cirugía o si deben ser investigados más a fondo, como con pruebas de esfuerzo no invasivas o cateterismo cardíaco.[1,2,4]

E. Enfermedades frecuentes y comorbilidades
Neoplasias

La mayoría de los pacientes que se presentan para la cirugía torácica tendrán una neoplasia, incluidos los cánceres de pulmón, los tumores pleurales y mediastínicos, así como el cáncer de esófago. Estos pacientes deben ser evaluados para las «4 M» asociadas con malignidad: *efectos de masa* (neumonía obstructiva, síndrome de la vena cava superior [VCS], etc.), *anomalías metabólicas* (hipercalcemia, síndrome de Lambert-Eaton, etc.), *metástasis* (cerebrales, óseas, hepáticas y suprarrenales) y *medicación* (quimioterapia adyuvante y radioterapia).[1,2]

Enfermedad pulmonar obstructiva crónica

Es la enfermedad concomitante más frecuente en la población quirúrgica torácica. Los pacientes deben estar *libres de exacerbaciones* antes de la cirugía electiva y pueden tener menos complicaciones pulmonares postoperatorias cuando se inicia una fisioterapia torácica intensiva antes de la operación. Las complicaciones pulmonares también disminuyen en los pacientes de cirugía torácica que dejan de fumar durante más de 4 semanas antes de la cirugía. Los pacientes con enfermedad pulmonar obstructiva crónica y tolerancia limitada o desconocida al ejercicio pueden beneficiarse de una prueba de gasometría arterial (GA) antes de la operación si los resultados son útiles para retirar la ventilación mecánica al final de la cirugía. Otras consideraciones en los pacientes con enfermedad pulmonar obstructiva crónica son la presencia de enfermedad ampollosa, la hipertensión pulmonar con disfunción del hemicardio derecho y el riesgo de hiperdistensión dinámica debido al atrapamiento de gases.[1-3]

II. Abordaje intraoperatorio

A. Supervisión

La supervisión de la anestesia estándar se utiliza en todos los casos de cirugía torácica. Para la mayoría de las cirugías se coloca una *línea arterial* invasiva. Es útil para medir los valores basales con una prueba de GA preoperatoria para la comparación intraoperatoria durante la *ventilación unipulmonar* (VUP), la detección de cambios repentinos de la presión arterial y la desconexión postoperatoria de la ventilación mecánica. En algunos casos puede ser necesaria una vía venosa central para el acceso vascular o para la infusión de medicamentos vasoactivos. La presión venosa central (PVC) puede ser un indicador intraoperatorio y postoperatorio útil, sobre todo en los casos en los que la gestión de líquidos es esencial, como en las neumonectomías y las esofagectomías. La gestión de líquidos para todos los procedimientos torácicos debe seguir un protocolo restringido o dirigido a objetivos. Sin embargo, recientemente, la preocupación por la *lesión renal aguda* ha puesto en duda la estrategia de restricción de líquidos en la cirugía torácica.[3] No se administran líquidos para las pérdidas teóricas del «tercer espacio». No se ha demostrado que los coloides mejoren los resultados y suponen un gasto considerable. La espirometría es especialmente útil para controlar los volúmenes inspirados y espirados, respiración a respiración, durante la VUP y puede alertar al clínico de la posible pérdida de aislamiento pulmonar, las fugas de aire y el desarrollo de hiperinflación.[1,3]

B. Fisiología de la VUP

En la mayoría de los casos de cirugía torácica los pacientes pasan de estar erguidos, despiertos y respirando espontáneamente a estar en decúbito supino, dormidos e inmóviles. A continuación, pasan del decúbito supino a la posición lateral. Finalmente, se inicia la VUP y se les abre el pecho. Hay cambios en la ventilación y en la perfusión que acompañan a cada una de estas circunstancias.

En primer lugar, la capacidad residual funcional (CRF) es el principal factor que determina la reserva de oxígeno en los pacientes cuando entran en apnea. Los pacientes experimentarán una disminución de la CRF cuando estén en decúbito supino en comparación con la posición vertical. Este cambio se verá aumentado por la inducción de la anestesia y la administración de relajantes musculares. En posición vertical, la mayor parte de la ventilación y la perfusión llegan a las partes de los pulmones que dependen de la gravedad (partes inferiores). Con la inducción de la anestesia, la mayor parte de la ventilación entra ahora en las porciones no dependientes del pulmón, aumentando el desajuste ventilación-perfusión (V/Q, V: ventilación; Q: perfusión).

En segundo lugar, en la posición lateral el pulmón dependiente recibe más perfusión en comparación con el pulmón no dependiente. Sin embargo, el hemidiafragma dependiente es empujado hacia la cavidad torácica por el contenido abdominal, lo que disminuye aún más la CRF y empeora el desajuste.

En tercer lugar, cuando se abre el tórax, la distensibilidad del pulmón no dependiente mejora en relación con el pulmón dependiente y se ventila preferentemente, lo que aumenta aún más el desajuste. Sin embargo, cuando la VUP se inicia en el pulmón dependiente, este recibe la mayor parte tanto de la perfusión como de la ventilación. Todavía habrá algo de gasto cardíaco desviado a través del pulmón colapsado y no dependiente, pero el ajuste puede ser mejorado por la vasoconstricción pulmonar hipóxica (VPH) en el pulmón no ventilado y no dependiente (**fig. 35-1**). La VPH puede ser inhibida por muchos factores, como presiones arteriales pulmonares extremas, hipocapnia, vasodilatadores y fármacos inhalables.[1,3]

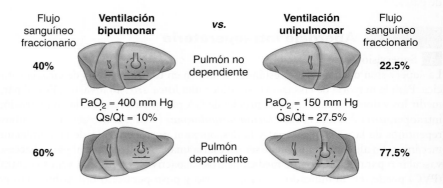

Flujo sanguíneo fraccionario	**Ventilación bipulmonar**	*vs.*	**Ventilación unipulmonar**	Flujo sanguíneo fraccionario
40%		Pulmón no dependiente		22.5%
	PaO$_2$ = 400 mm Hg $\dot{Q}s/\dot{Q}t$ = 10%		PaO$_2$ = 150 mm Hg $\dot{Q}s/\dot{Q}t$ = 27.5%	
60%		Pulmón dependiente		77.5%

Figura 35-1 Esquema de la ventilación bipulmonar comparada con la ventilación unipulmonar (VUP). Se muestran los valores típicos del flujo sanguíneo fraccionario hacia los pulmones, no dependiente y dependiente, así como PaO$_2$ y Qs/Qt para las dos condiciones. Se supone que el Qs/Qt durante la ventilación bipulmonar se distribuye por igual entre los dos pulmones (5% a cada pulmón). La diferencia esencial entre la ventilación bipulmonar y la VUP es que, durante la VUP, el pulmón no ventilado tiene un cierto flujo sanguíneo y, por tanto, una derivación obligatoria que no está presente durante la ventilación bipulmonar. Se supuso que el 35% del flujo total que perfunde el pulmón no dependiente, que no era flujo de derivación, podía reducir su flujo sanguíneo en un 50% por vasoconstricción pulmonar hipóxica. Se supone que el aumento de Qs/Qt, de la ventilación bipulmonar a la unipulmonar, se debe únicamente al aumento del flujo sanguíneo a través del pulmón no ventilado y no dependiente durante la VUP. PaO$_2$: presión parcial de oxígeno (adaptada de Benumof JL. *Anesthesia for Thoracic Surgery*. WB Saunders; 1987:112 y Eisenkraft JB, Cohen E, Neustein SM. Anesthesia for thoracic surgery. En: Barash PG, Cahalan MK, Cullen BF, et al, eds. *Clinical Anesthesia*. 8.ª ed. Wolters Kluwer; 2018:1029-1076, fig. 38-10).

Tabla 35-3 Indicaciones para el aislamiento pulmonar

Prioridad alta	Prioridad intermedia
Prevención de la contaminación del pulmón sano: • Infección • Hemorragia	Mayor indicación para la exposición quirúrgica: • Reparación de aneurisma de aorta torácica • Neumonectomía • Reducción del volumen pulmonar • Cirugía cardíaca mínimamente invasiva • Lobectomía superior
Control de la distribución de la ventilación: • Fístula broncopleural • Ampollas unilaterales • Interrupción de las vías respiratorias	Indicación inferior de la exposición quirúrgica: • Cirugía esofágica • Lobectomías media y baja • Resección de tumor en el mediastino • Simpatectomías bilaterales
Lavado pulmonar unilateral	
Cirugía toracoscópica videoasistida	

C. **Indicaciones para la VUP**

Las prioridades altas e intermedias para la VUP se resumen en la **tabla 35-3**. Las prioridades más importantes son la prevención de la *contaminación* del pulmón sano por infección o hemorragia, el control de la distribución de la ventilación en la fístula broncopleural, las ampollas unilaterales o la interrupción de las vías respiratorias, el lavado pulmonar unilateral y la toracoscopia videoasistida (TVA). Las prioridades intermedias para la VUP incluyen la exposición quirúrgica en la reparación del aneurisma aórtico torácico, la neumonectomía, la reducción del volumen pulmonar, la cirugía cardíaca mínimamente invasiva y la lobectomía superior. Las indicaciones inferiores para la VUP incluyen la exposición quirúrgica en la cirugía esofágica, la lobectomía media e inferior, la resección de masas mediastínicas y las simpatectomías bilaterales.[1,3]

D. **Métodos de aislamiento pulmonar**

El aislamiento pulmonar puede lograrse mediante el uso de una *cánula de doble luz* (CDL), un bloqueador bronquial o la intubación endobronquial con una cánula de una sola luz (CUL) normal o una cánula endobronquial especializada. La CUL rara vez se utiliza de forma endobronquial en adultos, excepto en situaciones de urgencia, ya que no se puede aplicar la broncoscopia, la succión o la presión positiva continua en las vías respiratorias (CPAP, *continuous positive airway pressure*) al pulmón colapsado.

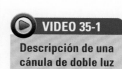

VIDEO 35-1

Descripción de una cánula de doble luz

Las CDL son el método más utilizado para lograr el aislamiento pulmonar y la VUP (**fig. 35-2**). Están disponibles en configuraciones de lado izquierdo y derecho, siendo la CDL de lado izquierdo la más utilizada. Las ventajas de la CDL incluyen la capacidad de aislar cualquiera de los pulmones; aplicar succión, CPAP o insuflación de oxígeno por cualquiera de los lúmenes, así como realizar una broncoscopia por cualquiera de ellos. La CDL tiene menos probabilidades de desprenderse que otros métodos de separación pulmonar, lo que la convierte en el *método preferido* de aislamiento en casos de infección o hemorragia. Las desventajas de la CDL incluyen el hecho de que es más difícil de colocar en una vía respiratoria difícil y que normalmente tendrá que ser cambiada por una CUL si el paciente va a permanecer intubado en el postoperatorio.

Para lograr el aislamiento pulmonar, también se puede utilizar un *bloqueador bronquial* colocado a través de una CUL (**fig. 35-3**). Se utiliza un broncoscopio para dirigir el bloqueador al pulmón o al segmento pulmonar que se va a colapsar.

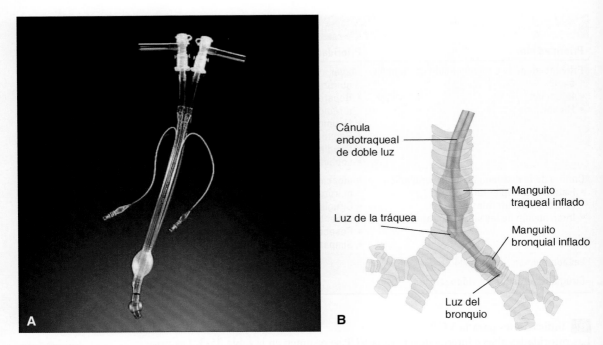

A

B

Cánula
endotraqueal
de doble luz

Manguito
traqueal inflado

Luz de la tráquea

Manguito
bronquial inflado

Luz del
bronquio

Figura 35-2 Cánula de doble luz tipo Robertshaw, de lado izquierdo, construida con cloruro de polivinilo (*izquierda*, **A**). Cuando se coloca correctamente (*derecha*, **B**), la «luz bronquial» distal se sitúa en el bronquio principal izquierdo proximal al orificio del lóbulo superior izquierdo, con el «manguito bronquial» inflado distal a la carina del bronquio principal izquierdo. La «luz traqueal» proximal se sitúa por encima de la carina, con el «manguito traqueal» inflado en la mitad de la tráquea. Un posicionamiento adecuado permite las opciones de ventilación de un pulmón en cualquier lado (con desinflado del pulmón contralateral), así como la ventilación bipulmonar. (A, cortesía de Nellcor Puritan Bennett, Inc., Pleasanton, California y B, redibujada de Hillard EK, Thompson PW. Instruments used in thoracic anesthesia. En: Mushin WW, ed. *Thoracic Anesthesia*. Blackwell Scientific; 1963:315).

Las ventajas del bloqueador incluyen la flexibilidad para su uso de forma bucal o nasotraqueal y para el bloqueo lobular selectivo. Es especialmente útil en escenarios como una *vía respiratoria difícil* o la necesidad de ventilación postoperatoria. La principal desventaja de un bloqueador bronquial es que puede desplazarse por los cambios de posición del paciente o por la manipulación quirúrgica. Esto es especialmente perjudicial en una situación en la que la pérdida de separación de los pulmones puede conducir a la contaminación por sangre o pus.[1,3]

E. Gestión de la ventilación unipulmonar
Fracción de oxígeno inspirado
Al iniciar la VUP, se suele utilizar una fracción de oxígeno inspirado (FiO_2) de 1.0 para evitar la hipoxemia. Se puede realizar una prueba de GA para determinar la presión parcial arterial de O_2. Si es adecuada, la FiO_2 puede ser disminuida.[3]

Volumen corriente y frecuencia respiratoria
La tendencia actual en la VUP es utilizar *estrategias de protección pulmonar*. Tanto si se utiliza ventilación con control de volumen como con control de presión, el volumen corriente debe ser de aproximadamente 5 mL/kg de peso. La frecuencia respiratoria se ajusta entonces para mantener un rango aceptable de dióxido de carbono (CO_2) exhalado o la presión parcial arterial de CO_2 (35-40 mm Hg). Las presiones máximas de las vías respiratorias deben mantenerse en <35 cm H_2O y preferiblemente en <25 cm H_2O.[1,3] En presencia de enfermedad ampollosa deben considerarse presiones de las vías respiratorias incluso más bajas.

F. Gestión de la hipoxemia en la ventilación unipulmonar
La *vasoconstricción pulmonar hipóxica* puede tardar horas en alcanzar su pleno efecto. Si se produce hipoxemia durante la VUP, la FiO_2 debe aumentarse a 1.0.

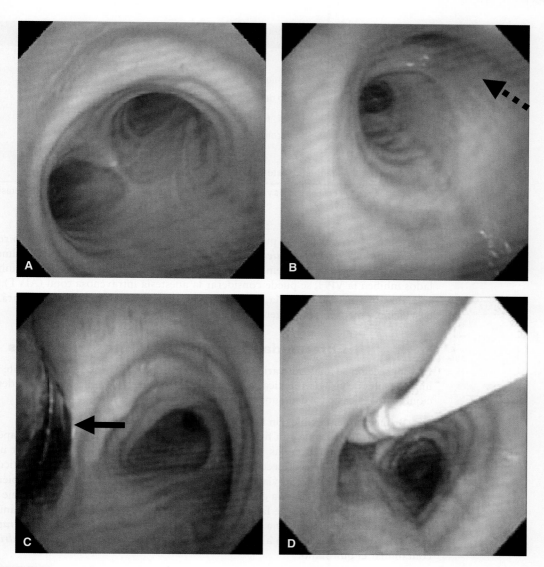

Figura 35-3 **A.** Vista broncoscópica de la carina a través de la abertura distal de una cánula endotraqueal estándar. Obsérvense los anillos traqueales en forma de C que orientan al observador hacia los bronquios principales izquierdo y derecho. **B.** Vista broncoscópica del orificio del lóbulo superior derecho (*flecha punteada*) solo 1.5-2.0 cm distal a la carina. Esta corta distancia suele impedir el uso de cánulas de doble luz de lado derecho. **C.** Vista broncoscópica de la carina y el bronquio principal derecho, demostrando una cánula de doble luz izquierda correctamente posicionada con el manguito bronquial azul (*flecha*) inflado distal a la carina en el bronquio principal izquierdo. **D.** Vista broncoscópica de un bloqueador bronquial colocado a través de una cánula de una sola luz y colocada en el bronquio principal izquierdo para permitir la ventilación unipulmonar a la derecha (Eisenkraft JB, Cohen E, Neustein SM. Anesthesia for thoracic surgery. En: Barash PG, Cahalan MK, Cullen BF, et al, eds. *Clinical Anesthesia*. 8.ª ed. Wolters Kluwer; 2018:1029-1076, figs. 38-12 y 38-13).

Se debe realizar una broncoscopia para confirmar la posición de la cánula. El tratamiento más eficaz de la hipoxemia es aplicar de 5-10 cm H_2O de **CPAP** al pulmón no dependiente. Sin embargo, al tratarse del pulmón operatorio, la CPAP puede interferir con la exposición quirúrgica. Por tanto, la aplicación de presión teleespiratoria positiva (PEEP, *positive end-expiratory pressure*) al pulmón dependiente puede entonces ser útil para aumentar la CRF o lograr el ajuste. Esta debe limitarse a aproximadamente 10 cm H_2O para evitar la sobredistensión de los alvéolos, que puede

Tabla 35-4 Gestión de la hipoxia en la ventilación unipulmonar
FiO_2 1.0
Confirmar la posición de la cánula
CPAP 5-10 cm H_2O al pulmón no dependiente
PEEP 10 cm H_2O al pulmón dependiente
Reclutamientos alveolares intermitentes, ventilación bipulmonar
Anestesia intravenosa total
Pinzar la arteria pulmonar ipsilateral en la neumonectomía

CPAP: presión positiva continua en las vías respiratorias; FiO_2: fracción de oxígeno inspirado; PEEP: presión teleespiratoria positiva.

elevar la resistencia vascular pulmonar e incrementar la desviación. Se pueden realizar *maniobras de reclutamiento alveolar* y ventilación intermitente del pulmón operado si persiste la hipoxemia. Además, como se sabe que los anestésicos inhalados inhiben la VPH, se puede considerar la anestesia intravenosa total (AIVT). Si se realiza una neumonectomía, el pinzamiento de la arteria pulmonar eliminará la desviación y mejorará la oxigenación (**tabla 35-4**).[1,3]

III. Enfermedades y procedimientos frecuentes

En esta sección se analizan varios procedimientos que se realizan habitualmente en una consulta de cirugía torácica, se revisan las afecciones relevantes y las consideraciones anestésicas para cada una de ellas.

A. Broncoscopia flexible con fibra óptica

La broncoscopia flexible con fibra óptica es una modalidad diagnóstica y terapéutica para las afecciones de las vías respiratorias. También es habitual realizar una broncoscopia antes de las resecciones pulmonares para reconfirmar el diagnóstico o determinar la invasión de las vías respiratorias. Las opciones incluyen estar despierto con anestesia tópica, anestesia general o abordajes bucales o nasales. El abordaje de las vías respiratorias durante la anestesia general puede realizarse con una cánula endotraqueal (CET) o con una mascarilla laríngea. Se prefiere la anestesia *intravenosa* si este procedimiento va a ser prolongado, ya que los agentes volátiles *podrían* contaminar el quirófano.[1,3]

B. Broncoscopia rígida

La broncoscopia rígida es el procedimiento de elección para la dilatación de una *estenosis traqueal* con o sin uso de láser, la eliminación de cuerpos extraños y la hemoptisis masiva. Existen cuatro métodos básicos de ventilación para la broncoscopia rígida: la ventilación espontánea, la oxigenación apneica (con o sin insuflación de oxígeno), la ventilación con presión positiva (VPP) a través del brazo lateral de un broncoscopio ventilador y la ventilación por chorro con un inyector manual o con un ventilador de chorro de alta frecuencia. La broncoscopia rígida en niños se utiliza por lo regular con ventilación espontánea y un anestésico volátil. En los adultos es más frecuente la AIVT y el uso de relajantes musculares, con una combinación de VPP a través del brazo lateral del broncoscopio o ventilación por chorro. La oximetría de pulso es vital durante la broncoscopia rígida porque existe un alto riesgo de desaturación. Sin embargo, la supervisión del CO_2 exhalado y de los anestésicos volátiles es menos útil, porque la vía respiratoria permanece esencialmente abierta a la atmósfera. A diferencia de lo que ocurre durante la broncoscopia con fibra óptica a través de una CET, con la broncoscopia rígida la vía respiratoria nunca está completamente asegurada y siempre existe la posibilidad de aspiración, especialmente

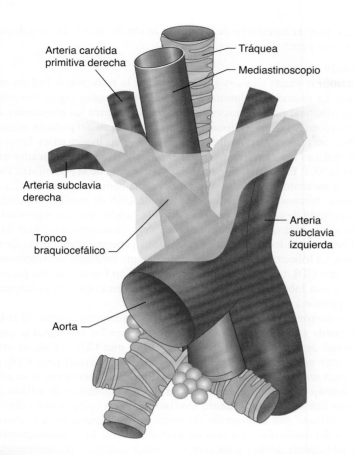

Arteria carótida
primitiva derecha

Tráquea

Mediastinoscopio

Arteria subclavia
derecha

Arteria
subclavia
izquierda

Tronco
braquiocefálico

Aorta

Figura 35-4 Relaciones anatómicas durante la mediastinoscopia. Obsérvese la posición del mediastinoscopio detrás del tronco braquiocefálico derecho, del arco aórtico y anterior a la tráquea (adaptada de Carlens E. Mediastinoscopy: a method for inspection and tissue biopsy in the superior mediastinum. *Dis Chest*. 1959;36:343 and Eisenkraft JB, Cohen E, Neustein SM. Anesthesia for thoracic surgery. En: Barash PG, Cahalan MK, Cullen BF, et al, eds. *Clinical Anesthesia*. 8ª ed. Wolters Kluwer; 2018:1029-1076, fig. 38-22).

en los pacientes con riesgo incrementado. Las complicaciones de la broncoscopia rígida incluyen: perforación de la vía respiratoria, daño a la mucosa, hemorragia, edema de la vía respiratoria tras la manipulación y posible pérdida de esta al final del procedimiento.[1,3]

C. Mediastinoscopia

La mediastinoscopia es un procedimiento de diagnóstico para la evaluación de los ganglios linfáticos en la estadificación del cáncer de pulmón y para *tumores en el mediastino anterior*. El procedimiento mediastínico más frecuente es la mediastinoscopia cervical, en la que el mediastinoscopio se introduce a través de una pequeña incisión en la horquilla esternal y se avanza hacia la carina (**fig. 35-4**). La mayoría de estos casos requieren anestesia general con la colocación de una CUL. Se puede utilizar un pulsioxímetro o una vía arterial para vigilar la perfusión del brazo derecho, ya que puede producirse una compresión del tronco braquiocefálico por el mediastinoscopio. La complicación más grave de la mediastinoscopia es *hemorragia mayor*, que puede requerir una esternotomía o toracotomía de urgencia. Debe colocarse una vía intravenosa de gran calibre en una extremidad inferior en caso de rotura de la VCS. Otras complicaciones potenciales son: obstrucción de las vías respiratorias, neumotórax, paresia recurrente de la laringe, lesión del nervio frénico, lesión esofágica, quilotórax y embolia gaseosa.[1,3,5]

D. Resección pulmonar

Se pueden utilizar varias técnicas y enfoques para la resección del tejido pulmonar o del tumor. La resección pulmonar mínimamente invasiva puede llevarse a cabo con TVA o robótica. Estas técnicas pueden utilizarse para las resecciones en cuña, las segmentectomías (los *procedimientos de preservación del pulmón* se consideran en pacientes con reserva cardiopulmonar limitada) y las lobectomías. Estos procedimientos se realizan bajo anestesia general con una CDL o un bloqueador bronquial para lograr la VUP. El anestesiólogo debe ser consciente de la posibilidad de cambio de urgencia a toracotomía abierta si se produce una hemorragia masiva. La mayoría de las cirugías toracoscópicas requieren la colocación de una cánula torácica con drenaje sumergido de sello para poder realizar la extubación con seguridad.

La lobectomía es la operación estándar para el tratamiento del cáncer de pulmón porque la recurrencia local del tumor se reduce en comparación con la de resecciones menores. La lobectomía se realiza habitualmente mediante *toracotomía abierta* o TVA con una CDL o un bloqueador bronquial. Con frecuencia, los pacientes que se someten a una lobectomía pueden ser extubados en el quirófano siempre que la función respiratoria preoperatoria sea adecuada.

La neumonectomía se realiza a través de una toracotomía abierta. El aislamiento pulmonar puede realizarse con una CDL, un bloqueador bronquial o una cánula endobronquial de una sola luz. Cuando se utiliza una CDL, es mejor utilizar un dispositivo que no interfiera con la vía respiratoria ipsilateral (una CDL del lado izquierdo para una neumonectomía derecha). En el postoperatorio, si se aplica succión a un drenaje torácico o se conecta a un sistema sumergido de sellado estándar, puede producirse un *desplazamiento mediastínico* con colapso hemodinámico. Es obligatorio realizar una radiografía de tórax postoperatoria para evaluar el desplazamiento del mediastino. La tasa de mortalidad tras la neumonectomía supera a la de la lobectomía debido a las complicaciones cardíacas postoperatorias y a la lesión pulmonar aguda. El riesgo de complicaciones se quintuplica en los pacientes de 65 años de edad o más.[1,3,6] La complicación de la hernia cardíaca se tratará en la última sección de este capítulo.

? *¿Sabía que...?*

La succión aplicada a una cánula torácica colocada después de una neumonectomía puede causar un desplazamiento del mediastino, lo que provocará colapso hemodinámico.

E. Cirugía esofágica

Las consideraciones generales, que se aplican a casi todos los pacientes esofágicos, incluyen un mayor riesgo de *aspiración* debido a la disfunción esofágica y a posible *desnutrición*. La esofagectomía es un tratamiento potencialmente curativo para el cáncer de esófago y para algunas lesiones obstructivas benignas. Se trata de una intervención quirúrgica de gran envergadura y se asocia con tasas de morbilidad y mortalidad elevadas (10-15%). Existen diversos procedimientos quirúrgicos para la esofagectomía que combinan tres enfoques fundamentales: el enfoque transtorácico, el enfoque transhiatal y la cirugía mínimamente invasiva. Los resultados mejoran con la extubación temprana, la analgesia epidural torácica y las infusiones de vasopresores o inótropos para mantener la presión arterial.[1,3,7]

? *¿Sabía que...?*

La estrategia de restricción de líquidos para los pacientes sometidos a cirugía pulmonar y esofágica ha sido controvertida debido a la preocupación por su potencial para inducir una lesión renal aguda.

F. Resección traqueal

La resección traqueal está indicada en pacientes que tienen una obstrucción traqueal como resultado de un tumor traqueal, un traumatismo (con mayor frecuencia debido a estenosis postintubación), anomalías congénitas, lesiones vasculares o traqueomalacia. Es poco probable que las vías respiratorias de los pacientes con estenosis traqueal congénita o adquirida se colapsen durante la inducción de la anestesia. Sin embargo, los tumores intratraqueales pueden provocar *obstrucción de las vías respiratorias* con la inducción de la anestesia y deben tratarse de forma similar a los tumores el mediastino anterior (*véase* más adelante). Se han utilizado diversos métodos para proporcionar una ventilación adecuada durante la resección traqueal, como la intubación bucotraqueal estándar; la inserción de una CUL estéril en la tráquea o el bronquio abiertos distalmente a la zona de resección; la ventilación de chorro de alta frecuencia con un catéter a través de la zona estenosada; la VPP de alta frecuencia y el uso circulación extracorpórea (CEC). Una vez completada la resección traqueal, la mayoría de los pacientes se mantienen en posición de flexión del cuello para reducir la tensión en la línea de sutura. En estos casos es preferible la *extubación temprana*. Si un paciente requiere reintubación, esta debe realizarse con un broncoscopio flexible de fibra óptica, introduciendo una CUL bajo visión directa sobre el broncoscopio para evitar daños en la reparación.[1,3,8]

G. Fístula broncopleural

Una fístula broncopleural puede estar causada por la rotura de un absceso pulmonar, un bronquio, una ampolla, un quiste o tejido parenquimatoso en el espacio pleural; la erosión de un bronquio por un carcinoma o una enfermedad inflamatoria crónica o la dehiscencia del muñón de una línea de sutura bronquial tras una resección pulmonar. En pacientes con enfermedades pulmonares ampollosas, como el enfisema, existe el riesgo de *hiperdistensión* y rotura de la ampolla siempre que se utilice la VPP. Las complicaciones de la rotura de la ampolla pueden poner en peligro la vida a causa del *colapso hemodinámico* debido al *neumotórax a tensión* o a la ventilación inadecuada debido a la fístula broncopleural resultante. Si la alteración bronquial se produce de forma temprana en los pacientes con posresección, también puede poner en peligro su vida. Es posible rehacer la toracotomía y resuturar el muñón bronquial. La rotura tardía o crónica posresección se trata con un drenaje por cánula torácica o con el procedimiento de Clagett, que incluye el drenaje pleural abierto y el uso de un colgajo muscular para reforzar el muñón bronquial.

Las preocupaciones del anestesiólogo en un paciente con una fístula broncopleural incluyen la necesidad de un *aislamiento pulmonar* para proteger las regiones pulmonares sanas, la posibilidad de un neumotórax a tensión con la VPP y la posibilidad de una ventilación inadecuada debido a la fuga de aire de la fístula. Debe considerarse la colocación de un drenaje torácico antes de la inducción para evitar la posibilidad de un neumotórax a tensión con la VPP. Una CDL es la opción óptima para el abordaje de la vía respiratoria, ya que el aislamiento pulmonar debe realizarse antes de iniciar la VPP o reposicionar al paciente. Lo más habitual es que se realice con una inducción de la anestesia de secuencia rápida modificada y la colocación inmediata de la CDL de fibra óptica. Sin embargo, dependiendo del contexto, se puede utilizar el mantenimiento de la ventilación espontánea con intubación en el paciente despierto.[1,3]

H. Bronquiectasia, abscesos pulmonares y empiema

Las enfermedades infecciosas, como la bronquiectasia, los abscesos pulmonares y los empiemas, son indicaciones para cirugía torácica, por ejemplo, la decorticación. Las consideraciones anestésicas para estas afecciones incluyen la necesidad de *aislamiento pulmonar* para proteger las regiones pulmonares no implicadas de la suciedad por pus. Una CDL facilita la aspiración de restos y secreciones copiosas presentes en el árbol traqueo-bronquial y está menos sujeta a desprendimiento durante el movimiento del paciente o la manipulación quirúrgica que un bloqueador bronquial. Debido a la inflamación, la cirugía es técnicamente más difícil y existe un mayor riesgo de hemorragia masiva, especialmente durante la decorticación. Algunos de estos pacientes pueden presentar sepsis al momento de la cirugía. Si el pulmón ha estado crónicamente colapsado, la expansión debe hacerse gradualmente para evitar el desarrollo de un edema pulmonar al volver a expandirlo.[1]

I. Tumores en el mediastino

Los tumores en el mediastino anterior incluyen el timoma, el teratoma, el linfoma, el higroma quístico, el quiste broncogénico y los tumores de tiroides. Los pacientes pueden requerir anestesia para la biopsia de estos tumores mediante mediastinoscopia o TVA o pueden necesitar una resección definitiva mediante esternotomía o toracotomía. Los tumores en el mediastino pueden causar *obstrucción* de las *vías respiratorias principales* o de las estructuras vasculares. Durante la inducción de la anestesia general, la obstrucción de las vías respiratorias es la complicación más frecuente y temida. Los antecedentes de *disnea en decúbito supino* o tos debe alertar al anestesiólogo de la posibilidad de obstrucción de las vías respiratorias al momento de la inducción. La anestesia general y los relajantes musculares exacerbarán la compresión extrínseca de las vías respiratorias intratorácicas debido a la reducción del volumen pulmonar y de los diámetros traqueobronquiales, la relajación del músculo liso bronquial y la pérdida del gradiente de presión transpleural normal, que dilata las vías respiratorias durante la inspiración espontánea y minimiza los efectos de la compresión extrínseca de las vías respiratorias intratorácicas. Es importante tener en cuenta que el punto de compresión traqueobronquial puede estar en la vía respiratoria distal, por lo que es posible que no se pueda puentear con una CET. La otra complicación más importante es el colapso cardiovascular secundario a la compresión del corazón o de los vasos principales. Los síntomas del presíncope en decúbito supino sugieren una compresión vascular.

Los pacientes sintomáticos o con evidencia de afectación de las vías respiratorias o cardiovascular en las pruebas de imagen deben someterse a procedimientos de diagnóstico bajo anestesia local o regional siempre que sea posible. Cuando está indicada la anestesia general, la intubación de la tráquea con paciente despierto es una posibilidad en algunos individuos adultos si las pruebas de imagen muestran una zona de tráquea distal no comprimida en la que se puede introducir la CET antes de la inducción. Como alternativa, se debe mantener la ventilación espontánea con una inducción inhalatoria o ajustando con un fármaco como la ketamina. Si se requieren relajantes musculares, primero se debe tomar gradualmente la ventilación de forma manual para asegurar que la VPP es posible y solo entonces se puede administrar un relajante muscular de acción corta.

La *compresión intraoperatoria de las vías respiratorias* potencialmente mortal puede aliviarse colocando al paciente de una manera diferente (debe determinarse antes de la inducción si hay una posición que cause menos síntomas) o con una broncoscopia rígida y ventilación distal a la obstrucción (esto significa que un broncoscopista experimentado y el instrumental deben estar siempre disponibles de inmediato en el quirófano para estos casos). La institución de CEC femorofemoral antes de la inducción de la anestesia es una posibilidad en algunos pacientes adultos. El concepto de CEC «en espera» durante el intento de inducción de la anestesia no debe considerarse porque no hay tiempo suficiente después de un colapso repentino de las vías respiratorias para implementar la CEC antes de que se produzca una lesión cerebral hipóxica.[1,3,9]

J. Miastenia grave

La miastenia grave es una enfermedad autoinmunitaria de la unión neuromuscular, en la que los pacientes afectados presentan debilidad debido a una disminución del número de receptores de acetilcolina en la placa motora terminal. Los pacientes pueden tener o no un timoma asociado. La timectomía se realiza con frecuencia para inducir la remisión clínica, incluso en ausencia de un timoma. La timectomía puede realizarse a través de una esternotomía completa o parcial, o con un enfoque mínimamente invasivo a través de una incisión transcervical o TVA.

Los tratamientos médicos para la miastenia grave incluyen anticolinesterásicos, como la piridostigmina, fármacos inmunodepresores, como los esteroides, y plasmaféresis. El día de la cirugía, los pacientes deben continuar con su dosis habitual de piridostigmina. Los pacientes miasténicos son imprevisiblemente *resistentes* a la *succinilcolina* y extremadamente *sensibles* a los *bloqueadores no despolarizadores*.

? **¿Sabía que...?**

En un paciente con un tumor en el mediastino anterior, los antecedentes de disnea o tos en decúbito supino pueden predecir colapso de las vías respiratorias tras la inducción de la anestesia general.

Lo ideal es evitar el uso de la relajación neuromuscular intraoperatoria. La inducción de la anestesia con propofol, remifentanilo y anestesia tópica de las vías respiratorias facilita la intubación sin el uso de relajantes musculares. Como alternativa, se puede realizar una inducción por inhalación con un agente volátil. La programación de la cirugía en una fase temprana de la enfermedad, la estabilización médica preoperatoria y los enfoques quirúrgicos mínimamente invasivos han hecho que la necesidad de ventilación postoperatoria sea poco frecuente.[1,3,10]

IV. Atención postoperatoria

A. Control del dolor

La *analgesia epidural torácica* (AET) se ha considerado el tratamiento de referencia para el control del dolor postoperatorio en pacientes sometidos a toracotomía. Cuando se controla el dolor en la toracotomía, disminuye el riesgo de complicaciones pulmonares. En pacientes con enfermedad arterial coronaria, los anestésicos locales epidurales torácicos también parecen reducir la demanda de oxígeno del miocardio. Cuando existe una contraindicación para la colocación de una epidural torácica, otra excelente opción para la analgesia es una infusión paravertebral de anestésico local a través de un catéter, que puede ser colocado por el anestesiólogo mediante una técnica guiada por puntos de referencia, por ecografía o directamente por el cirujano durante una toracotomía abierta. En una revisión sistemática se ha demostrado que es tan eficaz como la AET.[11] Otras opciones de anestesia regional para la analgesia en la cirugía torácica son los bloqueos intercostales y el bloqueo del plano serrato anterior y del plano del erector de la columna vertebral, descritos más recientemente.[12] Además, puede utilizarse la analgesia con opiáceos controlada por el paciente con analgesia multimodal como el paracetamol, la gabapentina y los antiinflamatorios no esteroideos. El uso de ketamina postoperatoria está aumentando entre la población de cirujanos torácicos.[13] Las instituciones difieren en sus prácticas con respecto al uso de técnicas de catéter frente a la analgesia intravenosa controlada por el paciente para las cirugías torácicas mínimamente invasivas.[1,3] Una analgesia óptima contribuirá a mejorar la recuperación tras la cirugía torácica, un movimiento que ha ido ganando terreno en diversas especialidades quirúrgicas.[14]

B. Complicaciones

Como ya se mencionó, las complicaciones respiratorias y cardíacas representan la mayor parte de la morbilidad y mortalidad tras la cirugía torácica. Existen muchas complicaciones potenciales que pueden producirse en el postoperatorio inmediato, como la *torsión* del lóbulo restante tras la lobectomía, dehiscencia de un muñón bronquial, hemorragia de un vaso principal, isquemia o arritmias cardíacas. Entre estas posibles complicaciones, dos se discutirán con más detalle: la insuficiencia respiratoria y la hernia cardíaca.

Insuficiencia respiratoria

Los pacientes con una función respiratoria disminuida en el preoperatorio tienen un mayor riesgo de sufrir complicaciones respiratorias en el postoperatorio. Además, la edad, la presencia de enfermedad arterial coronaria y la extensión de la resección pulmonar desempeñan un papel importante en la predicción de la insuficiencia respiratoria postoperatoria. La disminución de las complicaciones pulmonares en los pacientes de alto riesgo se asocia con el uso de AET durante el período perioperatorio. La fisioterapia torácica, la espirometría incentivada y la deambulación temprana también son cruciales para minimizar las complicaciones pulmonares tras la resección pulmonar. En el caso de una resección pulmonar sin complicaciones, la extubación *temprana* es deseable para evitar las posibles complicaciones que pueden surgir debido a la intubación *prolongada* y la ventilación mecánica. La terapia actual para tratar la insuficiencia respiratoria aguda está orientada a medidas de apoyo que proporcionen una mejor oxigenación, traten la infección y proporcionen apoyo a los órganos vitales sin dañar más los pulmones.[1]

Hernia cardíaca

La hernia cardíaca aguda es una ***complicación infrecuente de la neumonectomía***, cuando el pericardio se cierra de forma incompleta o cuando el cierre se rompe. Suele ocurrir inmediatamente o en las 24 h siguientes a la cirugía torácica y se asocia con una mortalidad superior al 50%. Cuando se produce una hernia cardíaca después de una neumonectomía derecha, la alteración del retorno venoso al corazón provoca un aumento repentino de la PVC, taquicardia, hipotensión profunda y choque. Se produce un síndrome agudo de la VCS debido a la torsión del corazón. En cambio, cuando la hernia cardíaca se produce tras una neumonectomía del lado izquierdo, hay menos rotación cardíaca, pero el borde del pericardio comprime al miocardio. Esto puede provocar isquemia miocárdica, el desarrollo de arritmias y la obstrucción del tracto de salida ventricular.

El diagnóstico diferencial de la inestabilidad hemodinámica después de la cirugía torácica debe incluir la hemorragia intratorácica masiva, la embolia pulmonar o el desplazamiento mediastínico por un manejo inadecuado del drenaje torácico. El diagnóstico inmediato y el tratamiento quirúrgico de la hernia cardíaca mediante la ***reubicación del corazón*** a su posición anatómica es fundamental para la supervivencia del paciente. Las maniobras para minimizar los efectos cardiovasculares incluyen la colocación del paciente en posición lateral completa con el ***lado operado hacia arriba***. Se necesitan vasopresores o inótropos para mantener la circulación mientras se realiza la exploración.[1]

 Para más información e interactividad, consulte las videoconferencias (en inglés) y la infografía «Visto de cerca», disponibles en el libro electrónico gratuito que acompaña a este texto. Las instrucciones de acceso se encuentran detrás de la portada.

> **?** ***¿Sabía que...?***
>
> Una de las complicaciones catastróficas de la neumonectomía es la hernia cardíaca. Requiere un tratamiento quirúrgico inmediato para garantizar la supervivencia.

Referencias

1. Slinger P, Campos J. Anesthesia for thoracic surgery. In: Gropper M, ed. *Miller's Anesthesia.* 9th ed. Elsevier, Inc; 2020:1648-1716.
2. Slinger P, Darling G. Preanesthetic assessment for thoracic surgery. In: Slinger P, ed. *Principles and Practice of Anesthesia for Thoracic Surgery.* Springer; 2011:11-35.
3. Eisenkraft J, Cohen E, Neustein S. Anesthesia for thoracic surgery. In: Barash P, Cullen B, Stoelting R, Cahalan M, Stock M, Ortega R, eds. *Clinical Anesthesia.* 7th ed.. Wolters Kluwer Health/Lippincott Williams and Wilkins; 2013:1030-1075.
4. Fleisher LA, Fleischmann KE, Auerbach AD, et al. 2014 ACC/AHA guideline on perioperative cardiovascular evaluation and management of patients undergoing noncardiac surgery: a report of the American College of Cardiology/American Heart Association Task Force on practice guidelines. *Circulation.* 2014;130:2215-2245. PMID: 25085962.
5. Lohser J, Donington JS, Mitchell JD, Brodsky JB, Raman J, Slinger P. Anesthetic management of major hemorrhage during mediastinoscopy. *J Cardiothorac Vasc Anesth.* 2005;19:678-683. PMID: 16202909.
6. Powell ES, Pearce AC, Cook D, et al. UK pneumonectomy outcome study: a prospective observational study of pneumonectomy outcome. *J Cardiothorac Surg.* 2009;4:41. PMID: 19643006.
7. Buise M, Van Bommel J, Mehra M, Tilanus HW, Van Zundert A, Gommers D. Pulmonary morbidity following esophagectomy is decreased after introduction of a multimodal anesthetic regimen. *Acta Anaesthesiol Belg.* 2008;59:257-261. PMID: 19235524.
8. Pinsonneault C, Fortier J, Donati F. Tracheal resection and reconstruction. *Can J Anaesth.* 1999;46:439-455. PMID: 10349923.

9. Takeda S, Miyoshi S, Omori K, Okumura M, Matsuda H. Surgical rescue for life-threatening hypoxemia caused by a mediastinal tumor. *Ann Thorac Surg*. 1999;68:2324-2326. PMID: 10617025.
10. White MC, Stoddart PA. Anesthesia for thymectomy in children with myasthenia gravis. *Pediatr Anaesth*. 2004;14:625-635. PMID: 15283820.
11. Joshi G, Bonnet F, Shah R, et al. A systematic review of randomized trials evaluating regional techniques for postthoracotomy analgesia. *Anesth Analg*. 2008;107:1026-1040. PMID: 18713924.
12. Jack J, McLellan E, Veryck B, Englesakis MF, Chin KJ. The role of serratus anterior plane and pectoral nerve blocks in cardiac surgery, thoracic surgery and trauma: a qualitative systematic review. *Anaesthesia*. 2020;75(10):1372-1385. PMID: 32062870.
13. Moyse D, Kaye A, Diaz J, Qadri MY, Lindsay D, Pyati S. Perioperative ketamine administration for thoracotomy pain. *Pain Physician*. 2017;20:173-184. PMID: 28339431.
14. Raft J, Richebe P. Anesthesia for thoracic ambulatory surgery. *Curr Opin Anaesthesiol*. 2019;32:735-742. PMID: 31567511.

VENTILACIÓN Y PERFUSIÓN

VISTO DE CERCA

Durante la cirugía pulmonar, una influencia que a menudo se pasa por alto sobre la ventilación y la oxigenación es el efecto de la anestesia general en la posición de decúbito lateral. Como se ve a continuación, la eficacia de la ventilación, definida por la distensibilidad pulmonar ($\Delta V/\Delta P$) cambia a través de ambos pulmones y puede ajustarse bien o mal a la perfusión

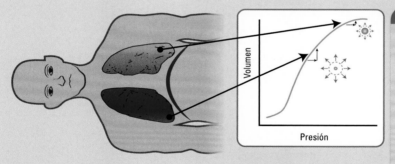

Perfusión relativa

Disminuida
Moderada
Abundante

DESPIERTO/VERTICAL

Los alvéolos *basales* se expanden y retroceden completamente debido a su ubicación próxima al diafragma. Para un cambio dado en la presión respiratoria, producen un volumen efectivo. Los alvéolos *apicales* solo participan en una pequeña expansión y retroceso. Para el mismo cambio de presión, el cambio de volumen es mínimo. La ventilación **se adapta bien** a la perfusión

DESPIERTO/LATERAL

El patrón de ventilación en la posición de decúbito lateral sigue al de la posición vertical solo que se transpone a la anatomía. En lugar de las regiones apical *versus* basal de ambos pulmones, la ventilación es ahora *menos efectiva* en el pulmón **superior** (no dependiente) y *más efectiva* en el pulmón **inferior** (dependiente). La ventilación sigue estando **bien adaptada** a la perfusión

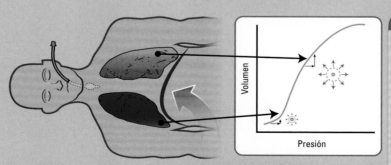

ANESTESIADO/LATERAL

Bajo anestesia general, el diafragma *se paraliza* y ya no controla la ventilación. Esto también da como resultado que el contenido abdominal presione hacia la parte inferior del pulmón y cause atelectasia. *Ambos pulmones cambian a nuevas posiciones en la curva de distensibilidad.* La ventilación con presión positiva suministrará volúmenes corrientes preferentemente a la *parte superior del pulmón* que tiene la menor perfusión. **El equilibrio V/Q es deficiente**

Además de los cambios descritos, cuando se abre el tórax, el pulmón no dependiente se ventila preferentemente, lo que aumenta el desajuste V/Q. Esto se contrarresta cuando comienza la ventilación unipulmonar del pulmón dependiente. También puede producirse vasoconstricción pulmonar hipóxica, pero es atenuada por fármacos inhalados

Infografía de: Naveen Nathan MD

Preguntas

1. **¿Cuál es el segmento más grande del pulmón?**

   A. Lóbulo inferior derecho
   B. Lóbulo superior izquierdo
   C. Lóbulo inferior izquierdo
   D. Lóbulo medio derecho

2. **¿Cuál de los siguientes NO es un factor de riesgo cardíaco perioperatorio?**

   A. Enfermedad valvular grave
   B. Antecedentes de enfermedades cerebrovasculares
   C. Diabetes mellitus dependiente de insulina
   D. Insuficiencia renal

3. **Un paciente tiene antecedente conocido de intubación difícil. Ahora requiere una toracotomía urgente del lado izquierdo, lobectomía por cáncer y drenaje de empiema. ¿Cuál es la mejor opción para asegurar las vías respiratorias?**

   A. Videolaringoscopia con la cánula de una sola luz, luego cambio de sonda mediante catéter a una cánula de doble luz
   B. Cánula de una sola luz y bloqueador bronquial
   C. Intubación endobronquial en el lado derecho
   D. Laringoscopia directa y cánula de doble luz del lado izquierdo

4. **¿Cuál es la mejor elección de fármaco de inducción para utilizar en un paciente con miastenia grave (MG)?**

   A. Remifentanilo
   B. Succinilcolina
   C. Rocuronio
   D. Dosis altas de morfina

5. **¿Cuál de los siguientes factores puede contribuir a aumentar el riesgo de insuficiencia respiratoria postoperatoria en pacientes después de una cirugía torácica?**

   A. Presencia de enfermedad arterial coronaria
   B. Uso de la analgesia epidural torácica
   C. Ambulación temprana
   D. Edad joven

Respuestas

1. A

A, el lóbulo inferior derecho, es correcta porque se compone de 12 subsegmentos. B, lóbulo superior izquierdo y C, lóbulo inferior izquierdo, están formados por 10 subsegmentos. D, el lóbulo medio derecho se compone de cuatro subsegmentos.

2. A

A, enfermedad valvular grave, es correcta porque se considera una afección cardíaca activa. B, C y D son incorrectas porque son factores de riesgo.

3. A

A, la videolaringoscopia, es la respuesta correcta porque satisface los dos problemas de la vía respiratoria difícil y la necesidad de un aislamiento pulmonar intraoperatorio seguro para el empiema. B es incorrecta porque una cánula de un solo lumen será más fácil de colocar en una vía respiratoria difícil, pero el bloqueador será propenso a desprenderse en el contexto del empiema. C es incorrecta porque la intubación endobronquial es más fácil de colocar en una vía respiratoria difícil, aislará el lado con el empiema, pero no es ideal, ya que no podrá succionar, efectuar broncoscopia, aplicar CPAP, etcétera, al lado no ventilado si es necesario. D es incorrecta porque la laringoscopia directa será más difícil en el contexto de una vía respiratoria difícil.

4. A

A, remifentanilo, es la respuesta correcta porque el remifentanilo ayudará a la intubación y es de corta duración. B, succinilcolina, es incorrecta porque los pacientes con MG pueden ser resistentes a la succinilcolina. C, rocuronio, es incorrecta porque los pacientes con MG son muy sensibles a los relajantes musculares no despolarizadores y deben evitarse, si es posible, o usarse en cantidades muy pequeñas. D, altas dosis de morfina, es incorrecta porque puede contribuir a la depresión respiratoria postoperatoria en pacientes con MG.

5. A

A, presencia de enfermedad arterial coronaria. B, el uso de analgesia epidural torácica, es incorrecta porque se ha demostrado que una epidural que funcione y una analgesia adecuada disminuyen el riesgo de complicaciones respiratorias postoperatorias. C, deambulación temprana, es incorrecta porque también se ha demostrado que disminuye el riesgo de complicaciones respiratorias postoperatorias. D, edad joven, es incorrecta porque la edad avanzada se asocia con un mayor riesgo de insuficiencia respiratoria postoperatoria.

36

Anestesia en cardiología

Candice R. Montzingo, Sasha Shillcutt y James P. Lee

Los pacientes con cardiopatías presentan desafíos únicos para el anestesiólogo. En este capítulo se ofrece una visión general de dichos retos, de los cambios fisiológicos implicados y de las estrategias de abordaje anestésico indispensables para proporcionar una atención segura a los pacientes sometidos a intervenciones quirúrgicas en el corazón.

I. Enfermedad arterial coronaria

La enfermedad arterial coronaria (EAC) es una de las causas más frecuentes de muerte en los países altamente desarrollados. Es el resultado de la acumulación de lesiones ateroescleróticas en las arterias coronarias. La isquemia miocárdica es una característica distintiva de la EAC. Es causada por un desequilibrio entre el suministro y la demanda de oxígeno del miocardio. El anestesiólogo debe comprender los factores determinantes de esta delicada relación y evitar la lesión miocárdica minimizando la demanda de oxígeno del miocardio y optimizando al mismo tiempo su suministro.

A. Demanda de oxígeno del miocardio

La tensión sistólica de la pared, la contractilidad y la frecuencia cardíaca son los principales determinantes de la demanda de oxígeno del miocardio. La *tensión de la pared* es directamente proporcional a la presión arterial sistólica y al tamaño de la cámara (precarga) e inversamente proporcional al grosor de la pared. Así, el aumento de la precarga incrementa de forma exponencial la tensión de la pared, ya que a medida que aumenta el tamaño de la cámara, el grosor de la pared ventricular debe reducirse para acomodar el volumen adicional. Los aumentos de la *frecuencia cardíaca* son especialmente perjudiciales porque incrementan directamente la demanda de oxígeno y disminuyen indirectamente el suministro de oxígeno al acortar la diástole. El ventrículo izquierdo (VI) recibe su flujo sanguíneo coronario solo durante la diástole. Por tanto, en los pacientes con EAC deben evitarse los aumentos de tensión de la pared, la *contractilidad* y la frecuencia cardíaca por encima de las cifras normales en reposo.

B. Suministro de oxígeno al miocardio

Los dos factores principales que contribuyen al suministro de oxígeno al miocardio son el *contenido de oxígeno* arterial y el *flujo sanguíneo coronario*. Recordemos que el contenido de oxígeno arterial está representado por la fórmula:

$$\text{Contenido de } O_2 = (\text{hemoglobina})\,(1.34)\,(\%\text{ de saturación}) + (0.003)\,(PO_2)$$

Dado que las concentraciones de hemoglobina y el volumen sanguíneo suelen mantenerse adecuadamente durante la cirugía de corazón, el flujo sanguíneo

Tabla 36-1 Tratamiento de la isquemia intraoperatoria	
Manifestación clínica	
Incremento de la demanda	
↑ FC	Tratar las causas habituales, bloqueador β
↑ PA	↑ profundidad anestésica
↑ PCP	Nitroglicerina
Disminución de la oferta	
↓ FC	Atropina, electroestimulación
↓ PA	↓ profundidad anestésica, vasoconstrictor
↑ PCP	Nitroglicerina, inótropo
Sin cambios	Nitroglicerina, antagonistas del calcio, ¿? heparina

↑: aumento; ↓: disminución; FC: frecuencia cardíaca; PA: presión arterial; PCP: presión capilar pulmonar.
Fuente: Skubas NJ, Lichtman AD, Wang CJ, Sharma A, Thomas SJ. Anesthesia for cardiac surgery.
En: Barash PG, Cahalan MK, Cullen BF, et al, eds. *Clinical Anesthesia*. 8.ª ed. Wolters Kluwer; 2018: 1077-1111, tabla 39-2.

coronario es el factor más importante para mantener el suministro de oxígeno al miocardio. El flujo sanguíneo coronario está directamente relacionado con la presión de perfusión coronaria e inversamente con la resistencia vascular coronaria y la frecuencia cardíaca (tiempo de perfusión en diástole). La *presión de perfusión coronaria* se estima como la diferencia entre la presión diastólica sistémica (aórtica) y la presión diastólica del ventrículo izquierdo. En los corazones normales, el flujo sanguíneo coronario se autorregula para presiones sanguíneas sistólicas entre 50 y 150 mm Hg. En los pacientes con EAC, la zona del corazón con mayor riesgo de isquemia es el subendocardio del VI. El ventrículo derecho (VD) se perfunde durante todo el ciclo cardíaco debido a su baja presión intracavitaria. Así, una presión diastólica ventricular izquierda baja, una presión diastólica sistémica normal y una frecuencia cardíaca baja mejoran el suministro de oxígeno al miocardio.

C. Vigilancia de la isquemia

La depresión del *segmento ST* plana o descendente (≥ 0.1 mV en el electrocardiograma [ECG]) es el signo ECG más fiable de isquemia miocárdica. Sin embargo, se ha demostrado que la ecocardiografía transesofágica (ETE) detecta la isquemia miocárdica antes y con más frecuencia que el ECG, por lo que se utiliza con muy a menudo en la cirugía de corazón. Los catéteres de la arteria pulmonar pueden revelar aumentos agudos de las presiones de la aurícula izquierda asociados con la rigidez del VI inducida por la isquemia. No obstante, el catéter de la arteria pulmonar no es un dispositivo sensible ni específico para la isquemia miocárdica porque hay muchas otras cosas que influyen en la presión de la aurícula izquierda durante la cirugía.

D. Tratamiento de la isquemia

La isquemia miocárdica puede producirse en cualquier momento durante la derivación aortocoronaria. El tratamiento depende en gran medida de la causa y esto puede verse en la **tabla 36-1**. En el capítulo 13 se revisan a fondo los efectos farmacológicos de nitratos, vasoconstrictores periféricos, antagonistas del calcio y bloqueadores β.

II. Valvulopatías cardíacas

La creciente experiencia con la ETE ha aumentado significativamente el papel de los anestesiólogos en la evaluación intraoperatoria y el manejo de las valvulopatías cardíacas (VPC). La VPC puede clasificarse en dos lesiones primarias: *por insuficiencia* y *estenótica*. Las *insuficiencias* provocan una sobrecarga de volumen; la *valvulopatía estenótica*, una sobrecarga de presión. Aunque las enfermedades de las válvulas tricúspide y pulmonar presentan retos únicos para el anestesiólogo, este capítulo se centrará en las valvulopatías del lado izquierdo, mucho más frecuentes. Existe información adicional en las «Guidelines for the Management of Patients with VHD» de la AHA/ACC de 2014.[1]

A. Estenosis de la aorta

La válvula aórtica normal de un adulto consta de tres valvas de igual tamaño y tiene una superficie de 2-3.5 cm². La estenosis aórtica (EA) es la valvulopatía *más frecuente* en el corazón y puede ser resultado de una enfermedad valvular congénita o adquirida. En la EA congénita existe una fusión parcial o completa de la comisura entre las valvas, lo que ocasiona válvulas unicúspide o bicúspide. La válvula aórtica bicúspide es el defecto cardíaco congénito más frecuente y afecta a cerca del 1-2% de la población. Las válvulas aórticas bicúspides se asocian con otras anomalías congénitas, concretamente con enfermedades como la coartación y la dilatación de la raíz de la aorta. La estenosis aórtica adquirida es el resultado de una degeneración calcárea o, con menor frecuencia, de una enfermedad reumática.

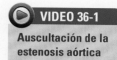

VIDEO 36-1
Auscultación de la estenosis aórtica

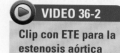

VIDEO 36-2
Clip con ETE para la estenosis aórtica

El estrechamiento progresivo de la válvula aórtica conduce a un incremento del gradiente transvalvular. Esto, a su vez, aumenta el trabajo del VI y, con el tiempo, da lugar a la *hipertrofia ventricular concéntrica*. Esta respuesta compensatoria permite que el diámetro interno del VI permanezca inalterado y preserva la función y el volumen sistólicos. Sin embargo, a medida que el VI se engrosa, su función diastólica disminuye, provocando un aumento de la presión diastólica de llenado. Los pacientes suelen permanecer asintomáticos hasta que el área de la válvula es de <1-1.2 cm², lo que se correlaciona con un gradiente transvalvular máximo superior a 50 mm Hg. La tríada clásica de la EA sintomática es *angina de pecho, síncope* e *insuficiencia cardíaca congestiva* (disnea). El desarrollo de cualquiera de ellos es *de mal pronóstico*, indicando una esperanza de vida de 2-5 años sin el reemplazo de la válvula.

La consecuencia de la presión intraventricular elevada y la hipertrofia concéntrica es el aumento de la demanda de oxígeno del miocardio. Al mismo tiempo, la presión diastólica de llenado aumenta, lo que da lugar a una menor presión de perfusión coronaria. Por tanto, los pacientes con EA grave pueden experimentar isquemia miocárdica y angina de pecho en ausencia de EAC, especialmente si la frecuencia cardíaca aumenta mucho más allá de los niveles de reposo (*véase* la discusión anterior en la sección «Demanda de oxígeno del miocardio»). El mantenimiento de la *resistencia vascular sistémica* (*RVS*) es fundamental en los pacientes con EA para garantizar una presión diastólica aórtica adecuada y, por tanto, una presión de perfusión coronaria. Los vasoconstrictores, como la vasopresina o la fenilefrina, aumentarán la RVS sin incrementar la demanda de oxígeno del miocardio porque el aumento de la presión arterial sistémica que provocan no es «visto» por el VI debido a la válvula aórtica estenosada.

B. Miocardiopatía hipertrófica

Aunque no es una valvulopatía, la miocardiopatía hipertrófica (MCH) puede causar una lesión obstructiva similar a la de la EA. La MCH es un trastorno genético autosómico dominante poco frecuente con una penetrancia muy variable. Conduce a una hipertrofia ventricular que se produce en diversos patrones, no solo involucrando al tabique interventricular. Los síntomas suelen ser disnea de esfuerzo, mala tolerancia al ejercicio, síncope, palpitaciones y fatiga. Algunos pacientes permanecen asintomáticos gran parte de su vida y, desgraciadamente, se les diagnostica después de una muerte cardíaca súbita.

Casi un tercio de los pacientes con MCH tendrán hipertrofia del tabique interventricular que conduce a *obstrucción dinámica* del conducto de salida del ventrículo izquierdo. El gradiente de presión resultante aumenta a lo largo de la sístole, creando una obstrucción al gasto cardíaco. Cualquier factor que disminuya el tamaño del ventrículo izquierdo aumentará este gradiente y obstruirá aún más el gasto cardíaco. Los ejemplos incluyen el aumento de la frecuencia cardíaca y la contractilidad, así como disminución de la precarga y la poscarga. Por tanto, la atención anestésica se centra en evitar la taquicardia y mantener la euvolemia y la resistencia vascular sistémica normal. La hipotensión en esta población se trata mejor con agonistas adrenérgicos α y volumen. El tratamiento con fármacos inotrópicos como la *epinefrina está contraindicado* y puede empeorar la obstrucción dinámica y la hipotensión.

C. Insuficiencia aórtica

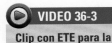

La insuficiencia aórtica (IA) puede ser el resultado de una valvulopatía primaria o estar asociada con una dilatación de la raíz de la aorta (enfermedad de Marfan, dilatación aórtica degenerativa, disección aórtica) a pesar de una válvula aórtica normal. La progresión natural de la IA varía en función de la fisiopatología y la cronicidad de la enfermedad.

La IA aguda suele ser el resultado de una lesión traumática de la raíz de la aorta o de una endocarditis valvular. Las consecuencias de la *IA aguda* son una inmediata y profunda sobrecarga de volumen en el VI. Con frecuencia, el VI no es capaz de mantener el volumen sistólico anterógrado a pesar de los mecanismos de compensación, incluido el aumento del tono simpático, lo que provoca taquicardia y aumento de la contractilidad. Se produce un rápido deterioro de la función ventricular izquierda, lo que conduce a disnea y al eventual colapso cardiovascular. La IA aguda suele requerir una intervención quirúrgica de urgencia.

La *IA crónica* provoca un aumento del volumen diastólico final del ventrículo izquierdo que, con el tiempo, conduce a una hipertrofia excéntrica (dilatación de la cavidad). La evolución de la IA crónica es gradual, limitando el aumento de la presión diastólica del ventrículo izquierdo. No es frecuente que los pacientes desarrollen síntomas asociados con la IA hasta décadas después del proceso de la enfermedad, cuando el VI se ha dilatado significativamente y se produce una disfunción miocárdica. Una vez sintomática, la esperanza de vida disminuye de forma drástica, con una supervivencia esperada de solo 5-10 años.

El tratamiento anestésico de la IA se centra en *preservar el volumen sistólico anterógrado* y minimizar la insuficiencia manteniendo una frecuencia cardíaca relativamente rápida (alrededor de 90 latidos por minuto) y una RVS de normal a baja.

D. Estenosis mitral

El área de la válvula mitral suele ser de 4-6 cm^2 y está formada por una valva anterior y otra posterior. La estenosis mitral se debe casi siempre a una *cardiopatía reumática* y, por tanto, es bastante rara en los Estados Unidos y en otros países altamente desarrollados. Conduce a una alteración del llenado del VI y a una disminución del volumen sistólico resultante. En consecuencia, la *presión de la aurícula izquierda* se incrementa crónicamente, lo que provoca una dilatación de la aurícula izquierda y un aumento de la presión venosa pulmonar. Los pacientes con estenosis mitral tienen un alto riesgo de desarrollar *fibrilación auricular*, que puede ser el signo de presentación de la enfermedad. Los pacientes con estenosis mitral suelen ser asintomáticos durante décadas, hasta que el área de la válvula mitral ha disminuido a 1-1.5 cm^2 y el corazón se enfrenta a una mayor demanda de volumen sistólico (ejercicio, embarazo, infección). Cualquier estado de alto gasto cardíaco o la aparición de una fibrilación auricular puede provocar incrementos importantes de las presiones arteriales pulmonares y auriculares izquierdas, lo que conduce a *insuficiencia cardíaca congestiva* aguda. Las presiones auriculares izquierdas crónicamente aumentadas provocan un

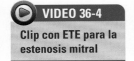

Tabla 36-2 Objetivos hemodinámicos en pacientes con valvulopatías cardíacas

	Estenosis aórtica	Miocardiopatía hipertrófica	Insuficiencia aórtica	Estenosis mitral	Insuficiencia mitral
Precarga	Completa	Completa	Incrementar ligeramente	Mantener; evitar la hipovolemia	Incrementar ligeramente
Poscarga	Mantener la PPC	Aumentar; tratar la hipotensión de forma enérgica	Disminuir para reducir la fracción de reflujo	Evitar el aumento	Disminuir
Frecuencia	Evitar la bradicardia (disminución del GC) y la taquicardia (isquemia)	Normal	Aumentar	Baja normal	Aumentar ligeramente, evitar la bradicardia
Ritmo	Sinusal	El sinusal es esencial	Sinusal	Sinusal o control de la frecuencia durante la fibrilación auricular	Sinusal o control de la frecuencia durante la fibrilación auricular

GC: gasto cardíaco; PPC: presión de perfusión coronaria.

incremento de la resistencia vascular pulmonar, hipertensión pulmonar, enfermedad pulmonar restrictiva e insuficiencia del hemicardio derecho.

Con frecuencia, los pacientes con estenosis mitral han recibido diuréticos antes de la operación para controlar su congestión pulmonar y son relativamente hipovolémicos. La inducción de la anestesia puede desenmascarar la *hipovolemia* y comprometer el tránsito de la sangre a través de la válvula mitral estenosada. Por ello, la administración adecuada de líquidos durante la anestesia es fundamental, pero una administración excesiva de líquidos puede provocar una mayor congestión y edema pulmonares. Una *frecuencia cardíaca relativamente lenta* (alrededor de 60-70 latidos por minuto) permite un tiempo amplio para que el VI se llene. La taquicardia compromete ese llenado y puede provocar una hipotensión grave. La *RVS* debe mantenerse para garantizar una presión de perfusión coronaria adecuada, especialmente para el VD porque se enfrenta a presiones arteriales pulmonares aumentadas.

E. Insuficiencia mitral

La insuficiencia mitral (IM) es el resultado de un movimiento excesivo de las valvas (prolapso o inestabilidad) o de un movimiento restringido de las mismas (dilatación isquémica, cardiopatía reumática). Al igual que la IA, la IM conduce a una sobrecarga de volumen. En esta última, el volumen sistólico se compone de la sangre expulsada a la circulación sistémica y luego regurgitada en la aurícula izquierda. La sangre regurgitada provoca dilataciones auricular y ventricular izquierdas (hipertrofia ventricular excéntrica) y un aumento de la distensibilidad ventricular. A menos que la IM se deba a una EAC (p. ej., rotura isquémica de un músculo papilar), una frecuencia cardíaca elevada (unos 90 latidos por minuto) puede ser lo mejor porque limitará la dilatación ventricular. Sin embargo, la piedra angular en el tratamiento de la IM es la *reducción de la RVS* para promover la eyección anterógrada de la sangre y limitar el reflujo valvular. En los pacientes con IM y otros que se someten a cirugía cardíaca valvular, la ETE ha demostrado ser benéfica para evaluar el estado del volumen, la función ventricular y, lo que es más importante, la idoneidad del procedimiento quirúrgico. En la **tabla 36-2** se resumen los objetivos hemodinámicos en pacientes con VPC.

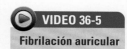
VIDEO 36-5
Fibrilación auricular

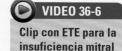
VIDEO 36-6
Clip con ETE para la insuficiencia mitral

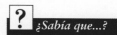
¿Sabía que...?

La piedra angular del tratamiento de la insuficiencia mitral es la reducción de la resistencia vascular sistémica para promover la eyección anterógrada de la sangre e inhibir el reflujo valvular.

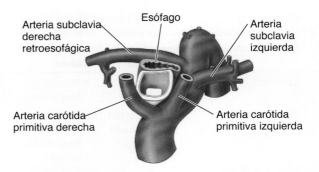

Arteria subclavia derecha retroesofágica

Esófago

Arteria subclavia izquierda

Arteria carótida primitiva derecha

Arteria carótida primitiva izquierda

Figura 36-1 Variaciones y anomalías de las ramas del arco aórtico. Arteria subclavia derecha retroesofágica (Thorax. En: Moore KL, Agur AMR, Dalley AF. *Clinically Oriented Anatomy.* 8.ª ed. Wolters Kluwer; 2018:290-403, fig. B4-37).

III.   Enfermedades de la aorta

La aorta está formada por la raíz, la aorta ascendente, el arco aórtico y la aorta torácica descendente, como se ve en la **figura 36-1**. Las enfermedades de la aorta pueden estar localizadas en uno, en varios segmentos o afectar a toda la aorta. Las enfermedades de la aorta pueden ser adquiridas (lesión traumática, hipertensión, enfermedad oclusiva, inflamación, infección) o congénitas (coartación, conducto arterioso persistente, trastornos del tejido conjuntivo) y pueden provocar una disección aórtica, un aneurisma aórtico, un hematoma intramural o una transección aórtica.

A. Disección aórtica

La disección aórtica se debe a un desgarro en las capas íntima y media de la aorta, que provoca la separación de las paredes y da lugar a la creación de un *falso lumen*. La sangre se desplaza hacia el falso lumen de la media y puede recorrer el vaso a lo largo. Los desgarros de la íntima suelen tener su origen en una úlcera debida a hipertensión crónica o a trastornos del tejido conjuntivo, como el síndrome de Marfan. A medida que el falso lumen se propaga, el trombo y las capas de disección pueden causar una interrupción en la perfusión de órganos vitales debido a la disminución del flujo sanguíneo a las arterias principales, como las carótidas, subclavias, espinales o mesentéricas.

La *disección aórtica tipo A*, que afecta a la aorta ascendente, es una *urgencia quirúrgica* con una mortalidad que aumenta exponencialmente cada hora. A menudo, se asocia con taponamiento cardíaco, isquemia miocárdica (debido a la disección de las arterias coronarias) e insuficiencia aórtica aguda. Los síntomas pueden consistir en síncopes, secuelas similares a las de un accidente cerebrovascular y dolor torácico. Las *disecciones tipo B* afectan a la aorta distal a la arteria subclavia izquierda y pueden *tratarse médicamente*, a menos que persistan los síntomas (dolor de espalda, dolor abdominal o fenómeno embólico o isquémico) o se produzca una insuficiencia orgánica final. El tratamiento médico se centra en la disminución de la tensión de la pared aórtica, el control de la frecuencia cardíaca y la presión arterial con bloqueadores β y bloqueadores de los canales de calcio no dihidropiridínicos.[2]

Aunque la tomografía computarizada espiral con contraste es el procedimiento de elección para el diagnóstico, la ETE puede utilizarse para confirmar el diagnóstico en pacientes inestables en quienes es necesaria la cirugía inmediata. Además, la ETE desempeña un papel importante en el diagnóstico de afecciones concomitantes, como la insuficiencia aórtica, el taponamiento y la insuficiencia ventricular izquierda. Sin embargo, la ETE no puede obtener imágenes fiables de la aorta ascendente distal y del arco aórtico proximal. Los pacientes con disección tipo A requieren la colocación de un injerto aórtico y pueden necesitar la sustitución de la válvula aórtica, así como la reimplantación de las arterias coronarias o los vasos del arco según la localización de la disección.

Tabla 36-3 Disección aguda de la aorta: objetivos hemodinámicos

Precarga	Puede aumentar si la IA es aguda, aumenta más en el taponamiento
Poscarga	Disminución con anestésicos, analgésicos, dilatadores arteriales (nitroprusiato, nicardipino): mantener PA sistólica <100-120 mm Hg
Contractilidad	Puede estar deprimida; ajuste con cuidado los depresores miocárdicos
Frecuencia	Disminuye a <60-80 lpm: usar bloqueador β; verificar que la contractilidad es adecuada
Ritmo	Si hay fibrilación auricular: control de la respuesta ventricular
CMO$_2$	Comprometido si la disección de la aorta afecta a los vasos coronarios
CEC	Sitio alternativo de canulación de entrada (arterial), paro circulatorio hipotérmico profundo posible si están implicados los vasos cerebrales

CEC: circulación extracorpórea; CMO$_2$: consumo miocárdico de oxígeno; IA: insuficiencia aórtica; lpm, latidos por minuto; PA: presión arterial.

Fuente: Skubas NJ, Lichtman AD, Wang CJ, Sharma A, Thomas SJ. Anesthesia for cardiac surgery. En: Barash PG, Cahalan MK, Cullen BF, et al, eds. *Clinical Anesthesia*. 8.ª ed. Wolters Kluwer; 2018:1077-1111, tabla 39-3.

El tratamiento anestésico de la disección aórtica implica la **prevención de la hipertensión**, un acceso intravenoso adecuado, incluido el acceso venoso central, la vigilancia invasiva de la presión arterial (generalmente por medio de la arteria radial derecha) y ETE intraoperatoria. Los objetivos hemodinámicos se resumen en la **tabla 36-3**.

B. Aneurisma de la aorta

La aorta es una estructura elástica que cambia de forma con cada contracción cardíaca. Su diámetro normal es de 2-3 cm. Las enfermedades degenerativas, junto con la edad, la hipertensión, la hipercolesterolemia y la ateroesclerosis, provocan la pérdida prematura de su elasticidad y son la principal causa de los aneurismas aórticos. Las enfermedades del tejido conjuntivo, como el síndrome de Marfan, causan necrosis medial quística, que afecta sobre todo a la raíz aórtica. Los hombres se ven más afectados que las mujeres y la edad de presentación es de 50-70 años.[3] La mayoría de las personas con aneurismas aórticos son asintomáticas cuando se diagnostican, a menos que exista una insuficiencia aórtica importante o un efecto de masa que comprima estructuras cercanas, como la tráquea o el esófago (p. ej., ronquera, tos, disfagia).

Los pacientes con un **diámetro de la aorta de 5.5 cm** o más deben someterse a reparación quirúrgica. En los pacientes con síndrome de Marfan o con una válvula aórtica bicúspide, la reparación quirúrgica está indicada cuando el diámetro aórtico alcanza los 4.5 cm, ya que en estas enfermedades el ritmo de expansión del aneurisma es más rápido que en otras. La reparación aórtica, con o sin implantación coronaria y la sustitución de la válvula aórtica, puede ser necesaria en pacientes con aneurismas radiculares. La afectación de los grandes vasos puede requerir un paro circulatorio hipotérmico profundo para la reconstrucción del arco aórtico.

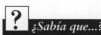

¿Sabía que...?

Un diámetro aórtico de >5.5 cm es una indicación para la reparación quirúrgica.

Los procedimientos de protección cerebral, como la perfusión cerebral retrógrada o anterógrada, también pueden utilizarse para proporcionar efectos protectores hipotérmicos en el tejido cerebral, eliminar las toxinas y disminuir la tasa metabólica cerebral. Los efectos protectores cerebrales son controvertidos y los resultados han sido confusos.[4] La derivación cardíaca izquierda, desde la aurícula izquierda a la arteria femoral, puede brindar perfusión aórtica retrógrada a las ramas aórticas distales a la reparación para perfundir la columna vertebral y el abdomen.

El tratamiento anestésico de los pacientes con aneurismas aórticos es similar al de los pacientes con disección aórtica. El uso de **drenajes de líquido cefalorraquídeo** para optimizar la presión de perfusión espinal durante la reparación de la aorta torácica se utiliza en algunos centros, pero no en otros. Se recomienda ETE intraoperatoria para guiar la gestión hemodinámica, la canulación arterial y venosa, así como las evaluaciones previa y posterior a la reparación.

IV.   Circulación extracorpórea

La máquina de circulación extracorpórea (CEC) consta de cuatro partes básicas: cánulas venosas y arteriales para extraer la sangre del corazón y devolverla a él, un depósito venoso para recoger y almacenar transitoriamente la sangre extraída del corazón, una membrana oxigenadora para intercambiar dióxido de carbono y oxígeno y una bomba para impulsar la sangre de vuelta al cuerpo. La cánula y el oxigenador se ceban con alrededor de 800-1 500 mL de solución que se aproxima a la osmolaridad normal del plasma. Cuando se inicia la CEC, este volumen de cebado provoca *hemodilución repentina* del volumen sanguíneo circulante del paciente e *hipotensión* transitoria. La sangre se drena del cuerpo a través de la cánula venosa multiorificio que se coloca en la aurícula derecha y vacía la sangre de las cavas superior e inferior, así como de la aurícula derecha. El drenaje venoso a través de esta cánula se produce de forma pasiva por sifón de gravedad y depende de una posición adecuada de la cánula y de un descenso en altura desde el corazón hasta el depósito venoso. Una vez en el depósito venoso, la sangre viaja a través de un oxigenador de membrana semipermeable para el intercambio de dióxido de carbono y oxígeno. La fracción de oxígeno inspirado, la temperatura, el flujo del gas inspirado y la administración de fármacos volátiles pueden ser controlados por la máquina de CEC. Después de que la sangre sale del oxigenador, una bomba de rodillo o centrífuga impulsa la sangre a través de la cánula arterial hasta la aorta ascendente proximal para la perfusión sistémica. En la **figura 36-2** se ilustra el circuito básico de la CEC.

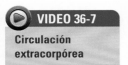

VIDEO 36-7

Circulación extracorpórea

La CEC requiere *anticoagulación* sistémica, que suele realizarse mediante un único bolo intravenoso (300 U/kg de peso) de heparina. La anticoagulación es fundamental para evitar la activación de la cascada de coagulación y la formación de coágulos en la máquina de CEC debido a la exposición de la sangre a los circuitos de la CEC. Los tiempos de coagulación activada (TCA) se comprueban para confirmar una anticoagulación adecuada (TCA > 400 s) antes y durante la CEC.

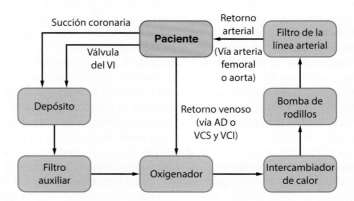

Figura 36-2   Circuito básico para la circulación extracorpórea. AD: aurícula derecha; VCI: vena cava inferior; VCS: vena cava superior; VI: ventrículo izquierdo (adaptada de Thomson IR. Technical aspects of cardiopulmonary bypass. En: Thomas SJ, ed. *Manual of Cardiac Anesthesia*. 2.ª ed. Churchill Livingstone; 1993:480 y de Skubas NJ, Lichtman AD, Wang CJ, Sharma A, Thomas SJ. Anesthesia for cardiac surgery. En: Barash PG, Cahalan MK, Cullen BF, et al, eds. *Clinical Anesthesia*. 8ª ed. Wolters Kluwer; 2018:1077-1111, fig. 39-8).

A. Protección del miocardio

La protección del miocardio se consigue a través de dos mecanismos: 1) la administración de la solución para *cardioplejía* con el fin de detener, silenciar eléctricamente y enfriar el corazón y 2) la extracción de sangre del corazón para minimizar la tensión de la pared. La solución para cardioplejía es una solución sanguínea fría o tibia con alto contenido de potasio que se administra a las coronarias para disminuir el consumo de oxígeno del miocardio. Puede administrarse de forma anterógrada a través de una cánula colocada en la raíz aórtica proximal. Sin embargo, en presencia de insuficiencia aórtica, estenosis coronaria grave o cirugía valvular, la solución se administra de forma retrógrada colocando una cánula a través de la aurícula derecha hasta el seno coronario. Pueden ser necesarias cánulas adicionales para eliminar el aire o la sangre que se acumula en el VI desde la circulación bronquial o en el seno coronario durante la CEC. Esto es esencial para prevenir la dilatación del corazón que resulta en una alta tensión de la pared e isquemia miocárdica. La pérdida de sangre quirúrgica durante la CEC se devuelve al depósito venoso a través de cánulas de succión y un depósito de «cardiotomía».

V. Abordaje preoperatorio e intraoperatorio

La evaluación preoperatoria del paciente cardioquirúrgico incluye los elementos esenciales necesarios para todos los pacientes quirúrgicos (*véase* cap. 16). Además, la revisión de los estudios cardiológicos (ECG, ecocardiograma y datos del cateterismo cardíaco), los valores de laboratorio para hemoglobina, glucosa y función renal, así como el estado funcional permiten una planificación detallada de la atención anestésica, incluyendo la conveniencia de una extubación temprana después de la cirugía.

A. Terapia farmacológica actual

En general, *la mayoría de los medicamentos actuales* deben continuarse hasta el momento de la cirugía, incluyendo bloqueadores β, antihipertensivos, antiarrítmicos, antagonistas del calcio, nitratos, estatinas y ácido acetilsalicílico. La administración de insulina debe adaptarse para evitar la hiperglucemia o la hipoglucemia.

B. Premedicación

Los ansiolíticos pueden administrarse en pacientes hemodinámicamente estables con una buena función ventricular izquierda subyacente y un buen impulso respiratorio. Se debe tener precaución en pacientes con insuficiencia cardíaca, insuficiencia respiratoria, hipertensión pulmonar o lesiones valvulares obstructivas importantes. Las benzodiazepinas pueden producir una sedación prolongada en pacientes de edad avanzada e impedir la extubación postoperatoria temprana.

C. Vigilancia

La vigilancia hemodinámica se trata en el capítulo 15. Esta sección abordará las técnicas específicas para el paciente de cirugía del corazón. La *supervisión directa de la presión arterial* es esencial. Durante la CEC, las técnicas no invasivas no funcionan porque el flujo sanguíneo no es pulsátil. Por lo general, se canula la arteria radial de la mano no dominante para este fin, excepto cuando esta arteria se va a utilizar para revascularización coronaria. Se requiere un acceso venoso central para la infusión de fármacos vasoactivos y para la supervisión de la presión auricular derecha. El catéter de la arteria pulmonar o el ETE pueden supervisar las presiones pulmonares, las presiones de llenado del ventrículo izquierdo y el gasto cardíaco. El uso de estas técnicas depende de la práctica institucional y de las preferencias del médico, y suelen variar mucho. Un estudio reciente sobre los patrones de práctica de los anestesiólogos en cardiología demostró que el 67% emplea la ETE en la revascularización coronaria, con cifras aún más altas en la cirugía valvular.[5] La ETE proporciona información

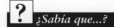

¿Sabía que...?

La mayoría de los medicamentos actuales deben continuarse hasta el momento de la cirugía del corazón, incluyendo bloqueadores β, antihipertensivos, antiarrítmicos, antagonistas del calcio, nitratos, estatinas y ácido acetilsaliciílico.

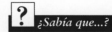

¿Sabía que...?

El flujo sanguíneo durante la CEC no es pulsátil y, por tanto, la presión arterial durante la CEC no puede medirse con técnicas no invasivas.

detallada de nuevas anomalías del movimiento de la pared, anomalías valvulares, la orientación de la colocación de la cánula, la detección de aire intracardíaco y la función de la válvula protésica. Algunos centros utilizan oxímetros cerebrales, una técnica no invasiva que emplea la espectrofotometría del infrarrojo cercano para monitorizar la perfusión cerebral.

D. Selección de medicamentos para la anestesia

Los estudios de resultados no han demostrado cuál es el anestésico óptimo para los pacientes sometidos a cirugía del corazón. Por lo general, se utiliza un anestésico volátil y dosis bajas o moderadas de un opiáceo en combinación. El anestésico volátil disminuye la demanda de oxígeno del miocardio al reducir la presión arterial y la contractilidad, disminuye la probabilidad de sensibilización durante la cirugía y posiblemente brinda protección contra la lesión isquémica del corazón a través de un mecanismo de preacondicionamiento. El narcótico disminuye la demanda de oxígeno al reducir la frecuencia cardíaca, amén de proporcionar analgesia postoperatoria. Además, el narcótico disminuye la dosis requerida del anestésico volátil, lo que es potencialmente importante en pacientes con función ventricular deprimida. Este anestésico «equilibrado» es óptimo si el objetivo es extubar la tráquea del paciente poco después de la cirugía.[6] El óxido nitroso suele evitarse porque puede aumentar la presión de la arteria pulmonar y expandir las cavidades aéreas y los émbolos de aire. Las técnicas con altas dosis de opiáceos y benzodiazepinas rara vez se practican hoy en día porque las técnicas «*rápidas*» (extubación en las 6 h siguientes a la cirugía) son seguras y rentables. Los opiáceos y las benzodiazepinas, cuando se utilizan de forma concomitante para la inducción de la anestesia, pueden causar hipotensión y bradicardia. Estos efectos pueden compensarse con pancuronio, pero pueden empeorar con la administración de vecuronio o cisatracurio. Se han descrito el etomidato, el propofol y los barbitúricos como adyuvantes junto con narcóticos y benzodiazepinas de acción rápida para la inducción. La selección de un anestésico por sobre otro depende de la función ventricular subyacente del paciente y del tono vascular. A menudo, el etomidato se elige para la inducción de la anestesia debido a sus efectos limitados sobre la hemodinámica. Sin embargo, en los pocos pacientes con insuficiencia suprarrenal subyacente, puede empeorar la disfunción suprarrenal.

E. Atención intraoperatoria

Además de los preparativos habituales del quirófano, el quirófano de cardiología requiere otros preparativos importantes para el cuidado intraoperatorio del paciente: calentadores de líquidos; transductores de presión para catéteres venosos centrales, arteriales y de la arteria pulmonar (si se utilizan); inotrópicos, vasodilatadores e infusiones de vasopresores, así como bombas para otras infusiones de medicamentos. La *sangre compatible* debe estar inmediatamente disponible y se debe comprobar que los identificadores del paciente son correctos antes de la esternotomía quirúrgica. Incluso en un entorno preparado, la colocación de un paciente hemodinámicamente inestable en CEC lleva un mínimo de 15-20 min. La preparación y las listas de control, como se indica en la **tabla 36-4**, son fundamentales para evitar errores graves.

Durante la fase de disección de la cirugía, antes de la CEC, son frecuentes las arritmias y la hipotensión, resultantes de las manipulaciones quirúrgicas cerca o sobre el corazón, especialmente en las reoperaciones. Durante este tiempo, el anestesiólogo ajusta la profundidad anestésica según sea necesario para el grado altamente variable de estimulación quirúrgica, realiza la ETE de referencia y toma muestras de sangre arterial para determinar los valores de los gases sanguíneos, así como los electrólitos, la hemoglobina y el TCA de referencia. La *esternotomía* puede causar estimulación simpática importante que puede evitarse profundizando el grado de anestesia con opiáceos o anestésico volátil. Antes de la canulación de la aorta y del

Tabla 36-4 Preparación anestésica para la cirugía del corazón

Máquina para anestesia

Control de rutina

Vía respiratoria

Cánula nasal para oxígeno
Equipo de ventilación o intubación
Succión
¿Se anticipa una vía aérea difícil? Equipo especial
Humidificador del gas inspirado

Acceso circulatorio

Catéteres para accesos venoso y arterial, periférico y central
Líquidos intravenosos, cánulas y bombas de infusión
Calentador de líquidos

Dispositivos de vigilancia

Estándar de la ASA: derivaciones electrocardiográficas, manguito de presión arterial,
    pulsioxímetro, supervisión del bloqueo neuromuscular
Temperatura: varias sondas (nasal, timpánica, vesical, rectal)
Transductores (presión arterial, pulmonar y venosa central) puestos en cero
Computadora (ordenador) de gasto cardíaco: constante utilizada adecuada
Módulo para vigilar la sedación (IBE)
Dispositivos de vigilancia de la anticoagulación (TCA)
Grabadora

Medicamentos

Anestesia general: somnífero/inducción, amnésico/benzodiazepina, volátil, opiáceo,
    relajante muscular
Heparina (jeringas precargadas)
Cardioactivo
En jeringas: nitroglicerina/nicardipino, cloruro de calcio, fenilefrina/efedrina, epinefrina
Infusiones: nitroglicerina, inótropo
Antibióticos

Varios

Marcapasos con batería
Desfibrilador/cardioversor con palas externas y cables de ECG
Ecógrafo para insertarse en una vía venosa central
Sangre compatible en el quirófano

ASA: American Society of Anesthesiologists; ECG: electrocardiograma; IBE: índice biespectral; TCA: tiempo
    de coagulación activada.
Fuente: Skubas NJ, Lichtman AD, Wang CJ, Sharma A, Thomas SJ. Anesthesia for cardiac surgery. En:
    Barash PG, Cahalan MK, Cullen BF, et al, eds. *Clinical Anesthesia*. 8.ª ed. Wolters Kluwer; 2018:1077-
    1111, tabla 39-12.

inicio de la CEC, se administra heparina y se debe obtener un TCA >400 s para confirmar una anticoagulación adecuada. Durante la *canulación de la aorta* y antes de iniciar la CEC, la presión arterial sistólica debe controlarse a no más de 100 mm Hg para minimizar el riesgo de disección aórtica. Una vez colocadas todas las cánulas y confirmada la *anticoagulación adecuada*, se inicia la CEC. Se debe examinar la cabeza del paciente para detectar cualquier decoloración que indique una mala posición de la cánula (la congestión puede representar una obstrucción de la cánula venosa o un color rojo brillante puede representar una mala posición de la cánula aórtica), se debe supervisar la oximetría cerebral (si se utiliza) y se debe inspeccionar el campo quirúrgico para comprobar la correcta descompresión cardíaca. La ventilación debe detenerse una vez que la máquina de CEC alcance el flujo máximo, que suele ser de 50-60 mL/kg por minuto.

Durante la CEC, se administran anestésicos volátiles o intravenosos en el circuito de esta para mantener la anestesia. Se debe continuar con los relajantes musculares y controlar la presión arterial media hasta un rango de 50-75 mm Hg mediante el uso apropiado de un anestésico volátil, un vasopresor o un vasodilatador. El apoyo vasopresor o inotrópico preoperatorio se interrumpe durante la CEC. La glucosa sanguínea debe estar controlada en el rango de 120-200 mg/dL y el hematócrito debe mantenerse en >20%.

F. Separación de la circulación extracorpórea

La CEC puede interrumpirse cuando la hemostasia quirúrgica es adecuada, se lleva al paciente hasta al menos 36.5 °C, se restablece el ritmo sinusal a una frecuencia entre 70 y 100 latidos por minuto, se reanuda la ventilación mecánica y se optimizan los valores metabólicos, incluyendo pH >7.36, hematócrito >20% y potasio sérico <6 mEq/L. A medida que disminuye el flujo arterial de la máquina de CEC, se restringe el drenaje venoso del paciente para permitir que el corazón genere gasto cardíaco y presión arterial. Cuando estos son adecuados, la CEC se da por terminada. Durante este tiempo se vigila estrechamente la presión arterial y se realiza una ETE para buscar aire intracardíaco, anomalías en el movimiento de la pared ventricular, así como llenado y eyección ventricular. Pueden ser necesarios fármacos vasoactivos e inotrópicos para obtener una hemodinámica y una perfusión adecuadas. Los estudios han demostrado que los factores de riesgo para la dificultad en la interrupción de la CEC incluyen edad >70 años, fracción de eyección del ventrículo izquierdo <20%, sexo femenino, reoperación, cirugía de urgencia e infarto de miocardio reciente.[7] Resulta útil una lista de comprobación previa a la interrupción de la CEC, como se indica en la **tabla 36-5**. La estimulación eléctrica del corazón puede ser necesaria en caso de disfunción del nódulo auriculoventricular, que es frecuente después de la CEC.

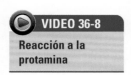

VIDEO 36-8

Reacción a la protamina

Una vez que el paciente está hemodinámicamente estable, la anticoagulación se revierte mediante la administración de *protamina* intravenosa. La protamina se administra primero como una pequeña dosis de prueba para detectar una posible reacción inflamatoria, luego, si no se observa ningún efecto adverso, de manera lenta a lo largo de 5-10 min (generalmente se administra 1 mg de protamina por cada 100 U de heparina). Cuando se da un tercio de la dosis total de protamina, se avisa al perfusionista y se termina la aspiración de sangre desde el quirófano al reservorio venoso para evitar la formación de coágulos en la máquina de CEC. Una vez completada la infusión de protamina, se mide un TCA para confirmar la adecuada reversión de la anticoagulación y se toma una muestra de sangre arterial para confirmar el mantenimiento de los valores adecuados de gases sanguíneos, electrólitos y hemoglobina.

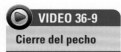

VIDEO 36-9

Cierre del pecho

Si la interrupción de la CEC es difícil, la causa probable es la insuficiencia ventricular derecha o izquierda. La isquemia por embolia gaseosa, la mala protección miocárdica, la lesión por reperfusión y la hipertensión pulmonar pueden causar disfunción ventricular. En la **tabla 36-6** se resumen los tratamientos farmacológicos habituales y las dosis. Los pacientes que requieren un apoyo inotrópico importante por insuficiencia ventricular pueden necesitar apoyo mecánico. Debe considerarse la colocación de un globo de contrapulsación aórtica cuando se sospecha de isquemia tras la revascularización, mientras que la disfunción ventricular grave puede requerir la colocación de un dispositivo de asistencia ventricular hasta la recuperación ventricular. Los pacientes que sufren una insuficiencia pulmonar importante pueden necesitar oxigenación mediante membrana extracorpórea como medida temporal.

Tabla 36-5	Lista de comprobación antes de la separación de la circulación extracorpórea

Valores de laboratorio

Hematócrito, GA
K^+: ¿? elevado (cardioplejía)
Ca^{2+} ionizado

Anestesia/máquina

Distensibilidad de los pulmones: evaluar (ventilación manual)
Los pulmones están expandidos, no hay atelectasia, ambos están ventilados (manual o mecánicamente)
Vaporizadores: apagados
Alarmas: encendidas

Dispositivos de vigilancia

Normotermia (37 °C nasofaríngeos, 35.5 °C vesicales, 35 °C rectales)
ECG: frecuencia, ritmo, segmento ST
Transductores en cero y nivelados
Presiones arteriales y de llenado
Grabadora (si está disponible)

Paciente/campo

¡CONCÉNTRESE EN EL CORAZÓN!
Remoción de aire: comprobar derivación II, ETE
Contracción del globo ocular, tamaño y ritmo
Válvula de ventilación del VI pinzada/removida, lazos endovasculares de la cava liberados
Sangrado: sin sitios importantes (injertos, líneas de sutura, sitio de ventilación del VI)
Resistencia vascular: flujo de la CEC $\propto$ PAM $\div$ resistencia

Soporte

Según sea necesario

CEC: circulación extracorpórea; ECG: electrocardiograma; ETE: ecocardiografía transesofágica; GA: gasometría arterial; PAM: presión arterial media; VI: ventrículo izquierdo.
Fuente: Skubas NJ, Lichtman AD, Wang CJ, Sharma A, Thomas SJ. Anesthesia for cardiac surgery. En: Barash PG, Cahalan MK, Cullen BF, et al, eds. *Clinical Anesthesia*. 8.ª ed. Wolters Kluwer; 2018:1077-1111, tabla 39-15.

VI. Cirugía de corazón mínimamente invasiva

Los avances tecnológicos han hecho posibles los abordajes quirúrgicos del corazón mínimamente invasivos en un intento de evitar la esternotomía mediana completa, el pinzamiento transversal de la aorta y la CEC. Entre los beneficios de esta forma de cirugía se citan la reducción del tiempo hasta la extubación, la disminución de la estancia en la unidad de cuidados intensivos, la reducción de las tasas de transfusión y la disminución de la incidencia de la fibrilación auricular postoperatoria. Aunque la reducción de la disfunción neurocognitiva era uno de los objetivos principales de la cirugía mínimamente invasiva, los estudios controlados aleatorizados han tenido resultados decepcionantes en este ámbito.[8] Existen procedimientos de cirugía mínimamente invasiva tanto para la cardiopatía isquémica como para la VPC.

Sin embargo, los procedimientos a través de pequeñas incisiones en el pecho son técnicamente muy difíciles. La inexperiencia con las técnicas mínimamente invasivas puede dar lugar a complicaciones muy importantes, como una reparación inadecuada de las válvulas, fugas paravalvulares y obstrucción coronaria. La reparación y sustitución percutánea de válvulas mediante catéter es cada vez más frecuente en los Estados Unidos. Estas técnicas pueden ser las más adecuadas para los pacientes con antecedentes de esternotomía previa o con un riesgo perioperatorio muy elevado de mortalidad.

Tabla 36-6 Medicamentos administrados por infusión continua		
Medicamento	Dosis inicial habitual (mg/kg por minuto)	Rango de dosis habitual (mg/kg por minuto)
Amrinona[a]	2-5	2-20
Dopamina	2-5	2-20
Dobutamina	2-5	2-20
Epinefrina	0.01	0.01-0.1
Isoproterenol[b]	0.05-1	0.1-1
Lidocaína	20	20-50
Milrinona	50 µg/kg de peso (durante 3 min)	0.3-0.7
Nitroglicerina	0.5	0.5-5
Nitroprusiato	0.5	0.5-5
Norepinefrina	0.1	0.1-1
Fenilefrina	1	1-3
Prostaglandina E$_1$	0.05-0.1	0.05-0.2
Vasopresina		0.0004

[a]Requiere un bolo inicial de 750 µg/kg de peso durante 3 min antes de comenzar la infusión.
[b]Para el efecto cronotrópico tras el trasplante cardíaco, se utilizan dosis de 0.005-0.010 µg/kg por min.
Fuente: Skubas NJ, Lichtman AD, Wang CJ, Sharma A, Thomas SJ. Anesthesia for cardiac surgery. En: Barash PG, Cahalan MK, Cullen BF, et al, eds. *Clinical Anesthesia*. 8.ª ed. Wolters Kluwer; 2018:1077-1111, tabla 39-18.

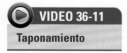
VIDEO 36-10
Dobutamina

VII. Consideraciones postoperatorias

Los pacientes en el período postoperatorio inmediato corren un alto riesgo de desarrollar complicaciones potencialmente mortales, como insuficiencia respiratoria, hemorragia grave, taponamiento cardíaco, insuficiencia aguda del injerto coronario y disfunción de la prótesis valvular (**tabla 36-7**).

A. Reoperaciones urgentes

La incidencia de exploración torácica urgente después de la cirugía de corazón es del 3-5%. Las razones más frecuentes son *hemorragia persistente* y *taponamiento cardíaco*. Es fundamental distinguir si la hemorragia persistente se debe a una coagulopatía o a una hemostasia quirúrgica inadecuada. La tromboelastografía o los estudios de coagulación, incluyendo el tiempo de protrombina, el tiempo activado de tromboplastina parcial, la concentración de fibrinógeno y el recuento de trombocitos, pueden confirmar una coagulopatía e indicar el tratamiento óptimo. Si la hemorragia persiste y se excluye la coagulopatía, el paciente debe volver a la sala de operaciones para la corrección quirúrgica de la hemorragia.

Si el drenaje de las cánulas torácicas del mediastino no es suficiente, puede producirse un taponamiento cardíaco y es imprescindible un tratamiento quirúrgico rápido. El taponamiento debe incluirse en el diagnóstico diferencial de los estados de hipotensión postoperatoria o de bajo gasto cardíaco. Esto produce el colapso de las cavidades cardíacas debido a que las presiones elevadas dentro del pericardio superan a las presiones dentro del corazón (en particular de las aurículas). Los signos y síntomas habituales del taponamiento son hipotensión, pulso paradójico, taquicardia, disnea y ortopnea. La ETE es una herramienta esencial para realizar un diagnóstico rápido del taponamiento y para acelerar la intervención quirúrgica.

VIDEO 36-11
Taponamiento

Tabla 36-7 Efectos fisiológicos de las lesiones cardíacas congénitas

Sobrecarga de volumen del ventrículo o de la aurícula que provoca un aumento del flujo sanguíneo pulmonar
Comunicación interauricular (flujo alto, presión baja)
Comunicación interventricular (alto flujo, alta presión)
Conducto arterioso persistente (alto flujo, alta presión)
Defecto del relieve endocárdico (alto flujo, alta presión)

Cianosis por obstrucción del flujo sanguíneo pulmonar
Tetralogía de Fallot
Atresia tricuspídea
Atresia pulmonar

Sobrecarga de presión al ventrículo
Estenosis de la aorta
Coartación de la aorta
Estenosis pulmonar

Cianosis debida a una cámara común de mezclado
Retorno venoso total anómalo
Tronco arterioso
Ventrículo derecho de doble salida
Ventrículo único

Cianosis por separación de la circulación sistémica y pulmonar
Transposición de grandes vasos

Fuente: Skubas NJ, Lichtman AD, Wang CJ, Sharma A, Thomas SJ. Anesthesia for cardiac surgery. En: Barash PG, Cahalan MK, Cullen BF, et al, eds. *Clinical Anesthesia*. 8.ª ed. Wolters Kluwer; 2018:1077-1111, tabla 39-21.

B. Control del dolor

El deseo de despertar y extubar rápidamente a los pacientes después de la cirugía del corazón ha impulsado cambios en el tratamiento del dolor. El uso de *opiáceos de acción más corta* (fentanilo y remifentanilo) se ha convertido en una práctica destacada junto con los opiáceos intratecales. Los estudios han confirmado la seguridad y eficacia de los opiáceos intratecales para el tratamiento del dolor postoperatorio y facilitar una extubación traqueal más temprana.[9] La *dexmedetomidina*, un agonista adrenérgico α_2 intravenoso, tiene propiedades sedantes y analgésicas sin una gran depresión respiratoria. La dexmedetomidina ha demostrado en varios ensayos que disminuye el tiempo hasta la extubación traqueal y, por tanto, su uso se está incrementando en los pacientes posquirúrgicos cardíacos a pesar de su elevado coste.

VIII. Anestesia para niños con cardiopatías congénitas

Aproximadamente ocho niños de cada 1 000 nacidos vivos padecen cardiopatías congénitas (CC). La comunicación interventricular es la cardiopatía más frecuente y muchos de estos defectos se cierran de manera espontánea. Sin embargo, otros requerirán tratamiento quirúrgico, al igual que los defectos complejos, como la tetralogía de Fallot, la transposición de grandes vasos, el síndrome del hemicardio izquierdo hipoplásico y la comunicación auriculoventricular. Los avances en las técnicas quirúrgicas correctivas y paliativas de las CC han sido enormes en las dos últimas décadas. Muchos niños con estas lesiones complejas pueden someterse a procedimientos quirúrgicos y llevar una vida plena y productiva. De hecho, hoy

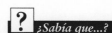

? *¿Sabía que...?*

En los Estados Unidos hay más adultos que niños con cardiopatías congénitas.

en día hay más adultos vivos con CC que niños con ella. La cobertura completa de la anestesia para la CC va más allá del alcance de este capítulo y puede encontrarse en otra parte.[10]

 Para más información, consulte las videoconferencias interactivas (en inglés) disponibles en el libro electrónico de cortesía que acompaña a este texto. Las instrucciones de acceso se encuentran detrás de la portada.

Referencias

1. Nishimura RA, Otto CM, Bonow RO, et al. 2014 AHA/ACC guideline for the management of patients with valvular heart disease. *Circulation.* 2014;129:e521-e643.
2. Hiratzka LF, Bakris GL, Beckman JA, et al. 2010 ACCF/AHA/AATS/ACR/ASA/SCA/SCAI/SIR/STS/SVM guidelines for the diagnosis and management of patients with thoracic aortic disease: executive summary. *Anesth Analg.* 2010;111:279-315.
3. Patel HJ, Deeb GM. Ascending and arch aorta: pathology, natural history and treatment. *Circulation.* 2008;118:188-195.
4. Augoustides JGT, Andritsos M. Innovations in aortic disease: the ascending aorta and aortic arch. *J Cardiothorac Vasc Anesth.* 2010;24:198-207.
5. Dobbs HA, Bennett-Guerrero E, White W, et al. Multinational institutional survey on patterns of intraoperative transesophageal echocardiography use in adult cardiac surgery. *J Cardiothorac Vasc Anesth.* 2014;28:54-63.
6. Hillis LD, Smith PK, Anderson JL, et al. 2011 ACCF/AHA guideline for coronary artery bypass graft surgery. *Circulation.* 2011;124:e652-e735.
7. Denault AY, Deschamps A, Couture P. Intraoperative hemodynamic instability during and after separation from cardiopulmonary bypass. *Semin Cardiothorac Vasc Anesth.* 2010;14:165-182.
8. Cheng DC, Bainbridge D, Martin JE, et al. Does off-pump coronary artery bypass reduce mortality, morbidity, and resource utilization when compared with conventional coronary artery bypass? A meta-analysis of randomized trials. *Anesthesiology.* 2005;102:188.
9. Chaney MA. Intrathecal and epidural anesthesia and analgesia for cardiac surgery. *Anesth Analg.* 2006;102:45-64.
10. Skubas NJ, Lichtman AD, Sharma A, et al. Anesthesia for cardiac surgery. In: Barash PG, Cullen BF, Stoelting RK, et al, eds. *Clinical Anesthesia.* 7th ed. Wolters Kluwer Health/Lippincott Williams & Wilkins; 2013:1076.

Preguntas

1. **Los tres principales determinantes de la demanda miocárdica de oxígeno son la frecuencia cardíaca, la contractilidad y:**

   A. Tensión sistólica de la pared
   B. Resistencia vascular sistémica
   C. Precarga
   D. Presión arterial sistólica
   E. Ninguna de las anteriores

2. **La cardiopatía valvular más frecuente es:**

   A. Estenosis mitral
   B. Insuficiencia mitral
   C. Estenosis de la aorta
   D. Insuficiencia aórtica
   E. Ninguna de las anteriores

3. **¿Qué tipo de disección aórtica es una urgencia quirúrgica?**

   A. Tipo A
   B. Tipo B
   C. Tipo C
   D. Tipo D
   E. Ninguna de las anteriores

4. **La cardioplejía retrógrada se administra mediante una cánula colocada en:**

   A. Aurícula derecha
   B. Aurícula izquierda
   C. Raíz de la aorta
   D. Seno coronario
   E. Ninguno de los anteriores

5. **¿A qué tiempo de coagulación activada es suficiente la anticoagulación para iniciar la circulación extracorpórea?**

   A. Más de 200 s
   B. Más de 300 s
   C. Más de 400 s
   D. Más de 500 s
   E. Ninguno de los anteriores

6. **El fármaco óptimo para el mantenimiento de la anestesia durante la cirugía del corazón es:**

   A. Fentanilo
   B. Isoflurano
   C. Remifentanilo
   D. Propofol
   E. Ninguno de los anteriores

Respuestas

1. A

En su estimación, la tensión sistólica de la pared incorpora el tamaño del ventrículo (precarga) y la presión arterial sistólica. La resistencia vascular sistémica puede correlacionarse o no con el consumo de oxígeno del miocardio, pero no tiene en cuenta el tamaño del ventrículo ni la presión arterial.

2. C

Aproximadamente, entre el 1 y 2% de la población de los Estados Unidos tiene válvulas aórticas bicúspides, un factor de riesgo especial para el desarrollo temprano de la estenosis aórtica.

3. A

La disección tipo A afecta a la aorta ascendente. Puede causar la interrupción del flujo sanguíneo a las coronarias o a los vasos del arco, también puede romperse en el pericardio y ocasionar un taponamiento cardíaco. La mortalidad sin corrección quirúrgica aumenta exponencialmente después de una hora. Las disecciones tipo B pueden tratarse médicamente en la mayoría de los pacientes. No hay disecciones tipo C o D.

4. D

La cánula para la administración de cardioplejía retrógrada se coloca a través de la aurícula derecha y en el seno coronario. La solución de cardioplejía se infunde a través de esta cánula y viaja de forma retrógrada a través de la circulación coronaria. La cardioplejía anterógrada se administra a través de la raíz de la aorta.

5. C

A > 400 s se evita la activación de la cascada de coagulación y la formación de coágulos en la máquina de CEC (debido a la exposición de la sangre a los circuitos de la máquina).

6. E

Los resultados de los estudios no han demostrado cuál es el anestésico óptimo para los pacientes sometidos a cirugías del corazón.

37

Anestesia para las cirugías vasculares

Wendy K. Bernstein, Kyle E. Johnson y Matthew A. Dabski

I. Vasculopatía: aspectos epidemiológicos, médicos y quirúrgicos

La incidencia de la ateroesclerosis y de las vasculopatías aumenta con la edad. Por tanto, cabe esperar que haya una mayor demanda de procedimientos vasculares, especialmente de técnicas novedosas como la angioplastia y la colocación de prótesis endovasculares. Además, los pacientes sometidos a cirugía vascular son algunos de los más complejos de tratar en el período perioperatorio. Este capítulo se centrará en los principios de dicho tratamiento.

A. Fisiopatología de la ateroesclerosis

La ateroesclerosis es una *enfermedad inflamatoria* multifactorial del árbol vascular. Los factores de riesgo que predisponen a la ateroesclerosis son: hipertensión, dislipidemia, obesidad abdominal, resistencia a la insulina, tabaquismo, mayor edad, antecedentes familiares, estados proinflamatorios y protrombóticos. El desarrollo de la ateroesclerosis se produce en dos etapas: la lesión endotelial y la respuesta inflamatoria a la lesión. La lesión primaria se produce cuando las lipoproteínas de baja densidad y las que contienen apolipoproteína B invaden el endotelio vascular y se convierten en proinflamatorias. A medida que se produce la cascada inflamatoria, el espacio subendotelial se llena de lipoproteínas aterógenas y macrófagos, que crean macrófagos espumosos. Los macrófagos espumosos forman el núcleo ateromatoso de una placa que se necrosa y potencia aún más el proceso inflamatorio. La alteración de la capa fibrosa sobre un depósito de lípidos puede conducir a la rotura de la placa y a la ulceración. La enfermedad vascular no es un fenómeno localizado sino sistémico que afecta a múltiples órganos, incluidos el corazón, con el infarto de miocardio (IM), y el cerebro, con los accidentes cerebrovasculares (ACV) o ictus.

> **?** *¿Sabía que...?*
>
> Hasta el 25% de los adultos que se presentan a una intervención quirúrgica vascular tienen una enfermedad coronaria grave.

B. Evolución natural de los pacientes con vasculopatía periférica

Más de 25 millones de personas en los Estados Unidos tienen manifestaciones clínicas de vasculopatía ateroesclerótica (**fig. 37-1**). Por ejemplo, el 43% de los hombres y el 34% de las mujeres mayores de 65 años de edad tienen una estenosis carotídea >25% y el ACV sigue siendo la principal causa de discapacidad y la tercera de muerte en los Estados Unidos. La arteriopatía periférica (AP) puede causar claudicación e isquemia de las extremidades (2% de prevalencia en individuos de edad avanzada). La enfermedad ateroesclerótica puede provocar aneurisma de la aorta abdominal (AAA), disección aórtica, ateroembolia periférica, úlcera aórtica penetrante y hematoma intramural. La ateroesclerosis coronaria que provoca un IM es la principal causa de muerte y discapacidad en todo el mundo.

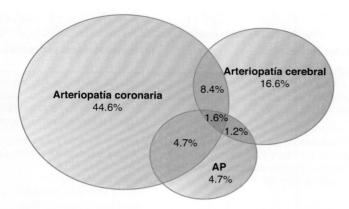

Figura 37-1 Superposición habitual de las vasculopatías que afectan a diferentes territorios. Con base en los datos de REACH. AP: arteriopatía periférica (Norgren L, Hiatt WR, Dormandy JA, et al. Inter-society consensus for the management of peripheral arterial disease (TASC II). *J Vasc Surg*. 2007;45(suppl S):S5, fig. A-7. Reproducida con autorización).

C. Terapia médica para la ateroesclerosis

El tratamiento de las enfermedades sistémicas concomitantes, como la *hipertensión* (con antihipertensivos como los bloqueadores β), la *hiperlipidemia* (con estatinas u otros hipolipemiantes), la *diabetes* (con hipoglucemiantes orales o insulina) y la obesidad (con ejercicio, pérdida de peso y dieta), puede retrasar considerablemente el avance de la ateroesclerosis y reducir la morbilidad y la mortalidad perioperatorias tras la cirugía vascular. El tratamiento con estatinas reduce la progresión y puede provocar la regresión de las placas ateroescleróticas, mejorar la función endotelial y reducir los eventos cardiovasculares. Se ha demostrado que el tratamiento crónico con ácido acetilsalicílico, los inhibidores de la enzima convertidora de la angiotensina y, sobre todo, dejar de fumar, lentifican o invierten de forma significativa la progresión de la ateroesclerosis. La mayoría de los *tratamientos médicos*, incluyendo las estatinas, el ácido acetilsalicílico y los bloqueadores β, deben continuarse hasta y durante el período perioperatorio para reducir el riesgo de eventos cardiovasculares perioperatorios (**tabla 37-1**).

II. Problemas médicos crónicos y tratamiento de los pacientes sometidos a cirugía vascular

El paciente que se somete a cirugía vascular quizá tenga una vasculopatía sistémica complicada por problemas médicos como la enfermedad arterial coronaria (EAC), la hipertensión sistémica, la hiperlipidemia, la diabetes, la obesidad y el abuso del tabaco.

A. Enfermedad arterial coronaria en pacientes con vasculopatía periférica

Hasta el 25% de los pacientes que se presentan a cirugía vascular tienen una EAC grave. La American Heart Association y otros organismos han publicado directrices para la evaluación y el tratamiento del corazón antes de la cirugía no cardíaca (**fig. 37-2**).[1]

B. Revascularización coronaria preoperatoria

En el ensayo Coronary Artery Revascularization Prophylaxis (Profilaxis de la revascularización de la arteria coronaria) se asignó aleatoriamente a los pacientes con enfermedad coronaria, antes de la cirugía vascular electiva, a la revascularización coronaria o al tratamiento médico. No se encontró ningún beneficio de la revascularización coronaria si se instituía un tratamiento médico enérgico (incluyendo los bloqueadores β, el ácido acetilsalicílico y las estatinas). Por tanto, la *revascularización*

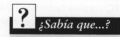

¿Sabía que...?

Durante la endarterectomía carotídea, los émbolos procedentes de la zona quirúrgica son la causa más frecuente de ACV.

Tabla 37-1 Terapia médica, efectos secundarios y recomendaciones actuales

Medicación o clase de medicamento	Efectos secundarios	Recomendaciones perioperatorias
Ácido acetilsalicílico	La inhibición de los trombocitos puede provocar aumento de las hemorragias Disminución de la VFG	Continuar hasta el día de la cirugía, especialmente para los casos de carótida y vasculares periféricos Vigilar la producción de líquidos y orina
Clopidogrel	La inhibición de los trombocitos puede provocar aumento de las hemorragias La púrpura trombocitopénica trombótica es poco frecuente	Mantener durante 7 días antes de la cirugía, excepto en el caso de EC y EAC grave o EPLF Sangre compatible Evitar la anestesia neuroaxial si no se mantiene al menos 7 días
Inhibidores de la HMG CoA-reductasa (estatinas)	Anomalías en las pruebas de la función hepática Rabdomiólisis	Evaluar las pruebas de función hepática Continuar durante la mañana de la cirugía y tan pronto como sea posible en el postoperatorio Comprobar la CFC si hay mialgias
Bloqueadores β	Broncoespasmo Hipotensión Bradicardia, bloqueo auriculoventricular Inducción de hipotensión Tos	Continuar durante el período perioperatorio
Inhibidores de la ECA	Inducción de hipotensión Tos	Continuar durante el período perioperatorio Considerar la posibilidad de media dosis el día de la cirugía
Diuréticos	Hipovolemia Anomalías electrolíticas	Continuar hasta la mañana de la cirugía Vigilar la producción de líquidos y orina
Bloqueadores de los canales de calcio	Hipotensión perioperatoria (especialmente con amlodipino)	Continuar durante el período perioperatorio Considerar la posibilidad de suspender el amlodipino el día de la cirugía
Hipoglucemiantes orales	Hipoglucemia intraoperatoria y perioperatoria Acidosis láctica con la metformina	Cuando sea posible, cambiar a la insulina antes de la operación Vigilar intra- y perioperatoriamente el estado de la glucosa .

CFC: creatina fosfocinasa; EAC: enfermedad arterial coronaria; EC: endarterectomía carotídea; ECA: enzima convertidora de angiotensina; EPLF: endoprótesis liberadoras de fármaco; HMG CoA: 3-hidroxi-3-metilglutaril coenzima A; VFG: velocidad de filtración glomerular.
Adaptada de Morgan GE, Mikhail MS, Murray MJ, eds. *Clinical Anesthesiology.* 4.ª ed. Lange Medical Books/McGraw-Hill; 2006.

puede tener un valor mínimo en la prevención de eventos coronarios después de la cirugía vascular, excepto en los pacientes en quienes la revascularización está indicada para un síndrome coronario agudo. Si se coloca una *endoprótesis coronaria*, la cirugía electiva debe retrasarse: en el caso de las prótesis metálicas sin recubrimiento, un mínimo de 30 días de tratamiento antitrombocítico dual (TATD) con ácido acetilsalicílico y un inhibidor de P2Y12. En el caso de prótesis liberadoras de fármacos, 6 meses (o más) de TATD. El ácido acetilsalicílico se recomienda indefinidamente para prevenir la trombosis intraprotésica. En caso de que la cirugía no pueda retrasarse en los pacientes sometidos a TATD, tras la implantación de una endoprótesis coronaria y la intervención requiera la interrupción del tratamiento con un inhibidor de P2Y$_{12}$, se recomienda continuar con el ácido acetilsalicílico en

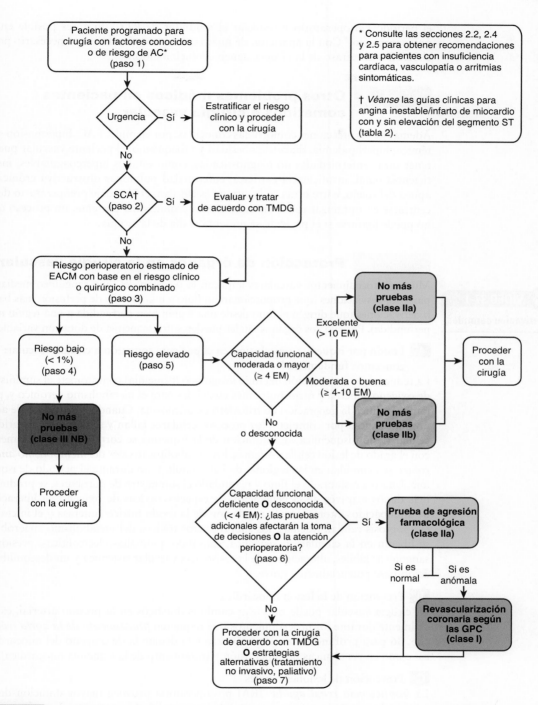

Figura 37-2 Enfoque gradual para la evaluación cardíaca perioperatoria de la arteriopatía coronaria. Las pautas del/de la American College of Cardiology/American Heart Association (ACC/AHA) exigen una evaluación del riesgo cardíaco por etapas que incluya la consideración de los factores de riesgo cardíaco del paciente, su capacidad funcional y el procedimiento quirúrgico previsto. AC: arteriopatía coronaria; EACM: evento adverso cardíaco mayor; EM: equivalentes metabólicos; GPC: guías de práctica clínica; SCA: síndrome coronario agudo; TMDG: tratamiento médico dirigido por guías (Fleisher LA, Fleischmann KE, Auerbach AD, et al. 2014 ACC/AHA guideline on perioperative cardiovascular evaluation and management of patients undergoing noncardiac surgery: a report of the American College of Cardiology/American Heart Association Task Force on Practice Guidelines. *J Am Coll Cardiol.* 2014;64(22):e77-e137. doi:10.1016/j.jacc.2014.07.944).

el período perioperatorio y reiniciar el inhibidor de $P2Y_{12}$ lo antes posible en el postoperatorio.[2] Con la aparición de nuevas endoprótesis, el tiempo necesario para el TATD y el retraso de la cirugía siguen evolucionando.

III.   Otros problemas médicos en pacientes sometidos a cirugía vascular

Además de las afecciones comórbidas conocidas, por ejemplo, EAC, hipertensión sistémica, hiperlipidemia, diabetes, obesidad y tabaquismo, el paciente vascular puede tener otras enfermedades no diagnosticadas, como estados hipercoagulables, insuficiencia renal, insuficiencia cardíaca, enfermedad pulmonar obstructiva crónica y apnea del sueño, entre otras. Si la cirugía es electiva, el abordaje preoperatorio debe centrarse en optimizar todas las condiciones crónicas del paciente, un proceso que no puede lograrse si el paciente se presenta el día de la cirugía.

IV.   Protección de órganos en la cirugía vascular

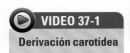

VIDEO 37-1
Derivación carotídea

Muchos procedimientos vasculares implican la oclusión del flujo sanguíneo mediante pinzado, desviaciones (que proporcionan un flujo a una presión de perfusión más baja) o derivaciones (que dirigen el flujo desde una región bien perfundida a una región mal perfundida). Por ello, los órganos vitales pueden sufrir isquemia de duración variable.

A. Lesión por isquemia-reperfusión en el paciente sometido a cirugía vascular: conceptos fundamentales

La reducción o interrupción del flujo sanguíneo (isquemia) compromete el suministro de oxígeno, glucosa y otros nutrientes esenciales para el metabolismo aeróbico y, por tanto, lentifica la generación de trifosfato de adenosina. Cuando el trifosfato de adenosina se agota por completo, los procesos celulares fallan y se pierde la integridad celular (lesión isquémica). La duración de la isquemia se correlaciona directamente con el grado de lesión celular. Además, los metabolitos tóxicos del *metabolismo anaeróbico* se acumulan en las regiones de bajo o nulo flujo durante el período de isquemia. Una vez restaurado el flujo y reanudado el suministro de nutrientes, se producen más daños a través de la generación de especies tóxicas de oxígeno, la liberación de aminoácidos citotóxicos, la regulación de la óxido nítrico sintetasa y el inicio de la apoptosis celular. Además, los subproductos tóxicos del metabolismo anaeróbico se liberan en la circulación sistémica, causando anomalías electrolíticas, presiones sanguíneas lábiles, alteraciones de la resistencia vascular sistémica y un desequilibrio ácido-base potencialmente grave.

B. Prevención de la lesión miocárdica

La cirugía vascular puede provocar cambios drásticos en la presión arterial, especialmente durante los procedimientos que requieren *pinzamiento de la aorta* (*véase* cap. 36 para profundizar en el suministro y la demanda de oxígeno del miocardio, así como en las técnicas de supervisión y tratamiento de la isquemia miocárdica).

C. Prevención de lesiones renales

La *insuficiencia renal aguda* (IRA) postoperatoria provoca mayor duración de la estancia hospitalaria, así como morbilidad y mortalidad importantes. La enfermedad renal subyacente, la enfermedad cardíaca y, especialmente, la isquemia renal, contribuyen a su desarrollo: el pinzamiento aórtico suprarrenal tiene una incidencia de IRA del 15% y el pinzamiento infrarrenal del 5%. Otros factores de riesgo pueden ser la edad avanzada, la hipovolemia y la anemia. Lógicamente, minimizar el tiempo de isquemia renal y mantener una hemodinámica adecuada son importantes para preservar la función renal. Sin embargo, hoy en día no existe ninguna estrategia clínicamente probada para minimizar el riesgo de insuficiencia renal postoperatoria e IRA.

D. Prevención de complicaciones pulmonares

Cada vez más procedimientos vasculares se realizan mediante técnicas mínimamente invasivas o endovasculares, por lo que las complicaciones pulmonares postoperatorias deberían ser mínimas. Sin embargo, para los pacientes que requieren procedimientos quirúrgicos abiertos, en especial procedimientos aórticos, las complicaciones pulmonares importantes son un riesgo real debido a *grandes desplazamientos de líquidos* y *lesión pulmonar aguda relacionada con la transfusión*. Además, el dolor de las grandes incisiones puede afectar la respiración y ocasionar tos. Los hospitales gestionan estos retos de forma diferente; sin embargo, minimizar las transfusiones y optimizar la analgesia postoperatoria son formas bien establecidas de mejorar los resultados. Después de la endarterectomía carotídea (EC), el cuerpo carotídeo del lado operado está denervado y eso debilita la respuesta ventilatoria a la hipoxemia y prácticamente elimina esta respuesta después de la EC bilateral. La hemorragia postoperatoria en el sitio quirúrgico después de la EC puede distorsionar, comprimir u ocluir la tráquea con rapidez, lo que hace necesaria la evacuación urgente del hematoma causante.

E. Protección del sistema nervioso central y de la médula espinal

En los pacientes sometidos a cirugía vascular las lesiones neurológicas son más frecuentes después de la EC (*ACV*) y de los procedimientos de aorta torácica *(paraplejia)*. Durante la EC, los émbolos procedentes de la zona quirúrgica son la causa habitual de los ACV. Sin embargo, puede producirse una hipoperfusión del cerebro en el lado operado durante el pinzamiento de la carótida si la perfusión del paciente a través del polígono de Willis o la derivación quirúrgica alrededor del lugar del pinzamiento de la carótida es inadecuada. En los procedimientos de aorta torácica, la afectación del suministro vascular de la médula espinal, especialmente la arteria de Adamkiewicz, es un riesgo importante. En cuanto a las estrategias para mejorar el resultado neurológico, *véanse* los capítulos posteriores sobre los procedimientos específicos (**fig. 37-3**). Por desgracia, ninguna intervención farmacológica ha demostrado ser benéfica.

V. Endarterectomía carotídea

A. Tratamiento de la estenosis carotídea asintomática

No se recomienda el cribado para estenosis carotídea en pacientes asintomáticos porque la EC es beneficiosa solo para un grupo muy selecto de pacientes asintomáticos y solo si el riesgo esperado de ACV es menor con la EC que sin ella.[3]

B. Tratamiento de la estenosis carotídea sintomática

Los síntomas de la estenosis de la arteria carótida incluyen la pérdida de visión unilateral repentina (amaurosis fugaz) y cambios unilaterales en la función motora, disartria y afasia. Estos síntomas requieren una *evaluación urgente* y un tratamiento para minimizar el riesgo de daño neurológico permanente. Si se realiza de forma experta, la EC es eficaz para reducir este riesgo en pacientes sintomáticos con estenosis carotídea de grados moderado y alto.

C. Evaluación preoperatoria y preparación para la endarterectomía carotídea

La evaluación preoperatoria del paciente quirúrgico vascular incluye los elementos esenciales requeridos para todos los pacientes quirúrgicos (*véase* cap. 16). El American College of Cardiology y la American Heart Association (ACC/AHA) definen la EC como un procedimiento de riesgo intermedio, con una posibilidad de muerte cardíaca o IM no mortal <5%.[1] El algoritmo ACC/AHA define un enfoque con base en la datos para la evaluación preoperatoria (*véase* fig. 37-2). Si el tratamiento médico preoperatorio con *anticoagulantes* o *inhibidores trombocíticos* no controla los síntomas de la estenosis carotídea, la EC es urgente. La reducción preoperatoria de la hipertensión es controvertida, especialmente si la estenosis carotídea es grave o bilateral. Debe evitarse la reducción repentina de la presión arterial.

? ¿Sabía que...?

La complicación más urgente y potencialmente devastadora de la endarterectomía carotídea es la formación de coágulos en el sitio quirúrgico y la tromboembolia asociada con la circulación cerebral.

? ¿Sabía que...?

La reparación endovascular de los aneurismas aórticos se ha convertido en una opción de tratamiento de primera línea.

? ¿Sabía que...?

El drenaje del líquido cefalorraquídeo durante el aneurisma torácico puede emplearse para mejorar la presión de perfusión de la médula espinal.

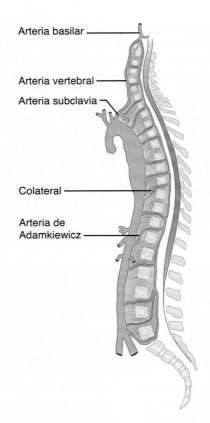

Arteria basilar

Arteria vertebral

Arteria subclavia

Colateral

Arteria de
Adamkiewicz

Figura 37-3   La arteria de Adamkiewicz suele surgir a nivel de T11-T12 y proporciona el suministro de sangre a la médula espinal inferior. Su localización variable y la incertidumbre de la irrigación sanguínea colateral adicional explican, en parte, la imprevisibilidad de la paraplejía después de la cirugía de la aorta descendente (Piccone W, DeLaria GA, Najafi H. Descending thoracic aneurysms. En: Bergan JJ, Yao JST, eds. *Aortic Surgery*. WB Saunders; 1989:249. Reimpresa con autorización).

D. Vigilancia y preservación de la integridad neurológica

La supervisión de la isquemia cerebral durante la EC es controvertida. Algunos hospitales abogan por proporcionar anestesia regional y argumentan que el paciente despierto puede informar de los cambios neurológicos con mayor fiabilidad. Otros abogan por la anestesia general para garantizar un campo quirúrgico inmóvil y se basan en el electroencefalograma continuo, los potenciales evocados somatosensitivos, el Doppler transcraneal o la oximetría cerebral. Cada método tiene sus limitaciones y desafíos, ni la anestesia regional ni la general han proporcionado mejores *resultados neurológicos*. Con cualquiera de las dos técnicas, si hay signos de isquemia cerebral, se debe optimizar la presión arterial (generalmente hasta el nivel normal del paciente despierto) o colocar una derivación si no se está utilizando ya.

E. Atención anestésica para la cirugía electiva

No se ha demostrado que un determinado enfoque anestésico sea el mejor para los pacientes que se someten a una EC. Tanto la anestesia regional como la general se emplean con seguridad.[4] Con cualquiera de los dos métodos el paciente debe estar despierto y cooperar al final del procedimiento para la *evaluación neurológica* en curso. Dada la elevada incidencia de EAC y cardiopatía hipertensiva en esta población de pacientes, el etomidato y el esmolol se utilizan a menudo en combinación para la inducción de la anestesia general y la disminución de la estimulación de la intubación endotraqueal. En los pacientes con bajo riesgo de sufrir los efectos hipotensores del propofol, este puede utilizarse en lugar del etomidato para reducir el riesgo de náuseas y vómitos postoperatorios. La anestesia general puede mantenerse mediante anestésicos intravenosos o inhalados, con la advertencia de que la *presión arterial* debe mantenerse en el nivel normal de reposo del paciente o cerca de él. El isoflurano, el sevoflurano y el desflurano reducen el consumo cerebral de oxígeno y proporcionan un preacondicionamiento isquémico para el corazón y otros órganos. A pesar de estas ventajas potenciales, no se ha demostrado que mejoren los resultados, tal vez porque la mayoría de los ACV son causados por *embolia* del sitio quirúrgico. Las técnicas de anestesia regional incluyen los bloqueos profundos y superficiales del plexo cervical, así como la anestesia epidural cervical y la infiltración local. Además de dispositivos estándar de medición de la American Society of Anesthesiologists (ASA), se recomienda mucho la supervisión continua de la presión arterial directa, ya que el control de la presión arterial es vital durante la EC.

F. Angioplastia carotídea con endoprótesis

Desde su introducción clínica hace más de tres décadas, la angioplastia carotídea con endoprótesis se ha convertido en un tratamiento alternativo a la EC. En comparación con la EC, la implantación de prótesis carotídeas se asocia con un mayor riesgo de ACV y muerte periprocedimiento, especialmente en pacientes de edad avanzada. Sin embargo, los datos a largo plazo muestran ahora que la colocación de una endoprótesis carotídea y la EC tienen resultados generales similares al comparar el riesgo de ACV, IM, muerte y estado funcional después de 10 años de seguimiento.[5]

G. Atención postoperatoria

La complicación más urgente y potencialmente devastadora de la EC es la formación de un coágulo en el sitio quirúrgico y la *tromboembolia* asociada con la circulación cerebral. Un cambio neurológico de nueva aparición después de la cirugía requiere un examen ecográfico inmediato del lugar de la operación y una reoperación si es necesario. Otras complicaciones que se presentan en el período postoperatorio temprano son los ACV por embolia o hipoperfusión, hipertensión o hipotensión graves, la isquemia miocárdica, las lesiones de los nervios craneales recurrentes y el hematoma de la herida. El control de la hipertensión grave es vital porque, si no se controla, se relaciona con aumento de la mortalidad y de las complicaciones cardíacas y neurológicas. Además, la hipertensión postoperatoria grave y persistente aumenta el riesgo de síndrome de hiperperfusión cerebral, caracterizado por cefaleas, convulsiones y signos neurológicos focales. Un *hematoma de la herida que se expande* puede obstruir las vías respiratorias, lo que hace necesaria la evacuación urgente del hematoma antes de que se pueda restablecer una vía respiratoria adecuada.

VI.   Aneurismas aórticos

El tratamiento de los aneurismas aórticos está evolucionando de forma rápida, con técnicas innovadoras de colocación de endoprótesis que sustituyen progresivamente a las cirugías abiertas. Sin embargo, *la rotura* de un aneurisma aórtico es una *verdadera urgencia quirúrgica* y uno de los mayores retos del abordaje anestésico.

A. Epidemiología y fisiopatología de los aneurismas de aorta abdominal

Cada año se diagnostican aproximadamente 200 000 AAA. Cerca de 45 000 de ellos requieren una reparación quirúrgica cada año. Los factores de riesgo de AAA son: sexo masculino, edad avanzada, tabaquismo, hipertensión, bajo nivel de colesterol sérico de lipoproteínas de alta densidad, altas concentraciones de fibrinógeno plasmático y cifras bajas de trombocitos. El riesgo anual de rotura del aneurisma está directamente relacionado con su diámetro: el 1% para los aneurismas que miden <4.0 cm, el 2% para los de 4.0-4.9 cm y el 20% para los >5.0 cm. Todos los aneurismas de más de 5.0 cm deben considerarse para reparación quirúrgica o endovascular. La evaluación sistemática está recomendada por la Preventive Services Task Force para hombres mayores de 65 años de edad con antecedentes de tabaquismo.

B. Tratamiento médico, reparación endovascular o reparación quirúrgica

El tratamiento médico de los aneurismas aórticos incluye dejar de fumar y controlar la hipertensión, la dislipidemia, la diabetes y la dieta. El tratamiento médico puede lentificar la progresión del aneurisma, pero no la detendrá por completo. En el caso de los pacientes con AAA de 4.0-5.4 cm es fundamental el control ecográfico frecuente de la progresión. Desde la década de 1980, la *reparación endovascular de los aneurismas* (REVA) se ha convertido progresivamente en la modalidad de tratamiento *predominante*. En este enfoque se utiliza la arteria femoral para introducir la(s) endoprótesis en el interior del aneurisma, evitando así que siga creciendo o se rompa. Inicialmente, la REVA se empleaba en pacientes considerados de demasiado alto riesgo para una reparación quirúrgica abierta, pero ahora ha evolucionado hasta convertirse en una opción de tratamiento de primera elección. Sin embargo, la REVA no está exenta de complicaciones como la *fuga en el injerto* y la conversión intraoperatoria a una reparación abierta debido a la rotura del aneurisma, la lesión vascular o la incapacidad de sellar el injerto contra la pared de la aorta. En comparación con la reparación quirúrgica abierta, la REVA se asocia con tiempos de recuperación más cortos y tasas de mortalidad a 30 días más bajas (1.4 frente a 4.2%). Aunque la REVA ofrece una ventaja temprana, los datos de seguimiento a largo plazo muestran que la supervivencia general es similar entre los pacientes sometidos a técnicas abiertas o endovasculares. Sin embargo, incluso con la llegada de injertos tecnológicamente mejorados, la tasa de reintervención es mayor con la REVA y la durabilidad sigue siendo un interrogante. Los costes de los injertos y los gastos de reoperación compensan otros ahorros, por lo que, en última instancia, no hay ningún beneficio económico en la REVA comparada con la reparación quirúrgica abierta. La REVA se realiza con anestesia local, regional o general según las preferencias del paciente y del equipo quirúrgico.

C. Reparación quirúrgica abierta

La reparación quirúrgica abierta de un AAA se realiza a través de una incisión de laparotomía transperitoneal anterior o un abordaje retroperitoneal anterolateral. La exposición quirúrgica para cualquiera de los dos enfoques es prácticamente idéntica, pero el enfoque retroperitoneal se asocia con menos desplazamientos de líquidos, un retorno más rápido de la función intestinal, menores complicaciones pulmonares y estancias más cortas en la unidad de cuidados intensivos. Después de la administración de heparina intravenosa, el pinzamiento aórtico se aplica a la aorta supracelíaca, suprarrenal o infrarrenal según la localización del aneurisma. Cuanto mayor sea el *grado del pinzamiento cruzado*, mayor será la tensión en el ventrículo izquierdo y mayor la incidencia de lesiones isquémicas en el intestino, el riñón y la médula espinal. La pérdida de sangre intraoperatoria durante la reparación abierta del AAA puede ser importante y la extensa disección quirúrgica retroperitoneal aumenta las necesidades de líquidos (hasta 10-12 mL/kg por hora). Además de los dispositivos de supervisión estándar de la ASA, se recomienda mucho la vigilancia continua de la presión arterial directa debido a los rápidos y marcados cambios en la presión arterial durante el pinzamiento y la liberación de la aorta. La supervisión de la presión venosa central y de la arteria pulmonar, así como la ecocardiografía transesofágica suelen utilizarse en función de las comorbilidades del paciente y las preferencias del anestesiólogo. La anestesia general o la combinación de anestesia general y epidural son abordajes frecuentes. El abordaje combinado tiene la ventaja de proporcionar una excelente analgesia postoperatoria, pero introduce el riesgo de hematoma epidural porque debe utilizarse anticoagulación sistémica durante la cirugía.

VIDEO 37-2

Pinzamiento cruzado de la aorta: redistribución del volumen sanguíneo

D. Reparación de aneurismas toracoabdominales

La cirugía de aneurisma aórtico toracoabdominal es uno de los *mayores retos del abordaje anestésico*. Por lo general, los aneurismas toracoabdominales afectan a la aorta torácica y abdominal descendente y requieren una incisión amplia que se extienda hasta estas cavidades, ventilación unipulmonar y el uso de circulación extracorpórea parcial. La ventilación selectiva («unipulmonar») del pulmón contralateral es necesaria para optimizar la exposición quirúrgica y evitar que el pulmón ipsilateral sufra un traumatismo quirúrgico. Durante los procedimientos de la aorta torácica se puede detectar *isquemia de la médula espinal* mediante el uso de potenciales evocados somatosensitivos y motores (**tabla 37-2**). Con el fin de mejorar la presión de perfusión de la médula espinal, se puede utilizar un *drenaje subaracnoideo lumbar* para eliminar líquido cefalorraquídeo. Se ha utilizado la circulación extracorpórea parcial para proporcionar perfusión distal al lugar de la operación. De hecho, la incidencia de lesiones neurológicas en este contexto se ha reducido sustancialmente cuando la perfusión aórtica distal se combina con el drenaje de líquido cefalorraquídeo. Muchas de las demás consideraciones sobre el abordaje anestésico son las mismas para la cirugía toracoabdominal que las señaladas antes para la cirugía de AAA (*véanse* las secciones *Disección aórtica* y *Aneurisma de la aorta* del cap. 36 y la tabla 36-2 para obtener un resumen de los objetivos hemodinámicos comunes a todos estos procedimientos).

E. **Abordaje de la cirugía aórtica de urgencia**
La rotura o fuga de un aneurisma aórtico es el motivo más frecuente de una intervención quirúrgica urgente de la aorta. La rotura de un aneurisma aórtico tiene una tasa de mortalidad del 85% a menos que se opere inmediatamente, e incluso entonces la *tasa de mortalidad es del 50%*. Si el paciente sobrevive a la cirugía de urgencia, la incidencia de insuficiencia renal, lesión pulmonar, IM y lesión medular es significativamente mayor que en la cirugía aórtica electiva. Las roturas se producen con

Tabla 37-2 Métodos de protección de la médula espinal durante la cirugía de aorta torácica descendente	
Limitación de la duración del pinzamiento cruzado	
Asistencia circulatoria distal (circulación extracorpórea parcial)	
Reimplantación de las arterias intercostales clave	
Drenaje de LCR (lumbar)	
Hipotermia	Sistémica moderada (32-34 °C) Enfriamiento epidural Paro circulatorio
Mantenimiento de la presión arterial proximal	Farmacoterapia: corticoesteroides, barbitúricos, naloxona, bloqueadores de los canales de calcio, eliminadores de radicales libres de oxígeno, antagonistas de NMDA, manitol, magnesio, vasodilatadores (adenosina, papaverina, prostaciclina), perfluorocarbonos, colchicina. Intratecal: papaverina, magnesio, tetracaína, perfluorocarbonos
Evitar la hipotensión postoperatoria	
Pinzamiento secuencial de la aorta	
Mejora de la supervisión de la isquemia medular	Potenciales evocados somatosensitivos Potenciales evocados motores Solución salina saturada de hidrógeno
Evitar la hiperglucemia	

LCR: líquido cefalorraquídeo; NMDA: *N*-metil-ᴅ-aspartato.
Adaptada de Thomas DM, Hulten EA, Ellis ST, et al. Open versus endovascular repair of abdominal aortic aneurysm in the elective and emergent setting in a pooled population of 37,781 patients: a systematic review and meta-analysis. *ISRN Cardiol*. 2014;2014:149243.

mayor frecuencia en el retroperitoneo y este lugar permite el taponamiento temporal de la hemorragia. Alrededor del 25% de los aneurismas se rompen en la cavidad peritoneal y se produce un sangrado rápido. Durante esta cirugía se producirá una pérdida masiva de sangre y, por tanto, los preparativos para la reposición de sangre, incluidos los dispositivos de infusión rápida, son fundamentales. Para esta verdadera urgencia quirúrgica se utilizan tanto la REVA como la reparación quirúrgica abierta en diferentes hospitales según los recursos y la experiencia.[6]

VII.   Revascularización de las extremidades inferiores

La incidencia de AP está aumentando, especialmente en la población de edad avanzada. Cerca de 10 millones de personas en los Estados Unidos padecen AP sintomática; otros 20-30 millones, asintomática. Las tres indicaciones para los procedimientos de revascularización electiva incluyen la claudicación, el dolor isquémico en reposo o la ulceración, así como la gangrena. Los procedimientos de alto riesgo, como las derivaciones iliofemoral, femoral-femoral y aortofemoral, restablecen el flujo sanguíneo a una extremidad isquémica y alivian los síntomas debilitantes de la claudicación. Sin embargo, los avances en las técnicas percutáneas mínimamente invasivas han convertido a los *procedimientos endovasculares* en la principal modalidad de revascularización. Para los abordajes endovasculares se suele emplear anestesia regional o local con o sin sedación. La mayor parte del procedimiento es indoloro. Sin embargo, la tunelización del injerto y el despliegue de la endoprótesis pueden ser bastante dolorosos y desencadenar el movimiento del paciente o hipertensión y taquicardia. La heparina se administra antes de la colocación de injertos o endoprótesis y la anticoagulación puede ser necesaria en el período postoperatorio para mantener la permeabilidad del injerto.

 Para más información consulte las videoconferencias interactivas (en inglés) disponibles en el libro electrónico de cortesía que acompaña a este texto. Las instrucciones de acceso se encuentran detrás de la portada.

Referencias

1. Fleisher LA, Fleischmann KE, Auerbach AD, et al. 2014 ACC/AHA guideline on perioperative cardiovascular evaluation and management of patients undergoing noncardiac surgery: a report of the American College of Cardiology/American Heart Association Task Force on Practice Guidelines. *J Am Coll Cardiol.* 2014;64(22):e77-e137. doi:10.1016/j.jacc.2014.07.944
2. Levine GN, Bates ER, Bittl JA, et al. 2016 ACC/AHA guideline focused update on duration of dual antiplatelet therapy in patients with coronary artery disease: a report of the American College of Cardiology/American Heart Association Task Force on Clinical Practice Guidelines. *J Am Coll Cardiol.* 2016;68(10):1082-1115. doi:10.1016/j.jacc.2016.03.513
3. Jonas DE, Feltner C, Amick HR, et al. Screening for asymptomatic carotid artery stenosis: a systematic review and meta-analysis for the U.S. Preventive Services Task Force. *Ann Intern Med.* 2014;161(5):336-346. doi:10.7326/M14-0530
4. Malik OS, Brovman EY, Urman RD. The use of regional or local anesthesia for carotid endarterectomies may reduce blood loss and pulmonary complications. *J Cardiothorac Vasc Anesth.* 2019;33(4):935-942. doi:10.1053/j.jvca.2018.08.195
5. Bonati LH, Dobson J, Featherstone RL, et al. Long-term outcomes after stenting versus endarterectomy for treatment of symptomatic carotid stenosis: the International Carotid Stenting Study (ICSS) randomised trial. *Lancet.* 2015;385(9967):529-538. doi:10.1016/S0140-6736(14)61184-3
6. Swerdlow NJ, Wu WW, Schermerhorn ML. Open and endovascular management of aortic aneurysms. *Circ Res.* 2019;124(4):647-661. doi:10.1161/CIRCRESAHA.118.313186

Preguntas

1. La ateroesclerosis se produce en dos etapas, la primera es la lesión endotelial y la segunda:

   A. Una respuesta inflamatoria
   B. Una respuesta trombógena
   C. Una respuesta citotóxica
   D. Una respuesta angiógena
   E. Ninguna de las anteriores

2. ¿Qué porcentaje de hombres mayores de 65 años de edad tienen estenosis carotídea?

   A. Más del 20%
   B. Más del 30%
   C. Más del 40%
   D. Más del 50%
   E. Ninguna de las anteriores

3. ¿Cuánto tiempo debe retrasarse la cirugía electiva después de la colocación de una endoprótesis coronaria liberadora de fármacos?

   A. 6 semanas
   B. 3 meses
   C. 6 meses
   D. 12 meses
   E. Ninguna de las anteriores

4. El riesgo de muerte relacionada con el corazón o de infarto de miocardio no mortal después de la endarterectomía carotídea es inferior a:

   A. 1%
   B. 2%
   C. 5%
   D. 10%
   E. Ninguna de las anteriores

5. Los signos y síntomas del síndrome de hiperperfusión cerebral tras la endarterectomía carotídea incluyen cefalea, convulsiones y:

   A. Déficits neurológicos focales
   B. Hipertensión
   C. Bradicardia
   D. Apnea
   E. Ninguna de las anteriores

6. ¿A partir de qué diámetro debe considerarse la reparación quirúrgica de un aneurisma aórtico?

   A. Más de 4 cm
   B. Más de 4.5 cm
   C. Más de 5.0 cm
   D. Más de 5.5 cm
   E. Ninguna de las anteriores

Respuestas

1. A

En respuesta a la lesión, se produce una cascada inflamatoria que hace que el espacio subendotelial se llene de lipoproteínas aterógenas y macrófagos, que crean macrófagos espumosos.

2. C

El 43% de los hombres y el 34% de las mujeres mayores de 65 años de edad tienen una estenosis carotídea >25% debido a ateroesclerosis. El ACV sigue siendo la principal causa de discapacidad y la tercera de muerte en los Estados Unidos.

3. D

Si se coloca una endoprótesis coronaria, la cirugía electiva debe retrasarse: en el caso de las prótesis metálicas desnudas, un mínimo de 6 semanas de TATD; en el caso de los endoprótesis liberadoras de fármacos, 12 meses (o más) de TATD.

4. C

La American Heart Association define la endarterectomía carotídea como un procedimiento de riesgo intermedio, con una posibilidad de muerte cardíaca o IM no mortal <5%.

5. A

La hipertensión postoperatoria grave y persistente aumenta el riesgo de síndrome de hiperperfusión cerebral caracterizado por cefaleas, convulsiones y signos neurológicos focales. Aunque la hipertensión es muy frecuente después de la endarterectomía carotídea, no es un signo de síndrome de hiperperfusión.

6. C

El riesgo anual de rotura del aneurisma está directamente relacionado con su diámetro: 1% para los aneurismas que miden < 4.0 cm, 2% para los de 4.0-4.9 cm y 20% para los > 5.0 cm.

38

Tratamiento de los dolores agudos y crónicos

Dost Khan, Yogen Girish Asher y Honorio T. Benzon

La International Association for the Study of Pain (IASP) define al *dolor* como «una experiencia sensorial y emocional desagradable asociada con un daño tisular real o potencial, o descrita en términos de dicho daño».[1] El *dolor agudo* es una respuesta fisiológica normal a una lesión, una enfermedad o una intervención quirúrgica y suele estar limitado en el tiempo. Aunque es desagradable, el dolor es protector y sirve para evitar, detener o minimizar el daño tisular y debe considerarse como síntoma de una enfermedad subyacente. El *dolor crónico* suele definirse como aquel que dura más de 3 meses. Puede deberse a una enfermedad en curso, a una lesión tisular o puede persistir tras la resolución de una lesión o en ausencia de ella. El dolor crónico se relaciona con cambios en la neuroplasticidad de los sistemas nerviosos central y periférico que pueden manifestarse como hipersensibilidad, sensibilización central (*windup, véase* más adelante) y alodinia. Cuando se producen estos cambios, el dolor en sí mismo puede denominarse *enfermedad*.

El *dolor nociceptivo* es el resultado de la transmisión de un estímulo nocivo a través de un sistema nervioso intacto. Este tipo de dolor puede verse agravado por la inflamación, que provoca *hiperalgesia*, el fenómeno por el que los estímulos generalmente dolorosos se perciben como más dolorosos de lo habitual. El dolor nociceptivo puede ser somático o visceral. El *dolor somático* se origina en la piel, los tejidos superficiales y el sistema musculoesquelético, suele ser fácil de localizar y se describe como agudo. El *dolor visceral* suele ser vago, difuso y poco intenso, puede referirse a las zonas circundantes.

A diferencia del dolor nociceptivo, el *dolor neuropático* es el resultado de una lesión en el sistema nervioso central o periférico. A menudo, se describe como de carácter eléctrico o lancinante. Si se encuentra en la distribución de un nervio conocido, se denomina *neuralgia*. El dolor neuropático suele estar asociado con una alteración de las sensaciones. Las *parestesias* son sensaciones anómalas, espontáneas o evocadas. Las *disestesias* son sensaciones anómalas desagradables. La *alodinia* es la percepción de dolor a partir de un estímulo normalmente no doloroso (como el tacto ligero). La *hiperestesia* es un aumento de la sensibilidad al estímulo y la *hipoestesia* es una disminución de la sensibilidad al estímulo.

I. Anatomía, fisiología y neuroquímica del dolor

A. Procesamiento del dolor

La fisiología del procesamiento del dolor comprende funcionalmente cuatro pasos: transducción, transmisión, modulación y percepción. Estos procesos son relevantes desde el punto de vista clínico, ya que cada uno de ellos proporciona objetivos para el tratamiento y la prevención del dolor (**fig. 38-1**). La *transducción* es la generación de un potencial de acción a partir de un estímulo nocivo químico, mecánico o térmico. La *transmisión* es la propagación de la señal a través de la vía aferente desde el nociceptor hasta la corteza sensitiva. La *modulación* son los ajustes positivos o negativos en la señal de dolor a lo largo de la vía aferente, mientras que la *percepción* es la integración de la señal de dolor en la consciencia.

B. Transducción

Los nociceptores se localizan en piel, mucosa, músculos, fascia, cápsulas articulares, duramadre, vísceras y adventicia de los vasos sanguíneos. La mayoría de los nociceptores Aδ y C son polimodales (es decir, sus terminales expresan canales transductores que son sensibles a diversos estímulos). Cuando se activan por estímulos de presión, químicos o térmicos, activan canales de sodio y calcio sensibles a voltaje, iniciando un potencial de acción. Los nociceptores pueden ser activados por la bradicinina, la serotonina y los protones, también pueden ser sensibilizados por las prostaglandinas, los leucotrienos y las citocinas. El glutamato, la sustancia P y el factor de crecimiento nervioso también pueden promover la transducción de una señal de dolor (**tabla 38-1**).

C. Transmisión

La transmisión del dolor se produce a través de una vía aferente, de tres neuronas, que comienza en la periferia (**fig. 38-2**). Los cuerpos celulares neuronales de primer orden se localizan en los ganglios de la raíz posterior con fibras que se proyectan al tejido periférico donde se encuentran los receptores. Las fibras entran en la médula

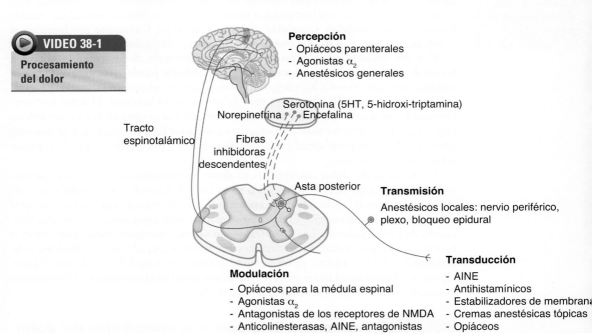

VIDEO 38-1
Procesamiento del dolor

Percepción
- Opiáceos parenterales
- Agonistas α_2
- Anestésicos generales

Serotonina (5HT, 5-hidroxi-triptamina)
Norepinefrina Encefalina

Tracto espinotalámico
Fibras inhibidoras descendentes

Asta posterior

Transmisión
Anestésicos locales: nervio periférico, plexo, bloqueo epidural

Transducción
- AINE
- Antihistamínicos
- Estabilizadores de membrana
- Cremas anestésicas tópicas
- Opiáceos
- Antagonistas de bradicinina y serotonina

Modulación
- Opiáceos para la médula espinal
- Agonistas α_2
- Antagonistas de los receptores de NMDA
- Anticolinesterasas, AINE, antagonistas de PC, no inhibidores, abridores de los canales de potasio

Figura 38-1 Los cuatro elementos del procesamiento del dolor: transducción, transmisión, modulación y percepción. AINE: antiinflamatorios no esteroideos; NMDA: *N*-metil-D-aspartato; PC: pancreocimina (colecistocinina) (Macres SM, Moore PG, Fishman SM. Acute pain management. En: Barash PG, Cahalan MK, Cullen BF, et al, eds. *Clinical Anesthesia*. 8.ª ed. Wolters Kluwer; 2018:1562-1606, fig. 55-6).

Tabla 38-1 Clasificación de las fibras nerviosas

Tipo de fibra	Modalidad	Función	Receptor	Diámetro
Aα	Propioceptiva	Tensión muscular, longitud, velocidad	Terminaciones de Golgi y Ruffini, aferentes del huso muscular	15-20 μm
Aβ	Mecanosensitiva	Tacto, movimiento, presión, vibración	Meissner, Ruffini, corpúsculos de Pacini; disco de Merkel	5-15 μm
Aδ	Termorreceptora	Frío	Terminaciones nerviosas libres	1-5 μm
	Nociceptiva	Dolor agudo		
C	Termorreceptora	Calor	Terminaciones nerviosas libres	< 1 μm
	Nociceptiva	Dolor urente		

Adaptada de Macres SM, Moore PG, Fishman SM. Acute pain management. En: Barash PG, Cahalan MK, Cullen BF, et al, eds. *Clinical Anesthesia*. 8.ª ed. Wolters Kluwer; 2018:1562-1606.

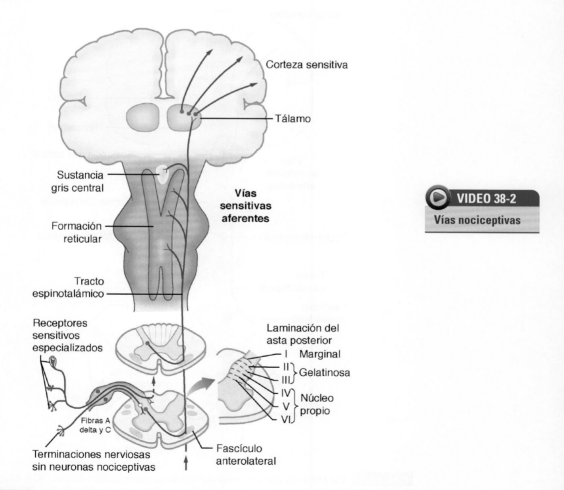

VIDEO 38-2
Vías nociceptivas

Figura 38-2 Vía nociceptiva aferente (Macres SM, Moore PG, Fishman SM. Acute pain management. En: Barash PG, Cahalan MK, Cullen BF, et al, eds. *Clinical Anesthesia*. 8.ª ed. Wolters Kluwer; 2018:1562-1606, fig. 55-1).

espinal y viajan hacia arriba o hacia abajo a través del tracto posterolateral antes de entrar en el asta posterior para hacer sinapsis en las neuronas de segundo orden. Los cuerpos celulares de las neuronas de segundo orden se localizan en el asta posterior y son específicos de nocicepción (algesia) o de amplio rango dinámico. Los axones que transmiten la nocicepción somática se entrecruzan y ascienden por el tracto espinotalámico contralateral, mientras que los axones que transmiten la nocicepción visceral ascienden por el lemnisco medial de la columna dorsal ipsilateral. Ambos hacen sinapsis en las neuronas de tercer orden del tálamo, cuyos axones terminan en la corteza sensitiva. En la cara, la neurona aferente primaria tiene su cuerpo celular en el ganglio del trigémino y hace sinapsis en la neurona de segundo orden de la médula en el núcleo del trigémino espinal. Desde aquí, la señal se transmite al tálamo, al igual que las señales de dolor del resto del cuerpo.

D. Modulación

La modulación de las respuestas al dolor se produce a muchos niveles y puede ser positiva o negativa (**fig. 38-3**). La actividad entre las neuronas de primer y segundo órdenes disminuye por la retroalimentación de las interneuronas y la inhibición

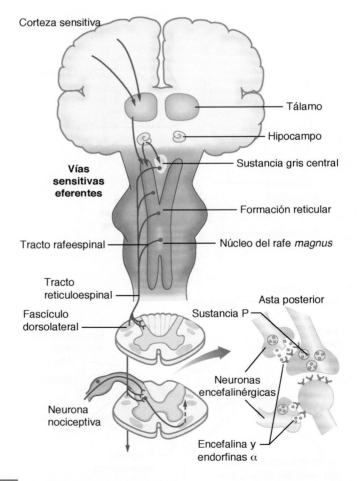

Figura 38-3 Vía eferente para la modulación de la nocicepción (Macres SM, Moore PG, Fishman SM. Acute pain management. En: Barash PG, Cahalan MK, Cullen BF, et al, eds. *Clinical Anesthesia*. 8.ª ed. Wolters Kluwer; 2018:1562-1606, fig. 55-2).

descendente de la materia gris periacueductal, la médula anteromedial rostral y el tegmento pontino dorsolateral. Un incremento del dolor puede producirse como parte de la transición del dolor agudo al crónico. La activación repetitiva de las neuronas de amplio rango dinámico por parte de las fibras C provoca la sensibilización central. La gemación axonal provoca la neuromodulación presináptica cruzada entre diferentes fibras, lo que hace que los estímulos no nocivos se conviertan en dolorosos. Además, los neuromas y la gemación axonal pueden estar asociados con la regulación por incremento de los canales de sodio y por disminución de los de potasio, lo que hace que las membranas celulares desestabilizadas sean más propensas a formar un potencial de acción. Por lo general, las fibras Aβ no producen sustancia P, pero en presencia del factor de necrosis tumoral α por una lesión, las fibras Aβ pueden secretarla. Esta transición se denomina *cambio fenotípico*.

E. Percepción

La percepción del dolor está mediada por varias estructuras. Las cortezas somatosensitivas primaria y secundaria están implicadas en la discriminación sensorial del dolor. La corteza frontal y la ínsula pueden facilitar el aprendizaje y la memoria del dolor. La circunvolución del cíngulo anterior se relaciona con el significado emocional del dolor, mientras que el núcleo lenticular y el cerebelo participan en los reflejos de autoprotección relacionados con el dolor.

II.   Evaluación del dolor

El dolor es una experiencia muy subjetiva y afecta muchos aspectos de la vida. Por tanto, la evaluación del paciente con dolor se basa principalmente en la información que él mismo reporta y debe incluir la evaluación de múltiples dominios. Dado que el dolor es dinámico, debe revaluarse periódicamente y ajustar la terapia según convenga. La localización del dolor y a dónde irradia, si es que lo hace, son importantes. En el entorno postoperatorio sigue siendo necesario preguntar dónde se localiza el dolor en lugar de suponer que el dolor es incisional. Los pacientes pueden tener un dolor adicional relacionado con las condiciones preexistentes, la posición o la retracción durante la cirugía y la inmovilidad. Se establecen el inicio y el patrón temporal, así como los factores de exacerbación y alivio. La calidad del dolor puede ayudar a indicar su origen y las posibles opciones de tratamiento: el dolor incisional agudo puede responder bien a los opiáceos y a los bloqueos nerviosos, pero el dolor neuropático punzante puede responder a un fármaco antiepiléptico.

La intensidad del dolor debe evaluarse en diversos contextos. El dolor de referencia es el que existe en todo momento, mientras que el dolor intercurrente supera en intensidad dicho dolor de referencia. Existen varias herramientas para ayudar a la evaluación de la intensidad del dolor, todas ellas arbitrarias, subjetivas y con un alto grado de variabilidad entre pacientes. A pesar de estos defectos, son útiles para determinar las opciones en el control del dolor. Las escalas numéricas son las más utilizadas. Se pide a los pacientes que califiquen con 0 la ausencia de dolor y con 10 al peor dolor imaginable. En el caso de niños pequeños o de pacientes con deficiencias cognitivas, la escala con expresiones faciales permite una evaluación más descriptiva (**fig. 38-4**).

Dado que el dolor afecta muchas actividades, es importante investigar el estado funcional del paciente, incluidas las capacidades de comer, dormir, deambular, trabajar y realizar las actividades de la vida diaria. También debe discutirse a fondo cualquier efecto secundario de la terapia contra el dolor. La exploración física se centra en las posibles causas del dolor y debe incluir exploraciones neurológica y musculoesquelética completas.

VIDEO 38-3

Herramienta
universal para
la evaluación
del dolor

Herramienta universal para la evaluación del dolor
Esta herramienta de evaluación del dolor está destinada a ayudar a los proveedores de atención médica a evaluar el dolor de acuerdo con las necesidades individuales del paciente. Explique y utilice la escala de 0 a 10 para la autoevaluación del paciente. Utilice las caras o las observaciones conductuales para interpretar el dolor expresado cuando el paciente no pueda comunicar la intensidad de su dolor.

	0	1	2	3	4	5	6	7	8	9	10
Escala para descripciones verbales	Sin dolor		Dolor leve		Dolor moderado		Dolor moderado		Dolor intenso		Dolor intolerable
Escala de gestos faciales de Wong-Baker	Alerta, sonriente		Serio, indiferente		Ceño fruncido, labios apretados, contiene la respiración		Nariz fruncida, labios entreabiertos, respiración rápida		Parpadeo lento, boca abierta		Ojos cerrados, gemidos, llanto
Escala de tolerancia a la actividad	Sin dolor		Tolerable		Interfiere con las tareas		Interfiere con la concentración		Interfiere con las actividades básicas		Implica reposo en cama

Figura 38-4 Herramienta universal para la evaluación del dolor. Se pueden utilizar diferentes escalas en función de la edad del paciente y de otras situaciones médicas (Macres SM, Moore PG, Fishman SM. Acute pain management. En: Barash PG, Cahalan MK, Cullen BF, et al, eds. *Clinical Anesthesia.* 8.ª ed. Wolters Kluwer; 2018:1562-1606, fig. 55-12).

III.   Tratamiento farmacológico del dolor

A. Opiáceos

Los opiáceos son útiles contra el dolor agudo y el dolor oncológico, pueden ser componentes de un régimen para el dolor crónico. Para el dolor agudo los medicamentos de acción corta suelen utilizarse solos. Para el dolor crónico, el 80% de la dosis diaria se administra en forma de medicación de base de acción prolongada y el resto como opiáceo de acción corta según se necesite para el dolor intercurrente. Cuando se evalúa a los pacientes para el tratamiento con opiáceos, es importante averiguar sobre el grado de analgesia obtenido, si el estado funcional mejora, acerca de los efectos secundarios de la terapia y si existen conductas inusuales (p. ej., solicitud anticipada de medicamento, pérdida de pastillas, visitas no programada a la clínica).

Los opiáceos se unen a los receptores *μ, κ* y *δ* para proporcionar analgesia y causan efectos secundarios como prurito, náuseas, estreñimiento y depresión respiratoria. Distintos opiáceos tienen diferentes potencias, biodisponibilidades y dosis (**tabla 38-2**). Para facilitar la comparación y la sustitución de un medicamento por otro, todos se comparan con el opiáceo prototipo, la morfina. Al pasar de un opiáceo a otro, es importante reducir la dosis prevista entre un 25 y 50% para tener en cuenta la tolerancia cruzada incompleta al nuevo medicamento. Al tratar a los pacientes con opiáceos, es importante la precisión de la terminología. La *tolerancia* es el fenómeno de la disminución del efecto de una cantidad determinada de medicamento. Suele producirse tras la administración prolongada del fármaco. La *dependencia* es la condición fisiológica de los síntomas de abstinencia cuando se interrumpe un opiáceo. La *adicción* es una enfermedad caracterizada por alteración de la conducta en la búsqueda de una sustancia deseada a pesar de las consecuencias negativas. La *seudoadicción* es la necesidad anómala de medicación debido a un subtratamiento del dolor.

La morfina se metaboliza en el hígado en morfina-6-glucurónido (M6G) y morfina-3-glucurónido (M3G), que se excretan por vía renal. La M6G es analgésica debido a la actividad de unión a *μ* y es responsable de la depresión respiratoria, la sedación y las náuseas. La M3G no tiene efecto en *μ* y se asocia con hiperalgesia, convulsiones y tolerancia. La semivida de la morfina es de 2 h, pero la duración de su acción es de 4-5 h debido a su lenta eliminación del compartimento cerebral.

La hidromorfona es cinco veces más potente que la morfina y se asocia con menos efectos secundarios. Se metaboliza en el hígado en dihidromorfina y

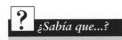

? *¿Sabía que...?*

Es importante conocer las diferencias entre tolerancia a las drogas, dependencia, adicción y seudoadicción.

Tabla 38-2 Farmacocinética de los opiáceos y dosis equianalgésica

Medicamento	Inicio	Duración	Metabolito activo	Dosis oral equianalgésica	Dosis i.v. equianalgésica
Fentanilo	I.v.: inmediato I.m.: 7-8 min	I.v.: 30-60 min I.m.: 1-2 h Transdérmica: 72 h	—	—	100 µg
Hidromorfona	I.m.: 15 min V.o.: 30 min	4-5 h	—	6-8 mg	1.5-2 mg
Meperidina	V.o.: 15 min I.m./s.c.: 10-15 min I.v.: inmediato	2-4 h	Normeperidina	300 mg	100 mg
Metadona	I.v.: 10-20 min V.o.: 30-60 min	4 h ($t_{1/2}$ es 8-59 h)	—	Variable	Variable
Morfina	I.m.: 10-30 min	4-5 h	Morfina-6-glucurónido	30 mg	10 mg
Oximorfona	5-10 min	3-6 h	—	10 mg	1 mg
Oxicodona	< 60 min	3-4 h	—	20 mg	10-15 mg
Remifentanilo	Rápido	5-10 min	—	—	50 µg
Sufentanilo	I.v.: inmediato Epidural: 10 min	Epidural: 1.7 h	—	—	10-40 µg

I.m.: intramuscular; I.v.: intravenoso; V.o.: oral; s.c.: subcutáneo; $t_{1/2}$: semivida.
Adaptada de Benzon HT, Hurley RW, Hayek SM, et al. Chronic pain management. En: Barash PG, Cahalan MK, Cullen BF, et al, eds. *Clinical Anesthesia*. 8.ª ed. Wolters Kluwer; 2018:1607-1631.

dihidroisomorfina (que son activas) y en hidromorfona-3-glucurónido, que no causa analgesia pero tiene efectos secundarios similares a la M3G. Su inicio de acción es a los 15 min cuando se administra por vía intravenosa y su duración de acción es similar a la de la morfina.

El fentanilo es 80 veces más potente que la morfina y se asocia con menor liberación de histamina y menos prurito. Es más lipofílico que la morfina. Se metaboliza en el hígado y es apropiado para pacientes con insuficiencia renal. Está disponible como parche transdérmico. Debido a la absorción gradual del fármaco, el parche necesita de 6-8 h para alcanzar las concentraciones plasmáticas máximas. El parche proporciona una analgesia constante sin períodos de efectos secundarios relacionados con concentraciones séricas elevadas y períodos de dolor debido a concentraciones séricas bajas. Tras la retirada del parche, se mantienen concentraciones séricas importantes, por lo que no debe administrarse inmediatamente un opiáceo intramuscular.

El sufentanilo es 1000 veces más potente que la morfina y suele utilizarse en infusiones intraoperatorias o por vía neuroaxial. Tiene una semivida de eliminación ligeramente más corta que el fentanilo. El alfentanilo es 10 veces más potente que la morfina y tiene su efecto máximo a los 2 min. Tiene una duración de acción muy corta (< 10 min) y es ideal para breves períodos de estimulación intraoperatoria. El remifentanilo tiene aproximadamente 100 veces la potencia de la morfina. Al igual que el alfentanilo, también es de acción rápida. Se elimina por las colinesterasas plasmáticas, por lo que su semivida terminal es de 10-20 min. La terminación de su analgesia es tan rápida que puede provocar una hiperalgesia de rebote.

La metadona es un opiáceo único porque potencia la analgesia al antagonizar el receptor de N-metil-D-aspartato (NMDA) e inhibir la recaptación de serotonina, además de su efecto en μ. Se metaboliza en el hígado por el citocromo P450 y tiene muchas interacciones farmacológicas. Tiene una semivida de eliminación variable (entre 8 y 80 h), lo que requiere de un ajuste lento para evitar una sobredosis accidental. Después de una dosis única, proporciona analgesia durante 3-6 h, pero con una dosis prolongada durante todo el día la duración de la analgesia puede ser de 8-12 h. La metadona puede causar un segmento QT prolongado y taquicardia ventricular helicoidal (*torsade de pointe*s), lo que requiere electrocardiogramas periódicos.

La meperidina (petidina) es un opiáceo de acción corta que se metaboliza en el hígado a normeperidina, que puede ser neurotóxica y provocar convulsiones, especialmente en el contexto de una insuficiencia renal o de una dosificación prolongada. Está indicada para usarse solo a corto plazo. Su uso más frecuente es en dosis bajas para tratar los temblores postoperatorios.

La oxicodona se activa por conversión en oximorfona; es aproximadamente dos veces más potente que la morfina. Ambos fármacos se asocian con menos prurito que la morfina. El tramadol, la hidrocodona y la codeína se consideran opiáceos débiles. El tramadol es un agonista de μ con propiedades monoaminérgicas. Conlleva bajas tasas de estreñimiento, insuficiencia respiratoria y de abuso. La codeína es un profármaco que se metaboliza en morfina por el citocromo P450 2D6. Las reducciones de la actividad enzimática, como las que se observan en los niños y en ciertos grupos étnicos (blancos y asiáticos), provocan una disminución de la analgesia y un aumento de la depresión respiratoria.

B. Antiinflamatorios no esteroideos

Los antiinflamatorios no esteroideos (AINE) actúan inhibiendo las enzimas de la ciclooxigenasa (COX), proporcionan efectos antiinflamatorios, antipiréticos y analgésicos. La COX-1 está presente en los tejidos sanos y cumple funciones gastroprotectoras y hemostáticas. La COX-2 se induce en las lesiones y produce prostaglandinas que sensibilizan a los nociceptores periféricos al dolor y promueven la hiperalgesia. Los AINE son eficaces para reducir el dolor postoperatorio y el consumo de opiáceos, se utilizan habitualmente contra los dolores tanto agudos como crónicos. Los efectos secundarios incluyen disfunción trombocítica, nefrotoxicidad y úlceras gástricas. El paracetamol (acetaminofeno) es un inhibidor de la COX de acción central con una mínima acción periférica. Provoca analgesia y antipiresis, pero no tiene efecto antiinflamatorio.

C. Anticonvulsivos

Las lesiones nerviosas crónicas se asocian con disparos ectópicos espontáneos de las neuronas y con cambios en la expresión de los canales de sodio y calcio. Los anticonvulsivos reducen las señales ectópicas mediante el bloqueo de los canales de sodio o calcio. Tanto la gabapentina como la pregabalina bloquean la subunidad α_2-δ de los canales de calcio. Ambas han demostrado ser útiles en varios síndromes de dolor neuropático, como la neuralgia postherpética (NPH), la neuropatía diabética dolorosa (NDD), la neuralgia del trigémino, la neuropatía por el virus de la inmunodeficiencia humana (VIH), el dolor por lesión medular, el dolor de miembro fantasma y el dolor postinfarto. En el dolor agudo se ha demostrado que la gabapentina preoperatoria disminuye las necesidades de narcóticos, mejora el control del dolor y reduce los efectos secundarios relacionados con los opiáceos. Ni la gabapentina ni la pregabalina tienen interacciones farmacológicas importantes. Los efectos secundarios de ambos fármacos incluyen mareos, fatiga, edema periférico, lentificación cognitiva y reducción de la función renal.

D. Antidepresivos

Los antidepresivos tricíclicos (ATC) y los inhibidores de la recaptación de serotonina-norepinefrina (IRSN) ejercen un efecto analgésico independiente de sus propiedades estabilizadoras del estado de ánimo. Los ATC afectan a muchas vías, incluyendo la inhibición de la recaptación de serotonina y adenosina, la interacción con los receptores α, la unión a los receptores de opiáceos y el bloqueo de los canales de sodio, de calcio y de los receptores de NMDA. Son eficaces para tratar el dolor neuropático, especialmente la NPH y la neuropatía periférica diabética (NPD), pero los frecuentes efectos secundarios limitan su uso. Entre ellos, se encuentran la sedación, xerostomía, retención urinaria y visión borrosa, mismos que tienden a ser más pronunciados en los ancianos. La nortriptilina y la desipramina se toleran mejor que la amitriptilina.

Los IRSN alivian el dolor al inhibir la recaptación de norepinefrina más que la de serotonina. Los IRSN (duloxetina y milnaciprán) son eficaces en la NPD y la fibromialgia, se prescriben habitualmente en otros síndromes de dolor neuropático debido a su mínimo perfil de efectos secundarios en comparación con los ATC. Los inhibidores selectivos de la recaptación de serotonina no han demostrado tener propiedades analgésicas, aparte de su efecto benéfico sobre los síntomas de la depresión.

E. Antagonistas del N-metil-D-aspartato
Los receptores de NMDA proporcionan una estrategia no opiácea para el tratamiento del dolor y pueden ser útiles en el paciente dependiente de opiáceos. Se cree que la estimulación del NMDA desempeña un papel en el desarrollo del dolor crónico, la hiperalgesia inducida por opiáceos y la sensibilización central. La ketamina es el antagonista prototípico del NMDA. Tiene una escasa biodisponibilidad oral, por lo que se utiliza en infusiones intravenosas para reducir las necesidades de opiáceos. La dosis está limitada por los efectos secundarios como taquicardia, salivación y disforia.

F. Receptores adrenérgicos α
La clonidina y la dexmedetomidina son agonistas centrales de los autorreceptores adrenérgicos α2. La unión provoca una reducción de la producción de norepinefrina, lo que provoca sedación y analgesia, además de una reducción de la frecuencia cardíaca y de la presión arterial, sin afectar al impulso respiratorio. La semivida de la clonidina es de 9-10 h. Puede administrarse por vía oral, intravenosa o intratecal. Cuando se administra como parche transdérmico, puede ser útil para mitigar los síntomas adrenérgicos de la abstinencia de opiáceos. La semivida de la dexmedetomidina es de 2 h. Como es mucho más selectivo para α2 que para α1 en comparación con la clonidina, se utiliza la infusión intravenosa para una sedación profunda con analgesia, con una menor incidencia de bradicardia e hipotensión.

G. Glucocorticoides
Los glucocorticoides, incluida la dexametasona, inhiben la fosfolipasa A2 para bloquear la producción de prostaglandinas y leucotrienos y tienen efectos analgésicos y antiinflamatorios. Son útiles perioperatoriamente para reducir el dolor y las náuseas, pero pueden asociarse con una mala cicatrización de las heridas. La terapia oral corta con esteroides (p. ej., hidrocortisona, metilprednisolona) puede ser útil en el tratamiento del dolor crónico, como la radiculitis; sin embargo, los efectos secundarios, como las úlceras gástricas, la osteoporosis, la retención de líquidos, la hipertensión y la hiperglucemia, limitan su uso a largo plazo.

H. Anestésicos locales
La lidocaína puede administrarse en forma de parche directamente en una zona de dolor neuropático. El medicamento se absorbe de forma lenta y bloquea localmente el canal de sodio, en lugar de tener un efecto sistémico. Puede ser útil en la NPH, la neuropatía periférica, la artrosis, el dolor miofascial y el dolor lumbar. Pueden ser necesarias hasta 2 semanas de uso diario del parche para obtener alivio. La infusión de lidocaína intravenosa puede administrarse para el dolor neuropático resistente a otros tratamientos. La dosis suele ser de 5 mg/kg de peso en 30 min. La mexiletina es un anestésico local disponible para vía oral con un efecto similar al de la lidocaína intravenosa.

I. Medicamentos tópicos

El mecanismo de acción de la capsaicina consiste en estimular los receptores de potencial transitorio V1 (TRPV1, *transient receptor potential V1*), lo que provoca una reducción de la densidad de las fibras nerviosas. La sustancia P también puede estar disminuida. Está disponible como crema con baja concentración que debe aplicarse de tres a cuatro veces al día durante semanas para obtener alivio. Una forma de parche (al 8%) es eficaz en la NPH, la NDD y la neuropatía por VIH. Debe aplicarse una pomada anestésica local (por una hora) antes del parche para mitigar la sensación de ardor del mismo; el alivio de una sola aplicación puede durar 12 semanas.

IV. Dolor agudo

A. Respuesta a la agresión quirúrgica y analgesia preventiva

El dolor postoperatorio se produce por los mecanismos descritos anteriormente. En la respuesta sistémica a la intervención quirúrgica se liberan citocinas con diversos efectos negativos. Los mediadores químicos de respuesta a la agresión quirúrgica incluyen interleucina-1, interleucina-6 y factor de necrosis tumoral α, que promueven inflamación. Un dolor mal controlado provoca aumento de las cantidades de catecolaminas liberadas, lo que a su vez altera el equilibrio neuroendocrino. Los cambios hormonales incluyen aumento de la secreción de cortisol y glucagón junto con la disminución de secreción de insulina y testosterona. Todo ello da lugar a un estado catabólico con un balance de nitrógeno negativo, hiperglucemia, mala cicatrización de las heridas, desgaste muscular, fatiga y alteración inmunitaria. Otros efectos negativos de la respuesta a la agresión quirúrgica son: taquicardia, hipertensión, aumento del trabajo cardíaco, broncoespasmo, rigidez muscular antiálgica, neumonía, íleo, oliguria, retención urinaria, tromboembolia, deterioro de la inmunidad, debilidad y ansiedad. La analgesia preventiva es el conjunto de estrategias perioperatorias para reducir la sensibilización del sistema nervioso, mediada por el dolor, con el objetivo de reducir el dolor a largo plazo. Para ser eficaz, la analgesia preventiva debe abarcar todo el campo quirúrgico y ser lo suficientemente adecuada para evitar la nocicepción durante la cirugía, así como durante todo el período perioperatorio.[2] Dicho período es variable para cada paciente y tipo de procedimiento quirúrgico, pero suele ser inferior a 30 días.

B. Estrategias para el tratamiento del dolor agudo

Analgesia controlada por el paciente

La analgesia controlada por el paciente (ACP) administrada por vía intravenosa (i.v.) ha demostrado ser una alternativa segura a los bolos intravenosos intermitentes de opiáceos para el dolor agudo, con mayor satisfacción del paciente, disminución de los requisitos de enfermería y menor necesidad de opiáceos. El principio general es que el paciente se autoadministra bolos incrementales de medicación a intervalos seguros, aumentando la dosis hasta conseguir una analgesia adecuada. Los fármacos más usuales para la ACP son la morfina, la hidromorfona y el fentanilo (**tabla 38-3**). Las variables programables incluyen el bolo inicial, la dosis y el intervalo necesarios, la

Tabla 38-3 Parámetros frecuentes de dosificación para la analgesia controlada por el paciente, en pacientes que no han utilizado opiáceos antes			
Opiáceo	**Dosis necesaria**	**Bloqueo (min)**	**Infusión inicial**
Fentanilo	20-50 µg	5-10	0-60 µg/h
Hidromorfona	0.2-0.4 mg	6-10	0-0.4 mg/h
Morfina	1-2 mg	6-10	0-2 mg/h

Adaptada de Macres SM, Moore PG, Fishman SM. Acute pain management. En: Barash PG, Cahalan MK, Cullen BF, et al, eds. *Clinical Anesthesia*. 8.ª ed. Wolters Kluwer; 2018:1562-1606.

tasa de infusión inicial y el límite de 1 o 4 h. La dosis necesaria debe ser una fracción de la dosis terapéutica habitual. El intervalo de dosificación debe ser después de que comience el efecto de la medicación y antes de que empiece a disminuir para permitir un efecto acumulativo. Se puede emplear una infusión inicial en un paciente que recibe una terapia de opiáceos a largo plazo, pero rara vez, o nunca, se debe utilizar en el paciente que nunca ha tomado opiáceos. Los límites de 1 y 4 h pueden utilizarse para controlar la dosis general, pero hay que tener cuidado de no restringirla tan severamente que el paciente utilice todos los bolos permitidos en la primera parte del intervalo de tiempo y quede sin analgesia durante el resto. La ACP puede dar lugar a sobredosis y depresión respiratoria. Los efectos secundarios incluyen náuseas, prurito y alteración del estado mental. Los factores de riesgo son la apnea obstructiva del sueño, insuficiencia cardíaca congestiva, enfermedad pulmonar, insuficiencia renal o hepática, traumatismo craneal y alteración del estado mental.

Analgesia neuroaxial y regional

La infusión epidural proporciona mejor control del dolor por actividad, disminución de las complicaciones respiratorias y también disminución del íleo postoperatorio en comparación con los opiáceos sistémicos. La colocación del catéter debe elegirse de forma que cubra los niveles del dermatoma de la incisión quirúrgica. El anestésico local epidural brinda analgesia somática, pero puede causar hipotensión y debilidad. Los opiáceos epidurales proporcionan analgesia visceral, pero pueden causar prurito, depresión respiratoria y retención urinaria. La combinación de opiáceos y anestésicos locales es sinérgica y permite reducir la dosis en comparación con las infusiones de un solo medicamento, minimizando las reacciones adversas. La clonidina puede ser un adyuvante útil, pero podría contribuir a la bradicardia y la hipotensión. La hipotensión suele responder a la administración de líquidos. El prurito se debe a la unión a μ espinal y es independiente de la histamina. Por tanto, es mejor una dosis mixta baja de agonista-antagonista de opiáceo, como la nalbufina. Las infusiones epidurales suelen ser continuas o continuas con un bolo programado administrado por el paciente. También puede utilizarse una estrategia relativamente nueva para la dosificación de la infusión epidural, denominada *bolo intermitente programado*, que sustituye la infusión lenta continua (en general, durante 1 hora) por un bolo fijo a una hora determinada.

Los bloqueos nerviosos periféricos y los catéteres continuos son también un componente importante de la terapia multimodal contra el dolor. La discusión de este modo de anestesia está fuera del alcance de este capítulo, pero se discute ampliamente en el capítulo 21.

C. Casos especiales de dolor agudo
Pediatría

El tratamiento del dolor agudo en los niños debe adaptarse a cada niño y a su familia. La evaluación del dolor es a veces difícil en los niños más pequeños, pero la familia y otros cuidadores pueden ayudar en esta evaluación. En los niños se pueden emplear las mismas técnicas que en los adultos. La ACP en niños mayores es segura, siempre que nadie más que el paciente administre la dosis en bolo. Las infusiones epidurales y los bloqueos nerviosos periféricos guiados por ecografía son útiles y se suelen usar tras la inducción de la anestesia, en lugar de despiertos, como en los adultos. La inyección caudal de anestesia local es un excelente tratamiento para el dolor postoperatorio perineal, de extremidades inferiores y del abdomen inferior. El anestésico local debe dosificarse adecuadamente según el peso.

Paciente dependiente de opiáceos

Como regla general, el período perioperatorio no es un momento para descartar el uso de opiáceos. Las observaciones clínicas muestran que las necesidades de opiáceos casi se duplican con respecto a la cantidad inicial en el período postoperatorio.

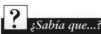

El opiáceo de acción prolongada del paciente debe continuarse sin cambios. Si el ayuno prohíbe la dosificación de la medicación oral, la cantidad equianalgésica debe administrarse como infusión inicial en la ACP. La dosis en bolo debe fijarse entre 25 y 50% más alta que la de un individuo que no ha utilizado opiáceos. La analgesia regional y epidural es útil para reducir la dosis total de opiáceos, aunque hay que tener cuidado de no administrar opiáceos por más de una vía. Para evitar el efecto acumulativo, las infusiones epidurales a menudo consisten en anestesia local solamente, emparejadas con opiáceos intravenosos en ACP. La ketamina, los AINE, los antiepilépticos, el paracetamol y los antidepresivos pueden ayudar a controlar el dolor y a limitar los opiáceos. La medicación debe reducirse a la dosis inicial después de la cirugía.

Recuperación optimizada después de la cirugía y la analgesia multimodal

Numerosas instituciones emplean protocolos para la recuperación optimizada (RO) a fin de facilitar el cuidado de sus pacientes quirúrgicos en el entorno pre-, intra- y postoperatorio. Se ha demostrado que este enfoque multidisciplinario disminuye la duración de la estancia hospitalaria y reduce las complicaciones postoperatorias mediante el uso de estrategias con base en resultados para reducir el dolor y las náuseas, minimizar las alteraciones hídricas y favorecer el retorno de la función intestinal postoperatoria y la deambulación.[3] Disminuir el uso de opiáceos es esencial para reducir el íleo postoperatorio y otros efectos adversos como la depresión respiratoria y las náuseas, por lo que a menudo se utiliza analgesia multimodal. Además de la anestesia regional, pueden emplearse otras técnicas, como los antiinflamatorios programados, los gabapentinoides, la anestesia local i.v. (lidocaína) y las infusiones de ketamina. Sin embargo, gran parte de las pruebas aportadas por estos protocolos se encuentran en los estudios de colon y recto. Un número creciente de cirugías de subespecialidad están empezando a utilizar estas alternativas.[3]

V. Dolor crónico

A. Tratamiento de los síndromes de dolor más frecuentes

El dolor lumbar y en los glúteos puede tener varios orígenes posibles, por ejemplo, la hernia discal o la rotura interna, el síndrome de la articulación facetaria, el síndrome piriforme, el síndrome de la articulación sacroilíaca, el dolor miofascial, la fibromialgia, así como las fracturas por compresión del cuerpo vertebral, las afecciones inflamatorias, las lesiones neoplásicas de la columna vertebral, las infecciones y, rara vez, las malformaciones vasculares.[4]

Lumbalgia: síndromes de dolor radicular

Cuando el dolor irradia con distribución dermatómica se considera *radicular* y puede acompañarse de debilidad, inhibición de los reflejos, entumecimiento y hormigueo en idéntica distribución dermatómica (**fig. 38-5; tabla 38-4**). El dolor suele ser agudo y lancinante. La exploración física suele revelar marcha antiálgica, prueba de Lasegue limitada, disminución o ausencia de reflejos, fuerza reducida y disminución de la sensibilidad a la altura de la vertebra afectada. El dolor radicular suele ser el resultado de la irritación o disfunción de la raíz de un nervio raquídeo en el espacio epidural, que puede deberse a una compresión mecánica de la raíz nerviosa, una radiculitis química por la cascada inflamatoria de leucotrienos y citocinas liberadas por el disco lesionado o a ambas. Las imágenes de la columna vertebral pueden ser útiles para el diagnóstico y deben obtenerse de forma temprana en caso de cambios neurológicos, sospecha de infección, antecedentes de uso de drogas i.v., traumatismos importantes o cáncer y en el hospedero inmunodeprimido.

El tratamiento de los síndromes de dolor radicular se gestiona mejor de forma multimodal. Los AINE, los esteroides orales, la fisioterapia, los períodos cortos de reposo en cama y los medicamentos para el dolor neuropático (como la gabapentina

Tabla 38-4   Inervación muscular y reflejos tendinosos profundos por nivel vertebral

Nivel de la columna vertebral	Acción muscular	Reflejos
C5	Abducción del hombro	Bíceps
C6	Flexión del codo	Supinador largo
C7	Extensión del codo	Tríceps
C8	Extensión del pulgar	—
L2	Flexión de la cadera	—
L3	Extensión de la rodilla	—
L4	Dorsiflexión del tobillo	Rótula
L5	Gran extensión de los dedos del pie	Semimembranoso y semitendinoso
S1	Flexión plantar del tobillo	Tendón de Aquiles

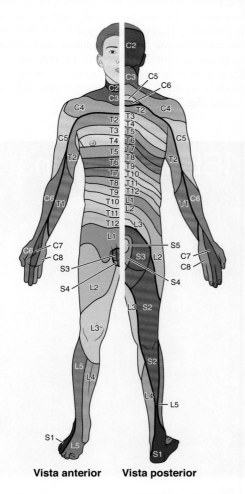

Vista anterior   Vista posterior

Figura 38-5 Mapa de dermatomas para la localización del nivel afectado y la planificación de la colocación adecuada de la epidural (Moore KL, Agur AMR, Dalley II AF. *Clinically Oriented Anatomy*. 8.ª ed. Wolters Kluwer; 2018, fig. 1-36).

o la pregabalina) pueden ser útiles. Si los síntomas no responden a estas medidas, una *inyección epidural de esteroides* (IEE) (corticoesteroides) puede reducir la inflamación en el espacio epidural al disminuir la actividad de la fosfolipasa A2 y bloquear la conducción de las fibras C nociceptivas. Se ha demostrado que las IEE proporcionan un alivio a corto plazo (< 3 meses) del dolor radicular. Las IEE son más eficaces en los pacientes con radiculitis aguda y menos eficaces para el tratamiento de los síntomas crónicos y el dolor no radicular. La cirugía no parece producir mejores resultados a largo plazo para la radiculitis que un abordaje más conservador. La evolución natural de los dolores lumbar y radicular a causa de una hernia discal es de mejoría gradual con medidas conservadoras. Así, el uso de esteroides epidurales puede minimizar el uso de medicamentos sistémicos y sus efectos adversos durante los períodos de exacerbación.

La mejor manera de llevar a cabo una IEE es con una guía fluoroscópica. En el abordaje interlaminar se introduce una aguja epidural Tuohy a través de la piel, el tejido subcutáneo, el ligamento supraespinoso, el ligamento interespinoso y, por último, el ligamento amarillo. Se emplea una técnica de pérdida de resistencia al aire, o a la solución salina, para confirmar la entrada en el espacio epidural dorsal tras atravesar el ligamento amarillo. Como alternativa, se puede utilizar el abordaje transforaminal, que deposita el esteroide más anterior, más cerca de la superficie de contacto entre disco y nervio. En esta técnica, el punto de entrada está fuera de la línea media del lado afectado y la aguja se dirige a través de la piel y la musculatura paraespinal, viajando medialmente hacia el agujero intervertebral. En ambas técnicas, se inyecta una pequeña cantidad de contraste radioopaco para confirmar la colocación epidural y descartar la captación vascular o intratecal. Tras la confirmación de la colocación de la epidural, se inyecta corticoesteroide diluido en anestésico local o en solución salina (**fig. 38-6**).

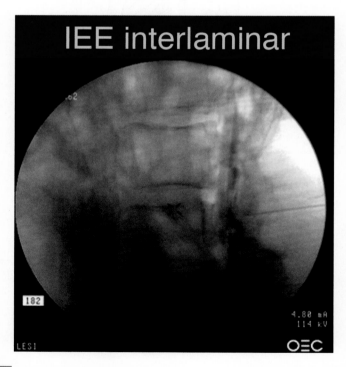

Figura 38-6 Vista lateral de un abordaje interlaminar que muestra la propagación predominante del contraste en el espacio epidural posterior con una mínima propagación en el espacio epidural anterior. IEE: inyección epidural de esteroides.

Existen diversos ensayos controlados, aleatorizados, que investigaron la eficacia de la IEE con resultados variables.[5] La mayoría muestra alivio a corto plazo de los síntomas de la radiculopatía lumbar. Hay menos estudios sobre las IEE en la radiculopatía cervical, pero también suelen mostrar un alivio de los síntomas a corto plazo.[6] Se han comparado los enfoques transforaminal e interlaminar, que generalmente favorecen la técnica transforaminal. La comparación de las inyecciones transforaminales con las interlaminares laterales (parasagitales) mostró una mejor propagación del contraste en las inyecciones parasagitales, pero con una eficacia similar. El alivio a corto plazo que se consigue con la IEE puede ser útil para que el paciente vuelva a ser funcional y para reducir la toxicidad de los medicamentos sistémicos, pero debe utilizarse como adyuvante del tratamiento multimodal, no como tratamiento único.

Las complicaciones incluyen daños en la médula espinal o en los nervios espinales periféricos, hematoma epidural e infección, todo lo cual puede causar un déficit neurológico irreversible. La incidencia de hematomas se reduce si se suspenden a tiempo los anticoagulantes según las directrices de la American Society of Regional Anesthesia (ASRA) para la intervención neuroaxial.[7] La penetración de la arteria radicular durante la IEE transforaminal lumbar de las arterias cervicales ascendente y profunda, o de la arteria vertebral durante la IEE transforaminal cervical, puede dar lugar a un cizallamiento traumático, vasoespasmo o embolia de esteroides que, a su vez, puede causar infarto cerebral o de la médula espinal.

Además, la absorción sistémica de corticoesteroides puede causar efectos adversos. La presión arterial y las concentraciones séricas de glucosa pueden estar aumentadas desde 2 días hasta varias semanas después de la IEE. Los corticoesteroides exógenos pueden suprimir el eje hipotálamo-hipófiso-suprarrenal, incluso una sola dosis reduce las concentraciones plasmáticas de cortisol y corticotropina durante semanas.

El paciente debe ser reevaluado 2 o 3 semanas después de la IEE. Si no hay respuesta a una sola inyección, puede repetirse una vez, ya que algunos pacientes que no obtuvieron alivio tras una inyección lo obtendrán después de una segunda. Se puede realizar una tercera inyección si se produce un alivio parcial, pero no se aconseja una serie de más de tres independientemente del alivio.

Lumbalgia: síndrome facetario

Las articulaciones cigapofisarias (articulaciones facetarias) son articulaciones diartrodiales pareadas formadas por la articulación de la apófisis articular inferior de una vértebra con la apófisis articular superior de la vértebra inferior. Junto con el disco, las articulaciones facetarias emparejadas forman el complejo de tres articulaciones responsable de soportar la carga, evitar el desplazamiento hacia delante y la dislocación rotatoria de la articulación intervertebral. Por lo general, transmiten entre el 10 y 15% del peso del cuerpo y están expuestas a la artritis y al aumento de fuerzas en presencia de espondilolistesis y degeneración discal. El dolor facetógeno es axial y puede irradiarse al glúteo y a la parte posterior del muslo del lado afectado. La exploración física es positiva para la sensibilidad de los músculos paraespinales y para el dolor con la rotación ipsilateral durante la extensión. Las articulaciones facetarias están inervadas por las secciones mediales del ramo dorsal, por lo que el alivio del dolor mediante bloqueos del ramo medial o inyecciones en la articulación facetaria puede confirmar el diagnóstico. Las inyecciones intraarticulares de corticoesteroides en la articulación facetaria pueden producir analgesia duradera. Si el alivio del dolor es transitorio y hay mitigación con los bloqueos del ramo medial, se puede realizar una ablación por radiofrecuencia de los ramos mediales.[8]

Dolor de glúteos: síndrome de la articulación sacroilíaca

Las articulaciones sacroilíacas (SI) son articulaciones emparejadas formadas por la articulación del sacro con el íleon, se trata de articulaciones vitales de carga con poca movilidad. Como cualquier articulación, la articulación SI está expuesta a la artritis, ya sea intrínseca o secundaria a las espondiloartropatías, y es vulnerable a cualquier anomalía biomecánica que afecte a la superficie de contacto entre la extremidad inferior y las vertebras pélvicas. Por lo general, el dolor de la articulación SI se describe cerca de la espina ilíaca posterosuperior (EIPS) y el glúteo. Puede irradiarse a la parte posterior del muslo y la pantorrilla, así como a la ingle. La exploración física es importante para el dolor con la palpación de la EIPS y la tensión de la articulación, por ejemplo, mediante FABER (*Flexion, Abduction and External Rotation* o flexión, abducción y rotación externa) de la cadera, las maniobras Gaenslen o Yeoman. El tratamiento del síndrome de la articulación SI puede incluir fisioterapia, AINE, inyecciones intraarticulares de esteroides, denervación por radiofrecuencia del ramo medial de L5 y de los ramos laterales del sacro (S1-S3), así como fusión quirúrgica.

Dolor de glúteos: síndrome piriforme

El dolor de glúteos que se origina en el piriforme se produce por una irritación muscular, por ejemplo, por un traumatismo, una infección o una intervención quirúrgica. El dolor puede irradiarse a la parte posterior del muslo y la pantorrilla, lo que indica una irritación del nervio ciático por el músculo piriforme. El dolor suele empeorar al estar sentado durante mucho tiempo o al pasar de la sedestación a la posición erguida. La exploración física revela dolor con la flexión, aducción y rotación interna (FAIR, *flexion, adduction, and internal rotation*; Lasegue) de la cadera con el paciente en decúbito supino; dolor o debilidad con resistencia a la abducción con la cadera flexionada (deambulación), con el paciente sentado y dolor con la rotación interna pasiva de un muslo extendido (signo de Freiberg). La tomografía computarizada (TC) o la resonancia magnética pueden mostrar un agrandamiento del músculo piriforme; el electromiograma puede mostrar signos de neuropatía o miopatía, pero el diagnóstico es clínico. El tratamiento incluye fisioterapia, AINE y relajantes musculares. Las inyecciones de anestesia local y esteroides en el vientre muscular también pueden ser útiles. La toxina botulínica intramuscular, o la descompresión quirúrgica, pueden considerarse en los casos que no responden al tratamiento.

Síndrome de dolor miofascial

Los sitios desencadenantes son zonas focales y palpables dolorosas en el músculo o la aponeurosis. La palpación de estos nódulos puede provocar una respuesta de contracción o reproducir un dolor irradiado en una distribución característica del músculo afectado. El *síndrome de dolor miofascial* es un dolor local o regional que se origina en estos sitios desencadenantes. El tratamiento del síndrome de dolor miofascial incluye masajes y estiramientos, entrenamiento postural, fisioterapia, inyecciones en los sitios desencadenantes con anestesia local o toxina botulínica y punción seca.

Fibromialgia

La fibromialgia se asocia con dolor generalizado, trastornos del sueño, fatiga y perturbaciones cognitivas o psicosomáticas. Los criterios de diagnóstico ya no dependen de la presencia de puntos sensibles en la exploración física, sino que hacen más hincapié en los síntomas declarados por el paciente. Según la revisión de 2016, el diagnóstico de fibromialgia puede realizarse si se cumplen todos los criterios siguientes: 1) dolor generalizado en al menos cuatro de cinco regiones (superior izquierda, inferior izquierda, superior derecha, inferior derecha y axial [no se incluyen los dolores mandibular, torácico y abdominal]), 2) presencia de síntomas durante al menos 3 meses, 3) índice de dolor generalizado (IDG) ≥7 y puntuación en la escala de gravedad de los síntomas (EGS) ≥5 o, alternativamente, IDG de 4-6 con EGS ≥9 y 4) que el diagnóstico de fibromialgia sea válido independientemente de otros diagnósticos.[9] También pueden estar presentes otros síndromes de dolor regional (cefaleas, síndrome del intestino irritable, disfunción de la articulación temporomandibular, cistitis intersticial). El tratamiento de la fibromialgia es multimodal y debe incluir un programa de ejercicios, terapia cognitivo-conductual, fisioterapia terrestre y acuática, así como medicamentos. Los opiáceos no suelen ser eficaces, pero los IRSN (p. ej., milnaciprán, duloxetina, venlafaxina), la pregabalina, la gabapentina y los ATC pueden ser útiles.

Síndromes de dolor neuropático
Herpes zóster y neuralgia postherpética

La neuralgia postherpética (NPH) es un dolor neuropático crónico que se produce tras la reactivación de la infección latente por el virus de la varicela zóster (VZV, *varicella zoster virus*) en las células neuronales. Por lo general, el herpes zóster (HZ) se manifiesta con dolor y una erupción vesicular dermatológica, la mayoría de los casos se resuelven con terapia farmacológica, pero del 5-20% desarrollan NPH. La NPH se caracteriza por alodinia crónica, hiperalgesia y disestesias en el mismo dermatoma que el exantema previo del HZ y se atribuye al daño inmunológico o inflamatorio en las neuronas durante la reactivación del VZV. Las tasas de NPH aumentan considerablemente después de los 65 años de edad, de modo que del 20-30% de los pacientes de edad avanzada con HZ desarrollan NPH. Además de la edad avanzada, otros factores de riesgo son la alta intensidad del dolor durante el zóster agudo, la gravedad del exantema y el pródromo (dolor antes del exantema). En los adultos, la reactivación del VZV puede prevenirse mediante la vacuna viva atenuada contra el herpes zóster aprobada para adultos de más de 50 años de edad. En los adultos que desarrollan HZ, la probabilidad de desarrollar NPH se reduce con la pronta administración de medicamentos antivirales, como aciclovir, famciclovir y valaciclovir.[10]

Analgésicos opiáceos, antidepresivos, anticonvulsivos y capsaicina tópica pueden utilizarse junto con medicamentos de primera línea o solo como tratamientos de segunda línea para la enfermedad que no responde al tratamiento. Los medicamentos tópicos, como el parche de lidocaína y la capsaicina, también pueden ser útiles. Si los fármacos no son eficaces, se puede probar la siguiente intervención: inyección subcutánea de toxina botulínica A o triamcinolona, estimulación nerviosa periférica, bloqueo del ganglio estrellado, bloqueos paravertebrales y ablación por radiofrecuencia pulsada. Si el dolor grave persiste, se puede considerar la estimulación de la médula espinal. La destrucción de la raíz dorsal del ganglio y la inyección intratecal de metilprednisolona solo deben considerarse tras una cuidadosa discusión con el paciente.

Neuropatía diabética dolorosa

La incidencia de la neuropatía diabética dolorosa (NDD) aumenta con la edad, la duración de la diabetes y la gravedad de la hiperglucemia. Los subtipos más frecuentes son la polineuropatía simétrica distal, la neuropatía proximal, la neuropatía focal y la neuropatía autónoma visceral. Se desconoce por qué algunos pacientes experimentan una neuropatía dolorosa y otros no.

Los tratamientos incluyen un estricto control glucémico y medicamentos neuropáticos. Los inhibidores de la recaptación de serotonina-norepinefrina (p. ej., duloxetina, milnaciprán) se consideran el tratamiento de primera línea debido a su eficacia y a su perfil favorable de efectos secundarios. Otras opciones incluyen la gabapentina, la pregabalina, los ATC y los anticonvulsivos. Los opiáceos se consideran medicamentos de última línea. La estimulación de la médula espinal ha sido eficaz en el tratamiento de los síntomas neuropáticos hasta 5 años después del inicio del tratamiento.[11,12]

Síndrome de dolor regional complejo

El síndrome de dolor regional complejo (SDRC) es un síndrome de dolor crónico que puede aparecer tras una lesión nerviosa conocida (tipo II, antes *causalgia*) o en ausencia de una lesión nerviosa (tipo I, antes *distrofia simpática refleja*). Se caracteriza por signos y síntomas sensoriales, sudomotores, vasomotores y motores/tróficos.[13] Los cambios sensitivos incluyen alodinia, hiperalgesia, hiperestesia o dolor espontáneo. Las alteraciones sudomotoras son anomalías de la sudoración o edema. Los síntomas vasomotores son las anomalías en la temperatura o los cambios en el color de la piel. Las deficiencias motoras incluyen una menor amplitud

¿Sabía que...?

La probabilidad de desarrollar NPH se reduce con la administración rápida de medicamentos antivirales.
El tratamiento de la NPH es principalmente médico y se basa en el uso de anticonvulsivos, como la gabapentina y la pregabalina, ATC y lidocaína tópica como tratamientos de primera línea.

¿Sabía que...?

El SDRC se diagnostica clínicamente si se cumplen los criterios históricos y físicos especificados.

Tabla 38-5 Criterios de Budapest para el síndrome de dolor regional complejo

1. Dolor continuo, que es desproporcionado con respecto a cualquier evento estimulador
2. Debe mostrar al menos un signo al momento de la evaluación en dos o más de las siguientes categorías:
   a. Sensitiva
   b. Vasomotora
   c. Sudomotora o edema
   d. Motora o trófica
3. Debe informar de al menos un síntoma en tres de las cuatro categorías siguientes:
   a. Sensitiva
   b. Vasomotora
   c. Sudomotora o edema
   d. Motora o trófica
4. No hay ningún otro diagnóstico que explique mejor los signos y los síntomas

Fuente: Harden RN, Bruehl S, Stanton-Hicks M, et al. Proposed new diagnostic criteria for complex regional pain syndrome. *Pain Med.* 2007;8:326-331. Reimpresa con autorización.

de movimiento, la debilidad, el temblor o la ausencia de reacción ante estímulos. Los cambios tróficos son cambios en el crecimiento del pelo o de las uñas (**tabla 38-5**). Los factores de riesgo son: sexo femenino, lesiones relacionadas con el trabajo y cirugía previa. El diagnóstico es de exclusión, se hace clínicamente con los criterios de Budapest y puede reforzarse por osteopenia en las radiografías y alteraciones metabólicas en una gammagrafía ósea trifásica.

El tratamiento debe ser multimodal y centrarse en el restablecimiento funcional, el control del dolor y el tratamiento psicológico. La fisioterapia es útil para la desensibilización y el fortalecimiento. Los medicamentos pueden incluir gabapentina, pregabalina, duloxetina, ATC, memantina, opiáceos, calcitonina y bisfosfonatos. Los bloqueos simpáticos de los ganglios de las extremidades superiores (estrellados) e inferiores (simpáticos paravertebrales lumbares) con anestésico local pueden ser eficaces en la fase aguda para reducir la alodinia y permitir la restauración funcional. En los casos de SDRC resistente al tratamiento, la estimulación de la médula espinal (EME) y la estimulación de los ganglios de la raíz dorsal (GRD) de la extremidad inferior pueden ser procedimientos eficaces para la analgesia.

Neuropatía y virus de la inmunodeficiencia humana

La neuropatía en el VIH puede estar relacionada con el virus o con los inhibidores de la transcriptasa inversa utilizados para el tratamiento de la infección. La alodinia y la hiperalgesia se localizan con mayor frecuencia en las extremidades inferiores, pueden responder a la lamotrigina o a la gabapentina (**tabla 38-6**).

Tabla 38-6 Medicamentos recomendados para el dolor crónico				
Neuralgia postherpética	Neuropatía diabética dolorosa	Lesión de la médula espinal	Fibromialgia	Virus de la inmunodeficiencia humana
Pregabalina	Duloxetina	Pregabalina	Duloxetina	Lamotrigina
Gabapentina	Pregabalina	Gabapentina	Pregabalina	Gabapentina
Opiáceo	Gabapentina	Lamotrigina	Milnaciprán	
Antidepresivos	Antidepresivos	Lidocaína i.v.	Tramadol	
Tramadol		Mexiletina		
Parche de lidocaína				

i.v.: intravenoso.

Adaptada de Macres SM, Moore PG, Fishman SM. Acute pain management. En: Barash PG, Cahalan MK, Cullen BF, et al, eds. *Clinical Anesthesia.* 8.ª ed. Wolters Kluwer; 2018:1562-1606.

Dolor de miembro fantasma

Hasta el 80% de los pacientes con extremidades amputadas pueden experimentar sensibilidad en un miembro fantasma, pero el dolor en estos casos es mucho menos frecuente. La incidencia puede reducirse con un adecuado control del dolor antes de la amputación. Los métodos han incluido la infusión epidural y bloqueos continuos del plexo. El tratamiento incluye opiáceos, gabapentina, antagonistas del NMDA, como ketamina y memantina, así como antidepresivos. Las técnicas no farmacológicas incluyen la biorretroalimentación, la terapia de espejo, la estimulación nerviosa eléctrica transcutánea y la estimulación de la médula espinal o de los nervios periféricos.

Dolor oncológico

El dolor oncológico es frecuente en hasta el 90% de los pacientes con enfermedad avanzada. Puede ser un dolor somático, que responde bien a los opiáceos, los AINE y el bloqueo nervioso; un dolor visceral, que responde bien a los bloqueos simpáticos; o un dolor neuropático, que se trata mejor con opiáceos, IRSN, antiepilépticos y ATC. Aunque los opiáceos son el pilar del tratamiento del dolor relacionado con el cáncer, el manejo debe incluir una combinación de diversos fármacos, tratamiento antineoplásico (quimioterapia, radiación), marihuana medicinal, procedimientos intervencionistas (según sea necesario) y atención psicológica.[14]

Bloqueos neurolíticos para el dolor visceral oncológico

Los órganos abdominales, a excepción del colon descendente, están inervados por el *plexo celíaco*, que se encuentra en la superficie anterior de la aorta en L1. El plexo celíaco está formado por fibras simpáticas de los nervios esplácnico mayor, menor y último, así como por fibras parasimpáticas del nervio vago. La reducción del dolor de los órganos abdominales, como el asociado con el cáncer de páncreas, puede lograrse mediante el bloqueo de los nervios esplácnicos en el margen anterior de T12 o el bloqueo retrocrural o anterocrural del plexo anterior al cuerpo vertebral L1. La guía fluoroscópica o por TC es obligatoria. Se utiliza alcohol (50-100%) o fenol (6% en agua) para coagular los nervios objetivo, lo que permite aliviar el dolor durante semanas o meses antes de que los nervios se regeneren. Las complicaciones pueden incluir hipotensión ortostática, diarrea transitoria, disección aórtica, dolor de espalda, hematoma retroperitoneal, hematuria, pleuritis, hipo y paraplejía.

El plexo hipogástrico superior, continuación de la cadena simpática, inerva los órganos pélvicos. Se localiza por delante del espacio discal L5-S1 y puede bloquearse bilateralmente o con una aguja única transdiscal.

La zona perineal, que incluye el recto distal, el ano, la vulva, la vagina distal y la uretra distal, está inervada a través del ganglio impar, la terminación de la cadena simpática. Se trata de una estructura de la línea media situada por delante de la unión sacrococcígea. El método más utilizado es el transcoccígeo, en el que se coloca una aguja a través del ligamento sacrococcígeo hasta que su punta está justo por delante del sacro distal; hay que tener cuidado para evitar una punción rectal.

Procedimientos intervencionistas

Procedimiento de descompresión lumbar mínimamente invasivo

El procedimiento de descompresión lumbar mínimamente invasivo está indicado para tratar la estenosis del conducto raquídeo relacionada con la hipertrofia del ligamento amarillo. Se coloca una aguja epidural y se realiza un epidurograma, seguido de un contorneado de la lámina y una citorreducción parcial del ligamento amarillo hipertrófico. Esto descomprime parcialmente el canal central y alivia los síntomas de dolor de espalda y la claudicación neurógena atribuidos a la hipertrofia desproporcionada del ligamento.

Vertebroplastia y cifoplastia

La *vertebroplastia* y la *cifoplastia* son procedimientos para tratar las fracturas dolorosas por compresión del cuerpo vertebral, generalmente debidas a la osteoporosis. En ambos procedimientos, los trócares se introducen por vía percutánea en el cuerpo vertebral fracturado, ya sea a través del abordaje pedicular o extrapedicular. En la cifoplastia se infla un globo dentro de la fractura del cuerpo vertebral para restaurar la altura y corregir el defecto cifótico. La cavidad creada tras el inflado del globo se rellena con cemento. En la vertebroplastia el cemento se inyecta directamente en las trabéculas fracturadas sin aumento con balón. En ambos procedimientos, el paciente permanece en decúbito supino durante varias horas después de la intervención para observar el estado neurológico. Las complicaciones pueden incluir hematomas, fugas de cemento hacia la vasculatura (que provocan una embolia pulmonar) y retropulsión de fragmentos óseos o de cemento hacia el canal espinal que ocasionan déficit neurológico. Las secuelas a largo plazo pueden incluir la reaparición del dolor y la fractura en un nivel vertebral adyacente.

Neuromodulación

La *estimulación de la médula espinal* implica la colocación de electrodos dentro del espacio epidural posterior de la línea media a lo largo de las columnas dorsales. La estimulación eléctrica de estas vías puede provocar parestesias que enmascaran la sensación de dolor. La teoría postulada con más frecuencia es la modulación de la compuerta. El estimulador aumenta los estímulos de las fibras Aβ más grandes, responsables de la sensación del tacto. Estas fibras Aβ provocan la excitación de las interneuronas de la sustancia gelatinosa, que inhiben la transmisión de las señales de las fibras C más pequeñas, mediadoras del dolor, «cerrando la puerta». Las características de los pulsos eléctricos y las formas de onda necesarias para formar parestesias pueden definirse utilizando la terminología común a la teoría de las ondas: frecuencia, amplitud y anchura del pulso. Al manipular estos parámetros se pueden generar diferentes ondas eléctricas y aplicarlas a las columnas dorsales, lo que mejora las opciones terapéuticas. Los primeros estimuladores de la médula espinal proporcionaban una estimulación tónica y constante de baja frecuencia (20-120 Hz) a las columnas dorsales entre el umbral de percepción (amplitud de la estimulación detectada por primera vez por el paciente) y el de incomodidad (amplitud en la que las parestesias se vuelven nocivas). Se han desarrollado nuevas estrategias terapéuticas centradas en la estimulación de mayor frecuencia, de ráfagas (o ambas). En la estimulación de alta frecuencia se pueden suministrar hasta 10 KHz a los tractos espinales, lo que resulta en una estimulación casi sin parestesia. Al alterar la frecuencia, se pueden activar diferentes vías neuronales; a 1000 Hz, la conducción de las neuronas sensoriales aferentes se alteró en comparación con la estimulación a 50 Hz. La estimulación en ráfaga combina una estimulación de mayor frecuencia a 500 Hz con una mayor anchura de las ondas de pulso para crear una estimulación sin parestesia. Se cree que este patrón de estimulación replica mejor los disparos neuronales endógenos.[15,16] La estimulación de la médula espinal puede ayudar a controlar los síntomas y reducir el uso de opiáceos en individuos con síndrome de cirugía fallida de la espalda, dolor neuropático, SDRC, angina de pecho e isquemia crónica de las extremidades. Los pacientes deben someterse primero a un proceso de selección psicológica para determinar la idoneidad de la terapia y tener un excelente alivio del dolor con los electrodos de prueba temporales antes de la implantación permanente. Los electrodos de prueba pueden implantarse por vía percutánea en una clínica ambulatoria y suelen dejarse de 5-7 días. Los electrodos permanentes pueden implantarse por vía percutánea o por laminectomía. Los electrodos salen del espacio epidural y se pasan por un túnel hasta una batería implantada subcutáneamente. Las complicaciones de la EME pueden estratificarse en problemas relacionados con el equipo: desplazamiento, rotura o desconexión del cable, dolor provocado por el generador de pulsos, que el generador de pulsos implantable se voltee y dificultades de carga, o en problemas biológicos: infección superficial o profunda, seroma, hematoma, dehiscencia de la herida o, en raras ocasiones, punción dural y lesión de la médula o del nervio espinales.[17]

Las áreas focales de dolor en el tronco o en las extremidades inferiores pueden no ser susceptibles de ser cubiertas con la EME tradicional y la estimulación de los GRD ha surgido como una alternativa viable para estos síndromes de dolor que no responden a otros tratamientos. El procedimiento consiste en la colocación epidural de electrodos adyacentes a los GRD dentro del agujero de conjunción posterosuperior. Los GRD albergan los cuerpos celulares de las neuronas sensitivas y se cree que la estimulación de los GRD modula la excitabilidad neuronal responsable de la transmisión del dolor neuropático. La estimulación de los GRD ha demostrado su eficacia contra el dolor neuropático de las extremidades inferiores, el SDRC, la NPH y el dolor posthernorrafia. Los riesgos del procedimiento son similares a los de la EME convencional, con un mayor riesgo de rotura del cable y desplazamiento, así como riesgos únicos de estimulación motora y posibles lesiones del nervio espinal si el agujero de conjunción está estenosado.[18]

La estimulación nerviosa periférica (ENP) está indicada para tratar el dolor originado por un único nervio periférico. A diferencia de la estimulación de los GRD o de la EME convencional, la ENP puede utilizarse en cualquier lugar donde se pueda aislar un nervio periférico. Los electrodos se implantan mediante guía fluoroscópica o ecográfica para situarlos junto al nervio doloroso. Se cree que el mecanismo de la estimulación del nervio periférico implica la teoría de la compuerta, pero a nivel del nervio periférico. Mediante la estimulación eléctrica directa de las fibras Aβ de mayor tamaño dentro de las aferencias sensitivas, la activación de las fibras C mediada por el dolor se reduce a nivel de la interneurona espinal.[19]

Administración de fármacos por vía intratecal

Los sistemas de administración intratecal de fármacos, o bombas intratecales, consisten en un catéter intratecal introducido bajo la piel hasta una bomba interna y un depósito de fármacos. Los medicamentos infundidos pueden incluir opiáceos, bupivacaína y clonidina. La ziconotida se utiliza para el dolor neuropático y el baclofeno está indicado para la espasticidad. Los opiáceos más utilizados son la morfina, la hidromorfona y el fentanilo. Los opiáceos intratecales están indicados en el dolor maligno, cuando los opiáceos orales y transdérmicos no han proporcionado un alivio adecuado a pesar de una dosificación apropiada o cuando los efectos secundarios impiden en aumento de la dosis. Los medicamentos se colocan en el líquido cefalorraquídeo, evitando la barrera hematoencefálica y permitiendo dosis efectivas mucho más bajas y un perfil menor de efectos adversos. Los efectos adversos pueden incluir depresión respiratoria, cefalea, prurito, edema periférico, formación de granulomas en el catéter intratecal y alteraciones hormonales. La formación de granulomas en el catéter intratecal implica el desarrollo de una masa inflamatoria cerca de la punta del catéter (atribuida a alteraciones en la dinámica del líquido cefalorraquídeo) y esto puede causar la compresión directa del contenido de la médula espinal, lo que hace necesaria la intervención quirúrgica. La duración de la terapia intratecal es un factor de riesgo conocido para la formación de granulomas. Otros posibles factores de riesgo son los antecedentes de cirugía espinal, las lesiones de la médula espinal y una importante asociación con las infusiones de hidromorfona.[20,21]

 Para más información consulte las videoconferencias interactivas (en inglés) disponibles en el libro electrónico de cortesía que acompaña a este texto. Las instrucciones de acceso se encuentran detrás de la portada.

Referencias

1. Merksey H, Bogduk N. *A current list with definitions and notes on usage.* In: *Classification of Chronic Pain.* 2nd ed. IASP Press; 1994. Accessed May 7, 2020. www.iasp-pain.org/Education/Content.aspx?ItemNumber=1698

2. Macres SM, Moore PG, Fishman SM. Acute pain management. In: Barash PG, Cullen BF, Stoelting RK, et al, eds. *Clinical Anesthesia*. 8th ed. Wolters Kluwer; 2017:1562-1606.

3. Ljungqvist O, Scott M, Fearon KC. Enhanced recovery after surgery: a review. *JAMA Surg*. 2017;152(3):292-298. doi:10.1001/jamasurg.2016.4952. PMID: 28097305.

4. Benzon HT, Hurley RW, Hayek SM. Chronic pain management. In: Barash PG, Cullen BF, Stoelting RK, et al, eds. *Clinical Anesthesia*. 8th ed. Wolters Kluwer; 2017:1607-1631.

5. Benyamin RM, Manchikanti L, Parr AT, et al. The effectiveness of lumbar interlaminar epidural injections in managing chronic low back and lower extremity pain. *Pain Physician*. 2012;15(4):E363-E404. PMID: 22828691.

6. Cohen SP, Hooten WM. Advances in the diagnosis and management of neck pain. *Br Med J*. 2017;358:j3221. doi:10.1136/bmj.j3221. PMID: 28807894.

7. Narouze S, Benzon HT, Provenzano D, et al. Interventional spine and pain procedures in patients on antiplatelet and anticoagulant medications (second edition): guidelines from the American society of regional anesthesia and pain medicine, the European society of regional anaesthesia and pain therapy, the American academy of pain medicine, the International neuromodulation society, the North American neuromodulation society, and the world institute of pain. *Reg Anesth Pain Med*. 2018;43(3):225-262. doi:10.1097/AAP.0000000000000700. PMID: 29278603.

8. Lord SM, Barnsley L, Wallis BJ, et al. Percutaneous radio-frequency neurotomy for chronic cervical zygapophyseal-joint pain. *N Engl J Med*. 1996;23:1721-1726. doi:10.1056/NEJM199612053352302. PMID:8929263.

9. Wolfe F, Clauw DJ, Fitzcharles MA, et al. 2016 Revisions to the 2010/2011 fibromyalgia diagnostic criteria. *Semin Arthritis Rheum*. 2016;46(3):319-329. doi:10.1016/j.semarthrit.2016.08.012. PMID: 27916278.

10. Mallick-Searle T, Snodgrass B, Brant JM. Postherpetic neuralgia: epidemiology, pathophysiology, and pain management pharmacology. *J Multidiscip Healthc*. 2016;9:447-454. doi:10.2147/JMDH.S106340. PMID: 27703368.

11. Beek M, Geurts JW, Slangen R, et al. Severity of neuropathy is associated with long-term spinal cord stimulation outcome in painful diabetic peripheral neuropathy: five-year follow-up of a prospective two-center clinical trial. *Diabetes Care*. 2018;41(1):32-38. doi:10.2337/dc17-0983. PMID: 29109298.

12. Hurley RW, Henriquez OH, Wu CL. Neuropathic pain syndromes. In: Benzon HT, ed. *Raj's Practical Management of Pain*. 5th ed. Mosby Elsevier; 2014:346-361.

13. Harden RN, Bruehl S, Stanton-Hicks M, et al. Proposed new diagnostic criteria for complex regional pain syndrome. *Pain Med*. 2007;8:326-331. doi:10.1111/j.1526-4637.2006.00169.x . PMID: 17610454.

14. Scarborough BM, Smith CB. Optimal pain management for patients with cancer in the modern era. *CA Cancer J Clin*. 2018;68(3):182-196. doi:10.3322/caac.21453. PMID: 29603142.

15. Miller JP, Eldabe S, Buchser E, et al. Parameters of spinal cord stimulation and their role in electrical charge delivery: a review. *Neuromodulation*. 2016;19(4):373-384. doi:10.1111/ner.12438. PMID: 27150431.

16. Morales A, Yong RJ, Kaye AD, et al. Spinal cord stimulation: comparing traditional low-frequency tonic waveforms to novel high frequency and burst stimulation for the treatment of chronic low back pain. *Curr Pain Headache Rep*. 2019;23(4):25. doi:10.1007/s11916-019-0763-3. PMID: 30868285.

17. Eldabe S, Buchser E, Duarte RV. Complications of spinal cord stimulation and peripheral nerve stimulation techniques: a review of the literature. *Pain Med*. 2016;17(2):325-336. doi:10.1093/pm/pnv025. PMID: 26814260.

18. Harrison C, Epton S, Bojanic S, et al. The efficacy and safety of dorsal root ganglion stimulation as a treatment for neuropathic pain: a literature review. *Neuromodulation*. 2018;21(3):225-233. doi:10.1111/ner.12685. PMID: 28960653.

19. Deer TR, Jain S, Hunter C, et al. Neurostimulation for intractable chronic pain. *Brain Sci*. 2019;9(2):2. doi:10.3390/brainsci9020023. PMID: 30682776.

20. Narouze SN, Casanova J, Souzdalnitski D. Patients with a history of spine surgery or spinal injury may have a higher chance of intrathecal catheter granuloma formation. *Pain Pract*. 2014;14(1):57-63. doi:10.1111/papr.12024. PMID: 23360382.

21. Veizi IE, Hayek SM, Hanes M, Galica R, Katta S, Yaksh T. Primary hydromorphone-related intrathecal catheter tip granulomas: is there a role for dose and concentration? *Neuromodulation*. 2016;19(7):760-769. doi:10.1111/ner.12481. PMID: 27505059.

Preguntas

1. Si se coloca un catéter epidural para proporcionar analgesia en una cirugía abdominal mayor, ¿cómo se decide el espacio torácico óptimo para colocarlo?

   A. No hay ninguna diferencia, ya que todos los interespacios son equianalgésicos
   B. La colocación del catéter debe elegirse de forma que cubra los niveles del dermatoma de la incisión quirúrgica
   C. Se debe colocar un catéter lumbar para poder ofrecer también una dosis intratecal
   D. Ninguna de las anteriores

2. ¿Cuáles son los componentes esenciales de un protocolo para la recuperación optimizada (RO)?

   A. Un equipo multidisciplinario que puede acceder al paciente antes, durante y después de la cirugía
   B. Aplicar estrategias para minimizar los desplazamientos de líquidos que mejoren la función intestinal postoperatoria y la deambulación
   C. Reducir el uso de opiáceos para disminuir los efectos adversos, como la depresión respiratoria y las náuseas
   D. Todo lo anterior

3. Un paciente de 45 años de edad con antecedentes de cáncer de próstata, después de una prostatectomía radical, acude a la clínica del dolor para valoración de un empeoramiento del dolor lumbar y del dolor radicular de nueva aparición en las piernas. El dolor se asocia con empeoramiento de la incontinencia urinaria que atribuye a una cirugía urológica. En la exploración sensorial presenta disminución de la sensibilidad perineal, ausencia de reflejos tendinosos profundos en las extremidades inferiores, alteración de la marcha y debilidad del extensor largo del pie derecho con pie caído. ¿Cuál es el siguiente paso?

   A. Remisión a fisioterapia

   B. Ensayo de antiinflamatorios no esteroideos (AINE)
   C. Consulta urgente para resonancia magnética de la columna lumbar y para cirugía de la columna vertebral
   D. Inyección epidural de esteroides en la zona lumbar para tratar la raíz nerviosa L5

4. Usted recibe una solicitud de medicina paliativa para el bloqueo del plexo celíaco para una mujer de 60 años de edad con adenocarcinoma de páncreas en estadio IV. Su tumor ha hecho metástasis en el colon, causando una obstrucción intestinal maligna. A pesar de la paliación quirúrgica, su obstrucción intestinal persiste y su dolor abdominal sigue siendo intenso a pesar de las altas dosis de opiáceos intravenosos. Identifica una trombocitopenia leve con 122 000 trombocitos y parámetros de coagulación normales aunque toma enoxaparina profiláctica. Tiene antecedentes de prurito al contraste yodado. ¿Cuál de las siguientes es una contraindicación absoluta para el bloqueo del plexo celíaco?

   A. Trombocitopenia relativa
   B. Obstrucción intestinal maligna
   C. Reacción de hipersensibilidad al contraste
   D. Administración de enoxaparina

5. Un paciente de 28 años de edad con parálisis cerebral acude a urgencias con alteración del estado mental, hipertermia, rigidez y aumento de la espasticidad. Su cuidador afirma que hace poco se perdió la reposición de la medicación mediante bomba intratecal y que la alarma de bajo volumen ha estado sonando durante días. ¿Cuál de los siguientes medicamentos es más probable que se le esté retirando?

   A. Baclofeno
   B. Ziconotida
   C. Clonidina
   D. Bupivacaína

Respuestas

1. B

El catéter epidural debe colocarse en el nivel vertebral que inerva la zona o zonas dolorosas.

2. D

Los protocolos para RO incorporan todos los componentes anteriores para obtener resultados ideales.

3. C

El empeoramiento de la incontinencia urinaria y el dolor radicular en las piernas de nueva aparición pueden indicar metástasis en la columna vertebral y deben descartarse.

4. B

El bloqueo del plexo celíaco está contraindicado en caso de obstrucción intestinal maligna, ya que la actividad parasimpática sin oposición promoverá la actividad peristáltica contra una obstrucción fija. La opción A es incorrecta porque los trombocitos, aunque disminuidos, se mantienen por encima del umbral de 100 k para la intervención. La opción C es incorrecta porque su hipersensibilidad es leve, por lo que la anafilaxia al contraste sería una contraindicación absoluta. La opción D es incorrecta porque la enoxaparina puede mantenerse según las directrices de la American Society of Regional Anesthesia (ASRA) antes de la intervención espinal.

5. A

La retirada del baclofeno intratecal se asocia con aumento de la espasticidad, hipertermia, alteración del estado mental y presión arterial lábil. La pronta reanudación del tratamiento con baclofeno, ya sea por vía oral, intravenosa o intratecal, podría salvar la vida. La opción B es incorrecta porque no se han registrado casos de interrupción de la ziconotida. La opción C, clonidina, es incorrecta porque la interrupción de la clonidina intratecal puede causar hipertensión grave, taquicardia y agitación. La opción D es incorrecta porque el cese de la anestesia local conduciría a un retorno gradual de la función motora y sensitiva, con la abolición de la hipotensión.

39 Anestesia fuera del quirófano y procedimientos especiales

Karen J. Souter y Najma Mehter

La *anestesia fuera del quirófano* (NORA, *nonoperating room anesthesia*) es aquella que se induce fuera de los quirófanos tradicionales y de las áreas de parto. Estos lugares incluyen, entre otros, departamentos de radiología, salas de endoscopia, resonancia magnética (RM) o tomografía computarizada (TC), así como laboratorios de cateterismo cardíaco (LCC) y de electrofisiología (LEF). Las NORA implican más del 30%[1] de los procedimientos en los hospitales y aumentan cada vez más. Los pacientes requieren, o sus cuidadores solicitan, anestesia o sedación para facilitar dichos procedimientos. En este capítulo se tratará la atención de los pacientes que requieren NORA. La anestesia para procedimientos quirúrgicos realizados en consultorios y centros de cirugía ambulatoria se aborda en el capítulo 25, la anestesia y analgesia proporcionadas para el parto se tratan en el capítulo 31.

I. El abordaje de tres pasos de la NORA

La NORA abarca un espectro diverso de pacientes, procedimientos y lugares, por lo que se recomienda un enfoque sistemático. El sencillo *paradigma de tres pasos* (el *paciente*, el *procedimiento* y el *entorno*) puede ser una mnemotecnia útil para la NORA (**fig. 39-1**).

A. El paciente

Los pacientes pueden requerir sedación o anestesia para tolerar los procedimientos fuera del quirófano (NOR, *nonoperating room*) por diferentes razones (**tabla 39-1**). Los niños suelen necesitar sedación o anestesia para los procedimientos de diagnóstico y terapéuticos. Los pacientes con comorbilidades importantes o enfermedad quirúrgica pueden estar demasiado enfermos para tolerar un procedimiento quirúrgico mayor, mientras que un procedimiento NOR paliativo y menos invasivo puede ser factible. Todos los pacientes que se presentan para NORA requieren una *evaluación preanestésica*[2] exhaustiva y la elaboración de un plan anestésico apropiado y grados de supervisión adecuados.

B. El procedimiento

Los procedimientos NOR frecuentes para los que el paciente puede requerir anestesia o sedación se resumen en la **tabla 39-2**. El anestesiólogo debe conocer todos los detalles del procedimiento NOR, concretamente la posición en la que estará el paciente, lo doloroso que será el procedimiento, la duración del mismo y cualquier requisito especial (como el uso de medios de contraste o la necesidad de despertar al paciente a mitad del procedimiento). La *comunicación preoperatoria* con el cuidador es esencial y debe incluir la discusión de planes de contingencia para emergencias y complicaciones.

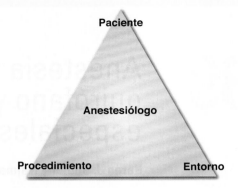

Figura 39-1 Un sencillo paradigma de tres pasos para la anestesia fuera del quirófano.

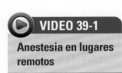

VIDEO 39-1

Anestesia en lugares remotos

C. El entorno

A diferencia de lo que ocurre en los quirófanos, las condiciones en las que se presta la NORA pueden variar mucho en cuanto al espacio, equipo y personal disponibles. Hay una serie de factores que contribuyen a que los lugares para la NORA sean entornos poco familiares y menos óptimos para los proveedores de la anestesia (**fig. 39-2**):

1. Estos lugares se diseñaron a menudo antes o sin tener en cuenta si se necesitaría anestesia para los pacientes que se someten a tratamiento. El acceso al paciente por parte del anestesiólogo suele estar limitado por equipos de diagnóstico y terapéuticos para TC y RM, fluoroscopios o torres de endoscopia.
2. Existen peligros exclusivos de lugares específicos, como la radiación en la fluoroscopia y la TC y el campo magnético en la RM.
3. Es posible que los cuidadores y el personal auxiliar no estén familiarizados con los requisitos para una atención anestésica segura y con la forma de ayudar a los anestesiólogos cuando sobreviene una dificultad.
4. Fuera del quirófano puede ser que no se disponga de la ayuda inmediata de los colegas anestesiólogos en caso de urgencia.

La American Society of Anesthesiologists (ASA) ha desarrollado las *guías* para NORA.[3] Antes de la anestesia debe confirmarse la presencia y el funcionamiento adecuado de todo el equipo necesario para la atención segura del paciente, esto se describe en la **tabla 39-3**.

Se debe tomar nota de la ubicación del equipo de reanimación a la mano y se deben elaborar protocolos con el personal local para hacer frente a las urgencias, incluida la reanimación cardiopulmonar y la atención durante la anafilaxia.

Tabla 39-1 Factores de los pacientes que requieren sedación o anestesia para procedimientos fuera del quirófano
• Claustrofobia, ansiedad y trastornos de angustia
• Parálisis cerebral, retraso en el desarrollo y dificultades de aprendizaje
• Trastornos convulsivos, trastornos del movimiento y contracturas musculares
• Dolor relacionado con el procedimiento, la colocación del paciente o dolor no relacionado
• Traumatismo agudo con función cardiovascular, respiratoria o neurológica inestables
• Aumento de la presión intracraneal
• Comorbilidad importante y debilidad del paciente (grados III y IV de la American Society of Anesthesiologists)
• Edad del niño, en especial los niños menores de 10 años

Tabla 39-2 Procedimientos de anestesia frecuentes fuera del quirófano

Imágenes radiológicas	Tomografía computarizada Resonancia magnética Tomografía por emisión de positrones
Radiología intervencionista diagnóstica y terapéutica	Diversos procedimientos de imagen vascular, colocación de endoprótesis y embolización Ablación por radiofrecuencia Derivación portosistémica intrahepática transyugular
Neurorradiología intervencionista diagnóstica y terapéutica	Procedimientos oclusivos («de cierre») Embolización de aneurismas cerebrales/malformaciones arteriovenosas/ tumores muy vascularizados (p. ej., meningiomas) Procedimientos de apertura Angioplastia/colocación de endoprótesis/trombólisis en caso de accidente cerebrovascular o vasoespasmo cerebral
Radioterapia	Radioterapia Radioterapia intraoperatoria Cardiología intervencionista diagnóstica y terapéutica
Laboratorio de cateterismo cardíaco	Cateterismo cardíaco de diagnóstico/intervenciones coronarias percutáneas/ valvuloplastia mitral con balón (normalmente sin anestesiólogo) Técnicas de intervención en cardiopatías estructurales: valvuloplastia aórtica con catéter, cierre del apéndice de la aurícula izquierda, reparación del clip mitral (con anestesiólogo presente) Colocación de dispositivos de asistencia cardíaca del ventrículo izquierdo para soporte hemodinámico
Laboratorio de electrofisiología	Estudios electrofisiológicos y ablaciones de arritmias Implantación de sistemas de estimulación biventricular, desfibriladores o cardioversores
Otros procedimientos relacionados con el corazón	Cardioversión y ecocardiografía transesofágica
Gastroenterología intervencionista diagnóstica y terapéutica	Endoscopia del tubo digestivo superior Dilatación del esófago o colocación de una endoprótesis Colocación de una sonda de gastrostomía endoscópica percutánea Colangiopancreatografía retrógrada endoscópica Colonoscopia Biopsia de hígado
Psiquiatría	Terapia electroconvulsiva
Odontología	Extracciones dentales Odontología restauradora

II. Normas asistenciales para la NORA

Muchos procedimientos NOR se realizan bajo *sedación* o con *cuidados anestésicos monitorizados*. Los cuidados anestésicos pueden considerarse como un continuo, con una transición gradual desde el estado de vigilia, pasando por una sedación progresivamente más profunda, hasta la anestesia general (**tabla 39-4**).[4]

A medida que se profundiza la sedación, puede producirse una reducción progresiva de los reflejos de las vías respiratorias, con la posibilidad de que se produzca una obstrucción y depresión de la ventilación espontánea. La respuesta individual de los pacientes a los diferentes medicamentos sedantes varía, al igual que los grados de estimulación durante el curso de un procedimiento. En consecuencia, durante el

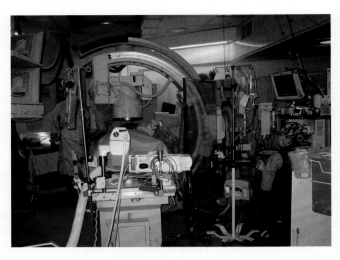

Figura 39-2 Sala de radiología en la que se observa un arco en C y la gran densidad de equipos que pueden separar al anestesiólogo del paciente.

transcurso de un procedimiento NOR bajo sedación, el paciente puede acceder a un grado más profundo que el que se pretende, dando lugar a decaimientos de las vías respiratorias y de la respiración. Por tanto, es esencial que la persona que proporcione la sedación esté debidamente capacitada para atender a un paciente que deriva a un grado de sedación más profundo que el previsto originalmente.

Al finalizar el procedimiento NOR, el paciente debe ser transportado por un miembro del equipo de anestesia a un área de recuperación que esté equipada con los mismos estándares que para todos los pacientes postoperatorios.

III.   Eventos adversos

Los eventos adversos importantes en la NORA son poco frecuentes; sin embargo, el análisis de las quejas atendidas por malas prácticas médicas[5] demuestra que, aunque las reclamaciones por NORA fueron menos frecuentes que las de la anestesia en el quirófano, la NORA tuvo una mayor proporción de reclamaciones por muerte que los procedimientos en quirófano. Las reclamaciones por la NORA se observaron con mayor frecuencia en los centros de cardiología y radiología. Las complicaciones de la NORA eran más probables durante los cuidados anestésicos monitorizados y estaban relacionadas con oxigenación y ventilación inadecuadas. Además, la neumonitis por aspiración se produjo en una proporción mayor de las quejas por mala práctica médica en la NORA que en el quirófano.

IV.   Consideraciones respecto al entorno en la NORA

A. Rayos X y fluoroscopia

La fluoroscopia (brazo en C) se utiliza ampliamente en muchos procedimientos NOR, como la radiología intervencionista, el cateterismo cardíaco, los procedimientos electrofisiológicos y en la sala de gastroenterología. El arco en C se mueve de un lado a otro alrededor del paciente durante el procedimiento, lo que requiere gran cantidad de espacio, limita el acceso al paciente y puede desalojar las vías intravenosas y las cánulas endotraqueales (*véase* fig. 39-2).

B. Tomografía computarizada

El procedimiento de TC es indoloro y la mayoría de los adultos no necesitan sedación ni anestesia. En el caso de niños o adultos con trastornos neurológicos o psicológicos

Tabla 39-3 Pautas de la American Society of Anesthesiologists para intervenciones fuera del quirófano

1. Fuente de oxígeno fiable y respaldo completo equivalente al cilindro de emergencia (*E-cylinder*)
2. Succión fiable y adecuada que cumple con las normas del quirófano
3. Sistema de evacuación de gases si se administra anestesia inhalada
4. Equipo de anestesia:
   Bolsa autoinflable de reserva capaz de suministrar al menos 90% de oxígeno por ventilación con presión positiva
   Medicamentos y suministros anestésicos adecuados
   Máquina de anestesia con funciones equivalentes a las de los quirófanos y con el mismo mantenimiento
   Equipo de control adecuado para permitir el cumplimiento de las normas de la ASA para la supervisión básica
5. Tomas de corriente:
   Suficiente para la máquina de anestesia y los dispositivos de vigilancia
   Alimentación eléctrica aislada o interruptores de circuito por fallo a tierra si se trata de un «lugar húmedo»
6. Iluminación adecuada del paciente, de la máquina de anestesia y de los dispositivos de supervisión
   Fuente de luz de reserva con pilas
7. Espacio suficiente para:
   Personal y equipamiento
   Acceso fácil y rápido al paciente, a la máquina de anestesia y al equipo de supervisión
8. Equipo de reanimación inmediatamente disponible
   Desfibrilador, medicamentos de emergencia, equipo de reanimación cardiopulmonar
9. Personal adecuadamente formado para apoyar al anestesiólogo y un medio fiable de comunicación bidireccional
10. Deben respetarse todos los códigos de construcción y seguridad y las normas de las instalaciones
11. Instalaciones de cuidados postanestésicos:
    Personal adecuadamente capacitado para brindar atención postanestésica
    Equipo adecuado para permitir el transporte seguro a la unidad principal de cuidados postanestésicos

ASA: American Society of Anesthesiologists.
Fuente: *Statement on Nonoperating Room Anesthetizing Locations. Committee of Origin: Standards and Practice Parameters.* Aprobado por la ASA House of Delegates el 19 de octubre de 1994, modificado por última vez el 16 de octubre de 2013 y reafirmado el 17 de octubre de 2018. https://www.asahq.org/standards-and-guidelines/statement-on-nonoperating-room-anesthetizing-locations

puede ser necesaria la sedación o la anestesia. La TC puede emplearse para facilitar procedimientos invasivos y dolorosos, como la localización y el drenaje de abscesos y la ablación de tumores. Los individuos con traumatismos torácicos, abdominales y cerebrales agudos suelen requerir pruebas de imagen urgentes para favorecer el diagnóstico. Estos pacientes pueden desarrollar choque hemorrágico, aumento de la presión intracraneal (PIC), pérdida de la consciencia y paro cardíaco mientras están en el tomógrafo.

Peligros de la radiación ionizante

Los efectos de la *radiación ionizante* en los tejidos biológicos se clasifican en determinados (la gravedad del daño tisular depende de la dosis, como en el caso de las cataratas o la infertilidad) y estocásticos (la probabilidad de aparición está relacionada con la dosis, como en el caso del cáncer o el efecto genético).[6] Siempre deben tomarse medidas de protección para reducir la exposición del paciente a la radiación. La exposición del personal a las radiaciones puede minimizarse mediante:

1. Limitar el tiempo de exposición a la radiación
2. Aumentar la distancia de la fuente de radiación
3. Utilizar protecciones (delantales de plomo, protectores de tiroides y gafas con plomo)
4. Usar dosímetros

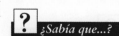
¿Sabía que...?

Siempre hay que asegurar las vías respiratorias y reanimar a los pacientes hemodinámicamente inestables antes de someterlos a TC o a cualquier otra forma de diagnóstico por imagen de urgencia

Tabla 39-4 Definición de anestesia general y grados de sedación o analgesia

Signo vital	Sedación mínima (ansiólisis)	Sedación moderada (sedación consciente)	Sedación profunda	Anestesia general
Capacidad de respuesta	Respuesta normal a la estimulación verbal	Respuesta intencionada a la estimulación verbal o táctil	Respuesta intencionada tras una estimulación repetida o dolorosa	No reacciona, incluso con estímulos dolorosos
Vía respiratoria	No afectada	No es necesario intervenir	Puede ser necesario intervenir	A menudo, es necesario intervenir
Ventilación espontánea	No afectada	Adecuada	Puede ser inadecuada	Frecuentemente inadecuada
Función cardiovascular	No afectada	Generalmente se mantiene	Generalmente se mantiene	Puede estar deteriorada

Fuente: American Society of Anesthesiologists Task Force on Sedation and Analgesia by Non-Anesthesiologists. Practice guidelines for sedation and analgesia by non-anesthesiologists. *Anesthesiology*. 2002;96:1004-1017.

¿Sabía que...?

La intensidad de la radiación es inversamente proporcional al *cuadrado* de la distancia a la fuente (ley del cuadrado inverso).

¿Sabía que...?

El treinta por ciento de los pacientes adultos experimentan algún grado de ansiedad durante la exploración con resonancia magnética.

¿Sabía que...?

La intensidad del campo de la RM se mide en unidades Gauss (G) y Tesla (T). 1 T = 10 000 G. El campo magnético de la Tierra es de aproximadamente 0.3-0.7 G, mientras que la resonancia magnética estándar genera un campo de 1.5-3 T

C. Resonancia magnética

La RM, al igual que la TC, es indolora y no requiere sedación ni anestesia. Sin embargo, las secuencias de exploración son considerablemente más largas que las de la TC, por lo que una exploración de ≥ 30 min para los niños más pequeños, así como para los adultos con trastornos neurológicos o psicológicos, incluida la claustrofobia, suele requerir sedación o anestesia.[7]

Peligros de la resonancia magnética

La *RM* carece de los riesgos asociados con las radiaciones ionizantes. Sin embargo, los materiales magnetizables o ferromagnéticos y los dispositivos electrónicos representan riesgos potenciales para el paciente y el personal de atención. Por ejemplo, los marcapasos cardíacos pueden funcionar mal, los clips de aneurisma intracerebral pueden moverse y los parches de medicación transdérmica pueden causar quemaduras. Antes de entrar en las inmediaciones del imán, los pacientes y el personal deben completar una rigurosa lista de control de seguridad. Los equipos ferromagnéticos, como los postes intravenosos, los tanques de gas, los laringoscopios y los bolígrafos, se convierten en proyectiles potencialmente letales si se acercan demasiado al campo magnético. Los dispositivos de supervisión, los ventiladores y las bombas de infusión eléctrica pueden funcionar mal en las cercanías del resonador, se debe utilizar tecnología segura contra campos magnéticos. En caso de emergencia, los intentos de reanimación deben realizarse fuera del resonador, ya que equipos como los laringoscopios y los desfibriladores cardíacos no deben acercarse al imán.

D. Medios de contraste intravenosos

Los *contrastes intravenosos* se utilizan habitualmente en las exploraciones de TC y RM para resaltar órganos, vasos y tumores. Pueden producirse reacciones adversas a las sustancias de contraste y pueden dividirse en reacciones adversas renales y reacciones de hipersensibilidad.

Reacciones adversas renales

Los medios de contraste se eliminan por vía renal y los pacientes con enfermedad renal crónica preexistente, diabetes mellitus, deshidratación, edad avanzada y uso concomitante de fármacos nefrotóxicos (p. ej., antiinflamatorios no esteroideos) corren el riesgo de desarrollar nefropatía inducida por el contraste. Las medidas preventivas contra la nefropatía inducida por el contraste incluyen la hidratación adecuada, el mantenimiento de una buena diuresis y el uso de infusiones de bicarbonato de sodio para favorecer la eliminación del contraste. Los medios de contraste que contienen gadolinio, utilizados en las exploraciones de RM, pueden causar fibrosis sistémica nefrógena en pacientes con insuficiencia renal.

Reacciones de hipersensibilidad

Las *reacciones de hipersensibilidad* a los medios de contraste se dividen en inmediatas (< 1 h) y no inmediatas (> 1 h). Las manifestaciones clínicas de diversas reacciones de hipersensibilidad a los medios de contraste se describen en la **tabla 39-5**. El tratamiento de las reacciones de hipersensibilidad inmediata moderadas y graves es idéntico al de la anafilaxia.

V. Procedimientos específicos fuera del quirófano

A. Radiología para diagnóstico e intervencionista
Angiografía

La angiografía causa molestias mínimas y puede realizarse con anestesia local, con o sin una ligera sedación. Los procedimientos prolongados y los pacientes con accidente cerebrovascular (ACV) reciente, grado disminuido de consciencia o PIC aumentada, pueden necesitar anestesia con protección de las vías respiratorias (intubación traqueal).

Neurorradiología intervencionista

La embolización endovascular puede utilizarse para tratar aneurismas cerebrales, malformaciones arteriovenosas y ciertos tumores vasculares, como los meningiomas. El tratamiento endovascular del ACV isquémico agudo es cada vez más importante y los anestesiólogos asumen un papel vital en la atención intraprocedimental de estos pacientes.[8] Tanto la anestesia general como la sedación consciente son técnicas adecuadas para la neurorradiología intervencionista en función de la complejidad del procedimiento, la necesidad de manipular la presión arterial y la necesidad de evaluación neurológica durante la intervención.

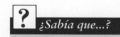

? *¿Sabía que...?*

Durante los procedimientos intervencionistas, el anestesiólogo puede estar expuesto a tanta o más radiación que el radiólogo intervencionista.

Tabla 39-5 Manifestaciones clínicas de las reacciones de hipersensibilidad inmediata y no inmediata a los medios de radiocontraste	
Reacciones inmediatas	**Reacciones no inmediatas**
Prurito	*Prurito*
Urticaria	*Exantema (en especial macular o erupción maculopapular medicamentosa)*
Angioedema/edema facial	Urticaria, angioedema
Dolor abdominal, náuseas, diarrea	Eritema multiforme menor
Rinitis (estornudos, rinorrea)	Erupción medicamentosa localizada
Ronquera, tos	Síndrome de Stevens-Johnson
Disnea (broncoespasmo, edema laríngeo)	Necrólisis epidérmica tóxica
Paro respiratorio	Reacción del injerto contra el hospedero
Hipotensión, choque cardiovascular	Síntomas sistémicos de eosinofilia relacionada con medicamentos
Paro cardíaco	Exantema intertriginoso y flexural simétrico asociado con la medicación
	Vasculitis

Nota: las reacciones más frecuentes aparecen en cursiva.

Ablación por radiofrecuencia

La ablación percutánea por radiofrecuencia (ARF) guiada por TC se realiza para el tratamiento de tumores primarios y metastásicos en órganos sólidos. La ventilación unipulmonar y la ventilación con chorro de alta frecuencia pueden utilizarse en pacientes para la ARF de tumores hepáticos para minimizar el movimiento asociado con los desplazamientos del diafragma en la ventilación estándar.

Derivación portosistémica intrahepática transyugular

El procedimiento de derivación portosistémica intrahepática transyugular (DPIT) se lleva a cabo mediante fluoroscopia y se realiza para ayudar a aliviar la hipertensión portal en pacientes con cirrosis avanzada. El procedimiento puede hacerse bajo sedación o anestesia general. Los pacientes que se presentan para un procedimiento de DPIT, en general, tienen una disfunción hepática importante, requieren una evaluación preoperatoria y un tratamiento intraoperatorio cuidadosos.

B. Radioterapia

La radiación externa es un tratamiento frecuente para los niños con tumores malignos (**tabla 39-6**).[9] Las dosis de radiación utilizadas son muy altas y todo el personal debe salir de la sala durante el tratamiento. Se utiliza un sistema interconectado de circuito cerrado de televisión, micrófonos telemétricos y supervisión estándar para poder observar de cerca al paciente durante el procedimiento. La ausencia total de movimiento es crucial durante la radioterapia y las técnicas de anestesia general o sedación profunda, siendo el propofol el anestésico de elección durante estos procedimientos.

C. Cardiología intervencionista

Los procedimientos intervencionistas diagnósticos y terapéuticos se llevan a cabo en el *LCC* y el *LEF*, y se describen en la tabla 39-2. Se suele utilizar una sedación ligera o moderada bajo la supervisión del cardiólogo. Sin embargo, la anestesia general es cada vez más necesaria para las intervenciones más largas y complejas, especialmente de las estructurales del corazón.[10]

Los estudios electrofisiológicos (EEF) y la ablación de las vías de conducción anómalas se realizan para el tratamiento de las disritmias causadas por vías de conducción aberrantes. Los EEF son largos y pueden causar molestias, especialmente cuando las disritmias intraoperatorias son provocadas por el procedimiento y luego se les corrige mediante sobreestimulación cardíaca o, si no tiene éxito, con cardioversión externa. Los anestésicos, incluyendo los volátiles y los relajantes musculares, pueden interferir con los procedimientos de ablación; por tanto, la comunicación con los cirujanos es de gran importancia en la planificación de la anestesia para estos procedimientos.[11] La capacidad de trasladar al paciente rápidamente a la sala de operaciones y la disponibilidad de circulación extracorpórea son refuerzos esenciales para los procedimientos en el LCC y el LEF.

? *¿Sabía que...?*

La implantación o sustitución de la válvula aórtica por vía transcatéter puede realizarse por vía percutánea en el LCC. Los pacientes de alto riesgo que están demasiado enfermos para una operación a corazón abierto pueden ser tratados con éxito.

Tabla 39-6 Tumores radiosensibles frecuentes en niños
Tumor primario del SNC: neuroblastoma, meduloblastoma
Leucemia aguda: leucemia del SNC
Tumores oculares: retinoblastoma
Tumores intraabdominales: tumor de Wilms
Rabdomiosarcoma
Otros tumores: histiocitosis de células de Langerhans

SNC: sistema nervioso central.

D. Cardioversión

La cardioversión transtorácica se utiliza habitualmente de forma electiva para tratar las disritmias, en especial la fibrilación y el aleteo auriculares. La cardioversión dura unos pocos segundos; sin embargo, es angustiosa y dolorosa. Por tanto, la sedación profunda se utiliza excepto en situaciones de riesgo vital. Un pequeño bolo de inducción intravenosa, con propofol o etomidato, suele ser suficiente para el procedimiento.

E. Procedimientos cardíacos pediátricos fuera del quirófano

El cateterismo cardíaco se realiza en niños con cardiopatías congénitas tanto para la evaluación hemodinámica como para procedimientos intervencionistas. Estos niños suelen estar muy enfermos y pueden presentar cianosis, disnea, insuficiencia cardíaca congestiva y derivaciones intracardíacas. En los pacientes con un conducto arterioso permeable, la alta tensión de oxígeno puede provocar un cierre prematuro; a menudo, se utilizan infusiones de prostaglandinas para mantener la permeabilidad del conducto.

F. Gastroenterología

Los procedimientos que se realizan habitualmente en la sala de endoscopia gastrointestinal se describen en la tabla 39-2. La mayoría de estos procedimientos pueden llevarse a cabo con sedación ligera (por lo regular, fentanilo y midazolam o infusión de propofol) sin la participación de un anestesiólogo.

Sin embargo, los gastroenterólogos están de acuerdo con que los pacientes de las clases III y IV de la ASA que se someten a procedimientos complejos o tienen antecedentes de respuestas adversas o inadecuadas a la sedación ligera o moderada requieren la atención de un anestesiólogo.[12]

El estado del paciente, la posición del mismo y el procedimiento específico determinan la técnica anestésica a utilizar. Se puede rociar anestesia local en la bucofaringe para facilitar el paso del endoscopio, aunque esto puede abolir el reflejo nauseoso y aumentar el riesgo de aspiración. La oxigenación nasal de flujo alto es una nueva técnica de oxigenación que puede utilizarse en pacientes sedados. Bajo anestesia general, los pacientes suelen requerir una intubación traqueal para proteger la vía respiratoria proximal, que se comparte con el endoscopio durante el procedimiento, aunque también se han utilizado vías de ventilación por medio de máscara laríngea.

G. Terapia electroconvulsiva

La terapia electroconvulsiva (TEC) se ha utilizado en el tratamiento de la depresión grave, la manía y los trastornos afectivos. Los pacientes suelen someterse a una serie de tratamientos regulares (tres veces por semana durante 6-12 tratamientos, seguidos de un mantenimiento semanal o mensual). Los procedimientos suelen realizarse en la unidad de cuidados postanestésicos, donde hay un acceso cercano al servicio de apoyo a la anestesia. De manera alternativa, pueden realizarse en la unidad psiquiátrica, donde los servicios de anestesia no están tan disponibles. La TEC es angustiosa y posiblemente peligrosa porque las convulsiones generalizadas pueden provocar lesiones en las extremidades y pueden producirse reacciones cardiovasculares importantes. La anestesia general ligera con relajación muscular, en general proporcionada con el relajante muscular de acción corta succinilcolina, se emplea para mitigar los efectos desagradables de una convulsión generalizada. El anestesiólogo debe conocer los regímenes de medicación del paciente porque pueden producirse interacciones farmacológicas entre los anestésicos y los medicamentos psicotrópicos, especialmente los inhibidores de la monoaminooxidasa. El manejo hábil de las vías respiratorias mediante ventilación con bolsa y máscara suele ser suficiente para mantener la oxigenación durante la anestesia para la TEC.

 Para más información e interactividad consulte las videoconferencias (en inglés) y la infografía «Visto de cerca», disponibles en el libro electrónico gratuito que acompaña a este texto. Las instrucciones de acceso se encuentran detrás de la portada.

> **?** **¿Sabía que...?**
>
> Hay que prestar atención meticulosa en evitar que entren burbujas de aire en las derivaciones de las líneas intravenosas en los niños con derivaciones de derecha a izquierda, ya que pueden cruzar a la circulación arterial y provocar un ACV o un paro cardíaco.

Referencias

1. Nagrebetsky A, Gabriel RA, Dutton RP, Urman RD. Growth of nonoperating room anesthesia care in the United States: a contemporary trends analysis. *Anesth Analg.* 2017;124:1261-1267. PMID: 27918331.
2. Chang B, Urman RD. Non-operating room anesthesia: the principles of patient assessment and preparation. *Anesthesiol Clin.* 2016;34:223-240. PMID: 26927750.
3. American Society of Anesthesiologists Committee on Standards and Practice Parameters. *Statement on Nonoperating Room Anesthetizing Locations.* 2018. Accessed March 12, 2020. https://www.asahq.org/standards-and-guidelines/statement-on-nonoperating-room-anesthetizing-locations
4. American Society of Anesthesiologists Task Force on Sedation and Analgesia by Non-Anesthesiologists. Practice guidelines for sedation and analgesia by non-anesthesiologists. *Anesthesiology.* 2002;96:1004-1017. PMID: 11964611.
5. Woodward ZG, Urman RD, Domino KB. Safety of non-operating room anesthesia: a closed claims update. *Anesthesiol Clin.* 2017;35(4):569-658. PMID: 29101947.
6. Miller DL, Vañó E, Bartal G, et al. Occupational radiation protection in interventional radiology: a joint guideline of the Cardiovascular and Interventional Radiology Society of Europe and the Society of interventional Radiology. *Cardiovasc Intervent Radiol.* 2010;33:230-239. PMID: 20020300.
7. Deen J, Vandevivere Y, Van de Putte P. Challenges in the anesthetic management of ambulatory patients in the MRI suites. *Curr Opin Anesthesiol.* 2017;30:670-675. PMID: 28817401.
8. Rasmussen LK, Simonsen CZ, Rasmussen M. Anesthesia practice for endovascular therapy of acute ischemic stroke in Europe. *Curr Opin Anaesthesiol.* 2019;32:523-530. PMID: 31045592.
9. McFadyen GJ, Pelly N, Orr RJ. Sedation and anesthesia for the pediatric patient undergoing radiotherapy. *Curr Opin Anaesthesiol.* 2011;24:433-438. PMID: 21602675.
10. Fiorilli PN, Anwaruddin S, Zhou E, Shah R. Catheterization laboratory. Structural heart disease, devices, and transcatheter aortic valve replacement. *Anesthesiol Clin.* 2017;35:627-639. PMID: 29101953.
11. Mandel JE, Stevenson WG, Frankel DS. Anesthesia in the electrophysiology laboratory. *Anesthesiol Clin.* 2017;35:641-654. PMID: 29101954.
12. Kuzhively J, Pandit JJ. Anesthesia and airway management for gastrointestinal endoscopic procedures outside the operating room. *Curr Opin Anaesthesiol.* 2019;32:517-522. PMID: 31082826.

REACCIONES DE HIPERSENSIBILIDAD

VISTO DE CERCA

En muchos casos de anestesia fuera del quirófano (NORA, *nonoperating room anesthesia*) se utilizan medios de contraste intravenosos. Los pacientes pueden tener una respuesta alérgica grave a estos medicamentos. El reconocimiento y el tratamiento oportunos son fundamentales

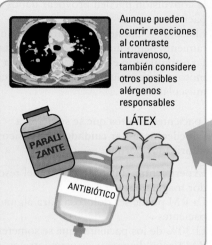

Aunque pueden ocurrir reacciones al contraste intravenoso, también considere otros posibles alérgenos responsables

LÁTEX

PARALIZANTE

ANTIBIÓTICO

Síntomas a buscar...

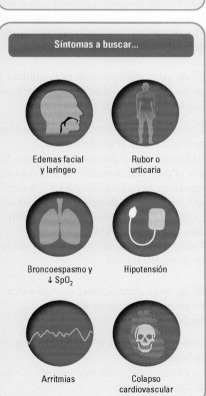

Edemas facial y laríngeo

Rubor o urticaria

Broncoespasmo y ↓ SpO$_2$

Hipotensión

Arritmias

Colapso cardiovascular

TRATAMIENTO

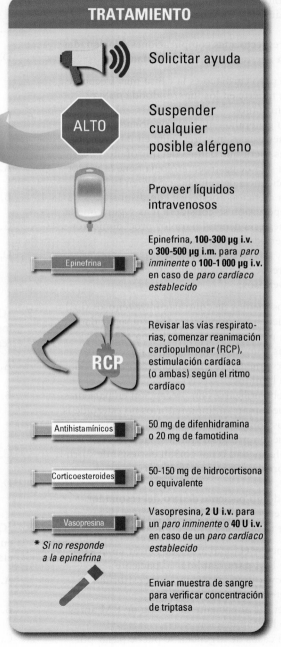

Solicitar ayuda

ALTO
Suspender cualquier posible alérgeno

Proveer líquidos intravenosos

Epinefrina
Epinefrina, **100-300 µg i.v.** o **300-500 µg i.m.** para *paro inminente* o **100-1 000 µg i.v.** en caso de *paro cardíaco establecido*

RCP
Revisar las vías respiratorias, comenzar reanimación cardiopulmonar (RCP), estimulación cardíaca (o ambas) según el ritmo cardíaco

Antihistamínicos
50 mg de difenhidramina o 20 mg de famotidina

Corticoesteroides
50-150 mg de hidrocortisona o equivalente

Vasopresina
Vasopresina, **2 U i.v.** para un *paro inminente* o **40 U i.v.** en caso de un *paro cardíaco establecido*

* *Si no responde a la epinefrina*

Enviar muestra de sangre para verificar concentración de triptasa

Infografía de: Naveen Nathan MD

Preguntas

1. **¿Cuáles son las complicaciones más frecuentes asociadas con la NORA?**

   A. Obstrucción de las vías respiratorias y depresión respiratoria
   B. Taquicardia e hipertensión
   C. Dolor y agitación
   D. Náuseas y vómitos

2. **Con respecto a las complicaciones relacionadas con la anestesia fuera del quirófano:**

   A. El paro cardíaco es la causa más frecuente de muerte en los lugares donde no hay quirófanos
   B. En general, la muerte relacionada con la anestesia es más frecuente en intervenciones fuera que dentro del quirófano
   C. La sala de gastroenterología tiene la mayor incidencia de complicaciones en la NORA
   D. La atención anestésica con dispositivos de supervisión se considera más segura que la anestesia general para los procedimientos fuera del quirófano

3. **Con respecto a los medios de contraste intravenosos:**

   A. Los medios de contraste intravenosos (i.v.) pueden ser administrados con seguridad en pacientes con insuficiencia renal
   B. Las complicaciones renales pueden evitarse mediante una cuidadosa restricción de líquidos
   C. Debe utilizarse con precaución en pacientes que toman antiinflamatorios no esteroideos
   D. Los compuestos que contienen yodo pueden provocar que los pacientes con enfermedad renal corran el riesgo de sufrir fibrosis sistémica nefrógena

4. **Cuando un paciente dentro del resonador magnético requiere reanimación, se debe seguir el siguiente procedimiento:**

   A. Apagar el imán antes de entrar en la sala de RM para reanimar al paciente
   B. Llevar inmediatamente un desfibrilador externo a la sala de RM
   C. Retirar al paciente de la sala de RM antes de la reanimación
   D. En casos de urgencia, se puede pasar por alto la lista de comprobación de seguridad de la RM antes de entrar en la sala del resonador

5. **La anestesia para la TEC requiere la administración de un relajante muscular porque:**

   A. Es imprescindible para intubar la tráquea
   B. Los movimientos musculares causados por la convulsión pueden provocar daños al paciente
   C. El uso de relajantes musculares crea un tratamiento hemodinámicamente más estable
   D. La estimulación eléctrica de la corteza motora provoca una violenta contracción muscular

6. **Los pacientes adultos que se someten a RM pueden necesitar cuidados anestésicos monitorizados porque:**

   A. Experimentan ansiedad dentro del resonador magnético
   B. La RM puede ser dolorosa para algunos pacientes
   C. El 30% de los pacientes que se someten a RM tienen diagnósticos psiquiátricos
   D. Los pacientes experimentan con frecuencia obstrucción de las vías respiratorias dentro del resonador magnético

7. **¿Cuál de estas afirmaciones es verdadera en los procedimientos del tubo digestivo superior realizados en la sala de endoscopia?**

   A. Todos requieren intubación traqueal para proteger la vía respiratoria
   B. La sedación con propofol administrada por el personal de enfermería se considera segura en pacientes con ASA3 o 4 para procedimientos que duren menos de 30 min
   C. El abordaje de la vía respiratoria con máscara laríngea está contraindicado
   D. Puede ser necesario colocar a los pacientes en decúbito lateral

8. **¿Cuál de estas afirmaciones es verdadera en los procedimientos de ablación electrofisiológica?**

   A. Suelen ser rápidos y rara vez requieren anestesia
   B. La elección del anestésico queda a elección del anestesiólogo
   C. En los casos pediátricos se suele requerir anestesia general
   D. Las disritmias intraoperatorias son poco frecuentes

Respuestas

1. A

Es más probable que las complicaciones relacionadas con la NORA impliquen cuidados anestésicos monitorizados por oxigenación y ventilación inadecuadas.

2. B

Los eventos adversos importantes en la NORA son poco frecuentes; sin embargo, el análisis de las reclamaciones juzgadas demuestra que, aunque las reclamaciones por la NORA fueron menos frecuentes que las de la anestesia en quirófano, la NORA tuvo mayor proporción de reclamaciones por muerte que las intervenciones en el quirófano.

3. C

Los medios de contraste se eliminan por vía renal y los pacientes con nefropatía crónica preexistente, diabetes mellitus, deshidratación, edad avanzada y uso concomitante de fármacos nefrotóxicos (p. ej., antiinflamatorios no esteroideos) corren el riesgo de desarrollar una nefropatía inducida por el contraste.

4. C

Los intentos de reanimación de emergencia deben realizarse fuera del resonador magnético, ya que los equipos, como los laringoscopios y los desfibriladores cardíacos, no deben acercarse al imán.

5. B

La TEC es angustiosa y posiblemente peligrosa porque las convulsiones generalizadas pueden provocar lesiones en las extremidades. La anestesia general ligera con relajación muscular, normalmente proporcionada con el relajante muscular de acción corta succinilcolina, se utiliza para mitigar los efectos desagradables de una convulsión generalizada.

6. A

Las secuencias de exploración son considerablemente más largas en el caso de la RM que en el de la TC, por lo que una exploración ≥ 30 min para los niños más pequeños, así como para los adultos con trastornos neurológicos o psicológicos, incluida la claustrofobia, suele requerir sedación o anestesia.

7. D

La intubación traqueal no siempre es necesaria para los procedimientos en el tubo digestivo superior o inferior. En el caso de los pacientes más enfermos es preferible contar con un anestesiólogo capacitado. La mascarilla laríngea puede ser una técnica alternativa para la ventilación durante los procedimientos en el tubo digestivo. Los pacientes pueden ser colocados en decúbito lateral para los procedimientos en el tubo digestivo.

8. C

Los procedimientos electrofisiológicos realizados para el tratamiento de las disritmias son largos y pueden causar molestias, especialmente cuando las disritmias intraoperatorias son provocadas por el propio procedimiento y luego corregidas mediante sobreestimulación cardíaca o con cardioversión externa. Los anestésicos, incluyendo los volátiles y los relajantes musculares, pueden interferir con los procedimientos de ablación; por tanto, la comunicación con el cirujano es de gran importancia en la planificación de la anestesia para estos procedimientos. En los pacientes pediátricos se prefiere la anestesia general.

40 Recuperación postoperatoria

Louisa J. Palmer y Matthew Grunert

I. Introducción y procedimiento postoperatorio

Una pauta de la American Society of Anesthesiology (ASA) es que todos los pacientes deben recibir un tratamiento postanestésico adecuado tras la administración de anestesia general, regional o cuidados anestésicos monitorizados.[1] Por lo general, este tratamiento se proporcionará en la unidad de cuidados postoperatorios (UCPO), excepto en el caso de que el anestesiólogo responsable de los cuidados intraoperatorios del paciente documente que este cumple con los criterios para evitar la UCPO e ir directamente a una hospitalización normal o que el paciente cumpla con los criterios para ser admitido en la unidad de cuidados intensivos (UCI). Los criterios para el ingreso directo en la UCI desde el quirófano son, entre otros, los siguientes:

- Necesidad de ventilación mecánica continua.
- Alto riesgo de obstrucción o compromiso de las vías respiratorias.
- Dependencia de medicamentos vasoactivos para mantener la presión arterial y el gasto cardíaco.
- Necesidad de vigilancia neurológica invasiva o frecuente.
- Necesidad de tratamiento agudo sustitutivo de la función renal.
- Riesgo continuo de hemorragia profusa o coagulopatía que requiera reanimación.

La mayoría de los pacientes postoperatorios acabarán recibiendo tratamiento en la UCPO después de la operación. El objetivo de esta unidad de cuidados es dar tiempo al paciente para que se recupere fisiológicamente de la anestesia y la cirugía, hasta el punto de que pueda pasar con seguridad a la hospitalización normal o a su casa. La UCPO proporciona un entorno estrechamente vigilado en el que se pueden identificar y tratar las afecciones postoperatorias agudas, como se describe en las siguientes secciones. Las pautas de la ASA ayudan a establecer la calidad de los cuidados del paciente en la UCPO (**tabla 40-1**).

Antes de salir de la UCPO, para el traslado a una unidad de hospitalización o a casa, todos los pacientes deben ser evaluados para comprobar que se han recuperado de los efectos agudos de la anestesia. Los criterios para el alta pueden variar entre instituciones y pueden tener modificaciones dependiendo del tipo de anestesia administrada y del destino del alta. Por lo general, los criterios incluirán la evaluación de que el paciente ha vuelto a su estado neurológico inicial, con un grado de dolor aceptable, capacidad de mantener una vía respiratoria permeable y una oxigenación estable, mediciones hemodinámicas dentro de parámetros aceptables y ninguna evidencia de hipovolemia o hemorragia relevante en curso. Pueden aplicarse criterios adicionales o modificados si el paciente ha sido sometido a anestesia neuroaxial o a un bloqueo nervioso periférico. Si el paciente va a ser dado de alta a su casa, deberá recibir un resumen escrito con instrucciones, futuras citas relevantes y prescripciones.

Tabla 40-1 Pautas de la ASA para los cuidados postoperatorios

	Pauta ASA
Transporte	• Miembro del equipo de anestesia con conocimiento detallado del estado del paciente • Supervisión y apoyo adecuados
Entrega	• Informe verbal del anestesiólogo a la enfermera • El informe debe incluir las comorbilidades preoperatorias, las alergias, el curso intraoperatorio y los posibles problemas postoperatorios • Evaluación inicial por la enfermera de la UCPO • El anestesiólogo debe permanecer hasta que el personal de enfermería de la UCPO acepte la responsabilidad
Reevaluación/seguimiento	• Evaluación continua y documentación del estado del paciente • Debe incluir la oxigenación, ventilación, hemodinámica, equilibrio de líquidos, grado de consciencia y temperatura • Médico responsable presente para resolver las complicaciones y proporcionar soporte vital avanzado si es necesario
Alta de la UCPO	• Los pacientes pueden ser dados de alta de la UCPO una vez que se cumplan los criterios de alta aprobados por el departamento • Los criterios de alta pueden variar en función del tipo de anestesia realizada y de si el paciente es dado de alta a un entorno de hospitalización o de regreso a su comunidad

UCPO: unidad de cuidados postoperatorios.

Las unidades de recuperación prolongada, en las que los pacientes pueden pasar la noche en observación pero son dados de alta en 24 h, también son cada vez más frecuentes y constituyen una opción para el alta de la UCPO en muchos centros.

II. Tratamiento del dolor postoperatorio

El dolor postoperatorio no controlado puede provocar una liberación excesiva de catecolaminas, hipertensión, isquemia miocárdica, respiración superficial antiálgica y deterioro de la mecánica respiratoria, así como constituir una experiencia aún menos agradable para el paciente. Por tanto, es importante identificar y tratar adecuadamente el dolor postoperatorio en la UCPO.[2] Entre los diferentes métodos para cuantificar el dolor postoperatorio se encuentran las escalas de calificación verbal, las escalas de calificación numérica, las escalas analógicas visuales y la escala de expresiones faciales de Wong Baker. Aunque tradicionalmente se han administrado principalmente opiáceos por vía intravenosa (i.v.), los protocolos de recuperación optimizada (RO) y la creciente epidemia de opiáceos han puesto de relieve la necesidad de enfoques multimodales. Entre ellos, se encuentran varias clases de fármacos analgésicos complementarios (**tabla 40-2**) y la anestesia regional.

La RO implica pautas de atención multimodal que se aplican en el período perioperatorio y que conducen a una recuperación postoperatoria más temprana, una menor duración de la estancia hospitalaria y una mejoría de los resultados en los pacientes.[3,4] Aunque estos protocolos se validaron inicialmente en cirugías colorrectales, su ámbito de aplicación se ha ampliado posteriormente para incluir muchos otros tipos

Tabla 40-2 Medicación multimodal para el dolor

	Medicamentos	Ventajas	Riesgos/efectos adversos
Opiáceos	Fentanilo Hidromorfona Morfina Oxicodona Tramadol	Analgésicos potentes, formas i.v. de acción rápida	Depresión respiratoria, somnolencia, náuseas, prurito, deterioro de la función intestinal, retención urinaria
Gabapentinoides	Gabapentina Pregabalina	Especialmente eficaces para el dolor neuropático	Depresión respiratoria, mareos, alteraciones visuales, estado mental deteriorado
AINE	Ketorolaco Ibuprofeno Naproxeno	Fuertes propiedades antiinflamatorias, disminuye el consumo de opiáceos	LRA, hemorragia postoperatoria, hemorragia digestiva, dispepsia, IM, accidente cerebrovascular
Inhibidores de la COX-2	Celecoxib	Fuerte antiinflamatorio, menor riesgo de hemorragia	IM, accidente cerebrovascular, LRA
Paracetamol	Paracetamol	Excelente perfil de seguridad	Riesgo de lesión hepática
Antagonistas de los receptores de NMDA	Ketamina	Analgésico potente, puede reducir la tolerancia aguda a los opiáceos	Alucinaciones, ansiedad, salivación excesiva, aumento potencial de la PIC

AINE: antiinflamatorios no esteroideos; IM: infarto de miocardio; LRA: lesión renal aguda; NMDA: N-metil-D-aspartato; PIC: presión intracraneal.

de cirugía y es probable que esta tendencia continúe. Las pautas de la RO abarcan todo el período perioperatorio y es importante que la atención de los pacientes en la UCPO sea coherente con los objetivos de estos protocolos cuando sea apropiado.

Un componente primordial de las pautas de la RO es el enfoque multimodal de la analgesia, orientado principalmente a reducir el uso de opiáceos, sobre todo los de acción prolongada. En el preoperatorio, los pacientes pueden recibir varios medicamentos analgésicos destinados a mejorar el control del dolor y, al mismo tiempo, minimizar el uso de opiáceos. Estos medicamentos incluyen el paracetamol (acetaminofeno), fármacos neuropáticos (p. ej., gabapentina o pregabalina), antiinflamatorios no esteroideos (AINE) o inhibidores selectivos de la COX-2 (**fig. 40-1**). Es importante estar al tanto de la administración preoperatoria o intraoperatoria de estos medicamentos mientras se atiende a los pacientes en la UCPO para mantener los esquemas de dosificación adecuados y evitar posibles toxicidades relacionadas con la administración de varios fármacos de una clase. Además, los medicamentos neuropáticos, como la gabapentina y la pregabalina, se han relacionado con la somnolencia y la depresión respiratoria, especialmente cuando se combinan con otros

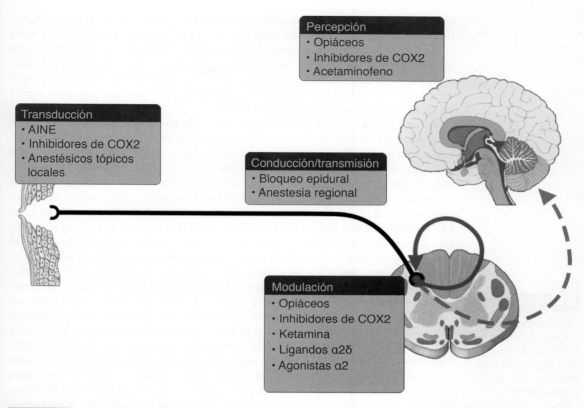

Figura 40-1 Esquema que muestra las dianas neuroanatómicas de los analgésicos adyuvantes. AINE: antiinflamatorios no esteroideos; COX2: ciclooxigenasa-2 (adaptada de Schug SA. Multimodal drug therapies for postoperative pain control in adults. En: Carr DB, ed. *Pain After Surgery*. 1.ª ed. Wolters Kluwer; 2019:249-258).

aquellos que son depresores del sistema nervioso central (SNC), lo cuales están inevitablemente presentes en el entorno perioperatorio. Es fundamental tener en cuenta estos medicamentos al evaluar a los individuos que tardan en despertarse o que muestran signos de depresión del impulso respiratorio.

El uso de anestesia regional, cuando es factible, es un componente igualmente importante del tratamiento del dolor en las pautas de la RO, ya que esta técnica también minimiza el uso de opiáceos. Las intervenciones en la UCPO pueden incluir la optimización de los catéteres epidurales o de bloqueo nervioso existentes para los pacientes a quienes se les colocó antes o durante la operación. Las personas con necesidades analgésicas inesperadamente elevadas pueden beneficiarse de los bloqueos nerviosos postoperatorios o de la colocación de un catéter de bloqueo nervioso continuo cuando sea apropiado. Con el uso ampliado de la bupivacaína liposómica de acción prolongada, es importante determinar qué pacientes pueden recibir con seguridad dosis adicionales de anestésicos locales, sin mucho riesgo de toxicidad sistémica.

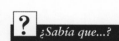

¿Sabía que...?

Las pautas de las RO promueven el enfoque multimodal de la analgesia con énfasis en la reducción del uso de opiáceos.

III. Debilidad postoperatoria

A. Debilidad generalizada

Muchos procedimientos realizados en el quirófano requieren que los pacientes se sometan a relajación muscular con bloqueadores neuromusculares (BNM). En las publicaciones sobre anestesia, la debilidad residual derivada del uso de estos bloqueadores se ha asociado históricamente con un aumento de la morbilidad y la mortalidad. Las dosis intraoperatorias más altas de estos se relacionan con un mayor riesgo de complicaciones postoperatorias.[5] Durante el período que transcurre entre la extubación y la recuperación de un tren de cuatro (TDC) de 0.9, el paciente corre el riesgo de sufrir disminución del esfuerzo respiratorio, empeoramiento de la atelectasia, deterioro de los reflejos protectores de las vías respiratorias y mayores riesgos de episodios de aspiración, hipoxia y reintubación. Por tanto, es imperativo vigilar los signos de debilidad residual en la UCPO.

En un estudio de 2016 se reveló un cociente de incidencia relativa de neumonía postoperatoria de 1.79 en los pacientes que recibieron BNM, en comparación con quienes no los hicieron, mientras que el fracaso al revertir el BNM al final de un caso se asoció con un cociente más elevado de incidencia (2.25) de neumonía.[6] A pesar de la evidencia de que el fracaso al antagonizar los BNM al final de la cirugía conduce a un cociente TDC < 0.7 a la llegada a la UCPO, en la práctica clínica muchos anestesiólogos informan que no dan rutinariamente antagonistas del BNM al final de un caso. Las razones aducidas para evitar las anticolinesterasas incluyen la preocupación por los cambios hemodinámicos, las náuseas y los vómitos postoperatorios, la debilidad paradójica provocada por una dosis excesiva de neostigmina, así como la «ausencia de desvanecimiento» con el uso de un dispositivo cualitativo de vigilancia de las contracciones neuromusculares. Cabe señalar que la mayoría de los anestesiólogos no detectan el desvanecimiento una vez que el cociente del TDC es superior a 0.4, muy por debajo del 0.9 necesario para que el paciente evite las complicaciones postoperatorias.

Cualquier paciente en quien exista la preocupación de una reversión incompleta o ausente del BNM debe recibir anticolinesterasa o sugammadex (selectivo de unión a aminoácidos) en la UCPO. Esto es especialmente importante para las poblaciones de alto riesgo, como las personas débiles y de edad avanzada, y también los pacientes con antecedentes de miastenia grave, para quienes es necesario identificar la última dosis de anticolinesterasa domiciliaria y verificar que se administró en la fecha programada. Hay algunos datos que apoyan la idea de que estas poblaciones de alto riesgo deben ser revertidas preferentemente con sugammadex si han recibido un BNM aminoesteroide intraoperatorio.

B. Debilidad puntual

En la UCPO es donde los pacientes pueden mostrar por primera vez signos de haber sufrido una lesión por la posición intraoperatoria. La más frecuente es la lesión del nervio cubital, seguida en prevalencia por la lesión del nervio peroneo. Los signos y síntomas deben ser cuidadosamente evaluados y documentados. La mayoría de las lesiones de este tipo se alivian con el tiempo, pero debe considerarse el seguimiento por parte de un neurólogo. La debilidad persistente de las extremidades inferiores tras una cirugía raquídea o una anestesia neuroaxial debe evaluarse con una RM para descartar un hematoma epidural.

Ciertos procedimientos (como la endarterectomía carotídea) y los acontecimientos intraoperatorios (como la hipertensión o la hipotensión graves) pueden aumentar el riesgo de ACV hemorrágico, isquémico o embólico. Este diagnóstico debe considerarse en pacientes con nuevos déficits neurológicos puntuales postoperatorios, afasia o con otros cambios neurológicos inexplicables mientras están en la UCPO. El reconocimiento rápido y la notificación a los servicios apropiados son esenciales para proporcionar una gestión e intervención oportunas.

IV. Estado mental alterado

Diversas afecciones pueden conducir a cambios postoperatorios en el estado mental. Los más frecuentes en la UCPO son la anestesia residual, el efecto secundario de los opiáceos, la hipoxia, la hipercapnia y la hipoglucemia. El paciente con un estado mental significativamente deprimido debe ser evaluado en cuanto a la permeabilidad de las vías respiratorias y la función respiratoria, y también debe considerarse la posibilidad de utilizar antagonistas como la naloxona y el flumazenil. En la evaluación inicial debe comprobarse la glucosa en el dedo y debe tenerse en cuenta la posibilidad de realizar más pruebas, como electrólitos y gasometría arterial (GA).

En el otro extremo del espectro, la confusión y la angustia también se encuentran con frecuencia en la UCPO, especialmente en la población pediátrica y geriátrica. Los antipsicóticos y la dexmedetomidina pueden considerarse para el tratamiento de casos extremos tras descartar otras causas, como dolor, vejiga llena o dificultad respiratoria.

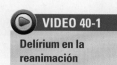

VIDEO 40-1

Delírium en la reanimación

V. Hipoxia

Hay varias causas potenciales de hipoxia en el paciente postoperatorio. La más frecuente de desajuste V/Q en la UCPO es la atelectasia. Los factores que predisponen a la atelectasia son la obesidad, la posición supina o Trendelenburg intraoperatoria prolongada, el aumento de la presión intraabdominal, la falta de tos o de respiración profunda bajo anestesia y la rigidez postoperatoria debida al dolor. Esto puede verse exacerbado por el aumento de la demanda de O_2 en el contexto del dolor, los escalofríos y la angustia. Por este motivo, la mayoría de los pacientes en el postoperatorio seguirán necesitando oxígeno complementario en este período hasta que recuperen su capacidad residual funcional (CRF) con la movilización y una buena limpieza del árbol traqueobronquial. Es importante tener en cuenta que el O_2 complementario, aunque suele ser útil, puede enmascarar la hipoventilación causada por la anestesia residual o los medicamentos sedantes.

Entre las causas menos frecuentes a tener en cuenta en el paciente postoperatorio hipóxico se encuentran: deterioro de las vías respiratorias, edema pulmonar (por sobrecarga de volumen, presión negativa o reexpansión), émbolo pulmonar, neumonitis por aspiración o taponamiento mucoso. Puede producirse neumotórax después de una cirugía de mama, cuello o torácica o, potencialmente, por una cirugía abdominal que implique una afectación del diafragma.

La evaluación del paciente postoperatorio hipóxico debe incluir la valoración inicial del grado de consciencia, la permeabilidad de la vía respiratoria, la adecuación del esfuerzo respiratorio y los sonidos respiratorios. La hipoxia persistente o profunda debe evaluarse más a fondo con una radiografía de tórax (RT) y un análisis de GA. La ecografía en el punto de atención se utiliza ahora con frecuencia para ayudar a identificar signos de neumotórax, edema pulmonar o consolidación. En caso de edema pulmonar o atelectasia profunda puede utilizarse presión positiva continua en las vías respiratorias (CPAP, *continuous positive airway pressure*) para, eventualmente, evitar la reintubación por hipoxia (**fig. 40-2**).[7]

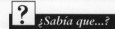

¿Sabía que...?

La causa más frecuente de hipoxia en la UCPO es la atelectasia que se desarrolla intraoperatoriamente.

A. Deterioro de las vías respiratorias

Los pacientes postanestésicos tienen un alto riesgo de obstrucción de las vías respiratorias. Los signos de posible deterioro y obstrucción de las vías respiratorias incluyen estridor, aumento del trabajo respiratorio, episodios de apnea o hinchazón del cuello. Los individuos que corren un riesgo especial son aquellos con apnea obstructiva del sueño (AOS) conocida o sospechada y los pacientes que se han sometido a procedimientos en el cuello y las vías respiratorias superiores.

Los pacientes que se recuperan de una cirugía de tiroides, paratiroides y carótida corren el riesgo de desarrollar hematomas localizados en el cuello que pueden distorsionar la anatomía de las vías respiratorias y provocar un deterioro respiratorio. Los equipos quirúrgicos deben ser notificados y la rápida expansión del hematoma puede requerir la reapertura de la incisión en la cama del paciente. La intubación en este escenario puede ser muy difícil o imposible debido a la alteración de la anatomía y deben hacerse esfuerzos para mantener la respiración espontánea durante cualquier intento de intubación. En ausencia de un hematoma evidente en

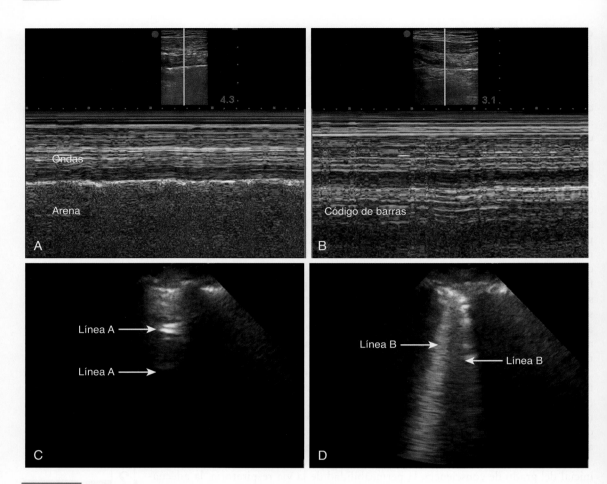

Figura 40-2 Hallazgos de la ecografía pulmonar en la unidad de cuidados postoperatorios. **A)** El modo M «signo de la orilla» se ubica a través de la pleura. Con un pulmón normal, hay «ondas» horizontales por encima de la pleura y «arena» con manchas por debajo. **B)** En caso de neumotórax, cuando el modo M se coloca a través de la pleura, las ondas continúan por debajo de la pleura para crear un signo de «código de barras». **C)** Con ecografía bidimensional (2D), las líneas horizontales A son artefactos de reverberación de la pleura y representan el pulmón con ventilación normal. **D)** En un paciente con edema pulmonar, el aumento de la densidad del pulmón hace que la ecografía bidimensional muestre líneas verticales B.

el cuello, la causa de los síntomas puede ser una lesión en las cuerdas vocales, edema o espasmo. La epinefrina racémica y los esteroides pueden ayudar si se cree que el edema de las vías respiratorias es la causa, también debe considerarse la evaluación por otorrinolaringología. Asimismo, el deterioro de las vías respiratorias puede ser el resultado de una hemorragia bucofaríngea posquirúrgica después de procedimientos como la amigdalectomía, estos pacientes requieren de una estrecha vigilancia.

VI.   Apnea obstructiva del sueño

Los pacientes con AOS pueden constituir una parte importante de los pacientes en la UCPO. Tienen riesgo elevado de sufrir episodios de apnea y obstrucción de las vías respiratorias en el período postoperatorio. La hipoxia grave puede ser el resultado de la combinación de la obstrucción de las vías respiratorias y la disminución de la CRF. Debe identificarse a estos individuos lo antes posible, ya sea mediante pruebas preoperatorias o utilizando un sistema de puntuación de alta sensibilidad para identificar a los pacientes con riesgo (**tabla 40-3**).[8]

Los regímenes analgésicos deben planificarse cuidadosamente en estos pacientes, ya que el uso de sedantes y opiáceos aumenta el riesgo de depresión respiratoria y de

Tabla 40-3 Identificación de pacientes con riesgo de apnea obstructiva del sueño	
Características físicas	IMC > 35 kg/m²
	Amígdalas grandes
	Malformaciones craneofaciales
	Circunferencia grande del cuello
	Hombre
Síntomas clínicos	Ronquidos fuertes o frecuentes
	Eventos apneicos observados mientras se duerme
	Despertares frecuentes
	Frecuente somnolencia diurna
	Se duerme fácilmente cuando no hay estímulos (p. ej., en el sofá viendo la televisión)

IMC: índice de masa corporal.
Adaptada de American Society of Anesthesiologists Task Force on Perioperative Management of Patients With Obstructive Sleep Apnea. Practice Guidelines for the perioperative management of patients with obstructive sleep apnea: an updated report by the American Society of Anesthesiologists Task Force on Perioperative Management of patients with obstructive sleep apnea. *Anesthesiology*. 2014;120(2):268-286.

obstrucción de las vías respiratorias. Deben utilizarse técnicas regionales y medicamentos complementarios para minimizar las necesidades de opiáceos. Si se prescribe una analgesia controlada por el paciente para el dolor, debe evitarse una infusión de fondo. Es razonable utilizar O_2 complementario en estos pacientes, en el postoperatorio, para apoyar la oxigenación, pero hay que tener en cuenta que esto podría aumentar la duración de los episodios de apnea y disimular la hipoventilación. Todos los pacientes postoperatorios con AOS deben ser vigilados con oximetría de pulso continua, la cual debe continuar después del traslado fuera de la UCPO. Se debe considerar seriamente la posibilidad de iniciar CPAP en cualquier paciente con evidencia de hipoxemia u obstrucción persistente sin contraindicación quirúrgica. Se debe animar a los pacientes con AOS que utilizan CPAP en casa a que lleven su máquina al hospital el día de la cirugía para que puedan utilizarla en el período postoperatorio. Otras maniobras sencillas para minimizar la hipoxia y la obstrucción de las vías respiratorias son evitar el decúbito supino y preferir la sedestación o la posición lateral.

La decisión de dar el alta a un paciente con AOS en su domicilio después de una intervención quirúrgica requiere una cuidadosa consideración. Los pacientes no deben ser dados de alta hasta que se considere que ya no corren un riesgo mayor de depresión respiratoria postoperatoria; esto puede requerir una estancia más larga en la UCPO que sus homólogos sin AOS. Antes del alta, deben ser capaces de mantener saturaciones de oxígeno sin O_2 complementario en un entorno no estimulante. Al alta, deben ser instruidos para que cumplan con su CPAP en casa (si la requieren) para las siestas y la noche. También se les debe aconsejar sobre el uso de analgésicos complementarios sencillos y que reduzcan al mínimo el uso de opiáceos. Los pacientes quirúrgicos ambulatorios con AOS, hipoxia en la UCPO o una puntuación de alto riesgo deben ser ingresados en el hospital para su observación (**tabla 40-4**).

? *¿Sabía que...?*

Debe considerarse a los pacientes con AOS de alto riesgo para su observación nocturna en lugar de ser dados de alta rutinariamente a casa desde la UCPO.

VII. Hipoventilación

Mientras que la hipoxia se reconoce fácilmente en los dispositivos de la UCPO, la hipoventilación suele pasar inadvertida y, como ya se mencionó, puede quedar enmascarada por la administración rutinaria de O_2 complementario que se ofrece a los pacientes postoperatorios.

Entre las causas frecuentes de hipoventilación se encuentran la sedación por anestésicos y opiáceos, la debilidad causada por el BNM residual y la rigidez por dolor

Tabla 40-4 Estratificación del riesgo postoperatorio en pacientes con AOS

		Grado de riesgo postoperatorio
Gravedad de la AOS	Leve	Bajo
	Moderada	Medio
	Grave	Alto
Tipo de cirugía o anestesia	Cirugía realizada exclusivamente con anestesia local	Bajo
	Cirugía de bajo riesgo bajo sedación o anestesia general	Medio
	Cirugía mayor o cirugía de las vías respiratorias bajo anestesia general	Alto
Medicación para el dolor	No se necesitan opiáceos	Bajo
	Opiáceos con dosis bajas o baja frecuencia	Medio
	Opiáceos con dosis alta o neuroaxiales	Alto

AOS: apnea obstructiva del sueño.
Adaptada de American Society of Anesthesiologists Task Force on Perioperative Management of Patients With Obstructive Sleep Apnea. Practice Guidelines for the perioperative management of patients with obstructive sleep apnea: an updated report by the American Society of Anesthesiologists Task Force on Perioperative Management of patients with obstructive sleep apnea. *Anesthesiology.* 2014;120(2):268-286.

inadecuadamente tratado. La hipercapnia con acidosis respiratoria puede provocar un aumento de la angustia o de la somnolencia y debe sospecharse en ambos casos. Los pacientes con antecedentes de asma o enfermedad pulmonar obstructiva crónica (EPOC) son propensos a sufrir exacerbaciones en el período postoperatorio, mismas que pueden manifestarse como dificultad respiratoria con sibilancias espiratorias. Si no se trata, esto puede progresar a una alteración importante del movimiento del aire con la consiguiente hipercapnia e hipoxia.

La reversión de la sedación, la mejoría del control del dolor, la terapia broncodilatadora y la presión positiva a dos niveles en las vías respiratorias pueden considerarse para el tratamiento de la hipoventilación postoperatoria en función de la posible causa.[7] La hipoventilación resistente al tratamiento que provoca hipoxia puede requerir reintubación y traslado a la UCI.

VIII. Hipertensión postoperatoria

La hipertensión es frecuente en el período postoperatorio inmediato y, aunque no se ha establecido un límite específico de presión arterial, la hipertensión postoperatoria se asocia de forma independiente con las complicaciones tras la cirugía no cardíaca. Entre las causas más frecuentes de hipertensión en la UCPO están el tratamiento inadecuado del dolor, las náuseas, la ansiedad, la distensión vesical, la hipercapnia, el delírium posreanimación y el mantenimiento perioperatorio de medicamentos antihipertensivos. La hipertensión postoperatoria pone a los pacientes en riesgo de isquemia miocárdica, accidente cerebrovascular, hemorragia y presión intracraneal (PIC) y presión intraocular altas. Las poblaciones quirúrgicas específicas tienen un riesgo especialmente elevado de sufrir complicaciones y pueden requerir un control más enérgico de la presión arterial. Eso incluye procedimientos intracraneales, cirugía ocular, cirugía carotídea y otras cirugías que implican anastomosis arteriales. Los objetivos típicos para la gestión de la presión arterial en la UCPO implican mantener la presión dentro del 20% del valor de referencia. El tratamiento inicial debe incluir la verificación de las lecturas de la presión arterial y la confirmación del tamaño adecuado del manguito de presión arterial o la colocación del transductor de la línea arterial. Después de la evaluación, el tratamiento debe abordar la causa de la hipertensión. Una vez descartadas o tratadas todas las causas secundarias de hipertensión, se pueden usar dosis ajustadas de labetalol o hidralazina para tratar la presunta hipertensión primaria. Los pacientes que requieren un control especialmente estricto de la presión arterial pueden beneficiarse de infusiones continuas de nitroglicerina, nicardipino o esmolol, y probablemente necesitarán ingresar a la UCI o a una unidad de cuidados semiintensivos luego del alta de la UCPO. Los pacientes de cirugía ambulatoria que requieran un tratamiento por hipertensión postoperatoria pueden beneficiarse de una dosis de cualquier antihipertensivo domiciliario que hayan recibido antes de la operación.

IX. Hipotensión postoperatoria

La hipotensión postoperatoria es frecuente y, a menudo, transitoria debido a la vasoplejía residual y un menor tono simpático como consecuencia de los anestésicos. Sin embargo, la preocupación por la hipotensión prolongada o profunda es por una menor perfusión tisular que conduce a un desequilibrio entre la oferta y la demanda y a una lesión isquémica de los órganos finales, como la lesión renal aguda y la isquemia miocárdica.

Las causas de la hipotensión pueden dividirse en precarga, cardíaca u obstructiva y poscarga. Las causas de la precarga incluyen la hipovolemia intravascular por deshidratación, el tercer espacio o una hemorragia quirúrgica en curso. Las causas cardíacas u obstructivas de la hipotensión incluyen la insuficiencia del hemicardio izquierdo o derecho, neumotórax a tensión, taponamiento cardíaco y émbolo pulmonar grande. La causa más frecuente de hipotensión postoperatoria, como se ha mencionado, es la vasoplejía por anestesia residual que conduce a una reducción significativa de la poscarga. Esto también puede dar lugar a la acumulación periférica de sangre con la consiguiente disminución de la precarga.

Las pruebas complementarias incluyen una exploración física dirigida y la evaluación de síntomas y signos como mareo leve, dolor torácico, disnea, oliguria, taquicardia o bradicardia, arritmias cardíacas e hipoxia. En función de la gravedad y la presunta causa, se puede obtener un electrocardiograma (ECG) de 12 derivaciones, enzimas cardíacas, electrólitos, GA, hemograma completo y RT. La respuesta del paciente a una prueba de sobrecarga líquida puede ayudar a diferenciar la causa de su hipotensión.

Cada vez más, la ecografía ambulatoria se utiliza para proporcionar información adicional a la exploración clínica para ayudar al diagnóstico rápido y al tratamiento de la hipotensión postoperatoria.[9,10] Una ecografía ambulatoria cardíaca focalizada puede identificar rápidamente si el ventrículo izquierdo tiene una función deprimida o es hiperdinámico, si hay anomalías regionales en el movimiento de la pared, disfunción del hemicardio derecho o si hay un derrame pericárdico que pueda estar causando una fisiología de taponamiento. Una vena cava inferior pequeña y colapsada se correlaciona con presión auricular derecha baja y puede indicar hipovolemia. La ecografía pulmonar puede utilizarse para diagnosticar un neumotórax que puede estar causando un taponamiento fisiológico o un edema pulmonar y derrames pleurales que pueden sugerir una insuficiencia cardíaca descompensada. La ecografía abdominal puede identificar líquido intraperitoneal libre y podría sugerir una hemorragia quirúrgica postoperatoria en curso en el contexto de la cirugía abdominal (**fig. 40-3**).

? *¿Sabía que...?*

La ecografía ambulatoria cardíaca focalizada es una herramienta útil para diferenciar las distintas causas de hipotensión postoperatoria.

X. Náuseas y vómitos postoperatorios

Las náuseas y vómitos postoperatorios (NVPO) son una queja desafortunada pero frecuente de los pacientes que salen de la anestesia. Las NVPO pueden causar mucho malestar, pueden afectar negativamente la recuperación postoperatoria y, a menudo, se toleran peor que el dolor postoperatorio. Además, las arcadas causadas por las

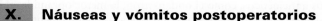

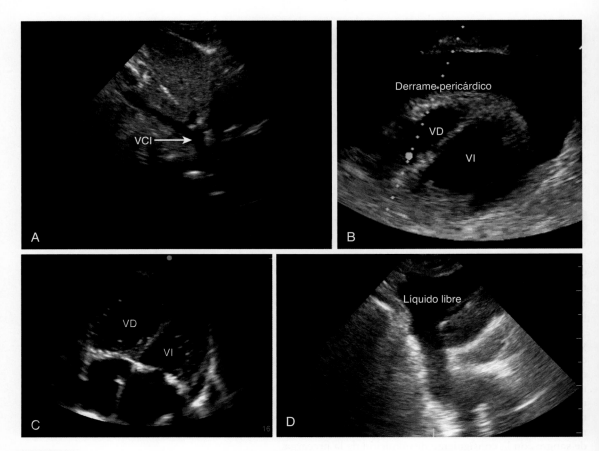

A VCI →

B Derrame pericárdico / VD / VI

C VD / VI

D Líquido libre

Figura 40-3 Hallazgos en la ecografía ambulatoria de un paciente inestable en la unidad de cuidados postoperatorios. **A)** La vena cava inferior (VCI) pequeña y colapsada sugiere una presión auricular derecha baja y sería consistente con hipovolemia en un paciente hipotenso en el postoperatorio. **B)** Se observa un gran derrame pericárdico rodeando al corazón. **C)** El ventrículo derecho (VD) gravemente dilatado es más grande que el ventrículo izquierdo (VI) en un paciente con cardiopatía pulmonar aguda. **D)** Líquido libre hipoecoico en la pelvis de un paciente postoperatorio con una considerable hemorragia intraabdominal postoperatoria.

NVPO pueden ejercer presión en los lugares de incisión quirúrgica y, en el peor de los casos, pueden provocar la dehiscencia de la herida abdominal o el desarrollo de un hematoma alrededor de una incisión del cuello.

La mejor estrategia de tratamiento es la prevención con antieméticos multimodales administrados antes de la reanimación en pacientes de alto riesgo. Los antieméticos más frecuentes son los antiserotonérgicos (ondansetrón), los antidopaminérgicos (metoclopramida/haloperidol), los antimuscarínicos (escopolamina), los antihistamínicos (difenhidramina), los antipsicóticos (fenotiazinas como la proclorperazina y la prometazina) y la dexametasona. Las benzodiazepinas y el propofol también pueden tener propiedades antieméticas. Cualquiera de los medicamentos mencionados puede utilizarse para tratar las NVPO en la UCPO una vez que se hayan descartado otras causas graves, como hipotensión, hipoglucemia y elevación de la PIC, aunque es importante tener en cuenta los perfiles de efectos secundarios de cada uno. Por ejemplo, muchos antieméticos, como el ondansetrón, la metoclopramida, el haloperidol y las fenotiazinas, pueden provocar una prolongación del segmento QTc y deben evitarse en los pacientes con un QTc prolongado o que ya estén tomando fármacos prolongadores del QTc; los agentes antidopaminérgicos pueden causar efectos secundarios extrapiramidales y deben evitarse o utilizarse con precaución en los adultos mayores y en quienes padecen enfermedad de Parkinson; la dexametasona puede provocar hiperglucemia en los diabéticos; las benzodiazepinas y la escopolamina pueden provocar confusión y deben evitarse en personas de edad avanzada.

XI. Gestión de líquidos

La gestión perioperatoria de líquidos depende en gran medida de las características específicas del paciente y de la cirugía. También es un componente central de los protocolos de RO que afecta al tratamiento anestésico tanto en el intraoperatorio como en el postoperatorio inmediato.[11] Aunque los detalles de la mejoría pueden variar en función de las características del paciente, el tipo de cirugía y las preferencias institucionales, el objetivo de la gestión de líquidos es siempre mantener la euvolemia. Esto puede implicar un régimen de líquidos de balance cero (también llamado *enfoque restrictivo*) para algunas cirugías de bajo riesgo en pacientes de bajo riesgo o una terapia de líquidos dirigida por objetivos en cirugías más extensas y para pacientes de mayor riesgo. En cualquier caso, es importante que el médico de la UCPO sea consciente de los pacientes que están en RO y se adhiera a los objetivos de gestión de líquidos específicos para ellos, ya que los estudios han demostrado que la gestión de líquidos el día de la cirugía es un factor de predicción independiente de las complicaciones postoperatorias. Muchos pacientes pasarán a una alimentación enteral temprana y se suspenderán los líquidos i.v. de mantenimiento en la UCPO, otros continuarán con líquidos i.v. de mantenimiento restrictivos y pueden necesitar bolos ajustados para la oliguria o la hipotensión. Algunos protocolos de RO hacen hincapié en la reanimación con volumen, con soluciones coloides en lugar de cristaloides para maximizar el volumen intravascular y minimizar la administración de volumen total. Aunque algunos estudios sugieren que este enfoque hace que se administre menos volumen, los datos que muestran una mejoría de los resultados clínicos son inconsistentes y actualmente no hay un consenso establecido que favorezca un tipo de líquido sobre otro.

> **?** ¿*Sabía que...*?
>
> La gestión de líquidos en la RO tiene como objetivo mantener la euvolemia durante todo el período perioperatorio y puede implicar un enfoque de equilibrio cero o de terapia con líquidos dirigida por objetivos.

XII. Anomalías electrolíticas

Las alteraciones electrolíticas son frecuentes en el período postoperatorio y las primeras manifestaciones de estas anomalías pueden volverse evidentes en la UCPO. Los cambios en el sodio, el potasio y el calcio séricos se encuentran entre las anomalías electrolíticas más habituales.

A. Hiponatremia

En el postoperatorio, la baja concentración de sodio sérico es con mayor frecuencia resultado del síndrome de secreción inadecuada de la hormona antidiurética (SIADH, *syndrome of inappropriate antidiuretic hormone secretion*) o de una extensa reanimación con soluciones hipotónicas, como el lactato de Ringer (LR) (concentración de sodio de 130 mEq/L). Además, se debe descartar la seudohiponatremia debida a concentraciones muy elevadas de glucosa o triglicéridos en sangre. La hiponatremia leve suele resolverse con el tiempo o, potencialmente, mediante diuresis en el paciente hipervolémico. Aunque es poco frecuente, la hiponatremia de moderada a grave puede ser consecuencia del síndrome de resección transuretral de la próstata (RTUP), en el que se absorben cantidades importantes de líquido de irrigación al estar bajo presión en una cavidad corporal cerrada. La hiponatremia grave (< 120 mEq/L) puede conducir a síntomas que amenazan la vida, incluyendo deterioro de la consciencia y convulsiones, y debe corregirse con solución salina hipertónica de manera controlada para evitar la mielinólisis del centro pontino.

B. Hipernatremia

Aunque es menos frecuente que la hiponatremia postoperatoria, la hipernatremia puede ser el resultado de una diuresis enérgica con diuréticos como la furosemida o con osmóticos como el manitol. Además, los pacientes con hemorragia subaracnoidea, lesión cerebral traumática o los que se someten a una intervención quirúrgica que afecta a la hipófisis pueden correr el riesgo de padecer diabetes insípida en el postoperatorio. La hipernatremia resultante puede tratarse con la reposición de agua libre y la administración de desmopresina.

C. Hipercalemia

La hipercalemia postoperatoria puede ser el resultado de necrosis tisular perioperatoria, reperfusión del tejido isquémico, transfusión masiva, reacciones hemolíticas, acidosis relevante, administración inapropiada de succinilcolina o hipertermia maligna. Los pacientes con enfermedad renal importante tendrán un mayor riesgo de hipercalemia debido a la disminución de la excreción. El estudio inicial debe incluir un ECG para buscar anomalías preocupantes, como ondas T con grandes picos o ensanchamiento del complejo QRS. El tratamiento puede incluir el desplazamiento intracelular del potasio con insulina, agonistas β o bicarbonato, así como la eliminación del potasio en la orina o el tubo digestivo con diuréticos del asa o fijadores de potasio. La hipercalemia grave puede requerir hemodiálisis. En el contexto de los cambios en el ECG, se debe considerar el uso de calcio para estabilizar las membranas de los miocitos cardíacos, ya que estos pacientes corren el riesgo de sufrir arritmias ventriculares malignas.

D. Hipocalemia

Un descenso de las concentraciones de potasio puede ser el resultado de la administración de medicamentos (como insulina, agonistas β, furosemida), de una reanimación con líquidos agresiva sin reposición de potasio o de una alcalosis aguda que desplaza el potasio intracelularmente. Una hipocalemia importante puede provocar una prolongación del intervalo QTc y predisponer a los pacientes a arritmias malignas, incluyendo taquicardia ventricular polimorfa en entorchado (*torsades de pointes*) y fibrilación auricular con respuesta ventricular rápida. El potasio i.v. debe administrarse por vía periférica o a través de un catéter venoso central hasta que las concentraciones se normalicen.

E. Hipocalcemia

Las concentraciones de calcio pueden descender en el intraoperatorio o en el postoperatorio debido a la quelación del calcio con la administración de albúmina o citrato en los hemoderivados. La cirugía de tiroides o paratiroides también puede dar lugar a hipoparatiroidismo postoperatorio con la consiguiente hipocalcemia, aunque esto suele desarrollarse después del alta de la UCPO. La hiperventilación a causa del dolor o la ansiedad puede provocar un descenso agudo del calcio ionizado. Los síntomas de la hipocalcemia aguda suelen incluir entumecimiento peribucal, parestesias y calambres, que pueden progresar hasta convertirse en espasmos musculares graves, laringoespasmos o incluso convulsiones. Las manifestaciones cardiovasculares pueden incluir hipotensión debido a la alteración de la contractilidad cardíaca y la prolongación del intervalo QTc. El tratamiento consiste en corregir las concentraciones de calcio ionizado con la administración i.v. de cloruro de calcio o, alternativamente, de gluconato de calcio.

XIII. Alteraciones ácido-base postoperatorias

Las muestras de GA de pacientes inestables en la UCPO se envían con frecuencia para su análisis. La información proporcionada puede ayudar a dilucidar el origen y la gravedad de las perturbaciones fisiológicas. El trastorno ácido-base más frecuente en el postoperatorio es la acidosis respiratoria aguda debida a los efectos depresores respiratorios de los residuos de anestésicos y analgésicos. Está presente cuando el pH es < 7.4 con una $PaCO_2$ > 40 mm Hg. Los síntomas pueden incluir cefalea, confusión, angustia y somnolencia. La acidosis grave ocurre a un pH de < 7.25 y se debe considerar la reintubación para restablecer una ventilación adecuada. Como cifra aproximada, cada aumento de forma aguda de 10 mm Hg de la $PaCO_2$ debería conducir a una disminución de 0.08 del pH. Si el pH es más alto de lo que se estimaría por el aumento de la $PaCO_2$, es probable que haya un componente crónico de acidosis respiratoria. Si el pH es más bajo de lo que se estimaría, entonces también hay acidosis metabólica.

La acidosis metabólica puede clasificarse como con o sin desequilibrio según la presencia de desequilibrio aniónico. La causa más probable de una acidosis metabólica postoperatoria sin desequilibrio puede ser la administración excesiva de cloruro en solución salina normal, pero también puede ser el resultado de la pérdida de bicarbonato en la orina (por acidosis tubular renal) o en el tubo digestivo (como en el caso de una fístula muy caudalosa). Un desequilibrio aniónico sugiere que el cuerpo está produciendo demasiado ácido o que los riñones tienen una capacidad reducida para excretarlo. Las causas más frecuentes en el postoperatorio son la acidosis láctica por disminución de la perfusión tisular, la cetoacidosis diabética y la uremia por insuficiencia renal. Si el pH es < 7.2, puede ser necesaria la administración de bicarbonato sódico para aumentar el pH lo suficiente como para que los vasopresores actúen y para evitar alteraciones electrolíticas como la hipercalemia. Sin embargo, el tratamiento definitivo para la acidosis metabólica con desequilibrio aniónico es tratar la causa mediante el restablecimiento de la circulación, la administración de insulina o dextrosa, así como diálisis.

XIV. Control glucémico postoperatorio

A. Hiperglucemia

El tratamiento de la diabetes puede ser especialmente difícil en el perioperatorio debido a la importante respuesta de estrés asociada con la cirugía y la anestesia, a la retención perioperatoria de la medicación para la diabetes y al estado de ayuno total de los pacientes. Incluso los pacientes sin diabetes pueden ser propensos a la hiperglucemia en el postoperatorio debido a una importante respuesta de estrés neuroendocrino o a la administración de esteroides o simpaticomiméticos. En el postoperatorio, una gran hiperglucemia puede poner a los pacientes en riesgo de sufrir alteraciones electrolíticas, diuresis osmótica, desplazamientos de líquidos e infección del sitio quirúrgico. Los objetivos del tratamiento de la glucemia suelen consistir en mantenerla por debajo de 180 mg/dL, pero con la precaución de evitar la hipoglucemia. Esto puede lograrse con la administración de insulina regular i.v. o subcutánea. Los pacientes con diabetes tipo I corren el riesgo de desarrollar cetoacidosis diabética perioperatoria y, por tanto, es preferible que continúen con su dosis inicial de insulina bajo estrecha vigilancia de la hipoglucemia y tratamiento con dextrosa i.v.

B. Hipoglucemia

Los pacientes con medicación oral o insulina para la diabetes, así como los pacientes desnutridos, corren el riesgo de sufrir hipoglucemia postoperatoria debido a su estado de ayuno total. Los signos y síntomas de hipoglucemia pueden ser difíciles de identificar en los pacientes de la UCPO con anestesia residual. Sin embargo, es importante tener una alta sospecha y reconocer rápido la hipoglucemia, ya que puede poner en peligro la vida cuando es lo suficientemente grave. La hipoglucemia grave (< 40 mg/dL) puede predisponer a los pacientes a sufrir arritmias, eventos cardíacos o deterioro cognitivo. La administración rápida de dextrosa i.v. (generalmente un bolo D50) seguida de la infusión de una solución cristaloide con dextrosa suele ser suficiente para corregir la hipoglucemia.

XV. Hipotermia e hipertermia

Durante la cirugía muchos pacientes corren el riesgo de sufrir hipotermia, en gran parte debido a la alteración de la termorregulación a causa de la medicación anestésica, los quirófanos fríos, los líquidos de reanimación fríos y una importante exposición quirúrgica. Los calentadores de aire forzado y otros dispositivos de convección reducen este riesgo, pero la hipotermia sigue siendo un problema habitual en la UCPO. La hipotermia se asocia con riesgos importantes, como el aumento de las hemorragias,

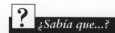
? *¿Sabía que...?*

Aunque una hiperglucemia relevante debe tratarse en la UCPO, debe evitarse una corrección demasiado enérgica, ya que los anestésicos residuales pueden enmascarar los síntomas de la hipoglucemia.

infecciones, isquemia miocárdica, alteración de la metabolización de los fármacos, prolongación de la estancia en la UCPO y disminución del confort y la satisfacción del paciente. Los escalofríos aumentan significativamente el consumo de oxígeno y la producción de CO_2, lo que conlleva un mayor trabajo respiratorio y un incremento del riesgo de insuficiencia respiratoria. La hipotermia debe corregirse de forma decidida con mantas de calentamiento y aumentando la temperatura ambiente cuando sea posible. Puede emplearse la meperidina para tratar los escalofríos, aunque se debe vigilar a los pacientes para detectar la sedación y la depresión respiratoria.

Por el contrario, la hipertermia en los pacientes de la UCPO puede ser el resultado de demasiado calentamiento intraoperatorio, de una infección o de una respuesta inflamatoria sistémica relacionada con la cirugía, de reacciones transfusionales o farmacológicas. También pueden producirse reacciones menos frecuentes, pero muy preocupantes, como la hipertermia maligna o el síndrome neuroléptico maligno. Los pacientes deben ser evaluados a fondo, ya que el tratamiento depende en gran medida de la determinación de la causa subyacente.

XVI. Traumatismo accidental

A. Lesión de la córnea

La lesión de la córnea suele ser causada por la desecación o el contacto inadvertido con los ojos; puede producirse en el intraoperatorio, la reanimación, el transporte o en la UCPO. La lesión provoca lagrimeo, menor agudeza visual, dolor y fotofobia, pero suele curarse sin dejar cicatrices a las 72 h. Deben aplicarse antibióticos tópicos hasta que se resuelvan los síntomas. Es importante estar atentos a las deficiencias visuales en los pacientes que se someten a procedimientos quirúrgicos prolongados en decúbito prono, ya que tienen una probabilidad entre mil de desarrollar una pérdida de visión en el postoperatorio. En la mayoría de los casos se debe a una neuropatía óptica isquémica y, aunque la causa de esta afección no está clara, se cree que la anemia, la hipotensión y la congestión venosa desempeñan los principales papeles en su desarrollo.

B. Traumatismos bucales

Los traumatismos bucales pueden ser causados por la laringoscopia, la instrumentación quirúrgica, vías respiratorias rígidas o mordeduras involuntarias. Las lesiones en labios, lengua o encías pueden tratarse con hielo y analgesia tópica según sea necesario; sin embargo, las lesiones penetrantes de los tejidos blandos pueden requerir antibióticos. Si la dentición está dañada por la manipulación de las vías respiratorias o el apretamiento de la mandíbula, debe obtenerse una consulta dental y descartar la aspiración de un cuerpo extraño. El dolor de garganta, la resequedad y la ronquera ocurren en hasta el 50 % de los pacientes después de una laringoscopia. Pueden tratarse con la humidificación del oxígeno administrado mientras están en la UCPO y con analgésicos tópicos si es necesario. La intubación también puede provocar disfunción de la articulación temporomandibular, lesión recurrente del nervio hipogloso, lingual o laríngeo, avulsión de las cuerdas vocales o perforación traqueoesofágica.

C. Cefalea por punción dural

La cefalea por punción dural puede producirse después de la anestesia subaracnoidea, la punción dural durante la colocación de la epidural, la punción dural intraoperatoria o cualquier procedimiento que implique la pérdida de líquido cefalorraquídeo. El dolor de cabeza puede ser debilitante y debe tratarse con hidratación enérgica, analgesia y cafeína. Si los síntomas son especialmente graves o persistentes, puede considerarse la posibilidad de aplicar un parche hemático epidural.

D. Lesión de los tejidos blandos

El dolor muscular, las molestias o la rigidez pueden reflejar la falta de movimiento o estiramiento muscular asociado con la posición durante la cirugía, especialmente si el procedimiento es prolongado. Una extensión excesiva de la articulación puede provocar dolor de espalda, dolor articular e incluso inestabilidad articular. La isquemia y la necrosis de los tejidos blandos pueden producirse en los puntos de presión, especialmente durante la cirugía en posición lateral o decúbito prono, con una larga duración de la cirugía o en pacientes con un índice de masa corporal (IMC) elevado. Es notable que una proporción significativa de pacientes después de una cirugía bariátrica (26.5% reportado en un estudio) experimentan aumento de la creatina-cinasa sérica hasta las concentraciones asociadas con rabdomiólisis.[12] La opresión de las orejas, los genitales y los pliegues de la piel puede causar también necrosis, mientras que la presión prolongada sobre el cuero cabelludo puede causar alopecia localizada. La extravasación de medicamentos intravenosos puede provocar irritación local, neuropatía o síndrome compartimental. También pueden producirse quemaduras térmicas, eléctricas o químicas por el equipo de cauterización y las soluciones de preparación quirúrgica. En caso de lesión tisular importante o de sospecha de síndrome compartimental, está indicada la consulta quirúrgica urgente.

 Para más información e interactividad, consulte las videoconferencias (en inglés) y la infografía «Visto de cerca», disponibles en el libro electrónico gratuito que acompaña a este texto. Las instrucciones de acceso se encuentran detrás de la portada.

Referencias

1. Apfelbaum JL, Silverstein JH, Chung FF, et al. Practice guidelines for postanesthetic care: an updated report by the American Society of Anesthesiologists Task Force on Postanesthetic Care. *Anesthesiology.* 2013;118(2):291-307. doi:10.1097/ALN.0b013e31827773e9. PMID: 23364567.

2. American Society of Anesthesiologists Task Force on Acute Pain Management. Practice guidelines for acute pain management in the perioperative setting: an updated report by the American Society of Anesthesiologists Task Force on Acute Pain Management. *Anesthesiology.* 2012;116(2):248-273. doi:10.1097/ALN.0b013e31823c1030. PMID: 22227789.

3. Ljungqvist O, Scott M, Fearon KC. Enhanced recovery after surgery: a review. *JAMA Surg.* 2017;152(3):292-298. doi:10.1001/jamasurg.2016.4952. PMID: 28097305.

4. Gustafsson UO, Scott MJ, Hubner M, et al. Guidelines for perioperative care in elective colorectal surgery. Enhanced Recovery After Surgery (ERAS) society recommendations: 2018. *World J Surg.* 2019;43(3):659-695. doi:10.1007/s00268-018-4844-y. PMID: 30426190.

5. Murphy GS, Kopman AF. "To reverse or not to reverse?": the answer is clear! *Anesthesiology.* 2016;125(4):611-614. doi:10.1097/ALN.0000000000001280

6. Bulka CM, Terekhov MA, Martin BJ, Dmochowski RR, Hayes RM, Ehrenfeld JM. Nondepolarizing neuromuscular blocking agents, reversal, and risk of postoperative pneumonia. *Anesthesiology.* 2016;125(4):647-655. doi:10.1097/ALN.0000000000001279. PMID: 27496656.

7. Keenan SP, Sinuff T, Burns KE, et al. Clinical practice guidelines for the use of noninvasive positive-pressure ventilation and noninvasive continuous positive airway pressure in the acute care setting. *Can Med Assoc J.* 2011;183(3):E195-E214. doi:10.1503/cmaj.100071. PMID: 21324867.

8. American Society of Anesthesiologists Task Force on Perioperative Management of Patients With Obstructive Sleep Apnea. Practice guidelines for the perioperative management of patients with obstructive sleep apnea: an updated report by the American Society of Anesthesiologists Task Force on Perioperative Management of patients with obstructive sleep apnea. *Anesthesiology.* 2014;120(2):268-286. doi:10.1097/ALN.0000000000000053. PMID: 24346178.

9. Mahmood F, Matyal R, Skubas N, et al. Perioperative ultrasound training in anesthesiology: a call to action. *Anesth Analg.* 2016;122(6):1794-1804. doi:10.1213/ANE.0000000000001134. PMID: 27195630.

10. Zimmerman JM, Coker BJ. The nuts and bolts of performing focused cardiovascular ultrasound (FoCUS). *Anesth Analg.* 2017;124(3):753-760. doi:10.1213/ANE.0000000000001861. PMID: 28207445.

11. Zhu AC, Agarwala A, Bao X. Perioperative fluid management in the Enhanced Recovery After Surgery (ERAS) pathway. *Clin Colon Rectal Surg.* 2019;32:114-120. doi:10.1055/s-0038-1676476. PMID: 30833860.

12. Khurana RN, Baudendistel TE, Morgan EF, Rabkin RA, Elkin RB, Aalami OO. Postoperative rhabdomyolysis following laparoscopic gastric bypass in the morbidly obese. *Arch Surg.* 2004;139(1):73-76. doi:10.1001/archsurg.139.1.73. PMID: 14718280.

AOS Y RECUPERACIÓN POSTOPERATORIA

VISTO DE CERCA

Los pacientes con antecedentes de apnea obstructiva del sueño (AOS) tienen un alto riesgo de obstrucción de las vías respiratorias después de la anestesia, lo que puede provocar una hipoventilación importante y acidosis respiratoria. A menudo, esto se puede enmascarar con el uso de oxígeno complementario

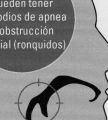

Los pacientes pueden tener episodios de apnea u obstrucción parcial (ronquidos)

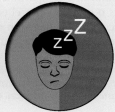

Baja SpO$_2$ o aumento de las necesidades de FiO$_2$

Somnolencia

Además, otras observaciones clínicas pueden incluir...

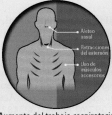
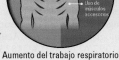

Aleteo nasal
Retracciones del esternón
Uso de músculos accesorios

Aumento del trabajo respiratorio

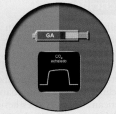

Aumento del CO$_2$ exhalado o acidosis respiratoria en la gasometría arterial

Medidas inmediatas...

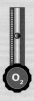

↑ FiO$_2$

Pida ayuda

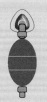

Ventilación no invasiva (CPAP)

Considere revertir las causas farmacológicas con naloxona o sugammadex

Evalúe la necesidad de reintubación

Estrategias intraoperatorias para reducir el riesgo

Evite el uso de sedantes y anestésicos de acción prolongada

Reduzca al mínimo los opiáceos si es posible

Utilice supervisión neuromuscular cuantitativa

Use anestesia y analgesia multimodal

Considere la anestesia regional si es factible

Infografía de: Naveen Nathan MD

Preguntas

1. Una mujer de 36 años de edad ingresó en la UCPO hace 30 min tras una miomectomía histeroscópica. Todavía tarda en despertarse y parece débil. Los resultados de laboratorio muestran sodio de 114 mEq/L. ¿Cuál es la causa más probable de su hiponatremia?

   A. SIADH
   B. Diabetes insípida
   C. Síndrome de la RTUP
   D. Reanimación con LR
   E. Lesión renal aguda

2. Un hombre de 52 años de edad está en la UCPO después de una tiroidectomía total. En los últimos 20 min el lado derecho de su incisión se ha hinchado progresivamente. Ahora está empezando a desarrollar estridor, aunque su respiración sigue siendo normal y su SpO_2 es del 95% al aire ambiental. ¿Cuál es el paso más adecuado para atender a este paciente?

   A. Intubar inmediatamente
   B. Administrar epinefrina racémica nebulizada
   C. Llamar al equipo ambulatorio quirúrgico de urgencia
   D. Colocar una mascarilla laríngea (ML)
   E. Administrar albuterol nebulizado

3. Una mujer de 73 años de edad se recupera tras una colectomía parcial laparoscópica y se encuentra en RO. Permanece somnolienta con una frecuencia respiratoria lenta y ha tenido episodios de apnea intermitentes que han respondido a la estimulación suave de la enfermera. No recibió opiáceos de acción prolongada durante la operación y se le colocó bloqueo del plano transverso del abdomen para controlar el dolor. ¿Qué fármaco de los protocolos de RO es probablemente el responsable de su estado respiratorio deprimido?

   A. Celecoxib
   B. Gabapentina
   C. Paracetamol
   D. Escopolamina
   E. Famotidina

4. Un hombre de 42 años de edad está en la UCPO después de una cistoscopia sin complicaciones bajo sedación. Tiene un IMC de 45 kg/m², un cuello grueso y su evaluación preoperatoria señala que confirmó despertares nocturnos frecuentes y que siente que necesita hacer varias siestas durante el día. En la UCPO se ha quejado de algunas molestias que parecen estar asociadas con espasmos vesicales. Su saturación de oxígeno era del 98% con una cánula nasal de 4 L. La enfermera de la UCPO pide que se firme el alta del paciente para que se pueda ir a casa. El mejor paso siguiente sería:

   A. Firmar la salida del paciente y aconsejarle que se ponga en contacto con su médico de atención primaria para concertar un estudio del sueño
   B. Iniciar CPAP en la UCPO debido a su necesidad continua de oxígeno
   C. Ingresar en hospitalización con oximetría de pulso continua
   D. Preguntar a la enfermera de la UCPO si el paciente ha tenido algún episodio apneico o hipóxico en la UCPO y, si no es así, permitir que se vaya a casa con el consejo de evitar el uso de opiáceos en el postoperatorio
   E. Observar en la UCPO durante un período de tiempo prolongado

5. Una mujer de 72 años de edad con leucemia mieloide crónica, enfermedad arterial coronaria y fracción de eyección del 45% en la ecografía preoperatoria ingresa en la UCPO después de una laparotomía exploratoria y esplenectomía. Al salir, el residente de anestesia anota a la enfermera de la UCPO que ha administrado 1 L de cristaloide y 250 mL de albúmina al 5%, que la pérdida de sangre estimada ha sido de 200 mL y comenta que el equipo quirúrgico parecía tener dificultades debido al tamaño del bazo. Le llaman más de 1 h después de su llegada debido a una hipotensión profunda, taquicardia, baja diuresis y quejas de la

paciente de dolor abdominal y mareo leve. Lo primero que hay que hacer es:

A. Evaluar a la paciente, recostarla, administrarle un bolo de líquido y una pequeña dosis de vasopresor
B. Evaluar a la paciente y utilizar la ecografía ambulatoria para ayudar a su diagnóstico antes de iniciar el tratamiento
C. Evaluar a la paciente, colocar una línea arterial y solicitar análisis completo de sangre, incluyendo GA y lactato
D. Preguntar a la paciente por dolor torácico, obtener un ECG de 12 derivaciones y una RT y administrar una dosis de furosemida
E. Llamar al equipo quirúrgico para decirles que lleven al paciente directamente a la sala de operaciones

Respuestas

1. C

Esta paciente ha desarrollado el síndrome de RTUP. Aunque es poco frecuente, el uso de líquidos de irrigación hipotónicos en un procedimiento histeroscópico puede dar lugar a una absorción significativa acompañada de un rápido descenso del sodio sérico. El SIADH o la reanimación enérgica con LR son causas frecuentes de hiponatremia postoperatoria, pero no conducirían a una hiponatremia tan grave. La lesión renal aguda puede conducir a hiponatremia, pero es muy poco probable que se produzca tal hiponatremia aguda. La diabetes insípida causaría hipernatremia.

2. C

Este paciente tiene un hematoma en el cuello que se está expandiendo y está desarrollando signos de afectación de las vías respiratorias. Hay que actuar de forma rápida para evitar la pérdida de ventilación. Aunque la intubación está probablemente justificada en este caso, es importante tener a alguien disponible para abrir con rapidez una incisión en la propia cama si la intubación no es posible. La epinefrina racémica nebulizada o el albuterol no aliviarán la obstrucción de las vías respiratorias superiores causada por un hematoma en el cuello. La colocación de una ML no sería apropiada en este caso, a menos que sea necesaria en un algoritmo de vías respiratorias difíciles.

3. B

Se ha demostrado que los gabapentinoides aumentan el riesgo de depresión respiratoria postoperatoria, en especial cuando se toman junto con opiáceos u otros medicamentos depresores del SNC. Se debe vigilar de cerca a los pacientes, en particular a aquellos con edad avanzada o EPOC, y en estas poblaciones debe considerarse un ajuste de la dosis antes de la operación. No es probable que el celecoxib, el paracetamol y la famotidina provoquen una depresión del estado mental o una depresión respiratoria. Aunque la escopolamina puede causar somnolencia, sobre todo en pacientes de edad avanzada, no se ha relacionado con depresión respiratoria.

4. E

Este paciente cumple con los criterios de AOS y, en consecuencia, debe ser evaluado con cuidado antes de ser dado de alta a su casa. Se ha sometido a una cirugía menor bajo sedación, no tiene un dolor continuo lo suficientemente intenso como para justificar el uso de opiáceos y, por lo tanto, el riesgo de complicaciones postoperatorias es de bajo a moderado. Este paciente debería poder ser dado de alta a su casa con instrucciones de realizar un seguimiento con su médico de atención primaria (para organizar un estudio del sueño) y con el consejo de emplear analgésicos simples y evitar los opiáceos. No hay informes de episodios de apnea o hipoxia en este paciente que justifiquen el ingreso hospitalario y potencialmente la CPAP; sin embargo, continúa recibiendo oxígeno complementario a través de una cánula nasal. Se debe retirar el oxígeno complementario y observar al paciente para que mantenga sus saturaciones antes de que se le indique que se vaya a su casa.

5. A

Esta paciente está hipotensa y tiene evidencia de mala perfusión de órganos finales. El diagnóstico más probable, dado el escenario, es la hipovolemia por hemorragia postoperatoria o del tercer espacio. Hay que intentar estabilizar a esta paciente y obtener más información antes de volver al quirófano. Una ecografía ambulatoria podría ayudar a identificar rápidamente un ventrículo izquierdo no lleno y líquido libre (sangre) en el abdomen. Una vía arterial y un análisis de sangre pueden ser útiles, pero se debe intentar estabilizar primero a la paciente. Dados los antecedentes de esta persona, existe la posibilidad de que esta presentación represente un síndrome coronario agudo o una insuficiencia cardíaca. Estos escenarios se deben investigar a fondo si la respuesta a las intervenciones iniciales no es la que se espera.

41 Complicaciones de la anestesia

James E. Szalados

En 1932, William Osler, quizás el más grande de los médicos contemporáneos, comentó que «deben ocurrir errores de juicio en la práctica de un arte que consiste, en gran parte, en el equilibrio de probabilidades». La práctica médica aplica tanto el arte como la ciencia al tratamiento de individuos diversos y únicos. El siglo xx fue testigo de una transformación de la medicina de un arte, en gran parte humanista, a una empresa impulsada por la tecnología que representa un octavo del producto interno bruto de los Estados Unidos. La anestesiología y los cuidados intensivos se practican en un ámbito clínico muy complejo, donde las decisiones esenciales a menudo se toman en casos de pacientes con enfermedades agudas y crónicas superpuestas. Así, el contexto clínico es de reserva fisiológica variable, fisiopatología aguda e intervenciones con frecuencia basadas en datos relativamente escasos. Por ende, a pesar de los avances regulares en los conocimientos y la tecnología en medicina, el riesgo de complicaciones no se puede eliminar por completo.

I. Riesgos y complicaciones

A. Mortalidad y morbilidad principal relacionadas con la anestesia

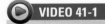

VIDEO 41-1

Tasas de algunas de las complicaciones anestésicas

Con la llegada de la formación y la certificación de especialidades, los avances en farmacología y tecnología, así como la mejoría de la atención médica perioperatoria, el riesgo de mortalidad atribuido a la anestesia ha disminuido de cerca de 1/1 000 procedimientos de anestesia, en la década de 1940, a 1 en 100 000 a principios de la década del 2000. En un estudio realizado en 2009 se informó una tasa de mortalidad relacionada con la anestesia de 8.2/millón de altas quirúrgicas hospitalarias.[1] La fiabilidad de estas estadísticas, especialmente en lo que se refiere a causalidad, se ve socavada por la falta de un repositorio de datos centralizado, las fuentes indirectas de los datos (p. ej., informes de incidentes y códigos de diagnóstico), el manejo multifactorial e interdisciplinario de estos casos y la duración del postoperatorio. Todos los datos disponibles muestran que la mortalidad relacionada con la anestesia está directamente relacionada con la edad del paciente (más alta en ambos extremos de la vida) y con su estado físico preoperatorio.

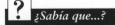

¿Sabía que...?

El riesgo estimado de mortalidad específica por anestesia ha disminuido de forma constante, pasando de cerca de 1 por cada 1 000 en la década de 1940 a 1 por cada 10 000 en la década de 1970 y a 1 por cada 100 000 en la década del 2000.

La cuantificación del riesgo de morbilidad relacionado con la anestesia también es difícil de cuantificar porque los datos están sujetos a limitaciones en la información y la divulgación. Haller y cols. estiman que más de 1/10 pacientes tendrán un incidente intraoperatorio y que 1/1 000 sufrirán una lesión como daño dental, perforación dural inadvertida, lesión de un nervio periférico o dolor considerable.[2] Algunas morbilidades (p. ej., la tromboembolia venosa, el infarto de miocardio, los incendios y las quemaduras intraoperatorias o las infecciones del torrente sanguíneo relacionadas con el catéter) pueden predecirse y gestionarse; otras, como la aspiración, las alergias desconocidas hasta ahora, las lesiones nerviosas o la sensibilización, podrían mitigarse; sin embargo, algunas morbilidades, como el accidente cerebrovascular, no pueden predecirse ni mitigarse adecuadamente.

Además, los datos siguen mostrando gran variabilidad en los patrones de práctica de los anestesiólogos y el equipo quirúrgico, que puede ser tan importante para el resultado como las puntuaciones de riesgo perioperatorio.[3] Los avances en la tecnología y la ciencia médica no se traducen con facilidad en su adopción general en la práctica.[4] Entre los posibles impedimentos para aceptar nuevas tecnologías, e incluso las «mejores prácticas», se encuentran las continuas controversias sobre los beneficios, los costes asociados con la formación y la adquisición de nueva tecnología, así como la percepción de «no ser necesarias» y atavismos culturales. De hecho, Cheng y cols. afirman que «debemos respetar que no podemos (y no debemos) ‹hacerlo todo›, especialmente si las nuevas técnicas o tecnologías solo conseguirán beneficios marginales, en el mejor de los casos, y con mayor riesgo y coste en comparación con la práctica existente».[5] No todas las intervenciones presuntamente «nuevas y mejoradas» están respaldadas por pruebas científicas sólidas. En un sentido estrictamente jurídico, las variaciones en la práctica son razonables si representan un buen criterio médico y se ajustan al estándar de atención.

II. Gestión de los riesgos y la seguridad del paciente

A. Ética

La *ética* es una rama de la filosofía dedicada al estudio de los valores y las costumbres de los grupos humanos. En un contexto contemporáneo, la ética se relaciona con el discurso respecto a, y la aplicación clínica de, preceptos como lo correcto y lo incorrecto, el bien y el mal, así como las normas para las interacciones entre individuos. Dado que es inevitable que surjan desacuerdos cuando las preferencias individuales constituyen la base de las decisiones sobre la atención sanitaria y el final de la vida, la ética proporciona un marco en el que los clínicos concilian las diferentes creencias y valores. Así, la ética ofrece un marco estructural aceptado, a través del cual el diálogo facilita el discurso y la resolución de problemas en dilemas clínicos muy complejos para los que no suele haber respuestas claras y cuyas decisiones suelen estar sujetas a un examen retrospectivo. La importancia de este análisis y del diálogo abierto es importante en nuestra sociedad cada vez más diversa, ya que los valores éticos y morales individuales difieren. La ética brinda la base teórica, la estructura y el contexto con los que los profesionales sanitarios pueden abordar las discusiones con los pacientes, las familias y entre ellos mismos sobre temas profundamente personales, como las órdenes de no reanimación, la inutilidad de un tratamiento, la retirada del soporte vital, la sedación terminal, el diseño de una investigación y la protección de los sujetos en estudio, la terapia con placebo, la priorización y el racionamiento, el acceso a la asistencia sanitaria, la asistencia sanitaria centrada en el paciente, las disculpas en el entorno clínico y el significado de la muerte cerebral. La «empatía» implica la comprensión del estado emocional del paciente, mientras que la simpatía se limita a describir la respuesta del personal sanitario a la situación del paciente. El concepto de «dignidad» representa un derecho humano generalmente aceptado. La dignidad en los seres humanos implica una expectativa de respeto personal o de preservación de la autoestima; es un punto de partida fundamental para cualquier debate sobre ética clínica. En una sociedad caracterizada por la diversidad, el diálogo abierto y honesto, pero estructurado, facilita la ponderación equitativa de los distintos puntos de vista, sin prejuzgar ni imponer de forma arbitraria los propios valores personales.

Aunque se cree que la ética representa una rama de la doctrina jurídica, se aplica por igual a todas las profesiones. No obstante, las leyes se aplican a las interacciones entre los individuos y entre estos y la sociedad. Los abogados están capacitados para manejar simultáneamente puntos de vista opuestos y están entrenados para desarrollar argumentos en nombre del cliente al que están representando en ese momento. En los Estados Unidos, las leyes se derivan de los principios éticos y morales compartidos inherentes a la Constitución. Las leyes, al igual que los conceptos éticos, forman la estructura y el contexto en el que los abogados argumentan los méritos de sus clientes en los casos. La importante relación de las profesiones con la sociedad sugiere que los valores profesionales deben ser congruentes con los de la sociedad en la que los profesionales ejercen. Las decisiones éticas tomadas en el contexto médico están sujetas a revisión pública, la cual se produce con mayor frecuencia en un contexto judicial o cuasi judicial; por esa razón, las decisiones de ética clínica deben ser tan imparciales, cuidadosamente razonadas, bien documentadas y tan transparentes como sea posible.

Aristóteles distinguía la «sabiduría básica» (*sofía*), la capacidad de pensar en la naturaleza del mundo y discernir las verdades universales inherentes, en contraste con la «sabiduría práctica» (*frónesis*), la capacidad de considerar la acción apropiada, necesaria para provocar cambios con la intención de mejorar la calidad de vida. Así pues, la sabiduría práctica implicaba la capacidad de percibir las relaciones entre las personas. Por tanto, en el contexto de la ética, se podría argumentar que si la dignidad humana es el denominador final, el proceso ético debe armonizar los hechos científicos y las elecciones individuales. El objetivo de la comunicación en medicina es la formación de una «alianza terapéutica» que facilite la toma de decisiones compartida. Muchos de los llamados *conflictos éticos* en la práctica clínica pueden deberse a la falta de una comunicación efectiva.[6]

Los litigios por negligencia médica están muy relacionados con las percepciones de los pacientes y las familias en cuanto a la comunicación honesta, la cohesión del equipo, la divulgación de los acontecimientos adversos y, por tanto, sus impresiones subjetivas sobre la calidad de la atención. Es más probable que se produzcan litigios cuando hay una discrepancia significativa entre las expectativas y las percepciones del paciente o de la familia respecto a la atención prestada. En ausencia de una verdadera negligencia médica, lo más probable es que los pacientes y las familias recuerden el respeto, el cuidado y la atención («comportamiento ético») que encontraron durante la atención médica al paciente.

Los códigos éticos o «códigos de conducta» son, en gran medida, un conjunto de valores a los que se aspira, son los principios éticos rectores de las profesiones. El Juramento de Hipócrates y los Principios de ética médica de la American Medical Association representan esos documentos profesionales. Los Principios de ética médica se aplican por igual a todos y cada uno de los miembros del equipo sanitario.

El principio de «beneficencia» representa el precepto de que cada profesional sanitario debe esforzarse conscientemente por actuar siempre en el mejor interés de cada paciente individual (*salus aegroti suprema lex*). Así, las decisiones sanitarias deben reflejar el máximo nivel de atención para cada paciente, sin tener en cuenta el beneficio personal, los intereses de la sociedad o los intereses de la familia. La beneficencia también se refiere al «deber fiduciario» de los proveedores, como profesionales, de actuar en el mejor interés de sus pacientes, como agentes en su nombre.

El principio de «no maleficencia» se plasma en la consigna de *primum non nocere*: «primero, no hacer daño». El daño puede interpretarse de forma variable e incluye la omisión o la comisión intencionada de un acto que inflige angustia emocional o psicológica, dolor y sufrimiento, o lesiones físicas. La no maleficencia también es inherente al deber fiduciario que tienen los proveedores con sus pacientes. La no maleficencia puede ser jurídicamente operativa en el contexto de la sedación paliativa cuando la prescripción puede facilitar una muerte pacífica y sin dolor, aunque más expedita, en cuyo caso la cuestión ética y jurídicamente operativa es la de la intención. Las intervenciones médicas tienen riesgos inherentes que no pueden eliminarse por mucho cuidado y atención que se preste. Cuando se prescribe una intervención terapéutica con la intención de «hacer el bien» y puede producirse un daño inevitable, pero reconocido, esto se conoce como «doble efecto». El doble efecto reconoce el efecto perjudicial de un tratamiento. Por ejemplo, la depresión respiratoria causada por la administración de opiáceos para la sedación paliativa es bien reconocida, pero pretende que el efecto deseado no sea la depresión respiratoria sino el alivio del sufrimiento. Así, la sedación paliativa es éticamente aceptable, mientras que la eutanasia y el suicidio asistido no lo son; el proceso es similar, pero la intención es dicotómica.

El principio de «autonomía» se refiere al derecho del paciente a elegir (*voluntas aegroti suprema lex*) y a tomar decisiones informadas, no coaccionadas y voluntarias. La autonomía se refiere al derecho de autodeterminación de cada individuo. La cultura estadounidense ha dado gran importancia y ha tenido un gran respeto por el principio de autonomía individual, una noción plasmada en la Declaración de Independencia, la Constitución de los Estados Unidos y la Carta de Derechos. El principio de autonomía se ejemplifica con la obligación de obtener el consentimiento informado y también con el derecho a rechazar la atención médica. Hoy en día, existe una mayor consciencia sobre la necesidad de articular la necesidad de un tratamiento de mantenimiento de la vida antes de que uno haya perdido la capacidad de decisión o la capacidad de articular sus deseos. Esto ha dado lugar a la adopción más generalizada de testamentos vitales, voluntades anticipadas y designaciones de apoderados para la atención sanitaria. El principio de autonomía exige que los representantes (apoderados) utilicen el «juicio sustitutivo» en la toma de decisiones, por el que el sustituto decide por el paciente de acuerdo con lo que este habría hecho.

El principio de «justicia» se bifurca en distribución y retribución. La justicia distributiva es un ideal que se refiere a la esperanza de que todos sean tratados por igual y con clara transparencia en lo que respecta al acceso y la distribución de los recursos sanitarios limitados. La justicia retributiva aborda la represalia retrospectiva como castigo, o las advertencias prospectivas de castigo inminente como elemento disuasorio de determinadas acciones. En cierto modo, la justicia representa la antítesis del principio de autonomía, porque donde la autonomía dicta que los intereses del paciente son determinantes, el principio de justicia distributiva dicta que el proveedor debe considerar la asignación justa de los recursos sin discriminación. La priorización en urgencias y en entornos de cuidados intensivos representa la aplicación del principio de justicia distributiva. La justicia retributiva se reserva en gran medida a la revisión disciplinaria y jurídica.

El principio de «paternalismo» se refiere al instinto de los profesionales de tomar unilateralmente decisiones en nombre de otros que son incapaces de hacerlo. El paternalismo representa una ética basada en valores en la que el proveedor era universalmente percibido como competente, altruista y sincero; la decisión del proveedor era universalmente aceptada, ya que se percibía ampliamente que se basaba en un deber fiduciario que, a su vez, se derivaba de un amplio conocimiento, formación y experiencia que estaba mucho más allá de la comprensión de los legos. En su forma extrema, el proveedor paternalista ignora los deseos y necesidades del paciente, lo que no es conciliable con el precepto de autonomía. De forma menos evidente, el paternalismo también se manifiesta cuando el proveedor retiene de manera inconsciente información crucial en la creencia de que las malas noticias, como un diagnóstico terminal o un mal pronóstico, podrían infligir una angustia emocional indebida. La toma paternalista de decisiones ya no es aceptable en la medicina moderna.

B. Errores médicos y seguridad del paciente

Los temas de los errores médicos y la seguridad de los pacientes adquirieron relevancia nacional en el año 2000, cuando el Institute of Medicine (IOM) publicó «*To Err is Human: Building a Safer Health System*», en el que se afirmaba que los errores

> **?** **¿Sabía que...?**
>
> A raíz de varios casos de gran repercusión (Nancy Cruzan, Terri Schiavo), el Tribunal Supremo de los EE.UU. ha considerado que las personas competentes tienen un interés de libertad constitucionalmente protegido para rechazar el tratamiento médico, lo que ha estimulado un debate más amplio y la adopción de testamentos vitales, voluntades anticipadas y designaciones de apoderados para la atención sanitaria.

médicos eran responsables de al menos 98 000 muertes de pacientes internos al año o de al menos 270 muertes diarias.[7] El error médico puede definirse como una equivocación, un suceso inadvertido o un acontecimiento involuntario en la prestación de asistencia sanitaria que puede, o no, ocasionar una lesión al paciente. El IOM define la seguridad del paciente como «la ausencia de lesiones accidentales».

La anestesiología tiene un largo historial de liderazgo en materia de calidad y seguridad, fue la primera especialidad en adoptar una norma nacional para mejorar la seguridad. A mediados del siglo xx, coincidiendo con el florecimiento de la preparación formal en anestesia y el establecimiento del certificado de especialidad, los estudios informaron que un número importante de muertes en los procedimientos anestésicos podía atribuirse a la mala gestión de la anestesia. La mayoría de los errores en la atención anestésica pueden atribuirse a un error humano evitable, mientras que una minoría se consideró debida a otros factores, como equipo defectuoso, inexperiencia, mala comunicación entre el personal, prisas y distracción. Si se excluyen los errores debidos a la violación intencionada de las normas, la mayoría de los errores de los anestesiólogos pueden atribuirse a sistemas propensos a errores. Por ejemplo, el anestesiólogo que administra un medicamento equivocado porque su envase ha sido cambiado. Muchos errores no se reconocen, como los «cuasierrores». Aunque pueden ser omnipresentes, pueden permanecer sin descubrirse con un alto potencial de repetición en el futuro. En general, cuanto más complejo es el sistema, mayor es el potencial de error. Los sistemas complejos comparten características comunes: requisitos técnicos de alto nivel, necesidad de tiempos de reacción rápidos, operación 24 h al día, fatiga, presión de producción, que a menudo implica compensaciones entre el personal, y coordinación de equipos multidisciplinarios.

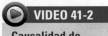

VIDEO 41-2
Causalidad de los accidentes

El modelo médico de coordinación de equipos tiene su origen en la industria de la aviación, que en 1978 desarrolló el paradigma de lo que hoy se conoce como «administración de recursos humanos» (ARH); posteriormente, esta evolucionó hacia un modelo clínico multimodal de seguridad del paciente (**tabla 41-1**). La ARH fomenta una cultura organizativa que anima a cada miembro del equipo a cuestionar respetuosamente la autoridad, al tiempo que preserva la autoridad y la cadena de mando. La ARH abarca conocimientos, habilidades y actitudes que incluyen la comunicación, la consciencia de la situación, la resolución de problemas, la toma de decisiones y el trabajo en equipo. La ARH es un sistema de gestión de equipos que hace un uso óptimo de todos los recursos disponibles, incluyendo los equipos, los procedimientos y las personas, con el fin de promover la seguridad y mejorar la eficacia operativa. El modelo de ARH se ha extendido a la atención sanitaria en forma de «cultura de la seguridad», que establece de forma universal la seguridad como prioridad organizativa, fomentando el trabajo en equipo, la participación de los pacientes, la transparencia y la responsabilidad. La ARH se ha convertido en una parte integral del entrenamiento con simuladores de anestesiología. Una cultura

Tabla 41-1 Estructura de la administración de los recursos humanos
Comunicación: liderazgo y gestión del personal
Gestión de la carga de trabajo: planificación de la misión, gestión del estrés y distribución de la carga de trabajo
Toma de decisiones: integración e implementación (procedimiento operativo estándar)
Resolución de conflictos
Liderazgo
Administración de grupos de trabajo
Gestión del estrés

de seguridad exitosa se caracteriza por la visión y el compromiso de los líderes, los valores y objetivos centrales compartidos, la coherencia, las respuestas no punitivas a los eventos adversos y los errores, así como la promoción de la seguridad a través de la educación y la formación continuas.

La importancia del trabajo en equipo se ejemplifica aún más mediante una organización con alta confiabilidad (OAC). Una OAC es aquella que ha logrado evitar catástrofes a pesar de sus altos grados de riesgo y complejidad.[8] Algunos ejemplos clásicos de OAC son las centrales nucleares, los sistemas de control del tráfico aéreo y los portaaviones. Las OAC se caracterizan por cinco prácticas comunes: 1) sensibilidad a las operaciones; 2) reticencia a aceptar explicaciones «simples» de los problemas; 3) preocupación por el fracaso; 4) énfasis en la experiencia y 5) resiliencia. Las organizaciones sanitarias han adoptado recientemente la mentalidad de las OAC, pero algunos expertos advierten que la metodología mediante la cual las OAC generan y mantienen altos niveles de seguridad puede no aplicarse de forma directa a la asistencia sanitaria. Más bien, recomiendan cambios graduales que los sistemas sanitarios podrían utilizar para avanzar hacia una alta confiabilidad: 1) el compromiso de la dirección para lograr que ningún paciente resulte dañado; 2) una cultura de seguridad plenamente funcional en toda la organización y 3) el despliegue generalizado de herramientas de mejoría de procesos altamente eficaces.[9]

Múltiples organismos sanitarios promueven la seguridad del paciente y la reducción de los errores médicos. En 1986 se creó la Anesthesia Patient Safety Foundation, que se convirtió en la primera fundación dedicada a la seguridad del paciente. Fue el modelo de la National Patient Safety Foundation. La Agency for Healthcare Research and Quality (AHRQ) es la agencia federal encargada de promover la seguridad de los pacientes en la atención sanitaria. La AHRQ también coordina la Patient Safety Task Force, que es una colaboración de organismos con responsabilidades normativas y de recopilación de datos, incluyendo los Centers for Disease Control and Prevention y su National Electronic Disease Surveillance System, los Centers for Medicare and Medicaid Services, las Quality improvement organizations y la Food and Drug Administration. Por último, The Joint Commission utiliza como criterio de acreditación la evidencia de un compromiso institucional con la seguridad del paciente.

El Institute of Medicine ha definido 10 recomendaciones para mejorar tanto la calidad de la atención como la seguridad del paciente: 1) atención basada en relaciones curativas continuas, 2) personalización con base en las necesidades y valores del paciente, 3) establecimiento del paciente como fuente de control, 4) conocimiento compartido y libre flujo de información, 5) toma de decisiones basada en pruebas científicas, 6) seguridad como prioridad, 7) transparencia, 8) anticipación a las necesidades, 9) reducción continua de los residuos y 10) cooperación entre los clínicos.[10]

C. Consentimiento informado

En general, se considera que la norma es una documentación separada y distinta del consentimiento informado para la anestesia y para los procedimientos relacionados con la anestesia. El derecho de cada paciente a rechazar una intervención propuesta, a poner límites, restricciones o condiciones al tratamiento o a ignorar por completo el consejo de un proveedor son todos corolarios de la doctrina del consentimiento informado. Los proveedores deben entender y respetar que lo que puede ser consentido también puede ser rechazado. La documentación de la «negativa de consentimiento» es tan importante como la del consentimiento informado para el tratamiento.

La doctrina del consentimiento informado se basa en el principio ético de la autonomía, que obliga a los profesionales de la salud a respetar el derecho de los pacientes a la autodeterminación corporal y, por tanto, a compartir con ellos la autoridad para tomar decisiones médicas. La piedra angular del consentimiento informado válido es la comunicación efectiva, un diálogo bidireccional. Hay dos normas legales distintas que se aplican al proceso de consentimiento informado: la norma del proveedor razonable y la norma del paciente razonable.

La norma del paciente razonable se aplica con más frecuencia, es coherente con el respeto a la autonomía del paciente y exige la divulgación de la información pertinente que un paciente típico y razonable querría conocer para tomar una decisión informada. El proceso de consentimiento informado requiere la divulgación y discusión de todos los riesgos, beneficios y alternativas materiales de las intervenciones terapéuticas o de investigación propuestas.

Todas las normas de divulgación exigen que la información y las opciones se presenten de forma exhaustiva y en términos claros, con una explicación concomitante del significado de los términos, las posibles implicaciones a plazos corto y largo de cada opción, las conversaciones sobre la opción de cambiar el plan de atención en un momento posterior, las implicaciones de esta retirada y la garantía de que se respetarán tales decisiones. El diálogo, que incluye la oportunidad de que los pacientes hagan preguntas y reciban respuestas sinceras en relación con el tratamiento propuesto, debe producirse en una atmósfera desprovista de cualquier sensación de coacción o coerción para que el consentimiento sea realmente válido.

Por último, después de que se haya proporcionado toda la información, se hayan considerado las opciones y se haya llegado a un acuerdo, el formulario firmado dentro del expediente representará la documentación formal del proceso. Así, el consentimiento es en cierto modo análogo a un contrato que exige una comunicación veraz, una contrapresión y una aceptación, que posteriormente perfila las expectativas, pero también impone deberes y obligaciones a las partes. Al igual que ocurre con los contratos, existen posibles impugnaciones legales en relación con la validez del consentimiento o contrato, la cuales incluyen hechos o pretensiones fraudulentas, coacción, falta de capacidad o deterioro del discernimiento. Un paciente legalmente competente es aquel que es capaz de tomar decisiones por sí mismo. Los menores no emancipados, los que padecen discapacidad mental o aquellos con discapacidad permanente son posibles ejemplos de pacientes que pueden carecer de competencia para tomar decisiones autónomas y, por tanto, la familia o los tutores designados por el tribunal tomarán decisiones en su nombre. El término «capacidad» se refiere a una alteración de la toma de decisiones que tiene un contexto más situacional (p. ej., el uso de medicamentos que alteran el discernimiento y el razonamiento), las alteraciones metabólicas o los estados mentales, como la depresión, la manía, la psicosis, el delírium o la confusión.

La mayoría de los estados federales tienen requisitos legales sobre el consentimiento informado. El incumplimiento de los requisitos legales sobre el consentimiento informado puede exponer al proveedor de salud a una acusación de mala conducta profesional. Las condiciones de participación en Medicare y The Joint Commission también exigen por separado el consentimiento informado. Si un curso de atención médica es objeto de litigio por cualquier motivo, la falta de consentimiento informado documentado puede comprometer la defensa legal de ese caso. Un paciente también puede interponer una demanda contra un proveedor de salud en un tribunal civil basada en la falta de consentimiento bajo la premisa de una falta negligente de información o maltrato médico. Dado que el maltrato no se considera mala práctica médica, los profesionales de la salud pueden no estar cubiertos por sus pólizas de seguro de responsabilidad médica en los casos de maltrato.

La doctrina del «consentimiento implícito» puede abordar a veces la situación clínica relativamente frecuente en la que el sanitario podría inferir de forma razonable que un paciente habría consentido el tratamiento. El consentimiento implícito es esencialmente una cuestión de interpretación razonable de la conducta general del paciente por parte del profesional de la salud para que sea coherente con la intención de autorizar un procedimiento, aunque falte el consentimiento expreso a dicho tratamiento. El consentimiento implícito debe reservarse para la atención de urgencia y las situaciones en las que el consentimiento informado de un paciente o un sustituto es impracticable o imposible.

En el caso de que un paciente previamente competente, o uno con capacidad, haya expresado con claridad sus directivas, estas siguen siendo vinculantes incluso después de que el paciente pierda la competencia o la capacidad de reafirmarlas. Por ejemplo, en el caso de un paciente adulto testigo de Jehová que rechaza expresamente la transfusión de sangre, con una directiva claramente documentada en el expediente, la mayoría de los tribunales han sostenido que la familia no puede anular la decisión del paciente una vez que este pierda su capacidad de decidir.

D. Importancia de la historia clínica

La historia clínica es un documento que sirve para fines médicos, legales y comerciales; es un registro continuo del tratamiento y se utiliza para registrar y comunicar las circunstancias de la atención al paciente a otros proveedores, corroborar y justificar el razonamiento médico implicado en la obtención de un diagnóstico y la determinación de un plan de atención y respaldar una solicitud de reembolso. La historia clínica es, desde el punto de vista legal, el producto del trabajo del equipo sanitario (**tabla 41-2**). La historia clínica tiene dos componentes: el documento y la información que contiene. El paciente tiene dos tipos de derechos legales sobre su información médica: un derecho de posesión y un derecho de confidencialidad. El historial físico es propiedad del proveedor de servicios médicos, que es el custodio legal del historial y asume la responsabilidad de su integridad, mientras que la información contenida en dicho historial médico es legalmente propiedad del paciente.

Con la adopción generalizada de la historia clínica electrónica (HCE), existen nuevos riesgos para los proveedores y las instituciones de salud. El riesgo de violación de la confidencialidad aumenta con las HCE principalmente porque: 1) los dispositivos portátiles no protegidos (perdidos o sin encriptar) pueden almacenar y acceder de forma remota a los datos, 2) el potencial de acceso no autorizado a los depósitos de registro a través de la «piratería» es muy grande y 3) la transmisión electrónica de datos puede difundir los datos confidenciales más rápidamente y más lejos de lo que era posible con las tecnologías de fotocopias o fax en el pasado. Muchas doctrinas, leyes, reglamentos y políticas abordan la confidencialidad de la información médica, las más reconocidas son la Health Insurance Portability and Accountability Act (HIPAA) de 1996 y la Health Information Technology for Economic and Clinical Health Act (HiTECH) de 2009, que abordan la privacidad de la información sanitaria personalmente identificable y las preocupaciones de seguridad asociadas con la transmisión electrónica de la información sanitaria y las sanciones por infracciones como divulgación no autorizada, respectivamente. La HiTECH también ha exigido a los proveedores y sistemas sanitarios que proporcionen a los pacientes un acceso ilimitado a los registros de su HCE.

Los metadatos integrados en las HCE proporcionan detalles sobre los registros e imágenes a los que se ha accedido para su revisión, la hora y la duración de la

---

Tabla 41-2 Propósitos de la historia clínica

Documentación escrita de la atención médica

Base para las comparaciones longitudinales de la evolución clínica de un paciente a lo largo del tiempo

Comunicación y continuidad de la atención entre el equipo sanitario

Base para la codificación y facturación de las solicitudes de reembolso a las aseguradoras

Revisión de lo realmente utilizado

Evaluación por especialistas y de la calidad de la atención

Recolección de datos para una averiguación

revisión de los documentos y la introducción de los registros, así como los cambios realizados. Así, un registro detallado de los datos y la documentación exactos revisados por un clínico durante la evaluación de un paciente puede reconstruirse retrospectivamente en caso de demanda. Los registros posteriores pueden ser a veces necesarios; sin embargo, los registros después de un mal resultado serán impugnados como interesados y defensivos. Las plantillas, las casillas de verificación y los menús desplegables deben ser revisados para detectar registros inexactos por defecto. Los errores tipográficos y los errores de transcripción son frecuentes: por un lado, los errores pueden ser un reflejo de la falta de atención a los detalles; por otro, algunos son inevitables en el entorno clínico, y la mente frecuentemente corregirá por sí misma los errores recientemente dictados. No obstante, una narración clara y organizada seguirá reflejando mejor el proceso de pensamiento del clínico, el diagnóstico diferencial y el juicio clínico, y representa un producto de trabajo clínico defendible. Los proveedores deben ser conscientes de que cuando «copian» y «pegan» información de un encuentro con un paciente a otro, están reconociendo que todo fue completamente igual en ambas visitas. Además, deben ser conscientes de que la firma de las listas de comprobación previamente rellenadas, como las partes de una exploración física, implica legalmente que todos los elementos marcados en esa lista se han llevado a cabo.

E. Respuesta a un evento adverso

Un evento perioperatorio adverso importante, especialmente uno que provoque una discapacidad grave o la muerte de un paciente por lo demás sano durante una intervención quirúrgica electiva, puede tener un enorme impacto psicológico en el equipo de anestesia. Dado que es probable que estos sucesos sean raros durante la carrera de un profesional, la Anesthesia Patient Safety Foundation ha desarrollado un protocolo de eventos adversos (PEA) para facilitar una respuesta efectiva, eficiente y coordinada a un incidente perioperatorio.[11] El PEA representa un «procedimiento operativo estándar» por el que la respuesta a un incidente es una mejor práctica razonable estandarizada, obviando la necesidad de improvisar o reinventar protocolos para cada circunstancia individual. El PEA puede dividirse en una serie de componentes: 1) comunicación y coordinación, que se asignan a un responsable de incidentes que asume la dirección administrativa, el control del suceso y coordina la participación de los consultores y la notificación a la dirección del departamento, los administradores y los miembros de la familia; 2) conservación de las pruebas, que está diseñada para resguardar los fármacos y el equipo a fin de descartar posteriormente la contaminación o el mal funcionamiento, de manera que se disponga de pruebas creíbles e intactas para su posterior revisión; 3) apoyo informativo y documentación, que promueven una memorización clara, completa, objetiva y con base en hechos de los sucesos para la historia clínica y 4) la posterior revisión por especialistas. Las respuestas verbales, escritas y de comportamiento de los profesionales de la salud implicados después de un incidente perioperatorio tienen potencialmente enormes implicaciones legales: 1) las declaraciones hechas a los compañeros y al personal de apoyo son recuperables y pueden admitirse después como prueba contra el proveedor, a menos que se produzcan en un entorno protegido; 2) la documentación escrita que no sea objetiva puede examinarse luego y descubrir que es engañosa o convenenciera y 3) la «limpieza» del puesto de trabajo puede dar lugar a la pérdida de pruebas importantes (es decir, el apagado de los dispositivos y las máquinas puede borrar la memoria electrónica temporal) o interpretarse como eliminación intencionada (pérdida o destrucción intencionales) de pruebas. Un PEA bien diseñado se comunica a todos los miembros del equipo de cuidados de anestesia antes de que se produzca cualquier incidente; ha sido aprobado por los anestesiólogos, los administradores, los asesores jurídicos y está protocolizado y se activa de forma automática.

La discusión formal de las circunstancias que rodean un evento adverso ha llegado a conocerse como «divulgación». Este término se utiliza con mayor frecuencia en el contexto de la revelación de un error médico; sin embargo, la revelación de las circunstancias relacionadas con un evento adverso que da lugar a un daño al paciente se produce con frecuencia antes de que esté claro si ocurrió un error médico. La transparencia y la veracidad están ampliamente reconocidas como un principio ético y, por tanto, una responsabilidad profesional de los proveedores de salud. El American Medical Association Code of Ethics, el National Quality Forum, la National Patient Safety Foundation y The Joint Commission han respaldado o han emitido declaraciones que exigen la divulgación. En concreto, las normas de acreditación de The Joint Commission exigen que los profesionales de la salud informen a los pacientes sobre «resultados imprevistos». Sin embargo, se reconoce ampliamente que la identificación y el escrutinio del error con la implementación de un circuito de retroalimentación correctivo («análisis de la causa original» o «ACO») es un mecanismo crítico para mejorar la seguridad del paciente; la difusión de datos específicos sobre un evento adverso o error médico tiene implicaciones administrativas y legales tanto para los proveedores como para las instituciones.

Varios estudios, aunque no bien controlados, han sugerido que los pacientes son más propensos a buscar asesoramiento jurídico para explorar sus derechos legales y a presentar una demanda en ausencia de una explicación o disculpa formal, quizá debido a un sentido innato de sospecha y a la necesidad de llegar a una conclusión. El dilema legal con respecto a las reuniones de divulgación es que las declaraciones potencialmente autoincriminadoras realizadas durante dichas reuniones pueden ser descubiertas después por los abogados de los demandantes y ser admitidas como prueba. La responsabilidad médica legal derivada de la divulgación puede aumentar de las siguientes maneras: 1) la divulgación puede poner inevitablemente a los pacientes y a sus familias sobre aviso de que un desenlace indeseable o una lesión fue el resultado de un percance o error médico y no una consecuencia del proceso de la enfermedad u otra complicación inevitable del tratamiento; 2) las pólizas de seguro por negligencia médica suelen contener una cláusula de «cooperación» o «deber de cooperar» que obliga al asegurado a colaborar con los mejores esfuerzos de la aseguradora para defenderlo ante una reclamación. Una estipulación frecuente dentro de este tipo de cláusulas mantiene que la admisión de responsabilidad de un perjudicado puede anular la cobertura de la póliza para el evento; 3) las reglas de evidencia legal categorizan la admisión de culpabilidad y se considera que puede ser una «declaración en contra del propio interés» exceptuada de las reglas relativas a los rumores.

En la actualidad, existe un creciente interés nacional por los enfoques del llamado *Communication and Resolution Program* (CRP) para la gestión de una complicación inesperada de la atención médica (es decir, un error médico). Los CRP piden a las instituciones que promuevan una cultura de notificación no punitiva de los eventos adversos, una investigación exhaustiva de los mismos, una explicación proactiva y honesta de lo ocurrido a los pacientes y a las familias, el uso de esta experiencia para mejorar la seguridad del paciente y para prevenir la repetición de tales incidentes y, cuando proceda, una disculpa y una oferta de compensación justa para el paciente o la familia. En 2016, la Agency for Healthcare Research and Quality federal publicó un «conjunto de herramientas» (CANDOR) de mejores prácticas para instituir un CRP.[12] Los primeros resultados muestran que la aplicación del CRP en casos de error médico da lugar a una mayor satisfacción del paciente y una menor cantidad de litigios.

Con la intención de facilitar la comunicación veraz entre proveedores y pacientes, algunos estados federales han promulgado «leyes de perdón» que son «puertos seguros» diseñados para proteger a los proveedores que piden perdón a los pacientes por errores médicos. Bajo la «ley de perdón», las expresiones de disculpa quedan excluidas de las pruebas recuperables en caso de demanda por negligencia. Las leyes de perdón permiten «ofrecer condolencias» y tienen como objetivo principal fomentar la comunicación abierta a través de conversaciones informales entre el paciente o su familia y el profesional sanitario. Hay dos formas de leyes de perdón: 1) las leyes de simpatía que protegen las expresiones de simpatía, pesar y condolencias de los proveedores y 2) las leyes de admisión de culpa que, además, protegen la admisión de culpa y error. De los estados que han promulgado leyes de perdón, la mayoría han adoptado solo la ley de simpatía; además, 14 estados no han promulgado hoy en día ninguna forma de ley de perdón. En general, aunque es una buena práctica que el personal médico se adhiera a las políticas y procedimientos reglamentarios y administrativos que obligan a revelar los errores médicos, es igualmente importante que las circunstancias que rodean la discusión se controlen con cuidado en la medida de lo posible. Antes de poner en práctica una política de divulgación, se debe solicitar asesoramiento jurídico y obtener una opinión legal antes de una reunión formal de divulgación.

F. Banco nacional de datos de los profesionales sanitarios

El National Practitioner Data Bank (NPDB) se creó en 1990 y es un depósito federal de datos para recoger y mantener información relacionada con la calidad de los proveedores de asistencia sanitaria (**tabla 41-3**). El NPDB actúa como centro de intercambio de datos que recoge y publica información relacionada con la conducta y la competencia profesional de médicos, enfermeros, dentistas y otros profesionales sanitarios. La intención del NPDB es apoyar la revisión profesional por especialistas, exigiendo a los hospitales, las juntas estatales de licencias, las sociedades profesionales y otras entidades sanitarias que informen de las acciones contra los sanitarios y que consulten la base de datos como parte del proceso de acreditación y privilegios. El NPDB contiene información sobre el historial de negligencia de los profesionales de la salud, acciones adversas para la obtención de la licencia, restricciones a la afiliación profesional y concesiones negativas de privilegios por parte de los hospitales. Es importante tener en cuenta que las acciones adversas no impugnadas, como los acuerdos antes de la sentencia en los litigios por negligencia, las denegaciones no impugnadas de credenciales al personal médico y las dimisiones del personal médico mientras se está llevando a cabo una investigación de revisión por especialistas, deben informarse al NPDB.

G. Voluntad anticipada

Un documento de voluntad anticipada es una declaración de instrucciones (generalmente, pero no siempre, de forma escrita) que, cuando se escribe, se prevé que pueda entrar en vigor en algún momento en el futuro. El objetivo de la voluntad anticipada

---

Tabla 41-3 Ejemplos de sucesos notificables a la base de datos nacional de profesionales sanitarios

Multas por negligencia médica

Acciones civiles o penales relacionadas con la sanidad

Acciones adversas para la concesión de licencias

Revocación, amonestación, censura, suspensión, libertad condicional, entrega voluntaria

Retiro de privilegios clínicos

Acciones adversas de afiliación a la sociedad profesional

Acciones de la Administración de Control de Drogas (DEA, *Drug Enforcement Administration*)

Exclusiones de los programas de asistencia sanitaria financiados por el gobierno federal o estatal

Acciones de organizaciones privadas de acreditación

Otras adjudicaciones con garantías procesales relacionadas con la asistencia sanitaria

es dar a conocer los deseos de la persona en caso de que más adelante pierda la capacidad de comunicarse, para que sus deseos puedan ser conocidos y respetados. La voluntad anticipada es la aplicación práctica del principio ético que respeta la toma de decisiones autónomas. Entre los ejemplos de voluntad anticipada se encuentran los testamentos vitales y los poderes para la asistencia sanitaria, los poderes duraderos, las solicitudes generales de no reanimación o la documentación específica de las preferencias para intervenciones como la ventilación mecánica prolongada, la nutrición e hidratación artificiales o la diálisis en caso de lesión incapacitante grave.

Un «testamento vital» es una forma habitual de voluntad anticipada que define las expectativas de un paciente con respecto a los proveedores y al sistema sanitario; casi siempre establece parámetros específicos o generales para el inicio, la continuación o la terminación de varias fases del tratamiento médico para el mantenimiento de la vida. Los testamentos vitales pueden ser preparados por el paciente solo o, más a menudo, en consulta con su proveedor y su abogado. Una de las principales limitaciones prácticas de estos testamentos es que muy pocos documentos de este tipo son lo suficientemente específicos como para definir inequívocamente los deseos de un paciente para todas las contingencias. De esta forma, la mayoría de los testamentos vitales son en realidad poco más que una guía general de los deseos de los pacientes. Así, incluso cuando se dispone de un testamento vital, los responsables de la toma de decisiones del paciente siguen siendo los encargados de interpretar los deseos de este último en una circunstancia concreta.

Un apoderado para asuntos médicos es un sustituto en la toma de decisiones que es elegido específica y legalmente por el paciente mediante una designación escrita con el fin de tomar decisiones sanitarias en su nombre. El apoderado para asuntos médicos no tiene por qué ser un familiar y, por tanto, este sustituye a las jerarquías de subrogación definidas por ley. El apoderado o sustituto se limita a transmitir de forma indirecta los deseos e indicaciones del paciente y no debe tomar decisiones unilaterales. En ausencia de un apoderado para asuntos médicos previamente designado, los sanitarios deben consultar las leyes de su estado relativas a las «leyes de sustitución», que definen la jerarquía de los responsables de la toma de decisiones que pueden hablar en nombre de un paciente.

Un «poder notarial» es un documento legal que faculta a otro con la autoridad de una agencia o una autoridad para actuar en su lugar. Los poderes pueden ser específicos para asuntos financieros, administrativos o sanitarios, o pueden ser más generales e incluso ilimitados. Los poderes simples solo tienen efecto mientras el paciente tenga también capacidad de decisión y quedan anulados cuando la pierde. Por otro lado, un «poder notarial duradero» es un documento más poderoso que mantiene sus efectos incluso después de que el paciente pierda su capacidad de decisión. De nuevo, incluso los poderes duraderos pueden tener un alcance restringido y no necesariamente extenderse a las decisiones en cuestiones de salud.

Las voluntades anticipadas también incluyen órdenes relativas a las preferencias de reanimación. Las órdenes de «no reanimación» (NR) o de «no intentar reanimar» son instrucciones del facultativo para el cumplimiento, en un formulario estandarizado, de las preferencias de reanimación del paciente. El formulario de NR es similar al testamento vital, pero es más específico y a menudo es una forma legal diseñada y regulada por las leyes de cada estado. Mientras que el testamento vital suele ser amplio y con ciertas aspiraciones, el formulario de NR está sujeto a poca o ninguna discreción para su interpretación. Los formularios de NR se asemejan mucho a una «negativa a consentir» un tratamiento, ya que especifican una limitación a la atención médica. Las consideraciones legales y éticas generales que se aplican al proceso de consentimiento informado también se aplican a las conversaciones sobre el final de la vida y a la orden de NR: para que una orden de NR sea legalmente válida, debe obtenerse tras una declaración completa de un paciente apto, con capacidad y sin coacción o coerción. No suele considerarse como aptos para consentir o rechazar un tratamiento a los individuos que han perdido la capacidad de comprender las implicaciones de sus decisiones o aquellos que tienen tendencias suicidas o están clínicamente deprimidos.

III. Mejoras de la calidad y seguridad del paciente

A. Estructura, proceso y resultados: los componentes de la seguridad

El modelo de Donabedian[13] es un marco conceptual para la evaluación de la calidad y el diseño de mejoras de la calidad de la atención mediante tres categorías de análisis: estructura, proceso y resultado. El término «estructura» describe los factores que influyen en el contexto en el que se produce la asistencia (p. ej. el hospital, el personal, la formación, el equipamiento y la administración); el «proceso» se refiere a los comportamientos normativos, las relaciones y las interacciones (p. ej., la atención preventiva, la educación del paciente y la elección de intervenciones diagnósticas o terapéuticas) a lo largo de la prestación de la asistencia sanitaria; por último, el «resultado» se refiere a los resultados obtenidos y al efecto de los encuentros sanitarios en los pacientes o en las poblaciones (mortalidad, estado de salud, satisfacción del paciente o calidad de vida relacionada con la salud). El marco de Donabedian puede utilizarse para modificar las estructuras y los procesos dentro de una unidad de prestación de servicios sanitarios y también para evaluar los efectos de los cambios en los indicadores externos de calidad especificados; sin embargo, el modelo en sí no contiene una definición implícita de calidad o valor. Lohr ha definido la «atención sanitaria de calidad» como «el grado en que los servicios sanitarios para individuos y poblaciones aumentan la probabilidad de obtener los resultados de salud deseados, de acuerdo con los conocimientos profesionales actuales».[14]

El modelo de Donabedian es relevante para los debates sobre la seguridad del paciente y la calidad de la atención por dos razones: 1) la seguridad del paciente está relacionada con la estructura y el proceso, la calidad describe los resultados y la forma en que se logran; 2) los legisladores, los reguladores, los administradores de la atención sanitaria y los pagadores exigen y confían uniformemente en este marco. El modelo describe la manera en que los reguladores, los responsables políticos y las partes interesadas analizan el sistema sanitario y, por tanto, los requisitos de licencia, cumplimiento normativo y condiciones de participación de cada sistema sanitario. Se suele creer que la mayoría de los errores médicos son consecuencia de sistemas y procesos defectuosos.

Deming desarrolló el modelo de *gestión de la calidad total* que promueve un enfoque organizativo de la calidad que destaca la importancia del trabajo en equipo, los procesos definidos, el pensamiento sistemático y los programas de cambio destinados a crear un entorno que favorezca la mejora de la calidad. De forma similar, la *mejora continua de la calidad* es una doctrina basada en el principio de que existe una oportunidad potencial de mejoría en cada proceso y, por tanto, son necesarios datos objetivos para analizarlos y mejorarlos. El «ciclo PREM» implementa cuatro pasos: 1) «plan» para un cambio, 2) «realizar» ese plan, 3) «estudiar» los resultados y (4) «mejorar» la calidad de una forma duradera. El modelo *Six Sigma* consta de cinco elementos (definir, medir, analizar, mejorar y controlar) que representan un marco de mejora de la calidad para el desarrollo de una mejoría secuencial. El *análisis de la causa original* (ACO) es un modelo de mejoría de la calidad más retrospectivo que prospectivo. El ACO es un proceso ampliamente utilizado que consta de dos pasos: examen exhaustivo de los resultados adversos (p. ej., entrevistas, revisión de documentos) y elaboración de planes para reforzar o desarrollar los sistemas de seguridad.

B. **Dificultades de la medición de resultados en anestesiología**

La calidad de la atención es difícil, si no imposible, de definir y medir clínicamente. Los primeros indicadores de calidad clínica, o *datos genéricos de calidad*, se basaban en la identificación de resultados adversos específicos y en el posterior análisis mediante la revisión de casos individuales para identificar posibles problemas de calidad de la atención. Posteriormente, The Joint Commission desarrolló una serie de indicadores de calidad relacionados con la anestesia mediante los cuales se podía supervisar y evaluar continuamente el rendimiento de la organización. Este sistema nacional de *medición de indicadores* evaluó dos categorías de rendimiento: 1) indicadores de eventos centinela (sucesos inesperados que implican muertes o lesiones físicas graves) y 2) indicadores basados en tasas (tendencias en un tipo particular de proceso o resultado de la atención). Lamentablemente, la validación de los indicadores clínicos anestésicos se limita en gran medida a la opinión de los expertos, ya que en este momento no existen pruebas suficientes para demostrar que el cumplimiento de las mejores prácticas basadas en pruebas científicas se traducirá de forma sistemática y universal en un mejor resultado para el paciente.[15] Por ejemplo, el uso de bloqueadores β perioperatorios se instituyó inicialmente como un indicador nacional de calidad después de que los datos sugirieran que reducían la incidencia de infarto de miocardio en pacientes de alto riesgo sometidos a cirugía no cardíaca. Después, datos adicionales validaron el efecto de los bloqueadores β en la tasa de infarto de miocardio, pero también demostraron que el riesgo de muerte y ceguera aumentaba en los pacientes de cirugía no cardíaca que los recibían en el perioperatorio.

La medición de resultados en anestesiología también se complica por la falta de definiciones estandarizadas y consensuadas entre sistemas y países. Por ejemplo, la mortalidad perioperatoria relacionada con la anestesia puede medirse mediante tres indicadores diferentes: la muerte en las 48 h siguientes a un procedimiento con anestesia, la tasa de mortalidad asociada con procedimientos anestésicos o las muertes en los 30 días siguientes a la cirugía. La muerte como medida de resultado, similar a otras medidas de morbilidad perioperatoria, depende del estado médico del paciente o de la gravedad de la enfermedad; institucionalmente, la complejidad médica acumulada de los pacientes se refleja en el índice de mezcla de casos. Aunque el *Physical Status Classification System* de la American Society of Anesthesiologists (ASA) está relacionado con el riesgo perioperatorio, este sistema es en gran medida subjetivo y las definiciones se basan en la gravedad relativa de la enfermedad, lo que da lugar a una clasificación contradictoria. La complejidad de los sistemas de atención clínica es tal que en cada resultado intervienen diversas variables. Por ello, los resultados específicos de la anestesia, o los resultados específicamente atribuibles a la atención anestésica, siguen siendo difíciles de obtener. Es difícil atribuir la causalidad del resultado a una intervención quirúrgica, anestésica o médica específica, en contraposición con la totalidad de la atención médica. La capacidad del anestesiólogo, en un breve plazo perioperatorio, para optimizar al paciente antes de la cirugía y para seguir los resultados en el postoperatorio es limitada. Además, no es posible predecir con exactitud cuáles de los muchos resultados de la anestesia, frecuentes pero de baja morbilidad, son de mayor importancia para un paciente quirúrgico en particular. Por ejemplo, la elección específica de un opiáceo para el tratamiento del dolor postoperatorio puede perjudicar la calidad de la atención percibida por un paciente postoperatorio que considera que las náuseas son más importantes que la intensidad del dolor.

Así, con respecto al modelo de Donabedian, las mejoras prácticas de la calidad basadas en las conexiones entre el proceso y los resultados requieren grandes poblaciones de muestra, ajustes por mezcla de casos y un seguimiento a largo plazo. El impacto significativo de las intervenciones específicas en los resultados adversos de frecuencia relativamente baja se pierde en gran medida en la complejidad del paciente individual y las múltiples intervenciones sanitarias.

C. Requisitos reglamentarios para la mejora de la calidad

El Flexner Report estableció normas para la educación médica moderna y dio impulso al desarrollo de los departamentos estatales de salud pública, que posteriormente se encargaron de la supervisión de las instituciones sanitarias. En la década de 1950, The Joint Commission on Accreditation of Hospitals (JCAH), que ahora se conoce simplemente como *The Joint Commission*, estableció un proceso de acreditación para los hospitales que se convirtió en una norma obligatoria para los centros que querían obtener la licencia estatal y participar en Medicare.

La licencia estatal es una condición legal de participación para los hospitales, mientras que la acreditación es un medio voluntario para cumplir las condiciones de participación. La supervisión normativa de la calidad de la asistencia sanitaria se produce a muchos niveles, desde la licencia profesional; las condiciones de participación, la formación, certificación y acreditación, la presentación obligatoria de informes hasta la remuneración por rendimiento. El cumplimiento de los mandatos normativos ha convertido a la sanidad en el sector más regulado de los Estados Unidos.

La Federal Health Reform de 2010, la Affordable Care Act (ACA), obliga a realizar «adquisiciones basadas en el valor» y asigna bonificaciones o sanciones a los proveedores y hospitales que empleen intervenciones de coordinación y seguridad de la atención, que eviten infecciones intrahospitalarias y reingresos hospitalarios innecesarios o que participen en la elaboración de informes públicos sobre el rendimiento de la calidad de los hospitales y proveedores. Las métricas de la curva 2, o «Metrics for the Second Curve of Health Care», se refieren a la transición de la primera curva, basada en el volumen, a la segunda curva, basada en el valor, y requieren: 1) la alineación de los hospitales, los profesionales de la salud y otros proveedores clínicos en todo el proceso de atención; 2) la adopción de prácticas basadas en pruebas científicas para mejorar la calidad y la seguridad del paciente; 3) mejora de la eficiencia a través de la productividad y la gestión financiera y 4) el desarrollo de sistemas de información integrados. Los elementos de las métricas de la curva 2 aplicables a los anestesiólogos incluirán medidas como la gestión y la medición efectivas de las transiciones asistenciales, la gestión de la variación de uso, la reducción de las complicaciones evitables y de la mortalidad, así como el gasto por episodio asistencial.

IV. Responsabilidad profesional

A. Formación académica y cédula profesional

Los anestesiólogos son legalmente considerados profesionistas. Por ello, deben cumplir unas normas específicas de educación y formación. Estas normas de práctica y ética están codificadas en códigos de conducta específicos de la medicina y de la especialidad. Todos los médicos tienen un deber fiduciario con sus pacientes.

Epstein y Hundert[16] definen al «profesionalismo» como un «uso habitual y juicioso de la comunicación, los conocimientos, las habilidades técnicas, el razonamiento clínico, las emociones, los valores y la reflexión en la práctica diaria, en beneficio del individuo y de la comunidad a la que atiende». Un grupo internacional de sociedades médicas definió tres principios fundamentales del profesionalismo: 1) la primacía del bienestar del paciente, que aborda el altruismo, la confianza y el interés del paciente, 2) la autonomía del paciente, que hace referencia a la importancia de la honestidad con los pacientes y a la necesidad de empoderarlos en la toma de decisiones médicas y 3) la justicia social, que incluye el contrato social de los profesionales de la salud y la justicia distributiva en consideración a la naturaleza finita de los recursos sanitarios (**tabla 41-4**). Específicamente para la anestesiología, Tetzlaff ha definido lo esencial de la profesión para incluir lo siguiente: 1) responsabilidad, 2) humanismo, 3) bienestar personal y 4) ética.[17] En términos más prácticos, los tres

Tabla 41-4 Compromisos inherentes al profesional sanitario

Habilidad profesional
Honestidad
Confidencialidad para con el paciente
Relaciones adecuadas con los pacientes
Promover la calidad de la asistencia
Mejorar el acceso a la asistencia
Distribución justa de los recursos finitos
Conocimientos científicos
Mantener la confianza gestionando los conflictos de intereses
Responsabilidad profesional

pilares de la excelencia clínica para los anestesiólogos se han definido como disponibilidad, afabilidad y capacidad.

B. El sistema adversarial de justicia

El sistema adversarial se refiere a un sistema jurídico de derecho común en el que los defensores representan las posiciones de sus partes ante una persona o grupo de personas imparciales, generalmente un juez o un jurado, que intentan determinar la verdad de los asuntos alegados. El paciente agraviado que inicia la demanda es el *demandante* que busca la reparación legal en el tribunal. Si el demandante tiene éxito, el tribunal dictará una sentencia a favor del demandante y emitirá una orden judicial de indemnización por daños y perjuicios con la intención de resarcir al demandante por haber sido perjudicado. La contraparte a la que se dirige la demanda es el *acusado*. En los litigios, los casos se identifican citando primero al demandante; así, una demanda se cita como «demandante contra acusado». En una demanda civil la carga de la prueba recae en el demandante, que debe establecer los elementos requeridos de su caso mediante una «preponderancia de la prueba» de que todos los hechos alegados se han presentado y tienen más probabilidades de ser ciertos que de no serlo.

La parte que inicia la demanda (demandante) debe presentar la reclamación dentro de un período definido por la ley y específico del estado federal conocido como «ley de limitaciones». Una demanda se inicia formalmente cuando el abogado del demandante presenta una demanda ante el tribunal y el secretario judicial emite un citatorio. Una demanda civil en Estados Unidos se inicia mediante la presentación de un citatorio, un formulario de reclamación o una demanda, documentos que se denominan colectivamente *alegatos*, los cuales describen detalladamente los supuestos perjuicios cometidos por el acusado e incluyen una demanda de reparación. La acción judicial se inicia mediante la notificación del proceso judicial por entrega física de los alegatos al acusado; a continuación, se presentan ante el tribunal que tiene jurisdicción sobre las partes, junto con una declaración jurada en la que se verifica que han sido notificados al acusado de acuerdo con las normas de procedimiento legal.

Por lo general, la notificación del citatorio se hace al sanitario demandado, no a su aseguradora, y es importante que este lo notifique de inmediato a su aseguradora, ya que el demandado solo dispone de un plazo limitado para responder a la demanda. Si el abogado defensor del proveedor de salud no presenta la respuesta dentro de los plazos legales, el demandante puede obtener una sentencia en rebeldía contra el demandado, perdiéndose el derecho a impugnar el asunto ante tribunales.

Si no se desestima la acción, ambas partes iniciarán un proceso de *averiguación*, la cual se refiere a la oportunidad de cada parte de obtener información y documentos relevantes para el juicio. La averiguación puede incluir interrogatorios, testimonios de personas clave, personal de apoyo y familias, revisiones de gráficos, análisis de expertos y determinación de materiales de apoyo relevantes. Los interrogatorios son preguntas escritas que se hacen a las partes; las declaraciones son testimonios orales formales obtenidos bajo juramento y transcritos por un taquígrafo.

Todos los estados tienen tribunales de primera instancia en los que se presentan y realizan los litigios civiles, y suele haber un sistema de tribunales de apelación en el que la autoridad judicial final recae en el tribunal estatal de última instancia. Si la reclamación por negligencia implica al gobierno federal, que actúa a través de una clínica financiada por el gobierno federal o un centro de la Veteran's Administration Facility, entonces la acción se presenta ante un tribunal federal de distrito. Los tribunales federales también conocerán las demandas por negligencia cuando exista una completa diversidad de ciudadanía estatal, por ejemplo, cuando las partes están domiciliadas en diferentes estados o si se trata de un «asunto federal», como la violación de un derecho constitucional fundamental durante la presunta conducta negligente. El lugar en el que se presenta el caso suele guiarse por el sitio donde se produjo el incidente, o la residencia de las partes implicadas, y se conoce como *jurisdicción*.

En varios momentos del litigio, las partes pueden optar por llegar a un acuerdo, intentar una resolución alternativa del conflicto, como la mediación o el arbitraje, presentar mociones de juicio sumario o de desestimación o desistir voluntariamente de la acción. Los tribunales suelen fomentar los acuerdos antes del juicio en aras de la eficacia judicial. Los casos de negligencia médica se resuelven con frecuencia de manera extrajudicial, ya que ello conlleva muchas ventajas potenciales: 1) los jurados son imprevisibles, 2) las consecuencias negativas son menores que la publicidad de un veredicto de culpabilidad, 3) los costes de los abogados defensores, de los peritos y del tribunal son potencialmente menores y 4) se elimina el impacto precedente del veredicto (jurisprudencia) para futuros casos similares. Si el asunto pasa a juicio, el tribunal fijará una fecha de juicio en estrados o en el calendario de juicios. La estrategia de defensa suele ser una compleja interacción entre los hechos del caso, la credibilidad de los testigos, las opiniones de los expertos y las personalidades de las partes. Por lo general, una parte tiene derecho a apelar una sentencia ante al menos un tribunal superior, que tiene la facultad de confirmar, revocar o modificar la sentencia del tribunal de primera instancia.

C. **Elementos de la negligencia médica, *res ipsa loquitur* y seguro para negligencia**
Dado que la medicina implica una toma de decisiones de gran complejidad, en circunstancias en las que no se dispone de toda la información pertinente y, a menudo, en momentos de extrema urgencia, la medicina es un ámbito de la práctica profesional en el que el riesgo de resultados adversos y, por tanto, de litigios es elevado. No obstante, los proveedores deben entender que un mal resultado no equivale a negligencia médica. Por lo general, un profesional de la salud no es responsable de los errores en el juicio; más bien, la responsabilidad solo puede inferirse de manera legítima cuando el tratamiento prestado se sale claramente de las normas reconocidas de la buena práctica médica. Para demostrar la existencia de una negligencia médica, el demandante debe demostrar que el proveedor se desvió de la norma de atención pertinente al entorno de tratamiento específico en cuestión. El *tratamiento de referencia* se define como la atención que un profesional sanitario razonablemente competente y capacitado, con una formación similar, habría prestado en circunstancias parecidas.

La negligencia médica es un tipo específico de negligencia dentro de un grupo de causas legales conocidas como *agravios civiles*, que se rigen por las leyes civiles específicas de cada estado federal. Para ser declarado responsable bajo cualquier causa de acción específica, el tribunal de primera instancia requerirá que el demandante demuestre cada elemento legal de esa causa de acción en particular. Los elementos legales del agravio civil por negligencia médica son: 1) la existencia de un deber, 2) un incumplimiento de ese deber, 3) la prueba de que el incumplimiento del deber fue la causa real y próxima del resultado adverso y 4) la demostración de que se produjeron daños determinables como causa de ese incumplimiento. La negligencia médica suele implicar cuestiones que escapan a la comprensión habitual de los legos; por ello, los tribunales exigen que los elementos de la negligencia, incluyendo el nivel de atención, el incumplimiento y la causa próxima, se demuestren mediante el testimonio de un experto.

El deber es creado por la relación profesional de la salud-paciente y requiere que el primero se adhiera a ese grado de habilidad y aprendizaje que suelen poseer y emplear otros miembros de la misma profesión, que están en buen estado y se dedican al mismo tipo de práctica o especialidad. Sin embargo, en los hechos, las normas de la práctica médica generalmente aceptada, que constituyen la base de la definición de una norma de atención pertinente, pueden ser difíciles de definir porque la bibliografía está repleta de controversias y nuevos avances; además, hay una gran variación entre pacientes. Así, tanto el demandante como el demandado presentarán cada uno de ellos un testimonio de opinión de expertos en relación con la norma de atención aplicable. Para probar que el sanitario acusado incumplió sus obligaciones, el demandante debe demostrar que el demandado no actuó de acuerdo con la norma de atención aplicable.

El demandante debe probar la causalidad demostrando una «relación causal» razonablemente estrecha entre el supuesto acto (u omisión) negligente y la lesión resultante. Debe demostrarse que la negligencia es una «causa de hecho» («causa real») de la lesión del demandante. Sin embargo, además debe demostrarse que la presunta negligencia es también la causa próxima («causa legal») del daño al demandante. El concepto de causalidad legal puede ser difícil de comprender para los profesionales de la salud porque no se refiere a una causalidad científica estricta. La causalidad legal considera tanto la «causalidad de hecho» como la «previsibilidad». La causalidad de hecho se define utilizando la prueba «de no ser por», que requiere demostrar que «de no ser por» el acto o la omisión, la complicación o el perjuicio no se habrían producido. La «previsibilidad» requiere que las lesiones del paciente sean un resultado razonablemente previsible de las acciones del demandado.

El término «daños y perjuicios» trata de cuantificar los perjuicios reales, constatables, sufridos por el demandante. El término «daños y perjuicios» es amplio y abarca toda una serie de perjuicios económicos, físicos y emocionales. La intención de conceder una indemnización por daños y perjuicios en una acción de responsabilidad civil es «hacer que el demandante se recupere», lo cual, en la mayoría de las lesiones relacionadas con la medicina, es una ficción legal obvia, pero no por ello deja de ser el mejor intento de compensación. Los daños y perjuicios pueden ser especiales (p. ej., los costes de los cuidados posteriores, los salarios perdidos), generales (daños no económicos, como la pérdida de compañía, la pena, el dolor y el sufrimiento) o punitivos (si se puede demostrar que la supuesta conducta fue intencionada, imprudente, fraudulenta, gravemente negligente o maliciosa).

En caso de que no puedan probarse los elementos de la negligencia médica, o de que el caso sea relativamente sencillo, la teoría de la responsabilidad médica también puede basarse en la doctrina *res ipsa loquitur*, que se traduce literalmente como «los hechos hablan por sí mismos». Los elementos específicos de una reclamación *res ipsa loquitur* varían según el estado; sin embargo, en general, un caso puede someterse al jurado con arreglo a dicha teoría solo cuando el demandante puede demostrar que: 1) el acontecimiento es uno que generalmente no se produce en ausencia de negligencia, 2) el acontecimiento fue causado por una agencia o instrumento bajo el control exclusivo del demandado y 3) el acontecimiento no puede haberse debido a ninguna acción o contribución voluntaria por parte del demandante.[12] Algunos ejemplos de este tipo de reclamación son los instrumentos olvidados al interior del paciente, las lesiones por una mala colocación del paciente y las quemaduras intraoperatorias. El efecto legal de *res ipsa loquitur* es crear un caso *prima facie* («válido a primera vista») de negligencia y no suele requerir el testimonio de un experto.

Las pólizas de indemnización proporcionan cobertura para las reclamaciones derivadas de una supuesta negligencia. Los seguros para negligencia médica incluyen dos obligaciones principales para con el asegurado: defender e indemnizar. Para proporcionar una defensa legal, una compañía de seguros generalmente contratará a un abogado defensor con conocimientos y experiencia, y pagará los honorarios legales en nombre del sanitario demandado. La obligación de indemnizar requiere que la compañía pague el importe de un acuerdo o sentencia sobre una reclamación cubierta dentro de los límites de la póliza. Hay dos tipos generales de póliza de seguro para negligencia médica: ***pólizas por incidente***, que cubren los siniestros ocurridos no solo durante el período en que la póliza está en vigor, sino también si se denuncia luego del vencimiento o la interrupción de dicha póliza, y ***pólizas claims-made*** que solo tiene cobertura cuando tanto el evento como la reclamación se producen durante la vigencia de la póliza. Dado que una reclamación por negligencia se presenta entre 1 y 2 años después del incidente, es posible que el proveedor ya no esté cubierto por la póliza cuando se realice la reclamación. Por tanto, las pólizas *claims-made* suelen requerir que el profesional de la salud adquiera una cobertura «a futuro» para mantener la cobertura durante las transiciones de trabajo o de aseguradora a aseguradora.

 Para más información consulte las videoconferencias interactivas (en inglés) disponibles en el libro electrónico de cortesía que acompaña a este texto. Las instrucciones de acceso se encuentran detrás de la portada.

Referencias

1. Li G, Warner M, Lang BH, Huang L, Sun LS. Epidemiology of anesthesia-related mortality in the United States, 1999-2005. *Anesthesiology*. 2009;110(4):759-765. PMID: 19322941.
2. Haller G, Laroche T, Clergue F. Morbidity in anaesthesia: today and tomorrow. *Best Pract Res Clin Anaesthesiol*. 2011;25(2):123-132. PMID: 21550538.
3. Mazzocco K, Petitti DB, Fong KT, et al. Surgical team behaviors and patient outcomes. *Am J Surg*. 2009;197(5):678-685. PMID: 18789425.
4. Boet S, Etherington N, Nicola D, et al. Anesthesia interventions that alter perioperative mortality: a scoping review. *Syst Rev*. 2018;7(1):218. PMID: 30497505.
5. Cheng D, Martin J. Evidence-based practice and health technology assessment: a call for anesthesiologists to engage in knowledge translation. *Can J Anaesth*. 2011;58(4):354-363. PMID: 21264556.
6. Szalados JE. Morality, ethics, and the law: an overview of the foundations of contemporary clinical ethical analysis. In: Szalados JE, ed. *Ethics and Law for Neurosciences Clinicians: Foundations and Evolving Challenges*. Rutgers University Press; 2019.
7. Institute of Medicine. *To Err Is Human: Building a Safer Health System*. National Academy Press; 1999.
8. Sutcliffe KM. High reliability organizations (HROs). *Best Pract Res Clin Anaesthesiol*. 2011;25(2):133-144. PMID: 21550539.
9. Chassin MR, Loeb JM. High-reliability health care: getting there from here. *Milbank Q*. 2013;91(3):459-490. PMID: 24028696.
10. Institute of Medicine. *Crossing the Quality Chasm: A New Health System for the 21st Century*. National Academy Press; 2001.
11. Cooper JB, Cullen DJ, Eichhorn JH, Philip JH, Holzman RS. Administrative guidelines for response to an adverse anesthesia event. The risk management committee of the Harvard Medical School's department of anaesthesia. *J Clin Anesth*. 1993;5(1):79-84. PMID: 8442975.
12. Agency for Healthcare Research and Quality. *Communication and Optimal Resolution (CANDOR) Toolkit*. 2016. Accessed September 8, 2020. http://www.ahrq.gov/professionals/quality-patient-safety/patient-safety-resources/resources/candor/introduction.html
13. Donabedian A. The role of outcomes in quality assessment and assurance. *Qual Rev Bull*. 1992;18:356-360. PMID: 1465293.
14. Lohr KN, Schroeder SA. A strategy for quality assurance in Medicare. *N Engl J Med*. 1990;322:1161-1171. PMID: 2406600.
15. Haller G, Stoelwinder J, Myles PS McNeil JM. Quality and safety indicators in anesthesia: a systematic review. *Anesthesiology*. 2009;110(5):1158-1175. PMID: 19352148.
16. Epstein RM, Hundert EM. Defining and assessing professional competence. *J Am Med Assoc*. 2002;287(2):226-235. PMID: 11779266.
17. Tetzlaff JE. Anesthesiology. Professionalism in anesthesiology: "what is it?" or "i know it when I see it". *Anesthesiology*. 2009;110(4):700-702. PMID: 19276965.

Preguntas

1. **¿Cuál de los siguientes es un principio formal de la ética médica?**

   A. Autonomía del paciente
   B. Beneficencia
   C. No maleficencia
   D. Todo lo anterior

2. **¿Cuál de los siguientes es un ejemplo del principio ético médico de «justicia»?**

   A. Un anestesiólogo decide el plan de cuidados perioperatorios con base en una cuidadosa revisión de la historia clínica del paciente, sin discutirlo con este, por lo demás mentalmente competente y comunicativo
   B. Un anestesiólogo que trabaja en un incidente con muchas víctimas clasifica a los pacientes como de atención urgente, diferida o expectante
   C. Un anestesiólogo proporciona el más alto nivel de atención, sin tener en cuenta el beneficio personal o los intereses de la sociedad
   D. El concepto de *primum non nocere* (primero, no hacer daño)

3. **Un niño sano de 2 meses de edad, nacido prematuro, es sometido a una reparación electiva de hernia inguinal bajo anestesia general. El paradigma de la «administración de recursos humanos» para la coordinación del equipo de cuidados perioperatorios incluye todos los ejemplos siguientes, EXCEPTO:**

   A. Se realiza un «tiempo muerto» preoperatorio para que todos los miembros del equipo revisen la lista de comprobación de seguridad quirúrgica
   B. Antes de administrar un bloqueo anestésico local, el cirujano, el personal de enfermería y el anestesiólogo revisan y acuerdan el fármaco y la dosis correctos para el niño
   C. Cuando el cirujano y el anestesiólogo no están de acuerdo con la dosis máxima de anestesia local para el niño, el procedimiento se detiene brevemente para consultar con la farmacia del hospital
   D. En su primer día de prácticas de anestesiología, la estudiante de medicina que asiste al anestesiólogo observa un gran volumen de aire en el tubo intravenoso, pero se abstiene de decírselo al anestesiólogo debido a su inseguridad

4. **Un hombre sano, mentalmente competente, de 55 años de edad, casado y con tres hijos adolescentes está a punto de someterse a una reparación abierta electiva de un seudoaneurisma de la arteria ilíaca. El paciente es testigo de Jehová que ha anotado por escrito tanto en su formulario de admisión al hospital como en el de consentimiento quirúrgico que no aceptará ningún tipo de hemoderivado bajo ninguna condición. El anestesiólogo debería:**

   A. Ponerse en contacto con la administración de riesgos del hospital a fin de obtener una orden judicial para transfundir hemoderivados en caso de que se produzca una hemorragia intraoperatoria inesperada que ponga en peligro la vida
   B. Discutir la cuestión con el paciente para confirmar sus deseos (incluso si hacerlo puede poner en peligro su vida) y discutir posibles tratamientos alternativos (p. ej., la autotransfusión)
   C. Disponer que se utilice autotransfusión intraoperatoria (recuperador de sangre) sin informar al paciente
   D. Negarse a participar en el procedimiento

5. **El National Practitioner Data Bank recopila y publica información relacionada con la conducta y la competencia profesional de los médicos y otros proveedores de atención sanitaria. ¿Cuál de las siguientes informaciones se incluye?**

   A. Retiro de privilegios por parte de un hospital
   B. Reclamaciones anteriores por negligencia, independientemente del acuerdo
   C. Acciones adversas de las autoridades estatales en materia de licencias
   D. Todo lo anterior

6. **¿Cuál de los siguientes es un ejemplo de voluntad anticipada?**

   A. Testamento vital
   B. Orden de no reanimar (NR)
   C. Poderes notariales duraderos
   D. Todo lo anterior

7. La negligencia médica es un tipo de negligencia que se argumenta en los tribunales civiles, a diferencia de los penales. En relación con el proceso de iniciación, localización y apelación de dichos procedimientos, todo lo siguiente es cierto, EXCEPTO:

   A. Las demandas civiles se inician mediante el envío por correo de un citatorio, formulario de reclamación o documento de demanda a la aseguradora del médico demandado
   B. Los litigios por negligencia civil suelen presentarse en los tribunales estatales de primera instancia y la autoridad judicial final suele recaer en el tribunal estatal de apelaciones
   C. Los litigios civiles por negligencia solo pueden presentarse ante los tribunales federales en casos concretos en los que se trate de cuestiones federales
   D. Una vez que un médico demandado recibe un citatorio adecuado, el demandado solo tiene un tiempo limitado para responder a la demanda (es decir, un plazo legal)

8. En cuanto a las pólizas de indemnización por negligencia médica, ¿cuál de las siguientes afirmaciones es VERDADERA?

   A. Los médicos demandados suelen contratar su propio abogado defensor
   B. Las pólizas por incidente solo cubren los sucesos en los que tanto el evento como la reclamación se producen durante la vigencia de la póliza
   C. Las pólizas *claims-made* suelen exigir al médico que adquiera una póliza «a futuro» para mantener la cobertura por negligencia en los incidentes ocurridos durante la vigencia de la póliza, pero con reclamación por negligencia después de que esta finalice
   D. Las compañías de seguros no están obligadas a pagar el importe de un acuerdo o una sentencia, aunque la cantidad esté dentro de los límites establecidos en la póliza

9. Una mujer de 75 años de edad, mentalmente competente y sin parientes vivos tiene previsto someterse a una operación de prótesis de cadera y ha otorgado un «poder simple» legal y documentado a alguien que vive con ella, por lo demás sin parentesco y mentalmente competente. ¿Es verdadera o falsa la siguiente afirmación? «Mientras esté bajo anestesia general, el compañero de piso puede tomar decisiones sanitarias en nombre de la paciente».

   A. Verdadero
   B. Falso

10. El modelo Donabedian, el análisis de la causa original, el ciclo PREM y el modelo Six Sigma son ejemplos de:

   A. Sistemas de notificación de eventos adversos
   B. Estrategias para documentar el «uso justificado» de la historia clínica electrónica
   C. Paradigmas para la toma de decisiones en ética médica
   D. Modelos de mejora de la calidad

Respuestas

1. D

Los cuatro principios formales de la ética médica son la autonomía del paciente, la beneficencia, la no maleficencia y la justicia. Estos principios proporcionan una estructura para la discusión de casos y la aplicación en la toma de decisiones de ética médica.

2. B

El principio ético médico de la justicia tiene componentes de distribución y retribución. La justicia distributiva se ocupa de los aspectos relacionados con el acceso a una atención equitativa y transparente dentro de los limitados recursos sanitarios (p. ej., la priorización). La justicia retributiva aborda las represalias o el castigo por determinadas acciones y se aplica en gran medida a las revisiones disciplinarias y jurídicas. Tomar decisiones unilaterales en nombre de los pacientes sin su opinión es una forma de paternalismo. Proporcionar el máximo nivel de cuidados tipifica el principio ético de la beneficencia, mientras que el *primum non nocere* tipifica el de no maleficencia.

3. D

Como se muestra en la tabla 41-1, la estructura general del paradigma de la administración de recursos humanos en el quirófano se centra en la comunicación del equipo y el liderazgo, la gestión de la carga de trabajo, la toma estructurada de decisiones y la gestión del estrés. Un principio clave es que cualquier miembro del equipo (independientemente de su posición en la jerarquía) es libre y se le anima a cuestionar respetuosamente los asuntos relacionados con la seguridad del paciente.

4. B

Cuando se documenta con claridad en la historia clínica, la directiva de un testigo de Jehová adulto mentalmente competente de no recibir productos sanguíneos intraoperatorios es vinculante, incluso después de que el paciente pierda la competencia o la capacidad bajo anestesia general. El anestesiólogo debe confirmar de forma explícita estas directivas antes de la cirugía y luego aceptar seguirlas; si tiene objeciones personales o religiosas para llevarlas a cabo, debe disponer que un colega proporcione la atención.

5. D

El objetivo del Banco Nacional de Datos de Profesionales es apoyar la revisión profesional por especialistas, exigiendo a los hospitales (privilegios de atención a los pacientes), las juntas estatales de concesión de licencias (acciones de licencia), las sociedades profesionales (restricciones a la afiliación) y otras entidades sanitarias (reclamaciones por negligencias) que informen de estas acciones adversas. Los datos pueden ser divulgados (bajo estricto control) a efectos de acreditación y privilegios de los médicos en el futuro.

6. D

Entre los ejemplos de voluntad anticipada se encuentran los testamentos vitales y los poderes para la asistencia sanitaria, los poderes duraderos, las solicitudes generales de no reanimación o la documentación específica de las preferencias para intervenciones como la ventilación mecánica prolongada, la nutrición e hidratación artificiales o la diálisis en caso de lesión incapacitante grave.

7. A

Todos los estados tienen tribunales de primera instancia en los que se presentan y juzgan los litigios civiles, como la negligencia médica, hasta el proceso de apelación. Sin embargo, cuando hay diversidad de ciudadanía estatal entre las partes, si está en juego una cuestión federal (p. ej., la violación de un derecho constitucional) o si la atención se produjo en un centro sanitario financiado con fondos federales, las disputas (y los posibles recursos) se litigarán en un tribunal federal. Las demandas por negligencia médica se inician con la entrega física de un citatorio, formulario de reclamación o demanda al médico acusado, quien debe informar inmediatamente a su compañía de seguros debido al tiempo limitado para responder a la demanda (plazo legal).

8. C

Para cumplir con su doble obligación de defender e indemnizar, las compañías de seguros (no el médico demandado) suelen contratar a un consejo de defensa experimentado y también pagan el importe de un acuerdo o sentencia sobre una reclamación juzgada (dentro de los límites establecidos en la póliza). Las pólizas por incidente cubren los eventos incluso si se presentan después de la interrupción o el vencimiento de la póliza. Por el contrario, las pólizas *claims-made* cubren los eventos que ocurren y se reclaman durante la vigencia de la póliza; por tanto, generalmente se requiere una cobertura «a futuro» para estas pólizas.

9. B

El poder simple solo está en vigor mientras el paciente tenga también capacidad de decisión, pero queda anulado cuando el paciente pierde dicha capacidad. En cambio, un poder notarial duradero mantiene sus efectos después de que el paciente pierde su capacidad de decisión. Por tanto, solo alguien con un poder legal y documentado específicamente para las decisiones sanitarias puede tomar dichas decisiones a nombre de la paciente mientras esta se encuentre bajo anestesia general.

10. D

Todos los modelos y estrategias mencionados anteriormente pueden utilizarse para mejorar la calidad, ya que proporcionan estructuras para vincular los resultados clínicos con las mejorías en la calidad de la atención. Los factores clave de cada enfoque pueden incluir la recopilación de datos, la identificación de errores, los resultados clínicos, la satisfacción del paciente, las evaluaciones cuantitativas del proceso y el análisis.

42

Cuidados intensivos

Matthew R. Hallman y Vanessa M. Cervantes

La práctica de los cuidados intensivos (CI) y el desarrollo de las unidades de cuidados intensivos (UCI) se remontan, al menos, a la década de 1940 y quizás antes. Los avances en las intervenciones quirúrgicas, junto con el aumento de la incidencia de la insuficiencia respiratoria debido a las epidemias de poliomielitis, provocaron un aumento de la demanda de médicos especializados en el cuidado de pacientes graves, especialmente con insuficiencia respiratoria. Para satisfacer dicha demanda, Peter Safar, un anestesiólogo de la Universidad de Pittsburgh, estableció el primer programa de formación en CI en la década de 1960, pero no fue hasta 1986 que el primer examen de certificación en CI fue aplicado por la American Board of Anesthesiology. A partir de 2019, cerca de 2 600 anestesiólogos habían completado el proceso de certificación en CI. Sin embargo, menos del 10% de los intensivistas en ejercicio son anestesiólogos y la mayoría de los intensivistas, en los Estados Unidos, son neumólogos. Los médicos de otras especialidades, como la cirugía, la pediatría, la medicina de urgencias y la neurología, también se forman en cuidados intensivos. Por suerte para los interesados en esta especialidad, se espera que la necesidad futura de intensivistas sea mucho mayor que la oferta.

El ámbito de los CI es muy amplio, ya que abarca casi todos los aspectos de las enfermedades y lesiones, y se basa en los conocimientos de casi todas las especialidades médicas y quirúrgicas. También es una especialidad que sigue experimentando enormes cambios. Las nuevas tecnologías, equipos y medicamentos, junto con un mayor conocimiento de las enfermedades y la fisiopatología, permiten tratar a pacientes cada vez más graves. Más recientemente, a medida que se ha ido prestando más atención a los aspectos económicos de la asistencia sanitaria, también ha aumentado el interés por ofrecer una asistencia rentable basada en pruebas científicas. Dado que la UCI es una de las áreas que más recursos consume en los hospitales modernos, la atención a los pacientes en ella se ha identificado como un objetivo obvio para aumentar la eficiencia.

Aunque todo el espectro de los cuidados intensivos está más allá del alcance de este capítulo, aquí se revisan aspectos ampliamente aplicables de los cuidados intensivos actuales. La primera parte del capítulo aborda los procesos de atención aplicables a la mayoría de los entornos de las UCI, incluidas las UCI médicas y quirúrgicas. La segunda parte del capítulo ofrece una visión general del tratamiento de algunos diagnósticos frecuentes. Todo el capítulo se centra en las prácticas basadas en conclusiones científicas que pueden mejorar tanto los resultados de los pacientes como el rendimiento del sistema sanitario en el entorno perioperatorio.

I. Procesos de atención

A. Dotación de personal

Los avances en la terapéutica médica y quirúrgica han aumentado la complejidad de la atención a una población envejecida y cada vez más enferma. Ha quedado claro que para proporcionar los mejores cuidados a esta población, se requiere una base de conocimientos y un conjunto de habilidades altamente especializados, y que es deseable la participación de los intensivistas en el cuidado de los pacientes muy graves. En comparación con los modelos de asignación de personal de cuidados no intensivos, designar *personal entrenado en CI* (es decir, un equipo dirigido por un intensivista o de consulta obligada a este) se relaciona con menor mortalidad en el hospital y en la UCI, así como con estancias también más cortas en ambos.[1]

Los resultados de los pacientes parecen mejorar aún más con la incorporación de personal sanitario *multidisciplinario* a los equipos dirigidos por intensivistas. Algunos ejemplos son la participación del farmacéutico en las rondas diarias, así como la inclusión de personal de enfermería, dietistas y neumólogos. Estas prácticas reducen significativamente los costes y los efectos adversos relacionados con la medicación, también se asocian con menor mortalidad de los pacientes.[2]

B. **Listas de control**
A pesar de la mejoría en la comunicación y la transferencia de información que se produce con los equipos multidisciplinarios, el elevado estrés y el gran volumen de información en el entorno de la UCI pueden dar lugar a errores. Las listas de control se han implementado ampliamente en las rondas de la UCI como recordatorios diarios para evaluar un número limitado de intervenciones, medidas preventivas, paquetes y procesos asistenciales que pueden mejorar los resultados. Su aplicación se asocia con disminución de la mortalidad y de la duración de la estancia en la UCI; además, su coste es insignificante.[3] Teniendo en cuenta los beneficios potenciales y la mínima inversión económica necesaria para la implantación de las listas de control, su uso es muy recomendable. De hecho, muchos de los procesos asistenciales que se analizan en este capítulo aparecen con frecuencia en las listas de control y deberían considerarse para cada paciente, todos los días. En la **tabla 42-1** se sugieren contenidos a tener en cuenta e incluir en una lista de control diario en la UCI. El contenido puede añadirse o eliminarse en función de las características de cada UCI.

C. **Administración de los recursos**
En 2014, Critical Care Societies Collaborative publicó una lista de «Cinco cosas que los médicos y los pacientes deben cuestionar» en los cuidados intensivos, como parte de la campaña Choosing Wisely. La campaña está diseñada para reducir las intervenciones innecesarias que no son rentables y ha sido apoyada por muchas especialidades médicas. Al principio de la lista está la recomendación de no solicitar estudios para diagnóstico (radiografías de tórax, gasometría, análisis y recuentos sanguíneos o electrocardiogramas) a intervalos regulares (p. ej., diariamente), a menos que haya una indicación clara. En comparación con la práctica de solicitar pruebas solo para responder a preguntas clínicas, o cuando hacerlo afectará directamente a la administración, la solicitud rutinaria de pruebas aumenta los costes, no beneficia a los pacientes y, de hecho, podría perjudicarlos. Este y otros esfuerzos por minimizar las intervenciones innecesarias reconocen el impacto financiero que las decisiones

Tabla 42-1 **Lista de control diario sugerida para una unidad de cuidados intensivos**	
• Prueba de despertar espontáneo • Prueba de respiración espontánea • Nutrición/dietas solicitadas • Control adecuado de la glucosa • Inicio de profilaxis para trombosis venosa profunda	• Interrupción de pruebas de laboratorio y de imagen innecesarias • Suspender antibióticos • Retiro de la sonda de Foley • Retiro del catéter venoso central y la vía arterial

de la práctica médica tienen tanto en los pacientes individuales como en el sistema sanitario en general. Estos esfuerzos también ponen de relieve el papel del médico en la prestación de una atención no solo eficaz, sino más rentable.

D. Analgesia y sedación
Dolor

El dolor se define como «una experiencia sensorial y emocional desagradable, asociada con un daño tisular, real o potencial, o descrita en términos de dicho daño»[4] que se experimenta de forma diferente en cada individuo. La angustia y el delírium (confusión) son condiciones adicionales que a menudo están estrechamente relacionadas con el dolor en la población gravemente enferma. Tanto las condiciones médicas subyacentes del paciente como las evaluaciones e intervenciones que se realizan como parte de la atención en la UCI pueden contribuir al desarrollo de dolor, angustia y delírium. *Un programa eficaz de gestión del dolor, la angustia y el delírium debe adaptarse a cada paciente e incluir medidas para prevenirlos, detectarlos, cuantificarlos, tratarlos y reevaluarlos.*

Los opiáceos son la principal modalidad de tratamiento del dolor, de moderado a intenso, en los adultos gravemente enfermos. Sin embargo, tienen efectos secundarios indeseables, como náuseas, estreñimiento, depresión respiratoria, inmunodepresión y alteración del estado mental. Cuando se ajustan para criterios de evaluación similares, no hay un opiáceo que haya demostrado ser superior a otros. Para reducir los efectos secundarios relacionados con los opiáceos, se pueden utilizar analgésicos no opiáceos como el paracetamol (acetaminofeno), los antiinflamatorios no esteroideos (AINE), los anestésicos locales, la ketamina, los agonistas α-2 y los análogos del ácido γ-aminobutírico, junto con los opiáceos. En caso de dolor leve, el paracetamol o los AINE pueden sustituir a los opiáceos. Las técnicas de anestesia regional también pueden ser útiles para tratar diversos tipos de dolor, como las lesiones de las extremidades, el dolor de incisión en el torso y las fracturas costales. El dolor neuropático, por lo regular relacionado con la diabetes y las enfermedades vasculares, puede ser tan debilitante como el dolor no neuropático y, por tanto, merece la misma atención. Aunque todos estos medicamentos pueden desempeñar un papel en el tratamiento del dolor neuropático, los análogos del ácido γ-aminobutírico, como la gabapentina, la pregabalina y la carbamazepina, se recomiendan como fármacos de primera línea.[5] Las intervenciones no farmacológicas que también pueden ayudar a reducir el dolor son las terapias de masaje, música, compresas de hielo y técnicas de relajación.

En todos los casos se deben realizar evaluaciones de la gravedad del dolor, antes y después, para orientar la administración posterior de analgésicos. Existen varios instrumentos de evaluación validados, como las escalas numéricas, de gestos faciales, la escala de reacciones al dolor y la herramienta de observación del dolor en cuidados intensivos. Los familiares pueden participar en el proceso de evaluación del dolor en determinadas situaciones en las que el paciente no puede informar por sí mismo. Es importante señalar que las constantes vitales, por sí solas, no deben utilizarse para evaluar el dolor, sino que pueden ser un indicio (es decir, la activación del sistema nervioso simpático inducida por el dolor) para seguir investigando si existe dolor.

Angustiad y delírium

Diversos factores pueden contribuir a la aparición de angustia y delírium, como dolor, hipotensión, hipoxemia, hipoglucemia, intoxicación o abstinencia de alcohol y otras drogas, alteración del ciclo del sueño, luz, ruido y ventilación mecánica. Estos factores que contribuyen deben ser buscados y corregidos decididamente. Al igual que el tratamiento del dolor, el tratamiento de la angustia y el delírium requiere una evaluación del paciente seguida de una intervención, con una revaluación posterior

? ¿Sabía que...?

La realización rutinaria y programada de pruebas de diagnóstico (p. ej., radiografía de tórax diaria), que antes era habitual en las unidades de cuidados intensivos, ha dejado de estar indicada debido al aumento de los costes, al beneficio clínico cuestionable y al posible daño al paciente.

para determinar la eficacia de la intervención. Existen varias herramientas validadas para la evaluación de la angustia y el delírium, por ejemplo, la *Richmond Agitation Sedation Score* y la *Sedation-Agitation Scale* para la angustia y el *Confusion Assessment Method for the ICU* y la *ICU Delirium Screening Checklist* para el delírium. Todos los pacientes deberían someterse a un cribado diario con una de estas herramientas. Cuando se detectan angustia y delírium, es especialmente importante diferenciar el dolor de otras causas, ya que el tratamiento adecuado del dolor puede eliminar la necesidad de sedantes adicionales. También debe hacerse un esfuerzo, en todos los pacientes, para minimizar la interrupción del sueño y mantener un ciclo normal de sueño-vigilia. Abrir las persianas, encender las luces y hacer que el paciente participe en la estimulación cognitiva y la movilización durante el día, así como apagar las luces, minimizar el ruido y reducir al mínimo los procedimientos por la noche ayudan a lograr este objetivo. También es importante minimizar las deficiencias sensitivas proporcionando a los pacientes sus gafas o sus prótesis auditivas siempre que sea posible.

Cuando la intervención farmacológica sea necesaria, el objetivo es utilizar la menor cantidad de sedante posible. Aunque los estados de sedación más profundos pueden facilitar el cuidado de los pacientes, la sedación mínima se asocia con mejores resultados, incluyendo una menor duración de la ventilación mecánica y estancias más cortas en la UCI. El tratamiento farmacológico de la angustia suele incluir benzodiazepinas, propofol, antipsicóticos y dexmedetomidina. Aunque todos estos medicamentos son potencialmente útiles para el tratamiento de la angustia, las benzodiazepinas se asocian con aumento del delírium y deben reducirse al mínimo, a menos que se sospeche abstinencia de alcohol. Independientemente del fármaco utilizado, a menos que exista una contraindicación específica para interrumpir la sedación, todos los pacientes deben realizar una *prueba diaria de despertar espontáneo* (PDE).

II. Pruebas de retiro de la ventilación y respiración espontánea

El retiro (a veces llamado *destete*) de la ventilación mecánica es un proceso que requiere, como mínimo, oxigenación y ventilación adecuadas sin asistencia mecánica. Sin embargo, el retiro seguro de la cánula endotraqueal requiere que los pacientes cumplan criterios adicionales, como la capacidad de manejar las secreciones y proteger sus vías respiratorias de la aspiración y la obstrucción.

Deben examinarse tanto los parámetros objetivos como los subjetivos para determinar la idoneidad de un paciente para liberarse de la ventilación mecánica. En la **tabla 42-2** se resumen los criterios utilizados habitualmente para la extubación. Los criterios objetivos requieren que el paciente se someta a una *prueba de respiración espontánea* (PRE), la cual es una prueba de 30-120 min de respiración con poca o ninguna asistencia del ventilador. Puede llevarse a cabo con una variedad de técnicas, incluyendo pruebas con piezas en T, de ventilación con soporte de presión y de presión positiva continua en las vías respiratorias. Ninguna técnica es superior a otra, aunque se recomienda un aumento de la presión de 5-8 cm H_2O durante la PRE en los individuos ventilados durante más de 24 h.[6] Se debe realizar una PRE diariamente en todos los pacientes que cumplan los requisitos. Por lo general, esto incluye a aquellos con ventilación mecánica que requieren una fracción de oxígeno inspirado (FiO_2) <60% y una presión positiva teleespiratoria (PEEP, *positive endexpiratory pressure*) <8 cm H_2O. Cuando se combina con una PDE diaria protocolizada, la PRE diaria ha demostrado acortar la duración de la ventilación mecánica y puede disminuir la mortalidad.

? **¿Sabía que...?**

En el caso de los pacientes con ventilación mecánica en la UCI que están recuperando la función respiratoria, a menudo se realiza una prueba de respiración espontánea (reducción de la asistencia ventilatoria mientras la tráquea sigue intubada) junto con una PDE (reducción de la administración de medicamentos sedantes) para determinar la probabilidad de éxito de la extubación traqueal.

Tabla 42-2 Criterios de extubación

Criterios subjetivos

- Se resolvió la indicación de intubación
- Reflejos adecuados de las vías respiratorias para manejar las secreciones y evitar la obstrucción en las vías superiores
- No hay signos de aumento del trabajo respiratorio (p. ej., aleteo nasal, uso de músculos accesorios, retracciones esternales, diaforesis)

Criterios objetivos (con base en el resultado de la prueba de respiración espontánea)

- Estabilidad hemodinámica: cambios en la frecuencia cardíaca y en la presión arterial <20% con respecto a los valores de referencia
- Oxigenación adecuada: $SaO_2 > 90\%$, $PaO_2 > 60$ mm Hg, $PaO_2/FiO_2 > 150$
- PEEP <8 cm H_2O y $FiO_2 < 0.5$
- Ventilación adecuada: $PaCO_2 < 60$ mm Hg, pH >7.25
- Índice de respiración rápida superficial (RR/Vt) <105
- Fuerza inspiratoria negativa >30 cm H_2O
- Capacidad vital >10 mL/kg

FiO_2: fracción de oxígeno inspirado; $PaCO_2$: presión parcial arterial de dióxido de carbono; PaO_2: presión parcial arterial de oxígeno; PEEP: presión positiva teleespiratoria; RR/Vt: frecuencia respiratoria/volumen tisular; SaO_2: saturación arterial de oxígeno.

Estos criterios son solo a modo de orientación. Las decisiones sobre la extubación deben tomarse de forma individual.

III. Consideraciones importantes en el paciente gravemente enfermo

A. Tromboembolia venosa

La trombosis venosa profunda (TVP) y la tromboembolia venosa (TEV) son problemas frecuentes en los pacientes muy graves. La incidencia puede llegar al 30% en el caso de las TVP y al 5% en el caso de la embolia pulmonar (EP), dependiendo de la población. El patólogo Rudolph Virchow fue el primero en describir la combinación de tres factores que predisponen a los pacientes a la trombosis venosa. La tríada de hipercoagulabilidad, estasis venosa y daño endotelial vascular lleva su nombre, casi todos los pacientes de la UCI tienen al menos uno de estos factores de riesgo. En la **tabla 42-3** se muestra un sencillo sistema de puntuación para la estratificación del riesgo de TEV. La determinación del riesgo de TEV es importante porque ayuda a elegir el tratamiento profiláctico y a determinar el grado de sospecha de TEV en cada paciente.[7] *La decisión clínica de qué pacientes tratar profilácticamente y cómo tratarlos siempre equilibra el riesgo de TEV con los riesgos de su profilaxis*, incluyendo la trombocitopenia inducida por la heparina y la hemorragia. En general, se acepta que los pacientes de alto riesgo sin contraindicaciones deben recibir profilaxis con heparina de bajo peso molecular (HBPM). Los pacientes con riesgo bajo o moderado deben recibir heparina no fraccionada (HNF) en dosis bajas o HBPM. Los pacientes con contraindicaciones para la HBPM o la HNF pueden recibir profilaxis con dispositivos mecánicos (dispositivos de compresión en serie) y, en algunos casos, filtros de vena cava inferior (VCI). Sin embargo, los filtros de VCI deben reservarse para los casos de alto riesgo de TEV y contraindicaciones continuas a la anticoagulación. No hay pruebas que apoyen la colocación preventiva rutinaria de filtros de VCI en los enfermos graves, incluidos los que tienen lesiones traumáticas. La HNF y la HBPM no necesitan mantenerse de forma rutinaria antes de la mayoría de los procedimientos quirúrgicos (a menos que se esté considerando la posibilidad de aplicar anestesia regional), pero las decisiones relativas a la anticoagulación perioperatoria deben tomarse conjuntamente con el equipo quirúrgico.

Tabla 42-3 Modelo de evaluación del riesgo de tromboembolia venosa de Caprini

1 punto	2 puntos	3 puntos	5 puntos
Edad 41-60 años	Edad 61-74 años	Edad >75 años	Accidente cerebrovascular <1 mes
Cirugía menor	Cirugía artroscópica	Antecedentes personales de TEV	Artroplastia electiva de extremidad inferior
Índice de masa corporal >25 kg/m^2	Cirugía mayor abierta >45 min	Antecedentes familiares de TEV	Fractura de cadera, pelvis o pierna
Piernas hinchadas	Cirugía laparoscópica >45 min	Cualquier trombofilia	Lesión medular aguda <1 mes
Venas varicosas	Reposo en cama >72 h	Elevación de la homocisteína sérica	Traumatismos múltiples <1 mes
Embarazada o posparto <1 mes	Yeso inmovilizador	Trombocitopenia inducida por heparina	
Antecedentes de aborto espontáneo	Acceso venoso central		
Anticonceptivos orales o terapia hormonal sustitutiva		Alto riesgo: ≥5 puntos Riesgo intermedio: 3-4 puntos Riesgo bajo: 1-2 puntos Riesgo muy bajo: 0 puntos	
Sepsis <1 mes			
Enfermedad pulmonar grave <1 mes			
Función pulmonar anómala			
Infarto agudo de miocardio			
Insuficiencia cardíaca congestiva <1 mes			
Antecedentes de enfermedad inflamatoria intestinal			
Paciente en reposo			

TEV: tromboembolia venosa.
Adaptada de Pollak AW, McBane II RD. Succinct review of the new VTE prevention and management guidelines. *Mayo Clin Proc.* 2014;89:394-408.

Aunque no se recomiendan las pruebas rutinarias de detección de TVP, las TVP asintomáticas son frecuentes. Así, la TEV debe considerarse en pacientes con hallazgos inespecíficos, como taquicardia, taquipnea, fiebre, edema asimétrico de las extremidades y anomalías en el intercambio de gases. La *ecografía Doppler de compresión* es la prueba más utilizada para el diagnóstico de la TVP. Tiene buenos valores predictivos positivo y negativo. Sin embargo, en general no se recomienda la realización de una ecografía Doppler periódica de cribado. Los criterios de Wells y las concentraciones de dímero D, pruebas que se emplean con frecuencia en el ámbito ambulatorio, tienen poca relevancia en los pacientes graves debido a su falta de especificidad.

El pilar del tratamiento de la TEV en un paciente muy grave es la heparina, que debe iniciarse antes de los estudios confirmatorios si la sospecha clínica es alta. La ventaja de la HNF sobre la HBPM en la población de la UCI es su fácil ajuste y rápida reversibilidad, que puede ser deseable en pacientes con alto riesgo de hemorragia y en aquellos con insuficiencia renal. En los individuos con EP e inestabilidad hemodinámica debe considerarse el tratamiento trombolítico químico o la trombectomía mecánica (si no están contraindicados). Aunque los datos que apoyan la terapia trombolítica para el tratamiento de la EP son limitados, es probable que los pacientes con EP masiva o choque se beneficien.

B. Nutrición

Las enfermedades muy graves pueden provocar estados hipermetabólicos y un riesgo temprano de desnutrición. El mal estado nutricional se asocia con incrementos de la mortalidad y la morbilidad entre los pacientes graves. Por tanto, la nutrición adecuada es un aspecto importante de los cuidados intensivos; asimismo, el apoyo nutricional adecuado debe considerarse como parte del tratamiento. La American Society for Parenteral and Enteral Nutrition publica y actualiza periódicamente pautas basadas en resultados científicos para las mejores prácticas nutricionales.[8] Las más recientes recomiendan lo siguiente en una UCI:

- En los pacientes que se sospecha son incapaces de realizar una ingesta voluntaria adecuada, debe determinarse el riesgo nutricional en función de las puntuaciones del *Nutritional Risk Screening* (NUTRIC) 2002 para identificar quiénes se beneficiarían más de una alimentación enteral temprana. La nutrición debe iniciarse en las primeras 24-48 h tras el ingreso en la UCI. Se debe colocar una sonda de alimentación en los pacientes que no pueden tomar una dieta oral voluntaria.
- Las necesidades calóricas de la mayoría de los pacientes pueden predecirse con una sencilla fórmula basada en el peso corporal ideal (25-30 kcal/kg por día). Las proteínas deben representar entre el 15 y 20% de esto (1.2-2 g/kg por día). En el paciente con obesidad (índice de masa corporal > 30), es aceptable una subalimentación del 60-70% de las necesidades previstas para el peso corporal ideal.
- La alimentación enteral no debe mantenerse para volúmenes residuales > 500 mL, a menos que haya otra evidencia de intolerancia a la alimentación. En caso de intolerancia a la alimentación gástrica o de alto riesgo de aspiración, debe considerarse la colocación pospilórica de la sonda de alimentación y procinéticos (p. ej., metoclopramida, eritromicina).
- La alimentación enteral debe interrumpirse en contextos de aumento del uso de vasopresores, aunque puede considerarse en pacientes con dosis bajas estables de estos fármacos.
- La nutrición parenteral total no debe utilizarse, excepto si se prevé que la nutrición enteral será inadecuada durante al menos 7 días, ya que la nutrición parenteral se asocia con aumento de las complicaciones infecciosas.

C. Control de la glucosa

La *hiperglucemia* es frecuente en los pacientes gravemente enfermos. Puede darse en pacientes con diabetes y en aquellos que no la padecen. Es el resultado tanto de un aumento primario de la producción de glucosa como de la resistencia a la insulina debida a los mediadores inflamatorios y hormonales que se liberan en respuesta a la lesión. Puede agravarse con intervenciones terapéuticas como los corticoesteroides y la nutrición parenteral total. La hiperglucemia se asocia con un mayor riesgo de infección y con peores resultados en pacientes con accidente cerebrovascular, lesiones cerebrales traumáticas e infartos de miocardio.

Teniendo en cuenta la asociación de la hiperglucemia con los resultados negativos, no es de extrañar que se hayan realizado esfuerzos para mejorar los resultados mediante el tratamiento de la hiperglucemia. Aunque en el pasado se abogaba por alcanzar concentraciones de glucosa sérica de 80-110 mg/dL (lo que con frecuencia se denomina *control estricto*), las pruebas más recientes sugieren que este grado de control se asocia con *hipoglucemia* relevante y, posiblemente, con aumento de la mortalidad.[9] Los objetivos actuales de glucosa sérica son algo variables, pero entre 140 y 180 mg/dL son aceptables en la mayoría de los pacientes. A medida que

? **¿Sabía que...?**

En la unidad de cuidados intensivos es necesario un control vigilante de la glucosa para minimizar la morbilidad asociada con la hiperglucemia y con la hipoglucemia, aunque el rango de glucosa sérica más apropiado en este entorno sigue siendo controvertido.

mejoran los sistemas de administración de insulina y de control de la glucosa, puede ser posible alcanzar con seguridad cifras inferiores a 140 mg/dL.

D. Profilaxis de las úlceras por estrés

La rotura de la mucosa gástrica, con la consiguiente gastritis y ulceración (úlcera por estrés), es frecuente en los individuos graves, pero no es habitual que se produzca una hemorragia importante a causa de las ulceraciones. Una hemorragia considerable se produce en <4% de los pacientes de alto riesgo (aquellos con coagulopatía, >48 h de ventilación mecánica, antecedente de úlcera gastrointestinal, sepsis o lesión traumática cerebral, medular o por quemadura) y en <1% de los pacientes sin estos factores de riesgo. A pesar de que se trata de un acontecimiento relativamente inusual, la mortalidad por hemorragia relevante (que requiere transfusión de sangre o que da lugar a inestabilidad hemodinámica) es superior al 45% y ha provocado el uso frecuente de fármacos que incluyen antagonistas de los receptores H_2, inhibidores de la bomba de protones y citoprotectores, como el sucralfato, para la profilaxis de las úlceras por estrés (PUE). Estos medicamentos no son benignos y se asocian con aumento de los costes, interacciones farmacológicas y reacciones adversas a los medicamentos. Además, debido a los cambios en el pH del contenido gástrico, los antagonistas de los receptores H2 y los inhibidores de la bomba de protones pueden estar asociados con aumento de las tasas de neumonía e infección por *Clostridium difficile*. Teniendo en cuenta esto, no se recomienda la PUE rutinaria en pacientes graves. Además, la alimentación enteral puede ser una estrategia segura y más eficaz para la PUE que los fármacos. Entre los pacientes de alto riesgo se puede considerar la PUE farmacológica, pero ningún medicamento ha demostrado ser claramente superior a los demás.

E. Terapia con transfusión

La anemia es frecuente en las enfermedades críticas. La mayoría de los pacientes ingresados en la UCI padecen anemia en algún momento de su estancia en el hospital, muchos recibirán una transfusión sanguínea. Aunque tanto la anemia como las transfusiones de sangre se asocian con mortalidad, es importante señalar que esto no implica una causa y un efecto, puede reflejar simplemente la gravedad de la enfermedad. La anemia en la enfermedad grave tiene muchas causas, incluyendo la pérdida de sangre por la lesión o enfermedad primaria, la pérdida iatrogénica de sangre debido a la toma diaria de muestras, las deficiencias nutricionales y la mielodepresión.

Los umbrales para la transfusión son una fuente constante de debate. Históricamente, se abogaba por una concentración de hemoglobina (Hb) de 10 g/dL. Esto se fundamenta en la suposición de que los pacientes en estado grave tienen una reserva fisiológica reducida y requieren dicha concentración para un suministro de oxígeno tisular adecuado. Sin embargo, la transfusión de eritrocitos conlleva un riesgo de infección, lesión pulmonar aguda relacionada con la transfusión, sobrecarga circulatoria asociada con la transfusión, inmunomodulación relacionada con la transfusión, microquimerismo, entre otros. (*véase* cap. 24). Los efectos no deseados de la transfusión pueden explicar por qué un gran ensayo prospectivo aleatorizado sobre las necesidades de transfusión en la enfermedad crítica no pudo mostrar una diferencia de mortalidad cuando se comparó un umbral restrictivo de transfusión (Hb <7 g/dL) con uno más convencional, de <10 g/dL.[10] Estos datos sugieren firmemente que la transfusión rutinaria de pacientes gravemente enfermos no es necesaria y podría ser perjudicial, a menos que la concentración de Hb sea inferior a 7 g/dL. Con base, en buena medida, en los resultados de este ensayo, la mayoría de las pautas de cuidados intensivos sugieren ahora un umbral de transfusión de 7 g/dL, excepto si hay evidencia de pérdida de sangre en curso, infarto agudo de miocardio, angina inestable o, posiblemente, lesión neurológica aguda.

IV. Diagnósticos frecuentes en la UCI

A. Infecciones intrahospitalarias

Las infecciones intrahospitalarias son una fuente importante de morbilidad y mortalidad en los enfermos muy graves, pero muchas de ellas pueden prevenirse con intervenciones relativamente sencillas. Hay cuatro tipos de infección que son relativamente exclusivos de la atención hospitalaria y de la UCI y que deben tenerse en cuenta cuando surgen signos sugerentes de infección. Se trata de la neumonía asociada con la ventilación (NAV), la infección del torrente sanguíneo asociada con la vía central (ITSAVC), la infección de vías urinarias (IVU) asociada con el catéter y la infección por *C. difficile* (ICD).

Neumonía asociada con la ventilación

El riesgo de desarrollar NAV aumenta con la duración de la ventilación mecánica. Esto subraya la importancia de cualquier intervención que pueda reducir la duración de la ventilación mecánica, como las PDE, PRE y minimizar la sedación. La definición exacta y los criterios de diagnóstico de la NAV son controvertidos, pero la mayoría coincide en que la evidencia radiológica de la neumonía, la fiebre, la leucocitosis, el aumento de la producción de esputo y los resultados cuantitativos de los cultivos pueden apoyar el diagnóstico. La NAV suele clasificarse como de inicio temprano (que se produce en las primeras 48-72 h de intubación o ventilación) o de inicio tardío (que se produce después). Las bacterias sensibles a los antibióticos, como *Haemophilus influenzae*, *Streptococcus pneumoniae* y *Staphylococcus aureus* sensible a la meticilina, suelen ser los organismos causantes. En cambio, la NAV de aparición tardía se asocia más con organismos resistentes a los antibióticos, como el *Staphylococcus aureus* resistente a la meticilina (SARM), la *Pseudomonas aeruginosa* y el *Acinetobacter*.

Una serie de intervenciones sencillas y de bajo coste pueden reducir la incidencia de NAV, como el lavado estricto de manos entre pacientes, el posicionamiento del paciente con al menos 30° de elevación de la cabeza, evitar el uso inapropiado de la profilaxis de la úlcera gástrica por estrés, el empleo de sistemas de aspiración traqueal cerrados y el uso de clorhexidina para la descontaminación bucal diaria. Estas prácticas deberían aplicarse rigurosamente en todas las UCI.

Una vez que se ha desarrollado la NAV, la detección temprana y el tratamiento adecuado son esenciales para reducir la morbilidad y la mortalidad. Como ya se señaló, los criterios de diagnóstico de la NAV son controvertidos. Sin embargo, es probable que una estrategia de diagnóstico invasivo sea más precisa que los criterios clínicos tradicionales y se recomienda siempre que sea posible. Las estrategias invasivas suelen consistir en la recogida de muestras broncoalveolares mediante lavados o cepillos y la posterior cuantificación del crecimiento bacteriano en el laboratorio.

Dado que el retraso en el tratamiento de la NAV se asocia con aumento de la mortalidad, este retraso debe evitarse hasta la evaluación diagnóstica. El tratamiento debe iniciarse tras el envío de las muestras de cultivo si la sospecha clínica de NAV es alta. A continuación, se puede reducir el espectro de los antibióticos o suspenderlos en función de los resultados de los cultivos cuantitativos después de 48-72 h. Este enfoque de reducción de la terapia está diseñado tanto para asegurar un tratamiento antibiótico inicial adecuado como para evitar el desarrollo de resistencia a los antibióticos. Por lo general, el tratamiento antibiótico para la NAV de inicio temprano puede ser de espectro relativamente estrecho y limitarse a un solo fármaco. La NAV de inicio tardío requiere antibióticos de más amplio espectro que cubran los organismos gramnegativos resistentes y al SARM. En la **tabla 42-4** se presentan las selecciones usuales de antibióticos para una variedad de infecciones frecuentes. Sin embargo, la selección de antibióticos debe tener siempre en cuenta las tendencias locales de infección y los antibiogramas específicos del hospital.

Tabla 42-4   Regímenes antibióticos empíricos sugeridos para las infecciones frecuentes de la unidad de cuidados intensivos

Neumonía asociada con la ventilación	
Temprana (<72 h de intubación e ingreso hospitalario)	Ceftriaxona MÁS azitromicina Considerar la posibilidad de añadir vancomicina o linezolid si se conocen antecedentes de SARM
Tardía (>72 h de intubación o ingreso hospitalario)	Vancomicina O linezolid Y cefepima Considerar la adición de ciprofloxacino si hay una alta incidencia de BGN MR
Torrente circulatorio	Vancomicina O linezolid Y cefepima
Vías urinarias	
No asociada con catéteres	Ceftriaxona
Asociada con catéteres	Ceftazidima AÑADIR vancomicina si hay CGP en la tinción de Gram CONSIDERAR meropenem en lugar de ceftazidima si se trata de BGN MR o BLEA
Diarrea por *Clostridium difficile*	Vancomicina (dosis oral) SI hay choque, megacolon o íleo, entonces AÑADIR metronidazol intravenoso
Meningitis	
No quirúrgica	Dexametasona Y ceftriaxona Y vancomicina Y ampicilina Y aciclovir
Posquirúrgica	Cefepima Y metronidazol Y vancomicina
Intraabdominal	
Adquirida en la comunidad	Ceftriaxona Y metronidazol
Adquirida en el hospital	Vancomicina Y piperacilina-tazobactam O meropenem
Sepsis, sitio desconocido	Vancomicina Y meropenem Considerar la posibilidad de añadir ciprofloxacino si se teme la presencia de BGP MR o BLEA

BGN: bacilos gramnegativos; BLEA: betalactamasa de espectro ampliado; CGP: cocos grampositivos; MR: multirresistentes; SARM: *Staphylococcus aureus* resistente a la meticilina.
Los regímenes de antibióticos deben reducirse una vez que se disponga de los resultados de los cultivos.

La duración óptima del tratamiento no está clara, pero 8 días suelen ser suficientes, a menos que haya organismos multirresistentes. En ese caso, puede ser conveniente un plazo de 14 días o más.

Infecciones del torrente sanguíneo asociadas con la vía central

Los Centers for Disease Control and Prevention tienen una definición compleja pero estricta de la ITSAVC. Los criterios específicos han cambiado con el tiempo y son importantes por razones epidemiológicas y de pago, pero son menos importantes clínicamente. Conceptualmente, las ITSAVC son infecciones derivadas de la colocación o el uso de un catéter venoso central. Han recibido gran atención debido a su frecuente aparición, los elevados costes financieros asociados con su tratamiento, su gran mortalidad y, sobre todo, su carácter prevenible. Las recomendaciones de los Centers for Disease Control and Prevention sobre las prácticas que minimizan dicho riesgo infeccioso asociado con el catéter se resumen en la **tabla 42-5**.

Tabla 42-5 Mejores prácticas para la colocación de catéteres venosos centrales

Las venas subclavias y yugulares internas son preferibles a las venas femorales

Preparar la piel con clorhexidina (si hay alergia a la clorhexidina, el alcohol al 70% o la tintura de yodo son alternativas aceptables)

Precauciones de barrera completa (paño estéril de cuerpo entero)

Técnica aséptica estricta (lavado de manos, guantes y bata estériles, mascarilla y gorro quirúrgico)

Utilizar guía ecográfica para minimizar la cantidad de redireccionamientos de la aguja

Elegir un catéter con el número mínimo de lúmenes posible para la situación clínica

Utilizar una esponja impregnada de clorhexidina y un apósito semipermeable estéril y transparente

Inspeccionar diariamente el lugar del catéter para detectar signos de infección

No reemplazar rutinariamente los catéteres, a menos que esté médicamente indicado[a]

Retirar los catéteres lo antes posible

[a]Cuando no se pueda seguir la técnica aséptica (p. ej., catéteres colocados de urgencia), el catéter debe ser reemplazado con técnica aséptica tan pronto como sea posible.

Las ITSAVC suelen ser causadas por bacterias como *Staphylococcus epidermidis* y *S. aureus*, bacterias entéricas gramnegativas, *P. aeruginosa* y *Acinetobacter*, y ocasionalmente por especies *enterocócicas*. Aunque los estafilococos negativos a la coagulasa se aíslan habitualmente de los hemocultivos, en la mayoría de los casos son por contaminación. Cuando se sospecha de una bacteriemia relacionada con el catéter, se deben realizar cultivos de sangre del catéter y de sitios periféricos, también se debe considerar la posibilidad de retirar el catéter. Si se confirma la infección, el catéter debe retirarse rápidamente y sustituirse si es necesario. Al igual que con otras infecciones, el inicio rápido de los antibióticos puede salvar la vida. La alta sospecha clínica de infección debe ser motivo del inicio de la cobertura antibiótica de amplio espectro. En la tabla 42-4 se resumen los regímenes antibióticos habituales para el tratamiento de las ITSAVC.

Infección de vías urinarias asociada con el catéter

Las IVU son la segunda fuente más frecuente de infección en la UCI. Debido a que la incidencia de las IVU asociadas con catéteres (IVUAC) aumenta con la duración de la cateterización de la vejiga, la necesidad de un catéter permanente debe revisarse diariamente y debe retirarse lo antes posible. Otras estrategias para minimizar el riesgo de IVUAC incluyen el cumplimiento de la técnica aséptica durante la colocación, exploraciones de la vejiga para minimizar la inserción innecesaria del catéter y el mantenimiento de la bolsa de drenaje por debajo del nivel de la vejiga. Los organismos responsables son similares a los que causan otras infecciones nosocomiales, incluyendo especies de *estafilococos*, de *enterococos,* bacterias entéricas gramnegativas y bacterias gramnegativas que no fermentan la lactosa, como las *Pseudomonas*. Una vez que se ha hecho el diagnóstico de una IVUAC, es razonable retirar y reemplazar el catéter (si todavía está indicado) en un esfuerzo por reducir la carga microbiológica y, al mismo tiempo, comenzar con los antibióticos. El tratamiento antibiótico recomendado para las IVU se presenta en la tabla 42-4.

Diarrea por *Clostridium difficile*

La ICD ha superado al SARM como la infección hospitalaria más frecuente. Los factores farmacológicos de riesgo para la ICD incluyen el uso de antibióticos, antineoplásicos, corticoesteroides e inhibidores de la bomba de protones. Aunque la clindamicina, las cefalosporinas de tercera generación y la ampicilina son los antibióticos implicados con más frecuencia, casi todos los antibióticos, incluyendo el metronidazol y la vancomicina, pueden incrementar el riesgo. Otros factores importantes de riesgo son antecedentes de ICD, diálisis crónica, cirugía gastrointestinal, hospitalización reciente y alimentación pospilórica. La diarrea es el síntoma más habitual, pero no siempre está presente. La fiebre, el dolor abdominal, el estreñimiento y la leucocitosis (con recuentos de $>20\,000/mm^3$) deben hacer que se considere el diagnóstico, que puede confirmarse con toda una serie de métodos de laboratorio. Sin embargo, hay que tener en cuenta que todas las pruebas de laboratorio disponibles en la actualidad son imperfectas y existe un debate considerable sobre cuál es la mejor. Una vez confirmado el diagnóstico, se pueden iniciar los tratamientos indicados en la tabla 42-4.

V. Lesión pulmonar aguda y síndrome de dificultad respiratoria aguda

El síndrome de dificultad respiratoria aguda (SDRA) se produce con frecuencia en la UCI. Se caracteriza por la aparición aguda de una insuficiencia respiratoria hipoxémica, daño alveolar difuso, edema no cardiógeno, reducción de la distensibilidad torácica, aumento del espacio muerto y derivaciones. El SDRA puede presentarse como resultado de una lesión directa en el pulmón (p. ej., broncoaspiración o neumonía) o en asociación con una infección extrapulmonar (p. ej., sepsis), una lesión (traumatismos múltiples o quemaduras) o por la toxicidad de otros tratamientos (lesión pulmonar aguda relacionada con transfusiones o trasplante de células madre hematopoyéticas).

La definición de SDRA ha cambiado con el tiempo. En 2012, una nueva conferencia de consenso propuso la definición de Berlín, que elimina la distinción entre lesión pulmonar aguda y SDRA, y en su lugar clasifica este síndrome como leve, moderado o grave en función del grado de hipoxemia.[11] El SDRA con este sistema de clasificación se define con base en distintos puntos:

- Momento de presentación: dentro de 1 semana de la aparición de una lesión clínica reconocida o de síntomas respiratorios nuevos o que empeoran.
- La radiografía de tórax o la tomografía computarizada muestra opacidades bilaterales que no se explican totalmente por derrames, colapso lobular o pulmonar o nódulos.
- El origen del edema no puede explicarse totalmente por la insuficiencia cardíaca o por la sobrecarga de líquidos. Se requiere una evaluación objetiva (p. ej., ecocardiografía) si no hay ningún factor de riesgo.
- El síndrome puede clasificarse como leve, grave o moderado con base en la oxigenación:
  - Leve: 200 mm Hg < presión parcial arterial de oxígeno (PaO_2)/FiO_2 ≤ 300 mm Hg; PEEP o presión positiva continua en las vías respiratorias (CPAP, *continuous positive airway pressure*) ≥ 5 cm H_2O.
  - Moderado: 100 mm Hg < PaO_2/FiO_2 ≤ 200 mm Hg, así como una PEEP ≥ 5 cm H_2O.
  - Grave: PaO_2/FiO_2 ≤ 100 mm Hg con PEEP ≥ 5 cm H_2O.

Aunque el SDRA parece ser un proceso difuso en la radiografía de tórax, las imágenes de tomografía computarizada y las muestras histopatológicas demuestran una heterogeneidad con áreas pulmonares gravemente dañadas junto a otras de apariencia normal. El tratamiento del SDRA es en gran medida de apoyo y consiste sobre todo en intentar preservar el pulmón no lesionado mientras se trata la causa subyacente.

A. Ventilación protectora del pulmón

La ventilación protectora del pulmón (VPP) describe una estrategia de ventilación mecánica que restringe los volúmenes corrientes (Vt) a ≤ 6 mL/kg y tiene como objetivo una presión estática (meseta) en las vías respiratorias de ≤ 30 cm H_2O. Dado que la ventilación por minuto puede mantenerse aumentando la frecuencia respiratoria solo hasta cierto punto, suele ser inadecuada para eliminar todo el dióxido de carbono que se produce. Esto da lugar a un estado de hipercapnia y acidosis respiratoria denominado *hipercapnia permisiva*. La VPP es la única intervención que ha demostrado reducir significativamente la mortalidad en pacientes con SDRA, en comparación con las estrategias convencionales de ventilación que dependen de un Vt > 6 mL/kg.

Las estrategias de VPP darían lugar a una atelectasia relevante y a un aumento de las derivaciones si la reducción del Vt fuera la única intervención. Con el fin de mantener un pulmón no atelectásico y abierto, el Vt bajo se suele combinar con niveles más altos de PEEP. El equilibrio óptimo entre la PEEP y la FiO_2 sigue siendo objeto de debate. Los enfoques alternativos a la *ventilación a pulmón abierto* incluyen: uso de presión al final de la espiración de alto nivel intermitente o respiraciones pausadas, ventilación controlada por presión, ventilación de relación inversa (tiempo inspiratorio prolongado), posición en decúbito prono y ventilación de alta frecuencia, que se han utilizado con éxito.

B. Técnicas de rescate

En los casos en los que la oxigenación está muy deteriorada, puede utilizarse decúbito prono, vasodilatadores inhalados, bloqueo neuromuscular y soporte vital extracorpóreo (también conocido como *oxigenación por membrana extracorpórea* [OMEC]). De estas técnicas, el decúbito prono y la OMEC venovenosa han demostrado beneficio en cuanto a la mortalidad en el SDRA de moderado a grave.[12] El óxido nítrico inhalado y las prostaciclinas inhaladas mejoran de forma variable y transitoria la oxigenación en el SDRA al mejorar el flujo sanguíneo a los alvéolos ventilados, pero no tienen un beneficio demostrado en cuanto a mortalidad. Tampoco se ha demostrado que los bloqueadores neuromusculares mejoren de forma fiable los resultados. Otros tratamientos para el SDRA que no cuentan con pruebas sólidas que respalden su eficacia son los agonistas β inhalados, las infusiones de albúmina y los esteroides sistémicos.

C. Sepsis y choque séptico

La respuesta fisiológica a las infecciones sistémicas (conocida como *sepsis*) puede manifestarse en diversos estados de gravedad. Los esfuerzos por definir esta condición han evolucionado mucho a lo largo de los años. Las definiciones anteriores, como los criterios del síndrome de respuesta inflamatoria sistémica, se centraban principalmente en los signos vitales y las anomalías de laboratorio que no eran específicos de la sepsis; se han abandonado desde entonces. En 2016, un grupo de trabajo conjunto en el 45th Critical Care Congress cambió la definición de sepsis a «disfunción orgánica, potencialmente mortal, causada por una respuesta desregulada del hospedero a la infección».[13] El choque séptico es una forma grave de sepsis que da lugar a un choque distributivo y se caracteriza por baja resistencia vascular sistémica, hipotensión y redistribución del flujo sanguíneo regional, lo que provoca

Tabla 42-6 Tratamiento de la sepsis grave y del choque séptico
• Reconocer la sepsis o el choque séptico de forma temprana • Obtener cultivos antes de iniciar los antibióticos, pero no retrasarlos • Administrar antibióticos empíricos de amplio espectro en la primera hora del diagnóstico • Controlar la fuente de la infección si es apropiado (es decir, intervención quirúrgica si es lo conducente) • Hacer la reanimación inicial con al menos 30 mL/kg de cristaloides para la hipoperfusión inducida por sepsis • Utilizar norepinefrina como vasopresor de primera línea para un objetivo de presión arterial media de ≥65 mm Hg • Considerar la posibilidad de añadir vasopresina como complemento de las catecolaminas • Tener en cuenta la dobutamina si la hipoperfusión persiste a pesar de la reanimación con líquidos y el apoyo vasopresor • Considerar el tratamiento con esteroides a dosis de estrés si la presión arterial responde mal a fluidos y vasopresores • Hemoglobina objetivo de ≥7 g/dL en ausencia de isquemia miocárdica, hipoxemia grave o hemorragia aguda

Adaptada de Rhodes A, Evans LE, Alhazzani W, et al. Surviving sepsis campaign. International guidelines for management of sepsis and septic shock: 2016. *Intensive Care Med.* 2017;43(3):304-377.

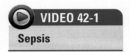

VIDEO 42-1

Sepsis

hipoperfusión tisular y aumento de la mortalidad en comparación con la sepsis sola. Dado que la supervivencia a la sepsis depende en gran medida de la intervención temprana, las pautas más recientes recomiendan que los hospitales pongan en marcha programas de cribado de sepsis para facilitar el reconocimiento rápido de esta enfermedad.[14]

El tratamiento clínico de la sepsis se resume en la **tabla 42-6**. El pilar del tratamiento temprano es la administración rápida y adecuada de antibióticos, la reanimación con líquidos intravasculares utilizando cristaloides, vasopresores si la hipotensión persiste después de una reanimación adecuada con líquidos e inótropos si se sospecha un bajo gasto cardíaco.

Reanimación con líquidos

La sepsis suele provocar un estado de vasodilatación sistémica que da lugar a un bajo volumen circulante eficaz. El restablecimiento de un volumen circulante eficaz puede lograrse aumentando el volumen intravascular absoluto mediante reanimación con líquidos o aumentando el tono vascular con vasopresores. Se ha estudiado ampliamente una gran variedad de fluidos, incluyendo hemoderivados, albúmina, soluciones coloides sintéticas y muchas soluciones cristaloides diferentes (*véase* cap. 23). En general, la albúmina no ha demostrado ser más eficaz que las soluciones cristaloides, mientras que los coloides sintéticos se asocian con mayor daño. Las pautas más antiguas han defendido el uso de la transfusión de eritrocitos como una forma de aumentar el suministro de oxígeno, pero los datos más recientes sugieren que es apropiado apuntar a una Hb de 7 g/dL, la misma que en la mayoría de los pacientes en la UCI. *Los cristaloides siguen siendo el líquido de reanimación preferido para la mayoría de los pacientes sépticos.*

Vasopresores

Se han evaluado diversos vasopresores (p. ej., la fenilefrina, la norepinefrina, la epinefrina, la dopamina y la vasopresina) para aumentar la resistencia vascular sistémica en la sepsis. La norepinefrina es el fármaco de primera línea recomendado debido a la evidencia de mejores resultados y menores efectos secundarios. La epinefrina puede considerarse un medicamento alternativo, pero se asocia con aumento de las arritmias. Hay pruebas de que la producción endógena de vasopresina se suprime en la sepsis, esto proporciona la base teórica para considerar la adición de vasopresina a la norepinefrina. Sin embargo, no se ha demostrado que esto mejore los resultados. La dopamina y la fenilefrina generalmente no se recomiendan.

Inótropos

La depresión miocárdica es un fenómeno frecuente en los pacientes con choque séptico y puede dar lugar a gasto cardíaco y suministro de oxígeno inadecuados. Una vez que se ha conseguido un volumen intravascular y una resistencia vascular sistémica adecuados mediante la administración de líquidos y vasopresores, puede utilizarse dobutamina o epinefrina para aumentar el gasto cardíaco. Dado que los catéteres de la arteria pulmonar ya no se recomiendan para el tratamiento rutinario de los pacientes con sepsis, la saturación de oxihemoglobina venosa central de ≥ 70% o la reducción del lactato sérico pueden utilizarse como marcadores sustitutos de gasto cardíaco y suministro de oxígeno adecuados. Esto puede ayudar a orientar las decisiones sobre la adición de inótropos. Ambos fármacos pueden precipitar arritmias.

Antibióticos

La identificación del origen de la infección, el control del origen y el inicio temprano de una terapia antibiótica adecuada son al menos tan importantes como la provisión de soporte hemodinámico en la sepsis. Antes de iniciar la terapia antimicrobiana, deben obtenerse siempre los cultivos adecuados que pueden incluir sangre, esputo, orina, líquido cefalorraquídeo y cultivos de heridas y otros líquidos (p. ej., líquido pleural o ascitis). El tratamiento antibiótico empírico debe iniciarse en la primera hora después del reconocimiento de la sepsis (*véase* tabla 42-4 para las recomendaciones de antibióticos). Una vez que se dispone de las pruebas de susceptibilidad a los antibióticos, es conveniente reducir el espectro del tratamiento antimicrobiano.

Corticoesteroides

El uso de esteroides en dosis altas (p. ej., hidrocortisona 200-300 mg/día) para la sepsis es controvertido. Las directrices actuales recomiendan que se consideren como complemento en los pacientes con choque séptico que permanecen hipotensos a pesar de la reanimación con volumen adecuado y la terapia vasopresora. No se recomienda la realización de pruebas de estimulación con cosintropina (tetracosactida) antes de iniciar la administración de esteroides. Los esteroides también pueden considerarse en pacientes que los han utilizado recientemente.

VI. Debilidad adquirida en la UCI

La debilidad adquirida en la UCI (DAUCI) es una entidad cada vez más reconocida que puede impedir, en gran medida, el retiro de la ventilación mecánica y alargar el proceso de recuperación. Se cree que se debe a tres mecanismos principales: polineuropatía, miopatía y atrofia muscular. La polineuropatía por enfermedad grave es una enfermedad nerviosa periférica que se manifiesta como una disfunción nerviosa sensitiva, motora y autonómica simétrica. Los pacientes tienen reducción de los potenciales de acción motores complejos (PAMC) y de los potenciales de acción de los nervios sensitivos con evidencia histológica de degeneración axonal en una fase tardía de la enfermedad. La estimulación muscular directa puede demostrar amplitudes conservadas de los PAMC, lo que indica que no hay un componente miopático. La miopatía por enfermedad grave se caracteriza, en cambio, por una debilidad muscular sin alterar la función nerviosa sensorial. Los estudios electrofisiológicos demostrarán la existencia de PAMC de baja amplitud con la estimulación directa del músculo o del nervio. Los análisis histológicos muestran atrofia con necrosis muscular. Estas afecciones quizá se superponen entre sí y pueden presentarse simultáneamente. Los

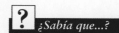

¿Sabía que...?

De los diversos vasopresores utilizados para aumentar la resistencia vascular sistémica, en casos de choque séptico, la norepinefrina es el fármaco de primera línea debido a la evidencia de mejores resultados y menores efectos secundarios.

mecanismos propuestos para estas afecciones incluyen canalopatías adquiridas, falta de excitabilidad de las membranas neuromusculares, estado catabólico que conduce al desgaste muscular, atrofia por inmovilización y disfunción mitocondrial inducida por hiperglucemia.[15]

La identificación de los pacientes con DAUCI es un reto, ya que los estudios de conducción nerviosa requieren muchos recursos y mano de obra; además, el diagnóstico clínico depende de la capacidad del paciente para estar alerta y seguir órdenes. El factor de riesgo más consistente para el desarrollo de DAUCI es la gravedad de la enfermedad; sin embargo, también se han implicado otros factores, por ejemplo, la mala salud premórbida y la exposición a terapias o condiciones tóxicas, como los corticoesteroides, los aminoglucósidos, los bloqueadores neuromusculares, la inmovilización y la hiperglucemia. Se ha demostrado que la movilización temprana de los pacientes que reciben ventilación mecánica es segura y factible, se asocia con reducción de la duración de la estancia en la UCI y con aumento de las puntuaciones funcionales para el alta hospitalaria.[16]

Síndrome posterior a cuidados intensivos

A medida que disminuye la mortalidad en la UCI, se observa que los supervivientes de una enfermedad grave presentan continuos deterioros cognitivos y físicos que pueden prolongarse durante años. El concepto «síndrome posterior a cuidados intensivos» (SPCI) se aplica tanto a los supervivientes de enfermedades graves como a sus familiares y se refiere al deterioro de la salud física, cognitiva y mental después de que el paciente sea dado de alta de la UCI. Se ha observado que hasta 6 de cada 10 supervivientes de una enfermedad grave tienen al menos un problema de SPCI después de 1 año de seguimiento,[17] estando la depresión asociada con un aumento de la mortalidad en los primeros 2 años tras el alta de la UCI.[18] No se ha encontrado ninguna asociación para el desarrollo de SPCI en cuanto a la edad, el sexo, la gravedad de la enfermedad o la duración de la estancia en la UCI; sin embargo, las puntuaciones de debilidad premórbida más altas y el menor número de años de educación fueron factores independientes de predicción de SPCI.[17] Estos hallazgos apuntan a la importancia de comprender los determinantes sociales de la salud. Se necesitan más investigaciones para identificar si las terapias dirigidas en la UCI pueden reducir la incidencia de dicho síndrome.

 Para más información e interactividad, consulte las videoconferencias (en inglés) y la infografía «En un vistazo», disponibles en el libro electrónico gratuito que acompaña a este texto. Las instrucciones de acceso se encuentran detrás de la portada.

Referencias

1. Wilcox ME, Chong CA, Niven DJ, et al. Do intensivist staffing patterns influence hospital mortality following ICU admission? A systematic review and meta-analyses. *Crit Care Med.* 2013;41:2253-2274.
2. Lane D, Ferri M, Lemaire J, et al. A systematic review of evidence-informed practices for patient care rounds in the ICU. *Crit Care Med.* 2013;41:2015-2029.
3. Hales BM, Pronovost PJ. The checklist—a tool for error management and performance improvement. *J Crit Care.* 2006;21:231-235.
4. Loeser JD, Treede RD. The kyoto protocol of IASP basic pain terminology. *Pain.* 2008;137(3):473-477.
5. Devlin JW, Skrobik Y, Gélinas C, et al. Clinical practice guidelines for the prevention and management of pain, agitation/sedation, delirium, immobility, and sleep disruption in adult patients in the ICU. *Crit Care Med.* 2018;46(9):e825-e873.
6. Ouellette DR, Patel S, Girard TD, et al. Liberation from mechanical ventilation in critically ill adults: an official American College of Chest Physicians/American Thoracic Society Clinical Practice Guideline. Inspiratory pressure augmentation during

spontaneous breathing trials, protocols minimizing sedation, and noninvasive ventilation immediately after extubation. *Chest*. 2017;151(1):166-180.

7. Guyatt GH, Akl EA, Crowther M, et al. Executive summary: antithrombotic therapy and prevention of thrombosis, 9th ed. American College of Chest Physicians Evidence-Based Clinical Practice Guidelines. *Chest*. 2012;141:7S-47S.

8. Taylor BE, McClave SA, Martindale RG, et al. Guidelines for the provision and assessment of nutrition support therapy in the adult critically ill patient: society of critical care medicine (SCCM) and American society for parenteral and enteral nutrition (A.S.P.E.N.). *Crit Care Med*. 2016;44(2):390-438.

9. Kansagara D, Fu R, Freeman M, et al. Intensive insulin therapy in hospitalized patients: a systematic review. *Ann Intern Med*. 2011;154:268-282.

10. Hebert PC, Wells G, Blajchman MA, et al. A multicenter, randomized, controlled clinical trial of transfusion requirements in critical care. Transfusion Requirements in Critical Care Investigators, Canadian Critical Care Trials Group. *N Engl J Med*. 1999;340:409-417.

11. Force ADT, Ranieri VM, Rubenfeld GD, et al. Acute respiratory distress syndrome: the Berlin definition. *J Am Med Assoc*. 2012;307:2526-2533.

12. Aoyama H, Uchida K, Aoyama K, et al. Assessment of therapeutic interventions and lung protective ventilation in patients with moderate to severe acute respiratory distress syndrome: a systematic review and network meta-analysis. *JAMA Netw Open*. 2019;2(7):e198116.

13. Singer M, Deutschman CS, Seymour CW, et al. The third international consensus definitions for sepsis and septic shock (Sepsis-3). *J Am Med Assoc*. 2016;315(8):801-810.

14. Rhodes A, Evans LE, Alhazzani W, et al. Surviving sepsis campaign. International guidelines for management of sepsis and septic shock: 2016. *Intensive Care Med*. 2017;43(3):304-377.

15. Jolley SE, Bunnell AE, Hough CL. ICU-acquired weakness. *Chest*. 2016;150(5):1129-1140.

16. Kress JP, Hall JB. ICU-acquired weakness and recovery from critical illness. *N Engl J Med*. 2014;370:1626-1635.

17. Marra A, Pandharipande PP, Girard TD, et al. Co-occurrence of post-intensive care syndrome problems among 406 survivors of critical illness. *Crit Care Med*. 2018;46(9):1393-1401.

18. Hatch R, Young D, Barber V, et al. Anxiety, depression and post traumatic stress disorder after critical illness: a UK-wide prospective cohort study. *Crit Care*. 2018;22(1):310.

CRITERIOS DE EXTUBACIÓN

La extubación de un paciente que ha sufrido una enfermedad grave debe llevarse a cabo prestando especial atención a los factores que podrían implicar reintubación. Tanto los criterios subjetivos como los objetivos que se muestran a continuación pueden orientar la decisión de extubar

CRITERIOS SUBJETIVOS

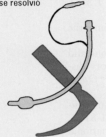

La indicación para la intubación se resolvió

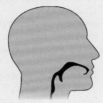

Reflejos de las vías respiratorias superiores (tos, arcadas y deglución) y tono muscular de las vías respiratorias superiores adecuados

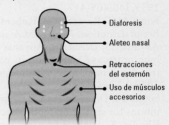

No hay signos de incremento del trabajo respiratorio

- Diaforesis
- Aleteo nasal
- Retracciones del esternón
- Uso de músculos accesorios

CRITERIOS OBJETIVOS

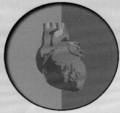

Estabilidad hemodinámica

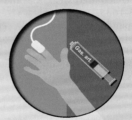

$SaO_2 > 90\%$, $PaO_2 > 60$ mm Hg, $PaO_2/FiO_2 > 150$

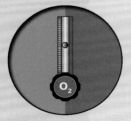

$FiO_2 < 0.5$, PEEP < 8 cm H_2O

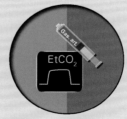

$PaCO_2 < 60$ mm Hg, pH > 7.25

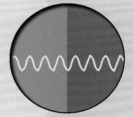

Índice de respiración rápida superficial (RR/Vt) < 105

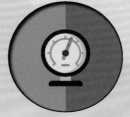

Fuerza inspiratoria negativa de al menos -30 cm H_2O

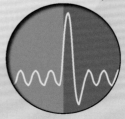

Capacidad vital > 10 mL/kg

Infografía de: Naveen Nathan MD

Preguntas

1. Una mujer de 87 años de edad con varias fracturas costales agudas tiene dificultades para respirar profundamente. Se queja de fuertes dolores y está somnolienta en la exploración. ¿Cuál es la intervención farmacológica MÁS adecuada?

   A. Morfina intravenosa
   B. Bupivacaína epidural
   C. Lorazepam intravenoso
   D. Gabapentina oral

2. ¿Cuál de las siguientes situaciones es la MÁS consistente con el síndrome de dificultad respiratoria aguda (SDRA)?

   A. La lesión causal ocurrió dentro de los 4 días de la insuficiencia respiratoria
   B. Desarrollo concomitante de lesión renal aguda
   C. Derrames pleurales bilaterales en la radiografía de tórax
   D. Función ventricular izquierda reducida en el ecocardiograma

3. ¿Cuál de las siguientes intervenciones es la que tiene MÁS probabilidades de inhibir la mortalidad en el SDRA moderado o grave?

   A. Prostaciclina inhalada
   B. Bloqueo neuromuscular
   C. Óxido nítrico inhalado
   D. Colocación en decúbito prono

4. Una mujer de 30 años de edad, intubada y con ventilación mecánica, se recupera de una sepsis. Sus pruebas de respiración espontánea fallan repetidamente debido a la taquipnea y a los bajos volúmenes corrientes. Los estudios electrofisiológicos muestran potenciales de acción motores complejos (PAMC) de baja amplitud. ¿Cuál es el factor más probable que contribuye a la afección de la paciente?

   A. Concentración elevada de glucosa sanguínea
   B. Sedación prolongada con propofol
   C. Obesidad
   D. Fatiga por la fisioterapia

5. Una mujer de 50 años de edad ingresa en la UCI con rotura de apéndice y las siguientes constantes vitales: FC 115/min, PA 75/50, FR 28/min y SpO_2 94% en aire ambiente. Está confundida. ¿Cuál es la intervención MÁS adecuada?

   A. Administrar meropenem
   B. Iniciar una infusión con neosinefrina
   C. Obtener una saturación de oxígeno venosa central
   D. Administrar hidrocortisona

Respuestas

1. B

El control adecuado del dolor es importante para que los pacientes con fracturas de costillas puedan eliminar sus secreciones y movilizarse para prevenir complicaciones secundarias, como la neumonía y la atelectasia. Aunque los opiáceos son el pilar del tratamiento del dolor intenso en la UCI, tienen efectos secundarios indeseables, como somnolencia, delírium y depresión respiratoria. La analgesia neuroaxial con anestésicos locales, como la bupivacaína, trata eficazmente el dolor de las fracturas de costillas al tiempo que evita los efectos secundarios de los opiáceos sistémicos. Las benzodiazepinas, incluido el lorazepam, son medicamentos sedantes que no tienen propiedades analgésicas. La gabapentina puede desempeñar un papel en el tratamiento del dolor neuropático, pero su utilidad en el tratamiento del dolor no neuropático, como el provocado por las fracturas de costillas, es limitada, si es que tiene alguna.

2. A

Según la definición de Berlín, el SDRA es una insuficiencia respiratoria hipoxémica aguda que se desarrolla en el plazo de una semana tras una lesión clínica reconocida y que no se explica totalmente por la sobrecarga de líquidos o la insuficiencia cardíaca. La reducción de la función ventricular izquierda y los derrames pleurales sugieren causas cardiógenas y relacionadas con el volumen intravascular de la insuficiencia respiratoria, respectivamente. La disfunción adicional de órganos finales, como la lesión renal aguda, no forma parte de la definición de SDRA, aunque la disfunción multiorgánica es frecuente en los pacientes con SDRA.

3. D

La prostaciclina inhalada, el bloqueo neuromuscular y el óxido nítrico inhalado pueden mejorar la oxigenación, pero no han demostrado reducir sistemáticamente la mortalidad en pacientes con SDRA moderado o grave. La colocación en decúbito prono y la OMEC venovenosa se han asociado con disminución de la mortalidad en pacientes con SDRA de moderado a grave.

4. A

Es probable que la paciente sufra una debilidad adquirida en la UCI que puede tener tanto un componente de polineuropatía como de miopatía. Los mecanismos propuestos para esta afección incluyen la disfunción mitocondrial inducida por la hiperglucemia, el desgaste muscular por la subalimentación y la toxicidad neuromuscular de los aminoglucósidos, los esteroides y los bloqueadores neuromusculares, entre otros. La fisioterapia temprana y agresiva es potencialmente preventiva y el tratamiento de la debilidad adquirida en la UCI.

5. A

Esta paciente está en choque séptico. Su confusión representa una disfunción de órganos finales en el marco de una hipotensión causada por la infección. El pilar del tratamiento es el control temprano y adecuado de la fuente de la infección con antibióticos. La reanimación con cristaloides es la intervención inicial para tratar la hipotensión. Si la hipotensión persiste, se pueden añadir vasopresores e inótropos. La saturación venosa central con oxígeno puede utilizarse para ayudar a guiar la reanimación. Los esteroides solo están indicados si la hipotensión persiste después de una reanimación con líquidos adecuada y apoyo vasoactivo.

43   Anestesia para la cirugía urológica

Ashleigh Menhadji

A medida que la población de los Estados Unidos continúa envejeciendo, las intervenciones urológicas siguen siendo algunas de las más frecuentes en los quirófanos de todo el país. Aunque algunos procedimientos son cada vez menos frecuentes debido a la creciente especialización en este campo, siguen presentando importantes consideraciones anestésicas que se discutirán más adelante en este capítulo.

I.   Procedimientos transuretrales

A.   Cistoscopia y ureteroscopia

Tanto la cistoscopia como la ureteroscopia se consideran procedimientos endoscópicos. La cistoscopia permite al cirujano visualizar y tratar las vías urinarias inferiores, incluyendo la uretra y la vejiga, mientras que la ureteroscopia permite examinar y tratar las vías urinarias superiores, incluyendo los uréteres y los riñones. En la cistoscopia suele haber menos estimulación que en la ureteroscopia y, como tal, ofrece más opciones de anestesia, incluyendo técnicas locales, de sedación consciente, regionales o generales. La elección del anestésico se rige tanto por factores relacionados con el paciente (p. ej., si está muy ansioso o tiene una enfermedad pulmonar grave) como por factores relacionados con el procedimiento (p. ej., la invasividad y la duración). La ureteroscopia, en cambio, suele requerir anestesia general o regional, ya que en la exploración de los uréteres y el riñón suele haber más estimulación.

B.   Resección de tumores de la vejiga

El cáncer de vejiga es la sexta neoplasia más usual en los Estados Unidos y la segunda neoplasia urológica más frecuente. Más del 90% de estos cánceres son carcinomas uroteliales o de células transicionales.[1] El cáncer de vejiga suele presentarse como una hematuria indolora. La evaluación inicial consiste en una cistoscopia y pruebas de funcionamiento renal +/– citología vesical en función de los factores de riesgo y la sospecha. La resección transuretral del tumor de vejiga (RTUTV) se realiza en los pacientes con citología anómala. La RTUTV puede realizarse con anestesia regional o general. Hay que tener en cuenta que, en el caso de un tumor vesical de localización inferolateral, la estimulación del nervio obturador puede reducirse con anestesia regional. El nervio obturador se deriva de L3/L4 con alguna contribución de L2. La estimulación quirúrgica del nervio obturador puede provocar una contracción rápida del músculo aductor que provoque lesiones al cirujano o la perforación de la vejiga, un riesgo bien conocido de este procedimiento. Esta estimulación mecánica se produce distalmente al lugar del bloqueo anestésico local durante la anestesia raquídea. Por esta razón, se prefiere la anestesia general con relajación muscular o la anestesia regional con bloqueo suplementario del nervio obturador directo. En un paciente despierto con anestesia regional, la perforación de la vejiga puede ser señalada por un dolor abdominal intenso y repentino, así como por náuseas,

VIDEO 43-1

Resección transuretral de la próstata

vómitos, sudoración y rigidez abdominal. Si se sospecha de extravasación del líquido de irrigación, la operación debe detenerse lo antes posible, ya que la acumulación de grandes cantidades de líquido de irrigación en la cavidad intraperitoneal puede poner en peligro la vida del paciente. La mayoría de estos casos requerirán una laparotomía abierta para reparar la perforación de la vejiga y drenar la acumulación. Sin embargo, las perforaciones pequeñas no suelen causar cambios hemodinámicos relevantes y pueden tratarse de forma conservadora con drenajes y diuréticos.

C. Resección de la próstata

La hiperplasia prostática benigna (HPB) es una de las enfermedades más frecuentes en los hombres que envejecen, con una prevalencia del 8-80% entre los 40 y 90 años de edad. Puede provocar síntomas en las vías urinarias inferior que pueden ocasionar retención de orina y hacer necesaria una terapia quirúrgica en un gran número de hombres de edad avanzada. La HPB sintomática puede tratarse médica o quirúrgicamente. La intervención quirúrgica más habitual es la resección transuretral de la próstata (RTUP), en la que se eliminan con un resectoscopio los trozos de tejido prostático que sobresalen en la uretra e interrumpen el flujo de orina para repermeabilizar. El lavado continuo de la vejiga y la uretra proporciona un campo visible para el cirujano y permite eliminar todo el tejido disecado y la sangre.[2] La cápsula prostática se conserva en estos casos.

1. Resección transuretral de la próstata

Los procedimientos clásicos de RTUP monopolar pueden dar lugar a la absorción de grandes volúmenes (>2000 mL) de solución de lavado en el plexo de senos venosos. Esta absorción excesiva de líquido da lugar a una constelación de síntomas conocida como *síndrome de la RTUP*. Los síntomas pueden incluir cefaleas, confusión, náuseas/vómitos, disnea, ansiedad, arritmias, hipertensión o hipotensión y convulsiones.[3,4] Los síntomas que aparecen dependen del tipo de líquido de lavado, como se muestra en la **tabla 43-1**. Dado el riesgo de absorción, el líquido de lavado ideal debe ser isotónico, no hemolítico, no tóxico cuando se absorbe, no electrolítico, no metabolizable, claro y de rápida excreción. Sin embargo, la mayoría de las soluciones de irrigación son hipoosmolares y ácidas. Las soluciones habituales, como la solución salina normal y el lactato de Ringer, no se utilizan de forma rutinaria porque, aunque son isotónicas, contienen electrólitos que pueden conducir corriente eléctrica cuando se utiliza un resectoscopio eléctrico monopolar. Dado que la mayoría de los líquidos utilizados son hipoosmolares, pueden causar hiponatremia diluncional que provoque síntomas neurológicos graves si los valores de sodio caen por debajo de 120 mEq/L. La hiponatremia aguda grave puede ser mortal, por lo que es fundamental su reconocimiento y tratamiento tempranos, incluida la interrupción del lavado; *véase* la **tabla 43-2** para los signos y síntomas y la **tabla 43-3** para un resumen de los tratamientos.

La cantidad de líquido absorbido depende del número y el tamaño de los senos venosos abiertos, la duración de la cirugía, la experiencia del cirujano y la presión hidrostática (determinada por la altura de la bolsa de solución de lavado sobre la mesa quirúrgica). Durante la resección, el líquido de lavado se absorbe a un ritmo de 10-30 mL/min y la mayor parte en los primeros 30 min del procedimiento. El volumen de líquido absorbido puede estimarse con la siguiente fórmula:

$$\text{Volumen absorbido} = \frac{\text{Na}^+ \text{ sérico preoperatorio}}{\text{Na}^+ \text{ sérico postoperatorio}} \times \text{VLE–VLE}$$

donde VLE es el volumen de líquido extracelular y Na$^+$ es el ion sodio.

Tabla 43-1 Propiedades de la soluciones de lavado utilizadas con frecuencia durante el procedimiento de resección transuretral de la próstata

Solución	Osmolalidad (mOsm/kg)	Ventajas	Desventajas
Agua destilada	0	Mejora de la visibilidad	Hemólisis Hemoglobinemia Hemoglobinuria Insuficiencia renal Hiponatremia
Glicina (1.5%)	200	Menor probabilidad de síndrome de RTUP	Ceguera transitoria Hiperamoniaquemia Hiperoxaluria
Sorbitol (3.3%)	165	Igual que la glicina	Hiperglucemia Acidosis láctica (posible) Diuresis osmótica
Manitol (5%)	275	Isomolar No se metaboliza	Diéresis osmótica Sobrecarga aguda de volumen

RTUP: resección transuretral de próstata.

Tabla 43-2 Signos y síntomas relacionados con cambios agudos en las concentraciones séricas de Na⁺

Na⁺ sérico (mEq/L)	Cambios en el sistema nervioso central	Cambios en el electrocardiograma
120	Confusión, ansiedad	Posible ampliación del complejo QRS
115	Somnolencia, náuseas	Complejo QRS ampliado, segmento ST elevado
110	Convulsión, coma	Taquicardia ventricular o fibrilación

Tabla 43-3 Tratamiento del síndrome de la resección transuretral de la próstata

Asegurar la oxigenación, la ventilación y el soporte circulatorio

Avisar al cirujano para que termine el procedimiento lo antes posible

Considerar la inserción de dispositivos de vigilancia invasivos si hay inestabilidad cardiovascular

Enviar la sangre al laboratorio para determinar electrólitos, creatinina, glucosa y gasometría arterial

Obtener un electrocardiograma de 12 derivaciones

Tratar los síntomas leves (concentración sérica de Na⁺ > 120 mEq/L) con restricción de líquidos y diuréticos del asa (furosemida)

Tratar los síntomas graves (si el Na⁺ sérico es inferior a 120 mEq/L) con cloruro de sodio al 3% por vía intravenosa a un ritmo < 100 mL/h

El ritmo de aumento del sodio sérico no debe superar los 12 mEq/L en un período de 24 h para evitar la mielinólisis pontina

Suspender el cloruro de sodio al 3% cuando el Na⁺ sérico sea > 120 mEq/L

Para mitigar la absorción, se recomienda que las resecciones concluyan en menos de 1 h y que se limite la altura de las bolsas de solución de lavado para reducir la presión hidrostática.

2. Hemorragia y coagulopatía

Los factores que afectan la pérdida de sangre durante la RTUP incluyen la duración de la cirugía, el tamaño y la vascularidad de la próstata, el número de senos venosos abiertos durante la resección y la presencia de infección. Dado que la sangre se mezcla con el líquido de lavado, la pérdida de sangre puede ser difícil de evaluar, así como requerir valores de hematócrito en serie y la evaluación del volumen intravascular para determinar si es necesaria una transfusión. Las hemorragias relevantes después de la RTUP son raras y se producen en menos del 1% de los casos. La mayoría de los casos de hemorragia anómala después de la RTUP son probablemente el resultado de una coagulopatía intravascular diseminada.

3. Perforación de la vejiga

La perforación de la vejiga durante la RTUP tiene una incidencia de casi 1%. Los signos y síntomas de la perforación varían en función del estado de consciencia del paciente y del grado dermatómico del anestésico regional. Un paciente despierto bajo anestesia regional puede experimentar náuseas, vómitos, sudoración y dolor abdominal (superior o inferior) dependiendo de la localización de la perforación. Los pacientes también pueden tener dolor referido al hombro. Bajo anestesia general, pueden producirse hipertensión o hipotensión repentinas junto con bradicardia.

4. Bacteriemia transitoria y septicemia

Una bacteriemia resultado de la RTUP es bastante habitual, generalmente asintomática y fácilmente tratada con combinaciones de antibióticos de uso frecuente que son eficaces contra las bacterias grampositivas y gramnegativas. Las mayores tasas de bacteriemia se asocian con el uso reciente de antibióticos y con la presencia de una sonda urinaria permanente. En algunos de estos pacientes (cerca del 7%) puede producirse septicemia, que se presenta como escalofríos, fiebre y taquicardia, y puede empeorar con rapidez hasta incluir bradicardia, hipotensión y colapso cardiovascular. Las tasas de mortalidad por septicemia oscilan entre el 25 y 75% y, por tanto, deben tratarse de forma enérgica con antibióticos y apoyo de cuidados intensivos.

5. Hipotermia

Hay muchas causas de hipotermia durante la cirugía, como la redistribución circulatoria después de la anestesia general y la pérdida de calor por evaporación en un campo quirúrgico abierto. La pérdida de calor durante la RTUP también puede producirse por el lavado y la absorción del líquido de lavado a temperatura ambiente. Se ha demostrado que los líquidos calentados minimizan dicho riesgo.

6. Complicaciones por la posición del paciente

Pueden producirse lesiones en los nervios peroneos, ciáticos y femorales como resultado de un acolchado o una posición inadecuados. La RTUP se realiza generalmente en posición de litotomía con un ligero Trendelenburg.

7. Técnicas de anestesia

La RTUP puede realizarse bajo anestesia general o regional (raquídea o epidural). Por lo general, la técnica de elección ha sido la regional, ya que los pacientes pueden permanecer despiertos, lo que permite detectar los primeros signos de perforación de la vejiga o el síndrome de RTUP. Para una cobertura adecuada de la distensión de la vejiga y los segmentos sacros, se prefiere la anestesia raquídea a un nivel sensitivo T10. La anestesia epidural puede bloquear de forma inadecuada las molestias en los segmentos sacros. La anestesia general con una cánula endotraqueal o una vía aérea supraglótica es una alternativa muy razonable.

8. Morbilidad y mortalidad tras una resección transuretral de próstata

La mayoría de las complicaciones después de RTUP son menores, pero en la literatura especializada se han informado complicaciones más serias, incluyendo pérdida importante de sangre, perforaciones de la cápsula, tromboembolia pulmonar, infarto de miocardio, septicemia urinaria, síndrome de RTUP e incluso muerte. Las complicaciones aumentan, como es lógico, con el aumento de la edad del paciente, las comorbilidades y los tiempos quirúrgicos más largos.

9. Futuro de la resección transuretral de próstata

Los tratamientos quirúrgicos menos invasivos han evolucionado con el tiempo y ofrecen opciones para individuos con mayor riesgo de complicaciones después de la RTUP tradicional, incluyendo los adultos mayores y los que tienen comorbilidades importantes. Muchos pacientes que habrían soportado la RTUP clásica monopolar son tratados actualmente con la RTUP bipolar, una técnica usual caracterizada por una incidencia mucho menor de complicaciones. Otras opciones menos invasivas son la dilatación con balón, las endoprótesis prostáticas, la incisión transuretral de la próstata y la prostatectomía con láser. Estos procedimientos pueden realizarse de forma ambulatoria, ya que se asocian con una mínima pérdida de sangre y con menor riesgo de síndrome de RTUP.[5]

II. Litotricia extracorpórea por ondas de choque

En los Estados Unidos, el 12% de la población padecerá cálculos renales a lo largo de su vida. El tratamiento óptimo se basa en el tamaño del cálculo (los de menos de 4.0 mm suelen salir espontáneamente), la ubicación en la vía urinaria y la composición del cálculo. La litotricia extracorpórea por onda de choque (LEOC) puede utilizarse para la desintegración de cálculos urinarios en el riñón y en la parte superior de los uréteres. Tiene las ventajas de ser mínimamente invasiva, realizarse de forma ambulatoria y estar asociada con una mínima morbilidad perioperatoria.

El litotritor original de primera generación requería colocar al paciente en una silla con soporte hidráulico y sumergirlo en un baño de agua, la llamada *bañera más cara del mundo.*[6] Los litotritores modernos no requieren la inmersión en agua, lo que simplifica el procedimiento y elimina los numerosos efectos adversos y dificultades de la inmersión en agua. El litotritor se coloca para que entre en contacto con el flanco del paciente por la parte posterior. A continuación, se aplican ondas de choque que atraviesan la piel y los tejidos profundos y se dirigen al cálculo diana. Como resultado, la mayoría de los procedimientos de *LEOC* pueden realizarse de forma ambulatoria y rara vez requieren sedación profunda o anestesia general.

Se conocen varias contraindicaciones absolutas y relativas para la litotricia. Las contraindicaciones absolutas son el embarazo, la septicemia urinaria o las infecciones urinarias no tratadas, la coagulopatía no corregida y la obstrucción ureteral distal al cálculo. Algunas contraindicaciones relativas son la hipertensión no controlada, los aneurismas aórticos abdominales, la obesidad, la insuficiencia renal y los marcapasos. Los pacientes con un marcapasos o un desfibrilador cardíaco interno pueden someterse a la litotricia de forma segura siempre que el marcapasos esté ajustado al modo asíncrono (si la frecuencia cardíaca normal del paciente depende del marcapasos) y el desfibrilador esté apagado durante el procedimiento. Se cree que el daño del parénquima renal es responsable de la hematuria que se produce en

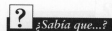

¿Sabía que...?

La anestesia regional es la técnica anestésica de elección para la RTUP, ya que el paciente consciente puede alertar a los clínicos de los primeros signos del síndrome de la RTUP o de la perforación de la vejiga.

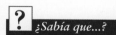

¿Sabía que...?

La mayoría de las LEOC pueden realizarse de forma ambulatoria y rara vez requieren sedación profunda o anestesia general.

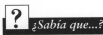

casi todos los pacientes, mientras que el hematoma subcapsular se observa solo en el 0.5% de los pacientes después de la litotricia. Una disminución del hematócrito postoperatorio debe hacer sospechar un gran hematoma perirrenal. Hasta el 10% de los pacientes tienen cólicos urinarios importantes, que en ocasiones requieren hospitalización y analgésicos opiáceos. La litotricia por ondas de choque puede causar daños en los tejidos adyacentes como los pulmones y el páncreas. A pesar del amplio abanico de posibles complicaciones, la mortalidad después de la LEOC es extremadamente baja.

III.   Procedimientos renales percutáneos

La nefrostomía percutánea (NPC) es un procedimiento que utiliza la guía ecográfica para perforar percutáneamente la pelvis renal, creando un conducto de nefrostomía. La NCP se utiliza para diagnosticar y tratar una gran variedad de problemas urológicos, como el alivio de la obstrucción renal, la eliminación de cálculos, la biopsia de tumores y la colocación de endoprótesis ureterales.

La nefroscopia consiste en pasar un endoscopio a través del conducto de nefrostomía para examinar el riñón. Para este procedimiento, se coloca al paciente en decúbito prono oblicuo y se administra anestesia local y sedación intravenosa. La nefrolitotomía percutánea, un procedimiento para eliminar cálculos renales demasiado grandes para ser tratados con litotricia, es uno de los procedimientos endoscópicos urológicos más frecuentes. Se requiere anestesia (general o regional) para la dilatación del conducto de nefrostomía.

Aunque las técnicas quirúrgicas percutáneas son considerablemente menos invasivas que los procedimientos quirúrgicos abiertos, pueden producirse diversas complicaciones en función de la localización y el tamaño del conducto y el tiempo quirúrgico. Durante la inserción de la sonda de nefrostomía, el traumatismo de las estructuras adyacentes, como el bazo, el hígado y el colon, puede provocar una pérdida aguda de sangre que haga necesaria una intervención quirúrgica abierta de urgencia. Pueden producirse lesiones pulmonares y pleurales durante la colocación de la vía de nefrostomía cuando el acceso se crea por encima de la 12.ª costilla o cuando el riñón se encuentra en una posición más cefálica de lo normal. A fin de mejorar el campo quirúrgico para el cirujano durante la nefroscopia, es necesario el lavado continuo con líquido a través del endoscopio. La extravasación del líquido de lavado en los espacios retroperitoneal, intraperitoneal, intravascular o pleural es posible y puede dar lugar a anomalías electrolíticas, sobrecarga de líquidos, hipotermia y anemia.

IV.   Cirugía láser en urología

Muchos problemas urológicos se han tratado eficazmente con terapia láser, como el condiloma acuminado de los genitales externos, la estenosis ureteral o la contractura del cuello de la vejiga, la cistitis intersticial, la HPB, los cálculos ureterales y el carcinoma superficial de pene, vejiga, uréter y pelvis renal. La pérdida mínima de sangre, la disminución del dolor postoperatorio y la desnaturalización de los tejidos son las principales ventajas de la cirugía láser frente a los enfoques quirúrgicos tradicionales. La litotricia con láser se utiliza para los cálculos ureterales que se encuentran en la parte baja del uréter y que no son susceptibles de ser sometidos a LEOC. Las piedras absorben el rayo láser, lo que provoca su desintegración. Lo ideal es mantener la anestesia general con parálisis para evitar el movimiento del paciente. Si se elige la anestesia regional, se requiere un nivel espinal de T8 a T10. Dado que los láseres son una parte integral de la cirugía urológica, es esencial comprender las indicaciones y limitaciones de cada tipo de láser (**tabla 43-4**).

Para cada tipo de láser existen gafas de protección con lentes filtrantes adecuadas para minimizar los daños oculares. El equipo láser no debe activarse hasta que todo

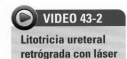

VIDEO 43-2

Litotricia ureteral retrógrada con láser

Tabla 43-4 Láseres utilizados en las cirugías urológicas

Tipo de láser	Características	Usos
Dióxido de carbono (CO₂)	Calor intenso con vaporización, mínima penetración en el tejido	Lesiones cutáneas en los genitales externos
Argón	Absorbido de forma selectiva por la hemoglobina y la melanina	Coagulación de los puntos de sangrado en la vejiga
Pulsado con colorante	Genera pulsos de salida	Destrucción de cálculos ureterales
Láser Nd-YAG (el más versátil y utilizado)	Puede usarse en agua u orina sin pérdida de eficacia, penetración profunda en los tejidos	Lesiones del pene, la uretra, la vejiga, los uréteres y los riñones
Láser KTP-532 (doble frecuencia que el láser Nd-YAG)	Mejor efecto de corte, menos penetración en el tejido profundo	Estenosis uretrales y contracturas del cuello de la vejiga

Nd-YAG: *neodymium-doped yttrium aluminum garnet* o aluminio-itrio color granate mezclado con neodimio.

el personal del quirófano y el paciente lleven puestas las gafas adecuadas. Todo el personal de quirófano que participe en procedimientos con láser de dióxido de carbono (CO₂) para el condiloma acuminado debe llevar máscaras protectoras que eviten la inhalación de la columna de humo procedente de la vaporización del tejido. El humo puede contener el virus del papiloma humano activo. Además, la columna de humo del láser debe eliminarse del quirófano con un sistema de evacuación de humos.

V.   Laparoscopia urológica

Los procedimientos de laparoscopia urológica han ganado una amplia aceptación porque son mínimamente invasivos, más precisos desde el punto de vista quirúrgico y proporcionan una mejor preservación de las estructuras vasculares, musculares y nerviosas periprostáticas. También son menos dolorosos en el postoperatorio y menos costosos que los procedimientos quirúrgicos abiertos. Los procedimientos laparoscópicos realizados en urología incluyen procedimientos de diagnóstico para evaluar los testículos no descendidos, la orquiopexia, la varicocelectomía, la suspensión de la vejiga, la linfadenectomía pélvica, la nefrectomía, la adrenalectomía, la prostatectomía y la cistectomía. Muchas estructuras del aparato genitourinario son extraperitoneales (p. ej. ganglios linfáticos pélvicos, vejiga, uréteres, glándulas suprarrenales, riñones) y los urólogos utilizan la insuflación extraperitoneal durante la cirugía laparoscópica de estos órganos. La absorción de CO₂ es mayor con la insuflación extraperitoneal en comparación con la intraperitoneal. Por tanto, la anestesia general con ventilación controlada es el método de elección para mantener la normocapnia. La insuflación extraperitoneal provoca un enfisema subcutáneo que puede extenderse hasta la cabeza y el cuello. *Véase* el capítulo 27 para ver un análisis detallado del impacto fisiológico y las posibles complicaciones de la laparoscopia.

VI.   Cirugía radical del cáncer

Los procedimientos quirúrgicos radicales se realizan para tratar el cáncer de próstata, vejiga o riñón. Las cirugías robóticas están ganando popularidad para las operaciones radicales de cáncer.[7] Suelen ser procedimientos largos, que requieren una posición de Trendelenburg pronunciada para facilitar el acceso quirúrgico a la pelvis. Como resultado de esta posición, las extremidades inferiores tienen una perfusión disminuida, mientras que el cerebro experimenta un aumento de la presión arterial media y una disminución del drenaje venoso. La distensibilidad pulmonar y la capacidad residual funcional están disminuidas, lo que da lugar a un aumento del desajuste ventilación-perfusión. Se ha notificado congestión y edema pulmonar, así como aumento de la presión intracraneal y de la presión intraocular. Otras complicaciones derivadas de la colocación del paciente son las lesiones musculares isquémicas en las extremidades inferiores y la pelvis, así como las lesiones nerviosas en las extremidades inferiores y superiores. Cuando el lugar de la operación en la pelvis está por encima del corazón, el paciente corre el riesgo de sufrir una embolia gaseosa venosa. Además de todas estas preocupaciones, la cirugía radical del cáncer supone un riesgo considerable de pérdida de sangre y de necesidad de transfusión.

A. Prostatectomía radical

El cáncer de próstata es la segunda causa de muerte masculina relacionada con el cáncer en los Estados Unidos, siendo la cirugía el tratamiento de elección para la enfermedad prostática localizada.[7] La prostatectomía radical puede realizarse mediante un abordaje quirúrgico perineal, retropúbico o laparoscópico. Durante la prostatectomía radical perineal o retropúbica, se puede utilizar anestesia general o regional (epidural o raquídea). Si se utiliza anestesia regional, un bloqueo sensitivo de T6-8 es adecuado. Durante el abordaje quirúrgico laparoscópico, la anestesia general es la técnica de elección por las razones señaladas anteriormente (duración de la cirugía y posición de Trendelenburg pronunciada). La prostatectomía radical asistida por robot se asocia con mejor visualización y con una mejor disección quirúrgica, menor pérdida de sangre, menos cicatrices y dolor postoperatorio, estancia hospitalaria más corta y regreso más rápido a la actividad diaria.

B. Cistectomía radical

La cistectomía radical implica la extirpación en bloque de la vejiga, la próstata, las vesículas seminales y la uretra proximal en los hombres, mientras que en las mujeres es necesario extirpar la vejiga, la uretra y la pared vaginal anterior, así como realizar una histerectomía total y una salpingooforectomía bilateral. También se incluye de forma rutinaria una disección de los ganglios linfáticos pélvicos. Una vez finalizada la intervención, se realiza una derivación urinaria, que suele ser un conducto ileal o de colon. Durante la cistectomía radical pueden producirse graves hemorragias intraoperatorias. La amplitud y la duración de esta cirugía requieren anestesia general. Los pacientes con cáncer de vejiga pueden haber sido tratados con quimioterapia antes del procedimiento. El anestesiólogo debe conocer el uso previo de cualquier quimioterapéutico para poder dilucidar cualquier posible toxicidad del fármaco. En particular, la doxorrubicina tiene efectos cardiotóxicos, el metotrexato puede causar toxicidad hepática y tanto el cisplatino como el metotrexato se asocian con neurotoxicidad y disfunción renal.

C. Nefrectomía radical

La nefrectomía radical o parcial es el tratamiento de elección para el carcinoma de células renales.[8] Implica la extirpación en bloque del riñón y la fascia circundante, la glándula suprarrenal ipsilateral y el uréter superior. En el 5-10% de los carcinomas de células renales del lado derecho, el tumor se extiende a la vena renal, la vena cava inferior y la aurícula derecha. Para operar a estos pacientes con seguridad, la extensión de la lesión debe definirse antes de la operación. Si el tumor se extiende a la vena cava o a la aurícula derecha, a menudo se requiere circulación extracorpórea para resecarlo con seguridad.

La ecocardiografía transesofágica puede ser útil para confirmar la extirpación completa del tumor o para identificar la embolización intraoperatoria del tumor y la necesidad de instituir de forma urgente circulación extracorpórea. La nefrectomía puede realizarse a través de una incisión lumbar, transabdominal o toracoabdominal. Si se emplea un abordaje lumbar, el paciente se coloca en posición de decúbito lateral flexionado, con el lado operatorio hacia arriba y el soporte renal mecánico elevado por debajo de la 12.ª costilla. Este soporte renal mecánico se ha asociado con hipotensión debido a la disminución del retorno venoso, daño nervioso, disminución de la distensibilidad torácica y atelectasia pulmonar. Se utiliza anestesia general debido a la colocación del paciente. Otras complicaciones de la cirugía son el neumotórax si se entra inadvertidamente en la cavidad torácica o la embolia gaseosa venosa si la colocación del paciente sitúa el lugar de la operación por encima del corazón.

> **?** **¿Sabía que...?**
>
> La hipotensión durante la nefrectomía radical puede ser multifactorial: efecto mecánico, neumotórax, embolia gaseosa y hemorragia.

D. Cirugía radical para el cáncer de testículo

Todos los tumores intratesticulares se consideran cancerosos hasta que se demuestre lo contrario. La orquiectomía radical se realiza tanto para el diagnóstico definitivo como para el paso inicial de la mayoría de los regímenes de tratamiento. Para este procedimiento se puede utilizar anestesia regional o general.

De nuevo, el anestesiólogo debe identificar los quimioterapéuticos utilizados y conocer los efectos secundarios de estos fármacos. Un quimioterapéutico que se emplea con frecuencia es la bleomicina, un antibiótico antitumoral utilizado contra los tumores de células germinales de los testículos. El uso de la bleomicina se asocia con toxicidad pulmonar e insuficiencia respiratoria postoperatoria, generalmente entre 3 y 10 días después de la cirugía. Los factores de riesgo para la dificultad respiratoria postoperatoria incluyen: evidencia preoperatoria de lesión pulmonar, exposición reciente a la bleomicina (en un plazo de 1-2 meses), dosis total de bleomicina > 450 mg o una depuración de creatinina de < 35 mL/min. En un estudio retrospectivo se descubrió que el manejo de líquidos intravenosos, incluida la transfusión de sangre, era el factor más importante que afectaba a la morbilidad pulmonar postoperatoria y a los resultados clínicos. Los autores recomendaron que la administración de líquidos intravenosos consista principalmente de coloides y se limite al volumen mínimo necesario para mantener la estabilidad hemodinámica y un gasto renal adecuado.

 Para más información, consulte las videoconferencias interactivas (en inglés) disponibles en el libro electrónico de cortesía que acompaña a este texto. Las instrucciones de acceso se encuentran detrás de la portada.

Referencias

1. DeGeorge KC, Holt HR, Hodges SC. Bladder cancer: diagnosis and treatment. *Am Fam Physician.* 2017;96(8):507-514. www.aafp.org/afp. PMID: 29094888.
2. Lim KB. Epidemiology of clinical benign prostatic hyperplasia. *Asian J Urol.* 2017;4(3):148-151. PMID: 29264223.
3. Jensen V. The TURP syndrome. *Can J Anaesth.* 1991;38(1):90-96. PMID: 1989745.
4. Demirel I, Ozer AB, Bayar MK, Erhan OL. TURP syndrome and severe hyponatremia under general anaesthesia. *BMJ Case Rep.* 2012;2012:bcr-2012-006899. doi:10.1136/bcr-2012-006899. PMID: 23166168
5. Strope SA, Yang L, Nepple KG, et al. Population based comparative effectiveness of transurethral resection of the prostate and laser therapy for benign prostatic hyperplasia. *J Urol.* 2012;187(4):1341-1345. PMID: 22341267.
6. Knoll T, Alken P. Looking back at 50 years of stone therapy. *Aktuelle Urol.* 2019;50(2):157-165. doi:10.1055/a-0828-9936. PMID: 30818400.
7. Mikhail D, Sarcona J, Mekhail M, Richstone L. Urologic robotic surgery. *Surg Clin North Am.* 2020;100(2):361-378. doi:10.1016/j.suc.2019.12.003. PMID: 32169184.
8. Cohen HT, McGovern FJ. Renal-cell carcinoma. *N Engl J Med.* 2005;353(23):2477-2490. PMID: 16339096.

Preguntas

1. **Para la resección de tumores de vejiga realizada con anestesia regional, ¿qué bloqueo nervioso adicional se recomienda para evitar una perforación inadvertida de la vejiga?**

   A. Nervio femoral
   B. Nervio obturador
   C. Nervio hipogástrico
   D. Nervio pudendo
   E. Nervio ilioinguinal

2. **Un hombre de 74 años de edad con antecedentes importantes de diabetes, hipertensión e hiperlipidemia es llevado al quirófano para una resección transuretral de próstata (RTUP) bajo anestesia regional. Durante el procedimiento, comienza a quejarse de una disminución de la vista. ¿Qué solución de lavado se utilizó probablemente?**

   A. Agua destilada
   B. Glicina
   C. Sorbitol
   D. Manitol
   E. Solución salina normal

3. **Todas las siguientes son formas de ayudar a mitigar la absorción del líquido de lavado durante la RTUP, excepto:**

   A. Procurar un tiempo quirúrgico breve
   B. Limitar el número de senos venosos abiertos

   C. Subir la bolsa de líquido de lavado por encima de la mesa quirúrgica
   D. Todo lo anterior

4. **¿En cuál de los siguientes pacientes es posible realizar con seguridad una litotricia extracorpórea por ondas de choque?**

   A. Mujer de 28 años de edad, primera gestación de 32 semanas, embarazo sin complicaciones, que presenta un cálculo ureteral superior de 5 mm
   B. Mujer de 78 años de edad con un cálculo renal de 6 mm, toma aspirina y clopidogrel por la colocación de una endoprótesis liberadora de fármacos 2 meses antes, pero sin otros antecedentes médicos importantes
   C. Hombre de 63 años de edad con un cálculo ureteral superior de 8 mm y antecedentes de desfibrilador implantado por miocardiopatía
   D. Hombre de 24 años de edad, por lo demás sano, con un cálculo renal de 5 mm y una infección urinaria no tratada
   E. Ninguna de las anteriores

5. **¿Qué quimioterapéutico se corresponde *incorrectamente* con su efecto secundario?**

   A. Doxorrubicina: efectos cardiotóxicos
   B. Metotrexato: neurotoxicidad y lesión renal
   C. Bleomicina: toxicidad pulmonar
   D. Cisplatino: toxicidad hepática

Respuestas

1. B

La estimulación del nervio obturador por la pared lateral de la vejiga durante una RTUTV puede provocar la contracción de los aductores de la pierna, lo que ocasiona un reflejo de sacudida que aumenta el riesgo de perforación de la vejiga.

2. B

Todas las soluciones, aparte de la solución salina normal, son las soluciones de lavado utilizadas habitualmente durante la RTUP. Sin embargo, la glicina es la única que tiene la complicación conocida de provocar ceguera transitoria.

3. C

Elevar la bolsa de solución de lavado más de 30 cm por encima de la mesa de quirófano puede aumentar la presión hidrostática que conduce el líquido a las venas y senos prostáticos, aumentando la absorción sistémica.

4. C

Las contraindicaciones absolutas de la LEOC son el embarazo, la anticoagulación y las infecciones no tratadas de las vías urinarias o la septicemia urinaria. Los marcapasos o los desfibriladores implantados son solo contraindicaciones relativas, los pacientes pueden someterse a la intervención con seguridad siempre que la función del marcapasos se ponga en modo asíncrono(en el caso de los dependientes de marcapasos) y el desfibrilador se apague durante la intervención.

5. D

El cisplatino se asocia con neurotoxicidad y lesión renal, como el metotrexato, pero no con toxicidad hepática. El metotrexato también está asociado con toxicidad hepática.

44

Uso seguro de la electricidad y prevención de incendios

Theodora Valovska y Christopher W. Connor

Los principios físicos y de ingeniería que intervienen en el suministro eléctrico y la seguridad en el uso de la electricidad están muy bien establecidos, aunque pueden no ser intuitivamente obvios. En primer lugar, se trata de una cuestión de desconocimiento: como clínicos y como ciudadanos de países desarrollados, solemos dar por sentado que el suministro eléctrico estará presente y que los equipos funcionarán de forma segura a diario, sin pensar demasiado en su origen o configuración. En caso de cortes de luz prolongados, o si tuviéramos que conformarnos con equipos deteriorados o rotos, podríamos encontrarnos perdidos.

En segundo lugar, la terminología de la ingeniería eléctrica suele ser mal utilizada por los legos, lo que da lugar a un uso impreciso e incorrecto. Por ejemplo, los conceptos «tierra», «conectado a tierra» o «conexión a tierra» pueden tener varios significados diferentes en un quirófano:

1. La superficie física de la Tierra.
2. La tensión atribuida, por convención, a la Tierra: 0 V.
3. Describe un enchufe o toma de corriente que tiene tres entradas.
4. El cable eléctrico verde, la toma a tierra que se encuentra en los cables eléctricos.
5. La almohadilla adhesiva que forma el electrodo de retorno para dispersión en una unidad electroquirúrgica.
6. El acto de conectar a un paciente a algún tipo de aparato eléctrico, como la unidad electroquirúrgica, («¿Está el paciente conectado a tierra?»).
7. Un estado de fallo del sistema eléctrico aislado del quirófano, en el que el sistema «se queda en tierra».

En el marco de, por ejemplo, una artroscopia de hombro en un centro de cirugía ambulatoria, en el que se utilizan cámaras de vídeo artroscópicas, instrumentos y electrocirugía, esta expresión puede ser importante. Supongamos que se ha acumulado un gran charco de solución de lavado articular en el suelo, extendiéndose entre los cables, entre los pies del cirujano y el anestesiólogo. ¿Quién está a salvo en esta situación? O, si mientras se realiza una derivación cardíaca importante en mitad de la noche, los dispositivos de seguridad eléctrica de la habitación empiezan a emitir una fuerte alarma, ¿cuál es el siguiente paso para garantizar la seguridad del paciente? Para responder con confianza y de forma adecuada, es necesario comprender los principios del manejo seguro de la electricidad en el intraoperatorio y la prevención de incendios.

I. Principios de la electricidad

A. Introducción

La corriente eléctrica se mide en amperios, cuyo símbolo es *I*. Cuando existe un potencial eléctrico, la corriente fluye a través de una sustancia conductora de electricidad, que se conoce como *conductor*. El potencial eléctrico se mide en voltios, cuyo símbolo es *E*.

Este concepto se puede poner de relieve si se considera que una persona está de pie en tierra firme mientras toca un cable eléctrico con corriente. Se considera que la tierra está a 0 V y el cable es un cable eléctrico doméstico con tensión a 120 V. La persona recibiría una descarga eléctrica debido a la diferencia de tensión (voltaje) entre el cable y la tierra. Sin embargo, si el mismo individuo estuviera sobre una placa metálica que tuviera una tensión equivalente de 120 V y tocara el mismo cable, no recibiría ninguna descarga porque no habría diferencia de tensiones.

Es la diferencia de potencial eléctrico (llamada *diferencia de potencial*) la que genera la corriente y la entrega de energía, no la tensión absoluta. Imagine que dos pacientes se caen de la cama. El paciente A se encuentra en la sexta planta del hospital y su cama está a 20 m sobre el nivel del suelo. El paciente B está en el tercer piso y su cama está a 10 m sobre el nivel del suelo. Por supuesto, no es su altura absoluta en el edificio (es decir, la tensión absoluta) lo que importa, sino la altura de la caída desde sus camas hasta el suelo de sus habitaciones (es decir, la diferencia de potencial).

Los conductores tienen una propiedad llamada *resistencia* (*R*, medida en ohmios), que se define como la tendencia a resistir el flujo de una corriente para una diferencia de potencial dada. La diferencia de potencial, la corriente y la resistencia están relacionadas por la ley de Ohm:

$$\text{Diferencia de potencial } (E) = \text{intensidad de corriente } (I) \times \text{resistencia } (R) \text{ o } I = \frac{E}{R}$$

La resistencia eléctrica del cuerpo humano no es constante. Depende en gran medida de la humedad de la piel. La piel húmeda puede generar una resistencia de cerca de 1000 Ω, mientras que la piel seca puede generar una resistencia de hasta 100 000 Ω.

B. Corrientes continuas y alternas

El flujo de corriente en un circuito puede ser de corriente continua (CC) o de corriente alterna (CA). Esto depende de si la dirección en la que fluye la corriente eléctrica en el circuito es la misma (CC) o si alterna hacia adelante y hacia atrás (CA). Las baterías producen una corriente continua. La terminal positiva de la batería permanece a un potencial eléctrico constante más alto en relación con la terminal negativa de la batería hasta que esta se agota. Así, la corriente siempre fluye de la terminal positiva a la negativa.

La corriente eléctrica que se obtiene de la red eléctrica es una corriente alterna. La diferencia de potencial del conductor vivo oscila alrededor del conductor neutro. Es posible convertir la corriente alterna en corriente continua mediante un sencillo circuito denominado *rectificador* y las tensiones de corriente alterna se especifican en términos de la tensión continua equivalente que permitiría disponer de la misma cantidad de energía eléctrica. La red eléctrica de los Estados Unidos, que es nominalmente de 120 V, tiene un conductor vivo cuya diferencia de potencial oscila de forma sinusoidal entre ± 170 V con respecto al conductor neutro 60 veces por segundo.

C. Condensadores e inductores, reactancia e impedancia

Tanto los condensadores como los inductores son dispositivos capaces de almacenar energía eléctrica.[1] Un condensador está formado por dos placas eléctricas, separadas por un material aislante llamado *dieléctrico*. Cuando se aplica una tensión continua al condensador, la carga positiva comienza a acumularse en una placa del condensador, mientras que la carga negativa comienza a acumularse en la placa opuesta. Por último, se acumula una carga suficiente como para que se produzca un estado de equilibrio, en el que no puede fluir más corriente. El condensador puede descargarse con rapidez a partir de este estado, produciendo un impulso de corriente a través de la parte deseada del circuito, de forma similar a como funciona la luz (*flash*) de una cámara. Sin embargo, una vez que el condensador está completamente cargado, no puede fluir ninguna corriente eléctrica adicional sobre él, su resistencia a la corriente continua se vuelve efectivamente infinita.

Un inductor consiste en una bobina de alambre enrollada en espiral alrededor de un núcleo ferromagnético. Cuando la corriente eléctrica pasa por la bobina de alambre, se crea un campo magnético igual y opuesto en el núcleo, y se produce una tensión eléctrica opuesta en la bobina. En este sentido, un inductor es similar a un electroimán simple. Sin embargo, una vez que se interrumpe la corriente que llega al inductor, el campo magnético del núcleo colapsa, induciendo un fuerte pico de tensión opuesta en la bobina eléctrica. Así, estos dispositivos no solo pueden almacenar carga, sino que también pueden provocar campos eléctricos y magnéticos que existen más allá de los límites físicos del propio dispositivo.

Cuando se aplica corriente alterna a un condensador, la tensión en las placas del condensador cambia de polaridad según los ciclos de la tensión alterna. Esto hace que la carga eléctrica, en forma de corriente eléctrica, fluya por las placas del condensador. Por tanto, aunque no haya una conexión eléctrica directa entre las dos placas del condensador, y aunque la resistencia eléctrica efectiva a la corriente continua sea infinita, el hecho de cargar y descargar repetidamente el condensador permite que la corriente alterna pueda circular por él. Esta «resistencia» a la corriente alterna se llama *reactancia*; es una propiedad tanto de los condensadores como de los inductores y depende de la frecuencia de la corriente alterna. La expresión sencilla y conocida de la ley de Ohm, en la que la resistencia se expresa como *R*, solo es válida para la corriente continua. Para modelar la corriente alterna a diferentes frecuencias, cobra importancia una cantidad llamada *impedancia*, la cual representa una combinación de resistencia y reactancia.

De forma más concreta, la impedancia es un número complejo cuyo componente real es la resistencia eléctrica y el imaginario es la reactancia. Desde un punto de vista práctico, la existencia de la reactancia permite diseñar circuitos que solo permiten el paso de señales eléctricas a determinadas frecuencias. Esta es la base de los ecualizadores gráficos para la música. También es la base de los filtros de señales médicas para los electrocardiogramas (ECG) que filtran y amplifican solo las frecuencias asociadas con la conducción cardíaca y rechazan las señales en las frecuencias asociadas con interferencias.

Disponiendo con cuidado de condensadores e inductores, es posible diseñar circuitos que puedan recibir y responder a señales electromagnéticas externas, y también diseñar circuitos que irradien de forma óptima la energía electromagnética hacia el exterior. Estos circuitos son la base de las radiodifusoras y de las torres de transmisión. Sin embargo, estas propiedades también pueden existir de forma no deseada en los dispositivos eléctricos. La proximidad de los conductores eléctricos dentro del cable de alimentación de un dispositivo, o entre los bobinados de un motor eléctrico y su carcasa metálica, puede causar *capacitancia perdida* o *capacitancia parásita*. A su vez, estas producen los fenómenos de *interferencia eléctrica* y *fuga de corriente*.

II.   Peligros de descarga eléctrica

A.   Corrientes alternas y directas

La corriente eléctrica provoca la estimulación de los nervios y puede estimular la contracción directa de los músculos; esto conlleva la posibilidad de usos terapéuticos,

Tabla 44-1 Efectos físicos de la exposición a una corriente eléctrica de 60 Hz durante un segundo

Corriente eléctrica		Efecto físico
Macrochoque corporal (por contacto con la piel)		
1 mA	(0.001 A)	Umbral de percepción
5 mA	(0.005 A)	Corriente máxima inofensiva
10-20 mA	(0.01-0.02 A)	Corriente máxima antes de que la contracción muscular sostenida impida separarse de manera voluntaria del conductor («umbral para soltar»)
50 mA	(0.05 A)	Dolor, riesgo de lesiones mecánicas por contracciones musculares
100-300 mA	(0.1-0.3 A)	Umbral de fibrilación ventricular; el impulso respiratorio se preserva
6000 mA	(6 A)	Contracción miocárdica sostenida, seguida de la reanudación del ritmo cardíaco. Parálisis respiratoria temporal. Quemaduras en zonas de alta densidad de corriente
Microchoque cardíaco (a través de un cable o una cánula conductora)		
10 µA	(0.01 mA)	Fuga de corriente máxima recomendada a 60 Hz
100 µA	(0.1 mA)	Fibrilación ventricular

pero también el riesgo de lesiones o muerte. En general, se considera que la corriente continua es más segura que la corriente alterna; la cantidad de corriente continua necesaria para inducir una fibrilación ventricular es casi tres veces mayor que la cantidad de corriente alterna necesaria para producir el mismo efecto. En la **tabla 44-1** se resumen los efectos físicos que se experimentan por la exposición a diferentes umbrales de corriente alterna de 60 Hz como la del suministro eléctrico estándar en los Estados Unidos.

La percepción de la seguridad de la corriente continua se ve reforzada por la experiencia diaria de que la corriente alterna de los «cables de la red eléctrica» es más potente y peligrosa que las cantidades relativamente pequeñas de corriente continua que producen las baterías estándar. Sin embargo, una gran fuente de corriente continua, como una batería de automóvil o una batería de ciclo profundo, no debe considerarse inofensiva: la descarga de corriente continua que puede producirse entre los bornes (polos) puede causar quemaduras importantes y lesiones musculoesqueléticas.

B. **Fuente de choques eléctricos**

Siempre que exista una diferencia de potencial eléctrico, la corriente fluirá a través de un conductor adecuado colocado entre esos potenciales eléctricos. Por tanto, siempre existe el riesgo de sufrir una descarga eléctrica cuando se toca una fuente externa de electricidad. La gravedad del efecto físico de la descarga depende tanto de la magnitud de la corriente eléctrica como de su duración. A niveles de corriente más bajos, la descarga eléctrica se percibe primero como una sensación de hormigueo sensorial que se convierte en dolor al aumentar la corriente. Los niveles más altos de corriente son capaces de estimular directamente la contracción de los músculos y, más allá de un cierto nivel de corriente, se hace imposible liberar voluntariamente la contracción de estos músculos. Más allá de este umbral, es posible que la víctima ya no pueda separarse de la fuente de la descarga eléctrica, lo que hace que se mantenga la exposición.[2] Una mayor intensificación de la corriente puede provocar la aparición de una fibrilación ventricular, ya que la descarga eléctrica interfiere en la conducción cardíaca y provoca una parálisis directa de los músculos respiratorios. El flujo de la corriente eléctrica a través del cuerpo también genera calor y puede destruir los tejidos mediante una lesión térmica directa. El riesgo de quemaduras es mayor en los puntos en los que la corriente eléctrica entra o sale del cuerpo, ya que la concentración de corriente eléctrica (la *densidad de corriente*) es mayor ahí.

C. Conexión a tierra

Cuando la corriente eléctrica fluye a través de una persona, provocándole un choque eléctrico, aquella suele fluir desde algún otro potencial eléctrico a tierra. El cuerpo de la persona a menudo está en contacto directo con el suelo o conectado eléctricamente a él a través de un conductor, como un mueble metálico. Dado que una descarga eléctrica solo puede producirse cuando hay una diferencia de potencial eléctrico, el objetivo de la seguridad eléctrica es minimizar esa diferencia de potencial para que la magnitud de esa descarga eléctrica a tierra sea lo más pequeña posible. Un enfoque, como se ha visto en los pequeños dispositivos alimentados por baterías, es minimizar la tensión eléctrica total utilizada por el dispositivo hasta tal punto que incluso la máxima corriente de choque posible que podría generar sea inofensiva. Sin embargo, en el caso de los dispositivos que requieren una gran potencia eléctrica, la seguridad debe conseguirse por medios más activos y, en este caso, la «conexión a tierra» se refiere a las distintas medidas que podemos tomar para reducir la magnitud de la posible descarga eléctrica.

El más sencillo de ellos se ilustra en la **figura 44-1**. A la derecha se muestra un aparato que funciona mal: ha desarrollado una avería en la que un conductor conectado al cable «caliente» o «vivo» (energizado) de la alimentación eléctrica se ha roto y ahora está en contacto con la carcasa del aparato. Tocar la carcasa supone un riesgo inmediato de descarga eléctrica porque es posible que la tensión activa fluya a través del cuerpo hasta la tierra. Sin embargo, como medida de seguridad, el dispositivo también contiene un cable a «tierra» conectado a la tensión de la tierra y a la carcasa del dispositivo. Así, la corriente eléctrica procedente del fallo de la caja puede fluir hacia la tierra, ya sea a través del cuerpo de la persona que toca el dispositivo o del cable a tierra. Dado que la resistencia eléctrica del cable a tierra es mucho menor que la resistencia del cuerpo, la mayor parte de la corriente eléctrica

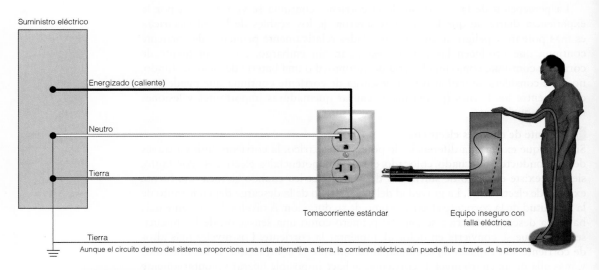

Suministro eléctrico

Energizado (caliente)

Neutro

Tierra

Tomacorriente estándar

Equipo inseguro con falla eléctrica

Tierra

Aunque el circuito dentro del sistema proporciona una ruta alternativa a tierra, la corriente eléctrica aún puede fluir a través de la persona

Figura 44-1 Equipo inseguro que funciona con una fuente de alimentación estándar.

viajará preferentemente a tierra a través del cable a tierra, reduciendo, aunque no eliminando, la magnitud de la corriente de descarga eléctrica que pasa por la persona. Sin embargo, si el cable a tierra se rompiera, o si el dispositivo estuviese conectado a un contacto sin tierra, la protección que ofrece el cable a tierra se perdería por completo y una persona que tocara la carcasa quedaría expuesta a toda la magnitud de la corriente de descarga eléctrica.

III. Energía eléctrica y aislamiento

A. Sistemas de energía con conexión a tierra e interruptor de circuito por falla a tierra
La fuente de alimentación eléctrica que se ilustra en las **figuras 44-1** y **44-2** se denomina «sistemas de energía con conexión a tierra». Reciben este nombre porque el potencial del cable neutro está fijado al mismo potencial que el cable a tierra, que a su vez está fijado al mismo potencial que la tierra real (es decir, la superficie física de la Tierra).

Como se ilustra en la figura 44-1, aunque un cable a tierra dentro de un dispositivo que funciona mal puede reducir la cantidad de corriente de descarga eléctrica que fluye a través de una persona que toca ese dispositivo, no puede eliminar esa corriente de descarga por completo. En el escenario que se presenta en la figura 44-1 el dispositivo seguirá suponiendo un riesgo continuo de descarga eléctrica. Además, es probable que este riesgo de descarga no se descubra hasta que alguien toque el dispositivo y experimente una descarga. El sistema de alimentación con conexión a tierra que se muestra en la figura 44-1 representa la norma para el cableado eléctrico doméstico, pero no es suficientemente seguro para el quirófano.[3]

En la figura 44-2 se muestra un perfeccionamiento de este sistema eléctrico haciendo uso de un dispositivo llamado *interruptor de circuito por falla a tierra* (ICFT). Un ICFT es un dispositivo eléctrico que supervisa el cable a tierra para detectar si hay corriente en ese cable. Los ICFT están disponibles como unidades individuales que pueden conectarse a las tomas de corriente normales o, alternativamente, pueden comprarse e instalarse tomas de corriente de manera que el circuito

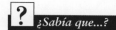

¿Sabía que...?

El uso de un adaptador de tres a dos puntas («tramposo») permitirá que un dispositivo funcione, pero desactivará la protección que ofrece el cable a tierra interno del dispositivo.

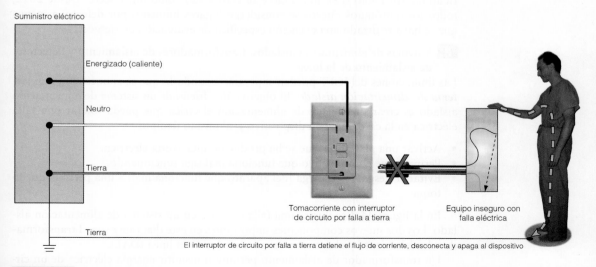

Suministro eléctrico

Energizado (caliente)

Neutro

Tierra

Tierra

Tomacorriente con interruptor de circuito por falla a tierra

Equipo inseguro con falla eléctrica

El interruptor de circuito por falla a tierra detiene el flujo de corriente, desconecta y apaga al dispositivo

Figura 44-2 Equipo inseguro que funciona con una fuente de alimentación con protección de interruptor de circuito por falla a tierra (ICFT).

con ICFT esté contenido en la propia toma. En la figura 44-2 se muestra este último tipo de instalación.

En condiciones normales de funcionamiento, no debe circular corriente eléctrica por el cable a tierra. Sin embargo, si hay una falla eléctrica que hace que la carcasa del dispositivo esté eléctricamente viva, entonces parte de esa corriente será llevada al cable a tierra. El ICFT detecta ese flujo de corriente anómalo y, en respuesta, interrumpe automáticamente el suministro eléctrico al aparato, desactivando la toma de corriente y produciendo el mismo efecto que si el aparato que funciona mal se desenchufara de repente. El ICFT también tiene una luz de advertencia en la toma de corriente (mostrada en rojo en la fig. 44-2), indicando que el ICFT se ha activado y que la salida de energía de la toma de corriente se ha desconectado. El dispositivo que funciona mal se vuelve eléctricamente seguro, en el sentido de que ya no tiene energía eléctrica, pero también se apaga.

En muchos aspectos, se trata de una mejoría significativa respecto al escenario anterior de la figura 44-1. Una luz de advertencia en el ICFT indica que se ha producido un desperfecto eléctrico. En cuanto este ocurre, el dispositivo se convierte automáticamente en seguro. Si una persona toca después el dispositivo, no puede producirse ninguna descarga. Estos resultados son deseables y, por ello, los ICFT se utilizan a menudo en entornos domésticos con mayor riesgo de sufrir una descarga eléctrica, como las tomas de corriente de los baños, las cocinas y los exteriores. Sin embargo, hay algunos inconvenientes destacables. En primer lugar, una vez que se dispara el ICFT, se interrumpe de inmediato la alimentación eléctrica del aparato. Esto puede ser peligroso si el propio dispositivo es necesario para el mantenimiento de la vida: interrumpir de forma repentina la alimentación de una máquina de circulación extracorpórea o de ventilación es inmediatamente peligroso para el paciente.

En segundo lugar, el ICFT solo puede funcionar si el cable a tierra está intacto. Si el cable a tierra está roto o no está conectado al ICFT debido a un enchufe de dos polos intercalado, nunca podrá detectar el flujo de corriente en el cable a tierra. Sus características de seguridad quedan entonces sin efecto.

En tercer lugar, el ICFT se basa en un disyuntor mecánico activo para interrumpir la alimentación eléctrica del dispositivo. Si este disyuntor mecánico fallara o se atascara, entonces teóricamente el ICFT podría ser incapaz de interrumpir la energía eléctrica del dispositivo. Por estas razones, los ICFT no están aprobados para la seguridad eléctrica en todos los quirófanos. Los ICFT pueden instalarse por seguridad eléctrica solo si el quirófano está certificado como lugar seco.[4] Desde 2012, todos los quirófanos nuevos se consideran lugares húmedos por defecto, a menos que se haya realizado una exención específica de evaluación de riesgos.[5]

B. Sistemas de alimentación aislados, transformadores de aislamiento y detector de aislamiento de la línea

Las limitaciones del ICFT pueden superarse creando lo que se conoce como un *sistema de alimentación aislado*. El objetivo del diseño de un sistema de alimentación aislado es crear una fuente de alimentación eléctrica que pueda tolerar una falla eléctrica en la carcasa de un dispositivo y, al mismo tiempo:

- Activar una alarma de que se ha producido una avería eléctrica.
- Permitir que el dispositivo que funciona mal siga funcionando.
- Evitar el riesgo de descarga (del aparato que funciona mal) a una persona que lo toque.

En la **figura 44-3** se ilustra una falla eléctrica en un sistema de alimentación aislado. Los dos nuevos componentes importantes en este diagrama son el transformador de aislamiento y el detector del aislamiento de la línea (DAL).

Un transformador de aislamiento permite transmitir energía eléctrica de un circuito a otro sin que exista una conexión eléctrica directa entre ellos. En la figura 44-3

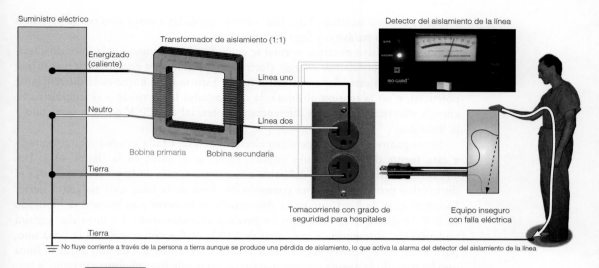

Figura 44-3 Equipo inseguro que funciona con una fuente de alimentación aislada.

la fuente de alimentación eléctrica estándar con conexión a tierra está conectada a la bobina primaria del transformador de aislamiento. La bobina primaria está formada por un solo hilo, enrollado en espiral alrededor de un núcleo ferromagnético. La corriente que circula por este cable hace que se cree un campo magnético en el núcleo, de la manera descrita anteriormente para un inductor. Sin embargo, en este caso, el núcleo ferromagnético tiene forma de circuito (uno cuadrado en este caso) y el campo magnético queda atrapado dentro del cuerpo de dicho circuito. Una bobina secundaria se enrolla alrededor del lado opuesto del núcleo. El campo magnético generado por la corriente en la bobina primaria circula dentro de este circuito ferromagnético. Cuando el campo magnético pasa por los espirales de la bobina secundaria, induce una corriente eléctrica que hace que se transmita la energía del primario al secundario. En un transformador de aislamiento, el número de espirales de la bobina primaria y secundaria es el mismo, por lo que la corriente que circula por las bobinas primaria y secundaria es la misma. El propósito de un transformador de aislamiento, por tanto, es convertir la energía eléctrica en un campo magnético y luego volver a convertirlo de inmediato en energía eléctrica. Aunque inicialmente pueda parecer redundante, esto produce dos efectos importantes:

1. Una falla eléctrica en un lado del transformador no puede extenderse al otro lado porque las dos bobinas del transformador están separadas físicamente y unidas solo por un campo magnético.
2. El transformador de aislamiento solo transmite la diferencia de potencial a través de la bobina primaria, no la tensión absoluta. Entre los hilos caliente y neutro conectados a la bobina primaria existe una diferencia de potencial de 120 V de CA. El cable caliente está a 120 V de CA y el neutro está fijado a tierra. Las salidas de la bobina secundaria se denominan *línea uno* y *línea dos*. Solo existe un potencial de 120 V de CA entre ellos. Se desconocen las tensiones absolutas de la línea uno y de la línea dos. Ahora están aisladas.

En un sistema eléctrico conectado a tierra, la tensión del hilo neutro está a 0 V porque está directamente acoplado al hilo de tierra que también está fijado a 0 V. En un sistema eléctrico aislado, esto ya no es cierto y las tensiones absolutas de la línea uno y la línea dos son inciertas. Estas líneas están acopladas a tierra solo por la presencia de capacitancias parásitas y fuga de corrientes.

Si un dispositivo eléctrico normal se enchufa a la línea uno y a la línea dos, recibirá la misma cantidad de energía eléctrica que si estuviera enchufado a una fuente de alimentación estándar con toma a tierra. Esto se debe a que es la diferencia de potencial, y no la tensión absoluta, la que impulsa la corriente y el suministro de energía eléctrica. Existe una diferencia de potencial de 120 V entre la línea uno y la línea dos.

Supongamos que un dispositivo eléctrico con una falla interna está conectado a esta fuente de alimentación aislada, como se muestra en la figura 44-3. Los circuitos eléctricos a través del cable a tierra y a través de la persona que toca el dispositivo proporcionan una conexión eléctrica de la línea uno aislada a tierra. Efectivamente, la línea uno se ha *convertido en la tierra* y su tensión se ha fijado en 0 V. Se dice que la línea uno ha *perdido el aislamiento*. La línea dos seguirá teniendo una diferencia de potencial de 120 V de CA con respecto a la línea uno, por lo que el dispositivo seguirá funcionando. Sin embargo, debido a que la línea uno ha tomado la misma tensión que tierra, no puede fluir ninguna corriente a través de la persona hasta tierra porque no hay diferencia de potencial. No se produce ninguna descarga eléctrica.

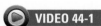

VIDEO 44-1

Detector de aislamiento de la línea

El DAL vigila los potenciales eléctricos y las fugas de corriente que existen entre las líneas uno y dos, así como la tierra. El DAL está diseñado para emitir una alarma cuando el aislamiento del sistema se ha desequilibrado hasta un punto en el que se podría producir una descarga eléctrica de más de 5 mA en la siguiente falla eléctrica. Como se indica en la tabla 44-1, se considera que una corriente de choque de 5 mA aplicada al cuerpo es el umbral por debajo del cual no puede producirse ningún daño físico. En la figura 44-3 se muestra que el DAL ha detectado una pérdida de aislamiento y ha activado una señal de alarma.

En resumen, en un sistema eléctrico aislado ni la línea uno ni la línea dos son los cables calientes o neutros. Sin embargo, si se produce una avería de forma que la línea uno entre en contacto con un objeto o una persona conectada a tierra, entonces la línea uno se convertirá inmediatamente en el cable neutro al haber perdido el aislamiento y haberse convertido en tierra. La línea dos se convertirá, a su vez, en el equivalente del cable caliente (energizado). No se producirá ninguna descarga y todos los equipos seguirán recibiendo energía eléctrica. Así, un sistema de alimentación aislado puede soportar una única falla eléctrica sin producir una descarga y sin tener que apagar los dispositivos médicos de los que depende la vida de un paciente. Por supuesto, una vez que se ha producido una falla y la red eléctrica aislada se ha puesto a tierra, entonces solo es tan segura como la red eléctrica estándar puesta a tierra, como se muestra en las figuras 44-1 y 44-2.

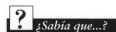

¿Sabía que...?

Si el DAL emite una alarma, todos los equipos conectados a ese circuito seguirán funcionando. Sin embargo, si no se identifica y retira el dispositivo defectuoso que causó la alarma, el DAL dejará de ofrecer protección contra descargas si se conecta un segundo equipo defectuoso al circuito.

Si un DAL emite una alarma durante una cirugía el anestesiólogo debe tratar de identificar qué dispositivo del quirófano está defectuoso. El anestesiólogo debe desenchufar los dispositivos eléctricos por turnos hasta que la alarma se detenga, identificando así el dispositivo con la falla eléctrica. Una vez que se haya desconectado y aislado el aparato que falló, los demás dispositivos pueden volver a conectarse de manera progresiva. Si no se puede identificar el origen de la avería, o si esta se encuentra en un equipo esencial que no puede desconectarse, es aceptable completar el procedimiento quirúrgico con vigilancia; el margen de seguridad que proporciona un sistema de alimentación aislado se ha perdido y, en particular, hay que prestar mucha atención a la disposición de los dispositivos eléctricos alrededor del paciente. Es una contraindicación absoluta comenzar una operación en un quirófano con una falla eléctrica conocida.

IV. Microchoque cardíaco

En la tabla 44-1 se muestra que se requiere un umbral de corriente entre 100 y 300 mA para inducir fibrilación ventricular con una descarga eléctrica de CA de 60 Hz. Sin embargo, estos resultados están calibrados para la corriente eléctrica aplicada al cuerpo. La corriente eléctrica aplicada directamente al corazón puede inducir fibrilación ventricular con corrientes tan bajas como 100 μA (0.1 mA), lo que se conoce como *microchoque cardíaco*. El paciente corre el riesgo de sufrir un microchoque cardíaco por cualquier medio conductor que esté en contacto con el miocardio y que también se extienda fuera del cuerpo. Por ejemplo, los cables de un marcapasos temporal o un catéter de la arteria pulmonar (AP) que contenga una solución electrolítica conductora pueden provocar microchoques. Dado que el DAL no suele dar la alarma hasta que se produce una posible corriente de choque de al menos 5 mA, el uso de un sistema de alimentación aislado y de un DAL no protege necesariamente contra el riesgo de microchoque cardíaco. El anestesiólogo debe recordar que existe un riesgo de microchoque para el miocardio siempre que se manipulen dispositivos. Estos dispositivos no deben manipularse mientras el anestesiólogo esté simultáneamente en contacto físico con cualquier otro aparato eléctrico.[6]

V. Electrocirugía

El uso de la electrocirugía en la práctica clínica fue pionero en 1926 gracias a la colaboración entre el neurocirujano Harvey Cushing y el físico William Bovie.[7] La electrocirugía es diferente de la electrocauterización. La electrocauterización es el proceso de utilizar electricidad (normalmente CC) para generar calor y luego aplicar ese calor al tejido para cauterizarlo. En el electrocauterio, la electricidad es simplemente una forma conveniente de energía para convertirla en calor en el sitio quirúrgico.

En cambio, la electrocirugía utiliza CA a frecuencias muy altas, del orden de 300-500 kHz, generada por una unidad electroquirúrgica (UEQ). Estas frecuencias son lo suficientemente altas como para acercarse a las radiofrecuencias (RF) utilizadas para transmitir la radio AM de onda media. Por ello, la electrocirugía se denomina a veces *electrocirugía de radiofrecuencia* para distinguirla de la simple cauterización. La potencia de salida de una UEQ que funciona en modo «corte» supera la potencia necesaria simplemente para quemar o desecar el tejido (esta potencia es suficiente para convertir el agua del tejido en vapor, haciendo explotar el propio tejido). El uso de un electrodo quirúrgico de punta fina produce una región de muy alta densidad de corriente alrededor de la punta y crea una disección quirúrgica del tejido controlable con precisión.

Cuando se utiliza la electrocirugía, se introduce una corriente eléctrica en el cuerpo. Por tanto, el camino que esta corriente recorre a través del cuerpo y para volver a la UEQ debe ser de tal manera que no se produzcan otros efectos quirúrgicos fuera de la región deseada. Muchos instrumentos electroquirúrgicos tienen dos electrodos, denominados *instrumentos bipolares*: la corriente se introduce en el tejido a través de un electrodo en la punta del instrumento y un segundo electrodo cercano recibe la corriente de regreso. Este diseño es apropiado para instrumentos como las tijeras laparoscópicas, en las que las dos hojas de las tijeras actúan como esos dos electrodos. La corriente transmitida a las estructuras anatómicas vecinas o a través de ellas es muy pequeña.

Alternativamente, un dispositivo electroquirúrgico puede consistir en un solo electrodo (descrito como *monopolar*); estos dispositivos requieren una vía de retorno eléctrica separada desde el paciente hasta la UEQ.[8] Esta vía de retorno se crea pegando una gran almohadilla conductora de electricidad a una parte extensa del cuerpo, como el muslo del paciente. Esta almohadilla se suele denominar *almohadilla a tierra*, aunque esa descripción es, por desgracia, engañosa. La almohadilla

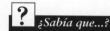

? ¿Sabía que...?

En los instrumentos electroquirúrgicos bipolares no es necesario un electrodo grande de dispersión («almohadilla a tierra»). La corriente en un electrodo se devuelve al electrodo adyacente y no pasa a otra parte del cuerpo.

no conecta al paciente a tierra porque el paciente y el dispositivo electroquirúrgico están aislados eléctricamente por un sistema de alimentación aislado. El propósito de la almohadilla es actuar como un electrodo para recibir la corriente electroquirúrgica. La corriente se recupera en una gran superficie de tejido para que la densidad de la corriente tisular sea baja. De lo contrario, el tejido bajo la almohadilla podría quemarse accidentalmente. Por ello, esta «toma a tierra» debería llamarse más correctamente *electrodo de dispersión*. Si el electrodo de dispersión se aplica de forma incorrecta, de modo que solo entre en contacto con la piel del paciente en unos pocos puntos, la corriente de retorno se concentrará en estos puntos, la densidad de la corriente será alta y pueden producirse quemaduras accidentales. Por tanto, es importante que el electrodo de dispersión se aplique suavemente y no se arrugue. También hay que solicitar a los pacientes que se quiten las joyas metálicas. Por ejemplo, una alianza metálica puede apoyarse en una parte metálica de la mesa de quirófano y formar un camino eléctricamente conductor de vuelta al electrodo de dispersión. El anillo de boda actuaría entonces como un electrodo involuntario de retorno y podría ocasionar una quemadura circunferencial en el dedo. Las joyas metálicas que no puedan retirarse pueden cubrirse con cinta adhesiva para proporcionar una capa de aislamiento eléctrico.

La frecuencia de la corriente electroquirúrgica es tan alta que no provoca la despolarización de los nervios o las fibras musculares. Los nervios y los músculos poseen una propiedad denominada *cronaxia*, definida como la duración más corta del impulso eléctrico necesaria para provocar una respuesta. Dado que la frecuencia de la corriente alterna producida por una UEQ está en varios cientos de kilohercios, la duración de una oscilación de la corriente electroquirúrgica es mucho más corta que la cronaxia de estos tejidos. La corriente electroquirúrgica puede atravesar el cuerpo sin desencadenar una fibrilación ventricular, a diferencia de una descarga eléctrica de una corriente de red equivalente a 60 Hz.

Hay que tener especial cuidado con los pacientes que tienen un desfibrilador cardioversor automático implantable (DCAI). El DCAI supervisa continuamente la actividad eléctrica del corazón del paciente y puede interpretar de forma errónea la interferencia eléctrica de alta frecuencia de la corriente electroquirúrgica como un episodio de fibrilación ventricular que requiere una descarga de desfibrilación. Por tanto, el DCAI debe ser inhabilitado de administrar esta descarga durante la cirugía. El DCAI puede reprogramarse antes y después de la cirugía o puede inhibirse temporalmente colocando un gran imán en el pecho del paciente, sobre el lugar de inserción del DCAI. El DCAI detecta la presencia de este campo magnético y la acción desfibriladora del DCAI se inhibe mientras el imán permanece en ese lugar. Muchos DCAI emiten un tono audible de aviso que puede oírse con claridad a través de la piel del paciente cuando se coloca el imán.

VI.   Seguridad contra incendios

Aunque se considera un evento poco frecuente en el quirófano, los incendios representan un peligro constante tanto para los pacientes como para el personal y son más usuales de lo esperado. Cada año se registran unos 600 incendios en el quirófano[9] y el 90% se inician por el uso de electrocauterios.[9,10] La tríada de los incendios (oxidante, ignición, combustible) es muy conocida, pero las recomendaciones sobre cómo solucionar los incendios en el quirófano se basan estrictamente en informes de caso, sin que exista un plan de gestión basado en datos publicados.

El comienzo de un incendio requiere de todos los elementos de la «tríada del incendio»: una fuente de ignición, un combustible para quemar y un oxidante.[11] Las fuentes de ignición más frecuentes son las UEQ,[9] estas suelen estar bajo el control del equipo quirúrgico. Existen varios tipos de UEQ que suministran energía utilizando diversas fuentes, como la energía térmica o la radiofrecuencia.[12] Los tipos más usuales son el monopolar, el bipolar y el ultrasonido.

La ignición puede producirse a través del propio dispositivo o del calentamiento del tejido humano hasta un punto en el que un incendio sea posible. Por ejemplo, aunque los dispositivos ecográficos no transfieren calor directamente al tejido, pueden elevar la temperatura del mismo a más de 200 °C,[12] aumentando el riesgo de incendio. Tanto los dispositivos monopolares como los bipolares se basan en la transferencia directa de calor, pero el dispositivo bipolar tiene una ventaja. El desarrollo de una chispa se reduce al mínimo con un dispositivo bipolar, ya que el campo eléctrico se mantiene entre las dos puntas del instrumento.[12] Con una UEQ monopolar, el campo eléctrico se crea entre la punta del dispositivo y el tejido, lo que crea un espacio mayor para la formación de chispas y un mayor riesgo de ignición.[12] Sin embargo, independientemente del tipo de UEQ, el riesgo de incendio existe siempre que hayan tejido y calor implicados.

Los incendios relacionados con dispositivos diferentes a los electrocauterios fueron menos frecuentes que los causados por UEQ.[10] Un análisis de siniestros juzgados, realizado por Mehta y cols., examinó los siniestros relacionados con incendios en quirófanos de los años 1985-2009 y demostró que, de los 103 incendios en quirófano, solo 10 estaban relacionados con dispositivos que no eran UEQ (nueve relacionados con láseres y uno con una almohadilla de desfibrilador).

Las fuentes típicas de combustible son los paños, los apósitos o las gasas, que además pueden haberse empapado de soluciones de preparación a base de alcohol o vaselina. Estos materiales suelen estar bajo el control del personal de enfermería de quirófano y de circulación. Aunque los materiales secos, como las esponjas, las batas de papel y las gasas, parecen intuitivamente tener mayor riesgo de quemarse,[12] incluso los paños húmedos presentes en una vía respiratoria quirúrgica pueden ser combustibles.[13] También es importante tener en cuenta que la mayoría de los paños utilizados en un quirófano están realmente diseñados para ser resistentes al agua. Por ello, si sirven de combustible para el fuego, la extinción del mismo podría ser difícil, ya que habría que sumergir toda la cortina en agua para poder apagarla eficazmente.[12]

Aunque cabría esperar que las soluciones de preparación a base de alcohol fuesen las culpables habituales de los incendios en el quirófano, menos de una quinta parte (14%, $n = 11$) de todos los incendios en la UEQ estuvieron relacionados con soluciones de preparación a base de alcohol o compuestos volátiles.[10] Es más probable que los incendios se produzcan por la combustión de equipos de plástico para las vías respiratorias, como cánulas nasales con puntas y cánulas endotraqueales.[10] Esto sigue siendo cierto incluso cuando se utilizan cánulas endotraqueales reforzadas que se consideran seguras para el láser, ya que están envueltas con un metal especial. Sin embargo, la punta de la cánula no tiene metal y puede servir fácilmente de combustible si el láser se cruza en su camino. Cerca de la mitad de los incendios en las vías respiratorias se produjeron con las cánulas endotraqueales como fuente de combustible[12] debido a que un defecto en el manguito de la cánula permite la entrada de oxígeno al campo quirúrgico.[13]

Los sistemas cerrados de vías respiratorias, definidos como sistemas que incluyen una vía respiratoria con máscara endotraqueal o laríngea, se consideran menos fuente de incendios que los sistemas abiertos que utilizan una máscara facial o una cánula nasal.[12] Sin embargo, sigue existiendo un riesgo de incendio con los sistemas respiratorios cerrados. Las perforaciones involuntarias en el manguito pueden producirse en las cánulas endotraqueales reforzadas; estas puede servir como fuerte acelerador del fuego, ya que el oxígeno se introduce en el campo quirúrgico a través del manguito roto.[13] Los incendios relacionados con la UEQ se produjeron con mayor frecuencia durante la administración de cuidados anestésicos supervisados o anestesia regional donde se utilizó un circuito abierto de respiración. En algo más de la mitad de estos casos se administró oxígeno complementario al paciente a través de una cánula nasal, en un tercio se hizo a través de una máscara facial.[10]

El oxígeno es el oxidante más frecuente en los incendios en los quirófanos,[10] el óxido nitroso le sigue de cerca. Estos gases suelen estar bajo el control del equipo de anestesiología y se convierten en un factor esencial a controlar, especialmente cuando se utiliza un sistema abierto de respiración. Mehta y cols. demostraron que el 85% de los incendios en quirófanos estaban relacionados con sistemas abiertos. Por tanto, se vuelve importante mantener baja la fracción inspirada de oxígeno (FIO_2) mientras se mantiene la saturación del paciente. Sin embargo, incluso con los sistemas cerrados de vías respiratorias, el oxígeno puede extenderse al entorno del quirófano a través de una rotura de la cánula endotraqueal, del manguito o de los brazos inspiratorios/espiratorios del sistema.

En un modelo mecánico en el que se analizaron los riesgos de incendio durante la cirugía láser de las vías respiratorias, Roy y cols. demostraron que el uso del 40% y el 100% de FIO_2 creaba una flama larga y sostenida para un incendio inmediato. Incluso con un 29% de FIO_2 se observó una pequeña flama. El uso del aire de la habitación no ocasionó incendios. Diversas fuentes recomiendan el uso del aire del ambiente o una FIO_2 inferior al 30% para evitar incendios[12] y, si se necesita un porcentaje mayor de oxígeno, convertirlo en un sistema cerrado de respiración con una cánula endotraqueal. Es importante tener en cuenta que, aunque el ajuste disminuya la cantidad de oxígeno suministrado, a menudo hay un desfase entre el oxígeno suministrado y el espirado. Así, aunque se suministre menos oxígeno, el paciente podría seguir exhalando una alta concentración de O_2,[12] aumentando el riesgo de incendio. El anestesiólogo no debe dejarse llevar por una falsa sensación de seguridad, incluso cuando se administran cantidades menores de oxígeno inspirado.

La colocación de paños quirúrgicos también crea un entorno alrededor del campo quirúrgico que podría tener una mayor concentración de oxígeno en comparación con la FIO_2 suministrada al paciente, especialmente cuando se utilizan sistemas abiertos de respiración. Aunque, por lo general, el aire en el quirófano se intercambia más de 20 veces, si se cubre a un paciente de manera que el oxígeno quede atrapado entre el paciente y el lugar, el riesgo de incendio aumentaría, ya que esa zona contendría una mayor concentración de oxígeno.[12]

Aunque el anestesiólogo debe ser siempre consciente del riesgo potencial de un incendio intraoperatorio, algunos procedimientos presentan un riesgo claramente previsible:[14]

- Durante una traqueostomía, la apertura de la tráquea puede liberar potencialmente una alta concentración de oxígeno en el campo quirúrgico; esto, combinado con la presencia de gases e instrumentos electroquirúrgicos, crea un riesgo inminente de incendio.
- La solución de preparación de la zona quirúrgica para los procedimientos en la parte superior del pecho o el cuello (p. ej., la colocación de un catéter) puede tender a acumularse dentro de los pliegues de los paños quirúrgicos, produciendo una gran fuente de combustible. Estos procedimientos se realizan habitualmente bajo atención anestésica supervisada (AAS) y el oxígeno de la mascarilla facial puede acumularse bajo los paños. El uso de un electrocauterio en el lado quirúrgico del paño puede entonces ser suficiente para encender los paños sobre la cabeza del paciente. El súbito fogonazo, combinado con la fusión del plástico de la máscara facial, puede producir quemaduras desfigurantes en la cabeza y la cara en tan solo unos segundos.[15]
- La cirugía laringoscópica con láser suele implicar el uso de herramientas quirúrgicas con láser muy cerca de una vía respiratoria que se ha asegurado con una cánula endotraqueal. Durante este tipo de cirugía deben utilizarse cánulas endotraqueales «seguras para láser», pero siempre existe el riesgo de que se incendie la propia cánula endotraqueal.[13] En caso de que la cánula endotraqueal se incendie, el paciente debe ser extubado inmediatamente. De manera simultánea, la cánula endotraqueal debe ser desconectada del circuito de anestesia, el campo quirúrgico debe ser apagado con solución estéril y cualquier material ardiente restante debe ser retirado de las vías respiratorias. El objetivo principal es inhibir las lesiones

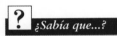

¿*Sabía que...*?

Aunque los anestésicos inhalados modernos se consideran no explosivos ni inflamables, pueden producirse incendios desastrosos porque tanto el oxígeno como el óxido nitroso favorecen la combustión. Se debe tener precaución cuando estos gases entren en contacto con una fuente de ignición (p. ej., láser, UEQ) y combustible (p. ej., paños de papel, solución de preparación, cánula endotraqueal).

térmicas en el menor tiempo posible. Una vez extinguido el fuego de las vías respiratorias, se puede ventilar al paciente con una máscara, examinar las vías respiratorias mediante laringoscopia o broncoscopia y asegurarlas mediante una nueva cánula endotraqueal.

El entorno del quirófano contiene muchos equipos y materiales para completar las tres partes de la tríada requerida para que se produzca un incendio en el quirófano. Por desgracia, dado que cada parte de la tríada está bajo el control de un equipo de enfermería, quirúrgico o de anestesia diferente, las deficiencias en la comunicación del equipo pueden provocar incendios fácilmente.

 Para más información consulte las videoconferencias interactivas (en inglés) disponibles en el libro electrónico de cortesía que acompaña a este texto. Las instrucciones de acceso se encuentran detrás de la portada.

Referencias

1. Horowitz P, Hill W. *The Art of Electronics*. 2nd ed. Cambridge University Press; 1989:xxiii, 1125. Update to Horowitz 2015.
2. Cadick J, Cadick J. *Electrical Safety Handbook*. 4th ed. McGraw-Hill; 2012.
3. Chambers JJ, Saha AK. Electrocution during anaesthesia. *Anaesthesia*. 1979;34(2):173-175. PMID: 443513.
4. Wills JH, Ehrenwerth J, Rogers D. Electrical injury to a nurse due to conductive fluid in an operating room designated as a dry location. *Anesth Analg*. 2010;110(6):1647-1649. PMID: 19933528.
5. National Fire Protection Association (NFPA). *NFPA 99: Health Care Facilities Code*. National Fire Protection Association; 2018.
6. Baas LS, Beery TA, Hickey CS. Care and safety of pacemaker electrodes in intensive care and telemetry nursing units. *Am J Crit Care*. 1997;6(4):302-311. PMID: 9215428.
7. O'Connor JL, Bloom DA. William T. Bovie and electrosurgery. *Surgery*. 1996;119(4):390-396. PMID: 8644002.
8. Brill AI, Feste JR, Hamilton TL, et al. Patient safety during laparoscopic monopolar electrosurgery – Principles and guidelines. Consortium on Electrosurgical Safety during Laparoscopy. *J Soc Laparoendosc Surg*. 1998;2(3):221-225. PMID: 9876743.
9. Jones SB, Jones DB, Schwaitzberg S. Only you can prevent OR fires. *Ann Surg*. 2014;260(2):218-219. PMID: 25350649.
10. Mehta SP, Bhananker SM, Posner KL, Domino KB. Operating room fires: a closed claims analysis. *Anesthesiology*. 2013;118(5):1133-1139. PMID: 23422795.
11. Culp WC Jr, Kimbrough BA, Luna S, Maguddayao AJ. Mitigating operating room fires: development of a carbon dioxide fire prevention device. *Anesth Analg*. 2014;118(4):772-775. PMID: 24651231.
12. Jones TS, Black IH, Robinson TN, Jones EL. Operating room fires. *Anesthesiology*. 2019;130(3):492-501. PMID: 30664060.
13. Roy S, Smith LP. Surgical fires in laser laryngeal surgery: are we safe enough? *Otolaryngol Head Neck Surg*. 2015;152(1):67-72. PMID: 25344591.
14. Kaye AD, Kolinsky D, Urman RD. Management of a fire in the operating room. *J Anesth*. 2014;28(2):279-287. PMID: 23989633.
15. Culp WC Jr, Kimbrough BA, Luna S. Flammability of surgical drapes and materials in varying concentrations of oxygen. *Anesthesiology*. 2013;119(4):770-776. PMID: 23872933.

Preguntas

1. **Todas las siguientes son características de la electricidad «doméstica», EXCEPTO:**

   A. El potencial eléctrico es nominalmente de 120 V.
   B. La corriente oscila a 60 Hz.
   C. La corriente siempre fluye del cable positivo (negro) al neutro (blanco).
   D. La diferencia de potencial entre el conductor (cable) «caliente» y el neutro oscila sinusoidalmente entre ± 170 V.

2. **En el quirófano de un hospital, la forma MÁS eficaz de reducir la posibilidad de que el personal sufra una descarga eléctrica perjudicial es:**

   A. Utilizar un sistema que transmita la energía de un circuito a otro sin que haya una conexión eléctrica directa entre ellos.
   B. Instalar dispositivos con ICFT en todas las tomas de corriente.
   C. Utilizar únicamente equipos que tengan un enchufe de tres puntas (conductor).
   D. Utilizar únicamente equipos que hayan sido revisados y comprobados en cuanto a la ausencia de fugas de corriente.

3. **Todas las siguientes afirmaciones sobre un dispositivo ICFT son ciertas, EXCEPTO:**

   A. Detecta el flujo de corriente en el cable a tierra de cualquier dispositivo conectado a él.
   B. Si se activa, desconectará («desenchufará») todos los dispositivos conectados a él.
   C. Si se activa, se encenderá una luz roja, pero no sonará una alarma.
   D. Seguirá funcionando si se inserta a un adaptador de dos polos entre un enchufe de tres polos y la toma de corriente.

4. **Todas las siguientes afirmaciones sobre la energía eléctrica suministrada a un quirófano por un transformador de aislamiento junto con un detector de aislamiento de la línea (DAL) son verdaderas, EXCEPTO:**

   A. La energía eléctrica se suministra por inducción de un campo magnético a través de dos bobinas de alambre separadas.
   B. En funcionamiento normal, la salida del transformador de aislamiento es a través de dos cables, uno a 120 V y el otro a 0 V (tierra).
   C. Se seguirá suministrando energía eléctrica en la toma de corriente si se enchufa un equipo que funciona mal.
   D. Si una persona toca un equipo que funciona mal y que está conectado a un circuito de aislamiento que funciona correctamente, fluirá algo de corriente a través de la persona, pero no se percibirá ninguna descarga.

5. **Si el DAL emite una alarma, la siguiente acción más apropiada para el anestesiólogo es:**

   A. Cambiar a ventilación manual y preparar la administración de anestesia intravenosa.
   B. Restablecer la alarma del DAL, pero prepárese para que se revisen todos los equipos eléctricos al final del caso.
   C. Recomendar que se aborte rápidamente el procedimiento quirúrgico y que alguien desenchufe todos los equipos no esenciales.
   D. Pedir a alguien que desenchufe secuencialmente equipos individuales hasta que la alarma del DAL se detenga y se descubra el dispositivo que está fallando.

6. **¿Cuál de las siguientes afirmaciones es VERDADERA?**

   A. Se requiere una almohadilla de dispersión aplicada al paciente tanto para los instrumentos electroquirúrgicos monopolares como bipolares.
   B. El uso de dispositivos electroquirúrgicos está contraindicado cuando los pacientes tienen un desfibrilador cardioversor automático implantable (DCAI).
   C. La frecuencia de la corriente de la unidad electroquirúrgica es tan alta que, si pasa por el corazón, la fibrilación ventricular es improbable.
   D. La placa de dispersión está conectada a tierra para que el paciente no reciba una descarga.

7. **Todos los siguientes escenarios representan un riesgo significativo de incendio asociado con el uso de un dispositivo electroquirúrgico, EXCEPTO:**

A. Traqueostomía durante la anestesia con isoflurano, óxido nitroso al 70% y oxígeno al 30%.

B. Laparoscopia en la que el neumoperitoneo se consigue con dióxido de carbono.

C. Cirugía láser para el papiloma laríngeo con anestesia general a través de una cánula endotraqueal estándar.

D. Cirugía plástica facial realizada durante la sedación consciente con oxígeno al 100%, administrado a través de una máscara facial de plástico bajo paños de campo.

Respuestas

1. C

El suministro eléctrico «doméstico» típico es de CA. La diferencia de potencial del conductor energizado oscila de forma sinusoidal a ± 170 V alrededor del conductor neutro, pero es nominalmente de 120 V. La corriente, por tanto, cambia de dirección a una velocidad de 60 Hz (ciclos por segundo).

2. A

Ningún sistema es absolutamente infalible, pero el mejor es el que emplea un transformador de aislamiento que permite suministrar energía al quirófano sin necesidad de una conexión directa por cable. El sistema es aún mejor cuando se combina con un detector del aislamiento de la línea.

3. D

Un ICFT detecta el flujo de corriente en el cable a tierra de los equipos conectados a él. La eliminación de la conexión a tierra mediante el uso de un adaptador de dos puntas hace que el ICFT no funcione. Si el equipo funciona mal (p. ej., la carcasa metálica se «carga»), el ICFT cortará la alimentación de la toma de corriente y aparecerá una luz roja. Todos los equipos enchufados en las tomas de corriente controladas por el ICFT también se apagarán. No sonará ninguna alarma.

4. B

El transformador de aislamiento «aísla» la energía eléctrica en el quirófano induciendo un campo magnético a través de dos bobinas de alambre físicamente separadas. La salida de la bobina secundaria tiene una diferencia de potencial de 120 V, pero ninguno de los dos cables está conectado a tierra (a 0 V). Si una persona toca un equipo que funciona mal, un cable de la toma de corriente se conecta a tierra, el DAL emitirá una alarma, el equipo seguirá recibiendo energía, pero la persona no recibirá ninguna descarga.

5. D

Si el DAL emite una alarma, no es una emergencia. Se seguirá suministrando energía eléctrica, pero se ha anulado la función de seguridad del circuito de aislamiento. Cada dispositivo eléctrico debe ser desenchufado secuencialmente hasta que la alarma se detenga. El equipo defectuoso debe ser retirado o sustituido. Si se trata de un dispositivo esencial, es aceptable continuar y completar el procedimiento quirúrgico.

6. C

Un electrodo de dispersión solo es necesario para los instrumentos electroquirúrgicos monopolares. La frecuencia de la corriente de una UEQ es muy alta y puede atravesar el corazón sin riesgo de fibrilación. La placa de dispersión, aunque con frecuencia se denomina «placa de tierra», no está conectada a tierra. Es seguro utilizar una UEQ cuando los pacientes tienen un DCAI, pero hay que colocar un imán sobre él o reprogramarlo antes de la cirugía para evitar que interprete erróneamente la UEQ como fibrilación ventricular.

7. B

El dióxido de carbono no favorece la combustión, por lo que el uso de una UEQ por vía intraperitoneal es seguro. El óxido nitroso favorece la combustión, por lo que no debe administrarse si se va a utilizar la UEQ en el momento de la incisión traqueal. El oxígeno debe diluirse con aire o nitrógeno. Durante la intervención quirúrgica con láser en la proximidad de las vías respiratorias, solo se pueden utilizar cánulas endotraqueales «seguras para láser». El oxígeno administrado a través de una máscara facial de plástico puede contribuir a un incendio devastador en caso de que se exponga a una UEQ o paños incendiados. Administrar solo el oxígeno suficiente para mantener la saturación de oxígeno, medida por pulsioximetría, en una cantidad segura.

45 Fundamentos para el bienestar y recursos para los anestesiológos

Amy E. Vinson y Robert S. Holzman

Cuando tratas con personas que están sufriendo mucho, si sientes gran «agotamiento», si te sientes desmoralizado y exhausto es mejor, por el bien de todos, que te retires y te restaures. La cuestión es tener una perspectiva a largo plazo.

—Dalai Lama

I. El bienestar y el anestesiólogo

El bienestar es personal, por lo que una única definición es difícil de establecer. De orígenes culturales y espirituales diversos, los anestesiólogos trabajan en un entorno de gran estrés físico, mental y emocional. Son colegas en diferentes etapas de la vida y, por tanto, «bienestar» significa algo totalmente diferente para cada uno. Compare al joven de 29 años de edad que se gradúa de la residencia y está en su segundo año de matrimonio, formando una familia y pagando la deuda de la escuela de medicina mientras aprende a ser un médico autónomo y profesor, con el veterano de 63 años de edad que celebra su primer nieto mientras contempla la jubilación, su propia salud y la enfermedad o muerte de uno de sus padres. Aquí, el bienestar se define como los procesos colectivos de pensamiento, los comportamientos, los valores y las actitudes que conducen a un aumento de la resiliencia, a una disminución del agotamiento, a una mayor sensación de bienestar y a una mayor satisfacción en el trabajo y en la vida. Dado que el bienestar es un estado diverso, complejo y personal, el propósito de este capítulo no es proporcionar una guía de fórmulas para el bienestar sino, más bien, un resumen de los temas de bienestar específicos para el anestesiólogo, la práctica de la anestesiología y para los líderes dentro de las organizaciones relacionadas con la anestesiología.

Varias organizaciones han identificado el bienestar como un grupo de habilidades que deben alcanzarse durante la formación. El Royal College of Physicians and Surgeons de Canadá considera «Demostrar un compromiso con la salud del médico y la práctica sostenible» como la tercera habilidad profesional en sus principios del 2015.[1] El American Board of Anesthesiology, como parte de su proyecto Milestones, designó a la «Responsabilidad de mantener la salud personal emocional, física y mental» como un componente requerido de profesionalidad en el proceso de certificación.

Aunque la definición de bienestar sigue siendo incierta, el concepto de desgaste (*burnout*) está bien establecido. El «síndrome del desgaste profesional» ganó atención en las décadas de 1970 y 1980, cuando Maslach y cols.[2] desarrollaron y comercializaron el *Maslach Burnout Inventory* (MBI). Definieron *desgaste* como «un síndrome de agotamiento emocional y pesimismo que ocurre con frecuencia entre

VIDEO 45-1

Fundamentos del bienestar

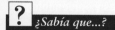

¿Sabía que...?

El bienestar es un estado complejo y personal, definido por los procesos colectivos de pensamiento, valores y actitudes que conducen a una mayor resiliencia, a la disminución del desgaste y a una mayor sensación de bienestar, incluida la satisfacción en el trabajo y en la vida.

los individuos que realizan algún tipo de «trabajo con personas»». El MBI caracteriza al desgaste con base en tres características psicológicas principales: *agotamiento emocional*, *despersonalización* y una *baja sensación de realización personal*. Desde entonces, el MBI se ha convertido en el criterio de referencia para cuantificar el desgaste profesional.

En 1999, en respuesta a una creciente acumulación de datos concernientes a las altas tasas de suicidio, abuso de sustancias y depresión entre los anestesiólogos, Jackson contempló el papel del estrés examinando de cerca aspectos tales como el tipo de personalidad, las implicaciones físicas del estrés, los cambios en el ciclo de vida, las diferencias de estrés por sexo, la autoestima y la disminución del estrés en el lugar de trabajo.[3] Definió el estrés como la «respuesta adaptativa inespecífica del cuerpo a cualquier cambio, demanda, presión, desafío, amenaza o trauma» y lo relacionó con los factores estresantes particulares que se encuentran en la práctica de la anestesiología. Jackson propuso que un enfoque humanista de la educación médica, junto con la enseñanza de técnicas de gestión del estrés, podría mejorar la vida profesional y personal de los anestesiólogos en general. A raíz de esto, un conjunto de publicaciones ha informado sobre la epidemiología y el impacto del desgaste en la comunidad de médicos en general (**tabla 45-1**).

El *Medscape Lifestyle Report* del 2020, basado en las respuestas de más de 150 000 médicos encuestados, informó de una tasa de desgate profesional a escala nacional del 42% (en los anestesiólogos del 41%). Los médicos de la Generación X (nacidos entre mediados de la década de 1960 y principios de la de 1980) declararon una tasa de agotamiento 10% mayor y las mujeres médicas (promedio de todas las especialidades) eran más propensas a experimentar desgaste que sus colegas varones (48% frente a 37%). En una investigación reciente se reveló que el 44.7% de los médicos caucásicos no hispanos, el 41.7% de los médicos asiáticos no hispanos, el 38.5% de los médicos afroamericanos no hispanos y el 37.4% de los médicos hispanos o latinos informaron sobre desgaste.[4] Los anestesiólogos ocuparon el séptimo lugar de 23 especialidades médicas en cuanto a desgaste entre profesionales sanitarios. De todos los encuestados, el 38% dio positivo para depresión y el 6% informó de ideas de suicidio en los últimos 12 meses.

Tabla 45-1 Desgaste entre los médicos: causas, consecuencias y epidemiología

Estudio	Métodos y abordaje	Hallazgos
Shanafelt TD, Balch CM, Bechamps G, et al. Burnout and medical errors among American surgeons. *Ann Surg*. 2010;251:995-1000	Encuesta a 7 905 miembros del ACS. Cribado para MBI, CdV y depresión	• Tasa de respuesta del 32% • 8.9% informó de un error médico grave en los últimos 3 meses y el 70% citó errores individuales, no de los sistemas
Dyrbye LN, Massie FS, Eacker A, et al. Relationship between burnout and professional conduct and attitudes among US medical students. *J Am Med Assoc*. 2010;304:1173-1180	Encuesta a estudiantes de medicina de siete facultades de medicina estadounidenses. Cribado para MBI, PRIME-MD, encuesta de CdV	• Tasa de respuesta del 61% • 52.8% de incidencia de desgaste • El comportamiento no profesional es más frecuente entre los estudiantes con desgaste profesional • El desgaste se asocia con un menor índice de opiniones altruistas

Tabla 45-1 Desgaste entre los médicos: causas, consecuencias y epidemiología (*continuación*)

Estudio	Métodos y abordaje	Hallazgos
Balch CM, Shanafelt TD, Sloan JA, et al. Distress and career satisfaction among 14 surgical specialties, comparing academic and private practice settings. *Ann Surg.* 2011;254:558-568	14 especialidades quirúrgicas a partir de datos de la ACS: datos demográficos, satisfacción profesional, parámetros de angustia	• Los cirujanos académicos tienen menos probabilidades de sufrir desgaste, depresión o ideas de suicidio, y más probabilidades de estar satisfechos con su carrera • Factores asociados con el desgaste académico: negativos (niños mayores, cirugía pediátrica, cirugía cardiotorácica, hombre); positivos (cirugía traumatológica, noches de guardia, horas trabajadas) • Factores asociados con el desgaste en la práctica privada: negativos (hijos mayores, cónyuge médico, edad avanzada); positivos (cirugía urológica, 31-50% de tiempo no clínico, pago basado en incentivos, noches de guardia, horas trabajadas)
Shanafelt TD, Boone S, Tan L, et al. Burnout and satisfaction with work-life balance among US physicians relative to the general US population. *Arch Intern Med.* 2012;172:1377-1385	Encuesta a 27 276 médicos estadounidenses de AMA Physician Masterfile, comparada con una muestra probabilística de la población general de los Estados Unidos MBI	• Tasa de respuesta del 26.7% • 45.8% con al menos un síntoma de desgaste • Es más frecuente en los médicos que en el promedio de los graduados del bachillerato • El desgaste es más frecuente en la medicina de urgencias y en la medicina interna general (la anestesiología fue la séptima de las 23 especialidades mencionadas)
West, CP, Dyrbye, LN, Sinsky, C, et al. Resilience and burnout among physicians and the general US working population. *JAMA Netw Open.* 2020;3(7):e209385. doi:10.1001/jamanetworkopen.2020.9385	Encuesta a 5 445 médicos y una muestra probabilística de 5 198 personas de la población activa de los Estados Unidos	• Tasa de respuesta del 17.9% • Las puntuaciones medias de resiliencia son un 3.8% más altas en los médicos • Los médicos sin desgaste tenían puntuaciones de resiliencia más altas • El 29% de los médicos con las puntuaciones más altas de resiliencia seguían declarando padecer desgaste profesional

(*continúa*)

Tabla 45-1 Desgaste entre los médicos: causas, consecuencias y epidemiología (*continuación*)

Estudio	Métodos y abordaje	Hallazgos
Marshall A, Dyrbye L, Shanafelt T, et al. Disparities in burnout and satisfaction with work–life integration in U.S. physicians by gender and practice setting. *Acad Med.* 2020;95:1435-1443.	Se invitó a participar a 30 456 médicos; 5 445 (17.9%) completaron la encuesta	• Las mujeres médicas informaron una prevalencia mayor, aunque no estadísticamente significativa, de desgaste que los hombres médicos, tanto en la práctica académica como en la privada
Dyrbye L, Burke S, Hardeman R, et al. Association of clinical specialty with symptoms of burnout and career choice regret among us resident physicians. *J Am Med Assoc.* 2018;320(11):1114-1130	De 4 696 médicos residentes, 3 588 (76.4%) completaron el cuestionario durante el segundo año de residencia	• El 45.2% informó de síntomas de desgaste • El 14.1% de los encuestados se arrepiente de haber elegido una carrera • Las características asociadas con un mayor riesgo de síntomas de desgaste incluían el sexo femenino, la diferencia de riesgo y los mayores grados de ansiedad durante la carrera de medicina • Un alto grado de empatía durante la escuela de medicina se asoció con un menor riesgo de síntomas de desgaste durante la residencia
West CP, Dyrbye LN, Sinsky C, et al. Resilience and burnout among physicians and the general US working population. *JAMA Netw Open.* 2020;3(7):e209385. doi:10.1001/jamanetworkopen.2020.9385		• Tasas más altas de resiliencia en los médicos que en la población general • Concomitancia de una alta resiliencia con un elevado desgaste en muchos médicos • Se desmiente el mito de que el entrenamiento en resiliencia es el antídoto contra el desgaste

ACS: American College of Surgeons; AMA: American Medical Association; CdV: calidad de vida; MBI: *Maslach Burnout Inventory*; PRIME-MD: *Primary Care Evaluation of Mental Disorders*.

II. Circunstancias especiales

Algunos factores de estrés son tan vitales que requieren una intervención para continuar en la práctica médica. Esto ha dado lugar a varios esfuerzos legislativos, como se describe en las secciones siguientes.

A. Ley sobre los estadounidenses con discapacidades

La *Americans with Disabilities Act* (ADA) es «una ley para establecer una prohibición clara y completa de la discriminación por motivos de discapacidad» que fue promulgada por George H. W. Bush en 1990. A esta ley le siguió en 2008 la *ADA Amendments Act* (ADAAA), que amplió las protecciones ofrecidas en la ley original. Para estar protegida por la ADA, una persona debe demostrar que tiene una discapacidad y luego solicitar los ajustes razonables. Uno de los principales objetivos de la ADAAA era aclarar el significado de *discapacidad* y ampliar su definición para incluir cualquier impedimento que «limite sustancialmente» una «actividad vital importante». Aunque la seguridad de los pacientes debe ser lo más importante, en ocasiones habrá médicos que tengan limitaciones físicas o mentales, incluidas deficiencias visuales y auditivas. A menudo, se pueden hacer ajustes razonables para que el anestesiólogo pueda actuar de forma aceptable. Cuando esto es posible, el paciente está protegido por la ADA. Sin embargo, la controversia inicia cuando se cuestiona si las adaptaciones propuestas son razonables o cuando la seguridad del paciente parece estar en riesgo. Otras cuestiones (y controversias) surgen a escala local en relación con la concesión de credenciales, privilegios y los montos de indemnización con la suscripción a seguros de responsabilidad civil. Estos casos son raros y generalmente se tratan de manera individualizada.

B. Ley de licencias familiares y médicas

La *Family and Medical Leave Act* de 1993 fue un intento federal de proteger el equilibrio entre la vida laboral y personal, garantizando a los empleados cubiertos la protección del empleo, aunque sin remuneración, y la concesión de permisos en momentos de necesidad familiar, como una enfermedad en la familia, un permiso militar, una enfermedad o recuperación personal, un embarazo o una adopción. Se establecen ciertas estipulaciones (p. ej., a quién se considera empleado cubierto, incluida la actividad 12 meses antes de la licencia), pero la mayoría de los médicos empleados y en prácticas entran en esta categoría. Muchos empleadores también ofrecen permisos pagados por diversos períodos y circunstancias. Persisten las controversias sobre el uso relativamente mayor por las mujeres del permiso por maternidad, aunque el uso del permiso por paternidad parece estar aumentando.

III. Consideraciones para el médico

A. El médico con capacidades deterioradas

La literatura especializada actual, relacionada con el deterioro del médico, con pocas excepciones, se centra en el deterioro por trastornos de consumo de sustancias. Sin embargo, hay que tener en cuenta que otros factores distintos al consumo de sustancias pueden perjudicar el rendimiento profesional. Entre ellas se encuentran otras formas de adicción (p. ej., al juego, al sexo, a la comida), afecciones psiquiátricas (p. ej., ansiedad, depresión, trastorno obsesivo-compulsivo) y afecciones o tratamientos médicos que provocan fatiga o alteración del estado mental (p. ej., apnea obstructiva del sueño, trastorno convulsivo, opiáceos recetados).

Durante años se ha considerado que los anestesiólogos corren un alto riesgo de padecer *trastorno por consumo de sustancias* (TCS). Sin embargo, hasta hace poco, no existían datos sólidos que respaldaran esta afirmación o sus consecuencias. En 2013, Warner y cols. informaron sobre la prevalencia del TCS en quienes ingresaron a las residencias de anestesiología acreditadas entre 1975 y 2009.[5] Aunque su objetivo principal era definir la *incidencia* de TCS durante la formación, también informaron sobre los tipos de sustancias de abuso, los episodios de recaída y las consecuencias, incluida la muerte atribuida al TCS. Las sustancias más consumidas fueron los opiáceos, siendo el fentanilo intravenoso el más frecuente. Otras sustancias de las que se abusaba a menudo eran el alcohol, los anestésicos o sedantes, la marihuana y la cocaína, muchos abusaban de varias sustancias. En un estudio de seguimiento, Warner y cols. informaron que el porcentaje de anestesiólogos que se esperaba que desarrollara TCS en los 30 años siguientes a la finalización de su formación era del 1.6%. Las sustancias más utilizadas fueron los opiáceos (55%), alcohol (40%) y anestésicos o sedantes (20%). Una proporción sustancial de anestesiólogos que desarrollan TCS después de completar su formación mueren de esta afección y el riesgo de recaída es alto entre los que sobreviven.[6]

> **?** **¿Sabía que...?**
>
> En el caso de los anestesiólogos que desarrollaron un trastorno por consumo de sustancias (TCS) durante su formación, el riesgo posterior de muerte por recaída y por causas relacionadas con el TCS es del 11%, una tasa de riesgo laboral superior a la de un bombero y solo ligeramente inferior a la de un policía.

En respuesta a las crecientes exigencias de The Joint Commission, la mayoría de los estados ofrecen ahora programas de apoyo especializados para los médicos que luchan contra el TCS. Estos programas varían en su relación con sus respectivas juntas médicas estatales. Los anestesiólogos pueden encontrar fácilmente un programa local haciendo una búsqueda en línea de «physician health program» en su estado. También se puede visitar la Federation of State Physician Health Programs (http://www.fsphp.org) y seleccionar el estado correspondiente o acceder a los enlaces de información agregada a través del sitio web de la American Society of Anesthesiologists Wellness (https://www.asahq.org/in-the-spotlight/wellness-resources).

B. El médico de edad avanzada

Desde 1975, el número de médicos en ejercicio mayores de 65 años de edad en los Estados Unidos ha aumentado en más de un 374%, y en 2015 el 23% de los médicos en ejercicio tenían 65 años o más. Con el tiempo, los médicos ganan experiencia, adquieren conocimientos, juicio, sabiduría y avanzan en su campo, transmitiendo sus habilidades a los aprendices y dando forma al entorno de la práctica. Aunque las investigaciones demuestran que entre los 40 y 75 años la capacidad cognitiva media disminuye en más de un 20%, existe una variabilidad sustancial de una persona a otra, lo que indica que mientras algunos médicos de edad avanzada están profundamente deteriorados, otros conservan su capacidad y sus habilidades. No hay una edad de jubilación establecida para los médicos y esta cuestión se plantea con más frecuencia porque muchos deciden retrasar su jubilación en tiempos de incertidumbre económica. En noviembre de 2015, el American Medical Association (AMA) Council on Medical Education publicó un informe sobre «Aptitud y el médico que envejece» que solicitaba «directrices/estándares para supervisar y evaluar tanto la propia aptitud como la de sus colegas». En 2016, el American College of Surgeons (ACS) publicó una «declaración sobre el cirujano que envejece». Tanto la propuesta de la AMA como la del ACS se basan en la acción voluntaria de los médicos.[7] En 2012, relativamente pocos departamentos tenían políticas específicas para los anestesiólogos de mayor edad. Con la publicación de los hallazgos de ese mismo año, que encontraron una mayor frecuencia de litigios y una mayor gravedad de las lesiones en los pacientes tratados por anestesiólogos en el grupo de 65 años o más,[8] la promulgación de nuevas investigaciones, así como las propuestas de pruebas neurocognitivas y de aptitud están evolucionando tanto en las sociedades de la especialidad como entre las agencias reguladoras. The Joint Commission ha recomendado la realización de evaluaciones continuas del desempeño profesional más frecuentes para abordar el tema d la aptitud. Es de esperar que, a medida que las instituciones apliquen estas evaluaciones, sean más válidas y sensibles a los casos de verdadero deterioro cognitivo.

IV.   Prestación de apoyo

En algún momento de la carrera del anestesiólogo se producirá un acontecimiento extraordinariamente estresante que requerirá asistencia adicional para procesar o manejar la situación. Es lamentable que no todos los que se enfrentan a estas situaciones busquen o acepten esa ayuda. Durante la carrera de muchos anestesiólogos se producen dos situaciones específicas: los acontecimientos clínicos adversos y los litigios por negligencia (*véase* cap. 41).

A. Después de un evento adverso

Las «historias de guerra» de las catástrofes perioperatorias se comparten ocasionalmente en la sala de anestesia, pero hasta hace poco la prevalencia y el impacto de estos eventos no se describían completamente. En 2012 se envió una encuesta a 1 200 miembros de la American Society of Anesthesiologists (ASA). Gazoni y cols.[9] informaron sobre esta encuesta y descubrieron que, con una tasa de respuesta del 56%, el

84% de los encuestados había experimentado al menos una catástrofe perioperatoria inesperada. De ellos, el 19% declaró no haberse recuperado nunca por completo del suceso, casi todos (88%) necesitaron algún tiempo para recuperarse emocionalmente y el 67% consideraron que la atención que prestaban en las 4 h siguientes se vio afectada. A pesar de ello, solo el 7% recibió tiempo libre para recuperarse.

La crisis de la covid-19 ofreció un entorno excepcionalmente estresante para que los anestesiólogos y los especialistas en cuidados intensivos ampliaran las respuestas individuales a los eventos adversos y consideraran a los trabajadores sanitarios de primera línea como una clase con valores, tareas y responsabilidades similares. Fleisher y cols. identificaron factores de estrés multifactoriales en su departamento, así como en sus individuos, en el contexto de sistemas sociales más amplios, como la familia, la influencia de los medios de comunicación y la disponibilidad de equipos de protección personal. También encontraron una interacción significativa entre la angustia característica de los individuos y la cultura de la ansiedad: los clínicos que puntuaban menos en rasgos de angustia mostraban mayor aumento de esta relacionado con la cultura de ansiedad de quienes les rodeaban.[10]

Ya antes de la crisis de la covid-19, muchos hospitales, universidades, proveedores de apoyo contra negligencia médica y otras organizaciones empezaron a ofrecer un apoyo estructurado después de los eventos adversos. Estos se presentan en forma de apoyo a los compañeros, asesoramiento formal, interrogatorio e incluso tiempo obligatorio fuera de la práctica clínica. Es conveniente familiarizarse con los recursos de apoyo disponibles en el entorno de la propia consulta en caso de que algún día se requiera dicha asistencia tras un evento clínico adverso.

B. Durante o después de una reclamación por negligencia

A pesar del papel histórico de los anestesiólogos en la mejoría de la seguridad de los pacientes, pueden verse involucrados en una demanda por negligencia. En un estudio reciente de reclamaciones por negligencia para una compañía nacional se demostró que los anestesiólogos tienen un riesgo anual de reclamaciones por negligencia y de pago similar al de otros especialistas médicos.[11] Este puede ser uno de los acontecimientos más estresantes en la vida de un médico, con la angustia derivada de la incertidumbre de los resultados, la naturaleza prolongada de muchas demandas y la sensación de aislamiento que puede ocurrir cuando se aconseja no discutir el caso con otros. Aunque el ego, la seguridad financiera y la carrera de los médicos están aparentemente en riesgo durante el proceso de litigio, también deben revivir de forma repetida un evento clínico adverso potencialmente traumático, lo que añade un impacto psicológico a la experiencia. Muchas compañías de seguros de negligencia ofrecen apoyo y asistencia durante el difícil proceso de una demanda por negligencia médica.

V. Promoción del bienestar

Aunque muchos sugieren que el bienestar personal es una responsabilidad individual, los datos recientes que destacan las tasas de desgaste profesional, TCS y muerte relacionada con TCS subrayan la obligación de la profesión de promover el bienestar entre sus miembros. Además, a medida que los principios del bienestar se integren en la formación y la práctica, es probable que se produzca una inevitable extensión del concepto de bienestar personal como «deber» hacia los pacientes.

Los componentes del bienestar son variados, pero ciertos enfoques para disminuir el estrés o aumentar la resiliencia han sido bien validados y estudiados. Aunque la buena forma física, la nutrición, el descanso adecuado, la responsabilidad fiscal y el equilibrio entre la vida laboral y personal son componentes importantes del bienestar, ninguno ha sido tan sólidamente vinculado con la mejoría del bienestar de los médicos como la *reducción del estrés basada en la atención plena* (REBAP). La atención plena tiene muchas definiciones diferentes, pero todas ellas expresan

? *¿Sabía que...?*

Aunque la buena forma física, la nutrición, el descanso adecuado, la responsabilidad fiscal y el equilibrio entre la vida laboral y la personal son componentes importantes del bienestar, la reducción del estrés con base en la atención plena (una consciencia intencionada, mejorada y sin juicios de valor del propio entorno y una inclinación a vivir el momento presente) es lo que más se relaciona con el bienestar del médico.

el concepto de una consciencia intencionada, mejorada y sin prejuicios del propio entorno, así como una inclinación a vivir en el momento presente. Arraigada en la filosofía budista, la incorporación de la atención plena en la práctica médica contemporánea ha sido liderada por el trabajo de Jon Kabat-Zinn. Se ha informado de la disminución del dolor crónico y de la ansiedad, así como de la mejoría de la cicatrización de las heridas; algunos estudios recientes han demostrado cambios en la arquitectura del cerebro y en la expresión de los genes, así como mejorías en los grados de estrés percibidos. Muchas facultades de medicina también están empezando a integrar la REBAP y el concepto de práctica consciente en sus planes de estudio. Estos planes de estudio, si bien son variados, buscan evitar la desesperación y el desgaste, aumentar el compromiso de los médicos y su autoconsciencia, así como disminuir los grados generales de estrés.[12]

Sin embargo, más allá de la responsabilidad personal está el impacto de factores más sistémicos y externos en el bienestar de los médicos. De hecho, la pandemia de la covid-19 ofrece una oportunidad incomparable para examinar el delicado equilibrio de bienestar entre las organizaciones sanitarias y los individuos que las componen; en última instancia, el crisol del cuidado del bienestar de la organización y sus pacientes se reflejará en la forma en que la organización cuidó de sus trabajadores. Incluso antes de la covid-19, muchas organizaciones nacionales, como las National Academies of Medicine, estaban muy comprometidas con proporcionar bienestar a una escala organizativa y política superior, lo que representa la futura dirección de las intervenciones en bienestar.[13]

VI.   Conclusiones

Para poder ofrecer un cuidado sostenido, una persona debe tener un grado propio de bienestar. Con los datos que se están acumulando sobre el desgaste de los anestesiólogos, la depresión, el suicidio, el TCS y la muerte relacionada con este último, debería haber una preocupación sustancial por la existencia de problemas comunes, así como únicos, dentro de la especialidad de la anestesiología. Afortunadamente están surgiendo investigaciones y un conjunto de publicaciones sobre el reconocimiento y las intervenciones centradas en la disminución del desgaste y la mejora del bienestar de los médicos.

Para más información consulte las videoconferencias interactivas (en inglés) disponibles en el libro electrónico de cortesía que acompaña a este texto. Las instrucciones de acceso se encuentran detrás de la portada.

Referencias

1. Frank J, Snell L, Sherbino J. *CanMEDS 2015 Physician Competency Framework*. Royal College of Physicians and Surgeons of Canada; 2015.
2. Maslach C, Jackson S. *Maslach Burnout Inventory*. 2nd ed. Consulting Psychologists Press; 1986.
3. Jackson S. The role of stress in anaesthetists' health and well-being. *Acta Anaesthesiol Scand*. 1999;43(6).
4. Garcia L, Shanafelt T, West C, et al. Burnout, depression, career satisfaction, and Work-life integration by physician race/ethnicity. *JAMA Netw Open*. 2020;3(8):e2012762. doi:10.1001/jamanetworkopen.2020.12762
5. Warner D, Berge K, Sun H, Harman A, Hanson A, Schroeder D. Substance use disorder among anesthesiology residents 1975-2009. *J Am Med Assoc*. 2013;310(21):2289-2296.
6. Warner D, Berge K, Sun H, Harman A, Wang T. Substance use disorder in physicians after completion of training in anesthesiology in the United States from 1977 to 2013. *Anesthesiology*. 2020;133(2):342-3497.
7. Dellinger E, Pellegrini C, Gallagher T. The aging physician and the medical profession: a review. *JAMA Surg*. 2017;152(10):967-971.
8. Tessler M, Shrier I, Steele R. Association between anesthesiologist age and litigation. *Anesthesiology*. 2012;115(3):574-579.
9. Gazoni F, Durieux M, Wells L. Life after death: the aftermath of perioperative catastrophes. *Anesth Analg*. 2008;107:591-600.
10. Fleisher L, Sweenet R, Clapp J, Barsade S. Managing anxiety in anesthesiology and intensive care providers during the COVID-19 pandemic; an analysis of the psychosocial response of a front-line department. *NEJM Catalyst* 2020. doi:10.1056/CAT.20.0270
11. Jena A, Seabury S, Lakdawalla D, Chandra A. Malpractice risk according to physician specialty. *N Engl J Med*. 2011;365(7):629-636.
12. Dobkin P, Hutchinson T. Teaching mindfulness in medical school: where are we now and where are we going? *Med Educ*. 2013;47(8):768-779.
13. National Academies of Sciences Engineering and Medicine. *Taking Action against Clinician Burnout: A Systems Approach to Professional Well-Being*. National Academy of Medicine; 2019.

Preguntas

1. Todos los siguientes son síntomas principales de desgaste, tal como se describen en el Maslach Burnout Inventory, EXCEPTO:

    A. Baja sensación de realización personal
    B. Frustración
    C. Agotamiento emocional
    D. Despersonalización

2. La importancia de la Americans with Disabilities Amendments Act (ADAAA, 2008), más allá de la Americans with Disabilities Act (ADA, 1990), es que:

    A. Una persona debe demostrar que tiene una discapacidad y luego solicitar ajustes razonables
    B. Aclaró el significado de discapacidad para incluir cualquier impedimento que limite sustancialmente una actividad vital importante
    C. Tiene en cuenta las necesidades de los profesionales con discapacidad como prioridad sobre la seguridad del paciente
    D. Resolvió que las disputas sobre la seguridad de los pacientes y el alojamiento de los profesionales debían resolverse en los tribunales

3. ¿Cuál de las siguientes herramientas de evaluación tiene un alto valor predictivo positivo para detectar las deficiencias clínicas asociadas con el envejecimiento?

    A. Resultado en la Continuing Medical Education (CME)
    B. Pruebas neurocognitivas
    C. Programas de Maintenance of Certification in Anesthesiology (MOCA)
    D. Ninguna de las anteriores

4. El porcentaje de anestesiólogos que se espera desarrolle un trastorno por consumo de sustancias en los 30 años siguientes a la finalización de su formación es:

    A. 1.6%
    B. 5.4%
    C. 8%
    D. 10%

5. A lo largo de su carrera, los anestesiólogos pueden experimentar una catástrofe perioperatoria (como la lesión o la muerte imprevista de un paciente) asociada con su atención. Todas las siguientes son características de dicha catástrofe, EXCEPTO:

    A. Estas complicaciones son poco frecuentes
    B. De los anestesiólogos que experimentan un evento de este tipo, cerca del 20% afirma no haberse recuperado nunca del todo emocionalmente
    C. La mayoría de los anestesiólogos que experimentan un evento de este tipo sienten que la atención que prestan inmediatamente después del evento puede verse afectada
    D. Se recomienda prestar atención inmediata tanto al paciente perjudicado como al anestesiólogo implicado

Respuestas

1. B

El MBI se considera el criterio de referencia para la evaluación del desgaste y evalúa tres características psicológicas. La frustración no es un componente de la herramienta.

2. B

La enmienda del 2008 a la *Americans with Disabilities Act* (ADA) de 1990 sirvió para definir y aclarar el significado de *discapacidad* y ampliar su definición para «incluir cualquier impedimento que limite sustancialmente una actividad vital importante». Aunque la seguridad de los pacientes es lo más importante, la enmienda reconoce que ocasionalmente habrá médicos que tengan limitaciones físicas o mentales, incluyendo las deficiencias visuales y auditivas, y que se pueden hacer ajustes o adaptaciones razonables para que el anestesiólogo pueda actuar de forma aceptable. Si se plantea la cuestión de si las adaptaciones propuestas son razonables o si la seguridad del paciente parece estar comprometida, se resuelven localmente caso por caso en lo que respecta a la acreditación, los privilegios de la práctica y la cobertura de responsabilidad.

3. D

Ni los resultados de la CME ni los de la MOCA se han vinculado claramente con mejoría en la retención de conocimientos o en la atención al paciente, y las pruebas neurocognitivas tienen tanto un bajo valor predictivo positivo como un alto potencial de estrés psicológico por los resultados falsos positivos.

4. A

Warner y cols. (2020) encontraron que el porcentaje acumulado de anestesiólogos que se espera que desarrollen un trastorno por consumo de sustancias en los 30 años siguientes a su graduación (estimación de Kaplan-Meier) era igual al 1.6% (IC 95%: 1.4-1.7%).

5. A

Gazoni y cols. (2008) informaron que el 84% de los anestesiólogos habían experimentado al menos una catástrofe perioperatoria inesperada, de ellos el 19% informó que nunca se había recuperado totalmente del suceso. Alrededor del 88% necesitó algún tiempo para recuperarse emocionalmente y el 67% consideró que la atención que estaban prestando durante las 4 h siguientes se vio afectada. Solo el 7% gozó de tiempo para recuperarse. Los expertos consideran que la mejor práctica después de un daño imprevisto al paciente es proporcionar apoyo emocional inmediato no solo al paciente y su familia, sino también a los profesionales implicados.

A Fórmulas

Fórmulas hemodinámicas
Fórmulas respiratorias
Volúmenes y capacidades pulmonares

Fórmulas hemodinámicas

Variables hemodinámicas: cálculos y valores normales		
Variable	**Cálculo**	**Valores normales**
Índice cardíaco (IC)	GC/SC	2.5-4.0 L/min por m^2
Volumen sistólico (VS)	GC × 1000/FC	60-90 mL/latido
Índice de ictus (II)	VS/SC	40-60 mL/latido por m^2
Presión arterial media (PAM)	Presión diastólica + $\frac{1}{3}$ de tensión diferencial	80-120 mm Hg
Resistencia vascular sistémica (RVS)	$\dfrac{PAM - \overline{PVC}}{GC} \times 79.9$	1 200-1 500 dina-cm-s^{-5}
Resistencia vascular pulmonar (RVP)	$\dfrac{\overline{PAP} - \overline{PCP}}{GC} \times 79.9$	100-300 dina-cm-s^{-5}
Índice de trabajo cardíaco del ventrículo derecho (ITCVD)	0.0136 ($\overline{PAP} - \overline{PVC}$) × II	5-9 g-m/latido por m^2
Índice de trabajo cardíaco del ventrículo izquierdo (ITCVI)	0.0136 (PAM − $\overline{PCPM}$) × II	45-60 g-m/latido por m^2

FC: frecuencia cardíaca; GC: gasto cardíaco; $\overline{PVC}$: presión venosa central media; $\overline{PAP}$: presión arterial pulmonar media; $\overline{PCPM}$: presión capilar pulmonar media; SC: superficie corporal.

Fórmulas respiratorias

	Valores normales (70 kg)
Presión alveolar de oxígeno $P_{AO_2} = (P_B - 47) F_{IO_2} - P_{ACO_2}$	110 mm Hg $(F_{IO_2} = 0.21)$
Gradiente alveolar-arterial de oxígeno $A_{aO_2} = P_{AO_2} - P_{aO_2}$	< 10 mm Hg $(F_{IO_2} = 0.21)$
Cociente arterial/alveolar de oxígeno, cociente a/A	> 0.75
Contenido arterial de oxígeno $CaO_2 = (SaO_2) (Hb \times 1.34) + PaO_2 (0.0031)$	21 mL/100 mL
Contenido venoso de oxígeno mixto $CaO_2 = (SaO_2)(Hb \times 1.34) + PaO_2 (0.0031)$	15 mL/100 mL
Diferencia de contenido arterial-venoso de oxígeno $avo_2 = Cao_2 - C\overline{v}o_2$	4-6 mL/100 mL
Derivación intrapulmonar $\dot{Q}_S/\dot{Q}_T = (Cco_2 - Cao_2)/(Cco_2 - C\dot{v}o_2)$ $Cco_2 = (Hb \times 1.34) + (P_{AO_2} \times 0.0031)$	< 5%
Espacio muerto fisiológico $\dot{V}_D/\dot{V}_T = (Paco_2 - P_{ECO_2})/Paco_2$	0.33
Consumo de oxígeno $\dot{V}o_2 = GC(Cao_2 - C\dot{v}o_2)$	240 mL/min
Transporte de oxígeno $TO_2 = GC(CaO_2)$	1000 mL/min

CaO_2: contenido arterial de oxígeno; C_PO_2: contenido capilar pulmonar de oxígeno; $C\dot{v}o_2$, contenido venoso de oxígeno mixto; F_{IO_2}: fracción inspirada de oxígeno; GC: gasto cardíaco; O_2: consumo de oxígeno (minuto); P_{ACO_2}: presión alveolar de dióxido de carbono; $PaCO_2$: presión arterial de dióxido de carbono; P_{AO_2}: presión alveolar de oxígeno; PaO_2: presión arterial de oxígeno; P_B; presión barométrica; P_{ECO_2}: presión de dióxido de carbono espirado; $\dot{Q}_S/\dot{Q}_T$: derivación intrapulmonar; TO_2, transporte de oxígeno; V_C: volumen corriente; V_D: volumen de gas del espacio muerto.

Volúmenes y capacidades pulmonares

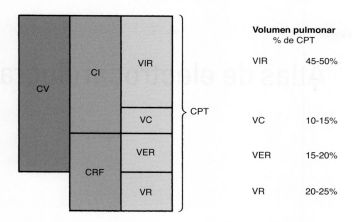

	Volumen pulmonar % de CPT
VIR	45-50%
VC	10-15%
VER	15-20%
VR	20-25%

		Valores normales (70 kg)
Capacidad vital	CV	4 800 mL
Capacidad inspiratoria	CI	3 800 mL
Capacidad residual funcional	CRF	2 400 mL
Volumen inspiratorio de reserva	VIR	3 500 mL
Volumen corriente	VC	1 500 mL
Volumen espiratorio de reserva	VER	1 200 mL
Volumen residual	VR	1 200 mL
Capacidad pulmonar total	CPT	6 000 mL

B

Atlas de electrocardiografía[1]

Colocación de la derivación

	Electrodo	
	Positivo	**Negativo**
Derivaciones bipolares		
I	BI	BD
II	PI	BD
III	PI	BI
Derivaciones unipolares aumentadas		
aVR	BD	BI, PI
aVL	BI	BD, PI
aVF	PI	BD, BI
Derivaciones precordiales		
V_1	Cuarto EIC-BED	
V_2	Cuarto EIC–BEI	
V_3	A medio camino entre V_2 y V_4	
V_4	Quinto EIC-LMC	
V_5	Quinto EIC-LIA	
V_6	Quinto EIC-LAM	

---

[1] Las secciones e imágenes de este apéndice fueron desarrolladas, en parte, para Barash PG, Cullen BF, Stoelting RK y cols., eds. *Clinical Anesthesia*. 7.ª ed. Wolters Kluwer Health/Lippincott Williams & Wilkins; 2013, y Kaplan JA, Reich DL, Savino JS, eds. *Kaplan's Cardiac Anesthesia: The Echo Era*. Elsevier; 2011.

Abrev.	Significado
BI	Brazo izquierdo
BD	Brazo derecho
PI	Pierna izquierda
EIC	Espacio intercostal
BED	Borde esternal derecho
BEI	Borde esternal izquierdo
LMC	Línea medioclavicular
LIA	Línea interaxilar
LAM	Línea axilar media

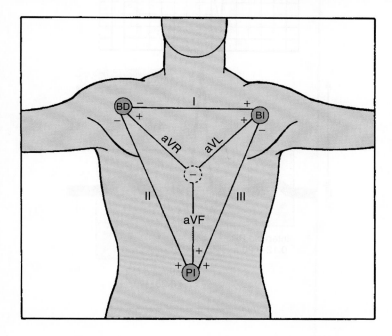

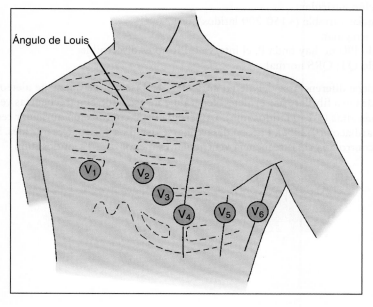

Electrocardiograma: ciclo cardíaco normal

El electrocardiograma (ECG) normal está compuesto por ondas (P, QRS, T y U) e intervalos (PR, QRS, ST y QT).

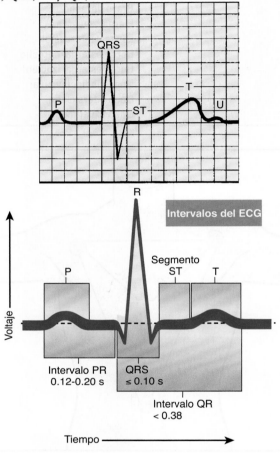

Fibrilación auricular

Frecuencia: variable (~150-200 latidos/min).

Ritmo: irregular.

Intervalo PR: no hay onda P; el intervalo PR no es discernible.

Intervalo QT: QRS normal.

Nota: debe diferenciarse del aleteo auricular: 1) ausencia de ondas de aleteo y presencia de línea fibrilatoria; 2) aleteo generalmente asociado con frecuencias ventriculares más altas (> 150 latidos/min). La pérdida de la contracción auricular reduce el gasto cardíaco (10-20%). Pueden desarrollarse trombos auriculares murales. Se considera controlada si la frecuencia ventricular es menor de 100 latidos/min.

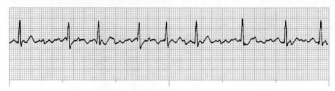

Aleteo auricular

Frecuencia: rápida, auricular generalmente regular (250-350 latidos/min); ventricular frecuentemente regular (<100 latidos/min).

Ritmo: auricular y ventricular regulares.

Intervalo PR: las ondas de aleteo tienen dientes de sierra. El intervalo PR no puede ser medido.

Intervalo QT: el QRS suele ser normal; el segmento ST y las ondas T no son identificables.

Nota: las maniobras vagales ralentizarán la respuesta ventricular, simplificando el reconocimiento de las ondas de aleteo.

II

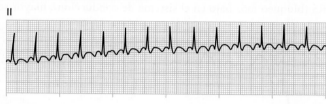

Bloqueo auriculoventricular (primer grado)

Frecuencia: 60-100 latidos/min.

Ritmo: regular.

Intervalo PR: prolongado (>0.20 s) y constante.

Intervalo QT: normal.

Nota: suele ser clínicamente insignificante; puede ser un presagio temprano de la toxicidad de un fármaco.

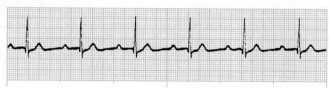

Bloqueo auriculoventricular de segundo grado tipo Mobitz/Wenckebach I

Frecuencia: 60-100 latidos/min.

Ritmo: auricular regular; ventricular irregular.

Intervalo PR: onda P normal; el intervalo PR se alarga progresivamente con cada ciclo hasta que el complejo QRS se interrumpe (pulso intermitente). El intervalo PR que sigue al pulso intermitente es más corto de lo normal.

Intervalo QT: el complejo QRS es normal, pero se interrumpe periódicamente.

Nota: se observa frecuentemente en atletas entrenados y con toxicidad por drogas.

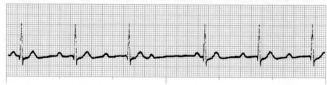

Bloqueo auriculoventricular de segundo grado tipo Mobitz II

Frecuencia: < 100 latidos/min.

Ritmo: auricular regular; ventricular regular o irregular.

Intervalo PR: las ondas P son normales, pero algunas no van seguidas del complejo QRS.

Intervalo QT: normal, pero puede tener el complejo QRS ensanchado si el bloqueo es a nivel de la rama del haz. El segmento ST y la onda T pueden ser anómalos en función de la ubicación del bloqueo.

Nota: a diferencia del bloqueo Mobitz tipo I, los intervalos PR y RR son constantes y la caída del QRS se produce sin previo aviso. Cuanto más amplio sea el complejo QRS (bloqueo más bajo en el sistema de conducción), mayor será el daño miocárdico.

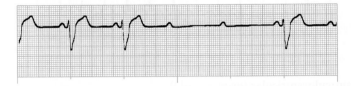

Bloqueo auriculoventricular (tercer grado), completo

Frecuencia: < 45 latidos/min.

Ritmo: atrial regular; ventricular regular; sin relación entre la onda P y el complejo QRS.

Intervalo PR: variable porque las aurículas y los ventrículos laten de forma independiente.

Intervalo QT: la morfología del QRS es variable según el origen del latido ventricular en el sistema de marcapasos intrínseco (marcapasos de la unión auriculoventricular o ventricular). El segmento ST y la onda T son normales.

Nota: el bloqueo auriculoventricular representa un fallo completo de la conducción de las aurículas a los ventrículos (no se conduce ninguna onda P al ventrículo). La frecuencia auricular es más rápida que la ventricular. Las ondas P no tienen relación con los complejos QRS (p. ej., están desconectadas eléctricamente). En cambio, con la disociación auriculoventricular, la onda P se conduce a través del nódulo auriculoventricular y las frecuencias auricular y ventricular son similares. Se requiere un tratamiento inmediato con atropina o isoproterenol si se reduce el gasto cardíaco. Se debe considerar la inserción de un marcapasos. Se ve como una complicación del reemplazo de la válvula mitral.

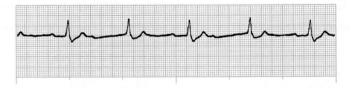

Bloqueo de la rama izquierda del haz de His (BRIHH)

Frecuencia: < 100 latidos/min.

Ritmo: regular.

Intervalo PR: normal.

Intervalo QT: BRIHH completo (QRS > 0.12 s); BRIHH incompleto (QRS = 0.10-0.12 s); complejo RS negativo en la derivación V_1; I, aVL, V_6 onda R ancha sin componente Q o S. Dirección del segmento ST y de la onda T opuesta a la de la onda R.

Nota: el BRIHH no se produce en pacientes sanos y suele indicar una enfermedad cardíaca grave con mal pronóstico. En los pacientes con BRIHH, la inserción de un catéter en la arteria pulmonar puede producir un bloqueo auriculoventricular completo.

Bloqueo de la rama izquierda del haz de His

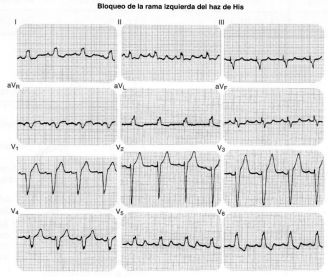

Bloqueo de la rama derecha del haz de His (BRDHH)

Frecuencia: < 100 latidos/min.

Ritmo: regular.

Intervalo PR: normal.

Intervalo QT: BRDHH completo (QRS > 0.12 s); BRDHH incompleto (QRS = 0.10-0.12 s). Patrones variables del complejo QRS; rSR (V_1); RS, R ancha con patrón M. El segmento ST y la onda T están en dirección opuesta a la onda R.

Nota: en presencia del BRDHH, las ondas Q pueden ser vistas con un infarto de miocardio.

Bloqueo de la rama derecha del haz de His

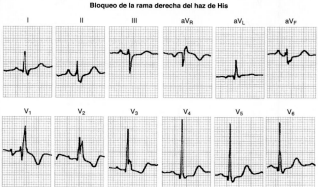

Arteriopatía coronaria

Infarto de miocardio transmural (IMT)

Las ondas Q observadas en el ECG, útiles para confirmar el diagnóstico, se asocian con un peor pronóstico y con un deterioro hemodinámico más importante. Las arritmias suelen complicar el curso. Las pequeñas ondas Q pueden ser una variante normal. Para el infarto de miocardio (IM), las ondas Q mayores de 0.04 s o la profundidad exceden un tercio de la onda R. Para el IM de la pared inferior, diferenciar de la revascularización de miocardio por la desviación del eje.

Infarto de miocardio			
Sitio anatómico	Derivaciones	Cambios en el ECG	Arteria coronaria
Inferior	II, III, aVF	Q, ↑ST, ↑T	Derecha

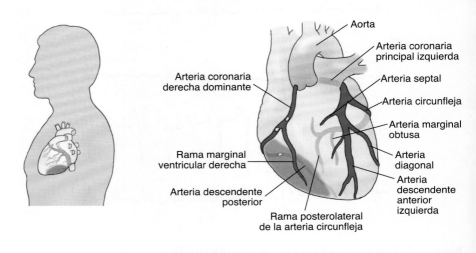

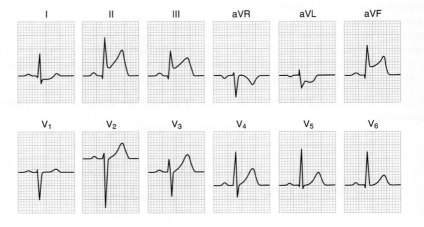

Infarto de miocardio

Sitio anatómico	Derivaciones	Cambios en el ECG	Arteria coronaria
Posterior	V_1-V_2	↑R, ↓ST, ↓T	Circunfleja izquierda

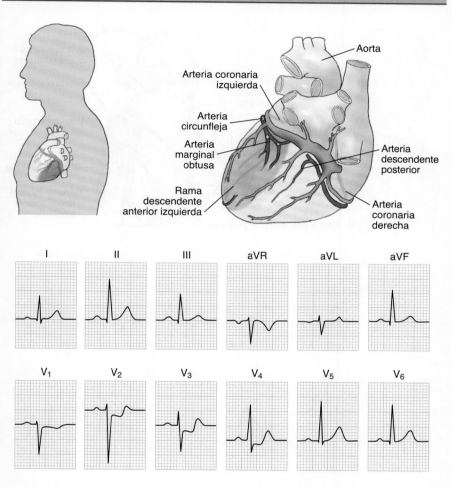

Infarto de miocardio			
Sitio anatómico	**Derivaciones**	**Cambios en el ECG**	**Arteria coronaria**
Lateral	I, aVL, V_5-V_6	Q, ↑ST, ↑T	Circunfleja izquierda

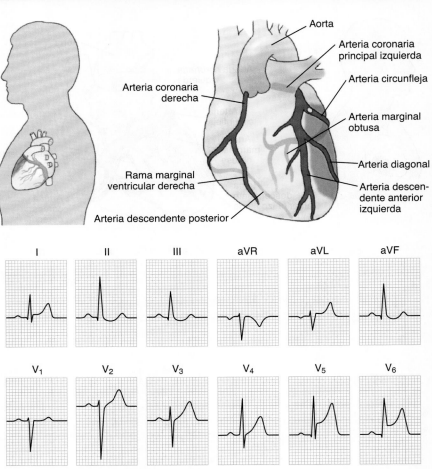

Infarto de miocardio

Sitio anatómico	Derivaciones	Cambios en el ECG	Arteria coronaria
Anterior	I, aVL, V_1-V_4	Q, ↑ST, ↑T	Descendente anterior izquierda

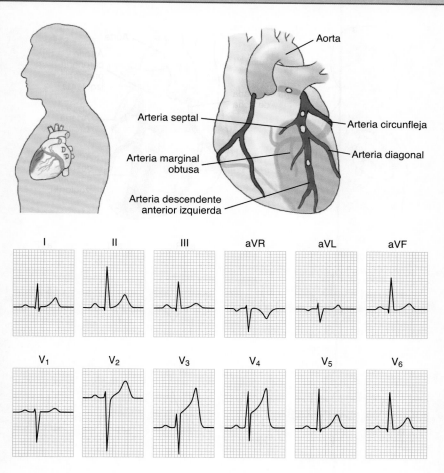

Aorta

Arteria septal

Arteria circunfleja

Arteria marginal obtusa

Arteria diagonal

Arteria descendente anterior izquierda

Infarto de miocardio			
Sitio anatómico	Derivaciones	Cambios en el ECG	Arteria coronaria
Anteroseptal	V_1-V_4	Q, ↑ST, ↑T	Descendente anterior izquierda

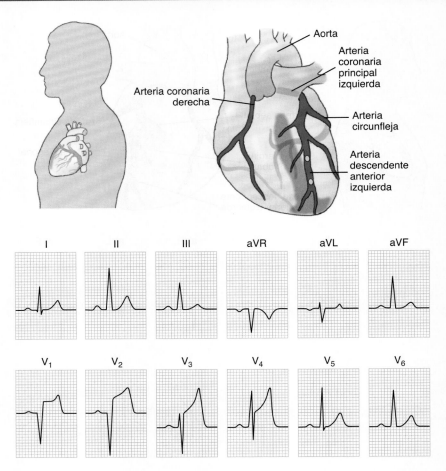

Infarto de miocardio subendocárdico

Descenso persistente del segmento ST o inversión de la onda T en ausencia de onda Q. Suele requerir datos de laboratorio adicionales (p. ej., isoenzimas) para confirmar el diagnóstico. La ubicación anatómica de la lesión coronaria es similar a la del IMT desde el punto de vista electrocardiográfico.

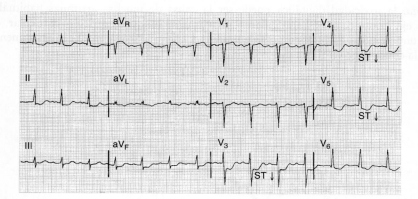

Isquemia miocárdica

Frecuencia: variable.

Ritmo: generalmente regular, pero puede mostrar arritmias auriculares o ventriculares.

Intervalo PR: normal.

Intervalo QT: descenso del segmento ST; descenso del punto J; inversión de la onda T; alteraciones de la conducción. **A)** Los intervalos TP y PR son el valor de referencia para la desviación del segmento ST. **B)** Elevación del segmento ST. **C)** Descenso del segmento ST.

Nota: la isquemia intraoperatoria suele observarse en presencia de signos vitales «normales» (p. ej., ±20% de los valores previos a la inducción).

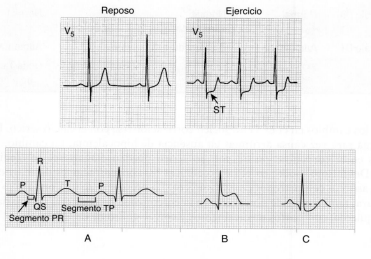

Efecto de digitálicos
Frecuencia: < 100 latidos/min.
Ritmo: regular.
Intervalo PR: normal o prolongado.
Intervalo QT: inclinación del segmento ST (efecto digitálico).

Nota: la toxicidad digitálica puede ser la causa de muchas arritmias habituales (p. ej., contracciones ventriculares prematuras, bloqueo auriculoventricular de segundo grado). El verapamilo, la quinidina y la amiodarona producen un aumento de la concentración sérica de los digitálicos.

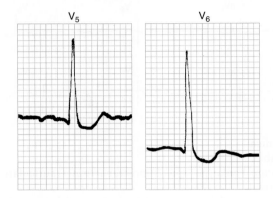

Alteraciones electrolíticas				
	$\downarrow Ca^{2+}$	$\uparrow Ca^{2+}$	$\downarrow K^+$	$\uparrow H^+$
Frecuencia	< 100 latidos/min	< 100 latidos/min	< 100 latidos/min	< 100 latidos/min
Ritmo	Regular	Regular	Regular	Regular
Intervalo PR	Normal	Normal/ aumentado	Normal	Normal
Intervalo QT	Aumentado	Disminuido	Normal	Aumentado
Otras			Onda T plana Onda U	Onda T en forma de pico

Nota: los cambios en el ECG no suelen correlacionarse con el calcio sérico. La hipocalcemia rara vez causa arritmias en ausencia de hipocalemia. En cambio, las anomalías en la concentración de potasio sérico pueden diagnosticarse mediante un ECG. Del mismo modo, en el rango clínico, las concentraciones de magnesio rara vez se asocian con patrones de ECG únicos. La presencia de una onda U (> 1.5 mm de altura) también puede observarse en la enfermedad de la arteria coronaria principal izquierda, con ciertos medicamentos y con el síndrome de QT largo.

Calcio

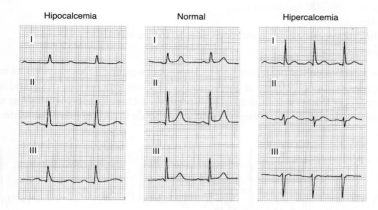

Hipocalcemia   Normal   Hipercalcemia

Potasio
Hipocalemia (K^+ = 1.9 mEq/L)

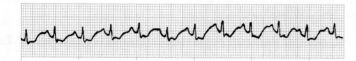

Hipercalemia (K^+ = 7.9 mEq/L)

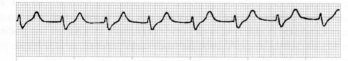

Hipotermia
Frecuencia: < 60 latidos/min.
Ritmo: sinusal.
Intervalo PR: prolongado.
Intervalo QT: prolongado.

Nota: se observa a temperaturas inferiores a 33 °C con elevación del segmento ST (punto J u onda de Osborn). El temblor debido a los escalofríos o a la enfermedad de Parkinson puede interferir con la interpretación del ECG y confundirse con el aleteo auricular. Puede representar una variante normal de la repolarización ventricular temprana. La *flecha* indica el punto J o las ondas de Osborn.

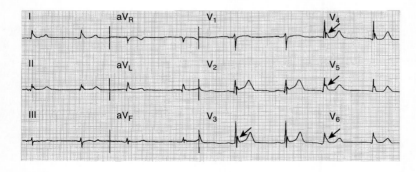

Taquicardia auricular multifocal

Frecuencia: 100-200 latidos/min.
Ritmo: irregular.
Intervalo PR: las ondas P consecutivas son de forma variable.
Intervalo QT: normal.

Nota: se observa en los pacientes con enfermedades pulmonares graves. Las maniobras vagales no tienen efecto. A frecuencias cardíacas menores de 100 latidos/min, puede aparecer como un marcapasos auricular errante. Puede confundirse con la fibrilación auricular. El tratamiento es del proceso de la enfermedad causante.

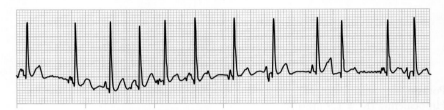

Taquicardia auricular paroxística (TAP)

Frecuencia: 150-250 latidos/min.
Ritmo: regular.
Intervalo PR: difícil de distinguir por la taquicardia que oculta la onda P. La onda P puede preceder, estar incluida o seguir al complejo QRS.
Intervalo QT: normal, pero el segmento ST y la onda T pueden ser difíciles de distinguir.

Nota: el tratamiento depende del grado de compromiso hemodinámico. El masaje del seno carotídeo u otras maniobras vagales pueden terminar el ritmo o disminuir la frecuencia cardíaca. A diferencia del tratamiento de la TAP en los pacientes despiertos, en los pacientes anestesiados hemodinámicamente inestables se prefiere la cardioversión sincronizada en lugar del tratamiento farmacológico.

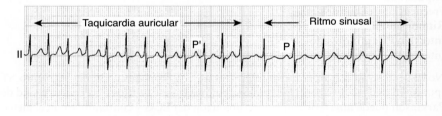

Pericarditis
Frecuencia: variable.
Ritmo: variable.
Intervalo PR: normal.
Intervalo QT: cambios difusos en las ondas ST y T sin onda Q y observados en más derivaciones que en un infarto de miocardio.

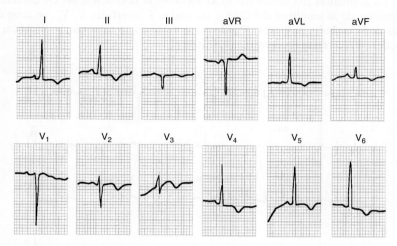

Taponamiento cardíaco
Frecuencia: variable.
Ritmo: variable.
Intervalo PR: onda P de bajo voltaje.
Intervalo QT: se ve como alternancias eléctricas con complejos de bajo voltaje y amplitud variable de las ondas P, QRS y T con cada latido.

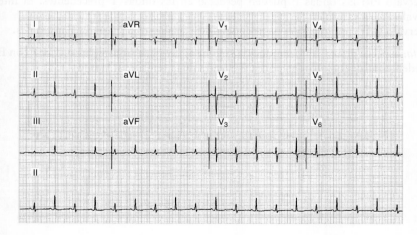

Neumotórax
Frecuencia: variable.
Ritmo: variable.
Intervalo PR: normal.
Intervalo QT: normal.

Nota: las anomalías frecuentes del ECG incluyen la desviación del eje derecho, la disminución de la amplitud del QRS y las ondas T invertidas V_1-V_6. Se debe diferenciar de la embolia pulmonar. Puede presentarse como alternancia eléctrica; por tanto, debe descartarse un derrame pericárdico.

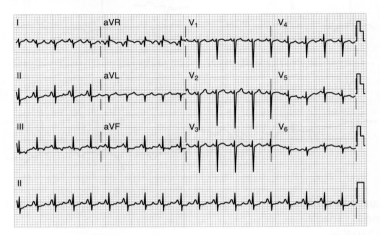

Extrasístole auricular (EA)
Frecuencia: < 100 latidos/min.
Ritmo: irregular.
Intervalo PR: las ondas P pueden perderse en las ondas T precedentes. El intervalo PR es variable.
Intervalo QT: configuración normal del QRS; segmento ST y onda T normales.

Nota: aspecto de la EA no conducida similar al del paro sinusal; las ondas T con EA pueden estar distorsionadas por la inclusión de la onda P en la onda T.

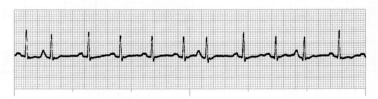

Extrasístole ventricular (EV)
Frecuencia: generalmente < 100 latidos/min.
Ritmo: irregular.
Intervalo PR: ausencia de la onda P y del intervalo PR; se puede observar la conducción retrógrada de la onda P.
Intervalo QT: QRS amplio (> 0.12 s); no se puede evaluar el segmento ST (p. ej., isquemia); onda T en dirección opuesta al QRS con pausa compensatoria. Los latidos cuarto y octavo son EV.

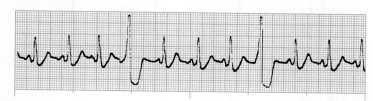

Embolia pulmonar
Frecuencia: > 100 latidos/min.
Ritmo: sinusal.
Intervalo PR: forma de onda P pulmonar.
Intervalo QT: ondas Q en las derivaciones III y aVF.

Nota: signos clásicos de ECG S1Q3T3 con inversión de la onda T también observada en V_1-V_4 y deformación del RV (descenso del ST V_1-V_4). Puede presentarse con fibrilación o aleteo auricular.

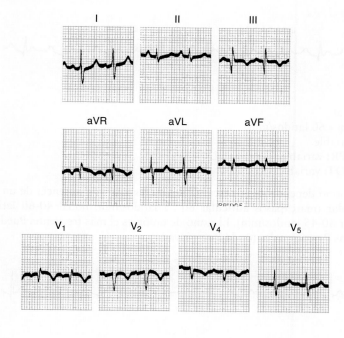

Bradicardia sinusal
Frecuencia: < 60 latidos/min.
Ritmo: sinusal.
Intervalo PR: normal.
Intervalo QT: normal.

Nota: se observa en los atletas entrenados como una variante normal.

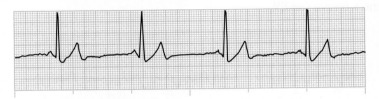

Arritmia sinusal
Frecuencia: 60-100 latidos/min.
Ritmo: sinusal.
Intervalo PR: normal.
Intervalo QT: variable del intervalo R-R.

Nota: la frecuencia cardíaca aumenta con la inhalación y disminuye con la exhalación +10% a 20% (respiratoria). Arritmia sinusal no respiratoria observada en los adultos mayores con enfermedades cardíacas. También se observa con el aumento de la presión intracraneal.

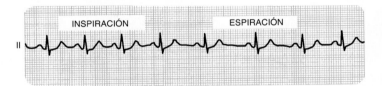

Paro sinusal
Frecuencia: < 60 latidos/min.
Ritmo: variable.
Intervalo PR: variable.
Intervalo QT: variable.

Nota: el ritmo depende de la descarga del marcapasos en ausencia de un estímulo sinoauricular (marcapasos auricular 60-75 latidos/min; nodal 40-60 latidos/min; ventricular 30-45 latidos/min). El ritmo de unión es el más frecuente. Pueden observarse ondas P ocasionales (onda P retrógrada).

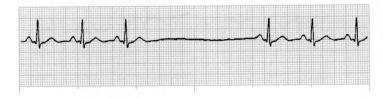

Taquicardia sinusal
Frecuencia: 100-160 latidos/min.
Ritmo: regular.
Intervalo PR: normal; la onda P puede ser difícil de ver.
Intervalo QT: normal.

Nota: debe diferenciarse de la TAP. Con la TAP, el masaje carotídeo pone fin a la arritmia. La taquicardia sinusal puede responder a las maniobras vagales, pero reaparece en cuanto se retira el estímulo vagal.

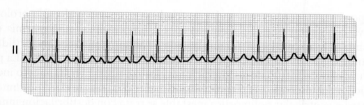

Hemorragia subaracnoidea
Frecuencia: <60 latidos/min.
Ritmo: sinusal.
Intervalo PR: normal.
Intervalo QT: la inversión de la onda T es profunda y amplia. Se observan ondas U prominentes. Se observan arritmias sinusales. Pueden observarse ondas Q que pueden simular un síndrome coronario agudo.

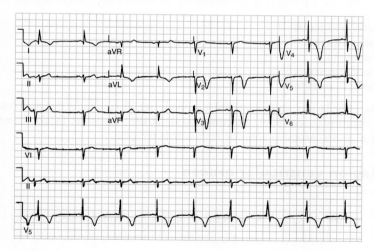

Taquicardia ventricular polimorfa (*torsades de pointes*)
Frecuencia: 150-250 latidos/min.
Ritmo: no se observa ningún componente auricular; el ritmo ventricular es regular o irregular.
Intervalo PR: onda P escondida en el complejo QRS.
Intervalo QT: complejos QRS generalmente amplios y con variación fásica que se enreda alrededor de un eje central (unos pocos complejos apuntan hacia arriba, luego otros apuntan hacia abajo). Los segmentos ST y las ondas T son difíciles de discernir.

Nota: tipo de taquicardia ventricular asociada con un intervalo QT prolongado. Se observa con alteraciones electrolíticas (p. ej., hipocalemia, hipocalcemia e hipomagnesemia) y bradicardia. La administración de antiarrítmicos estándar (lidocaína, procainamida, etc.) puede empeorar la taquicardia ventricular polimorfa. La prevención incluye el tratamiento de las alteraciones electrolíticas. El tratamiento incluye el acortamiento del intervalo QT, farmacológicamente o mediante electroestimulación; la taquicardia ventricular polimórfica inestable se trata con desfibrilación inmediata.

Taquicardia ventricular polimorfa en entorchado: sostenida

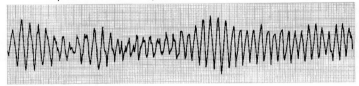

Fibrilación ventricular
Frecuencia: ausente.
Ritmo: ninguno.
Intervalo PR: ausente.
Intervalo QT: ausente.

Nota: la «fibrilación seudoventricular» puede ser el resultado del mal funcionamiento del dispositivo (p. ej., desconexión de la derivación del ECG). Compruebe siempre el pulso carotídeo antes de instaurar la terapia.

Fibrilación ventricular gruesa

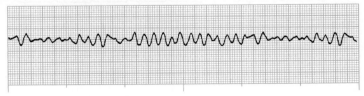

Fibrilación ventricular fina

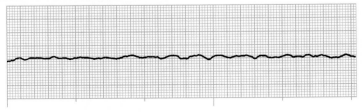

Taquicardia ventricular

Frecuencia: 100-250 latidos/min.

Ritmo: no se observa ningún componente auricular; el ritmo ventricular es irregular o regular.

Intervalo PR: ausencia; puede verse una onda P retrógrada en el complejo QRS.

Intervalo QT: complejo QRS amplio y extraño. El segmento ST y la onda T son difíciles de determinar.

Nota: en presencia de compromiso hemodinámico, la taquicardia ventricular con pulso se trata con cardioversión sincronizada inmediata, mientras que la taquicardia ventricular sin pulso se trata con desfibrilación inmediata. Si el paciente está estable, con ráfagas cortas de taquicardia ventricular, se prefiere el tratamiento farmacológico. Debe diferenciarse de la taquicardia supraventricular aberrante (TSV-A). La pausa compensatoria y la disociación auriculoventricular sugieren una EV. Las ondas P y SR' (V_1) y la lentificación al estímulo vagal también sugieren TSV-A.

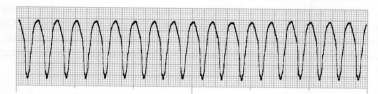

Síndrome de Wolff-Parkinson-White (WPW)

Frecuencia: < 100 latidos/min.

Ritmo: regular.

Intervalo PR: onda P normal; intervalo PR corto (< 0.12 s).

Intervalo QT: duración (> 0.10 s) con complejo QRS desviado (onda delta). El tipo A tiene una onda delta, BRDHH, con complejo QRS vertical V_1. El tipo B tiene onda delta y QRS-V_1 descendente. El segmento ST y la onda T suelen ser normales.

Nota: la digoxina debe evitarse en presencia del síndrome de WPW porque aumenta la conducción a través del fascículo de derivación accesorio (haz de Kent) y disminuye la conducción del nodo auriculoventricular; en consecuencia, puede producirse fibrilación ventricular.

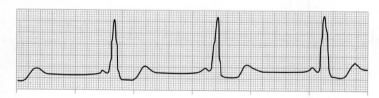

Electroestimulación auricular
Trazados de marcapasos

La electroestimulación auricular, como se muestra en esta figura, se utiliza cuando el impulso auricular puede pasar por el nodo auriculoventricular. Ejemplos de ello son la bradicardia sinusal y los ritmos de la unión asociados con disminuciones clínicamente significativas de la presión arterial. Las *flechas* son picos de marcapasos.

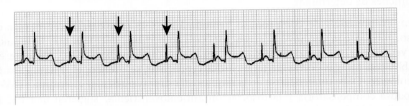

Electroestimulación ventricular

En este trazado, la electroestimulación ventricular es evidente por la ausencia de la onda auricular (onda P) y el pico de marcapasos que precede al complejo QRS. La electroestimulación ventricular se emplea en presencia de bradicardia secundaria a bloqueo auriculoventricular o fibrilación auricular. Las *flechas* son picos de marcapasos.

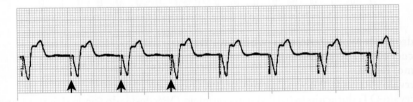

Electroestimulación DDD

La electroestimulación DDD, uno de los modos de estimulación más utilizados, estimula y detecta tanto la aurícula derecha como el ventrículo derecho (estimulación secuencial A-V). Cada complejo auricular y ventricular derecho está precedido por un pico de marcapasos.

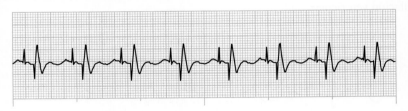

Agradecimientos

Los editores de la 2.ª edición agradecen las anteriores contribuciones de Gina C. Badescu, Benjamin M. Sherman, James R. Zaidan y Paul G. Barash.

Las ilustraciones del atlas proceden de Aehlert B. *ECGs Made Easy*. 4.ª ed. Mosby/Elsevier; 2011; Goldberger AL. *Clinical Electrocardiography: A Simplified Approach*. 7.ª ed. Mosby/Elsevier; 2006; Groh WJ, Zipes DP. *Neurological Disorders and Cardiovascular Disease*. En: Bonow RO, Mann DL, Zipes DP, et al, eds. *Braunwald's Heart Disease: A Textbook of Cardiovascular Medicine*. 9.ª ed. Saunders/Elsevier; 2012; Huszar RJ. *Basic Dysrhythmias: Interpretation and Management*. 2.ª ed. Mosby Lifeline; 1994; y Soltani P, Malozzi CM, Saleh BA, et al. Electrocardiogram Manifestation of Spontaneous Pneumothorax. *Am J Emerg Med*. 2009;27:750.e1-750.e5.

C Protocolos de marcapasos y desfibriladores cardíacos implantables

Dispositivos cardíacos electrónicos implantables: marcapasos

Los *marcapasos* son dispositivos que suministran energía eléctrica y controlan el sistema de conducción del paciente cuando es necesario (**tabla C-1**).

Indicaciones frecuentes para la implantación de un marcapasos permanente (para obtener una lista completa de indicaciones, consulte las directrices del ACC/AHA/ HRS 2008 para el tratamiento con dispositivos de las anomalías del ritmo cardíaco):

1. DNS:
   - Bradicardia sintomática documentada.
   - Insuficiencia cronotrópica sintomática documentada.
   - Bradicardia sintomática documentada inducida por un tratamiento médico indispensable.
   - Síncope de origen inexplicable con bradicardia sinusal inducible o pausas en los estudios electrofisiológicos.
   - Pacientes sintomáticos con bradicardia sinusal supuesta y sin otras posibles causas.
2. Disfunción del nodo auriculoventricular (AV):
   - Bloqueo auriculoventricular (BAV) de tercer grado.
   - BAV de segundo grado tipo II.
   - BAV de segundo grado tipo I sintomático.
   - BAV de primer grado sintomático.
   - BAV de primer grado asintomático con una enfermedad coexistente que puede deteriorar el sistema de conducción (sarcoidosis, amiloidosis, enfermedades neuromusculares).
   - BAV inducido por fármacos o medicamentos que se cree que reaparece a pesar de la interrupción del fármaco o el medicamento.
3. Bloqueo bifascicular y:
   - Bloqueo alterno de rama.
   - Evidencia electrofisiológica de un intervalo HV marcadamente prolongado igual o mayor de 100 ms. El potencial del haz de His (H) y el inicio de la actividad ventricular, conocido como *intervalo HV*, es normalmente de 35-45 ms.
   - Enfermedad neuromuscular concomitante (distrofia muscular miotónica, distrofia de Erb).
4. Infarto de miocardio con elevación del segmento ST (IMEST) con BAV de segundo o tercer grado.
5. Síndrome del seno carotídeo hipersensible y síncope neurocardiógeno.
6. Pacientes con trasplante cardíaco que desarrollan bradicardia inadecuada persistente.
7. Prevención y terminación de ciertas arritmias, como las siguientes:
   - Taquicardia ventricular sostenida dependiente de la pausa.
   - Pacientes de alto riesgo con síndrome del QT largo congénito.
   - Fibrilación auricular sintomática refractaria recurrente y disfunción del nodo sinusal.
   - Taquicardia supraventricular recurrente sintomática que se interrumpe de forma fiable con la estimulación y la ablación con catéter cuando el tratamiento farmacológico ha fracasado.
8. Indicaciones hemodinámicas:
   - Terapia de resincronización cardíaca en pacientes con insuficiencia cardíaca clase III de la New York Heart Association o clase IV ambulatoria con un tratamiento médico óptimo y una FE igual o menor del 35% y una duración del QRS igual o mayor de 120 ms.
   - Miocardiopatía hipertrófica con disfunción del nodo sinusal o del nodo auriculoventricular.
9. Cardiopatías congénitas con bradiarritmias asociadas o BAV.

Tabla C-1 Tabla de abreviaturas

Abrev.	Significado
3D	Tridimensional
AC	Arteriopatía coronaria
AD	Aurícula derecha
AP	Almohadillas o paletas de cardioversión externa
ARC	Almohadilla de retorno de corriente
ASA	American Society of Anesthesiologists
ATUA	Ablación transuretral con aguja
AV	Auriculoventricular
BAV	Bloqueo auriculoventricular
BPEG	British Pacing and Electrophysiology Group
CEC	Circulación extracorpórea
DCEI	Dispositivos cardíacos electrónicos implantables
DCI	Desfibriladores cardíacos implantables
DNS	Disfunción del nodo sinusal
EAT	Estimulación antitaquicárdica
ECG	Electrocardiograma
F y R	Frecuencia y ritmo
FC	Frecuencia cardíaca
FE	Fracción de eyección
FV	Fibrilación ventricular
GP	Generador de pulsos
HC	Herramienta de cauterización
HRS	Heart Rhythm Society
HV	Intervalo HV
IEM	Interferencias electromagnéticas
IMEST	Infarto de miocardio con elevación del segmento ST
IVI	Infundíbulo ventricular izquierdo
MCD	Miocardiopatía dilatada
MCH	Miocardiopatía hipertrófica
MSOC	Muerte súbita de origen cardíaco
NASPE	North American Society of Pacing and Electrophysiology
NBG	N (NASPE), B (BPEG), G (GENÉRICO)
ppm	Pulsaciones por minuto
RF	Radiofrecuencia
RM	Resonancia magnética
RT	Radioterapia
RTUP	Resección transuretral de próstata
TEC	Terapia electroconvulsiva
TRC	Terapia de resincronización cardíaca
TRC-D	Terapia de resincronización cardíaca-desfibrilación
TV	Taquicardia ventricular
VI	Ventrículo izquierdo
VD	Ventrículo derecho

Dispositivos cardíacos electrónicos implantables: desfibriladores cardíacos implantables

Los *DCI* son dispositivos de gestión del ritmo que constan de un generador y un sistema de electrodos. Un electrodo suele colocarse en la AD y el segundo en el ápice del VD. Un tipo específico de DCI es el marcapasos biventricular utilizado para la TRC. Este dispositivo tendrá un tercer electrodo colocado en el seno coronario para estimular la pared lateral del VI en sincronía con el VD, en el paciente con una FE igual o menor del 35% y una duración del QRS igual o mayor de 120 ms.

Indicaciones frecuentes para la implantación de un DCI (para obtener una lista completa de indicaciones, consulte las directrices del ACC/AHA/HRS 2008 para el tratamiento con dispositivos de las anomalías del ritmo cardíaco):

1. Prevención de la MSOC en los supervivientes de un paro cardíaco previo por FV o TV inestable sin causa reversible.
2. Cardiopatía estructural con TV sostenida espontánea o síncope no especificado.
3. TV sostenida con función del VI normal o casi normal.
4. Síncope de origen indeterminado con TV o FV sostenida (clínicamente relevante y además hemodinámicamente significativa, inducida por un estudio electrofisiológico).
5. Síncope inexplicable con disfunción significativa del VI y MCD no isquémica.
6. Infarto de miocardio previo (no en los últimos 40 días) y una FE ≤ 35%.
7. MCD no isquémica y una FE ≤ 35%.
8. TV no sostenida debida a un infarto de miocardio previo con una FE ≤ −40% y FV inducible o TV sostenida en el estudio electrofisiológico.
9. MCH con uno o más factores de riesgo de MSOC.
10. Displasia arritmógena del VD/miocardiopatía con uno o más factores de riesgo de MSOC (**tabla C-2**).

Tabla C-2 Código genérico de marcapasos: NASPE/BPEG revisado (2002)

Posición I, cámara(s) de estimulación	Posición II, cámara(s) de sensibilización	Posición III, respuesta(s) a la sensibilización	Posición IV, programabilidad	Posición V, ritmo de trabajo multisitio
0 = ninguno	0 = ninguno	0 = ninguno	0 = ninguno	0 = ninguno
A = aurícula	A = aurícula	I = inhibido	R = modulación de la frecuencia	A = aurícula
V = ventrículo	V = ventrículo	T = activado		V = ventrículo
D = dual (A + V)	D = dual (A + V)	D = dual (T + I)		D = dual (A + V)

BPEG: British Pacing and Electrophysiology Group; NASPE: North American Society of Pacing and Electrophysiology, ahora denominada Heart Rhythm Society.
Reproducida con autorización de: Practice advisory for perioperative management of patients with cardiac rhythm management devices: Pacemakers and implantable cardioverter-defibrillators. A report by the American Society of Anesthesiologists Task Force on Perioperative Management of Patients with Cardiac Rhythm Management Devices. *Anesthesiology.* 2011;114:247-261. Tabla 1.

11. Síndrome del QT largo con síncope o TV debido al tratamiento con bloqueadores β u otros factores de riesgo de MSOC.
12. Síndrome de Brugada con síncope o TV.
13. TV polimórfica catecolaminérgica con síncope durante el tratamiento con bloqueadores β.
14. Enfermedades asociadas con la afectación cardíaca (enfermedad de Chagas, miocarditis de células gigantes, sarcoidosis).
15. Miocardiopatía familiar asociada con MSOC.
16. Sin compactación del VI.

Posibles problemas intraoperatorios con los dispositivos cardíacos electrónicos implantables

La IEM con un DCEI es más probable cuando se utiliza el electrocauterio por encima del ombligo en un paciente con el DCEI implantado en la región subclavicular. La opinión actual de los expertos indica además que la región de 15 cm alrededor del generador y los electrodos cardíacos es la que presenta el mayor riesgo de IEM. Para los generadores colocados en otro lugar (p. ej., en el sitio abdominal), esta regla de 15 cm sigue siendo aplicable.

Las IEM provocan lo siguiente:

1. Inhibición del marcapasos por IEM.
2. Administración inadecuada de la terapia antitaquicárdica por parte del desfibrilador cardíaco implantable.
3. Cambios en los parámetros de las derivaciones:
   a. Cambio del modo auricular.
   b. Sensibilización ventricular inadecuada.
   c. Restablecimiento eléctrico.
   d. Aumento de los umbrales ventriculares.
4. Marcapasos «desbocado».
5. Conversión de modo VOO a modo de respaldo (reprogramación).
6. Pérdida de captación transitoria o permanente (**tabla C-3**).

Tabla C-3 Código genérico de desfibriladores (NBG): NASPE/BPEG

Posición I, cámara(s) de choque	Posición II, cámara(s) de estimulación antitaquicárdica	Posición III, detección de taquicardia	Posición IV,[a] cámara(s) de estimulación antibradicárdica
0 = ninguno	0 = ninguno	E = electrocardiograma	0 = ninguno
A = aurícula	A = aurícula	H = hemodinámica	A = aurícula
V = ventrículo	V = ventrículo		V = ventrículo
D = dual (A + V)	D = dual (A + V)		D = dual (A + V)

NBG: N, North American Society of Pacing and Electrophysiology (NASPE), ahora llamada Heart Rhythm Society (HRS); B, British Pacing and Electrophysiology Group (BPEG); y G, genérico.
[a] Para una identificación sólida, la posición IV se expande en su código NBG completo. Por ejemplo, un desfibrilador de estimulación biventricular con choque ventricular y funcionalidad de estimulación antitaquicárdica se identificaría como VVE-DDDRV, asumiendo que la sección de estimulación se programó DDDRV. Actualmente, no se han aprobado sensores hemodinámicos para la detección de taquicardias (posición III).
Reproducida con autorización de: Practice advisory for perioperative management of patients with cardiac rhythm management devices: Pacemakers and implantable cardioverter-defibrillators. A report by the American Society of Anesthesiologists Task Force on Perioperative Management of Patients with Cardiac Rhythm Management Devices. *Anesthesiology*. 2011;114:247-261. Tabla 2.

7. Modo de inversión del ruido.
8. Fallo del marcapasos tras contacto directo con el electrocauterio y cardioversión.
9. Quemaduras miocárdicas con aumento de los umbrales de estimulación si el electrocauterio atraviesa los electrodos en el miocardio.
10. Estimulación adaptada a la frecuencia (interacción del sensor de ventilación por minuto con el ECG/la pletismografía).
11. Sobresensibilización e inhibición con el uso de la litotricia.
12. La ablación por radiofrecuencia tiene un alto riesgo de interferencia debido a los largos episodios de exposición a la corriente.
13. Las radiaciones ionizantes terapéuticas son especialmente perjudiciales para los DCEI porque dañan sus componentes internos.

Principios generales del tratamiento perioperatorio de los pacientes con dispositivos cardíacos electrónicos implantables

- El tratamiento perioperatorio del paciente con un DCEI pasa por una recomendación individualizada realizada por el equipo del DCEI (cardiólogo electrofisiólogo) en colaboración con los miembros del equipo quirúrgico/anestésico (equipo perioperatorio). El representante de la industria no debe hacer recomendaciones sin la supervisión de un médico calificado para usar estos dispositivos.
- El equipo perioperatorio debe proporcionar información al equipo del DCEI sobre el próximo procedimiento (**tabla C-4**).
- A su vez, el equipo del DCEI debe proporcionar información sobre el dispositivo y una recomendación para el uso perioperatorio del mismo (**tabla C-5**).
- El paciente con un marcapasos debe haberse sometido a una consulta de datos del dispositivo en los 12 meses anteriores al procedimiento quirúrgico, mientras que el paciente con un DCI debe haberse sometido a una consulta de datos del dispositivo en los 6 meses anteriores al procedimiento programado.

Tabla C-4 Elementos esenciales de la información dada al médico del DCEI

- Tipo de procedimiento
- Ubicación anatómica del procedimiento quirúrgico
- Posición del paciente durante el procedimiento
- ¿Se utilizará la electrocirugía monopolar? (si es así, ubicación anatómica de la interferencia electromagnética)
- ¿Es probable que haya otras fuentes de interferencia electromagnética?
- ¿Se utilizará la cardioversión o la desfibrilación?
- Lugar de trabajo quirúrgico (sala de operaciones, sala de procedimientos, etc.)
- Disposiciones previstas para después del procedimiento (alta anticipada a domicilio < 23 h, ingreso en cama de cuidados críticos, cama de telemetría)
- Circunstancias inusuales: intervención quirúrgica cardiotorácica o de la pared torácica que pueda perjudicar, dañar o invadir los cables del DCEI, previsión de grandes pérdidas de sangre, operación cerca del DCEI

Reproducida con autorización de Crossley GH, Poole JE, Rozner MA, et al. The Heart Rhythm Society (HRS)/American Society of Anesthesiologists (ASA) Expert Consensus Statement on the Perioperative Management of Patients with Implantable Defibrillators, Pacemakers, and Arrhythmia Monitors: Facilities and Patient Management. This document was developed as a joint project with the American Society of Anesthesiologists (ASA), and in collaboration with the American Heart Association (AHA), and the Society of Thoracic Surgeons (STS). *Heart Rhythm.* 2011;8(7):1114-1154.

Tabla C-5 Elementos esenciales de la evaluación preoperatoria del DCEI que deben proporcionarse al equipo quirúrgico

- Fecha de la última consulta de datos del dispositivo
- Tipo de dispositivo: marcapasos DCI, TRC-D, TRC-P, monitor cardíaco implantable, monitor hemodinámico implantable
- Fabricante y modelo
- Indicación del dispositivo
  - Marcapasos: síndrome de disfunción sinusal, bloqueo auriculoventricular, síncope
  - Desfibrilador cardíaco implantable: prevención primaria o secundaria
  - Terapia de resincronización cardíaca
- Longevidad de la batería documentada durante >3 meses
- ¿Algunos de los electrodos tienen <3 meses?
- Programación
  - Modo de estimulación y frecuencia inferior programada
  - Tratamiento con DCI
    - Ritmo cardíaco más bajo para la administración de descargas
    - Ritmo cardíaco más bajo para la administración de estimulación antitaquicárdica
  - Tipo de sensor que responde a la frecuencia, si está programado en encendido
- ¿El paciente depende de un marcapasos?, ¿cuál es el ritmo y la frecuencia cardíaca subyacentes si se pueden determinar?
- ¿Cuál es la respuesta de este dispositivo a la colocación del imán?
  - Frecuencia de la estimulación magnética para un marcapasos
  - Respuesta de la amplitud de la estimulación a la función del imán
  - ¿Se reanudarán automáticamente las detecciones del desfibrilador cardíaco implantable al retirar el imán?, ¿este dispositivo permite desactivar la función de aplicación del imán? (si es así, documentar la programación del dispositivo del paciente para esta función)
- Cualquier estado de alerta en el generador o en los cables del desfibrilador cardíaco electrónico implantable
- Último umbral de estimulación: documentar un margen de seguridad adecuado con la fecha de ese umbral

Reproducida con autorización de Crossley GH, Poole JE, Rozner MA, et al. The Heart Rhythm Society (HRS)/American Society of Anesthesiologists (ASA) Expert Consensus Statement on the Perioperative Management of Patients with Implantable Defibrillators, Pacemakers, and Arrhythmia Monitors: Facilities and Patient Management. This document was developed as a joint project with the American Society of Anesthesiologists (ASA), and in collaboration with the American Heart Association (AHA), and the Society of Thoracic Surgeons (STS). *Heart Rhythm*. 2011;8(7):1114-1154.

- Se recomienda la inactivación del DCI o la programación de un marcapasos en modo asíncrono cuando sea probable que se produzcan IEM.
- En los pacientes en quienes la detección antiarritmias del DCI está desactivada, debe haber un desfibrilador externo inmediatamente disponible y listo para administrar la terapia.
- En los casos en los que la IEM es probable, la función del DCEI puede ser alterada por un imán ferroso o por una reprogramación (*véase* más abajo la respuesta del DCI a los imanes).
- Respuesta a los imanes: la colocación de un imán sobre un generador de marcapasos hará que este pase al modo asíncrono en la mayoría de los modelos. La colocación de un imán sobre un DCI suspenderá la detección de la arritmia. No cambiará la función del marcapasos al modo asíncrono; por tanto, en los pacientes dependientes de marcapasos, el equipo debe ser consciente del riesgo de inhibición del marcapasos por la IEM. Si es probable que se produzca una IEM, la recomendación es reprogramar el DCEI antes de la operación desactivando la

función de detección de arritmias y programando el marcapasos en modo asíncrono. Debido a que una minoría de modelos no responden a la aplicación de imanes de la manera descrita anteriormente, siempre se recomienda contactar con el fabricante y confirmar la respuesta a un imán para el modelo específico con el que se está tratando (**tabla C-6; fig. C-1**).

Tabla C-6 **Ejemplo de un abordaje paso a paso para el tratamiento perioperatorio del paciente con un dispositivo cardíaco electrónico implantable (DCEI)**

Período perioperatorio	Condición del paciente/DCEI	Intervención
Evaluación preoperatoria	El paciente tiene un DCEI	Anamnesis enfocada Exploración física enfocada
	Determinar el tipo de DCEI (marcapasos [MP], desfibrilador cardíaco implantable [DCI], terapia de resincronización cardíaca)	Tarjeta de identificación del fabricante del DCEI Radiografía de tórax (sin datos disponibles). Recursos complementarios[a]
	Determinar si el paciente es dependiente del DCEI para la función de estimulación	Anamnesis Síntomas de bradiarritmia Ablación del nodo auriculoventricular No hay actividad ventricular espontánea[b]
	Determinar la función del DCEI	Evaluación exhaustiva del DCEI[c] Determinar si hay pulsos de estimulación y crear latidos de estimulación
Preparación preoperatoria	Interferencia electromagnética (IEM) improbable durante el procedimiento	Si la IEM es poco probable, no es necesario tomar precauciones especiales
	IEM probable; el DCEI es un MP	Reprogramar al modo asíncrono cuando se le indique Suspender las funciones de adaptación de frecuencia[d]
	IEM probable; el DCEI es un DCI	Suspender las funciones de antitaquiarritmia. Si el paciente depende de la función de estimulación, entonces altere la función de estimulación como se indica arriba
	IEM probable; todos los DCEI	Utilizar cauterio bipolar; bisturí ecográfico Estimulación temporal y cardioversión-desfibrilación disponibles
	Probables cambios fisiológicos intraoperatorios (p. ej., bradicardia, isquemia)	Plan para una posible interacción adversa entre el DCEI y el paciente
Atención intraoperatoria	Monitorización	Vigilancia electrocardiográfica según el estándar de la American Society of Anesthesiologists Supervisión del pulso periférico
	Interferencia del electrocauterio	Herramienta de cauterización (HC) o almohadilla de retorno de corriente; no hay corriente a través del generador de pulsos (GP) o los electrodos Evitar la proximidad de la HC al GP o los electrodos Ráfagas cortas con la menor energía posible Utilizar cauterio bipolar; bisturí armónico

Tabla C-6   Ejemplo de un abordaje paso a paso para el tratamiento perioperatorio del paciente con un dispositivo cardíaco electrónico implantable (DCEI) (*continuación*)

Período perioperatorio	Condición del paciente/ DCEI	Intervención
	Ablación con catéter de radiofrecuencia (RF)	Evitar el contacto del catéter de RF con el GP o los electrodos Trayectoria de la corriente de RF lejos del GP o los electrodos Discutir estas preocupaciones con el operador
	Litotricia	No enfocar el haz de litotricia cerca del GP ¿La onda R desencadena la litotricia? Desactivar la estimulación auricular
	Resonancia magnética	Por lo general, está contraindicada Si es necesaria, consultar al médico que la solicita, al cardiólogo, al radiólogo y al fabricante
	Radioterapia (RT)	El GP o los electrodos deben estar fuera del campo de la RT Posible reubicación quirúrgica del GP Verificar la función del GP durante o después del curso de RT
	Terapia electroconvulsiva	Consultar con el médico que la solicita, el cardiólogo del paciente, un servicio de DCEI o el fabricante del DCEI
Desfibrilación-cardioversión de urgencia	DCI: inhabilitado por el imán	Terminar con todas las fuentes de IEM Retirar el imán para volver a activar las terapias Observar en busca de terapias apropiadas
	DCI: programación desactivada	Programación para reactivar las terapias o proceder directamente a la cardioversión o la desfibrilación externa
	DCI: cualquiera de los anteriores	Reducir al mínimo el flujo de corriente a través de los GP o los electrodos Mantener las AP lo más lejos posible del GP Mantener las AP perpendiculares al eje mayor del GP o los electrodos En la medida de lo posible, mantener las AP en una ubicación anterior-posterior
	Independientemente del tipo de DCEI	Utilizar la energía de cardioversión o desfibrilación clínicamente adecuada
Atención postoperatoria	Postoperatorio inmediato	Vigilar continuamente la frecuencia y el ritmo cardíacos
	Consulta de datos postoperatoria y restablecimiento de la función del DCEI	Capacidad de estimulación y cardioversión o desfibrilación de reserva Consulta de datos para evaluar la función ¿Ajustes adecuados?[e] ¿El DCEI es un DCI?[f] Utilizar el servicio de cardiología/MP-DCI si es necesario

[a]Bases de datos del fabricante, registros de la clínica de marcapasos, consulta de cardiología.
[b]Con dispositivo de control del ritmo cardíaco programado VVI a la tasa programable más baja.
[c]Idealmente, la función del DCEI se evalúa mediante consulta de datos, y la función se altera mediante reprogramación si es necesario.
[d]La mayoría de las veces, esto será necesario; en caso de duda, asúmalo.
[e]Si es necesario, reprograme el ajuste correspondiente.
[f]Restablecer todas las terapias antitaquicárdicas.

Reproducida con autorización de: Practice advisory for perioperative management of patients with cardiac rhythm management devices: Pacemakers and implantable cardioverter-defibrillators. A report by the American Society of Anesthesiologists Task Force on Perioperative Management of Patients with Cardiac Rhythm Management Devices. *Anesthesiology*. 2011;114:247-261. Tabla 3.

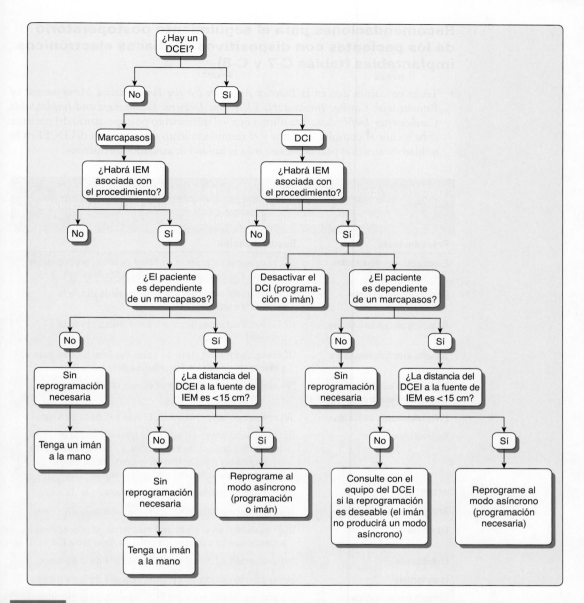

Figura C-1 Ejemplo de algoritmo para el tratamiento perioperatorio con desfibrilador cardíaco electrónico implantable **(DCEI)** (Stone ME, Salter B, Fischer A. Perioperative management of patients with cardiac implantable electronic devices. *Br J Anaesth*. 2011;107(suppl 1):i16-i26. Figura 3, reproducida con autorización).

Estrategias de mitigación de riesgos

- Tener un imán disponible.
- Emplear el cauterio bipolar siempre que sea posible.
- Utilizar ráfagas cortas de cauterización monopolar (5 s o menos).
- Colocar la almohadilla de corriente de retorno de manera que se evite el cruce de la corriente con el generador.
- Disponer de un equipo de rescate, incluido un marcapasos/desfibrilador externo, inmediatamente disponible para todos los pacientes con un DCEI.
- Tener en cuenta otras fuentes potenciales de IEM, además del electrocauterio.
- Considerar el desprendimiento de electrodos en las ablaciones por fibrilación auricular, las inserciones de catéteres i.v. centrales u otros procedimientos con catéteres.

Recomendaciones para el seguimiento postoperatorio de los pacientes con dispositivos cardíacos electrónicos implantables (tablas C-7 y C-8)

- Tenga en cuenta que en la *Practice Advisory for the Perioperative Management of Patients with Cardiac Implantable Electronic Devices: Pacemakers and Implantable Cardioverter-Defibrillators* se afirma que «el tratamiento postoperatorio del paciente debe incluir la consulta de datos y el restablecimiento de la función del DCEI en la unidad de atención postanestésica o en la unidad de cuidados intensivos».

Tabla C-7 Procedimientos específicos y recomendaciones del comité de redacción sobre la evaluación postoperatoria de los dispositivos cardíacos electrónicos implantables

Procedimiento	Recomendación
Electrocirugía monopolar	DCEI evaluado[a] en el plazo de 1 mes desde el procedimiento, a menos que se cumplan los criterios de la tabla C-8
Cardioversión externa	DCEI evaluado[a] antes del alta o del traslado desde la telemetría cardíaca
Ablación por radiofrecuencia	DCEI evaluado[a] antes del alta o del traslado desde la telemetría cardíaca
Terapia electroconvulsiva	DCEI evaluado[a] en el plazo de 1 mes desde el procedimiento, a menos que cumplan los criterios de la tabla C-8
Estudios de conducción nerviosa (electroneurografía)	Sin evaluación adicional del DCEI más allá de la de rutina
Procedimientos oculares	Sin evaluación adicional del DCEI más allá de la de rutina
Radioterapia	DCEI evaluado antes del alta o del traslado desde la telemetría cardíaca; la supervisión a distancia es óptima; algunos casos pueden indicar la consulta de datos después de cada tratamiento (*véase* texto)
ATU/RTUP	Sin evaluación adicional del DCEI más allá de la de rutina
Ablación histeroscópica	Sin evaluación adicional del DCEI más allá de la de rutina
Litotricia	DCEI evaluado[a] en el plazo de 1 mes desde el procedimiento, a menos que se cumplan los criterios de la tabla C-8
Endoscopia	Sin evaluación adicional del DCEI más allá de la de rutina
Iontoforesis	Sin evaluación adicional del DCEI más allá de la de rutina
Terapia fotodinámica	Sin evaluación adicional del DCEI más allá de la de rutina
Rayos X/tomografía computarizada/mastografía	Sin evaluación adicional del DCEI más allá de la de rutina

ATU: ablación transuretral con aguja; DCEI: dispositivo cardíaco electrónico implantable; RTUP: resección transuretral de próstata; TC: tomografía computarizada.

[a]Esta evaluación tiene por objeto revelar el restablecimiento eléctrico. Por tanto, solo se necesita una consulta de datos. Esto puede hacerse en persona o por telemetría a distancia.

Reproducida con autorización de: Crossley GH, Poole JE, Rozner MA, et al. The Heart Rhythm Society (HRS)/American Society of Anesthesiologists (ASA) Expert Consensus Statement on the Perioperative Management of Patients with Implantable Defibrillators, Pacemakers, and Arrhythmia Monitors: Facilities and Patient Management. This document was developed as a joint project with the American Society of Anesthesiologists (ASA), and in collaboration with the American Heart Association (AHA), and the Society of Thoracic Surgeons (STS). *Heart Rhythm.* 2011;8(7):1114-1154.

> ### Tabla C-8 Indicaciones para la consulta de datos de los desfibriladores cardíacos electrónicos implantables antes del alta del paciente o de su traslado desde un entorno de telemetría cardíaca
>
> - Pacientes con DCEI reprogramados antes del procedimiento que dejaron el dispositivo sin funcionar, como la desactivación de la detección de taquicardia en un DCI
> - Pacientes con DCEI que se sometieron a cirugías hemodinámicamente difíciles, como la cirugía cardíaca o la cirugía vascular significativa (p. ej., reparación de un aneurisma aórtico abdominal)[a]
> - Pacientes con DCEI que experimentaron eventos intraoperatorios significativos, incluyendo paros cardíacos que requirieron estimulación temporal o reanimación cardiopulmonar y aquellos que requirieron cardioversión eléctrica externa
> - Cirugía de urgencia en la que el lugar de exposición de la IEM estaba por encima del ombligo
> - Cirugía cardiotorácica
> - Pacientes con DCEI que se sometieron a ciertos tipos de procedimientos (*véase* tabla C-7) que emiten IEM con mayor probabilidad de afectar al funcionamiento del dispositivo
> - Pacientes con DCEI que tengan limitaciones logísticas que impidan una evaluación fiable del dispositivo en el plazo de 1 mes desde su intervención

DCEI: desfibrilador cardíaco electrónico implantable; DCI: desfibrilador cardíaco implantable; IEM: interferencia electromagnética.

[a]El objetivo general de esta consulta de datos es asegurar que no se ha producido un reinicio. En estos casos se sugiere una evaluación completa que incluya evaluaciones de umbrales.

Reproducida con autorización de Crossley GH, Poole JE, Rozner MA, et al. The Heart Rhythm Society (HRS)/American Society of Anesthesiologists (ASA) Expert Consensus Statement on the Perioperative Management of Patients with Implantable Defibrillators, Pacemakers, and Arrhythmia Monitors: Facilities and Patient Management. This document was developed as a joint project with the American Society of Anesthesiologists (ASA), and in collaboration with the American Heart Association (AHA), and the Society of Thoracic Surgeons (STS). *Heart Rhythm*. 2011;8(7):1114-1154.

Optimización de la estimulación después de la circulación extracorpórea

Durante la separación de la CEC no es infrecuente que un paciente desarrolle una anomalía de la conducción, que va desde el BAV de primer grado más benigno o la bradicardia sinusal hasta los retrasos interventriculares más graves o el BAV de tercer grado.

Optimización de la estimulación:

1. **Colocación de los electrodos:** electrodo de la AD: se coloca en la pared auricular cefálica, entre los apéndices auriculares. Electrodo del VD: se coloca a nivel del infundíbulo ventricular derecho. En el caso del paciente con miocardiopatía obstructiva, el electrodo del VD está mejor colocado en el vértice del VD para una menor obstrucción dinámica del IVI. La estimulación biventricular puede iniciarse en los pacientes con lesiones de conducción intraventricular y disincronía de la contracción. El electrodo del VI debe colocarse en la pared posterolateral basal, y los dos electrodos ventriculares pueden conectarse a través de una pieza en «Y» a la salida ventricular de la caja de marcapasos temporal.

2. **Frecuencia:** programar para obtener la mejor mejora del gasto cardíaco y la mejoría de la saturación venosa mixta y la presión arterial.

3. **Retraso AV:** en los pacientes con disfunción del VI se puede maximizar la contribución de las aurículas a la precarga. Utilice el Doppler de onda de pulso a través de la entrada de la válvula mitral y modifique el retraso AV para obtener formas de ondas E y A claras, también para asegurarse de que la onda A termina antes del inicio del QRS. El cierre de la válvula mitral debe producirse al

Tabla C-9 Tratamiento para la falla del marcapasos

Frecuencia	Posible respuesta
Adecuada para mantener la presión arterial	1. Oxígeno, control de la vía respiratoria 2. Colocar el imán sobre el marcapasos 3. Atropina si hay bradicardia sinusal
Bradicardia e hipotensión graves	1. Oxígeno, control de la vía respiratoria 2. Colocar el imán sobre el marcapasos 3. Otros tipos de estimulación si el imán no activa el marcapasos (transcutánea, esofágica o transvenosa) 4. Atropina si hay bradicardia sinusal 5. Isoproterenol para aumentar la frecuencia ventricular
No hay ritmo de escape	1. Reanimación cardiopulmonar 2. Colocar el imán sobre el marcapasos 3. Otros tipos de estimulación si el imán no activa el marcapasos (transcutánea, esofágica o transvenosa) 4. Isoproterenol para aumentar la frecuencia ventricular

Adaptada de Zaidan JR, Youngberg JA, Lake CL, et al, eds. *Pacemakers, Cardiac, Vascular and Thoracic Anesthesia*. Churchill Livingstone; 2000.

final de la onda A, pero antes de cualquier insuficiencia mitral diastólica. Si no se dispone de ecocardiografía, ajustar el intervalo AV para conseguir el mayor gasto cardíaco (**tabla C-9**).

4. **Modo de estimulación:** aquí se explican tres modos. En el paciente con conducción AV normal, el modo AAI permite un aumento de la FC y una despolarización fisiológica de los ventrículos. Si la inhibición por electrocauterio es una preocupación, utilice la estimulación asíncrona en modo AOO. En el caso del paciente con retraso de la conducción AV, se debe utilizar DOO o DDI. El modo DDI también evita el seguimiento de las frecuencias auriculares rápidas en los casos de fibrilación auricular después de la derivación.

5. **Estimulación biventricular:** en los pacientes con FE igual o menor del 35% y QRS igual o mayor de 120 ms, la estimulación biventricular aguda mejora la torsión y la mecánica de contracción, especialmente en los pacientes con insuficiencia mitral debido a la disincronía del músculo papilar. Para caracterizar la disincronía ventricular, se utilizan el rastreo de marcas, la ecocardiografía 3D, la definición en modo M del retraso del movimiento septal hacia la pared, las ecografía Doppler tisular en color y el análisis de la velocidad segmentaria. Los marcapasos temporales disponibles actualmente solo permiten la estimulación biventricular a través de una conexión en «Y» de los dos cables epicárdicos ventriculares a la salida ventricular de la caja. La TRC aguda produce un aumento del rendimiento miocárdico con una ligera disminución del consumo de oxígeno del miocardio.

Agradecimientos

Los editores de la 2.ª edición agradecen las anteriores contribuciones de Gina C. Badescu, Benjamin M. Sherman, James R. Zaidan y Paul G. Barash.

Estándares, pautas y declaraciones de la American Society of Anesthesiologists

Standards for Basic Anesthetic Monitoring (Estándares para la supervisión básica de la anestesia)

Continuum of Depth of Sedation: Definition of General Anesthesia and Levels of Sedation/Analgesia (Continuidad de la profundidad de la sedación: definición de anestesia general y grados de sedación/analgesia)

Basic Standards for Preanesthesia Care (Estándares básicos para la atención preanestésica)

Standards for Postanesthesia Care (Estándares para la atención postanestésica)

Recomendaciones prácticas para la prevención y gestión de los incendios en los quirófanos

APSF Fire Safety Algorithm (Algoritmo de seguridad contra incendios)*

Position on Monitored Anesthesia Care (Declaración sobre los cuidados anestésicos monitorizados)

Distinguishing Monitored Anesthesia Care (MAC) from Moderate Sedation/Analgesia (Conscious Sedation) (Diferencia entre anestesia monitorizada y sedación/analgesia moderada [sedación consciente])

Ethical Guidelines for the Anesthesia Care of Patients with Do-Not-Resuscitate Orders or Other Directives that Limit Treatment (Guía ética para la anestesia en pacientes con órdenes de no reanimación y otras directrices que limitan el tratamiento)

Practice Guidelines for Preoperative Fasting and Use of Pharmacologic Agents to Reduce Risk of Pulmonary Aspiration: Application to Healthy Patients Undergoing Elective Procedures (Guía práctica del ayuno preoperatorio y el uso de fármacos para reducir el riesgo de aspiración pulmonar: aplicación a pacientes sanos sometidos a procedimientos electivos)

Standards for Basic Anesthetic Monitoring (Estándares para la monitorización básica de la anestesia)

Comité de origen: Standards and Practice Parameters

(Aprobado por la Cámara de Delegados de la ASA el 21 de octubre de 1986 y modificado por última vez el 20 de octubre de 2010, con fecha de entrada en vigor del 1 de julio de 2011)

Estos estándares se aplican a toda la atención anestésica aunque, en circunstancias de urgencia, tienen prioridad las medidas adecuadas de soporte vital. Pueden superarse en cualquier momento a juicio del anestesiólogo responsable. Su objetivo es fomentar la calidad de la atención al paciente, pero su cumplimiento no puede garantizar ningún resultado concreto para este último. Están sujetos a revisión de vez en cuando según la evolución de la tecnología y de la práctica. Se aplican a todas las anestesias generales, anestesias regionales y anestesias monitorizadas. Este conjunto de estándares aborda solo la cuestión de la monitorización anestésica básica, que es un componente de la atención anestésica. En ciertas circunstancias raras o inusuales: 1) algunos de estos métodos de seguimiento pueden ser clínicamente impracticables y 2) el uso apropiado de los métodos de vigilancia descritos podría no detectar desarrollos clínicos adversos. Breves interrupciones recurrentes de la vigilancia* pueden ser inevitables. Estos estándares no están pensados para ser aplicados a la atención de una paciente obstétrica en el trabajo de parto o durante el control del dolor.

Estándar I

Personal calificado de anestesia deberá estar presente en el quirófano durante la realización de todas las anestesias generales, anestesias regionales y anestesias monitorizadas.

Objetivo

Debido a los rápidos cambios en el estado del paciente durante la anestesia, el personal de anestesia calificado deberá estar continuamente presente para supervisar al paciente y la atención anestésica. En el caso de que exista un peligro directo conocido, por ejemplo, la radiación, para el personal que pueda requerir la observación intermitente a distancia del paciente, se debe tomar alguna medida para la vigilancia del paciente. En el caso de que una urgencia requiera la ausencia temporal del principal responsable de la anestesia, se ejercerá el mejor criterio del anestesiólogo al comparar la urgencia con el estado del paciente anestesiado y al seleccionar la persona que quede como responsable de la anestesia durante su ausencia temporal.

Estándar II

Durante todas las anestesias se evaluarán continuamente la oxigenación, la respiración, la circulación y la temperatura del paciente.

Oxigenación
Objetivo

Garantizar una concentración adecuada de oxígeno en el aire inspirado y en la sangre durante todas las anestesias.

Métodos

1. Aire inspirado: durante cada administración de anestesia general utilizando un aparato para anestesia, la concentración de oxígeno en el aparato respiratorio

---

*Obsérvese que *recurrente* se define como «repetido de forma regular y frecuente en una sucesión rápida y constante», mientras que *continuo* significa «prolongado sin ninguna interrupción en ningún momento»

del paciente se medirá mediante un analizador de oxígeno con una alarma de límite de baja concentración de oxígeno activada.[†]

2. Oxigenación de la sangre: durante todas las anestesias se empleará un método cuantitativo de evaluación de la oxigenación, como la oximetría de pulso.[†]

3. Cuando se use el oxímetro de pulso, el pulso intermitente de tono variable y la alarma de umbral bajo serán audibles para el anestesiólogo o el personal del equipo de anestesia.[†] Se necesitan una iluminación y una exposición adecuadas del paciente para evaluar el color.[†]

Ventilación
Objetivo
Asegurar una ventilación adecuada del paciente durante todas las anestesias.

Métodos
1. A todo paciente que reciba anestesia general se le evaluará continuamente si la respiración es adecuada. Son útiles los signos clínicos cualitativos, como el desplazamiento diafragmático, la observación de la bolsa de reinhalación del circuito y la auscultación de los ruidos respiratorios. Se realizará una supervisión continua de la presencia de dióxido de carbono espirado, a menos que la naturaleza del paciente, el procedimiento o el equipo la invaliden. Se recomienda encarecidamente la vigilancia cuantitativa del volumen de aire espirado.[†]

2. Cuando se inserta un tubo endotraqueal o una mascarilla laríngea, debe verificarse su correcta colocación mediante la evaluación clínica y la identificación del dióxido de carbono en el aire espirado. El análisis continuo del dióxido de carbono exhalado, en uso desde el momento de la colocación del tubo endotraqueal o la mascarilla laríngea hasta la extubación, retirada o el inicio del traslado a un lugar de cuidados postoperatorios, se realizará mediante un método cuantitativo, como la capnografía, la capnometría o la espectroscopia de masas.[†] Cuando se utilice la capnografía o la capnometría, la alarma de dióxido de carbono exhalado deberá ser audible para el anestesiólogo o el personal del equipo de anestesia.[†]

3. Cuando la respiración esté controlada por un ventilador mecánico, deberá haber en uso continuo un aparato capaz de detectar la desconexión de los componentes del sistema respiratorio. El aparato debe emitir una señal acústica cuando se supere su umbral de alarma.

4. Durante la anestesia regional (sin sedación) o local (sin sedación), la adecuación de la respiración se evaluará mediante la observación continua de los signos clínicos cualitativos; durante la moderada o profunda, mediante la observación continua de los signos clínicos cualitativos y la vigilancia de la presencia de dióxido de carbono exhalado, a menos que la naturaleza del paciente, el procedimiento o el equipo lo impidan o invaliden.

Circulación
Objetivo
Asegurar la adecuación de la función circulatoria del paciente durante todas las anestesias.

Métodos
1. A todo paciente que reciba anestesia se le efectuará el electrocardiograma de forma continua, desde el inicio de la anestesia hasta que se prepare para abandonar el lugar de anestesia.[†]

[†]En circunstancias atenuantes, el anestesiólogo responsable puede eximir de los requisitos marcados con una daga (†); se recomienda que cuando se haga, se haga constar así (incluyendo los motivos) en una nota en la historia clínica del paciente

2. A todo paciente que reciba anestesia se le determinarán y evaluarán la presión arterial y la frecuencia cardíaca al menos cada 5 min.[†]

3. A todo paciente que reciba anestesia general se le evaluará continuamente, además de lo anterior, la función circulatoria mediante al menos uno de los siguientes procedimientos: palpación del pulso, auscultación de los ruidos cardíacos, supervisión de un trazado de la presión intraarterial, medición del pulso periférico por ecografía, pletismografía u oximetría del pulso.

Temperatura corporal
Objetivo
Ayudar a mantener la temperatura corporal adecuada durante todas las anestesias.

Métodos
A todo paciente que reciba anestesia se le controlará la temperatura cuando se pretendan, se prevean o se sospechen cambios clínicamente significativos en la temperatura corporal.

Continuum of Depth of Sedation: Definition of General Anesthesia and Levels of Sedation/Analgesia[*] (Continuidad de la profundidad de la sedación: definición de anestesia general y grados de sedación/analgesia)

Comité de origen: Quality Management and Departmental Administration

(Aprobado por la Cámara de Delegados de la ASA el 13 de octubre de 1999 y modificado por última vez el 15 de octubre de 2014)

	Sedación mínima (ansiólisis)	Sedación/ analgesia moderada (sedación consciente)	Sedación/ analgesia profunda	Anestesia general
Capacidad de respuesta	Respuesta normal a la estimulación verbal	Respuesta intencionada[†] a la estimulación verbal o táctil	Respuesta intencionada[†] después de una estimulación repetida o dolorosa	Sin respuesta, ni siquiera ante estímulos dolorosos
Vías respiratorias	No afectadas	No es necesario intervenir	Podría ser necesario intervenir	Con frecuencia, es necesario intervenir
Respiración espontánea	No afectada	Adecuada	Podría ser inadecuada	A menudo, inadecuada
Función cardiovascular	No afectada	Suele mantenerse	Suele mantenerse	Puede estar deteriorada

---

[*]La anestesia monitorizada (AM) no describe la continuidad de la profundidad de la sedación, sino que describe «un servicio específico de anestesia en el que se ha solicitado la participación de un anestesiólogo en la atención de un paciente sometido a un procedimiento diagnóstico o terapéutico».

[†]El reflejo de retirada debido a un estímulo doloroso NO se considera una respuesta intencionada.

La **sedación mínima** (*ansiólisis*) es un estado inducido por los fármacos durante el cual los pacientes responden normalmente a las órdenes verbales. Aunque la función cognitiva y la coordinación física pueden verse afectadas, esto no ocurre con los reflejos de las vías respiratorias y las funciones ventilatorias y cardiovasculares.

La **sedación/analgesia moderada** (*sedación consciente*) es una disminución de la consciencia inducida por fármacos durante la cual los pacientes responden de forma intencional[†] a órdenes verbales, solas o acompañadas de una ligera estimulación táctil. No se requieren intervenciones para mantener una vía respiratoria permeable y la respiración espontánea es adecuada. La función cardiovascular suele mantenerse.

La **sedación/analgesia profunda** es una disminución de la consciencia inducida por fármacos durante la cual los pacientes no pueden ser despertados con facilidad, pero responden de forma intencional[†] después de una estimulación repetida o dolorosa. La capacidad de mantener la función respiratoria de manera independiente puede verse afectada. Es posible que los pacientes necesiten ayuda para mantener una vía respiratoria permeable y la respiración espontánea puede ser inadecuada. La función cardiovascular suele mantenerse.

La **anestesia general** es una pérdida de consciencia inducida por un fármaco durante la cual los pacientes no pueden despertarse, ni siquiera mediante una estimulación dolorosa. La capacidad de mantener la función respiratoria de forma independiente suele estar deteriorada. Los pacientes suelen necesitar ayuda para mantener una vía aérea permeable y puede ser necesaria la ventilación con presión positiva debido a la disminución de la respiración espontánea o de la función neuromuscular inducida por fármacos. La función cardiovascular puede verse afectada.

Dado que la sedación es un proceso continuo, no siempre es posible predecir cómo responderá un paciente individual. Por tanto, los profesionales que pretenden producir un grado determinado de sedación deben ser capaces de rescatar[‡] a pacientes cuyo grado de sedación sea más profundo que el previsto inicialmente. Las personas que administran sedación/analgesia moderada (sedación consciente) deben ser capaces de rescatar[‡] a los pacientes que entran en un estado de sedación/analgesia profunda; las que administran sedación/analgesia profunda,[‡] a aquellos que entren en un estado de anestesia general.

[†]El reflejo de retirada debido a un estímulo doloroso NO se considera una respuesta intencionada

[‡]El rescate de un paciente de un grado de sedación más profundo que el previsto es una intervención de un profesional competente en el control de las vías respiratorias y en soporte vital avanzado. El profesional calificado corrige las consecuencias fisiológicas adversas del grado de sedación más profundo de lo previsto (como hipoventilación, hipoxia e hipotensión) y devuelve al paciente al grado de sedación previsto originalmente. No es apropiado continuar el procedimiento con un grado de sedación no deseado

Basic Standards for Preanesthesia Care (Estándares básicos para la atención preanestésica)

Comité de origen: Standards and Practice Parameters

(Aprobado por la Cámara de Delegados de la ASA el 14 de octubre de 1987 y ratificado por última vez el 13 de diciembre de 2020)

Estos estándares se aplican a todos los pacientes que reciben atención anestésica. En circunstancias excepcionales, estas normas pueden modificarse. Cuando sea así, se documentarán en el expediente del paciente.

El anestesiólogo será responsable de determinar el estado médico del paciente y de elaborar un plan de atención anestésica.

El anestesiólogo, antes de prestar la atención anestésica, es responsable de lo siguiente:

1. Revisar la historia clínica disponible.
2. Entrevistar y realizar una exploración focalizada del paciente para:
   a. Hablar de la historia clínica, incluyendo las experiencias anestésicas previas y la terapia médica.
   b. Evaluar los aspectos del estado físico del paciente que puedan afectar las decisiones relativas al riesgo y al tratamiento perioperatorio.
3. Pedir y revisar las pruebas y consultas pertinentes disponibles según la necesidad para la prestación de la atención anestésica.
4. Pedir la medicación preoperatoria adecuada.
5. Constatar que se ha obtenido el consentimiento para la atención anestésica.
6. Documentar en la historia clínica que se ha realizado lo anterior.

Standards for Postanesthesia Care (Estándares para la atención postanestésica)

Comité de origen: Standards and Practice Parameters

(Aprobado por la Cámara de Delegados de la ASA el 27 de octubre de 2004 y modificado por última vez el 23 de octubre de 2019)

Estos estándares se aplican a la atención postanestésica en todas las instalaciones. Estas normas pueden superarse a juicio del anestesiólogo responsable. Su objetivo es fomentar la calidad de la atención al paciente, pero no pueden garantizar ningún resultado específico para este último. Los estándares están sujetos a revisión de vez en cuando según la evolución de la tecnología y la práctica.

Estándar I

Todos los pacientes que hayan recibido anestesia general, anestesia regional o anestesia monitorizada deberán recibir un tratamiento postanestésico adecuado.[1]

1. Deberá estar disponible una unidad de cuidados postanestésicos (UCPA) o un área que proporcione atención postanestésica equivalente (p. ej., una unidad de cuidados intensivos quirúrgicos) para recibir a los pacientes después de la atención anestésica. Todos los pacientes que reciban atención anestésica deben ser ingresados en la UCPA o su equivalente, **salvo** por orden expresa del anestesiólogo responsable de la atención del paciente.
2. Los aspectos médicos de la atención en la UCPA (o área equivalente) se regirán por políticas y procedimientos que han sido revisados y aprobados por el departamento de anestesiología.
3. El diseño, el equipamiento y el personal de la UCPA deben cumplir con los requisitos de los organismos de acreditación y autorización del centro.

Estándar II

Un paciente transportado a la UCPA deberá estar acompañado por un miembro del equipo de anestesia que conozca el estado del paciente. El paciente deberá ser evaluado y tratado continuamente durante el transporte con la monitorización y el apoyo adecuados al estado del paciente.

Estándar III

A su llegada a la UCPA, el paciente deberá ser nuevamente evaluado y el miembro del equipo de anestesia que lo acompañe deberá proporcionar un informe verbal al personal de enfermería responsable de la UCPA.

1. Se documentará el estado del paciente a su llegada a la UCPA.
2. La información relativa al estado preoperatorio y al curso quirúrgico o anestésico se transmitirá al personal de enfermería de la UCPA.
3. El miembro del equipo de anestesia deberá permanecer en la UCPA hasta que el personal de enfermería de la UCPA acepte la responsabilidad de la atención de enfermería del paciente.

Estándar IV

El estado del paciente se evaluará continuamente en la UCPA.

1. Se observará y vigilará al paciente con métodos adecuados a su estado de salud. Se debe prestar especial atención a la vigilancia de la oxigenación, la respiración, la circulación, el grado de consciencia y la temperatura. Durante la reanimación de todas las anestesias, se empleará un método cuantitativo de evaluación de la oxigenación, como la oximetría de pulso, en la fase inicial

---

[1]Consulte los *Perianesthesia Nursing Standards, Practice Recommendations and Interpretive Statements*, publicados por la ASPAN, para cuestiones de cuidados de enfermería

de la reanimación.* No está previsto que se aplique durante la reanimación de la paciente obstétrica en la que se utilizó anestesia regional para el trabajo de parto y el parto vaginal.

2. Se mantendrá un informe escrito preciso del período de la UCPA. Se fomenta el empleo de un sistema de puntuación adecuado en la UCPA para cada paciente en el momento del ingreso, en intervalos adecuados antes del alta y al momento del alta.

3. La supervisión médica general y la coordinación de la atención al paciente en la UCPA deben ser responsabilidad de un anestesiólogo.

4. Deberá existir una política que garantice la disponibilidad en el centro de un médico capaz de tratar las complicaciones y proporcionar reanimación cardiopulmonar a los pacientes en la UCPA.

Estándar V
El médico es responsable del alta del paciente de la UCPA.

1. Cuando se empleen criterios de alta, deben aprobarlos el departamento de anestesiología y el personal médico. Pueden variar en función de si el paciente es dado de alta a una habitación del hospital, a la unidad de cuidados intensivos, a una unidad de corta estancia o a casa.

2. En ausencia del médico responsable del alta, el personal de enfermería de la UCPA determinará que el paciente cumple los criterios del alta. El nombre del médico que acepta la responsabilidad del alta deberá anotarse en el registro.

---

*En circunstancias atenuantes, el anestesiólogo responsable puede renunciar a los requisitos marcados con un asterisco (*); se recomienda que cuando se realice de esta manera, se haga constar (incluyendo los motivos) en una nota en la historia clínica del paciente

Recomendaciones prácticas para la prevención y gestión de los incendios en los quirófanos (figs. D-1 y D-2)

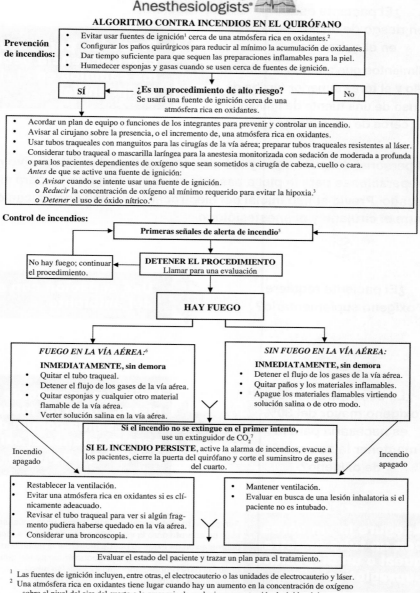

American Society of
Anesthesiologists®

ALGORITMO CONTRA INCENDIOS EN EL QUIRÓFANO

Prevención de incendios:
- Evitar usar fuentes de ignición[1] cerca de una atmósfera rica en oxidantes.[2]
- Configurar los paños quirúrgicos para reducir al mínimo la acumulación de oxidantes.
- Dar tiempo suficiente para que sequen las preparaciones inflamables para la piel.
- Humedecer esponjas y gasas cuando se usen cerca de fuentes de ignición.

SÍ ◄──── **¿Es un procedimiento de alto riesgo?** ────► **No**
Se usará una fuente de ignición cerca de una
atmósfera rica en oxidantes.

- Acordar un plan de equipo o funciones de los integrantes para prevenir y controlar un incendio.
- Avisar al cirujano sobre la presencia, o el incremento de, una atmósfera rica en oxidantes.
- Usar tubos traqueales con manguitos para las cirugías de la vía aérea; preparar tubos traqueales resistentes al láser.
- Considerar tubo traqueal o mascarilla laríngea para la anestesia monitorizada con sedación de moderada a profunda o para los pacientes dependientes de oxígeno sque sean sometidos a cirugía de cabeza, cuello o cara.
- *Antes* de que se active una fuente de ignición:
  o *Avisar* cuando se intente usar una fuente de ignición.
  o *Reducir* la concentración de oxígeno al mínimo requerido para evitar la hipoxia.[3]
  o *Detener* el uso de óxido nítrico.[4]

Control de incendios:

Primeras señales de alerta de incendio[5]

No hay fuego; continuar ◄──── **DETENER EL PROCEDIMIENTO**
el procedimiento.   Llamar para una evaluación

HAY FUEGO

FUEGO EN LA VÍA AÉREA:[6]

INMEDIATAMENTE, sin demora
- Quitar el tubo traqueal.
- Detener el flujo de los gases de la vía aérea.
- Quitar esponjas y cualquier otro material flamable de la vía aérea.
- Verter solución salina en la vía aérea.

SIN FUEGO EN LA VÍA AÉREA:

INMEDIATAMENTE, sin demora
- Detener el flujo de los gases de la vía aérea.
- Quitar paños y los materiales inflamables.
- Apague los materiales flamables virtiendo solución salina o de otro modo.

Si el incendio no se extingue en el primer intento,
use un extinguidor de CO_2[7]
SI EL INCENDIO PERSISTE, active la alarma de incendios, evacue a los pacientes, cierre la puerta del quirófano y corte el suminsitro de gases del cuarto.

Incendio apagado

Incendio apagado

- Restablecer la ventilación.
- Evitar una atmósfera rica en oxidantes si es clínicamente adeacuado.
- Revisar el tubo traqueal para ver si algún fragmento pudiera haberse quedado en la vía aérea.
- Considerar una broncoscopia.

- Mantener ventilación.
- Evaluar en busca de una lesión inhalatoria si el paciente no es intubado.

Evaluar el estado del paciente y trazar un plan para el tratamiento.

[1] Las fuentes de ignición incluyen, entre otras, el electrocauterio o las unidades de electrocauterio y láser.
[2] Una atmósfera rica en oxidantes tiene lugar cuando hay un aumento en la concentración de oxígeno sobre el nivel del aire del cuarto o la presencia de cualquier concentración de óxido nítrico.
[3] Tras disminuir el óxigeno suministrado, espere durante un lapso de tiempo (p. ej., 1-3 min) antes de usar una fuente de ignición. Para los pacientes dependientes de oxígeno, *reduzca* el oxígeno suplementario al mínimo requerido para evitar la hipoxia. Monitorice la oxigenación mediante oximetría de pulso y, si es factible, mediante las concentraciones de oxígeno inspirado, exhalado o suministrado.
[4] Después de detener el suministro de óxido nítrico, espere un lapso de tiempo (p. ej., 1-3 min) antes de usar una fuente de ignición.
[5] Destellos, flamas, humo o calor inesperados; sonidos (p. ej., «pop») u olores inusuales; movimiento inesperado de los paños; decoloración de los paños o el circuito respiratorio; movimiento inesperado del paciente.
[6] En este algoritmo, *fuego en la vía aérea* se refiere a un incendio en las vías o en el circuito respiratorios.
[7] El extinguidor de CO_2 podría usarse sobre el paciente si es necesario.

Figura D-1   Algoritmo de prevención de incendios en el quirófano. CO_2: dióxido de carbono (Caplan RA, Barker SJ, Connis RT, et al; American Society of Anesthesiologists Task Force on Operating Room Fires. Practice advisory for the Prevention and Management of Operating Room Fires: a report by the American Society of Anesthesiologists Task Force on Operating Room Fires. *Anesthesiology.* 2008;108:786-801. Fig.-1, reimpresa con autorización).

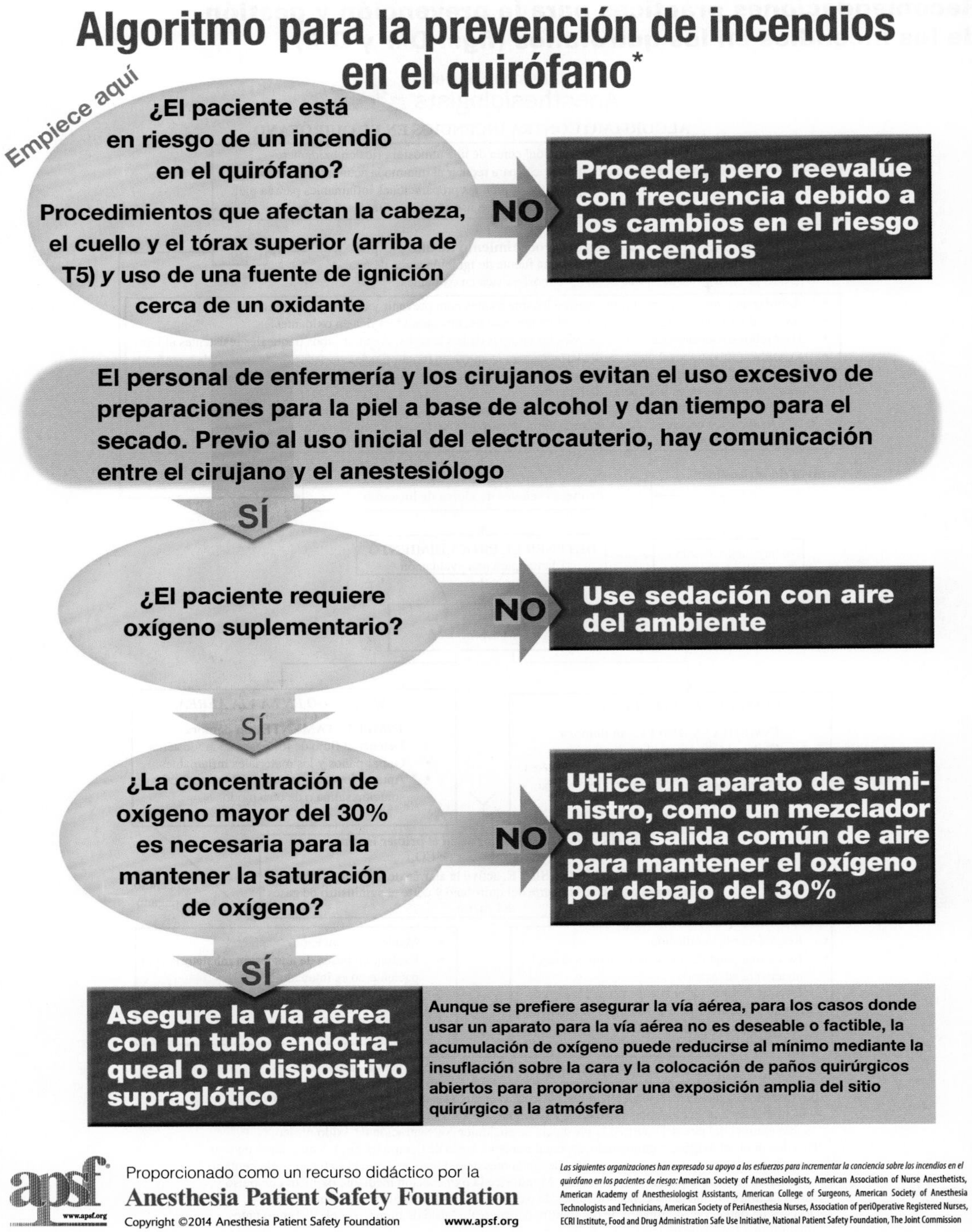

Algoritmo para la prevención de incendios en el quirófano*

Empiece aquí

¿El paciente está en riesgo de un incendio en el quirófano?

Procedimientos que afectan la cabeza, el cuello y el tórax superior (arriba de T5) *y* uso de una fuente de ignición cerca de un oxidante

NO → **Proceder, pero reevalúe con frecuencia debido a los cambios en el riesgo de incendios**

El personal de enfermería y los cirujanos evitan el uso excesivo de preparaciones para la piel a base de alcohol y dan tiempo para el secado. Previo al uso inicial del electrocauterio, hay comunicación entre el cirujano y el anestesiólogo

SÍ

¿El paciente requiere oxígeno suplementario?

NO → **Use sedación con aire del ambiente**

SÍ

¿La concentración de oxígeno mayor del 30% es necesaria para la mantener la saturación de oxígeno?

NO → **Utlice un aparato de suministro, como un mezclador o una salida común de aire para mantener el oxígeno por debajo del 30%**

SÍ

Asegure la vía aérea con un tubo endotraqueal o un dispositivo supraglótico

Aunque se prefiere asegurar la vía aérea, para los casos donde usar un aparato para la vía aérea no es deseable o factible, la acumulación de oxígeno puede reducirse al mínimo mediante la insuflación sobre la cara y la colocación de paños quirúrgicos abiertos para proporcionar una exposición amplia del sitio quirúrgico a la atmósfera

Proporcionado como un recurso didáctico por la
Anesthesia Patient Safety Foundation
Copyright ©2014 Anesthesia Patient Safety Foundation   www.apsf.org

Las siguientes organizaciones han expresado su apoyo a los esfuerzos para incrementar la conciencia sobre los incendios en el quirófano en los pacientes de riesgo: American Society of Anesthesiologists, American Association of Nurse Anesthetists, American Academy of Anesthesiologist Assistants, American College of Surgeons, American Society of Anesthesia Technologists and Technicians, American Society of PeriAnesthesia Nurses, Association of periOperative Registered Nurses, ECRI Institute, Food and Drug Administration Safe Use Initiative, National Patient Safety Foundation, The Joint Commission

Figura D-2 Algoritmo de seguridad contra incendios. *Nota*: este no es un documento de la ASA, pero se incluye por su relevancia para la seguridad contra incendios (Cowles C, Ehrenwerth J. *Surgical Fire Prevention: A Review.* Anesthesia Patient Safety Foundation (APSF). Consultado el 9 de junio de 2021. https://www.apsf.org/article/surgical-fire-prevention-a-review/)

Position on Monitored Anesthesia Care (Declaración sobre los cuidados anestésicos monitorizados)

Comité de origen: Economics

(Aprobado por la Cámara de Delegados el 25 de octubre de 2005 y modificado por última vez el 17 de octubre de 2018)

La *anestesia monitorizada* (AM) es un servicio específico de anestesia realizado por un anestesiólogo calificado para un procedimiento diagnóstico o terapéutico. Las indicaciones para la AM incluyen, entre otras, la naturaleza del procedimiento, el estado clínico del paciente o la necesidad de grados de analgesia y sedación más profundos que los que puede proporcionar una sedación moderada (incluida la posible conversión a una anestesia general o regional). A diferencia de la AM, la *sedación moderada* es un servicio dirigido por un profesional que no incluye la evaluación perioperatoria de un anestesiólogo calificado y tiene las limitaciones inherentes a la política dirigida al proveedor no calificado para la anestesia. La sedación moderada es un servicio dirigido por un profesional que puede regirse por políticas institucionales independientes.

La AM incluye todos los aspectos de la atención anestésica: una evaluación y optimización previa al procedimiento, la atención intraprocedimiento y el tratamiento posterior al procedimiento que es proporcionado inherentemente por un anestesiólogo calificado como parte del servicio específico agrupado. Durante la AM, el anestesiólogo proporciona o dirige médicamente una serie de servicios específicos, entre los que se incluyen:

- Evaluación previa del procedimiento y tratamiento de las comorbilidades del paciente y del riesgo perioperatorio.
- Diagnóstico y tratamiento de los problemas clínicos durante el procedimiento.
- Apoyo a las funciones vitales, incluyendo la estabilidad hemodinámica, el control de la vía aérea y el tratamiento adecuado de los cambios patológicos inducidos por el procedimiento, ya que afectan las morbilidades coexistentes del paciente
- Administración de sedantes, analgésicos, hipnóticos, anestésicos u otros medicamentos según la necesidad para la seguridad del paciente.
- Apoyo psicológico y confort físico.
- Otros servicios médicos para completar el procedimiento con seguridad.

La AM puede incluir diversos grados de sedación, despertar, analgesia y ansiólisis según la necesidad. El anestesiólogo calificado que proporciona AM debe estar preparado para convertir a la anestesia general y responder a la fisiopatología (cambios en las vías respiratorias y hemodinámicos) del procedimiento y la posición en el tratamiento durante la inducción de la anestesia general cuando sea necesario. Si el paciente pierde la consciencia y la capacidad de respuesta intencionada, la atención anestésica es una anestesia general, independientemente de que se requiera la instrumentación de la vía aérea. Por otro lado, la sedación/analgesia moderada es una disminución de la consciencia inducida por fármacos en la que el paciente responde de forma intencionada a las órdenes verbales, ya sea solo o acompañado de una ligera estimulación táctil. No se prevé que sea necesario intervenir para mantener una vía aérea permeable y una respiración espontánea adecuada. Del mismo modo, se espera que la función cardiovascular se mantenga sin intervención.

La AM es un servicio médico prestado a un paciente individual, mientras que la sedación/analgesia moderada es un servicio dirigido por el especialista centrado en completar con éxito el procedimiento programado. Este podría no estar al tanto de los efectos fisiopatológicos en curso de los sedantes administrados o de los cambios de procedimiento/colocación. La AM debe estar sujeta al mismo nivel de pago que la anestesia general o regional. En consecuencia, la *Relative Value Guide*® prevé el uso de unidades base adecuadas, tiempo y cualquier unidad modificadora apropiada como base para determinar el pago.

Distinguishing Monitored Anesthesia Care (MAC) from Moderate Sedation/Analgesia (Conscious Sedation)

(Diferencia entre cuidados anestésicos monitorizados y sedación/analgesia moderada [sedación consciente])

Comité de origen: Economics

(Aprobado por la Cámara de Delegados de la ASA el 27 de octubre de 2004, modificado por última vez el 21 de octubre de 2009 y reafirmado el 17 de octubre de 2018)

La *sedación/analgesia moderada* (sedación consciente; en adelante, *sedación moderada*) es un servicio médico reconocido en el sistema de codificación de procedimientos *Current Procedural Terminology*. Durante la sedación moderada, un médico supervisa o administra personalmente medicamentos sedantes o analgésicos que pueden calmar la ansiedad del paciente y limitar el dolor durante un procedimiento diagnóstico o terapéutico. Durante esta sedación, el médico responsable suele asumir el doble papel de realizar el procedimiento y supervisar la sedación. Esta disminución del grado de consciencia del paciente inducida por fármacos hasta un grado «moderado» de sedación, tal como se define en los estándares de la Joint Commission, tiene por objeto facilitar la realización satisfactoria del procedimiento diagnóstico o terapéutico, al tiempo que brinda comodidad y cooperación al paciente. Los médicos que proporcionan sedación moderada deben estar calificados para reconocer la sedación «profunda», tratar sus consecuencias y ajustar el grado de sedación a un grado «moderado» o menor. La evaluación continua de los efectos de los medicamentos sedantes o analgésicos en el grado de consciencia y en las funciones cardíaca y respiratoria es un elemento integral de este servicio.

La American Society of Anesthesiologists ha definido la *anestesia monitorizada* (AM) (*véase Position on Monitored Anesthesia Care*, actualizada el 17 de octubre de 2018). Este servicio médico se diferencia de la sedación moderada en varios aspectos. Un componente esencial de la AM es la evaluación periprocedimental de la anestesia y la comprensión de las condiciones médicas coexistentes del paciente, el tratamiento de las alteraciones fisiológicas reales o anticipadas del paciente durante un procedimiento diagnóstico o terapéutico. Mientras que la AM puede incluir la administración de sedantes o analgésicos que se utilizan a menudo para la sedación moderada, el anestesiólogo calificado que proporciona AM se centra exclusiva y continuamente en el paciente para detectar cualquier trastorno de las vías respiratorias, hemodinámico y fisiológico. Además, el proveedor de la AM debe estar preparado y calificado para cambiar a una anestesia general. El profesional que proporciona la sedación moderada puede tener su atención desviada hacia su objetivo principal, el procedimiento. Además, la capacidad de un anestesiólogo de intervenir para rescatar las vías respiratorias de un paciente de cualquier compromiso inducido por la sedación es un prerrequisito para las calificaciones para proporcionar AM. Por el contrario, no se espera que la sedación moderada induzca sedaciones profundas que perjudiquen el funcionamiento respiratorio del paciente o su capacidad para mantener la integridad de sus vías respiratorias. Estos componentes de la AM son aspectos únicos de un servicio de anestesia que no forman parte de la sedación moderada.

La administración de sedantes, hipnóticos y analgésicos y de los fármacos anestésicos utilizados habitualmente para la inducción y el mantenimiento de la anestesia general forma parte a menudo, aunque no siempre, de la AM. En algunos pacientes que pueden requerir solo una sedación mínima, la AM suele estar indicada porque, incluso pequeñas dosis de estos medicamentos, podrían precipitar respuestas fisiológicas adversas que requerirían intervenciones clínicas intensivas y reanimación. La atención del profesional que proporciona la sedación moderada se centra en la realización del procedimiento, no en las alteraciones fisiológicas. Si es probable que el estado de un paciente o un requisito de procedimiento requiera una sedación en grado «profundo», o incluso un período transitorio de anestesia general, solo un profesional con acreditación para prestar servicios de anestesia debe estar autorizado para administrar dicha sedación. Debido a la gran probabilidad de que la sedación «profunda» pueda, con o sin intención, pasar a anestesia general, las habilidades de un anestesiólogo son necesarias para controlar los efectos de la anestesia general en el paciente, así como para devolver al paciente rápidamente a un estado de sedación «profunda» o menor.

Al igual que todos los servicios de anestesia, la AM incluye una serie de responsabilidades posteriores al procedimiento que van más allá de las expectativas de los profesionales que proporcionan una sedación moderada, entre las que se incluyen garantizar la recuperación de la consciencia básica, el alivio del dolor, el control de las respuestas fisiológicas adversas o los efectos colaterales de los medicamentos administrados durante el procedimiento, así como el diagnóstico y el tratamiento de los problemas médicos coexistentes.

La AM permite la administración segura de una profundidad máxima de sedación, superior a la proporcionada durante la sedación moderada. La capacidad de ajustar el grado de sedación desde la consciencia plena hasta la anestesia general durante el curso de un procedimiento ofrece la máxima flexibilidad para adaptar el grado de sedación a las necesidades del paciente y a los requisitos del procedimiento. En situaciones en las que el procedimiento es más invasivo, o cuando el paciente es especialmente frágil, es necesario optimizar el grado de sedación para lograr las condiciones ideales del procedimiento.

En resumen, la AM es un servicio médico claramente diferenciado de la sedación moderada debido a las expectativas y calificaciones del proveedor, quien debe ser capaz de utilizar todos los recursos anestésicos para mantener la vida y brindar comodidad y seguridad al paciente durante un procedimiento de diagnóstico o terapéutico.

Ethical Guidelines for the Anesthesia Care of Patients With Do-Not-Resuscitate Orders or Other Directives that Limit Treatment (Guía ética para la anestesia en pacientes con órdenes de no reanimación y otras directrices que limitan el tratamiento)

Comité de origen: Ethics

(Aprobado por la Cámara de Delegados de la ASA el 17 de octubre de 2001 y modificado por última vez el 17 de octubre de 2018)

Estas pautas se aplican tanto a los pacientes con capacidad de decisión como a los pacientes sin capacidad de decisión que han expresado previamente sus preferencias.

I. Dada la diversidad de culturas y opiniones publicadas en nuestra sociedad, un elemento esencial de la preparación preoperatoria y la atención perioperatoria de los pacientes con órdenes de no reanimación u otras directrices que limitan el tratamiento es la comunicación entre las partes implicadas. Es necesario documentar los aspectos relevantes de esta comunicación.

II. Las políticas que suspenden automáticamente las órdenes de no reanimación u otras directrices que limitan el tratamiento antes de los procedimientos que implican atención anestésica podrían no abordar suficientemente los derechos de autodeterminación del paciente de una manera responsable y ética. Dichas políticas, si existen, deben ser revisadas y modificadas, según sea necesario, para reflejar el contenido de estas pautas.

III. La administración de anestesia implica necesariamente algunas prácticas y procedimientos que podrían considerarse «reanimación» en otros entornos. Antes de los procedimientos que requieran atención anestésica, cualquier directriz existente para limitar el uso de procedimientos de reanimación (órdenes de no reanimación o voluntades anticipadas) debe, cuando sea posible, revisarse con el paciente o el representante designado. Como resultado de esta revisión, el estado de estas directrices debe ser aclarado o modificado con base en las preferencias del paciente. Una de las tres alternativas siguientes puede proporcionar un resultado satisfactorio en muchos casos:

A. Intento completo de reanimación: el paciente o el representante designado pueden solicitar la suspensión total de las directrices existentes durante el período anestésico y el postoperatorio inmediato, consintiendo así el uso de cualquier procedimiento de reanimación que pueda ser apropiado para tratar los episodios clínicos que se produzcan durante este tiempo.

B. Intento limitado de reanimación definido con respecto a procedimientos específicos: el paciente o el representante designado pueden optar por seguir rechazando ciertos procedimientos de reanimación específicos (p. ej., masajes cardíacos, desfibrilación o intubación traqueal). El anestesiólogo debe informar al paciente o al representante designado sobre qué procedimientos son: 1) esenciales para el éxito de la anestesia y del procedimiento propuesto y 2) cuáles no son esenciales y pueden ser rechazados.

C. Intento limitado de reanimación definido con respecto a los objetivos y valores del paciente: el paciente o el representante designado pueden permitir que el anestesiólogo y el equipo quirúrgico/procedimental utilicen su juicio clínico para determinar qué procedimientos de reanimación son adecuados en el contexto de la situación y de los objetivos y valores declarados por el paciente. Por ejemplo, algunos pacientes pueden desear que se utilicen procedimientos de reanimación completos para gestionar acontecimientos clínicos adversos que se consideran rápida y fácilmente reversibles, pero que se abstengan de recibir tratamiento en el caso de afecciones que probablemente produzcan secuelas permanentes, como deterioro neurológico o dependencia no deseada de la tecnología de mantenimiento de la vida.

IV. Cualquier aclaración o modificación de la voluntad del paciente debe documentarse en la historia clínica. En los casos en los que el paciente o el representante designado solicite que el anestesiólogo utilice su juicio clínico para determinar qué procedimientos de reanimación son adecuados, el anestesiólogo debe documentar la discusión prestando especial atención a los objetivos y valores declarados por el paciente.

V. Los planes de atención postoperatoria/posprocedimiento deben indicar si se restablecerá la directriz original y preexistente de limitar el uso de procedimientos de reanimación. Esto ocurre cuando el paciente sale de la unidad de atención postanestésica o cuando el paciente se ha recuperado de los efectos agudos de la anestesia y la cirugía o procedimiento. Se debe considerar si continuar proporcionando al paciente una terapia de prueba postoperatoria/posprocedimiento limitada en el tiempo o en el episodio ayudaría al paciente o al representante a evaluar mejor si la terapia continua sería coherente con los objetivos del paciente.

VI. Es importante discutir y documentar si hay alguna excepción a la(s) medida(s) cautelar(es) contra la intervención en caso de que se produzca una complicación específica reconocida de la cirugía, el procedimiento o de la anestesia.

VII. Es deseable que el médico de cabecera (si no es el cirujano/profesional de cabecera), el cirujano/profesional y el anestesiólogo coincidan en estas cuestiones. Si es posible, estos médicos deben reunirse con el paciente (o con su representante legal) cuando se discutan estos asuntos. Este deber de los médicos del paciente se considera de tal importancia que no debe delegarse. Otros miembros del equipo de atención a la salud que estén (o vayan a estar) directamente implicados en la atención del paciente durante el procedimiento previsto deben, si es posible, ser incluidos en este proceso.

VIII. En caso de que surjan conflictos, se recomiendan los siguientes procesos de resolución:

A. Cuando un anestesiólogo considera que las decisiones de limitación de la intervención del paciente o del cirujano/profesional son irreconciliables con las propias opiniones morales, entonces el anestesiólogo debe retirarse sin juzgar, proporcionando una alternativa para la atención en el momento oportuno.

B. Cuando un anestesiólogo considera que las decisiones de limitación de la intervención del paciente o del cirujano/profesional entran en conflicto con los estándares de atención generalmente aceptados, la práctica ética o las políticas institucionales, entonces el anestesiólogo debe expresar esas preocupaciones y presentar la situación al organismo institucional correspondiente.

C. Si estas alternativas no son factibles en el tiempo necesario para evitar más morbilidad o sufrimiento, entonces, de acuerdo con los *Principles of Medical Ethics* de la American Medical Association, la atención debe proceder con una adhesión razonable a la voluntad del paciente, teniendo en cuenta sus objetivos y valores.

IX. Un representante del servicio de anestesiología del hospital debe establecer un enlace con los servicios quirúrgicos, de procedimientos y de enfermería para la presentación, discusión y aplicación de los procedimientos de estas pautas. El personal del hospital debe conocer los procedimientos de estas discusiones y sus motivaciones.

X. Puede ser conveniente modificar estas pautas cuando entren en conflicto con las normas o políticas locales, también en aquellas situaciones de urgencia que impliquen a pacientes sin capacidad de decisión y cuyas intenciones no hayan sido expresadas previamente.

Practice Guidelines for Preoperative Fasting and Use of Pharmacologic Agents to Reduce Risk of Pulmonary Aspiration: Application to Healthy Patients Undergoing Elective Procedures (Guía práctica del ayuno preoperatorio y el uso de fármacos para reducir el riesgo de aspiración pulmonar: aplicación a pacientes sanos sometidos a procedimientos electivos)

Comité de origen: Ethics

(*Anesthesiology* marzo 2017, Vol. 126, 376-393.)

A. Recomendaciones de ayuno*

Sustancia ingerida	Período mínimo de ayuno[†]
• Líquidos claros[‡]	2 h
• Leche materna	4 h
• Fórmula infantil	6 h
• Leche no humana[§]	6 h
• Comida ligera**	6 h
• Alimentos fritos, alimentos grasos o carne	Puede ser necesario un tiempo de ayuno adicional (p. ej., 8 h o más)

B. Recomendaciones farmacológicas

Tipo de medicamento y ejemplos frecuentes	Recomendación
Estimulantes gastrointestinales:	
• Metoclopramida	Se puede utilizar, pero no se utiliza de forma rutinaria
Bloqueadores de la secreción de ácido gástrico:	
• Cimetidina	Se puede utilizar, pero no se utiliza de forma rutinaria
• Famotidina	Se puede utilizar, pero no se utiliza de forma rutinaria
• Ranitidina	Se puede utilizar, pero no se utiliza de forma rutinaria
• Omeprazol	Se puede utilizar, pero no se utiliza de forma rutinaria
• Lansoprazol	Se puede utilizar, pero no se utiliza de forma rutinaria
Antiácidos:	
• Citrato de sodio	Se puede utilizar, pero no se utiliza de forma rutinaria
• Bicarbonato de sodio	Se puede utilizar, pero no se utiliza de forma rutinaria
• Trisilicato de magnesio	Se puede utilizar, pero no se utiliza de forma rutinaria
Antieméticos:	
• Ondansetrón	Se puede utilizar, pero no se utiliza de forma rutinaria

Anticolinérgicos:	
• Atropina	Sin uso
• Escopolamina	Sin uso
• Glicopirrolato	Sin uso
Combinaciones de los medicamentos anteriores	Sin uso rutinario

* Estas recomendaciones se aplican a los pacientes sanos que se someten a procedimientos electivos. No están pensados para mujeres en labor de parto. Seguir las pautas no garantiza un vaciado gástrico completo.

† Los períodos de ayuno indicados anteriormente se aplican a todas las edades.

‡ Los ejemplos de líquidos claros son el agua, jugos (zumos) de fruta sin pulpa, bebidas carbonatadas, té claro y café negro.

§ Como la leche no humana es similar a los sólidos en cuanto al tiempo de vaciado gástrico, la cantidad ingerida debe ser considerada al determinar un período de ayuno apropiado.

** Una comida ligera suele consistir en pan tostado y líquidos claros. Las comidas que incluyen alimentos fritos, grasos o carne pueden prolongar el tiempo de vaciado gástrico. En estos casos, puede ser necesario un tiempo de ayuno adicional (p. ej., 8 h o más). Tanto la cantidad como el tipo de alimentos ingeridos deben considerarse a la hora de determinar un período de ayuno adecuado.

E Algoritmos de abordaje para una vía respiratoria normal y para una difícil

Abordaje para una vía respiratoria normal (fig. E-1)

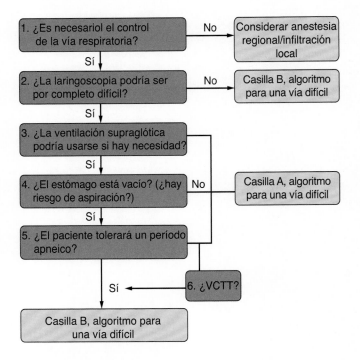

Figura E-1 Algoritmo de abordaje para las vías respiratorias: árbol de decisiones para el inicio del algoritmo para una vía respiratoria difícil de la American Society of Anesthesiologists. VCTT: ventilación con chorro transtraqueal (Rosenblatt WH, Abrons RO, Sukhupragarn W. Airway management. En: Barash PG, Cahalan MK, Cullen BF, et al, eds. *Clinical Anesthesia*. 8.ª ed. Wolters Kluwer; 2018:767-808. Fig. 28.21).

Abordaje para una vía respiratoria difícil (fig. E-2)

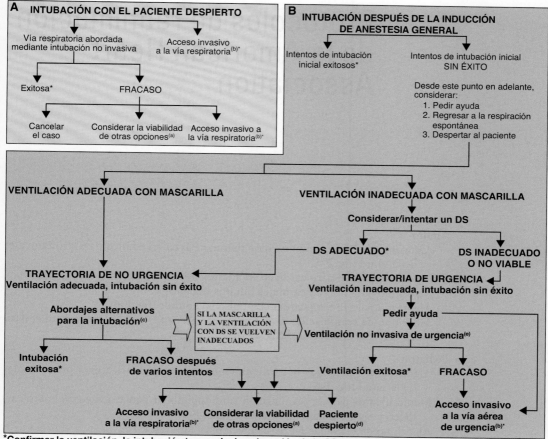

A INTUBACIÓN CON EL PACIENTE DESPIERTO

Vía respiratoria abordada mediante intubación no invasiva

Acceso invasivo a la vía respiratoria[(b)]*

Exitosa*

FRACASO

Cancelar el caso

Considerar la viabilidad de otras opciones[(a)]

Acceso invasivo a la vía respiratoria[(b)]*

B INTUBACIÓN DESPUÉS DE LA INDUCCIÓN DE ANESTESIA GENERAL

Intentos de intubación inicial exitosos*

Intentos de intubación inicial SIN ÉXITO

Desde este punto en adelante, considerar:
1. Pedir ayuda
2. Regresar a la respiración espontánea
3. Despertar al paciente

VENTILACIÓN ADECUADA CON MASCARILLA

VENTILACIÓN INADECUADA CON MASCARILLA

Considerar/intentar un DS

DS ADECUADO*

DS INADECUADO O NO VIABLE

TRAYECTORIA DE NO URGENCIA
Ventilación adecuada, intubación sin éxito

TRAYECTORIA DE URGENCIA
Ventilación inadecuada, intubación sin éxito

Abordajes alternativos para la intubación[(c)]

SI LA MASCARILLA Y LA VENTILACIÓN CON DS SE VUELVEN INADECUADOS

Pedir ayuda

Ventilación no invasiva de urgencia[(e)]

Intubación exitosa*

FRACASO después de varios intentos

Ventilación exitosa*

FRACASO

Acceso invasivo a la vía respiratoria[(b)]*

Considerar la viabilidad de otras opciones[(a)]

Paciente despierto[(d)]

Acceso invasivo a la vía aérea de urgencia[(b)]*

*Confirmar la ventilación, la intubación traqueal o la colocación de la CS con el dióxido de carbono.

a. Otras opciones incluyen (pero no se limitan a): cirugía usando anestesia con mascarilla o DS (p. ej., mascarilla laríngea, mascarilla laríngea de intubación, tubo laríngeo), infiltración de anestésico local o bloqueo nervioso regional. La búsqueda de estas opciones suele implicar que la ventilación con mascarilla no será problemática. Por tanto, estas opciones podrían tener un valor limitado si este paso en el algoritmo se se ha alcanzado mediante la trayectoria de urgencia.

b. El acceso invasivo a la vía respiratoria incluye una vía aérea quirúrgica o percutánea, ventilación por chorro e intubación retrógrada.

c. Los abordajes alternativos para la intubación difícil incluyen (pero no se limitan a): laringoscopia asistida por video, hojas alternativas en el laringoscopio, DS (p. ej., máscarilla laríngea o mascarilla laríngea de intubación) intubación (con o sin guía fibroendoscópica), intubación fibroendoscópica, estilete para intubación o cargador de tubo, estilete con luz e intubación bucal o nasal a ciegas.

d. Considerar volver a preparar al paciente para realizar una intubación con él despierto o cancelar la cirugía.

e. La ventilación no invasiva de urgencia para la vía respiratoria consiste en un DS.

Figura E-2 Algoritmo para la vía respiratoria difícil de la American Society of Anesthesiologists. **A)** Intubación con el paciente despierto. **B)** Intubación tras la inducción de anestesia general. DS: dispositivo supraglótico (Apfelbaum JL, Hagberg CA, Caplan RA, et al; American Society of Anesthesiologists Task Force on Management of the Difficult Airway. Practice guidelines for management of the difficult airway: an updated report by the American Society of Anesthesiologists Task Force on Management of the Difficult Airway. *Anesthesiology*. 2013;118(2): 251-270, reproducida con autorización).

Protocolos de reanimación de la American Heart Association

Adulto

Algoritmo de reanimación cardiopulmonar básica en adultos para profesionales de la salud (**fig. F-1**)

Algoritmo para el paro cardíaco en adultos (**fig. F-2**)

Algoritmo para la bradicardia en adultos (**fig. F-3**)

Algoritmo para la taquicardia con pulso en adultos (**fig. F-4**)

Algoritmo de reanimación cardiopulmonar avanzada en el hospital para el paro cardíaco en el embarazo (**fig. F-5**)

Pediatría

Algoritmo de reanimación cardiopulmonar básica pediátrica para profesionales de la salud (**fig. F-6**)

Medicamentos para la reanimación cardiopulmonar pediátrica para el paro cardíaco y las arritmias sintomáticas (**tabla F-1**)

Algoritmo de reanimación para el recién nacido (**fig. F-7**)

Para obtener información más detallada, consulte las *American Heart Association Guidelines for Cardiopulmonary Resuscitation and Emergency Cardiovascular Care* de 2020.

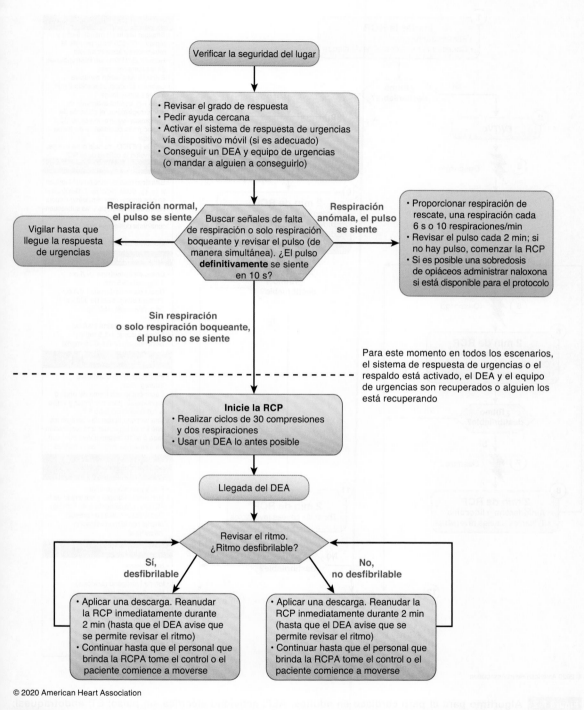

© 2020 American Heart Association

Figura F-1 Algoritmo de reanimación cardiopulmonar básica en adultos para profesionales de la salud. DEA: desfibrilador externo automático; RCP: reanimación cardiopulmonar; RCPA: reanimación cardiopulmonar avanzada; RCPB: reanimación cardiopulmonar básica (reproducida con autorización de *Circulation* 2020;142:S366-S468, ©2020 American Heart Association, Inc).

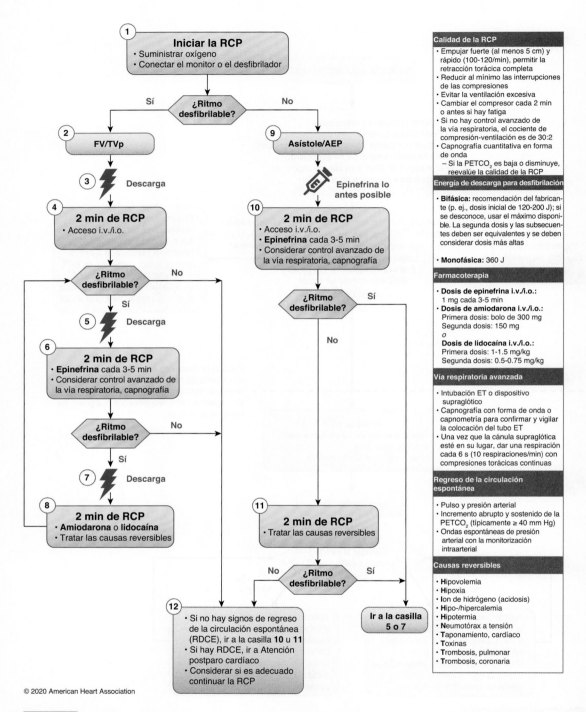

Figura F-2 Algoritmo para el paro cardíaco en adultos. AEP: actividad eléctrica sin pulso; ET: endotraqueal; FV: fibrilación ventricular; i.o.: intraósea; i.v.: intravenosa; PETCO$_2$: presión parcial de dióxido de carbono exhalado; RCP: reanimación cardiopulmonar; TVp: taquicardia ventricular sin pulso (reproducida con autorización de *Circulation* 2020;142:S366-S468, ©2020 American Heart Association, Inc).

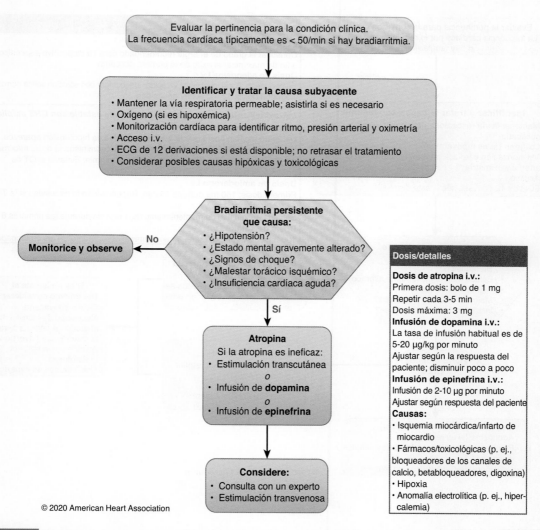

Evaluar la pertinencia para la condición clínica.
La frecuencia cardíaca típicamente es < 50/min si hay bradiarritmia.

Identificar y tratar la causa subyacente
• Mantener la vía respiratoria permeable; asistirla si es necesario
• Oxígeno (si es hipoxémica)
• Monitorización cardíaca para identificar ritmo, presión arterial y oximetría
• Acceso i.v.
• ECG de 12 derivaciones si está disponible; no retrasar el tratamiento
• Considerar posibles causas hipóxicas y toxicológicas

Bradiarritmia persistente que causa:
• ¿Hipotensión?
• ¿Estado mental gravemente alterado?
• ¿Signos de choque?
• ¿Malestar torácico isquémico?
• ¿Insuficiencia cardíaca aguda?

No → **Monitorice y observe**

Sí ↓

Atropina
Si la atropina es ineficaz:
• Estimulación transcutánea
o
• Infusión de **dopamina**
o
• Infusión de **epinefrina**

Considere:
• Consulta con un experto
• Estimulación transvenosa

Dosis/detalles

Dosis de atropina i.v.:
Primera dosis: bolo de 1 mg
Repetir cada 3-5 min
Dosis máxima: 3 mg
Infusión de dopamina i.v.:
La tasa de infusión habitual es de 5-20 μg/kg por minuto
Ajustar según la respuesta del paciente; disminuir poco a poco
Infusión de epinefrina i.v.:
Infusión de 2-10 μg por minuto
Ajustar según respuesta del paciente
Causas:
• Isquemia miocárdica/infarto de miocardio
• Fármacos/toxicológicas (p. ej., bloqueadores de los canales de calcio, betabloqueadores, digoxina)
• Hipoxia
• Anomalía electrolítica (p. ej., hiper-calemia)

© 2020 American Heart Association

Figura F-3 Algoritmo para la bradicardia en adultos. ECG: electrocardiograma; i.v.: intravenosa (reproducida con autorización de Advanced Cardiovascular Life Support Provider Manual ©2020 American Heart Association, Inc).

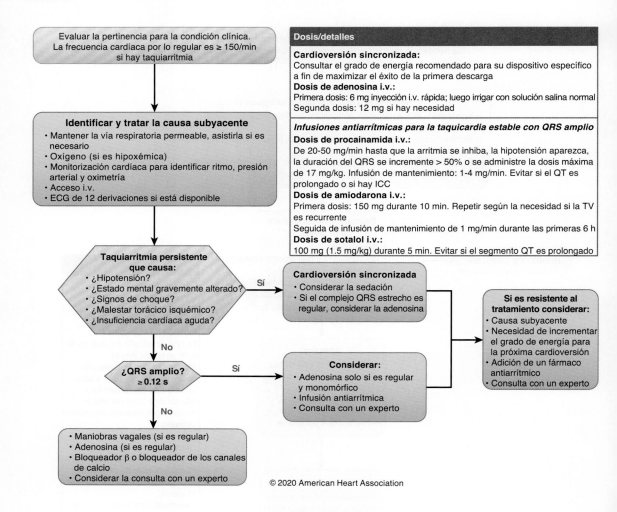

Evaluar la pertinencia para la condición clínica.
La frecuencia cardíaca por lo regular es ≥ 150/min
si hay taquiarritmia

Dosis/detalles

Cardioversión sincronizada:
Consultar el grado de energía recomendado para su dispositivo específico
a fin de maximizar el éxito de la primera descarga
Dosis de adenosina i.v.:
Primera dosis: 6 mg inyección i.v. rápida; luego irrigar con solución salina normal
Segunda dosis: 12 mg si hay necesidad

Infusiones antiarrítmicas para la taquicardia estable con QRS amplio
Dosis de procainamida i.v.:
De 20-50 mg/min hasta que la arritmia se inhiba, la hipotensión aparezca,
la duración del QRS se incremente > 50% o se administre la dosis máxima
de 17 mg/kg. Infusión de mantenimiento: 1-4 mg/min. Evitar si el QT es
prolongado o si hay ICC
Dosis de amiodarona i.v.:
Primera dosis: 150 mg durante 10 min. Repetir según la necesidad si la TV
es recurrente
Seguida de infusión de mantenimiento de 1 mg/min durante las primeras 6 h
Dosis de sotalol i.v.:
100 mg (1.5 mg/kg) durante 5 min. Evitar si el segmento QT es prolongado

Identificar y tratar la causa subyacente
• Mantener la vía respiratoria permeable, asistirla si es
  necesario
• Oxígeno (si es hipoxémica)
• Monitorización cardíaca para identificar ritmo, presión
  arterial y oximetría
• Acceso i.v.
• ECG de 12 derivaciones si está disponible

**Taquiarritmia persistente
que causa:**
• ¿Hipotensión?
• ¿Estado mental gravemente alterado?
• ¿Signos de choque?
• ¿Malestar torácico isquémico?
• ¿Insuficiencia cardíaca aguda?

Sí →

Cardioversión sincronizada
• Considerar la sedación
• Si el complejo QRS estrecho es
  regular, considerar la adenosina

**Si es resistente al
tratamiento considerar:**
• Causa subyacente
• Necesidad de incrementar
  el grado de energía para
  la próxima cardioversión
• Adición de un fármaco
  antiarrítmico
• Consulta con un experto

No

¿QRS amplio?
≥ 0.12 s

Sí →

Considerar:
• Adenosina solo si es regular
  y monomórfico
• Infusión antiarrítmica
• Consulta con un experto

No

• Maniobras vagales (si es regular)
• Adenosina (si es regular)
• Bloqueador β o bloqueador de los canales
  de calcio
• Considerar la consulta con un experto

© 2020 American Heart Association

Figura F-4 Algoritmo para la taquicardia con pulso en adultos. ECG: electrocardiograma; ICC: insuficiencia cardíaca congestiva; i.v.: intravenosa; TV: taquicardia ventricular (reproducida con autorización de Advanced Cardiovascular Life Support Provider Manual ©2020 American Heart Association, Inc).

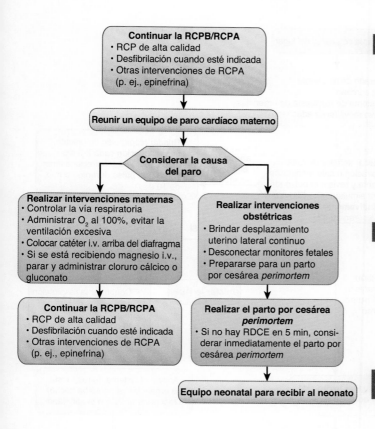

Continuar la RCPB/RCPA
- RCP de alta calidad
- Desfibrilación cuando esté indicada
- Otras intervenciones de RCPA (p. ej., epinefrina)

↓

Reunir un equipo de paro cardíaco materno

↓

Considerar la causa del paro

Realizar intervenciones maternas
- Controlar la vía respiratoria
- Administrar O₂ al 100%, evitar la ventilación excesiva
- Colocar catéter i.v. arriba del diafragma
- Si se está recibiendo magnesio i.v., parar y administrar cloruro cálcico o gluconato

Realizar intervenciones obstétricas
- Brindar desplazamiento uterino lateral continuo
- Desconectar monitores fetales
- Prepararse para un parto por cesárea *perimortem*

Continuar la RCPB/RCPA
- RCP de alta calidad
- Desfibrilación cuando esté indicada
- Otras intervenciones de RCPA (p. ej., epinefrina)

Realizar el parto por cesárea *perimortem*
- Si no hay RDCE en 5 min, considerar inmediatamente el parto por cesárea *perimortem*

Equipo neonatal para recibir al neonato

Paro cardíaco materno
- La planificación del equipo debe hacerse en colaboración con los servicios obstétricos, neonatales, de urgencias, de anestesiología, de cuidados intensivos y de paro cardíaco
- Las prioridades en el paro cardíaco para las mujeres embarazadas deben incluir brindar RCP de alta calidad y el alivio de la compresión aortocava con el desplazamiento uterino lateral
- El objetivo del parto por cesárea *perimortem* es mejorar los resultados materno y fetal
- Idealmente, el parto por cesárea *perimortem* debe realizarse en 5 min según los recursos y habilidades requeridas del proveedor

Control avanzado de la vía respiratoria
- La vía respiratoria difícil es frecuente en el embarazo. Emplee al proveedor más experimentado
- Proporcione intubación ET o un dispositivo supraglótico
- Realice capnografía con forma de onda o capnometría para confirmar y vigilar la colocación del tubo ET
- Una vez que el dispositivo supraglótico esté en su lugar, dar una respiración cada 6 s (10 respiraciones/min) con compresiones torácicas continuas

Causas potenciales del paro cardíaco materno

A Complicaciones anestésicas
B Hemorragia
C Cardiovascular
D Fármacos
E Émbolos
F Fiebre
G Causas no obstétricas generales de paro cardíaco*
H Hipertensión

---

*Hipoxia, hipocalemia/hipercalemia, hipotermia/hipertermia, hipovolemia, neumotórax a tensión, taponamiento, trombosis y toxinas

© 2020 American Heart Association

Figura F-5 Algoritmo de reanimación cardiopulmonar avanzada en el hospital para el paro cardíaco en el embarazo. ET: endotraqueal; i.v.: intravenosa; RCP: reanimación cardiopulmonar; RCPA: reanimación cardiopulmonar avanzada; RCPB: reanimación cardiopulmonar básica; RDCE: regreso de la circulación espontánea (reproducida con autorización de *Circulation* 2020;142:S366-S468, ©2020 American Heart Association, Inc).

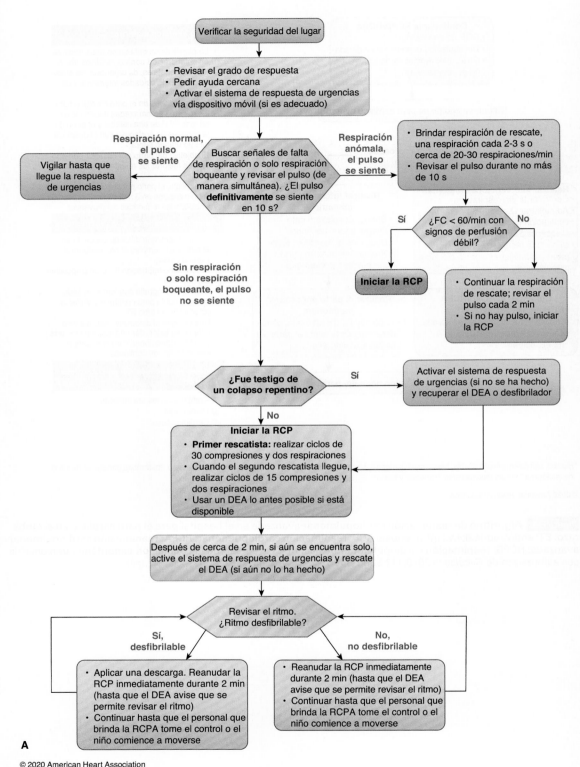

© 2020 American Heart Association

Figura F-6 **A)** Algoritmo de reanimación cardiopulmonar básica pediátrica para profesionales de la salud: un solo reanimador. **B)** Algoritmo de reanimación cardiopulmonar básica pediátrica para profesionales de la salud: dos o más reanimadores (**A y B** reproducidas con autorización de *Circulation* 2020;142:S469-S523, ©2020 American Heart Association, Inc).

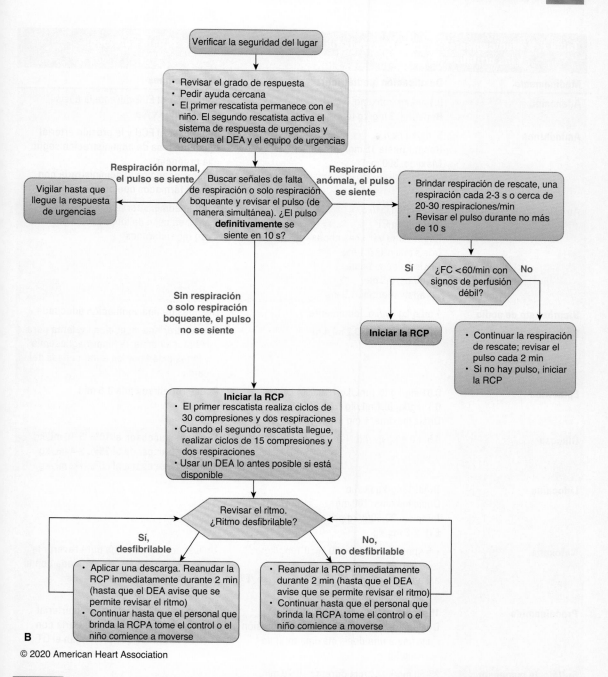

© 2020 American Heart Association

Figura F-6 (*Continuación*). DEA: desfibrilador externo automático; FC: frecuencia cardíaca; RCP: reanimación cardiopulmonar; RCPA: reanimación cardiopulmonar avanzada.

Tabla F-1   Medicamentos de reanimación cardiopulmonar pediátrica para el paro cardíaco y las arritmias sintomáticas

Medicamento	Dosificación (pediátrica)	Observaciones
Adenosina	0.1 mg/kg (máximo, 6 mg) Repetir: 0.2 mg/kg (máximo, 12 mg)	Supervisar el ECG durante la dosis Bolo rápido i.v./i.o.
Amiodarona	5 mg/kg i.v./i.o. Repetir hasta 15 mg/kg Máximo: 300 mg	Supervisar el ECG y la presión arterial Ajustar la tasa de administración según la urgencia Tener precaución al administrarla con otros fármacos que prolongan el QT
Atropina	0.02 mg/kg i.v./i.o. 0.03 mg/kg ET[a] Repetir una vez si es necesario Dosis mínima: 0.1 mg Dosis única máxima: niños, 0.5 mg adolescentes, 1.0 mg	Pueden administrarse dosis más altas en caso de intoxicación por organofosforados
Bicarbonato de sodio	1 mEq/kg i.v./i.o. lentamente	Después de una ventilación adecuada
Cloruro de calcio (10%)	20 mg/kg i.v./i.o. (0.2 mL/kg)	Administrar una inyección i.v. lenta para la hipocalcemia, la hipermagnesemia y la toxicidad por los antagonistas del calcio
Epinefrina	0.01 mg/kg (0.1 mL/kg 1:10.000) i.v./i.o. 0.1 mg/kg (0.1 mL/kg 1:1000) ET[a] Dosis máxima: 1 mg i.v./i.o.; 10 mg ET	Puede repetirse cada 3-5 min
Glucosa	0.5-1.0 g/kg i.v./i.o.	Solución glucosada al 10%: 5-10 mL/kg Solución glucosada al 25%: 2-4 mL/kg Solución glucosada al 50%: 1-2 mL/kg
Lidocaína	Bolo: 1 mg/kg i.v./i.o. Dosis máxima: 100 mg Infusión: 20-50/g/kg por min ET[a]: 2-3 mg/kg	—
Naloxona	≤ 5 años de edad o < 20 kg: 0.1 mg/kg i.v./i.o./ET[a] ≥ 5 años de edad o > 20 kg: 2 mg i.v./i.o./ET[a]	Utilizar dosis más bajas para revertir la depresión respiratoria asociada con el uso de opiáceos terapéuticos (1-15/mg por kg)
Procainamida	15 mg/kg i.v./i.o. durante 30-60 min Dosis para adultos: 20 mg/min en infusión i.v. hasta una dosis máxima total de 17 mg/kg	Supervisar el ECG y la presión arterial Tener precaución al administrarla con otros fármacos que prolongan el QT
Sulfato de magnesio	25-50 mg/kg i.v./i.o. durante 10-20 min; más rápido en la taquicardia ventricular polimorfa en entorchado Dosis máxima: 2 g	—

ECG: electrocardiograma; ET: endotraqueal; i.o.: intraóseo; i.v.: intravenoso.

[a]Limpiar con 5 mL de solución salina normal y seguir con cinco ventilaciones.

Adaptada de ECC Committee, Subcommittees and Task Forces of the American Heart Association. 2005 American Heart Association Guidelines for cardiopulmonary resuscitation and emergency cardiovascular care. *Circulation*. 2005;112(24 suppl):IV1-203.

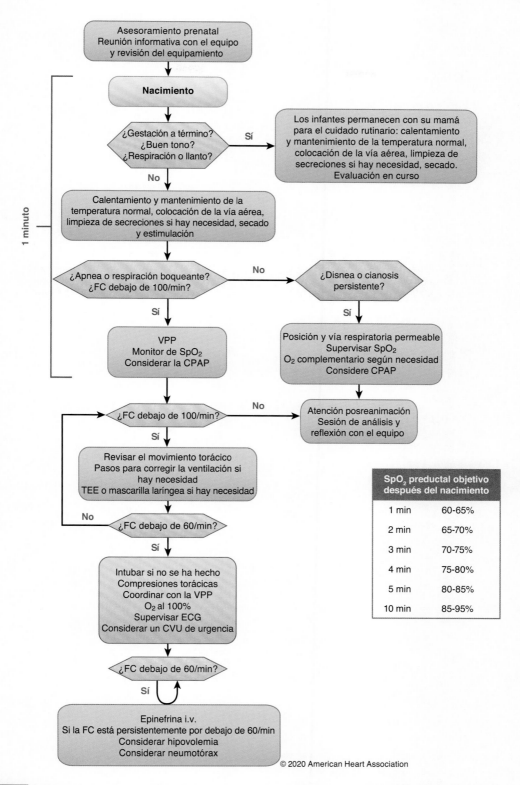

Figura F-7 Algoritmo de reanimación para el recién nacido. CPAP: presión positiva continua en las vías respiratorias; CVU: catéter venoso umbilical; ECG: electrocardiograma; FC: frecuencia cardíaca; i.v.: intravenoso; O_2: oxígeno; SpO_2: saturación de oxígeno; TEE: tubo endotraqueal; VPP: ventilación con presión positiva (reproducida con autorización de *Circulation* 2020;142:S524-S550, ©2020 American Heart Association, Inc).

Índice alfabético de materias

Nota: los números de página seguidos por *f* y *t* indican figuras y tablas, respectivamente.